HANDBUCH DER SOZIALEN HYGIENE UND GESUNDHEITSFÜRSORGE

HERAUSGEGEBEN VON

A. GOTTSTEIN
CHARLOTTENBURG

A. SCHLOSSMANN
DÜSSELDORF

L. TELEKY
DÜSSELDORF

VIERTER BAND

GESUNDHEITSFÜRSORGE
SOZIALE UND PRIVATE VERSICHERUNG

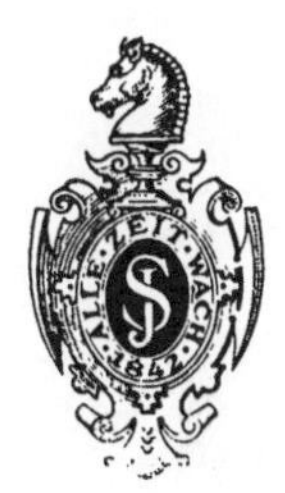

BERLIN
VERLAG VON JULIUS SPRINGER
1927

GESUNDHEITSFÜRSORGE SOZIALE UND PRIVATE VERSICHERUNG

BEARBEITET VON

L. ASCHER · H. BEHRENDT · H. DERSCH · ST. ENGEL
W. FEILCHENFELD · G. FLORSCHÜTZ · A. GASTPAR
A. GREGOR · TH. HOFFA · C. KLEEFISCH · H. KNEPPER
ED. MARTIN · E. MATTHIAS · A. OEBBECKE · W. PRYLL
H. ROSENHAUPT · C. SCHLOSSMANN † · E. SELIG-
MANN · W. V. SIMON · G. TUGENDREICH

MIT 42 ABBILDUNGEN

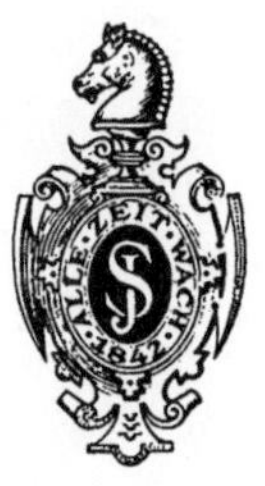

BERLIN
VERLAG VON JULIUS SPRINGER
1927

ISBN 978-3-642-88870-0 ISBN 978-3-642-90725-8 (eBook)
DOI 10.1007/978-3-642-90725-8

Vorwort.

Der Band IV setzt die Darstellung der einzelnen Teile der Gesundheitsfürsorge, die in Band III begonnen hatte, fort. Nach einer geschichtlichen Einleitung werden diejenigen großen Abschnitte der Gesundheitsfürsorge, welche die vollständige und regelmäßige Überwachung gesundheitlich besonders gefährdeter Altersklassen zum Gegenstand haben, behandelt, nämlich Säuglingsfürsorge, Kleinkinderfürsorge, Schulgesundheitspflege. Hierbei werden auch die Methoden, die sich im Laufe der Jahrzehnte praktisch bewährt haben, eingehend erörtert und gleichzeitig die Aufgaben der auf diesen Gebieten tätigen Ärzte und Hilfskräfte gekennzeichnet.

Der Band IV vollendet ferner die Beschreibung derjenigen Abschnitte der gesundheitlichen Fürsorge, deren Gegenstand bestimmte Erkrankungen von größerer Verbreitung und sozialer Bedeutung sind, und behandelt hierbei sowohl Fürsorge wie Vorbeugung. Es handelt sich besonders um die Sorge für moralisch Minderwertige, für Idioten und Epileptiker, um die Krüppelfürsorge, die Fürsorge für Geisteskranke und Blinde. In diesen Abschnitten werden auch die in Betracht kommenden gesetzlichen Bestimmungen vollständig wiedergegeben. Es schließen sich an diese Abhandlungen Aufsätze über die Hilfsorgane der Gesundheitsfürsorge, ihren Wirkungskreis und ihre Ausbildung, namentlich Wohlfahrtspflegerinnen, Säuglingsschwestern, Desinfektoren usw. Den Schluß des Bandes bildet die Darstellung der Sozialversicherung und der Privatversicherung sowie der Mitwirkung des Arztes an ihren Aufgaben.

Es hat sich nicht vermeiden lassen, daß bei der Darstellung der einzelnen Gebiete manche Maßnahmen und Einrichtungen mehrfach erwähnt worden sind, wie z. B. die Erholungsfürsorge oder die Reichswochenhilfe. Da aber jedesmal die betreffende Einrichtung vom Standpunkt des jeweils behandelten Gebietes gekennzeichnet wurde, so handelt es sich weniger um Wiederholungen, als um Ergänzungen.

Die Herausgeber.

Inhaltsverzeichnis.

Seite

Die Sozialversicherung. Von Dr. H. Dersch, Senatspräsident im Reichsversicherungsamt Berlin. (Mit 4 Abbildungen.)

Gesundheitsfürsorge.

Von

L. Ascher

Frankfurt a. M.

„Gesundheitliche Fürsorge" wurde mit besonderem Nachdruck von dem früheren Ministerialdirektor im Preußischen Wohlfahrtsministerium Prof. Dr. Dietrich im Jahre 1904 verlangt, als es sich darum handelte, in der Deutschen Zentrale für Jugendfürsorge eine Ergänzung der sozial gerichteten durch eine gesundheitliche zu schaffen[1]).

1. Säuglings- und Kleinkinderfürsorge.

Die älteste, uns bekannte planmäßige Säuglingsfürsorge ist diejenige, welche sich mit den völlig verlassenen und darum den größten der möglichen Gefahren ausgesetzten kleinen Lebewesen befaßte, die unter dem Namen Findelwesen sich besonders in den romanischen Ländern verbreitete. Nach den Schilderungen des Geschichtsschreibers der Säuglingsfürsorge, Artur Keller (1), war es der Bischof Dartheus, der in Mailand im Jahre 787 das erste Haus erbaute, in welchem verlassene Kinder, ohne Nachforschung nach den Eltern oder Erzeugern, unbedingte Aufnahme fanden. Der Papst Innocenz III. vervollkommnete diese Einrichtung dadurch, daß er die Nachforschung nach der Mutter oder dem Vater durch die Einrichtung einer Drehlade unmöglich machte, in die das Kind gelegt werden konnte, ohne daß vom Hause aus die Person der Hinterlegenden erkannt werden konnte: ein Glockenzeichen rief eine Beauftragte aus dem Innern des Hauses, worauf durch Drehung der Lade (Routa, Tour) das Kind in das Haus gebracht wurde, ohne daß die bringende Person erkannt werden konnte. Leider kamen von den so aufgenommenen Kindern infolge der mangelhaften Pflege und der geringen Widerstandsfähigkeit dieses Lebensalters nur wenige über das erste Lebensjahr hinaus. Erst der Neuzeit blieb es vorbehalten, den menschenfreundlichen Gedanken der Begründer dieses Systems durch hygienische Einrichtungen so zu verbessern, daß die wenigen derartigen Heime, die jetzt noch vorhanden sind — in Österreich und in Schweden — musterhafte Anstalten mit geringer Sterblichkeit geworden sind.

Den nächsten Schritt zur Verbesserung des Loses kleinster Kinder taten die *Armenverwaltungen.* In der Literatur als älteste Einrichtung bekannt ist die Einrichtung einer Kommission bei der Armendirektion in *Leipzig* im Jahre 1824, die mit Hilfe von freiwilligen Helferinnen die in *fremder* Pflege befindlichen *Ziehkinder* beaufsichtigte. — Es soll hier mit Absicht die „älteste in der *Literatur* bekannte" Einrichtung erwähnt werden, während es wahrscheinlich ähnliche schon in anderen Städten gegeben haben mag, die nur nicht bekannt

[1]) Veröffentl. des Gesundheitsausschusses der Dtsch. Zentrale für Jugendfürsorge, Berlin 1918, S. 1.

wurden (2). — Die *Leipziger* Einrichtung wurde später wesentlich verbessert, dadurch, daß besoldete Aufsichtsdamen und ein besoldeter *Arzt* angestellt wurden — 1858 —, wodurch zum erstenmal die Wichtigkeit ärztlicher Fürsorge anerkannt wurde. In Leipzig wurden weitere Verbesserungen durch den bekannten Ziehkinderarzt Taube geschaffen, der besonders für die Einrichtung der Generalvormundschaft eintrat, die eine bessere Wahrung der Rechte des Kindes bezweckte, als durch den Einzelvormund bisher erfolgt war (vgl. Bd. III S. 79). Das Bürgerliche Gesetzbuch hat diesem Streben im § 136 eine allgemeine Anerkennung verschafft. Die unehelichen Kinder und ihre bedeutungsvollste Unterart, die *Haltekinder*, sollen uns noch weiter unten beschäftigen.

Als dritte und wichtigste Epoche der Säuglingsfürsorge sehe ich die neuzeitliche an, in der auch das eheliche Kind Berücksichtigung gefunden hat; sie ist gekennzeichnet durch die Bemühungen um die Verbreitung der *natürlichen* Ernährung auf dem Wege der Belehrung. Wenn auch vielleicht als erstes Datum auf diesem Gebiete die Schrift des Berliner Arztes Simon: Über Frauenmilch nach ihrem chemischen und physiologischen Verhalten, Berlin 1838 (3), genannt werden kann, so dauerte es doch mehrere Jahrzehnte, ehe eine wirkliche Anerkennung dieses Strebens ihre tatsächliche Bedeutung erlangte. Es war der französische Geburtshelfer Budin, der durch die Errichtung der *Consultation* de nourissons die neuzeitliche Art der Säuglingsfürsorge, die durch Belehrung aller, auch der ehelichen Mütter, einführte.

Die in großen Zügen soeben entwickelte Geschichte der Säuglingsfürsorge in allen Ländern spiegelt sich in einer Tabelle wieder, die A. Keller für Deutschland aufgestellt hat. Wir sehen auch hier zunächst die geschlossene oder Anstaltsfürsorge, besonders im Anschluß an Entbindungsheime und Wöchnerinnenasyle,

Neugegründet wurden in den Jahren	Vor 1810	1811 bis 1830	1831 bis 1850	1851 bis 1870	1871 bis 1890	1891 bis 1900	1901 bis 1910	1901 bis 1902	1903 bis 1904	1905 bis 1906	1907 bis 1908	1909 bis 1910
Wöchnerinnenasyle und Entbindungsanstalten [1])	4	2	—	3	12	17	18	1	3	2	2	10
Säuglingsheime und Krankenhäuser	1	1	1	1	10	5	82	4	13	19	17	29
Krippen	—	—	2	7	33	36	70	13	18	12	15	12
Milchküchen	—	—	—	—	3	1	58	1	6	22	15	14
Fürsorgestellen	—	—	—	—	2	2	251	—	9	45	122	75

sich entwickeln, die aber in der hier üblichen Form der Wöchnerinnenasyle und Entbindungsanstalten in der Hauptsache nur den ersten 10 Tagen des Säuglingsalters zugute kommen; allerdings ist dies auch das Alter der größten Sterblichkeit und der geringsten Widerstandskraft. Erst in allerneuster Zeit kommen hier neben geburtshelferischen Gesichtspunkten *kinderärztliche* zur Geltung, ähnlich wie dies oben von Frankreich geschildert wurde: die Kinderheilkunde erobert sich ihre Stellung. Infolgedessen nimmt, wie wir der Tabelle entnehmen können, die Gründung von eigentlichen Säuglingsheimen und Säuglingskrankenhäusern zu. Mit dem Aufschwung der Industrie von 1871—1890 und der außerhäuslichen Beschäftigung der Arbeiterfrau steigert sich das Bedürfnis nach einer Versorgung des Säuglings während der Abwesenheit der Mutter; wir sehen in dieser Zeit (Zeile 3) eine bedeutende Vermehrung der *Krippen*. Die *bakteriologische* Ära lenkt das Augenmerk auf die Beschaffung keimfreier oder mindestens keimarmer Milch: die Milchküchen entstehen in großer Zahl (Zeile 4). Ihre Erfolge sind aber gering; die Kinderärzte müssen sogar vor der Verwendung

[1]) Mit Ausnahme der Hebammen-Lehranstalten und Universitäts-Frauenkliniken.

künstlicher Ernährung warnen; die Belehrung über den Nutzen der natürlichen tritt in den Vordergrund, ihre Folge ist die Gründung zahlreicher Fürsorgestellen (251 allein in dem Jahrzehnt 1901—1910).

Ihre Ausbreitung verdanken sie der Tätigkeit von Vereinen und Verbänden, von denen besonders der *Düsseldorfer* genannt werden muß, der unter SCHLOSSMANNS Leitung den ganzen, durch seine rapide industrielle Entwicklung besonders gefährdeten Regierungsbezirk gleichen Namens mit einem Netz von Fürsorgestellen überzieht und in dem eine wissenschaftliche Mitarbeiterin, wie MARIE BAUM, Gelegenheit zu wertvollen Untersuchungen erhält.

Eine *zentrale Organisation* findet in dem im Jahre 1908 gegründeten *Kaiserin-Auguste-Viktoria-Haus zur Bekämpfung der Säuglingssterblichkeit* in Charlottenburg eine Heimstatt, die in der Folge zur Ausbreitung der Säuglingsfürsorge sehr verdienstvolle Arbeit unter der Leitung von ROTT leistet. Das Haus selbst wird unter der Leitung von LANGSTEIN ein Mittelpunkt für die wissenschaftliche Vertiefung der Fürsorge.

Ein großes Verdienst um die Ausbildung des Fürsorgewesens hat sich inzwischen PUETTER durch die Anstellung besonderer Fürsorgerinnen bei dem von ihm geleiteten Armen- und Waisenamt der Stadt Halle a. d. S. erworben (uneheliche Kinder gelten rechtlich als Waisen). Dieses Beispiel wies auf die Bedeutung von ausgebildeten weiblichen Hilfskräften hin, zur Unterstützung des Arztes bei der Beratung in der Sprechstunde wie auch zur Beaufsichtigung der Kinder in der Häuslichkeit der Pflegemutter; es wurde maßgebend für die ganze Entwicklung der Fürsorgestellen und kam damit auch den ehelichen Kindern zugute.

Der Fürsorge für Uneheliche war inzwischen durch die im Jahre 1900 erfolgte Einführung des Bürgerlichen Gesetzbuches (BGB.) mit seiner Verbesserung des Vormundschaftswesens eine bedeutende Hilfe zuteil geworden. Den ehelichen Neugeborenen erwuchs aber erst später, etwa 1914, eine kleine Unterstützung durch die in der neuen *Reichsversicherungsordnung* enthaltene Bestimmung über ein *Wochengeld* an Entbundene für 8 Wochen, von denen 2 vor der Entbindung liegen dürfen. Die Kriegsfürsorge hat diese Bestimmungen wesentlich verbessert: Stillgeld, Beihilfe für die Kosten der Entbindung usw. Die Angabe der erlassenen Gesetze findet sich in Bd. I S. 403, eine kurze Würdigung in Bd. III S. 78.

Die *Reichswochenhilfe* hat wesentlich die Fürsorgebestrebungen unterstützt und die natürliche Ernährung ganz ungemein gefördert, zumal, wo sie verwaltungsgemäß mit der Fürsorge in Zusammenhang gebracht wurde.

Die starke Herabsetzung der Säuglingssterblichkeit, besonders der an Magen-Darmkrankheiten, ist sicherlich eine Folge der von den Fürsorge- (oder Beratungs-) Stellen ausgehenden *Stillpropaganda*; aber wenn trotz der allgemeinen Not in Deutschland die Sterblichkeit der Säuglinge eine verhältnismäßig geringe geblieben ist, so ist den genannten gesetzlichen Bestimmungen ein nicht geringer Einfluß hierauf zuzuerkennen (6).

Das neue *Jugendwohlfahrtsgesetz* (*vom 9. VII. 1922*) enthält den gesetzlichen Niederschlag der geschilderten Bestrebungen; seine Ausführung hängt aber sehr wesentlich von der Gestaltung der wirtschaftlichen Verhältnisse ab; es ist am 1. IV. 1924 in Kraft getreten. Für die Bekämpfung der Säuglingssterblichkeit enthält es auch darin einen Fortschritt, daß schon der *Leibesfrucht* der *unehelichen* Mutter ein Pfleger bestellt werden kann (§ 38).

Die Ergänzung der Säuglingsfürsorge durch eine Fürsorge für *Schwangere*, die schon in einigen Städten, wie Charlottenburg und Frankfurt a. M., eingerichtet war, verdient eine um so stärkere Verbreitung, als die Sterblichkeit an *Lebens-*

schwäche, also der wichtigsten Todesursache der ersten Lebenstage, im Gegensatz zu Magen-Darmkrankheiten keine Abnahme zeigt und jetzt beinahe die erste Stelle einnimmt. Bei dem engen Zusammenhang der ersten Lebenstage mit der Schwangerschaftszeit verdient die Fürsorge für Schwangere die größte Berücksichtigung (7).

Wie ungünstig Gesetze auf die Gesundheitspflege wirken *können*, zeigt die Sterblichkeit der unehelichen Säuglinge in Deutschland: Die Gewerbefreiheit hatte auch die Konzessionspflicht der Haltefrauen aufgehoben. In einer Stadt wie Königsberg i. Pr. betrug infolgedessen Ende der siebziger Jahre die Sterblichkeit der unehelichen Säuglinge *53,6%*, eine ungeheuerliche Zahl. Als dann aber durch Polizeiverordnung diese Konzessionspflicht und damit auch eine gewisse, wenn auch zunächst nur polizeitechnische Aufsicht wieder eingeführt wurde, sank sofort diese Zahl, während die der ehelichen Säuglinge unberührt blieb, zunächst sogar noch etwas stieg.

Frankreich. Die weitverbreitete Sitte, die Säuglinge zu Ammen aufs Land zu geben, machte eine gute Aufsicht nötig; sie wurde durch die *Loi Russel* vom 22. XII. 1874 und durch einen ergänzenden Erlaß vom 23. II. 1877 geregelt: Anzeigepflicht für jeden in Pflege gegebenen Säugling, ärztliche Überwachung, daneben Beaufsichtigungskommissionen (4).

Von Frankreich kam die Einrichtung der *Goutte de lait* des Dr. Dufour in Fécamp, von Frankreich kamen auch die Fürsorgestellen für Säuglinge, eine Auswirkung der obenerwähnten *Consultations de nourrissons* von Budin (1892). Die im Jahre 1784 gegründete *Société de Charité maternelle* scheint die älteste Gesellschaft für Mutter- und Säuglingsschutz zu sein. Dagegen stammt von dort auch der Artikel 240 des Code civil, der die Nachforschung nach dem Vater eines unehelichen Kindes untersagte; er mußte im Jahre 1913 fallen. An seine Stelle trat eine gesetzliche Mutterschaftsfürsorge (12. VI. 1913), deren Träger öffentliche Wohlfahrtseinrichtungen und die bekannten, von Frankreich ausgehenden Mutterschaftskassen (*mutualités maternelles*) wurden.

Hatte Napoleon I. das Interesse, seine Soldaten vor den Nachforschungen nach einer Vaterschaft zu bewahren, so drängt jetzt die Sorge um die Erhaltung des Volksbestandes das am meisten vom Geburtenrückgang bedrohte Frankreich zu gesetzgeberischen Taten und großen öffentlichen Ausgaben.

Ungarn. Es hat den ausgedehntesten gesetzlichen Kinderschutz bis zur *Stillpflicht* der Mutter. Die Gesetzgebung, die diese Verhältnisse schrittweise regelte, geht auf das Jahr 1886 zurück, und zwar auf den Artikel XXII, der das Recht auf öffentliche Unterstützung für Bedürftige festlegt. Im Jahre 1891 wird eine *eigene Steuer* für den *Säuglingsschutz* bestimmt.

In Ungarn war es das Bestreben der Magyaren, ihr an sich kleines Volkstum durch die Hinzunahme der Kinder der anderen Volksstämme ihres Landes zu vermehren, da die auf öffentliche Kosten verpflegten Kinder nur in magyarischen Familien untergebracht werden durften (4).

Ein Gesetz von tiefem *sozialen* Verständnis ist das am 1. I. 1916 in *Norwegen* in Kraft getretene, das dem *unehelichen* Kinde die gleichen Rechte an Vater und Mutter gewährt wie dem ehelichen, einschließlich des Erbrechts und des Rechts auf Führung des väterlichen Namens. Jede unverehelichte schwangere Frau hat die Pflicht, sich 3 Monate vor der zu erwartenden Niederkunft von einer Hebamme oder einem Arzt unter Angabe des Vaters untersuchen zu lassen; dieser hat weitgehende Pflichten gegenüber der Mutter wie dem Kinde zu erfüllen, für letzteres die Unterhaltungskosten bis zum vollendeten 15. Jahre, bei Gebrechen darüber hinaus aufzubringen (10).

Das Gesetz ist vermutlich der in Norwegen besonders starken Frauenbewegung mit ihren bekannten dichterischen und literarischen Vorkämpfern zu verdanken.

Belgien zeichnet sich durch eine im Jahre 1903 von EUGEN LUST begründete, sich über das ganze Land erstreckende Organisation aus und dürfte damit wohl ein Vorbild für Deutschland geworden sein (4).

In den *Vereinigten Staaten von Nordamerika* sind in neuester Zeit große Anstrengungen zur Ausdehnung des Fürsorgewesens in ländlichen Bezirken gemacht — meist unter ärztlicher Leitung, so daß jetzt 10,3% der ländlichen Bevölkerung erfaßt werden; es ist anzunehmen, daß hiervon die kleinsten Kinder, besonders die Säuglinge, den größten Vorteil haben werden (11).

Die *Kleinkinderfürsorge* hat sich, wenigstens in Deutschland, organisch aus der Säuglingsfürsorge entwickelt, so daß die Einrichtungen für diese von jener mit übernommen wurden. Bei den *Mutterberatungs-* oder auch Fürsorgestellen für Säuglinge ergab es sich von selbst, daß die Mütter ihre etwas größer werdenden Kinder an die gleiche Stelle wie bisher bringen wollten, um Rat oder auch Unterstützung zu erhalten. Viele Fürsorgestellen wurden auch von vornherein mit der Absicht, auch die Kleinkinder heranzuziehen, gegründet, namentlich die in kleineren Orten.

Auch die *Krippen* machten keinen Unterschied in der Aufnahme von Kindern unter oder über der Jahresgrenze. Während die Fürsorgestellen eine Einrichtung der letzten Jahrzehnte sind, finden wir das erste Datum über die Gründung einer Krippe aus dem Jahre 1802, wo die Fürstin PAULINE zu Lippe-Detmold in *Detmold* die wohl noch jetzt bestehende *Paulinen*-Anstalt errichtete. Ihr Beispiel scheint zum mindesten in Deutschland nicht gewirkt zu haben. Dagegen sehen wir im Jahre 1844 den französischen Juristen FIRMIN MARBEAU in *Chaillot* eine Krippe für Kinder arbeitender Mütter eröffnen; seinem Beispiel folgte sein Land aber mehr und so zählte man in Frankreich am Beginn dieses Jahrhunderts bereits 408 Krippen.

Dann kommt *Österreich* mit einer bereits im Jahre 1849 eröffneten Krippe; und nunmehr folgen die Großstädte Deutschlands nacheinander.

Verhältnismäßig spät erst sehen wir die Industrie diese Gelegenheit benutzen, ihren Arbeiterinnen die Beruhigung einer sicheren Unterkunft für ihre Kinder zu schaffen: 1874 eröffnet die große Weberei in Hannover-Linden die erste *Fabrikkrippe*.

Eine schon mehr pädagogische als gesundheitliche Aufgabe haben die *Kindergärten*. Schon im Jahre 1779 — auch hier wie auf anderen humanitären Gebieten eine Nachwirkung der französischen Revolution und ROUSSEAUscher Ideen — eröffnet der Pfarrer OBERLIN in *Steinthal* (Elsaß) den ersten Kindergarten; FROEBEL reformiert später nach seinen Ideen diese Einrichtungen, so daß er wohl als der Vater der jetzigen Kindergärten gelten kann.

Während sie im allgemeinen Aufgaben privater Hilfstätigkeiten sind, erhalten in *Ungarn* — d. h. dem Ungarn vor 1914 — die Gemeinden die Verpflichtung, überall dort sie einzurichten, wo private Hilfe dazu nicht ausreicht (12).

Wie sich die Verhältnisse in Deutschland in den letzten Jahren gestaltet haben, darüber gibt eine Zusammenstellung, die ich Herrn Prof. Dr. ROTT vom *Organisationsamt für Säuglings- und Kleinkinderschutz* in Charlottenburg verdanke, wie folgt Aufschluß:

Gegründet wurden in Deutschland	1918	1919	1920	1921	1922
Säuglingsfürsorgestellen	467	566	957	445	245
Kleinkinderfürsorgestellen	296	383	480	284	182
Schwangerenberatungsstellen	212	279	386	235	152

Auch hier spiegelt sich ein Stück Zeitgeschichte wieder; waren es nach der französischen Revolution erzieherische Gedanken, die verwirklicht wurden, so brachte der Sieg der Arbeiterparteien in Deutschland eine Hochflut sozialer Einrichtungen. Während dort die Assignatenwirtschaft zu einem volkswirtschaftlichen Zusammenbruch führte, so war es zwar in Deutschland 1923 die Notenpresse, die das gleiche drohte, aber das Bewußtsein von der dringenden Notwendigkeit der Gesundheitsfürsorge ließ diese Zeit überwinden.

Auch die Krippen, von denen nach der gleichen Auskunft errichtet wurden: bis 1914: 443, bis 1918: 622, also in der Kriegszeit — eine Folge des sozialen Verständnisses einerseits, des Machtgewinns der Arbeiterschaft auf der anderen Seite — eine Zunahme um 50%; dann also im Jahre 1923 ein bereits gezählter Rückgang auf 322. „Der Bedarf an Krippen kann aber nicht geringer geworden sein, da nach den Berichten der Krankenkassen im April 1923 die Frauenarbeit gegenüber 1918 nur ganz unerheblich abgenommen, gegenüber 1914 erheblich zugenommen hat", also auch hier wieder ein Zeichen wirtschaftlicher Not!

Literatur.

1. Keller, A.: Findelwesen, in Grotjahn-Kaups Handb. d. soz. Hyg. — 2. Taube: Säuglingsschutz durch Staat usw. Zeitschr. f. Säuglingsfürsorge Bd. I, H. 1. — 3. Heubner: Zur Einführung. Ebenda. — 4. Wurtz: Säuglingsfürsorge, wie zu 1. — 5. Pütter: Das Ziehkinderwesen, im 22. Bericht üb. d. Jahresvers. d. Dtsch. Ver. f. Armenpflege usw. Schmollers Jahrbuch 1902. — 6. Kohn: Die Wirkung der Stillgelder. Ortskrankenkasse 1917, Nr. 5. — 7. Ascher: Vorlesungen über soziale Hygiene. Berlin 1921. — 8. Ascher: Die Abnahme der Säuglingssterblichkeit in Königsberg i. Pr., wie zu 2. 1906. — 9. Baum: Ebenda 1913, S. 249. — 10. Herzfelder: Gesetzlicher Säuglings- und Mutterschutz in Norwegen. Ebenda 1917, S. 25. — 11. Lumsden: Rural health service in the U. S. A. Public health reports 1922, H. 37; ref. Zentralbl. f. Hyg. Bd. 3, S. 95. 1923. — 12. Tugendreich: Kleinkinderfürsorge, wie zu 1.

2. Schülerfürsorge.

Von einer planvollen Gesundheitsfürsorge in der Schulzeit kann erst mit dem Eintritt des Arztes in den Schulbetrieb gesprochen werden, dessen Bedeutung wohl zum erstenmal ein *französisches* Reskript, und zwar aus dem Jahre 1833 anerkannte, wie wir einer interessanten geschichtlichen Zusammenstellung in dem bekannten Lehrbuch der Schulgesundheitspflege von Burgerstein und Netolitzky (1) entnehmen. Indes scheint es dort bei dieser Erwähnung geblieben zu sein, während praktische Schritte in Frankreich erst 50 Jahre später erfolgt zu sein scheinen. Inzwischen hatte der Breslauer Augenarzt Professor Dr. Cohn durch eine umfassende Untersuchung der Augen in den verschiedenen Schulen Breslaus und in Landschulen die große Zahl von Kurzsichtigen in den gehobenen Schulen gezeigt (1864—1866). Aber auch diese Untersuchung sollte zunächst noch keine praktischen Folgen haben, wenigstens nicht in der Heimat des Untersuchers, trotz der tatkräftigen Propaganda Cohns für die Einführung von Schulärzten. Das nächste Datum stammt aus *Rußland*, wo im Jahre 1871 an jeder Mittelschule ein Arzt angestellt werden mußte. Es folgen dann *Brüssel* (1874) und *Buenos Aires* (1884) mit der Anstellung von Schulärzten zu gleicher Zeit mit *Lausanne*. In Deutschland hatten lange Zeit die Bestrebungen auf Untersuchung von Schülern durch Ärzte, wie sie beispielsweise für *Berlin* der Arzt Jacusiel anfangs der 90er Jahre forderte, keinen Erfolg, bis die Stadtgemeinde *Wiesbaden* (1897) mit der Anstellung nebenamtlicher Schulärzte den Bann brach. Nunmehr folgten, namentlich auf Empfehlung des Kultusministeriums, eine Reihe preußischer und anderer deutscher Städte, so daß im Jahre 1914 (2) in mehr als 300 deutschen Städten über 1500 Schulärzte festgestellt wurden. Glaubte man zunächst, daß bei dem engen Zusammenleben in den Schulen die ansteckenden Krankheiten, insbesondere die akuten, wie Scharlach,

Diphtherie u. a., dem Schularzt die wesentlichsten Aufgaben stellen würden, so stellte sich sehr bald das Gegenteil heraus; und je weiter die Kenntnisse der Krankheiten in den Schulen fortschritten, um so mehr verengte sich die Bezeichnung der eigentlichen Schulkrankheiten. Ja selbst bei der Tuberkulose konnte gezeigt werden, daß offene, also für die Umgebung gefährliche Tuberkulosefälle seltene Fälle waren (3). Hierüber kam es sogar zu einer Erörterung des Ref. im Ausschuß des Tuberkulosekomitees gegenüber den gegenteiligen Ansichten KIRCHNERS (4), der damals noch davon überzeugt zu sein schien, daß die Zahl der wirklichen Tuberkulosefälle in der Schulzeit eine bedrohliche sei. Inzwischen haben ja Nachuntersucher die Richtigkeit der Ansicht des Ref. bestätigt[1]). Was in der Schule so zahlreich verbreitet ist, das ist die Zahl der infizierten Fälle; aber diese Infektion erfolgt nicht in der Schule, sondern in der Familie. Man mußte sich mehr und mehr auf die Bekämpfung der *latenten* und der *gefährdeten* Fälle beschränken; und hier begann die eigentliche Gesundheits*fürsorge* für das schulpflichtige Alter mit der Auslese der Kinder, welche eine Erholung, und derjenigen, die eine bessere Ernährung brauchten.

Bezüglich der Erholungsfürsorge verdient zuerst der Züricher Pfarrer BION mit der Einrichtung der *Ferienkolonien* Erwähnung, deren Ausdehnung in *Deutschland* gerade durch die Nöte des Krieges durch die Bewegung „Kinder aufs Land" gefördert wurde. Ihre Ergänzung sind die von den Schulen eingerichteten Wanderungen und die Ferienspiele, die Schülergärten und die neuzeitliche Sportbewegung.

Eine umfassende Fürsorge für die Gesundheit der Schulkinder, wie sie der hochverdiente Landrat des Kreises Schmalkalden, HAGEN, durchführte, verdient auch aus wissenschaftlichen Gründen eine eigene Berücksichtigung: In diesem Kreise wurden schon in frühester Jugend die Kinder von den Eltern in der dortigen Kleineisenindustrie zu einer überaus anstrengenden Tätigkeit herangezogen. Die Folgen machten sich bei der Aushebung zum Militärdienst bemerkbar, indem hier eine ungewöhnlich große Zahl von Rückstellungen wegen Verkrümmungen, Plattfüßen und allgemeiner Schwächlichkeit notwendig wurden. Als Vorsitzender der Aushebungskommission mußte HAGEN dies beobachten; er fand auch den Weg zur Abhilfe in einem Abbau der Kleineisenindustrie, Ersatz der namentlich von den Kindern geleisteten körperlichen Hilfe durch den elektrischen Strom und durch Einführung von Turnen und Schwimmen, Wanderungen und Verbesserung der Ernährung. Die Erfolge machten sich in der erhofften Form bei den späteren Musterungen bemerkbar. Der Name dieses Mannes verdient unvergessen zu bleiben.

Der Krieg und die Blockade nach dem Kriege stellten der Schülerfürsorge neue Aufgaben auf dem Gebiete der Unterernährung. Um die von den *Quäkern* und den deutschen Städten — einschließlich der österreichischen — eingeführten Massenspeisungen auch den bedürftigsten Schülern zuteil werden zu lassen, sollte eine körperliche Musterung nach objektiven Kennzeichen durchgeführt werden. Hierfür schien die *Index*methode eine brauchbare Unterlage zu geben; der einfache Vergleich von Länge und Gewicht erschien aber nicht mathematisch richtig, weil hier ein lineares Maß — die Länge — mit einem dreidimensionalen — dem Gewicht — in Beziehung zu setzen war; der ROHRERsche Index, der die Reduktion auf die gleiche Dimension bewirkte, wurde deshalb von einem für Deutschland eingesetzten Komitee als Grundlage gewählt (vgl. Bd. I S. 277). Es zeigte sich aber sehr bald, daß die Voraussetzungen für einen solchen Index, nämlich die

---

[1]) So hat erst kürzlich STEPHAN die Zahl der infektiösen Tuberkulosefälle in den Mannheimer Schulen mit 9 beziffert (5).

Disproportion von Länge und Gewicht, nicht mehr vorhanden war: es hatte nämlich unter der allgemeinen Notlage auch das Längenwachstum der Kinder nachgelassen, so daß Länge und Gewicht gleichmäßig zurückgeblieben waren. Infolgedessen zeigten sogar die Kinder mit dem geringsten Längenwachstum, die rachitischen, die beste Proportion zwischen Länge und Gewicht, während die gut gewachsenen und einigermaßen gut entwickelten Kinder den schlechtesten Index aufwiesen. Man überzeugte sich sehr bald, daß die Voraussetzung für den Gebrauch eines solchen *Disproportionsmaßes*, wie des ROHRERschen Index, in der Wirklichkeit nicht gegeben war, namentlich in Hungerszeiten. Man griff deshalb zu der bloßen Besichtigung und der Einteilung nach allgemein gehaltenen Urteilen wie der Gruppierung nach 3 Noten: gut, mittel und schlecht. Wenn man damit auch kein objektiv gültiges Maß erreichte, so konnte doch bei einer guten ärztlichen Beobachtung und bei Unterstützung durch den Klassenlehrer ein einigermaßen der Wirklichkeit nahekommendes Urteil abgegeben werden. Diese Erfahrungen haben die Bedeutung der Konstitutionsforschung gefördert, und da ihr ein gewisses Nachlassen der objektiv naturwissenschaftlichen Methodik in der Hygiene und der Medizin zu Hilfe kam, so kann beim Niederschreiben dieser Zeilen ein starkes Interesse für alle Fragen der *Konstitution*, der ererbten wie der erworbenen, festgestellt werden. Von diesem Interesse zieht natürlich die Schülerfürsorge ihren Gewinn, da nach der oben gezeigten Erkenntnis von dem relativ seltenen Auftreten von akut ansteckenden Krankheiten während der Schulzeit — eine gewisse Ausnahme macht allenfalls die erste Hälfte — die chronischen und damit auch die konstitutionellen Leiden in den Vordergrund des Interesses traten. Auf der anderen Seite bietet aber auch das große und gleichmäßige Material der Volksschulen eine günstige Forschungsgelegenheit, deren Ergebnisse sich alsbald in einen Nutzen für die Jugend selbst umwandeln lassen.

Neben den allgemein hygienischen Bestrebungen während der Schulzeit verdienen einzelne Sondergebiete eine Hervorhebung, so die Einführung der Zahnpflege in der von JESSEN in Straßburg zuerst durchgeführten *Sanierung* der Gebisse der Kinder (1903), die Einführung von fachärztlichen Untersuchungen — Ohren, Augen — und die systematische für den Sport. Die Einführung von *Hilfsschulen* für die schwachbegabten Kinder wird besser bei der Fürsorge für Geisteskranke besprochen werden.

Eine Einrichtung als Ergänzung der schulärztlichen verdient aber eine besondere Hervorhebung, die von *Schulschwestern*, wie sie zuerst in Deutschland die Städte *Charlottenburg* und *Stuttgart* einführten. Sie haben sich immer mehr als unentbehrliche Ergänzungen des schulärztlichen und fürsorgerischen Dienstes erwiesen, da sie erst die Verbindung von Schule und Haus darstellen, die vorher so oft schmerzlich vermißt wurde.

Literatur.

1. BURGERSTEIN u. NETOLITZKY,: Lehrb. d. Schulgesundheitspflege. Jena 1895. S. 400. — 2. KRUSE u. SELTER: Gesundheitspflege des Kindes. Stuttgart 1914. — 3. ASCHER: Die Tuberkulose im schulpflichtigen Alter. Hyg. Rundschau 1908, S. 565. — 4. KIRCHNER: Verhandl. d. Ausschusses des Tuberkulose-Komitees vom 26. V. 1908. — 5. STEPHAN: Zeitschr. f. Schulgesundheitspfl. u. soz. Hyg. 1922, Nr. 4.

3. Tuberkulosefürsorge.

Auch hier beginnt, wie bei der Säuglingsfürsorge, die Fürsorge mit der in Krankenanstalten, der geschlossenen. *England* hat den Ruhm der ersten Anstalt für Tuberkulöse mit seinem im Jahre 1791 im kgl. Seebad in der Grafschaft *Kent* errichteten Krankenhaus für Skrofulöse erworben. In Deutschland knüpft die Heilstättenbewegung an den Namen BREHMER (1) an, der im Jahre 1853 die chronische Lungenschwindsucht im ersten Stadium für heilbar erklärte und im darauffolgenden Jahre eine eigene, mit besonderen Zielen errichtete Anstalt in *Görbersdorf* in Schlesien eröffnete. Das nächste wichtige Datum in der Geschichte der Tuberkulosenfürsorge ist die Publikation ROBERT KOCHS über die Entdeckung des Tuberkelbacillus (2); an sie schließen sich an die CORNETsche, 1888 veröffentlichte Arbeit über den Auswurf (3) und die Widerlegung einiger seiner Schlußfolgerungen durch FLÜGGE (4) und seine Schüler im Jahre 1897. Von größter Bedeutung für Deutschland wurde die Verabschiedung des Krankenversicherungsgesetzes vom 13. VI. 1883 und ganz besonders die des Invaliden- und Altersversicherungsgesetzes vom 22. VI. 1889. Namentlich das letztere sollte — und gerade durch einen erst in einem späten Stadium der Verhandlungen eingeführten Paragraph 12, der die Möglichkeit eines Heilverfahrens zur Ersparung einer Rente bot — fast ausschlaggebend für die Tuberkulosenfürsorge in Deutschland werden.

Es vergingen aber noch einige Jahre, bis dieser Paragraph gleichzeitig von einem Arzt — PAULY (Posen) — und einem Verwaltungsbeamten — GEBHARD (Lübeck) — in seiner Bedeutung erkannt wurde.

Um dieselbe Zeit hatten Kliniker — ganz besonders ist hier LEYDEN (5) zu erwähnen (vgl. Bd. III S. 209) — auf die Wichtigkeit der Heilbestrebungen für die Gesamtheit der Kranken, nicht bloß der bisher berücksichtigten wohlhabenden, aufmerksam gemacht. Auch die Schrift des Reichenhaller Badearztes S. GOLDSCHMIDT verdient hier Erwähnung, der als einer der ersten, und zwar noch vor LEYDEN, die Bedeutung der Heilbestrebungen für die breiten Massen der Tuberkulösen hervorhob. Während dieser Erörterungen hatte DETTWEILER (Falkenstein i. T.) mit Hilfe des Frankfurter Rekonvaleszentenvereins eine kleine Volksheilstätte eröffnet. Der erste darüber von ihm veröffentlichte Bericht, der noch heute lesenswert ist, schloß mit den Worten: „Gehet hin und tuet desgleichen“, eine Mahnung, die zur rechten Zeit kam und auf fruchtbaren Boden fiel. Denn, wenn auch fast in dieselbe Zeit die Eröffnung der Berliner Heilstätte in *Malchow* fiel, so war es doch gerade DETTWEILERS zündendes Wort, das so große Begeisterung erweckte, daß die nächsten Jahre in Deutschland einen Wettkampf der verschiedenen Provinzen und größeren Städte um die Errichtung von Lungenheilstätten sahen.

Einen Wendepunkt brachte der *Brüsseler internationale Hygienekongreß* (1903), auf dem nicht ohne Berechtigung von französischer Seite die Erfolge der Heilstätten angezweifelt wurden. Statt der teuren Heilstätten empfahlen sie die auf Anregung von MALVOZ (Lüttich) zuerst von CALMETTE in Lille eingerichteten „*Dispensaires*“, Beratungsstellen für Tuberkulöse, in denen nicht behandelt, sondern nur beraten wurde. Außerdem wurden geringfügige Unterstützungen — Milchmarken, Essenkarten usw. — gewährt, neben Spuckfläschchen, Desinfektionsmitteln u. ä. Wichtig war auch die Ermittlung der häuslichen Verhältnisse durch einen aus dem Arbeiterstande stammenden „Ouvrier enquêteur“. Da in Deutschland schon in ähnlicher Richtung ein von dem Hallenser Stadtrat PÜTTER gemachter Versuch vorlag, konnten die nächsten Jahre eine ähnliche, ja noch stürmischere Bewegung zur Errichtung von „Fürsorge- und Auskunftsstellen für Tuberkulöse“ sehen, wie vorher bei den Heilstätten.

Um die gleiche Zeit war in Deutschland das Bedürfnis nach einer billigen Ergänzung der sehr teuren Heilstättenkur durch die Errichtung von Tagesheilstätten durch die beiden Berliner Ärzte WOLF BECHER und LENNHOFF befriedigt worden, Stätten, die in verschiedener Abwandlung, z. B. unter Bereitstellung von einigen Räumen für Übernachten, eine Wiederholung fanden.

Diese Bestrebungen, insbesondere die zur Errichtung von Heilstätten, fanden in Deutschland eine wirksame und mit den Mitteln wissenschaftlicher Forschung wie tüchtiger Verwaltungspraxis arbeitende Vertretung in dem im Jahre 1896 gegründeten *Zentralkomitee zur Errichtung von Heilstätten.* Als später, namentlich unter dem Einfluß von KIRCHNER, neben den Heilstätten auch die übrigen Bekämpfungsmaßnahmen, insbesondere die Erholungsstätten und die Fürsorgestellen, einen bedeutenden Aufschwung nahmen, wandelte sich das Komitee in ein solches für die *Bekämpfung der Tuberkulose* um. Seine Verdienste sind unbestritten große, seine jährlichen Berichte eine nie versiegende Quelle der Belehrung auf wissenschaftlichem wie praktischem Gebiete (vgl. Bd. III S. 335). Das neben ihm auch auf deutsche Anregung gegründete internationale Komitee ist leider seit dem Kriege für uns bedeutungslos geworden.

Unter den von dem Zentralkomitee ausgehenden Gründungen sei besonders die für die *Bekämpfung der Tuberkulose im Mittelstande* erwähnt, sowie die des *Komitees der Fürsorgeärzte.*

Die größte Bedeutung des Zentralkomitees scheint mir aber darin zu liegen, daß es in engem Zusammenhange mit den Organen der Verwaltung die Gründung von Ausschüssen zur Bekämpfung der Tuberkulose in allen Teilen des Reiches anregte, sie förderte und damit sich einen wirksamen Boden für die Durchführung seiner Aufgaben selbst in den kleinsten Verwaltungsbezirken schuf und daß es neuerdings nach dem Vorgang von Nürnberg für Zweckverbände aller an der Tuberkulosebekämpfung beteiligten Kreise eintrat. Ganz besonders hervorzuheben sei in diesem Zusammenhang die auf die verstorbene Großherzogin LUISE VON BADEN zurückzuführende Begründung von Ortsausschüssen im Anschluß an die örtlichen Stellen des Badischen Schwesternverbandes. Man kann wohl behaupten, daß Deutschland jetzt mit einem so dichten Netz von Fürsorgestellen überzogen ist, daß jede Verwaltungsaufgabe gelöst werden kann, sobald die entsprechenden Geldmittel zur Verfügung gestellt werden. Das letztere ist allerdings die Hauptsache zur Bekämpfung der Tuberkulose, soweit es sich um bereits bestehende Krankheiten handelt. Es könnte vielleicht die Richtigkeit dieser Behauptung mit dem Hinweis auf das Fehlen zahlreicher Fürsorgestellen in kleineren Verwaltungsbezirken angezweifelt werden, indes mag der Hinweis auf die Organisation des Fürsorgeamtes *Hamm i. W.* zeigen, daß es nur der Bereitstellung von Geldmitteln bedarf, um bei dem Vorhandensein eines Amtsarztes, der jetzt in keinem Kreise oder ähnlichem Verwaltungskörper fehlt, sogleich mit Hilfe anzustellender Wohlfahrtspflegerinnen (Gesundheitsfürsorgerinnen) unverzüglich eine lebenskräftige und gut arbeitende Organisation zu schaffen.

Freilich darf man sich darüber keiner Täuschung hingeben, daß eine wirkliche große und in der Statistik zum Ausdruck kommende Einschränkung der Tuberkulose, ja nur der Tuberkulosesterblichkeit, anders als durch Besserung der sozialen Verhältnisse nicht zu erreichen ist: denn darüber haben uns die Untersuchungen, namentlich in Irrenanstalten, während und nach dem Krieg genügend aufgeklärt, daß eine Zu- oder *Abnahme der Sterblichkeit* an der Tuberkulose in weit überwiegendem Maße von der *Nahrungszufuhr*, insbesondere von der an Fett, abhängt, als von irgendeinem anderen Mittel verwaltungstechnischer oder gesetzgeberischer, oder gar charitativer Art.

Trotzdem soll die Fürsorge, sei es die geschlossene in Anstalten, sei es die offene in Fürsorgestellen, nicht vernachlässigt werden, zumal sie die Möglichkeit gibt, durch Belehrung das Verantwortlichkeitsgefühl des Kranken und seiner Umgebung zu heben. Auf der anderen Seite soll nicht vergessen werden, daß in der „Fürsorge“ ein nicht unerheblicher Teil von Bevormundung und Überheblichkeit liegt, der um so unangebrachter ist, je mehr man erkennen lernt, daß Mangel an hygienischen Kenntnissen und Mangel an Mitteln zur Durchführung gesundheitlicher Lehren nicht immer Schuld des Einzelnen, sondern häufig auch der Gesamtheit ist. Insofern ist gerade auf dem Gebiete der Tuberkulosefürsorge eine moralische Aufklärung der Allgemeinheit unbedingt erforderlich.

Hierzu können in beschränktem, aber nicht ganz zu vernachlässigendem Umfang Gesetze, als Ausdruck der Kenntnisse der Gesetzgeber und des Willens zu helfen, dienen, freilich immer nur so weit, als auch die Mittel zur Durchführung bewilligt werden. In diesem Sinne sei auf die noch später zu erwähnende Gesetzgebung verwiesen.

Die für den Erlaß derartiger Gesetze und für die auf privatem Wege zu erlangenden Geldmittel erforderliche Aufklärung wurde nicht nur durch die *Presse* bewirkt, sondern auch durch Kongresse und Versammlungen. Verwiesen sei auf die beiden schon erwähnten internationalen Kongresse für Hygiene und Dermographie in Budapest und in Brüssel, auf die Versammlung des Deutschen Vereins für öffentliche Gesundheitspflege mit den für Deutschland ungemein wichtigen *Referaten von* LEYDEN, WASSERFUHR und MORITZ auf der XII. Versammlung des Deutschen Vereins für öffentliche Gesundheitspflege, einer Vereinigung, die neben Wissenschaftlern auch die für die Durchführung sanitärer Maßnahmen so wichtigen Verwaltungsbeamten und Techniker umfaßt. Dieser Aufklärungsarbeit, zusammen mit der durch die Sozialversicherung verwendbar gemachten Geldmittel, ist die führende Stellung Deutschlands im Kampfe gegen die Tuberkulose auch ohne gesetzliche Maßnahmen zu verdanken. Daneben gingen aufklärende Zeitungsaufsätze und die Verbreitung populärer Schriften und kürzerer Merkblätter, wie auch die Belehrung in den Heilstätten und die von Schülern im naturwissenschaftlichen Unterricht. Keine dieser Arbeiten ist zu entbehren.

Auch die Entdeckung des *Tuberkulins* darf in diesem Zusammenhang nicht vergessen werden, wenn seine Bedeutung auch besser bei der Tuberkulose*behandlung* besprochen werden soll. Erstens hat der Streit um die Bedeutung des *Tuberkulins* als Heilmittel die Öffentlichkeit außerordentlich beschäftigt und damit immer von neuem die Aufmerksamkeit auf diese wichtige Volkskrankheit gelenkt; dann aber hat sein unbestritten wichtiger Platz in der *Erkennung* der Tuberkulose der Fürsorge ganz neue Angriffspunkte gegeben. Die schon von dem Pathologen NAEGELI (7) in Zürich nachgewiesene Tatsache, daß mit dem 20. Lebensjahr nahezu alle auf den Sektionstisch kommenden Leichen Spuren vorhandener oder überstandener Tuberkulose aufweisen — eine vielfach angegriffene, aber durch ASCHOFFS Schüler wieder bestätigte Tatsache —, fand durch die Tuberkulinimpfungen nach v. PIRQUET und später von HAMBURGER eine überraschende Ergänzung: Danach müssen wir uns die Aufnahme der Tuberkelbacillen derart vorstellen, daß nach der Geburt fast kein Kind sie in seinem Körper hat, daß die Anzahl der Infizierten aber von Halbjahr zu Halbjahr, später von Jahr zu Jahr, steigt, und daß mit 30 Jahren auch unter Unverdächtigen niemand der Infektion mehr entgangen ist (8). In der Umgebung hustender Tuberkulöser kann jedoch diese Höchstzahl schon im 1. Lebensjahr erreicht sein (9). Hieraus ergeben sich ungemein wichtige Anhaltspunkte für die Durchführung der Tuberkulosenfürsorge: vor allem die Vermeidung der Infektionen in der Kindheit, besonders in dem durch seine geringe Widerstandskraft ausgezeichneten Säuglingsalter, d. h., möglichst Trennung des Kindes von den hustenden Eltern, eine Forderung, die naturgemäß nur in den seltensten Fällen durchführbar sein wird. Des weiteren ergibt sich daraus die Forderung der Berücksichtigung von Kindern aus tuberkulöser Umgebung bei der Versendung in Erholungsstätten oder in Landaufenthalt.

Umgekehrt sollen auch die Tuberkulosefälle des *Greisenalters* in ihrer Bedeutung für die Verbreitung der Infektion stärker gewürdigt werden als bisher: es sind genügend Fälle bekannt, wo zahlreiche Kinder einer Familie an Tuberkulose starben, wenn ein hustender Großvater oder eine solche Großmutter in der Familie wohnte. Das bedeutet für die Fürsorge die strengste Berücksichtigung auch der chronischen Fälle von Bronchialkatarrh des höheren Alters.

Diese zuletzt genannten Beispiele von Gefährdung einer Reihe von Menschenleben durch eine einzige Person zeigt, daß es unter Umständen ohne gesetzlichen Zwang auch in der humansten Fürsorge nicht abgeht, einen Zwang, der aber seinen Ausgleich in einer Sorge für den durch den Zwang Betroffenen finden muß. Sehen wir zu, wie in den einzelnen Ländern gesetzliche Bestimmungen die Vereinigung dieser beiden Aufgaben ermöglichte: *Schutz der Umgebung gegen den Gefährdenden* und *Fürsorge für ihn selbst.*

Am weitesten geht darin die *norwegische* Gesetzgebung (vom 8. V. 1900). Hier ist dem Vorsitzenden der Gesundheitskommission die Möglichkeit gegeben, Krankenhausaufnahmen zu erzwingen, wobei aber ein Beschluß der Kommission verlangt wird; diese Einschränkung ist eine sehr richtige, da dadurch der Vorsitzende gedeckt ist, auf der anderen Seite auch der Eindruck von persönlicher Willkür vermieden wird. Eine weitere Einschränkung dieser Möglichkeit ist auch in der Bestimmung getroffen, daß eine unerwünschte Trennung von Eheleuten vermieden werden soll. Die Kosten für die Verpflegung im Krankenhaus, oder sonst außerhalb der Familie, hat die Öffentlichkeit zu tragen, wobei sich Gemeinde und Staat, letzterer mit $^4/_{10}$ des Betrages, zu beteiligen hat. Das norwegische Gesetz schreibt ferner Anzeigepflicht, Desinfektion während der Krankheit, besonders bei Wohnungswechsel, ebenso bei Todesfall, Verbot der Beschäftigung im Nahrungsmittelgewerbe fakultativ vor, sowie den Erlaß von weitergehenden Bestimmungen für Fabriken usw. durch den König auf Vorschlag der Gesundheitskommission.

Nach einem Jahr waren in ganz Norwegen 10 941 Fälle gemeldet, vorwiegend solche der Lungen, aber auch Tuberkulose anderer Organe. In 152 Fällen hatte die Gesundheitskommission Überweisungen in ein Krankenhaus veranlaßt, in 9 die Ausübung gewisser Berufe untersagt. Nach 2 Jahren waren mit staatlicher Unterstützung 2 Sanatorien errichtet worden — neben 7—8 privaten. Ferner war ein Pflegeheim für vorgeschrittene Fälle im Entstehen, neben der Unterbringungsmöglichkeit in kleineren Heimen.

Eine ähnliche gesetzliche Einrichtung besitzt der Staat Newyork, wo, „wenn angängig", der Kranke in einem Krankenhaus untergebracht werden soll.

In allen anderen Ländern begnügte man sich mit der Meldepflicht, teils bei Erkrankungen, teils, wie bis 1923 in Preußen, bei Todesfällen von Lungen- und Kehlkopftuberkulose.

Für Deutschland muß bis zur gesetzlichen Regelung als Ersatz der norwegischen Bestimmungen die weitgehende Fürsorge mit Hilfe der Sozialversicherung angesehen werden, die jedenfalls die bedürftigsten Fälle zu erfassen gestattet. Allerdings betrifft dies nur die Erwachsenen. Die Fürsorge für die tuberkulösen Kinder konnte nur mit Hilfe der privaten Wohltätigkeit, unterstützt durch Zuwendungen von Gemeinden, von solchen der Sozialversicherung und zuletzt auch noch des Reiches, bewerkstelligt werden. Wenn auch nicht geleugnet werden soll, daß hierdurch viel Unglück verhütet wurde, so kann eine allgemeine, gleichmäßige Wirkung nicht erwartet werden, wie sie in Norwegen von vornherein angenommen werden darf.

Es ist für den Sozialhygieniker sehr verlockend, an der Hand der Statistik *Erfolge* oder Mißerfolge auf diesem Gebiete zu untersuchen. Auch diese Untersuchungen *haben* schon *ihre Geschichte*.

Wer an derartige Untersuchungen herangeht, muß sich darüber klar sein, daß die Tuberkulose eine eminent chronische Krankheit sein *kann*, nicht muß. Man muß sich ferner vergegenwärtigen, daß eine in der frühsten Kindheit erworbene Infektion mit Tuberkelbacillen zwar in einem erheblichen Prozentsatz in wenigen Monaten zum Tode führen kann, daß aber, je später die Infektion erfolgt, um so größer die Widerstandskraft wird, sowohl die allgemeine, wie auch die gegen den Tuberkelbacillus. Diese Widerstandskraft steigt (10) bis zum Schulalter, wo sie ihren Höhepunkt erreicht, um von da ab erst langsam, dann schneller zu sinken. Die Absterbeordnung der Tuberkulose folgt in der Hauptsache diesem Gesetz, wobei in einzelnen Ländern und einzelnen Zeiten vom 25. oder 30. Jahre an Schwankungen in der Sterblichkeitskurve zu sehen sind, die aber an dem Gesetz nichts ändern. Ferner wissen wir auf Grund der Untersuchungen von Pathologen und Klinikern, insbesondere von Pirquet, daß die Infektion mit Tuberkelbacillen vom 1. Lebensjahre allmählich steigt, um im 3. Jahrzehnt eine fast volle Durchseuchung der Bevölkerung, auch der gesunden, zu erreichen (s. o.). Wir wissen ferner, daß das Sterben an Tuberkulose zu einem erheblichen Teil von der Bilanz zwischen Einnahmen und Ausgaben des Körpers abhängt, wobei ökonomische und psychologische Einflüsse ineinanderwirken. Und zu allerletzt ist nicht zu vergessen, daß die Statistik der Tuberkulosesterblichkeit nicht zu allen Zeiten eine gleiche war, daß in früheren Zeiten, und besonders dort, wo keine ärztliche Behandlung voranging, die Diagnose sehr viel zu wünschen übrig ließ, und daß dies noch jetzt vielfach für die Diagnose der Kindertuberkulose zutrifft. Nicht zu unterschätzen ist ferner der Einfluß des Berufs für die Sterblichkeit der Erwachsenen und der der Wohnung für die der Kinder.

Entsprechend ihrer weiter zurückreichenden Sterblichkeitsstatistik haben *zuerst englische* Autoren die schon in der *zweiten Hälfte des vorigen Jahrhunderts beobachtete Abnahme der Tuberkulosesterblichkeit* zum Gegenstand einer Untersuchung gemacht. Da um jene Zeit die Tuberkulose noch nicht als ansteckende Krankheit anerkannt war, sondern nur als eine konstitutionelle, kamen für sie nur ökonomische Gründe in Frage. Die Erhöhung der Löhne bei sinkenden Getreidepreisen — Folge der Freihandelsbewegung — wurden als ausreichende Ursachen angesehen (11). Nach der Anerkennung der Tuberkulose als ansteckender Krankheit schien eine neue Untersuchung angebracht: ein bekannter medizinischer Statistiker, Newsholme, unterzog sich dieser Aufgabe, wobei auch Statistiken anderer Länder zum Vergleich herangezogen wurden. Bei voller Berücksichtigung der Wirkung von Krankenhäusern für Tuberkulöse, als Mittel zur Verhütung von Bacillenausstreuung, konnte er doch nur ökonomische Gründe für die Abnahme gelten lassen (12). Daß die Entdeckung des Tuberkelbacillus einen Einfluß gehabt hat, erschien ihm deshalb unwahrscheinlich, weil die Abnahme nach dieser hervorragenden Entdeckung (1882) nicht größer als vorher war.

Die deutliche *Abnahme der Tuberkulosesterblichkeit* in *Preußen* seit der Zeit nach der Entdeckung des Tuberkelbacillus und die Unkenntnis der englischen Statistik verleitete einige verdienstvolle Mitarbeiter Robert Kochs zu der Erklärung, daß hier eine deutliche Einwirkung der prophylaktischen Maßnahmen zu sehen sei. In einer Reihe von Aufsätzen habe ich auf das Gefährliche dieser Schlußfolgerung hingewiesen, wobei ich bemerkte, daß in einigen ostpreußischen Kreisen, in denen erweislich nichts gegen die Tuberkulose geschehen war, die Abnahme um ein Mehrfaches höher war als im ganzen Staat.

Später konnte ich (10) zeigen, daß die Abnahme sich auf die älteren Altersklassen beschränkte, also diejenigen Personen, deren Infektion mit aller Wahrscheinlichkeit schon vor der Entdeckung des Tuberkelbacillus erfolgt war, während umgekehrt die jüngsten Klassen, deren Infektion ja in die Zeit nach dieser Entdeckung fiel, sogar eine kleine Zunahme zeigten. Hierin soll nun nicht etwa ein Tadel gegen die Bekämpfung auf bakteriologischer Grundlage gesucht werden: im Gegenteil, ich zeigte, daß eigentlich noch keine der prophylaktischen Maßregeln in Preußen richtig durchgeführt werden konnte, weil es an einer gesetzlichen Grundlage und den zu ihrer Ausführung nötigen Hilfskräften fehlte.

Anders scheinen die Verhältnisse in *Norwegen* zu liegen. Hier wurde in recht energischer Weise von den im Gesetz vom Jahre 1900 gebotenen Gelegenheiten Gebrauch gemacht; hierzu kam die Bekanntschaft der Öffentlichkeit mit den Erfolgen der auf gleicher Grundlage erfolgten Ausrottung der *Lepra.* Ja es konnten die inzwischen überflüssig gewordenen Lepraheime zunächst für die Isolierung Tuberkulöser verwendet werden, bis allmählich noch andere Heime hinzutraten. Das Prinzip dieser Heime wurde aber immer mehr ein anderes: während sie in der Leprazeit als ein letztes Refugium galten, in dem nur der Tod als Erlösung abgewartet wurde, sind sie jetzt Krankenheime wie andere auch, in denen neben den Unheilbaren auch andere Kranke, teils solche, die in die Heilstätte erst gehen sollen, teils solche, die von dort kommen, sich aufhalten, so daß der Eindruck der Sterbehäuser vermieden wird. Dazu kommt die Sanierung der Familien während des Heilstättenaufenthaltes des Kranken. Was aber noch weiter von Wichtigkeit ist, das ist der umfassende personelle Apparat, der nach den vorhandenen Berichten dort zur Bekämpfung der Tuberkulose zur Verfügung steht, und zwar nicht nur wie in Deutschland in einigen bevorzugten Kreisen und den meisten Städten, sondern überall im ganzen Lande.

Unter den erwähnten Berichten sei besonders aus letzter Zeit der von Haustein (13) erwähnt, aus dem auch eine genügende Fülle von Zahlen in übersichtlicher Anordnung zu ersehen ist. Aus diesem Material ergibt sich, daß die Zahl der ärztlichen Meldungen eine genügende zu sein scheint, verglichen mit der Zahl der polizeilich gemeldeten Todesfälle. Ferner zeigt sich eine deutliche Abnahme der Tuberkulosesterblichkeit seit dem Bestehen des Gesetzes, wobei allerdings einschränkend bemerkt werden muß, daß Vergleichszahlen über längere Zeitabschnitte *vor* dem Inkrafttreten des Gesetzes fehlen, ein immerhin nicht zu unterschätzendes Manko der Beweisführung. Im übrigen sei aber aus dem Zahlenmaterial erwähnt, daß die Abnahme, die sich aus der Gegenüberstellung der Jahre 1899/1900 und 1915/1916 ergibt, im Gegensatz zu Preußen eine sehr starke Abnahme der Tuberkulosesterblichkeit im 1. Lebensjahr — 50% —, eine etwas geringere der beiden nächsten Abschnitte: 0—1 Jahr mit 45% und 1—5 Jahr mit 47% aufweist, und wieder im Gegensatz zu Preußen eine geringere in den Jahresklassen des Erwerbes, d. h. von 15 Jahren aufwärts. (Unter „Preußen“ ist hier die obenerwähnte Zeit der 80er und 90er Jahre verstanden, in denen die Mitarbeiter Robert Kochs ihre Beweise suchten.) Dazu kommt eine deutliche Abnahme der Sterblichkeit an tuberkulöser Meningitis, einer die Kindheit vorwiegend bedrohenden Krankheit mit ziemlich leicht zu stellender Diagnose. Auch die Zahl der zwangsweise Isolierten ist keine so geringe, als daß sie nicht imstande ist, die Annahme von einer wirksamen Prophylaxe zu unterstützen; beträgt sie doch jetzt mehr als 20% aller ärztlichen Meldungen, die, wie schon erwähnt, recht umfassende zu sein scheinen.

Freilich muß bei aller Anerkennung des Beweismaterials doch, wie schon von Haustein hervorgehoben wurde, die Besserung der wirtschaftlichen Verhältnisse berücksichtigt werden, die in dem gleichen Sinne zu dem Erfolg beigetragen hat, nämlich dadurch, daß die Zahl der Tuberkuloseerkrankten im Erwerbsalter infolge günstigerer Lebensbedingungen zurückgegangen sein kann, und daß dadurch die Ausstreuung der Bacillen sich verringert hat, mit der Folge, daß eine immer kleinere Zahl von Kindern des frühesten Lebensalters infiziert wurde.

Es ist deshalb wichtig, derartige an großen Statistiken gewonnenen Ergebnisse an einem kleineren und übersichtlicheren Material nachzuprüfen. Als ein solches schlug Effler die Kinder der befürsorgten Familien vor. Namentlich die Kinder des 1. Lebensjahres eignen sich hierfür besonders gut, weil bei ihnen die Pirquetsche Reaktion anzeigt, wann die erste Infektion erfolgt ist, so daß eine Untersuchung nach der Quelle leicht zu ermöglichen ist, oder mindestens leichter als in einem späteren Alter, bei dem die weitere und darum schwer zu übersehende Umgebung den Bacillenstreuer beherbergen kann (14).

Nach seinem Vorschlag verwendete Bräunig das sehr große Material der Stettiner Fürsorgestelle und brachte dadurch folgende Zahlen, die sehr für die Wirksamkeit der Fürsorge sprechen: In den von der Fürsorgestelle sanierten Haushaltungen fanden sich 3mal so wenig Angehörige an offener Tuberkulose *erkrankt*, als in den nichtsanierten — trotz Wohnungsnot. Ferner waren in hygienischen Haushaltungen am Schluß des 1. Lebensjahres 50% der Kinder *infiziert*, in den unhygienischen aber 84%; nach 4 oder mehr Jahren 41% der Kinder *gesund*, in den unhygienischen aber nur 21%. Ferner starben in den hygienischen Phthisikerhaushaltungen in den ersten 2 Lebensjahren 24% der Kinder, in den unhygienischen aber 36%. Selbst wenn der Begriff des „hygienischen" und des „unhygienischen" Haushaltes gewissen unvermeidlichen Schwankungen unterliegt, sprechen doch diese Zahlen sehr für die Wirksamkeit der Tuberkulosefürsorge.

Diese Ergebnisse ergänzen in wirksamer Weise die norwegischen. Weniger einwandfrei sind die Ergebnisse, die bei den Heilstättenkuren zu erhalten waren. Hierüber ist bei den „Heilstätten" berichtet worden (vgl. Bd. III S. 244ff). Eine Kritik, die lesenswert ist, enthält der Aufsatz von Ulrici (15), in dem aber nur eine Kritik der gesamten Fürsorge für das ganze deutsche Reich enthalten ist, eine Fürsorge, die naturgemäß sehr ungleich sein muß. Seine Kritik deckt sich ungefähr mit einer, die ich vor Jahren an mehreren Stellen aussprach. Immerhin darf die Skepsis gegenüber den Heilstätten nicht zu weit getrieben werden; konnte doch Hamel (16) an einem recht großen Material feststellen, daß von den aus den Anstalten Entlassenen des ersten Stadiums nach 10 Jahren noch 56,9% geheilt waren. Ich selbst habe an dem Material der Frankfurter Fürsorgestelle an einem wahllos herausgegriffenen eine Reihe von Dauererfolgen bei wirklich Tuberkulösen gefunden, die ich bis dahin nicht für möglich gehalten hatte, da es sich um Personen der ärmsten Bevölkerung mit zum Teil komplizierenden Krankheiten handelte.

Dieser vielleicht stellenweise mehr summarisch erscheinende Abschnitt kann nicht geschlossen werden, ohne die bei aller gebotenen Vorsicht ausgesprochene Schlußfolgerung von *einem Nutzen der Fürsorgebestrebungen* und dem weiteren Wunsche, daß, wenn die wirtschaftlichen Verhältnisse Deutschland der Führerschaft auf diesem Gebiete berauben sollten, glücklichere Völker diese Arbeit fortsetzen mögen.

Literatur.

1. Brehmer: Die Therapie der chronischen Lungenschwindsucht. Wiesbaden 1887. — 2. Koch, R.: Die Ätiologie der Tuberkulose. Mitt. d. Kais. Gesundheitsamtes Bd. 2. 1884. — 3. Cornet: Die Verbreitung der Tuberkulose. Zeitschr. f. Hyg. u. Infektionskrankh. Bd. 5. 1885. — 4. Flügge: Verbreitung der Phthisis. Ebenda Bd. 30. 1899. — 5. Leyden:

Ref. a. d. VIII. internat. Kongr. f. Hyg. u. Dermogr., Budapest 1884. Ders. mit WASSERFUHR u. MORITZ: Ref. a. d. XVIII. Vers. d. Dtsch. Ver. f. öffentl. Gesundheitspflege. — 6. NAEGELI: Über Häufigkeit usw. der Tuberkulose. Virchows Arch. f. pathol. Anat. u. Physiol. Bd. 160. 1900. — 7. SCHIRP: Statist. Mitt. usw. Beitr. z. Klin. d. Tuberkul. Bd. 49, S. 3. 1922. — 8. POLLACK, zit. bei RÖMER: Berlin. klin. Wochenschr. 1912, Nr. 16. — 9. ASCHER: Vorlesungen, 1. Kap. — 10. TROEGER: Über die Ursachen usw. Vierteljahrsschr. f. gerichtl. Med. Bd. 31. 1906. — 11. NEWSHOLME: Phthisis death rate. Journ. of hyg. Bd. 6. 1906. — 12. HAUSTEIN: Zur Tuberkulosesterblichkeit. Zeitschr. f. Tuberkul. 1922, H. 6. — 13. EFFLER: Tuberkulosebekämpfung. Dtsch. med. Wochenschr. 1914. S. 341. — 14. ULRICI: Kritik usw. Zeitschr. f. soz. Hyg. 1922, H. 18. — 15. HAMEL: Tuberkulosearbeiten a. d. Kais. Gesundheitsamt H. 14.

4. Gesundheitsfürsorge für Geschlechtskranke.

Man muß hier zwischen der Fürsorge für die Prostituierten, als der wichtigsten Quelle der Geschlechtskrankheiten, und die übrigen gefährdeten Personen unterscheiden.

Bezüglich der *Prostituierten* erfährt man, daß insbesondere die ärztliche Aufsicht, Behandlung und Isolierung schon in sehr alten Chroniken erwähnt werden. Wenn auch vielleicht die bei ASTRUC erwähnte Bordellordnung von *Avignon* apokryph zu sein scheint [RICHTER (1)], so ist doch sicher in *Frankfurt a. M.* [HANAUER (2)] der Stadtarzt bereits im Jahre 1354 mit der ärztlichen Untersuchung der Prostituierten betraut worden; krank befundene wurden in eigenen Häusern untergebracht. Im Jahre 1802 wurde in *Frankreich* eine *Dispensaire de salubrité* für diese Personen eingerichtet. In *Berlin* wurde aus den Beiträgen der Bordellwirte eine *Hurenheilkasse* errichtet, um die bei der Untersuchung durch den gerichtlichen Wundarzt krank befundenen Dirnen in der Charité zu behandeln. Interessant ist übrigens die in der betreffenden Polizeivorschrift gegebene Anweisung zur Untersuchung der männlichen Besucher der Dirnen durch diese und den Wirt, sowie die Forderung eigener Mutterspritzen und von Seifenwasser für die Ausspülung nach jedem Beischlaf (1) [vgl. auch Bd. III S. 552ff].

Eine Beaufsichtigung der übrigen Bevölkerung zum Zwecke einer gesundheitlichen Fürsorge ist dann in den Gesetzen von Italien, Norwegen und Dänemark zu finden — Ende des vorigen Jahrhunderts. Besonders in *Dänemark* hatte der Arzt die Pflicht, darauf zu achten, daß die Kranken sich ausreichend behandeln lassen, bei dem chronischen Charakter der Syphilis und der Gonorrhöe eine dringend erforderliche Aufsicht, weil selbst in Orten und Ländern, in denen die Behandlung kostenlos erfolgt, die Kranken bei den nach einer Behandlung in der Regel wenig belästigenden Zuständen sich der weiteren Behandlung zu entziehen suchen: so hatte PHILIPP noch im Anfang dieses Jahrhunderts bei Mitgliedern der Hamburger Ortskrankenkasse nur 11% gefunden, die sich ausreichend behandeln ließen. Noch ungünstiger ist das Ergebnis, das LOEB (3) in Mannheim fand, wo unter Kranken einer nicht der Beratungsstelle angeschlossenen Kasse nur 18% bis zum Schluß der Behandlung blieben, bei den Luetischen waren es sogar nur 6,4%. Man wird deshalb wohl verstehen, wenn oben Fürsorge und Aufsicht zusammengefaßt wurden. Indes muß erst der Kranke zum Arzt kommen, um behandelt und belehrt zu werden.

Dieser Aufgabe dienen die *Beratungsstellen* (vgl. Bd. III S. 729 und 741). Zwar wurde naturgemäß schon immer von den meisten Ärzten mit der Behandlung eine Belehrung, besonders über die Folgen nicht genügend lange fortgesetzter Kuren, verbunden, aber auch die an der Münchener Universitätspoliklinik im Jahre 1914 eingerichtete Abendsprechstunde diente in erster Linie der Behandlung. Erst die in Hamburg im gleichen Jahre eröffnete *Beratungsstelle* für Geschlechtskranke, zunächst allerdings nur für Syphilitische, stellte einen Typus dar analog dem für Tuberkulöse. Hier wurde also nur beraten, freilich auch ärztlich untersucht; aber jede Behandlung wurde abgelehnt. Eine solche Beschränkung konnte in Deutschland durchgeführt werden, wo für die Behandlung in der Krankenversicherung gesorgt war. Indes blieb doch noch ein gewisser Teil der Bevölkerung unversorgt, und für diesen übernahm, soweit er sozial dem Kreise der Versicherten ähnlich war, die betreffende Landesversicherungsanstalt — die *Hanseatische* — die Kosten, freilich immer erst auf Antrag der Beratungsstelle, so daß diese auch hierdurch an Bedeutung und Popularität gewinnen mußte.

Diese *Beratungsstelle* verdankt dem Vorsitzenden der Landesversicherungsanstalt — Bielefeldt — ihr Entstehen, der auf der ein Jahr vorher abgehaltenen Versammlung der Vorstände der Landesversicherungsanstalten, bei der zum ersten Male die Frage der Geschlechtskrankheiten zur Beratung stand, den Plan für sein Vorgehen bereits darlegte. Dieser Plan knüpfte an die Erfahrungen der Tuberkulosebekämpfung mittels der Fürsorgestellen an.

Wenn auch, wie schon erwähnt, die Beratungsstelle zuerst nur Syphilitiker zu beraten und zu betreuen hatte, so mußte sie sehr bald auch die übrigen Geschlechtskrankheiten in ihren Aufgabenkreis ziehen.

Die Vornahme ärztlicher Handlungen, wie schon die der Untersuchung, aber auch die Belehrung erschwerten und verteuerten den Betrieb: die Erschwerung lag in der Abneigung der Ärzteschaft gegen das Dazwischentreten eines anderen Arztes in das Vertrauensverhältnis von Arzt und Kranken, die Verteuerung lag in der Anstellung eines besonderen Arztes für die Beratungen. Im Rheinlande, besonders in *Mannheim*, entwickelte sich nun der Gedanke, die Belehrung dem Arzt des „Vertrauens", also dem behandelnden Arzt, zu überlassen und lediglich eine Art Abrechnungsstelle für die Geschäfte zu gründen, der auch die Mahnung *säumiger* Kranker auf Fortsetzung oder Erneuerung ihrer Kur überlassen werden sollte. Da aber diese Ermahnungen nicht immer genügten, da ferner auch die Ärzte nicht immer den Kranken frühzeitig genug in Behandlung und damit in Beratung bekamen, wurde in *Frankfurt a. M.* eine Abänderung dieses Verfahrens eingeführt: es wurde eine von einem *Nichtmediziner* gehaltene Stelle eingerichtet, die sich dem Publikum für Ratschläge, aber auch für die Vermittlung von Kuren zur Verfügung stellte, die aber über das in Mannheim geübte Verfahren hinaus bei einer fruchtlosen Mahnung des Kranken nicht haltmachte, sondern den Amtsarzt und, bei dessen Erfolglosigkeit, die *Polizei* anrief. Dieses Verfahren hat sich bewährt, so daß kaum eine nennenswerte Zahl von Kranken ungeheilt ihre Kur abbrechen konnte. (Näheres s. Beratungsstellen bei Geschlechtskrankheiten Bd. V.)

Die Beratungsstellen sind aber nur ein Glied, wenn auch ein wichtiges, in dem Programm einer Gesundheitsfürsorge für Geschlechtskranke; ihre Wirksamkeit hängt von der Bekanntschaft des Publikums mit ihr ab, wie überhaupt von dem öffentlichen Interesse für die Bekämpfung dieser Krankheitsgruppe. Darum ist die *Aufklärung der Öffentlichkeit* ein unbedingtes Erfordernis. Auf diesem Gebiete hat sich die *Deutsche Gesellschaft zur Bekämpfung der Geschlechtskrankheiten* außerordentliche Verdienste erworben. Diese Gesellschaft, ein Zweig des *Internationalen Komitees für die Vorbeugung der Geschlechtskrankheiten*, verdankt wie dieses seine Entstehung einer Anregung, die nach Neissers Bericht der Straßburger Dermatologe Wolff gelegentlich der Leprakonferenz gab; die Erfolge gegen die *Lepra* wiesen für die Geschlechtskrankheiten auf einen ähnlichen Weg. Der Brüsseler Dermatologe Dr. Dubois Havenith ist der Begründer der internationalen Gesellschaft (im Jahre 1899), während Albert Neisser derjenige der deutschen wurde (im Jahre 1901). Es war nach den Ansprachen, die bei Gelegenheit der Eröffnung der deutschen Gesellschaft gehalten wurden (4), von im heutigen Sinne fürsorgerischen Maßnahmen noch nicht die Rede; Belehrung, Anzeigerecht usw. spielten die Hauptrolle.

Die Arbeiten der Gesellschaft waren sehr umfangreiche, die von ihr herausgegebene Zeitschrift und die Mitteilungen sind eine Fundgrube für die Geschichte der nächsten Jahre, d. h. von 1901 an.

Die *österreichische* Schwestergesellschaft hat unter Leitung des Wiener Dermatologen FINGER ebenfalls ernste Arbeit geleistet; der 9. Bd. der Zeitschr. f. Bekämpf. d. Geschlechtskrankh. gibt davon ein beredtes Zeugnis mit der umfangreichen Enquete in Österreich.

In bezug auf die ärztliche, kostenlose Behandlung in den verschiedenen, namentlich *nordischen* Ländern sei auf den Beitrag „Geschlechtskrankheiten" in Bd. III verwiesen, ebenso auf die Erfahrungen mit dem neuesten, dem *schwedischen* Gesetz.

Literatur.

1. RICHTER: Versuche zur Verhütung venerischer Krankheiten. Zeitschr. f. Bekämpf. d. Geschlechtskrankh. Bd. 14. S. 207. — 2. HANAUER: Geschichte der Prostitution, in PAPPRITZ, A.: Einführung in das Studium der Prost.-Frage. — 3. LOEB: Was erreicht die „Mannheimer Beratungsstelle"? Münch. med. Wochenschr. 1923, Nr. 24. — 4. Mitt. d. dtsch. Ges. z. Bekämpf. d. Geschlechtskrankh. Bd. 1. — 5. MARKUS: Das neue schwedische Gesetz. Zeitschr. f. d. Bekämpf. d. Geschlechtskrankh. 1919, Nr. 2.

5. Fürsorge für Geisteskranke und Geistesschwache.

Wenn auch die Kenntnis geistiger Störungen bis in das ägyptische Altertum zurückreicht (1), so ist doch von einer Fürsorge für diese unglücklichsten aller Kranken erst bei HIPPOKRATES die Rede, der nicht mehr von Besessenen, sondern von Kranken spricht. Bei den Römern ist es CÖLIUS AURELIANUS (2), der zuerst Zwangsmittel verwirft (Zeitgenosse von TRAJAN und HADRIAN). Im Mittelalter ist es WIER (im Jahre 1515), der sich gegen die unseligen Hexenprozesse wendet. Aber das Abendland kann in seinem religiösen Wahn sich zu einer Fürsorge nicht aufschwingen. Vom Morgenlande, den *Arabern*, wird die Einrichtung von *Asylen* für die Geisteskranken nach *Spanien* gebracht, wo in *Valencia* das erste abendländische begründet wurde. Von hier aus kommen sie nach Italien und Frankreich. Aber erst die Revolution löst den Unglücklichen die Ketten, und zwar im buchstäblichen Sinne; PINEL vollzieht diese edle und verständige Handlung (*1792*) *im Bicêtre*. In England sind inzwischen, unabhängig davon, gute Ergebnisse mit der Hospitalbehandlung von Geisteskranken gemacht worden. Ihre Kenntnis hilft auch in Deutschland — LANGERMANN, der Leiter des preußischen Medizinalwesens um 1810 verdient genannt zu werden — den Geisteskranken allmählich zu dem Rechte auf Behandlung; einzelne rühmliche Ausnahmen aus der früheren Zeit seien hervorgehoben, so die des Begründers des Würzburger *Juliusspitals*, des Fürstbischofs JULIUS ECHTER VON MESPELBRUNN (1576), der einige Säle für sie bestimmte (3).

Eine Unterart der Fürsorge ist die in den *Familien*, aber auf öffentliche Kosten oder unter Aufsicht der Öffentlichkeit. Aus *Nürnberg* (4) wird um 1500 von einzelnen derartigen Fällen berichtet; und aus Frankfurt a. M., das sich sonst auf diesem Gebiete bisher nicht hervorhebt, wird wenigstens die Einrichtung eines *Vormundes* (3) im Jahre 1497 erwähnt. Eine größere Ausdehnung scheint aber die Familienpflege nur in *Belgien* (*Gheel*) genommen zu haben, das als berühmter Wallfahrtsort eine Reihe von Geisteskranken beherbergte, die dauernd in der Nähe des wundertätigen Ortes bleiben wollten, und wo deshalb auch einige Ärzte diese Gelegenheit zur Versorgung der Unglücklichen benutzten, um daraus ein System zu gestalten, das in Deutschland — nach vorangegangenen mißglückten Versuchen — von ALT (Uchtspringe) auf eine große Höhe gebracht wurde. Er siedelte das Wärterpersonal seiner Anstalt in der Umgebung in kleinen Häuschen an und gab ihnen Geisteskranke zur Pflege, die er von der Anstalt aus unter Beobachtung behielt. Eine weitere Ausdehnung schuf er nach dem ersten geglückten Versuch, indem er auch in benachbarten ländlichen Orten und Städtchen Geisteskranke in Familienpflege gab — immer unter seiner Aufsicht. Hierdurch schuf er ein ganzes System von Fürsorgeeinrichtungen, die in der Hauptsache in der *Belehrung* der Bevölkerung durch Ärzte und örtliche Lehrer bestand, wodurch schon die Schulkinder zu einem freundlichen Verhalten gegenüber diesen Kranken erzogen wurden (*1895*). Naturgemäß war die Auswahl dieser Kranken eine sehr genaue (4).

Eine wesentliche Ergänzung der Anstaltsbehandlung erfuhr die Fürsorge für Geisteskranke durch *Hilfsvereine* (5), deren erster von Dr. Lindpaintner in Eberbach (Nassau) begründet zu sein scheint, der sich aber auch auf die Fürsorge für Strafgefangene erstreckte (*1829*).

In *England* wird um diese Zeit eine Kommission erwähnt, die sich der Beaufsichtigung und Fürsorge der aus der Anstalt Entlassenen annimmt, und in *Frankreich* eine solche für die Rekonvaleszenten im Seinedepartement (1841). Von größter Wichtigkeit sind hier die Vertrauensmänner (Patrone). Kurz darauf wird in *Wien* ein Verein gegründet, und wenige Jahre später ein solcher in *St. Gallen*, der das Zeichen zum Entstehen mehrerer kantonaler Vereine gibt (5).

Allmählich ist die Zeit reif für eine gesetzliche Regelung geworden, über deren zahlreiche Bestimmungen aus dem vorzüglichen Buche von Moeli (6) Näheres zu ersehen ist: In der Hauptsache ist die Errichtung von Anstalten Aufgabe der großen Armenverbände, in Preußen der Landarmenverbände, die sich in der Regel über eine ganze Provinz erstrecken, während die Pflegekosten hauptsächlich den örtlichen Armenverwaltungen zur Last fallen, falls die Kranken nicht genügend eigenes Vermögen zur Bestreitung der in der Regel sehr großen Kosten besitzen. Eine Ergänzung dazu ist die Aufgabe der Polizei zur Unterbringung sog. gemeingefährlicher Geisteskranker, d. h. solcher, von denen eine Gefährdung ihrer eigenen Person oder ihrer Umgebung oder schon ihres Vermögens zu befürchten ist. Wichtig ist auch die Aufsicht über die privaten Anstalten durch Organe des Staates.

Einen weiteren Schritt tut die Frankfurter Zentrale für private Fürsorge (Klumker und Polligkeit) mit der Errichtung einer *Fürsorgestelle* für Gemütskranke (1914), die zuerst von einem hierfür besonders geschulten Beamten der Zentrale versehen, später aber mit der Poliklinik der Universitätsanstalt zusammengelegt und einem erfahrenen Psychiater [Raecke (7)] unterstellt wird. Ihre Erfahrungen sind so außerordentlich gute, daß nur die Ungunst der Zeit eine weitere Ausdehnung verhinderte.

Eine eigene Art der Fürsorge kommt für die unter dem Sammelnamen der *Geistesschwachen* zusammengefaßten Gruppen der Idioten, Debilen, Psychopathen, Schwachsinnigen und der zu ihnen fürsorgerisch zu zählenden Epileptiker in Betracht. Für die letzteren ist die erste Erwähnung bei Kirchhoff (3) zu finden, wo im 16. Jahrhundert in einzelnen deutschen Städten, z. B. in *Eßlingen*, eigene Häuser für die an der *fallenden Sucht* Leidenden vorhanden waren. Für die anderen Gruppen scheint lange Zeit keine Fürsorge getroffen zu sein; erst die französische Revolution (8) bringt den ersten größeren Fortschritt dadurch, daß Pinel einen Arzt — Itard — veranlaßt, sich mit der Erziehung eines 12jährigen, verwilderten schwachsinnigen Knaben zu befassen. Männer wie Esquirol (9) lehren die Bildungsfähigkeit aller Schwachsinnsformen, auch der Idioten und Kretinen, die man bisher nur zum Schutz der Gesellschaft abgesondert hatte. In der *Schweiz*, wo die häufig vorkommenden Kretinen schon frühzeitig (Paracelsus, dann Haller) die Aufmerksamkeit der Ärzte erweckt hatten, wird auf dem Abendberge bei Interlaken von einem Arzt (Dr. Guggenbühl) die erste Anstalt für diese Kranken, mit dem Zwecke der Hebung ihrer geistigen Kräfte durch Schulbildung, errichtet. Auch in *England* und *Dänemark* werden nunmehr derartige Anstalten errichtet; es folgt *Österreich* und *Deutschland*. Hier ist es ein Taubstummenlehrer (Sägert), der in *Berlin* im Jahre 1845 die erste Anstalt errichtet. Nunmehr bemühen sich Geistliche und Lehrer um die Gründung ähnlicher Anstalten und erst ziemlich spät findet man Ärzte hierbei beteiligt. In dem Maße, als diese die Besserungsfähigkeit einzelner Formen erkennen und auf der anderen Seite von den Pädagogen offensichtliche Fehler bei der Erziehung bildungsunfähiger, kranker Elemente gemacht werden, nehmen sich die Fachärzte dieser Kranken an, und es kommt zu Auseinandersetzungen über die Leitung der Anstalten. Die Psychiater fassen auf zwei Versammlungen (im Jahre 1893 bzw. 1905) Beschlüsse, die diese Anstalten unter die Leitung von Ärzten bringen sollen, die Pädagogen antworten mit entgegengesetzten Beschlüssen (10). Für Preußen wird die Regelung um so dringlicher, als das *Gesetz über die außerordentlichen Armenlasten vom 11. VI. 1891* die Unterbringung der Idioten in geeigneten Anstalten fordert. Inzwischen hat aber die Medizin große Fortschritte in der Erkenntnis der Ursachen so mancher Schwachsinnsformen gemacht — Schilddrüse und andere Drüsen sind als Sitz der Erkrankungen erkannt —, daß die stärkere Beteiligung der Ärzte bei der Fürsorge für die verschiedenen Schwachsinnsformen nicht mehr zu umgehen ist. Auf der anderen Seite hat aber die Medizin die Leistungen der Pädagogen anerkennen müssen; und es kommt nunmehr zu einem Ausgleich dahin, daß die bildungsfähigen Elemente dem Pädagogen, die anderen dem Arzt zugewiesen werden, ohne daß dabei eine scharfe Grenzfestsetzung mehr nötig wird, einfach durch gegenseitige Anerkennung. Diese Tatsache findet sich am reinsten in dem Buche von Strohmeyer ausgedrückt (10).

Eine ungemein wichtige und sehr stark entwicklungsfähige Unterart dieser Bestrebungen ist die um die *Hilfsschulen für Schwachsinnige* sich gruppierende. Die erste dieser Schulen scheint die in *Dresden* im Jahre 1867 gegründete zu sein. Es folgte *Gera* 1874, *Königsberg i. Pr.*, *Berlin*, dazwischen wohl *Braunschweig*. In *Königsberg i. Pr.* werden später die drei dortigen Hilfsschulen auf Veranlassung des Schularztes einem besonderen Psychiater für den ärztlichen Dienst übergeben, während dort wie anderwärts die Leitung unangetastet in den Händen bewährter Schulmänner bleibt. Die großen Erfolge pädagogischer und sozialer Art veranlassen die Regelung des Vorbildungsganges der Lehrer: in Preußen wird 1913 eine eigene Prüfungsordnung herausgegeben, nach der als Voraussetzung für die Anstellung an den Hilfsschulen eine dreijährige wirkliche Beschäftigung an Schulen und eine mindestens einjährige an diesen Schulen selbst oder entsprechenden Kursen verlangt wird; der Prüfungskommission muß ein Psychiater angehören. Damit scheint eine Regelung der Angelegenheit gelungen durch Anerkennung der Bedeutung beider Wissenschaften.

Auf der anderen Seite bemühen sich jetzt Psychiater mehr und mehr um die pädagogische Seite; so werden in Anstalten für Geisteskranke, die auch Kinder aufnehmen, eigene *Lehrer* angestellt, so in der *Universitätsklinik* in *Frankfurt a. M.*

Je mehr sich das Interesse und die Kenntnisse vertiefen, um so mehr kommt es zu Unterscheidungen der einzelnen Krankheitsformen und es gelingt, von den eigentlichen Schwachsinnigen die Gruppe der *Psychopathen* zu sondern. Ganz besonders ist es das Verdienst des Hallenser Psychiaters Anton, die schon von Koch herausgehobenen Psychopathen in eigenen Kursen und einem besonderen

Heim zu sammeln und für sie eine besondere Fürsorge pädagogischer und sozialer Art zu begründen (11). Seinem Beispiele folgt *Frankfurt* mit dem unter FÜRSTENHEIMS Leitung stehenden Herrmannsheim als Ergänzung der städtischen *Jugendsichtungsstelle* (12).

Trinkerfürsorge. Die Trinkerfürsorge im engeren Sinne, als Belehrung und eventuelle Bevormundung des Kranken, ist ein Werk der Polizeiverwaltung in *Herford* (Westfalen). Vorausgehen mußte ihr aber, um zu einem Erfolg zu kommen, die Aufklärung der Bevölkerung. Dies getan zu haben, ist das Verdienst des *Deutschen Vereins gegen den Mißbrauch geistiger Getränke.* Wie der Nationalökonom und Herausgeber der „Alkoholfrage", VIKTOR BÖHMERT (14), schreibt, hatte der Rückschlag gegen den Milliardensegen des Jahres 1871 eine große Verarmung und Verwahrlosung zur Folge gehabt. Ihr zu steuern war im Jahre 1880 der Deutsche Verein für Armenpflege und Wohltätigkeit gegründet worden; als seine Folge ergab sich 3 Jahre später die Gründung des genannten Vereins gegen den Mißbrauch geistiger Getränke. NASSE (Bonn), der erste Leiter, verlangte in seinem Programm: Aufklärung durch Presse, Flugschriften, örtliche Verbände, Studium der Alkoholfrage in wirtschaftlicher, gesundheitlicher und gesetzgeberischer Beziehung usw. Zu diesem Programm kamen noch die Begründung alkoholfreier Gaststätten, die von Lesevereinen und der sehr wichtige Ersatz der alkoholischen durch alkoholfreie Getränke in gewerblichen Betrieben. Aber alle diese Mittel versagten recht häufig, so daß eine engere Fühlungnahme mit der Person des Trunksüchtigen erforderlich wurde. Hier setzten die Bestrebungen der *Abstinenzbünde* ein: Zwar war schon, wie BÖHMERT ausführt, in Deutschland vor dem Jahre 1848 von Amerika aus eine große Mäßigkeits- und Enthaltsamskeitsbestrebung verbreitet gewesen, die indes von der Bewegung des Jahres 1848 verschlungen wurde. Anfangs der 80er Jahre kam als Ersatz der Guttemplerorden von Dänemark her, und das Blaue Kreuz von der Schweiz. Diese Bünde und der katholische vom Gelben Kreuz wurden die eifrigsten Helfer der 1906 eingeführten *Trinkerfürsorgestellen,* von denen wegen der geringen Verwaltungskosten sehr bald eine stattliche Zahl gegründet wurde. Nach einer Mitteilung von GONSER (14) gab es in Deutschland im Jahre 1914 schon 208 Trinkerfürsorgestellen. Ihre Wirksamkeit bedarf aber der Ergänzung durch eine enge Fühlungnahme von Abstinenten mit dem Trinker, wenn nötig Überführung in eine *Heilstätte,* und dazu, wenn der Trinker, wie gewöhnlich, sich dagegen sträubt, der Bevormundung. Hierfür sind im BGB. die entsprechenden Vorschriften gegeben. Eine Abänderung derartiger Maßnahmen ist das sog. POLLARD-System, so genannt nach dem amerikanischen Polizeirichter dieses Namens, der bei erstmaliger Verurteilung eines Trinkers einen Strafaufschub gegen das Versprechen, in einen Mäßigkeitsverein einzutreten, gewährt. In Preußen und Hessen kann dafür (MOELI, l. c. S. 201) die Schutzaufsicht durch einen Verein oder eine Fürsorgestelle treten.

Von den erwähnten *Trinkerheilstätten,* die ursprünglich Geistlichen ihre Entstehung verdanken — die Innere Mission sei hier besonders erwähnt —, gab es im Jahre 1913 in Preußen 56, meist charitative, nur 10 provinzielle.

Vom Auslande sei besonders die *Schweiz* erwähnt, in der sich in den letzten Jahren eine gut organisierte Trinkerfürsorge ausgebreitet hat. Bezeichnend für die Gegnerschaft ist die Tatsache, daß *Pfarrer,* welche sich in der Fürsorge betätigten, bei der Wiederwahl ihre Stellen verloren (15).

Amerika und die *nordischen Staaten* Europas zeichnen sich durch die große Verbreitung der Enthaltsamkeitsorden und durch die von ihnen bewirkte gesetzliche Unterdrückung oder Einschränkung des Alkoholverbrauchs aus. Seit mehreren Jahren ist bekanntlich Nordamerika *trocken*gelegt worden; die damit gemachten Erfahrungen scheinen günstige zu sein. Daß die erzwungene Enthaltsamkeit außerordentlich wohltätig auf ein ganzes Volk wirken kann, hat die *Kriegserfahrung* in *Deutschland* gezeigt: es ging die Zahl der wegen Alkoholismus in Irrenanstalten erfolgten Aufnahmen fast auf Null zurück, es war eine bemerkenswerte wirtschaftliche Wiederaufrichtung alter Alkoholisten festzustellen und es hat kein Ersatz des Alkoholismus durch Morphinismus oder Cocainismus stattgefunden. Leider hat die Zunahme des Alkoholverbrauchs nach dem Kriege wieder zu einer Zunahme des Alkoholismus geführt, lediglich begrenzt durch den hohen Preis des Alkohols und die Geringfügigkeit des Reallohnes.

Literatur.

1. Haeser: Lehrb. d. Gesch. d. Med. usw. Jena 1875. — 2. Krafft-Ebing: Psychiatrie 1897, S. 34—35. — 3. Kirchhoff: Grundriß der Geschichte der deutschen Irrenpflege. Berlin 1890. — 4. Alt, Konrad: Die Familienverpflegung der Kranksinnigen in Deutschland. Halle 1903. — 5. Scholz: Irrenfürsorge und Irrenhilfsvereine. Halle 1902. — 6. Moeli: Fürsorge für Geisteskranke. Halle 1915. — 7. Raecke: Die Frankfurter Fürsorgestelle usw. Arch. f. Psychiatrie u. Nervenkrankh. Bd. 66. 1922. — 8. Kluge, Idiotenwesen, in Grotjahn-Kaups Handb. d. soz. Hyg. Bd. I. — 9. Stelzner: Schwachsinnigenfürsorge. Ebenda Bd. II. — 10. Strohmeyer: Die Psychopathie des Kindesalters. München: J. F. Bergmann 1923. — 11. Anton: Bedeutung der Psychopathen usw. Trüpers Beitr. z. Kinderforsch. H. 164; ders. über Psychiopathien; 5 Vorträge. Berlin: Karger 1921. — 12. Fürstenheim: Das städt. Herrmannsheim. Frankfurt. Ärzte-Korresp. 1919, Nr. 8. — 13. Holitscher: Enthaltsamkeitsbewegung, wie 8. — 14. Gonser: Concordia 1914, S. 160. — 15. Die *Alkoholfrage* 1923, H. 2.

6. Blindenfürsorge.

Im Altertum noch Gegenstand des Mitleides oder aber der Bewunderung (der Seher Theiresias, Homer), wird dem Blinden im Mittelalter höchstens die Erlaubnis zuteil, an bevorzugter Stelle betteln zu dürfen. Allenfalls sorgt ein mildtätiger Herrscher, wie Welf VI., für sein Unterkommen in einem Spital (Nikolausspital in Memmingen), oder Ludwig der Heilige im Hospital des Quinze-Vingts in Paris. Erst im 17. Jahrhundert nimmt sich Christian Niesen, ein Mannheimer, der Blinden dadurch an, daß er sich mit einem solchen Kinde befaßt, ihm Lehrmittel ersinnt und nach dem Gelingen des Versuchs andere Kinder mit ähnlichen Mitteln erzieht. Sein Schüler Weissenburg und Frl. von Paradies in Wien bauen das System aus; wahrscheinlich erhält von ihnen Valentin Hauy die Anregung zur Errichtung der ersten *Unterrichtsanstalt* in Paris (1).

Seine Erfolge verschaffen ihm einen Ruf nach *St. Petersburg*, wo er eine Blindenanstalt errichtet. Auf dem Rückwege kann er auch in *Berlin* die Eröffnung einer solchen begrüßen; es ist dies die jetzt in Steglitz beheimatete.

Das Jahr 1829 ist eines der wichtigsten in der Geschichte der Blindenfürsorge, wie auch eines der denkwürdigen in der menschlichen Kulturgeschichte: Louis Braille in Paris erfindet die *Blindenschrift* und eröffnet einem bisher von den geistigen Bestrebungen nahezu abgeschnittenen, wertvollen Teil der Menschheit den Zugang zu den Quellen geistiger Bildung. Damit ist den Blinden auch der Weg zur allgemeinen Schulbildung erschlossen: es entstehen an zahlreichen Stellen der Welt Blindenschulen, und im Jahre 1873 kann auch der erste *Blindenlehrerkongreß* von dem Wiener Direktor Pablasek zusammenberufen werden, der in der Folge regelmäßig zusammentritt und wichtige Fortschritte für die Blindenschaft erwirkt, so wichtige, daß ein später zusammenberufener Kongreß der Blinden selbst ihm nicht an Bedeutung nahekommen kann und bald ihm die alleinige Führung überläßt (2).

Die Einführung der *Schulpflicht* für die Blinden ist die Folge dieser Bestrebungen: zuerst in *Schweden*, später in *Norwegen*, dann im Kanton *Bern* eingeführt, wird die Schulbildung und die dem Bedürfnis des Blinden angepaßte handwerkliche die beste *Fürsorge* für diese von der Natur vernachlässigten Mitmenschen. Während in *Paris* im allgemeinen Wert auf die musikalische Ausbildung gelegt wird, wird diese zwar in anderen Ländern nicht vernachlässigt, aber auf die wirklich Begabten beschränkt, während die übrigen Fähigkeiten mehr und mehr zur Ausbildung gelangen.

Der *Krieg* hat auch den Höhergebildeten Möglichkeiten zur Fortbildung gebracht: so sei die Blinden*hochschule* an der Universität Marburg als Kriegserrungenschaft erwähnt.

In *Japan* bestand seit mehreren hundert Jahren eine besondere Beamtenschaft, die für sie zu sorgen hatte; sie war nach Provinzen eingeteilt und unterstand einem provinziellen Vorgesetzten, dieser wieder einem solchen für den ganzen Staat. Eine besondere Blindensteuer wurde erhoben. Im Jahre 1870 wurde diese Einrichtung aufgehoben.

In *Preußen* brachte das Jahr 1912 den Blinden die allgemeine *Schulpflicht*.

Literatur.

1. Czellitzer, Blindenwesen, in Grotjahn-Kaups Handb. d. soz. Hyg. Bd. I. — 2. Mell: Enzyklop. Handb. d. Blindenwesens. Wien 1900.

7. Taubstummenfürsorge.

Weitaus nicht in dem Maße wie der Blinde ist der Taubstumme auf die Hilfe seiner Mitmenschen angewiesen; die Gabe der Ausdrucksfähigkeit durch Gebärden, die dem Vollsinnigen wie dem Tauben verliehen ist, vermag über seine Schwäche in vielen Punkten hinwegzuhelfen. In südlichen Ländern ist bei der Lebhaftigkeit des Temperaments diese Gabe sogar in hohem Maße ausgebildet; und die in spätrömischer Zeit so hoch entwickelte „Pantomime“ ist wohl nicht bloß durch Zufall dem Philosophen Cardan in *Pavia* (1501—1576) der Anlaß zu einem Vorschlag für die Ausbildung der Taubstummen durch Gebärdensprache geworden.

Walther (1), dem wir diese Notiz entnehmen, muß aber widersprochen werden, wenn er einem Manne wir Hippokrates zumutet, die Taubstummen für Blödsinnige angesehen und ihnen die Bildungsfähigkeit abgesprochen zu haben. Hippokrates kann man diesen Irrtum um so weniger glauben, als er als erster die Geisteskrankheiten erkannt und in ein System gebracht, auch Vorschläge für die Heilung gemacht hat. Daraufhin habe ich Herrn Privatdozent Dr. R. Koch, den Vertreter der Geschichte der Medizin in Frankfurt, zu einem Nachforschen nach den bewußten Zitaten veranlaßt. Es fand sich aber an der von W. angegebenen Stelle (De carnibus Cap. 7, Sect. 3) nur folgende Bemerkung: „Die von Geburt Tauben können nicht sprechen.“ — Ganz das gleiche schreibt Aristoteles (De animalium historia 4, 9), von dem Walther das gleiche wie von Hippokrates behauptet hatte; auch A. sagt nur, daß alle Taubgeborenen auch stumm seien.

Die ersten, welche Taubstumme *unterrichteten*, waren spanische Mönche; von ihnen kam der Unterricht nach England und Holland. Im Jahre 1777 wurde in Leipzig von Samuel Heinecke die erste Anstalt in Deutschland errichtet; kurz vorher hatte der Abbé de l'Epée in Paris die erste überhaupt gegründet.

In dem Gesetz, das wir oben für die Blinden erwähnten, ist in Preußen auch für die Taubstummen die Schulpflicht ausgesprochen worden.

Literatur.

1. Walther: Geschichte des Taubstummenbildungswesens. Bielefeld u. Leipzig 1882.

8. Krüppelfürsorge.

Aus der zu Ehren des XV. Kongresses für orthopädische Chirurgie von Dr. Neustätter veranstalteten historischen Ausstellung (1) war zu ersehen, daß schon seit sehr langer Zeit einzelne Verkrüppelte mit Unterstützung geschickter Handwerker sich einen Ersatz für das fehlende oder verkrüppelte Glied zu verschaffen wußten. Der Pariser Professor ANDRY war wohl der erste, der ein Buch über Orthopädie geschrieben hat, ein Name, den er selbst, wie er in der Vorrede angibt, aus dem griechischen *orthos* (grade) und dem Worte *pais* (Kind) gebildet hatte (2). Aber eine eigentliche Fürsorge für Krüppel war damals noch unbekannt. Erst im Jahre 1823 wurde von Dr. BOEHM in *Berlin* eine Heilanstalt für Erwachsene errichtet (3), und in *München* 9 Jahre später eine solche für Kinder von dem Konservator JOH. NEPOMUK VON KUNZ, dem die Hebung der Anstalt in einem solchen Grade gelang, daß der Staat sie übernahm und ausbaute (4). Sie nahm zuerst nur Knaben auf und erst seit dem Jahre 1876 auch Mädchen. Es waren *pädagogische* Gründe, die die Errichtung der Anstalt veranlaßt hatten; und die gleichen waren es, die in dem benachbarten Württemberg einen Geistlichen, den Pfarrer WERNER, leiteten, als er in *Reutlingen* ein ähnliches Heim gründete. Ihm folgte ein Arzt gleichen Namens mit einer Anstalt in Ludwigsburg, und diesem die beiden Ärzte CAMERER und HALLER mit weiteren Anstalten in Württemberg. Nunmehr aber war für längere Zeit in Deutschland das Interesse für Neugründungen dieser Art erloschen. Dafür begannen jetzt in *Frankreich Geistliche* sich der Krüppel anzunehmen, zunächst in der Art, daß sie ihnen eine Heimstätte boten. Ihnen folgte eine *sozialistische* Gründung in dem Krankenhause für verkrüppelte, verstümmelte und schwächliche Arbeiter in *Montreuil sous bois*, das später nach *Paris* verlegt wurde. In *England* wurden in den 50er und 60er Jahren mehrere Anstalten für verkrüppelte Kinder in größeren Städten gegründet, die neben Internaten auch Unterrichtsgelegenheit für solche Kinder boten, die in der Stadt wohnten, früh mit einem Omnibus gesammelt wurden, in der Schule ihr Mittagessen erhielten und abends auf dem gleichen Wege nach Hause gebracht wurden.

Einen neuen Anstoß erhielt die Bewegung von *Dänemark* her, wo der Kopenhagener Pastor HANS KNUDSEN einen Verein im Jahre 1872 gründete, der eine Poliklinik eröffnete, bald aber eine Anstalt daraus machen mußte, die allmählich sich zu einem Heim für 150 Kinder erweiterte. Das Vorbild wirkte derart, daß bis zum Jahre 1905 nicht weniger als 10 479 Krüppel in Dänemark von ihm versorgt wurden, teils direkt, teils indirekt. Die Regierung unterstützte das Vorhaben durch ermäßigte Reisen der Kinder auf den Bahnen. Dem dänischen Beispiel folgte bald *Schweden* mit 4, *Norwegen* mit 1 und *Finnland* mit 3 Anstalten. Auf dem Umwege über die nordischen Staaten erwachte nach 50jähriger Pause wieder das Interesse in Deutschland, diesmal zunächst in Norddeutschland, wo die Innere Mission sich dieser Aufgabe annahm: das OBERLIN-Haus in Nowawes bei Potsdam ist das erste Krüppelheim, das von dieser Seite aus gegründet wurde (1886). Ihm folgte eine Reihe anderer, vorwiegend erzieherischer Anstalten.

Inzwischen hatte die *orthopädische Chirurgie* einen mächtigen Aufschwung genommen; die Beschäftigung mit den vielen Unfallverletzungen, die durch die Unfallgesetzgebung den Ärzten zugeführt wurden, mag dazu beigetragen haben. Jedenfalls fiel eine Anregung von ROSENFELD (4), dem wir übrigens die meisten der obigen Angaben entnommen haben, zu einem Versuch mit einer ärztlichen Inangriffnahme der Krüppelfürsorge auf günstigen Boden. Es muß hier eingeschaltet werden, daß das Vorgehen des Sanitätsrats Dr. KÖHLER in Zwickau möglicherweise unabhängig davon seinen Ausgang nahm: KÖHLER hatte in Zwickau einen Verein gegründet, dem die Errichtung einer Anstalt für 100 Krüppel im Jahre 1904 gelang, die ärztlich geleitet wurde. ROSENFELD selbst gibt an, daß er seine Anregung von dem Christianiaer Orthopäden NATVIG erhielt. Jedenfalls fand die von ROSENFELD gegebene Anregung bei den Orthopäden eine sehr günstige Aufnahme, und ebenso eine von BIESALSKI (3) bei dem deutschen Zentralverein für Jugendfürsorge. Hier waren es Männer wie der Orthopäde HOFFA und der Ministerialrat DIETRICH, die BIESALSKI die wesentlichste Hilfe bei der Anstellung einer Krüppel*statistik* liehen. Diese *Statistik*, die sich über das ganze Reich erstreckte, ergab in Deutschland — mit Ausnahme der nicht mitgezählten Länder Bayern, Baden und Hessen — 75 183 Krüppel, davon im vorschulpflichtigen Alter 14 865 und im schulpflichtigen 60 318: allerdings muß bemerkt werden, daß recht geringfügige Leiden häufig mitgezählt wurden. Wichtiger ist die folgende Zahl, die der nach ärztlichem Urteil Heimbedürftigen: 42 249, davon 9045 im vorschul-, die übrigen im schulpflichtigen Alter; diesen standen aber nur 3125 Betten zur Verfügung. Die Folge dieser Statistik war ein Erwachen des öffentlichen Interesses und als weitere die gesetzliche Regelung zum mindesten in Preußen, wo allerdings erst im Jahre *1920* — nach einer durch den Krieg bedingten Verzögerung — das *Gesetz betr. die öffentliche Krüppelfürsorge* vom 6. V. 1920 herauskam, das den großen Landarmenverbänden die Verpflichtung auflegte, für Bewahrung, Kur und Pflege der Krüppel — neben den bis dahin versorgten Geisteskranken, Idioten usw. — zu sorgen, für die unter 18 Jahre alten aber auch für die Ausbildung (*Erwerbsbefähigung*). Es legte auch Ärzten, Hebammen, Fürsorgern und Lehrern eine *Anzeigepflicht* auf, den ersteren sogar eine solche bei *drohender* Verkrüppelung. Die Kreise und Städte hatten Fürsorgestellen bereitzustellen. Bedauerlicherweise fiel dieses Gesetz bereits in die Zeit eines so starken wirtschaftlichen Niederganges, daß seine guten Absichten nur langsam in Erfüllung gehen werden. An seinem Entstehen hat SCHLOSSMANN hervorragend mitgewirkt, der auch den ersten Kommentar dazu geschrieben hat. Er war es, der die große Pflicht der Ärzte an der Meldung der Krüppel hervorhob und sie durch die Betonung der Haftpflicht unterstrich.

Der deutschen *Gesetzgebung* ging eine *amerikanische* voraus in 3 Staaten, von denen die in *Minnesota* bereits mustergültige Bestimmungen traf, dahingehend, daß der Landesuniversität die Pflicht zur Errichtung von einer ausreichenden Zahl von Anstalten auferlegt wurde, für die der Staat große Mittel zur Verfügung stellte. Ihm folgten die Staaten *Newyork* und *Pensylvania* (4).

Das Interesse der Orthopäden wurde in Deutschland durch die regelmäßigen Versammlungen wachgehalten, von denen besonders der VII. Kongreß hervorgehoben zu werden verdient, an dem neben deutschen und einem österreichischen Vertreter auch eine russische Ärztin über die Einrichtungen ihres Landes, sowie in ausführlicher Weise ein amerikanischer Arzt Bericht erstattete.

Der Krieg hat der Krüppelfürsorge durch die Fülle seiner mannigfaltigen Aufgaben eine große wissenschaftliche und praktische Erweiterung gegeben. Möge sie dem *Frieden* nutzbar werden.

Literatur.

1. XV. Kongr. d. Ges. f. orthopäd. Chirurgie. Stuttgart: Enke 1921. — 2. ANDRY: Orthopädie, oder die Kunst, bey den Kindern die Ungestaltheit des Leibes zu verhüten und zu verbessern. In der Übersetzung erschienen in Berlin 1744. — 3. BIESALSKI: Krüppelfürsorge, in Grotjahn-Kaups Handb. d. soz. Hyg. Bd. I. — 4. ROSENFELD: Rationelle Hilfe in der Krüppelfürsorge. VII. Kongr. wie 1.

9. Gesamtfürsorge (Familienfürsorge, Bezirksfürsorge usw.).

Die einzelnen Zweige der Gesundheitsfürsorge verdanken ihre Entstehung oft dem Interesse des Klinikers. Die Beschäftigung mit der praktischen Durchführung und die sich dabei aufdrängende Erkenntnis der *sozialen* Ursachen führte jedoch bald zu der Erkenntnis einer allen Zweigen gemeinsamen Ursache, die man als *sozialen* Notstand allgemein ausdrücken kann. Es war deshalb nicht verwunderlich, daß hierdurch der Gedankengang auf eine gemeinsame Art der Bekämpfung der Übelstände gelenkt wurde, zumal die Praxis eine große Verschwendung von Zeit und Kraft erwies, die aus der Aufsuchung von häufig der gleichen Familie durch die verschiedenen Zweige der Gesundheitsfürsorge entstand (1). Hieraus ergab sich ferner eine Nachprüfung der Frage, ob die von den verschiedenen Wohlfahrtseinrichtungen aufgewendeten Mittel nicht zweckmäßiger durch Zusammenfassung von Einrichtungen und Personen nutzbringender verwendet werden konnten. Diese Frage aufwerfen, hieß bereits sie ihrer Beantwortung nahebringen. Nach einem vom Ref. im Ostpreußischen Ärzteverband gehaltenen Referat wurde der Vorstand des Verbandes beauftragt, mit den Spitzen der Provinzialbehörde ein gemeinsames Vorgehen zur Errichtung einer Zentralstelle für Ostpreußen zu unternehmen, in der die verschiedenen Zweige der Gesundheitsfürsorge, die staatlichen und kommunalen Behörden, die Träger der Sozialversicherung und der großen Wohlfahrtsverbände mit der Ärzteschaft zusammen die Ausdehnung der Gesundheitsfürsorge durch die Provinz Ostpreußen und die Aufbringung der Mittel für eine solche Tätigkeit gemeinsam bearbeiten sollten; eine solche Zentrale sollte nach dem Vorschlag des Ref. „Sozialhygienisches Gesundheitsamt" genannt werden. Das Wort „sozial" erregte aber damals (1909) Bedenken, weshalb als Gleichnis zu dem Wort Gesundheitspflege und in Anlehnung an die damals in Aufnahme kommende Fürsorge das Wort „*Gesundheitsfürsorge*" gebildet wurde. Es hat sich rasch eingebürgert. Das zuerst gewünschte Wort „Amt" mußte auch fallen; und es kam schließlich eine „*Auskunftsstelle* für Gesundheitsfürsorge" heraus, die aber trotz alledem gut gearbeitet hat, bis der Krieg ihrem Wirken große, wohl noch nicht ganz überwundene Hemmungen entgegensetzte und schließlich die Einführung der „Wohlfahrtsämter" mit einer gesundheitlichen Abteilung ihre Arbeit überflüssig machte. Vorher jedoch war es dem Ref. gelungen, in dem Kreise *Hamm i. W.*, in den er damals (2) versetzt wurde, ein Fürsorgeamt einzurichten, das alle Teile der Gesundheitsfürsorge von den gleichen Beamten, wenn auch unter Inanspruchnahme verschiedener Ärzte, ausführen ließ. Für eine kleine Stadt und für einen Landkreis, wenn auch mit stark industrieller Entwicklung, wie Hamm, wäre die Einführung verschiedenartiger Fürsorgebeamter ein von vornherein aussichtsloses Vorhaben gewesen. Wenn auch naturgemäß Spezialbeamte vorzuziehen gewesen wären, so ergab sich jedoch aus dem Zwang der Notwendigkeit ein Vorgehen, das als Muster für viele ähnliche Gemeinwesen dienen konnte, das aber unter den heutigen wirtschaftlichen Verhältnissen auch für Großstädte einen Ausweg aus den Nöten zeigt.

Der Vorteil einer solchen Gesamtfürsorge, auch Bezirks- oder Familienfürsorge genannt, liegt in der besseren Ausnützung vorhandener Kräfte und in der besseren Kenntnis der Familien, die für die Fürsorge in Frage kommen. Der Vorteil der Spezialfürsorge liegt aber wieder in der besseren wissenschaftlichen Durchbildung der Fürsorgerin, da sie sich — ähnlich wie der Facharzt — mehr mit den Fortschritten des Einzelfaches vertraut machen kann. Indes kann dieser Vorteil dadurch ersetzt werden, daß der zuständige Arzt sich dauernd wissenschaftlich auf der Höhe hält und sich bemüht, die Fürsorgerin stets von den wichtigsten Erkenntnissen von Wissenschaft und Einzelerfahrung auf dem laufenden zu halten.

Auf Arzt und Fürsorgerin kommt es allerdings bei allen Einrichtungen der Gesundheitsfürsorge in erster Linie an, und deshalb ist die Gründung der drei *sozialhygienischen Akademien* (Charlottenburg, Breslau, Düsseldorf) und die zahlreicher *Ausbildungsstätten für Fürsorgerinnen* von großer Bedeutung geworden.

Ein *gesetzliches Vorgehen* auf dem Gebiet der Gesamtfürsorge hat wohl zuerst *Sachsen* zu verzeichnen, wo durch das Wohlfahrtsgesetz vom 30. V. 1918 ein Landeswohlfahrtsamt mit einem lückenlosen Netz von 111 Pflegebezirken errichtet wurde (3).

Eine ganz besondere Art gesundheitlicher Fürsorge hat auf rein *privatem* Wege eine große amerikanische *Lebensversicherung*, die *Metropolitan Life Insurance Co.* (*New York*) geschaffen, die wohl mehr industrielle Arbeiter unter ihren Versicherten zählt, als augenblicklich das ganze Deutsche Reich enthält. Aus den verschiedenen Drucksachen, die sie in ebenso zweckmäßiger wie geschmackvoller Weise ausgibt, ist eine Gesundheitsfürsorge ersichtlich, die fast mehr umfaßt, als die deutsche Sozialversicherung, aber auch reine hygienische Aufgaben, wie die gesundheitliche Belehrung, die anderwärts zu öffentlichen gehören.

Literatur.

1. Ascher: Soziale Hygiene usw. Soziale Med. 1903, Nr. 30/31. — 2. Ascher: Planmäßige Gesundheitsfürsorge. Veröff. a. d. Geb. d. Medizinalverwalt. 1913, H. 17. — 3. Fischer-Defoy: Leitfaden durch die soziale Gesundheitsfürsorge. München 1925.

Säuglingsfürsorge (einschließlich Pflegekinderwesen und Mutterschutz).

Von

St. Engel und **H. Behrendt**
Dortmund Frankfurt a. M.

Mit 14 Abbildungen.

I. Vorbemerkungen.

Die Aufgabe, Säuglingsfürsorge[1]) handbuchmäßig abzuhandeln, muß heute in anderer Weise gelöst werden als früher. Überblickt man den gegenwärtigen Stand der Fürsorgeeinrichtungen in Deutschland, so ist ein gewisser Abschluß der Entwicklung nicht zu verkennen, eine weitere Ausdehnung der Säuglingsfürsorge ist unwahrscheinlich. Das gilt aber nur von dem systematischen, organisatorischen Ausbau. Die eigentliche Fürsorgearbeit privater und behördlicher Organe hat seit ihrer neuerlichen starken Erweiterung, so scheint uns, vornehmlich im Dienst der Organisation gestanden. Das war vielleicht historisch notwendig, da ja schließlich erst einmal das Gerippe des Ganzen geschaffen werden mußte. Aber es ist über all den Fürsorgestellen, Fürsorgern und Fürsorgerinnen allzusehr in Vergessenheit geraten, *daß der Erfolg aller dieser Institutionen von ihrem geistigen Inhalt abhängt, von den Lehren, die die Fürsorgeorgane verbreiten. Und diese Lehren sind Produkte wissenschaftlicher Arbeit. Sie sind wandelbar wie die Ergebnisse jeder lebendigen Forschung. Alle Fortschritte auf dem Gebiete der Säuglingskunde und -heilkunde müssen sofort auf die Fürsorge reflektieren. Wo das nicht der Fall ist, wo die Verwaltung, die Organisation als solche quasi zum Selbstzweck wird, hat die Einrichtung ihre Existenzberechtigung verwirkt.*

Die medizinische Durchdringung der Fürsorge ist noch von einem ersten, vorläufigen Abschluß recht weit entfernt. Wir sind daher der Ansicht, daß jetzt, wo der organisatorische Teil vorläufig feststeht, die Probleme der Säuglingsfürsorge auf dem medizinischen Gebiet zu suchen und zu finden sind. Es gilt jetzt, den medizinischen Gedanken in der praktischen und wissenschaftlichen Arbeit stärker in den Vordergrund zu stellen und die medizinischen Grundlagen der Säuglingsfürsorge nach klinischen und sozialen Gesichtspunkten auszubauen. Wenn es uns, so übertrieben es auch klingt, gelänge, eine Säuglingsnahrung zu finden, welche das ganze Säuglingsalter hindurch gleichmäßig Verwendung finden könnte und welche dieselbe Sicherheit böte wie die natürliche Ernährung, so würden damit fast alle Probleme der Säuglingsfürsorge mit einem Schlage beseitigt. Solche Gedankengänge sollen in unserer Darstellung stark berücksich-

[1]) Die darstellerische Loslösung der „Säuglingsfürsorge" aus dem Komplex der gesundheitlichen Kinderfürsorge bringt Nachteile mit sich, weil die Loslösung keine absolute ist und sein kann.

tigt werden. Nicht nur die Arbeitsergebnisse der Vergangenheit, sondern auch die Forderungen der Gegenwart und Zukunft werden zum Gegenstande kritischer Erörterungen gemacht werden.

II. Die Entwicklung des Säuglingsschutzes.

Säuglingsschutz und Säuglingsfürsorge sind etwas durch und durch Neuzeitliches. Wenige Jahrzehnte ist es erst her, daß man überhaupt angefangen hat, sich mit dem Schicksal der Säuglinge als einem sozialen Problem zu beschäftigen. Das liegt sowohl in der Entwicklung der sozialen und wirtschaftlichen Verhältnisse begründet, wie auch in den Fortschritten der medizinischen Wissenschaft. Bei den relativ einfachen wirtschaftlichen und politischen Zuständen, wie sie noch vor wenigen Jahrzehnten herrschten, war das Wohl und Wehe des Säuglings durchaus eine *Angelegenheit der Familie*, in die sich hineinzumischen die Öffentlichkeit nicht die geringste Veranlassung hatte. Die Bevölkerungszahl in den Kulturstaaten gab vom Standpunkt des öffentlichen Wohles aus zu keinerlei Bedenken Anlaß. Weder war die Zahl der Menschen zu groß, noch war sie zu klein. Die Erträgnisse des eigenen Landes reichten aus, um die Bevölkerung zu ernähren. Mit der zunehmenden Industrialisierung Europas und mit dem wachsenden Wohlstande änderten sich diese Verhältnisse grundlegend. Mit der steigenden materiellen Fähigkeit, ausländische Lebensmittel ins Land zu ziehen, war die Möglichkeit einer Bevölkerungsvermehrung durchaus gegeben.

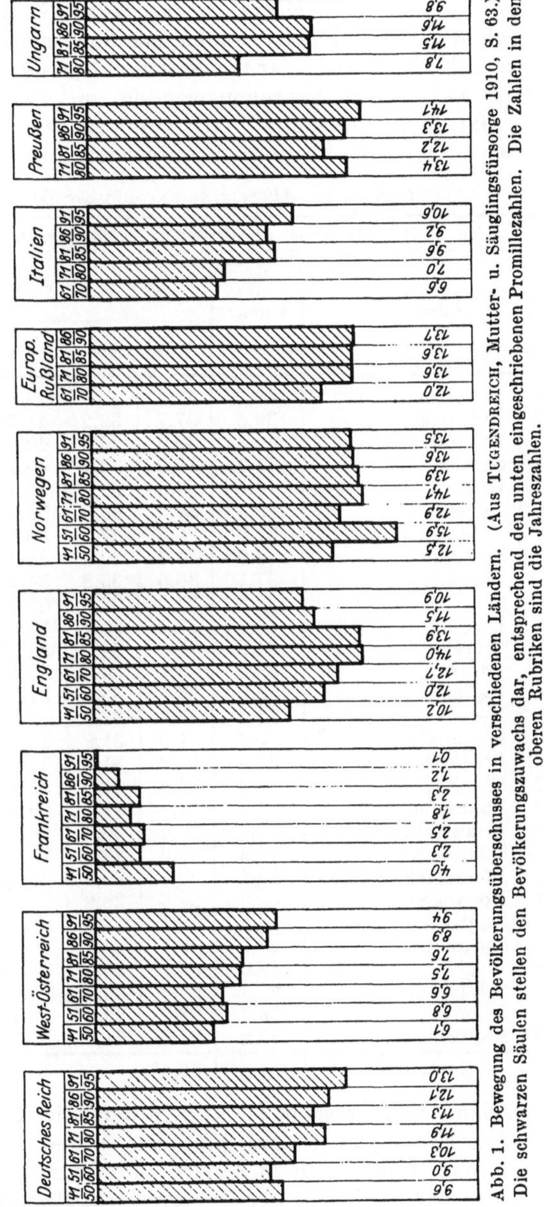

Abb. 1. Bewegung des Bevölkerungsüberschusses in verschiedenen Ländern. (Aus Tugendreich, Mutter- u. Säuglingsfürsorge 1910, S. 63.) Die schwarzen Säulen stellen den Bevölkerungszuwachs dar, entsprechend den unten eingeschriebenen Promillezahlen. Die Zahlen in den oberen Rubriken sind die Jahreszahlen.

Hierzu kam noch, daß die Entwicklung der Hygiene immer mehr jene Gefahren beseitigte, die durch die Anhäufung größerer Menschenmassen bedingt werden. Durch die Wohnungs- und Lebensmittelhygiene in den großen Städten und durch die erfolgreiche Bekämpfung der Infektionskrankheiten wurde ein enges Zusammenwohnen von Menschen immer gefahrloser. Damit war erneut die Voraussetzung für eine weitere Industrialisierung geschaffen. Aus der Vermehrung der Bevölkerung entwickelten sich aber wieder neue politische und wirtschaftliche Weiterungen, welche für unsere Betrachtung wichtig genug sind. *Diejenigen Länder, bei denen die Bevölkerungszahl anwuchs* (Abb. 1 u. Tabelle 1), *erhielten einen erheblichen Machtzuwachs denjenigen Staaten gegenüber, deren Einwohnerzahl stagnierte.* Dieser Machzuwachs gründete sich erstens auf die zunehmende wirtschaftliche Bedeutung der volksreichen Länder und andererseits auf die Bedeutung der großen Menge heranwuchsender waffenfähiger Männer.

Darum kann es uns nicht wundernehmen, daß die ersten Säuglingsschutzbestrebungen von Frankreich ausgingen, einem Lande, das im wesentlichen als

Tabelle 1. *Allgemeine europäische Geburtsziffern* [nach Roesle[1])].

Reihenfolge 1901—1905	Auf je 1000 Einwohner der mittleren Bevölkerung treffen Lebendgeborene								Relative Ziffern des Jahrfünfts 1901—1905, wenn die Ziffern des Jahrzehnts 1891—1900 = 100 gesetzt werden
	in den Ländern	im Durchschnitt von 1891-1900	in den Jahren 1901	1902	1903	1904	1905	im Durchschnitt von 1901-1905	
1	Rußland	48,7	47,9	—	—	—	—	—	—
2	Bulgarien	39,5	37,7	39,2	41,2	42,8	43,8	40,9	103,5
3	Rumänien	40,8	39,9	39,0	40,0	40,1	38,1	39,4	96,6
4	Serbien	41,7	38,0	38,1	40,9	39,8	37,3	38,8	93,0
5	Ungarn	40,6	37,8	38,8	36,7	37,0	35,7	37,2	91,6
6	Bayern	36,5	37,5	36,8	35,7	35,7	34,8	36,1	98,9
7	Österreich	37,2	36,8	37,2	35,3	35,6	34,0	35,8	96,2
8	Spanien	35,0	34,7	35,6	36,4	34,4	35,4	35,3	100,9
9	Preußen	37,1	36,5	35,8	34,7	34,9	33,5	35,1	94,6
10	Sachsen	39,5	37,0	35,9	34,2	33,9	32,0	34,6	87,6
11	Deutsches Reich	36,1	35,7	35,1	33,9	34,1	33,0	34,4	95,3
12	Württemberg	34,2	35,0	34,7	33,7	34,0	33,1	34,1	99,7
13	Baden	33,2	35,1	34,2	33,4	33,9	33,1	33,9	102,1
14	Italien	35,0	32,5	33,4	31,7	32,8	32,5	32,6	93,1
15	Hessen	32,2	33,3	32,9	31,9	32,1	30,9	32,2	100,0
16	Portugal	30,6	31,0	31,9	33,1	32,1	—	32,0	104,6
17	Niederlande	32,5	32,3	31,8	31,6	31,1	30,8	31,5	96,9
18	Finnland	32,2	32,5	31,5	30,4	31,8	30,6	31,4	97,5
19	Luxemburg	28,8	31,6	31,1	29,7	30,5	30,1	30,6	106,3
20	Elsaß-Lothringen	30,4	30,9	30,1	29,1	29,5	29,0	29,7	97,7
21	Schottland	30,3	29,5	29,2	29,2	28,6	28,1	28,9	95,4
22	Dänemark	30,2	29,8	29,3	28,7	28,6	28,1	28,9	95,7
23	Norwegen	30,3	29,5	28,9	28,7	28,1	27,2	28,5	94,1
24	England u. Wales	29,9	28,5	28,5	28,4	27,9	27,2	28,1	94,0
25	Schweiz	27,9	29,1	28,7	27,7	27,7	27,4	28,1	100,7
26	Belgien	29,0	29,7	28,4	27,5	27,1	26,2	27,7	95,5
27	Schweden	27,1	27,0	26,5	25,7	25,8	25,7	26,1	96,3
28	Irland	23,1	22,7	23,0	23,1	23,6	23,4	23,2	100,4
29	Frankreich	22,2	22,0	21,6	21,1	21,0	20,5	21,2	95,5
	Ganz Europa	37,0[2])	36,5[2])	—	—	—	—	—	—

Agrarland anzusprechen ist und in dem die Bevölkerungszunahme schon in der zweiten Hälfte des 19. Jahrhunderts immer mehr zum Stehen gekommen war. Frankreich fühlte sich hierdurch in seiner nationalen Existenz bedrückt. Bevölkerungsstillstand ist der Übergang zur Bevölkerungsabnahme. Demgegenüber sah Frankreich an seinen Grenzen die deutsche Bevölkerungszahl immer mehr in die Höhe gehen und Deutschlands Wohlstand wachsen. Ohne weiteres mußte dadurch in führenden Köpfen Frankreichs die Frage entstehen, ob sich nicht Abhilfe schaffen lasse.

[1]) Aus Tugendreich, Mutter- und Säuglingsfürsorge, S. 59. 1910.
[2]) Nach Sundbärg.

Der Rückgang einer Bevölkerung läßt sich, wenn wir das hier vorwegnehmen dürfen, auf zwei verschiedenen Wegen aufhalten, entweder durch Vermehrung der Geburten, oder durch Einschränkung der Sterblichkeit. Vermehrung der Geburten ist etwas, was der Regelung weitgehend entzogen ist, und so griff man in Frankreich folgerichtig gleich an der Stelle ein, wo eine Einwirkung eher zu erwarten ist, nämlich bei der Bekämpfung der Sterblichkeit. Da man mit der geringen Geburtenzahl als Tatsache zu rechnen hatte und da die Sterblichkeit im Säuglingsalter besonders groß war, *so schien es am einfachsten zu sein, wenn man sich bemühte, der Sterblichkeit der Säuglinge Einhalt zu tun.* Man konnte sogar hoffen, wesentlich wirtschaftlicher zu arbeiten, wenn man Bevölkerungszuwachs oder Bevölkerungserhaltung mit wenigen Geburten und wenigen Todesfällen herbeiführt, als wenn man das gleiche Ziel mit vielen Geburten und vielen Todesfällen erreicht.

Wir haben diese Dinge, die von den engsten Beziehungen der Menschen untereinander handeln, hier zunächst rein materiell, losgelöst von allem Seelischen, erörtert. Damit wollen wir keineswegs in Abrede stellen, daß Fragen der Gesinnung und Weltanschauung weitgehend berücksichtigt werden müssen.

Die Bestrebungen in Frankreich, welche sich im wesentlichen an den Namen von Budin knüpfen, setzten auch sofort an der richtigen Stelle ein. Es ist ja eine allgemein bekannte Tatsache, daß die große Sterblichkeit der Säuglinge, früher wenigstens, durch Störungen der Ernährung bedingt war. Atrophie, Brechdurchfall und deren Komplikationen waren die häufigste Ursache des Todes. Es wurde daher in Frankreich zunächst versucht, die Ernährung der Säuglinge durch Einrichtung von Milchküchen und Beratungsstellen zu regeln. Bei dem Stande der damaligen Anschauungen glaubte man an den Kern des Problems durch die Versorgung der künstlich genährten Säuglinge mit einwandfreier Milch und einwandfrei zubereiteter Säuglingsnahrung heranzukommen. Kritisch ließe sich heute dazu manches sagen. Das ändert aber nichts daran, daß *Frankreich als Wiege der modernen Fürsorge und* Budin *als ihr Vater gelten muß.* Er gründete 1892 als erster eine Säuglingsberatungsstelle, die an seine Entbindungsanstalt angegliedert war. Zwei Dinge sollten erreicht werden: Aufklärung der Mütter im Sinne der Stillpropaganda und Lieferung einwandfreier Kuhmilch. ,,Dirigez les mères, les engager à continuer l'allaitement au sein et, dans les cas où cette allaitement deviendrait insuffisante, les aider en leur donnant du lait de vache stérilisée (I. Congres Intern. des Gouttes de Lait. Rapports I, S. 176). Die Erfolge waren verblüffend, denn 94% der beratenen Mütter stillten selbst, 70% 7—8 Monate lang. Budin selbst gründete bald eine zweite und dritte Beratungsstelle an anderen Kliniken. Man folgte mehrfach seinem Beispiel, und 1905 waren bereits 25 solcher Einrichtungen in Paris vorhanden. Gleichzeitig mit der Eröffnung der ersten ,,Consultation" durch Budin gründete der Kinderarzt Variot in Paris eine Milchabgabestelle. Seinem Beispiel folgte 1893 Dufour in Fécamp und gab seiner Anstalt den Namen ,,Goutte de lait", der fortan allgemein für solche Milchküchen gebraucht wurde. 1907 gab es in Paris bereits 15, in Frankreich 100 solcher Institute. *Beratungsstellen und Gouttes de Lait sind für dieses erste Stadium der französischen Säuglingsfürsorge charakteristisch. Ihre Verschmelzung, ihr Aufgehen ineinander schließt diese Epoche krönend ab.* Denn man sah bald ein, daß die Verteilung einwandfreier Milch allein nicht genügt, daß gleichzeitig ärztliche Beratung und Beaufsichtigung der Kinder nötig sind, um einen wirksamen Einfluß auf die Höhe der Säuglingssterblichkeit auszuüben. Man muß die eingehenden Schilderungen dieser fürsorgerischen Pionierarbeit lesen, um sich heute noch vorstellen zu können, welcher Mut, welche Überzeugungskraft damals dazu gehörten, den Müttern solche völlig neuartige Einmischung in den Bereich ihrer persönlichen Obliegenheiten zuzumuten. Aber es ging, und es ging über Erwarten gut.

In *Deutschland* gewann der Fürsorgegedanke erst in dem Moment an Raum, wo er nicht nur die Nachahmung einer französischen Institution, sondern auch ein bei uns notwendiges Mittel bedeutete, um dem Bevölkerungsstillstand Halt zu gebieten. Hier spielten im wesentlichen Erwägungen mit, von denen wir weiter oben schon gesprochen haben. Der gewaltige Umschwung, welchen Deutschland in wirtschaftlicher Hinsicht in den letzten Jahren des vorigen Jahrhunderts genommen hatte, führte schließlich dahin, daß nicht genug Menschen für die Industrie vorhanden waren. Um die Ausbreitung der industriellen Werke zu ermöglichen, war man gezwungen, große Mengen von ausländischen Arbeitern ins Land zu ziehen. Das wäre an sich noch nicht so eindrucksvoll gewesen, wenn man nicht gerade im Anfang dieses Jahrhunderts so sehr unter der fast suggestiven Idee gestanden hätte, daß die Industrie das A und O unseres ganzen wirtschaftlichen Lebens sei und daß darum der Mangel an Menschen sich immer empfindlicher bemerkbar machen würde. Auf der anderen Seite zwang die Entwicklung der politischen Verhältnisse auch immer mehr dazu, Nachdruck auf die Verteidigung des Landes zu legen. Die an sich unglückliche Lage Deutschlands ist ja von vornherein eine Schwierigkeit für die Verteidigung seiner Grenzen. Andererseits schien sich die Situation immer mehr dahin zuzuspitzen, daß es über kurz oder lang zu einem großen Kriege kommen würde. Inwieweit diese Erwägungen berechtigt waren oder nicht, kann hier natürlich nicht Gegenstand der Erörterung sein. Für uns ist es nur von Bedeutung, daß die Notwendigkeit eines starken Heeres so stark in der Überzeugung der führenden Kreise wurzelte, daß sich auch hieraus Anfangsideen für eine Säuglingsfürsorge entwickelten.

Tabelle 2. *Entwicklung der Lebendgeburtziffer für das Deutsche Reich.*

Jahre	Lebendgeborene ‰ Einw.
1876–1880	39,2
1881–1885	37,0
1886–1890	36,5
1891–1895	36,3
1896–1900	36,0
1901–1905	34,3
1906–1910	31,7
1911–1915	26,3
1916–1920	17,8
1921	25,3
1922	22,9
1923	21,0
1924	20,5

Zu diesen Erwägungen kam eine Erkenntnis hinzu, welche die Sachlage noch bedrohlicher erscheinen ließ. Während wir nämlich im vorigen Jahrhundert eine recht hohe Geburtenzahl hatten (etwa 40 auf 1000), fing mit der Jahrhundertwende ein langsamer, aber sicherer Rückgang der Geburtenhäufigkeit an (Tabelle 2). Ähnlich wie in Frankreich mußte man infolgedessen zu der Befürchtung kommen, daß ein Bevölkerungsüberschuß jetzt nur mehr durch erhebliche Einschränkung der Sterblichkeit erzielt werden könnte (Tabelle 3).

Tabelle 3. *Entwicklung des Geburtenüberschusses im Gebiete des jetzigen Deutschen Reiches.*

Jahre	Mehr geborene als gestorbene ‰ Einwohner	Jahre	Mehr geborene als gestorbene ‰ Einwohner
1841–1845	10,6	1871–1875	10,7
1846–1850	8,1	1876–1880	13,1
1851–1855	7,4	1881–1885	11.3
1856–1860	10,4	1886–1890	12,1
1861–1865	10,9	1891–1895	13,0
1866–1870	9,8	1896–1900	14,8
		1901–1905	14,4

So setzten denn Bestrebungen des Säuglingsschutzes auch in Deutschland ein. *Als wesentliche Daten können vielleicht, schon weil sie der heutigen Generation kaum mehr glaubhaft erscheinen, folgende Tatsachen hervorgehoben werden.* Im Jahre 1905 wurde die erste deutsche Säuglingsberatungsstelle in Berlin von Tugendreich eingerichtet, im Jahre 1907 zählte Trumpp 73 solcher Stellen in

Deutschland. Im gleichen Jahre gab es 17 Milchküchen, meist ohne ärztliche Aufsicht. Die Wormser Küche z. B. wurde von einem Schutzmann geleitet, der vom städtischen chemischen Institut instruiert und vom Polizeiinspektor beaufsichtigt wurde (nach Tugendreich). Die erste Fürsorgerin wurde vom Verein für Säuglingsfürsorge für Düsseldorf im Jahre 1909 in den Kreis Mörs gesandt. Als der Krieg sich dem Ende zuneigte, waren es kaum ein paar Dutzend Fürsorgerinnen, welche vorhanden waren.

Die Säuglingsfürsorge machte sich auch in Deutschland anfangs in den mannigfachen Bestrebungen bemerkbar, für alle künstlich ernährten Säuglinge einwandfreie Kindermilch zu beschaffen, die rein, gut und frisch sein muß (Schlossmann). Die Milchhygiene stand im Mittelpunkt des Interesses. Allmählich aber trat die Belehrung der Mütter in den Vordergrund der Bestrebungen.

Man erkannte, daß nicht allein die Qualität der Milch — so wichtig sie auch ist — von hervorragendem Einfluß auf das Schicksal der Säuglinge ist, sondern daß ungeeignete Trinkmengen und Trinkmischungen Krankheit und Tod verbreiten. Wirkliche Erfolge konnte man daher nur erwarten, wenn mit der Abgabe guter Kindermilch eine ausführliche Belehrung über Zahl, Menge und Mischung der Mahlzeiten verbunden war. Das System der „absoluten Milchküchen" wurde verlassen und die Abgabe der Milch den Fürsorgestellen zugewiesen. Bis in die Kriegsjahre verlief die weitere Entwicklung nur zögernd, immerhin waren doch in Deutschland im Jahre 1907 73 Fürsorgestellen, 1910 bereits 303 und 1914 in Berlin allein 33 vorhanden.

Es ist vielleicht wichtig, an dieser Stelle sogleich hervorzuheben, daß diesem ersten praktischen Geschehen in der Säuglingsfürsorge die statistische Bearbeitung vom Leben und Sterben des Säuglings vorausgegangen ist. Namentlich die Arbeiten von Böckh und Schlossmann haben erst den Untergrund geschaffen, auf dem sich überhaupt eine fürsorgerische Arbeit entwickeln konnte. Wir werden später zeigen, daß zielbewußtes Arbeiten auf fürsorgerischem Gebiete ohne geeignete statistische Grundlagen überhaupt unmöglich iat. *Die Statistik ist für die soziale Medizin dasselbe wie die Untersuchung des Körpers für die Individualmedizin.*

Es liegt uns aber auch daran, schon hier darauf zu verweisen, *wie sehr die schnelle Entwicklung der Fürsorge durch die Fortschritte der Kinderheilkunde gefördert worden ist und wie sehr auch das fürsorgerische Bedürfnis die pädiatrische Forschung befruchtet hat.* Beide stehen in so engen Beziehungen zueinander, daß man sich heute eins ohne das andere gar nicht denken kann. Jeder Kinderarzt, der seine Aufgabe voll erfaßt, muß gleichzeitig Sozialarzt sein. Besonders in dem Jahrzehnt vor dem Kriege, wo Pädiatrie und Fürsorge in statu nascendi waren, trat die gegenseitige Unentbehrlichkeit stets erneut in Erscheinung. Jede der vielen neuen fundamentalen Entdeckungen auf dem Gebiete der Ernährungskunde zog eine entsprechende Umstellung in der fürsorgerischen Praxis nach sich. Darum würden allein aus diesem Grunde die Schöpfer der deutschen wissenschaftlichen Kinderheilkunde gleichzeitig als Vorkämpfer der Säuglingsfürsorge zu nennen sein, selbst wenn sie nicht gleichzeitig regste Fürsorgearbeit geleistet hätten: Biedert, Baginski, Heubner, Czerny, Finkelstein, Schlossmann. Es ist gar nicht möglich, rein individuelle Medizin am Kinde zu treiben, da man bei der Beurteilung und Behandlung jedes Kindes sofort an seine Zukunft denken muß. Der Gedanke an Werden und Vergehen des Volkes, an Tüchtigkeit oder Untüchtigkeit der Volksgemeinschaft ist ja gleichzeitig aber auch die innere Triebfeder jeglichen fürsorgerischen Handelns.

Die bisherige historische Skizzierung ist bewußt von den Anfängen derjenigen Einrichtungen ausgegangen, die sich mit dem heutigen Begriff der Fürsorge decken.

Wir haben es unterlassen, die vielen Einrichtungen aufzuzählen, die schon im Altertum und Mittelalter und bis in die Neuzeit hinein entstanden und oft als Vorläufer, als primitivste Form einer Säuglingsfürsorge hingestellt werden. Wir meinen die unter dem Schutz von Kirche und Staat immer wieder entstandenen und verschwundenen Versorgungs-, Abgabe- und Unterbringungsmöglichkeiten für uneheliche, unerwünschte Kinder, für Findelkinder, Armenkinder usw. Sie wurden zum Teil auch wenig beachtet, besonders soweit deutsche Einrichtungen in Frage kommen. Alle diese Dinge sind als historische Begebenheiten und Beiträge zur Kulturgeschichte der betreffenden Zeit interessant, aber unseres Erachtens wertlos für die innere Voraussetzung und äußere Entwicklung der Fürsorgeidee unserer Tage. *Alles, was vor den Beratungsstellen Budins existierte, war nicht Säuglingsfürsorge, sondern Armenpflege, nicht prophylaktisches Eingreifen, sondern mitleidvolles Zudecken sozialer und moralischer Schäden.* Ins Gewahrsam der Kirchenbecken wanderten die Säuglinge, die unter den Begriff „arm" fielen, d. h. „der zum notwendigen Lebensunterhalt erforderlichen Mittel entbehrten und ohne Gewährung von Hilfe zugrunde gegangen wären" (Münsterberg). Das waren zum großen Teil uneheliche Kinder.

Heute gelten nach der Definition Tugendreichs (dem sich Rott anschließt) diejenigen Säuglinge als fürsorgebedürftig, „denen von ihren Angehörigen während des ganzen ersten Lebensjahres eine hygienischen Mindestforderungen entsprechende Existenz nicht dauernd gewährleistet werden kann." Man kann mit Weinberg den Kreis der Fürsorgebedürftigen sogar noch weiter ziehen und auch alle diejenigen Kinder mit einbegriffen wissen, „deren Eltern den gesundheitlichen Mindestforderungen durchaus genügen wollen und auch nach ihren wirtschaftlichen Verhältnissen könnten, aber wegen ihrer ungenügenden Vorbildung auf diesem Gebiete nicht dazu in der Lage sind." *Wie weit die Organe der öffentlichen Fürsorge im Erfassen dieser einzelnen Bevölkerungsschichten zu gehen haben, hängt von Ort und Umständen ab.*

Hierdurch wird sofort verständlich, daß mit Ende des Krieges an die Fürsorge neue Anforderungen herantraten, daß eine Erweiterung und Festigung ihrer Organisation notwendig wurde. *Die letzte Phase der Entwicklung begann. Aus einer großen Zahl örtlicher, privater Wohlfahrtsinstitutionen entstand eine öffentliche Einrichtung mit gesetzlich festgelegten Zielen und Pflichten.* Es konnte nicht ausbleiben, daß die Ausbreitung der fürsorgerischen Arbeit auf das allgemeine Verhältnis zwischen Staat und Staatsbürger einwirken mußte. Während noch vor einem Jahrzehnt nur wenige daran dachten, den Staat in irgendwelche Beziehung zu dem Kinderschicksal zu bringen, *haben Krieg und Kriegsnot eine so stürmische Ausbreitung des Fürsorgewesens bewirkt*, daß nunmehr die Fürsorge für Säuglinge und Kinder einen wesentlichen Bestandteil des öffentlichen Dienstes bilden. Was früher Privatsache oder Vereinssache war, ist heute eine öffentliche Angelegenheit geworden. Diese grundsätzliche Umstellung ist auf das engste mit der allgemeinen sozialpolitischen Entwicklung verknüpft.

Vielleicht wäre es zu einer so weitgehenden fürsorgerischen Entwicklung nie gekommen, wenn nicht gerade die Not des Krieges und der Nachkriegsjahre die Bevölkerung ganz von selber an die fürsorgerischen Einrichtungen herangedrängt hätte. Die fortbestehende große Schwierigkeit des Lebens, der Mangel an ausreichender Verdienstmöglichkeit hat in demselben Sinne gewirkt. So sind wir jetzt dahin gekommen, daß die Bevölkerung ein gewisses Maß von Fürsorge verlangt, welches sie noch vor wenigen Jahren als unnötig und belästigend abgewiesen hätte. Es ist durchaus fraglich, ob wir diese Entwicklung begrüßen dürfen. Die Notwendigkeit, Organe der Fürsorge schnellstens aus dem Boden zu stampfen, Beamte, Ärzte, Fürsorgerinnen herbeizuschaffen, hat zu einer Überproduktion von nicht immer einwandfreier Qualität geführt und zur *Verkennung der Tatsache, daß Fürsorge nicht ein Ding an sich ist, sondern etwas, was sich dem jeweiligen Notstande anpassen muß.* Wenn es augenblicklich auch notwendig und wünschenswert ist, die fürsorgerische Arbeit weit auszudehnen, so muß doch betont werden, daß es unser heißester Wunsch sein muß, zu solchen wirtschaftlichen, politischen und kulturellen Zuständen zu gelangen, welche die fürsorgerischen Eingriffe bis auf ein Minimum entbehrlich machen.

III. Die Säuglingssterblichkeit als Hauptproblem des Säuglingsschutzes.

Alle fürsorgerischen Maßnahmen beim Säugling bezwecken eine Verbesserung seiner Daseinsbedingungen, eine Herabminderung der ihm drohenden Gefahren, eine Förderung seines Gesundheitszustandes. Jede Veränderung zum Guten oder Schlechten muß sich zahlenmäßig in der Höhe der Sterbeziffern offenbaren. Je häufiger Säuglinge erkranken, um so größer ist auch ihre Sterblichkeit. Während es mangels entsprechender exakter Unterlagen keine Methode gibt, um die Morbidität der Säuglinge festzustellen, können wir die Mortalität des ersten Lebensjahres exakt erfassen und aus ihrer Höhe auf den jeweiligen

Tabelle 4. *Europäische Säuglingssterblichkeit*[1]).

Von je 100 Lebendgeborenen starben im 1. Lebensjahr:

Reihenfolge 1901—1905	In den Ländern	Im Durchschnitt von 1891—1900	In den Jahren					Im Durchschnitt von 1901—1905
			1901	1902	1903	1904	1905	
1	Rußland	26,9	27,2	—	—	—	—	—
2	Sachsen	27,3	25,7	22,4	24,7	24,4	25,7	24,6
3	Bayern	26,4	23,9	23,3	25,0	23,9	24,1	24,0
4	Württemberg	24,4	22,1	20,8	22,2	22,1	21,4	21,7
5	Österreich	23,6	20,9	21,6	21,5	—	—	21,3
6	Ungarn	23,5	20,6	21,6	21,2	19,5	23,0	21,2
7	Rumänien	21,8	—	—	—	—	—	—
8	Baden	21,6	20,5	19,6	20,7	20,6	19,7	20,2
9	Deutsches Reich	*21,7*	*20,7*	*18,3*	*20,4*	*19,6*	*20,5*	*19,9*
10	Preußen	20,3	20,0	17,2	19,4	18,5	19,8	19,0
11	Elsaß-Lothringen	20,7	17,2	17,9	18,9	19,6	18,6	18,5
12	Spanien	—	18,6	18,1	16,2	17,3	16,1	17,3
13	Italien	17,6	16,6	17,2	17,2	16,1	16,6	16,7
14	Luxemburg	—	14,0	15,2	16,0	17,8	16,2	15,8
15	Hessen	16,8	14,9	15,3	15,8	15,7	15,4	15,4
16	Serbien	16,6	14,5	15,1	15,1	13,5	16,3	14,9
17	Belgien	16,1	14,2	14,4	15,5	15,2	14,6	14,8
18	Bulgarien	14,2	14,3	14,3	15,4	14,2	—	—
19	Frankreich	16,4	14,2	13,5	13,7	14,4	13,6	13,9
20	England und Wales	15,4	15,1	13,3	13,2	14,6	12,7	13,8
21	Niederlande	15,8	14,9	13,0	13,5	13,7	13,1	13,6
22	Schweiz	14,9	13,7	13,2	13,3	14,0	12,9	13,4
23	Finnland	14,3	14,4	12,9	12,7	12,0	13,5	13,1
24	Schottland	12,8	12,9	11,3	11,8	12,3	11,6	12,0
25	Dänemark	13,5	13,4	11,4	11,6	11,2	12,1	11,9
26	Irland	10,3	10,1	10,0	9,6	10,0	9,5	9,8
27	Schweden	10,2	10,3	8,6	9,3	8,4	—	9,2
28	Norwegen	9,7	9,3	7,5	7,9	7,6	8,1	8,1

[1]) Aus TUGENDREICH: Mutter- und Säuglingsfürsorge, S. 64. 1910.

Grad der Gefährdung schließen. Die Höhe der Säuglingssterblichkeit wird so nicht nur zum Ausgangspunkt, sondern auch zum Kriterium des Erfolges aller fürsorgerischen Maßnahmen. *Säuglingsfürsorge heißt in der Hauptsache Bekämpfung der Säuglingssterblichkeit.* Damit wird die Säuglingsfürsorge ein Schutz für die Kinder aller Schichten, auch der finanziell gesicherten. Auch sie bedürfen noch dringend der Aufklärung.

Es sei aber nicht verschwiegen, daß die Bestrebungen zur Bekämpfung der Säuglingssterblichkeit anfangs mit sehr großen Schwierigkeiten verbunden waren. Abgesehen davon, daß diese neuen Gedanken selbst bei führenden Ärzten und einflußreichen Beamten auf Widerspruch stießen, wurden auch Stimmen laut, die prinzipiell die Idee der Säuglingsfürsorge ablehnten. Es waren dies Autoren, die auf die Wirkung der Säuglingssterblichkeit als natürliche Auslese im Sinne Darwins hinwiesen. Man meinte, daß durch die Säuglingsfürsorge nur minderwertige Kinder am Leben erhalten würden, welche man aus rassenbiologischen Erwägungen besser untergehen lassen sollte. Lieber wolle man eine geringere, aber dafür vollwertige Nachkommenschaft, als viele minderwertige Individuen unter dem Nachwuchs. Dem ist entgegenzuhalten, daß jeder, der mit solchen Argumenten die Existenzberechtigung des Säuglingsschutzes zu bestreiten sucht, völlig verkennt, daß die Säuglingssterblichkeit eben keine natürliche Auslese darstellt. Es ist ein leichtes, auf Grund der folgenden Tabellen nachzuweisen, daß ohne fürsorgerischen Schutz nicht etwa nur minderwertige, nicht lebensfähige, unheilbar kranke, verkrüppelte, mißbildete Säuglinge vorzeitig absterben, *sondern daß mit ihnen eine Unzahl vollwertiger, durchaus heilbarer, zu den besten Hoffnungen berechtigender Kinder zugrunde gehen.* Durch geeignete Maßnahmen können sie zu einem wertvollen Bestandteil des Nachwuchses herangezogen werden. Die Säuglingssterblichkeit wirkt sich also als ein doppeltes Prinzip aus: „Natürliche Auslese und wahllose Ausmerzung gehen nebeneinander her“ (Husler). Je geringer die Sterblichkeit ist, mag sie nun spontan oder durch unsere Fürsorgemaßnahmen niedrig sein, um so größer dürfte die Wirkung der Selektion sein. *Bei hoher Sterblichkeit werden aber nicht nur die minderwertigen, sondern auch hochwertige wahllos von dem großen Sterben ergriffen.* Man denke nur an die verhängnisvollen Folgen solcher Ursachen, welche auf die große Masse der Säuglinge wirken: Sommerhitze, Epidemien. Wer wollte wagen zu behaupten, daß die Übersterblichkeit des heißen Sommers 1911 nur die Schwachen getroffen hat! Ein kühlerer Sommer hätte das „Ausleseprinzip“ zunichte gemacht. Eine Beurteilung, ob im Einzelfalle ein Kind zur Gruppe der minderwertigen oder hochwertigen zu rechnen ist, kann, wie Husler mit Recht hervorhebt, letzten Endes nur auf Grund von klinischen Erfahrungen beurteilt werden und läst sich nicht rechnerisch darstellen. Aber selbst auf Grund langfristiger klinischer Beobachtung ist man nicht berechtigt, ein Urteil darüber zu fällen, ob ein Kind für die Zukunft aus dem Kreis der menschlichen Gesellschaft besser verschwinden soll. So gibt es denn auch heute kaum noch jemanden, der den Mut findet, die Berechtigung und Notwendigkeit des Säuglingsschutzes anzuzweifeln, auch nicht unter den Vertretern der Rassenhygiene.

Man überschätzt auch vielfach den fürsorgerischen Einfluß auf die Erhaltung debiler (minderwertiger) Kinder. Wirklich abgeartete, erblich minderwertige Säuglinge gehen schließlich doch zugrunde. Wir bekennen uns aber trotzdem zu der Ansicht, daß auch auf solche Individuen alle nur möglichen fürsorgerischen Maßnahmen Anwendung finden sollen. Das gebietet die ärztliche Pflicht.

Nur der Vollständigkeit halber sei erwähnt, daß auch eine Reihe von statistischen Beweisführungen existiert, welche Freunde und Gegner eines energischen

Säuglingsschutzes für ihre Stellungnahme ins Feld geführt haben. Die Resultate, die sich zum Teil widersprechen, können einer strengen Kritik nicht standhalten, weil die verwendete Methodik allzu zahlreiche und offensichtliche Fehlerquellen bietet. So finden wir statistische Erhebungen über den Einfluß einer niedrigen oder hohen Säuglingssterblichkeit auf die Gesundheit der Überlebenden in späteren Jahren. Die einen führen zu dem Ergebnis, daß die spätere Militärtauglichkeit in solchen Bezirken sehr groß ist, wo die Säuglingssterblichkeit gering ist (H. NEUMANN, SCHLOSSMANN, PRINZING, MÖLLHAUSEN, v. VOGL), die anderen finden das Gegenteil (OESTERLEN, WAPPÄUS, ELBEN). PRINZING hat in vielen Bezirken einen Parallelismus zwischen Tuberkulose- und Säuglingssterblichkeit aufgedeckt, während von anderer Seite behauptet wurde, daß die Kindersterblichkeit eine vorbereitende Auslese für die Tuberkulose schafft (RATHS). Interessant ist die von NEWHOLME im Auftrage der englischen Regierung veröffentlichte Statistik, die ohne Widerspruch geblieben ist. Er vergleicht 10 Grafschaften mit den höchsten und niedrigsten Sterbeziffern für ein Jahr und untersucht, wie sich die Sterbeziffer in den folgenden Jahren dazu verhält. Er kommt zu demselben Ergebnis wie KOEPPE für den Gießener Bezirk: *eine hohe Säuglingssterblichkeit ist auch von einer hohen Sterbeziffer in den folgenden Jahren begleitet.* Auch entgegengesetzte Berechnungen von RATHS können unseres Erachtens an der Tatsache nichts ändern, daß es falsch ist, die Selektion bei diesem Fragenkomplex in den Vordergrund zu stellen. Seitdem FINKELSTEIN 1906 Wachstumskurven und Photographien besonders schwacher und kranker Säuglinge veröffentlichte, haben gleich ihm Tausende von Ärzten in jahrzehntelanger Arbeit die Erfahrung gemacht, *daß schwächliche Säuglinge mit scheinbar geringen Lebensaussichten unter dem Einfluß sachgemäßer Pflege und Ernährung zu vollwertigen, gesunden Kindern heranwachsen, denen niemand mehr ihre sturmbewegte Säuglingszeit ansieht. Und umgekehrt: aus gesund zur Welt gelangten, dann aber vernachlässigten Säuglingen entwickeln sich körperlich und geistig unfähige Schulkinder, untaugliche Jünglinge und minderwertige Staatsbürger* (A. FISCHER).

Nach diesen Erörterungen glauben wir nunmehr zu der *Besprechung der eigentlichen Grundlagen* übergehen zu dürfen, welche den Beginn des Kampfes gegen die Säuglingssterblichkeit ermöglicht haben. Um zunächst grundsätzliche Klarheit zu schaffen und um die an verschiedenen Orten zustande gekommenen zahlenmäßigen Erhebungen untereinander vergleichen zu können, ist es notwendig, den Begriff „Säuglingssterblichkeit" zu präzisieren. Es ist heute so gut wie allgemein anerkannt, daß man darunter die in einem Kalenderjahre gemeldete Zahl von Sterbefällen von Kindern unter einem Jahre versteht, bezogen auf 100 Lebendgeborene. Eine Säuglingssterblichkeit von 10% im Jahre bedeutet also, daß in diesem Jahre auf 100 Lebendgeborene 10 Säuglingssterbefälle kamen. Andere Vorschläge haben sich nicht durchsetzen können. Es ist ersichtlich, daß man bei dieser gewöhnlichen Ausdrucksweise und Berechnung einen Fehler begeht, indem man die Gestorbenen des einen Jahres mit den Geborenen aus zwei Kalenderjahren in Beziehung setzt. Die im Jahre 1925 gestorbenen Säuglinge sind z. B. teilweise schon 1924 geboren. In Zeiten stark schwankender Geburtenziffern kann man daher zu erheblichen Ungenauigkeiten kommen. Die schnelle Abnahme der Geburten im Kriege, besonders 1915/16 und der folgende starke Anstieg in den Nachkriegsjahren, besonders 1919, machte es z. B. unmöglich, die Säuglingssterblichkeit auf die alte Art, einfach pro 100 Lebendgeborene desselben Jahres berechnet, vergleichend zu betrachten. Auch wenn man die Sterbewahrscheinlichkeit der Säuglinge (= Wahrscheinlichkeit für die Lebendgeborenen, vor dem Ende des ersten Lebensjahres abzusterben) für die einzelnen Monate berechnen will, ist eine andere Methode notwendig, welche die geschilderten Fehlerquellen vermeidet. Man hat daher mehr oder minder komplizierte Wege und Formen angegeben, um die innerhalb einer Zeiteinheit gestorbenen mit den wirklich lebenden Säuglingen in Beziehung zu setzen, d. h. unter Berücksichtigung der Geburtenzahl. Boekh, Knöpfel, Winkler und Raths und Prinzing haben solche exakten, aber recht komplizierten Berechnungsarten vorgeschlagen. Rott hat für ein Jahr die Säuglingssterblichkeit nach mehreren verschiedenen Methoden berechnet und nebeneinandergestellt (Tabelle 5). Man ersieht hieraus, daß recht erhebliche Differenzen entstehen können. Auch Ascher hat neuerdings darauf hingewiesen, daß man mit der alten Methode den wichtigsten Grundsatz jeder Statistik verletzt, nur Gleichartiges miteinander in Beziehung zu bringen. Man darf nach Ascher bei jungen Säuglingen, deren Hauptsterblichkeit in den ersten Wochen liegt, nur Woche für Woche in Vergleich ziehen und nach Überstehen des ersten Lebensmonats nur Monat für Monat. Eine *Sterbetafel*, die diesen Anforderungen gerecht wird, sieht folgendermaßen aus (Tabelle 6).

Tabelle 5. *Säuglingssterblichkeit im Jahre 1915*[1]. (Nach F. Rott.)

Stadt	Übliche Berechnungsart in Proz.	Berechnung nach Rahts in Proz.	Berechnung nach Prinzing in Proz.
Berlin	14,2	13,4	12,8
Hamburg	11,1	10,3	9,6
München	14,9	12,2	10,7
Leipzig	13,2	12,5	11,9
Dresden	10,7	9,9	9,4
Köln a. Rh.	14,7	14,1	13,7
Breslau	17,8	16,8	16,1
Frankfurt a. M.	10,4	9,7	9,2
Düsseldorf	11,7	11,0	10,5
Nürnberg	16,4	14,9	13,8
Charlottenburg	13,5	12,6	12,0
Hannover	11,2	10,5	10,1
Essen	13,2	13,5	13,8
Chemnitz	16,5	14,9	13,9
Stuttgart	10,4	10,1	9,9
Magdeburg	19,4	18,1	17,2
Bremen	10,9	10,1	9,5
Königsberg	19,6	18,2	17,2
Neukölln	13,8	12,6	11,9
Stettin	17,9	16,8	16,1
Duisburg	13,2	12,1	11,3
Dortmund	12,5	12,0	11,6
Kiel	12,9	12,6	12,4

Für die nebenstehende Absterbeordnung sind die Ergebnisse der Stadt Frankfurt a. M. verwendet worden. Die Beobachtungen erstrecken sich auf die Zeit vom 1. I. 1918 bis 31. XII. 1919. Der Verlauf der Berechnung bringt es mit sich, daß die Ergebnisse von Monat zu Monat weniger

Tabelle 6. *Ausgeglichene Zahlen aus den Beobachtungen der Stadt Frankfurt a. M.*

Angenommene Zahl der Lebendgeborenen 10 000.

Lebensmonat	Zahl der Lebenden am Schlusse des Monats	Zahl der im Laufe des Monats Gestorbenen	Sterbenswahrscheinlichkeit für 1 Monat
	Sterblichkeitstafel des 1. Monats		
1/4	9921	79	0,079
1/2	9851	70	0,071
3/4	9788	63	0,064
1	9732	56	0,057

[1] Zitiert nach Husler: im Hdb. d. Kinderheilkunde von Pfaundler-Schlossmann Bd. 1, S. 46. 1924.

zuverlässig werden. Die Sterblichkeitszahlen waren deshalb zweckmäßig unter Berücksichtigung der Beobachtungsgewichte auszugleichen. Das ist in der Weise geschehen, daß die Sterblichkeitskurve als Parabel dritter Ordnung aufgefaßt worden ist. Die Sterbenswahrscheinlichkeiten sind demgemäß analytisch ausgeglichen nach der Formel $9x = \alpha + \beta x + y x^2 + \delta x^3$, wobei mit x das Alter, ausgedrückt in Lebensmonaten, bezeichnet worden ist. Die Konstanten sind aus dem bekannten System der Normalgleichungen bestimmt worden. Als Beobachtungsgewichte sind dabei die Quadratwurzeln der zugehörigen Zahlen der Lebendgeborenen verwendet worden. Das entspricht der in der Wahrscheinlichkeitsrechnung gebräuchlichen Auffassung der Präzision. Mit Rücksicht darauf, daß die Beobachtungszahlen der letzten Monate verhältnismäßig gering waren, ist die parabolische Kurve für die letzten sechs Monate auf dem Wege mechanischer Ausgleichungen abgeändert worden, und zwar derart, daß, soweit es überhaupt möglich ist, die abgeänderten Werte der letzten Monate den beobachteten Werten möglichst angepaßt sind.

Tabelle 6 (Forts.).

Lebensmonat	Zahl der Lebenden am Schlusse des Monats	Zahl der im Laufe des Monats Gestorbenen	Sterbenswahrscheinlichkeit für 1 Monat
	Sterblichkeitstafel der ersten zwei Jahre		
1	9732	268	0,0268
2	9518	214	0,0220
3	9350	168	0,0177
4	9219	131	0,0140
5	9117	102	0,0111
6	9038	79	0,0087
7	8975	63	0,0070
8	8924	51	0,0057
9	8880	44	0,0049
10	8839	41	0,0046
11	8798	41	0,0046
12	8755	43	0,0049
13	8708	47	0,0054
14	8656	52	0,0060
15	8600	56	0,0065
16	8540	60	0,0070
17	8478	62	0,0073
18	8416	62	0,0074
19	8356	60	0,0071
20	8300	56	0,0067
21	8250	50	0,0060
22	8208	42	0,0051
23	8178	30	0,0037
24	8168	10	0,0012

(Nach ASCHER: Veröff. a. d. Geb. d. Medizinalverwalt. Bd. 15, S. 504. 1922.)

Wie dem aber auch sei, wir bleiben dabei stehen, daß bei der Erfassung der Ursachen der Säuglingssterblichkeit statistische Methoden ein unentbehrliches Hilfsmittel sein müssen. In der Tat sind die ersten und wichtigsten Voraussetzungen für die praktische Fürsorgearbeit im Kindesalter durch statistische Arbeiten geschaffen worden. Es müssen die mannigfachen Zusammenhänge zwischen dem körperlichen Wohlergehen des Individuums und der Entwicklung des Staates, der Allgemeinheit, der Umwelt, die Rückwirkungen sozial- und wirtschaftspolitischer Entwicklungen auf die Lebensbedingungen des einzelnen Menschen studiert werden. Alle diese Dinge sind von grundlegender Bedeutung für die Situation, in der sich der einzelne Säugling befindet. So ist es nur natürlich, daß die

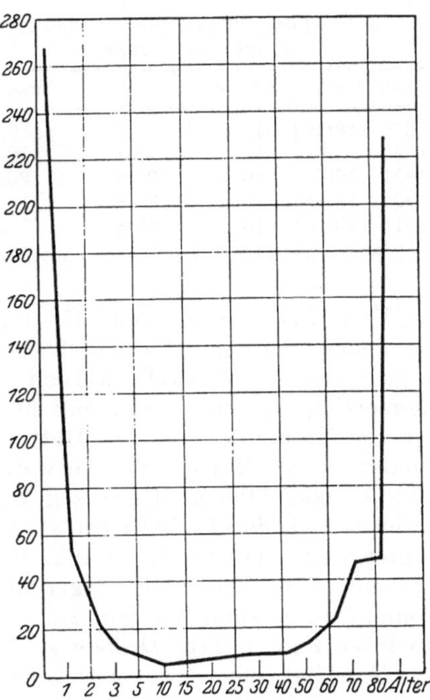

Abb. 2. Kurve der Sterblichkeit in den verschiedenen Lebensaltern (schematisiert).

Forschungsergebnisse der sozialen Hygiene von größtem Einfluß auf das Zustandekommen fürsorgerischer Erkenntnisse sind. Darüber darf nicht vergessen werden, wie groß der Anteil ist, den die klinische und experimentelle Forschung, den die Kinderheilkunde an der Bekämpfung der Säuglingssterblichkeit hat.

Wenn zum Schluß dieser allgemeinen Ausführungen die Aufmerksamkeit noch auf eine Sterbetafel aller Altersklassen gelenkt wird, so geschieht es aus dem Grunde, um die Bedeutung der Säuglingssterblichkeit im Rahmen der Allgemeinsterblichkeit ad oculos zu demonstrieren. Die Form der Kurve ist unabänderliches Naturgesetz, aber die Höhe ihres Niveaus zu beherrschen, liegt im Bereich menschlicher Anstrengungen (Abb. 2).

IV. Die Ursachen der Säuglingssterblichkeit.

1. Soziale und hygienische Faktoren.

Wir wollen nunmehr, ohne durch die Reihenfolge eine Bewertung zum Ausdruck zu bringen, nacheinander alle die Beziehungen und Einflüsse erörtern, die mit der Höhe der Sterbeziffer in kausalen Zusammenhang gebracht worden sind.

Die erste Ursachengruppe möchten wir als *Wirkung der Umwelt* aufgefaßt wissen, des Milieus, dem der Säugling von Geburt an ausgesetzt ist, als Wirkung der vielgestaltigen und graduell verschiedenen, direkten und indirekten Einwirkungen, die ihn von seiten seiner Umgebung treffen.

Da ist vorerst die Tatsache herauszuheben, daß *die ehelichen gegenüber den unehelichen Kindern* bei weitem besser daran sind, daß die unehelichen eine wesentlich höhere Sterbeziffer zeigen (Tabelle 7). Das nimmt nicht wunder, wenn wir uns daran erinnern, daß sämtliche Geschehnisse beim unehelichen Kinde unter weitaus schlechteren Bedingungen vor sich gehen. Der normale Schutz der Familie ist unersetzlich. Häufig ist das natürliche Band zwischen Mutter und Kind ganz zerrissen. Der Säugling wird kürzere oder längere Zeit nach der Geburt von seiner Mutter getrennt. Er verliert dadurch nicht nur die Vorteile der natürlichen Ernährung an der Brust (s. unten), sondern auch die unersetzbare mütterliche Liebe und Sorgfalt bei seiner Aufzucht. Es ist immer wieder festgestellt worden, daß keine noch so gute Anstaltspflege und Heimerziehung den gesundheitlichen und seelischen Schaden ausgleichen kann, den die Trennung von der Mutter nach sich zieht. Selbst solche illegitimen Kinder, die zu Hause behalten werden, d. h. von der eigenen Mutter, von Verwandten oder Pflegemüttern (sog. Ziehfrauen, Pflegefrauen) großgezogen werden, erweisen sich durchschnittlich als hinfälliger und minderwertiger. Beusch berichtet sogar, daß im Jahre 1923 in Königsberg i. Pr. zwei Drittel von den gestorbenen unehelichen Säuglingen in öffentlichen Anstalten, ein Drittel in Privatwohnungen geboren wurden; *sie starben dagegen zu einem Drittel in öffentlichen Anstalten und zu zwei Dritteln in Privatwohnungen.*

Tabelle 7. *Von 100 Lebendgeborenen starben in 1 Jahr in Preußen:*

In den Jahren	Ehelich	Unehelich	Zusammen
1875–1880	19,4	35,3	20,6
1881–1890	19,4	35,4	20,7
1891–1900	19,0	35,5	20,8
1901–1910	16,8	30,8	17,8
1911–1920	13,9	25,8	15,1

(Nach amtl. Zahlen zusammengestellt.)

Man hat für die Übersterblichkeit der Unehelichen noch keine volle Erklärung. Zeitweise neigte man zu der Annahme (Reiter), daß der Mehrzahl der Unehelichen eine minderwertige körperliche und geistige Veranlagung und geringere Widerstandsfähigkeit angeboren sei. Eine nachteilige Einwirkung der meist sehr ungünstigen sozialen Verhältnisse während der Schwangerschaft auf den Fetus erschien möglich. Indessen überwiegen die Stimmen, welche eine solche konstitutionelle Minderwertigkeit a priori für unwahrscheinlich halten. In der Tat spricht die weitere Analyse der Unehelichen-Sterblichkeit sehr für den überragenden Einfluß äußerer, sozialhygienischer und medizinischer Momente auf den Säugling selbst. Die Todesursachenstatistik klärt uns darüber auf, daß neben der angeborenen Lebensschwäche die Durchfallserkrankungen bei den Unehelichen sehr überwiegen und die hohen Sterbeziffern bedingen (Tabelle 8). Der Grund ist ein äußerer: Die falsche, unhygienische, künstliche Ernährung, das Fortfallen des Stillens schädigen die an und für sich gesunden Kinder und disponieren sie zu tödlich verlaufenden Magendarmerkrankungen. Vieles andere kommt hinzu. Frühgeburten, welche einen erheblichen Teil der Todesfälle bedingen, mögen auf die schlimme äußere Lage der unehelichen Schwangeren oder auf ihre häufige syphilitische Infektion zurückzuführen sein. So stellen die unehelichen Säuglinge auch einen erheblichen Teil der Todesfälle an kongenitaler Lues, da die Syphilis bei den unehelichen Müttern häufig ist (Tabelle 9, Abb. 3).

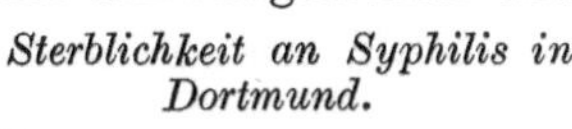
Sterblichkeit an Syphilis in Dortmund.

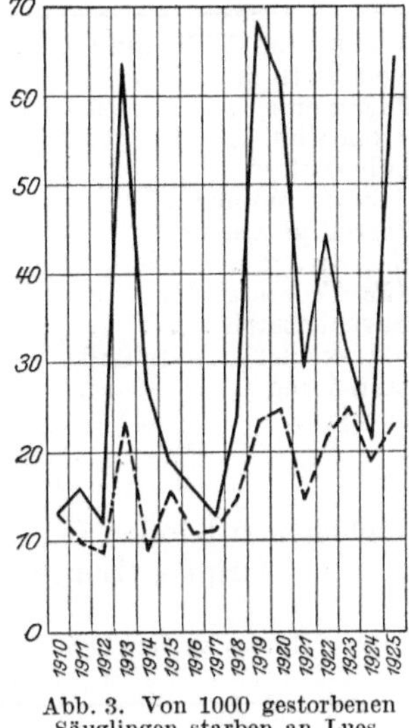

Abb. 3. Von 1000 gestorbenen Säuglingen starben an Lues
——— unehelich
– – – ehelich

Tabelle 8. *Von 1000 ehelich bzw. unehelich Geborenen starben in Berlin während des 1. Lebensjahres im Jahre 1900:*

	Durchfall	Atrophie	Lebensschwäche angegeben	Krämpfe	Lungenerkrankungen
Ehelich	80,0	5,2	37,2	12,5	19,5
Unehelich	181,3	14,9	142,5	19,1	31,2

(Nach TUGENDREICH: Mutter- u. Säuglingsfürsorge, S. 79. Stuttgart: F. Enke 1910.)

Tabelle 9. *Von je 1000 Lebendgeborenen starben an Lues in Alt-Berlin:*

	1913	1922	1923	1924	1925
Eheliche Säuglinge	2,1	4,0	3,7	3,6	3,2
Uneheliche Säuglinge	5,7	20,0	19,0	14,3	10,9
Uneheliche also mehr	3,6	16,0	15,3	10,7	7,7

(Aus WIESE: Gesundheitsfürs. f. d. Kindesalter Bd. I, S. 443. 1926.)

Eine sehr klare Auflösung des Begriffes „Unehelichensterblichkeit“ enthält die aus England mitgeteilte Zusammenstellung der Tabelle 10. Wir verstehen es jetzt, daß die wachsenden Zahlen der dritten Spalte die eigentlichen exogenen Ursachen der Unehelichensterblichkeit demonstrieren. In allen europäischen Ländern hat sich *diese Abhängigkeit der Unehelichensterblichkeit von äußeren Faktoren* besonders eindrucksvoll in der Nachkriegszeit offenbart. Während der Inflation war naturgemäß die Familienpflege der unehelichen Kinder aus wirtschaftlichen Gründen immer schwieriger geworden, die illegitimen Sprößlinge wanderten fast vollzählig in die Anstalten. Dort herrschten infolge Überbelegung, Heranziehung minderwertiger Anstalten und gleichzeitiger Grippeepidemie wenig erfreuliche Zustände. Als Folge sehen wir die „Inflationsmortalität“ der

Tabelle 10. *Säuglingssterblichkeit 1923 in England und Wales.*

Todesursache	Sterblichkeit auf 1000 Lebendgeborene der		Setzt man die Sterblichkeit der ehelichen Säuglinge = 100, so beträgt die der unehelichen
	ehelichen	unehelichen	
Angeborene Mißbildungen	4,19	4,46	106
Keuchhusten	2,33	2,90	124
Pneumonie	12,37	16,47	133
Bronchitis	5,46	7,33	134
Tuberkulose	1,33	1,91	144
Geburtstraumen	1,36	2,28	168
Vorzeitige Geburt	18,27	31,52	173
Masern	1,31	2,31	176
Alle Todesursachen	*72,59*	*132,95*	*183*
Magenkatarrh	0,71	1,49	210
Darmkatarrh, Durchfall	5,97	14,59	244
Erstickung	0,55	1,58	287
Lues	0,75	4,75	633

(Nach Freudenberg: Klin. Wochenschr. 1926, S. 918.)

unehelichen Kinder, fast ausschließlich bedingt durch das Anwachsen der Todesfälle an Grippe, Lungenentzündung und Infektionskrankheiten (Tabelle 11).

Tabelle 11. *Von je 1000 Lebendgeborenen starben an Grippen-Lungenentzündung und Infektionskrankheiten in Alt-Berlin:*

	1913	1922	1923	1924	1925
Eheliche Säuglinge	18,0 + 6,5	31,0 + 6,9	19,0 + 7,4	16,7 + 2,7	18,1 + 4,3
Uneheliche Säuglinge	30,0 + 8,5	*86,0* + *24,5*	*56,0* + *20,2*	*37,0* + *11,4*	32,3 + 10,2
Uneheliche also mehr	12,0 + 2,0	55,0 + 17,6	37,0 + 12,8	20,3 + 8,7	14,2 + 5,9
(Uneheliche mehr im 2. Lebensjahr)	1,6		*24,3*	*17,6*	5,0)

(Wiese: Gesundheitsfürsorge für das Kindesalter Bd. I, S. 445. 1926.)

So sehen wir immer mehr, daß die größere Gefährdung der unehelichen Säuglinge nicht so sehr durch unvermeidliche Minderwertigkeit, sondern vor allem durch ihre schlechtere soziale und hygienische Situation bedingt ist. Ihr muß also unser Kampf gelten, wenn wir das Los der Unehelichen bessern wollen.

Erwähnt sei in diesem Zusammenhang das Bedenken von Holtzmann gegen eine Erweiterung der Fürsorge für uneheliche Säuglinge. Gestützt auf die Untersuchungen der Heidelberger psychiatrischen Schule weist er auf die große Zahl Degenerierter unter den Kindern hin. Indes sagt gerade Gruhle, dessen Material Holtzmann hauptsächlich benutzt, daß es nicht so sehr die Veranlagung als vielmehr die durch das Milieu bedingte Verwahrlosung ist, welche die unehelichen Kinder zu Zöglingen der Fürsorgeanstalten macht.

Viele Abhängigkeiten, die wir soeben für die Sterblichkeit der Unehelichen kennengelernt haben, bestehen in gleicher Weise, wenn auch zahlenmäßig nicht so häufig, bei der Gesamtsterblichkeit der Säuglinge. So ist es sowohl bei Ehelichen wie Unehelichen die soziale Lage, die einen überragenden Einfluß auf die Höhe der Sterbeziffern ausübt. Man hat die verschiedenen Komponenten dieses sozialen Faktors studiert und ihre Teilwirkungen zu bewerten versucht. So ist festgestellt, daß ein unverkennbarer Zusammenhang besteht zwischen der *Höhe des Einkommens bzw. dem Beruf der Eltern* und der Säuglingssterblichkeit (Tabelle 12, 13, 14). Es ist verständlich, daß *berufliche Inanspruchnahme der Mutter* durch Heimarbeit oder außerhäuslichen Erwerb (Fabrikarbeit) sich in einer erhöhten Gefährdung ihrer Säuglinge auswirken muß. Je geringer mütterliche

Tabelle 12. *Die Säuglingssterblichkeit in Preußen nach der sozialen Stellung der Eltern im Verhältnis zu den Lebendgeborenen in den Jahren 1886—1892.* (Nach Evöss.) (Handwörterbuch d. soz. Hyg. Bd. II, S. 287.)

Personen des stehenden Heeres, der Kriegsflotte	15,39
Öffentliche Beamte	16,59
Privatbeamte	17,75
Selbständige, in Besitz, Beruf und Erwerb	18,44
Gehilfen, Gesellen, Lehrlinge, Fabrikarbeiter usw.	20,71
Rentner, Pensionäre, Altenteiler	21,01
Tagelöhner, Tagearbeiter, Lohndiener usw.	22,29
Dienstboten, Knechte, Mägde, Gesinde aller Art	30,00
Almosenempfänger	36,37

Tabelle 13. *Es war die Kindersterblichkeit in Bezirken mit einem Durchschnittseinkommen von*

unter 300 M.	36,9
300—400 „	32,9
400—500 „	31,3
500—600 „	27,7
600—700 „	29,1
700—800 „	26,9
800—900 „	22,6
über 900 „	19,6

(Nach FR. PRINZING: Handb. d. med. Statistik. Jena 1906.)

Tabelle 14. *Nach Wolf starben im Säuglingsalter in Erfurt von je 1000 Geborenen:*

außerehelichen	352
des Arbeiterstandes	305
des Mittelstandes	173
der höheren Stände	89
im Mittel	244

(Nach TUGENDREICH: Mutter- und Säuglingsfürsorge, S. 73. Stuttgart: F. Enke 1910.)

Pflege und Sorgfalt, desto höher die Säuglingssterblichkeit. Als Beispiel sei auf die hohe Sterblichkeit in industriereichen Gegenden und in vorwiegend landwirtschaftstreibenden Distrikten hingewiesen. In beiden Fällen werden die Mütter mehr als anderswo zum Erwerb des Existenzminimums für die Familie mit herangezogen. Verkürzung der Stilltätigkeit und Vernachlässigung der Kinder muß die Folge sein. Bekannt sind die Untersuchungen SCHLOSSMANNS aus Sachsen, BAUMS aus dem Rheinland, FEERS aus der Schweiz (Heimarbeit), GRASSLS für Bayern (Landwirtschaftsbetriebe). Überall erweist sich das Maß der Möglichkeit für die Frau, Mutter zu sein, als ausschlaggebend für die Sterbeziffer der Säuglinge.

Nach den Arbeiten von ASCHER und KIRSCHNER hat auch das Geburtsgewicht — abgesehen von den Frühgeburten — einen Einfluß auf die Mortalität und Morbidität. Vom zweiten Lebensmonat ab sind die Lebensaussichten untergewichtiger Kinder ungünstiger zu beurteilen, mit fallendem Geburtsgewicht steigt die Anfälligkeit untergewichtiger Säuglinge besonders für Konstitutionskrankheiten.

Auch *bei dem unverkennbaren Einfluß der Wohnungsdichte* handelt es sich zuerst um einen Ausdruck des sozialen Einflusses, insofern, als das größte soziale Elend eben in den dichtbelegten engen Mietskasernen herrscht. Allerdings muß auch bedacht werden, daß alle Nachteile der Hitze in den Mietskasernen stark zur Geltung kommen. Die klassischen Untersuchungen von NEUMANN beweisen zahlenmäßig, daß die Säuglingssterblichkeit in Berlin in der Wohnungsgruppe

I (1—2 Zimmer mit Küche)	17,70%
II (3 „ „ „)	12,79%
III (4 und mehr Zimmer mit Küche)	7,29%

betrug.

Die Neumannschen Erhebungen führen uns nun zur Besprechung eines weiteren sehr wichtigen Faktors. Denn Neumann konnte zeigen[1]), daß die schlechten Wohnungsverhältnisse nicht etwa auf alle Säuglinge gleich wirken, sondern daß nur die künstlich ernährten Kinder diese Abhängigkeit zeigen. Berechnete er die Mortalität getrennt für natürlich und künstlich ernährte Säuglinge, so ergab sich, daß in allen drei Gruppen die Brustkinder eine fast gleichmäßig niedrige Sterblichkeit hatten:

Gruppe I	4,9%
„ II	2,6%
„ III	2,6%

Die natürliche Ernährung verleiht also einen fast sicheren Schutz gegen dieselben Schädigungen, denen die künstlich ernährten Kinder erliegen. (Abb. 4). Das trifft in gleicher Weise für alle sozialen Schäden zu, die bisher erwähnt wurden. Es ist daher schlechthin unmöglich, „einen“ Faktor statistisch isoliert zu erfassen, denn stets haben wir eine komplizierte Vielheit von Gründen vor uns, die in enger kausaler Verbindung zueinander stehen. Bei allen Versuchen, einzelne Ursachen aufzudecken, kann es sich stets nur darum handeln, besonders deutliche Beziehungen darzustellen, die neben anderen Berücksichtigung verlangen.

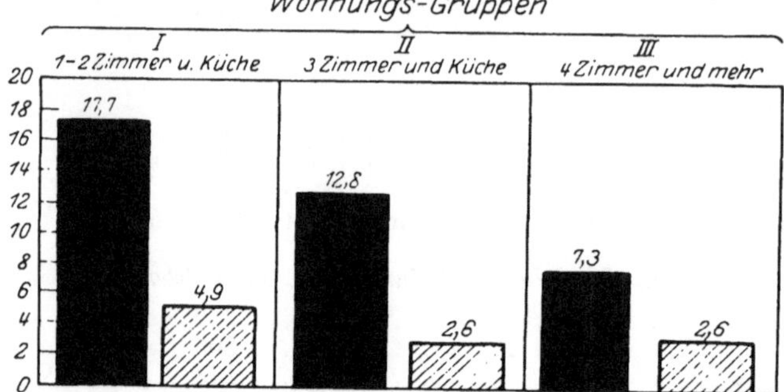

Abb. 4. Wohnung, Ernährung und Säuglingssterblichkeit [nach Neumann[2])]. Von je 100 in den einzelnen Wohn.-Gruppen lebenden Säuglingen starben: schwarze Säulen = insgesamt; schraffierte Säulen = Brustkinder.

Den innigsten Konnex hat man nun immer wieder zwischen der Höhe der Säuglingssterblichkeit und der Ernährungsart feststellen können. Es erscheint jedem Laien heute selbstverständlich, daß die Brustkinder widerstandsfähiger und weniger gefährdet sind als Flaschenkinder. Vor mehr als 40 Jahren aber war es eine grundlegende wissenschaftliche Feststellung von Boekh, als er in Berliner Statistiken die große Überlegenheit des Stillens und die erschreckend höhere Sterblichkeit der künstlich ernährten Säuglinge nachwies. Seitdem ist durch zahllose Nachuntersucher stets dieses Resultat bestätigt worden. Wir glauben nicht zu übertreiben, wenn wir auch heute noch, wie Tugendreich zu Beginn der fürsorgerischen Ära, behaupten: *Die letzte endgültige Ursache der zu großen Säuglingssterblichkeit ist die weite Verbreitung der künstlichen Ernährung.* Wir lassen einige der markantesten Beispiele als Belege folgen (Tabellen 15—19).

Eine richtige Würdigung dieser Erkenntnisse ist uns heute besser möglich, da die klinische Forschung uns zahlreiche faßbare Beweise für die Überlegenheit der natürlichen Ernährung gegeben hat. Heute ist aus vielen experimentellen und klinischen Erfahrungen heraus die Widerstandskraft des Brustkindes gegen Schäden aller Art Ärzten und Laien in Fleisch und Blut übergegangen. (Näheres soll bei den medizinischen Ursachen mitgeteilt werden.) Auch der Fürsorgetreibende muß stets daran denken, daß die Ernährungsart maßgebend ist für die Gefährdung des Säuglings. Sie ist überall mit im Spiel, wo wir auch noch

[1]) Zeitschr. f. soz. Med. Bd. 3. 1908.

[2]) Nach Grotjahn-Kaup: Handw. d. soz. Hygiene, Abschnitt Säugl.-Sterblichkeit.

Tabelle 15. *Von je 1000 Säuglingen starben in Berlin vor Erreichung des nächsten Lebensmonats:*

Lebensmonat	An der Mutterbrust genährt			Mit Tiermilch genährt		
	1885/86	1895/96	1906	1885/86	1895/96	1906
1	22,4	19,6	22,4	142,0	111,9	58,1
2	9,0	7,3	7,9	87,7	58,7	36,3
3	6,8	4,3	4,3	72,2	48,7	27,3
4	6,4	3,6	2,4	61,8	46,6	22,1
5	5,3	2,6	1,7	57,1	37,0	18,5
6	4,9	2,5	2,2	50,7	31,0	16,1
7	4,7	2,5	1,4	46,5	27,7	14,1
8	4,5	2,3	1,8	40,8	24,1	12,1
9	5,3	2,0	2,1	33,3	21,3	10,2
10	5,4	3,8	1,5	29,5	19,1	9,2
11	6,3	3,1	1,3	24,9	16,7	8,0
12	—	3,6	1,5	—	14,6	8,0
in sämtl. Monaten durchschnittlich	8,4	6,0	6,3	54,1	35,8	23,6

[Nach BOECKH[1]).]

Tabelle 16.

In den drei Jahren von November 1900 bis November 1903

erfolgten Geburten *in Derby* 9189	Sterbefälle im 1. Lebensjahr 1171
Von diesen ließen sich statistisch verfolgen:	von denen starben:
Brustkinder 5278	368 = 6,98%
Flaschenkinder 1626	321 = 19,75%
Zwiemilchkinder 1439	142 = 9,87%

(Nach HOWARTH: zit. nach TUGENDREICH: Mutter- und Säuglingsfürsorge, S. 66.)

andere Gründe vermuten und klarstellen. Ebenso wie bei dem Einfluß der Wohnungsdichte steht es mit dem Unterschied zwischen Säuglingssterblichkeit in Stadt und Land. Auch hier erweist sich die Art der Ernährung als das ausschlaggebende Prinzip. In Agrargegenden mit reichlicher Landarbeiterbeschäftigung, wo auch die Frauen sehr stark zur Arbeit herangezogen werden, ist häufig das Stillen weniger verbreitet als in industriereichen Städten. Entsprechend fällt dann die Säuglingssterblichkeit auf dem Lande größer aus als in der Stadt. Auch die Statistik der Unehelichensterblichkeit liefert einen Beweis für die Sonderstellung der Brustkinder; die Folgen von Konstitutions- und Milieuwirkung, die bei allen unehelichen Säuglingen sich einstellen, sind von den Brustkindern schnell und leicht überwunden, während die anderen eher krank werden und sterben. Die Beispiele ließen sich vermehren, sie verlocken zu der Auffassung, die sich heute wieder, nach kurzem Intervall, immer mehr durchzusetzen scheint: *Die soziale Pathologie des Säuglings erweist sich in allen ihren Symptomen und Zuständen als Ausdruck des Mangels an Muttermilch.* Die soziale Fürsorge für das Säuglingsalter hat also immer und immer wieder an dem

Tabelle 17. *Von 628 Kindern der ärmsten Bevölkerung der Stadt Köln a. Rh., die im Wöchnerinnenasyl im Jahre 1900/01 zur Welt kamen:*

Wurden gestillt		Davon starben im 1. Lebensjahr
gar nicht	66	31 = 47%
kürzer als 3 Monate	242	84 = 35%
3—9 Monate	185	22 = 12%
9 Monate und länger	135	4 = 3%

(Nach ASCHER: Veröff. a. d. Geb. d. Medizinalverwalt. Bd. 12, S. 361. 1921.)

[1]) Aus ASCHER: Veröff. a. d. Geb. d. Medizinalverwalt. Bd. 12, S. 373. 1921.

Tabelle 18. *Sterblichkeit der ehelichen Kinder der Stadt Rheydt nach der Ernährungsweise, ihrem Alter und dem Einkommen des Vaters*
(berechnet nach Methode: in einem bestimmten Zeitraum Gestorbene auf 1000 Lebende an einem Stichtag).

Alter und Vorgang		Natürlich ernährte Kinder		Nur künstlich ernährte Kinder	
		Jahreseinkommen			
		bis 1500 M.	über 1500 M.	bis 1500 M.	über 1500 M.
1		2	3	4	5
Bis 3 Monate	Lebende am 5. V. 1909	203	62	42	25
	Gestorben[1])	24	6	18	6
	in Proz. der Lebenden .	11,82	9,68	42,86	24,00
Über 3—6 Monate	Lebende am 5. V. 1909	167	39	89	29
	Gestorben[1])	11	1	27	3
	in Proz. der Lebenden .	6,58	2,56	20,34	10,34
Über 6—9 Monate	Lebende am 5. V. 1909	123	28	93	39
	Gestorben[1])	4	1	23	3
	in Proz. der Lebenden .	3,25	3,57	24,73	7,69
Über 9—12 Monate	Lebende am 5. V. 1909	125	28	113	40
	Gestorben[1])	5	1	13	3
	in Proz. der Lebenden .	4,00	3,57	11,50	7,50
Zusammen	Lebende am 5. V. 1909	618	157	347	133
	Gestorben[1])	44	9	81	15
	in Proz. der Lebenden .	7,12	5,73	20,46	11,28

(Nach Baum: Säuglingsstatistik, im Handwörterb. d. Kommunalwissensch. Bd. 3, S. 586. Jena: S. Fischer 1924.)

Tabelle 19. *Von 10 000 Kindern starben nach* Boeckh *innerhalb eines Monats in Breslau:*

Alter (Monate)	Brustmilch	Tiermilch
0	201	1120
1	74	588
2	46	497
3	37	465
4	26	370
5	26	311
6	26	277
7	24	241
8	20	213
9	30	191
10	31	168
11	39	147

(Nach Husler in Pfaundler u. Schlossmann: Handb. d. Kinderheilk. Bd. I, S. 56. 1923.

Tabelle 20. *Bei Untersuchungen unter sächsischen Bergleuten starben von 100 Lebendgeborenen im 1. Lebensjahre in Ehen mit:*

3 Kindern	20,7%
4 ,, ...	20,5%
5 ,, ...	20,4%
6 ,, ...	22,8%
7 ,, ...	23,2%
8 ,, ...	23,9%
9 ,, ...	25,0%
10 ,, ...	25,7%
11 ,, ...	31,4%
12 ,, ...	35,1%
über 12 ,, ...	42,3%

(Nach Geissler: Über die Säuglingssterblichkeit im 1. Monat. Kgl. sächs. stat. Zeitschr. 1885.)

Problem zu arbeiten, wie man dem Säugling die natürliche Ernährung gewährleisten kann. Ist dieses Ziel erreicht, dann entfallen die wesentlichen Ursachen für die Säuglingssterblichkeit, die sonst noch zu erörtern sind oder erörtert wurden, denn sie gelten nur für künstlich genährte Kinder. Praktisch genommen ist Höhe und Verlauf der Säuglingssterblichkeit gleichbedeutend mit der Sterblichkeitskurve der künstlich genährten Kinder. Von Brustkindern sterben nach allgemeiner Erfahrung nur 4 bis 7% der Lebendgeborenen. Dies ist, wie man sagt, die normale Sterblichkeit der Brustkinder.

[1]) In der Zeit vom 5. V. 1908 bis 4. V. 1909.

Es war eine der ersten und zugleich dankbarsten Aufgaben der Säuglingsfürsorge, *eine großzügige Propaganda für die natürliche Ernährung einzuleiten.* Mit Hilfe der verschiedensten Organisationen, besonders der vaterländischen Frauenvereine, und mit Unterstützung der damale höchstgestellten und einflußreichsten Persönlichkeiten entstand am Anfang dieses Jahrhunderts eine Bewegung, die es jeder Mutter, die in vaterländischer Gesinnung nicht zurückstehen wollte, zur Pflicht machte, ihr Kind selbst zu stillen oder es jedenfalls zu versuchen. Die wohlhabenden Schichten lernten so zuerst um und wirkten durch ihr Verhalten der großen Masse als Beispiel. Der Erfolg war überraschend. Es soll nicht verschwiegen werden, daß durch den Krieg eine unverhoffte Unterstützung in der Stillpropaganda bewerkstelligt worden ist. Der in den letzten Kriegsjahren immer stärker hervortretende Mangel an einwandfreier Kuhmilch führte ganz von selbst dazu, daß die Ernährung an der Mutterbrust stark bevorzugt werden mußte. Selbst diejenigen Frauen, die sich bisher den aufklärenden Lehren entzogen hatten, wurden unter dem Zwang der Verhältnisse dazu geführt, alles daranzusetzen, um ihrem Kinde die Ernährung an der Brust zu ermöglichen.

Rückschläge blieben nicht aus. Auch Mütter, deren Milchmenge nicht zur alleinigen Ernährung ausreichte, setzten ihren ganzen Stolz darein, möglichst lange eine Zufütterung von Kuhmilch zu vermeiden. Dies führte zu Schwierigkeiten, zumal die Unterernährung Menge und Güte der Milch beeinflußte. Wir lernten das „unterernährte Brustkind“ kennen.

Wir kehren zu den Teilursachen der Säuglingssterblichkeit zurück. Zunächst wollen wir die zahlenmäßigen Unterlagen über den *Einfluß des Kinderreichtums* auf die Höhe der Säuglingssterblichkeit beibringen. In Ehen mit vielen Kindern sterben mehr Säuglinge als in Familien mit wenigen Kindern (Tab. 20). Aber auch hier scheint die „hemmende Kraft der Brusternährung aufs wirksamste die sozialen Schädlichkeiten paralysieren zu können, die mit dem Kinderreichtum für Proletarierfamilien verknüpft sind“ (TUGENDREICH). Zu anderen Resultaten kommt allerdings M. BAUM, indem sie nicht aus ihren Zahlen herausfinden kann, daß die Art der Ernährung imstande ist, die Unterschiede zwischen Kinderarmen- und Kinderreichensäuglingssterblichkeit zu verwischen, die auch sie stets findet.

Von *Einfluß* ist auch die Nummer in der *Geburtenfolge.* Die Resultate der verschiedenen Forscher weichen so stark voneinander ab, daß etwas Sicheres nicht angegeben werden kann. Nur so viel scheint festzustehen, daß von einer größeren Hinfälligkeit der Erstgeborenen nicht gesprochen werden darf und eine größere Mortalität sich erst bei den 9. bis 10. Kindern sicher vorfindet (BAUM, PLOETZ, KOEPPE).

Noch wenig geklärt ist die Frage, in welcher Richtung ein *Einfluß städtischer oder ländlicher Wohnweise* zu suchen ist. Aus Tabelle 21 ersieht man, daß

Tabelle 21. *Die Säuglingssterblichkeit in Preußen auf 1000 Lebendgeborene.*

Jahr	Männlich	Weiblich	Ehelich	Unehelich	Stadt	Land	überhaupt
1913	163	137	140	255	145	154	150
1920	146	121	121	248	137	132	134
1921	146	122	121	253	130	138	134
1922	137	112	112	247	128	123	125
1923	140	117	117	246	129	129	129

(Nach Medizinalstatist. Nachrichten Jg. 13., S. 107. 1926.)

in den Jahren 1920 bis 1923 kein Unterschied der Sterblichkeit in Stadt und Land bestand, dagegen muß man aus den ebenfalls für Preußen berechneten Zahlen der Tabelle 22 schließen, daß die Sterblichkeit auf dem Lande höher ist. Eine

Tabelle 22. *Die Säuglingssterblichkeit in Preußen während der Jahre 1911—1918.*
(Verhältnisziffern.)

Jahre	Von 1000 Lebendgeborenen starben im 1. Lebensjahre														
	männlich			weiblich			ehelich			unehelich			zusammen		
	Städte	Land	Staat	Städte	Land	Staat	Städte	Land	Staat	Städte	Land	Staat	Städte	Land	Staat
1	2	3	4	5	6	7	8	9	10	11	12	13	14	15	16
1911	201,1	199,5	200,1	172,2	171,6	171,8	173,9	177,2	175,9	298,6	324,8	310,0	187,0	186,0	186,4
1912	153,1	160,9	157,6	129,3	135,8	133,0	130,0	141,0	136,5	236,0	264,8	248,6	141,6	148,7	145,6
1913	157,1	165,6	162,1	131,2	140,2	136,4	132,1	145,4	140,0	242,8	271,5	255,1	144,5	153,2	149,5
1914	173,1	179,8	177,0	145,4	153,2	149,9	146,8	158,6	153,7	261,0	288,8	273,1	159,7	166,9	163,8
1915	151,7	173,3	164,0	129,1	146,8	139,3	128,7	151,1	141,6	227,7	273,7	248,4	140,7	160,5	152,0
1916	137,1	149,4	144,0	118,5	127,3	123,4	115,8	129,6	123,7	214,2	241,4	226,5	128,2	138,7	134,0
1917	156,0	161,6	159,2	131,3	139,3	135,7	126,9	139,9	134,4	264,0	265,7	264,7	144,0	150,8	147,9
1918	156,2	169,2	153,6	131,7	141,1	137,0	127,8	144,9	137,4	252,2	248,9	250,6	144,4	155,6	150,7

(Nach Medizinalstatist. Nachrichten Jg. 9, S. 195. 1921.)

weitere Analyse zeigt, daß es nur die Unehelichen sind, die auf dem Lande zahlreicher sterben als in der Stadt. Dabei ist aber zu beachten, wie oft in der Stadt geborene Säuglinge aufs Land verbracht werden und dann fälschlich in der Rubrik „Landkinder" erscheinen. Man muß daher vor einer Überwertung dieser statistischen Nachweise warnen. Schließlich hat sich gezeigt, wie schon früher erwähnt, daß auch die Säuglingssterblichkeit auf dem Lande von der distriktweise verschiedenen Stillverbreitung abhängig und daher regional sehr wechselnd ist. *Man erkennt demnach die großen Schwierigkeiten, die sich der Bewertung des eigentlichen Stadt- oder Landeinflusses entgegenstellen.*

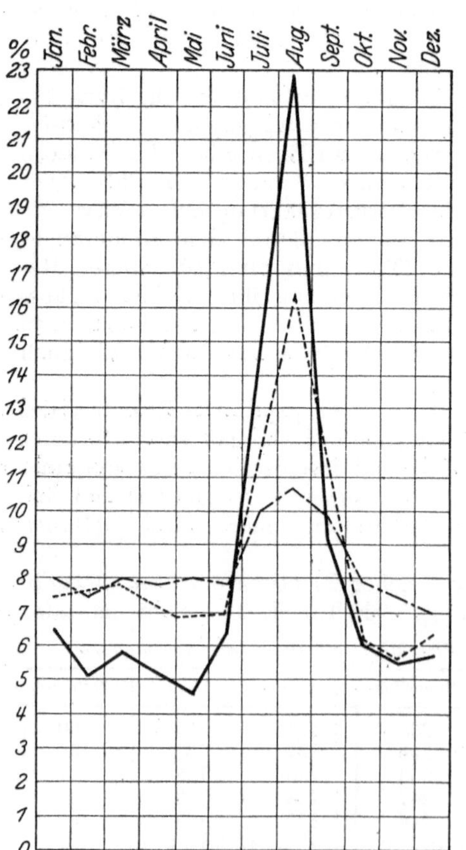

Abb. 5. Sterblichkeit der Säuglinge nach Schlossmann.
In —— Düsseldorf, — — — Dresden, — · — · München } 1908—1911

Es sei nicht verschwiegen, daß man auch einen *Einfluß der Religion auf die Säuglingssterblichkeit* behauptet hat. Einwandfrei steht fest, daß die Kinder jüdischer Eltern eine geringere Sterblichkeit zeigen als die der Katholiken und Protestanten. Das hängt natürlich nicht nur von der sozialen Lage ab, auch nicht von Rasseneigentümlichkeiten, sondern dürfte wohl mit der bekannten Intensität des Familienlebens bei den Juden zusammenhängen, läßt sich aber natürlich statistisch wiederum nicht gut beweisen oder ausdrücken.

Sicher ist auch aus zahlreichen Erhebungen zu entnehmen, daß ein *Überwiegen der Knabensterblichkeit* gesetzmäßig zu sein scheint. Die Differenz gegenüber den Mädchen ist nicht sehr groß, aber recht konstant (Tabelle 23).

Tabelle 23. *Säuglingssterblichkeit in Deutschland*[1]) *vor, während und nach dem Weltkrieg.*

Im Jahre	Im 1. Lebensjahr Gestorbene (ohne Totgeborene) auf je 100 Lebendgeborene					
	bei den Knaben			bei den Mädchen		
	ehelich	unehelich	überhaupt	ehelich	unehelich	überhaupt
1910	16,6	27,6	17,6	13,8	23,6	14,7
1911	19,6	32,0	20,7	16,7	27,7	17,7
1912	15,1	25,1	16,0	12,5	21,3	13,4
1913	15,4	25,7	16,4	12,8	21,7	13,7
1914	16,7	27,2	17,7	14,0	23,2	14,9
1915	15,1	23,6	16,0	12,7	20,5	13,5
1916	14,2	23,1	15,2	11,9	20,3	12,8
1917	14,7	26,9	16,1	12,4	23,1	13,6
1918	15,7	27,2	17,2	13,0	23,3	14,3
1919	14,2	28,1	15,8	11,7	23,8	13,1
1920	13,1	24,8	14,4	10,6	21,1	11,8

Wir wollen nun zu der Besprechung *klimatischer Einflüsse auf die Säuglingssterblichkeit* übergehen. Aus der großen Zusammenstellung in Tabelle 4 ist zu folgern, daß keine Zone und kein Klima besonders günstige oder ungünstige Bedingungen schafft. Die Höhe der Sterbeziffern in Ländern gleicher geographischer Lage ist recht verschieden, sie wird eben von allen bisher besprochenen Faktoren maßgebend beeinflußt. Dagegen ist frühzeitig (Baginski, Schlossmann, Meinert, Illoway) ein *Zusammenhang der Morbidität und Mortalität mit den Temperaturschwankungen* innerhalb der einzelnen Bezirke konstatiert worden.

Tabelle 24. *Nürnberg. Witterung und Säuglingssterblichkeit.*

Jahr	Todesfälle auf 1000 Lebendgeborene an			Witterungscharakter des Jahres	Niederschlagsmenge in mm
	L	*P*	*E*		
1909	33,90	19,75	83,96	mäßig warm, trocken	547
1910	33,50	29,54	75,23	mäßig warm, naß	676
1911	30,55	22,29	107,51	enorm heiß und trocken	383
1912	32,06	26,26	56,06	wenig warm, naß	658
1913	34,47	28,16	50,58	kühl, naß	639
1914	34,38	26,64	61,38	heiß, sehr naß	717
1915	29,32	33,36	56,45	mäßig warm, etwas naß	649
1916	33,99	34,66	37,59	mäßig warm und naß	620
1917	41,32	31,52	54,40	heiß, Sommer sehr naß	654
1918	40,54	36,92	29,23	mäßig warm, trocken	521
1919	37,38	26,75	32,33	mäßig warm, Sommer trocken	655
1920	35,19	23,99	29,32	mäßig warm, trocken	476
1921	37,94	17,35	27,66	heiß, sehr trocken	396
1922	42,43	26,84	19,12	kühl, sehr naß	711
1923	42,35	25,38	29,59	einzelne Hitzewellen, sehr trocken	520
1924	32,57	18,27	19,00	nasser, im wesentl. kühler Sommer	—

L = Lebensschwäche; *P* = Pneumonie; *E* = Ernährungsstörungen.

(Aus Zeltner: Gesundheitsfürsorge für das Kindesalter Bd. 1, H. 4, S. 240. 1926.)

[1]) Die abgetrennten Gebiete sind jeweils vom Abtretungsjahr unberücksichtigt geblieben. (Nach Statist. Jahrb. f. d. Deutsche Reich 1923.)

Tabelle 25. *Im 1. Lebensjahr starben in Königsberg in absoluten Zahlen bei einer Temperatur von:*

Monate	1899			1900			1901			1902		
	° Celsius	ehelich	unehelich	° Celsius	ehelich	unehelich	° Celsius	ehelich	unehelich	° Celsius	ehelich	unehelich
Mai	11,5	69	29	10,1	95	31	12,9	69	25	12,2	61	15
Juni	12,6	69	25	15,6	111	45	16,0	82	20	15,5	51	17
Juli	19,6	175	55	18,1	164	58	20,1	172	62	17,2	60	22
August . . .	15,3	230	74	18,4	252	105	18,2	253	92	16,8	83	18
September .	13,1	87	36	13,0	151	42	13,4	100	36	13,3	79	30
		630	219		773	281		676	235		334	102

(Nach Ascher: Münch. med. Wochenschr. 1903, S. 1558.)

Tabelle 26.
(Nach Ascher: l. c.)

Monate	1901				1902			
	a	b	c	d	a	b	c	d
	Todesfälle überhaupt	$B+D$	b in Proz. von a	mittlere Temperatur	Todesfälle überhaupt	$B+D$	b in Proz. von a	mittlere Temperatur
Januar . . .	82	15	18,3	−4,8	61	13	21,3	−1,7
Februar . .	75	16	21,3	−5,4	59	14	23,7	−4,0
März	102	14	13,7	−0,5	102	14	13,7	−0,5
April	74	12	16,2	6.6	74	12	16,2	6,6
Mai	94	30	31,9	12.9	76	13	17,1	9,4
Juni	102	45	44,1	16,0	68	23	33,8	14,5
Juli	234	176	75,2	20,1	82	31	37,8	14,9
August . . .	245	246	71,3	18,2	101	38	37,6	14,3
September .	136	74	54,4	13,4	109	41	38,5	11,4
Oktober . .	85	36	42,3	9,3	91	14	15,5	5,8
November. .	71	23	32,3	2,6	95	14	14,7	−0,3
Dezember .	64	14	21,8	−0,8	97	13	13,4	−5,9

B = Brechdurchfall; D = Darmkatarrh.

Die heiße Jahreszeit erfordert stets mehr Opfer, die Gipfel der Jahreskurve der Säuglingssterblichkeit fallen stets in die heißesten Sommermonate (*Sommergipfel der Säuglingssterblichkeit*). Je größer die Hitze, desto höher die Sterblichkeit. In einem kühlen Sommer ist der Sommergipfel gering (Tab. 24). Die Ursachenstatistik lehrt uns, daß es fast ausschließlich Erkrankungen an Magendarmstörungen sind, denen diese Sommergipfelkinder erliegen, und zwar auch hier wiederum nur die Flaschenkinder (Tabellen 25 bis 26 u. Abb. 6).

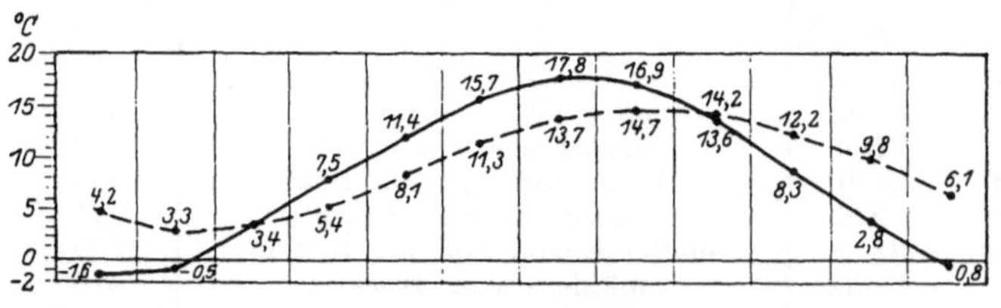

Von den Todesfällen an Erkrankungen der {*Atmungsorgane* 5474 / *Verdauungsorgane* 18397} *Sterbefälle trafen nach* Furst *auf die einzelnen Monate des Jahres 1895—1904 in München:*

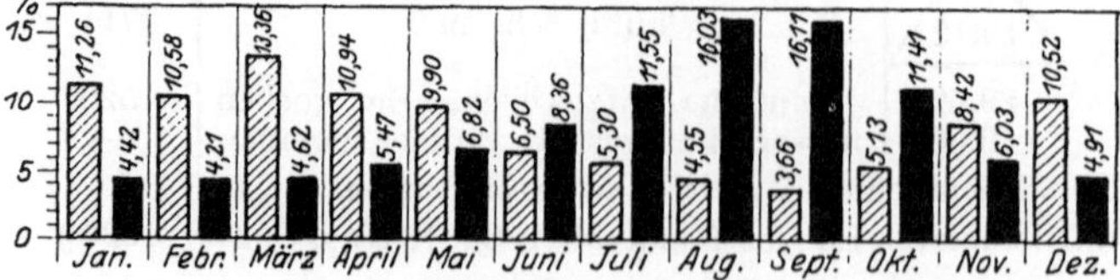

Abb. 6 (nach Kaup-Grotjahn: Handw. d. soz. Hyg. S. 289).
(Die obere Kurve zeigt mittlere Monatstemperaturen von Luft •—• und Boden •— — —•.)

Die allgemeine klinische Erfahrung bestätigt, daß auch

die Morbidität der Kinder an Magendarmaffektionen im Sommer am größten ist. Man spricht geradezu von der Sommerdiarrhöe der Säuglinge. Wir haben heute eine klarere Vorstellung von der Pathogenese dieser mit Durchfall einhergehenden Ernährungsstörungen als früher und wissen auch schon einiges über den Mechanismus, welcher der Hitzewirkung zugrunde liegt. Ohne die Annahme einer besonderen Labilität des Magendarmtractus zu Zeiten größerer Temperaturerhebungen kommen wir nicht aus. Diese Annahme ist aber heute nichts Ungewöhnliches mehr, denn wir lernen in der Gesamtmedizin sowohl, wie auch in der Kinderheilkunde die Bedeutung jahreszeitlicher Einflüsse auf die Krankheitsbereitschaft bestimmter Organsysteme immer mehr kennen. Durch die Arbeiten Moros ist das Interesse an diesen Zusammenhängen in der Pädiatrie wachgerufen. So können wir heute schon für jede Jahreszeit eine „Saisonkrankheit" nennen. Im Winter besteht eine ständig wachsende Disposition für das Entstehen der Rachitis, im Frühjahr zeigt sich unter hormonalen Einflüssen eine Tendenz zu vegetativ-nervöser Übererregbarkeit und zum Auftreten der Tetanie.

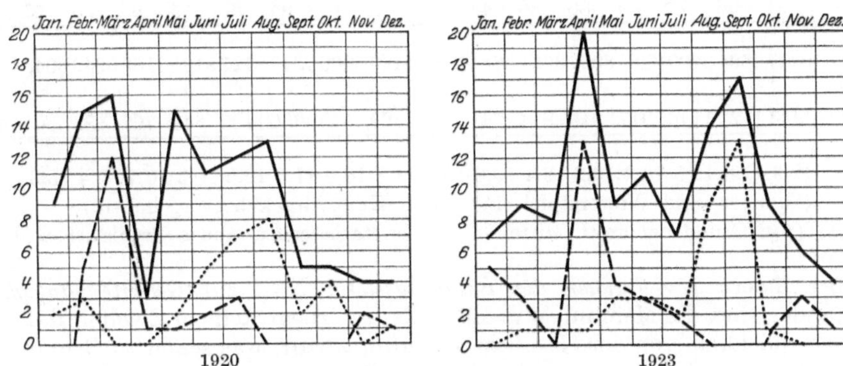

Abb. 7. Todesfälle im Säuglingsheim Dortmund (1920 und 1923).
(Die Tabelle zeigt, wie aus der Gesamtsterbeziffer ein Wintergipfel an Erkrankungen der Atemwege und ein Sommergipfel an Ernährungsstörungen sich heraushebt.)

——— Gesamtzahl der Todesfälle
· · · · · Ernährungsstörungen
— — — Erkrankungen der Atmungsorgane

(Aus H. Meyer: Arch. f. Kinderheilk. 1927.)

Der Sommer ist die Zeit des labilen Darmsystems, und im Herbst-Winter schließlich scheint die Empfänglichkeit für Lungenaffektionen und Grippe erhöht zu sein. *Die Sommerempfänglichkeit für Verdauungsstörungen scheint aufs unmittelbarste eine Folge der Hitze zu sein. Kühle Sommer haben keine Übersterblichkeit.*

Neuerdings ist eine große Wandlung eingetreten. Die Erfahrungen der Praxis und die Resultate der Statistik stimmen darin überein, daß man in den letzten Jahren von einem *Wintergipfel der Säuglingssterblichkeit* sprechen darf, der durch Todesfälle an Lungenkrankheiten (ausgenommen die Tuberkulose) hervorgerufen wird. Ja, die Bedeutung dieser winterlichen Erkrankungs- und Sterbebereitschaft ist heute mindestens so groß wie die des Sommergipfels (Tab. 24 u. Abb. 7). Aus den Untersuchungen von Fürst geht hervor, daß die Sterblichkeit an Magendarm- und Lungenaffektionen *direktere Beziehungen zur Temperatur des Bodens* als zu der der Luft erkennen läßt (Abb. 6). Das ist ja ohne weiteres plausibel, wenn man daran denkt, daß eine dauernde Veränderung der über dem Erdboden herrschenden Temperatur immer erst etwas später konstatiert werden kann als die ihr zugrunde liegende Schwankung in der Intensität der Sonnenstrahlung. Man betrachte außerdem die Tabelle 27, und es wird klar, daß auch die praktische Fürsorgetätigkeit an diesen Feststellungen nicht vorübergehen darf. Wir werden in einem späteren Abschnitt unserer Ausführungen zu erörtern haben, worauf die Verminderung der Sommersterblichkeit und das Wachsen des Wintergipfels zurückzuführen sind (S. 84).

Tabelle 27. *Frankfurt a. M. Sterblichkeit im 1. Lebensjahr* (in absoluten Zahlen).

	1909	1910	1911	1912	1913	1914	1915	1916	1917	1918	1919	1920	1921	1922	1923	1924	1925
Januar .	86	81	85	68	*89*	68	78	49	39	49	53	90	76	80	57	44	42
Februar.	81	75	70	64	68	61	72	*71*	48	49	*73*	99	75	65	*66*	56	36
März . .	*111*	82	75	65	86	*86*	*90*	38	*63*	34	71	*112*	76	*89*	52	*71*	*54*
April . .	96	100	*88*	72	77	78	74	47	38	37	56	93	63	75	55	47	35
Mai . .	89	*104*	75	*91*	86	72	62	38	45	33	66	82	59	67	48	37	38
Juni . .	79	91	70	65	63	44	49	35	49	30	54	77	43	58	38	24	39
Juli . .	91	100	115	93	*76*	91	*72*	*54*	*64*	*52*	48	125	97	55	44	*36*	31
August .	*138*	*133*	*196*	*101*	71	*104*	61	39	50	53	71	*129*	*109*	*59*	*54*	35	*42*
Septemb.	118	89	148	69	71	95	46	51	40	42	*121*	77	58	56	51	23	25
Oktober	102	98	79	63	77	71	44	40	30	52	95	64	58	54	49	37	40
Novemb.	69	78	72	77	64	56	49	37	28	52	64	66	55	44	39	40	32
Dezemb.	84	96	72	89	86	88	44	52	35	*66*	84	86	*85*	65	35	51	33
Lebendgeborene im Jahre	9247	9594	9209	8984	8927	8651	6884	5182	4496	5009	7347	9127	8185	7163	6249	6048	6350
Absolut	1144	1127	1140	917	914	814	741	551	529	549	856	1106	848	767	588	501	447
gestorb. in Proz.	12,3	11,8	12,5	10,2	10,2	9,4	10,8	10,6	11,8	10,9	11,6	12,0	10,3	10,7	9,4	8,3	7,0

(Sommer- und Wintergipfel sind durch Kursivdruck hervorgehoben.)
(Auf Grund der amtl. Mitteilungen des statistischen Amtes Frankfurt a. M.)

Über innere *Beziehungen der Säuglingssterblichkeit zur Geburtenhäufigkeit* eines Landes sind die Meinungen geteilt. Es unterliegt keinem Zweifel, daß die Gesamtsterblichkeit von der Natalität beeinflußt wird, was schon zu Beginn der Fürsorgeära von zahlreichen Autoren festgestellt wurde. Ob aber auch die Säuglingssterblichkeit als ein nur kleiner Teil der Gesamtmortalität in dieser gleichen Abhängigkeit von der Geburtenziffer steht, wird noch häufig betritten. Das Richtige dürfte auch hier in der Mitte der verschiedenen Thesen zu suchen sein und am plausibelsten in der Formulierung Schlossmanns erscheinen, daß ein Parallelismus von Säuglingssterblichkeit und Natalität, wo er vorhanden ist, durch Wechselwirkung bedingt ist. Die Aufdeckung ist im einzelnen sehr schwierig, da die Beziehungen sehr verwickelt sind. Nach Erhebungen der Dortmunder Statistik für die letzten 20 Jahre scheint der unmittelbare Einfluß der Natilität wenigstens bei so starken Schwankungen wie in den letzten Jahren wahrscheinlich. Sehr sicher scheint der *Zusammenhang zwischen Stillhäufigkeit, Säuglingssterblichkeit und Natalität* zu sein, und zwar insofern, als das vermehrte Stillen gleichzeitig die Geburtenziffer und die Säuglingssterblichkeit herabdrückt. Jedenfalls liegen die Dinge keinesfalls so einfach, daß man das Absinken der Säuglingssterblichkeit im Verlaufe von Jahrzehnten *allein* mit der gleichzeitig erfolgten Minderung der Geburtenhäufigkeit erklären kann. Das läßt sich durch Beispiele belegen. In Tabelle 28 z. B. ist jeder

Tabelle 28. *Säuglingssterblichkeit und Natalität.*

	In Frankfurt	
	kamen Geburten auf 1000 der Bevölkerung	starben Säuglinge von je 100 Lebendgeborenen
1891—1895	36,0	16,2
1896—1900	35,2	15,8
1901—1905	29,3	16,0
1906—1910	26,3	13,2

(Nach Ascher: Veröff. a. d. Geb. d. Medizinalverwalt. Bd. 12, H. 8, S. 370. Berlin 1921.)

Parallelismus von Mortalität des ersten Lebensjahres und Natalität zu vermissen. Diese Dinge spielen in letzter Zeit eine große Rolle bei der sog. Erfolgsstatistik. Wir verweisen auf die betreffenden Ausführungen auf S. 80/81.

Erwähnung sollen noch die Bemühungen finden, die auf *formelmäßige Ausdrucksweise der Beziehungen Säuglingssterblichkeit : Natalität* abzielen. So hat SCHLOSSMANN vorgeschlagen, das Verhältnis $\frac{\text{Sterblichkeitsziffer}}{\text{Geburtenziffer}} = \frac{a}{b}$ (a = Zahl der pro 1000 der Bevölkerung gestorbenen Säuglinge, b = Zahl der Lebendgeborenen auf 1000 Einwohner) als „bevölkerungspolitische Grundziffer" anzusehen. Den Wert $b - a$, die Zahl der das erste Jahr Überlebenden, nennt er Aufwuchsziffer. $\frac{a}{b} \cdot 100$ ergibt die Säuglingssterblichkeit in Prozent auf 100 Lebendgeborene. Diese Berechnungsart hat sich vor allem deswegen bisher nicht allgemein verbreitet, weil sie infolge der Einführung neuer Ausdrucksformen und Zahlen den Vergleich mit den grundlegenden älteren Statistiken nicht gestattet.

HUSLER regt daher an, statt der Sterblichkeitsziffer SCHLOSSMANNS, die sich manchmal gar nicht ermitteln läßt, die Zahl der auf 1000 Einwohner pro Zeiteinheit treffenden Lebendgeborenen (= L) zu wählen (also die zehnfache Prozentziffer der üblichen Säuglingssterblichkeitsziffer), und in Zusammenhang zu bringen mit den im Säuglingsalter Absterbenden (auf 1000 Lebendgeborene) (= S). Dann ist $L - S$ der Index des Bevölkerungsnachwuchses. HUSLER macht aber gleichzeitig mit Recht darauf aufmerksam, daß auch hier ein prinzipieller Fehler begangen wird, wenn man die Zahl der Geborenen und Gestorbenen auf die Gesamtbevölkerung bezieht. Denn die Rechnung stimmt nur dann, wenn die Gesamtbevölkerung in den zu vergleichenden Zeiten und Regionen einigermaßen gleichförmig bleibt, was sicher häufig nicht zutrifft. So wird also eine der wichtigsten Regeln der Statistik verletzt. *Wir möchten daraus den Schluß ableiten und es auch hier aussprechen, daß man das Prinzip der Statistik aus dem Wunsch, zu einfachen Vorstellungen zu gelangen, nicht überspannen darf und einsehen muß, daß fließende Veränderungen sich eben nicht ohne weiteres zahlenmäßig fassen lassen.*

2. Medizinische Ursachen der Säuglingssterblichkeit.

Wenn man über die *medizinischen Ursachen der Säuglingssterblichkeit* spricht, so ist es notwendig, zunächst darzulegen, daß die Sterblichkeit innerhalb der

Tabelle 29. *In Dortmund starben im 1. Lebensjahr, und zwar im 1., 2., 3. usw. Lebensmonat:*

Jahr	Lebensmonat												Insgesamt
	1.	2.	3.	4.	5.	6.	7.	8.	9.	10.	11.	12.	
1909	362	112	112	102	84	93	82	56	67	67	53	52	1242
1910	326	100	98	91	93	67	65	51	41	43	48	34	1057
1911	386	126	104	107	120	113	84	88	75	76	76	47	1402
1912	331	102	97	100	92	72	68	44	45	35	40	34	1060
1913	378	104	98	107	96	59	58	50	50	62	30	50	1142
1914	388	111	122	107	91	80	75	62	58	58	47	44	1243
1920	408	89	85	78	81	70	60	55	55	38	47	31	1097
1921	388	91	77	74	60	47	42	55	39	29	38	27	967
1922	387	109	95	73	43	60	56	48	39	42	32	30	1014
1923	351	77	72	68	53	50	47	42	35	44	42	36	917
1924	330	60	38	37	35	19	22	27	27	23	23	20	661
1925	350	65	58	38	41	21	26	28	30	24	19	16	716

Tabelle 30. *Das Ansteigen der Neugeborenensterblichkeit, besonders in den Inflationsjahren.* Von 100 Säuglingen starben in den betreffenden Zeiträumen in Nürnberg:

Jahre	Ehelich						Grund-zahlen
	Tag				Monat		
	1.	1.—3.	1.—7.	1.—14.	1.	0.—3.	
a) 1911/13	7,67	10,00	14,70	19,85	28,82	51,62	3258
b) 1914/16	8,97	11,87	16,33	22,12	29,87	51,53	2229
c) 1917/19	12,72	16,62	22,69	28,83	36,86	52,55	1564
d) 1920/22	16,07	20,77	26,90	32,48	41,00	59,36	1810
e) 1923/24	15,29	20,99	26,48	32,38	37,76	56,00	948

Jahre	Unehelich						Grund-zahlen
	Tag				Monat		
	1.	1.—3.	1.—7.	1.—14.	1.	0.—3.	
a) 1911/13	10,78	13,08	16,11	21,39	30,27	57,43	1318
b) 1914/16	10,85	14,97	17,85	21,56	31,04	55,76	728
c) 1917/19	9,01	13,94	16,97	21,82	29,69	53,02	660
d) 1920/22	15,51	21,08	24,69	29,36	39,76	50,84	664
e) 1923/24	12,25	17,94	21,65	26,95	35,61	57,56	351

(Nach Zeltner: Gesundheitsfürsorge für das Kindesalter Bd. 1, H. 4, S. 250. 1926.)

einzelnen Epochen des Säuglingsalters durchaus nicht gleich ist. Der reife Neugeborene ist in seiner Widerstandsfähigkeit gegenüber dem 3 Monate alten Säugling und dieser wieder gegenüber dem noch älteren ganz außerordentlich verschieden. Rein statistisch findet das seinen Ausdruck darin, daß die Sterblichkeit nicht nur innerhalb der ersten Lebensmonate stark abnimmt (Tab. 29), sondern daß auch innerhalb des ersten Monats noch von Woche zu Woche ein Absinken festzustellen ist (Tab. 30). Auch die *Todesursachen sind innerhalb der verschiedenen Phasen des Säuglingsalters* nicht gleich. Es gibt bestimmte Dispositionen zu einzelnen Erkrankungen, die gewissen Lebensabschnitten eigentümlich sind. So wollen wir als Beispiel anführen, daß die Neigung zu toxischen Ernährungsstörungen auf rein alimentärer Grundlage von Monat zu Monat geringer wird und jenseits des vierten Lebensmonats eigentlich nur noch in Ausnahmefällen zu verzeichnen ist. Dagegen spielen enterale und parenterale Infekte bei den toxischen Störungen des älteren Säuglings eine größere Rolle. Diese Altersdisposition kommt in den Zeiten besonders zum Ausdruck, wo alimentäre Störungen gröberer Art gehäuft vorkommen. *Die Sommersterblichkeit der Säuglinge wird vor allen Dingen durch die Sterblichkeit an alimentär bedingten Störungen in den ersten Monaten bedingt.* Die ungünstige Stellung der Neugeborenen und der jungen Säuglinge tritt immer stärker hervor. Namentlich die Inflationsjahre zeigen eine Verschlechterung der Zahlen (Tabellen 29 u. 30).

Wir würden in alle diese Dinge einen noch besseren Einblick haben, wenn nicht die Statistik der Säuglinge fast überall summarisch abgehandelt würde. In der öffentlichen Statistik kommt das verschiedene Alter des Säuglings überhaupt nicht zum Ausdruck. Man kann sich infolgedessen nur auf solches Material stützen, welches ad hoc bearbeitet ist. Wir bringen eine Tabelle eigener Beobachtung, welche an 600 Todesfällen der Dortmunder Kinderklinik über die Altersverteilung der Todesursachen Aufschluß gibt (Tab. 31).

Unter medizinischen Ursachen der Säuglingssterblichkeit wollen wir diejenigen pathologischen Vorgänge und Zustände verstehen, welche den Tod des Säuglings im Einzelfalle bedingen. Nach den früheren Ausführungen ist klar, daß soziale und medizinische Ursachen nicht scharf voneinander zu trennen sind.

Tabelle 31. *600 Todesfälle des Säuglingsheims Dortmund nach Alter und Todesursache*[1]).

Lebensmonat	Monate												über 1 Jahr	Zusammen
	0—1	1—2	2—3	3—4	4—5	5—6	6—7	7—8	8—9	9—10	10—11	11—12		
Ernährungsstörungen	13	34	51	28	25	8	13	6	4	5	3	1	1	192
Respirationskrankheiten .	10	10	20	19	7	8	15	8	11	7	7	9	18	149
Infektionskrankheiten	11	25	19	15	10	11	4	5	8	7	9	5	12	141
Frühgeb., Neugeborenes, Mißbildungen usw.	65	5	6	9	—	—	—	—	1	—	—	—	..	86
Sonstiges	3	4	3	5	2	3	5	1	1	—	1	..	—	32
Zusammen	102	78	99	76	44	30	37	20	25	19	20	15	31	600

Bei der großen Empfindlichkeit des Säuglings wird es sehr häufig vorkommen, daß die Erkrankung eine Folge sozialer oder wirtschaftlicher Nöte ist. Da es aber für das ärztliche und fürsorgerische Handeln notwendig ist, den Krankheitszustand klar zu erkennen, so muß der medizinische Anteil des Problems gesondert abgehandelt werden. Im Hinblick auf die Fürsorge tritt eine Zweiteilung des Handelns ohne weiteres hervor. In erster Linie wird man zwar bestrebt sein, Krankheiten zu verhüten und dadurch die Säuglingssterblichkeit an ihrer Wurzel zu bekämpfen. Wir wissen aber aus Erfahrung, daß wir ungeachtet aller fürsorgerischen Tätigkeit doch mit einer großen Anzahl von kranken Säuglingen rechnen müssen. *Hier läßt sich eine Besserung nur erreichen durch therapeutisches Eingreifen im Einzelfalle.*

a) Die Bedeutung der Säuglingshygiene.

Ein weites Arbeitsgebiet wurde der Säuglingsfürsorge dadurch erschlossen, daß man *die allgemeinen hygienischen Bedingungen* näher erforschte, die für ein ungestörtes Gedeihen des Säuglings notwendig sind.

Wir wollen dazu — abgesehen von der gesondert zu besprechenden Ernährung — das zählen, was man über die *Einwirkung der Pflege* weiß, über die Reaktion des kindlichen Organismus auf die Art der Kleidung, der Lagerung, der Körperpflege, des Badens, des Sauberhaltens usw. Die Unsitten der Bevölkerung sind zu bekämpfen. Gummieinlagen, Gummihöschen müssen verschwinden. Der ungünstige Einfluß des Wickelns auf die Entstehung von Muskel-, Skelett- und Knochenerkrankungen muß Berücksichtigung finden. Der eklige Schnuller hat in der heutigen Säuglingspflege keinen Platz usw. Dagegen sind die neu gewonnenen Erkenntnisse zu propagieren, die Bedeutung z. B. von frischer, reiner Luft, von Licht und Sonne. Wo Licht und Sonne, da ist keine Rachitis. Alles, was heute im Zeitalter des Sportes über die Notwendigkeit körperlicher Bewegung in frischer Luft gesagt und geschrieben wird, trifft mutatis mutandis auch für den Säugling zu. Dazu gehört kein nach bestimmten Regeln aufgestelltes System der Säuglingsgymnastik, sondern es genügt eine den natürlichen Bedürfnissen des Säuglings entsprechende unkomplizierte Sorge für Aufenthalt und Bewegung im Freien: stundenweises Verbringen ins Freie auch im Winter, Beseitigung alles dessen, was den Säugling an dem notwendigen Strampeln hindert, häufige Änderung der Lagerung, passive und aktive Bewegung des Kindes, Kriechen- und Krabbelnlassen auf sauberer, weicher Unterlage, im Winter im Zimmer, im Sommer auf dem Rasen.

[1]) Aus H. Meyer: Arch. f. Kinderheilk. 1927.

Ein Beispiel für die Beziehung zwischen Lichtmangel und englischer Krankheit: Man glaubte eine Zeitlang, daß die soziale schlechte Lage, der Pauperismus, der Hauptgrund für das bevorzugte Befallensein der Proletarierkinder von der Rachitis sei. Dem Mangel an Licht erkannte man nur eine untergeordnete Bedeutung zu. Daß aber gerade dieser Lichtmangel als ein Hauptfaktor anzusehen ist und nicht allein die sonstigen Bedingungen des Milieus, geht sehr eindeutig aus folgender Beobachtung Hutchinsons in Indien hervor. Dort gibt es eine Kaste vornehmster Adelsgeschlechter, bei denen das Purdah-System herrscht. Dieses verlangt, daß die stillenden Mütter während der ganzen Dauer der Lactation mitsamt den Säuglingen in verdunkelten Wohnräumen sich aufhalten, die sie erst verlassen dürfen, wenn das Kind ein bestimmtes Alter erreicht hat. Die sonstigen pflegerischen und sozialen Bedingungen, unter denen Mutter und Kind leben, sind die denkbar günstigsten. Nur die Sonnenstrahlung und frische Luft sind ihnen genommen. *Während nun in Indien in allen übrigen Volksschichten, auch in den ärmsten Kreisen, die Rachitis so gut wie gar nicht vorkommt, konnte H. feststellen: über 90% aller Säuglinge, die zu der erwähnten Kaste gehören, sind am Ende der Purdah-Periode schwer rachitisch erkrankt*, ein schlagender Beweis für die beherrschende Rolle des Lichtes und der Sonne für das Entstehen oder Ausbleiben dieser bei uns so verbreiteten Kinderkrankheit. Was liegt näher als eine Verwertung dieser nur andeutungsweise erwähnten Erkenntnisse in der praktischen Fürsorgearbeit? *Es gibt wohl keine dankbarere und billigere Aufgabe, Prophylaxe der Rachitis zu treiben, als das Bemühen, den Kindern den Genuß und die Pracht der von der Natur kostenlos und reichlich gewährten Sonnenstrahlen zu ermöglichen.*

b) Die Bedeutung des Geburtstraumas.

Schon die Geburt verläuft nicht gefahrlos für eine beträchtliche Zahl von Säuglingen. Abgesehen von den groben Schäden, welche bei schweren Geburten vorkommen und ihr Höchstmaß in der Totgeburt erreichen, gibt es minder sinnfällige Schädigungen, welche für das Leben und die Entwicklungsmöglichkeit von großer Bedeutung sein können. Untersuchungen der letzten Jahre von Ylppö, Schwartz, Sigmund und Mitarbeitern haben uns gelehrt, daß bei vielen Geburten Schädigungen des Gehirns vorkommen. Es handelt sich hierbei nicht nur um Blutungen gröberer Art, welche ohne weiteres bei der Obduktion auffallen, sondern vor allen Dingen auch um kleinere Blutaustritte, welche oft nur mikroskopisch nachweisbar sind. Sie kommen nach Schwartz dadurch zustande, daß beim Durchtritt des Kopfes durch das Becken in utero ein *Unterdruck entsteht und dadurch eine Saugwirkung* auf die noch nicht „entwickelten" Teile des Schädels und seines Inhalts ausgeübt wird. Je länger der Durchtritt und damit die Druckdifferenz dauert, um so schwerer ist auch die mögliche Schädigung. Man mißt diesen Dingen heute eine erhebliche klinische Bedeutung bei und führt viele Erscheinungen aus der Pathologie des Neugeborenen auf solche geburtstraumatische Einflüsse zurück. Viele der unklaren Todesfälle an „Lebensschwäche" können auf diese Weise erklärt werden. Auch länger dauernde, bis in spätere Monate hinübergreifende Abweichungen von der Norm werden als Folgen von organischen Veränderungen insbesondere des Gehirns bei der Geburt betrachtet: Störungen der Entwicklung und des Wachstums, Trinkfaulheit, Somnolenz, mangelnde Gewichtszunahme, Dystrophie, Anomalien des Gallenfarbstoffkreislaufes, Erkrankungen der Meningen und des Ohres, nicht zuletzt aber auch die direkten Erscheinungen von seiten des Zentalnervensystems. In gar nicht so sehr seltenen Fällen reagiert das Kind auf die Geburtsschädigung des Gehirns *mit Krämpfen in den ersten Lebenstagen*, bei anderen Kindern kommt es erst in späteren Wochen dazu; jedesmal aber ist es ein Hinweis darauf, daß der Schaden nicht unbeträchtlich ist. Diese letzteren Fälle sind deshalb wichtig, weil es zu erheblichen Spätfolgen kommen kann, zu Lähmungen und zu Schädigungen der Intelligenz.

Das Kapitel der Neugeborenensterblichkeit ist in den letzten Jahren besonders unter dem Einflusse von ROTT in den Vordergrund des fürsorgerischen Interesses getreten. Es zeigte sich nämlich, daß die Verminderung der Säuglingssterblichkeit sich auf die Neugeborenen nicht erstreckt (s. S. 53—55). Um Grundlagen zu schaffen für die Erfassung dieses Anteiles, hat man sich intensiv mit dem Studium der Frühsterblichkeit beschäftigt. Abschließende Resultate liegen noch nicht vor. Bis jetzt wissen wir nur, daß ein nicht unerheblicher Teil dessen, was früher unter dem Sammelnamen der Lebensschwäche ging, auf Geburtsschädigung zurückzuführen ist. Ein anderer großer Teil der Neugeborenensterblichkeit bezieht sich auf die nicht in voller Reife geborenen Kinder, Frühgeburten, Zwillinge, debile, untergewichtige ausgetragene Kinder. Die Frühgeborenen sind in jeder Hinsicht gefährdeter als die Ausgetragenen. Sowohl ihr Digestionsapparat wie ihre Respirationsorgane (s. S. 60, Tab. 32), ihre Fähigkeit die Temperatur zu regulieren, ihre Widerstandskraft gegen Infektionen sind geringer als bei reifen Neugeborenen. Sie sind auch den geburtstraumatischen Schädigungen in erhöhtem Maße ausgesetzt. So kommt es, daß von den Frühgeburten unter 1000 g Gewicht nur ganz wenige aufzuziehen sind. Zwischen 1000 und 1500 g wird der Prozentsatz schon etwas größer, und erst jenseits von 1500 g erhöhen sich die Lebensaussichten beträchtlich. Frühgeborene, die mehr wie 2000 g wiegen, sind bei sorgsamer Pflege in der Regel zu retten. (Weiteres s. S. 84—86.)

c) Die Digestionskrankheiten als Ursache der Säuglingssterblichkeit.

Die Ernährung des Säuglings mit Kuhmilch ist ein unnatürlicher Zustand und daher eine schwere Belastung; ihr ist eine große Zahl von Säuglingen ohne weiteres gewachsen, oft sogar in einem solchen Maße, daß sie trotz ungeeigneter Ernährung nicht nur nicht krank werden sondern gut gedeihen. Diese Tatsache muß um so energischer betont werden, als sie von jeher ein großes Hemnis für die fürsorgerische Arbeit gebildet hat. Eine Mutter, die bereits zwei Kinder gehabt und diese in einer ungeeigneten Weise, aber mit Erfolg aufgezogen hat, gibt sehr oft Ratschläge für die Ernährung fremder Kinder. Sie wird dazu neigen, das Ergebnis, welches sie mit ihren eigenen Kindern hatte, zu verallgemeinern und ihre Art der Ernährung zu empfehlen. *Ist nun das betreffende Kind nicht so widerstandsfähig wie die eigenen*, so wird es leicht bei derselben Ernährung erkranken und unter Umständen sogar rettungslos erkranken, bei der es den anderen Kindern gut gegangen ist. *Wir dürfen also die natürliche Widerstandsfähigkeit des Säuglings nicht von vornherein in Rechnung stellen, weil wir im Einzelfalle nicht wissen können, wie groß sie ist. Vielmehr ist die Ernährung so einzurichten, daß sie auch den empfindlichen Kindern gerecht wird.*

Wie und warum führt nun die Kuhmilchernährung zu Schädlichkeiten? Die einfachste Möglichkeit ist die, daß der Schaden schon innerhalb der Verdauungsorgane angerichtet wird. Vom Magen aus äußert sich die Störung oftmals in Erbrechen, durchaus aber nicht in allen Fällen. Störungen innerhalb des Darmes führen zu den sinnfälligen Symptomen des Durchfalles. In der Tat spielen denn auch die Durchfallserkrankungen in der Pathologie des Säuglingsalters eine sehr beträchtliche Rolle und sind auch ganz allgemein gefürchtet. Vom fürsorgerischen Standpunkte aus ist das insofern günstig, als größere Neigung besteht, ärztlichen Rat in Anspruch zu nehmen, wenn die Erscheinungen einer Krankheit grob sind, als wenn sie minder klar zum Vorschein kommen. Bedenklich an den

Durchfallskrankheiten ist, daß es sehr leicht über die örtlichen Störungen im Magendarmgebiete hinaus zu einer Schädigung des gesamten Körpers kommt. *Der Säugling ist dadurch gekennzeichnet, daß nicht nur einzelne Organe vom Darm aus leicht in Mitleidenschaft gezogen werden, sondern daß auch sein gesamtes Körpergewebe sich in einem Zustand leichterer Verletzbarkeit befindet.* Wenn ein älteres Kind oder ein Erwachsener Durchfall bekommt, so ist das eine örtliche Erkrankung des Darmes, und die Bemühungen zur Heilung erstrecken sich infolgedessen auch nur auf die Behandlung des Darmes. Selbst wenn der Durchfall sehr schwer ist und mit heftigen Allgemeinerscheinungen verbunden ist, so ist doch der Heilerfolg in dem Moment erzielt, wo es gelingt, die Darmerkrankung zum Abklingen zu bringen. *Ganz anders ist es beim Säugling.* Hier werden Körpergewebe und entfernte Organe schnellstens alteriert, und zwar so, daß oft die Wiederherstellung nicht mehr gelingt, auch wenn der Durchfall beherrscht wird. Es bleiben so tiefgreifende Allgemeinschäden zurück, daß der Tod eintritt. Neugeborene, Kinder des 1., 2. und auch noch des 3. Monats sind ohne weiteres durch jede Durchfallserkrankung stark gefährdet, und es kann gar nicht schnell genug eingegriffen werden, um jenes verhängnisvolle Übergreifen der Störung auf den Gesamtorganismus zu verhüten. *Es ist eine dankenswerte Aufgabe der offenen Fürsorge, solche Kinder, welche bei Durchfall matt und schlecht aussehen und damit die ersten Anfänge einer allgemeinen Störung erkennen lassen, schnellstens einer sachgemäßen ärztlichen Behandlung zuzuführen oder, wenn Gefahr im Verzuge erscheint, sie der geschlossenen Anstaltsbehandlung zu überweisen.* Auf diesem Wege können ungezählte Säuglinge gerettet werden, wohingegen nicht ernst genug betont werden kann, daß zu späte Einlieferung in die Anstalten keinerlei Nutzen mehr zu bringen pflegt.

Ein zweiter Typ der Ernährungsstörung macht sich in ganz anderer Weise geltend. Durchfälle treten nicht auf. Die Kinder trinken und machen zunächst einen leidlich gesunden Eindruck. Nach einiger Zeit pflegt den Müttern aufzufallen, daß die Kinder nicht ordentlich zunehmen. Bei der Untersuchung kann man denn auch schon ganz deutlich wahrnehmen, daß man es mit einem in seiner Entwicklung gestörten Säugling zu tun hat. An Stelle der prallen, straffen, elastischen Gewebe findet man weiche, schlaffe Gewebe. Die Hautfarbe ist blaß, die Kinder sind unlustig, träge, leicht aus ihrem seelischen Gleichgewicht zu bringen. Unverhältnismäßig oft ist es gerade das letztere, was die Mütter zur Beratungsstelle oder zum Arzte führt. Sie beklagen sich darüber, daß die Kinder so mürrisch, weinerlich seien, daß sie Tag und Nacht lärmten. Wenn diese Kinder weiter in der gleichen Weise ernährt werden, oder wenn man ihnen gar aus der mißverständlichen Auffassung heraus, daß die mangelnde Zunahme durch zuwenig Nahrung bedingt sei, mehr Nahrung gibt, so tritt gleichwohl keine Besserung ein. *Vielmehr ist es charakteristisch, daß trotz erhöhter Nahrungszufuhr erst recht keine Gewichtszunahme eintritt, daß es unter Umständen zum vollständigen Gewichtsstillstand oder gar zur Abnahme kommt.* Die Kinder werden immer blasser, die Haut wird weich und faltig, das Gesicht wird spitz und greisenhaft, die Stimmung ist immer unglücklich und grämlich. Ausgekleidet bieten die Kinder das Bild der vollständigen Abzehrung. *All das erfolgt — es muß immer wieder betont werden — bei scheinbar ungestörter Verdauung.* Wird in dem letzten Stadium nicht die Möglichkeit geschaffen, die Kinder wieder mit Muttermilch zu ernähren, so ist eine Besserung und Wiederherstellung kaum mehr möglich. Selbst aber wenn man die Kinder an die Brust läßt, so tritt nicht etwa eine schnelle Erholung ein. Zunahme erfolgt zunächst nicht. Dahingegen kann man sehen, wie nach 8—14 Tagen die Hautfarbe der Kinder anfängt besser zu werden, einen Schein ins Rosige zu erhalten. Auch die Stimmung bessert sich, ein erstes, schüchternes

Lächeln tritt wieder auf. Wenn man so weit gelangt ist, so ist gewöhnlich das Schlimmste überstanden, und nun kommt auch die Zunahme. Nach wenigen Wochen sind die Kinder kaum mehr zu erkennen, sind rund, rosig und frisch geworden. Aus dieser Schilderung kann man schon ersehen, worum es sich hier im Prinzip gehandelt hat. Durch die ungeeignete Nahrung sind auch hier, wenn auch in minder stürmischer Weise, die Gewebe des gesamten Körpers in Mitleidenschaft gezogen worden, so daß sie für die Verwertung des zugeführten Nährmateriales nicht mehr geeignet sind. *Die Ansatzfähigkeit ist verlorengegangen.* Am deutlichsten kann man das erkennen aus dem Verhalten der Kinder an der Brust. Trotz ausreichender Nahrung tritt zunächst keine Zunahme ein. Die schwer geschädigten Körpergewebe können zunächst auch mit der Muttermilch nichts anfangen. Dahingegen bietet ihnen diese Ernährung die Möglichkeit der Erholung und der Wiederherstellung. Äußerlich kommt das in dem veränderten Aussehen und in der Stimmung des Kindes zum Ausdruck. Nunmehr erst, wenn die Körpergewebe wieder in ihren alten Zustand zurückversetzt sind, ist die Möglichkeit des Ansatzes gegeben, und nun erst kann die Ernährung so gestaltet werden, daß der Körper seinen Bestand wieder ergänzt. *Wenn wir kurz die fürsorgerische Schlußfolgerung hieraus ziehen, so ergibt sich, daß die minder alarmierenden Symptome der Ansatzstörungen den Fürsorger darauf hinweisen müssen, durch regelmäßige Kontrolle zu verhüten, daß die Störung einen hohen Grad erreicht. Alle Möglichkeiten der Wiederherstellung sind um so einfacher, je frischer der ganze Zustand ist.*

d) Erkrankungen der Atmungsorgane als Ursache der Säuglingssterblichkeit.

Die Statistik weist aus, daß neben den Verdauungskrankheiten diejenigen des Atmungsapparates von größtem Einflusse auf die Sterblichkeit der Säuglinge sind. *Die Altersdisposition des Säuglings sowohl zu Erkrankungen der oberen Luftwege wie der unteren und der Lunge selbst ist erheblich größer als später.* Die Ursachen sind im wesentlichen in dem anatomischen Verhalten begründet.

Die Nase des Kindes ist eng. Jeder Katarrh macht infolgedessen durch Schwellung der Schleimhäute und durch Absonderung viel leichter eine Verstopfung als das späterhin der Fall ist. So wird die Atmung durch die Nase unmöglich, das Kind muß durch den Mund atmen und ist damit den Nachteilen der Mundatmung ausgesetzt. Der Schutz der Nase wird leichter ausgeschaltet als später. Hierzu kommt noch, daß die Erkrankung der Nase beim Säugling nie für sich allein bleibt. Der Rachen wird durch Fortsetzung von den Nasengängen fast immer mit ergriffen. *Wir haben es dann nicht mit einem einfachen Schnupfen zu tun, sondern gleich mit der Verbindung von Schnupfen und Rachenkatarrh.*

Der *Kehlkopf* des Kindes liegt sehr hoch, liegt dem Munde viel näher als später. Diese Eigentümlichkeit ist in der Kürze des Säuglingshalses begründet.

Was nun die *Lungen* anlangt, so sind sie insofern schon in ihrer Tätigkeit benachteiligt, als sie im Verhältnis zum Brustkorbe sehr groß sind. Hierdurch wird der Thorax so stark in Anspruch genommen, daß er dauernd in Einatmungsstellung steht, daß die Rippen bei der Einatmung kaum mehr gehoben werden können. *Die Atmung des Säuglings wird daher oberflächlich und ist schon normalerweise stark beschleunigt.* Wird die Atmung stärker in Anspruch genommen, so geht das nicht durch Vertiefung, sondern nur durch Beschleunigung zu erreichen. Nur die Bewegung des Zwerchfelles dient der Atmung. Seine Tätigkeit ist aber in hohem Maße vom Zustande der Bauchorgane abhängig. Sind die Därme sehr gebläht, so wird das Zwerchfell nach oben gedrängt und in seiner Beweglichkeit stark beschränkt. Auf der anderen Seite, wenn die Därme schlaff zusammengefallen sind, wenn die Bauchdeckenspannung stark nachgelassen hat, wird auch der Tonus des Zwerchfelles beeinträchtigt, und auch dadurch wird die Atmung erschwert.

Diese anatomischen Ursachen allein genügen, um der Pathologie des Atmungsapparates beim Säugling ein besonderes Gepräge zu geben und es verständlich zu machen, daß wir hier einen Ort geminderten Widerstandes haben. Wahrscheinlich aber spielt auch noch das funktionelle Verhalten der Atmungsorgane, spielen auch noch immunbiologische Verhältnisse eine Rolle. So ist z. B. nachgewiesen worden, daß der neugeborene und junge Säugling Schutzstoffe gegen den häufigsten Erreger von Lungenentzündungen, den Pneumokokkus, in sich birgt (Nassau). Später gehen diese Schutzstoffe verloren und damit wächst die Krankheitsbereitschaft des Säuglings.

In diesem Zusammenhange muß noch erwähnt werden, daß *die Krankheitsbereitschaft der Atmungsorgane*, vor allen Dingen der Lunge, auch von dem Gesamtzustand des Körpers abhängig ist. Alle Ernährungsstörungen, seien es die dystrophischen, seien es die Durchfallserkrankungen, bewirken eine verminderte Widerstandsfähigkeit der Atmungsorgane. *Die Kinder, welche mit Ernährungsstörungen erkranken, gehen oftmals an Lungenentzündung zugrunde.*

Für *die Pathologie der Atmungsorgane* sind zwei Erkrankungen von hervorragender Bedeutung. Die eine ist der Katarrh der oberen Luftwege, gewöhnlich also die Kombination von Nasen-Rachenkatarrh. Die Erkrankung, welche an sich in der Regel harmlos ist, welche aber mit hohem Fieber und schwerer Störung des Allgemeinbefindens einhergehen kann, ist übertragbar und infolgedessen in Säuglingsheimen, Kinderkliniken u. dgl. ein ungern gesehener Gast. Die Bedeutung einer einzelnen Erkrankung ist nicht groß, durch Häufung kann aber eine Reduktion des gesamten Körperzustandes und damit eine erhöhte Bereitschaft zu Krankheiten aller Art erzeugt werden. Außerdem kann durch einen Schnupfen die Vorbedingung zum Entstehen von Lungenentzündungen geschaffen werden.

Tabelle 32. *Prozentuale Beteiligung der einzelnen Lebensquartale an der Pneumoniesterblichkeit.*

Nürnberg Jahr	Lebensquartal 1.	2.	3.	4.	Davon 1+2
1911	19,69	26,94	32,12	21,25	46,63
1912	28,26	26,52	23,48	21,74	54,78
1913	21,55	24,39	25,20	28,86	45,94
1914	19,40	35,94	23,96	20,70	55,34
1915	27,27	21,72	27,27	23,74	48,99
1916	21,43	25,32	27,93	25,32	46,75
1917	22,22	28,88	24,45	24,45	51,10
1918	19,12	24,04	29,52	27,32	43,16
1919	22,54	33,52	21,97	21,97	50,06
1920	29,12	29,67	12,64	12,64	58,79
1921	23,28	30,17	25,86	25,86	53,45
1922	30,44	26,70	17,39	17,39	57,14
1923	28,09	27,39	20,55	20,55	55,48
1924	34,65	25,75	11,88	11,88	60,40
Durchschnitt	24,39	27,55	25,91	22,15	51,94

(Zeltner: Gesundheitsfürsorge für das Kindesalter Bd. 1, S. 244, H. 4. 1926.)

Die Lungenentzündungen stehen in der Häufigkeitsskala der Säuglingserkrankungen an einer der ersten Stellen. Betrachtet man die Häufigkeitsskala der Lungenentzündungen in der Altersreihe, so sieht man, daß sie im Kindesalter ganz außerordentlich viel häufiger sind wie im jugendlichen und reifen

Alter, ganz besonders häufig in den ersten Lebensquartalen (Tab. 32). Erst im Greisenalter tritt wieder eine erhöhte Sterblichkeit an Lungenentzündungen auf. Schon hieraus allein erhellt, wie wesentlich für alle fürsorgerischen Maßnahmen die Bedeutung der Lungenentzündung ist. Ganz besonders für die ernährungsgestörten, die rachitischen und dann auch für die syphilitischen Kinder bedeutet die Lungenentzündung oft das Ende. In unserem Material z. B. konnten wir feststellen, daß unter den nicht an der Krankheit selbst gestorbenen syphilitischen Kindern rund 50% an Lungenentzündung zugrunde gegangen waren.

e) Infektionskrankheiten.

Die *Syphilis* ist von hohem fürsorgerischem Interesse. Ihre Sterblichkeit ist nicht nur groß, sondern es besteht auch die Möglichkeit des Zurückbleibens einer Minderwertigkeit. Hierzu kommt noch, daß die Krankheit übertragbar ist, daß die Behandlung nicht leicht ist und daß sie große Kosten verursacht. Neuerdings berichten die Hautärzte übereinstimmend, daß die Zahl von frischen Syphilisfällen bei Erwachsenen ganz erheblich nachgelassen hat. Die Ursache wird in der hervorragenden Verbesserung erblickt, welche die Behandlung namentlich durch das Salvarsan erfahren hat, und in der Aufklärung, welche die Kranken frühzeitig zum Arzte bringt. *Die neuzeitliche Behandlung mit Salvarsan und anderen Mitteln gestattet es, die Ansteckungsfähigkeit der Krankheit so schnell zu unterdrücken, daß die Gefährdung anderer Menschen durch den Syphilitiker wesentlich herabgemindert wird.* Wenn uns dieser Erfolg erhalten bleibt, so werden wir auch in den nächsten Jahren mit einem starken Zurückgehen der Säuglingssyphilis zu rechnen haben. Die Krankheit wird infolgedessen erheblich an fürsorgerischem Interesse verlieren.

Solange das nicht der Fall ist, muß energisch darauf hingewiesen werden, *daß die Syphilis der Säuglinge eine gefährliche allgemeine Erkrankung ist und keine Hauterkrankung.* Wenn sich auch viele Krankheitszeichen an der Haut zeigen, so muß doch beachtet werden, daß alle Vorgänge an der Haut leicht erkennbar und sinnfällig sind, ohne daß doch das Wesen der Kranheit damit erschöpft wird. *Bei fast 100% aller syphilitischen Säuglinge können wir Erkrankungen der inneren Organe nachweisen.* Oft sind diese Zustände so hochgradig, daß die Kinder von vornherein in ihrem Leben gefährdet sind, in vielen anderen Fällen so, daß die Lebensfähigkeit stark beeinträchtigt ist. Wie sehr das allgemeine Erkranktsein beim syphilitischen Säugling von Bedeutung ist, sehen wir auch darin, *daß nach alter Erfahrung die Ernährung mit Muttermilch fast eine unerläßliche Bedingung für die Erhaltung des Lebens ist.* Wird die allgemeine Erkrankung beim Säugling, wird die Syphilis der inneren Organe nicht berücksichtigt, wird nur die Syphilis und nicht das Kind behandelt, so ist mit schweren Mißerfolgen zu rechnen. Wir finden uns in Übereinstimmung nicht nur mit der Mehrzahl der Kinderärzte, sondern auch mit einer beachtlichen Zahl von führenden Hautärzten, wenn wir sagen, *daß die Syphilis der Säuglinge nicht in die Hand des Hautarztes, sondern in die Hand des Säuglingsarztes gehört.* Oft wird die Behandlung im Kinderkrankenhaus unumgänglich sein, um die Ernährung mit Muttermilch sicherzustellen und um die Überwachung der antisyphilitischen Behandlung zu ermöglichen.

Die Infektiosität der Syphilis spielt dem Pflegepersonal gegenüber eine Rolle, weiterhin bei der Ammenwahl und schließlich im Pflegekinderwesen. Auf das letztere wird in einem besonderen Abschnitte eingegangen. Syphilitische Kinder dürfen selbstverständlich nicht von Ammen gesäugt werden, sondern müssen entweder von ihrer Mutter gestillt werden oder Muttermilch aus der Flasche erhalten. Mütter syphilitischer Kinder sind selbst syphilitisch und infolgedessen durch das Kind nicht gefährdet. Der Syphiliserreger ist in den erkrankten Hautstellen des Säuglings in ungeheuren Mengen vorhanden, so daß eine Übertragung unverhältnismäßig leicht stattfinden kann. Die frühe Erkennung ist infolgedessen nicht nur für die Behandlung des Kindes, sondern auch für den Schutz der Umgebung wichtig.

Es wird sich empfehlen, eine enge Zusammenarbeit zwischen den Beratungsstellen für Geschlechtskranke und den Säuglingsfürsorgestellen herbeizuführen.

Die Bedeutung der *Tuberkulose* ist im Säuglingsalter nicht übermäßig groß, was die Zahl der Kinder anbelangt. Um so bedeutungsvoller ist es, daß die Infektion der Säuglinge eine schlechte Prognose hat. Wenn wir auch nach Einführung der Tuberkulinprüfung gelernt haben einzusehen, daß unsere früheren Anschauungen übertrieben sind, daß nicht jeder tuberkulös infizierte Säugling stirbt, so ist doch immerhin die Zahl der Todesfälle ganz außerordentlich hoch. Einen gewissen Einblick in die Verbreitung der Kindertuberkulose gibt Tab. 33.

Die *Infektionsquelle* ist fast ausnahmslos in der engeren Umgebung des Säuglings zu suchen, meistenteils bei den Eltern selbst. Bei dem engen Zusammenleben tuberkulöser Eltern mit ihren Kindern ist die Infektion kaum vermeidbar, wenn bei einem der Eltern eine offene Tuberkulose vorliegt. Schon im Säuglingsalter kommen zwar sog. Mikroinfektionen vor, d. h. solche Infektionen,

Tabelle 33. *Verbreitung der Kindertuberkulose.*

Dortmund	Aufnahmen insgesamt bis Ende 1925	Davon Organtuberkulosen	Davon okkulte Tuberkulosen	Also insgesamt tuberkulinpositiv	In Proz.
Kinderklinik	4795	514	561	1075	22,4
Säuglingsheim	4004	111	26	137	3,4
Kinderheilstätte	5456	—	—	545	10
Insgesamt	14255	—	—	857	8

welche nur zu einer geringfügigen Erkrankung führen. Sicher ist aber auch, daß fast alle Kinder, welche wir auf dem Leichentisch zu sehen bekommen, eine sehr ausgedehnte Erkrankung im ganzen Gebiete der bronchialen Lymphknoten zu haben pflegen, im Gegensatz zu den späteren Altersklassen, wo die Erkrankung der Lymphknoten an Umfang immer kleiner wird und sich auch immer mehr auf das engere Gebiet des lokalen Lymphabflusses beschränkt (Engel).

Die hohe Gefährdung des Säuglings auf der einen Seite, die Kenntnis der Infektionsquelle auf der anderen Seite geben den erwünschten Anhalt, um helfend einzugreifen. *Der Säugling ist so früh wie möglich von der Infektionsquelle zu trennen.* Handelt es sich um die Eltern, so wird das seine begreiflichen Schwierigkeiten haben. Eine gut arbeitende *Tuberkulosefürsorge* wird aber hier sehr wirkungsvoll eingreifen können. Es muß Ehrgeiz der Tuberkulosefürsorgestelle sein, nicht nur jeden Bacillenstreuer zu kennen und ihn zur Vorsicht zu erziehen, sondern auch die besonders gefährdeten Glieder der Umgebung rechtzeitig zu entfernen. In diesem Sinne ist es wichtig, daß auch die Schwangerschaften in tuberkulösen Familien registriert werden, und daß die Eltern rechtzeitig auf die Gefahr des Zusammenlebens mit dem Säugling aufmerksam gemacht werden. Gewiß wird es auf diese Weise gelingen, einen Teil der Kinder aus der gefährlichen Umgebung zu nehmen.

Auf einen Sonderfall, welcher immer und immer wieder vorkommt, sei noch die Aufmerksamkeit gelenkt. *In Familien von Schwindsüchtigen ist es oftmals so, daß der kranke Vater mit der Mutter die Rolle tauscht.* Zur Erwerbsarbeit unfähig, bleibt er zu Hause, verrichtet häusliche Arbeiten und wartet die Kinder, während die Frau außerhalb des Hauses dem Erwerb nachgeht. Auf diese Weise wird natürlich ein ganz besonders gefährlicher Umgang mit dem Bacillenstreuer herbeigeführt. In gleicher Weise wirken oftmals auch die Großeltern, welche im Haushalt mitleben. *Alterstuberkulosen* verlaufen unter Umständen mit sehr unbeträchtlichen Erscheinungen, werden nicht recht ernst genommen und doch werden massenhaft Bacillen ausgehustet.

Für die fürsorgerische Technik wird es, wie schon oben erwähnt, vor allen Dingen darauf ankommen, daß die Tuberkulosefürsorge auf das eingehendste mit der Säuglingsfürsorge zusammen arbeitet. Wenn es überhaupt eine Rechtfertigung dafür gibt, daß Familienfürsorge getrieben wird, so muß sie in solchen Fällen erblickt werden, wo eben die Maßnahmen eines Fürsorgezweiges auf das engste in den anderen Bezirk hineingreifen. Die Beobachtung in der Häuslichkeit ist bei der Tuberkulose von ausschlaggebender Bedeutung.

Schließlich befassen wir uns mit den *akuten Infektionskrankheiten. Scharlach* pflegt beim Säugling nicht vorzukommen. *Diphtherie* nimmt einen leichten Verlauf, läßt Rachen und Kehlkopf in der Regel frei. Dahingegen ist die Bedeutung der *Masern* nicht zu unterschätzen. Vom 4. Monate an ungefähr ist der Säugling für Masern empfänglich. Andererseits sind die Masern um so gefährlicher, je jünger das betroffene Kind ist. *Säuglingsmasern sind durchaus nicht als harmlose Krankheit zu bewerten, um so weniger, wenn sie im proletarischen Milieu auftreten.* Man kann da recht unerwartet hohe Sterblichkeitszahlen erleben. Durch Komplikation mit Lungenentzündung können unter Umständen 10, 20 und mehr Prozent der erkrankten Säuglinge zugrunde gehen. Die Rachitis beeinflußt den ungünstigen Ausgang auch noch.

Die *Bekämpfung der Masern durch Rekonvaleszentenserum,* wie sie von DEGKWITZ eingeführt worden ist, leistet ausgezeichnetes. Praktisch aber ist sie nur in seltenen Fällen durchführbar, weil die Kinder meistens nicht rechtzeitig gemeldet werden und weil die Gewinnung und Bereitstellung ausreichender Serummengen auf zu große Schwierigkeiten stößt. Wo es irgend angeht, wird man durch Einspritzung vom Blute Erwachsener (Eltern) einen milden Verlauf herbeizuführen suchen (RIETSCHEL).

Am Schlusse darf dann der *Keuchhusten* nicht vergessen werden. Empfänglichkeit für den Keuchhusten besteht vom ersten Lebenstage an. Es ist verständlich, daß die Gefährdung durch Keuchhusten auch wieder um so größer ist, je jünger die Kinder sind. Bei Kindern der ersten Monate kann man fast mit 50% Sterblichkeit rechnen. Die Übertragung des Keuchhustens erfolgt unmittelbar durch die Luft auf dem Wege des Anhustens. Säuglinge sind also abzusondern, sowie ein keuchhustenkrankes verdächtiges Kind in der Umgebung ist. Die Gefährdung der Kinder beim Keuchhusten wird durch das Hinzutreten von Lungenentzündung bzw. durch Mitbeteiligung des Gehirns bedingt.

Das Kapitel über die medizinischen Ursachen der Säuglingssterblichkeit kann nicht abgeschlossen werden ohne einen wesentlichen Hinweis für die Fürsorge. Die Behandlung des kranken Säuglings ist im Milieu der minderbemittelten Bevölkerung außerordentlich schwer durchzuführen, weil das zu fordernde Maß der Pflege sehr groß ist und weil spezialistische Behandlung notwendig ist. Die notwendige Pflege wird bei der starken Inanspruchnahme der Mutter durch die Geschäfte des Haushaltes nicht immer möglich sein und spezialistische Behandlung ist auch vielfach durch das mangelnde Entgegenkommen der Kassen den Kinderärzten gegenüber nicht zu erreichen. Anstaltsbehandlung wird darum sehr häufig erforderlich sein. *Die fürsorgerische Aufgabe ist aber nicht dadurch erfüllt,* daß man das Kind in ein beliebiges Krankenhaus einliefert. Die allgemeinen Krankenhäuser sind in keiner Hinsicht, weder in der Pflege, noch in der Ernährung, noch mit der ärztlichen Versorgung auf Kinder ein-

Tabelle 34. *Erfassungsmöglichkeiten, dargestellt an den meldepflichtigen Infektionskrankheiten (Dortmund).*

Erkrankungen in den Jahren:

An	1920	1921	1922	1923	1924	1925	Bis November 1926
Diphtherie . . .	288 183*	203 145*	169 110*	174 119*	245 173*	258 165*	143 111*
Ruhr	1502 1303*	380 362*	169 162*	239 217*	264 243*	301 296*	117 115*
Scharlach . . .	274 192*	347 271*	234 181*	122 90*	134 80*	222 153*	514 433*
Typhus und Paratyphus. .	218 210*	107 94*	71 65*	115 99*	111 108*	89 84*	48 47*

(* davon in den Krankenhäusern untergebracht.)

gestellt und können infolgedessen dem Kinde nicht entfernt das leisten, was selbst dem ärmsten Haushalte durch liebevolle Betreuung möglich ist. *Wo dagegen geeignete, kinderärztlich geleitete Anstalten vorhanden sind, muß es das Ziel der offenen Fürsorge sein, die gefährdeten Kinder zahlreich der geschlossenen zuzuführen.* Am leichtesten gelingt es, infektionskranke Kinder in die Anstalten zu verbringen. Auch läßt sich infolge der polizeilichen Meldepflicht leicht feststellen, wieviel der insgesamt Erkrankten zu Hause blieben. Das Beispiel der Tabelle 34 zeigt, eine wie weitgehende Anstaltsbehandlung sich ermöglichen läßt.

V. Die Bekämpfung der Säuglingssterblichkeit.

Wer die Fürsorge fördern will, wer dem Kampfe gegen die Säuglingssterblichkeit neue wirksame Waffen liefern will, muß die Forschungsarbeit der Kinderheilkunde mit allen Kräften fördern, denn ihre Wirkung auf die Säuglingsfürsorge und -sterblichkeit ist ebenso zu bewerten, wie etwa — um ein Beispiel aus dem praktischen Leben anzuführen — die Tätigkeit der Kohlenforschungsinstitute für den wirtschaftlichen Erfolg der kohleverarbeitenden Industrien. Wir müßten an dieser Stelle die vielen interessanten Probleme aufrollen, die im Brennpunkt der heutigen Kinderforschung stehen, um zu zeigen, daß deren Lösung auch die Säuglingsfürsorge zu neuen Erfolgen führen könnte. Da das unmöglich ist, so möchten wir jedem, der in unserer Darstellung Einführung, Anregung und Unterstützung sucht, dringend raten, *die wichtigste Vorbereitung für seine fürsorgerische Arbeit an Säuglingen im Studium der Kinderheilkunde zu erblicken, jeder in seinem Rahmen.* Dem Arzt möchten wir wünschen, daß er die pädiatrische Wissenschaft beherrscht und ihre Fortschritte verfolgt. Die *Schwestern, Fürsorgerinnen und Hebammen* sollen nicht nur sozial, sondern auch medizinisch immer wieder geschult werden. Die *Wohlfahrtsbeamten* müssen lernen, daß es unabhängig von wirtschaftlichen Einflüssen ein gesundheitliches Wohl des Säuglings gibt. Sie müssen einsehen, daß man auf den einzelnen Säugling leichter einwirken kann, als auf die wirtschaftliche und soziale Lage der Gesamtheit. Die ärztliche Betreuung muß darum in der Säuglingsfürsorge voranstehen. Den *Behörden* gegenüber muß betont werden, daß Organisationsämter u. dgl. zwar in ihrer Bedeutung nicht zu unterschätzen, aber in ihrer Wirkung davon abhängig sind, wie weit die medizinischen Erkenntnisse verwertet und verbreitet werden. Gewiß werden wir des Organisationsapparates nie so weit entbehren können, wie es z. B. bei der Bekämpfung der Syphilis einmal möglich sein wird. Haben wir diese Krankheit einmal ausgerottet — was heute keine Utopie mehr ist —, so dürfte sie endgültig verschwunden sein und nur vereinzelte Fälle werden, wie bei jeder Seuche, immer wieder angetroffen werden. Bei der Säuglingssterblichkeit handelt es sich aber um etwas, was niemals verschwindet. Selbst wenn wir zu dem idealen Resultate gelangten, daß die Bedingungen für Leben und Gesundheit des Säuglings restlos geklärt wären, so würden wir doch immer wieder vor der Aufgabe stehen, neue Tätigkeit zu entfalten, wenn auch auf der verbesserten Grundlage.

So erblicken wir Prinzip und Vorbedingung jedes erfolgreichen Fürsorgekampfes gegen die Säuglingssterblichkeit mehr als früher in der Betonung der medizinischen Grundlagen. Wir fordern:

1. Die Erforschung der Physiologie, Pathologie und Hygiene des Säuglings.
2. Das Studium der sozialen (wirtschaftlichen und kulturellen) Bedingtheit der Säuglingssterblichkeit.
3. Die Verwertung aller dieser Erkenntnisse beim Aufbau der Fürsorgeorganisation, bei der Auswahl und Ausbildung der Fürsorgeorgane (Ärzte, Schwestern, Fürsorgerinnen, Hebammen).

Die Erörterung der sozialen Faktoren, die Schilderung des sozialen Dienstes, seiner Voraussetzungen und Ziele findet sich an anderen Stellen dieses Buches. Ohne die Bedeutung dieser sozialen Probleme auch für die Säuglingsfürsorge irgendwie verringern zu wollen, liegt es uns am Herzen, gerade die medizinischen Zusammenhänge aus den eben angeführten Gründen hier besonders herauszuschälen, also Punkt 1 und 3 ausführlicher zu besprechen.

1. Die medizinische Durchdringung.

Wenn man nun fragt, wie die medizinische Bekämpfung der Säuglingssterblichkeit sich im einzelnen gestalten soll, so könnte allein der Hinweis auf die vorangegangenen Ausführungen über die gesundheitlichen Ursachen der Säuglingssterblichkeit eine befriedigende Antwort geben. Denn sie lassen schon erkennen, wo der Kampf einsetzen muß. Wir wollen hier auf die Ableitung der einzelnen, sich zwanglos ergebenden Konsequenzen verzichten und nur einige der wichtigsten Probleme herausgreifen, um sie in ihrer Bedeutung für die Fürsorge zu erörtern.

Unter den medizinischen Aufgaben, deren Lösung die Fürsorge als Bedürfnis empfindet, steht die weitere *Erforschung der Ernährungsbedingungen Gesunder und Kranker* an erster Stelle. Wir wissen, daß optimale Verhältnisse nur bei der Ernährung an der Brust vorhanden sind. Es gibt auch heute kaum eine Frau, welche sich ihren natürlichen Pflichten entzöge. Aber dem Wollen entspricht durchaus nicht immer das Können. Manche Mutter ist imstande, ihr Kind ausreichend an der Brust zu ernähren. (Tab. 35, S. 66 und Tab. 42—43, S. 87.) *Gleichwohl hat sich die Wissenschaft mit diesem Problem wenig beschäftigt.* Wir haben wohl die Erfahrung gemacht, daß es eine anatomische Minderwertigkeit ist, welche, unabhängig von Form und Größe der Brust, dem Stillgeschäft im Wege steht (Engel). Wir können uns auch eine Vorstellung bilden, worauf diese Minderwertigkeit zurückzuführen ist. Im wesentlichen handelt es sich um rassische Unterschiede. Dahingegen stehen wir erst in dem Anfange der Feststellung, wie weit die Stillunfähigkeit in ihren verschiedenen Graden verbreitet ist, wie sie mit einfachen Mitteln zu erkennen und zu behandeln ist. Wir werden zu prüfen haben, wie die verminderte Stillfähigkeit einer Frau am besten für das Kind ausgenutzt werden kann, *man wird bestrebt sein müssen, die Methoden der Stilltechnik und Stillordnung auszubauen.* Es muß die Maximalausnutzung der stillschwachen Brust angestrebt

Tabelle 35.

	1911	1915
In 5 badischen Stadtgebieten stillten länger als 2 Monate	53% der Mütter	75% der Mütter
In 5 badischen Landgemeinden	50,7 „ „	70,8 „ „

(Nach A. Fischer.)

werden, um den geringen Milchfluß möglichst lange zu unterhalten. Gleichzeitig ist der Mutter ein solches Maß von Schonung zu gewährleisten, daß sie bei ihrer Aufgabe bleiben kann.

Diese Arbeit muß jetzt geleistet werden, solange der Stillwille hoch ist. Mit steigendem Wohlstande wird er zurückgehen und sicher bei denen zuerst, denen es schwerfällt, zu stillen. Dann werden wir erst recht wissen müssen, wie man milcharmen Frauen hilft.

Wenn wir uns *der künstlichen Ernährung* zuwenden, so sehen wir schnell, daß man kaum über die Anfänge einer zielvollen Ausübung hinaus ist. Es ist vorläufig noch eine individuelle Kunst, die Kuhmilchaufzucht so zu handhaben, daß sie Nutzen stiftet. *Beim Neugeborenen ist das Risiko am größten.* Mit zunehmendem Alter wird das Vorgehen einfacher, aber es drohen dennoch vielerlei Gefahren. Während die natürliche Ernährung eine Milch gewährt, welche dem Säugling in jedem Alter bekömmlich ist, welche auch im Übermaß genossen keine lebensbedrohlichen Störungen verursacht, kennen wir keinerlei künstliche Nahrung, welche für *jeden* Säugling paßt, ganz abgesehen davon, daß auch für den einzelnen Säugling je nach dem Alter verschiedene Nahrungen notwendig sind. Als Folge dieser Erkenntnis ist nicht nur eine sehr erwünschte Intensität der Forschung, sondern leider auch die Propagierung zu zahlreicher, zum Teil ganz verschiedener Nahrungsgemische erfolgt. *Diese Vielheit der Wege, die alle als gut und sicher bezeichnet wurden, führte zu einer Verwirrung, die bei Außenstehenden der jungen pädiatrischen Disziplin wenig Vertrauen warb, fürsorgerisch aber gar nicht tragbar ist.* Daher ist es sehr zu begrüßen, daß in den letzten Jahren, unter Führung von Langstein, die Rückkehr zu einheitlichen, einfachen Standardnahrungen angebahnt ist, unter Verzicht auf alle möglichen Variationen. Nur dadurch wird auch den Fürsorgeorganen und den praktischen Ärzten die Möglichkeit geschaffen, eine ihnen verständliche Regelung der Ernährung zu verbreiten. Man kommt in der Tat mit $^1/_2$ Milch- und $^2/_3$ Milch-Mehlsuppenmischungen sehr weit. Dagegen haben wir gelernt, daß Ernährung mit $^1/_3$ Milch unzureichend ist, auch in den ersten Lebenswochen. Alle namhaften Kinderärzte vertreten heute den Standpunkt, daß die Drittelmilch als Säuglingsnahrung verschwinden muß, da sie eine Unterernährung bedeutet. Auch die diätetische Behandlung kranker Säuglinge ist zu vereinfachen.

Vom Fürsorgestandpunkt aus sind *die konzentrierten Nahrungen* als große Gefahrenquelle zu betrachten. Sie werden leider sehr oft wahllos verabfolgt, obwohl sie nur für den klinischen Gebrauch nach ganz bestimmten Indikationen geschaffen wurde (Butter-Mehlnahrung, Butter-MehlVollmilch, Butter-Mehl-Vollmilchbrei, Dubo). Diese hochwertigen Gemische, die große Anforderungen an die Toleranz des Säuglings stellen, dürfen nur von sehr sachkundigen Ärzten verordnet werden. Sie dürfen nicht von öffentlichen Milchküchen den Laien in die Hand gegeben werden, dürfen nicht als „moderne Ernährungsart" von Haus zu Haus empfohlen werden. Nicht nur den Schwestern aller Art ist die Verordnung der Butter-Mehlnahrungen zu verbieten, sondern auch Fachärzte sollten sich mehr zurückhalten als bisher. In manchen Städten Deutschlands ist der Unfug der wahllosen konzentrierten Ernährungsweise so verbreitet, *daß es ein Gebot der Fürsorge ist, mit aller Intensität dagegen einzuschreiten. Die Aufklärung der Ärzte durch autoritative Kinderärzte ist dabei nicht an letzter Stelle zu fordern.*

Welche Folgen die Gleichgültigkeit oder Unwissenheit haben kann, illustriert folgendes Beispiel: Die städtische Milchküche einer süddeutschen Großstadt gab auf Anforderung bis zur Mitte des Jahres 1926 ohne ärztliche Verordnung eine Anzahl genau bezeichneter Mischungen trinkfertig an das Publikum ab, darunter leider auch eine Reihe von konzentrierten Gemischen. Unter anderen stand auf der zu Tausenden verbreiteten gedruckten Tabelle zu lesen, daß von der Dubonahrung nur 5 mal 200 g als Tagesportionen zu haben seien. Das entspricht einer Ernährung mit täglich 2 l Halbmilchmischung! Wieviele Kinder mögen durch die Empfehlung solcher Ernährung krank geworden sein!

Wie steht es mit der Milchhygiene? Wir müssen verlangen, daß die Kindermilch in jeder Beziehung einwandfrei sei. Dazu ist zunächst das Vorhandensein gesunden und geeigneten Viehes erforderlich. Die Milch soll so gewonnen werden, daß nicht schon während des Melkens eine Verschmutzung eintritt. *Wie selten ist das der Fall!* Kommt nun noch ein längerer Transport hinzu, so ist ein Verderben der Milch unvermeidlich. Besonders in den Hitzeperioden, wo der Säugling sowieso schon stark gefährdet ist, kommt es nur allzu leicht zum Auswachsen von Keimen mit allen unliebsamen Folgen. Ist aber die Milch wirklich gut am Bestimmungsorte angelangt, so muß sie auch noch gut bleiben, bis sie in die Hand des Verbrauchers kommt und bis sie danach dem Säugling verabreicht wird. *Die befriedigende Lösung dieser Aufgabe steht auch heute noch aus.* Kuhställe und ihre Kontrolle lassen viel oder alles zu wünschen übrig. Musterstallungen, wie sie in Dresden und Düsseldorf zuerst geschaffen wurden, sind heute selten, vorhandene sind zum Teil wieder verschwunden. Die Regelung des Milchverkehrs nach einheitlichen hygienischen Gesichtspunkten macht zur Zeit noch große Schwierigkeiten, zum Teil stehen wirkliche materielle Hindernisse im Wege, zum Teil aber auch der schlechte Wille von Milcherzeugern und Händlern. Bei der eminenten Bedeutung, die der Schaffung von einwandfreier Säuglingsmilch zukommt, dürfen die Bemühungen des Reiches, der Länder und der Kommunen in dieser Richtung nicht nachlassen.

Der Ausbau des behördlichen Einflusses auf die gesamte Milchwirtschaft muß befürwortet werden. Es kann nicht allein privatkapitalistischen Einflüssen überlassen bleiben, ob wir gute Milch erhalten oder nicht. Aufgabe der fürsorgerischen Aufklärung bleibt es, die Fehlerquellen bei Erzeugung und Vertrieb zu beseitigen. Die Preispolitik muß dahin gehen, Milch zu erträglichem Preise an jedermann zu liefern. Wir können uns durchaus vorstellen, daß die Erzeugung und der Vertrieb von Kindermilch konzessionspflichtig gemacht wird. Die örtliche Konzessionierung des gesamten Milchhandels ist ein Vorläufer (Mannheim, Dortmund u. a.). *Die Propaganda für gute Milch und richtige Milchbehandlung gehört zu den dringlichen Aufgaben der Fürsorge.* Wir würden daher auch das Entstehen weiterer milchwirtschaftlicher Versuchsstationen sehr begrüßen, wo die Veränderungen der Milch, die Methoden der Konservierung, die Frage der Trockenmilch usw. studiert werden. Von diesen Stellen wären dann auch Gutachten über die Brauchbarkeit neuer Verfahren zu verlangen, wie z. B. über das Degerma-Verfahren, welches kurzfristig erhitzte Milch in Metallflaschen zur Verteilung bringt und an einigen Orten recht Gutes zu leisten scheint.

Ein *Krebsschaden am fürsorgerischen Bemühen* sind Kindermehle u. dgl. Säuglingsnährpräparate können heute von jedermann hergestellt und in den Handel gebracht werden, wenn sie nur nicht den Bestimmungen des Gesetzes über den Verkehr mit Nahrungsmitteln zuwiderlaufen. Es gibt eine blühende Industrie, die schon viele Opfer unter den Säuglingen gefordert hat: Die Industrie der Kindermehle. Eine große Gegenpropaganda der Säuglingsfürsorge, die Abneigung fast aller führenden Kinderärzte gegen die Kindermehle hat es noch nicht vermocht, Wandel zu schaffen. Wir behaupten gewiß nicht, daß man die Kindermehle für die Säuglingsernährung nicht benutzen könne. In der Hand des Kundigen brauchen sie keinerlei Schaden anzurichten. Aber sie sind überflüssig und sogar verderblich, weil sie mit Hilfe einer lebhaften Reklame in die Hand jeder Mutter kommen und dann durch die falschen Gebrauchsanweisungen unermeßliches Unheil anrichten können. Dabei glaubt die Frau aus dem Volke, ihren Kinde etwas besonders Gutes anzutun, wenn sie ihm ein teures Nährpräparat verabreicht. Ein großer Teil der segensreichen Aufklärung, die die Säuglingsfürsorge verbreitet, wird zuschanden gemacht durch die Existenz der Kindermehle.

Wir schließen uns denjenigen an, die ein Milchgesetz fordern, müssen aber gleichzeitig verlangen, daß es in der weitgehendsten Weise auf die Milch als Säuglingsnahrung Rücksicht nimmt und auch alle Nährmehle und Nährpräparate einschließt, welche zur Säuglingsernährung vom Erzeuger empfohlen werden.

2. Die Organe der Fürsorge und ihre Ausbildung.

a) Die Ärzte.

Es ist Pflicht, alle Persönlichkeiten, die zur praktischen Fürsorgearbeit zugelassen werden, so auszubilden, daß sie ihrer Aufgabe gewachsen sind. Wir möchten wiederum die medizinische Schulung des Fürsorgepersonals in den Vordergrund rücken. Wenn es uns gelungen ist, durch die bisherige Darstellung einen Einblick zu gewähren in das Überwiegen gesundheitsfürsorgerischer Aufgaben in der Säuglingsfürsorge mit ihrer großen Zahl medizinischer Probleme und ihren großen Entwicklungsmöglichkeiten, dann wird man einsehen, wie notwendig ein gründlicher medizinischer Vorbereitungsdienst ist. Nirgends wird das Resultat so sehr von der Eignung der Persönlichkeit diktiert wie in der sozialen Praxis. Ein bestandenes Examen garantiert zwar diese Eignung nicht, hohe Anforderungen verhindern aber, daß man die Tätigkeit in der Fürsorge als Notbehelf betrachtet, als eine Verlegenheitstätigkeit, der jeder gewachsen ist, wenn alles andere mißglückte. *Elemente, die von diesem Niveau aus zur Fürsorge übertreten, sollten lieber der sozialen Arbeit fernbleiben.*

Eine sachgemäße Vorbereitung des Arztes für die Tätigkeit in der Säuglings- und Kinderfürsorge erfordert:

1. daß die Studenten schon auf der Universität in der Kinderheilkunde und Kinderfürsorge gut ausgebildet werden.
2. Über dieses Maß hinaus ist für alle in der Säuglingsfürsorge tätigen Ärzte eine gründliche Fachausbildung in der Kinderheilkunde zu verlangen.
3. Um Fortschritte und neue Erkenntnisse der Kinderheilkunde immer wieder von neuem an die Ärzte heranzubringen, ist die regelmäßige Abhaltung von Fortbildungskursen notwendig und ihr Besuch den Fürsorgeärzten zur Pflicht zu machen.

Dazu ist folgendes auszuführen: Heute sind an allen Universitäten selbständige, zum Teil ganz moderne Kinderkliniken vorhanden. Kinderheilkunde wird im Staatsexamen geprüft und als Pflichtfach betrachtet. Auch soziale Medizin ist in den Lehrplan aufgenommen. Alle Vorbedingungen sind geschaffen, um dem Studenten ein gewisses Maß von Kenntnissen mitzugeben. Auf der anderen Seite wissen wir aber, daß diese Ausbildung zum praktischen Handeln noch lange nicht genügt. Wer mit dem Universitätswissen in die Fürsorgepraxis gehen wollte, dürfte scheitern. Das gilt für unser Fach ganz besonders, weil die Wissenschaft vom Säugling noch nicht entfernt so ausgebaut ist wie andere Gebiete und bei ihrer ganzen Eigenart ein höheres Maß von persönlicher Erfahrung und persönlicher Intuition erfordert. *Für diejenigen Ärzte also, welche sich als Sozialärzte irgendwie in der Säuglingsfürsorge betätigen wollen, muß eine weitere, eingehende Beschäftigung mit der Kinderheilkunde gefordert werden.* Dazu dürfte eine 1—2jährige Assistententätigkeit an einer Kinderklinik gerade eben ausreichend sein. Wünschenswert ist es sicher, wenn alle diese Ärzte die nach den heutigen geltenden Bestimmungen für den Kinderarzt vorgeschriebene Fachausbildung besäßen. Verlangt muß es von allen den Ärzten werden, die kleine, auch kleinste Kliniken, Heime oder Krippen leiten. Es ist unverantwortlich, daß immer noch gegen diese selbstverständliche Forderung verstoßen wird. Wir scheuen uns nicht, es offen auszusprechen, daß viel Schaden und Unheil durch solche gutwilligen, aber nicht qualifizierten Anstaltsleiter angerichtet wird. Mit vollem Recht wandte sich daher der Vorstand der Deutschen Gesellschaft für Kinderheilkunde an die maßgebenden Instanzen mit dem Ersuchen, für die Besetzung solcher Stellen durch Kinderärzte in Zukunft Sorge zu tragen.

Sollen Ärzte, welche während ihres Studiums keine ausreichende Vorbildung genossen haben, in der Säuglingsfürsorge mitwirken, so müssen sie nachgeschult werden. Es ist unmöglich, daß einfach jeder ältere praktische Arzt, zu dessen Studienzeit es überhaupt noch die Sonderdisziplin „Kinderheilkunde" gar nicht gab, plötzlich ex officio zum leitenden Arzt einer Säuglingsfürsorgestelle gemacht werden kann (siehe die neue Zusammenstellung von Rott im Handbuch der Mütter-, Kinder- und Säuglingsfürsorge). Besonders auf dem Lande liegen die Verhältnisse oft recht schwierig. Dort ruht die ärztliche Säuglingsfürsorge fast ganz in den Händen des Kreisarztes. Mit dem Erstarken der Fürsorge zeigen die Kreisärzte immer mehr das Bestreben, diesen Teil der öffentlichen Gesundheitspflege, der ihnen von Amtswegen früher nicht auferlegt war, in ihre Hände zu bringen. Dieses Bestreben ist vielleicht — die Dinge sind noch nicht spruchreif — berechtigt und zu unterstützen, aber selbstverständlich nur dann, wenn eine entsprechende Ausbildung gewährleistet ist. Auch da muß wiederum eine stärkere Berücksichtigung der klinischen pädiatrischen Ausbildung verlangt werden, welche mindestens den Umfang einnehmen muß, wie er z. B. der psychiatrischen Schulung der Kreisarztanwärter seit langem eingeräumt ist. Sehr zu begrüßen ist es, daß die Kreisärzte neuerdings durch Verfügungen angehalten sind, über die einschlägigen Verhältnisse ihres Bezirkes zu berichten. Das Interesse der staatlichen Organe wirkt sicher anregend. Ohne die Mitarbeit der praktischen Ärzte wird man aber in Landbezirken nicht auskommen können, und deswegen sind gerade für diese Zwecke obligatorische Einführungs- und Fortbildungskurse mit Nachdruck zu fordern. Wer Säuglinge begutachten und deren Mütter beraten will, sollte doch eigentlich schon von sich aus bemüht sein, die sachlichen Voraussetzungen dazu zu schaffen und zu erhalten. Stößt man dabei auf Widerstand, so bleibt nichts anderes übrig, als die ganze Fürsorge durch hauptamtliche Ärzte, mögen es nun Kreisärzte oder Kommunalärzte sein, versehen zu lassen. Nichts richtet größeren moralischen Schaden an und diskreditiert die Idee der Fürsorge mehr als eine falsche Beratung durch Fürsorgeorgane.

In der Stadt wiederum möchten wir die nebenamtliche Tätigkeit der Kinderfachärzte in den Säuglingsberatungsstellen nicht missen. *Wir halten diese Verbindung zwischen freiem Beruf und sozialer Tätigkeit für recht segensreich.* Auch wird dadurch eine dauernde persönliche Fühlungnahme zwischen beamteten und freipraktizierenden Ärzten garantiert, welche für beide Teile von Vorteil sein dürfte. Leider geht auch hier die Entwicklung umgekehrt, nämlich zum hauptamtlichen Fürsorgearzt, der alle Fürsorgezweige versehen, aber nicht beherrschen kann.

Die Tätigkeit der *sozialen Akademien*, welche durch Gottstein ins Leben gerufen wurden, hat zur Verbreitung sozialen und fürsorgerischen Wissens stark beigetragen. Durch ihr Werk wird vielen Ärzten das Anfangswissen in bester Form vermittelt. Schon aber macht sich der Übelstand bemerkbar, daß viele Gemeinden in der Absolvierung eines Viermonatskursus die absolute Qualifikation zum Kommunalarzt erblicken.

b) Die Fürsorgerin.

Historisch hat sich die Ausbildung der Fürsorgerin so entwickelt, daß man von der Pflegerin ausging. Krankenschwestern, Kinderkrankenschwestern, Säuglingspflegerinnen wurden in den praktischen Fürsorgedienst gestellt und so weitergebildet, daß sie hinreichende Kenntnisse und das nötige Verständnis für die soziale Arbeit hatten.

Diese Art der Fürsorgerinnen hatte ihre großen Vorzüge. Die gute pflegerische Ausbildung kommt beim Säugling, wo es sich ja ganz wesentlich um gesundheitsfürsorgerische Tätigkeit handelt, sehr zur Geltung. Die erfahrene Schwester wird der Mutter am besten zur Seite stehen können. Sie kann ihr wirksam zeigen und raten, wie sie mit dem gesunden und kranken Säugling umzugehen hat. Hierzu kommt noch, daß die mehrjährig gediente Schwester im Krankenhaus Gelegenheit hatte, so viel mit kranken Menschen und ihren Angehörigen zusammenzukommen, daß sie ein gutes Gefühl für die Nöte des kleinen Mannes erwirbt.

Nachteilig war natürlich der Mangel an sozialer Ausbildung. Die Erkenntnis vom Zusammenhang der Dinge wurde dadurch erschwert. In der Anfangszeit spielten diese Dinge aber auch keine so sehr große Rolle. Der Umgang mit den Behörden wurde in der Praxis gelernt. *Schließlich muß man sagen, daß wir mit den ersten Fürsorgerinnen, welche aus dem Schwesternstand hervorgingen, recht zufrieden gewesen sind.*

Die heutige Ausbildung der Fürsorgerinnen ist durch Ministerialerlaß geregelt. Es können verschiedene Zweige der Fürsorge wahlweise ergriffen werden. Wir wollen hier nur von der Ausbildung zur Gesundheitsfürsorgerin sprechen. Im Prinzip wird eine einjährige pflegerische Tätigkeit verlangt und eine zweijährige Ausbildung an einer sozialen Schule. Die Vorschriften im einzelnen folgen hier.

Vorschriften über die staatliche Prüfung von Wohlfahrtspflegerinnen.
(Volkswohlfahrt 1922, S. 356.)

§ 1. Staatliche Prüfungen von Wohlfahrtspflegerinnen finden an Unterrichtsanstalten statt, die als Wohlfahrtsschulen staatlich anerkannt sind.

§ 2. Der Prüfungsausschuß wird von mir berufen. Er besteht aus einem Staatskommissar als Vorsitzenden, einem Vertreter des Provinzialschulkollegiums und in der Regel aus 5 von der Schulleitung vorzuschlagenden Lehrkräften der Schule. Die als Prüfungsstellen dienenden Schulen, die Sitze der Prüfungsausschüsse und die Namen ihrer Vorsitzenden werden durch die „Volkswohlfahrt", dem Amtsblatt meines Ministeriums und das „Zentralblatt für die gesamte Unterrichtsverwaltung in Preußen" bekannt gemacht.

§ 3. Die Zulassungsgesuche sind dem Vorsitzenden des Prüfungsausschusses, vor dem die Ablegung der Prüfung beabsichtigt ist, bis zum 1. Januar oder 1. Juli einzureichen. In dem Gesuch ist anzugeben, welches der drei nachfolgend aufgeführten Fächer die Bewerberin als Hauptfach wählt:

1. Gesundheitsfürsorge,
2. Jugendwohlfahrtspflege,
3. Allgemeine und wirtschaftliche Wohlfahrtspflege.

Im übrigen erstreckt sich die mündliche Prüfung auf die unter § 11 Ziffer 1 genannten allgemeinen Fächer.

§ 4. Dem Zulassungsgesuch sind beizufügen:

1. eine Geburtsurkunde,
2. ein eigenhändig geschriebener und unterschriebener Lebenslauf,
3. ein behördliches Leumundszeugnis,
4. der Nachweis des erfolgreich abgeschlossenen Besuches eines Lyzeums oder der entsprechenden Klasse einer anderen höheren Lehranstalt, einer anerkannten Mädchenmittelschule oder einer höheren Mädchenschule, deren Abgangszeugnis dem einer Mädchenmittelschule als gleichwertig anerkannt ist, einer Volksschule mit nachfolgender praktischer Berufsbildung, Absolventinnen der Volksschule und solche Bewerberinnen, die nicht den Nachweis des Abschlusses der in Frage kommenden Schulbildungen erbringen können, werden zur Prüfung zugelassen, wenn sie vor dem Eintritt in die Wohlfahrtsschule eine schulwissenschaftliche Vorprüfung nach staatlichen Vorschriften ablegen. Über die Zulassung zur Vorprüfung entscheidet der Vorsitzende des Prüfungsausschusses im Einvernehmen mit dem Provinzialschulkollegium, das für die Regelung und Abhaltung der Vorprüfung zuständig ist:
5. der Nachweis einer fachlichen Berufsschulung, die durch eine der nachfolgenden Ausbildungsarten erbracht werden kann:

a) für das Hauptfach Gesundheitsfürsorge durch die staatliche Prüfung als Kranken- oder Säuglingspflegerin;

b) für das Hauptfach Jugendwohlfahrtspflege;

I. durch die staatliche Prüfung als Kindergärtnerin, Hortnerin oder Jugendleiterin,

II. durch die staatliche Prüfung als wissenschaftliche oder technische Lehrerin (Lehrerin für Hauswirtschaft oder Nadelarbeiten),

III. durch das Abschlußzeugnis einer zweijährigen Frauenschule oder durch den erfolgreichen Besuch einer einjährigen Frauenschule mit nachfolgender einjähriger berufsmäßiger Arbeit in der Wohlfahrtspflege,

IV. durch den Nachweis einer dreijährigen erfolgreichen Berufstätigkeit in der Wohlfahrtspflege, die sich für Inhaberinnen des Reifezeugnisses einer Studienanstalt oder des wissenschaftlichen Reifezeugnisses eines Oberlyzeums um 2 Jahre verkürzt;

c) für das Hauptfach allgemeine und wirtschaftliche Wohlfahrtspflege,

I. durch eine der unter 5 b II, III und IV genannten Ausbildungsarten,

II. durch das Abschlußzeugnis einer wirtschaftlichen Frauenschule auf dem Lande oder einer Landpflegeschule oder einer vom Ministerium für Handel und Gewerbe auf Grund des Erlasses vom 25. September 1918 (HMBL. S. 258) anerkannten Gewerbe- und Haushaltungsschule unter Voraussetzung einer einjährigen Berufstätigkeit in der Wohlfahrtspflege,

III. durch die Abschlußprüfung einer anerkannten Handelsschule und den Nachweis einer einjährigen erfolgreichen Berufstätigkeit oder durch vierjährige erfolgreiche Berufstätigkeit;

6. der Nachweis einer zweijährigen erfolgreichen Teilnahme an einem zusammenhängenden Lehrgang einer staatlich anerkannten Wohlfahrtsschule;
7. ein amtsärztliches Gesundheitszeugnis über die Eignung für den Beruf als Wohlfahrtspflegerin.

Der Vorsitzende des Prüfungsausschusses entscheidet über die Zulassung zur Prüfung vorbehaltlich der Bestimmungen im § 5.

§ 5. Ob und unter welchen Voraussetzungen Bewerberinnen, die den Bedingungen des § 4 nicht entsprechen, auf Grund einer anderen als gleichwertig anzusehenden Vorbildung ausnahmsweise zur Prüfung zugelassen werden können, wird von mir nach Anhörung des Provinzialschulkollegiums entschieden.

§ 6. Die Gebühren für die Prüfung betragen 60 M. und sind vor Beginn der Prüfung zu entrichten. Wer von der Prüfung vor ihrem Beginn zurücktritt, erhält die Hälfte der bereits entrichteten Prüfungsgebühren zurückerstattet.

§ 7. Die Ladung zur Prüfung soll der Bewerberin durch den Vorsitzenden des Prüfungsausschusses spätestens 2 Wochen vor der Prüfung zugehen.

§ 8. Die Prüfung zerfällt in einen schriftlichen und mündlichen Teil. Zwischen beiden Prüfungen müssen mindestens 3 prüfungsfreie Tage liegen.

§ 9. Der Vorsitzende leitet die Prüfung. Er bestellt bei Behinderung eines Mitgliedes des Prüfungsausschusses einen Vertreter und bestimmt nach Anhörung von Vorschlägen der Mitglieder die Aufgaben für die schriftliche Prüfung.

§ 10. Für die schriftliche Prüfung wird der Bewerberin eine Aufgabe gestellt, die sie unter Aufsicht in 4 Stunden auszuarbeiten hat. Diese Aufgabe ist dem Gebiet zu entnehmen, das die Bewerberin als Hauptfach gewählt hat.

§ 11. Die mündliche Prüfung zerfällt in zwei Teile:

1. in die Prüfung in den allgemeinen Fächern der Wohlfahrtspflege, sofern sie nicht Gegenstand des Hauptfaches sind:

a) Allgemeine Gesundheitslehre,
b) Spezielle Gesundheitslehre,
c) Seelenkunde,
d) Erziehungslehre,
e) Volksbildungsfragen,
f) Volkswirtschaftslehre,
g) Sozialpolitik und Sozialversicherung,
h) Staats- und Rechtskunde,
i) Wohlfahrtskunde;

2. in die Prüfung in den Hauptfächern, die ein umfassendes und vertieftes Wissen in den aufgezählten Gebieten feststellen soll:

a) Gesundheitsfürsorge; sie umfaßt die soziale Gesundheitslehre und soziale Gesundheitsfürsorge;

b) Jugendwohlfahrtspflege; sie umfaßt Jugendpflege, Jugendfürsorge, Kleinkinder- und Schulkinderfürsorge;

c) Allgemeine und wirtschaftliche Wohlfahrtspflege; sie umfaßt Sozialpolitik, Wirtschaftsfürsorge, Arbeits- und Berufsfragen.

Die Bewerberin kann die Prüfung in einem anderen Hauptfach zu dem nächstfolgenden Prüfungstermin ablegen, sofern sie die Voraussetzungen dazu erfüllt hat (§ 4).

§ 12. Bei Beurteilung der praktischen Leistungen der Bewerberinnen ist das dem Prüfungsausschuß zu unterbreitende Urteil der Wohlfahrtsschule über die praktische Arbeit der Schülerinnen in der Wohlfahrtspflege maßgebend. Wenn die Bewerberin sich in ihr nicht bewährt hat, wird sie zur Prüfung nicht zugelassen.

§ 13. Gegenstand und Ergebnis der Prüfung werden für jede Schülerin in einer besonderen Niederschrift vermerkt. Sie ist von dem Vorsitzenden und den Mitgliedern des Prüfungsausschusses zu unterzeichnen.

§ 14. Die Leistungen der Bewerberinnen in der praktischen Arbeit (§ 12), in der schriftlichen Prüfung (§ 10) und in den einzelnen Fächern der mündlichen Prüfung (§ 11) werden mit sehr gut (1), gut (2), genügend (3), nicht genügend (4) gewertet. Danach wird auch ein Gesamturteil sowohl für das Hauptfach wie für die allgemeinen Fächer festgesetzt.

Die Bewerberin hat die Prüfung nicht bestanden, wenn sie in einem der beiden Prüfungsteile (Hauptfach, allgemeine Fächer) das Gesamturteil „nicht genügend" (4) erhalten hat.

§ 15. Tritt eine Bewerberin ohne eine nach dem Urteil des Vorsitzenden genügende Entschuldigung im Laufe der Prüfung zurück, so hat sie die Prüfung vollständig zu wiederholen. Eine Rückgabe der Gebühren findet in diesem Falle nicht statt. Die Wiederholung der nicht bestandenen oder ohne Entschuldigung nicht vollendeten Prüfung ist in der Regel nur einmal, und frühestens nach 6 Monaten, spätestens nach 3 Jahren, zulässig. Über die Zulassung von Ausnahmen entscheide ich.

§ 16. Der Bewerberin wird das Ergebnis der Prüfung vom Vorsitzenden mitgeteilt. Sie erhält die unter § 4 Nr. 4 und 5 aufgeführten Nachweise zurück. Die Prüfungsarbeiten verbleiben bei den Akten des Prüfungsausschusses.

§ 17. Nach bestandener Prüfung hat die Bewerberin ein Probejahr in der praktischen sozialen Arbeit abzuleisten. Der Regierungspräsident — in Berlin der Polizeipräsident — ist verpflichtet, eine Bescheinigung der unteren Verwaltungsbehörde (Landrat, Magistrat, Bürgermeister) oder des Kreisarztes oder der Leitung einer der Wohlfahrtspflege dienenden Stelle, die vom Regierungspräsidenten als Ausbildungsstätte anerkannt ist, über die Bewährung und Führung der Bewerberin während dieser Zeit einzufordern. Auf Grund dieser Bescheinigung erfolgt die *staatliche Anerkennung als Wohlfahrtspflegerin*, falls die Bewerberin das 24. Lebensjahr vollendet hat.

Ich behalte mir vor, vor der Ableistung dieses Probejahres auf Vorschlag des Regierungspräsidenten — in Berlin des Polizeipräsidenten — ganz oder teilweise zu befreien, wenn die Bewerberin nachweist, daß sie eine ausreichende praktische Tätigkeit bereits vor Eintritt in die Wohlfahrtsschule ausgeübt hat.

§ 18. Die staatliche Anerkennung als Wohlfahrtspflegerin wird auf Antrag des Prüfungsausschusses vom Regierungspräsidenten — in Berlin vom Polizeipräsidenten — erteilt. An ihn sind vom Vorsitzenden des Prüfungsausschusses die Prüfungsverhandlungen und Zeugnisse (§ 14) von der Bewerberin der Nachweis über das von ihr geleistete Probejahr bzw. die auf Grund des § 17 erhaltene Befreiung von dieser Ableistung einzureichen. Über die staatliche Anerkennung als Wohlfahrtspflegerin wird ein Zeugnis nach dem anliegenden Muster A ausgestellt, dessen Urschrift bei den Akten verbleibt.

§ 19. Wohlfahrtspflegerinnen, die vor dem Erlaß dieser Prüfungsbestimmungen eine gleichwertige Ausbildung und eine dreijährige erfolgreiche Tätigkeit in der Wohlfahrtspflege, die ohne längere Unterbrechungen ausgeübt wurde, durch Zeugnisse der unteren Verwaltungsbehörde (Landrat, Magistrat, Bürgermeister) oder des Kreisarztes oder der Leitung einer der Wohlfahrtspflege dienenden Stelle nachweisen, kann die staatliche Anerkennung als Wohlfahrtspflegerin ohne vorherige Prüfung erteilt werden. Der Antrag ist bis zum 31. Oktober 1923 bei dem für den Wohnsitz der Antragstellerin zuständigen Regierungspräsidenten — in Berlin bei dem Polizeipräsidenten — einzureichen, der vor seiner Entschließung den Prüfungsausschuß einer staatlich anerkannten Wohlfahrtsschule seines Bezirkes gutachtlich zu hören hat. Sind mehrere Prüfungsausschüsse im Bezirk, so bestimmt der Regierungspräsident — in Berlin der Polizeipräsident —, welcher Prüfungsausschuß zu hören ist. Wenn besonders dringende Gründe vorliegen, der Prüfungsausschuß es befürwortet und der Nachweis einer mehr als fünfjährigen erfolgreichen Tätigkeit in der Wohlfahrtspflege erbracht wird, so kann ausnahmsweise der Besuch eines Ausbildungslehrganges in der Wohlfahrtsschule erlassen werden.

Über die Erteilung der staatlichen Anerkennung in den vorstehend bezeichneten Fällen entscheide ich.

§ 20. In dem Falle des § 19 ist ein Ausweis nach dem beiliegenden Muster B zu erteilen.

§ 21. Die staatliche Anerkennung als Wohlfahrtspflegerin kann von dem zuständigen Regierungspräsidenten — in Berlin von dem Polizeipräsidenten — zurückgenommen werden, wenn hinsichtlich einer Wohlfahrtspflegerin Tatsachen vorliegen, die den Mangel derjenigen Eigenschaften dartun, die für die Ausübung des Berufes einer Wohlfahrtspflegerin unerläßlich sind, oder wenn die Wohlfahrtspflegerin den in Ausübung der staatlichen Aufsicht erlassenen Vorschriften beharrlich zuwiderhandelt.

§ 22. Ob die in einem anderen deutschen Lande auf Grund gleicher Vorschriften erfolgte staatliche Anerkennung als Fürsorgerin auch für das preußische Staatsgebiet gilt, bleibt meiner Entscheidung vorbehalten.

§ 23. Die Vorschriften treten am 1. November 1920 in Kraft.

§ 24. Die Vorschriften über die staatliche Prüfung von Fürsorgerinnen vom 10. September 1918 — M. d. I. M 2975, M. d. g. A. U III B 6802, 1 — und vom 29. März 1919 — M 311 II, M. f. W. usw. U III B 6106 III — werden mit der Maßgabe aufgehoben, daß alle Bewerberinnen, die vor dem Inkrafttreten dieser Vorschriften (§ 23) in eine Wohlfahrtsschule eingetreten sind, bis zum 31. Oktober 1922 noch nach den Vorschriften vom 10. September 1918 und vom 29. März 1919 geprüft werden können.

Berlin, den 22. Oktober 1920.

gez. Stegerwald.

Muster A.

Ausweis für staatlich anerkannte Wohlfahrtspflegerinnen.

.... aus ...., geboren am .... in ...., Regierungsbezirk ...., die vor dem staatlichen Prüfungsausschuß in .... die Prüfung als Wohlfahrtspflegerin, Hauptfach .... bestanden und das vorgeschriebene Probejahr mit Erfolg abgelegt hat, wird hiermit staatlich als Wohlfahrtspflegerin anerkannt.

Für den Fall, daß Tatsachen bekannt werden, die den Mangel derjenigen Eigenschaften dartun, die zur Ausübung des Berufes einer Wohlfahrtspflegerin erforderlich sind, oder daß die Wohlfahrtspflegerin den in Ausübung der staatlichen Aufsicht erlassenen Vorschriften beharrlich zuwiderhandelt, kann die Zurücknahme der Anerkennung erfolgen.

............, den .... 19.....

Firma

(Dienststempel) ....

(Unterschrift).

Muster B.

Ausweis für staatlich anerkannte Wohlfahrtspflegerinnen.

.... aus ...., geboren am .... in ...., Regierungsbezirk ...., die den Nachweis der Ausbildung in der Wohlfahrtspflege, Hauptfach ...., erbracht hat, und die die zur Ausübung des Berufes einer Wohlfahrtspflegerin erforderlichen Eigenschaften besitzt, wird hiermit staatlich als Wohlfahrtspflegerin anerkannt.

Für den Fall, daß Tatsachen bekannt werden, die den Mangel derjenigen Eigenschaften dartun, die zur Ausübung des Berufes einer Wohlfahrtspflegerin erforderlich sind, oder daß die Wohlfahrtspflegerin den in Ausübung der staatlichen Aufsicht erlassenen Vorschriften beharrlich zuwiderhandelt, kann die Zurücknahme der Anerkennung erfolgen.

............, den .... 19......

Firma

(Dienststempel) ....

(Unterschrift.)

Richtlinien für die Ausführung der Vorschriften über die staatliche Prüfung von Wohlfahrtspflegerinnen.

Zu § 1. Die staatliche Anerkennung im Sinne des § 1 der Prüfungsvorschriften wird von mir solchen Wohlfahrtsschulen auf Antrag erteilt, die in ihren Lehrplänen und Lehrkräften, in ihrer Leitung und ihren Einrichtungen hinreichende Gewähr für eine ordnungsgemäße Ausbildung der Wohlfahrtspflegerinnen bieten. Die Anträge auf staatliche Anerkennung sind an den zuständigen Regierungspräsidenten — in Berlin an den Polizeipräsidenten — zu richten und von diesem mit dem Gutachten des Provinzialschulkollegiums mir zur Entscheidung vorzulegen.

Voraussetzung für die staatliche Anerkennung einer Wohlfahrtsschule ist der Nachweis, daß die theoretische und praktische Ausbildung der Schülerinnen sich vorwiegend auf die in dem § 11 der Prüfungsordnung bezeichneten Gebiete erstreckt, und daß diese Ausbildung nicht durch ein Übermaß von Unterricht auf anderen Wissensgebieten beeinträchtigt wird.

Die von der Wohlfahrtsschule gemäß § 2 vorzulegenden Vorschläge über die Zusammensetzung des Prüfungsausschusses sind dem zuständigen Regierungspräsidenten — in Berlin dem Polizeipräsidenten — einzureichen und von diesem mit dem Gutachten des Provinzialschulkollegiums mir vorzulegen.

§ 3. Der Zeitpunkt der Prüfung ist von dem Vorsitzenden des Prüfungsausschusses mit den als Prüfungsstellen dienenden Schulen mindestens 3 Monate vor Beginn der Prüfung zu vereinbaren und von den Schulen den Bewerberinnen auf Anfrage mitzuteilen.

Zu § 4 Ziffer 6. Die Nachweise über die vorgeschriebene erfolgreiche Teilnahme an einem zweijährigen Lehrgang in einer staatlich anerkannten Wohlfahrtsschule sind durch Bescheinigungen der Leitung der Schule zu führen. Die Lehrgänge dürfen, abgesehen von den Ferien, nicht durch längere Pausen unterbrochen gewesen sein.

Zu § 5. Die in den Fällen des § 5 an mich zu richtenden Gesuche sind dem zuständigen Regierungspräsidenten — in Berlin dem Polizeipräsidenten — und von diesem mit einer gutachtlichen Äußerung des Provinzialschulkollegiums und des Prüfungsausschusses, vor dem die Prüfung abgelegt werden soll, mir vorzulegen.

Zu § 6. Die Gebühren sind vor der Prüfung an die Wohlfahrtsschule, in der die Prüfung stattfinden soll, zu zahlen.

Von den Gebühren erhält der Vorsitzende des Prüfungsausschusses ein Drittel (einschl. der Entschädigung für sächliche Unkosten); der Restbetrag fällt zu gleichen Teilen an die anderen Mitglieder des Prüfungsausschusses. Sonstige Entschädigungen, wie z. B. Reisekosten und Tagegelder, werden den Mitgliedern der Prüfungsausschüsse nicht gewährt.

Zu § 10. Die Aufgabe für die schriftliche Prüfung ist unter Aufsicht eines Mitgliedes des Prüfungsausschusses anzufertigen. Nachdem die schriftliche Arbeit abgeliefert worden ist, wird sie zunächst von dem Mitglied des Prüfungsausschusses, auf dessen Vorschlag die Aufgabe gestellt wurde, in einem schriftlichen Gutachten beurteilt und dann dem Vorsitzenden sowie den übrigen Mitgliedern zu gleichem Zwecke vorgelegt.

Zu § 11. Die Dauer der mündlichen Prüfung soll so geregelt werden, daß unter Annahme einer Zahl von höchstens 10 Prüflingen vormittags und nachmittags je 2—3 Stunden geprüft und dazwischen eine mindestens zweistündige Mittagspause eingeschaltet wird. Doch wäre auch eine 4—5stündige, über den ganzen Vormittag sich erstreckende Prüfung unter der Voraussetzung zulässig, daß die Prüfung innerhalb dieser Zeit beendigt wird.

Zu § 21. Gegen den die Anerkennung zurücknehmenden Bescheid kann Beschwerde bei mir erhoben werden. Derjenigen Behörde, die die Anerkennung ausgesprochen hatte, ist von der Rücknahme der Anerkennung Mitteilung zu machen; sie hat auf der Urschrift des Zeugnisses einen entsprechenden Vermerk zu machen.

Berlin, den 22. Oktober 1920.

gez. Stegerwald.

Erlaß vom 10. Juli 1925 betr. Abänderung und Ergänzung der Vorschriften über die staatliche Prüfung von Wohlfahrtspflegerinnen — III W 687, I M —. (Volkswohlfahrt 1925, S. 292.)

Die Vorschriften vom 22. Oktober 1920 werden wie folgt abgeändert und ergänzt:

1. Zu § 3, § 4 Ziffer 5e und § 11 Ziffer 2c. Das III. Hauptfach, das bisher die Bezeichnung: „Allgemeine und wirtschaftliche Wohlfahrtspflege“ führte, soll künftig: „Wirtschafts- und Berufsfürsorge“ heißen.

2. Zu § 4 Ziffer 5b III. Die Worte: „oder durch den erfolgreichen Besuch einer einjährigen Frauenschule mit nachfolgender einjähriger berufsmäßiger Arbeit in der Wohlfahrtspflege“ werden gestrichen.

3. Hinter § 4 Ziffer 5b IV wird als neuer Absatz eingeschaltet:

„V. durch eine der nach 5a (in der durch die Runderlasse vom 14. Juni 1922 — III G 910 — und 31. März 1924 — III W 468 — bedingten Fassung) zulässigen Ausbildungsarbeiten.“

4. Zu § 4 Ziffer 5c III wird die in dem Runderlaß vom 15. März 1922 — III G 458 — unter Ziffer 3 getroffene Bestimmung aufgehoben.

5. In § 4 Ziffer 6 wird hinter dem Worte: „Wohlfahrtsschule" eingeschaltet: „in die die Bewerberin erst nach vollendetem 20. Lebensjahre eintreten darf."

Die durch diesen Erlaß getroffenen Bestimmungen treten mit dem Tage ihrer Veröffentlichung in der „Volkswohlfahrt" in Kraft.

Hirtsiefer.

Wenn wir kurz dazu Stellung nehmen sollen, ob diese Ausbildung uns günstig erscheint oder nicht, bzw. welche Vorteile und Mängel hervortreten, so ist etwa folgendes zu sagen:

Die pflegerische Ausbildung erscheint zu kurz, die soziale reichlich lang. Einjährige pflegerische Tätigkeit, noch dazu ohne einen bestimmten Abschluß, gibt wohl einen Einblick in die Pflege, bietet aber nicht jene Durchdringung, wie sie eine Ausbildung mit abschließender Prüfung bietet. Wir würden den Wunsch haben, daß die Ablegung der Prüfung als Säuglingspflegerin oder Krankenpflegerin verlangt wird.

Die *Ausbildung auf den sozialen Schulen* ist natürlich sehr zu begrüßen. Ganz abgesehen von dem Wissen, welches sie den Schülerinnen vermitteln, läßt es sie auch in den *Geist der sozialen Fürsorge* eindringen. Oft genug haben wir allerdings den Eindruck gehabt, wie wenn die Fülle des theoretischen Materials nicht übermäßig aufgenommen und verarbeitet sei. Gleichwohl möchten wir uns gegen eine längere Ausbildung auf den sozialen Frauenschulen nicht aussprechen, weil die soziale Idee sonst nicht in die Schülerin hineingebracht werden kann. Vielleicht würde es auf einem mittleren Wege gehen. Wenn man dazu kommt, wie es fast anzunehmen ist, daß die Ausbildung der Säuglingspflegerinnen auf $1^1/_2$ Jahre beschränkt wird und wenn man in der Ausbildung der Krankenpflegerinnen ein Zwischenexamen einschieben würde, ebenfalls nach $1^1/_2$ Jahren, so könnte man sich mit dieser pflegerischen Vorbildung begnügen. Würde dann die Ausbildung auf der sozialen Schule auch auf $1^1/_2$ Jahre beschränkt, so wäre, wie wir glauben, den Erfordernissen der Praxis besser Rechnung getragen.

Über die Tätigkeit als Spezial- oder Familienfürsorgerin s. S. 130. Die jetzige Ausbildung regelt sich nach den folgenden Vorschriften.

c) Die Hebamme.

Die Hebamme ist die Vertraute der jungen Mutter und von weitgehendem Einflusse. Sie für die Säuglingsfürsorge zu gewinnen und zu schulen, ist von grundlegender Bedeutung. Abzulehnen ist die Hebamme an Stelle der Fürsorgerin. Dahingegen ist die Verbindung von Hebamme und Fürsorgerin namentlich bei Neugeborenenfürsorge erwünscht. Die Hebamme kommt, möge der Meldedienst sein, wie er wolle, immer früher an das Kind als die Fürsorgerin. Einträchtiges Zusammenarbeiten fördert, wenig taktvolles Eingreifen der Fürsorgerin während der Neugeborenenzeit gefährdet den Erfolg.

Nach §§ 29 und 30 der Dienstanweisung ist den Hebammen die Sorge für das Kind zur Pflicht gemacht. Es ist daher sehr zu begrüßen, daß im Ausbildungs- und Fortbildungslehrgang der Hebammen neuerdings die Säuglingskunde eine größere Betonung erhalten hat. Der Unterricht hierüber wird von einem Kinderarzt erteilt, der auch an der Prüfung teilnimmt.

Regelmäßige Belehrungen der Hebammen besonders über die Ernährungskunde des Säuglings sind von eminenter Bedeutung für die Prophylaxe der ersten Lebenswochen und -monate. Es ist viel von einer präziseren Einordnung der Hebammen in den Fürsorgedienst zu erhoffen. Kreisarzt und Hebammenverein sind die gegebenen Mittler.

d) Der Verwaltungsbeamte.

Durch die neue Einrichtung der Jugendämter ist eine große Zahl von Verwaltungsbeamten in das Wohlfahrtswesen hineingekommen. Während es früher nur vereinzelte waren, ist ihre Zahl jetzt groß. *Es ist daher eine berechtigte Forderung, daß diese Beamten für ihre besondere Tätigkeit nachgebildet werden, und es ist sogar anzustreben, daß mit der Zeit ein neuer Typ von Fürsorgebeamten geschaffen wird.*

Der Gedanke, daß für die Wohlfahrtspflege die Beamten entsprechend geschult werden müssen, hat schon vielfach Boden gewonnen. Wir führen hier den Plan der Westfälischen Verwaltungsschule in Dortmund für einen Lehrgang vor, welcher in diesem Jahre abgehalten wird. Als Lehrer wirken hierbei die Leiter aller derjenigen Einrichtungen, welche sich mit der Wohlfahrtspflege beschäftigen.

Lehrplan für den Sonderfortbildungslehrgang für Sozialbeamte.
(Für etwa 80 Unterrichtsstunden.)
Wohlfahrtspflege.

I. *Allgemeines:*
Geschichtliche Entwicklung.

a) Armenwesen (Freizügigkeit, Unterstützungswohnsitz, offene und geschlossene Armenpflege, Armenverbände, Wanderarbeitsstätte).

b) Reformen der früheren Armenpflege und ihre Entwicklung, Wohlfahrtspflege.

c) Neuzeitliche Wohlfahrtspflege (rechtliche Grundlagen, Organisationsformen, Darstellung der privaten Wohlfahrtspflege, Zusammenarbeit der öffentlichen und privaten Wohlfahrtspflege).

II. *Wirtschaftliche Fürsorge:*
A. Die Grundgedanken der Fürsorgepflichtverordnung.
1. Träger, Umfang, Voraussetzung, Art und Maß der öffentlichen Fürsorge.
2. Zuständigkeit der Fürsorgeverbände.
3. Zweige der wirtschaftlichen Fürsorge:
a) Kriegsbeschädigte und Kriegshinterbliebene,
b) Sozialrentner,
c) Kleinrentner,
d) Schwerbeschädigte und Schwererwerbsbeschränkte,
e) Hilfsbedürftige Minderjährige,
f) Wochenfürsorge,
g) Armenfürsorge (offene und geschlossene Fürsorge).

4. Kostenerstattungen durch Fürsorgeverbände und Drittverpflichtete. Der preußische Fürsorgekostentarif.

5. Arbeits- und Unterhaltungspflicht. Unterbringung in einer öffentlichen Arbeitsanstalt.

B. Arbeitsvermittlung und Erwerbslosenfürsorge.

III. *Erzieherische Fürsorge:*

1. Allgemeines: Grundgedanken der einschlägigen Reichsgesetze (Reichsverfassung, B.G.B., Jugendwohlfahrtsgesetz, Jugendgerichtsgesetz).

2. Jugendwohlfahrtsbehörden (Jugendämter usw.) und ihre Zuständigkeit.
3. Aufgaben:
a) Pflegekinder,
b) Vormundschaftswesen,
c) Jugendgerichte und Jugendgerichtshilfe,

d) Jugendhilfe im weitesten Sinne (Jugendbewegung und Jugendpflege, Jugendfürsorge, insbesondere Schutzaufsicht und Fürsorgeerziehung.

IV. *Gesundheitliche Fürsorge:*
1. Allgemeines: Soziale Hygiene. Ihre Bedeutung und Aufgaben.
2. Die staatliche und gemeindliche Organisation der gesundheitlichen Fürsorge.

3. Aufgaben: Säuglingsfürsorge und Mutterberatungsstelle, Fürsorge für Kleinkinder, Schulkinder und schulentlassene Kinder, Fürsorge für Lungenkranke, Alkoholiker, Geschlechtskranke, Psychopathen, Seuchenbekämpfung, Krüppelfürsorge, Wohnungsfürsorge und anderes.

V. *Wohlfahrtspflege und Sozialversicherung* in ihren Aufgaben und Wechselbeziehungen.

Es soll aber nicht unterlassen werden, zu betonen, daß die sachliche Ausbildung natürlich nur *eine* der Forderungen ist, die an die Fürsorgebeamten zu stellen sind. Voraussetzung für ein ersprießliches Wirken ist, daß es sich um geeignete Persönlichkeiten handelt. *Bureaukratismus ist der Tod jeder Fürsorge.* Fürsorge, namentlich die Säuglingsfürsorge mit ihrem so sehr empfindlichen Menschenmaterial, gestattet nicht, daß man langwierige Erwägungen und Erhebungen anstellt, daß sich der Fall zu einem dicken Aktenbündel auswächst. Hier und in anderen Fällen wird es oft darauf ankommen, mit schneller Initiative einzugreifen und die Organe der ausübenden Fürsorge in dieser Hinsicht zu fördern und nicht zu hemmen. Immer wieder hört man die Klage der Fürsorgerinnen, daß sie bei ihrer Tätigkeit durch den Widerstand ermüden, welchen sie in den Bureaus finden. Auch die einzelnen Abteilungen der Verwaltung müssen schnell und loyal untereinander arbeiten. Es muß vermieden werden, daß die Fürsorgeorgane, vor allen Dingen die Fürsorgerinnen, welche den harten Gang der amtlichen Maschine weicher gestalten sollen, umgekehrt in dem Triebwerk dieser Maschine zerrieben und arbeitsunfähig gemacht werden.

VI. Rückblick, Erfolge, Ausblick.

Es ließ sich im Rahmen der bisherigen Erörterung nicht vermeiden, gelegentlich schon darauf hinzuweisen, daß die eine oder andere Ursache der Säuglingssterblichkeit heute gegenüber der Zeit vor 20 Jahren an Bedeutung verloren hat und daß statistische Erhebungen der neuesten Zeit ein anderes Bild ergeben als damals. Es ist nach bestimmten Richtungen eine Verschiebung der Voraussetzungen zu verzeichnen, auf die sich der Fürsorgeaufbau gründen muß. Wir wollen nunmehr im Zusammenhang uns Klarheit darüber zu verschaffen suchen, ob diese Veränderungen spontan aufgetreten sind, also eine Folge von Vorgängen sind, die sich unabhängig vom menschlichen Einfluß, naturgesetzmäßig abspielten, oder ob etwa diese Dinge in irgendwelche Beziehung zu unseren fürsorgerischen Bemühungen zu bringen sind. *Wir müssen klarstellen, welche Punkte heute besonders betont und welche zurückgestellt werden sollen. Aus 20jähriger Fürsorgearbeit müssen die notwendigen Lehren gezogen werden.* Kurz, es wird sich darum handeln, den Versuch einer kritischen Bewertung der bisherigen Fürsorgearbeit zu unternehmen. Wir sind dabei von dem ehrlichen Willen beseelt, auf der Basis von objektiven Unterlagen darzustellen, was an nutzloser und was an fruchtbringender Arbeit geleistet worden ist.

Man bleibe sich aber bewußt, daß keine Erfolgsstatistik ein untrüglicher Beweis für einen Leistungserfolg ist und man sei vorsichtig, die Notwendigkeit bisheriger Fürsorgeeinrichtungen nur nach dem Ergebnis solcher Erhebungen abzuschätzen. Es ist verständlich, daß alle Verwaltungsinstanzen, die Geldmittel bereitstellen, auch den praktischen Nutzen vor Augen haben wollen. Man kann ihnen heute schon manches demonstrieren, aber mit gleicher Deutlichkeit muß hervorgehoben werden, daß solche „ad hoc" angefertigten Untersuchungen, wie sie überall und regelmäßig als Rechenschaftsberichte erscheinen, nie Ersatz für Forschungsarbeit auf fürsorgerischem Gebiete sein können.

Es ist nur zu natürlich, daß bei jeder kritischen Erörterung über die Säuglingssterblichkeit während der letzten 20 Jahre die Folgen des Weltkrieges einen breiten Raum einnehmen. Das Studium dieser Epoche ist von besonderem Reiz; war doch der Krieg in sozialhygienischer Hinsicht ein unfreiwilliges Massenexperiment, wie es zur Klärung bestimmter Probleme großartiger und gewaltiger nicht angelegt werden könnte.

Zuerst muß wohl die einfachste und wichtigste Frage beantwortet werden: *Ist die Säuglingssterblichkeit in Deutschland unter dem Einfluß der Fürsorgemaßnahmen wesentlich niedriger als zuvor?* Diese Frage muß ohne weiteres bejaht werden. In allen statistischen Erhebungen, die für das Gesamtgebiet des Reiches oder Teilgebiete vorliegen, kommt das Absinken der Säuglingssterblichkeit durchschnittlich um 40—50% seit Beginn des neuen Jahrhunderts zum Ausdruck (Tabellen 37—39a und Abb. 8). Dieselbe Erscheinung ist für die gleiche Zeitspanne auch in den übrigen Staaten Europas festzustellen. (Tab. 36). Dürfen wir diesen allgemeinen Rückgang als Erfolg der Fürsorge betrachten?

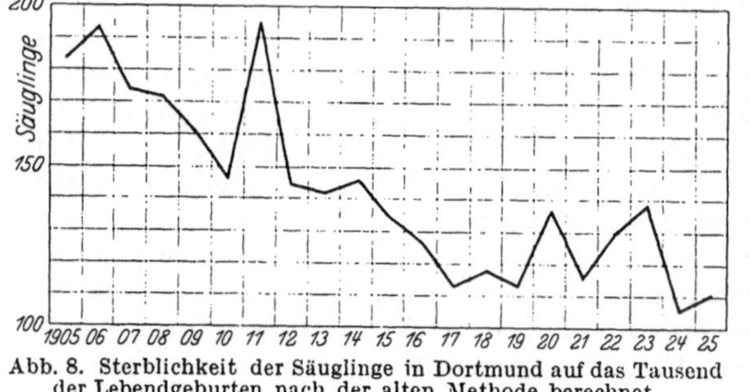

Abb. 8. Sterblichkeit der Säuglinge in Dortmund auf das Tausend der Lebendgeburten nach der alten Methode berechnet. (H. Meyer: Arch. f. Kinderhlk. 1927.)

Tabelle 36.

Staaten	Jahr	Lebend-geborene	Gestorben unter 1 Jahr	In Proz. der Lebend-geborenen
Europa:				
Deutsches Reich	1913	1 838 750	277 196	15,1
	1920	1 599 287	209 718	13,1
	1925	1 290 732	135 570	10,5
Belgien (ohne Eupen-Malmedy) .	1911	171 802	28 608	16,7
	1923	155 474	14 483	9,3
Bulgarien	1911	175 708	27 459	15,6
	1919	156 929	17 117	10,9
Dänemark	1913	72 475	6 780	9,4
	1923	74 826	6 214	8,3
Frankreich	1913	745 539	65 855	10,9
	1920	834 411	82 415	9,9
	1925	768 983	68 367	8,9
England und Wales	1913	881 890	95 608	10,8
	1920	957 782	76 552	8,0
	1925	710 979	53 008	7,5
Schottland	1913	120 516	13 214	11,0
	1920	136 546	12 565	9,2
	1923	111 902	8 825	7,9
Italien	1914	1 114 091	145 211	13,0
	1923	1 107 505	141 215	12,7
Niederlande	1914	176 831	16 798	9,5
	1920	192 987	14 054	7,3
	1925	176 836	8 765	5,0
Norwegen	1913	61 665	3 943	6,4
	1922	62 461	3 427	5,5
Österreich	1914	151 763	26 060	17,2
	1920	137 372	21 537	15,6
	1923	146 633	20 653	14,1
Rumänien	1913	309 625	62 558	20,2
	1919	365 562	70 644	19,3
	1922	613 726	127 183	20,6
Schweden	1914	129 458	9 435	7,3
	1923	112 937	6 312	5,6

Tabelle 36 (Forts.).

Staaten	Jahr	Lebendgeborene	Gestorben unter 1 Jahr	In Proz. der Lebendgeborenen
Schweiz	1913	89 757	8 615	9,6
	1922	76 290	5 313	7,0
Spanien	1914	608 207	92 322	15,2
	1923	660 776	97 197	14,7
Japan	1917	1 843 023	313 872	17,0
	1922	1 969 314	327 604	16,6
Ägypten	1922	582 662	81 403	14,0
	1923	588 855	84 339	14,3
Südafrikanische Union	1922	42 865	3 251	7,6
Vereinigte Staaten von Amerika	1923	1 792 646	138 259	7,7
Costarica	1917	19 004	3 253	17,1
	1922	18 356	4 210	23,3
Chile	1923	151 805	42 965	28,3
Paraguay	1917	20 167	1 979	9,8
Neuseeland	1916	28 509	1 446	5,1
	1924	28 014	1 127	4,0

(Auszug aus den Tabellen in Statist. Jahrbuch für das Deutsche Reich 1921/22 u. 1926.)

Tabelle 37. *Auf je 100 Lebendgeborene starben im 1. Lebensjahr in Deutschland:*

Jahr	Ehelich	Unehelich	Überhaupt	Jahr	Ehelich	Unehelich	Überhaupt
1910	15,2	25,7	16,2	1918	14,4	25,3	15,8
1911	18,2	29,9	19,2	1919	13,0	26,0	14,5
1912	13,9	23,2	14,7	1920	11,9	23,0	13,1
1913	14,2	23,7	15,1	1921	12,2	23,5	13,4
1914	15,4	25,3	16,4	1922	11,7	23,6	13,0
1915	13,9	22,1	14,8	1923	12,0	23,6	13,2
1916	13,1	21,8	14,0	1924	9,9	19,2	10,9
1917	13,6	25,0	14,9	1925	—	—	10,5

(Nach Statist. Jahrbuch für das Deutsche Reich 1926, S. 36.)

Tabelle 38. *Von 1000 Lebendgeborenen starben im 1. Lebensjahre in Preußen:*

Jahr	Ehelich	Unehelich	Insgesamt
1913	140,0	255,0	150,0
1920	121,0	248,0	134,0
1921	121,0	253,0	134,0
1922	112,0	247,0	125,0
1923	117,0	246,0	129,0
1924[1])	96,0	198,9	106,0
1925[1])	95,0	182,9	104,3

(Nach Medizinalstatist. Nachrichten Jg. 13, S. 107. 1926.)

Um diese Entdscheiung im positiven Sinne zu fällen, müssen alle anderen Erklärungsmöglichkeiten widerlegt werden. Der erste Einwand richtet sich gegen die nach altem Usus angewendete Methodik. Der Krieg hatte eine so erhebliche Abnahme der Geburten zur Folge, daß die Geburtenhäufigkeit von Jahr zu Jahr sehr große Differenzen aufwies (s. Tabelle 2 u. 39). Daher ist es nicht möglich, die Säuglingssterblichkeit an der Zahl der Lebendgeborenen des gleichen Zeitraumes zu messen, sondern es muß zu feineren Berechnungsarten gegriffen werden. Gegen die exakteste Methode, das Aufstellen von Sterbetafeln, bestehen aus Gründen, die wir oben erörtert haben, gewichtige Bedenken. Das preußische statistische Landesamt hat daher eine von Raths vorgeschlagene Methode als beste Lösung gewählt und bei der amt-

[1]) Nach ergänzend. direkt. Mitteil. des Preuß. Stat. Landesamts.

Tabelle 39. *Nürnberg.*

Jahre	Säuglingssterblichkeit in Proz. der Lebendgeborenen	Ehelich	Unehelich	Geburtsquote in Proz. der Bevölkerung	Gesamtsterblichkeit in ‰	Prozentualer Anteil der Säuglingssterblichkeit an der Gesamtsterblichkeit	Geburtenüberschuß	Zahl der Lebendgeborenen	Von 100 Lebendgeborenen waren unehelich
1910	18,21	15,56	30,14	27,80	15,10	37,66	12,60	9072	18,20
1911	20,35	17,77	31,19	26,05	15,40	30,57 (1911–1914)	10,70	8836	19,23
1912	15,62	13,70	23,84	25,55	13,70		11,90	9025	19,68
1913	16,19	13,96	25,20	24,71	13,10		11,70	8877	19,53
1914	16,45	15,09	22,29	22,53	18,10		4,80	8145	18,90
1915	16,48	15,20	22,05	16,92	16,90	22,41	0,01	5934	17,96
1916	14,45	13,26	20,52	13,24	17,80	15,48	—	4442	16,46
1917	16,41	13,93	29,56	13,14	17,20	16,09	—	4283	15,88
1918	14,70	13,10	22,12	14,10	21,20	12,74	—	4686	17,76
1919	13,02	10,33	27,53	18,06	13,30	—	4,80	6392	15,64
1920	12,20	10,30	23,48	20,80	11,60	—	9,20	7501	14,42
1921	11,33	9,85	19,75	19,00	11,80	18,49	7,40	6983	14,91
1922	12,35	10,63	22,70	16,30	11,80	17,79	5,00	6221	14,72
1923	12,77	11,07	22,11	15,20	10,70	18,55	4,50	5950	15,43
1924	9,75	8,41	16,94	13,90	10,00	13,62	3,90	5526	15,69
1925	9,14	7,83	15,19	15,26	10,16	13,73	5,10	5982	17,82

(Zeltner: Gesundheitsfürsorge für das Kindesalter Bd. 1, H. 4, S. 238. 1926.)

Tabelle 39a.

Es starben auf 100 Lebendgeborene . . .	1920	1921	1922	1923	1924
in Höchst a. M.[1])	12,3	10,7	8,3	8,0	6,5
in Frankfurt a. M.	13,2	13,4	10,0	9,5	7,8

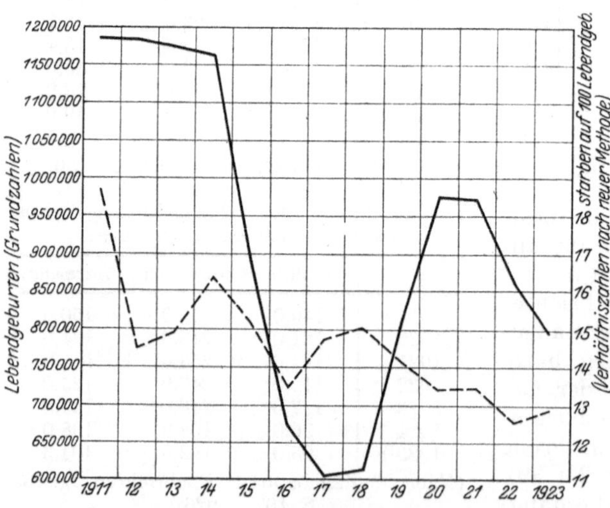

Abb. 9. Lebendgeburten (Grundzahlen) und Säuglingssterblichkeit. (Verhältniszahlen nach neuer Methode) in Preußen.
– – – Säuglingssterblichkeit
——— Lebendgeburten

lichen Berichterstattung verwendet. „Es wird ermittelt, wieviel von den gestorbenen Säuglingen eines Jahres aus dem laufenden und wieviel aus dem vorangegangenen Geburtsjahrgang stammen, und dann die Teile auf die Geborenen, von denen sie herkommen, bezogen; durch Addieren der Teilziffern werden Sterbeziffern gefunden, die die Säuglingssterblichkeit in einer Weise darstellen, die den Anschluß an die frühere Berechnungsart ermöglicht.“ Zum Beweis, wie genau die auf vorstehend bezeichnete Art errechneten Ziffern sich an die der üblichen Methode anschließen, werden die Resultate der alten und neuen Methode für die Zeit von 1911—1914 gegenübergestellt (Medizinalstatist. Nachr. 9. Jg., 194. 1921, s. Tab. 39b).

[1]) Nach Hagen: Die Gesundheitsfürsorge einer Industriestadt. Frankfurt a. M. S. 10. 1925.

Tab. 39 b. *Es starben in Preußen an Säuglingen von 100 Lebendgeborenen:*

	Desselben Jahrganges	Der beiden Geburtsjahrgänge, aus denen sie stammen
1911	187,7	186,4
1912	145,8	145,6
1913	150,0	149,5
1914	164,1	163,8

Es muß zugegeben werden, daß allen statistischen Zahlen, die sich auf die Kriegszeit beziehen und mit der alten Methode errechnet sind, eine nur geringe Beweiskraft zuerkannt werden kann, und daß Trugschlüsse bei ihrer Verwendung entstehen können.

Aber auch die einwandfrei ermittelten Ziffern ändern nun nichts an dem Gesamtresultat: Es sterben heute um ein Drittel weniger Säuglinge als 1910. Es ist zunächst zu erörtern, ob nicht die Geburtenabnahme an sich daran schuld ist. Unsere bisherigen Erfahrungen sprechen nicht dagegen, und auch die genauere Betrachtung einzelner Geburtenkurven und Sterbeziffern zeigt, daß ein gewisser Kurvenparallelismus vorhanden sein kann. Gewiß, eine kausale Beziehung ist ohne weiteres zuzugeben, wie wir an anderer Stelle bereits betont haben (s. S. 52/53). Aber es wäre falsch, sich auf diese Erklärung als *einzige* zu versteifen. Die Natalität in Preußen z. B. ist in dem Jahrzehnt vor Kriegsausbruch annähernd gleich geblieben, und trotzdem ist die Säuglingssterblichkeit von 18 auf 16% gesunken und ebenso ist auch durch das Wiederansteigen der Geburtenziffer nach dem Krieg das kontinuierliche Sinken der Säuglingssterblichkeit bis auf den heutigen Tag nicht unterbrochen worden (Abb. 9). Anders verlaufen die Kurven

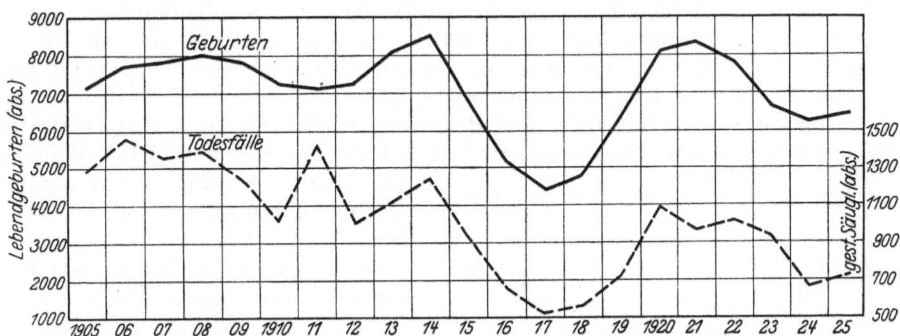

Abb. 10. Geburtlichkeit und Säuglingssterblichkeit in Dortmund. (H. MEYER: Arch. f. Kinderheilk. 1927.)

der absoluten Zahlen, wie wir sie für Dortmund aufgezeichnet haben (Abb. 10). Hier ist der Parallelismus recht weitgehend, wenn auch nicht vollkommen. Wir wollen uns auf weitere Spekulationen nicht einlassen, denn es ist heute nicht möglich, strikte Beweise beizubringen, daß der Geburtenrückgang die alleinige Ursache der niedrigen Säuglingssterblichkeit ist.

Es ist nun reizvoll, an Hand von statistischem Material das Erlöschen bzw. die verringerte Wirksamkeit der einzelnen, früher erörterten Ursachen klarzustellen, denen hauptsächlich der fürsorgerische Kampf galt. *Wir beginnen mit der Zunahme des Stillwillens* und der dadurch bewirkten eminenten Verbreitung der natürlichen Ernährung. Dabei können wir uns nach den früheren Ausführungen kurzfassen. Es unterliegt keinem Zweifel, daß unter dem Einfluß der Stillpropaganda unendlich viel mehr Säuglinge Muttermilch erhalten als vor 20 Jahren (s. Tab. 35 auf S. 66 u. Tab. 43 auf S. 87). Uns interessiert es hier, *die Reaktion der sozialen Oberschicht*, der Gebildeten, auf diese Bewegung zu beleuchten. Aus den zu diesem Zweck angestellten Ermittlungen möchten wir eine Umfragestatistik herausgreifen, die von A. SCHLOSSMANN, PANKOW und E. SCHLOSSMANN in Ärztefamilien erhoben worden ist. Sie führte zu dem Resultat, daß auch in diesen

Aufstellung.

Aus ihren Erhebungen, die 721 Kinder aus Arztfamilien umfassen, mögen folgende Daten mitgeteilt werden. Der Vergleich mit ähnlichen Feststellungen aus früherer Zeit ergibt:

Es wurden	Erhebung von			
	Rietschel-Meinert 1909		Schlossmann usw. 1921	
Gar nicht gestillt	23,6%	40,9	14,9%	30,9
Bis 2 Mon. „	17,3%		16,0%	
„ 5 „ „	22,7%		17 %	
Über 5 „ „	36,3%		52,1%	

Von 100 Kindern, die nicht gestillt wurden, waren geboren:

vor 1900	43,5
1900—1909	32,4
1910—1915	13,8
1916—1922	10,1

Auf 100 Kinder, die 8 Monate und länger gestillt wurden, kamen:

vor 1900	8,6%
1900—1909	28,8%
1910—1915	22,8%
1916—1922	40 %

Schichten eine erhebliche Zunahme des Stillwillens zu verzeichnen ist. Als ein starker Helfer im Kampfe für die natürliche Ernährung erwies sich die Reichswochenhilfe, die allen jungen Müttern, die bedürftig oder versicherungspflichtig sind, neben der Wochenbettunterstützung ein Stillgeld gewährt. Es herrscht Übereinstimmung darüber, daß sich die *Reichswochenhilfe als eine Maßnahme von größter sozialhygienischer Bedeutung* erwiesen hat und tiefgreifenden Einfluß auf die günstige Gestaltung der Säuglingssterblichkeit ausgeübt hat. Sie ist die großzügige Verwirklichung einer Idee, die schon zu Beginn der Fürsorgeära von vielen Forschern erörtert und in bescheidenem Rahmen durchgeführt wurde. Stillprämien als psychologisches Lockmittel zum Stillen und zum regelmäßigen Besuch der Fürsorgestellen wurden schon früher von privater Seite mit bestem Erfolg gewährt, zum Teil als Geldprämie, vielfach auch in Form von unentgeltlichen Mahlzeiten oder kostenloser Lieferung von Naturalien, besonders von Milch. Daß man sich auch (in Ulm) der kostenlosen Herstellung einer Photographie des mehrmonatigen Säuglings als Reizmittel bediente, entbehrt einer gewissen Originalität nicht. Heute ist die Auszahlung des Stillgeldes gesetzlich geregelt (s. S. 143). Auch hier ist die Notwendigkeit erkannt worden, die private Wohltätigkeit durch staatliche Fürsorge abzulösen. Man rüttele nicht daran!

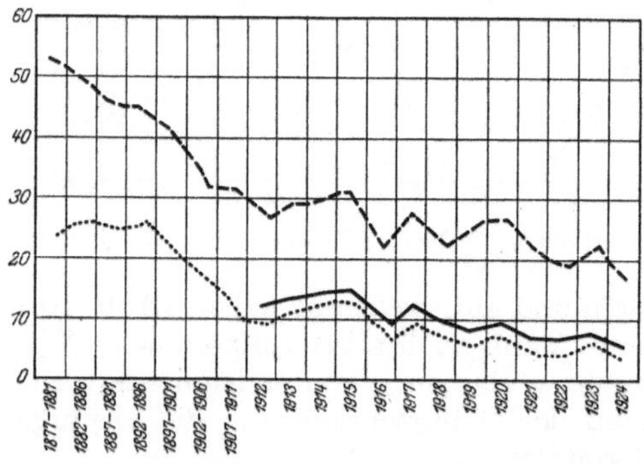

Abb. 11. Säuglingssterblichkeit in Königsberg.
— — — unehelich
——— gesamt
· · · · · ehelich
(Aus Beusch: Gesundheitsfürs. f. d. K. I, 1926.)

Durch diese günstige Entwicklung sind alle anderen sozialhygienischen Ursachen der Säuglingssterblichkeit, und auch ein Teil der medizinischen zwangsläufig vermindert worden. Wir müssen uns stets bei Besprechung der übrigen

Fürsorgeerfolge dessen bewußt bleiben, daß sie sich alle erst auf der Grundlage der vermehrten Stilltätigkeit auswirken konnten. Recht lehrreich ist da z. B. *die Entwicklung der Unehelichensterblichkeit*, wie sie ASCHER am Beispiel von Königsberg (Pr.) erörtert hat (Abb. 11). Für das schnelle Absinken der Unehelichensterbeziffern bis 1896 — bei Gleichbleiben der Ehelichen — ist kein anderer Grund zu finden, als die Einführung der polizeilichen Aufsicht im Jahre 1881, die in einer Konzessionierung der Haltestellen bestand, durch welche die ärgsten Engelmacherinnen ausgemerzt wurden. Als 1900 dann das Gesetz den Kreisärzten die Aufsicht über die Haltekinder übertrug, als das Stillen mit größtem Nachdruck propagiert wurde, als die Kommunen die Auszahlung der Pflegegelder von dem regelmäßigen Besuch der Säuglingsberatungsstelle abhängig machten, konnte eine weitere Verbesserung der Daseinsbedingungen für das uneheliche Kind nicht ausbleiben. Daher der dauernde Abfall der Kurve bis in die neueste Zeit. Das Abweichen von der Kurve der Ehelichen fällt also in den Zeitraum vor Einsetzen der eigentlichen Säuglingsfürsorge. Seit 1910 dagegen, dem Beginn der systematischen Fürsorge, laufen beide Kurven parallel. Erst in den folgenden Jahren des wirtschaftlichen Zusammenbruchs und der Inflation wurde eine vermehrte Mortalität der unehelichen Säuglinge beobachtet, die aber 1924 wieder überwunden war. Es muß leider zugegeben werden, daß auch heute noch viel mehr uneheliche Kinder zugrunde gehen als legitime.

ZELTNER hat nun aber die interessante Erscheinung aufgedeckt, daß innerhalb der ersten Lebensmonate die Unehelichensterblichkeit gar nicht mehr größer ist als die der Ehelichen, daß erst im Verlaufe der späteren Monate ungünstige Momente sich geltend machen, die zu der hohen Jahressterblichkeit dieser Kinder führen. Es liegt also die Tatsache vor, daß das uneheliche Kind bezüglich der Gefährdung der ersten Lebenszeit nicht schlechter, ja mitunter etwas besser dasteht als das eheliche Neugeborene. Das ist um so erstaunlicher, als bei Verwertung desselben Materials durch den gleichen Autor sich herausstellte, daß das uneheliche Kind eine viel höhere Mortalität an Lebensschwäche und Pneumonie aufweist als das eheliche. *Der Schluß ist also recht zwingend, daß die Fürsorgearbeit, vor allem die Anstaltspflege, diese weitgehende Lebenssicherung des unehelichen Neugeborenen zur Folge gehabt hat.* Gelingt es, die Intensität der Erfassung auch auf den späteren Teil des ersten Jahres auszudehnen, dann ist auch eine größere Annäherung der Gesamtsterblichkeit der Unehelichen an die der Ehelichen zu erhoffen.

Einen schönen Erfolg hat die Fürsorgetätigkeit im bisherigen Kampfe gegen die Sommersterblichkeit gehabt. Die Ernährungsstörungen haben ihre beherrschende Rolle unter den Ursachen der Säuglingssterblichkeit verloren. Die Gründe liegen hier auf der Hand. Der Fortschritt ist als Auswirkung der Forschung zu buchen, des Fortschrittes in der Erkennung und Behandlung der Ernährungsstörungen. Der Sommergipfel bleibt heute hinter früheren Höhen weit zurück, auch in sehr heißen Jahren, dagegen wächst die Bedeutung der Wintersterblichkeit an Lungen- und Grippeerkrankungen. Das Charakteristicum der Jahreskurve ist heute nicht nur der Sommergipfel, sondern ebensosehr der Wintergipfel.

Man hat sich recht eingehend mit der Erforschung dieser Erscheinung befaßt und bereits greifbare Resultate gezeitigt. Wir wissen nicht nur, daß das Gros der Sterbefälle, die den Wintergipfel bedingen, durch Lungenentzündungen und Grippeerkrankungen zustande kommen, sondern daß diese Erkrankungen in ausgesprochenem Maße gerade die jüngsten unter den Säuglingen dahinraffen. Es drängt sich ein Vergleich mit dem Sommergipfel auf: wie die erhöhte Sommersterblichkeit durch Ernährungsstörungen sich ausschließlich auf Flaschenkinder erstreckt, *stellen die jungen 1—4 Wochen alten Säuglinge das Hauptkontingent an den Pneumoniesterbefällen, die zum Wintergipfel führen.* Und zwar sind es, wie

Nassau zeigen konnte, hauptsächlich sekundäre Bronchopneumonien, die das erste Lebensquartal bevorzugen, während aus immunbiologischen Gründen die primären Infektionen erst nach dem Trimenon zahlreicher auftreten. Seitdem Gottstein zuerst an Berliner Zahlen auf die erhöhte Gefährdung des ersten Lebensquartals und ihre fürsorgerischen Konsequenzen hingewiesen hat (1907 bis 1914), werden in steigendem Maße, besonders in den letzten 5 Jahren von allen Seiten die großen Gefahren erkannt, die der Säugling gerade in den ersten Lebenswochen und -monaten zu überstehen hat. Am Beispiel von Nürnberg kann man sich eine gute Vorstellung davon machen, wie die durch Pneumonie bedingten Todesfälle in den ersten 3 Lebensmonaten seit 1920 in hohem Grade zugenommen haben (s. Tab. 32 auf S. 60). Zu bedenken ist, ob der ,,Wintergipfel" nicht eine vorübergehende Erscheinung ist, welche auch mit Grippe, Kohlennot, Wohnungsnot u. dgl. zusammenhängt.

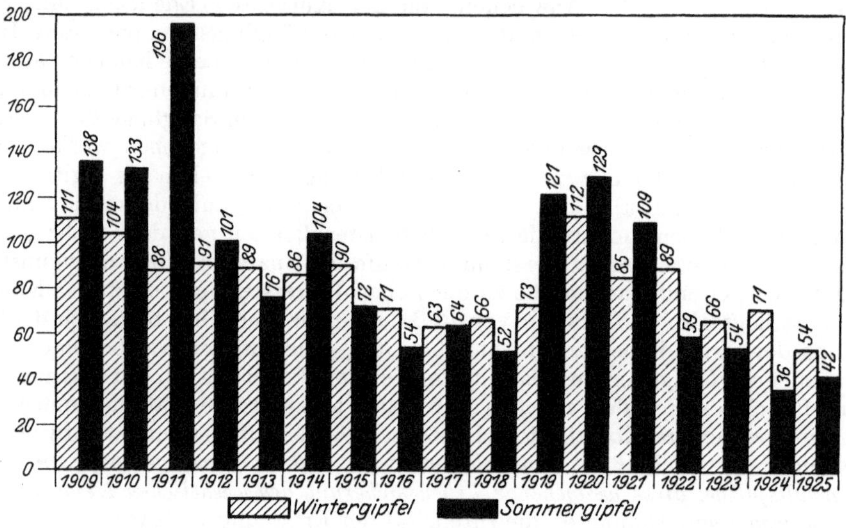

Abb. 12. Winter- und Sommergipfel der Säuglingssterblichkeit in Frankfurt a. M.

Die Erfolgsstatistik kann noch auf andere Weise gehandhabt werden. Man vergleicht das Schicksal der Fürsorgekinder mit demjenigen der nicht beratenen Säuglinge, stellt ihre Morbidität, Mortalität und Entwicklung nebeneinander und bewertet danach die Fürsorgewirkung. Auch zu diesem Vorgehen sind besondere Methoden erforderlich. Ascher verwendet seine Absterbeordnung, errechnet für beratene und nicht beratene Säuglinge die Sterbefälle in bestimmten Altersperioden und vergleicht sie mit den auf Grund der Sterbenswahrscheinlichkeit zu erwartenden Todesfällen. Für zwei in Frankfurt einheitlich geleitete Beratungsstellen fand er Unterschiede, die recht imposant sind. Von den mehr als 4 Wochen befürsorgten Säuglingen starben nur 20 statt der erwarteten 46, und bei den 118 weniger als 4 Wochen beratenen Kindern traten doppelt so viele Sterbefälle auf, als es der Sterbenswahrscheinlichkeit entsprach.

Roessle schlägt die in Frankreich übliche Methode vor. Statt der Berechnung auf 1000 Lebendgeborene werden hier als Beziehungsfaktor 1000 verlebte Tage gewählt, die von den Beobachtungskindern, die in Altersgruppen aufgeteilt sind, verlebt wurden. Die in den einzelnen Gruppen aufgetretenen Sterbefälle werden hierauf bezogen. In analoger Weise muß die Sterblichkeit aller Kinder, mit der ja ein Vergleich angestellt werden soll, ebenfalls auf 1000 verlebte Tage

Tabelle 40. *Beratungsstelle I und V für Säuglinge und Kleinkinder in Frankfurt a. M. im Jahre 1919.*

Lebensalter	Prozentuale Sterbenswahrscheinlichkeit pro Woche	118 Säuglinge, welche weniger als 4 Wochen beobachtet wurden: Beobachtete Wochen	Todesfälle: erwartete	Todesfälle: eingetroffene		891 Säuglinge, welche mindestens 4 Wochen beobachtet wurden: Beobachtete Wochen	Todesfälle: erwartete	Todesfälle: eingetroffene	
1	2	3	4	5	6	7	8	9	10
1 Woche . . .	0,79	3	0	0	0	4	0	0	0
2 Wochen	0,71	15	0	0	0	131	0,9	0	0
3 „	0,64	25	0	0	0	304	1,9	0	0
4 „	0,57	24	0	1	0	404	2,3	0	0
	(i. D. 0,67)	zus. 67	4,5						
2 Monate	0,55	50	2,7	5	3	1908	10,5	1	0
3 „	0,44	20	0,8	2	1	1881	8,3	3	0
4 „	0,35	12	0	0	2	1763	6,2	1	2
5 „	0,28	8	0	0	0	1545	4,2	1	2
6 „	0,22	2	0	0	0	1421	3,1	0	1
7 „	0,17	10	0	0	0	1291	2,2	1	3
8 „	0,14	6	0	0	0	1229	1,7	0	0
9 „	0,12	6	0	1	1	1206	1,4	0	1
10 „	0,11	6	0	0	0	1155	1,3	1	1
11 „	0,11	5	0	0	0	976	1,1	2	0
12 „	0,12	8	0	0	0	837	1,0	0	0
Summe		186	8,0	9	7		46,1	10	10
				16				20	

(Nach Ascher: Veröff. a. d. Geb. d. Medizinalverwalt. Bd. 15, S. 508. 1922.)

in den einzelnen Altersabschnitten ihres ersten Jahres bezogen werden. Diese Methode ist von Reich für das kleine Erfurter Material erstmalig angewendet worden (Verwaltungsjahr 1924) und veranschaulicht recht deutlich den Effekt

Tabelle 41. *Säuglingssterblichkeitsziffern Erfurts für das Verwaltungsjahr 1924* (berechnet nach Roesle).

Alter in Tagen bzw. Monaten, Jahren	Auf 1000 gleichzeitig Lebende in nebenstehenden Altersstufen pro Alterstag (= 1000 verlebte Tage in jedem Altersabschnitt Sterbefälle): ehelich	unehelich	zusammen	Auf 1000 in der Fürsorge Betraute in nebenstehenden Altersabschnitten (Sterbefälle pro Alterstag): ehelich	unehelich	zusammen
0— 4 Tage	3,15	4,79	3,46	—	—	—
5— 9 „	0,91	1,95	1,11	—	—	—
10—14 „	0,799	1,47	0,926	0,00	0,000	0,000
15—30—31 „	0,229	0,343	9,251	0,000	0,000	0,000
2— 3 Monate	0,331	0,422	0,353	0,145	0,320	0,202
4— 6 „	0,207	0,202	0,206	0,294	0,647	0,370
7—12 „	0,127	0,102	0,122	0,123	0,117	0,131
2. Jahr	0,031	0,021	0,027	0,030	0,067	0,037
3.—6. „	0,004	0,000	0,004	0,001	0,000	0,001

(Reich: Gesundheitsfürsorge für das Kindesalter Bd. 1, H. 5, S. 392. 1926.)

der Fürsorge. Reich hebt außerdem hervor, daß dieselben Erscheinungen bestehen wie bei dem Vergleich zwischen Ehelichen- und Unehelichen-Gesamtsterblichkeit. Die nicht betreuten Säuglinge nämlich sterben im Vergleich zu den betreuten früher ab, nach dem 3. Monat aber besteht keine Differenz mehr. Also auch hier wieder die Sonderstellung der ersten Wochen und Monate.

Wir haben gesehen, daß man doch wohl berechtigt ist, fürsorgerische Erfolge auch mit fürsorgerischen Bemühungen in Zusammenhang zu bringen. *Das Herabgehen der Säuglingssterblichkeit in den letzten Jahren hängt zu einem Teil mit dem Rückgang der Geburten zusammen, aber auch der Einfluß fürsorgerischer Maßnahmen ist nicht zu verkennen.* Mit der Erkenntnis der Ursachen mancher Schäden ist es eben möglich gewesen, sie schon an der Quelle zu fassen und zu verhüten. Wir können die bestimmte Hoffnung haben, auf diesem Wege noch weiter zu kommen.

Unsere Bemühungen haben sich zu richten:

1. auf die Verbesserung derjenigen (statistischen) Methoden, welche zur Erkennung von Schäden dienen;
2. auf Fortschritte der Medizin, welche in die Praxis übertragen werden können;
3. auf Verbesserung der Organisation des Fürsorgeapparates;
4. auf Verbesserung der Gesetzgebung.

Was den *ersten Punkt* anlangt, so handelt es sich hauptsächlich darum, die statistischen Methoden, welche zur Erkennung von Volksschäden dienen, zu veredeln. Wir versprechen uns nicht viel davon, wenn man die Methoden etwa in dem Sinne verbessert, wie es bei der Aufstellung der Absterbeordnungen vor sich gegangen ist. Damit wird „der große Fehler" immer noch nicht ausgeschaltet, nämlich die Unsicherheit des Urmaterials. Nach alten statistischen Grundsätzen kann man den Fehler wohl in hohem Maße überwinden, wenn man mit großen Zahlen arbeitet, aber man kann ihn nicht endgültig überwinden. *Was uns jetzt nottut, sind individualstatistische Erhebungen.* Genaue ad hoc-Untersuchungen innerhalb eines begrenzten Kreises werden Tatsachen ans Licht bringen, welche mit der Methode der Massenstatistik nicht erfaßt werden können. *Sie genügte in den Anfangszeiten der Fürsorge,* wo es darauf ankam, die groben Schäden des Säuglingslebens zu erkennen. Das ist geschehen. Deren Abstellung ist weitgehend erfolgt. *Was nun übrigbleibt, läßt sich nur mit verfeinerter Untersuchungstechnik machen.*

Eine dankbare Aufgabe wird es sein, die schon begonnenen Untersuchungen über die *Neugeborenensterblichkeit* in diesem Sinne zu vervollständigen. Das Material der Frauenkliniken, welches großenteils sogar anatomisch untersucht ist, bietet hier ausgezeichnete Anhaltspunkte. Ferner wird es jetzt aber auch möglich sein, zur *Morbiditätsstatistik* zu kommen. Namentlich in kleineren Orten, aber auch in begrenzten Bezirken von Großstädten wird es gar nicht schwierig sein, eine größere Zahl von Säuglingen so zu verfolgen, daß man über ihre Krankheiten orientiert bleibt. Wir dürfen in diesem Sinne auf das Beispiel unserer Rachitiserhebungen[1]) verweisen. Die Durchuntersuchung von 700 Familien hat uns seinerzeit ein so klares Bild von der Verbreitung der Rachitis und ihrer einzelnen Formen in Dortmund gegeben, daß zielbewußte fürsorgerische Maßnahmen darauf aufgebaut werden konnten. Ähnliche Erfolge werden auf dem Gebiete der Säuglingssterblichkeit unschwer zu erzielen sein.

Ganz ausdrücklich muß darauf verwiesen werden, daß man sich nie auf allgemeine Ergebnisse stützen darf, *sondern daß die örtlichen Verhältnisse* geprüft werden müssen. Als Beispiel geben wir unsere Erhebungen über Stillfähigkeit und Stillsitte (Tab. 42 u. 43). Sie lehrten uns, wie ernst wir in unserem Gebiete mit Stillschwierigkeiten zu rechnen haben.

Was die neuen *Forschungsergebnisse* anbetrifft, so wollen wir hier über die Probleme im einzelnen keine Ausführungen machen. Auf die Bedeutung der

---

[1]) Arch. f. Kinderheilk. 1921, Bd. 70.

Tabelle 42. *Stillfähigkeit.*

	8. Stillwoche						
Milchleistung . . .	100 bis 300 g	300 bis 500 g	500 bis 700 g	700 bis 900 g	900 bis 1100 g	1100 bis 1300 g	1300 und mehr
Anzahl der Mütter	8	18	29	31	11	5	4
	55 = 51,9%			51 = 48,1%			
	12. Stillwoche						
Anzahl der Mütter	9	16	19	23	14	4	6
	44 = 48,3%			47 = 51,7%			

Tabelle 43. *Erhebungen über Stillsitte in Dortmund.*
Ergebnis am Ende des 3. Lebensmonats der Säuglinge.
Jahrgang 1922/23.

Monat	Zahl der Kinder	Ganz gestillt	Größtenteils gestillt	Ganz gestillt und größtenteils gestillt	Größtenteils künstlich	Rein künstlich	Größtenteils künstlich und rein künstlich
Juni	165	85 (*51,5%*)	35 (21,2%)	120 (72,7%)	18 (10,9%)	27 (16,2%)	45 (27,1%)
Juli	179	106 (*59,2%*)	33 (18,4%)	139 (77,6%)	23 (12,8%)	17 (9,5%)	40 (22,3%)
August	230	149 (*64,7%*)	41 (17,8%)	190 (82,5%)	13 (5,6%)	27 (11,7%)	40 (17,3%)
September . . .	235	142 (*60,4%*)	32 (13,6%)	174 (74,0%)	27 (11,5%)	34 (14,5%)	61 (26,0%)
Oktober	253	151 (*59,7%*)	37 (14,2%)	188 (73,9%)	28 (10,7%)	37 (14,2%)	65 (24,9%)
November . . .	214	138 (*64,5%*)	29 (13,6%)	167 (78,1%)	19 (8,9%)	28 (13,1%)	47 (12,0%)
Dezember . . .	157	94 (*59,9%*)	31 (19,8%)	125 (79,7%)	17 (10,8%)	15 (9,6%)	32 (20,4%)
Januar	167	105 (*62,9%*)	28 (16,8%)	133 (79,7%)	11 (6,6%)	23 (13,9%)	34 (20,5%)
Februar	176	121 (*68,7%*)	23 (13,0%)	144 (81,7%)	14 (8,0%)	18 (10,2%)	32 (18,2%)
März	137	82 (*59,9%*)	28 (20,4%)	110 (80,3%)	11 (8,0%)	16 (11,7%)	27 (19,7%)
April	170	103 (*60,6%*)	36 (21,2%)	139 (81,8%)	16 (9,4%)	15 (8,8%)	31 (18,2%)
Mai	171	119 (*69,6%*)	18 (10,5%)	137 (80,1%)	19 (11,1%)	15 (8,8%)	34 (19,9%)
Summa	*2254*	1395	371	1766	216	272	488

die Säuglingspathologie beherrschenden Digestions- und Respirationskrankheiten ist schon an anderer Stelle verwiesen. Sie werden neben der Rachitis noch lange im Mittelpunkte der Forschungsinteressen stehen müssen. Eines sei aber hier noch einmal hervorgehoben. *Für alle diese Untersuchungen sind selbstverständlich Geldmittel notwendig.* Sie bereitzustellen und an die richtige Stelle zu leiten ist eine fürsorgerische Tat. Wir haben immer darauf hingewiesen, daß mit der Erweiterung der Erkenntnis unmittelbar auch Fortschritte der Fürsorge verbunden sind. Darum ist es eine erfolgreiche Unterstützung aller fürsorgerischen Bestrebungen, wenn man die Forschungsmöglichkeiten verstärkt, und eine billige dazu.

Über die *Verbesserung der Organisation* wird man bei der Jugend des allgemeinen Ausbaues der Säuglingsfürsorge lieber erst nach Jahren eingehend sprechen. Vorläufig ist man überall noch stark damit beschäftigt, den neugeschaffenen Apparat einzuspielen, die vorhandenen oder neu angestellten Organe ihrer Aufgabe anzupassen, die gegenseitige Zusammenarbeit zu fördern. *Ein sehr wesentlicher Punkt ist hier noch die Verbindung mit den praktischen Ärzten*, auf die auch schon an anderer Stelle hingewiesen ist. Es wird Sache der ärztlichen Zentralorganisationen sein, Richtlinien aufzustellen und in Verbindung mit den zentralen Staatsbehörden und den großen Fürsorgeverbänden zu einer Verbesserung der bestehenden Verhältnisse zu kommen.

Wir sind uns bei all diesen Ausführungen bewußt, daß die Fürsorge, wie wir sie hier verstehen und schildern, an *die wirklichen Gründe des Säuglingssterbens* nicht herankommt. Wenn wir uns immer wieder vor Augen halten, daß das Kind des reichen Mannes nicht gefährdet zu sein pflegt, wohl aber das Kind des armen, wenn wir wissen, daß alle Schwierigkeiten des Säuglingslebens mit reichen Mitteln leichter überwunden werden können als mit knappen, so kommen wir zu dem Schlusse, daß unser fürsorgerisches Handeln gewissermaßen an der Oberfläche bleibt. Der Sozialarzt befindet sich in derselben Lage wie der Individualarzt, der auch symptomatisch behandeln muß, wenn er an die Ursache der Krankheit nicht herankommt. *Sollten die wirtschaftlichen Verhältnisse sich einmal so bessern, daß alle unsere Wünsche für das Säuglingswohl erfüllt sind, dann wird es keine schönere Aufgabe geben, als die Säuglingsfürsorge entsprechend abzubauen.*

Schließlich sei noch betont, daß die bestehende Gesetzgebung keineswegs alle Wünsche der Ärzte erfüllt. Eine Weiterentwicklung ist dringend notwendig. Wie weit die Wünsche gehen, lehren am besten die Leitsätze des Referates von Schwéers auf der VIII. Tagung für Säuglings- und Kleinkinderschutz im September 1926. Die Ausführungen von Schwéers wurden mit allgemeiner Zustimmung begrüßt.

Leitsätze.

Die Auswertung der Fürsorgegesetzgebung für die Säuglingsfürsorge (RJWG., RFV., RVO.).

Von Abteilungsdirektor Dr. Schwéers, Berlin.

1. Die geltende Fürsorgegesetzgebung bietet bei richtiger Auslegung zwar wertvolle Handhaben für die Säuglingsfürsorge und für die sachlich von ihr nicht zu trennende Schwangerenfürsorge, sie reicht aber in keiner Weise aus, um die bevölkerungspolitisch notwendige Bekämpfung der Säuglingssterblichkeit ausreichend gesetzlich zu garantieren.

2. Insbesondere haben das RJWG. sowie die Ausführungsbestimmungen der Länder zu demselben mit wenigen Ausnahmen die Forderungen der Gesundheitsfürsorge gar nicht oder nur teilweise berücksichtigt.

3. Auch die RFV. wird den Notwendigkeiten planmäßiger Säuglingsfürsorge nicht gerecht. Der dort gegebene Begriff der Hilfsbedürftigkeit als Voraussetzung öffentlicher Fürsorge ist zu eng gefaßt. Er deckt sich nicht mit dem Begriff der Fürsorgebedürftigkeit im Sinne der Rott-Tugendreichschen Definition. Auch ist die vorbeugende Fürsorge in der RFV. nur fakultativ.

4. Ferner erfolgt die Auslegung des geltenden Rechtes einschließlich der Anwendung der „Kannbestimmungen" der RVO. vielfach ohne ausreichende Berücksichtigung der Notwendigkeiten der Gesundheitsfürsorge.

5. Die Uneinheitlichkeit und Inübersichtlichkeit der einschlägigen Gesetzgebung erschwert ihre Anwendbarkeit und beeinträchtigt ihren Erfolg.

6. Die bevölkerungspolitische Lage erfordert dringend die gesetzliche Sicherung einer vom gesundheitsfürsorgerischen und eugenischen Standpunkt aus ausreichenden Schwangeren- und Säuglingsfürsorge für ganz Deutschland.

Die genannten Gebiete sind ihrer Entwicklung nach zur gesetzlichen Festlegung reif.

7. Die Bereitstellung der als notwendig erkannten Einrichtungen, zunächst der offenen und halboffenen, dann aber auch der geschlossenen Fürsorge ist einheitlich ohne Rücksicht auf Versicherungszugehörigkeit und Legitimität ausreichend gesetzlich zu sichern. Die Durchführung der Arbeit ist den Kommunen zu übertragen. Für eine angemessene Interessierung (evtl. Arbeitsgemeinschaft) und Kostenbeteiligung der Versicherungsträger ist im Rahmen der Richtlinien für die Gesundheitsfürsorge in der Reichsversicherungsordnung Sorge zu tragen. Die Mitwirkung der freien Wohlfahrtspflege, die nach wie vor notwendig bleibt, ist im Sinne des § 5 RFV. zu regeln.

8. Eine einheitliche Durchführung für ganz Deutschland ist ohne finanzielle Beteiligung von Reich und Ländern (etwa nach englischem Muster) zum mindesten für die leistungsschwachen Gemeinden unmöglich. Trotzdem wird der Gesamtaufwand den bisherigen wahrscheinlich nicht erheblich übersteigen, da an Stelle des gegenwärtigen, wenig planmäßigen Verfahrens rationelle Arbeit tritt.

9. Schwangerenfürsorge ist, auch wo sie mit dem Einsatz wirtschaftlicher Hilfe arbeitet, im wesentlichen Säuglingsfürsorge, im ganzen eine Form der Gesundheitsfürsorge. Sie ist darum entweder den kommunalen Gesundheitsämtern zu übertragen oder, wo solche nicht bestehen, der Leitung eines Sozialarztes zu unterstellen.

10. Der Begriff der Hilfsbedürftigkeit soll für Schwangere und Säuglinge dem Begriff der Fürsorgebedürftigkeit entsprechend gestaltet werden. Bei der Feststellung des Vorliegens derselben soll der Arzt entscheidend mitwirken.

11. Durch angemessene und analoge Ausgestaltung von Wochenhilfe und Wochenfürsorge ist eine ausreichende materielle Unterstützung der Schwangeren im Rahmen des gesundheitspolitisch Notwendigen zu sichern. Das Wochengeld soll mindestens die Sätze der Erwerbslosenunterstützung erreichen. Die Einkommensgrenzen für den Bezug der Wochen fürsorge gemäß § 33a der Reichsgrundsätze sind nach einheitlichen Richtlinien evtl. ortsklassenmäßig abgestuft festzusetzen. Durch Umwandlung des § 199 RVO. in eine „Mußbestimmung“ und Gewährung entsprechender Leistungen aus der RFV. ist die arbeitsunfähige (im gesundheitsfürsorgerischen Sinne) Schwangere vor dem Obdachlosenasyl zu schützen.

12. Zur ausreichenden Sicherung des vorgeburtlichen und geburtlichen Kinderschutzes ist die Ratifizierung des Washingtoner Abkommens und der Erlaß eines Reichshebammengesetzes erforderlich.

13. Die gesamte Säuglingsfürsorge ist grundsätzlich als eine Angelegenheit im Sinne des § 10,2 RJWG. den Gesundheitsämtern zu übertragen. Die Prüfung der Eignung von Pflegestellen und die Aufsicht über die Pflegekinder einschließlich der Berechtigung zum Eingreifen bei Gefahr im Verzuge können zum mindesten während des Säuglingsalters nur unter entscheidender Mitwirkung des Arztes erfolgen. Die Anwendung der Rechte der Jugendämter aus der Amtsvormundschaft bzw. als Gemeindewaisenrat sowie die Einleitung der FE. bzw. Schutzaufsicht soll, soweit es sich um die Durchsetzung gesundheitsfürsorgerischer Maßnahmen handelt, nach den Vorschlägen des Gesundheitsamtes oder des leitenden Sozialarztes erfolgen.

14. Hinsichtlich der unehelichen Kinder ist zur Beseitigung der Fürsorgebedürftigkeit Einführung der primären Haftung der öffentlichen Hand während des Säuglingsalters erforderlich.

15. Die gegenwärtigen unübersichtlichen Verhältnisse hinsichtlich der Auslegung des § 29 RJWG. bedürfen dringend der Klärung. Die Mitwirkung des Arztes bei der Erfüllung der Aufgaben des § 29 ist gesetzlich zu sichern.

16. Ein voller Erfolg der Säuglingsfürsorge ist erst zu erwarten, wenn neben den Jugendämtern auch die längst als notwendig erkannten örtlichen und Landesgesundheitsämter unter fachlicher Leitung eine gesetzliche Sicherung gefunden haben.

VII. Die Ausübung der Säuglingsfürsorge.

1. Die offene Fürsorge.

a) Aufklärung und Belehrung.

Die wesentlichsten Fehler in der Aufzucht von Säuglingen werden aus Unverständnis gemacht. Wir müssen uns damit abfinden, daß der Instinkt nicht ausreicht, um einem Kinde die besten Lebensverhältnisse zu sichern. Schon die Tatsache allein, daß eine nicht unwesentliche Zahl von Müttern aus körperlichen

Ursachen nicht imstande ist, ihr Kind natürlich an der Brust zu ernähren, ist ein grobes Hindernis für die instinktmäßige Aufzucht des Nachwuchses. Es kommt hinzu, daß sich im Laufe der Jahrzehnte irrige Meinungen unter der Bevölkerung festgesetzt haben. Psychologisch ist das wahrscheinlich folgendermaßen zu erklären. Früher, unter einfachereren Lebensbedingungen, war die Zahl der Kinder in den meisten Familien recht groß. Starb ein Kind, so ging man hierüber in Anbetracht der vorhandenen lebenden Kinder schnell zur Tagesordnung über. Auch bei unrationeller Aufzucht blieben immer noch Kinder übrig, so daß der Gesamterfolg nicht als schlecht imponierte.

Unter den heutigen Lebensbedingungen, wo die kinderreichen Familien nur noch eine Seltenheit darstellen, liegen nun die Verhältnisse ganz anders. Wurde früher bei ziemlichen Verlusten aus reicher Fülle heraus eine Zahl von Kindern aufgezogen, so ist es jetzt so, daß bei kleiner Geburtenzahl auch mäßige Verluste nicht mehr recht tragbar sind. Nimmt man hierzu noch, daß unsere Lebensbedingungen im ganzen immer schwieriger und unnatürlicher geworden sind, so ist sicher, daß mit den primitiven Methoden der Vorzeit nicht mehr gearbeitet werden kann, *sondern daß die Aufzucht nach rationellen Grundsätzen durchgeführt werden muß, um allzu starke Verluste zu* vermeiden.

Dieser Forderung steht als Hindernis die große Zähigkeit entgegen, mit der die alten, überlieferten Methoden festgehalten werden. Von einer Generation zur anderen werden unbestimmte Vorstellungen über die Lebensnotwendigkeit des Säuglings weitergetragen. Richteten sie früher keinen übermäßigen Schaden an, so sind sie heute für das Wohl und Wehe der Familie und damit auch der Gesamtbevölkerung von ausschlaggebender Bedeutung.

Wenn die Säuglingsfürsorge ihre Aufgaben erfüllen will, so muß infolgedessen außer der Einzelarbeit, außer der Betreuung des einzelnen Säuglings vor allen Dingen aber auch eine Umstellung in der Anschauungsweise der Bevölkerung herbeigeführt werden. Es muß das Verständnis dafür geweckt werden, daß der Säugling nach richtigen Grundsätzen aufgezogen werden muß, und es muß demgemäß das Verantwortungsgefühl dafür geweckt werden, daß nicht jede Frau ohne weiteres imstande ist, Ratschläge auf diesem Gebiete zu erteilen. Mütter, Großmütter u. dgl. sind immer geneigt, die beschränkten und oft noch mißdeuteten Erfahrungen, welche sie an ihren Kindern gemacht haben, zu verallgemeinern und weiterzugeben. Bei der großen Rolle, welche das Mütterliche im Leben der Frau spielt, ist es ja auch ohne weiteres verständlich, daß mütterliche Erfahrungen als stolzes Gut betrachtet werden und daß damit gern in ganz unschuldiger Weise geprahlt wird. Diese Prahlerei, die sich im Geben von erbetenen und unerbetenen Ratschlägen äußert, *muß aber schon deswegen oft zu Fehlschlägen führen, weil bei der Vielheit der Möglichkeiten die Erfahrungen an einem oder wenigen Kindern nie maßgebend sein können für andere.*

Um die Bevölkerung aufzurütteln, sind aufklärende Vorträge das beste Mittel. Unterstützt man sie noch durch Lichtbilder oder Filmvorführungen, so kann man eines großen Publikums von Frauen sicher sein und demgemäß auch einer starken Wirkung. Praktisch werden derartige Vorträge am zweckmäßigsten durch *Frauenorganisationen* in die Hand genommen. Auch *Volkshochschulen* bieten eine geeignete Plattform. Es ist vielleicht nicht überflüssig, darauf hinzuweisen, daß diese Vorträge von möglichst sachverständiger Seite gehalten werden müssen. Nichts diskreditiert mehr, als wenn die Mütter durch den Vortrag oder durch die anschließende Diskussion in ihrer Auffassung verstärkt werden, daß sie als die praktisch Ausübenden doch die allein Sachverständigen seien. Wer nicht über großes theoretisches Wissen verfügt und auch nicht über Erfahrungen im täglichen Leben, wird kaum imstande sein, einen tieferen Einfluß auszuüben.

Das ist der Auftakt. Darüber darf nicht vergessen werden, wie wichtig die hingebende Einzelarbeit ist. Die Bearbeitung von kleineren Gruppen von interessierten Mädchen und Frauen muß dringend empfohlen werden. Abhaltung von Kursen, möglichst mit praktischen Übungen, Demonstrationen, Lichtbildervorführungen u. dgl. m. sind einzurichten. Sie dienen nicht so sehr der unmittelbaren Erwerbung von Kenntnissen als der Anregung des Interesses. Gibt man solchen Kursteilnehmerinnen am Schlusse ein einfaches Heft über Säuglingsernährung und Pflege in die Hand, so darf man damit rechnen, daß es auch wirklich angesehen und gelesen wird, wohingegen die wahllose Verteilung von Merkblättern u. dgl. m. nur wenig Erfolg hat.

Mütterkurse werden in größeren Städten zwanglos in dazu geeigneten Anstalten abgehalten (Kinderklinik, Säuglingsheim). Räume wie Material sind hier ohne weiteres vorhanden. Auf dem Lande hat sich die Einrichtung von *Wanderkursen*[1]) bewährt. Gerade hier, wo in der größeren Gleichmäßigkeit des täglichen Lebens Vorführungen jeder Art auf erhöhtes Interesse treffen, wird man mit einfachen, dem Verständnis angepaßten und durch Darbietungen und Übungen belebten Kursen stets willige Hörer finden.

Im Hinblick auf die Umstellung der Mentalität der Gesamtbevölkerung ist es dringlich, möglichst an alle weiblichen Personen heranzukommen und ihnen schon von früh auf gewisse Grundsätze lehrmäßig beizubringen, so daß sie für spätere Darbietungen und Belehrungen empfänglicher werden. *In diesem Sinne hat sich der Säuglingsunterricht in den Volksschulen* eine gewisse, wenn auch nicht zu überschätzende Bedeutung erworben. Die Bedeutung erscheint uns deswegen nicht allzu groß, weil der Unterricht den Kindern doch nicht den entsprechenden Eindruck zu machen scheint und vielfach offenbar mehr spielerisch genommen wird. Immerhin soll die Möglichkeit nicht bestritten werden, daß gewisse Empfindungen und Kenntnisse im Unterbewußtsein haftenbleiben, welche später leichter geweckt werden können, als es sonst wohl der Fall wäre. Auch die viel verbreitete *Säuglingspflegefibel*[2]), welche in den Schulen benutzt wird, ist geeignet, als weiterer Stützpunkt für die Belehrung zu dienen. Sie kommt den Schulmädchen doch auch später immer wieder einmal in die Hände und es ist auch damit zu rechnen, daß andere Familienmitglieder das Buch in die Hand nehmen. Wichtiger ist der *Unterricht an die halberwachsenen Mädchen*, soweit sie in den Schulen oder Fortbildungsschulen noch erfaßt werden. Die Bestimmungen für die Ausbildung der Frauenschülerinnen mit der Verpflichtung der praktischen Arbeit in der Säuglingspflege sind zweifellos geeignet, im Sinne der Aufklärung zu wirken und die allgemeine Einstellung zum Kinde zu ändern. Ebenso verhält es sich mit dem Unterricht, welcher in Fortbildungsschulen aller Art erteilt wird. Wesentliche Fortschritte sind auf dem Gebiete des Unterrichts an die weibliche Jugend erzielt seit Erlaß der Bestimmungen für diejenigen Lehrerinnen, welche Säuglingspflegeunterricht erteilen sollen. Während man noch vor wenigen Jahren meinte, daß eine Ausbildungszeit von wenigen Tagen oder Wochen eine Lehrerin befähige, Unterricht auf dem Gebiete der Säuglingspflege zu erteilen, so werden nun durch den *Ministerialerlaß vom 11. August 1922* wesentlich höhere Anforderungen gestellt. Eine Ausbildung von 3 Monaten mit vollständiger praktischer Arbeit nebst einer erheblichen Zahl

---

[1]) Als Lehrbuch: SCHULZ, HERTA: Der Unterricht in der Säuglings- und Kleinkinderpflege. München: J. F. Bergmann.

[2]) ZERWER, ANTONIE: Säuglingspflegefibel. Berlin: Julius Springer.

von Unterrichtsstunden wird zugrunde gelegt. Wir bringen anschließend wegen der großen Wichtigkeit dieses Teiles der belehrenden Arbeit die Bestimmungen, welche für die Ausbildung der Lehrerinnen maßgebend sind.

Wer die letzten 20 Jahre als Fürsorger miterlebt hat, weiß, wie weitgehend die Bevölkerung schon beeinflußt ist, und so ist zu hoffen, daß mit einer systematischen Belehrung der heranwachsenden weiblichen Jugend allmählich eine Generation von Müttern heranwächst, welche nicht nur selbst ihre Kinder nach rationellen Grundsätzen aufzieht, sondern auch, selbst Frauen und Mütter geworden, keine falschen Ratschläge mehr gibt, sondern die Mütter mit ihren Fragen an diejenigen Stellen verweist, wo sie sachgemäße Auskunft erhalten.

Nicht unwesentlich erscheint schließlich in diesem System der allgemeinen Aufklärung und Belehrung auch noch die Bedeutung der Ausbildung der Säuglingspflegerinnen. Die Erfahrung lehrt, daß von diesen ausgebildeten Pflegerinnen gar nicht so sehr viele unmittelbar im Dienste bleiben, in Anstaltsbetrieben, in der Fürsorge oder in der Privatpflege. Eine sehr große Zahl ausgebildeter Säuglingspflegerinnen geht wieder in die Familie zurück, und viele von den Säuglingspflegerinnen heiraten auch. Auf diese Weise wird gewissermaßen eine inoffizielle Propaganda für rationelle Säuglingsaufzucht getrieben. All die ausgebildeten Säuglingspflegerinnen, welche von ihren Kenntnissen keinen berufsmäßigen Gebrauch machen, bilden doch eine Art von Keimzentren, welche sich falschen Anschauungen entgegenstellen, oft auch in sehr erfreulicher Weise private aktive Arbeit leisten. In der täglichen Praxis kann man gar nicht so selten beobachten, wie die Verweisung von Müttern mit ihren Kindern an den Arzt bzw. an die Beratungsstelle von solchen ehemaligen Pflegerinnen ausgeht. Sie haben doch in der Mehrzahl das nötige Verantwortungsbewußtsein erworben, um nicht von sich aus zu raten, um nicht den Anschein der großen Gelehrsamkeit zu erwecken, sondern um einzusehen, daß man sich an den Sachverständigen wenden soll. Wir verkennen nicht, daß auch das Umgekehrte möglich ist und geschieht, daß die Pflegerin, die Schwester, die Fürsorgerin — im Bestreben einen persönlichen Erfolg davonzutragen — über das zulässige Maß hinausgeht. Bei der Ausbildung der Pflegerinnen muß — das ist die Lehre — mehr wie bisher darauf gesehen werden, daß sie nicht nur das Maß der Kenntnisse erwerben, welches für die Prüfung gefordert wird, sondern daß sie auch das hinreichende Verantwortungsgefühl erwerben.

Bestimmungen über die Ausbildung von Lehrerinnen der Säuglings- und Kleinkinderpflege an Volks-, Mittel- und höheren Mädchenschulen. (Volkswohlfahrt 1922, S. 435.)

1. Zweck.

Lehrerinnen an Volks-, Mittel- und höheren Mädchenschulen sollen befähigt werden, ihre Schülerinnen über die wichtigsten Grundsätze der Säuglings- und Kleinkinderpflege zu unterrichten.

2. Zulassung.

Zur Ergänzungsausbildung in Säuglings- und Kleinkinderpflege werden zugelassen: Volksschullehrerinnen, wissenschaftliche Lehrerinnen, Haushaltungs-, Nadelarbeits- und Turnlehrerinnen sowie Jugendleiterinnen, welche die Anstellungsbefähigung erlangt haben.

Die Ergänzungsausbildung wird in einem dreimonatigen Lehrgang erworben an besonders zu bestimmenden Anstalten.

Die Anmeldung zu dem Lehrgang erfolgt spätestens 4 Wochen vor seinem Beginn bei der Anstalt, an welcher der Lehrgang stattfindet.

Der Anmeldung sind beizufügen:

1. das Lehramtszeugnis und der Nachweis über die Anstellungsbefähigung,
2. die Urlaubsbewilligung der vorgesetzten Dienstbehörde für die Dauer des Lehrganges,
3. ein ärztliches Gesundheitszeugnis über Freisein von ansteckenden, die Säuglinge und Kleinkinder gefährdenden Krankheiten.

Von den zu 1. geforderten Zeugnissen können auch beglaubigte Abschriften vorgelegt werden.

3. Lehrziel.

Die Ausbildung soll klares Verständnis für die Lebensäußerung des Säuglings und Kleinkindes und Sicherheit in der Hilfeleistung bei dessen Ernährung und Pflege vermitteln, hierzu die nötigen Wissensgrundlagen schaffen sowie die Erkenntnis der Bedeutung eines gesunden Kindernachwuchses für Familie und Volk vertiefen.

4. Ausbildung.

Die Ausbildung der Lehrerinnen muß eine theoretische, praktische und methodische sein. Der Ausbildungsgang kann Praxis und Theorie nacheinander oder gleichzeitig vermitteln. Die Vereinigung von Theorie und Praxis ist vorzuziehen, so daß die praktische Arbeit an den Säuglingen und Kleinkindern durch eine bestimmte Anzahl von theoretischen Unterrichtsstunden unterbrochen wird.

A. Theoretische Ausbildung.

Der Unterricht in der Säuglings- und Kleinkinderpflege ist eine Erweiterung des Unterrichts in der allgemeinen Gesundheitslehre. Die Ausbildung baut sich daher auf die allgemeine Gesundheitslehre auf und behandelt folgende Gebiete:

1. In 10 Unterrichtsstunden: Bau und Verrichtung des menschlichen Körpers. Auf die Besonderheiten des kindlichen Körpers ist bei jeder Gelegenheit einzugehen.

2. In 10 Unterrichtsstunden: Allgemeine Gesundheitslehre (Hygiene): Luft, Boden, Wasser, Kleidung, Wohnung, Beleuchtung, Lüftung, Arbeit.

3. In 15 Unterrichtsstunden: Volkswirtschaft und soziale Hygiene. Hierdurch soll Einblick in die Bedeutung des wachsenden Volkes vom nationalen und wirtschaftlichen Standpunkte aus geboten werden. Die Lehrerin muß gewisse Grundbegriffe verstehen lernen: Geburtenziffer und Geburtenzahl, Sterblichkeit und besonders Kindersterblichkeit, Bevölkerungsbewegung und Aufbau des Volkes nach Alter und Geschlecht. In der sozialen Hygiene soll das ganze Gebiet des Mutter- und Säuglingsschutzes dargestellt werden. Im Anschluß und als Ergänzung hierzu werden die sozialen Gesetze besprochen, die von besonderer Bedeutung für die Volksgesundheit und insbesondere für die Gesundheit von Mutter und Kind sind.

4. In 5 Unterrichtsstunden: Frauenkunde mit besonderer Berücksichtigung der Beziehungen zwischen Mutter und Kind während der Schwangerschaft.

5. In 30 Unterrichtsstunden: Säuglings- und Kleinkinderkunde.

a) Der Beginn des Eigenlebens des Säuglings, die Veränderung in den Lebensbedingungen durch die Geburt, die ersten Lebensäußerungen des Eigenlebens, die Atmung, Anatomie und Physiologie der Atmung, das erste Schreien des Kindes als Ausdruck des Bedürfnisses nach Nahrung, Anatomie und Physiologie der Verdauungsorgane im allgemeinen.

b) Die besonderen Anforderungen an die Ernährung des Säuglings, die natürliche Ernährung, ihre Bedeutung für Einzelwesen und Rasse, Bau und Funktion der Brustdrüsen, die Zusammensetzung der Muttermilch: Wasser, Eiweiß, Fette, Zucker und Salze als Bausteine des menschlichen Körpers, Nahrungsbedürfnis des Kindes, Abhängigkeit des Bedürfnisses von Größe und Leistungen. Nahrungsangebot von seiten der Mutter, Diät der stillenden Frau, Seltenheit des Versagens der Mutterbrust, Zahl der Mahlzeiten und Dauer, Technik des Anlegens.

c) Die unnatürliche Ernährung, ein Notbehelf; Verantwortung bei Einführung der unnatürlichen Ernährung, der Unterschied zwischen natürlicher und unnatürlicher Ernährung in Hinsicht auf chemische Zusammensetzung, biologischen Charakter usw., Unterschiede im Erfolg. Anforderungen an die Milch, die zur künstlichen Ernährung verwandt wird, Zusammensetzung und Zubereitung der künstlichen Nahrungsgemische.

d) Pflege des Säuglings (Bett, Wäsche, Bad, Zimmer), ihre Technik und ihre Bedeutung.

e) Die Entwicklung des Säuglings im ersten Lebensjahre, Wachstum, Zunahme, geistige und körperliche Fortschritte, Lebensäußerungen, die Verdauung.

f) Die dem Säugling drohenden Gefahren und Störungen in der Entwicklung, die Gefahren der ersten Lebenstage, Nabel und Nabelpflege, das Auge, das frühgeborene und lebensschwache Kind, das erblich belastete Kind; die in der Umgebung des Kindes liegenden Gefahren, schlechte Wohnungsverhältnisse, ihr Einfluß auf das Gedeihen des Kindes, Sommerhitze, ansteckende Krankheiten in der Umgebung des Kindes, Tuberkulose.

g) Gefahren, die sich aus Über- und Unterernährung ergeben.

h) Ernährungsstörungen.

i) Sonstige Erkrankungen des Säuglingsalters, besonders die Rachitis, das Zahnen.

k) Das Abstillen, Übergang zur gemischten Kost, die Gefahren dieser Übergangszeit.

l) Die wichtigsten Erkrankungen des Säuglingsalters.

m) Die Impfung.

n) Das Kleinkind, die Besonderheit des Kleinkindesalters, Ernährung im Kleinkindesalter, geistige und körperliche Entwicklung des Kleinkindes, Sitzen, Stehen und Laufen, die dem Kleinkind drohenden Gefahren.

o) Die Pflege des Kleinkindes.

6. In 10 Unterrichtsstunden: Die übertragbaren Krankheiten, ihre Häufigkeit im Säuglings- und Kleinkindesalter, ihre Bedeutung für das Kind und die Allgemeinheit, Begriff der Übertragung und Verhütung derselben, Verbreitung der übertragbaren Krankheiten im allgemeinen: Masern, Scharlach, Diphtherie, Windpocken, Keuchhusten, Tuberkulose mit besonderer Berücksichtigung der Verschleimungen, der Erscheinungen in den Nachkrankheiten; Verhütung und rasche Erkennung der Krankheiten.

7. In 30 Unterrichtsstunden: Das Seelenleben des Kleinkindes; Beschäftigung des Säuglings und des Kleinkindes.

B. Praktische Ausbildung.

Die praktische Ausbildung erfolgt in Gruppen unter Vorführung, Anleitung und Aufsicht gut geschulter Schwestern am Säugling selbst. Von den wichtigsten Handgriffen und Maßnahmen werden insbesondere behandelt und geübt:

Natürliche und künstliche Ernährung des Säuglings, Baden und Waschen des Kindes, Tragen und Halten des Säuglings und Kleinkindes, Bereitstellung des Bettchens, Ankleiden des Säuglings und Kleinkindes, Beobachten und Pflege des kranken und gesunden Kindes.

Zubereitung von Säuglings- und Kleinkindernahrung, Anfertigung von Säuglings- und Kleinkinderwäsche, Beschäftigung mit Säugling und Kleinkind.

C. Methodische Ausbildung.

Die Ausbildung in der Methodik des Unterrichtes in der Säuglings- und Kleinkinderpflege kann etwa 24 Stunden in Anspruch nehmen. Die praktische Einführung in den Unterricht ist zweckmäßig so zu gestalten, daß die Teilnehmerinnen der Lehrgänge in den Unterrichtsstunden bereits ausgebildeter und erprobter Lehrerinnen als Hospitantinnen teilnehmen. Sodann wird jede Teilnehmerin ein zusammenhängendes Gebiet der Säuglingspflege in mehreren Unterrichtsstunden behandeln unter Anleitung und Aufsicht der Fachlehrerin. An die Probelektion schließt sich eine Besprechung an. Damit verbindet sich die Einführung in den Gebrauch der wichtigsten Lehrmittel dieses Unterrichtsgegenstandes (eine Puppe mit Kinderwäsche, Korb mit Einrichtung, falsche und richtige Flasche, falsches und richtiges Spielzeug, wenn möglich auch eine Badewanne einfachster Art, Wandtafel).

Den Teilnehmerinnen der Lehrgänge ist auch geeignete Literatur zu empfehlen.

5. Einrichtungen.

A. Anstalten.

Anforderungen an die Anstalten, an denen die Ausbildung erfolgen soll:

1. Die Anstalt (Säuglingsheim, Kinderkrankenhaus, Tag- und Nachtkrippe) muß hygienisch völlig einwandfrei sein und wenigstens insoweit modernen Anforderungen entsprechen, als sie die Möglichkeit bietet, daß die Schülerin alle in dem Arbeitsplan der praktischen Ausbildung (4B) erwähnten Unterrichtsgegenstände in der Anstalt kennenlernen kann. Unter anderem muß die Anstalt auch eine Kindermilchküche, in der die Säuglingsnahrung zubereitet wird, enthalten.

2. Die Anstalt darf nicht zu klein sein, d. h. sie soll wenigstens 30 Betten für Säuglinge und Kleinkinder umfassen.

3. Die Leitung der Anstalt muß in den Händen eines berühmten und für den Unterricht geeigneten Kinderarztes (Kinderärztin) liegen.

4. Die Oberin und mindestens noch die Hälfte der Säuglingspflegerinnen der Anstalt müssen die staatliche Anerkennung als Säuglingspflegerinnen besitzen.

B. Lehrkräfte.

Als Lehrkräfte müssen zur Verfügung stehen:

1. Ein Kinderarzt (Kinderärztin) für die Gebiete der theoretischen Ausbildung Punkt A 1, 2, 4, 5, 6.

2. Das Gebiet A 3 kann vom Arzt (Ärztin) oder von einer sozialwissenschaftlich geschulten Persönlichkeit übernommen werden.

3. Gebiet B Abs. 1 und 2 ist in der Regel von einem Kinderarzt (Ärztin) unter Mitwirkung geschulter Schwestern zu behandeln.

4. Für die Gebiete A 7, B Abs. 3 und C sind pädagogisch geschulte Fachkräfte heranzuziehen.

Ob eine Anstalt für den vorliegenden Zweck geeignet ist, entscheidet der Minister für Wissenschaft, Kunst und Volksbildung im Einverständnis mit dem Minister für Volkswohlfahrt.

Berlin, den 11. August 1922.

Der Minister für Wissenschaft, Kunst und Volksbildung.
I. A.: Kaestner.

Prüfungsordnung für Lehrerinnen der Säuglings- und Kleinkinderpflege an Volks-, Mittel- und höheren Mädchenschulen.

§ 1. Die Befähigung zur Erteilung des Unterrichtes in Säuglings- und Kleinkinderpflege an Volks-, Mittel- und höheren Mädchenschulen wird durch Ablegung einer Prüfung erworben. Diese Prüfungen werden nach Bedürfnis an solchen Anstalten abgehalten, die hierfür die staatliche Anerkennung gemäß Ziffer 5 der amtlichen Bestimmungen vom 11. August 1922 erhalten haben. Die Prüfungstermine werden von dem zuständigen Provinzialschulkollegium festgesetzt. Sie sind durch das Zentralblatt für die gesamte Unterrichtsverwaltung in Preußen bekanntzugeben.

§ 2. Der Prüfungsausschuß wird durch das Provinzialschulkollegium gebildet. Seine Zusammensetzung unterliegt der Genehmigung des Ministers für Wissenschaft, Kunst und Volksbildung.

§ 3. Der Prüfungsausschuß besteht:

1. aus einem Oberschulrat (Oberschulrätin) oder einem Regierungs- und Schulrat als Vorsitzenden,

2. aus mindestens 4 anderen Mitgliedern, und zwar:

a) dem Leiter (Leiterin) eines staatlich anerkannten Lehrganges für Säuglings- und Kleinkinderpflege,

b) einem Kinderarzt (Kinderärztin),

c) einer Lehrerin des Lehrganges, die die staatliche Prüfung als Säuglingspflegerin abgelegt hat,

d) einer erfahrenen, mit dem Gebiet der Kinderpflege vertrauten Lehrerin oder Jugendleiterin.

Zu der Prüfung ist der zuständige Regierungs- und Medizinalrat einzuladen.

§ 4. Die Anmeldung zur Prüfung hat auf dem vorgeschriebenen Dienstwege spätestens 2 Monate vor dem Prüfungstermin bei demjenigen Provinzialschulkollegium zu erfolgen, in dessen Amtsbereich die Bewerberin ausgebildet worden ist oder ihren Wohnsitz hat. Der Anmeldung zur Prüfung sind beizufügen:

1. das Lehramtszeugnis und der Nachweis über die Anstellungsbefähigung,

2. der Nachweis, daß die Bewerberin eine den Bestimmungen vom 11. August 1922 entsprechende Ausbildung erhalten hat oder zur Zeit erhält.

Statt der urschriftlichen Zeugnisse können auch beglaubigte Abschriften vorgelegt werden.

§ 5. Die Prüfung in Säuglings- und Kleinkinderpflege ist eine theoretische und eine praktische.

1. Die theoretische Prüfung ist nur mündlich. Sie erstreckt sich über folgende Gebiete:

a) Der Bau und die Verrichtung des menschlichen, besonders des kindlichen Körpers.

b) Allgemeine Gesundheitslehre.

c) Die wichtigsten Grundsätze der Säuglings- und Kleinkinderpflege.

2. In der praktischen Prüfung muß die Bewerberin Sicherheit und Verständnis beweisen:

a) in der Leistung der Handgriffe und der übrigen praktischen Maßnahmen bei der Pflege des Säuglings und Kleinkindes,

b) bei der Zubereitung von Säuglingsnahrung.

Außerdem muß jede Bewerberin eine Lehrprobe abhalten, um zu zeigen, daß sie imstande ist, die Lehraufgabe den Schülerinnen nahezubringen und sie zur verständnisvollen Pflege des Säuglings und Kleinkindes anzuleiten.

§ 6. Dauer und Einteilung der Prüfung bleibt dem Ermessen des Prüfungsausschusses überlassen; doch ist dahin zu wirken, daß die einzelne Bewerberin durch die Prüfung nicht länger als einen Tag in Anspruch genommen wird.

§ 7. Die Leistungen der Bewerberinnen werden mit „Sehr gut" (1), „Gut" (2), „Genügend" (3), „Nicht genügend" (4) bewertet.

§ 8. Die Bewerberin hat nicht bestanden, wenn ihre Leistungen in der theoretischen oder praktischen Prüfung mit „nicht genügend" bewertet worden sind. Bei der Entscheidung über den Ausfall der Prüfung sind in Zweifelsfällen die Leistungen während der Ausbildungszeit angemessen zu berücksichtigen.

§ 9. Die Bewerberinnen, welche die Prüfung bestanden haben, erhalten ein Befähigungszeugnis in folgender Fassung:

.................., geboren den .... zu ...., hat sich in der Zeit vom .... einer Prüfung in Säuglings- und Kleinkinderpflege nach Maßgabe der Prüfungsordnung vom 11. August 1922 unterzogen und hierbei folgende Zensuren erhalten:

1. Theoretische Prüfung: ....
2. Praktische Prüfung: ....
3. Lehrprobe: ....

Hiernach wird .... für befähigt erklärt, in Volks-, Mittel- und höheren Mädchenschulen in Säuglings- und Kleinkinderpflege zu unterrichten.

.............., den .... 192..

Der staatliche Prüfungsausschuß.

Die Zeugnisse sind unter Beidrückung des Siegels durch die Mitglieder des Prüfungsausschusses zu vollziehen.

§ 10. Vor dem Eintritt in die Prüfung ist eine Prüfungsgebühr von 60.— M. zu entrichten. Für die Ausstellung des Zeugnisses tritt hierzu noch die gesetzliche Stempelgebühr.

§ 11. Hat die Bewerberin die Prüfung nicht bestanden, so kann sie nach Ablauf eines halben Jahres zur Wiederholung zugelassen werden. Im Falle eines abermaligen Mißerfolges bedarf es zu einer erneuten, und zwar letzten Wiederholung der Prüfung der Genehmigung des Ministers für Wissenschaft, Kunst und Volksbildung.

§ 12. Diese Prüfungsordnung tritt mit dem 1. Januar 1923 in Kraft.

Berlin, den 11. August 1922.

Der Minister für Wissenschaft, Kunst und Volksbildung.
I. A.: Kaestner.

Prüfungsordnung.

Erlaß des Ministers für Wissenschaft, Kunst und Volksbildung vom 11. August 1922 betr. die Ausbildung und Prüfung von Lehrerinnen der Säuglings- und Kleinkinderpflege an Volks-, Mittel- und höheren Mädchenschulen — U III B 12383 U III D 1 —.

Da der Unterricht in Säuglings- und Kleinkinderpflege immer mehr Aufnahme in Volks-, Mittel- und höheren Mädchenschulen findet, erscheint es zu seinem gesunden Ausbau notwendig, die Ausbildung der Lehrerin auf diesem Gebiete einheitlich zu regeln. Im Einverständnis mit dem Herrn Minister für Volkswohlfahrt erlasse ich darum gleichzeitig Bestimmungen über die Ausbildung und eine Ordnung für die Prüfung von Lehrerinnen in der Säuglings- und Kleinkinderpflege an Volks-, Mittel- und höheren Mädchenschulen. Als Zeitpunkt, an dem die Prüfungsordnung in Kraft tritt, bestimme ich den 1. Januar 1923.

Anträge auf Genehmigung von Lehrgängen und auf Einsetzung von Prüfungsausschüssen sowie auf Anerkennung der zur Ausbildung in Aussicht genommenen Anstalten sind hierher zu richten. Bevor das Provinzialschulkollegium Anträge der letzten Art vorlegt, wolle es den zuständigen Regierungspräsidenten dazu hören. (Unterschrift.)

An alle Provinzialschulkollegien.

Abschrift zur Kenntnisnahme.

Die Schulabteilung der dortigen Regierung ist unter Mitteilung eines Abdruckes zu benachrichtigen.

I. A.: Kaestner.

An alle Herren Regierungspräsidenten.

b) Die Erfassung des Säuglings.

Alle Fürsorge ist so lange erfolglos, als man an die Kinder nicht herankommt. *Die erste Aufgabe jeder methodisch vorgehenden Säuglingsfürsorge muß es infolgedessen sein, wie man mit einem technischen Ausdrucke sagt, die Kinder zu erfassen.*

Bei den *Neugeborenen* ist es besonders wichtig, daß man schnell von ihnen Kenntnis erhält. Am einfachsten ist es, *nach den standesamtlichen Listen* vorzugehen. Da die standesamtliche Meldung aber erst im Laufe der ersten 8 Tage nach der Geburt zu erfolgen braucht, so können immer noch lebhafte Verzögerungen entstehen. Immerhin wird es die Methode der Wahl bleiben, mit dem Standesamt in irgendeiner Form zusammen zu arbeiten, sei es, daß dieses die Neugeborenen täglich dem Jugendamt meldet, sei es, daß ein Beauftragter des Jugendamtes täglich Einblick in die Liste des Standesamtes erhält.

Noch unmittelbarer wäre die Meldung durch die Hebammen möglich. Kaum eine Geburt wird wohl ohne den Beistand einer Hebamme vor sich gehen. Wenn man ihnen die Pflicht auferlegen könnte, jede Geburt unmittelbar dem Jugendamte zu melden, so käme man zu einer unmittelbaren Kenntnis jedes Säuglings. Auf dem Wege der freiwilligen Vereinbarung wird man, namentlich in kleineren Orten, so arbeiten können. In größeren Ortschaften wird es zu erstreben sein, wenigstens die Unehelichen und die gesundheitlich Gefährdeten von den Hebammen gemeldet zu erhalten. Wenn man ihnen ein vorgedrucktes Meldungsformular in die Hand gibt und die Meldung mit einer kleinen Prämie ausstattet, so wird man wohl zum Ziele kommen.

Sowohl der Weg über das Standesamt wie über die Hebamme setzt die Zusammenarbeit der Säuglingsfürsorge mit einer anderen Instanz voraus. Es fragt sich nun: *Was kann von seiten der Fürsorgeorgane geschehen*, um ihrerseits an die Säuglinge heranzukommen, möglichst frühzeitig von ihnen Kenntnis zu erhalten und sie in ihren Bannkreis zu ziehen? Diese Fragestellung setzt schon voraus, daß das Entgegenkommen von seiten der Bevölkerung mindestens nicht restlos ist. In der Tat will das Publikum in einer großen Zahl von Fällen immer wieder gebeten, gemahnt, herangezogen sein. Man sollte denken, daß eine so einfache und kostenlose Gelegenheit, sich auf dem Gebiete der Kinderaufzucht beraten zu lassen, ohne weiteres von jeder Mutter ergriffen wird. Dem steht aber da eine große Indolenz im Wege und dort jene oben gekennzeichneten Einflüsse, welche von der Umgebung, von Verwandten und Nachbarn ausgehen. *Um so mehr müssen alle Organe der Säuglingsfürsorge sich im klaren darüber sein, daß sie den inneren Widerstand der Bevölkerung durch allmähliche Popularisierung der gesamten Einrichtungen überwinden müssen.* Zähe, stille, geduldige Arbeit, ist dazu notwendig. Wenn man insbesondere an diejenigen denkt, welchen es ganz schlecht geht, und die infolgedessen der Hilfe am ehesten bedürfen, so gilt die Notwendigkeit des ständigen, stillen Arbeitens um so mehr. Gerade im wirtschaftlichen Elend pflegen die Menschen am gleichgültigsten zu sein oder es zu werden, und sie muß man erst recht betreuen, um dem Kinde zu seinem Rechte zu verhelfen.

Um die Mütter an die Beratungsstellen — wie wir noch sehen werden, die wichtigste Einrichtung der Säuglingsfürsorge — heranzubringen, muß jedes Mittel angewandt werden. Die Fürsorgerin muß die Mutter in der Wohnung aufsuchen, muß sie durch Freundlichkeit und Sachlichkeit für die Idee gewinnen. Kleine Lockmittel werden manchmal nicht zu umgehen sein. Die Auszahlung der Stillprämien, wie sie durch die Wochenhilfe erfolgt, muß an die Beratungsstellen herangezogen und mit ihnen verbunden werden. Auf diese Weise bekommt man wenigstens die Kinder in den besonders gefährdeten ersten drei Lebensmonaten regelmäßig zu sehen. Aber es läßt sich gar nicht im einzelnen angeben, was alles getan werden muß, um die Bevölkerung zu erfassen. *Geist und Organisation des Fürsorgesystems, das Ansehen und die Achtung, dessen sich die Organe der Fürsorge erfreuen, der Takt und das Geschick in der Zusammenarbeit mit den charitativen Einrichtungen und mit der Geistlichkeit u. a. m., all das spielt eine so große Rolle, daß man systematische Methoden schwer anzuführen vermag.*

Erfolg der Erfassung. Eine gute Säuglingsfürsorge in einer Großstadt vermag ungefähr 60—80% aller Säuglinge zu erfassen. Die Zahlen schwanken je nach der Art, wie die Fürsorge gehandhabt wird, und nach der Zusammensetzung der Bevölkerung. Wir führen hier mehrere Statistiken an, um zahlenmäßiges Material zu liefern, müssen aber bemerken, daß derartige Zahlenreihen mit einiger Vorsicht zu bewerten sind. Da es der Stolz aller Fürsorgeorganisationen ist, zu einer möglichst hochgradigen Erfassung zu kommen, so werden die Zahlen leicht — mehr oder minder unbewußt — etwas schön gefärbt. In einer Industriestadt wie Dortmund sind wir bei großer Bemühung im allgemeinen nicht über 60—70% herausgekommen.

Dauererfassung. Was in den Erfassungsstatistiken gewöhnlich nicht zum Ausdruck kommt, was aber für den Erfolg der Fürsorge von ausschlaggebender Bedeutung sein muß, ist die Dauer der Erfassung. Wenn man nur den Ehrgeiz

Tabelle 44. Von *200 Kindern,* die innerhalb ihres ersten Lebens*viertel*jahres in die *M. B.* kamen (Dortmund), blieben in Fürsorge derselben:

Anzahl der Kinder	Bis zum Alter von	Durchschnittliche Zahl der Besuche
17	1 Monat	2
28	2 Monaten	3
29	3 „	4
74		
15	4 Monaten	5
18	5 „	5
13	6 „	6
46		
9	7 Monate	9
5	8 „	4
5	9 „	6
19		
5	10 Monaten	7
6	11 „	9
50	12 „	16
61		

(Nach H. Mayer: Arch. f. Kinderh. 1927.)

hat, jedes Kind einmal durch seine Statistik gehen zu lassen und dadurch sagen zu können, ich habe 80, 90 oder gar 100% aller Neugeborenen erfaßt, so ist das ein Scheinerfolg. Fruchtbringend kann die Fürsorgearbeit nur dann sein, wenn die Kinder regelmäßig und möglichst lange in Beobachtung und Aufsicht bleiben. Dabei verstehen wir unter Regelmäßigkeit nicht, daß die Kinder immer wieder in gleichen Abständen vorgestellt werden, sondern daß sie je nach ihrem Alter und Zustande in kurzen und langen Intervallen vorgeführt werden. *Auf die Vorstellung in der Beratungsstelle muß ein ausschlaggebender Wert gelegt werden.* Zwar wird, wie wir noch sehen werden, die Tätigkeit der Beratungsstunde durch die Außenarbeit der Fürsorgerin wesentlich ergänzt, aber die Regelmäßigkeit der Beobachtung kann nur durch die Beratungsstelle gewährleistet werden. Es wird niemals gelingen, und es ist auch nicht erwünscht, eine so große Zahl von Fürsorgerinnen anzustellen, daß die Mehrzahl der Säuglinge regelmäßig im Hause aufgesucht werden kann. Die Tätigkeit der Fürsorgerin ist namentlich da, wo Familienfürsorge getrieben wird, für die verschiedenen Stunden des Tages so verteilt, daß die Außenarbeit nicht über ein gewisses Maß hinausgehen kann. Es muß also das Bestreben der Fürsorgeorgane sein und bleiben, die Kinder nicht nur zahlreich, sondern auch regelmäßig zu den Beratungsstellen zu bringen, nur so wird die Überwachung gewährleistet.

Welche Mittel können uns bei der Dauererfassung helfen. Die sorgfältigen Mütter werden schon durch die Beobachtung des Kindes gewonnen. Gibt man ihnen ein kleines Heftchen in die Hand, in dem die Daten des Kindes aufgezeichnet werden können, namentlich die Gewichte, so wird das schon ein Lockmittel genug sein. Mächtig hilft das menschliche Interesse, welches man Mutter und Kind entgegenbringt. Welche Mutter hörte es nicht gern, wenn ihr Kind gelobt wird, fühlt sie sich doch selbst dabei mitgelobt und mitgestreichelt. Die Beratungsstellen, welche die Mütter möglichst schnell als Nummer erledigen, werden weniger Erfolg haben wie die, welche sich die Zeit nehmen, mit jeder persönlich zu verkehren. Voraussetzung ist allerdings, auch das wird später noch des näheren behandelt werden, daß die Beratungsstelle selbst ein freundliches, sauberes und anheimelndes Lokal ist. Der heutige Zustand, daß nur in seltenen Ausnahmefällen eigens zu diesem Zweck errichtete Räumlichkeiten benutzt und die Beratungen in improvisierten Räumen abgehalten werden, rächt sich. Wir haben immer die Beobachtung gemacht, daß die Mütter selbst einen großen Weg nicht scheuen, wenn sie in eine entsprechend ausgestattete, einwandfreie Beratungsstelle kommen, daß sie sich dagegen durch die Unfreundlichkeit einer improvisierten leicht abschrecken lassen.

Weiter oben wiesen wir schon darauf hin, daß man die Mütter gut durch die Bescheinigung der Stillprämie für die Wochenhilfe fesseln kann. Da aber die Wochenhilfe bekanntermaßen nur drei Monate andauert, so besteht die Gefahr, daß die Zahl der regelmäßig vorgestellten Säuglinge nach Beendigung des dritten Monats sofort absinkt. Es empfiehlt sich daher, wo es irgend angängig ist, die Stillprämien, wenn auch im verringerten Maße, noch von seiten der Fürsorgeorganisation fortzusetzen und die Mütter in den ersten drei Monaten für Beobachtung und Beratung ihres Kindes zu gewinnen.

Die Erfassung der gefährdeten Kinder. Die vollständige Erfassung sämtlicher Kinder, stößt heute noch auf unüberwindliche Schwierigkeiten. Man wird also wenigstens die gefährdeten Säuglinge restlos zu erfassen versuchen.

Für eine größere Organisation wird das am besten mit Hilfe einer Klasseneinteilung möglich sein. *Es muß zwischen solchen Säuglingen, welche in sehr starkem, mäßigem oder geringem Grade der Fürsorge bedürfen, unterschieden werden.* Wenn man diese Klassen mit 1, 2, 3, 4 bezeichnet, wenn man sich weiterhin vor Augen hält, daß sowohl gesundheitliche wie wirtschaftliche Momente für die Einteilung maßgebend sind und wenn man schließlich bedenkt, daß die Verhältnisse sich bei jedem Kinde schnell vom Guten zum Schlechten, aber auch umgekehrt wenden können, so kann man sich etwa an folgendes Schema halten. Es muß angestrebt werden, daß kein Kind aus der Gruppe I der Erfassung entgeht.

Gruppe I:
a) Sämtliche unehelichen Kinder während des ganzen 1. Lebensjahres.
b) Neugeborene während der ersten 4 Wochen.
c) Frühgeborene während der ersten 3—4 Monate.
d) Sämtliche Kinder des 1. Vierteljahres bei schlechten wirtschaftlichen Verhältnissen.
e) Kinder mit angeborenen Fehlern bzw. Krankheiten (Syphilis).
f) Akut erkrankte Kinder.
g) Die künstlich genährten Kinder im 1. Vierteljahr.

Gruppe II:
a) Die künstlich genährten Kinder jenseits des 2. Vierteljahres.
b) Sämtliche Kinder, welche sich in schlechten wirtschaftlichen Verhältnissen befinden, jenseits des 1. Vierteljahres.
c) Die Kinder kinderreicher Familien.

Gruppe III:
a) Die Kinder des 2. Halbjahres.
b) Kinder in wirtschaftlich besserer, aber immerhin noch nicht gesicherter Lage. (Erste und zweite Kinder von Arbeitern, Angestellten usw. mit geringer Bezahlung.)
c) Brustkinder jeden Alters.

Gruppe IV:
Sämtliche Kinder in wirtschaftlich und gesundheitlich gesicherter Lage.

Zu dieser Gruppeneinteilung ist zu bemerken, daß die Übergänge natürlich fließend sind und namentlich gesundheitliche und wirtschaftliche Einflüsse sich gegenseitig ergänzen. Brustkindern wird man auch dann weniger Aufmerksamkeit zu schenken haben, wenn die Verhältnisse schlecht sind, während künstlich genährte zu Bedenken Anlaß geben, auch wenn die wirtschaftliche Lage besser ist. Es wird Sache einer geschickten Oberfürsorgerin sein, diese Dinge zu regeln und den Fürsorgerinnen mit Hilfe einer laufend geführten großen Kartothek Weisungen für ihren Dienst zu geben. Dahingegen wird es wieder Aufgabe der Fürsorgerin sein, die Zentrale durch ihre Berichte auf dem laufenden zu halten, so daß jederzeit die Ergänzung der Kartothek möglich ist.

Den äußeren Gang der Dinge hat man sich wohl so vorzustellen, daß morgens die Fürsorgerin ihre Weisungen nach Maßgabe der Kartothek erhält, soweit sie nicht durch ihre persönliche Fühlungnahme bereits vorher unterrichtet ist. Am Abend dagegen, nach Beendigung ihres Tagesdienstes, müssen die Fürsorgerinnen in der Zentralstelle das angeben, was sich als neu erwiesen hat, und was in der Kartothek zu berichtigen ist. Insbesondere ist die Erkrankung von Kindern, die Änderung ihrer wirtschaftlichen Lage (Krankheit der Eltern, Erwerbslosigkeit) zu berücksichtigen. Veränderungen zum Bessern, so erfreulich sie sind, spielen hier keine so sehr große Rolle, weil es schließlich kein so großes Unglück ist, wenn eine fürsorgerische Maßnahme auch einmal zu viel angewendet wird.

In kleineren Orten, wo die Übersicht leichter ist, wo die persönliche Verbindung zwischen Fürsorgerin und Müttern sich leichter herstellt, werden natürlich so komplizierte Einrichtungen nicht notwendig sein. In größeren und großen Städten sind sie jedoch, wie wir später noch ausführen werden, sehr zweckmäßig, wenn die Fürsorge von all den Vorzügen einer großen Zentrale Nutzen haben soll. Andernfalls ist es in großen Städten so, daß sie in viele Bezirke, in viele Dörfer aufgeteilt sind, wo jede Fürsorgerin dann wieder für sich arbeitet und keinerlei Nutzen von den hochwertigen Kräften und den Mitteln hat, welche eine große Zentrale bietet.

c) Die Beratungsstelle.

So lange es sich bei der Fürsorge nur um Säuglinge handelt, steht die gesundheitliche wiederholte Beratung und Behütung des einzelnen Falles unbedingt im Mittelpunkte aller Bemühungen. Die allgemeine Aufklärung, von der wir weiter oben gesprochen haben, schafft die Grundlage des Verstehens und andererseits auch die Mentalität, aus der die Beratungsstelle überhaupt aufgesucht wird. Wir haben aber schon bei Besprechung der Maßregeln zur allgemeinen Belehrung und Aufklärung mehrfach auf die Beratungsstelle Bezug nehmen müssen, wo diese Arbeit durch Betätigung im Einzelfalle fortgesetzt und vertieft wird.

Aufgaben der Beratungsstelle. Die Tätigkeit in der Beratungsstelle läßt sich ganz grob folgendermaßen einteilen:

1. die Beaufsichtigung gesunder Kinder,
2. Erteilung von diätetischen und pflegerischen Ratschlägen,
3. die Ausmerzung kranker Kinder und Verweisung an die zuständige Stelle (Arzt, Krankenhaus),
4. allgemeine Propaganda für richtige Erziehung und Ernährung.

Zu den einzelnen Punkten ist folgendes zu sagen: Der *Punkt 1,* die Beaufsichtigung gesunder Kinder, ist das A und O der ganzen Beratung und das Wichtigste, was dort zu leisten ist. *Der ideale Zustand* ist der, daß die Mütter mit ihren Kindern die Beratungsstelle aufsuchen, sowie es ihnen nach der Geburt möglich ist. Durch Überwachung und Beratung werden sie so beeinflußt, daß sie die Kinder möglichst lange an der Brust halten, und falls dies nicht mehr möglich ist, sie nach vernünftigen Grundsätzen künstlich ernähren. Gelingt es so, die Kinder über die gefährdete Zeit hinwegzubringen und sie während ihrer Säuglingszeit gesund zu halten, so ist das vornehmste Ziel der Beratung erreicht.

Wir wissen aber aus der Erfahrung, daß viele Kinder erst dann gebracht werden, wenn irgend etwas mit ihnen nicht in Ordnung ist, wenn die Ernährung an der Brust nicht recht gehen will, wenn die Kinder nicht gedeihen, wenn sich leichte Zeichen von Durchfall einstellen, wenn die Haut nicht in Ordnung ist u. dgl. Dinge mehr. In solchen leichten Zuständen kann es nicht die *Aufgabe der Beratungsstelle* sein, sofort die Überweisung an Arzt oder Anstalt vorzunehmen.

Wiewohl es grundsätzlich anerkannt ist, und auch hier betont werden soll, daß die Beratungsstelle nicht dazu da ist, um kranke Kinder zu behandeln, daß sie keine Ambulanz, keine Poliklinik sein soll, so muß doch an der Beratung solcher Kinder festgehalten werden, bei denen es sich um Kleinigkeiten handelt. Wenn eine kleine Änderung der Diät, der Hinweis auf eine geeignete Hautpflege u. dgl. mehr genügt, um den Schaden zu beheben, so wäre es unsinnig, wenn man die Eltern, meist dazu noch gegen ihren Willen, behufs Behandlung an einen Arzt verweisen wollte.

Sowie aber in der Beratungsstelle kranke Kinder angetroffen werden, d. h. solche mit Ernährungsstörungen erheblicherer Natur, oder mit anderen schwierigereren Krankheiten, so wäre es ein Verkennen der Aufgabe, ja man kann geradezu sagen eine Pflichtvergessenheit, wenn nicht sofort die *Überweisung an eine geeignete Behandlungsstelle* erfolgte. Da man es immer mit spezifischen Erkrankungen des Säuglings zu tun hat, so ist die geeignete Stelle der Kinderarzt, oder der kinderärztlich gut ausgebildete Praktiker. Die Zahl der Spezialisten für Kinderkrankheiten ist nicht überwältigend groß und in kleinen Orten werden sie sogar vollständig fehlen. So kann es kommen, daß mit der Verweisung an den Arzt unter Umständen eine neue Schwierigkeit verbunden ist. Wir werden auf diesen Punkt bei der Besprechung der Zusammenarbeit aller Organe der Fürsorge noch zurückkommen. Weiterhin möchten wir an dieser Stelle betonen, daß die Verweisung an den Arzt oder Anstalt natürlich nicht darin bestehen darf, daß man der Mutter einfach sagt: Sie müssen mit dem Kinde zum Arzt gehen. Erfahrungsgemäß werden solche Ratschläge oft nicht befolgt. Die Fürsorgerin bzw. der Arzt der Fürsorgestelle müssen sich darum kümmern, daß die Überweisung in zweckdienlicher Weise erfolgt, d. h. durch telephonische oder schriftliche Vermittlung. Handelt es sich um Aufnahme in eine Anstalt, so muß die Fürsorgerin der Mutter alle die ihr unbekannten Formalitäten, welche mit der Aufnahme in eine Anstalt verbunden sind, möglichst abnehmen.

Was schließlich den *vierten Punkt* anbelangt, so versteht er sich insofern von selbst, da jedes gute Werk für sich selber spricht. Wenn die Beratungsstelle gut und ordentlich verwaltet wird, wenn die Beratungsstunde gut abgehalten wird, so macht sie ohne weiteres für die Fürsorge Propaganda und erweitert ihren Kreis. Man kann es immer wieder beobachten, daß eine gute Fürsorgerin, ein guter Arzt, den Besuch außerordentlich steigern, während umgekehrt eine bislang gut funktionierende Beratungsstelle sofort an Besuchern verliert, wenn eine uninteressierte Pflegerin, wenn ein unwissender Arzt ihre Tätigkeit dort ausüben. Daß Bau und Einrichtung eine Rolle spielen, wurde bereits betont.

Noch auf andere Art kann der Zusammenhang mit den Eltern und ihre Beeinflussung erreicht werden. *Veranstaltung von Elternabenden* — der Vater soll ruhig auch dabei sein — ist eines der besten Mittel, um jenen Connex zu erzielen und damit jene Belehrung, welche das letzte Ziel der Fürsorge ist. Es muß sich eine Art von kleiner Gemeinde bilden, welche gut zusammenhält, und welche vertrauensvoll miteinander arbeitet. Derart wohlerzogene Eltern werden auch gern einschlägige Druckschriften lesen. Umgekehrt macht man die Erfahrung, daß unerzogenes Publikum Druckschriften nicht beachtet und wegwirft. In jener Zeit, wo man glaubte, mit Hilfe von Merkblättern auf die Eltern einwirken zu können, konnte man die Straße vor dem Beratungslokal mit weggeworfenen Merkblättern bedeckt sehen.

Einrichtung und Betrieb. Wir haben schon mehrfach darauf hingewiesen, daß gut eingerichtete Beratungsstellen nicht nur im hygienischen Sinne vorteilhaft sind, sondern daß sie auch unmittelbar den Besuch fördern und der Propaganda dienen. Für eine derartige Beratungsstelle braucht man folgende Räume unbedingt:

1. ein Wartezimmer,
2. Zimmer der Fürsorgerin (gleichzeitig Wäge- und Stillraum),
3. ein Arztzimmer,
4. einen Abstellraum für Kinderwagen.

Das *Wartezimmer* muß groß, geräumig sein und Gelegenheit zu einer gewissen Isolierung bieten. Am einfachsten ist es, wenn man in das Wartezimmer selbst noch eine oder zwei offene Boxen und eine geschlossene einbaut, um das eine oder das andere verdächtig hustende Kind sofort etwas absondern zu können, und doch dabei den Überblick über den Gesamtraum nicht zu verlieren. Das Wartezimmer kann mit anregenden Bildern und Plakaten ausgestattet sein. Allzuviel soll man nicht sehen lassen, weil es sonst nicht beachtet wird. Auf die Größe des Warteraumes ist deswegen schon so besonderes Gewicht zu legen, weil jede Infektionsmöglichkeit um so ärger ist, je enger die Menschen beieinander sind. *Jede Versammlung von Kindern bedeutet aber ohne weiteres Infektionsmöglichkeiten.* Das Wartezimmer muß außer Sitzgelegenheiten einen langen Tisch enthalten, der von den Frauen zum Abstellen u. dgl. in Anspruch genommen werden kann.

Auch das Zimmer der Fürsorgerin muß groß sein. Die Fürsorgerin muß hier nicht nur ihre schriftlichen Arbeiten erledigen können, und einen Schrank haben zur Unterbringung ihres Gerätes und ihrer Formulare, sondern es muß auch noch Raum genug bleiben, daß 2, 3 Frauen mindestens zu Stillproben Raum finden. Desgleichen hat die Säuglingswage ihren Platz hier. Das Inventar wird sich folgendermaßen zusammensetzen:

1. aus einem Schreibtisch,
2. aus einem geräumigen Schrank mit Fächern,
3. aus einer oder mehreren Wagen, welche schnelle Wägung gestatten,
4. aus einer Reihe von Stühlen und einigen Fußbänkchen für das Stillgeschäft.

Sehr zweckmäßig ist auch noch eine Personenwage für Erwachsene, um das Gewicht schlechtaussehender Mütter kontrollieren zu können.

Das *Arztzimmer* soll im Gegensatz zum Wartezimmer und Zimmer der Fürsorgerin nicht allzu groß sein. Das ist wichtig der Raumersparnis wegen. Außerdem soll schon durch die Anordnung des Raumes ein Massenbetrieb verhütet werden. Am besten ist es, wenn höchstens eins, allerhöchstens zwei Kinder gleichzeitig Zutritt haben. Die Einrichtung des Arztzimmers besteht im wesentlichen aus:

1. einem Untersuchungstisch,
2. einem Schreibtisch für den Gebrauch des Arztes,
3. einem Schränkchen mit den notwendigsten Untersuchungsinstrumenten,
4. mehreren Stühlen.

In dem Instrumentenschränkchen müssen folgende Instrumente vorhanden sein:

1. eine größere Zahl von Metallspateln zur Besichtigung des Mundes,
2. Bandmaß,
3. Instrumentarium zur Tuberkulinuntersuchung nach Pirquet.
4. Hörrohr und Perkussionshammer.

Es ist nicht zweckmäßig, das Instrumentarium einer Beratungsstelle allzu ärztlich zu gestalten, weil eifrige Ärzte zur ärztlichen Vielgeschäftigkeit verführt werden.

Der *Abstellraum für die Kinderwagen* und die notwendigen Nebenräumlichkeiten dürfen nicht vergessen werden. Insbesondere ist auch darauf zu achten, daß Diebstahl und Verwechslung nach Möglichkeit ausgeschlossen werden. Bei größerem Betriebe empfiehlt es sich, einen Wärter zu bestellen, welcher Kinderwagen u. dgl. gegen Markenquittung in Empfang nimmt und wieder verabfolgt.

Was nun *die Anordnung der Räume* anlangt, so werden sie gemäß der nebenstehenden Skizze am besten so geordnet, daß der Verkehr im Kreislauf erfolgt: Vom Wartezimmer zur Fürsorgerin, von hier zum Arzt, vom Arzt wieder ins

Wartezimmer zurück. Auf diese Weise kommt es an keiner Stelle zu Stauungen und der Verkehr wickelt sich gleichmäßig und in Ruhe ab.

Ausbau und Lage der Beratungsstellen. Beratungsstellen sollen keine Anstalt für sich darstellen, sondern sollen an geeignete andere Anstalten angegliedert werden. Am natürlichsten sind sie an die Anstalten für die geschlossene Fürsorge anzulehnen. Alles sachliche Inventar und das Personal sind hier von vornherein vorhanden. Auch besondere Räume wird man vermutlich dann nicht brauchen, oder nur im beschränkten Umfange. Wir haben z. B. den einen Flügel unseres Säuglingsasyls so eingerichtet, daß er gleichzeitig für die Zwecke der Anstalt und der Beratung dienen kann. Dadurch, daß man dem Wartezimmer einen eigenen Eingang gegeben hat, einen Abstellraum für die Wagen draußen unter einem Schutzdach bereitet hat, sind die Räumlichkeiten, welche sowieso vorhanden sein mußten, ohne weiteres nachmittags für Beratungszwecke frei.

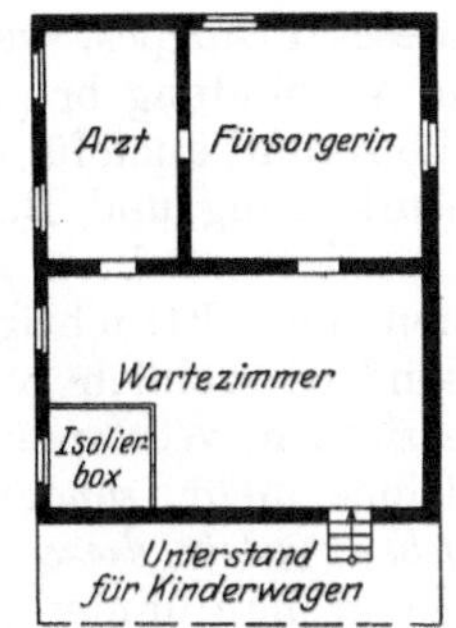

Abb. 13. Grundriß einer Säuglingsberatungsstelle.

Anstalten der geschlossenen Fürsorge sind aber nirgends zahlreich genug, um die nötige Zahl von Beratungsstellen zu liefern. *Darum erscheint die ideale Lösung dahin zu gehen, die Beratungsstellen an Schulen anzubauen.* Schulen sind überall vorhanden und sind auch so gelegen, daß sie für einen bestimmten Bevölkerungsteil leicht zu erreichen sind. Es gibt mehr Schulen, als Beratungsstellen notwendig sind.

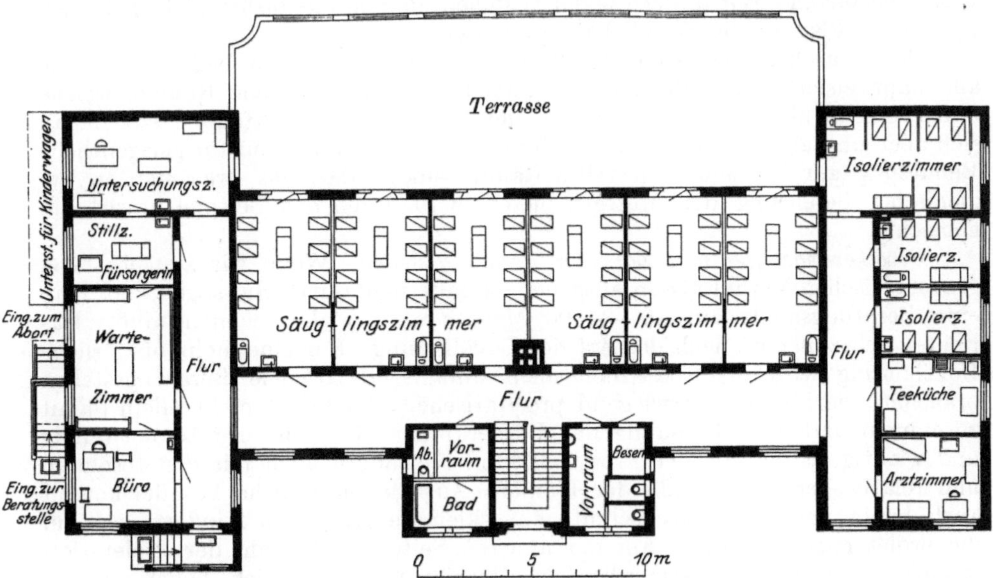

Abb. 14. Grundriß des Dortmunder Säuglingsasyls (erbaut 1923/24), dessen einer Flügel nachmittags als Beratungsstelle benutzt wird.

Man wird sich also die geeigneten aussuchen können. Durch die Bauverbindung hat man den Vorteil, daß Gas, Wasser, Elektrizität, Kanalisation usw. leicht abgeleitet und damit die Baukosten reduziert werden können. Auch die Beaufsichtigung, Reinigung usw. kann durch das Personal der Schule geschehen.

Wir würden aber vielleicht keinen so sehr großen Wert auf die Angliederung gerade an die Schulen legen, wenn wir nicht der Meinung wären, daß damit auch noch *ein großer ideeller Vorteil* verbunden ist. Die Zeit ist ja vorbei, wo die

Schulen ausschließlich benutzt wurden, um den Kindern die Grundlagen des notwendigen Wissens zu übermitteln. Wir gehen immer mehr dazu über, die Schulen als Stützpunkte für die gesamte geistige und körperliche Erziehung zu benutzen. In dieser Hinsicht haben sie sich schon bei der Speisung der Kinder, bei ihrer gesundheitlichen Überwachung bewährt. Es bedeutet eine Stärkung dieses Prinzipes, wenn man Säuglings- und Kleinkinderfürsorge mit der Schule in Verbindung bringt. Hierzu kommt noch der weitere praktische Vorteil, daß die Räume auch für die Zwecke der Schulgesundheitspflege und für die hygienische Aufklärung und Belehrung benutzt werden können.

Wir möchten an dieser Stelle den Wunsch äußern, daß für Volksgesundheit und Ertüchtigung der Jugend nicht äußerlich und einseitig gekämpft sondern sachlich gewirkt werde. In diesem Sinne genügt es nicht, Stadien zu errichten, Wettspiele zu veranstalten, Werbeläufe durch die ganze Stadt u. dgl. Dinge mehr, *sondern man muß der stillen Aufbauarbeit des Arztes auch eine Stätte geben, welche diese Arbeit wirksam macht und der Würde seines Tuns entspricht.* Wenn man immer die Beratungsstellen für Säuglinge u. dgl. an ungünstige und wenig schöne Orte verweist, so wird man schwerlich bei der Bevölkerung die Überzeugung durchsetzen können, daß die Säuglingsfürsorge etwas besonders Wichtiges und Notwendiges sei.

Unsere Pläne in Dortmund gingen vor einigen Jahren darauf hinaus, an 10 Schulen Fürsorgehäuschen anzubauen. Sie sollten alles enthalten, was für die Beratung notwendig ist und evtl. auch noch den Fürsorgerinnen des Distriktes Wohnung bieten. Wir müssen leider gestehen, daß es uns bisher nicht gelungen ist, diesen Plan in die Wirklichkeit umzusetzen.

Der Charakter der *schlechten Einrichtungen* ist dadurch bedingt, daß sie alle improvisiert sind. Bestenfalls handelt es sich um solche Räume, welche zwar ausschließlich für die Beratung der Säuglinge zur Verfügung stehen, an sich aber ungeeignet sind. Noch schlimmer ist es, wenn es nur für gelegentliche Benutzung zur Verfügung gestellte Räume sind. Alles das, was man an hygienischer Belehrung den Müttern bietet, wird durch das Beispiel unwirksam gemacht.

Bevölkerungsziffer und Zahl der Beratungsstellen. Wenn wir zunächst von großstädtischen Verhältnissen ausgehen, so läßt sich annähernd sagen, daß man eine Beratungsstelle auf 10—30000 Menschen ungefähr rechnen muß. Das richtet sich zunächst nach der Art der Bevölkerung. Für eine mehr bürgerliche Bevölkerung wird man natürlich nicht annähernd so viele Beratungsstellen brauchen wie für eine vorwiegend proletarische. Das hängt nicht allein damit zusammen, daß die Betreuung der Bürgerkinder nicht entfernt so notwendig und wichtig ist wie die der Proletarierkinder, sondern auch mit der absoluten und relativ geringeren Zahl der Kinder. Auf die bürgerliche Familie kommt auch heute noch im Durchschnitt eine kleinere Zahl von Kindern wie auf die proletarische Familie. Auf der anderen Seite ist die Zahl der Proletarierfamilien und Kleinbürgerfamilien im Verhältnis beträchtlich höher wie die der Bürgerfamilien. Im Kerne einer Großstadt, in den Villenvierteln der Wohlhabenden wird das fürsorgerische Bedürfnis nicht entfernt so groß sein wie in den Vorstädten, welche wesentlich von der proletarischen Bevölkerung besiedelt sind.

In kleineren Orten und in den Außenbezirken der Großstädte, zumal in eingemeindeten Außenbezirken, ist die Bevölkerung durchmischter, und hier wird man wohl durchschnittlich auf 20000 Menschen eine Beratungsstelle nehmen müssen. Voraussetzung ist dabei, daß die Beratungsstunde täglich abgehalten wird. Wenn wir heute rechnen, daß auf eine Bevölkerung von 20000 Menschen etwa 400 Geburten im Jahre kommen (20‰), wenn wir weiter rechnen, daß von diesen Kindern 300 die Beratungsstelle in Anspruch nehmen und dies im Durchschnitt alle vier Wochen einmal, so kommt man bei 300 jährlichen Beratungsstunden auf eine Frequenz von durchschnittlich täglich 12 Kindern. Das ist verhältnismäßig wenig, da man wohl in einer Beratungsstunde 20 Kinder mit der genügenden Sorgfalt besichtigen kann. Da erfahrungsgemäß aber außer den Sonntagen noch eine Reihe anderer Tage ausfallen, da ferner mit der Säuglingsberatung die Kleinkinderberatung verbunden zu sein pflegt, so wird man wohl unter den zugrunde gelegten Umständen auf einen Durchschnittsbesuch von 20 Kindern kommen. Mit diesem Durchschnitt soll man rechnen. Wir betonen das um so mehr, weil wir wissen, daß der Andrang zu den Beratungsstellen vielfach sehr viel höher ist. Beratungsstellen, in denen 50, 60 Kinder und mehr erscheinen, sind in Großstädten nichts Seltenes. Dann kann es sich aber um keinen sachgemäßen Geschäftsgang mehr handeln, sondern es wird eigentlich nur noch der Form genügt. Jede Beratungsstelle, welche öfters in dieser Weise belastet ist, muß durch Schaffung einer neuen Beratungsstelle oder durch Einlegung von mehr Beratungsstunden entlastet werden, letzteres falls die Tage der Woche noch nicht voll ausgenutzt sind.

Das Personal der Beratungsstelle. Der Stamm muß mindestens aus einem Arzt und einer Fürsorgerin bestehen. Zweckmäßig ist noch die Zuziehung von Hebammen evtl. auch von Säuglingspflegeschülerinnen und Praktikantinnen.

Vom Arzt verlangen wir — auf die Ausbildung ist an anderer Stelle eingegangen —, daß er in der Säuglings- und Kinderheilkunde über die hinreichenden Kenntnisse verfügt. Auch das würde unnütz sein, zu betonen, wenn nicht die Erfahrung lehrt, daß hier vielfach gesündigt wird. Die Entwicklung der Fürsorge ist stürmischer erfolgt, als die Ausbildung der Ärzte in der Kinderheilkunde. Wenn man das schon weiter oben erwähnte Handbuch von Rott ansieht, so kann man ohne weiteres erfahren, daß die vielen dort aufgeführten Fürsorgeärzte nicht entfernt über die entsprechende Ausbildung verfügen können. Ausübung der Beratung durch minder geeignete Ärzte ist aber nicht nur ein Schaden im Einzelfalle, sondern auch für die gesamte Idee. Wir haben schon darauf hingewiesen, wie fein es die Mütter empfinden, ob sie einen kenntnisreichen und wohlwollenden Arzt vor sich haben oder nicht. Es kann darum gar nicht genügend betont werden, wie wichtig es für die Praxis der Fürsorge ist, mit solchen Ärzten und Fürsorgerinnen zu arbeiten, welche über ausreichende Kenntnis und Erfahrung verfügen. Es soll noch heute vorkommen, daß in kleineren Orten, aus Gründen der Konkurrenz, die Beratung der Säuglinge nicht von einem bestimmten, geeigneten Arzte wahrgenommen wird, sondern daß die Ärzte abwechselnd diesen Dienst versehen. Das ist natürlich ein Zerrbild, welches weder mit dem Sinn noch mit dem Zweck der Einrichtung zu vereinbaren ist.

Über die Notwendigkeit der Ausbildung der Fürsorgerin braucht heute nichts mehr gesagt zu werden. Die Zeit, wo wohlwollende aber kenntnislose Damen den Dienst versahen, ist wohl endgültig vorüber. Auf der anderen Seite ist es natürlich mit gewissen Mißlichkeiten verknüpft, wenn der Dienst am leidenden Menschen rein gewerblich vollzogen wird. Mit der wachsenden Zahl der Fürsorgerinnen sind da unverkennbare Übelstände hervorgetreten. Man kann oft sehen, daß es nicht so sehr das menschliche Interesse ist, welches zur Fürsorge zog. Vielmehr macht sich immer mehr die Auffassung breit, daß die Fürsorge ein angemessener und nicht zu schwieriger Dienst sei, daß es zweckmäßig sei, ihn als Lebensberuf zu wählen. Schließlich kommt es dann, wie heutzutage bei so vielen derartigen Fragen, darauf hinaus, daß das Wirkungsgebiet weniger interessiert als die Gruppeneinteilung des Gehaltes. Wir sind optimistisch genug, diese Erscheinung nur als eine Übergangserscheinung aufzufassen. Würde man diesen Glauben nicht haben, so müßte man für die Zukunft Ernstliches befürchten. *Wer der Fürsorge kein inneres Empfinden entgegenbringt, ist ihr auf die Dauer nicht nur nicht nützlich, sondern schädlich.* Die Bevölkerung fühlt es, ob man ihr wohlwill oder nicht. Die wohlwollende Schwester wird als angenehmer Gast empfangen, die amtsmäßige als unwillkommener Eindringling in interne Angelegenheiten der Familie.

d) Der Betrieb einer Beratungsstelle.

Nach allem, was über Einrichtung, Material und Personal gesprochen wurde ist eigentlich nicht viel mehr hinzuzufügen. Der Geschäftsgang wird sich so abspielen, daß zunächst die Fürsorgerin anwesend ist und den Betrieb im Wartezimmer überwacht, insbesondere auf etwaig verdächtige Kinder (Infektionen) achtet. Dann kommt die Vorberatung durch die Fürsorgerin, Wägung der Kinder, Anstellung von Stillproben, Erledigung der Formalien mit Zugängen. So wird der ärztlichen Tätigkeit der Boden geebnet. Die Fürsorgerin hat sich schon ein Urteil bilden können, welche Kinder der ärztlichen Untersuchung und Beaufsichtigung besonders bedürftig sind. Diese können evtl. mit Vorzug am Anfang abgefertigt werden. Die ärztliche Tätigkeit erstreckt sich bei den gesunden Kindern auf eine einfache Kontrollschau. In Zweifelsfällen ist zu untersuchen. Diätverordnungen bei künstlich genährten Kindern müssen individuell mit Rücksicht auf den Zustand des Kindes gemacht werden.

Was den äußeren Betrieb anbelangt, so ist anzuraten, die Sprechstunde möglichst täglich abzuhalten. Die Bezirkseinteilung (in Großstädten) muß so vorgenommen werden, daß der tägliche Betrieb lohnt. Anderenfalls wird es sehr häufig vorkommen, daß Mütter gerade an solchen Tagen kommen, wo die Sprechstunde nicht stattfindet. Weiterhin muß berücksichtigt werden, daß im Sommer, wie bei schönem Wetter überhaupt, der Andrang wesentlich größer ist als im Winter und bei schlechtem Wetter. Es wird infolgedessen eher möglich sein, im Winter den Betrieb gelegentlich einzuschränken. Dagegen wird man im Sommer dafür Sorge tragen müssen, daß hinreichende Zeit auch für eine stärkere Beteiligung vorhanden ist.

Die Kontrolle und Beaufsichtigung der Kinder muß an der Hand einer Karte geführt werden, welche für jedes Kind anzulegen ist. Wir fügen hier unser Muster bei, bemerken jedoch, daß es auch mit Rücksicht auf die statistische Beantwortung gewisser Fragen angelegt worden ist. Jedes Kind erhält ein kleines Kontrollbuch, in welches die Eintragungen über das Gewicht und die Ernährung des Kindes gemacht werden. Dieses Kontrollbuch, welches außerdem noch einige kurze, allgemeine Regeln über Pflege und Ernährung enthält, soll für die Mütter eine Erinnerung über den Werdegang ihres Kindes sein und soll der Beratungsstelle als Personalausweis dienen. Das Wesentliche unseres Musters fügen wir bei.

Dortmund.
Städtisches Jugendamt Nr. ....
(Abtlg. Säuglings- und Kinderschutz).

Kreis ...., *Beratungsstelle für Mütter, Säuglinge und Kleinkinder.*

Jahrgang .... Eintritt in die Fürsorge am .... im Alter von ....

Name und Vorname des Kindes:	Name des Vaters: ....
....	„ der Mutter: ....
geboren am	Wohnung des Vaters: ....
geboren in	„ der Mutter: ....
Ist das Kind ehelich, unehelich, verwaist:	Beruf und Arbeitsstelle des Vaters: ....
....	....

Muster (Forts.).

Konfession: ....
Wohnung des Kindes: ....
verzogen nach: ....
„ „ ....
Anstaltsbehandlung wo .... vom ..... bis .....
„ .... „ ..... „ .....

Verdienst des Vaters im Monat: ....
Ist die Mutter erwerbstätig .... im Hause,
außer dem Hause: Verdienst im Monat:
....
Name und Wohnung des Vormunds: ....
....

Verlauf der Geburt: ....
Wievieltes Kind: .... davon lebend: ....
Brust bis .... Beikost vom ....
Allgemeinbefund bei der ersten Vorstellung: ....
Gewicht „ „ „ „ ....
Sind Tuberkulose oder Geschlechtskrankheiten in der Familie vorhanden? ....

Geburtsgewicht: ....
Längenmaß: ....
Jetzige Ernährung: ....
....
....
....
....

Verlauf.

Vorgestellt am	Gewicht und Längenmaß	Ernährung	Befund	Verordnung	Bestellt für	Besucht am

(Personalkarte der Dortmunder Säuglingsfürsorge.)

Die Entwicklung meines Kindes
Reg.-Nr. ———
Städtische Beratungsstelle für Mütter, Säuglinge und Kleinkinder Nr. ———
Wie erziehe ich mein Kind zu einem gesunden kräftigen Menschen?

Gut genährte und gut gepflegte Säuglinge machen ihren Müttern nur Freude. Jede Mutter kann mit Recht stolz darauf sein, wenn ihr Kind kräftig und froh ins Leben tritt.

Erste Vorbedingung zur Erlangung dieses schönen Zieles ist die Ernährung an der Mutterbrust. Brustkinder sind kräftig und bleiben von Krankheiten verschont. Weder Brechdurchfall, noch Darmkatarrh, noch Abzehrung suchen das Brustkind heim.

Jede Frau kann ihr Kind an die Brust nehmen! Wenn es den Anschein erweckt, als ob nicht Nahrung vorhanden sei, oder als ob das Kind nicht recht trinken will, so wird in den Mutterberatungsstellen gezeigt, wie man diese Schwierigkeit beseitigt.

Flaschenkinder sind Sorgenkinder. Sie müssen besonders behütet und bewahrt werden. Ihre Ernährung und die Bewahrung vor Ernährungsstörungen erfordert viel Sorgfalt und Sachkenntnis. *Mütter von Flaschenkindern müssen die Beratungsstude besonders regelmäßige aufsuchen.*

Namentlich im Hochsommer, in der heißen Jahreszeit, muß die Ernährung der Kinder sorgfältig geregelt werden, weil die Milch leicht verdirbt und die Kinder besonders leicht Darmstörungen bekommen.

Vom 5.—6. Monat müssen alle Kinder Beikost erhalten, namentlich Gemüse.

Außer Milch, Gemüse und Brei braucht ein Kind im ersten Lebensjahre nichts zu erhalten, namentlich *keine* Eier, die von Kindern schlecht verdaut werden.

Die Säuglinge müssen sehr sauber gehalten werden. Einmal täglich werden sie gebadet oder wenigstens am ganzen Körper abgewaschen. Die Windeln müssen gut ausgekocht werden. Abspülen mit kaltem Wasser genügt nicht.

Im Sommer dürfen die Säuglinge nicht zu fest eingepackt werden. Man muß ihnen Gelegenheit geben, sich frei zu strampeln und an die Sonne zu kommen.

Durch regelmäßiges Wiegen überzeugt sich die Mutter von dem Gedeihen ihres Kindes. Anfangs wöchentlich, später monatlich, muß das Kind in der Beratungsstelle vorgestellt und gewogen werden.

Mütter, bringt das geringe Opfer, regelmäßig in die Mutterberatungsstunde zu kommen und ihr werdet den frohen Erfolg haben, daß Eure Kinder gesund und kräftig heranwachsen und Euch nicht durch Krankheit Sorgen und Kosten machen.

Säuglings- und Kinderschutz der Stadt Dortmund.

Beratungsstelle Nr.......................... ....straße Nr............ Lfde. Nr..................
Eintritt in die Fürsorge am................. Vor- und Zuname des Kindes................................
geboren am........... in........... Name $\frac{\text{des Vaters}}{\text{der Mutter}}$........................ Wohnung $\frac{\text{des Vaters}}{\text{der Mutter}}$................

Für Ziehkinder in fremder Pflege:
Name der Pflegefrau.................................. Wohnung der Pflegefrau...............................
" " " .... " " " ....

Tag der Vorstellung	Gewicht	Zunahme	Verordnung	Tag der nächsten Vorstellung
....	....	....	....	....
....	....	....	....	....
....	....	....	....	....
....	....	....	....	....

(Kontrollbuch der Dortmunder Säuglingsfürsorge.)

e) Der Außendienst der Fürsorgerin.

Der Außendienst der Fürsorgerin gehört so unmittelbar zu der Tätigkeit der Beratungsstunde, daß er an dieser Stelle abgehandelt werden muß. Die Aufgaben, welche die Fürsorgerin im Außendienst zu erfüllen hat, lassen sich folgendermaßen gruppieren:

1. Betreuung derjenigen Säuglinge, welche zeitweise nicht in die Beratungsstelle gebracht werden können,
2. die Arbeit an denjenigen Kindern bzw. Müttern, welche die Beratungsstelle nicht aufsuchen wollen.

Bei der *ersten Gruppe* handelt es sich wesentlich um die Neugeborenen und um die Kranken. Auch die Krankheit der Mutter kann maßgebend sein. Die Hilfe der Fürsorgerin soll sich selbstverständlich nicht auf einen einfachen, gewissermaßen theoretischen Besuch beschränken, sondern sie soll nach Möglichkeit praktische Hilfe leisten. Sie soll bei der Ausführung ärztlicher Verordnungen behilflich sein (Bäder, Packungen usw.), sie soll vor allen Dingen die unerfahrenen Mütter auch beim Stillen bzw. bei der Zubereitung der Nahrung unterstützen. Wichtig ist auch bei den Hausbesuchen das Befinden des Kindes insoweit zu überwachen, daß der Augenblick für die etwa notwendige Überführung in eine Anstalt nicht versäumt wird. Sowohl bei den Kindern dieser Gruppe wie bei denen der nachfolgenden ist der Hausbesuch auch schon deswegen unerläßlich, weil nur bei dieser Gelegenheit ein Einblick in die gesamten Verhältnisse möglich wird. Aus dem Zustande der Wohnung, aus dem Verhalten der Bewohner wird man sich ein Urteil bilden können, ob man es mit sorgfältigen, sauberen Menschen zu tun hat oder nicht, ob Mangel herrscht, ob Nahrung und Wäsche ausreichend vorhanden sind. Ansteckende Kranke, Verwahrloste sind zu beachten, insbesondere die offenen Tuberkulosen. Die so erworbenen Kenntnisse werden nicht nur der Säuglingsfürsorge zugute kommen, sondern anderen Fürsorgeabteilungen. Wo allgemeine Familienfürsorge getrieben wird, ergibt sich das alles von selbst.

Was nun die *zweite Gruppe* anbelangt, das Aufsuchen derjenigen, welche nicht von sich aus zur Beratungsstunde kommen, so ist zunächst daran zu erinnern, daß anfänglich einmal jede Mutter aufgesucht werden muß. In der ersten Zeit des Wochenbettes, wo sie sicher anzutreffen ist, wo sie sich auch seelisch in einer zugänglichen Stimmung befindet, kann man sie leichter für die Bestrebungen der Fürsorge gewinnen als später. Bei Widerstrebenden wird man es allerdings bei einem Besuche nicht bewenden lassen können, sondern wird die Besuche erneuern müssen. Auch diejenigen, welche wohl anfänglich kommen, später aber wegbleiben, wird man durch gelegentliche Hausbesuche wieder heranzuziehen suchen.

Wir haben weiter oben schon darauf hingewiesen, daß die Hausbesuche eine unumgänglich notwendige Ergänzung der Beratungsstunden sind, daß es aber aus äußeren Gründen kaum möglich sein wird, die Hausbesuche allzu weit auszudehnen. An dieser Stelle soll jedoch betont werden, daß man genug Fürsorgerinnen haben sollte, und daß man ihre Tätigkeit so einrichten sollte, daß wenigstens das unbedingt notwendige Maß von Besuchen erreicht wird. *Die Tätigkeit der Beratungsstellen hängt sonst allzusehr in der Luft.* Weder werden sie den wünschenswerten Besuch haben, noch würde in den schwierigeren Fällen das getan oder ausgeführt werden können, was in der Beratungsstelle empfohlen wird.

Was die formale Tätigkeit der Fürsorgerin anbelangt, so ist es selbstverständlich, daß sie über ihre Besuche ein Tagebuch führen muß. Die Befunde sind auf die Kontrollkarte der Beratungsstelle zu übertragen, damit hier ein vollständiges Bild von dem Befinden des Kindes vorhanden ist. Außerdem ist auf Grund der Hausbesuche, wie wir auch schon oben erwähnten, die zentrale Kartothek zu ergänzen.

Bei den Sprechstunden des Arztes muß die Schwester anwesend sein. Das ist eigentlich selbstverständlich, aber Selbstverständlichkeiten werden oft nicht beachtet. Der Arzt muß durch die Schwester informiert werden, und die Schwester wieder muß hören, was der Arzt sagt, und muß seine Weisungen für ihre Tätigkeit entgegennehmen. *Es handelt sich eben um ein Ineinandergreifen von Maßnahmen, welche jede einzeln unwirksam bleibt, wenn sie nicht durch andere ergänzt werden.*

2. Die geschlossene Fürsorge.

Die Bedeutung der Anstalten. Die geschlossene Fürsorge ist als Ergänzung der offenen unentbehrlich, weil die Fürsorgeorgane in schwierigen Fällen sonst nicht wissen würden, was sie tun sollen. Die Unterbringung unterkunftsloser Säuglinge, die Behandlung kranker Säuglinge ist in vielen Fällen ohne Anstalt nicht durchführbar. Wir müssen über solche Anstalten verfügen, welche im wesentlichen zur Aufnahme gesunder Säuglinge dienen und solche, wo kranke Säuglinge behandelt werden können. Die Anstalten ersterer Art bezeichnet man zweckmäßig als *Säuglingsasyl oder Säuglingsheim.* Dieser letztere von SCHLOSSMANN geschaffene Name wird heute vielfach für solche Anstalten verwendet, welche auch kranke Säuglinge beherbergen. Das war lange Zeit nützlich und gut, so lange nämlich, wie das Publikum den Säuglingsanstalten noch fremd gegenüberstand und sie scheute. Das ist heute kaum mehr der Fall. Die Anstalten haben sich durchgesetzt und das Widerstreben der Bevölkerung ist nur noch gering. Es steht also nichts mehr im Wege, die Anstalten so zu benennen, wie es ihrem inneren Gehalte entspricht. Die gesunden Kinder gehören in Säuglingsheime, die kranken in Säuglingsheilanstalten oder noch besser in Kinderkliniken. *Gleich vorweg soll an dieser Stelle betont werden, daß die Inanspruchnahme der Anstalten immer auf möglichst kurze Zeit ausgedehnt werden soll.* Wir werden sehen, daß die Anstaltsunterkunft teuer ist. Zudem kann die Anstalt auf längere Zeit den wirklichen Bedürfnissen des Säuglings nicht voll genügen. Die individuelle Pflege und Behandlung der Familie ist auf die Dauer nicht zu entbehren.

a) Das Wesen der Säuglingsanstalten.

Einrichtung und Betrieb von Säuglingsanstalten sind schwierig, das kann gar nicht genug betont werden. Die Zusammenhäufung von Säuglingen vermindert ihre Gedeihfähigkeit und setzt besondere Einrichtungen und Aufwendungen voraus, um diesen Nachteil zu überwinden. Anstalten für Säuglinge müssen, um ihrer Aufgabe gerecht zu werden, vor allen Dingen folgende Bedingungen erfüllen:

1. es muß ein hoher Aufwand von Pflege gewährleistet sein,
2. die Ernährung muß dem Stande der Wissenschaft entsprechen, es muß Frauenmilch zur Verfügung stehen.

Diese Forderungen gelten auch für die best eingerichteten und best geleiteten Anstalten. Es gelingt nicht, so sehr man sich auch Mühe geben mag, Säuglinge mit jenen einfachen Milchmischungen aufzuziehen, mit denen sie in der Häuslichkeit einwandfrei gedeihen. Wenn wir auch über die Zeiten hinaus sind, wo der Betrieb der Anstalten durch den sog. *Spitalismus* gefährdet war, wo es zum chronischen Nichtgedeihen der Kinder, zu vielfachen Infektionen und schwereren Gesundheitsschädigungen kam, so sind wir doch auch heute nicht imstande, Anstaltssäuglinge ebenso einfach zu ernähren wie in der Familie.

Die Folge hiervon ist, daß sowohl an die Einrichtung, wie an das Personal für Säuglingsanstalten hohe Anforderungen gestellt werden müssen und dies wieder führt dahin, daß die Betriebskosten niemals billig sind. *Wer da glaubt, daß eine Anstalt für Säuglinge, weil es sich eben um Säuglinge handelt, billig sein müsse im Vergleich zu Pflege- und Krankenanstalten für Erwachsene, der irrt beträchtlich.*

Verständlich wird das erst, wenn man sich die Geschichte der Entstehung von Säuglingsabteilungen kurz vor Augen führt. Noch vor wenigen Jahrzehnten war es ganz unmöglich, eine größere Zahl von Säuglingen anstaltsmäßig zu versorgen. Es kam nicht nur zu den oben geschilderten Zeichen des Hospitalismus, sondern die Kinder gingen auch restlos zugrunde, wenn sie nur hinreichend lange in der Anstalt blieben. Sterblichkeitszahlen von 60, 70% und mehr waren an der Tagesordnung. Erst die Erforschung der Lebensbedingungen des Säuglings, wie sie sich namentlich an die Namen von Czerny, Heubner, Finkelstein und Schlossmann knüpft, brachte die Unterlage für die modernen Anstalten. Schlossmann war es dann, der auf dieser Grundlage die organisatorische Tat vollbrachte und die erste größere Anstalt für Säuglinge schuf, *das Säuglingsheim in Dresden.* Rund 30 Jahre sind seit dieser Zeit vergangen, und im Grunde müssen wir noch heute alle die Anforderungen an Einrichtung und Betrieb einer Anstalt stellen, wie sie Schlossmann vorbildlich geschaffen hatte.

Ehe wir auf das Wesentliche von Bau und Einrichtung von Säuglingsanstalten eingehen, soll kurz auf die Fehler hingewiesen werden, welche man immer wieder feststellen kann. Als die Säuglingsfürsorge und damit auch die Einrichtung von Anstalten in den letzten 10 Jahren einen stürmischen Aufschwung nahm, ist man an vielen Stellen dazu übergegangen, Anstalten mit unzulänglichen Mitteln und, das darf man auch wohl sagen, mit unzulänglichen Menschen zu schaffen. In Verkennung der Tatsache, daß die Lebensbedingungen des Säuglings in der Anstalt wesentlich andere sind als in der Häuslichkeit, ohne zu wissen, daß diese Schwierigkeiten nur mit verhältnismäßig kostspieligen Mitteln umgangen werden können, hat man Anstalten eingerichtet, welche wenig Segen brachten. Kleine Anstalten mit unzureichend ausgebildetem Pflegepersonal, mit unzureichend vorgebildeten Ärzten, haben mehr Schaden gestiftet, als sie Nutzen gebracht haben. Die Ersparnis an Geld hat Menschenleben und Menschengesundheit gefordert.

Oft war zu beobachten, daß man aus örtlichem Bedürfnis und örtlichem Ehrgeiz heraus Säuglingsheime improvisierte. Zum Leiter dieser Anstalt wurde der Arzt des Ortes genommen, im besten Falle der Kinderarzt des Ortes. Hierbei wurde verkannt, daß schließlich nicht jeder Kinderarzt auch ohne weiteres zur Leitung einer Anstalt befähigt ist, besonders auch dann nicht, wenn er diese Arbeit nebenamtlich übernimmt. Das Übel wurde unter Umständen dadurch noch größer, daß derartige Anstalten auf ihren Antrag als Säuglingspflegeschule staatlich anerkannt wurden und damit gewissermaßen eine amtliche Anerkennung erhielten. Von seiten der Aufsichtsbehörde ist dabei offenbar verkannt worden, daß die Triebfeder für den Antrag auf Anerkennung als Säuglingspflegeschule meistens nur der Wunsch war, zu billigen Pflegekräften zu kommen. Es wurde und wird mit einer verhältnismäßig kleinen Zahl von ausgebildeten Kräften gearbeitet, dafür aber mit sehr vielen Schülerinnen.

b) Bau und Einrichtung von Säuglingsheimen.

Um ein konkretes Beispiel voranzustellen, führen wir hier an, was alles gefordert werden muß, um ein korrektes Säuglingsheim für eine mittlere Belegzahl zu schaffen. Zugrunde gelegt ist der Plan für ein Säuglingsheim von 40 Betten.

Zur Versorgung von 40 gesunden Säuglingen sind folgende Personen unerläßlich:
1 Arzt,
12 Pflegepersonen, davon:
1 Oberin,
1 Oberschwester,
4 Stationsschwestern,
6 Helferinnen (Schülerinnen),
außerdem:
3 Ammen,
2 Dienstmädchen,
1 Hausbursche.

Diese Versorgung mit Personal baut sich auf der Erwägung auf, daß aus der unmittelbaren Pflege ausschalten:
die Oberin,
die Milchküchenschwester,
die Nachtschwester,
eine Schülerin für den Nachtdienst.

Es bleiben dann 8 Pflegepersonen für den Tagesdienst übrig, so daß auf je 5 Kinder eine Pflegeperson kommt. Zieht man noch in Betracht, daß durch Urlaub, Krankheit u. dgl. immer noch mit dem Ausfall der einen oder der anderen Pflegeperson zu rechnen ist, so ist die angegebene Zahl wohl als das wenigste zu betrachten, was verlangt werden muß. Dabei ist Voraussetzung, daß im wesentlichen ganz gesunde Säuglinge vorhanden sind, und daß durch gelegentliche Aushilfskräfte, Volontärinnen u. dgl. Ersatz für ausfallende Pflegekräfte gestellt werden kann. Weiterhin ist Voraussetzung für diese Zahl von Pflegepersonen, daß die Anordnung der Säuglingszimmer sehr praktisch ist.

Die Einteilung für die *Unterbringung der Säuglinge* ergibt sich am zwanglosesten so:

4 Zimmer für je 8 Betten (2 Doppelzimmer),
1 „ „ 4 Säuglinge, durch Boxen untergeteilt,
2 „ „ je zwei Säuglinge.

Die Boxenstation ist als Aufnahmestation, Quarantäne, Isolierraum gedacht. Sie beansprucht eine Pflegekraft allein. Die beiden Zimmer für je 2 Säuglinge sind auch zur Unterbringung besonders pflegebedürftiger bzw. infektionsverdächtiger Kinder vorgesehen. Sie sind durch Glaswand und Tür miteinander zu verbinden und beanspruchen dann 1—2 Pflegekräfte. Die Hauptstation wird durch 4 Zimmer zu je 8 Säuglingen gebildet. Je 2 Zimmer (16 Säuglinge) absorbieren 3 Pflegekräfte, so daß man für die Hauptstation (32 Säuglinge) 6 Pflegekräfte braucht (s. a. Abb. 14, S. 103).

Für die *Unterbringung des Personals* ist zu fordern:

1 Zimmer für die Oberin,
1 Zimmer für die Oberschwester,
1 Zimmer gemeinsam für 2 Stationsschwestern,
2 Zimmer für 2 Stationsschwestern,
1 Zimmer gemeinsam für 3 Helferinnen[1]),
1 gemeinsames Eßzimmer,
1 Zimmer für 2 Dienstmädchen,
1 Zimmer für 3 Ammen,
1 oder 2 Badezimmer für dieses Personal.

Die gemeinsame Unterbringung von 2—3 Schwestern bzw. Helferinnen läßt sich dadurch ermöglichen, daß man durch Vorhänge im Zimmer Schlafabteilungen einrichtet und davor gesondert die Wohnabteilung des Raumes beläßt.

Als *Betriebsräume* müssen gefordert werden:

1 Bureau,
1 Wartezimmer,
1 Zimmer für Aufnahmen, Untersuchung und Arzt,
1 Kochküche, gleichzeitig Eßraum der Dienstmädchen,
1 Milchküche,
1 Teeküche, gleichzeitig Eßraum der Ammen,
1 Waschküche mit Zubehör,
1 Wäschekammer.

Hierzu kommen noch Kellerräume für Vorräte usw.

Bei größeren Anstalten wird Einrichtung und Betrieb je Bett etwas billiger, da gewisse gemeinsame Einrichtungen sowohl in kleineren wie in größeren Anstalten vorhanden sein müssen.

Wir wollen nun kurz das Wesentliche besprechen, was wir vorstehend für *Einrichtung und Betrieb eines Säuglingsheims* gefordert haben. Wir beziehen unsere gesamten Ausführungen auf das Säuglingsheim. Für Säuglingsheilanstalten gelten ähnliche, wenn auch strengere Grundsätze.

Wesentliche Bestandteile jeder Anstalt müssen sein:

1. Quarantäne,
2. das Normalsäuglingszimmer,
3. das Halbnormalsäuglingszimmer,
4. die Milchküche.

Wir sehen bei dieser Aufstellung vollständig ab von all dem, was nicht zum unmittelbaren Betriebe gehört, von allem also, was zur Verwaltung und zur Unterkunft und Ausbildung des Personals gehört.

Die *Quarantäne* ist deswegen unerläßlich, weil die Einschleppung von banalen und schwereren Infektionen sonst auch bei größter Aufmerksamkeit nicht zu vermeiden ist. Gewiß wird das sicherste Mittel immer *die hohe Aufmerksamkeit des Arztes und der geschulten Schwester* sein. Technische Einrichtungen zur Trennung der Neuaufgenommenen sind aber ein wesentliches und oft unerläßliches Unterstützungsmittel. Betont muß jedoch werden, daß auch die vollkommenste Quarantäne keinen unbedingt sicheren Schutz gewährleistet, und daß man sich infolgedessen durch die Quarantäne nicht in seiner Aufmerksamkeit beeinträchtigen lassen darf. Es liegen hier ähnliche Verhältnisse vor wie im Eisenbahnbetrieb. Einrichtungen, welche automatisch das Nichtbeachten von Signalen unschädlich machen könnten, sind wohl technisch ausführbar. Bei allen Erörterungen hierüber ist aber immer wieder darauf hingewiesen worden, daß

[1]) Die anderen 3 sind Externe, wohnen bei den Eltern.

man in der Mechanisierung nicht allzu weit gehen dürfe, weil sonst die persönliche Aufmerksamkeit der Eisenbahnbeamten eingeschläfert werde. Ganz ebenso ist es bei unserem Betriebe. Aufmerksamkeit und Kenntnis von Arzt und Pflegerin müssen das sicherste Schutzmittel bleiben. Hierzu kommt noch, daß eine Quarantäneabteilung einen ganz ungewöhnlichen Umfang annehmen müßte, wenn man wirklich alle Kinder so lange isolieren wollte, bis jede Infektionsmöglichkeit ausgeschlossen ist. Mit Rücksicht auf die Windpocken müßte man eine etwa dreiwöchige Quarantänezeit verlangen und mit Rücksicht auf den Keuchhusten müßte man noch weiter gehen. Die Meinung, daß der Keuchhusten nur im katarrhalischen Anfangsteile ansteckend sei, die Meinung, daß er spätestens 2—3 Wochen nach der Infektion manifest werde, trifft wohl für die Mehrzahl der Fälle zu, nicht aber für alle. Man erlebt es immer wieder, daß Kinder, welche schon wochenlang in einwandfreiem und von Infektionen abgeschlossenen Milieu gelebt haben, doch noch an Keuchhusten erkranken und ihre Umgebung infizieren. Ob es sich dabei wirklich um eine latente Keuchhusteninfektion gehandelt hat, oder ob es sich um Infekte handelt, welche durch Erwachsene übertragen wurden, steht nicht unbedingt fest. Die Vorsicht gebietet jedoch, mit dem Schlimmeren zu rechnen.

Wie sehr eine Quarantäneabteilung anwachsen müßte, wenn man strenge Anforderungen an sie stellt, erhellt aus folgender Rechnung. Wenn man eine Abteilung von 60 Betten und eine mittlere Aufenthaltsdauer von zwei Monaten zugrunde legt, so ergibt sich die Aufnahmefähigkeit von 360 Kindern in 12 Monaten. Wenn man 360 Kinder aber wenigstens 3 Wochen in Quarantäne legen will, so ergibt sich, daß man hierzu mindestens 17 Betten notwendig hat. Bedenkt man aber, daß der Zugang ja nicht gleichmäßig ist, so wird bald einmal ein Teil der Quarantäne leerstehen, ein andermal wird er nicht ausreichen. Man wird sich mit einer mittleren Zahl von Quarantänebetten begnügen müssen, etwa 10 bei einer Hauptabteilung von 60 Betten. Gänzlich unverdächtige Kinder wird man sofort oder nach kürzerer Überwachung auf die Abteilung nehmen.

Die Einrichtung der Quarantäne wird zweckmäßig so zu gestalten sein, daß man Zimmer für 4—6 Betten mit Boxenwänden ausstattet. Sie bieten zwar keinen unbedingt sicheren Schutz, werden aber in der Mehrzahl der Fälle doch ausreichen. Handelt es sich um eine größere Quarantäneeinrichtung, so wird man sowohl mit offenen wie geschlossenen Boxen arbeiten, mit größeren und kleineren Zimmern. *Je vielfältiger die Möglichkeiten sind, die Kinder auseinanderzulegen, um so sicherer wird der Erfolg sein.*

Das *Normalzimmer* für den Säugling wird, ganz abgesehen von dem notwendigen Luftraum, im wesentlichen durch die Betriebs- und Pflegerücksicht bestimmt. Auch die erfahrungsgemäß zweckmäßige Höchstzahl der Belegung nach hygienischen Gesichtspunkten ist maßgebend. Wir haben in einem Neubau, dessen Grundriß weiter oben angeführt ist (s. S. 103), auf folgender Basis einzurichten und zu arbeiten gesucht. Wir haben als Normalzimmer das für 8 Säuglinge genommen und je zwei derartige Zimmer durch Glasdurchbruch und Tür miteinander verbunden. Wir haben so eine *Pflegeeinheit* von 16 Kindern, welche durch 4 Pflegepersonen versehen werden. Die Stationsleiterin kann ihr ganzes Gebiet ohne weiteres überschauen. Durch die Verbindung der beiden Räume miteinander ist der Austausch von Pflegerinnen ohne weiteres möglich, sowie sich in einem Zimmer Bedarf ergibt. Diese Einrichtung, die allerdings nur für ganz *streng gesunde* Kinder berechnet ist, hat sich bewährt und kann mit sinngemäßen Abänderungen empfohlen werden. Für *kranke Säuglinge* würde eine derartige Einrichtung nicht richtig sein. Hier würde man wohl vorziehen müssen, das

Normalzimmer für höchstens 6 Kinder einzurichten. Die Verteilung des Raumes geht aus der Zeichnung hervor. Das breite Fenster gewährt eine starke Helligkeit. Sie wird dadurch verbessert, daß die Glasverbindung mit dem Nebenzimmer noch eine weitere Belichtung ergibt. Der nach dem Fenster zu gelegene Teil ist seiner Helligkeit wegen für die Betten bestimmt, während der hintere Teil, welcher minder günstig beleuchtet ist, für Betriebseinrichtungen aufgespart ist. Man kann diese Art von Zimmern, welche nach ihrer ganzen Anordnung verhältnismäßig lang sein müssen, noch dadurch heller machen, daß man auch nach dem Korridor zu noch Verglasungen anbringt. Das ist nicht unbedingt sympathisch, weil dadurch der Betrieb reichlich öffentlich wird. Es hat aber den Vorzug der guten Beleuchtung und der guten Übersichtlichkeit des Betriebes. In manchen modernen Anstalten ist man in der Verglasung noch viel weitergegangen, als wir es hier geschildert haben. Wir können uns aber dem Eindrucke nicht entziehen, daß es doch in solchen Anstalten recht unruhig wird, wo eine ganze Flucht von Zimmern nur durch Glaswände untereinander verbunden ist und wo möglicherweise auch noch weitgehende Verglasung nach dem Korridor zu durchgeführt ist. Das geschlossene Zimmer hat auch seine Vorzüge. Wir empfehlen den Schnitt der Zimmer wie in unserem Beispiele, auch deswegen, weil dadurch außerordentlich viel Raum (und damit Baugeld) erspart wird. In älteren und namentlich auch in improvisierten Anstalten ist der Schnitt der Zimmer oft so ungünstig, daß man in einem großen Raume nur eine unverhältnismäßig kleine Zahl von Betten unterbringen kann. Im Interesse der Durchführung von nicht allzu teuren Neubauten ist es wichtig, toten Raum zu vermeiden und bei angemessenem Luftraum die Zimmer so zu gestalten, daß sie auch wirklich ausgenutzt werden.

Neben dem Normalzimmer wird man aber niemals auch ein kleineres Zimmer entbehren können. Kinder, welche besonderer Pflege bedürfen, oder welche man aus Vorsichtsgründen etwas abseits haben möchte, wird man gern in kleineren Räumen unterbringen. Im Interesse der Normalisierung und damit der Verbilligung erscheint es angemessen, als kleinere Räume *Halbnormalzimmer* zu nehmen, für gesunde Säuglinge also solche von 4, für kranke von 3 Betten. Stellt man sich auf eine derartige Typisierung ein, so erreicht man eine große Übersicht neben den verminderten Kosten und kann doch allen Ansprüchen gerecht werden.

Es soll nicht vergessen werden, daran zu erinnern, daß neben den eigentlichen Betriebsräumen auch die notwendigen *Nebenräume* vorhanden sein müssen. Badezimmer halten wir in Anstalten für gesunde Säuglinge nicht für notwendig. Das Bad wird im Zimmer in einer dazu besonders konstruierten Säuglingsbadewanne verabfolgt. Dahingegen sind ausreichende Nebenräume für den Betrieb, den Unterricht, die Unterkunft des Personals in ausreichendem Maße vorzusehen. Alle diese Räume müssen von vornherein in den Plan eingestellt werden. Bei Neubauten tut man sogar gut, sich für unerwartete Fälle noch eine Reserve von ungefähr 10% zu lassen. Man ist hierdurch in der Lage, bei später auftretenden Bedarf sich helfen zu können.

Zu den unentbehrlichen Betriebsräumen jeder Säuglingsanstalt und charakteristisch für diese Art von Anstalten ist die *Milchküche*. Es muß mit der Herstellung auch komplizierter Gemische gerechnet werden. Insbesondere spielt die Herstellung von sauren Nahrungen, von Nahrungen, welche an einzelnen Bestandteilen angereichert oder vermindert sind, eine überragend große Rolle. Ohne geeignete Räume und geeignete Einrichtungen ist das nicht zu machen. Milchküchen von Säuglingsanstalten werden zweckmäßig von vornherein so eingerichtet, daß sie imstande sind, Milch nach außen abzugeben. Die Milchküchen, wie sie früher einen Bestandteil der Säuglingsfürsorge bildeten, haben sich im allgemeinen nicht als geeignet erwiesen. Es hat eine Zeit gegeben, wo man die Säuglingssterblichkeit dadurch glaubte bekämpfen zu können, daß man den künstlich genährten Kindern geeignete Milchmischungen in Portionsflaschen abgab. Zweifellos ist das ein Vorteil gegenüber der unsachgemäßen häuslichen Herstellung. Dem steht aber der Nachteil gegenüber, daß die Erleichterung der künstlichen Ernährung allzusehr zur Aufgabe des Stillgeschäftes verleitet. Im großen und ganzen hat man daher diese Art von Milchküchen als Bestandteil der Säuglingsfürsorge verlassen. Dahingegen ist es wünschenswert, eine Bezugsquelle für Heilnahrungen zur Verfügung zu haben. Dazu ist die Milchküche eines Säuglingsheims ohne weiteres geeignet, wenn sie von vornherein für den Bedarf eingerichtet wird. Je nach der Art der Bevölkerung und je nach der Einstellung der Ärzte wird von der Abgabe von Heilnahrungen ein verschieden starker Gebrauch gemacht. *Die Möglichkeit möchten wir aber im System der Fürsorge nicht vermissen.*

Die *Einrichtung einer Milchküche* hier im einzelnen zu schildern, ist nicht beabsichtigt. Drei wesentliche Teile muß sie enthalten, die eigentliche Milchküche, d. h. den Raum, in dem die Milchzubereitungen hergestellt und abgefüllt werden. Dieser Raum muß so ausgestattet sein, daß man größere Milchmengen kochen und sterilisieren kann. Es muß weiter möglich sein, die Milch zu entrahmen, verbuttern u. dgl. Dinge mehr. Unmittelbar zu diesem Raum gehören die beiden anderen, nämlich der Spülraum, welcher bei größeren Betrieben so eingerichtet sein muß, daß auch maschinell gearbeitet wird und der Kühlraum, Wir brauchen nur darauf hinzuweisen, wie leicht verderblich das Material ist, mit dem die Milchküche arbeitet, um die Notwendigkeit eines besonderen Kühlraumes zu erklären. Am besten wird die Kühlung mit einer kleinen Ammoniakkältemaschine vorgenommen, welche heute für einen recht billigen Preis zu haben sind. Sie werden elektrisch angetrieben und bedürfen nur einer geringen Pflege und Wartung. Verfügt man über einen derartigen Kühlraum, so hat man die Sicherheit, daß die Milch vor der Verarbeitung in tadelfreiem Zustande gehalten wird, und daß auch die fertig zubereitete Nahrung keinen nachträglichen Zersetzungen unterliegt. In kleineren Häusern wird gerade auch in dieser Hinsicht vielfach gesündigt. In dem Bestreben, so billig wie möglich zu sein, behilft man sich mit unvollkommenen Kühleinrichtungen.

Für den *Betrieb eines Säuglingsheims* ist neben der sachlichen Einrichtung das Personal von der allergrößten Bedeutung. Wir wollen hier kurz darauf eingehen, welche Anforderungen an die wichtigsten Gruppen gestellt werden müssen, und wie sich ihre Tätigkeit abspielt. Es handelt sich dabei

1. um die Ärzte,
2. um die Oberin und ihre Stellvertreterin,
3. um die ausgebildeten Schwestern,
4. um die Schülerinnen.

Neben diesen Persönlichkeiten, welche dem unmittelbaren ärztlichen Dienste zugehören, darf *die wichtige Einrichtung der Ammen* nicht vergessen werden.

Was den *Arzt* anbelangt, so ist in erster Linie zu fordern, daß er auf dem Gebiete der Kinderheilkunde ausgebildet und zur Leitung einer Anstalt befähigt ist. Wir wiesen oben schon darauf hin, daß nicht von jedem Kinderarzte ohne weiteres angenommen werden kann, daß er ein Anstaltsleiter sei. Weiterhin ist zu fordern, daß der Arzt hinreichend Zeit hat, sich seinem Amte zu widmen. Vollamtliche Tätigkeit ist infolgedessen zu erstreben. Von einem Arzte, der sich nur mühselig neben seiner Praxis die Zeit abstiehlt, um ins Säuglingsheim zu gehen, ist eine vollwertige Leistung nicht zu erwarten. Hinsichtlich der Zahl der Ärzte sind wir sehr anspruchsvoll, da wir der Meinung sind, daß sich ein moderner Säuglingsbetrieb nicht mit einem kurzen Rundgang durch das Haus erledigen läßt. Neben dem leitenden Arzt muß auf je 30 Säuglinge mindestens ein Stationsarzt gerechnet werden. In diesem Falle denken wir allerdings mehr an eine Säuglingsheilanstalt wie an ein Säuglingsheim. Nicht zu unterschätzen ist aber auch die ärztliche Tätigkeit in dieser letzteren Anstalt, da es einer intensiven Überwachung und Leitung bedarf, um die Kinder nicht krank werden zu lassen und damit unfreiwillig aus einem Säuglingsheim eine Siechenanstalt zu machen.

Das Pflegepersonal eines Säuglingsheims oder einer Säuglingsheilanstalt muß mindestens zur Hälfte aus ausgebildeten Schwestern bestehen, d. h. aus solchen Personen, welche das Säuglingspflegeexamen, besser auch noch das Krankenpflegeexamen gemacht haben. Der Rest wird zweckmäßig durch Schülerinnen gebildet, soweit es sich um Anstalten handelt, welche als Säuglingspflegeschule staatlich anerkannt sind. Ist das nicht der Fall, so ist erst recht auf eine ausreichende Zahl von tüchtigen und vollausgebildeten Schwestern Wert zu legen. Die Gewohnheit kleinerer Anstalten, gerade in diesem Punkte zu sparen, ist, wie wir gleich sehen werden, besonders verhängnisvoll.

Die *Verbindung einer Säuglingsanstalt mit einer Ausbildungsstätte für Säuglingsschwestern nach den staatlichen Grundsätzen* ist empfehlenswert. Voraussetzung ist natürlich, daß die Einrichtung und die leitenden Persönlichkeiten geeignet sind, der Ausbildung zu dienen. Ist das aber der Fall, so ist die Annahme von Schülerinnen nicht nur keine Schwächung des Institutes, sondern geradezu eine Stärkung. Zwei Erwägungen sind maßgebend. Einmal ist es in einer Säuglingsanstalt — so paradox es zunächst klingt — nicht gut und nicht nützlich, wenn nur ausgebildete Schwestern vorhanden sind. Am Säugling ist so viel Kleinarbeit zu leisten, zu der es eines staatlichen Examens nicht bedarf, daß ein Leerlauf und damit eine Verkümmerung der Kräfte eintreten würde, wenn lauter voll ausgebildete Personen tätig wären. Weiterhin ist der Lehrbetrieb deswegen nützlich, weil er das gesamte Haus zu einer erhöhten Tätigkeit anspornt. Die Notwendigkeit alles so zu machen und einzurichten, daß es mustergültig den Schülerinnen vorgeführt werden kann, die Schwestern für die Ausbildung der Schülerinnen zu interessieren, für die Ärzte die Notwendigkeit, Unterricht zu erteilen, ist ein Ansporn zur lebendigen Tätigkeit und hebt das gesamte Niveau. Hiervon haben die Säuglinge unmittelbaren Nutzen, denn ihr Wohl ist in hohem Maße von dem Eifer abhängig, mit dem man um sie bemüht ist. Die Vorschriften für die Ausbildung der Säuglingspflegerinnen sind auf Seite 118 ff. angeführt. Hier sei mit wenigen Worten Stellung zu dem Problem der Ausbildung genommen.

Anfänglich, als die Prüfungsbestimmungen für die Säuglingspflegerinnen eingerichtet wurden, war eine Ausbildungszeit von einem Jahre vorgesehen. Diese Ausbildungszeit stellte sich als ungenügend heraus. Bei der Neuordnung vom Jahre 1923 wurde daraufhin die Ausbildungszeit, ebenso wie bei den Krankenpflegerinnen, auf 2 Jahre verlängert. Nach unserer Meinung ist das auch nicht richtig. So lange sich die Ausbildung auf den Kreis erstreckt, welcher durch die Prüfungsbestimmungen jetzt vorgezeichnet ist, sind 2 Jahre eine überreichliche Zeit. Die Mitte, $1^1/_2$ Jahre, würde voraussichtlich genügen. Den Lehrstoff könnte man zweifellos auch in einem Jahre bewältigen. Die Zugabe eines weiteren halben Jahres ist aber erwünscht, um die Schülerin durch die tägliche Übung und Gewohnheit besser in den Stoff hineinwachsen zu lassen. Nach unserer Ansicht wäre es richtig, *den Begriff der Säuglingspflegerin überhaupt fallen zu lassen.* So wie die gesamte Kinderheilkunde immer mehr Wert darauf legt, von der isolierten Anstalt für Säuglinge abzukommen und Kinderkrankenhäuser mit Säuglings- und Infektionsabteilungen anzustreben, so müssen wir auch dahin trachten, aus der Säuglingspflegerin die *Kinderschwester* zu machen. Für ihre Ausbildung würden 2 Jahre ausreichend sein. Gewiß bleibt neben der Kinderschwester oder der Kinderkrankenschwester noch das Bedürfnis für die Säuglingspflegerin übrig. Diesem Bedürfnis müßte aber auf einfacherer Weise genügt werden, z. B. indem man sich wirklich ganz auf die Säuglingspflege beschränkt. Alsdann würde eine einjährige Ausbildungszeit mit wesentlich geringeren Ansprüchen bei der Prüfung ausreichend sein.

Diese Ausführungen wurden gemacht, um auf dieser Grundlage darauf hinzuweisen, wie wichtig die Besetzung eines Säuglingsheims oder einer Säuglingsheilanstalt mit hochwertigen Schwestern ist und zwar aus folgenden Gründen:

1. Die Schwester hat es ausschließlich mit unmündigen Kindern zu tun, deren Hilflosigkeit gegenüber erhöhtes Wissen und erhöhtes Verantwortungsgefühl unentbehrlich ist.

2. Sowohl die Beobachtung des Säuglings wie seine Pflege ist zur Ergänzung der ärztlichen Tätigkeit beträchtlich wichtiger als beim Erwachsenen.

Es braucht zu diesen beiden Punkten nicht mehr viel hinzugefügt werden. Schon in der kurzen Fassung ist die Begründung klar genug.

Bei der Auswahl der Schwestern muß darauf geachtet werden, nach welcher Richtung die Begabung geht. Unter denen, welche sich überhaupt auszeichnen, kann man 2 Typen unterscheiden, diejenigen, welche *pflegerisch* und diejenigen, welche mehr *organisatorisch* begabt sind.

Die *pflegerisch begabten* sind gar nicht so sehr zahlreich. Die Meinung, daß jede Frau von Haus aus das nötige Gefühl für die Säuglingspflege mitbringt, mag wohl im großen und ganzen zutreffen. Jenes erhöhte Maß, welches aber die Anstalt an sich und der Umgang mit kranken Kindern besonders verlangt, ist ein seltenes Talent. Jeder Anstaltsleiter wird bestätigen, ein wie großes Glück es ist, wenn die Anstalt auch nur über eine oder zwei derartig besonders begabte Pflegerinnen verfügt. Man kann die Beobachtung machen, daß solche Säuglinge, welche gar nicht vorangehen wollen, sofort gedeihen, wenn sie in die Hand einer begabten Pflegerin kommen. Diese Feststellung ist für uns deswegen so wichtig, weil sie immer wieder eindringlich darauf hinweist, eine wie große Rolle die Pflege im Leben des Kindes spielt. *Die individuelle, eingehende Pflege ist so wichtig, daß sie bei bestimmten Zuständen und Erkrankungen von ausschlaggebender Bedeutung ist.* Wir erinnern nur an die neuropathischen Kinder und an die aufgeregten Kinder mit Lungenentzündung, deren Existenz geradezu von einer gefühlsmäßig guten Pflege abhängig ist.

Was den zweiten Typ anlangt, *die organisatorisch Begabten*, so hat das a priori mit der Säuglingspflege nichts zu tun. Derartige Schwestern finden sich überall und sind überall nützlich. Für den Betrieb der Säuglingsanstalten sind sie aber deswegen so wertvoll, weil die Durchmischung von Schwestern und Schülerinnen solche Persönlichkeiten verlangt, welche imstande sind, jüngere zu beaufsichtigen und anzuleiten. Diese Fähigkeit ist um so bedeutungsvoller wegen der Exaktheit des Betriebes und wegen der Empfindlichkeit des Materials, mit dem das Pflegepersonal umzugehen hat. Der Leiter einer Anstalt wird sich unter seinen heranwachsenden Schülerinnen nicht nur nach pflegerisch begabten, sondern auch nach energischen, organisatorisch tüchtigen Persönlichkeiten umzusehen haben, um die Erziehung des Schwesternnachwuchses sicherzustellen.

Vorschriften über die staatliche Prüfung von Säuglings- und Kleinkinderpflegerinnen[1]).

Unter Abänderung der Vorschriften über die staatliche Prüfung von Säuglingspflegerinnen vom 31. März 1917 und der in Ausführung dieser Bestimmungen ergangenen weiteren Vorschriften und Erlasse verordne ich folgendes:

§ 1. Die staatlichen Prüfungen von Säuglings- und Kleinkinderpflegerinnen finden nach Maßgabe der folgenden Bestimmungen in den als Säuglingspflegeschulen anerkannten Säuglings- oder Kinderkrankenhäusern, Säuglingsheimen oder ähnlichen Anstalten in der Regel zweimal im Jahre, im März und September, statt.

§ 2. Der *Prüfungsausschuß* besteht aus 3 Ärzten, unter denen sich ein beamteter Arzt und 2 nichtbeamtete Ärzte befinden sollen. Die beiden letzteren müssen Kinderärzte, einer von ihnen muß Lehrer einer Säuglingspflegeschule sein.

Die Mitglieder, der aus ihrer Zahl zu bestimmende Vorsitzende und sein Stellvertreter werden durch mich auf Widerruf ernannt.

Ein Verzeichnis der Prüfungsausschüsse, ihrer Mitglieder sowie der als Säuglingspflegeschulen staatlich anerkannten Anstalten wird jährlich durch das Amtsblatt meines Ministeriums „Volkswohlfahrt" bekanntgegeben.

§ 3. Die Zulassungsgesuche sind dem Vorsitzenden desjenigen Prüfungsausschusses, bei dem die Ablegung der Prüfung beabsichtigt ist, unter Beifügung der erforderlichen Nachweise (§ 4) bis zum 15. Februar bzw. 15. August einzureichen.

Bewerberinnen, deren Zulassungsgesuche später eingehen, haben keinen Anspruch auf Berücksichtigung in der laufenden Prüfungszeit.

§ 4. Dem Zulassungsgesuch sind beizufügen:

1. der Nachweis der Vollendung des 20. Lebensjahres durch die Geburtsurkunde;

2. ein behördliches Leumundszeugnis, in der Regel ein Führungszeugnis der Ortspolizei. Handelt es sich um Angehörige einer staatlich anerkannten geistlichen oder weltlichen Krankenpflegegenossenschaft, so ist das Zeugnis der Oberin (des Vorstehers), des Geistlichen der Krankenpflegegenossenschaft oder anderer verantwortlicher Vorstandsmitglieder der Krankenpflegegenossenschaft ausreichend;

3. ein selbstverfaßter und eigenhändig geschriebener Lebenslauf;

4. der Nachweis körperlicher und geistiger Tauglichkeit zur Säuglingspflege; er ist durch ein schriftliches Zeugnis des ärztlichen Leiters der Säuglingspflegeschule zu erbringen;

5. der Nachweis einer erfolgreichen und einwandfreien ununterbrochenen zweijährigen Ausbildung an einer staatlichen oder staatlich anerkannten Säuglingspflegeschule. Der Nachweis ist durch die Bescheinigung des ärztlichen Leiters der Pflegeschule zu führen.

Der Vorsitzende des Prüfungsausschusses entscheidet über die Zulassung.

§ 5. Personen (Hebammen, Krankenpflegepersonen usw.), die eine der im § 4 Nr. 5 bezeichneten Pflegeschulen nicht oder nur während einer beschränkten Zeit besucht haben, können ausnahmsweise zur Prüfung zugelassen werden, wenn sie den Nachweis einer mindestens gleichwertigen Ausbildung in der Säuglings- und Kleinkinderpflege beibringen.

Über die Zulassung dieser Ausnahmen behalte ich mir die Entscheidung bis auf weiteres vor. Die Anträge sind an den Wohnort zuständigen Regierungspräsidenten, in der Stadtgemeinde Berlin an den Polizeipräsidenten, zu richten.

§ 6. Die Gebühren für die Prüfung betragen ausschließlich der Verpflegung in der Anstalt 1000 M. und sind vor Beginn der Prüfung zu entrichten. Wer von der Prüfung spätestens 2 Tage vor ihrem Beginn zurücktritt, erhält die bereits entrichteten Prüfungsgebühren zurückerstattet.

§ 7. Die Ladung der Prüflinge wird von dem Vorsitzenden des Prüfungsausschusses (§ 2) verfügt; sie soll spätestens 2 Wochen vor der Prüfung erfolgen. Zugleich mit der Ladung wird der Bewerberin die Aufforderung zugestellt, sich am Tage vor der Prüfung zu einer bestimmten Stunde bei der Leitung der Anstalt (§ 1) zu melden, um die Pflege eines Säuglings oder eines Kleinkindes zu übernehmen (§ 12).

§ 8. Zu einer Prüfung werden in der Regel nicht mehr als 10 Prüflinge zugelassen; gegebenenfalls sind mehrere Prüfungstermine abzuhalten.

Wer zur Prüfung ohne ausreichende Entschuldigung nicht rechtzeitig erscheint, kann bis zur Dauer von 6 Monaten von der Prüfung ausgeschlossen werden.

§ 9. Der Prüfling tritt für die Dauer der Prüfung in die Verpflegung der Anstalt; die Entschädigung hierfür ist an die Verwaltung der Anstalt zu entrichten und wird durch Vereinbarung zwischen dem zuständigen Regierungspräsidenten, in der Stadtgemeinde Berlin dem Polizeipräsidenten, und den Vorständen der betreffenden Anstalt festgesetzt.

§ 10. Die Prüfung ist eine mündliche und eine praktische; jene wird in der Regel am ersten, diese im wesentlichen am zweiten Tage abgehalten. Der Vorsitzende leitet die Prüfung, bestellt bei Verhinderung eines Mitgliedes des Prüfungsausschusses einen Vertreter und verteilt die Prüfungsgegenstände (§ 11a bis r) unter die Prüfenden.

---

[1]) Siehe Volkswohlfahrt 1923, S. 150 ff.

Die praktische Prüfung wird von einem Lehrer der Säuglingspflegeschule in Gegenwart des Vorsitzenden abgehalten.

§ 11. Die mündliche Prüfung erstreckt sich auf folgende Gegenstände:

a) Bau und Verrichtungen des menschlichen Körpers.

b) Allgemeine Gesundheitslehre, Reinlichkeit, Licht und Luft, gesunde Wohnung, Kleidung und Ernährung.

c) Allgemeine Krankheitslehre, Fieber und Puls, Ansteckung, übertragbare und Wundkrankheiten.

d) Wichtigste Grundsätze der Krankenpflege, Krankenräume, Krankenbeobachtung, Hilfeleistung bei der Krankenuntersuchung und -behandlung.

e) Körperliche Entwicklung des Säuglings und des Kleinkindes, Sonderstellung des Kindesalters in bezug auf Bau, besondere Verrichtungen und Wachstum des Körpers.

f) Natürliche Ernährung des Säuglings und deren Überlegenheit gegenüber der künstlichen.

g) Künstliche Ernährung des Säuglings, Milch- und Milchpräparate, Mehl und Zucker, Beikost.

h) Ernährung des zweijährigen, des drei- bis sechsjährigen Kindes. Fehlerhafte Ernährung.

i) Pflege des Säuglings und Kleinkindes. Bedeutung peinlichster Sauberkeit. Baden und Waschen des Kindes. Das Bett. Die Kleidung. Das Zimmer. Tragen und Halten des Kindes. Licht und Luft.

k) Die wichtigsten Erkrankungen des Säuglings- und Kleinkindesalters. Ernährungsstörungen, Darmkrankheiten, englische Krankheit, Tuberkulose, die sonstigen übertragbaren Krankheiten, Erkrankungen der Sinnesorgane einschl. Sprachstörungen, Mißbildungen.

l) Krankheitsverhütung durch geeignete Ernährung und Pflege, insbesondere Schutz des Kindes vor ansteckungsverdächtigen Personen und Gegenständen.

m) Beobachtung und Pflege des kranken Kindes. Bericht hierüber an den Arzt. Hilfeleistung bei der ärztlichen Untersuchung und Behandlung des kranken Kindes.

n) Pflege bei übertragbaren Krankheiten. Verhütung der Übertragung von Krankheitskeimen von dem Kranken auf seine Umgebung, die Pflegerin und andere Personen. Desinfektion.

o) Beschäftigung und Erziehung des Kindes.

p) Gesetzliche und sonstige Bestimmungen, soweit sie die Pflege von Kindern berühren.

q) Allgemeines Verhalten der Pflegerin gegenüber dem gesunden und kranken Kinde, dessen Angehörigen, den Ärzten, Geistlichen und Mitpflegerinnen.

r) Bedeutung und Durchführung der öffentlichen Säuglings- und Kleinkinderfürsorge.

§ 12. In der praktischen Prüfung sollen die Prüflinge sich befähigt erweisen, ihre Kinder in der Pflege des Säuglings und Kleinkindes praktisch zu betätigen. Bei der Meldung in der Anstalt (§ 7) wird jedem von ihnen die selbständige Pflege eines Säuglings oder Kleinkindes bis zum zweiten Prüfungstage übertragen. Die Ausführung dieser Aufgabe erfolgt unter Aufsicht des für das betreffende Kind verantwortlichen Arztes und Pflegepersonals. Die wichtigeren Vorkommnisse während der Pflege hat der Prüfling kurz schriftlich zu vermerken und die Niederschrift am zweiten Tage vorzulegen.

Ferner haben die Prüflinge am zweiten Prüfungstage ihre Kenntnisse in der Pflege, Ernährung, Kleidung, Reinigung und des Badens des gesunden und kranken Säuglings und Kleinkindes praktisch nachzuweisen.

§ 13. Die Gegenstände und das Ergebnis der Prüfung werden für jede Pflegerin in einer Niederschrift vermerkt, die von dem Vorsitzenden und den Mitgliedern des Prüfungsausschusses zu unterzeichnen ist.

§ 14. Jeder Prüfende faßt sein Urteil über die Kenntnisse und Fertigkeiten der Geprüften zusammen unter ausschließlicher Verwendung der Zensuren „Sehr gut“ (1), „Gut“ (2), „Genügend“ (3), „Ungenügend“ (4) und „Schlecht“ (5).

Hat die Geprüfte von einem Prüfenden die Zensur „Schlecht“ oder von zwei Prüfenden die Zensur „Ungenügend“ erhalten, so gilt die Prüfung als nicht bestanden.

Im übrigen hat der Vorsitzende am Schluß der Prüfung die Zahlenwerte der Zensuren zusammenzurechnen und behufs Ermittlung der Gesamtzensur durch 3 zu teilen; ergeben sich hierbei Drittel, so werden ein Drittel nicht, zwei Drittel voll gerechnet.

§ 15. Tritt ein Prüfling ohne eine nach dem Urteile des Prüfungsausschusses genügende Entschuldigung während der Prüfung zurück, so gilt die Prüfung als nicht bestanden und ist vollständig zu wiederholen.

Die Wierdeholung der nicht bestandenen Prüfung ist nicht öfters als zweimal und frühestens nach 6 Monaten, spätestens nach 3 Jahren zulässig; sie muß vor demjenigen Prüfungsausschuß stattfinden, bei dem die frühere Prüfung abgelegt oder begonnen ist.

Über die Zulassung von Ausnahmen behalte ich mir die Entscheidung bis auf weiteres selbst vor.

§ 16. Die Geprüfte wird, falls sie die Prüfung nicht bestanden hat, vom Vorsitzenden davon benachrichtigt und erhält auf ihren Antrag die eingereichten Zeugnisse zurück, nachdem auf den Zeugnissen über die Teilnahme an den Pflegekursen (§ 4, Nr. 5) ein Vermerk über den Ausfall der Prüfung gemacht worden ist.

Wenn die Prüfung bestanden ist, reicht der Vorsitzende die Prüfungsverhandlungen nebst Mitteilung der Gesamtzensur an den Regierungspräsidenten, in der Stadtgemeinde Berlin an den Polizeipräsidenten, behufs staatlicher Anerkennung der Pflegerin ein.

Im Falle der Anerkennung wird ein Ausweis nach nachstehendem Muster erteilt.

§ 17. Die in einem anderen deutschen Staate auf Grund gleicher Vorschriften erfolgte Anerkennung als Säuglings- und Kleinkinderpflegerin kann von mir auf Antrag auch für das preußische Staatsgebiet als gültig erklärt werden. Die Anträge sind an den für den Wohnort zuständigen Regierungspräsidenten einzureichen und mir von diesem vorzulegen.

§ 18. Die staatliche Anerkennung als Säuglings- und Kleinkinderpflegerin kann von dem für den Wohnsitz zuständigen Regierungspräsidenten, in der Stadtgemeinde Berlin vom Polizeipräsidenten, zurückgenommen werden, wenn Tatsachen vorliegen, welche den Mangel derjenigen Eigenschaften zeigen, die für die Ausübung des Säuglingspflegeberufes erforderlich sind, also wenn die Pflegerin infolge ihres Körper- und Geisteszustandes nicht imstande ist, die Pflege ordnungsmäßig, ohne Beeinträchtigung oder Gefährdung des Kindes oder seiner Umgebung auszuüben, oder wenn sie in moralischer Hinsicht — Unzuverlässigkeit, Unehrlichkeit usw. — nicht die erforderliche Gewähr bietet, oder wenn sie den in Ausübung der staatlichen Aufsicht erlassenen Vorschriften beharrlich zuwiderhandelt.

Einer in einem anderen deutschen Staate erfolgten Anerkennung kann unter denselben Voraussetzungen von dem für den Wohn- oder Aufenthaltsort zuständigen Regierungspräsidenten, in der Stadtgemeinde Berlin vom Polizeipräsidenten, die Wirksamkeit für das preußische Staatsgebiet entzogen werden. Die Entziehung ist der Behörde, die die Anerkennung erteilt hat, zur Kenntnis zu bringen.

§ 19. Diese Vorschriften treten am 1. Oktober 1923 in Kraft.

Berlin, den 20. Februar 1923.

Der preußische Minister für Volkswohlfahrt.
Hirtsiefer.

Ausbildungsplan für die Lehrgänge der Säuglingspflegeschulen.

Während des Lehrganges muß neben einer gründlichen praktischen Ausbildung auch eine ausreichende theoretische Unterweisung erfolgen. Der Unterricht soll von dem ärztlichen Leiter der Säuglingspflegeschule oder dessen Stellvertreter erteilt werden. In welcher Weise die Verteilung der theoretischen Unterrichtsstunden über die Dauer des Ausbildungslehrganges erfolgt, ob die Stunden gleichmäßig verteilt oder in schnellerer Folge zu besonderen Lehrgängen zusammengefaßt werden, richtet sich nach den Einrichtungen der Säuglingspflegeschule und unterliegt bis auf weiteres der Entscheidung des Vorstandes der Anstalt. Die Zahl der theoretischen Unterrichtsstunden muß während des ganzen zweijährigen Besuches der Säuglingspflegeschule unter allen Umständen wenigstens 200 betragen haben; hierbei dürfen die bei der praktischen Ausbildung erteilten Weisungen und Belehrungen nicht mitgerechnet werden.

Der praktischen und theoretischen Ausbildung ist nachstehender Plan zugrunde zu legen:

1. Die Schülerin soll über Bau und Verrichtungen des menschlichen Körpers, und zwar namentlich über Körperbau und Entwicklung des Säuglings und Kleinkindes, so weit unterrichtet werden, daß sie ein für die Pflege des Säuglinge und Kleinkinder ausreichendes Verständnis für die im gesunden und kranken Körper stattfindenden Vorgänge gewinnt.

2. Die weitere Unterweisung erstreckt sich auf die Grundsätze der allgemeinen Gesundheitslehre (Reinlichkeit, Luft, Licht usw.), einwandfreie Beschaffenheit der Wohn- und Schlafräume, Kinderzimmer, Krankenzimmer, die täglichen Dienstleistungen der Pflegerin.

3. Eingehend ist die Pflege des gesunden Säuglings und Kleinkindes zu lehren und durch ständige praktische Übungen zu erläutern. Hierbei sind namentlich die Nabelpflege, allgemeine Reinigung des Körpers, das Baden des Säuglings, Trockenlegen und Pudern, ferner das Wickeln, die Kleidung, die Beschaffenheit des Bettes und sonstige Pflegeregeln für Säuglinge und Kleinkinder zu behandeln. Auch soll die Schülerin mit den allgemeinen Grundzügen der Beschäftigung des Säuglings und Kleinkindes und der Erziehung des letzteren vertraut gemacht werden. Die Ausbildungsanstalt muß in ausreichendem Maße Gelegenheit zur praktischen Betätigung in der Pflege gesunder Säuglinge und Kleinkinder bieten.

4. Besonders wird die natürliche Ernährung Gegenstand eingehender theoretischer und praktischer Unterweisung sein. Gelegenheit zu letzterer — Mütter, Ammen — muß in der Ausbildungsanstalt unter allen Umständen vorhanden sein. Weiter sind über die Zwiemilchernährung, das Abstillen, die künstliche Ernährung (namentlich deren Nachteile), die Beikost, die Ernährung der Kleinkinder usw. sehr genaue mündliche und praktische, immer wiederholte Unterweisungen zu erteilen.

5. Die allgemeine Krankheitslehre und Krankheitspflege sollen Gegenstand eingehender Untersuchungen bilden. Insbesondere sind die Krankheiten der Neugeborenen, des Säuglings- und Kleinkindesalters genau zu behandeln. Zur praktischen Durchbildung müssen der Ausbildungsanstalt Säuglings- und Kinderkrankenstationen, darunter eine solche für Infektionskrankheiten, zur Verügung stehen.

6. Die Schülerin soll über die ihr bei der Pflegetätigkeit und bei Hilfeleistungen gezogenen Grenzen sowie über die Notwendigkeit rechtzeitiger Heranziehung des Arztes unterrichtet werden.

7. Den Schülerinnen ist Gelegenheit zu geben, sich ein genügendes Maß hauswirtschaftlicher Kenntnisse anzueignen.

8. Schließlich ist die Bedeutung der öffentlichen Mütter- und Säuglingsfürsorge zu erläutern und tunlichst auch durch praktische Vorführungen (Besuch von Säuglingsfürsorgestellen und ähnlichen Einrichtungen) darzustellen.

Betriebseigentümlichkeiten der Säuglingsanstalt. Der Betrieb von Säuglingsanstalten ist erst durch besondere Einrichtungen möglich geworden. Im Mittelpunkte dieser Besonderheiten steht die peinliche Sauberkeit des Betriebes, die gewissermaßen aseptische Pflege. Die Fernhaltung von Infektionen, seien sie auch noch so geringer Natur, die verstärkte Sauberkeit und Exaktheit in der Pflege sind *für die Massenpflege von Säuglingen* unerläßliche Vorbedingungen. Es handelt sich nicht so sehr darum, daß von einem Kinde zum anderen grobe Infektionen, infektiöse Erkrankungen des Darmes oder der Atmungsorgane übertragen werden, sondern vielmehr um eine Häufung von kleinen Schädlichkeiten, welche dem Gedeihen schließlich abträglich sind. Dabei muß allerdings vermieden werden, daß man ins Extrem verfällt und nun den Betrieb allzu schematisch handhabt. Eine gewisse geistige Anregung, wie sie der unmittelbare Verkehr von Mutter und Kind mit sich bringt, kann auch in der Säuglingsanstalt nicht entbehrt werden. Es ist gelegentlich, und nicht ganz mit Unrecht, darauf hingewiesen worden, daß ein Teil des *Hospitalismus der Säuglinge* in dem Mangel an geistiger Anregung besteht.

Der zweite sehr wichtige Punkt, auf den es im Betriebe ankommt, ist die individuelle Ernährungskunst des Arztes. Der Säugling ist bei Massenpflege noch empfindlicher in der Ernährung als es sonst der Fall ist. Es gehört daher ein besonderer Aufwand dazu, um ihn quantitativ und qualitativ richtig zu ernähren. Die beste Einrichtung, die beste Pflege nützen nicht, wenn der Arzt nicht versteht, die Ernährung richtig zu handhaben und wenn ihm nicht das Instrument einer guten Milchküche zur Verfügung steht.

Schließlich sei noch darauf hingewiesen, wiewohl es schon angedeutet wurde, wie wichtig die *Beobachtung des Säuglings durch die Pflegerin* ist. Die Niederlegung dieser Beobachtung auf den Kurvenblättern ist eine besondere Kunst und eine besondere Notwendigkeit einer Säuglingsanstalt. Gewicht, Temperatur, Ernährung vor allen Dingen müssen so registriert werden, daß es leicht übersichtlich ist. Aber noch vieles andere läßt sich zur kurvenmäßigen Darstellung bringen, und damit wird dem Arzte eine leichte und gar nicht zu entbehrende Übersicht geschaffen.

Ein wesentliches *Charakteristicum der Säuglingsanstalten* ist die Anwesenheit von *Ammen.* So groß auch unsere Fortschritte in der Beurteilung des ernährungsgestörten Säuglings sind, so sehr wir auch gelernt haben, diese Zustände diätetisch anzugehen, *so bleibt die Muttermilch doch etwas ganz Unentbehrliches.* Keine Anstalt für Säuglinge kann ihre Aufgaben ohne Muttermilch erfüllen. Die Muttermilch muß durch das Halten von Ammen gewonnen werden. Diese Form des Ammenwesens ist bei weitem die sympathischste, welche sich überhaupt denken läßt. Die Ammen werden grundsätzlich mit ihren Kindern in die Anstalt aufgenommen, und damit entfallen alle die Bedenken, welche sonst gegen die Annahme von Ammen geltend gemacht werden. Die Anstalt wird gleichzeitig zu einem Instrument des Mutterschutzes. Die uneheliche Mutter wird von ihrem Kinde nicht getrennt, und sie wird in den schwierigen ersten Monaten nach der Entbindung persönlich und wirtschaftlich sichergestellt. Als Gegenleistung gibt sie den Überschuß ihrer Milch für andere, kranke Kinder ab.

Voraussetzung ist allerdings, daß dieser Überschuß vorhanden ist. Diejenigen Frauen aber, welche bei geeigneter Behandlung mehr Milch produzieren als für ihr Kind notwendig ist, sind gar nicht so selten. Es gelingt immer wieder, Frauen ausfindig zu machen, welche auf eine Tagesproduktion von 2 oder sogar 3 l und mehr kommen. Die so gewonnene Milch wird entweder abgespritzt oder direkt aus der Brust zunächst denjenigen Kindern zugängig gemacht, welche von Haus aus künstlich kaum zu ernähren sind. Das sind vor allen Dingen die Neu- und Frühgeborenen. Hierzu kommen die kranken Kinder. Die dystrophischen und atrophischen Säuglinge sind am einfachsten und sichersten, in schweren Fällen sogar ausschließlich, durch Muttermilch wieder zur Genesung zu bringen. Ihr Körperbestand ist so geschädigt, daß er bei künstlicher Ernährung nicht mehr mit Ansatz reagiert. Die Ansatzfähigkeit muß erst wieder durch die Schonungsbehandlung mit Muttermilch herbeigeführt werden.

Es wäre nicht richtig, hier all die Indikationen anzuführen, welche für den Gebrauch von Muttermilch bestehen. Wichtiger ist es vielleicht, darauf hinzuweisen, wie groß ungefähr die Muttermilchmenge ist, welche für den Betrieb einer Säuglingsheilanstalt notwendig ist. Wir haben in den letzten Jahren immer die Erfahrung gemacht, daß wir im Durchschnitt 150—200 g pro Kind brauchen. Eine große Zahl von Kindern kommt ohne Muttermilch aus, andere können nur Muttermilch vertragen und eine dritte Klasse wieder kann zur Muttermilch noch künstliche Ernährung dazuerhalten.

Schließlich sei noch auf eine Eigentümlichkeit der Säuglingsanstalten aufmerksam gemacht, welche Beachtung verdient. Das ist *der Nachtbetrieb*. Keine Säuglingsanstalt kann ohne einem geregelten Nachtdienst bestehen. Wir rechnen ja nach dem Material auf 20—30 Säuglinge eine Nachtschwester. Handelt es sich um gesunde Säuglinge, so kommt man mit einer Pflegekraft für 30 Säuglinge aus, handelt es sich um kranke Säuglinge, so wird man auf 20 eine Schwester rechnen müssen. Voraussetzung ist dabei, daß für besonders schwierige Fälle noch Extrawachen gestellt werden können. Nicht richtig ist es, eine Schwester bei den Säuglingen schlafen zu lassen (Schlafwache). Die hohe Verantwortung, welche mit der Pflege und Wartung so viel unmündiger, hilfloser Menschen verbunden ist, verlangt, ganz abgesehen von den Pflegenotwendigkeiten, eine ständige Überwachung in der Nacht.

Indikationen für die Anstaltsaufnahme. Säuglingsheime sind zunächst einmal dazu da, um diejenigen Kinder aufzunehmen, für welche vorübergehend keine geeignete Familienpflege vorhanden ist. In dieser Hinsicht hat sich in den letzten Jahren ein großer Umschwung geltend gemacht. Früher war es so, daß uneheliche Kinder, welche nicht bei ihren Müttern bleiben konnten, oder in der Familie der Mutter keine Aufnahme fanden, fast ausschließlich Pflegemüttern übergeben wurden. Die Reglementierung dieses Betriebes war ein wesentlicher Bestandteil des sog. „Haltekinderwesens". In den letzten Jahren hat sich unter dem doppelten Einflusse der Wohnungsnot und des immer stärker werdenden amtlichen Einflusses auf die Säuglingsfürsorge ein Umschwung vollzogen. *Man neigt jetzt im allgemeinen mehr dazu, den unterkunftslosen Säugling in die Anstalt zu geben.* Wir betrachten das mit einem lachenden und einem weinenden Auge. Wir sind wohl befriedigt davon, daß unsere Anstalten heute leistungsfähig genug sind und das hinreichende Vertrauen genießen, aber auf der anderen Seite wissen wir ebensogut, daß die Säuglingsaufzucht in Anstalten kein Ideal ist. Auf längere

Zeit hinaus ist sie der Familienpflege nicht ebenbürtig und außerdem ist sie, wie schon vielfach ausgeführt worden ist, erheblich teurer. Für die Fürsorgeämter ist es allerdings wesentlich bequemer, den größten Teil ihrer Klienten in wenigen, ihnen bekannten und vertrauten Anstalten zu wissen, als in den Händen von vielen Pflegemüttern, welche sich unendlich schwieriger beaufsichtigen lassen. Dieser Standpunkt der Fürsorgeämter ist durchaus begreiflich. Gleichwohl werden wir danach streben müssen, daß wir auf einen Mittelweg kommen. Gewiß sollen die Anstalten gewisse Säuglinge zunächst in Pflege nehmen, um ihnen den Genuß von Muttermilch zu garantieren. Später aber soll doch für eine geeignete Familienunterkunft gesorgt werden.

Für Bau und Einrichtung der Anstalten erwächst aus der Neugestaltung der Verhältnisse immer mehr die Notwendigkeit, Säuglingsheime mit Mütterheimen unmittelbar zu verbinden. Man muß dazu übergehen, nicht Säuglingsheime mit wenigen, milchreichen Ammen anzustreben, sondern eine Verbindung von Säuglings- und Mütterheim. Man kann alsdann den wünschenswerten Zusammenhang zwischen Mutter und Kind in viel größerem Maßstabe aufrechterhalten und wird dabei noch einen Überschuß von Milch haben, welcher anderen Kindern zugute kommt. Weiterhin muß in diesem Zusammenhang besonders streng gefordert werden, daß solche Anstalten nur mit gesunden Säuglingen belegt werden. Organisatorisch ist das nicht ganz einfach, doch wird weiter unten gleich gezeigt werden, in welcher Weise man sich helfen kann.

Zum Verständnis ist es vielleicht notwendig, kurz darauf hinzuweisen, daß es sich in der Frühzeit der Säuglingsheime bei den Insassen immer um ein Gemisch von gesunden und kranken Säuglingen handelte. Mit den Fortschritten der Fürsorge, mit der Erweiterung ihres Umfanges wird es notwendig, streng zu trennen und gesunde Säuglinge in den entsprechenden und entsprechend billigeren Anstalten unterzubringen.

Kranke Kinder sind der Anstaltsbehandlung zu übergeben, wo entweder die häuslichen Verhältnisse zu schlecht sind, um sachgemäße Pflege und Behandlung zu gewährleisten, oder wo der Zustand dringend die Verwendung klinischer Mittel notwendig macht. Die Grenzen zwischen wirtschaftlich-häuslichen Indikationen und rein medizinischen sind fließend. Je nach der Leistungsfähigkeit der Familie und der Anstalt wird die Entscheidung zu treffen sein. Ist die Anstalt hochwertig, so wird man sich eher entschließen, ein krankes Kind dorthin zu verlegen, auch wenn die häuslichen Verhältnisse erträglich sind, und umgekehrt wird man bei schlechten häuslichen Verhältnissen auch eine minder gute Anstalt in den Kauf nehmen.

Was nun *die medizinischen Indikationen* anbelangt, die uns hier in erster Linie interessieren, so handelt es sich vor allen Dingen um jene *Ernährungsstörungen, Durchfalls- bzw. Ansatzkrankheiten,* bei denen eine schwierige diätetische Behandlung in Frage kommt. In solchen Fällen ist nur die Anstalt mit ihrem gutgeschulten Pflegepersonal, mit ihrer Milchküche imstande, das Erforderliche zu tun. Bei den Ansatzkrankheiten handelt es sich vor allen Dingen um die schweren Fälle, bei denen unbedingt Muttermilch verabreicht werden muß. *Ratsam ist es stets, mit der Verlegung in die Anstalt nicht zu lange zu warten.* Man muß immer und immer wieder, auch heute noch, die traurige Erfahrung machen, daß der größte Teil derjenigen Kinder, welcher in der Anstalt stirbt, in den ersten 24—48 Stunden zum Tode kommt. Damit wird aber gezeigt, wenigstens für die Mehrzahl der Fälle, daß die Anstalt überhaupt gar nicht mehr zur Wirkung kommen konnte, daß also die Einweisung schon zu spät erfolgt ist. Vom 1. Oktober 1925 bis 30. September 1926 lagen die Verhältnisse bei uns folgendermaßen:

Aufgenommen wurden in dieser Zeit 512 Säuglinge.
Davon starben insgesamt 75 = 15%.

Am Tage der Einlieferung starben	14 = 19%	der Gestorbenen
Bis zum dritten Tage nach der Einlieferung starben .	16 = 21%	„ „
Die Gesamtsumme der innerhalb der ersten 8 Tage nach der Einlieferung gestorbenen Kinder beträgt . . .	*64 = 85%*	„ „

Eine wesentliche Indikation für die Anstaltsbehandlung sind auch die *Respirationserkrankungen* der Säuglinge. Namentlich die so sehr gefährlichen Bronchopneumonien erfordern einen so großen Apparat für die Behandlung und eine so hervorragende Pflege, wie sie im Haushalte nicht gewährleistet ist. Nur die Kinder reicher Leute, welche innerhalb ihrer Wohnung einen klinischen Apparat improvisieren können, würden für die häusliche Pflege in Frage kommen. Diese Kinder sind ja aber nicht der Gegenstand der Fürsorge. Zudem sind die schweren Pneumonien eine Proletarierkrankheit, weil sie mit Vorliebe auf dem Boden rachitischer Veränderungen erwachsen. Sehr wesentlich ist es auch, darauf hinzuweisen, daß *die angeborene Syphilis* dringend der Anstaltsbehandlung bedarf. Die Syphilis der Säuglinge ist keine Hautkrankheit, sondern eine schwere innere Krankheit. Sie befällt die lebenswichtigen inneren Organe. Darum ist die Krankheit lebensgefährlich. Neben der spezifischen Behandlung mit Quecksilber, Wismut und Salvarsan muß darum auch die Ernährung so günstig wie möglich gestaltet werden, d. h. die Kinder müssen Muttermilch erhalten. Ist die Mutter hierzu nicht imstande — die Mütter dürfen ja ihre Kinder auch bei Syphilis ungefährdet anlegen —, so muß die Anstalt eintreten, weil die Verwendung einer Amme unmöglich ist. Die Muttermilch muß aus der Flasche gegeben werden.

Ausgeschlossen von der Aufnahme in Säuglingsheilanstalten sind alle infektiösen Kinder, sei es, daß es sich um die gewöhnlichen Infektionskrankheiten der Kinder handelt: Masern, Diphtherie, Keuchhusten, sei es, daß es sich um infektiöse Darmkatarrhe handelt, welche namentlich im Sommer nicht selten sind. Alle diese Kinder gehören auf entsprechend eingerichtete Infektionsabteilungen, d. h. auf Infektionsabteilungen von Kinderkliniken. Besondere Infektionsabteilungen für Säuglinge sind noch besser, weil erfahrungsgemäß die Mehrzahl aller Kinder auf Infektionsabteilungen jenseits des Säuglingsalters steht, und weil infolgedessen Einrichtung und Betrieb dem Säugling nicht ohne weiteres angepaßt sind.

Bettenzahl. Wenn offene und geschlossene Fürsorge gut gegeneinander abgestimmt sein sollen, so muß die Zahl der zur Verfügung stehenden Säuglingsbetten den Anforderungen entsprechen. Es ist nicht ganz leicht, eine allgemein gültige Zahl anzugeben. Wir rechnen im allgemeinen damit, daß auf 2000 der Bevölkerung ein Bett entfällt. Diese Zahl wird bei größeren Städten zutreffen, welche einen in sich abgeschlossenen Fürsorgekreis bilden. Kommt noch eine größere Umgebung hinzu, so muß man mit der doppelten Zahl etwa rechnen. In Dortmund verfügen wir bei einer Einwohnerzahl von 320 000 über rund 250 Säuglingsbetten. Diese Zahl ist ständig belegt, weil eine große Umgebung von den Anstalten Gebrauch macht. Wir haben fast das Verhältnis 1 : 1000 und würden voraussichtlich eine noch größere Bettenzahl ständig belegt haben.

Organisation der geschlossenen Fürsorge. In kleineren Orten kommen wohl stets nur gemischte Abteilungen in Frage, d. h. solche, welche gesunde wie kranke Säuglinge aufnehmen. Die Anstalt wird sich allerdings dann auf solche kranken Kinder beschränken müssen, welche keine übermäßigen Anforderungen an den klinischen Apparat stellen. Zwerganstalten sollten aber überhaupt vermieden werden. Sie sind nicht nur wirtschaftlich unrationell, sondern auch medizinisch nicht befriedigend. Es darf nicht der Ehrgeiz jeden Ortes oder jeden Kreises sein, ein eigenes Säuglingsheim zu haben, sondern es muß zum Zusammenschluß von leistungsfähigen Verbänden kommen. Als Norm würden wir sagen, daß sich der Wirkungskreis auf mindestens 100 000 Menschen erstrecken muß. Alsdann würde man eine Säuglingsabteilung von 50—60 Betten brauchen.

Wo es sich um größere Bevölkerungskreise handelt, ist das Säuglingsheim von der Säuglingsheilanstalt zu trennen. Dagegen ist es zweckmäßig, wie wir schon gesagt haben, Säuglings- und Mütterheim zu verbinden. Die Muttermilchfrage ist dann ohne weiteres geregelt.

Säuglingsheilanstalten sollen am besten die Säuglingsabteilung einer Kinderklinik sein. Es ist ärztlich und organisatorisch nicht richtig, beides voneinander zu trennen. Zur Kinderklinik soll auch eine Infektionsabteilung gehören. Sie dient in erster Linie der Aufnahme infektionskranker Kinder, gleichgültig woher sie stammen. In zweiter Linie aber ist sie dazu da, um die Sauberhaltung der nichtinfektiösen Abteilungen zu gewährleisten. Unvermeidlich wird auch im bestgeführten Betriebe immer wieder *einmal* eine Infektion auftauchen. Kann man ohne Instanzenzug innerhalb des eigenen Betriebes isolieren, so ist man schnell aus jeder Verlegenheit heraus. Gefährdung von Kindern wird vermieden. Andernfalls kann man die infizierten Kinder nicht hinreichend schützen. Die Anstalt erfährt zudem noch einen großen wirtschaftlichen Schaden. Die Aufnahme muß für längere Zeit gesperrt werden. Die Anstalt arbeitet mit leeren Räumen bei vollständigem Personal, d. h. mit unverhältnismäßig hohen Kosten.

Ist Säuglingsheim und Säuglingsheilanstalt voneinander getrennt, so ist es doch gut, *beide in organisatorische Verbindung*, am besten unter die gleiche Leitung *zu bringen*. Die Anstalten ergänzen sich gegenseitig und arbeiten nicht nebeneinander oder gar gegeneinander. Erkrankt im Säuglingsheim ein Kind, so wird es ohne weiteres in die Heilanstalt verlegt und umgekehrt kann diese sich durch die Entlassung der Genesenden in das Säuglingsheim entlasten. So wird die Bettenzahl beider Anstalten besser ausgenutzt und jede Anstalt wird nach ihren spezifischen Bedürfnissen eingerichtet und geführt. *Das bedeutet eine weitgehende Rationalisierung und Verbilligung.*

Wir dürfen vielleicht das Dortmunder Beispiel anführen. Durch die historische Entwicklung bedingt, sind die Anstalten hier weitgehend zerstreut. Wir verfügen

1. über die *Kinderklinik der städtischen Krankenanstalten* mit Infektionsabteilung. Zusammen etwa 110 Betten. In die Kinderklinik werden ca. 30 Säuglinge und 80 Kinder jenseits des Säuglingsalters aufgenommen.

2. Die *Säuglingsheilanstalt.* Sie bildet die Säuglingsabteilung der Kinderklinik, mußte aber aus räumlichen Gründen während des Krieges an anderer Stelle errichtet werden. Sie verfügt über 60 Betten.

3. Das *Säuglingsheim.* 1923 erbaut für 60 gesunde Kinder.

4. Das *St. Vincenzheim*, aufnahmefähig für 100 gesunde Säuglinge und 25 Mütter.

Die ersten drei Anstalten sind städtisch bzw. stehen unter städtischem Einflusse. Sie werden so verwaltet, daß das St. Vincenzheim und das Säuglingsheim Gesunde und Genesende aufnehmen. Kinderklinik und Säuglingsheilanstalt nehmen kranke Säuglinge und Kinder auf. Die Infektionsabteilung kann Infektionen jeder Art gleichzeitig beherbergen. Für die letzteren Anstalten ist der sinngemäße Austausch jederzeit gewährleistet, da sie unter gleicher Leitung stehen. Mit dem St. Vincenzheim besteht schon seit Jahren ein Vertrag, welcher dem Hause die ärztliche Leitung und Versorgung gewährleistet, ihm aber die Verpflichtung auferlegt, die kranken Kinder an die Säuglingsheilanstalt abzugeben und genesende Kinder von dort aufzunehmen. Infektionskranke Kinder kommen auch von dort in die Infektionsabteilung der Kinderklinik.

Mit Hilfe dieser Organisation ist die Verlegenheit vermieden, daß mehrere unzureichende Anstalten nebeneinander existieren, welche gesunde wie kranke Säuglinge aufnehmen, und andererseits ist die Freihaltung aller Häuser von Infektionen dadurch erleichtert, daß die Infektionsabteilung der Kinderklinik zur Verfügung steht. Ähnliche Organisationen werden sich überall ermöglichen lassen und sind zum Teil auch vorhanden. *Neugegründete Anstalten haben alle Veranlassung, von vornherein den Anschluß an Kinderkliniken zu suchen, um bei der Bekämpfung von Infektionen den nötigen Rückhalt zu haben.*

3. Halboffene Fürsorge (Krippen).

Für Säuglinge gibt es nur eine Einrichtung der halboffenen Fürsorge, das sind die Krippen. Bei uns in Deutschland haben sie sich nie sehr einbürgern können. In Frankreich sind sie offenbar verbreiteter. Krippen sind Anstalten, welche Kinder tagsüber aufnehmen. Berufstätige Mütter sollen dadurch entlastet und zur Arbeit befähigt werden.

Die Einrichtung muß ähnlich wie in einem Säuglingsheim sein, ist aber meist sehr viel schlechter. Das ist um so mehr zu bedauern, als die Infektionsmöglichkeit natürlich noch viel größer ist als in einem Säuglingsheim, weil das tägliche Abholen und die tägliche Wiederzufuhr der Kinder immer neue Möglichkeiten vermittelt. Wie sehr das wahr ist, haben wir in der Zeit gesehen, wo man auch bei uns Krippen in größerer Zahl schuf, d. h. in der Kriegszeit, als die Frauen sich in stärkerem Maße an der Erwerbsarbeit beteiligen mußten. Die Kriegskrippen, welche schnell aus dem Boden gestampft wurden, waren oft Herde schlimmer Seuchen.

Berechtigt und wichtig sind Krippen überall dort, in der Industrie, wo größere Zahlen von Frauen beschäftigt werden, so z. B. in der Textilindustrie. Wenn innerhalb einer derartigen Fabrikanlage Räume eingerichtet werden, wo die Mütter, namentlich die stillenden Mütter, ihre Säuglinge in Verwahrung geben können, wo sie während der Arbeitspause ihren Kindern die Brust reichen können, da wird etwas Ersprießliches und Segensreiches geschaffen. In der Tat gibt es auch einige vorbildliche Einrichtungen dieser Art, und es ist nur zu bedauern, daß diesen guten Beispielen an so wenigen Stellen Folge geleistet worden ist. Unseres Erachtens könnte durch die *Gewerbeaufsichtsbehörde* die Einrichtung von Fabrikkrippen bis zu einem gewissen Grade zur Pflicht gemacht werden. Jedenfalls will es uns erscheinen, wie wenn es schwer zu verantworten wäre, Frauen in größerem Maße zur Arbeit heranzuziehen, ohne ihnen Gelegenheit zu geben, den Kindern die Brust zu reichen. Nach dieser Richtung dürfte die Entwicklung noch nicht abgeschlossen sein.

4. Zusammenarbeit der offenen und geschlossenen Fürsorge.

Offene und geschlossene Fürsorge bilden eine gemeinsame Organisation, dienen der gleichen Sache. Das muß betont werden, weil die geschlossenen Anstalten gern etwas abseits stehen. Auch die Leiter von größeren Kinderkliniken müssen sich gedanklich darauf einstellen, daß sie neben anderen Zwecken auch Fürsorgeanstalt sind und bei der Aufnahme, Behandlung und Entlassung von Patienten die fürsorgerischen Gesichtspunkte nicht verlieren dürfen.

Was über die Indikationen und die Methodik der Überweisung von Säuglingen in geschlossene Anstalten zu sagen war, ist schon vorweggenommen (s. S. 122 ff). Die Entlassung der Säuglinge erfolgt am besten so, daß sie schon eine gewisse

Zeit vorher der Fürsorgebehörde angezeigt wird. Die Fürsorgerin ist dann in der Lage, die Verhältnisse zu prüfen und zu sehen, ob die Häuslichkeit entsprechend ist. Auch ärztlicherseits muß ein gewisser Übergang erfolgen, weil die Kinder ja oft entlassen werden müssen, noch ehe das allerletzte zu ihrer Genesung geschehen ist. Es handelt sich also oft darum, auch einen Übergang in der Behandlung der Kinder sicherzustellen.

Zweckmäßig tritt, um alle diese Dinge zu regeln, zwischen die offene und geschlossene Fürsorge noch ein Verbindungsorgan. *Die soziale Krankenhausfürsorge*, welche sich zur Zeit in der Entwicklung befindet, hat für die Säuglinge eine große Bedeutung und muß für sie schnell und energisch ausgebaut werden. Voraussichtlich wird sich der Gang der Dinge so gestalten, daß die Krankenhausfürsorge in Zusammenarbeit mit der Anstalt und mit der offenen Fürsorge den Übergang des Kindes in die Häuslichkeit vorbereitet und überwacht. *Ist alles in Ordnung, so zieht sich die Krankenhausfürsorge zurück und überläßt das Feld wieder der offenen Fürsorge.* Auch im ärztlichen Betriebe wird Ähnliches angestrebt werden müssen. Es wird zweckmäßiger sein, die Kinder nach der Entlassung noch einige Male behufs Nachkontrolle und Nachbehandlung dem Arzt in der Anstalt wieder vorzuführen, als sie einem Arzte zu übergeben, welcher über die Vorgeschichte und die Anstaltsbehandlung nicht entfernt so unterrichtet sein kann. *Auch hier handelt es sich aber natürlich nur um einen Übergangszustand.*

Zum Schlusse dieses Abschnittes wollen wir noch darauf hinweisen, daß es das *Ziel der offenen Fürsorge* sein muß, daß so wenig Säuglinge wie möglich außerhalb der Anstalt sterben. Das ist so zu verstehen: Von 100 Säuglingen, welche außerhalb der Anstalt sterben, darf man wohl annehmen, daß die Hälfte noch mit Hilfe der stärkeren Mittel der Anstalt hätte gerettet werden können. Die vielen widerstrebenden Einflüsse, welche der Überführung in die Anstalt entgegenstehen, müssen daher rechtzeitig erkannt und überwunden werden. Wenn wir uns heute immer wieder umsehen, wo überhaupt noch etwas in der Säuglingssterblichkeit zu verbessern ist, so kommt man neben manchem anderen auch darauf, daß die Möglichkeit der Behandlung schwerkranker Säuglinge in der Anstalt nicht voll ausgenutzt wird. Hier ist ein Punkt, wo noch mit Leichtheit geholfen werden kann. Die Einrichtungen sind vorhanden, man muß nur Gebrauch davon machen.

5. Die Organisation des Fürsorgeapparates.

Bisher haben wir die einzelnen Organe und Einrichtungen der Säuglingsfürsorge geschildert und den Zusammenhang von einzelnen unter ihnen. Mit kurzen Worten soll jetzt noch auf die *Gesamtorganisation* eingegangen werden.

Zunächst entspricht es der historischen Gerechtigkeit, nochmals derjenigen zu gedenken, die vor Erlaß des Jugendwohlfahrtsgesetzes bahnbrechende Arbeit geleistet haben. Vor dem Kriege waren es vereinzelte Organisationen, Verbände und Personen, welche sich mit Problemen der Säuglingsfürsorge beschäftigten, welche durch ihre Arbeit überhaupt erst den Untergrund für die spätere Entwicklung legten. Wir erinnern in diesem Zusammenhange daran, daß die erste Fürsorgerin im Jahre 1909 vom Verein für Säuglingsfürsorge in den Landkreis Düsseldorf gesandt wurde, daß bis zum Ende des Krieges es nur eine verschwindende Zahl von Fürsorgerinnen, und zwar rund 300, in Deutschland gab. Auch Beratungsstellen, Säuglingsheime u. dgl., die Stützpunkte der Fürsorge, waren nur in verschwindender Menge vorhanden. Die Finanzierung für all diese Dinge machte zum Teil recht große Schwierigkeiten und nur ein verhältnismäßig kleiner Teil wurde von der öffentlichen Hand getragen.

Von alters her waren es die kirchlichen Organisationen, welche in beschei denem Maße Säuglingsfürsorge betrieben. Später waren es Vereine, welche sich damit beschäftigten. Zum Teil hatten sie nur örtlichen Charakter, zum Teil aber wuchsen sie weit über diesen Rahmen hinaus. Insbesondere ist hierbei des Vereins für Säuglingsfürsorge im Regierungsbezirk Düsseldorf zu gedenken, der 1907 gegründet wurde, und der eine überaus fruchtbare Tätigkeit unter der Leitung von Schlossmann und Marie Baum entfaltete. Von bestimmendem Einfluß ist dann weiter auch die Tätigkeit des Kaiserin Auguste Viktoria-Hauses (Langstein) gewesen, welches im Jahre 1909 in Charlottenburg eröffnet wurde, und das sich von vornherein nicht nur die Erforschung des Säuglings zum Ziel setzte, sondern sich auch mit Fürsorgefragen lebhaft beschäftigt. Diese Anstalt muß in jeder Beziehung als Musterinstitution angesehen werden[1]), sowohl in bezug auf die äußere Einrichtung als auch auf den Geist, der alles beseelt. Das unter der Leitung von Rott stehende Organisationsamt ist aus der Entwicklung des Fürsorgewesens in Deutschland schwer wegzudenken. Die entsprechende Bedeutung für Österreich hat die Wiener Reichsanstalt unter Leitung von Moll.

Von entscheidender Bedeutung für die Verbreitung der Säuglingsfürsorge wurde schließlich das

Reichsgesetz für Jugendwohlfahrt.

§ 1. Jedes deutsche Kind hat ein Recht auf Erziehung zur leiblichen, seelischen und gesellschaftlichen Tüchtigkeit.

Das Recht und die Pflicht der Eltern zur Erziehung werden durch dieses Gesetz nicht berührt. Gegen den Willen des Erziehungsberechtigten ist ein Eingreifen nur zulässig, wenn ein Gesetz es erlaubt.

Insoweit der Anspruch des Kindes auf Erziehung von der Familie nicht erfüllt wird, tritt, unbeschadet der Mitarbeit freiwilliger Tätigkeit, öffentliche Jugendhilfe ein.

§ 2. Organe der öffentlichen Jugendhilfe sind die Jugendwohlfahrtsbehörden (Jugendämter, Landesjugendämter, Reichsgesundheitsamt), soweit nicht gesetzlich die Zuständigkeit anderer öffentlicher Körperschaften oder Einrichtungen, insbesondere der Schule, gegeben ist.

Die öffentliche Jugendhilfe umfaßt alle behördlichen Maßnahmen zur Förderung der Jugendwohlfahrt (Jugendpflege und Jugendfürsorge) und regelt sich unbeschadet der bestehenden Gesetze nach den folgenden Vorschriften.

§ 3. Aufgaben des Jugendamtes sind:

1. der Schutz der Pflegekinder gemäß §§ 19—31;
2. die Mitwirkung im Vormundschaftswesen, insbesondere die Tätigkeit des Gemeindewaisenrates gemäß §§ 32—48;
3. die Fürsorge für hilfsbedürftige Minderjährige gemäß §§ 49—55;
4. die Mitwirkung bei der Schutzaufsicht und der Fürsorgeerziehung gemäß §§ 56—76;
5. die Jugendgerichtshilfe gemäß reichsgesetzlicher Regelung;
6. die Mitwirkung bei der Beaufsichtigung der Arbeit von Kindern und jugendlichen Arbeitern nach näherer landesrechtlicher Vorschrift;
7. die Mitwirkung bei der Fürsorge für Kriegerwaisen und Kinder von Kriegsbeschädigten;
8. die Mitwirkung in der Jugendhilfe bei den Polizeibehörden, insbesondere bei der Unterbringung zur vorbeugenden Verwahrung, gemäß näherer landesrechtlicher Vorschriften.

§ 4. Aufgabe des Jugendamtes ist ferner, Verrichtungen und Veranstaltungen anzuregen, zu fördern und gegebenenfalls zu schaffen für:

1. Beratung in Angelegenheiten der Jugendlichen;
2. Mutterschutz vor und nach der Geburt;
3. Wohlfahrt der Säuglinge;
4. Wohlfahrt der Kleinkinder;
5. Wohlfahrt der im schulpflichtigen Alter stehenden Jugend außerhalb des Unterrichtes;
6. Wohlfahrt der schulentlassenen Jugend.

Das Nähere kann durch die oberste Landesbehörde bestimmt werden.

§ 5. Die Behörden des Reiches, der Länder, der Selbstverwaltungskörper und die Jugendämter haben sich gegenseitig und die Jugendämter einander zur Erfüllung der Aufgaben der Jugendwohlfahrt Beistand zu leisten.

---

[1]) Über die Leistungen und Ziele im einzelnen siehe den Bericht in Gesundheitsfürs. f. d. Kindesalt. I, 1926.

§ 6. Das Jugendamt hat die freiwillige Tätigkeit zur Förderung der Jugendwohlfahrt unter Wahrung ihrer Selbständigkeit und ihres satzungsmäßigen Charakters zu unterstützen, anzuregen und zur Mitarbeit heranzuziehen, um mit ihr zum Zwecke eines planvollen Ineinandergreifens aller Organe und Einrichtungen der öffentlichen und privaten Jugendhilfe und der Jugendbewegung zusammenzuwirken.

§ 7. Das Jugendamt ist zuständig für alle Minderjährigen, die in seinem Bezirk ihren gewöhnlichen Aufenthaltsort haben. Für vorläufige Maßnahmen ist das Jugendamt zuständig, in dessen Bezirk das Bedürfnis der öffentlichen Jugendhilfe hervortritt.

Streitigkeiten über die Zuständigkeit werden durch die oberste Landesbehörde und, wenn die Jugendämter verschiedenen Ländern angehören, durch das Reichsverwaltungsgericht entschieden.

(Fortsetzung s. S. 132.)

Der behördliche Apparat, d. h. das Jugendamt mit seinen Ärzten, Beamten, Fürsorgerinnen, Anstalten, die teils unmittelbar zu seinem Ressort gehören, teils ihm angegliedert sind, kann jeder Aufgabe gerecht werden. Die enge Verbindung mit der freien Wohlfahrtspflege, welche den Jugendämtern ausdrücklich im § 6 zur Pflicht gemacht wird, ist die unentbehrliche Ergänzung zu der behördlich aufgezogenen Säuglingsfürsorge und schützt sie vor Erstarrung. Die freie Wohlfahrtspflege, welche einfacher, freier und gewissermaßen weicher arbeitet wie der etwas starre behördliche Apparat, wird stets vor einer Fülle von Aufgaben stehen, welche die Jugendämter nicht so ohne weiteres leisten können. Darum wird es auch zu den dankbaren Aufgaben der Jugendämter gehören müssen, die freie Wohlfahrtspflege zu fördern und mit ihr aufs eingehendste zusammenzuarbeiten.

Wie sehr sich unter der Entwicklung der Zeitereignisse und zuletzt durch das Jugendwohlfahrtsgesetz die fürsorgerischen Maßnahmen entwickelt haben, möge an dem Beispiel von Dortmund gezeigt werden.

1917 bestand der fürsorgerische Apparat in Dortmund aus:

1. dem Verein für Säuglingsfürsorge, welcher mit drei Schwestern, drei Beratungsstellen und einem nebenamtlich beschäftigten Arzt arbeitete. In der Woche wurden 5 Beratungsstunden, d. h. täglich eine abgehalten.

2. An Anstalten der geschlossenen Fürsorge bestand ein konfessionelles Säuglings- und Mütterheim (St. Vincenzheim).

Ein besonderer Zusammenhang zwischen den Trägern der offenen und geschlossenen Fürsorge bestand nicht.

Zur Zeit arbeitet der Fürsorgeapparat mit folgenden Mitteln:

Jugendamt:

1 hauptamtlich angestellter Kinderarzt,
1 Oberfürsorgerin,
27 Fürsorgerinnen,
10 Beratungsstellen,
46 Beratungsstunden in der Woche.

An Anstalten der geschlossenen Fürsorge ist vorhanden:

1. Kinderklinik mit Infektions- und Säuglingsabteilung,
2. Säuglingsheim (Säuglingsasyl),
3. konfessionelles Säuglings- und Mütterheim.

Diese Anstalten sind alle untereinander mittels Personalunion in der Leitung verbunden.

Aus dieser Gegenüberstellung ergibt sich, wie groß der Fortschritt ist, nicht nur nach der Zahl der Einrichtungen, sondern auch nach ihrem organischen Zusammenschluß. Die offene Fürsorge ressortiert restlos beim Jugendamte. Die geschlossene ist medizinisch durch einheitliche Leitung zusammengefaßt.

Die Zusammenarbeit zwischen der offenen und geschlossenen Fürsorge wird zur Zeit noch dadurch ausgebaut, daß ein verbindungsfürsorgerisches Organ geschaffen wird, welches den reibungslosen Übergang von der geschlossenen in die offene Fürsorge vermittelt.

Der hohe Stand der Entwicklung im Reiche erhellt aus der folgenden Zusammenstellung.

Nach Rott gab es Anfang 1926 im Deutschen Reiche:

Säuglingsfürsorgestellen	4500
Krippen	350
Säuglingsheime und Krankenhäuser	750

Familienfürsorge oder Spezialfürsorge. Es muß an dieser Stelle, wiewohl die Frage schon in einem anderen Teile dieses Handbuches berührt worden ist, noch einmal auf die sicher noch nicht geklärte Streitfrage eingegangen werden, ob die Familienfürsorge das unbedingt richtige ist oder die Spezialfürsorge. Krautwig hat sich in dem ersten Bande dieses Handbuches für die Familienfürsorge ausgesprochen und auch andere prominente Vertreter des Fürsorgegedankens halten sie für das richtige. Wir sind der Ansicht, daß zunächst die Fragestellung: Familienfürsorge oder Spezialfürsorge nicht günstig gestellt ist. Vielmehr muß man fragen: in welchem Maße soll Familien- und Spezialfürsorge geschaffen werden. Fast in keiner Stadt, wo Familienfürsorge „restlos“ durchgeführt ist, fehlt es an Spezialfürsorgerinnen. Lehrreich ist in dieser Hinsicht die Übersicht, welche durch eine Umfrage des Städtetages geschaffen worden ist. (Mitt. d. Deutschen Städtetages 1926 Nr. 7.)

Entweder wird, so geht aus der Zusammenstellung hervor, die Familienfürsorge von vornherein nicht restlos durchgeführt, oder es bröckeln einzelne Teile sehr bald wieder von ihr ab. Wir wollen natürlich nur die Frage insoweit betrachten, als sie mit der Säuglingsfürsorge zu tun hat. *Wir haben immer den Eindruck gehabt, wie wenn die Säuglinge bei der Einrichtung der Familienfürsorge stark zu kurz kommen.* Die Zentralisierung gibt der Fürsorgebehörde einen weit stärkeren Einfluß auf die Fürsorgerinnen als die Spezialisierung, wo der Arzt maßgebend ist. So kommt es, daß bei der Familienfürsorge diejenigen Fragen, welche die Behörde in erster Linie interessieren, und das sind die wirtschaftlichen, sehr in den Vordergrund treten. Die Fürsorgerinnen werden mit Erhebungen wirtschaftlicher Natur stark belastet und werden immer mehr zu Hilfsorganen des Bureaus anstatt zu Hilfsorganen des Arztes. Für die Säuglingsfürsorge dürfte wohl anerkannt sein, daß sie ganz wesentlich auf gesundheitlicher Basis aufbaut. In dem Maße also, wie der Einfluß des Arztes gemindert wird, in dem Maße wie die Fürsorgerin nicht mehr Zeit findet, sich um das einzelne Kind zu kümmern, muß es zu einer Verschlechterung kommen. *Wir haben uns niemals von dem Eindrucke freimachen können, daß die Familienfürsorge wohl zunächst verwaltungstechnisch sehr einfach erscheint, und darum den Behörden sehr einleuchtet, daß sie aber weniger wirksam ist.*

Zu all dem kommt noch, daß die Ausbildung von hochwertigen Familienfürsorgerinnen ganz wesentlich schwieriger ist als die Ausbildung von Spezialfürsorgerinnen. Man muß schon sehr hohe Anforderungen an die Persönlichkeit stellen, um jemanden medizinisch und sozial so auszubilden, daß er den Anforderungen der Familienpflege gewachsen ist. *Wie viel leichter ist es, jemanden, der nicht Medizin studiert hat, mit einem Spezialgebiete vertraut zu machen.* Es ist bei den Fürsorgerinnen umgekehrt wie bei den Ärzten. Bei den letzteren kommt erst der praktische Arzt und er appelliert bei schwierigen Fällen an den Spezialisten. In der Fürsorge soll zunächst die Spezialistin kommen und erst in schwierigeren Fällen an die Familienfürsorgerin herantreten.

Organisatorisch stellt sich das folgendermaßen dar. Die ersten Erhebungen und die erste Tätigkeit wird von der Säuglingsfürsorgerin ausgeübt. Mißstände anderer Art, welche sie bei ihren Hausbesuchen aufdeckt, werden der Zentralbehörde gemeldet. Bei ihr befindet sich ein kleiner Stab von Familienfürsorgerinnen. Sie übernehmen die komplizierten Familienfälle, denen die Spezialfürsorgerin nicht gewachsen ist. *Ein derartiges System ist natürlich nicht so klar übersichtlich, wie das Distriktsystem mit Familienfürsorgerinnen, dafür aber wird es wesentlich wirkungsvoller arbeiten.*

Am Schlusse sei noch den *Beziehungen des praktischen Arztes zur Fürsorge* gedacht. Vielfach steht er ihr noch ablehnend gegenüber. Das wird keinen langen Bestand mehr haben. Die sozialen Belange der Medizin treten immer mehr in den Vordergrund. Anzustreben ist die Zusammenarbeit der Fürsorge mit den gut ausgebildeten und sozial interessierten Ärzten. Heut ist die Überweisung kranker Säuglinge an den Arzt oft völlig unfruchtbar mangels Interesse und mangels Fehlen von hinreichenden Kenntnissen auf dem Gebiete der Säuglingskunde. Andererseits ist nicht zu verkennen, daß die Säuglingsfürsorge vielfach ins Leere geht, wenn sie nicht vertrauensvoll mit dem Praktiker arbeitet. Überweisung der Kinder an den Arzt muß durch Bericht an die Fürsorge beantwortet werden. *Der Forderung der Ärzteorganisation, die Fürsorge dürfe nicht behandeln, muß der Wille der Ärzte zur sozialen Mitarbeit gegenüberstehen und die Tat.*

VIII. Pflegekinderwesen.

Unter *Pflegekindern* versteht man diejenigen Kinder, welche sich gegen Entgelt in fremder Pflege und Wartung befinden. Die nähere Definition ist im § 19 des Reichsgesetzes für Jugendwohlfahrt gegeben. Praktisch wichtig ist, daß es sich fast ausschließlich um *uneheliche Kinder* handelt. Nur ein sehr kleiner Teil der unehelichen Kinder kann im gemeinsamen Haushalte mit der Mutter leben, ein etwas größerer Teil bei Verwandten. *Die große Mehrzahl geht in fremde Pflege und Wartung über.*

Ein hohes Maß der *Gefährdung der Pflegekinder* besteht eben darin, daß sie sich nicht im natürlichen Schutze der Familie befinden. Der Schutz der Familie ist wertvoller wie der der Mutter. Die wirtschaftliche Sicherstellung ist ganz anders gewährleistet. Die Sterblichkeit der Unehelichen, welche bei ihren Müttern bleiben, ist auch sehr hoch.

Das *Pflegekinderwesen* hat in den letzten Jahren ein ganz anderes Gesicht aus verschiedenen Gründen gewonnen. Einmal ist mit Rückgang der Geburten insgesamt *die Zahl der unehelichen Geburten* auch zurückgegangen. Die nachfolgende Tabelle zeigt dies am Beispiele Dortmunds. Weiterhin hat sich aber

Tabelle 45. *In Dortmund entfielen auf 300 000 Einwohner uneheliche Lebendgeborene:*

1906	1907	1908	1909	1910	1911	1912	1913	1914	1915	1916	1917	1918	1919	1920	1921	1922	1923	1924	1925
676	725	727	735	735	692	772	747	775	685	454	396	495	560	724	674	653	494	477	553

insofern eine Änderung vollzogen, als *das System der Pflegefrauen*, welche früher den größten Teil der unehelichen Kinder aufnahmen, unter dem Drucke der Wohnungsnot und der Wirtschaftsnot zusammengebrochen ist. Während früher der größte Teil der Kinder bei Pflegemüttern unterkam, welche auf halbgewerbsmäßiger Basis, aber doch meist auch mit viel Liebe und Umsicht die Kinder großgezogen, stehen wir heute vor einer ganz anderen Situation. Die Wohnungsnot verbietet im allgemeinen die Annahme von fremden Pfleglingen. Die einzeln stehenden älteren Frauen, die kinderlosen Ehepaare, welche früher die Mehrzahl der Pflegeparteien repräsentierten, sind wirtschaftlich schlechter gestellt als früher und müssen lohnenden Erwerb suchen, wenn es auch nur die besser bezahlte Abvermietung einzelner Zimmer oder Schlafstellen ist. Hierzu kommt noch, daß die zuständigen Behörden, früher die Armenämter, jetzt die Jugend- oder Wohlfahrtsämter, in einer ganz unbegreiflichen Weise mit der Erhöhung der Pflegesätze nicht Schritt gehalten haben. Während der durchschnittliche Pflegesatz vor dem Kriege 20—25 M. pro Monat betrug, ist man heute kaum über 30 M. hinausgekommen. Das entspricht weder der Entwertung des Geldes, noch auch den erschwerten Lebensverhältnissen, unter denen wir uns befinden. Während sonst sich die geldlichen Angelegenheiten *nach Angebot und Nachfrage* zu regeln pflegen, ist unter dem Drucke einer von den Amtsstellen ausgehenden Zwangswirtschaft dieses Prinzip bei den Pflegestellen durchbrochen worden. Hätte man die Pflegegelder angemessen erhöht, so wäre es zweifellos auch möglich gewesen, heute Pflegemütter zu bekommen. Sie hätten sich wahrscheinlich aus anderen Kreisen rekrutiert als früher, aber schlechter wäre es nicht geworden. *Es ist anzunehmen, daß gebildete Frauen aus dem Mittelstande gern zu einer derartigen, ihrem Empfinden naheliegenden Erwerbsquelle gegriffen hätten.*

Auch der Charakter der unehelichen Kinder ist nicht der gleiche geblieben. Ein nicht unbeträchtlicher Teil der Pflegekinder stammt von solchen Paaren, welche durchaus den Heiratswillen haben, durch Wohnungs- und Wirtschaftsnot aber an der Vollziehung der Ehe gehindert sind. Das Los des unehelichen Kindes aus derartigen Verbindungen ist wesentlich gesicherter. Die Eltern haben Interesse an dem Kinde und werden ihrerseits, ebenso wie die zugehörigen Großeltern, Mühe und Sorgfalt auf das Kind bzw. seine Unterbringung verwenden.

Reichsgesetz für Jugendwohlfahrt.

§ 19. Pflegekinder sind Kinder unter 14 Jahren, die sich dauernd oder nur für einen Teil des Tages, jedoch regelmäßig, in fremder Pflege befinden, es sei denn, daß von vornherein feststeht, daß sie unentgeltlich in vorübergehende Bewahrung genommen werden.

§ 20. Wer ein Pflegekind aufnimmt, bedarf dazu der vorherigen Erlaubnis des Jugendamtes. In dringenden Fällen ist die nachträgliche Erlaubnis unverzüglich zu bewirken. Wer mit einem solchen Kinde in den Bezirk eines Jugendamtes zuzieht, hat die Erlaubnis zur Fortsetzung der Pflege unverzüglich einzuholen.

Steht von vornherein fest, daß ein Kind unentgeltlich oder nicht gewerbsmäßig in vorübergehende Bewahrung genommen wird, so genügt die Anmeldung bei dem Jugendamte.

§ 21. Die Bestimmungen dieses Abschnittes finden keine Anwendung, wenn eheliche Kinder bei Verwandten oder Verschwägerten bis zum dritten Grade verpflegt werden, es sei denn, daß diese Personen Kinder entgeltlich, gewerbsmäßig oder gewohnheitsmäßig in Pflege nehmen.

Die Bestimmungen dieses Abschnittes finden ferner keine Anwendung auf Kinder, die aus Anlaß auswärtigen Schulbesuches für einen Teil des Tages in Pflege genommen werden, sowie auf solche Kinder, die zum Zwecke des Schulbesuches in auswärtigen Schulorten in Familien untergebracht sind, wenn diese von der Leitung der Schule für geeignet erklärt und überwacht sind.

§ 22. Die Voraussetzungen für die Erlaubnis, ihr Erlöschen und ihren Widerruf können nach § 15 oder durch die Landesjugendämter näher bestimmt werden.

Die Erlaubnis kann widerrufen werden, wenn das körperliche, geistige oder sittliche Wohl des Kindes es erfordert.

§ 23. Zuständig für die Erteilung und den Widerruf der Erlaubnis ist das Jugendamt, in dessen Bezirk die Pflegeperson ihren gewöhnlichen Aufenthalt hat.

§ 24. Pflegekinder unterstehen der Aufsicht des Jugendamtes. Das gleiche gilt für uneheliche Kinder, die sich bei der Mutter befinden.

Die Aufsichtsbefugnisse, insbesondere soweit sie für das gesundheitliche und sittliche Gedeihen des Kindes erforderlich sind, werden nach § 15 oder durch die Landesjugendämter geregelt.

§ 25. Auf Grund von Vorschriften nach § 15 oder von Richtlinien der Landesjugendämter können Pflegekinder durch Anordnung der Jugendämter von der Beaufsichtigung widerruflich befreit werden.

Uneheliche Kinder sollen, solange sie sich bei der Mutter befinden, von der Beaufsichtigung widerruflich befreit werden, wenn das Wohl des Kindes gesichert ist.

Uneheliche Kinder, die gemäß § 1706 Abs. 2 des Bürgerlichen Gesetzbuches den Namen des Ehemannes der Mutter führen, können, solange sie sich bei der Mutter und deren Ehemann in Pflege befinden, widerruflich von der Beaufsichtigung befreit werden. Das gleiche gilt von Kindern, die bei ihren Großeltern oder ihrem Vormund verpflegt werden.

§ 26. Wer ein gemäß § 24 Abs. 1 der Aufsicht unterstehendes Kind in Pflege hat, ist verpflichtet, dessen Aufnahme, Abgabe, Wohnungswechsel und Tod dem Jugendamt unverzüglich anzuzeigen. Die näheren Bestimmungen werden nach § 15 oder durch die Landesjugendämter getroffen.

§ 27. Bei Gefahr im Verzuge kann das Jugendamt das Pflegekind aus der Pflegestelle entfernen und vorläufig anderweit unterbringen.

Das Jugendamt ist verpflichtet, das zuständige Vormundschaftsgericht von der erfolgten Wegnahme unverzüglich zu benachrichtigen.

§ 28. Bei Kindern, die von anderen reichs- oder landesgesetzlich zuständigen Behörden in Familienpflege untergebracht werden, steht die Erteilung der Erlaubnis und die Aufsicht diesen Behörden zu. Doch kann die Übertragung dieser Befugnisse von diesen Behörden auf das örtlich zuständige Jugendamt durch die zuständige Reichs- oder Landesbehörde angeordnet werden.

§ 29. Die Landesjugendämter können Anstalten, die Kinder in Pflege nehmen, von der Anwendung der Bestimmungen der §§ 20—23 widerruflich befreien. Die Befreiung kann nur versagt werden, wenn das Landesjugendamt Tatsachen feststellt, die die Eignung einer Anstalt zur Aufnahme von Pflegekindern ausschließen.

Die Bestimmungen der §§ 24—26 finden mit der Maßgabe Anwendung, daß an die Stelle der Jugendämter die Landesjugendämter treten und die Regelung der Aufsichtsbefugnisse der Landesgesetzgebung vorbehalten bleibt.

Das Landesjugendamt kann bestimmen, inwieweit die Vorschriften dieses Abschnittes auf Pflegekinder, die unter der Aufsicht einer der Jugendwohlfahrt dienenden, von ihm für geeignet erklärten Vereinigung stehen, Anwendung finden.

Landesrechtlich kann an Stelle der Landesjugendämter die oberste Landesbehörde für zuständig erklärt werden.

§ 30. Wer ein Pflegekind ohne die vorgeschriebene Erlaubnis oder Anmeldung in Pflege nimmt oder nach Erlöschen oder Widerruf der Erlaubnis in Pflege behält oder wer den gemäß § 22 Abs. 1 erlassenen Vorschriften entgegenhandelt, wird mit Geldstrafe bis zu 100 000 M. oder mit Haft oder mit Gefängnis bis zu 3 Monaten bestraft.

Die gleiche Strafe trifft denjenigen, der in den nach § 26 vorgeschriebenen Anzeigen wissentlich unrichtige Angaben macht oder die Leiche eines Pflegekindes oder unehelichen Kindes ohne die vorgeschriebene Anzeige beerdigt.

Wer der in § 26 vorgeschriebenen Anzeigepflicht nicht nachkommt, wird mit Geldstrafe bis zu 1500 M. oder mit Haft bestraft.

Die Bestrafung tritt nur auf Antrag des Jugendamtes ein. Die Zurücknahme des Antrages ist zulässig.

§ 31. Die Befugnis der Landesgesetzgebung, weitere Vorschriften zum Schutze der Kinder zu erlassen sowie Ausnahmen von den Vorschriften der §§ 20 und 24 für die Unterbringung von Kindern in ländlichen Bezirken zuzulassen, bleibt unberührt.

§ 35. Mit der Geburt eines unehelichen Kindes erlangt das Jugendamt des Geburtsortes die Vormundschaft.

Bis zum Eingreifen des zuständigen Vormundschaftsgerichtes hat das Amtsgericht des Geburtsortes die erforderlichen vormundschaftsgerichtlichen Maßnahmen zu treffen.

Auf uneheliche deutsche Kinder, die im Auslande geboren sind und im deutschen Reiche ihren Aufenthalt nehmen, finden, falls eine deutsche Vormundschaft noch nicht eingeleitet ist, die Bestimmungen von Abs. 1 mit der Maßgabe Anwendung, daß das nach § 7 dieses Gesetzes zuständige Jugendamt die Vormundschaft erlangt.

§ 36. Der Standesbeamte hat die nach § 48 des Reichsgesetzes über die Angelegenheiten der freiwilligen Gerichtsbarkeit vom 17.—20. Mai 1898 (Reichsgesetzbl. S. 189/771) dem Vormundschaftsgericht zu erstattende Anzeige über die Geburt eines unehelichen Kindes dem Jugendamt zu übersenden. Dieser Anzeige ist eine Mitteilung über das religiöse Bekenntnis anzufügen. Das Jugendamt hat unter Weiterreichung der Geburtsanzeige den Eintritt der Vormundschaft (§ 35) dem Vormundschaftsgericht unverzüglich anzuzeigen.

§ 37. Das Vormundschaftsgericht hat dem Jugendamt unverzüglich eine Bescheinigung über den Eintritt der Vormundschaft zu erteilen, die bei der Beendigung der Vormundschaft zurückgegeben ist.

§ 38. Auf Antrag des Jugendamtes oder einer unverehelichten Mutter kann für eine Leibesfrucht ein Pfleger bestellt werden, auch wenn die Voraussetzung des § 1912 Satz 1 des Bürgerlichen Gesetzbuches nicht gegeben ist. Der Pfleger wird mit der Geburt des Kindes im Einverständnis mit dem Jugendamt Vormund. In diesem Falle findet § 35 keine Anwendung. Die Vormundschaft wird bei dem Vormundschaftsgericht geführt, bei dem die Pflegschaft anhängig war.

§ 39. Sobald es das Wohl des Mündels erfordert, soll das die Vormundschaft führende Jugendamt bei dem Jugendamt eines anderen Bezirkes die Weiterführung der Vormundschaft beantragen. Der Antrag kann auch von dem Jugendamt eines anderen Bezirkes sowie von der Mutter und von einem jeden, der ein berechtigtes Interesse des Mündels geltend macht, gestellt werden. Das die Vormundschaft abgebende Jugendamt hat den Übergang dem Vormundschaftsgericht unverzüglich anzuzeigen.

Gegen die Ablehnung des Antrages kann das Vormundschaftsgericht angerufen werden.

§ 40. Das Vormundschaftsgericht hat das Jugendamt auf seinen Antrag als Amtsvormund zu entlassen und einen Einzelvormund zu bestellen, soweit dies dem Wohle des Mündels nicht entgegensteht.

Das Jugendamt kann unter den Voraussetzungen des § 1773 des Bürgerlichen Gesetzbuches mit seinem Einverständnis vor den im § 1776 des Bürgerlichen Gesetzbuches als Vormünder berufenen Personen zum Vormund für einen Minderjährigen bestellt werden, soweit nicht ein geeigneter anderer Vormund vorhanden ist.

Auf die bestellte Amtsvormundschaft finden die §§ 1789 und 1791 des Bürgerlichen Gesetzbuches keine Anwendung. Die Bestellung erfolgt durch schriftliche Verfügung des Vormundschaftsgerichtes.

Bei weitem am wichtigsten ist aber, daß *das Jugendwohlfahrtsgesetz* den Bedürfnissen des unehelichen Kindes sehr stark Rechnung trägt. Maßgebend hierfür sind die §§ 19—31, welche sich mit dem Schutze der Pflegekinder beschäftigen. Hierzu kommen noch die §§ 35—41, welche sich mit der gesetzlichen Amtsvormundschaft beschäftigen. Der Absatz 1 des § 35

„mit der Geburt eines unehelichen Kindes erlangt das Jugendamt des Geburtsortes die Vormundschaft“

muß als ein wahrer Segen für das Schicksal der unehelichen Kinder bezeichnet werden. Amtsvormundschaft wurde früher, namentlich in großen Städten, schon vielfach ausgeübt. *Die Tatsache aber, daß mit der Geburt des Kindes die Amtsvormundschaft schon vollzogen ist, ist von hervorragender Wichtigkeit.* Die Amtsvormundschaft hatte sich früher schon insofern bewährt, als es auf diese Weise wesentlich einfacher und sicherer war, die wirtschaftlichen Fragen des unehelichen Kindes, vor allen Dingen Heranziehung des Vaters zur Alimentation, sicherzustellen. Mit Inkrafttreten des Jugendwohlfahrtsgesetzes ist dieser Vorteil nunmehr allen unehelichen Kindern von vornherein gesichert. Wesentlich unterstützt wird die Arbeit des Jugendamtes weiterhin noch dadurch, daß nach § 36 der Standesbeamte verpflichtet ist,

„die dem Vormundschaftsgericht zu erstattende Anzeige über die Geburt eines unehelichen Kindes dem Jugendamt zu übersenden“.

Hierdurch wird die frühzeitige Erfassung des unehelichen Kindes sichergestellt.

In der Praxis vollzieht sich der Geschäftsgang nun so, daß das Jugendamt unverzüglich bei der Geburt eines unehelichen Kindes mit seinem Fürsorgeapparat eingreifen kann. Als Vormund kann das Amt nicht nur die Rechte des unehelichen Kindes wahren, sondern es kann und muß sich um sein körperliches Wohl und Wehe kümmern. In vielen Fällen wird es so sein, daß schon vor der Geburt des Kindes mit Hilfe der Schwangerenberatung der Fall bekannt ist, und daß Rechtsberatung evtl. auch gesundheitliche Unterstützung schon vorher hat erfolgen können.

Die Aufsicht des Jugendamtes über die unehelichen Kinder und die Sorge für ihren Aufwuchs wird sich zunächst darauf zu erstrecken haben, das Unterkommen des Kindes zu sichern. Kann das Kind nicht bei der Mutter oder bei den Angehörigen von Mutter oder Vater verbleiben, so steht die Wahl nur zwischen den Möglichkeiten, das Kind einer Anstalt oder einer Pflegefrau zu übergeben.

Über *Anstaltsunterbringung von Pflegekindern* haben wir schon bei den Indikationen der Anstalten einiges gesagt. *Für die gegenwärtige Betrachtung ist folgendes wichtig.* Gelingt es nicht ohne weiteres, für einen Neugeborenen eine geeignete Pflegestelle zu finden, d. h. eine Stelle, wo die Mutter Gelegenheit hat, das Kind anzulegen, oder wo eine Stillfrau vorhanden ist, oder gelingt es weiterhin nicht, Mutter und Kind in einem Mütterheim unterzubringen, *so ist die Anzeige für die Anstaltsunterbringung gegeben.* Es muß mit aller Schärfe betont werden, daß es nicht angängig ist, einen Neugeborenen sofort einer Pflegefrau zu überantworten. Die künstliche Ernährung von Neugeborenen ist mit einem so großen Risiko behaftet, daß es auch bei geeigneter Pflegestelle kaum gelingt, allen Anforderungen gerecht zu werden. In diesem Falle ist die Anstaltsunterbringung mit der Möglichkeit der Ernährung an der Brust das Gegebene. Selbstverständlich soll die Anstaltsbehandlung nicht zu lange dauern. Mit 3 Monaten ungefähr kann man die Kinder, falls sonst keine Störung vorliegt, abstillen und in eine Pflegestelle geben.

Gute Pflegestellen müssen vom Jugendamte ausfindig gemacht werden. Sorgfältige, saubere Frauen, welche bereit sind, den Weisungen der Organe des Jugendamtes zu folgen, können ein Pflegekind aufnehmen. Früher war es vielfach so, daß größere Städte einen Stamm von Pflegefrauen hatten, welche immer wieder einen Säugling großzogen, und denen man unter Umständen sogar die Erlaubnis geben konnte, 2, selbst 3 Kinder zu halten. Mit diesem System ist man eigentlich recht gut gefahren. Es muß daher das Bestreben der Jugendämter sein, wieder zu einem ähnlichen Zustande zurückzukommen. In mancher Hinsicht ist das leichter als früher, da die Jugendämter nunmehr durch die Fürsorgerinnen besser imstande sind, sich einen Einblick in die Vertrauenswürdigkeit der Pflegemutter zu verschaffen. Nochmals sei aber betont, daß eine angemessene Entschädigung unerläßliche Voraussetzung ist.

Wir haben früher einmal die Absicht gehabt, eine *neue Form von Pflegestellen* in der Form ins Leben zu rufen, daß man verantwortungsbewußte Frauen, evtl. nach vorangegangener Ausbildung, ermutigt, eine kleinere Zahl von Pflegekindern gewerbsmäßig zu sich zu nehmen. Es war dabei an alleinstehende Frauen, Kriegerwitwen, ehemalige Säuglingspflegerinnen u. dgl. gedacht. Wenn man ihnen die Erlaubnis geben würde, 3—4 Kinder regelmäßig zu betreuen und wenn man sie für diese Arbeit hinreichend bezahlte, so würde man vielleicht zu einem neuen System der berufsmäßigen Aufzucht elternloser Kinder kommen, welches Besseres leistet als selbst ein gut organisiertes System von Pflegefrauen des älteren Stiles. *Genau so, wie unser Bestreben dahin geht, die Hebammen — wenigstens zum Teil — durch die ausgebildete Hebammenschwester zu ersetzen, so könnte man auch die Pflegefrauen des alten Stiles durch die säuglingspflegerisch vorgebildete Pflegemutter ersetzen.* Es ließe sich so eine Verschmelzung der Vorzüge der Anstaltspflege und der Individualpflege erreichen.

Was nun *die Überwachung der Säuglinge* in den Pflegestellen anbelangt, so braucht kaum etwas anderes gemacht zu werden, als bei denjenigen Müttern, welche freiwillig zur Beratung kommen. Die Pflegemütter müssen zur regelmäßigen Vorstellung der Kinder in den Beratungsstellen angehalten werden und die Fürsorgerinnen müssen verpflichtet werden, die Pflegekinder regelmäßig zu besuchen. Besondere Sprechstunden für Pflegekinder sind nicht ratsam.

In der Registratur der Beratungsstelle wird es zweckmäßig sein, die Kontrollkarten der Pflegekinder in einer anderen Farbe als die der ehelichen zu halten, um die Übersicht zu erleichtern.

Sollte sich eine *Pflegestelle als ungeeignet* herausstellen, so muß natürlich unerbittlich von der Möglichkeit Gebrauch gemacht werden, welche die §§ 22 und 27 des R.J.W.G. bieten, d. h. die Erlaubnis zum Halten des Kindes wird widerrufen. Bei Gefahr im Verzuge kann das Jugendamt das Pflegekind sofort aus der Pflegestelle entfernen und anderweitig unterbringen.

Das *Pflegekinderwesen* war früher gesetzlich nicht geregelt, sondern wurde durch Polizeiverordnungen gesichert. Mustergültige Polizeiverordnungen dieser Art gab es verschiedene. Die Düsseldorfer hat vielfach als Vorbild gedient und man sieht sie auch im Jugendwohlfahrtsgesetz in vielen Punkten wiedererscheinen. Weder in den Polizeiverordnungen noch aber im Jugendwohlfahrtsgesetz kommt das zum Ausdruck, was sich immer wieder als ein *Zukunftswunsch und ein Bedürfnis herausstellt, nämlich die gänzliche Trennung des Pflegesäuglings von den Pflegekindern.* Es müßte irgendwie im Gesetz zum Ausdruck gebracht werden, daß die körperliche Empfindlichkeit des Säuglings und damit die Notwendigkeit, ihn gesundheitlich zu beeinflussen, so stark ist, daß damit besondere Notwendigkeiten für ihn entstehen. Wir könnten uns z. B. sehr gut vorstellen, daß der § 19 des Jugendwohlfahrtsgesetzes einen 2. Abschnitt hat, der etwa folgendermaßen lautet:

> „Pflegesäuglinge sind alle vorstehend gekennzeichneten Kinder vor vollendetem ersten Lebensjahre."

Der § 24, der eine Ergänzung der Aufsichtsbefugnisse, soweit sie das gesundheitliche und sittliche Gedeihen der Kinder betreffen, sowieso vorsieht, könnte noch folgenden Zusatz erhalten:

> „soweit es sich um Pflegesäuglinge handelt, ist die planmäßige Überwachung des Gesundheitszustandes durch die Organe der Säuglingsfürsorge notwendig."

Die Ergänzung des § 24 würde auch darum schon von ganz besonderer Bedeutung sein, weil in ihm auch die Unterstellung derjenigen unehelichen Kinder, welche sich bei der Mutter befinden, unter die Aufsicht des Jugendamtes ausgesprochen ist.

Praktisch liegt heute die Sache so, daß die Überwachung der unehelichen Kinder in denjenigen Orten, welche sich einer geregelten, gut ausgebauten Fürsorge erfreuen, eigentlich kaum mehr ein Problem ist. Die planmäßige Zusammenarbeit von Anstalt und einem Stamm von Pflegemüttern ist wiederherzustellen bzw. neu zu schaffen. Auf dem Lande wird es die Aufgabe der Fürsorgerin sein, die zerstreut wohnenden Kinder trotz räumlicher Entfernung im Auge zu behalten.

Die Wünsche der Ärzte zu dem erwarteten Gesetz über das Recht der unehelichen Kinder und die Annahme an Kindes Statt sind in den Leitsätzen eines Referates von Nassau, erstattet auf der VIII. Deutschen Tagung für Säuglings- und Kleinkinderschutz niedergelegt (September 1926). In der Diskussion

Der Entwurf eines Gesetzes über das Recht des unehelichen Kindes und die Annahme an Kindes Statt. Von Dr. Erich Nassau, Berlin.

1. Das unerwartete Wiederansteigen der Sterblichkeit der unehelichen Kinder unter dem Einfluß der wirtschaftlichen Schwierigkeiten der letzten Jahre (Inflationssterben der Unehelichen) zeigte erneut die dringende Notwendigkeit, den Schutz der Unehelichen weiter wie bisher auszubauen. In diesem Sinne ist der Versuch einer gesetzlichen Neuregelung zu begrüßen.

2. Der fürsorgerisch tätige Arzt wird verlangen müssen, daß eine Neuregelung des Unehelichenrechtes zum mindesten folgende Forderungen erfüllt:

a) eine frühzeitige und möglichst vollständige Erfassung aller Unehelichen;

b) eine materielle Besserstellung aller Unehelichen und eine bessere Sicherung ihrer materiellen Ansprüche;

c) eine Hebung der sozialen und gesellschaftlichen Stellung des unehelichen Kindes.

3. Der Gesetzentwurf wird in seinen Abschnitten, in denen er die Annahme an Kindesstatt neu regelt und den Pflegekindschaftsvertrag neu einführt, bei den fürsorgerisch tätigen Ärzten Bedenken nicht hervorrufen.

4. Aus dem Abschnitt des Entwurfes, der die rechtliche Stellung des unehelichen Kindes neu regelt, werden folgende Punkte herausgehoben, und es wird versucht, ihre Auswirkungen für die Gesundheit des unehelichen Kindes darzulegen:

a) Die Neuregelung betr. die Einrede des Mehrverkehrs. Dazu werden Bedenken geäußert, die die materielle Sicherung und die soziale Stellung des unehelichen Kindes betreffen.

Die Notwendigkeit einer vorgeburtlichen materiellen Sicherung des unehelichen Kindes wird betont. Die Schaffung einer gesetzlichen öffentlichen Unterstützungspflicht für das uneheliche Kind zum mindesten für das erste Lebensjahr wird zu fordern sein; die Regelung der Vaterschaftsfrage in Anlehnung an österreichisches Recht erscheint auch für den Arzt als die glücklichste Lösung des Problems.

b) Die Erteilung eines Sorge- und Verkehrsrechtes an den unehelichen Vater, wie der Gesetzentwurf sie vorsieht, wird in den zu erwartenden Auswirkungen auf das uneheliche Kind betrachtet. Die Möglichkeit einer Übertragung der elterlichen Gewalt an die uneheliche Mutter oder an den unehelichen Vater scheint vom fürsorgerischen Standpunkt nicht unbedenklich.

Trotz mancher Verbesserungen scheint der Entwurf in einer Reihe von Punkten noch nicht zu genügen, um den Organen der Fürsorge eindeutig bessere Möglichkeiten zu geben, die Interessen des Kindes in dem Maße zu wahren, wie es zur Erhaltung der körperlichen und seelischen Gesundheit des unehelichen Kindes notwendig wäre.

hierzu wurde von Rott darauf hingewiesen, daß es wünschenswert sei, den Kindern des ersten Quartals eine Sonderstellung zu geben. Wir gehen weiter und wünschen, daß der Säugling überall im Gesetz eine Sonderstellung erhält.

Eine besondere Frage ist die der *Unterbringung syphilitischer Kinder*. Schon früher hat sie zu Erörterungen Anlaß gegeben, zu einer Zeit, als die Zahl der syphilitischen Kinder nicht annähernd so groß war wie jetzt. Im Gefolge des Krieges haben wir ja eine außerordentliche Häufung von Säuglingssyphilis gehabt. Zur Zeit ist es schon besser geworden, doch die Zahl immer noch wesentlich höher, als sie vor dem Kriege war. Ein sehr erheblicher Teil dieser Kinder ist unehelich und muß untergebracht werden. *Darf man nun, so lautet die Frage, ein syphilitisches Kind, auch wenn es behandelt ist und keinerlei Zeichen der Krankheit aufweist, einer Pflegefrau übergeben.*

Zwei Möglichkeiten würden von vornherein jede Gefährdung durch ein syphilitisches Kind ausschließen, nämlich die Übergabe an eine syphilitische Pflegefrau und die Unterbringung in einer Anstalt. Der letztere Weg ist von Welander in Schweden sehr ernsthaft vorgeschlagen worden, hat sich aber in Deutschland keine Anerkennung zu verschaffen vermocht. Eine syphilitische Pflegefrau wird gelegentlich einmal in Frage kommen, doch wird diese Lösung niemals den Kern der Sache treffen, für die Mehrzahl der Kinder zu sorgen. *Die Frage engt sich also dahin ein: Unter welchen Bedingungen kann man ein syphilitisches Kind einer Pflegefrau übergeben?* Nach unserem Ermessen handelt es sich um eine kombinierte Aufgabe der Säuglingsheilanstalt und der offenen Fürsorge. Sache der Anstalt ist es, die Kinder so zu behandeln, daß die syphilitischen Erscheinungen energisch bekämpft evtl. sogar zum Verschwinden gebracht werden (einschließlich Wassermannscher Reaktion). Die Anstaltsbehandlung muß außerdem solange dauern, daß die künstliche Ernährung ohne Risiko möglich ist. Unter diesen Umständen erscheint es uns erlaubt, mit Rücksicht auf Kind und Pflegefrau, das Kind abzugeben. *Voraussetzung ist, daß die Pflege-*

frau über den Tatbestand unterrichtet wird, zur diesbezüglichen Aufmerksamkeit ermahnt wird. Für die erhöhte Verantwortung und Gefahr, welche sie übernimmt, muß sie geldlich entschädigt werden, d. h. *das Pflegegeld für ein syphilitisches Kind muß beträchtlich höher sein als für ein nicht syphilitisches.* Für die offene Fürsorge bleiben syphilitische Pflegekinder ein Gegenstand besonderer Beachtung. Sie sind dem Arzt öfter vorzuführen als andere. Sache des Arztes wird es sein, erneute Behandlung einzuleiten, wenn er die Zeit für gegeben hält. Es erscheint unter diesen Umständen geboten, auch in solcher Zeit vorbeugend zu behandeln, wo die Zeichen der Krankheit nicht vorhanden sind.

IX. Mutterschutz.

Grundlagen des Mutterschutzes. Die Idee des Säuglingsschutzes bedingt automatisch auch die des Mutterschutzes. Mutter und Kind sind vor und nach der Geburt eine Einheit, welche ungestraft nicht getrennt werden kann. Will man Säuglinge schützen, so muß man bei der Mutter anfangen. Es ist eine ethische Pflicht der Gesellschaft, die Mütter zu schützen und zu ehren, denen sie die Wiedererneuerung des Menschengeschlechtes verdankt. In der fürsorgerischen Praxis ist Säuglingsschutz ohne Mutterschutz nicht denkbar.

Wenn wir zunächst *die Zeit vor der Geburt des Kindes* betrachten, so wissen wir, daß eine gewisse Schonung unumgänglich ist, um die Reifung und Austragung der Frucht zu ermöglichen. Während des Krieges, namentlich während der Ausführung des sog. Hindenburg-Programms, wurden Frauen notgedrungenerweise in erhöhtem Maße zur Schwerarbeit herangezogen, mußten die fehlenden Männer ersetzen. In dieser Zeit haben wir die Erfahrung machen müssen, daß es zu außerordentlich häufigen Unterbrechungen der Schwangerschaft kam. Für viele Frauen ist Schwangerschaft und Schwerarbeit nicht miteinander zu vereinbaren. Auch *nach der Geburt* ist Schonung der Frau eine unumgängliche Forderung, um den Körper wieder in seine Gleichgewichtslage zurückkehren zu lassen. Wird das Wochenbett frühzeitig unterbrochen, muß die junge Mutter vorzeitig wieder Arbeit leisten, im Haushalte oder gar im gewerblichen Betriebe, so kommt es zu mannigfachen Störungen. Der gesamte Körper der Frau verbraucht sich früher, es kommt zu frühzeitigem Welken und Altern. Die Unterleibsorgane werden in der Rückbildung gestört. Das große Heer der Frauenkrankheiten resultiert in hohem Maße aus dem gestörten Wochenbette. Veränderungen der Unterleibsorgane, welche dauernde Beschwerden machen, welche zur Verminderung der Lebensfreude und Arbeitskraft führen, nehmen häufig aus dem ungeschonten Wochenbett ihren Anfang.

Die Aufgaben des Mutterschutzes werden sich also zunächst auf die Schonung der Frau vor und nach der Geburt erstrecken.

Aus den bisherigen Ausführungen geht schon hervor, daß die Möglichkeit der Mutterschonung im wesentlichen eine Angelegenheit des geregelten Lebens und im Zusammenhange damit auch der wirtschaftlichen Lage ist. Die normale Familie, welche wirtschaftliche Schwierigkeiten nicht kennt, wird stets imstande sein, Schwangerschaft und Wochenbett mit so viel Sorgfalt und Schonung zu umgeben, daß die Mütter die notwendige Ruhe finden. Je schlechter die Verhältnisse liegen, um so trauriger ist es mit dem natürlichen Schutz bestellt. *Selbst in der geordneten Ehe trifft das zu, sowie die wirtschaftlichen Verhältnisse schlechter werden.* Man stelle sich nur den alltäglichen Fall vor: eine Familie mit festem, aber nicht sehr hohem Einkommen erwartet ein Kind, und zwei, drei andere in wartungsbedürftigem Alter sind noch vorhanden. Helfen in solchem

Falle nicht Verwandte oder Bekannte — bezahlte Hilfe anzunehmen ist gewöhnlich nicht möglich —, so ist von Ruhe und Schonung weder vor noch nach der Geburt die Rede. Die Sorge für Mann und Kind wird die Wöchnerin vorzeitig von ihrem Lager treiben und wird sie zwingen, gegen ihre eigene Schwäche und gegen das Bedürfnis des Körpers anzukämpfen. Muß die Frau zum Erwerb der Familie beitragen, oder handelt es sich gar um eine uneheliche Mutter, so gestaltet sich die Lage noch übler.

Am schlimmsten ist die uneheliche Mutter daran. Der Vater kümmert sich meist in keiner Weise um die schwangere Frau. Eltern und Verwandte wenden sich von ihr ab. Die Erwerbsquelle wird durch zunehmende Arbeitsunfähigkeit und Entlassung verschlossen. So kann es leicht kommen, daß die uneheliche Mutter obdachlos auf der Straße sitzt und dem tiefsten Elend preisgegeben ist. Gewissenlose Ausbeuter ziehen aus dieser traurigen Notlage oft noch Nutzen und vollenden damit das Elend.

Aufgaben des Mutterschutzes. Aus den vorangegangenen Darlegungen ergibt sich, worin der Schutz der Mutter vor allem zu bestehen hat. *Jede Mutter muß in eine solche Lage versetzt werden, daß sie vor und nach der Entbindung eine angemessene Zeit jene Ruhe und Schonung genießen, welche das Mindestmaß des Erforderlichen ist.* Fernhaltung von der Berufsarbeit, Übernahme der häuslichen Tätigkeit durch eine Hilfskraft sind das allererste. Unter schlechten wirtschaftlichen Verhältnissen muß die Geburt in hygienischer Hinsicht sichergestellt werden. Wir wissen, daß die Geburt eine erhebliche Gefahrenquelle für die Mutter darstellt, und das um so mehr, je schlechter die hygienischen Verhältnisse sind, unter denen die Geburt erfolgt, je schlechter Wohnung und Einrichtung der Wohnung.

Bei der unehelichen Mutter sind außer den vorgenannten noch andere Aufgaben zu erfüllen. Das Recht des unehelichen Kindes unterscheidet sich ja wesentlich von dem des ehelichen. Immerhin sieht das Gesetz doch eine Reihe von Maßregeln vor, welche dem Schutz des unehelichen Kindes dienen. Die Mutter ist hierüber gewöhnlich nicht unterrichtet. Demgemäß gehört es zu den dringlichen Aufgaben des Schutzes der unehelichen Mutter, sie über die Rechtslage aufzukären. Man muß ihr helfen, wenigstens das wenige zu erhalten, was das Gesetz ihr zubilligt.

Was die Sicherstellung der Geburt bei der unehelichen Mutter anbelangt, so wird bei dem so häufigen Mangel einer geregelten Heimstätte die Aufgabe noch dringlicher sein, als bei der ehelichen Mutter. Die uneheliche Mutter muß schon vor der Geburt versorgt werden. Nach der Geburt muß man ihr die Möglichkeit bieten, sich unter gesicherten Verhältnissen zu erholen und für ihr Kind zu sorgen.

Methoden des Mutterschutzes. Zuerst müssen wir zusehen, welche Möglichkeiten *Gesetz und Vorschriften* bieten. Kurz wollen wir nur auf den § 218f. des Strafgesetzbuches hinweisen, welche von der Abtreibung handeln und die Unterbrechung der Mutterschaft unter Strafe stellen. Das ist insofern ein nicht unwichtiger Teil des Mutter schutzes — bei aller Umstrittenheit des gesamten Fragekomplexes der Abtreibung — als die Abtreibung meistens heimlich und von unberufenen Kräften gehandhabt wird. Infektionen, schweres Siechtum, Tod sind die häufige Folge der Abtreibung.

Von den jetzt gültigen Vorschriften zum Schutze des unehelichen Kindes und damit der Mutter sind am wichtigsten die §§ 1715 und 1716 des Bürgerlichen Gesetzbuches. Sie regeln die Unterhaltspflichten, welchen die unehelichen Väter unterliegen. Sie dienen dem Mutterschutz, da der Vater verpflichtet ist, nicht nur die Kosten der Entbindung zu tragen, sondern auch die Kosten des Unterhalts für die ersten 6 Wochen nach der Entbindung und sogar evtl. weitere

Aufwendungen, welche damit verbunden sind. Von ganz besonderer Bedeutung ist, was der § 1716 ausspricht, daß nämlich schon vor der Geburt des Kindes der Vater durch eine einstweilige Verfügung verpflichtet werden kann, für die ersten 3 Monate nach der Geburt den dem Kinde zu gewährenden Unterhalt zu zahlen. Wir wollen diese Dinge nicht im einzelnen anführen, sondern den Wortlaut der beiden Paragraphen ihrer Wichtigkeit wegen hier folgen lassen.

Bürgerliches Gesetzbuch.

§ 1715. Der Vater ist verpflichtet, der Mutter die Kosten der Entbindung sowie die Kosten des Unterhaltes für die ersten 6 Wochen nach der Entbindung und, falls infolge der Schwangerschaft oder der Entbindung weitere Aufwendungen notwendig werden, auch die dadurch entstehenden Kosten zu ersetzen. Den gewöhnlichen Betrag der zu ersetzenden Kosten kann die Mutter ohne Rücksicht auf den wirklichen Aufwand verlangen.

Der Anspruch steht der Mutter auch dann zu, wenn der Vater vor der Geburt des Kindes gestorben, oder wenn das Kind totgeboren ist.

Der Anspruch verjährt in 4 Jahren. Die Verjährung beginnt mit dem Ablauf von 6 Wochen nach der Geburt des Kindes.

§ 1716. Schon vor der Geburt des Kindes kann auf Antrag der Mutter durch einstweilige Verfügung angeordnet werden, daß der Vater den für die ersten 3 Monate dem Kinde zu gewährenden Unterhalt alsbald nach der Geburt an die Mutter oder an den Vormund zu zahlen und den erforderlichen Betrag angemessene Zeit vor der Geburt zu hinterlegen hat. In gleicher Weise kann auf Antrag der Mutter die Zahlung des gewöhnlichen Betrages der nach § 1715 Abs. 1 zu ersetzenden Kosten an die Mutter und die Hinterlegung des erforderlichen Betrages angeordnet werden.

Zur Erlassung der einstweiligen Verfügung ist nicht erforderlich, daß eine Gefährdung des Anspruches glaubhaft gemacht wird.

Schon an dieser Stelle möchten wir bemerken, daß das Recht der unehelichen Kinder in der Revision begriffen ist. Nach unserem Dafürhalten wird es dabei von größter Bedeutung sein, daß das Recht des unehelichen Säuglings mit seinem erhöhten Schutzbedürfnis ausdrücklich befriedigt wird.

Für einen Teil der Mütter ist durch die Gewerbeordnung gesorgt. Auch hier wollen wir der großen Wichtigkeit wegen den entsprechenden Paragraphen anführen.

Gewerbeordnung.

§ 137 Abs. 6. Arbeiterinnen dürfen vor und nach ihrer Niederkunft im ganzen während 8 Wochen nicht beschäftigt werden. Ihr Wiedereintritt ist an den Ausweis geknüpft, daß seit ihrer Niederkunft wenigstens 6 Wochen verflossen sind.

Damit sind aber keine finanziellen Hilfen verbunden. Diese wurden erst durch die am 11. Juli 1911 in Kraft getretene Reichsversicherungsordnung weiteren Kreisen geboten, d. h. allen denjenigen, welche bei einem Einkommen bis zu 2500 M. einer Krankenkasse angehören mußten bzw. freiwillig darin blieben. Durch die Kriegswochenhilfe wurde der Kreis der Beteiligten beträchtlich erweitert. Wesentliche Teile dieser Einrichtung werden durch das Gesetz über Wochenhilfe und Wochenfürsorge vom 26. September 1919 und 9. Juni 1922 in den Frieden übernommen.

Dieses Gesetz, welches sowohl für die Versicherten wie für die Unversicherten die Unterstützung regelte, ist wieder aufgehoben worden. Die Wochenhilfe, d. h. die Unterstützung der Selbstversicherten bzw. ihrer Angehörigen ist nach wie vor durch die Reichsversicherungsordnung geregelt, wohingegen die Wochenfürsorge, d. h. die Unterstützung der Nichtversicherten, auf Grund der Reichsverordnung über die Fürsorgepflicht vom 13. Februar 1924 in den Reichsgrundsätzen über Voraussetzung, Art und Maß der öffentlichen Fürsorge vom 4. Dezember 1924 aufgenommen ist.

Bestimmungen der Reichsversicherungsordnung über die Wochen- und Familienhilfe
nach der Bekanntmachung der neuen Fassung der RVO. vom 15. Dezember 1924 (RGBl. 1924 I, S. 779).

Wochenhilfe.

§ 195a. Weibliche Versicherte, die in den letzten 2 Jahren vor der Niederkunft mindestens 10 Monate hindurch, im letzten Jahre vor der Niederkunft aber mindestens 6 Monate hindurch auf Grund der Reichsversicherung oder bei dem Reichsknappschaftsvereine gegen Krankheit versichert gewesen sind, erhalten als Wochenhilfe

1. ärztliche Behandlung, falls solche bei der Entbindung oder bei Schwangerschaftsbeschwerden erforderlich wird,
2. einen einmaligen Beitrag zu den sonstigen Kosten der Entbindung und bei Schwangerschaftsbeschwerden in Höhe von 25 Reichsmark; findet eine Entbindung nicht statt, so sind als Beitrag zu den Kosten bei Schwangerschaftsbeschwerden 6 Reichsmark zu zahlen,
3. ein Wochengeld in Höhe des Krankengeldes, jedoch mindestens 50 Reichspfennig täglich, für 4 Wochen vor und 6 zusammenhängende Wochen unmittelbar nach der Niederkunft. Das Wochengeld für die ersten 4 Wochen ist spätestens mit dem Tage der Entbindung fällig,
4. solange sie ihre Neugeborenen stillen, ein Stillgeld in Höhe des halben Krankengeldes, jedoch mindestens 25 Reichspfennig täglich, bis zum Ablauf der zwölften Woche nach der Niederkunft. Der Vorstand kann einen Höchstbetrag für das tägliche Stillgeld festsetzen.

Neben dem Wochengelde für die Zeit nach der Entbindung wird kein Krankengeld gewährt. Für die Zeit nach der Entbindung, in der die Wöchnerin gegen Entgelt arbeitet, wird nur das halbe Wochengeld gezahlt.

Wechselt die Wöchnerin während der Leistung der Wochenhilfe die Kassenzugehörigkeit, so bleibt die erstverpflichtete Kasse für die weitere Durchführung der Leistung zuständig. § 212[1] gilt hierbei nicht.

Stirbt eine Wöchnerin bei der Entbindung oder während der Zeit der Unterstützungsberechtigung, so werden die noch verbleibenden Beträge an Wochen- und Stillgeld bis zum satzungsmäßigen Ende der Bezugsarbeit an denjenigen gezahlt, der für den Unterhalt des Kindes sorgt.

Der Anspruch bleibt beim Vorliegen der übrigen Voraussetzungen auch dann bestehen, wenn die Versicherte wegen ihrer Schwangerschaft innerhalb 6 Wochen vor der Entbindung aus der Versicherung ausgeschieden ist.

§ 195b. Die Satzung kann die Dauer des Wochengeldbezuges bis auf 13 Wochen, des Stillgeldbezuges bis auf 26 Wochen erweitern.

Die Satzung kann mit Zustimmung des Oberversicherungsamtes das Wochengeld höher als das Krankengeld, und zwar bis zur Höchstgrenze von drei Vierteln des Grundlohnes, bemessen.

§ 196c. Der Vorstand der Krankenkasse kann, soweit keine Anordnung nach § 195d getroffen ist, allgemein beschließen, bei der Entbindung und bei Schwangerschaftsbeschwerden freie Hebammenhilfe und freie Arznei zu gewähren; in diesem Falle ermäßigt sich die bare Beihilfe an die Wöchnerin nach § 195a Abs. 1 Nr. 2 auf 10 Reichsmark; findet keine Entbindung statt, so ist keine Beihilfe zu zahlen.

Bei Ersatzforderungen der Kasse und gegen die Kasse gilt als Wert der Sachleistung nach Abs. 1 der Betrag von 15 Reichsmark.

§ 195d. Wo nach Landesgesetz eine öffentlich-rechtliche Körperschaft den Hebammen die Gebühren auszahlt oder ein bestimmtes Mindesteinkommen gewährleistet, kann zugleich angeordnet werden, daß die Krankenkasse einen Teil des einmaligen Beitrages nach § 195a Abs. 1, Nr. 2 bis zur Höhe von 15 Reichsmark an die Körperschaft, statt an die Wöchnerin zu zahlen hat. Dieser Betrag muß der Wöchnerin auf die Gebühr angerechnet werden, die sie selbst für die Hebammenhilfe zu zahlen hat.

§ 196. Mit Zustimmung der Wöchnerin kann die Kasse

1. an Stelle des Wochengeldes Kur und Verpflegung in einem Wöchnerinnenheim gewähren,
2. Hilfe und Wartung durch Hauspflegerinnen gewähren und dafür bis zur Hälfte des Wochengeldes abziehen.

Im Falle der Nr. 1 gilt § 186[1] entsprechend.

§ 197. Ist die Wöchnerin während der im § 195a Abs. 1 bezeichneten Zeit vor der Niederkunft bei mehreren Krankenkassen, bei dem Reichsknappschaftsverein oder bei Ersatzkassen versichert gewesen, so haben die anderen der leistungspflichtigen Kasse auf Verlangen die Leistungen aus den §§ 195a, 195c, 196 nach Verhältnis der Mitgliedszeit zu erstatten. Dabei gilt als Wert der Sachleistung nach § 195a Abs. 1 Nr. 1 der Betrag von 30 Reichsmark; der Reichsarbeitsminister kann mit Zustimmung des Reichsrates im Falle eines Bedürfnisses diesen Betrag allgemein anderweit festsetzen.

Der Erstattungsanspruch ist nur bis zur Höhe des Anspruches begründet, welcher der Wöchnerin gegen die erstattungspflichtige Kasse zugestanden hätte, wenn diese leistungspflichtig gewesen wäre.

§ 199. Die Satzung kann Schwangeren, die der Kasse mindestens 6 Monate angehören, wenn sie infolge der Schwangerschaft arbeitsunfähig werden, ein Schwangerengeld in Höhe des Krankengeldes bis zur Gesamtdauer von 6 Wochen zubilligen.

Familienhilfe.

§ 205a. Wochenhilfe erhalten auch die Ehefrauen sowie solche Töchter, Stief- und Pflegetöchter der Versicherten, welche mit diesen in häuslicher Gemeinschaft leben, wenn

1. sie ihren gewöhnlichen Aufenthalt im Inland haben,
2. ihnen ein Anspruch auf Wochenhilfe nach § 195a nicht zusteht, und
3. die Versicherten in den letzten 2 Jahren vor der Niederkunft mindestens 10 Monate hindurch, im letzten Jahre vor der Niederkunft aber mindestens 6 Monate hindurch auf Grund der Reichsversicherung oder bei dem Reichsknappschaftsvereine gegen Krankheit versichert gewesen sind.

Die Satzung kann mit Zustimmung des Oberversicherungsamtes bestimmen, wieweit von der Voraussetzung des Abs. 1 Nr. 1 abzusehen ist.

Als Wochenhilfe werden die im § 195a bezeichneten Leistungen gewährt, dabei beträgt das Wochengeld 50 Reichspfennig und das Stillgeld 25 Reichspfennig täglich. Der Kassenvorstand kann bestimmen, daß das Wochengeld auf einmal oder in Teilbeträgen gezahlt wird.

Die Satzung kann den Betrag des Wochengeldes und des Stillgeldes je bis auf die Hälfte des Krankengeldes der Versicherten erhöhen.

Die Familienwochenhilfe ist auch zu gewähren, wenn die Niederkunft innerhalb 9 Monaten nach dem Tode des Versicherten erfolgt. Bei Töchtern, Stief- und Pflegetöchtern ist Voraussetzung, daß sie mit dem Versicherten bis zu seinem Tode in häuslicher Gemeinschaft gelebt haben. Berechtigt ist die Schwangere oder Wöchnerin; im Falle ihres Todes gilt § 195a Abs. 4 entsprechend.

Wechseln die Versicherten während der Leistung der Wochenhilfe die Kassenzugehörigkeit, so bleibt die erstverpflichtete Kasse für die weitere Durchführung der Leistung zuständig. § 212 gilt hierbei nicht.

Sind mehrere Krankenkassen oder ist eine Kasse mehrfach beteiligt, so ist die Wochenhilfe nur einmal zu gewähren. Unter mehreren Kassen steht der Wöchnerin die Wahl frei. Der Krankenkasse im Sinne dieser Vorschrift steht der Reichsknappschaftsverein gleich, ebenso eine Ersatzkasse hinsichtlich solcher Mitglieder, die gemäß § 507a[1] den versicherungspflichtigen Mitgliedern gleichgestellt sind.

§ 205b. Die Satzung kann zubilligen:

1. Krankenpflege an solche Familienangehörige der Versicherten, welche darauf nicht anderweit nach diesem Gesetz Anspruch haben,
2. Sterbegeld beim Tode des Ehegatten oder eines Kindes eines Versicherten. Es kann für den Ehegatten bis auf zwei Drittel, für ein Kind bis auf die Hälfte des Mitgliedersterbegeldes bemessen werden und ist um den Betrag des Sterbegeldes zu kürzen, auf das der Verstorbene selbst gesetzlich versichert war.

§ 205c. Für den Übergang von Schadenersatzansprüchen berechtigter Familienmitglieder (§ 205b) auf die Krankenkassen gilt § 1542[1] entsprechend.

§ 205d. Die Regelleistungen der Krankenkasse nach § 205a Abs. 3 werden ihr durch das Reich zur Hälfte erstattet. Dabei gilt § 197 Abs. 1 Satz 2 entsprechend.

Die Kasse hat die verauslagten Beträge dem Versicherungsamte nachzuweisen; dieses hat das Recht der Beanstandung: Das Oberversicherungsamt entscheidet darüber endgültig. Soweit die Kassen auf Grund des § 205c Ersatz für geleistete Familienwochenhilfe erhalten, hat das Reich Anspruch auf Anrechnung der Hälfte.

Das Nähere über die Nachweisung, Verrechnung und Zahlung bestimmt der Reichsminister.

Die Kasse kann beantragen, daß ihr vom Reich auf die ihr zur Last fallenden Leistungen ein Vorschuß gewährt wird. Er darf den Betrag nicht übersteigen, den die Kasse im laufenden Monat voraussichtlich für das Reich zu verauslagen hat. Der Vorschuß ist bei der nächsten Verrechnung der geleisteten Zahlungen auszugleichen. (S. auch die Aufsätze von Martin und Cl. Schlossmann in diesem Bande.)

Reichsgrundsätze über Voraussetzung, Art und Maß der öffentlichen Fürsorge vom 4. Dez. 1924 (RGBL. 1924 I, S. 765).

§ 12. Schwangeren und Wöchnerinnen (§ 6c) sind je nach Art und Grad der Hilfsbedürftigkeit ärztliche Behandlung, Entbindungskostenbeitrag und Wochengeld, Wöchnerinnen, die ihr Kind stillen, außerdem Stillgeld zu gewähren. Die Hilfe soll ihnen das sicherstellen, was die Reichsversicherungsordnung den Familienangehörigen eines Versicherten gewährt. An die Stelle barer Beihilfen können auch Sachleistungen treten.

Am 1. Oktober 1926 ist das „Zweite Gesetz über Abänderung des zweiten Buches der Reichsversicherungsordnung" vom 9. Juli 1926 in Kraft getreten. In diesem Gesetz werden die Normen für die Schaffung des Entbindungs- und Wochengeldes neu festgesetzt. Auf dieser Basis vollzieht sich nunmehr die Unterstützung sowohl derjenigen Frauen, welche versichert sind bzw. deren Ehemänner versichert sind und auch der unversicherten Frauen, welche gemäß § 12 der Fürsorgepflichtverordnung erfaßt werden. Es ist bedeutungsvoll, an dieser Stelle auch darauf hinzuweisen, daß das Gesetz folgendes noch vorschreibt. „Die Satzungs- oder die oberste Landesbehörde kann bestimmen, daß die Kassen bei der Zahlung des Stillgeldes auf den Wert der regelmäßigen Inanspruchnahme von Mutterberatungsstellen, Säuglingsfürsorgestellen oder gleichartige Einrichtungen hinweisen." Diese vom Gesetz gegebene Anregung muß von den örtlichen bzw. Landesjugendämtern in weitem Maße benutzt werden. Es bedeutet das eine ganz wesentliche Stärkung der offenen Fürsorge und erleichtert die Erfassung gerade der jungen Kinder, welche der Fürsorge am meisten bedürfen.

Folgende Vergünstigung genießen die Mütter nach dem Stande der Gesetzgebung vom 9. Juli 1926, welche am 1. Oktober 1926 in Kraft getreten ist.

Die selbstversicherte Wöchnerin erhält:

a) Entbindungskostenbeihilfe	10,— M.
bei Schwangerschaftsbeschwerden ohne Entbindung	6,— „
b) Wochengeld in Höhe des Krankengeldes, mindestens aber pro Tag .	—,50 „
für 4 Wochen vor und 6 zusammenhängende Wochen unmittelbar nach der Niederkunft,	
c) Stillgeld in Höhe ein Viertel des Krankengeldes, jedoch mindestens pro Tag	—,25 „
für 12 Wochen.	

Die Dauer des Wochengeldbezuges vor der Entbindung wird auf zwei weitere Wochen erstreckt, wenn die Schwangere während dieser Zeit keine Beschäftigung gegen Entgelt ausübt und vom Arzt festgestellt wird, daß die Entbindung voraussichtlich innerhalb 6 Wochen stattfinden wird.

Das Wochengeld für die Zeit vor der Entbindung wird sofort, nicht erst nach dem Tage der Entbindung fällig. Bei der Entbindung oder bei Schwangerschaftsbeschwerden wird Hebammenhilfe, Arznei und kleine Heilmittel, sowie, falls es erforderlich wird, ärztliche Behandlung gewährt. Die Wöchnerin, die Anspruch auf Familienhilfe hat (d. h. Ehefrauen, Töchter, Stief- und Pflegetöchter, die mit dem Versicherten in häuslicher Gemeinschaft leben), erhält:

Wochenhilfe in gesetzlicher Höhe (§ 205a R.V.O.), und zwar:	
zur Zeit Entbindungskostenbeihilfe	10,— M.
bei Schwangerschaftsbeschwerden ohne Entbindung	6,— „
Wochengeld für 10 Wochen pro Tag	—,50 „
Stillgeld für 12 Wochen pro Tag	—,25 „

Das Wochengeld für die Zeit vor der Entbindung wird sofort, nicht erst nach dem Tage der Entbindung fällig. Voraussetzung zum Bezuge der Familienwochenhilfe ist für den versicherten Ehemann die gleiche hinsichtlich der Mitgliedschaftsdauer, wie bei der Mitgliederwochenhilfe.

Alle Möglichkeiten, welche das Gesetz bietet, sind in vollstem Maße auszunutzen. In diesem Sinne ist es notwendig, die unwissende Schwangere bzw. Mutter zu beraten. *Die Einrichtung von Schwangerenberatungsstellen* ist infolgedessen die erste und wichtigste Einrichtung des öffentlichen Mutterschutzes. Diese Beratungsstellen werden die Rechtsberatung der Schwangeren zu übernehmen haben, dann aber auch die gesundheitliche Beratung. Weiter wird es eine wesentliche Aufgabe der Beratungsstelle sein, in Not befindliche Schwangere, d. h. also immer vor allen Dingen uneheliche, durch Vermittlung von Unterkunft vor, während und nach der Geburt zu unterstützen.

Die Beratungsstelle wird am besten von einer geeigneten Sozialbeamtin wahrgenommen. Im Interesse der Diskretion ist es nicht wünschenswert, was öfters vorgeschlagen und auch durchgeführt ist, die Beratungsstellen in Frauenkliniken, Entbindungsanstalten u. dgl. zu verlegen. Andernfalls müßte man befürchten, daß die Beratungsstelle von vielen Frauen nicht aufgesucht wird. Ergibt sich der Wunsch oder die Notwendigkeit, eine ärztliche Beratung herbeizuführen, so wird es eine Kleinigkeit sein, mit geeigneten Ärzten oder Anstalten Abkommen zu treffen in dem Sinne, daß sie die Schwangeren untersuchen, welche ihnen durch die Beratungsstelle überwiesen werden. Auf diese Weise läßt sich beiden Aufgaben gerecht werden, welche an die Beratungsstelle herantreten.

Schon mehrfach ist die Rede von *Anstalten* gewesen, *welche dem Mutterschutz dienen.* Die Unterbringung von Schwangeren bzw. von Wöchnerinnen in Familien wird auf die größten Schwierigkeiten stoßen, wenn auch Versuche nach dieser Richtung nicht aufgegeben werden dürfen. Das allgemeine Empfinden ist aber vorläufig immer noch gegen die uneheliche Mutter gerichtet und deswegen wird man mit einer willigen Mitarbeit von Familien nur in sehr geringem Umfange rechnen können. Diejenigen, welche ihre Bereitwilligkeit erklären, sind oftmals von unlauteren Beweggründen getrieben und darum wird man die allergrößte Vorsicht walten lassen müssen. *So kommt es schließlich, daß für die Unterbringung von unehelichen Schwangeren und Müttern im wesentlichen nur Ansialten in Frage kommen.*

Der beste Typ dieser Anstalten ist das — Mütter- bzw. Wöchnerinnenheim. Zum Teil sind diese Anstalten so eingerichtet, daß sie die Schwangeren aufnehmen, sie zur Entbindung einer Klinik übergeben und die Wöchnerin mit dem Kinde wieder zurücknehmen. Andere wieder sind im Prinzip Entbindungsanstalten, welche die Schwangeren aber schon eine Zeitlang vor der Entbindung aufnehmen und, zum Teil wenigstens, auch noch eine Zeit nach der Entbindung behalten. Wieder andere Anstalten nehmen uneheliche Mütter erst nach der Entbindung mit dem Kinde auf. Die Zahl der Anstalten, welche überhaupt in Frage kommen, ist nicht groß. Nach der Zusammenstellung von Rott ist etwa mit 290 zu rechnen. Ihre Vermehrung ist dringend wünschenswert, da die Not der unehelichen Mütter auch heute noch groß ist und da es auch heute oft noch schwer fällt, einer unehelichen Mutter einen geeigneten Unterschlupf zu verschaffen. *Aufgabe der Beratungsstelle, und der Fürsorge überhaupt, wird es infolgedessen sein, nicht nur die vorhandenen Möglichkeiten geschickt auszunutzen, sondern auch neue Möglichkeiten zu schaffen.*

Man könnte im Zweifel darüber sein, welchen Typus von Anstalten man für Neugründungen am meisten empfehlen sollte. Es wäre daran zu denken, ob es nicht zweckmäßig ist, solche Mütterheime zu schaffen, welche die Schwangeren schon aufnehmen und die Wöchnerinnen behalten. Eine kleine Entbindungsabteilung könnte dafür sorgen, daß die Anstalt alles in sich erfüllt, was notwendig ist. Uns will es aber scheinen, wie wenn diejenige Art, welche die Schwangeren zur Entbindung in eine geeignete Anstalt übergibt, die wünschenswertere ist. Am wenigsten richtig ist jedenfalls die Art, wo die Entbindungsanstalt das wesentliche, die Aufnahme der Schwangeren und Wöchnerin aber nur das unwesentliche darstellt. Man muß bedenken, daß es nicht nur Aufgabe der Mütterheime ist, den Frauen ein Dach über dem Kopf und den nötigen Unterhalt zu gewähren. Sehr wesentlich ist auch der menschliche Rückhalt, die seelische Unterstützung, welche ihnen die Anstalt leistet. Darum erscheint der medizinische Teil als Mittelpunkt des Ganzen nicht geeignet. Mütterheime müssen so eingerichtet sein, daß sie den Müttern ein wirkliches Heim geben, daß erfahrene Frauen in der Leitung den Müttern in jeder Weise zur Seite stehen. Die Häuser müssen auch für angemessene Beschäftigung sorgen. Sie sind dann in der Lage, sich zum Teil aus sich selbst heraus zu erhalten und die geregelte Beschäftigung ist für die erzieherische Einwirkung auf die Insassen von Bedeutung. Die Entbindung ist dann nur eine Episode und soll darum nicht im Heim, sondern in der Klinik erfolgen. Hiernach sind Mutter und Kind in freundlicher Umgebung unter sorgsamer Aufsicht und Anleitung beisammen. Die mütterlichen Beziehungen mit dem Kinde können sich entwickeln, das Interesse am Kinde wird immer größer. Gleichzeitig ist die Brusternährung des Kindes sichergestellt.

Wir haben früher schon darauf hingewiesen, daß die Verbindung von Säuglings- und Mütterheim zweckmäßig ist. Das möchten wir an dieser Stelle noch einmal betonen, weil diese Verbindung die Möglichkeit gewährt, ein längeres Zusammenbleiben von Mutter und Kind zu garantieren als es im Mütterheim möglich ist. Weiterhin werden wir veranlaßt, darauf hinzuweisen, weil es heute schon gut funktionierende Schwangerenberatungsstellen gibt, welche die Unterbringung der Mütter so geschickt und erfolgreich betreiben, daß für Säuglingsheime und Säuglingsheilanstalten keine Mütter mehr übrigbleiben. *Diese letzteren aber sind auf stillende Mütter als Ammen angewiesen, wenn sie den Aufgaben des Säuglingsschutzes gerecht werden sollen.* Es war vor noch gar nicht langer Zeit eigentlich eine sehr erwünschte und geschickte Kombination, daß ein Teil der Mütter in Säuglingsheimen Unterkunft fand, und gleichzeitig dort durch Milchabgabe als Helferinnen des Säuglingsschutzes wirkten. Heute, wo tätige Schwangerenberatungsstellen um die Unterkunft der jungen Mütter besorgt sind, wird sehr häufig auch das Säuglingsheim nur als Unterkunftsstelle betrachtet, wenn man mit einer jungen Mutter gar nichts anzufangen weiß. Nicht berücksichtigt wird, daß das Säuglingsheim milchreiche Mütter braucht, nicht berücksichtigt wird weiter, daß der Mutterschutz kein Ding an sich ist, sondern ein Teil der allgemeinen Fürsorge. Das sind Kinderkrankheiten, die noch überwunden werden müssen.

Mit Nachdruck soll an dieser Stelle aber betont werden, eine wie große Bedeutung *Frauenkliniken, Entbindungsanstalten* u. dgl. im Sinne des Mutterschutzes haben. An sich ist es im Sinne der Stärkung des Familiensinnes nicht wünschenswert, wenn die Entbindung außerhalb des Hauses erfolgt. Es gibt aber heute so viele Familien, welche weder imstande sind, die notwendige Sauberkeit noch die Ruhe der Geburt und des Wochenbettes zu gewährleisten, daß die Entbindungsanstalten eine immer größere Bedeutung gewonnen haben. Aus der nachfolgenden Tabelle der Dortmunder Frauenklinik geht hervor, in wie hohem Maße die Geburten in die Anstalt verlegt werden können und wir müssen das unter den heutigen Umständen begrüßen und fördern, da die Häuslichkeit nicht immer die richtige Gewähr gibt (Tab. 46).

Hauspflegevereine. Gleichgültig, ob die Geburt im Hause oder in der Klinik stattfindet, so bleibt bei verheirateten Frauen immer die Lücke des unversorgten Haushaltes. Das ist die Stelle, wo die Hauspflegevereine ihre segensreiche Tätigkeit entfalten können. Durch die Stellung einer billigen Hilfe, welche den Haushalt in Ordnung hält, welche für Mann und Kinder sorgt, läßt sich unermeßlicher Nutzen stiften, und das mit verhältnismäßig geringen Mitteln. Dem steht gegenüber, daß die Hauspflegevereine meist eine recht geringe Tätigkeit entfalten und daß sie gar nicht hinreichend bekannt sind. *Es scheint uns Aufgabe der besser organisierten Hausfrauenvereine zu sein, diesen Teil der Fürsorge zu pflegen* und sich Hauspflegevereine anzugliedern. Deren Tätigkeit muß teils auf ehrenamtlicher, teils auf beruflicher Grundlage aufgebaut werden.

Tabelle 46. *Anstaltsgeburten in Dortmund.*

Jahr	Eheliche Geburten			Uneheliche Geburten			Anstaltsgeburten überhaupt	
	überhaupt	davon in Anstalten	Proz. in Anstalten	überhaupt	davon in Anstalten	Proz. in Anstalten	absolut	Proz. der Gesamtgeburten
1899	5801	158	2,7	245	1	0,4	159	
1900	5921	141	2,4	276	1	0,4	142	
1901	6143	276	4,5	290	15	5,2	291	
1902	6125	422	6,9	273	24	8,8	446	
1903	6289	466	7,4	295	23	7,8	789	
1904	6551	539	8,2	320	58	18,0	597	
1905	6707	584	8,7	373	85	22,8	669	
1906	7335	521	7,1	418	115	27,5	636	
1907	7529	406	5,4	490	188	38,4	594	
1908	7738	446	5,8	510	210	41,2	656	
1909	7362	445	6,0	529	223	42,2	668	
1910	6889	522	7,6	547	254	46,4	676	
1911	6854	557	8,1	529	261	49,5	818	11,1
1912	6918	583	8,4	618	309	50,0	892	12,0
1913	7636	646	8,5	638	348	54,5	994	12,0
1914	8099	813	10,0	690	363	52,6	1176	13,4
1915	6459	588	9,1	623	321	51,5	909	12,7
1916	4885	618	12,7	413	234	56,7	852	16,1
1917	4180	538	12,9	360	183	50,8	721	15,9
1918	4408	578	13,1	466	228	51,1	806	16,6
1919	5911	699	11,8	577	271	47,0	990	15,3
1920	7465	982	13,1	782	372	47,6	1354	16,5
1921	7816	1154	14,8	759	403	53,1	1557	18,5
1922	7314	1075	14,7	746	394	57,9	1469	18,5
1923	6289	839	13,4	559	270	48,2	1109	16,3
1924	5960	1128	19,3	548	286	52,2	1414	21,7
1925	6019	1505	**25**	628	401	**63,7**	1906	**28,7**

Literatur.

Ascher: Vorlesungen über ausgewählte Kapitel der sozialen Hygiene. Veröff. a. d. Geb. d. Medizinalverwalt. Bd. 12, H. 8, 1921. — Ascher: Die Säuglingsfürsorge und ihre wissenschaftliche Verwertung. Veröff. a. d. Geb. d. Medizinalverwalt. Bd. 15, H. 7. 1922. — Baum: Säuglings- und Kleinkinderfürsorge in Engel u. Baum: Grundriß der Säuglingskunde. München 1926. — Engel: Fürsorge für Mütter, Säuglinge und Kleinkinder in „Gesundheitswesen und Wohlfahrt im Deutschen Reich". Herausgeg. von B. Möllers. — Engel: Die Stillfähigkeit, Erg. d. Inn. Med. u. Kinderheilk. Bd. 24. — Fischer, A.: Grundriß der sozialen Hygiene. 2. Aufl. Karlsruhe 1925. — Gottstein-Tugendreich: Sozialärztliches Praktikum. Berlin 1920. — Grotjahn-Kaub: Handwörterbuch der sozialen Hygiene, diverse Abschnitte. Leipzig 1912. — Husler: Mortalität und Morbidität im Kindesalter. Handb. d. Kinderheilk. von Pfaundler-Schlossmann. 3. Aufl. Bd. 1. 1923. — Keller, A.: Säuglingssterblichkeit, Säuglingsernährung, Säuglingsfürsorge. Dtsch. Klin. 1909, S. 587. — Keller u. Klumcker: Säuglingsfürsorge und Kinderschutz in den europäischen Staaten. Berlin 1912. — Rott: Geburtenhäufigkeit, Säuglingssterblichkeit und Säuglingsschutz in den ersten beiden Kriegsjahren. Ergebn. d. Hyg., Bakteriol., Immunitätsforsch. u. exp. Therrapie Bd. 2, S. 584. 1917. — Rott: Beiträge zur sozialen Hygiene des Säuglings- und Kleinkindesalters, Festschrift. Berlin: Georg Stilke 1920. — Rott: Handbuch der Säuglings-Kleinkinder-Mütterfürsorge. Berlin 1925. — Salge u. Trumpp: Die Milchküchen und Beratungsstellen im Dienste der Säuglingsfürsorge. Verhandl. d. Ges. f. Kinderkrankh. Bd. 24. 1907. — Salomon: Säuglingskrankheiten in Grotjahn: Soziale Pathologie. Berlin 1923. — Schlossmann: Säuglings-, Kleinkinder- und Schulkinderfürsorge im Handbuch der Kinderh. von Pfaundler u. Schlossmann, 3. Aufl. Bd. 1. 1923. — Tugendreich: Mutter- und Säuglingsfürsorge. Stuttgart 1910. — Tugendreich: „Säuglingsfürsorge" im Handwörterb. d. Kommunalw. Bd. 3. Jena 1923. — Westergaard: Die Lehre von der Mortalität und Morbidität 1901 (zitiert nach Husler). — Gesundheitsfürsorge für das Kindesalter (neue Folge d. Zeitschr. f. Säuglings- u. Kleinkinderschutz), die Jahrgänge 1925—1926.

Kleinkinderfürsorge.

Von

GUSTAV TUGENDREICH

Berlin.

1. Begriffsbestimmung und geschichtlicher Rückblick.

Als „Kleinkind“ (auch: Spielkind) bezeichnet man das Kind jenseits des Säuglingsalters und diesseits des Schuleintritts. Dabei ist für die praktische Fürsorge nicht der Eintritt in das schulpflichtige Alter, sondern die wirklich erfolgte Einschulung maßgeblich. Schulpflichtige Kinder, die noch nicht eingeschult sind, werden im allgemeinen zweckmäßig der Kleinkinderfürsorge eingeordnet. Der regelrechte Grund für verzögerte Einschulung ist die Schulunreife. Die geistige Unterentwicklung, die häufig mit körperlicher einhergeht, läßt es rätlich erscheinen, solche Kinder so lange in der Kleinkinderfürsorge zu belassen, bis die Schulreife erreicht oder durch Feststellung *dauernder* Unreife für die Normalschule eine andere zweckmäßige Beschulung bzw. Fürsorge (Hilfsklasse, Schwachsinnigen-, Blinden-, Taubstummenschule usw.) eingetreten ist. Doch ist die Fürsorge für schulpflichtige, aber nicht schulreife Kinder ein Grenzgebiet und noch sehr des Ausbaus bedürftig.

Von diesen Ausnahmefällen abgesehen, rechnet man also das Kleinkindesalter vom Ende des Säuglingsalters bis zum Schulalter, also vom 2.—6. Lebensjahre.

Es gliedert sich zwanglos in zwei Abschnitte. Im ersten, dem Krippenalter, sind zwar gegenüber dem Säuglingsalter die Erziehungsmöglichkeiten sehr vermehrt, aber eine systematische Unterweisung ist noch nicht möglich. Erst etwa um das 3. Lebensjahr herum, wenn das Kind sich selbst als Individuum, als Persönlichkeit empfindet, wenn das Ich-Bewußtsein erwacht, wenn es von sich selbst nicht mehr in der dritten Person, sondern in der ersten spricht, kann an eine systematische Belehrung herangegangen werden, die natürlich dem Alter des Kindes angepaßt sein muß. Die öffentliche Fürsorge leistet diese im Kindergarten, der eine gute Vorbereitung auch für die Schule bildet. Etwa vom 3. Lebensjahre ab befindet sich das Kleinkind im „Kindergartenalter“.

(Die neuerdings mehrfach geübte, noch mehr besprochene MONTESSORI-Methode überbrückt die Grenzen dieser Altersstufungen. Nicht der geringste Vorzug dieser Methodik, deren Nachteile nicht verkannt werden sollen, liegt darin, daß sie in gleichmäßig gleitender, der individuellen Entwicklung genau angepaßter Weise das Kind bis weit ins Schulalter, ja nach Absicht der Begründerin bis zum Schulende fördert. Daß der plötzliche Übergang von dem Kindergarten oder gar der Familie in die Schule mancherlei Nachteile hat, die auch vom ärztlichen Standpunkt Beachtung verdienen, ist nicht zu bestreiten.)

Ungefähr fällt das Kleinkinderalter mit dem *neutralen Kindesalter* der biologischen Einteilung zusammen, so genannt, weil in diesem Altersabschnitt die

Verschiedenheiten der Geschlechter, von den Geschlechtsorganen abgesehen, nicht auffällig sind.

Bezeichnet man als *fürsorgebedürftig* jedes Kind, dessen natürliche oder bestellte Erzieher ihm eine den Mindestforderungen der Hygiene und Pädagogik entsprechende Aufzucht aus eigenen Mitteln nicht gewähren können, so ist die Zahl der fürsorgebedürftigen Kleinkinder in Deutschland gegenwärtig mit etwa 4 bis 4,5 Millionen nicht zu hoch gegriffen. Die Not des Kleinkindes leitet sich großenteils aus dem Umstande her, daß es einer beständigeren Überwachung bedarf als der Säugling oder das Schulkind. Während für das Schulalter einen großen Teil der Überwachung, und zwar in geistiger wie körperlicher Beziehung, die Schule übernimmt, während der Säugling einen großen Teil des Tages schlafend verbringt und, da er noch nicht laufen kann, leicht vor Unfällen zu bewahren ist, bedarf das Kleinkind einer zeitraubenden und sorgfältigen Überwachung. Denn in diesem Alter besteht gewissermaßen ein Mißverhältnis zwischen körperlicher und geistiger Entwicklung. Die Fähigkeit, durch Kriechen oder Gehen sich selbständig zu bewegen, besteht, ohne daß aber damit auch die Fähigkeit erworben ist, die Gefahren zu erkennen und zu vermeiden, die mit dieser Selbständigkeit verknüpft sind. Hinzu kommt die verhältnismäßig schnelle und bedeutende Abnahme des Schlafbedürfnisses. Daß die großen Anforderungen, die infolge dieser Eigenschaften das Kleinkind an die Aufsicht der Mutter stellt, in der breiten Volksschicht nur unvollkommen erfüllt werden, beweist die große Zahl der Unglücksfälle in dieser Altersstufe (s. S. 157).

Notwendigerweise mußte diese Not des Kleinkindes sich um so deutlicher offenbaren, je größer die Zahl der außerhäuslich erwerbstätigen Mütter wurde, wie denn ja ein großer Teil der Probleme der Kinderfürsorge mit der mütterlichen Erwerbsarbeit, besonders der außerhäuslichen, aufs engste zusammenhängt. Wie Oberlin (1740—1828) in seiner im Jahre 1779 errichteten Kleinkinderbewahranstalt die Kinder, deren Eltern auf Arbeit gingen, bewahren und erziehen wollte, so fordert Pestalozzi in seinem Volksbuch: Lienhard und Gertrud (1780) „Not- und Hilfsschulen für arme Leute, die wegen des Taglohns oder ihres Frondienstes den Tag über ihre Wohnungen verschließen"; er fordert „Kinderhäuser, wohin arme Mütter, welche die Notdurft des Lebens von der Seite ihrer Kinder wegreißt ... ihre noch nicht schulfähigen Kinder bringen und worin sie den Tag belassen werden können".

Dieser Notstand mußte bei zunehmender Industrialisierung immer deutlicher hervortreten. Es ist kein Zufall, daß es England ist, in dem zuerst in größerem Maßstabe solche Bewahranstalten errichtet wurden um dieselbe Zeit, in der nach Errichtung der ersten Fabriken die Mütter in größerer Zahl die Heimarbeit mit der außerhäuslichen vertauschten. Robert Owen errichtete im Jahre 1800 in seiner Fabrik zu New Lamark die erste englische Kinderbewahranstalt, im Jahre 1825 finden wir bereits eine Organisation der Infantschools, um deren Ausbau sich dann besonders Wilderspin verdient gemacht hat.

Etwa um dieselbe Zeit werden in Frankreich nach Owens Vorbild Kleinkinderschulen errichtet, und im Jahre 1837 gliederte der Minister Salvandy die Kleinkinderschule als „Schule für das frühe Kindesalter" in das Gesamtsystem des französischen Elementarschulwesens ein.

In *Deutschland* erhielt die Bewegung einen neuen, nachwirkenden Anstoß durch die bahnbrechende Arbeit Froebels (1782—1852). Der Unterricht Oberlins war schulmäßig, befaßte sich u. a. mit Geographie, Bibelkunde, Sprachunterricht, Stricken und Spinnen; er trug der geistigen und körperlichen Entwicklungsstufe seiner Schützlinge nicht Rechnung. Demgegenüber verwirft Froebel, in genialer Erfassung der kleinkindlichen Eigenart, jeden schulmäßigen

Unterricht und umschreibt den Zweck des Kindergartens folgendermaßen: „Er soll Kinder des vorschulpflichtigen Alters nicht nur in Aufsicht nehmen, sondern auch eine ihrem ganzen Wesen entsprechende Betätigung geben, ihren Körper kräftigen, ihre Sinne üben und den erwachenden Geist beschäftigen und sie sonach mit der Natur und der Menschenwelt bekanntmachen, besonders auch Herz und Gemüt richtig leiten und zum Urgrunde alles Lebens, zur Einigkeit mit sich hinführen.“ Im Spiele soll sich das Kind diesem Ziele zu entwickeln, indem die Kindergärtnerin das Spiel im Geiste des Kindes leitet.

Im Vordergrunde der Methode steht die *Selbsttätigkeit* der Kinder. Deutlich tritt in dieser Begriffsbestimmung die Erweiterung der Aufgabe zutage, die FROEBEL dem Kindergarten zuweist. Nicht eine Behütung und Bewahrung solcher Kinder, die tagsüber der elterlichen Aufsicht entbehren, sondern zielbewußte Körper- und Geistesbildung aller Kleinkinder nach einer von ihm ersonnenen und ausgearbeiteten Methodik, die von geschulten Kräften geübt wird. Dabei ist es für den Arzt besonders erfreulich, daß die Kräftigung des Körpers mit an erster Stelle der FROEBELschen Forderungen steht.

FROEBELS Kindergarten ist interkonfessionell. Die verschiedenen Konfessionen haben daneben eigene Kindergärten eingerichtet, von denen besonders die evangelischen Kleinkinderschulen, hervorgegangen aus der Inneren Mission (FLIEDNER, WICHERN), zu erwähnen sind. Die FROEBELsche Methode wird auch in ihnen mit geringen Abwandlungen geübt; sie ist allmählich auch in die noch bestehenden OBERLINschen Anstalten eingedrungen, wie denn der FROEBELsche Geist auch die Schule zu erobern sich anschickt (Arbeitsschule).

In den letzten Jahren ist für die Aufzucht des Kleinkindes die Methode der italienischen Ärztin MARIA MONTESSORI viel erörtert und erprobt worden. Sie geht wie FROEBEL von der sorgfältigen Beobachtung der Eigenart des Kleinkindes aus. Die Unterschiede gründen sich einmal auf die Verschiedenheit des Bildungsganges beider, indem FRÖBEL von der Pädagogik herkommt, MONTESSORI von der experimentellen Psychologie. Auch darf nicht vergessen werden, daß zwischen FRÖBEL und MONTESSORI drei Menschenalter liegen, in die das Aufblühen der wissenschaftlichen Psychologie fällt. Das Genie FRÖBELS leuchtet um so heller, denn das Wesentliche in der Eigenart des Kindes hat er voll erkannt: den Spieltrieb als Lerntrieb, und hat auf diesem Spiel- und Betätigungsdrang seine Methode aufgebaut. Daran ändert auch MONTESSORI grundsätzlich nichts, und daran wird auch in aller Zukunft nichts geändert werden können, weil, was FRÖBEL gelehrt hat, ein Naturgesetz ist. MONTESSORI individualisiert nur feiner, indem sie jedem Kinde die *Wahl der Beschäftigung* überläßt; auch sind ihre Beschäftigungsarten mannigfacher und zum Teil sehr geeignet, die Sinne der Kleinkinder, ihr Beobachtungsvermögen zu üben und zu schärfen. Das letzte Wort über die MONTESSORI-Methode ist noch nicht gesprochen. Doch ist sie seit FRÖBEL die erste, die wieder nachhaltiges Interesse findet; das hat sich auch praktisch in der Errichtung von MONTESSORI-Kindergärten ausgewirkt.

Während die Einrichtungen der Bewahranstalten für das Kleinkinderalter somit auf eine etwa anderthalb Jahrhundert alte Geschichte zurückblicken, ist die *offene Fürsorge* für diese Altersgruppe recht jung. Dabei kommt der offenen Fürsorge eine große Bedeutung zu, weil nur sie imstande ist, die gewaltige Zahl fürsorgebedürftiger Kleinkinder zu erfassen. Gerade der Arzt wird angesichts ihrer geringen Zahl und ihrer durchschnittlich unzulänglichen hygienischen und pädagogischen Beschaffenheit die Anstalten nur als Notbehelf betrachten und wird gegenwärtig die Aufzucht in der Familie grundsätzlich vorziehen. Es muß freilich erwähnt werden, daß von pädagogischer Seite die Einführung des obligatorischen Kindergartenbesuches für 4—6jährige Kinder gefordert wird allgemein oder wenigstens für solche, die nicht in geordneten häuslichen Verhältnissen aufwachsen[1]). Und wir sahen, daß in Frankreich eine ähnliche Regelung besteht. Das setzt natürlich einen umwälzenden Ausbau des Anstaltswesens in Deutschland voraus. Vom ärztlichen Standpunkt könnte dazu erst Stellung genommen werden, wenn derartige Pläne greifbare Gestalt angenommen haben.

Gegenwärtig ist die Kleinkinderfürsorge wesentlich auf die offene Fürsorge bei Erfassung und Betreuung der fürsorgebedürftigen Kinder angewiesen.

Die von HUGO NEUMANN vor fast 20 Jahren erhobene Forderung, die Säuglingsfürsorgestellen auch für das Kleinkinderalter nutzbar zu machen, ist in großem Umfange verwirklicht worden.

Der größte Teil der Säuglingsfürsorgestellen hat, nachdem auf einer Konferenz der Deutschen Zentrale für Jugendfürsorge im Jahre 1910 KLARA RICHTER und TUGENDREICH erneut diesen Ausbau forderten, auch das Kleinkinderalter in seine Fürsorge einbezogen.

Ebenfalls neueren und neuesten Datums, wesentlich beeinflußt durch Krieg und Nachkriegszeit, ist die *Erholungsfürsorge für das Kleinkind.* Während für die Schulkinder Ferienkolonien, Land- und Seeheime in erheblicher Zahl vorhanden sind, in den letzten Jahren der „Landaufenthalt für Stadtkinder" sehr vielen Schülern zugute kommt, ist für das Kleinkind in dieser Hinsicht nur dürftig gesorgt, wenngleich in den letzten Jahren eine geringe Vermehrung der Erholungsmöglichkeiten zu verzeichnen ist.

Überhaupt aber muß man von der erwähnten Konferenz der Deutschen Zentrale für Jugendfürsorge im Jahre 1910 einen deutlichen Aufschwung der Kleinkinderfürsorge datieren. Das Kleinkinderalter war als eine besondere Gruppe der Jugend herausgehoben und umgrenzt, die Eigenart seiner Not und, damit im engsten Zusammenhang, die Eigenart der ihr dienenden Fürsorge betont. Die Fahne war entfaltet, um die sich alle diejenigen scharen konnten, die praktisch oder theoretisch in der Fürsorge für das Kleinkind tätig waren. Ein Zeichen dieser Sammlung war die im Jahre 1916 erfolgte Gründung des „*Deutschen Ausschusses für Kleinkinderfürsorge*"[2]), der unter Vorsitz von POLLIGKEIT-Frankfurt a. M. die besten Sachkenner des Arbeitsgebietes, Erzieher, Ärzte, Hygieniker, Sozialarbeiter vereinigt.

2. Statistik (Bestand, Sterblichkeit, Kränklichkeit).

a) Bestand.

Die *letzte* für die Betrachtung zur Verfügung stehende *Volkszählung fand am 8. Oktober 1919* statt, von derjenigen von 1925 liegt die Auszählung nach Altersklassen nur vereinzelt vor.

Im Deutschen Reiche

betrug die ortsanwesende Bevölkerung der uns hier beschäftigenden Altersstufen:

Geburtsjahr	Alter	Männlich	Weiblich	Zusammen
1919	bis $^3/_4$ Jahr	376 316	357 216	733 522
1918	„ $1^3/_4$ „	351 105	341 905	693 010
1917	„ $2^3/_4$ „	338 390	328 543	666 933
1916	„ $3^3/_4$ „	376 677	365 484	742 161
1915	„ $4^3/_4$ „	497 045	487 946	984 991
1914	„ $5^3/_4$ „	643 837	634 898	1 278 735
	zus. von $1^3/_4$—$5^3/_4$	2 207 054	2 158 776	4 365 830

[1]) Resolution der deutschen Lehrervereine und des Berliner Lehrervereins 1919; siehe „Kindergarten": Bd. 60, Nr. 2, S. 42.

[2]) Geschäftsstelle: Frankfurt a. M., Kettenhofweg 26.

In Preußen
(ohne abgetretenes und ohne Saargebiet).

Lebensalter	Männlich	Weiblich	Zusammen
unter 1 Jahr	278 157	263 925	542 082
1 bis unter 2 Jahre	201 399	195 247	396 646
2 „ „ 3 „	214 896	207 618	422 514
3 „ „ 4 „	237 983	229 991	467 974
4 „ „ 5 „	337 750	330 438	668 188
5 „ „ 6 „	387 111	380 721	767 832
zusammen 1—6	1 379 139	1 344 015	2 723 154
Ortsanwesende Bevölkerung Preußens überhaupt.			
Am 8. X. 1919	17 622 664	18 843 608	36 466 272

In Alt-Berlin:

Alter	Männlich	Weiblich	Zusammen
0—1 Jahr	9 915	9 321	19 236
1—2 Jahre	6 818	6 538	13 356
2—3 „	6 702	6 557	13 259
3—4 „	7 992	7 821	15 813
4—5 „	11 142	10 748	21 890
5—6 „	12 602	12 501	25 103
zusammen 1—6	45 256	44 165	89 421
Ortsanwesende Bevölkerung überhaupt.			
8. X. 1919	866 378	1 036 131	1 902 509

Der Vergleich mit früheren Zählungen zeigt den gewaltigen Rückgang in der Zahl der Kleinkinder, wesentlich bedingt durch den Geburtenrückgang. Seit 1919 ist eine kleine Erholung eingetreten, doch auch nicht annähernd in dem Umfange, um diesen Verlust auszugleichen.

Deutsches Reich.

Zählung am	Männlich	Weiblich	Zusammen	Lebensalter
1. XII. 1890	3 087 315	3 078 911	6 186 226	1—6
1. XII. 1900	3 545 211	3 535 871	7 081 082	1—6
1. XII. 1910	3 899 202	3 854 418	7 753 620	$^{11}/_{12}$—$5^{11}/_{12}$
8. X. 1919	2 207 054	2 158 776	4 365 830	$^{3}/_{4}$—$5^{3}/_{4}$

Preußen.
Bestand der Kinder von 1—6 Jahren. — Prozentanteil an der Gesamtbevölkerung.

Volkszählungstag	Männlich	Weiblich	Zusammen	Männlich	Weiblich	Zusammen
1. XII. 1990	1 940 770	1 918 490	3 859 260	13,20	12,58	12,88
1. XII. 1900	2 222 130	2 208 323	4 430 453	13,09	12,62	12,85
1. XII. 1910	2 468 106	2 427 772	4 895 878	12,44	11,95	12,19
8. X. 1919	1 379 139	1 344 015	2 723 154	7,8	7,2	7,5

Alt-Berlin.
Bestand der Kinder von 1—6 Jahren nach den Volkszählungen. — Prozentanteil an der Gesamtbevölkerung.

Volkszählungstag	Männlich	Weiblich	Zusammen	Männlich	Weiblich	Zusammen
1. XII. 1890	76 793	77 024	153 817	10,11	9,40	9,74
1. XII. 1900	84 899	85 820	170 719	9,40	9,15	9,04
1. XII. 1910	85 170	84 937	170 104	8,57	7,89	8,21
8. X. 1919	45 256	44 165	89 421	5,2	4,4	4,6

Der Bestand an Kleinkindern hat sich bei der Zählung 1919 gegen die Zählung von 1910 erheblich, um 35—40%, verringert, ganz besonders stark in der Großstadt. Es besteht, wie gesagt, wenig Hoffnung, daß die Vorkriegszahlen je erreicht werden, weil inzwischen Kenntnis und Übung der Empfängnisverhütung nicht nur in der Stadt, sondern auch auf dem Lande weite Ausbreitung gefunden hat und ein Aufgeben dieses einmal eingewurzelten Brauches kaum je beobachtet worden ist.

Besonders deutlich geht der Rückgang aus dem Prozentanteil hervor, den das Kleinkinderalter zu der Gesamtbevölkerung stellt. Während in Preußen im Jahre 1910 die Kleinkinder 12,2% der Gesamtbevölkerung betrugen, sind es 1919 nur 7,5%; und für Alt-Berlin sind die entsprechenden Zahlen 8,2 und 4,6. Entsprechend der ansteigenden Geburtenziffer in der Nachkriegszeit ist der Anteil der Kleinkinder an der Gesamtbevölkerung inzwischen gewachsen. Für Groß-Berlin betrugen die Zahlen nach GURADZE[1]) am 8. X. 1919: 5,0%, am 1. I. 1925: 5,4%. Angesichts so beredter Zahlen und angesichts der Fragwürdigkeit aller Bemühungen, die Geburtenzahl in größerem Maßstabe zu heben, muß zunächst die mehr Erfolg versprechende Aufgabe in Angriff genommen werden, die Sterblichkeit auf das Mindestmaß herunterzudrücken. Nun beobachtet man gewöhnlich einen Parallelismus zwischen Rückgang der Geburten und der Sterblichkeit, auf dessen Ursachen hier nicht näher eingegangen werden kann.

Für die öffentliche Gesundheitspflege und Fürsorge ist wichtig der *Bestand der unehelichen Kleinkinder*. Im Gegensatz zum Säuglingsalter fehlen für die späteren Kinderjahre sichere Zahlen. GURADZE[2]) hat in einem Ermittlungsversuch für 1917 die Zahl der unehelichen Kleinkinder in Deutschland auf 5,71% des Kleinkinderbestandes geschätzt (für 1917: 443 051 uneheliche Kleinkinder).

b) Sterblichkeit.

Im Deutschen Reich starben im Jahre 1920 (ohne Saargebiet):

Lebensalter	Männlich	Weiblich	Zusammen
0—1 Jahr	119 009	90 714	209 723
1—2 Jahre	12 746	11 431	24 177
2—3 ,,	4 602	4 075	8 677
3—4 ,,	2 877	2 784	5 661
4—5 ,,	2 436	2 271	4 707

Nach ROESLE[3]) war der Verlauf der Säuglings- und Kleinkindersterblichkeit im Deutschen Reiche 1913—1922 folgender:

Jahr	Alter	
	0—1 auf 1000 Lebendgeborene	1—5 auf 1000 Lebende
1913	151	13,2
1914	164	13,1
1915	148	16,8
1916	140	15,3
1917	149	15,5
1918	158	22,0
1919	145	18,3
1920	131	14,9
1921	134	9,9
1922	129	—

[1]) GURADZE: Aus der Berliner Kleinkinderstatistik in Gesundheitsfürsorge für das Kindesalter alter Bd. I, S. 615. Berlin: Stilke 1926.

[2]) GURADZE: Wieviel lebende uneheliche Kleinkinder gibt es? Zeitschr. f. Säuglings- u. Kleinkinderschutz 1917, S. 615.

[3]) Siehe Dtsch. med. Wochenschr. Jg. 50, S. 149. 1924.

Die Sterblichkeit nach Altersklassen in Preußen.
(Stat. Jahrb. f. d. Freistaat Preußen Bd. 19. Berlin 1923.)

Jahr	Bis 1 Jahr alt		Über 1—2 Jahre		Über 2—3 Jahre alt		Über 3—5 Jahre alt	
	männlich	weiblich	männlich	weiblich	männlich	weiblich	männlich	weiblich
1912	96 241	76 679	15 119	14 143	6041	5752	7480	7746
1913	97 873	78 116	15 698	14 668	5160	6154	7330	7349
1919	54 587	42 303	10 061	9 385	6241	5953	8969	9350
1920	73 640	56 893	8 777	7 818	3645	3541	7057	6972
1921	73 133	56 800	9 201	7 943	2394	2223	5163	4625

Gestorbene nach dem Alter 1922—1925 in Berlin nach GURADZE.

Jahr	Alter in Jahren																Gestorbene überhaupt	
	0—1		1—2		2—3		3—4		4—5		5—6		zus. 1—6		über 6			
	männlich	weiblich	männlich	weiblich	männlich	weiblich	männlich	weiblich	männlich	weiblich	männlich	weiblich	männlich	weiblich	männlich	weiblich	männlich	weiblich
	Grundzahlen																	
1922	3601	2810	672	526	235	221	87	88	60	47	44	33	1098	915	21 264	23 296	25 963	27 021
1933	2702	2087	450	416	213	167	139	106	64	48	43	26	909	763	20 569	22 802	24 180	25 652
1924	2249	1681	251	226	120	100	76	63	87	60	40	23	574	472	19 629	22 574	22 452	24 727
1925	2336	1935	247	201	98	87	76	78	84	71	53	61	558	498	18 967	21 357	21 861	23 790
	In Prozent aller Gestorbenen																	
1922	13,9	10,4	2,6	1,9	0,9	0,8	0,3	0,3	0,2	0.2	0 2	0,2	4,2	3,4	81,9	86,2	100,0	100,0
1923	11,2	8,1	1,9	1,6	0,9	0,7	0,6	0,4	0,2	0,2	0.2	0,1	3,8	3,0	85,0	88,9	100,0	100,0
1924	10,0	6,8	1,1	0,9	0,5	0,4	0,3	0,3	0,4	0,2	0,2	0,1	2,5	1,9	87,4	91,3	100,0	100,0
1925	10,7	8,1	1,1	0,8	0,4	0,4	0,3	0,3	0,4	0,3	0,2	0,3	2,6	2,1	86,8	89,8	100,0	100,0

Man bemerkt ein Absinken des so berechneten Anteils bis zum 4. Lebensjahre. Faßt man das Kleinkindesalter von 1—6 Jahren zusammen, so ergibt sich ständige Abnahme der Sterblichkeit, die natürlich bei den über 6 jährigen Zunahme nach sich zieht. Auch tritt der bedeutende Abfall vom zweiten zum dritten Lebensjahre klar hervor, ganz zu schweigen von dem vom ersten zum zweiten, ebenso fast ausnahmslos die geringere Sterblichkeit des weiblichen Geschlechtes bis zum 6. Altersjahre.

Die *soziale Lage* wirkt mächtig auf die Höhe der Sterblichkeit ein. Nach FUNK[1]) gibt darüber folgende, in *Bremen* aufgemachte Tabelle Aufschluß:

In der Altersgruppe 1—5 Jahre starben auf je 10 000 Lebende jeden Geschlechts:

Wohlhabende			Mittelstand			Ärmere			Insgesamt		
männlich	weiblich	zusammen	männlich	weiblich	zusammen	männlich	weiblich	zusammen	männlich	weiblich	zusammen
31	25	28	65	121	92	277	246	262	152	160	156

Ähnliche, wenn auch nicht ganz so große Spannungen zwischen den sozialen Klassen wie FUNK, bringen Erhebungen von VERRIJN STUART, ELLER[2]) u. a.

Ein deutlicher Einfluß der Kinderzahl auf die Sterblichkeit ist auch im Kleinkinderalter nachweisbar, besonders in den Städten mit ihren engen Wohnverhältnissen, und da wieder bei den Armen.

---

[1]) FUNK: Die Sterblichkeit nach sozialen Klassen in der Stadt Bremen. Mitt. d. Bremer Stat. Amtes im Jahre 1911, Nr. 1.

[2]) Siche MOSSE-TUGENDREICH: Krankheit und soziale Lage. München 1913, S. 17 u. S. 300 ff.

VERRIJN STUART gibt folgende Tabelle:

	In Familien, darin geboren wurden							
	1—3 Kinder		4—5 Kinder		6 oder mehr Kinder		Summe	
	Stadt	Land	Stadt	Land	Stadt	Land	Stadt	Land
starben Kinder im Alter von 1—4 Jahren pro 100 Lebendgeborene nach Abzug der im 1. Lebensjahre Gestorbenen								
bei den Reichen	3,7	1,4	3,1	2,5	6,7	3,3	5,2	2,7
„ „ Wohlhabenden	5,4	4,2	9,1	4,5	10,3	5,6	9,4	5,2
„ „ weniger Wohlhabenden .	5,6	3,1	8,7	5,1	11,0	7,2	10,3	6,4
„ „ Armen	7,4	4,9	8,8	6,1	12,1	7,5	11,5	7,1

c) Todesursachen.

Im Kleinkinderalter treten Ernährungsstörungen und Lungenkrankheiten, die im Säuglingsalter das Feld beherrschen, zurück. An die erste Stelle der Todesursachen rücken die sog. „Kinderkrankheiten" (Röteln und Masern, Keuchhusten, Scharlach, Diphtherie). Die Letalität an diesen „Kinderkrankheiten" ist um so größer, je jünger das Kind ist. Wie die Ernährungsstörungen, wenn sie das ältere Kind befallen, sehr viel ungefährlicher sind als im Säuglingsalter, so starben z. B. von den an Masern und Keuchhusten Erkrankten im Schulalter unvergleichlich weniger als im Kleinkinderalter.

Die Bedeutung dieses Verhaltens für die öffentliche Gesundheitspflege leuchtet ohne weiteres ein.

Preußen.

Von je 10 000 Lebenden der betreffenden Altersklasse starben im Alter von ... Jahren im Jahre 1914:

	0—1		1—2		2—3		3—5		5—10		Überhaupt	
	männlich	weiblich	männlich	weiblich	männlich	weiblich	männlich	weiblich	männlich	weiblich	männlich	weiblich
Keuchhusten	42	46	14	18	3	5	1	1	0,2	0,3	1,6	1,8
Masern und Röteln ...	14	13	17	16	5	5	2	2	0,5	0,5	1,0	1,0
Scharlach	4	3	7	7	8	8	7	7	4	4	1,4	1,4
Diphtherie und Krupp . .	11	8	18	15	13	11	10	10	4	5	2	2

Noch deutlicher spricht die Letalitätsberechnung[1]):

Die Gestorbenen in Prozenten der gemeldeten Kranken in Berlin, 1922—1924.

Krankheit	Alter in Jahren						Überhaupt		
	0—1		1—6		über 6				
	männlich	weiblich	männlich	weiblich	männlich	weiblich	männlich	weiblich	zusammen
	1922								
Scharlach . .	50,0	25,0	5,7	4,3	1,6	1,4	2,7	2,0	2,3
Diphtherie . .	60,9	42,9	14,9	14,1	2,5	3,2	10,7	7,1	4,9
Typhus . . .	—	—	—	14,3	16,4	15,6	15,5	15,6	15,6
Genickstarre .	81,8	62,5	77,8	50,0	49,1	58,3	54,4	57,5	55,5
Ruhr	69,0	75,0	20,5	26,7	20,0	28,7	30,4	33,7	32,2

[1]) Siehe TUGENDREICH: Zur Bedeutung der „Kinderkrankheiten" usw. Zeitschr. f. Säuglings- u. Kleinkinderschutz, Nov. 1917.

Die Gestorbenen in Prozenten der gemeldeten Kranken in Berlin, 1922—1924 (Forts.).

Krankheit	Alter in Jahren						Überhaupt		
	0—1		1—6		über 6				
	männlich	weiblich	männlich	weiblich	männlich	weiblich	männlich	weiblich	zusammen
				1923					
Scharlach . .	20,0	—	3,1	1,9	1,3	1,3	1,9	1,4	1,7
Diphtherie . .	34,6	33,7	13,2	12,8	3,8	2,6	9,7	6,9	8,2
Typhus . . .	—	—	11,1	—	17,0	11,6	16,7	11,3	14,0
Genickstarre .	—	85,7	57,1	66,7	33,3	69,2	52,9	73,1	61,7
Ruhr	57,1	63,4	21,7	29,0	18,3	25,4	27,5	33,2	30,2
				1924					
Scharlach . .	—	16,7	2,7	0,7	1,3	0,8	1,8	0,9	1,8
Diphtherie . .	32,6	19,4	8,5	10,3	1,8	2,8	6,2	5,5	5,8
Typhus . . .	—	—	—	—	14,9	13,1	13,6	12,5	13,8
Genickstarre .	83,3	33,3	70,0	71,4	55,5	30,0	62,8	45,0	57,1
Ruhr	94,3	76,9	24,5	28,1	20,0	12,6	34,5	18,4	25,8

Wien.

Auf je 100 der betreffenden Altersklasse an nachstehender Krankheit Erkrankten starben in Wien:

	Alter	1887—1899	1912
Masern . . .	bis Ende des 1. Jahres	20,4	17,9
	2.— 5. Jahr	6,6	5,0
	6.—10. „	0,5	0,1
Keuchhusten	bis Ende des 1. Jahres	17,5	24,2
	2.— 5. Jahr	5,3	9,0
	6.—10. „	wegen zu kleiner Zahlen nicht berechnet	
Scharlach . .	bis Ende des 1. Jahres	23,2	16,0
	2.— 5. Jahr	15,2	8,0
	6.—10. „	6,8	3,2
Diphtherie .	bis Ende des 1. Jahres	48,5	31,0
	2.— 5. Jahr	33,7	12,5
	6.—10. „	14,2	4,6

Eine wichtige Aufgabe der Kleinkinderfürsorge besteht darin, die Sterblichkeit an diesen „Kinderkrankheiten“ herabzusetzen. Dies kann durch allgemeine Besserung der hygienischen und wirtschaftlichen Zustände geschehen. Im besonderen durch *Verhütung und Einschränkung der Übertragungen.* Schon aus diesem Grunde sind die Stätten, wo eine Anhäufung von Kleinkindern statthat, wie Krippen und Kindergärten, sorgfältig vom Arzt zu überwachen, worauf später noch eingehender hingewiesen werden wird. Dann durch Fortschritte der ärztlichen Forschung. So vermag die von DEGKWITZ[1]) gefundene Masernschutzimpfung mit großer Regelmäßigkeit für mehrere Monate gegen Masern zu immunisieren. Man kann mit diesem Mittel also die Masernerkrankung im Kleinkinderalter wesentlich einschränken. Die allgemeine praktische Anwendung ist gegenwärtig noch durch die Schwierigkeit behindert, überall genügende und ausreichend kontrollierte Mengen dieses von Masernrekonvaleszenten gewonnenen Serums zu gewinnen.

PFAUNDLER hat berechnet, daß allein in München etwa 730 Menschenleben jährlich zu sparen wären, wenn es gelänge, den Infektionstermin dieser „Kinderkrankheiten“ vom Säuglings- und Kleinkinderalter auf das Schulalter

[1]) DEGKWITZ: Die Masernprophylaxe und ihre Technik. Berlin: Julius Springer 1923.

hinauszuschieben. Bei den Infektionskrankheiten tritt der Einfluß der sozialen Lage sehr stark in Erscheinung.

Nach einer Erhebung von Reiche[1]) starben von den Erkrankten

	im reichen Stadtteil	im armen Stadtteil
an Scharlach	2,5%	11,0%
„ Masern	0,5%	6,4%
„ Diphtherie	2,5%	12,6%
„ Keuchhusten	4,2%	14,9%

Die Sterblichkeit an diesen „Kinderkrankheiten" würde sich übrigens nicht unwesentlich erhöhen, wenn man die Krankheiten, die sich nicht selten an die „Kinderkrankheiten" anschließen, die sog. „Nachkrankheiten" als solche erfassen könnte. Sie gehen aber in der Todesursachenstatistik auf in die Gruppen: Lungenentzündung (nach Keuchhusten und Masern), Nierenentzündung u. a. m.

Die *Tuberkulose des frühen Kindesalters* stand gerade in den letzten Jahren im Vordergrunde der statistischen und ärztlichen Forschung. Die Hungerblockade des Kriegs und die Nahrungsnot der Nachkriegszeit bewies wie in einem Massenexperiment den maßgeblichen Einfluß der Ernährung für die Verbreitung und für den ungünstigen Verlauf dieser Volksseuche. Der Unterernährung der Massen folgte alsbald ein Ansteigen der Tuberkulosesterblichkeit, sie sank mit der Besserung der Volksernährung.

Im frühen Kindesalter kam dieser Parallelismus indes nicht ganz zum Ausdruck. Dies erklärt sich aus zwei Gründen: Erstens war für die Ernährung des Säuglings und Kleinkindes im Kriege erheblich besser gesorgt als für die höheren Altersstufen, zweitens ist der Verlauf der Tuberkulose chronisch, und die in der Kindheit gesetzte Infektion führt häufig erst nach Jahren zur erkennbaren Krankheit bzw. zum Tode; daher erscheint die absolute Zahl der Todesfälle an Tuberkulose im frühen Kindesalter verhältnismäßig klein. Die Kriegsjahre haben aber auch die Zahl der tödlichen Ausgänge in diesem Alter erheblich gesteigert.

Im ganzen Deutschen Reiche[2]) betrug die Zahl der an *Lungentuberkulose* Gestorbenen in der Altersklasse 1—5:

Jahr	
1914	1883
1917	2616
1918	2974

Dabei ist der erhebliche Geburtenrückgang seit Kriegsbeginn zu berücksichtigen, die den Vergleich von 1917/18 mit 1914 erst ins rechte Licht setzen; es ist ferner zu berücksichtigen, daß nur die an Lungentuberkulose Verstorbenen gezählt sind und daß im frühen Kindesalter die Tuberkulose nicht oft in Form der Lungentuberkulose auftritt.

Gut stimmen mit diesen Zahlen die Befunde Umbers zusammen, die am Krankenhaus der Stadt Charlottenburg erhoben wurden. Die Letalität an Tuberkulose betrug:

Lebensalter	Vor dem Kriege	Im Kriege
2—5	21%	58%
5—6	21%	40%

---

[1]) Reiche: Der Einfluß der sozialen Lage auf Infektionskrankheiten, im Handbuch Krankheit und soziale Lage von Mosse-Tugendreich. München 1913, S. 532ff.

[2]) Siehe Denkschrift des Reichsgesundheitsamtes über die gesundheitlichen Verhältnisse des deutschen Volkes im Jahre 1920/21, S. 18. Berlin 1922.

Beachtlich erscheint auch die Zunahme der *Geschlechtskrankheiten.* Die Erbsyphilis hat nach den Feststellungen SILBERGLEITS[1]) erheblich zugenommen. Im Jahre 1913 starben an Erbsyphilis im Säuglingsalter — auf 1000 bezogen — 2,90; im Jahre 1921: 4,22. Diese Zunahme muß sich natürlich auch im Kleinkindesalter auswirken.

Beachtung verdienen die Zahlen der *tödlichen Verunglückungen* im Kleinkindesalter; sie sind meist Folge unzureichender Aufsicht.

Das Kleinkindesalter weist anteilmäßig die größte Zahl tödlicher Unglücksfälle auf, wie es dem Mißverhältnis von körperlicher und geistiger Entwicklung entspricht.

Nach dem Statistischen Jahrbuch für das Königreich Bayern, 13. Jahrgang, starben durch *Verunglückung oder andere gewaltsame Einwirkungen* 1913 im Alter von:

0—1	1—2	2—3	3—4	4—5	5—6	6—7	7—8	8—9	9—10	10—11	11—12	12—13	13—14	14—15	Überhaupt	Auf 100 000 der Bevölkerung
79	181	144	89	81	41	34	28	24	22	22	24	16	28	18	2232	31,5

Im Säuglingsalter ist die Möglichkeit selbsttätiger Fortbewegung und dadurch bedingter tödlicher Verunglückung noch beschränkt. Mit Zunahme dieser Fähigkeit steigt die Zahl der tödlichen Verunglückungen steil an im 1.—2. Jahre, sinkt dann, entsprechend der zunehmenden Erfahrung.

Sehr bezeichnend ist auch die Verteilung der tödlichen Verunglückungen auf die Geschlechter.

Die tödlichen Verunglückungen in Preußen im Jahre 1914:

Alter in Jahren	Männlich	Weiblich	Zusammen
0— 1	216	158	374
1— 2	404	271	675
2— 3	435	279	714
3— 5	557	339	896
5—10	902	365	1 267
überhaupt	14 418	3582	18 000

Schon im Säuglingsalter ist das männliche Geschlecht, entsprechend seinem größeren Wagemut, stärker beteiligt als das weibliche, und dieses Verhältnis bleibt bestehen.

d) Morbidität.

Die Sterblichkeit gibt kein zutreffendes Bild des Gesundheitsstandes. Im Kleinkindesalter ist, um nur ein Beispiel zu nennen, die englische Krankheit, die Rachitis, stark verbreitet, eine Krankheit, die in ihren schweren Formen in der ganzen Folgezeit für den Befallenen die ernstesten Wirkungen haben kann. Aber die englische Krankheit selbst wird kaum je als Todesursache genannt werden, trotzdem ihre Folgen (Krämpfe, Lungenentzündungen bei verengtem Brustkorb usw.) nicht selten zum Tode führen. Die Rachitis ist die häufigste Ursache der Verkrüppelung, eines Körperleidens, das für den einzelnen wie für die Allgemeinheit von großem Nachteil ist — trotzdem spielt, wie gesagt, diese Volkskrankheit in der Statistik der Todesursachen keine Rolle.

Wenn auch nicht ganz so kraß, so liegen doch bei der *Tuberkulose* die Verhältnisse ähnlich. Der ausgesprochen chronische Krankheitsverlauf dieser Volksseuche führt erst jenseits des Kindesalters ein Massensterben herbei; doch ist

---

[1]) SILBERGLEIT: Säuglingssterblichkeit in Berlin und später. Stat. Monatsber. Berlin Bd. 5, Heft 12. 1922.

die Zahl der *erkrankten* Kinder bedeutend, noch größer die Zahl, die den Krankheitskeim zwar aufgenommen, aber keine erkennbaren Krankheitszeichen haben.

Um also ein zutreffendes Bild von der *Gefährdung*, dem Gesundheitsstand des Kleinkindes zu erhalten, muß man Zahl und Art der Krankheitsfälle kennen.

Das ist aber sehr schwierig; theoretisch möglich überhaupt nur für die sog. „meldepflichtigen" Krankheiten (Scharlach, Diphtherie, Typhus, Genickstarre, um die für dieses Alter wichtigsten zu nennen); aber in der Praxis wird die Meldepflicht, die dem behandelnden Arzt obliegt, keineswegs prompt durchgeführt, schon deshalb nicht, weil ein Teil der Erkrankten ärztliche Hilfe gar nicht in Anspruch nimmt.

Die Krankenhausstatistik darf nicht verallgemeinert werden, schon weil sich im Spital gewöhnlich nur schwerere Fälle ansammeln.

Da das Bedürfnis, sich über den Gesundheitszustand klar zu werden, aber groß ist, so fehlt es nicht an Erhebungen an kleinen Gruppen, die, wenn auch nicht allgemeingültig, doch einen gewissen Anhalt für die Verbreitung der Krankheiten unter den Kleinkindern geben.

So haben Engel und Katzenstein[1]) in Dortmund an 750 Familien systematische Erhebungen über die *Rachitis* angestellt. Diese Familien umfaßten 4136 Menschen, von denen fast ein Drittel, nämlich 1384, aus Kindern im Alter von 2—10 Jahren bestanden. Die Art dieser Erhebung erfaßte vornehmlich die *schweren fürsorgebedürftigen Fälle*. Es wurden unter den 1384 Kindern in der Altersgruppe 2—10 nicht weniger als 242 = 17,6% Kinder mit mittlerer, schwerer und schwerster Rachitis gezählt. Allein auf die gesamte Stadt Dortmund übertragen, bedeutet diese Anteilzahl, daß etwa 9000 Kinder von 2 bis 10 Jahren wegen der Rachitis fürsorgebedürftig sind. Die starke Hälfte davon, nämlich 5000, befindet sich in einem Zustand, der energisches Eingreifen erfordert.

Wenn die für Dortmund gefundenen Zahlen auch nicht auf allgemeine Gültigkeit Anspruch erheben können, so werden sie doch wenigstens für große Industriestädte einen Anhalt geben.

Die Erkrankungshäufigkeit an *Tuberkulose* im Kleinkindesalter festzustellen, ist bisher in größerem Umfange nicht versucht worden. Die Feststellung der leichteren Grade der Erkrankung ist — soweit sie überhaupt zur ärztlichen Kenntnis gelangen — nicht einfach. Hingegen ist die Pirquetsche Hautreaktion ein bequemes Mittel, die Häufigkeit der Ansteckung mit dem Tuberkuloseerreger festzustellen; doch führt bekanntlich die Ansteckung nur bei einem Teil der Infizierten zur Erkrankung.

Gerade zum Studium der Übertragbarkeit des Tuberkulosekeimes in verschiedenen sozialen Schichten erweist sich die Pirquetsche Reaktion sehr brauchbar.

Bei der außerordentlichen Verbreitung dieser Volksseuche nimmt es nicht wunder, daß schon im Laufe der beiden ersten Lebensjahrzehnte ein großer, wenn nicht der größte Teil der Bevölkerung infiziert ist. Bei Erwachsenen die Infektionsquelle festzustellen, ist schwierig. Je jünger das Kind, je beschränkter seine selbständige Bewegungsfreiheit ist, um so leichter ist die Quelle der Ansteckung zu ermitteln.

Nach der bekannten Untersuchung von Hamburger[2]) in der ärmeren Bevölkerung von Wien erwiesen sich von 509 Fällen als tuberkuloseinfiziert:

---

[1]) Engel u. Katzenstein: Versuch einer Morbiditätsstatistik der Rachitis. Arch. f. Kinderheilk. Bd. 70, S. 198. 1922.

[2]) Hamburger: Die Tuberkulose als Kinderkrankheit. Münch. med. Wochenschr. 1908, Nr. 52.

im	2. Lebensjahre	9%
„	3.—4. „	27%
„	5.—6. „	51%
„	7.—10. „	71%
„	11.—14. „	94%

Wie schnell die Übertragung auf das kleine Kind vor sich geht, erweisen folgende Zahlen aus der vom Verfasser geleiteten Säuglings- und Kleinkinderfürsorgestelle Prenzlauer Berg in Berlin: Von 59 in tuberkulöser Umgebung lebenden Säuglingen — meist waren Vater oder Mutter erkrankt, diese aber oft nur leicht — waren am Ende des 1. Lebensjahres bereits 24 infiziert. Von 159 in tuberkulöser Umgebung lebenden Kleinkindern von 1—6 Jahren waren am Anfang des 6. Lebensjahres bereits 99 infiziert. (Im Einklang damit stehen die Feststellungen LANGERS[1]), daß die Kinder aus den Familien Offentuberkulöser eine Übersterblichkeit von 30% gegenüber anderen Kindern haben.)

Während des Krieges und der Nachkriegszeit ist die Häufigkeit der Ansteckung erheblich gestiegen. Ernährungs- und Wohnungsschwierigkeiten, überhaupt der Niedergang der öffentlichen und privaten Hygiene trägt daran die Schuld.

Nach DAVIDSOHN[2]), der im Jahre 1919 seine Untersuchung an Berliner Waisenhauskindern vornahm, war bei den 2—5jährigen eine ständige Zunahme der tuberkulösen Infektion von 1913—1915 festzustellen:

Z. B. im 2. Lebensjahr	1913: 10%,	1919 (2. Hälfte): 24%
„ 4. „	1913: 25%,	1919 (2. Hälfte): 40%

3. Die körperliche Entwicklung des Kleinkindes.

Mit zunehmendem Alter nimmt die sog. „Gesundheitsbreite" zu, d. h. die Grenzen, die Gesundheit und Krankheit scheiden, werden immer dehnbarer.

Das gilt auch für die Entwicklung des Körpergewichts und der Körperlänge. Erheblich stärker als im Säuglingsalter kommt im Kleinkinderalter die Einwirkung der Vererbung zur Auswirkung; der konstitutionelle Einfluß wird deutlicher.

So sind Gewicht und Länge mit noch größerer Vorsicht als im Säuglingsalter als Maßstab für die normale Entwicklung zu verwerten. Gerade in den letzten Jahren haben übrigens die Körpermessungen und -wägungen von Schülern, die für die Quäkerspeisung ausgemustert werden sollten, erwiesen, ein wie schwieriges Problem diese Aufgabe bedeutet, gerade weil eben konstitutionelle Faktoren hierbei erheblich ins Gewicht fallen und Abweichungen von der Norm weder für Unterernährung noch für Krankheit zu sprechen brauchen. Auch haben die Massenuntersuchungen an Schülern gezeigt, daß die Durchschnittszahlen in Stadt und Land, in den verschiedenen Landesteilen usw. nicht unerheblich voneinander abweichen.

Während aber solche Durchschnittszahlen für das Schulalter nunmehr gewonnen sind, sind sie für das Kleinkindesalter spärlich, das zwar auch — in bescheidenerem Umfange als die Schüler — an der Quäkerspeisung teilhatte, aber ohne regelmäßig gewogen und gemessen zu werden.

Die bestbegründeten Zahlen sind von The childrens Bureau der Vereinigten Staaten von Amerika veröffentlicht[3]). Sie sind an 160 000 Kindern ohne ernstliche Krankheiten gewonnen, die unbekleidet gemessen und gewogen wurden:

---

[1]) LANGER, H.: Sozialhyg. Rundschau Bd. 3, S. 25. 1924; Münch. med. Wochenschr. Bd. 70, S. 76. 1923.

[2]) DAVIDSOHN, H.: Über die gegenwärtige Ausbreitung der Tuberkulose usw. Zeitschr. f. Kinderheilkunde Bd. 26, S. 178. 1920.

[3]) Siehe *Größe und Gewicht der Schulkinder und andere Grundlagen für die Ernährungsfürsorge.* Herausgegeben vom Deutschen Zentralausschuß für die Auslandshilfe. Berlin: Verlag für Politik u. Wirtschaft 1924.

Alter in Monaten	Knaben		Mädchen		Alter in Monaten	Knaben		Mädchen	
	Größe in cm	Gewicht in kg	Größe in cm	Gewicht in kg		Größe in cm	Gewicht in kg	Größe in cm	Gewicht in kg
12—13	74,9	9,7	73,4	9,1	42—43	96,6	14,8	95,8	14,3
13—14	75,9	9,9	74,4	9,3	43—44	97,3	15,0	96,3	14,4
14—15	76,9	10,1	75,4	9,5	44—45	97,8	15,1	96,9	14,5
15—16	77,8	10,3	76,4	9,7	45—46	98,3	15,3	97,4	14,6
16—17	78,8	10,5	77,4	9,9	46—47	98,8	15,4	97,8	14,8
17—18	79,7	10,8	78,4	10,1	47—48	99,3	15,5	98,3	14,9
18—19	80,7	11,0	79,3	10,3	48—49	99,7	15,6	98,8	15,0
19—20	81,6	11,2	80,3	10,6	49—50	100,1	15,7	99,3	15,1
20—21	82,4	11,4	81,1	10,7	50—51	100,6	15,8	99,7	15,2
21—22	83,2	11,5	81,9	10,9	51—52	101,0	15,9	100,3	15,3
22—23	84,0	11,7	82,6	11,1	52—53	101,5	16,0	100,8	15,5
23—24	84,7	11,9	83,3	11,3	53—54	102,1	16,2	101,4	15,6
24—25	85,4	12,1	84,0	11,4	54—55	102,6	16,3	102,0	15,8
25—26	86,1	12,2	84,8	11,6	55—56	103,2	16,5	102,5	15,9
26—27	86,8	12,4	85,5	11,8	56—57	103,1	16,6	103,1	16,1
27—28	87,5	12,6	86,2	11,9	57—58	104,2	16,8	103,6	16,2
28—29	88,2	12,7	87,0	12,1	58—59	104,7	16,9	104,1	16,4
29—30	88,9	12,5	87,7	12,3	59—60	105,2	17,1	104,5	16,5
30—31	89,6	13,1	88,4	12,5	60—61	105,6	17,2	105,0	16,6
31—32	90,3	13,2	89,1	12,6	61—62	106,0	17,3	105,5	16,8
32—33	90,9	13,4	89,8	12,8	62—63	106,5	17,5	105,9	16,9
33—34	91,5	13,6	90,4	12,9	63—64	107,0	17,6	106,3	17,0
34—35	92,0	13,7	91,0	13,1	64—65	107,5	17,7	106,8	17,1
35—36	92,6	13,8	91,5	13,2	65—66	108,0	17,9	107,2	17,3
36—37	93,1	13,9	92,1	13,4	66—67	108,5	18,0	107,8	17,4
37—38	93,7	14,1	92,7	13,5	67—68	109,0	18,2	108,2	17,6
38—39	94,3	14,2	93,3	13,7	68—69	109,5	18,3	108,7	17,8
39—40	94,8	14,5	93,5	13,8	69—70	110,0	18,5	109,3	17,9
40—41	95,4	14,7	94,5	14,0	70—71	110,4	18,7	110,2	18,2
41—42	96,0	14,7	95,1	14,1	71—72	111,4	18,8	110,5	18,3

Knaben			Mädchen		
Alter	Größe in cm	Gewicht in kg	Alter	Größe in cm	Gewicht in kg
2 Jahre	85	12,70	2 Jahre	84	12,20
2 „ 2 Monate	86	12,95	2 „ 2 Monate	85	12,45
2 „ 3 „	87	13,20	2 „ 3 „	86	12,70
2 „ 5 „	88	13,45	2 „ 5 „	87	12,95
2 „ 6 „	89	13,70	2 „ 6 „	88	13,20
2 „ 8 „	90	13,95	2 „ 8 „	89	13,45
2 „ 9 „	91	14,20	2 „ 9 „	90	13,70
2 „ 11 „	92	14,45	2 „ 11 „	91	13,95
3 Jahre	93	14,70	3 Jahre	92	14,20
3 „ 2 Monate	94	15,00	3 „ 2 Monate	93	14,45
3 „ 4 „	95	15,3	3 „ 4 „	94	14,70
3 „ 6 „	96	15,6	3 „ 6 „	95	14,95
3 „ 8 „	97	15,9	3 „ 8 „	96	15,20
3 „ 10 „	98	16,2	3 „ 10 „	97	15,45
4 Jahre	99	16,5	4 Jahre	98	15,70
4 „ 2 Monate	100	16,8	4 „ 2 Monate	99	15,95
4 „ 5 „	101	17,1	4 „ 5 „	100	16,20
4 „ 7 „	102	17,4	4 „ 7 „	101	16,45
4 „ 10 „	103	17,7	4 „ 10 „	102	16,70
5 Jahre	104	18,0	5 Jahre	103	17,0
5 „ 2 Monate	105	18,5	5 „ 3 Monate	104	17,5
5 „ 5 „	106	19,0	5 „ 6 „	105	18,0
5 „ 7 „	107	19,5	5 „ 9 „	106	18,5
5 „ 10 „	108	20,0			
6 Jahre	109	20,5	6 Jahre	107	19,0

Für deutsche Kleinkinder liegen durch so umfangreiche Untersuchungen gewonnene Zahlen leider nicht vor[1]). Folgende Maße beruhen auf Beobachtungen einer kleinen Zahl ausgelesener Kinder des Stuttgarter Mittelstandes und sind unter Benutzung der CAMERER-PIRQUETschen Tabelle[2]) aufgestellt[3]), siehe nebenstehende Tabelle auf S. 160.

Wenn diese, wie erwähnt, auf nur kleinem Material beruhenden Zahlen durch Nachprüfungen bestätigt werden sollten, so würden auch sie beweisen, daß solche Durchschnittswerte in verschiedenen Ländern verschieden sind. Die Stuttgarter Kinder sind kleiner und schwerer als die amerikanischen.

Gewicht und Länge bleiben von der *sozialen Lage* nicht unbeeinflußt. Über den Durchschnitt große Kinder findet man häufiger in den wohlhabenden Familien als in den armen; wie denn auch die durchschnittliche Körpergröße der Gymnasiasten größer ist als die der Volksschüler.

Über das Gewicht sozial sehr ungünstig gestellter Kleinkinder belehrt eine Zusammenstellung aus dem Berliner Waisenhaus[4]). Von den 1—6jährigen Kindern, die ins Waisenhaus aufgenommen wurden, hatten .

	Mädchen	Knaben
normales Gewicht	4,5	16,2
1 kg unter Normalgewicht .	11,5	11,9
2 „ „ „	25,6	22,5
3 „ „ „	28,9	25,3
4 „ „ „	14,7	14,6
5 „ „ „	9,6	5,6
6 „ „ „	3,2	2,1
7 „ „ „	1,3	0,7
8 „ „ „	0,6	—

Ähnliche Ergebnisse teilte HOFFA aus Barmen mit[5]).

Das Längen- und Gewichtswachstum geht im Kleinkindesalter erheblich langsamer vor sich als im Säuglingsalter. Während das Geburtsgewicht sich bis zum Ende des 1. Lebensjahres verdreifacht, indem es sich um etwa 6—6,5 kg vermehrt, beträgt die Gewichtszunahme im 2. Lebensjahre nur noch etwa 2,5 kg, von da ab jährlich 2 kg oder noch weniger; erst mit 6 Jahren hat das Kind das Gewicht, das es am Ende des 1. Lebensjahres, also beim Eintritt in das Kleinkinderalter erreicht hat, verdoppelt; es wiegt ungefähr 20 kg. In entsprechender Weise verlangsamt sich der Längenzuwachs. Während im 1. Lebensjahr das Kind um 50% seiner Geburtslänge zunimmt, von 50 cm auf 75 cm, braucht es über 3 Jahre, um abermals 25 cm zu gewinnen; es erreicht die Länge von 100 cm erst im Laufe des 5. Lebensjahres. Für vergleichende Messungen und Wägungen ist dabei zu beachten, daß der Sommer die Zeit des Längenwachstums, der Winter die Zeit des Ansatzes ist. Dementsprechend sinkt der Nahrungsbedarf pro Kilo Körpergewicht. Für das Kleinkind hat man einen Bedarf von 55 bis 65 Calorien je Kilogramm berechnet (allerdings für die Ruhelage; bei Bewegung steigert sich der Bedarf nicht unwesentlich um 30—50%), während der Säugling im ersten Vierteljahr einen Calorienbedarf von 100 je Kilogramm Körpergewicht hat.

Doch nicht nur die Kurve von Länge und Gewicht verläuft im Kleinkinderalter anders wie im Säuglingsalter, nicht geringere Beachtung verdient die Entwicklung der übrigen wichtigen Körpermaße.

---

[1]) *Anmerkung während der Korrektur*: Die Arbeit von SCHWÉERS und FREUDENBERG, Größe und Gewicht von Berliner Kleinkindern (Arch. f. soz. Hyg. u. Demogr. I/1926), konnte nicht mehr verwertet werden.

[2]) Berlin: Julius Springer 1913.

[3]) Siehe Größe und Gewicht der Schulkinder usw. Berlin: Verlag f. Politik u. Wirtschaft 1924.

[4]) MEYER, L. F.: Die Ausdehnung der sozialen Fürsorge auf die kleinen Kinder. Zeitschr. f. Säuglingsschutz 1911.

[5]) Siehe MOSSE-TUGENDREICH: Krankheit und soziale Lage, S. 302. München 1913.

Das Verhältnis der Kopf- zur Rumpflänge unterliegt wesentlichen Veränderungen. Der Kopf, verhältnismäßig groß bei der Geburt, hat ein langsameres Wachstum als der übrige Körper.

Alter	Kopfhöhen
Neugeboren . . .	4
1 Jahr	$4^1/_2$
2 „	5
3 „	$5^1/_4$
4 „	$5^1/_2$
5 „	$5^3/_4$
6 „	6

Beim Neugeborenen nimmt die Kopfhöhe $^1/_4$ der gesamten Körperlänge ein, beim 6jährigen Kinde nur $^1/_6$. Im einzelnen gibt nebenstehende Tabelle darüber Aufschluß.

Dem langsameren Kopfwachstum entsprechend ist die Zunahme des Kopfumfanges (siehe untenstehende Tabelle).

Der Kopfumfang ist bei der Geburt und in den beiden ersten Lebensjahren größer als der Brustumfang. Im 3. und 4. Lebensjahr sind beide gleich, dann übertrifft der Brustumfang in immer größerer Spannung den Kopfumfang.

Die große Schädellücke (Fontanelle) schließt sich spätestens gegen Ende des 2. Jahres. Erheblich verschiebt sich auch das Größenverhältnis des Schädels zum Gesicht, wesentlich bedingt durch die Entwicklung des Milchgebisses. Das beim Neugeborenen kleine zierliche, unter der mächtigen Schädelwölbung fast verschwindende Gesicht nimmt durch Wachstum der Kiefer an Länge und Umfang erheblich zu. Der Durchbruch der Milchzähne ist gegen Ende des 3. Lebensjahres, oft schon früher, beendet. Gegen Ende des Kleinkinderalters, im 6. Lebensjahre, brechen die ersten bleibenden Zähne durch.

Lebensjahr	Geburt	1.	2.	3.	4.	5.	6.
Kopfumfang . . .	34	46	48	49	50	50	51
Brustumfang . . .	32	45	47	49	50	52	54

Auch Brustkorb, Becken und Wirbelsäule verändern sich im Kleinkinderalter bedeutsam, entsprechend dem Übergang aus der liegenden in die sitzende und stehende Stellung und entsprechend der Zunahme der selbständigen Bewegungsfähigkeit. Beim Säugling verlaufen die Rippen nahezu horizontal. Wenn das Kind aber stehen kann, so üben die schweren Baucheingeweide einen dauernden Zug auf die vordere Brustwand aus, der zu einem allmählichen Herabsinken führt, so daß die Rippen dann von hinten nach vorn schräg abwärts verlaufen. Ähnlich dreht sich das Becken, bei der Geburt fast senkrecht zur Wirbelsäule stehend, durch die aufrechte Haltung und die dadurch bedingte Krümmung der Lendenwirbelsäule, nach vorn um seine Querachse. Die Wirbelkörper selbst, aus denen sich die Wirbelsäule zusammensetzt — im Säuglingsalter noch viel knorplige Bestandteile enthaltend —, verknöchern in zunehmendem Maße; um beim aufrechten Gehen die Last des Oberkörpers elastisch tragen zu können, nimmt sie die charakteristische Form an, indem sich ihr Hals- und Lendenteil nach vorn biegt, ihr Brustteil nach hinten.

Arme und Beine wachsen durch den Gebrauch des Kleinkindes schneller als der Rumpf. Bei der Geburt kürzer als dieser, übertreffen sie bereits im 2. Lebensjahr die Rumpflänge.

Die lebhafte Körperbewegung des Kleinkindes ruft auch Veränderungen der Weichteile hervor. Besonders auffallend ist die Verringerung des Fettpolsters, das deutlichere Hervortreten der Muskeln.

Wann treten nun diese die Gestalt des Körpers so wesentlich verändernden Funktionen auf, wann lernt das Kind Sitzen, Stehen, Kriechen, Gehen?

Im Durchschnitt sitzt das Kind selbständig mit 6 Monaten, steht mit 9 und geht mit 12. Gewöhnlich, nicht immer, liegt vor dem Gehen eine Periode des Kriechens. Doch schwanken diese Zahlen nicht unerheblich und hängen außer von der Beschaffenheit der Muskeln und Knochen auch vom Temperament des Kindes ab. Verzögert sich freilich der Eintritt dieser Funktionen erheblich, so liegen meist krankhafte Ursachen vor, die ärztlichen Rat erheischen; besonders häufig ist die sog. englische Krankheit (Rachitis) schuld daran.

Die *Atmung* verlangsamt sich allmählich, ebenso der Puls. Folgende Zahlen geben einigen Anhalt:

In der Minute	Neugeborene	1. Jahr	2. Jahr	3. Jahr	4. Jahr	5. Jahr	6. Jahr
Atemzüge . .	35—40	35—25	30—25	30—20	30—20	30—20	30—20
Pulsschläge .	140	130—112	112	108	105	102	99

Die Körperwärme schwankt morgens zwischen 36,7—37° (im Darm gemessen), abends zwischen 36,9 und 37,1°.

Im 2. Lebensjahre muß ein guterzogenes Kind stubenrein sein oder werden. Begünstigt wird diese Gewöhnung durch das Festerwerden der Stühle einerseits und durch das Seltenerwerden der Harnentleerung. Der Stuhl, 1—2mal täglich entleert, ist meist geformt; der Harn wird seltener, 4—5mal täglich entleert. Stuhl- und Harnentleerung sind Funktionen, deren Regelung wesentlich von der Gewöhnung abhängt.

Unsichtbar, nur durch die Zunahme des Schädelumfanges und der geistigen Entwicklung bezeugt, entwickelt sich das *Gehirn*. Es verdreifacht bis zum Ende des 3. Lebensjahres sein bei der Geburt etwa 375 g betragendes Gewicht, nimmt dann nur noch bis zur Beendigung seines Wachstums um wenige hundert Gramm zu. (Die innere Entwicklung des Gehirns dauert freilich vermutlich sehr viel länger an.)

Das *Schlafbedürfnis* des Kleinkindes ist geringer als das des Säuglings. Durchschnittlich schläft das Kleinkind 15 Stunden, von denen 12 auf die Nacht, 3 auf den Tag entfallen.

4. Die offene Kleinkinderfürsorge (die Kleinkinderfürsorgestelle).

Innerhalb der sozialen Fürsorge kommt der *offenen Form* eine besonders große Bedeutung zu. Sie beläßt den Fürsorgebedürftigen in seiner Familie, seiner Umgebung, und sorgt für ihn durch Beratung, Überwachung, Unterstützung. Unter den verschiedenen Formen der Fürsorge (offene, geschlossene, halbgeschlossene) ist sie daher die *natürlichste*. Ihr kommt aber auch insofern eine besondere Bedeutung zu, als nur sie in der Lage ist, die gewaltige Zahl der Fürsorgebedürftigen zu erfassen. Die anstaltliche Fürsorge kann immer nur einen gewissen kleinen Teil der Fürsorgebedürftigen aufnehmen.

Gerade für das frühe Kindesalter ist die Belassung in der Familie von großem, ja unersetzlichem Wert. Der gesunde Säugling, das gesunde Kleinkind gehört grundsätzlich in die Familie.

Anderseits ist bei der schlechten wirtschaftlichen Lage des größten Teils der Bevölkerung die Familie meist nicht in der Lage, ihrem Kinde eine den pädagogischen und hygienischen Mindestforderungen entsprechende Aufzucht zu verschaffen.

Der offenen Fürsorge dient *die Fürsorge- und Beratungsstelle für Kleinkinder*. Sie ist eingegliedert in die Säuglingsfürsorgestelle. Diese jetzt mit einem dichten Netz das ganze Reich überziehenden Säuglingsfürsorgestellen, deren erste im Jahre 1905 in Berlin und München errichtet wurden, haben die Aufgabe, fürsorgebedürftigen Säuglingen zu helfen, indem sie die Mütter über Ernährung und Pflege beraten, sie mit Stillprämien und Nahrungsmitteln, mit guter Kindermilch unterstützen und die Entwicklung des Säuglings sorgfältig überwachen.

Zu diesem Zwecke werden die Kinder in Abständen, die vom Arzt bestimmt werden, durchschnittlich 8—14täglich in der Fürsorgestelle vorgestellt. Vertieft und ergänzt wird die ärztliche Beratung durch Hausbesuche der Schwestern der Fürsorgestelle; sie stellen nicht nur den Grad der Fürsorgebedürftigkeit fest, sondern geben auch der Mutter praktische Anleitung in der Pflege des Säuglings. Dazu gehört auch die Belehrung über zweckmäßige Verwendung der Wohnräume; wenngleich die breite Masse der Bevölkerung heute in noch ungünstigeren Wohnverhältnissen sich befindet als vor dem Weltkriege, so kann durch vernünftige Wohnsitten doch mancher Nachteil der Wohnung ausgeglichen werden.

Schon HUGO NEUMANN hatte im Jahre 1909 in seiner klassischen Schrift: „Öffentliche Säuglings- und Kinderfürsorge"[1]) die Ausdehnung der Aufgaben, die sich die Säuglingsfürsorgestelle für das Säuglingsalter gestellt hat, auf das Kleinkinderalter gefordert, ohne daß jedoch diese Forderung auf fruchtbaren Boden gefallen wäre. Hingegen erwies sich die 8. Berliner Konferenz, die die Deutsche Zentrale für Jugendfürsorge am 21. XI. 1910 über die Nöte des Kleinkinderalters[2]) einberufen hatte, als sehr förderlich. Besonders der dort geforderte Ausbau der Säuglingsfürsorgestellen zu Säuglings- und Kleinkinderfürsorgestellen wurde alsbald in die Tat umgesetzt. Bereits im Jahre 1911 führte Charlottenburg diesen Ausbau durch und gegenwärtig betreut eine große Zahl von Säuglingsfürsorgestellen auch die Kleinkinder. (Nach dem „Bericht des Kaiserin Auguste Viktoria-Hauses" gab es in Deutschland 2708 Kleinkinderfürsorgestellen bis zum Ende des Jahres 1923. Die Zahl der Säuglingsfürsorgestellen wird daselbst auf 5781 angegeben. Danach hätte fast die Hälfte der Säuglingsfürsorgestellen auch die Kleinkinderfürsorge aufgenommen; vermutlich liegen in Wirklichkeit die Verhältnisse aber noch günstiger.) Entweder haben die Fürsorgestellen eine besondere Sprechstunde, 1—2 mal wöchentlich, für Kleinkinder eingerichtet, oder die Kleinkinder werden in denselben Sprechstunden wie die Säuglinge beraten. Letzteres Verfahren hat den Vorzug, daß Mütter, die gleichzeitig Kinder im Säuglings- und Kleinkindesalter haben, nicht doppelten Zeitverlust erleiden. In der von mir geleiteten Säuglings- und Kleinkinderfürsorgestelle besteht diese Ordnung; irgendwelche Nachteile haben sich nicht bemerkbar gemacht.

Die *Hauptaufgabe der Beratungsstelle ist die Vorbeugung, die Prophylaxe.* Ihr Ziel ist, das gesunde Kind gesund zu erhalten, chronische Krankheitszustände im Beginn zu erkennen und der Behandlung zuzuführen. Im Vordergrund stehen die englische Krankheit (Rachitis), die Tuberkulose mit ihren Folgezuständen, die Neuro- und Psychopathie, die Geschlechtskrankheiten. Ausgeschlossen bleibt die *Behandlung* akuter Krankheiten, die um so eher dem praktischen Arzt verbleiben soll, als die Krankenkassen zum größten Teil jetzt auch die Familienversicherung eingeführt haben. Der Betrieb paßt sich ganz dem der Säuglingsfürsorgestelle an. Für jedes aufgenommene Kind wird ein Personalbogen angelegt, falls es nicht bereits als Säugling in Fürsorge stand. Immer mehr bürgert sich zu diesem Zwecke der „*Gesundheitsschein*" ein, der die körperliche und geistige Entwicklung des Kindes vom Eintritt in die Fürsorgestelle bis zum Schuleintritt verzeichnet und bei der Einschulung an den zuständigen Schularzt weitergegeben wird. Durch reichlichen Vordruck wird die Führung dieses Bogens erleichtert. Wie wertvoll dieser Schein, der während der Schulzeit vom Schularzt weitergeführt ist, für die Beurteilung des Indivi-

[1]) S.-A. der Med. Reform Jg. 17. Berlin: Allg. med. Verlagsanstalt 1909.

[2]) Als S.-A.: Kleinkinder in der Großstadt. Verlag der Deutschen Zentrale für Jugendfürsorge.

duums und für die Forschung ist, bedarf keiner näheren Ausführung. Entsprechend seiner langsameren Entwicklung braucht das Kleinkind nicht so oft dem Arzt vorgestellt zu werden wie der Säugling; je nach dem Befunde und dem Alter des Kindes genügen 1-, 2-, 3 monatliche Untersuchungen.

Soll die Kleinkinderfürsorgestelle ihrer oben umrissenen Hauptaufgabe genügen, so muß sie in engster Fühlung mit allen Stellen arbeiten, die sonst auch der Kleinkinderfürsorge dienen. Im besonderen muß sie mit der *Tuberkulosefürsorgestelle* Hand in Hand arbeiten. Das Ziel ist, die tuberkulösen und tuberkulosegefährdeten Kinder möglichst vollzählig zu erfassen und zweckmäßig zu versorgen. Dies Ziel kann nur erreicht werden, wenn die Tuberkulosefürsorge alle Fälle von Kleinkindern oder von Angehörigen von Kleinkindern der Kleinkinderfürsorge meldet und wenn umgekehrt diese der Tuberkulosefürsorgestelle alle einschlägigen Fälle mitteilt. Selbstverständlich sollen auch alle anderen Stellen (Wohnungsfürsorge, Krippen, Kindergärten usw.) einschlägige Fälle der Kleinkinderfürsorgestelle melden.

Hier muß die Frage erörtert werden, ob Tuberkulose- oder Kleinkinderfürsorgestelle die Betreuung der tuberkulösen Kinder zu übernehmen hat. Diese Frage grundsätzlich zu entscheiden, ist gegenwärtig unmöglich, weil wir noch weit von einem genügenden Ausbau der Tuberkulosefürsorge einerseits, der Kleinkinderfürsorge anderseits entfernt sind. Die Regelung kann nur örtlich erfolgen nach Maßgabe der jeweils vorhandenen Einrichtungen. In diesem Sinne sprechen sich auch die meisten Gutachten aus, die über diese Frage vom deutschen Ausschuß für Kleinkinderfürsorge im Jahre 1920 eingefordert sind[1]). Wichtiger als die Lösung dieser grundsätzlichen Frage ist das enge Zusammenarbeiten beider Stellen, so zwar, daß durch regelmäßigen Adressenaustausch eine möglichst vollständige Erfassung der einschlägigen Fälle erfolgt, daß aber auch doppelte Beratung und doppelte Überwachung vermieden wird. Die seit etwa einem Jahre in *Berlin* getroffene Regelung scheint sich zu bewähren. Sie hat allerdings zur Voraussetzung, daß die Tuberkulose- wie die Kleinkinderfürsorgestellen in ziemlich gleichem Ausmaße dezentralisiert sind oder — noch allgemeiner — daß die örtliche Zuständigkeit der Tuberkulose- und der Kleinkinderfürsorgestelle sich ungefähr deckt.

Dies ist in Berlin jetzt annähernd der Fall. Wenn der Ausbau der Tuberkulosefürsorgestellen beendet sein wird, wird jeder der 20 städtischen Bezirke seine Tuberkulosefürsorgestelle haben und 1—2 Kleinkinderfürsorgestellen. Die Kleinkinderfürsorgestelle sucht in verdächtigen Fällen durch die ihr zur Verfügung stehenden einfachen Methoden zur Diagnose zu gelangen. Neben der Auscultation und Perkussion, die in den Frühstadien allein nicht genügen, stehen die diagnostischen Proben nach Pirquet, Mantoux, Moro. Sobald der Verdacht sich verstärkt oder die genannten Tuberkulinproben positiv ausgefallen sind, werden Eltern und Geschwister, soweit letztere nicht mehr in Obhut der Säuglings- und Kleinkinderfürsorgestelle stehen, in persönlicher eindringlicher Aussprache aufgefordert, sich in der Tuberkulosefürsorgestelle untersuchen zu lassen. Man kann ja als Regel aufstellen, daß die Infektion des Säuglings und Kleinkindes in seiner Familie erfolgt ist; jede andere Infektionsquelle bildet die Ausnahme. Die Zahl der Fälle ist nicht klein, in denen die Feststellung der kindlichen Tuberkulose zur Aufdeckung der bisher nicht erkannten oder — häufiger — nicht genügend beachteten Infektionsquelle innerhalb der Familie führt. Daß die Bacillenträger und -huster gar nicht von ihrer Krankheit

---

[1]) Siehe: *Kampf gegen die Tuberkulose im Kindesalter.* Zu beziehen durch den Deutschen Ausschuß für Kleinkinderfürsorge, Frankfurt a. M., Stiftstr. 30.

wissen, ist verhältnismäßig selten. Nicht selten ist es aber, daß vor langen Jahren diagnostizierte „Lungenkatarrhe, Spitzenkatarrhe“ u. ä. irrtümlich als ausgeheilt oder für die Umgebung harmlos betrachtet werden. Im allgemeinen sind die Familienmitglieder gern bereit, sich in der Tuberkulosefürsorgestelle untersuchen zu lassen. Das Wort „Tuberkulose“ wirkt alarmierend.

Der Tuberkulosefürsorgestelle anderseits werden häufig Fälle von Tuberkulose — besonders „offener“ — bekannt werden, durch die Kleinkinder gefährdet werden. Solche Fälle sollten sofort der zuständigen Kleinkinderfürsorgestelle gemeldet werden, damit diese die Kinder in besondere Obhut nimmt. Der Kleinkinderfürsorgestelle ist es auch aus dem Grunde wichtig, Name und Anschrift der tuberkulösen Erwachsenen ihres Bezirks zu kennen, damit tuberkulöse Familien nicht Kinder in Haltepflege bekommen[1]). Zwar wird die Erlaubnis zur Haltepflege nur nach vorhergegangener Prüfung der Verhältnisse erteilt. Erfahrungsgemäß ist es aber außerordentlich schwer, bei dieser Prüfung alle Mitglieder der Haushaltung kennenzulernen, noch schwerer, sie zu einer ärztlichen Untersuchung zu veranlassen. Die Maßnahmen, die von der offenen Fürsorge eingeleitet werden zum Schutze bzw. zur Heilung der Kinder, werden noch später besprochen. Auch sei auf den Abschnitt „Tuberkulosefürsorge“ in diesem Handbuche hingewiesen.

Noch nicht allgemein befriedigend geregelt ist die häusliche Überwachung der tuberkulösen Kinder. Da zumeist unter den Tuberkulösen einer Familie Erwachsene und Kinder sich befinden, so läßt sich gerade in diesen Fällen die häusliche Überwachung schwer vereinfachen. Gegenwärtig werden die Tuberkulosefürsorgestelle wie die Kleinkinderfürsorgestelle, unter Umständen auch noch der Schularzt Schwestern zu häuslicher Überwachung in die Familie senden. Die in mehreren Städten und auf dem Lande eingeführte sog. *Familienfürsorge* regelt die häusliche Überwachung nach Bezirken, nicht nach der Art der Fürsorge; bei dieser Ordnung kann eine Familie nur von einer Schwester betreut werden. Doch hat dies System — besonders für Großstädte — auch mancherlei Nachteile, auf die hier nicht näher eingegangen werden kann.

Geordneter ist das Zusammenarbeiten der Kleinkinderfürsorgestelle mit der *Krüppelfürsorge.* Diese Fürsorge ist für Preußen durch das *Krüppelfürsorgegesetz* auf eine feste und breite Grundlage gestellt worden.

Nach diesem Gesetz ist jede Gemeinde verpflichtet, eine oder mehrere Krüppelfürsorgestellen zu errichten, die für die Entkrüppelung der Kranken Sorge zu tragen haben. Gerade die Kleinkinderfürsorgestelle erfaßt eine große Zahl von Verkrüppelungen, wobei es für die Heilaussicht sehr günstig ist, daß sie sich in diesem Alter meist in einem noch nicht vorgeschrittenen Stand befinden. Natürlich kommen auch schwere Formen vor. Die überwiegende Ursache der Verkrüppelung in diesem Alter ist die Rachitis, die englische Krankheit. Gerade diese stellt der Kleinkinderfürsorgestelle die dankbarsten Aufgaben, denn sie ist durch eine vernünftige Ernährung und Pflege zu verhüten oder doch in ihrem Verlaufe günstig zu beeinflussen. Und die Pflege und Ernährung des Kindes zu leiten und zu überwachen, ist und bleibt ja die eigentliche Aufgabe der Säuglings- und Kleinkinderfürsorgestelle. Gerade hierbei ist die Fürsorgestelle dem praktischen Arzt gegenüber in erheblichem Vorteil durch die Möglichkeit regelmäßiger häuslicher Überwachung. Wie schnell der mütterliche Eifer bei Durchführung besonderer Pflegemaßnahmen erlahmt, ist allgemein bekannt. Nun ist die Rachitis eine chronische, sich über Jahre hin-

[1]) Siehe W. Salomon: Tuberkulosefürsorge und Kinderfürsorge. Zeitschr. f. Säuglings- u. Kleinkinderfürsorge Bd. 12, S. 550. 1920.

ziehende Erkrankung; und während der ganzen Zeit muß Ernährung und Pflege zweckmäßig sein. Freilich decken sich die Vorschriften mit denen einer vernünftigen Aufzucht. Gemischte Kost, Sonne und Luft sind die besten Vorbeugungs- bzw. Heilmittel der Rachitis. In vielen Fällen bedarf es hierbei aber einer eingehenden Erörterung mit der Mutter. Die Anordnung z. B., das Kind täglich mehrere Stunden an die Luft zu bringen, ist leichter gegeben als durchgeführt. Der kinderreichen Mutter fehlt oft im Haushalt und in der Erwerbsarbeit die hierfür nötige Zeit; ihr diese zu verschaffen oder, falls dies unmöglich, dem Kinde auf andere Weise zum Aufenthalt in Sonne und Luft zu verhelfen, ist häufig genug schwierig. Hier müssen ergänzende Fürsorgemaßnahmen, wie Spielplätze unter Leitung von Schwestern und Kindergärtnerinnen, Freiluftkrippen, Sonnen- und Luftbäder, in genügender Zahl vorhanden sein, worauf noch später näher eingegangen werden soll.

Immerhin wird man in unserem sonnenarmen Klima künstliche Mittel nicht entbehren können. Als Sonnenersatz gilt der Lebertran und die „künstliche Höhensonne". Die Säuglings- und Kleinkinderfürsorgestellen sollten beide Heilmittel verabfolgen, auch wenn sie sonst die Behandlung kranker Kinder nicht übernehmen. Die Stadt Berlin ist im Begriff, die Fürsorgestellen mit „Höhensonne" auszustatten.

Sind die Verkrüppelungen bereits so vorgeschritten, daß orthopädische Behandlung erforderlich ist — und das ist bei den schwereren Formen der Rachitis, ferner bei gewissen Formen der Gelenk- und Knochentuberkulose sowie bei Folgezuständen von Lähmungen u. a. der Fall —, so wird das Kind der im Jugend- (Gesundheits- oder Wohlfahrts-) Amt der Gemeinde befindlichen Abteilung für „Krüppelfürsorge" gemeldet. Bekanntlich macht das Gesetz für Krüppelfürsorge die Verkrüppelung „meldepflichtig". Das Jugendamt überweist das Kind der zuständigen Krüppelfürsorgestelle, wo von einem orthopädisch gut ausgebildeten Arzt der Heilplan festgelegt wird. Die Abteilung für Krüppelfürsorge regelt nunmehr die Kostenfrage. Der größte Teil der Kosten wird aus öffentlichen Mitteln geleistet. Nur dadurch kann bei der oft kostspieligen Behandlung die Durchführung der Entkrüppelung gesichert werden. Die Krüppelfürsorge beläßt, soweit irgend angängig, den Kranken in seinem Heim. Den Krüppelanstalten verbleiben nur die schwersten Fälle. Um so wichtiger ist aber die häusliche Überwachung, die besonders darauf zu achten hat, daß die angefertigten Apparate usw. auch nach Vorschrift benutzt werden. Da ihr Gebrauch nicht immer bequem ist, die Kinder sich oft dagegen sträuben, so ist eine nachlässige Benutzung der Apparate nicht selten. Die Krüppelfürsorge ist nun in Berlin so in das System der übrigen Fürsorgeeinrichtungen eingegliedert, daß die Überwachung je nach dem Alter der Kinder der Säuglings- und Kleinkinderfürsorgestelle oder den Schulärzten mit ihrem Schwesternpersonal übertragen ist. Es stehen also alle in Krüppelfürsorge befindlichen Kleinkinder auch in Obhut der Kleinkinderfürsorgestelle, die dafür sorgt, daß alle orthopädischen usw. Maßnahmen richtig durchgeführt und die Patienten der ärztlichen Krüppelfürsorgestelle nach Bedarf vorgestellt werden. Diese enge Verbindung von Krüppelfürsorge- und Kleinkinderfürsorgestelle hat sich aufs beste bewährt.

Selbstverständlich bestehen auch enge Beziehungen zwischen den übrigen Fürsorgezweigen und der Kleinkinderfürsorge. Besondere Sorgfalt wird der Behandlung der Erbsyphilis gewidmet. Die im Säuglingsalter meist deutlichen Erscheinungen dieser Krankheit sind beim Kleinkinde oft gering oder fehlen ganz; um so weniger sind die Eltern geneigt, die notwendigen Wiederholungen der antiluetischen Kur und die WASSERMANNsche Blutprobe vornehmen zu lassen. Auch hierbei ist die Fürsorgestelle günstiger gestellt als der praktische

Arzt. Sie lernt die an Erbsyphilis leidenden Kinder meist im frühen Säuglingsalter kennen und ist durch ihre Schwestern in der Lage, die in der Behandlung vernachlässigten Kinder heranzuholen. Aus diesem Grunde — auch weil erfahrungsgemäß bis weit in den Mittelstand hinein die Durchführung der Kur an den Kosten scheitert — ist die Behandlung der Erbsyphilis in mehreren Gemeinden — z. B. in Berlin — der Säuglings- und Kleinkinderfürsorgestelle aufgetragen. Selbstverständlich werden bei der Syphilis wie der Gonorrhöe (Tripper) auch die Familienmitglieder und Hausgenossen auf die Notwendigkeit ärztlicher Untersuchung hingewiesen. Ähnlich wie bei der Tuberkulose wird nicht selten die Verseuchung einer Familie durch die Erkrankung des Kindes erst aufgedeckt. In allen geeigneten Fällen findet enge Zusammenarbeit mit der Fürsorge für Geschlechtskranke statt.

Wenn Krankheitserscheinungen am Kinde (z. B. Epilepsie) den Verdacht auf Trunksucht der Eltern lenken oder wenn sonst die bei jeder Aufnahme sorgfältig erhobene Anamnese darauf hinweist, wird die *Alkoholikerfürsorge* in Kenntnis gesetzt.

Die Beaufsichtigung der im Kleinkindesalter befindlichen Mündel der Berufsvormundschaft wie der städtischen Haltekinder ist eine weitere Aufgabe der Fürsorgestelle. Die Kleinkinderfürsorgestelle wirkt als Vertrauensarzt des Berufsvormundes und des Jugendamtes.

Die Kleinkinderfürsorgestelle hat schließlich nach ärztlichen und sozialen Gesichtspunkten die Auswahl der Kinder zu treffen, die an gewissen Einrichtungen der *ergänzenden Fürsorge* teilhaben sollen. In den letzten Jahren stand die Quäkerspeisung im Vordergrunde, die jetzt von vielen Gemeinden als eigene Veranstaltung weitergeführt wird.

Hierfür die richtige Auswahl zu treffen, erfordert genaue Kenntnis der wirtschaftlichen Verhältnisse der Kinder und einen in solchen Untersuchungen erfahrenen Arzt. Die sorgfältige, oft mehrjährige Beobachtung der Kinder, über die die Fürsorgestelle verfügt, erleichtert die Auswahl.

Ein anderer Zweig der ergänzenden Fürsorge, bei der die Kleinkinderfürsorgestelle mitwirkt, ist das in manchen Gemeinden dankenswerterweise eingeführte Spiel der Kleinkinder auf öffentlichen Spielplätzen. Auch hierfür die Kinder auszuwählen, ist Sache der Fürsorge.

Schließlich hat die Kleinkinderfürsorgestelle die Aufgabe, die Kinder für die Erholungsheime auszusondern.

5. Geschlossene Fürsorge.

Die anstaltliche Fürsorge für Kleinkinder ist der dürftigste Zweig der Kleinkinderfürsorge. Wir schließen hierbei die Krankenanstalten aus, die vornehmlich der Versorgung akut kranker Kinder dienen. Diese finden in den Kinderkrankenhäusern und den Kinderstationen der allgemeinen Krankenhäuser Aufnahme. Unzulänglich ist die anstaltliche Versorgung chronisch kranker (tuberkulöser, rachitischer, schwächlicher) Kleinkinder. Mit solchen Krankheitszuständen behaftete Schulkinder finden Aufnahme in Ferienkolonien, Land- und Seehospizen u. ä. Gerade diese chronischen Leiden sind, wie schon dargelegt, im Kleinkindesalter besonders häufig und versprechen in diesem Alter raschere und gründlichere Heilung als in dem nachgeordneten Alter. Wenngleich die offene Fürsorge für einen Teil dieser Kinder ersprießlich wirken kann, so wird es doch immer eine Gruppe von Kindern geben, die anstaltlicher Versorgung bedürfen. Es sei nur an solche tuberkulös infizierte oder erkrankte Kleinkinder erinnert, die aus dem Elternhause entfernt werden müssen, weil sie dort ständig neuer Infektion ausgesetzt sind. Meist handelt es sich bei der anstaltlichen Fürsorge der Kleinkinder (immer von Krankenhausbehandlung abgesehen) um die sog. Erholungsfürsorge. Diese erfordert nun für Kleinkinder erheblich mehr Aufwand als für Schulkinder. Das Kleinkind bedarf ja sehr viel mehr der Beaufsichtigung, Beschäftigung und Wartung als das Schulkind. Auch die Verbringung der Kleinkinder mittels Eisenbahn ist umständlich, jedenfalls erheblich umständlicher als beim Schulkinde. Schließlich ist ein Grund für den dürftigen Ausbau dieses Fürsorgezweiges im Gegensatz für das Schulalter darin zu suchen, daß die Schulkinder schon lange ärztlicher Aufsicht unterstanden (Schularzt) und dadurch das Bedürfnis für Erholung eindringlicher und die Auswahl leichter wurde. Es ist kein Zufall, daß mit dem Ausbau der offenen Kleinkinderfürsorge auch die geschlossene in eine lebhaftere Entwicklung trat. Denn die Kleinkinderfürsorgestelle erfaßte zum ersten Male die Kleinkinder, wenn auch nicht vollzählig, so doch in der großen Mehrzahl, und gerade dadurch erwies sich erst, wie nötig eine hinreichende Erholungsfürsorge sei. In Deutschland war eins der ersten Kleinkinderheime Borgsdorf[1]) bei Berlin. Es sollte kränklichen, unterernährten Kindern der Minder- und Unbegüterten Heilung in der Natur verschaffen im Rahmen eines fröhlichen Familienlebens. Ferner das Kinderheim in der Marpe bei Barmen, das für schwächliche Kinder von 3—7 Jahren bestimmt ist. Der Berliner Verein für Volkserziehung unterhält in der Nähe des Dorfes Osterode im Harz das Kinderheim „Hundert Eichen" für Kinder von 3—8 Jahren. Allmählich hat sich die Zahl dieser Erholungsheime für Kleinkinder vermehrt; allerdings sind es in der Mehrzahl Einrichtungen, die von Privaten zu Erwerbszwecken begründet wurden.

Nach einer Zusammenstellung aus dem Jahre 1920[2]) besteht noch in Wannsee bei Berlin ein vom Vaterländischen Frauenverein unterhaltenes Kinderheim für Kinder von 2—6 Jahren.

Größer ist die Zahl der Anstalten, die außer älteren Kindern auch Kleinkinder, zumeist allerdings erst von 5 oder 6 Jahren an, aufnehmen; außerdem besteht eine kleinere Zahl von Anstalten, die außer Kleinkindern auch Säuglinge aufnehmen. Der Nachteil solcher, mehrere Altersgruppen betreuenden Anstalten liegt darin, daß die Einrichtungen nicht genügend den verschiedenen Altern angepaßt sind; zumal in kleineren Anstalten werden diese Nachteile offenbar. Sie erstrecken sich auf Beschäftigung, Diät u. a. In größeren Anstalten lassen sich diese Schäden durch Einrichtung besonderer Kleinkinderabteilungen ausgleichen. Der Kleinkinderfürsorge erwachsen jedenfalls noch auf diesem brachliegenden Gebiete große Aufgaben.

6. Der Kindergarten (die halbgeschlossene Fürsorge)[3]).

Unter den für das Kleinkindesalter besonders bezeichnenden Einrichtungen ist in erster Reihe der *Kindergarten* zu nennen. Er nimmt Kinder auf vom 3. Lebensjahre bis zur Einschulung, die in Deutschland in der Regel im 6. Lebensjahre erfolgt. Für Kinder, die zwar das schulpflichtige Alter, aber nicht die Schulreife erlangt haben, sind mehrfach besondere Einrichtungen vorhanden.

Nach der Statistik, die 1917 von STRNAD[4]) mitgeteilt wurde, sind folgende Zahlen bekannt:

[1]) Siehe „Kleinkinderfürsorge" von G. TUGENDREICH in Grotjahn-Kaups Handwörterbuch der sozialen Hygiene.

[2]) In GÖPPERT-LANGSTEIN: Prophylaxe und Therapie der Kinderkrankheiten, S. 572ff. Berlin: Julius Springer 1920.

[3]) Zur halbgeschlossenen Fürsorge gehören auch die Krippen.

[4]) Siehe Kleinkinderfürsorge, eine Einführung, herausgeg. vom Zentral-Institut für Erziehung und Unterricht, S. 124ff. Leipzig u. Berlin: B. G. Teubner 1917.

Es bestanden Kindergärten (Bewahranstalten, Warteschulen, Kleinkinderschulen):

Preußen 1912—1916	4288	Baden 1914	595
Bayern 1908	703	Sachsen-Weimar 1916	80
Sachsen 1911	302	Hamburg 1916	46
Württemberg 1916	695		

Über die Träger der Tagesstätten gibt nur die sächsische Statistik zusammenfassend Auskunft. Danach verteilen sich die Anstalten während der Jahre 1894—1911 folgendermaßen:

Einrichtungen von	1894	1899	1904	1911
Gemeinden	13	15	29	30
Stiftungen	22	23	27	29
Vereinen	105	120	135	150
Privatpersonen	94	94	87	88

In Preußen tragen 59% der Tagesheime ausgesprochen konfessionellen Charakter. Von diesen werden 28% von evangelischen Gemeinden und kirchlichen Vereinen, 31% von der katholischen Charitas unterhalten. Nur 4—5% sind Veranstaltungen der Gemeinde oder des Kreises, nach einer von MARGARETHE BÖLDER[1]) im Jahre 1921 gemachten Stichprobe sogar nur 1,4% (Naumburg, Hanau, Zeitz, Dresden, Erfurt, Gera, Glauchau, Guben, Königsberg, Hannover, Frankfurt a. M. u. a.); allerdings tragen häufig die Organe der Selbstverwaltung zu den Kosten der Anstalten in erheblichem Umfange bei, auch wenn sie nicht als Träger der Anstalten in Erscheinung treten.

Wenngleich diese Zahlen bis heute nicht unverändert geblieben sind, da in den Kriegsjahren bei der gewaltigen Zunahme der mütterlichen außerhäuslichen Erwerbsarbeit zahlreiche Neugründungen stattfanden, anderseits in der wirtschaftlichen Not der Nachkriegszeit vielleicht noch zahlreichere Schließungen stattfinden mußten, so geben sie doch auch für die Gegenwart einen gewissen Anhalt. Aus der geschichtlichen Entwicklung erklärt es sich, daß die Kleinkindertagesstätten heute noch zum größten Teil ein Werk der Kirche und der freien Liebestätigkeit sind. Für die Einstellung der öffentlichen Gesundheitspflege auf diese Anstalten ist dieser Umstand wichtig. Denn von wenigen Ausnahmen abgesehen, liegt die kirchliche und private Fürsorge in beständigem Kampfe mit der Geldnot.

Es ist eine alte Erfahrung, daß für Neugründungen leichter Geld fließt als für den dauernden Unterhalt. Die Folge der knappen, oft unzulänglichen Geldmittel der privaten Fürsorge tritt in dem Zustande des Kindergartenwesens deutlich zutage.

Ursprünglich beherrschte der Gedanke der sittlichen Erziehung ausschließlich den Kindergarten, wie übrigens ja auch die Schule. Die körperliche Ertüchtigung trat völlig in den Hintergrund. Vor allem aber fehlte die Erkenntnis von den Gefahren, die mit der Anhäufung von Menschen, insbesondere von Kindern, verbunden sind. Erst der durch bakteriologische und epidemiologische Forschungen bereicherten modernen Hygiene gelang es, die Ursachen der Gefahren, die mit der Anhäufung von Kindern verbunden sind, aufzuhellen und auch die Wege zu weisen, sie auszuschalten.

Bevor die Wissenschaft diesen Stand erklommen hatte, herrschten überall, wo Menschen eng beieinander hausten, jene gewaltigen, die Menschheit dezimierenden Epidemien, die uns als Pest usw. in der alten Literatur so eindrucks-

[1]) Siehe Nachrichtendienst für Kleinkinderfürsorge 1921 (Januar/Februar-Heft).

voll geschildert werden. In den von Wällen und Mauern eingeengten Städten, in den überfüllten Spitälern usw. herrschten sie uneingeschränkt. Was im besonderen das Kindesalter anlangt, so herrschte in den Findelanstalten ein Massensterben, das oft 80—90% der Insassen dahinraffte[1]). Die Krippen, jene Anstalten, die Kinder von den ersten Lebenswochen bis zur Kindergartenreife aufnahmen, gefährdeten das Leben ihrer Schutzbefohlenen in solchem Grade, daß einsichtige Ärzte die Beseitigung dieser Anstalten forderten.

Erst als man begann, die Erkenntnisse der modernen Hygiene auf Einrichtung und Betrieb dieser Anstalten anzuwenden, besserten sich diese Zustände. Peinlichste Sauberkeit, Licht und Luft, sorgfältige ärztliche Überwachung, Absonderung aller Krankheitsverdächtigen, gesundes Wartepersonal, das sind die scheinbar einfachen, in Wirklichkeit aber oft schwer zu beschaffenden Mittel, um die Gesundheit der Anstaltskinder zu schützen.

Das Kindesalter wird in gesundheitlicher Hinsicht ja vorwiegend bedroht von den sog. „Kinderkrankheiten" (Windpocken, Masern, Keuchhusten, Scharlach, Diphtherie, Tuberkulose). Diese Krankheiten gehören zu den übertragbaren, den infektiösen. Keine *Anstalt* ist geeigneter, diese Krankheiten zu verbreiten und dadurch die Kinder schwer zu gefährden, als der Kindergarten.

Solange das Kind noch nicht selbständig laufen kann, ist es erheblich leichter, es vor einer Krankheitsübertragung zu behüten als später, weil die Absonderung bei dem im Bette liegenden Kinde natürlich leicht durchführbar ist. Anderseits befindet sich auch die Schule in günstigerer Lage als der Kindergarten. Vornehmlich deshalb, weil ein erheblicher Prozentsatz der Schüler eine oder mehrere Kinderkrankheiten bereits vor dem Schuleintritt überstanden und dadurch Immunität erworben hat und weil, wie bereits in dem Abschnitt „Statistik" nachgewiesen wurde, die Lebensbedrohung durch diese Krankheiten im Schulalter viel geringer ist als im Kleinkindesalter.

Im Kindergarten versammeln sich Kinder, die oft noch gar keine oder nur eine oder die andere Kinderkrankheit überstanden haben. Zudem findet im Kindergarten innerhalb des Jahres ein viel lebhafterer Wechsel statt als in der Schule. Häufig ist der Grund für die Unterbringung in den Kindergarten die außerhäusliche Erwerbsarbeit der Mutter; diese ist aber in den meisten Fällen nicht von Dauer; nicht selten geht die Mutter nur während der Krankheit ihres Mannes auf Arbeit oder in Zeiten besonderer wirtschaftlicher Not. Betriebseinschränkungen führen zu Unterbrechung der Arbeit. Andere erwerbstätige Mütter wechseln zwischen Tag- und Nachtschicht und belassen die Kinder im Kindergarten nur so lange, als sie tagsüber arbeiten. Dieser häufige Wechsel zwischen dem Aufenthalt in der Familie und im Kindergarten erleichtert das Einschleppen von Krankheiten in die Anstalt. Vor allem aber — und das ist das wichtigste —, das Leben des Kleinkindes ist durch diese Krankheiten erheblich stärker bedroht als das die älteren Kindes. Schließlich ist zu bedenken, daß jedes kranke Kind Überträger der Krankheit auch auf Wohn- und Hausgenossen wird; so können von diesen Anstalten aus ganze Stadtviertel verseucht werden.

Der Kindergarten hat aber nicht nur die Pflicht, die Kinder vor Krankheiten nach Möglichkeit zu bewahren, er hat darüber hinaus die Aufgabe, die Gesundheit der Kinder zu festigen und zu stärken. Bei dieser Sachlage sollte man erwarten, daß der hygienische Stand des Kindergartens besonders gut sei, mindestens dem von Säuglingsheimen oder Schulen gleichkäme. Aus dem eingangs angeführten Grunde, Finanznot der privaten Träger des Kindergartens, ist aber der durchschnittliche Stand der Kindergärten unvergleichlich schlechter.

[1]) Siehe dazu: Zur Geschichte des Kinderasyls der Stadt Berlin. Gesundheitsfürsorge für das Kindesalter. Bd. I, Heft 7. Berlin 1926.

Welchen Forderungen ein hygienisch einwandfreier Kindergarten genügen muß, wird im folgenden dargestellt[1]).

Von großer Wichtigkeit ist die Lage der Anstalt. FRÖBEL hat für sie den Namen „Kindergarten" gewählt, nicht nur, weil er die Kleinen mit Pflanzen verglich, sondern auch weil er für jede Anstalt einen Garten forderte, in dem die Kinder spielen und sich tummeln können.

In der Industriestadt, in der ja das Bedürfnis nach Kindergärten besonders groß ist, wird es nicht leicht halten, geeignet gelegene Plätze bzw. Räume ausfindig zu machen, die diese vom hygienischen wie erzieherischen Standpunkt aus unerläßliche Forderung erfüllen; zumal die Anstalt ja auch von den Kindern bequem und schnell zu erreichen sein muß, also möglichst im Mittelpunkt des Arbeiterviertels liegen soll. In der Tat müssen zahlreiche Kindergärten auf den Garten verzichten. Es ist nicht der geringste Vorteil, den der von vielen Sachverständigen gewünschte Anschluß des Kindergartens an die Schule mit sich bringt, daß die geräumigen Schulhöfe mit Luft und Sonne auch den Kindergärten nützen, selbst wenn diesen nur ein kleiner Teil des Schulhofes eingeräumt wird. Auch die räumliche Vereinigung mehrerer der Kinderpflege dienenden Einrichtungen (z. B. Krippe, Kinderhort, Kindergarten) ermöglicht leichter die Anlage eines Gartens als die leider noch weitverbreitete Unterbringung der Anstalten in Wohngebäuden.

Beim Bau eines Kindergartens ist auf richtige Lage der Räume in bezug auf Licht und Sonne zu achten. Die Nordlage ist für Küchen, Vorratsräume und Aborte zweckmäßig, aber ungünstig für Aufenthalts- und Spielräume; für diese ist die Ost- und Westlage am besten, die eine ausreichende Sonnenbestrahlung gewähren ohne den Nachteil der reinen Südlage.

Die Räume selbst wird man, wenn irgend möglich, im Erdgeschoß anordnen, um die Benutzung des Gartens möglichst bequem zu gestalten und den Kleinen das Treppensteigen zu ersparen. Ist das nicht durchzuführen, so ist das 1. Stockwerk zu gestatten. Die Treppenstufen müssen dann aber besonders niedrig sein, 12—13 cm hoch, oder eine Rampe (schiefe Ebene) muß die Treppe ersetzen. Für gute *Beheizung* der Räume muß gesorgt werden. Die Zentralheizung steht an erster Stelle, weil sie — außer anderen Vorzügen — auch die Nebenräume (Korridore, Aborte usw.) erwärmt. Allenfalls sind regulierbare Mantelöfen zu empfehlen, die, wie andere Öfen auch, durch Gitter vom Raume abgetrennt werden müssen. Sehr wichtig — doch in privaten Wohnhäusern nachträglich nicht leicht einzurichten — ist die *Lüftung.* Da die Kinder sich meistens in lebhafter Bewegung befinden, so sind Zeitmaß und Grad der Luftverschlechterung kaum anders wie beim Erwachsenen. Für ausgiebige Lufterneuerung muß also Vorsorge getroffen sein. Abluftkanäle und, wenn irgendmöglich, auch Frischluftzuführung sollen vorhanden sein. Außerdem sind Klappfenster zu schneller Lufterneuerung in den Räumen anzubringen.

Unter den Beleuchtungsarten steht natürlich die elektrische an erster Stelle.

Die *Räume selbst* beginnen zweckmäßig mit einem *Vorraum.* In diesem werden die Kinder morgens den Müttern abgenommen und abends zurückgegeben. Die Mütter sollen nicht über diesen Vorraum hinaus in die übrigen Anstaltsräume vordringen dürfen. Dies ist eins der mancherlei Mittel, um Krankheitsübertragungen möglichst zu verhüten. Sehr empfehlenswert — und vor dem Kriege auch vielfach in Übung — ist es, wenn die Kinder in diesem

---

[1]) Siehe MORITZ: Bau und Einrichtung von Tagesheimen in „Kleinkinderfürsorge", S. 138ff. Leipzig u. Berlin: B. G. Teubner 1917. — TUGENDREICH: Kleinkinderfürsorge. Stuttgart: Enke 1919. — HOFFA-LATRILLE: Die halboffenen Anstalten für Kleinkinder. Berlin: Springer 1926.

Vorraum die Straßenkleidung mit einer waschbaren Anstaltskleidung vertauschen. Dieser Kleiderwechsel bietet auch Gelegenheit, die erforderliche Besichtigung des Körpers auf Reinlichkeit und Krankheitszeichen (Hautausschläge) vorzunehmen. Bade- und Waschgelegenheiten müssen vorhanden sein, um gegebenenfalls nachhelfen zu können. Zweckmäßig im oder in unmittelbarer Verbindung mit dem Vorraum ist die *Kleiderablage* anzubringen. Keineswegs dürfen die oft nassen Mäntel, Kopfbedeckungen und Schirme im eigentlichen Tagesraum untergebracht werden. Krankheitsverdächtige Kinder müssen unter allen Umständen abgesondert werden. Ein *Absonderungs-* (*Isolier-*) *Zimmer* muß vorhanden sein, das durch halbhohe Wände in mehrere „Boxen" gegliedert ist. Anstrich und Material der Wände und der Einrichtungsgegenstände dieser Zimmer muß so gewählt sein, daß sie durch häufige Desinfektion nicht geschädigt werden.

Der eigentliche Aufenthaltsraum muß so groß sein, daß auf jedes Kind ein Luftraum von 5—6 cbm entfällt. Leider ist noch immer ein großer Raum, der alle Kinder vereinigt, als Regel anzutreffen. Nur ausnahmsweise findet man mehrere kleinere Räume für je 10—12 Kinder. Diese Anordnung hat aber vor jener althergebrachten, aber veralteten und unzweckmäßigen, große Vorzüge, sowohl in hygienischer wie in pädagogischer Hinsicht. Der Erzieher wird nur dann recht im FRÖBELschen Geiste, überhaupt aber der Entwicklungsstufe der Kinder entsprechend wirken können, wenn er den familienhaften Charakter des Zusammenseins wahren kann. Das ist aber nur möglich, wenn die Zahl der Kinder, die jeder Lehrkraft zugeteilt ist, 10—12 nicht übersteigt. Diese Verteilung der Gesamtzahl auf mehrere Gruppen und Räume hat aber auch in hygienischer Hinsicht den großen Vorteil, daß sie eine Erschwerung der Krankheitsübertragung bedeutet. Denn eine ansteckende Krankheit, die in einer Gruppe auftritt, gefährdet die Gesamtheit der Kinder natürlich lange nicht in dem Maße, wie wenn sie in einem sämtliche Kinder beherbergenden Raume auftritt. Solche in jeder Hinsicht wünschenswerte Verteilung der Kinder findet aber nur in wenigen mustergültigen Anstalten (z. B. dem Pestalozzi-Fröbelhaus in Berlin) statt. In den meisten Anstalten ist man in Anlehnung an die Schule bei der Zusammenfassung von 50—60 Kindern — oft noch mehr — in einem Raum und unter einer Leiterin verblieben. Dann sollten aber mindestens *zwei* große Räume zur Verfügung stehen, der eine zum Spielen und Turnen (bei schlechtem Wetter) und zum Schlafen, der andere, mit kleinen Stühlen, Bänken, Tischen ausgestattet, für den Unterricht und die Handarbeiten. Diesen kann man übrigens durch spanische Wände u. ä. in mehrere kleine teilen. In diesem Raum finden auch die Schränke Aufstellung, die zur Aufbewahrung des Spielzeugs, des FRÖBEL- oder MONTESSORI-Materials dienen. Sie sollen so niedrig sein und so eingerichtet, daß die Kinder selbständig das Spielzeug oder Material entnehmen und wieder einordnen können. Die Aufenthaltsräume sollen hell, luftig und leicht zu reinigen sein. Als Fußbodenbelag empfiehlt sich im Spielsaal immer ein Boden aus Hartholz (Eiche oder Buche), der von Zeit zu Zeit mit staubbindendem Öl behandelt werden muß. Für die übrigen Aufenthaltsräume empfiehlt sich Linoleum, das den Fußboden wärmer hält und leicht zu reinigen ist. Die Wände sollen bis zur Höhe von 1,30 m mit Wandlinoleum oder Ölanstrich versehen werden. Stoffe, Portieren u. ä. sind als Staubfänger auf alle Fälle zu vermeiden. Sind gegen die Sonne Vorhänge erforderlich, so sollen sie leinen und waschbar sein. Auch der Arzt hält es für wichtig, daß diese Räume heiter auf die kindliche Seele wirken. Die Farben sollen daher licht und freundlich sein, ein auch mit einfachen Mitteln hergestellter Wandschmuck darf ebensowenig fehlen wie auf den Tischen Blumen-, Blätter-, Tannensträuße. Der Kindergarten soll ja möglichst familienhaften Charakter haben und dem Kinde früh einprägen, auch mit bescheidenen Mitteln sich ein Heim behaglich und erfreulich zu gestalten. Erst in den letzten Jahren bemüht man sich, dieser Forderung nachzukommen. In Kindergärten wie übrigens auch in Schulen herrschte bis dahin eine kasernenmäßige Nüchternheit, ja Trübseligkeit vor. Die für die Kinder bestimmten Tischchen haben gewöhnlich eine Höhe von 50 cm, sind 1 m lang und 50 cm breit. Entsprechende Bänkchen von etwa 1 m Länge, 29 cm Sitzbreite und 27—29 cm Sitzhöhe, mit Rückenlehne etwa 60 cm hoch, oder entsprechende Stühlchen tragen zur Vermeidung eines schulmäßigen Betriebes bei.

Für die Kinder, die im Kindergarten das Mittagessen erhalten, muß *Gelegenheit zum Nachmittagsschlafe* vorhanden sein. Für die Kinder, die den ganzen Tag im Kindergarten verbringen, ist je nach Alter und Körperzustand ein 1—2stündiger Schlaf unbedingt nötig, am besten nach der Mahlzeit. Leicht erregbare Kinder aber, die manchmal die Eßlust vor lauter Verspieltheit verlieren, läßt man zweckmäßig ein Stündchen vor dem Mittagessen ruhen, damit die erregten Nerven sich beruhigen und die Stimme des Hungers durchdringt. Man soll aber überhaupt die Schlafenszeit nicht allzu schematisch, zumal bei den jüngeren Kindern, regeln. Diese Kleinen überfällt plötzlich — mitten im Spiele — eine große Müdigkeit, und es ist schädlich, dem Schlafbedürfnis zu wehren. Anderseits soll den Kindern, die sich gegen den Nachmittagsschlaf sträuben, nicht nachgegeben werden. Auch wenn der Schlaf nicht eintritt, so ist die horizontale Lage erquickend für den Körper. Die Schlafvorrichtungen sollen nicht in dem Aufenthaltsraum getroffen werden. Wenn kein besonderer Raum zur Verfügung steht, ist der Spielsaal zu benutzen, während der Aufenthaltsraum nach der Mahlzeit gelüftet wird. Zum Hinlegen empfehlen sich leicht abgeschrägte Metallrahmen von gehörigen Ausmaßen, die mit abwaschbarem Segeltuch, Zeltbahnen oder ähnlichen Stoffen bespannt sind. Holzpritschen sind zu unnachgiebig. Zu verwerfen ist es natürlich, wenn die Kinder am Tische sitzend schlafen müssen, wie es leider noch mangels zweckmäßiger Schlafvorrichtungen in manchem Kindergarten üblich ist.

Die Abortanlagen sollen für je 15—20 Kinder einen Abortsitz enthalten, die vom Fußboden bis zur Oberkante des Sitzbretts etwa 24 cm hoch sind. Die Zugvorrichtung für die Spülung befindet sich zweckmäßig in einer den Kindern nicht erreichbaren Höhe. Für Knaben ist außerdem noch ein Pissoirbecken anzubringen. Die Abortanlagen sind in Privatwohnräumen gewöhnlich schwer in genügender Weise einzurichten, weswegen sie denn auch häufig in gänzlich ungenügender Weise vorhanden sind.

Schließlich darf die *Küche* nicht fehlen.

Die Unerläßlichkeit des *Gartens* haben wir betont. Als Mindestmaß rechnet man je Kind 3 qm Fläche. Je nach der Größe empfiehlt es sich, einen Teil als Rasenfläche zu belassen, in einem anderen Teil Blumenbeete anzulegen. Will man die Kinder nicht auf dem Rasen spielen lassen, so müssen dafür Flächen mit Kies oder Flußsand bestreut — zur Vermeidung der Staubentwicklung — vorhanden sein. Für das diesem Alter so recht eigentümliche Spielen im Sande dienen Sandkästen[1]), etwa 12 cm tief, auf etwa 30 cm hohen Füßen, in nicht zu großem Umfange, und, zur Schonung des Holzes, mit Zinkeinsatz. Der Sand der Kästen muß öfters erneuert werden. Auch sollen die Kästen möglichst sonnig stehen, da die Sonne ein ausgezeichneter Desinfektor ist.

Sehr empfehlenswert, zumal in unserem rauhen und regnerischen Klima, ist die Errichtung einer gedeckten Spielhalle im Garten. Mindestens sollte der Spielsaal so angelegt werden und mit so vielen breiten Flügeltüren versehen

---

[1]) DRAGEJHELM: Das Spielen der Kinder im Sande. Deutsch. Leipzig 1910.

sein, daß sie die gedeckte Halle ersetzen kann. Die gedeckte Halle wird am besten, zur Vermeidung der Zugluft, an das Gebäude angebaut und ist nach Süden oder Westen offen. Jedenfalls soll Gelegenheit zu den so segensreichen Luft- und Sonnenbädern gegeben sein. Kindergärten, die in dieser zweckmäßigen Weise gebaut und eingerichtet sind, wird man nur in der Minderzahl antreffen. Sehr häufig ist noch die ganz unzulängliche Form, die aus einem großen Raum besteht, in dem Spielen, Schlafen, Essen stattfindet; nicht einmal ein kleiner Garten ist immer vorhanden. Fast immer fehlt die Möglichkeit, kranke oder krankheitsverdächtige Kinder abzusondern. Meist hilft sich die Leiterin damit, daß sie das Kind in ihre Privaträume oder in der Küche unterbringt. Das ist natürlich ganz unzulässig; man denke etwa an die Gefahren, die die Unterbringung eines diphtheriekranken Kindes in der Küche oder in dem Zimmer der Leiterin bedeutet. Einer häufigen gründlichen Desinfektion dieser Räume wird die Leiterin nicht gerne zustimmen. *Der Absonderungsraum muß als unerläßlich für die Einrichtung des Kindergartens bezeichnet werden.* Wenn man aber die Aufgabe des Kindergartens nicht nur in der „Bewahrung", sondern in der körperlichen und seelischen Pflege der Kinder erblickt, dann wird man auf die Ausgestaltung, wie sie oben geschildert wurde, nicht verzichten können.

Sicher ist freilich, daß auch die schönsten Räume allein diese Aufgabe nicht erfüllen können, das Entscheidende wird immer die Auswahl des Personals sein, von dem die Art und Weise abhängt, wie der Betrieb sich abspielt.

a) Der Betrieb des Kindergartens.

Unerläßlich ist es, daß das Kleinkind, bevor es in den Kindergarten aufgenommen wird, ärztlich untersucht wird. Erst auf die Bescheinigung des Arztes hin, daß die Aufnahme unbedenklich sei, daß insbesondere keine Ansteckungsgefahr vorliege, darf die Aufnahme erfolgen. Bei der ärztlichen Untersuchung wird auch sorgfältig die Krankengeschichte aufgenommen; besonders gründliche Erforschung beanspruchen die etwa bereits überstandenen Kinderkrankheiten. Diese werden auf dem ärztlichen Aufnahmeschein vermerkt, der bei Anstaltsepidemien entscheidend dafür ist, welche Kinder den Kindergarten weiter besuchen dürfen — nämlich bei Masern, Scharlach, Keuchhusten, Windpocken alle die, die diese Krankheiten schon durchgemacht haben.

Diese ärztliche Aufnahmeuntersuchung kann natürlich nur für einen sehr beschränkten Zeitraum gelten. Das Zweckmäßigste wäre natürlich der tägliche ärztliche Besuch. Wie die Dinge liegen, ist solche Regelung nur ausnahmsweise eingeführt. Jedenfalls sollen Kinder, die länger als 8 Tage fehlen, vor ihrer Wiederaufnahme ärztlich untersucht werden. Mindestens ebenso wichtig ist die Pflicht der Mütter, über alle in der Familie oder engen Nachbarschaft vorkommenden Krankheiten der Anstaltsleiterin Mitteilung zu machen. Einige Anstalten händigen bei der Aufnahme den Müttern „Mahnungen" aus[1]), die die Mutter zur Meldung solcher Erkrankung auffordern und ihnen bei Nichtbefolgung sogar „strafgerichtliche" Folgen androhen. Trotzdem wird häufig solche Meldung unterbleiben, weil erstens in vielen Fällen ärztlicher Rat gar nicht eingeholt wird, die Mutter selbst natürlich oft die Krankheit nicht erkennt, und weil zweitens die Unmöglichkeit, das Kind anderweit zur Bewahrung unterzubringen, die erwerbstätige Mutter in eine schwierige Lage bringt, in der sie mehr an ihr eigenes Wohl als an das ihr fremder Kinder denkt.

Die Kindergärtnerin muß so weit in der Erkennung der gewöhnlichen übertragbaren Kinderkrankheiten geübt sein, daß sie verdächtige und erkrankte

[1]) Siehe ROTT: Seuchenbekämpfung in Tagesheimen. „Kleinkinderfürsorge" S. 168.

Kinder herauszufinden vermag (Mund- und Rachenschau!). Diese dürfen dann der Mutter nicht abgenommen werden, oder müssen, falls die Mutter sich schon entfernt hat, abgesondert werden.

Die *Tageseinteilung*, die Hausordnung, muß sich den besonderen Verhältnissen anpassen, die auf dem Lande, in der Stadt, im Winter und im Sommer verschieden liegen. Auch die Ursachen, die die Mütter zur Benutzung des Kindergartens bewegen, sind verschieden. Mütter, die früh auf Arbeit gehen und weite Wege bis zur Arbeitsstätte zurückzulegen haben, müssen die Kinder sehr frühe — oft um 5 Uhr morgens — aus dem Schlafe reißen, um sie in den Kindergarten zu bringen. Solche Kinder müssen nach der Einlieferung zunächst ausschlafen. Werden die Kinder später gebracht, so fällt natürlich dieser Teil der Tageseinteilung fort.

Die Kinder sollen, bevor Unterweisung und Spiel beginnt, wenn möglich, die Straßenkleidung mit der Anstaltskleidung vertauschen, wozu auch Schuhwechsel, der bei nassem Wetter besonders wichtig ist, gehört, und sollen dabei auf Reinlichkeit (Ungeziefer!) geprüft werden. Es empfiehlt sich, alle Mädchen mit dem Staubkamm zu kämmen. Wo es nötig ist, muß eine gründliche Säuberung, Waschen oder Baden, vorgenommen werden. Besondere Beachtung erfordert die *Zahnpflege*, und zwar deshalb, weil sie in der Familie fast regelmäßig aufs gröblichste vernachlässigt wird. Ist schon die Pflege des Dauergebisses höchst mangelhaft, so wird den Milchzähnen gewöhnlich keinerlei Bedeutung und Pflege zugebilligt. In dem Kindergarten muß jedes Kind daher außer seinem besonderen Seifenlappen, Handtuch und Kamm, seine Zahnbürste und Spülglas haben. Diese Gebrauchsgegenstände sind geordnet an der Wand des Waschraums aufzubewahren und zur Unterscheidung mit Merkzeichen (einfachen Bildoblaten u. ä.) zu versehen. Die Reinigung der Zähne erfolgt am besten und billigsten mit Schlämmkreide oder nur mit Wasser.

Sind die Kinder versammelt, so verteilen sie sich auf ihre Gruppenzimmer oder gehen auf den Spielplatz oder in den Garten. So verbringen sie teils in selbstgewählter Beschäftigung — worauf besonders die Montessori-Methode entscheidenden Wert legt —, teils in gemeinsamen Bewegungsspielen oder in gemeinsamer Unterweisung den Vormittag. Vor dem Mittagessen wird alles Spielzeug und Material von den Kindern eingeräumt, dann werden die Hände gewaschen, wird unter Mitwirkung der Kinder der Tisch gedeckt und das gemeinsame Mittagsmahl eingenommen. Nach Tisch legen sich die Kinder zum Nachmittagsschlaf hin — soweit es die Jahreszeit zuläßt, bei geöffneten Fenstern oder im Freien. Während der Vormittag neben der freien Beschäftigung auch kleine Pflichten, Aufgaben usw. brachte, gehört der Nachmittag vorwiegend dem Spiele. Die Vespermahlzeit unterbricht das Spiel, und um 5 oder 6 Uhr werden die Kinder von den Müttern abgeholt, wobei ihnen die Leiterin manchen Wink und Rat für Pflege und Erziehung der Kinder geben kann.

In den meisten Kindergärten sind regelmäßige Badetage, etwa zwei in der Woche, angesetzt.

Daß der Kindergarten fortlaufend gründlich gesäubert werden muß, daß insbesondere die Ferien zum „großen Reinemachen" ausgenutzt werden, ist selbstverständlich.

Der Arzt hat im Kindergarten eine ähnliche Stellung zu beanspruchen, wie er ihn in der Schule seit Jahrzehnten besitzt. Der Arzt hat nicht nur die Räume und Einrichtungen vom Standpunkt des Hygienikers, er hat auch den Gesundheitszustand der Kinder zu überwachen.

Gewiß wird der Arzt den wirtschaftlichen Nöten der Vereine, die Kindergärten unterhalten, Verständnis entgegenbringen. Doch findet dies Verständnis seine Grenze da, wo Bau und Einrichtung selbst hygienischen Mindestforderungen nicht genügen.

Die Gemeinden haben es in der Hand, die erheblichen Zuschüsse, die sie den meisten Anstalten leisten, von der Ein- und Durchführung hygienischer Zustände abhängig zu machen. Der Arzt wird sich bewußt sein, daß eine unhygienische Anstalt eine größere Gefährdung der Kinder und ihrer Familien darstellt, als die durch Schließung der Anstalt bedingte Aufsichtslosigkeit der Kinder. Mit der Festigung und Besserung der wirtschaftlichen Lage Deutschlands, insbesondere der Gemeinden, wächst auch die Bereitwilligkeit, den Forderungen des Arztes zu genügen.

Der Arzt hat auch den Speisezettel der Anstalt zu prüfen und auf eine zweckmäßige Zusammensetzung der Mahlzeiten zu achten.

Die Tätigkeit des Arztes besteht aber nicht nur in der Überwachung des Anstaltsbetriebes, sondern auch der Kinder. Er ist von *jeder* ein Kindergartenkind befallenden Krankheit unverzüglich zu benachrichtigen und hat seine Maßnahmen zu treffen, insbesondere wenn es sich um übertragbare Krankheiten handelt. Mehrfach sind Richtlinien ausgearbeitet, wie bei den verschiedenen „Kinderkrankheiten" zu verfahren ist[1]). Der Arzt hat hierbei nicht nur Keuchhusten, Masern, Scharlach, Diphtherie zu berücksichtigen, sondern auch Hautkrankheiten, die Verlausung, die Krätze, die Borkenflechte usw.; auch Gonorrhöeepidemien sind in Kindergärten beobachtet worden. Eine oft übersehene Quelle von Infektionen (Tuberkulose, Grippe, Diphtherie z. B.) ist das Anstaltspersonal. Die Kindergärtnerinnen und ihr Hilfspersonal sind nur nach ärztlicher Untersuchung anzustellen bzw. im Dienst zu belassen.

Tuberkulöse Personen — wenn nicht vom Arzt ausdrücklich die Ungefährlichkeit bescheinigt wird —, die Neigung zu Nasen- und Rachenkatarrhen haben, müssen vom Umgange mit Kindern ausgeschlossen werden. Die Gefährdung ist außerordentlich groß. Die Übertragung der Tuberkulose erfolgt bei den kleinen, meist schlechtgenährten Kindern in über 80%. Die Grippe wird häufig durch an Rachenkatarrhen leidende Personen auf die Kinder übertragen, für die sie eine erhebliche Gefahr bedeutet. Beim Auftreten der Diphtherie soll stets auch das Anstaltspersonal mittels Rachen- und Nasenabstrich untersucht werden. Gar nicht selten werden Bacillenträger entdeckt.

Der Arzt hat aber auch sonst dem Gesundheitszustand des Personals seine Aufmerksamkeit zuzuwenden. Wenn zu irgendeinem Beruf, so gehört zu dem des Erziehers Gesundheit, Spannkraft, Frische.

Die Besoldungsverhältnisse der Kindergärtnerinnen sind häufig sehr kärglich. Die Folge davon: schlechter Ernährungszustand, unzulängliche Erholung. Auch der Arzt hat also ein Interesse daran, daß die Anstellungsbedingungen für Kindergärtnerinnen derart sind, daß sie zum mindesten keinen Schaden an ihrer Gesundheit nehmen.

Die Gesundheit der Kleinkinder zu überwachen, ist eine weitere ärztliche Aufgabe. Hier sind es außer den schon erwähnten „Kinderkrankheiten" vornehmlich jene chronischen Krankheiten, die zum Teil, wie die englische Krankheit, für das Kleinkinderalter besonders bedeutsam sind; nicht minder die Tuberkulose und die verschiedenen Formen der Neuro- und Psychopathie. Wie in der Schule, sollten auch im Kindergarten die besonderer ärztlicher Obhut bedürftigen „Überwachungskinder" in regelmäßigen Abständen von dem Arzt untersucht werden und alle öffentlichen Hilfsmittel in einschlägigen Fällen zur Anwendung gelangen.

---

[1]) Siehe Rott: Seuchenbekämpfung in Tagesheimen. „Kleinkinderfürsorge" S. 166.

Diese ärztliche Überwachung erfordert die gleiche Übung, wie sie die ärztliche Arbeit in Säuglings- und Kleinkinderfürsorgestelle oder in der Schule beansprucht. Es ist daher — zumal die privaten Träger der Anstalten Geldmittel dafür gewöhnlich nicht bewilligen können — zweckmäßig, wenn beamtete Ärzte diesen Dienst mit übernehmen. In manchen Städten, besonders dann, wenn die Kindergärten Schulen angegliedert sind, haben die Schulärzte[1]) auch den Dienst im Kindergarten. In Berlin ruht die ärztliche Aufsicht in den Händen der Säuglings- und Kleinkinderfürsorgeärzte. Wie im Abschnitt „Offene Fürsorge" ausführlich geschildert wird, werden die Kinder vor Aufnahme oder Wiedereintritt in den Kindergarten in der zu ihrem Bezirk gehörigen Säuglings- und Kleinkinderfürsorgestelle untersucht und der Befund in eine an den Kindergarten zurückgehende Karte eingetragen. Der Leiter oder ein Assistenzarzt der Fürsorgestelle besucht außerdem in gewissen Abständen die Anstalt. Schließlich werden die Kindergartenzöglinge in 1—2monatlichen Abständen in der Fürsorgestelle vorgestellt und beraten.

Zur ärztlichen Überwachung und Betreuung gehört auch die Mitwirkung des Arztes an der Tageseinteilung, der Beschäftigung, der Beköstigung der Kinder. In dem letzten Jahrzehnt ist die früher oft schwierige Zusammenarbeit von Erzieher und Arzt vertrauensvoller geworden, nicht zum wenigsten dank des „Deutschen Ausschuß für Kleinkinderfürsorge", der Erzieher und Ärzte zu gemeinsamer Arbeit vereinigt.

Ein schulmäßiger Betrieb, langes Stillsitzen auf Bänken, an Tischen, Belastung mit Gedächtnisstoff, wie Auswendiglernen von Bibelsprüchen, Gedichten usw., wird von ärztlicher Seite scharf bekämpft werden müssen, wie es ja schon gerade die besten Erzieher, z. B. FRÖBEL, getan haben. In der Art der Beschäftigung haben sich die FRÖBELschen Gedanken durchgesetzt auch in den Anstalten, die sich nicht als Kindergärten, sondern als OBERLINsche Bewahranstalten u. a. bezeichnen. In den letzten Jahren hat die MONTESSORI-Methode[2]) in manchen Ländern Eingang, überall Interesse gefunden. Es kann hier nicht auf die pädagogischen Grundlagen der Erziehungsmethoden eingegangen werden; nur soweit der Arzt, der Psychologe zu ihnen Stellung nehmen muß, seien einige Ausführungen gestattet.

Der durch PESTALOZZI herbeigeführte grundlegende Fortschritt in der Erziehungskunst besteht vornehmlich darin, daß er seine Methodik auf der „genauen Kenntnis der menschlichen Natur und ihrer Bedürfnisse" aufbaute. Er hat in seiner Methodik durchaus eine psychologische Einstellung. Nicht ein nach irgendwelchen theoretischen Erwägungen gestelltes Ziel dürfe den Unterricht gestalten, sondern dieser müsse ausgehen von der Natur des Menschen, des Kindes. FRÖBELS bahnbrechendes Verdienst ist es, die PESTALOZZIsche Lehre im besonderen auf die Erziehung des Kleinkindes angewandt zu haben. Noch deutlicher als bei der Erziehung des schulpflichtigen Alters war hier das Fehlerhafte einer Methodik ausgeprägt, die ein starr gesetztes Ziel zu erreichen sich mühte, ohne zu fragen, ob dies Ziel dem Geist und Körper des Kleinkindes angemessen sei. Man betrachtete das Kind als einen „kleinen Erwachsenen". In der Einleitung ist erwähnt worden, wie OBERLIN die Kleinkinder in schulmäßigem Unterricht Katechismus, Geographie u. a. lehrte. FRÖBEL erfaßte es

---

[1]) Siehe z. B. GOTTSTEIN: Notwendigkeit der ärztlichen Überwachung von Kinderfürsorgeeinrichtungen usw. Zeitschr. f. Schulgesundheitspfl. u. soz. Hyg. 1919, Nr. 12.

[2]) MONTESSORI, Dr. MARIA: Selbsttätige Erziehung in frühem Kindesalter. Deutsch von Dr. OTTO KNAPP. Stuttgart: Julius Hoffmann 1913. — Dieselbe: Mein Handbuch. Stuttgart 1922. — Dieselbe: Die Selbsterziehung der Kinder, in: Die Lebensschule Nr. 12. Berlin: A. Schwetzke 1923.

genial, daß das Kleinkinderalter das „*Spielalter*" sei (wie man es seitdem ja auch oft bezeichnet), daß das Kleinkind nur „spielend", schaffend, tätig lernen könne. „In Übereinstimmung mit sich, mit Gott und der Natur" sollten die Kleinkinder erzogen werden. Nicht an eine einzelne Fähigkeit des Kindes (Gedächtnis z. B.) soll die erste Erziehung anknüpfen, sondern an das Leben des Kindes in seiner gesamten Fülle; und das *gegebene Mittel dazu ist das eigene Tun des Kindes*, das Spiel, durch das es sich allmählich in die Welt der Wirklichkeit hineinlebt. Zur Einführung in die Natur dient unmittelbar die Pflanzenpflege im Garten, mittelbar eine Anzahl von Spielegaben und Beschäftigungsmitteln.

„Erziehung, Unterricht und Lehre sollen deshalb ursprünglich und in ihren ersten Grundzügen notwendig leidend, nachgehend, nur behütend, schützend, nicht vorschreibend, bestimmend, ausgreifend sein[1])." „Pflanzen und Tieren," heißt es weiter[2]), „jungen Pflanzen und jungen Tieren geben wir Raum und Zeit, wissend, daß sie sich dann, den in ihnen in jedem einzelnen wirkenden Gesetzen gemäß, schön entfalten und gut wachsen; jungen Tieren und jungen Pflanzen läßt man Ruhe und sucht gewaltsam eingreifende Einwirkungen auf sie zu vermeiden, wissend, daß das Gegenteil ihre reine Entfaltung und gesunde Entwicklung störe; aber der junge Mensch ist dem Menschen ein Wachsstück, ein Tonklumpen, aus dem er kneten kann, was er will." — „Alle tätige, vorschreibende und bestimmende, eingreifende Lehre, Erziehung und Unterricht muß der Wirkung des Göttlichen nach, und auf die Menschen, in ihrer Unverletztheit und ursprünglichen Gesundheit betrachtet, notwendig vernichtend, hemmend und zerstörend wirken."

Dieser Achtung des Erziehers vor der natürlichen Entwicklung, die es zu belauschen und zu schützen gilt, kann der Arzt nur Beifall zollen; er kann es um so mehr, als FRÖBEL mit genialem Blick die Eigenart der uns hier beschäftigenden Entwicklungsstufe des Menschen erkannt hat. Die Erziehung, körperliche wie geistige, des Kleinkindes muß — wenn man diese Frage überhaupt aufwerfen will — als wichtiger bezeichnet werden als die des Schulkindes, nicht nur weil die frühe Altersstufe ja der Unterbau ist, auf dem sich das Gebäude der späteren erhebt, sondern weil, wie die psychologischen Forschungen der letzten Jahrzehnte erwiesen und bestätigt haben, die Eindrücke der frühen Kindheit von größtem, oft entscheidendem Einfluß für die Entwicklung der Psyche sind (wie anderseits das Kleinkindesalter auch die größte Bedeutung für die körperliche Entwicklung des Menschen hat). Wahrscheinlich gründet sich diese Tatsache auf der im frühen Kindesalter besonders leichten *Suggestibilität* des Kindes. In diesem Zusammenhange sagt SELLMANN[3]): „So bedeutet die Umwelt des Kleinkindes in gewissem Sinne schon seinen späteren Himmel oder seine spätere Hölle, oder anders ausgedrückt, den späteren Engel oder den späteren Teufel."

Die italienische Ärztin Dr. MARIA MONTESSORI geht — wie es nicht anders sein kann — auch von dem Grundsatz aus, das Kleinkind entsprechend seinem geistigen und körperlichen Entwicklungsstand zu erziehen. Zwischen FRÖBEL und ihr liegt Beginn und Ausbau der experimentellen Psychologie; und MONTESSORI baut ihre Methodik auf dem psychologischen Experiment auf. Ihre ersten Studien machte sie an schwachsinnigen Kindern einer Anstalt, an der sie als Ärztin tätig war. Sie läßt der persönlichen Neigung jedes Kindes weitesten

---

[1]) FRÖBEL: Menschen-Erziehung, herausgeg. von FRIEDRICH SEIDEL. Wien-Leipzig: A. Pichlers Wwe. & Sohn 1883, S. 6.

[2]) Ebenda S. 7.

[3]) SELLMANN: Das Seelenleben des Kleinkindes, in TUGENDREICH: Die Kleinkinderfürsorge. Stuttgart: F. Enke 1919, S. 118.

Spielraum. Jedes Kind mag — innerhalb weiter Grenzen — im Kindergarten das treiben, wozu es seine Neigung treibt. Im FRÖBELschen Kindergarten werden die Kinder geleitet — natürlich ihrem Alter entsprechend. Mit voller Absicht ist der Tagesplan im Kindergarten so ausgestaltet, daß *alle* im Kinde schlummernden Fähigkeiten (Intellekt, Wille, Gemüt) zur Entfaltung gelangen. Die Natur steht als unerreichte Lehrmeisterin im Mittelpunkt der Erziehung. Mit wenigen einfachen „Gaben und Beschäftigungen" kommt FRÖBEL aus, mit Kugel, Würfel, Walze (Kegel) und wenigen einfachen „Flächenformen". Einfache Handarbeiten, Darstellung von Linien und Flächen (Schnüren, Flechten, schließlich Modellieren) werden ausgeführt. Der Phantasie des Kindes sind nur wenige Schranken gesetzt. Die Benutzung der Sinne, die Lust zur Tätigkeit steht bei FRÖBEL im Vordergrund seiner Methodik: „Was der Mensch darzustellen strebt, fängt er an zu verstehen[1])." MARIA MONTESSORI gibt den Kindern viel mehr ins einzelne gehende Beschäftigungen, die alle der Sinnesübung dienen. So gibt es Material zur Übung des Auges (Schätzen von Dimensionen, Formen, Farben), des Tastsinnes (Unterscheidung von Glätte, Wärme, Schwere), des Ohres, alles in einer dem Kleinkind angepaßten Weise. In zahlreichen Schubkästen ist das Material geordnet. Jedes Kind wählt sich, was es gerade mag und beschäftigt sich damit, wie lange es mag. Zweifellos werden die Kinder von dieser Beschäftigung stark gefesselt. Beweis dafür ist die Emsigkeit, mit der sie ihr nachgehen, die lautlose Stille im Kindergarten, wiewohl irgendein Zwang zur Beschäftigung nicht ausgeübt wird. Die Beschäftigungen sind weiter so ausgebaut, daß die Kinder selbsttätig schreiben lernen, durch Umzeichnen, Abtasten von Schreiblettern, und Rechnen durch Übungen an Stäben von 1—10facher Länge. Tatsächlich lernen die Kinder Schreiben und Rechnen spielend. Obwohl MARIE MONTESSORI selbst angibt, alle Kräfte der Kinder zu entwickeln, obwohl der *Muskelerziehung* ein breiter Raum im Tagesplan zugemessen ist, so neigt die Kritik in Deutschland dahin, der MONTESSORI-Methode entgegenzuhalten, daß sie Phantasie und Gemüt der Kinder darben lasse.

So wendet SPRANGER ein, daß die MONTESSORI-Methode zu einseitig den Intellekt bilde und die Sinne isoliere. Gerade im Gegenteil dazu erstrebt FRÖBEL die „allseitige Lebenseinigung". FRÖBEL wollte, daß das Kind mit seinen Beschäftigungszielen „umgehe", daß es seine ganze Seele mit ihrer Seele vereinige, und überall beachtete er den Anteil des Gemüts neben dem des Verstandes.

Vom ärztlichen Standpunkt aus ist die FRÖBELsche Methode sozusagen sicherer, allgemeiner anwendbar. Anderseits sind gute Erfolge gerade bei psychopathischen Kindern, die an schlechter Konzentrationsfähigkeit leiden, durch die MONTESSORI-Methode beobachtet worden.

FRÖBEL wie MONTESSORI fordern ein enges Zusammenarbeiten von Arzt und Erzieher. Beide legen größten Wert auf körperliche Übungen, beide haben auch Vorschriften für die Ernährung des Kleinkindes gegeben. MARIA MONTESSORI geht auch hier sehr ins einzelne: so verbietet sie den Genuß von rohen Äpfeln und Gemüsen, mit Ausnahme des Spinats. Mit Recht wendet sich gegen diese unbegründeten Vorschriften NETER[2]). Mag nun die Montessorimethode, die übrigens in manchen Ländern — besonders den romanischen — schon weite Verbreitung gefunden hat, sich in Deutschland durchsetzen oder nicht, das Verdienst hat sie, die Kleinkindererziehung wieder zur Erörterung gestellt zu haben und diesem Problem die erneute und erhöhte Aufmerksamkeit der Forscher und Praktiker zugewandt zu haben.

---

[1]) FRÖBEL (s. Fußnote 1, S. 179): S. 45.

[2]) NETER: Die Ernährung des Kleinkindes nach MONTESSORI: Kindergarten 1921, Juli/August-Heft.

Bei dem gegenwärtigen unzulänglichen Zustand des Kindergartenwesens ist freilich nicht einmal Gewähr vorhanden, daß die erprobte und seit Jahrzehnten gelehrte Fröbelmethode überall richtig angewandt wird.

Man muß sich immer vor Augen halten, daß der Erfolg dieser, wie jeder Methode abhängig ist von der Ausbildung und Fähigkeit des Lehrpersonals, in unserem Falle also der Kindergärtnerinnen.

b) Die Kindergärtnerin.

Die Ausbildung der Kindergärtnerin sei hier darum kurz geschildert[1]).

Als Fröbel 1840 den Beruf der Kindergärtnerin schuf, konnte er nur in halbjährigen Lehrgängen eine systematische Ausbildung vermitteln. Seine Überzeugung von der Notwendigkeit, für den Erziehungsberuf am Kleinkinde eine gründlich geordnete Ausbildung zu schaffen, wurde nur von wenigen geteilt. Besonders der Staat verhielt sich der von Fröbels Schülern gestellten Forderung nach Schaffung von Ausbildungsstätten und Abschlußprüfungen ablehnend. So lag die Ausbildung bei den sich überall auftuenden „Seminaren", die oft nach ganz ungenügender Ausbildung ihrer Schülerinnen die Fähigkeit zur Kindergärtnerin bescheinigten. Der Beruf der Kindergärtnerin kam dadurch natürlich in Mißkredit. Nach gründlichen Vorarbeiten des „Deutschen Fröbelverbandes" erließ endlich im Jahre 1911 das *preußische* Kultusministerium eine Verfügung, der die staatliche Anerkennung für die an Frauenschulen erfolgende Ausbildung von Kindergärtnerinnen und Jugendleiterinnen brachte[2]). In diesen „Bestimmungen" ist der Lehrstoff festgelegt. Als Vorbildung wird das Lyceum (zehnklassige höhere Mädchenschule) oder die neunklassige Mittelschule gefordert. Die Ausbildungsmöglichkeiten bieten: 1. Die staatlich anerkannten Hochseminare (z. B. Pestalozzi-Fröbelhaus I in Berlin, Ev. Fröbelseminar in Kassel, Seminar des Frauenbildungsvereins in Frankfurt a. M., Kathol. Kindergärtnerinnenseminar in Aachen u. a. m.). 2. findet die Ausbildung zur Kindergärtnerin in einer *Frauenschule* mit angegliederten anerkannten Kursen und staatlichen Abschlußprüfungen statt.

Die *Dauer der Ausbildung* beträgt in den Fachseminaren $1^1/_2$ Jahre, in der Frauenschule 2 Jahre unter der Bedingung, daß die Schülerinnen im ersten Jahre des Frauenschulkursus „mit Erfolg" teilgenommen haben: an dem Unterricht in Kindergartenunterweisung, Pädagogik, Religion, Deutsch, Gesundheitslehre, Kinderpflege und Bürgerkunde. Schließlich können Schülerinnen einer staatlich anerkannten Frauenschule nach einjährigem Lehrgang die staatliche Prüfung als Kindergärtnerin in einem staatlich anerkannten Hochseminar ablegen.

Das *Ziel* der Ausbildung zur Kindergärtnerin ist die in staatlicher Prüfung nachgewiesene Berechtigung zur Tätigkeit in der Familie und in einem kleinen Kindergarten und als Gehilfin in mehrgliedrigen Kindergärten.

Zur *Leitung* von mehrgliedrigen Kindergärten, Kinderhorten, Kinderheimen und ähnlicher Anstalten zur Pflege und Erziehung von Kindern vorschulpflichtigen und schulpflichtigen Alters bedarf es der Ablegung einer staatlichen Prüfung als *Jugendleiterin*.

Für die Zulassung müssen folgende Bedingungen erfüllt sein:

1. Die Vollendung des 19. Lebensjahres.

2. Das Abgangszeugnis eines Gymnasiums oder das der zehnklassigen höheren Mädchenschule (dazu Bestätigung des „erfolgreichen Besuchs" nötig).

---

[1]) Siehe Mecke: Das Kindergärtnerinnen- und Jugendleiterinnen-Seminar, in Tugendreich: Kleinkinderfürsorge. Stuttgart: F. Enke 1919, S. 161ff.

[2]) Bestimmungen über die an Frauenschulen erfolgende Ausbildung von Kindergärtnerinnen usw. Berlin: Cotta 1911.

3. Das Zeugnis der Abschlußprüfung an einer staatlich anerkannten, zur Ausbildung von Kindergärtnerinnen berechtigten Frauenschule oder eines Fachseminars.

4. Eine Bescheinigung über *einjährige* praktische Arbeit in einem Kindergarten oder Kinderhort nach Absolvierung der staatlichen Kindergärtnerinnenprüfung. Die Ausbildungsdauer im Jugendleiterinnenseminar ist 1 Jahr.

Für die Leitung von Kindergärten, eine außerordentlich verantwortungsvolle Aufgabe, sollten nur Kindergärtnerinnen bzw. Jugendleiterinnen in Frage kommen. Daß wir gegenwärtig noch weit von diesem Stand der Dinge entfernt sind, ist schon bemerkt worden.

Für die *Beaufsichtigung und Anleitung des Kleinkindes in der Familie*, zur Unterstützung der Mutter, eignet sich die *Kinderpflegerin*. Ihre Ausbildung erfolgt in *Kinderpflegerinnenschulen*, deren Ursprung gleichfalls auf FRÖBEL zurückgeht.

Diese Schulen verfolgen die Aufgabe, die Mädchen der breiten Volkskreise für ihre Aufgaben als Mutter vorzubereiten, sie vor der Ehe zugleich erwerbsfähig zu machen, indem ihnen in Familien Stellungen vermittelt werden, welche früher die ausländischen „Bonnen“ ausfüllten.

Es werden (in Jahreskursen) Mädchen mit Volksschulbildung vom 14. Lebensjahr an ausgebildet. Sie haben vorher eine einfache mündliche und schriftliche Aufnahmeprüfung abzulegen, um nachzuweisen, daß sie normal entwickelt sind und das Durchschnittsmaß der Volksschulbildung erreicht haben.

Der Unterricht ist ein vorwiegend praktischer, dem sich der theoretische anpaßt.

Eine *staatliche* Prüfung erfolgt nicht.

Gute Kinderpflegerinnenschulen sind die des Berliner Fröbelvereins und des Berliner Pestalozzi-Fröbelhauses, des Frankfurter Frauenbildungsvereins, des Breslauer Frauenbildungsvereins und des Dresdener Allgemeinen Erziehungsvereins. Der Wert dieser Anstalten liegt nicht nur in der Ausbildung zum Beruf, sondern der Besuch der Anstalt ist auch eine vortreffliche Vorbereitung für die Aufgaben der Mutter.

c) Kindergärten für nicht-normale Kinder.

1. Der Schulkindergarten hat die Aufgabe, Kinder, die zwar das schulpflichtige Alter, aber nicht die Schulreife erlangt haben, zur Schulreife zu führen durch erweiterte Kindergartenbehandlung. Er entspricht der von FRÖBEL[1]) geforderten „Vermittlungsklasse“. Seit 1906 bestehen 10 derartige Anstalten in Charlottenburg, auch in Alt-Berlin ist vor einigen Jahren ein Schulkindergarten eröffnet worden. Der Charlottenburger Schulkindergarten nimmt nicht etwa alle schulunreifen Schulrekruten auf, sondern nur solche, bei denen die vom Schularzte festgestellte Wahrscheinlichkeit besteht, daß sie längstens in einem Jahre die Schulreife erreichen. Es werden also alle die Kinder ausgeschlossen, bei denen die ärztliche Einschulungsuntersuchung feststellt, daß sie die Reife für die Normalschule voraussichtlich niemals erreichen werden. Der Schulkindergarten sammelt demnach vorwiegend Kinder, die wegen allgemeiner Körperschwäche zurückgestellt werden, womit ja des öfteren auch eine gewisse geistige Unreife verbunden ist. Die Ursache solcher Unreife liegt nicht selten auf sozialem Gebiete. Sie findet sich bei Kindern, deren geistige und körperliche Erziehung im Kleinkindesalter vernachlässigt worden ist. Ferner kommen Kinder in Betracht, die durch Krankheiten und andere Entwicklungshemmnisse in den ersten

---

[1]) FRÖBEL: Pädagogik des Kindergartens. S. 51.

Lebensjahren zurückgeblieben sind, schließlich erblich belastete mit mangelhaftem Sprach- und Denkvermögen[1]).

Im allgemeinen sollen nicht mehr als 30 Kinder, Knaben und Mädchen gemeinsam, vereinigt werden.

Die Heilerziehung des Schulkindergartens dauert $^1/_2$—1 Jahr. Spätestens nach Ablauf eines Jahres — seltene Ausnahmen werden allerdings gemacht — muß auf Grund der Beobachtung im Schulkindergarten entschieden werden, ob das Kind die Schulreife erlangt hat oder ob es der Hilfsschule, dem Einzelunterricht oder einer Heilanstalt überwiesen werden soll. Der Unterricht wird von einer Kindergärtnerin oder Jugendleiterin erteilt. Die Beschäftigung währt anfangs nur 3 Stunden mit Pausen von 10—30 Minuten zum Freispiel; Ermüdungserscheinungen wird sorgfältig Rechnung getragen. Möglichst wird im Freien gespielt und „gearbeitet", vorwiegend in Zeichnen und Handfertigkeiten, deren Stoff die sorgfältige Anschauungsübung bildet[2]).

NEUFEST, der sich um diese Anstalten sehr verdient gemacht hat, fordert auf Grund der vortrefflichen Erfahrungen den obligatorischen Kindergartenbesuch für $5^1/_2$jährige Kinder. Auch von ärztlicher Seite muß es als wünschenswert bezeichnet werden, daß der jetzt recht schroffe Übergang vom Elternhaus in die Schule durch eine dazwischengeschobene zweckmäßige Beschäftigung gemildert würde.

2. Der Hilfsschulkindergarten. In den meisten Ländern des Deutschen Reichs findet eine Überweisung in die Hilfsschule für schwachbefähigte Kinder grundsätzlich erst nach zweijährigem erfolglosen Besuch der Volksschule statt. Diese 2 Jahre bedeuten für das Kind wie für die Schule eine schwere Belastung; mit Recht sagt HANNA MECKE[3]), daß diese Vorschrift allen pädagogischen Grundsätzen Hohn spreche. Um diesem Übel abzuhelfen, sollen solche Kinder, die nach sorgfältiger Untersuchung und Intelligenzprüfung weder für die Normalschule noch für den Schulkindergarten geeignet sind, dem „*Hilfsschulkindergarten*" zugewiesen werden, wie ihn SICKINGER in Mannheim eingerichtet hat. Nach zweijährigem Aufenthalt erfolgt der Übertritt in die Hilfsschule.

3. Kindergarten für blinde Kinder. In erzieherischer Hinsicht ist der Blinde in hohem Grade der Gefahr ausgesetzt, in Apathie und Untätigkeit zu verfallen. Die Erfahrung hat gelehrt, daß diese Gefahr am besten überwunden wird, wenn ihre Bekämpfung in dem empfänglichen Kleinkinderalter einsetzt. Im Jahre 1872 wurde die FRÖBELsche Methode in der Chemnitzer Blindenvorschule durch RIEMER eingeführt. Man wendet Modellieren in Ton und Plastilin an, um die Fingergeschicklichkeit und den Formsinn zu üben. (Gerade für blinde Kinder scheint mir die Montessorimethode besondere Vorteile zu bieten.) Kettenziehen entwickelt den Zahlensinn, das Bauen vermittelt dem blinden Kinde die Vorstellungen von vorn, hinten, oben, neben usw. Turn- und Bewegungsspiele dienen zur Förderung der körperlichen Gewandtheit und des Frohsinns.

4. Der Kindergarten für Taubstumme. Im Jahre 1911 auf dem österreichischen Taubstummenlehrertage in Wien von IMHOFER warm empfohlen, sind Kindergärten für Taubstumme jetzt in Wien, Berlin, St. Gallen und anderen Orten eingerichtet und den Taubstummenanstalten angegliedert. Das taubstumme Kind, fast immer körperlich 2—3 Jahre unter der Norm, ist geistig

---

[1]) Siehe GASTPAR, in TUGENDREICH-GOTTSTEIN: Sozialärztliches Praktikum. 2. Aufl. Berlin: Julius Springer 1920, S. 157 und MECKE: l. c. S. 156.

[2]) Siehe DAMROW: Der Kindergarten als Vorstufe der nach Fähigkeitsklassen gegliederten Schule. Zeitschr. f. Kinderforsch. Bd. 13, S. 166.

[3]) MECKE: l. c. S. 157.

schwerfällig, mißtrauisch, oft jähzornig; körperlich schwerfällig, eine Folge der Störung des Gehörorgans, das ja auch für das Gleichgewicht von größter Bedeutung ist. Diese körperliche Unbeholfenheit wird durch turnerische und rhythmische Übungen bekämpft, dadurch zugleich der Wille gestärkt. Die Fröbelschen Beschäftigungen dienen der Steigerung der Aufmerksamkeit und des Assoziationsvermögens.

Die Kindergärtnerin im Kinderkrankenhaus schließlich hat sich seit einigen Jahren als notwendig für solche Kleinkinder herausgestellt, die längere Zeit mit chronischen Krankheiten behaftet in dem Krankenhause verweilen müssen, z. B. Krüppelheilanstalten, Anstalten für Skrofulöse oder rachitische Kinder, wie die Kinderheilanstalt Buch bei Berlin u. a.; aber in jedem Kinderkrankenhause, in jeder größeren Kinderstation finden sich genügend Kleinkinder, deren Zustand zwar die Entlassung, nicht aber eine angepaßte Beschäftigung verbietet. Um die Beschäftigung dieser Kinder konnte man sich früher wenig kümmern; die Schwestern sind vollauf mit der eigentlichen Pflege beschäftigt. Es ist ein Verdienst von Herta Benario[1]), auf diese Lücke hingewiesen zu haben. In den letzten Jahren sind an vielen Anstalten, wo geeignete Kinder in gewisser Zahl in Krankenanstalten sich befinden, Kindergärtnerinnen angestellt, um diese Kinder zu beschäftigen und anzuleiten. Es genügen einige Stunden täglich, bei einer kleinen Zahl auch nur mehrere Male in der Woche. Wie unerläßlich die Kindergärtnerin und die von ihr geleitete Beschäftigung für diese Kinder ist, geht aus der Schilderung Herta Benarios eindrucksvoll hervor: „Die Schwestern", so sagt sie, „erzählten mir oft von der Ungezogenheit der Kinder, ich konnte aber die Kinder nur verteidigen. Denn ist die Ungezogenheit nicht die gesündeste Reaktion auf monatelanges Eingesperrtsein in eine unkindliche Atmosphäre?! Ist das Ungezogensein nicht das einzige Machtmittel, das diese kleinen Wesen besitzen, um sich zu schützen vor dem Einschlafen ihrer jungen lebendigen Kinderkraft, vor dem Einrosten und Verdummen ihres kleinen lebebedürftigen Kindergeistes?" Als nun die Kinder beschäftigt wurden, dämmerte es den so abgestumpften Kinderseelchen auf, daß der Inhalt ihres Krankenhauslebens: Arztvisiten, Operationen, Verbinden, Kinderstöhnen nur ein — vorübergehender — Schatten des Lebens sei[2]).

Der Stand des Kindergartenwesens in Deutschland muß, wie mehrfach hervorgehoben wurde, als durchaus ungenügend bezeichnet werden, in quantitativer wie in qualitativer Hinsicht. Weder genügt die Zahl der Anstalten den Bedürfnissen auch nur annähernd, noch entspricht Einrichtung und Betrieb den meisten auch nur bescheidenen Ansprüchen. Das Reichsjugendwohlfahrtsgesetze überträgt der Gemeinde bzw. dem Kreise, und zwar den vom Gesetz geforderten Jugendämtern, die Pflicht, die erforderlichen Einrichtungen für das Jugendalter zu treffen. Wenn auch bisher die schlechte wirtschaftliche Lage unseres Landes eine deutliche Auswirkung dieses Gesetzes verhindert hat, so kann doch erwartet und gehofft werden, daß nunmehr auch für den Kindergarten eine bessere Zeit beginnt.

7. Ergänzende Fürsorge.

Als „ergänzende Fürsorge" möchte ich mancherlei Maßnahmen zusammenfassen, die nicht allgemein erforderlich, aber unter bestimmten Voraussetzungen unerläßlich sind.

---

[1]) Benario: Kranke Kinder im Krankenhaus. Die Schwester Bd. 3, S. 150. Berlin: Julius Springer 1920.

[2]) Siehe auch Nelly Wolffheim: Die erziehliche Beeinflussung und Beschäftigung kranker Kinder. Berlin: L. Oehmigke 1914.

In erster Reihe steht hier für die Groß- und Mittelstadt die Notwendigkeit, den Kleinkindern genügend Luft und Licht zu verschaffen. Kleinstadt und Dorf befriedigt dies Bedürfnis im allgemeinen, ohne daß besondere Maßnahmen notwendig wären. Um so stärker ist der Mangel an Sonne und freier Luft in den Städten. Die Anlage der Mietskasernen mit ihren sonnenlosen Höfen und Hinterhäusern, ihre Anordnung in großen Häuserblocks, die Anlage der Straßenzüge macht in der Großstadt fast regelmäßig einen längeren Weg erforderlich, um sich in den Genuß von frischer Luft und Sonne zu setzen. Die gewaltige Wirkung dieser Faktoren auf die gesunde Entwicklung des Menschen, insbesondere des wachsenden Kindes, ist nicht nur im Volke längst bekannt, die exakte Forschung hat gerade in den letzten Jahren die Ursachen für die unersetzliche Wirkung dieser Naturkräfte aufgezeigt. Ist es aber schon dem Erwachsenen nicht leicht, die in der Bauweise der Stadt liegenden gesundheitlichen Gefahren durch Wanderungen, Sport u. ä. einigermaßen auszugleichen, so werden für das Kleinkind diese Möglichkeiten erheblich verringert, weil es ständig der Aufsicht bedarf. Nur ein kleiner Teil der Mütter aber ist in der Lage, sich mehrere Stunden des Tages regelmäßig zur Befriedigung des kindlichen Luftbedürfnisses freizumachen. Im besonderen reichen die kurzen Wintertage hierfür nicht aus. Jede Umfrage nach dieser Richtung unter den Müttern einer Fürsorgestelle ergibt ein betrübendes Ergebnis: Nur ausnahmsweise werden die Kleinkinder genügend an Luft und Sonne gebracht. Nicht klein ist besonders im Winter die Zahl der Kinder, die nur ausnahmsweise ins Freie gelangen.

Hierin den unerläßlichen Wandel zu schaffen, sind die Gemeinden erst in den letzten Jahren bemüht. Sie legen Spielplätze an, für die als Hauptbedingung Flügge[1]) folgendes aufgestellt hat: „Ausschlaggebend ist einzig und allein die Möglichkeit *rasch und bequem* ins Freie zu gelangen.“ Im *Fünfminutenbereich* jedes Hauses muß Aufenthalt im Freien möglich sein.

Dieser Forderung kann leicht Rechnung getragen werden bei Neuanlagen von Stadtvierteln oder Häuserblocks. Das geschieht auch des öfteren. So haben gemeinnützige Baugesellschaften die Bebauung so angeordnet, daß inmitten des Häuserblocks ein geräumiger, der Sonne zugänglicher Platz liegt, der, mit Gras und Bäumen bepflanzt, den Kindern der Hausgenossen zum Spielplatz dient. Diese Anlage hat den Vorzug, daß die Kleinkinder von den Gefahren der Straße abgesperrt sind. Bei der Neuanlage von Straßenzügen werden die Stadtverwaltungen leicht Spielplätze einfügen können. Wenn dabei in Großstädten auf etwa je 5000 Einwohner ein Spielplatz entfällt[2]), so dürfte die Forderung des „Fünfminutenbereichs“ erfüllt sein.

Erheblich schwieriger ist die Anlage genügend zahlreicher Spielplätze innerhalb der älteren Stadtviertel von Großstädten. Es wird ja immer ein Zeichen kurzsichtiger Gemeinde- und Bevölkerungspolitik bleiben, daß in den Jahrzehnten, wo die Großstädteentwicklung in voller Blüte stand, so wenig Bedacht auf die Vermeidung der gesundheitlichen Gefahren genommen wurde, die mit der Großstadt verknüpft sind. Wieviel aber trotzdem noch erreicht werden kann, hat C. Hamburger[3]) an dem gewiß ungünstigen Beispiel von Berlin gezeigt. Er forderte zunächst, daß auf allen größeren Plätzen Spielplätze für Kleinkinder angelegt werden sollten (Sandkästen usw.), ferner auf den breiten Mittelwegen vieler Straßenzüge. In Verfolg dieser Vorschläge sind vor einigen Jahren

[1]) Flügge: Großstadtwohnungen und Kleinhaussiedelungen in ihrer Einwirkung auf die Volksgesundheit. Jena 1916.

[2]) Siehe Kruse-Selter: Die Gesundheitspflege des Kindes. Stuttgart 1914, S. 316.

[3]) Hamburger, C.: Spielraum für Großstadtkinder. Berlin-Leipzig: Teubner 1919. — Hamburger, C.: Vorschläge zur hygienischen Verwertung der großstädtischen Freiflächen usw. Berlin. klin. Wochenschr. 1918, S. 618.

etwa 60 solcher Spielplätze für Kleinkinder in Berlin eingerichtet worden. Diese Spielplätze brauchen nicht besonders groß zu sein. Jedenfalls sind aus den bereits angegebenen Gründen viele kleinere, dezentralisiert liegende Spielplätze einer einzigen größeren Anlage vorzuziehen. Der Platz soll möglichst luftig, trocken und sonnig gelegen und durch Baum- und Strauchanlagen vor scharfen Winden geschützt sein. Der Platz soll nicht an sehr belebten Straßen liegen, der Staubentwicklung und der Gefahren wegen. Rund um den Platz stellt man Bänke für Mütter und Wärterinnen auf. Die Platzflucht ist mit Sand und feinem, nicht scharfkantigen Kies zu belegen und ab und zu zu überwalzen. Den Mittelpunkt bildet der bereits beschriebene Sandkasten[1]).

Ist man nun erst genügend durchdrungen von der Bedeutung der Luft und des Lichtes, so werden sich noch mancherlei Möglichkeiten schaffen lassen (z. B. die Vorgärten in manchen Straßen, Dachgärten usw.). Öffentliche Springbrunnen können als „Planschwiesen" benutzt werden. In manchen Städten, so auch in einigen Bezirken Berlins, hat man in der warmen Jahreszeit auf den öffentlichen Plätzen die Kleinkinder versammelt und sie unter Anleitung von Kindergärtnerinnen Freiübungen und Bewegungsspiele ausführen lassen.

Wo es irgend angängig ist, sollte auch dem Kleinkind Gelegenheit zu Luft- und Sonnenbädern geboten werden. Nicht nur ihr unmittelbarer gesundheitlicher Wert ist sehr hoch zu veranschlagen — bei der großen Abneigung weiter Volkskreise gegen jegliche Abhärtung kleiner Kinder werden derartige öffentliche Veranstaltungen auch im volkserzieherischen Sinne wirken.

8. Die unehelichen Kleinkinder.

Über die Unehelichen im Kleinkinderalter ist recht wenig bekannt. Soviel Arbeiten sich mit den Unehelichen des Säuglingsalters beschäftigen, sowenig sind die Verhältnisse des unehelichen Kleinkindes studiert.

Die Zahl der lebenden unehelichen Kleinkinder in Deutschland ist nicht bekannt. GURADZE (s. S. 152) schätzt sie auf 5,7% des Kleinkinderbestandes.

Die Legitimierungen nahmen langsam in den letzten Jahren vor dem Kriege zu, sanken nach dem Kriege erheblich, etwa auf den Stand von 1906.

Geborene im Jahr		Geborene im Jahr	
1912	562	1907	116
1911	739	1906	99
1910	457	1905	42
1909	264	1904	19
1908	189	1903	16

Nach dem dem Geburtsjahr folgenden 7. Lebensjahr sind die Legitimierungen also nur noch sehr gering. Jedenfalls ist die Zahl der unehelichen Kleinkinder beträchtlich genug, um volle Aufmerksamkeit ihrer Fürsorge zuzuwenden.

Neuerdings werden den Vormundschaftsämtern Adoptionszentralen angegliedert, die mit gutem Erfolg für einwandfreie Adoption werben. In Berlin sind durch Vermittlung des Vormundschaftsamtes Adoptionen erfolgt.

Zwar übersteigt die Sterblichkeit der Unehelichen im Kleinkinderalter nicht mehr so erheblich die der Ehelichen wie im Säuglingsalter. Ja, im höheren Kleinkinderalter mag, wie WESTERGAARD — nicht ohne Widerspruch gefunden zu haben — annimmt, gar keine Übersterblichkeit mehr bestehen. Aber wie ist ihre Körperkonstitution und ihre geistige und moralische Beschaffenheit? An größeren Untersuchungen über das Schicksal der unehelichen Kleinkinder fehlt es völlig. Die einzigen Untersuchungen, die hierüber einigen Aufschluß

[1]) Siehe KRUSE-SELTER (s. Fußnote 2, S. 185): S. 317.

geben, sind die wertvollen Arbeiten von SPANN[1]), die sich aber zum größten Teil nur auf das Schulalter beziehen, denen sich neuerdings eine Arbeit von KOHL an Hand Berliner Materials anschließt. Erheblich zahlreicher sind, wie gesagt, die Untersuchungen über die Unehelichen des 1. Lebensjahres und mehrere Arbeiten unterrichten über die Unehelichen zur Zeit der Heeresmusterung.

Mit Recht sagt aber SPANN: „Weder die Untersuchung der *erwachsenen* Unehelichen, noch die Untersuchung der unehelichen *Geburten* kann über die Formen, welche die Unehelichkeit annimmt und somit über den Prozeß der unehelichen Bevölkerungserneuerung erschöpfende Auskunft geben.“ Leider, wie gesagt, bezieht SPANN[2]) das Kleinkinderalter nur teilweise in seine Untersuchungen hinein.

Wie sind diese Kinder nun versorgt?

Auch hier antworten wesentlich nur die Untersuchungen SPANNS[3]), die natürlich keineswegs allgemeine Gültigkeit beanspruchen dürfen. Sie gelten für Frankfurt a. M. Besonders in der Mittel- und Kleinstadt und auf dem Lande ist ein mehr minder erhebliches Abweichen von den Frankfurter Befunden möglich, ja wahrscheinlich.

Die ständige Pflege der Kinder des nebenbezeichneten Alters fand statt bei:

voll zurückgelegtem Alter der Kinder in Jahren	Mutter allein Proz.	Mutter und Verwandt. oder mütterlich Verwandt Proz.	Fremden Proz.	Väterl. Verwandten Vater Proz.	Konkubinat Proz.	Anstalten Proz.	Summa der Prozente
0— 1	37,2	22,3	37,5	1,2	0,9	0,9	100,0
2— 3	38,0	29,9	28,0	0,7	2,7	0,7	—
4— 6	32,2	29,5	25,7	—	2,6	—	—
(7— 8)	25,0	42,5	25,0	—	2,5	—	—
9—11	20,8	43,7	31,3	—	2,1	—	—
12—14)	12,6	43,9	32,9	—	5,9	—	—

Die Daten der eingeklammerten Zahlen beruhen auf zu kleinen Beobachtungsjahren.

Erheblich häufiger indes als ständige Pflege ist der Pflegewechsel. Ein sehr erheblicher Teil der Kinder wandert von Hand zu Hand, ein Zustand, der natürlich im Interesse des Kindes außerordentlich beklagenswert ist. Darüber belehrt folgende Tabelle SPANNS[4]):

Anzahl der Pflegen, welche uneheliche Kinder durchmachen.
Voll erreichtes Alter.

Es waren Prozent der Kinder des bezeichneten Alters in Pflege:

	1	2	3	4	5 u. mehr
0 Jahre	56,7	36,4	5,7	0,8	0,4
1 Jahr	45,3	38,3	11,5	3,5	1,0
2 Jahre	33,6	41,9	16,2	6,8	1,5
3 Jahre	33,0	39,7	16,8	9,7	1,1
4 Jahre	26,4	38,5	24,5	6,7	3,9
5 Jahre	21,0	35,0	28,1	12,1	3,8
6 Jahre	18,9	28,3	34,0	13,2	5,3

[1]) SPANN: Untersuchungen über die uneheliche Bevölkerung in Frankfurt a. M. Dresden 1913.

[2]) SPANNS Material stammt aus den Jahren 1885—1905.

[3]) SPANN: Die Lage und das Schicksal der unehelichen Kinder. Teubner 1910. (Aus seinem Frankfurter Material.)

Anzahl der Pflegen, welche uneheliche Kinder durchmachen (Forts.).

7—8 Jahre					9—11 Jahre					12—14 Jahre				
Es waren Prozent der Kinder des bezeichneten Alters in Pflege:														
1	2	3	4	5 u. mehr	1	2	3	4	5 u. mehr	1	2	3	4	5 u. mehr
15,3	40,6	28,0	9,2	6,9	17,6	39,0	22,1	12,5	8,2	10,5	32,1	38,5	11,1	7,4

Die unehelichen Kinder machen also nicht nur im allgemeinen einen großen Pflegewechsel durch, sondern sie fallen auch diesem Schicksal um so mehr anheim, je älter sie werden. Im 1. Lebensjahr (0 volle Jahre) ist noch reichlich die Hälfte der Kinder in einer stabileren Pflege, nach einem zurückgelegten Jahr schon weniger als die Hälfte, nach 2 Jahren nur noch ein Drittel, nach 6 Jahren kaum noch ein Fünftel, nach 12—14 Jahren nur noch 10%. Wie soll sich bei solchem Pflegewechsel das Gefühl der Familienzugehörigkeit mit seinen großen ethischen Werten ausbilden? Der Pflegewechsel, den die verstorbenen Unehelichen durchmachten, ist noch erheblich höher, ein Beweis für die ungünstige Einwirkung des Wechsels auf das körperliche Gedeihen des Kindes. SPANN stellt fest, daß die verwahrlosten Kinder in weit höherem Maße dem Pflegewechsel unterworfen waren als die übrigen unehelichen[1]).

Gewiß ist dieser Befund nicht einfach so zu erklären, daß der häufige Wechsel die alleinige Ursache der Verwahrlosung ist; man muß wohl auch annehmen, daß die schwere Erziehbarkeit, meist auf krankhafter Anlage beruhend, eine Ursache des Pflegewechsels war. Zweifellos aber bedeutet für solche schwer erziehbare Kinder, die einer besonders sorgfältigen Erziehung bedürfen, der Pflegewechsel eine außerordentliche Gefahr, eine Gefahr nicht nur für diese Kinder, sondern für die Gesellschaft. Aus diesen Kindern werden die asozialen Elemente.

Im allgemeinen besteht ein enger Zusammenhang zwischen Alimentation und Pflegewechsel. Zum Beispiel fand SPANN:

Alimentation im Pflegewechsel.

Unter den 2—6 Jahre alten unehelichen Kindern mit unehelichen *Geschwistern*, die

aufwiesen	1 Pflege,	waren	50,4%	regelmäßig	alimentiert,
	2 Pflegen,	„	21,9%	„	„
	3 „	„	15,8%	„	„
	4 u. mehr,	„	12,2%	„	„

Bei den unehelichen Kindern ohne Geschwister sind die Abstände deutlich, aber nicht so erheblich.

Je älter das Kind wird, um so weniger Aussicht hat es, dauernd regelmäßig alimentiert zu werden.

Es waren dauernd regelmäßig alimentierte Kinder im Alter von

0 und 1 Jahren	35,0%
2 „ 3 „	32,2%
4 bis 6 „	27,5%
7 und 8 „	19,5%
9 bis 11 „	15,9%
12 „ 14 „	15,2%

Zum Teil erklärt sich schon daraus die Zunahme des Pflegewechsels mit zunehmendem Alter.

[1]) Unsere Zahlen über Pflegewechsel s. KOHL: Die unehelichen Kinder in Pastor Pfeiffers Berufsvormundschaft. Jahrb. d. Fürsorge Jg. 7, S. 17. Berlin: Julius Springer 1914.

Die wertvollen Untersuchungen SPANNS, lange vereinzelt geblieben, werden jetzt durch ähnlich gerichtete Erhebungen gestützt, die W. KOHL[1]) an *Berliner* Material ausgeführt hat. Sie erstreckt sich auf die 4183 Kinder, für die Pastor PFEIFFER in den Jahren 1904—1912 die Vormundschaft übernommen hat. Auch KOHL untersucht die Zahl der Pflegen:

Bei 1887 Kindern ergab sich folgendes:

Voll erreichtes Alter	Anzahl der Pfleger					
	1	2	3	4	5 und mehr	Summa Proz.
0 Jahre	68,4	26,1	4,1	1,3	0,1	100
1 Jahr	48,8	30,9	13,5	5,7	3,1	100
2 Jahre	44,9	22,9	19,7	8,4	4,1	100
3 „	39,8	31,7	8,8	11,6	8,1	100
4 „	49,5	30,0	9,3	5,6	5,6	100
5 „	36,1	23,3	22,8	9,5	8,3	100
6 „	39,2	30,2	17,4	5,8	7,7	100
7 „	42,9	30,4	12,5	7,1	7,1	100

Wie die Frankfurter Erhebungen, beweisen auch die Berliner den großen Pflegewechsel der Unehelichen. Auch ist, wenn auch nicht so ausgesprochen wie in Frankfurt, der Pflegewechsel um so häufiger, je älter die Kinder werden. Erst vom 6. Lebensjahre treten stabilere Verhältnisse ein. Im Gegensatz zu SPANN ließ sich aber ein Zusammenhang von Pflegewechsel und Alimentation nicht nachweisen.

Über die Formen der Verpflegung kam KOHL[2]) zu folgendem Ergebnis: In den ersten Lebensjahren sind die Hauptgruppen des Aufenthaltes der bei der alleinstehenden Mutter, bei Pflegeeltern, sowie die Waisenpflege. In den weiteren Jahren verschiebt sich das Verhältnis. Die mütterlichen Verwandten treten immer mehr in den Vordergrund, die fremden Pflegeeltern vielfach zurück, dagegen nimmt die Waisenpflege vielfach an Bedeutung zu; vor allem aber beginnt vom 4. Lebensjahr an sich die Stiefvaterfamilie gewaltig zu entwickeln, d. h. die uneheliche Mutter heiratet einen anderen wie den Kindesvater, bringt ihr uneheliches Kind aber in die Ehegemeinschaft mit. Eine immer größer werdende Zahl der Kinder wird mit zunehmendem Alter in der Stiefvaterfamilie versorgt. Über den Wert dieser Stiefvaterfamilien für das uneheliche Kind ist viel gestritten worden. KOHL hält Beaufsichtigung des Kindes auch in dieser Pflegeform für erforderlich.

Wie schon in der Statistik dargelegt, ist die Sterblichkeit der Unehelichen jenseits des 2. Lebensjahres nicht erheblich größer als die der Ehelichen. Damit ist aber noch nichts ausgesagt über ihre körperliche und geistige Entwicklung. SPANNS[3]) Untersuchungen über die körperliche Untersuchung der unehelichen *Schüler*, die wir wenigstens für das erste Schuljahr als Ergebnis der körperlichen Entwicklung im Kleinkinderalter betrachten können, ergab keinen ungünstigen Befund.

Körperliche Konstitution der unehelichen Schüler:

Körperliche Konstitution	Altersjahrgänge		
	6—8	9—10	11—15
gut	60,9	59,4	56,6
mittel	29,6	28,0	28,9
schlecht	9,5	12,6	14,5
	100,0	100,0	100,0
Es handelt sich um Fälle	115	105	256

Jedenfalls kein wesentlicher Unterschied gegen die Ehelichen.

[1]) KOHL: Die unehelichen Mündel in Pastor Pfeiffers Berufsvormundschaft in Berlin. Jahrb. d. Fürsorge, herausgeg. von KLUMKA, Jg. 17. Berlin: Julius Springer 1914.

[2]) KOHL: l. c. S. 83.

[3]) SPANNS Untersuchungen über die uneheliche Bevölkerung. Dresden 1905, S. 134 bis 135.

Leistungen der Kinder in der Schule.
In Kombination mit der Konstitution.

Ungünstige Schulauskunft			Mittelmäßige Schulauskunft			Günstige Schulauskunft		
Konstitution	abs.	Proz.	Konstitution	abs.	Proz.	Konstitution	abs.	Proz.
gut	59	48,0	gut	132	56,9	gut	128	67,0
mittel	32	26,0	mittel . . .	70	30,2	mittel. . . .	55	28,8
schlecht . . .	32	26,0	schlecht. . .	30	12,9	schlecht. . .	8	4,2
Summa	123	100,0	Summa	232	100,0	Summa	191	100,0

Der zweite Teil der Tabelle stellt anschaulich die engen Beziehungen zwischen Geist und Körper dar.

Das Reichsjugendwohlfahrtsgesetz unterstellt die Pflegekinder der Aufsicht des Jugendamtes, ebenso die unehelichen Kinder, die sich bei der Mutter befinden. Es steht zu erwarten, daß durch diese Ordnung eine Besserung in den Pflegeverhältnissen der Halte- und unehelichen Kinder eintreten wird.

Berufsvormundschaft.

Aus der Säuglingsfürsorge ist die Bedeutung der Berufsvormundschaft für die unehelichen Kinder bekannt. Es hat sich für die Verfolgung der Rechtsansprüche des unehelichen Kindes als außerordentlich nützlich erwiesen, daß die Vormundschaft einem Beamten übertragen wird, der berufsmäßig die Alimentenforderungen vertritt. In einer großen Zahl von Städten und Kreisen hat der Gedanke denn auch Eingang und Verwirklichung gefunden. Die Berufsvormundschaft erstreckt sich gewöhnlich mindestens bis zum Abschluß des 6. Lebensjahres. (Man ist aber bestrebt, sie weiter auszudehnen, womöglich bis zum 21. Lebensjahre.)

Haltekinderwesen.

Das Reichsjugendwohlfahrtsgesetz regelt den Schutz der Pflegekinder. Unter diesem Begriffe faßt es die Kinder unter 14 Jahren, die sich dauernd oder nur für einen Teil des Tages, jedoch regelmäßig in fremder Pflege befinden, es sei denn, daß von vornherein feststeht, daß sie unentgeltlich in vorübergehende Bewahrung genommen werden. Wer ein Pflegekind aufnimmt, bedarf dazu der vorherigen Erlaubnis des Jugendamts, das auch zuständig ist für die Entziehung der Erlaubnis. Die Aufsicht über die Pflegekinder regelt das Jugendamt. Dies bedient sich, wie bereits erwähnt, vornehmlich der Kleinkinderfürsorgestellen für die Aufsicht, natürlich nur soweit es sich um Kleinkinder handelt.

Hier findet nun bis zum 6. Jahre eine regelmäßige Beaufsichtigung der Haltefrauen und Haltekinder statt, teils durch Besuche der Aufsichtsorgane in der Wohnung der Haltefrau, teils durch Vorstellung der Haltekinder durch die Haltefrau in Fürsorgestellen u. ä.

Die Besuche und Vorstellungen brauchen nicht in so kurzen Zwischenräumen zu erfolgen wie im Säuglingsalter.

Hausbesuche in Zwischenräumen von 6—8 Wochen (natürlich falls nicht besondere Umstände vorübergehend häufigere Besuche erforderlich machen), Vorstellung des Kindes beim Arzt in Zwischenräumen von 2—3 Monaten genügen.

Die Waisen- (Armenhaltekinderpflege).

Unter Armenhaltekind oder auch „Waisenkind“, „Ziehkind“, „Kostkind“ versteht man solche Kinder, die durch öffentliche Behörden untergebracht werden, weil sie obdachlos sind, indem die Eltern bzw. der uneheliche Vater, die uneheliche Mutter nicht für sie sorgen können. Es sind meist uneheliche Kinder, doch finden sich in großen Gemeinden auch verhältnismäßig viel eheliche Kinder in dieser Lage. Für diese Kinder muß also die Gemeinde bzw. der Kreis- oder Ortsarmenverband die Haltekosten zahlen. Natürlich bildet diese Gruppe keineswegs ein abgeschlossenes Ganzes. Zeitweilig werden die Alimente vom Vater bezahlt. Das Kind wird aus der Armenhaltepflege entlassen, um, wenn etwa infolge langer Arbeitslosigkeit der Vater die Zahlung einstellt, wieder in das alte Verhältnis zurückzukehren.

Die Kinder sind größtenteils in Privatpflege untergebracht, in Anstalten (Waisenhaus, Krankenhaus) gewöhnlich nur bei der Einlieferung oder Erkrankung. Das Waisenhaus dient in der Regel nur als Aufnahme-, Beobachtungs-, Durchgangsstation. Die Einzelpflegestellen befinden sich meist auf dem Lande. Die am 1. April 1915 vorhandenen 1—6jährigen Waisenkinder waren folgendermaßen untergebracht:

in Waisenhäusern usw.	191
in anderen Anstalten Berlins	135
in Berliner Familienpflege	1288
in privaten Anstalten auswärts	262
in auswärtiger Familienpflege	1845
	3721

Da das Pflegegeld für diese Kinder natürlich von der Gemeinde prompt gezahlt wird, so ist der Pflegewechsel nicht so häufig wie in dem alle Unehelichen umfassenden Frankfurter Material SPANNS.

Die im Berichtsjahre 1914 ausgeschiedenen Kinder waren während ihrer Pflegezeit in die Kostpflege (Familie oder private Anstalt) ausgegeben:

1 mal 2340 Kinder, 2 mal 706, 3 mal 250, 4 mal und öfter 136 Kinder, zusammen	3432 Kinder.
Dagegen sind nur in der Pflege der eigenen Anstalt gewesen	724 „
Summe	4156 Kinder.

Etwa $^5/_7$ aller Kinder (2340 : 3432) hatten die Kostpflegestelle *nicht* gewechselt.

Trotz dieser stabilen Pflegeverhältnisse ist die Sterblichkeit nicht unerheblich höher als dem Durchschnitt entspricht.

Bezieht man auf den Bestand der Waisenkinder am 1. April 1915 die Zahl der Sterbefälle im Berichtsjahr, wodurch natürlich nur ganz ungefähr die Mortalität erkennbar wird, so lauten die Zahlen:

	Bestand am 1. IV. 15	Todesfälle im Berichtsjahr	Mortalität
bis zu 1 Jahr	929	373	40,2
im 2. „	910	95	10,4
„ 3.—6. „	2911	56	1,9

Über die Sterblichkeit der zur Gruppe 1—6 zusammengefaßten Waisenkinder gibt eine gleiche Berechnung nebenstehendes Ergebnis.

(Die durchschnittliche Sterblichkeit der deutschen Kleinkinder beträgt nur etwa 1%.)

Sterblichkeit der in Berliner Waisenpflege befindlichen 1—6jährigen Kinder:

Etatsjahr	Bestand am Schluß des Jahres	Gestorben im Berichtsjahre	In Proz.[1]
1905	1610	108	6,7
1906	2112	112	5,3
1907	2404	111	4,7
1908	2677	165	6,2
1909	2936	166	5,6
1910	3131	180	5,7
1911	3302	223	6,7
1912	3361	142	4,2
1913	3574	138	3,8
1914	3721	151	4,1

[1]) Die Prozentzahlen können nur ungefähr einen Anhalt geben, da die Bestandzahl nur für einen Tag gilt.

Die folgende Tabelle vervollständigt die Gesamtzahl solcher Kinder in Berlin und den Anteil der Kleinkinder unter ihnen.

Kleinkinder in der Berliner Waisenpflege

(Nach den Berichten der städt. Waisendeputation Berlin in den Jahren 1906—1913.)

Bestand der städtischen Waisenpflege (d. h. namentlich uneheliche Kinder, die mangels eines eigenen Heims der Waisendeputation zur Gewährung von Obdach, Unterhalt und Erziehung zugewiesen wurden, einschließlich der zeitweise verlassenen oder obdachlosen Kinder):

	Gesamtzahl	Davon 1—6 jährig absolut	In Proz.	Von 1000 1—6 jährigen waren in Waisenpflege
1. April 1906	5590	1610	28,8	9,3
1. „ 1907	6498	2112	32,9	12,1
1. „ 1908	6990	2404	34,4	13,6
1. „ 1909	7527	2677	35,5	15,3
1. „ 1910	7757	2936	37,8	16,9
1. „ 1911	8299	3131	37,7	18,3
1. „ 1912	8785	3302	39,3	19,1
1. „ 1913	8819	3361	37,1	19,4
1. „ 1914	9485	3574	37,7	? [1])
1. „ 1915	10 045	3721	37,4	? [1])

Am 1. April 1915 waren diese Kinder nach ihrem Lebensalter und nach ihrer ehelichen oder unehelichen Geburt geordnet:

Lebensalter am 1. IV. 1915	Zahl	Davon ehelich	Unehelich	Ohne Angabe ob ehelich oder unehelich
bis zu 1 Jahr	929	94	826	9
1 bis 2 Jahre	910	164	738	8
2 „ 3 „	848	214	631	3
3 „ 4 „	697	179	514	4
4 „ 5 „	621	204	416	1
5 „ 6 „	645	234	407	4
6 „ 7 „	654	283	369	2
7 „ 8 „	645	306	337	2
8 „ 9 „	599	305	293	1
9 „ 10 „	624	380	242	2
10 „ 11 „	641	408	230	3
11 „ 12 „	648	415	231	2
12 „ 13 „	674	466	206	2
13 „ 14 „	623	460	161	2
14 „ 15 „	258	195	63	—
über 15 Jahre alt	29	19	10	—
Summe	10 045	4326	5674	45

Je jünger die Kinder, desto mehr überwiegen die Unehelichen. Jenseits des Kleinkinderalters überwiegen vom 8. Lebensjahr ab die ehelichen. Der Prozentsatz der Unehelichen bleibt aber hoch.

Die Gemeinden haben das Recht und die Pflicht, die Pflegestellen und die Pflege dieser Kinder sorgfältig zu beaufsichtigen.

---

[1]) Angaben über die Gesamtzahlen der 1—6jährigen Einwohner für die Jahre 1914 und 1915 liegen noch nicht vor.

In der auswärtigen Kostpflege der Stadt Berlin führten die als besonders dazu verpflichteten Waisenväter, in der Hauptsache Geistliche, daneben Lehrer, Küster, Bürgermeister, die Aufsicht. Die in Berlin selbst in Kostpflege untergebrachten Kinder werden nicht nur vom Gemeindewaisenrat beaufsichtigt, sondern unterstehen auch einer sehr sorgfältigen ärztlichen Kontrolle. Diese ist, wie mehrfach erwähnt, den Säuglingsfürsorgestellen übertragen. Die Fürsorgerinnen haben diese Kinder in gemessenen, aber unregelmäßigen Abständen zu besuchen. Entsprechend der geringeren Gefährdung des Kleinkinderalters finden diese Hausbesuche seltener statt als im Säuglingsalter, nämlich vom 1.—3. Jahre vierteljährlich, vom 4.—6. Jahre halbjährlich. Hält es der Arzt für nötig, so müssen die Kinder dazwischen in der Fürsorgestelle vorgestellt werden. Bei Erkrankung findet durch die Fürsorgestelle unmittelbare Überweisung an das Krankenhaus bzw. Überweisung an den Armenarzt statt.

Es wäre wichtig genug, die Ergebnisse der Berliner und der auswärtigen ländlichen Kostpflege zu vergleichen, die Vorteile und Nachteile der ländlichen und städtischen Zustände zu erkennen. Auf dem Lande weite Wohnweise, schwerere Übertragung von ansteckenden Krankheiten, Möglichkeit besserer Verpflegung bei gleichen Unkosten, aber schlechtere ärztliche Überwachung und im Erkrankungsfalle Versorgung.

Im Berichtsjahr 1914 starben von den 1288 Berliner Kostkindern 30 = 2,3%
„ „ 1914 „ „ „ 1845 auswärts untergebrachten 94 = 5,1%

Mit Recht weist der Bericht der Waisendeputation darauf hin, bei dem Vergleich dieser Zahlen sei zu berücksichtigen, daß die Berliner Waisenmütter die Kinder bei drohendem Ableben vielfach ins Waisenhaus zurückbringen, wo dann der Todesfall die Anstaltssterblichkeit belastet, die Kostpflege entlastet. Ob aber allein dadurch der Unterschied der Sterblichkeit zu erklären ist, ob nicht vielmehr doch die bessere Aufsicht der Berliner Waisenpflege teil hat an der geringeren Sterblichkeit, bleibe dahingestellt.

9. Zentralisationen.

Auf dem Gebiete der Kleinkinderfürsorge ist die Schaffung eines Mittelpunktes, die Zentralisation ganz besonders notwendig; denn in die Aufgaben der Kleinkinderfürsorge teilen sich Arzt und Erzieher, jeder leicht geneigt, die eigenen Aufgaben allzu ausschließlich in den Vordergrund zu stellen. Es mußte eine übergeordnete Stelle geschaffen werden, in der Arzt und Erzieher zu gemeinschaftlicher Aussprache, zu gemeinschaftlichem Kampfe gegen die Not des Kleinkinderalters sich treffen konnten.

Aus dieser Erwägung heraus wurde der *Deutsche Ausschuß für Kleinkinderfürsorge* gegründet; er bezweckt die Förderung der gesundheitlichen und erzieherischen Fürsorge für Kleinkinder „durch Begründung einer Arbeitsgemeinschaft der an der Kleinkinderfürsorge beteiligten Körperschaften“. Er erstrebt eine planmäßige Ausgestaltung der öffentlichen und freiwilligen Kleinkinderfürsorge in Stadt und Land, Erörterung und wissenschaftliche Bearbeitung von Fragen der Kleinkinderfürsorge, Anregung und Förderung aller Bestrebungen zur Schaffung gesunder Entwicklungsbedingungen für Kleinkinder, zum Schutze vernachlässigter, aufsichtsloser und gefährdeter Kleinkinder, wie zur Fürsorge für schwächliche, kranke, körperlich oder geistig anormale Kinder.

Der *Deutsche Ausschuß für Kleinkinderfürsorge* hat seine Geschäftsstelle in Frankfurt a. M. (Kettenhofweg 26). Ihm gehören die namhaftesten Vertreter der gesundheitlichen und erzieherischen Kleinkinderfürsorge an. Der Ausschuß steht in enger Verbindung mit dem *Zentralinstitut für Erziehung und Unterricht* in Berlin.

Literatur.

BIRK, ROLFFS, TUGENDREICH: Öffentlicher Kinderschutz in Weyl-Fränkens Handbuch der Hygiene. 2. Aufl. Leipzig 1912. — GOTTSTEIN-TUGENDREICH: Sozialärztliches Praktikum. 2. Aufl. Berlin 1920. — HOFFA-LATRILLE: Die halboffenen Anstalten für Kleinkinder. Berlin: Julius Springer 1926. — MOSSE-TUGENDREICH: Krankheit und soziale Lage. München 1912. — TUGENDREICH: „Kleinkinderfürsorge" im Handwörterbuch der Sozialen Hygiene von GROTJAHN-KAUP. Leipzig 1912. — TUGENDREICH, SELLMANN, MECKE: Kleinkinderfürsorge. Stuttgart: Enke 1919. — *Kleinkinderfürsorge*, Eine Einführung in ihr Wesen und ihre Aufgaben. Herausgeg. vom Zentralinstitut für Erziehung und Unterricht. Leipzig-Berlin 1917. — *Kleinkinderfürsorge und Bevölkerungspolitik*. Herausgeg. vom Deutschen Ausschuß für Kleinkinderfürsorge. Frankfurt a. M. 1918. — *Kleine Schriften des Deutschen Ausschusses für Kleinkinderfürsorge*. Leipzig-Berlin: Teubner 1917.

Soziale Hygiene und Schulalter.

Von

A. Gastpar

Stuttgart.

I. Einleitung.

Umgrenzung des Themas.

Das Schulalter umfaßt einmal die schulpflichtige Jugend vom vollendeten 6. Lebensjahr an auf die Dauer von 8 Schuljahren, dann aber auch die sowohl vorher wie am Schluß dieser Jahre sich anschließenden Jahrgänge, soweit sie Schulen oder schulähnliche Einrichtungen besuchen. Es fallen somit herein einmal Kindergärten und Kleinkinderschulen, ferner die Fortbildungsschulen, die oberen Klassen der Gymnasien und andere höheren Lehranstalten. *Legt man die Altersklasseneinteilung der Bevölkerungsstatistik zugrunde, so wird damit das Alter vom 5.—20. Lebensjahr erfaßt.*

Die Jugend ist ein Teil der Gesamtbevölkerung. Als solcher unterliegt sie derselben gesetzmäßigen Beeinflussung durch die Rasseneigentümlichkeiten, durch die Lebenshaltung wie die übrige Bevölkerung. Insbesondere nimmt die Jugend Anteil an den durch die Schwankungen des Wirtschaftslebens bedingten Veränderungen der Lebenshaltung und ihrer Folgen mit der Erweiterung, daß Störungen derselben von der elastischen Jugend bis zu einem gewissen Grad leichter überwunden werden als von älteren Jahrgängen. Andererseits können solche Störungen bei genügend langer Dauer und besonderer Intensität Schädigungen hervorrufen, die sich nicht mehr ausgleichen lassen, und da sie die Jugend treffen, auch die gesamte Lebensaussicht eines Volkes ungünstig beeinflussen.

Neben dieser Anteilnahme am Geschick der ganzen Bevölkerung hat die Jugend noch ihre besonderen gefährdeten Stellen:

1. Die körperliche Regsamkeit und Beweglichkeit der heranwachsenden Jugend eilt ihrer geistigen Entwicklung wesentlich voraus. Letztere wird ja erst auf Grund von Erfahrungen — im Guten wie im Schlechten — gewonnen. Die folgerichtige Beurteilung irgendwelcher Handlungen geht der Jugend ab. Daher die besondere Bedrohung derselben durch eigene und fremde Handlungen, daher die Gefährdung durch Unglücksfälle aller Art im weitesten Sinn des Begriffs.

2. Die physiologische Entwicklung des jugendlichen Körpers und Geistes führt durch bedeutsame Entwicklungsabschnitte. Bis der Reifezustand in körperlicher und geistiger Hinsicht erreicht ist, stehen wir vom Zahnwechsel an bis zum Eintritt der geschlechtlichen Reifungsvorgänge vor einem Organismus, bei dem Abschnitte von besonderer Inanspruchnahme sich mit Abschnitten scheinbarer oder tatsächlicher Erholung ablösen. Gegenüber den Einwirkungen

der Umwelt verhalten sich diese einzelnen Abschnitte nicht gleichartig. Daraus entstehen besondere Notlagen in bestimmten Altersgruppen der Jugend.

3. Die Disposition zu bestimmten Erkrankungen, wie sie der Jugend eigentümlich sind, findet einerseits ihren Ausdruck im allmählichen Überstehen solcher Krankheiten und in einem sich dadurch bildenden Schutz (Infektionskrankheiten), andererseits führt sie zu besonderen, insbesondere der Jugend eigentümlichen Krankheits- und Schwächezuständen, sowohl in körperlicher wie in geistiger Hinsicht.

4. Das Mißverhältnis zwischen Leistungsfähigkeit und geforderter Leistung in körperlicher und geistiger Beziehung, wie es bei einer falschen Beurteilung der Verhältnisse auf der einen wie auf der andern Seite stattfindet, enthält bestimmte Gefahren insbesondere für einen in Entwicklung begriffenen, besonders bildsamen und eindrucksfähigen Organismus.

Die soziale Hygiene des Schulalters wird sich demnach mit den aus der allgemeinen und besonderen gesundheitlichen Not der Bevölkerungsgruppe vom 5. bis 20. Lebensjahr zu befassen haben.

Die soziale Hygiene des Schulalters lehnt sich an die *soziale Hygiene des Kleinkindes* an. Wie die vorhandenen Grenzgebiete zwischen beiden zu verteilen sind, ist eine Organisationsfrage, die hier so, dort anders gelöst werden kann.

Die soziale Hygiene des Schulalters zweigt einen Teil ihrer Tätigkeit, soweit er sich *innerhalb* des Schulhauses abspielt, als *Schulhygiene* ab. Die Schuljugend *außerhalb* des Schulhauses wird von der sozialen Hygiene hauptsächlich in der Form der *Gesundheitsfürsorge* für die Schuljugend erfaßt.

Ebenso wie die Erziehungsfürsorge und die Wirtschaftsfürsorge, greift auch die Gesundheitsfürsorge des Schulalters auf *die Familie* zurück. Die *gesundheitliche Familienfürsorge* ist der Ausgangspunkt für jede Form der Gesundheitsfürsorge, ob sie nun einzelnen Altersgruppen, wie z. B. den Säuglingen oder den Jugendlichen, zuteil wird, oder ob sie sich mit einzelnen Formen von Krankheitserscheinungen befaßt, wie sie z. B. in der Tuberkulosefürsorge, in der Krüppelfürsorge, in der Fürsorge für Schwachbegabte u. a. zum Ausdruck kommen.

Auch das *öffentliche Gesundheitswesen* kann auf die *Gesundheitsfürsorge* nicht verzichten, auch dem organisatorischen Aufbau nach. Die Bekämpfung der ansteckenden Krankheiten, die Wohnungshygiene, die Volksernährung muß sich bei einer ursächlichen Bekämpfung der Krankheiten nicht nur der Methoden des Epidemiologen, des Bauhygienikers und des Physiologen bedienen, sondern zugleich auch die Ergebnisse dieser Forscher an die Bevölkerung heranzubringen suchen. Das Verständnis für diese Fragen ist in Stadt und Land noch gleich wenig geweckt, und erst die *gesundheitliche Familienfürsorge in Verbindung mit der gesundheitlichen Aufklärung vermag dieses Verständnis in mühevoller Kleinarbeit zu schaffen.*

Es ist demnach ein grundsätzlich unrichtiges Vorgehen, die Lehren der Gesundheitspflege nur auf dem Weg über polizeiliche Verordnungen allein durchführen zu wollen, die stets einen inneren Widerstand — schon als Polizeimaßnahmen — finden werden. Ihnen zur Seite muß die helfende, vermittelnde, das Verständnis und die Durchführung erleichternde Fürsorge stehen.

II. Die statistischen Unterlagen der sozialen Hygiene im Schulalter.

1. Allgemeines.

Die Zeitverhältnisse haben es mit sich gebracht, daß uns neuere Angaben über die Sterblichkeitsverhältnisse, über die Krankheitsverhältnisse der deutschen Jugend nur in beschränktem Umfang zur Verfügung stehen. Man steht am Ufer eines wellenbewegten Sees und hat wohl da und dort einzelne deutlicher beleuchtete Ausschnitte zu Gesicht bekommen. Dem Statistiker stehen Geldmittel für seine Arbeiten nur noch in beschränktem Umfang zu Gebot. Der Praktiker hat alle Hände voll zu tun, um den einzelnen Notstandsfällen gerecht zu werden. Volkszählungen haben seit längerer Zeit nicht mehr stattgefunden. Innerhalb Deutschlands selbst ist eine innere Wanderung festzustellen, welche den ursprünglichen Charakter auch kleinerer Gemeinwesen nicht unwesentlich verändert. Der Krieg, die Revolution, die Nachkriegszeit mit ihren Problemen auf politischem und wirtschaftlichem Leben sind über Deutschland hingezogen und haben weitgehende Veränderungen im Bevölkerungsaufbau, im wirtschaftlichen und sozialen Leben gebracht, Veränderungen, die nicht den Stempel des Dauerhaften an der Stirn tragen, sondern in dauerndem Wechsel sich befinden. Das was wir heute noch als statistisches Ergebnis annehmen, ist vielleicht schon wieder überholt.

Fest steht nur eines, die zunehmende Verarmung unseres Volkes in allen seinen Schichten, eine Verarmung, die bei der eingetretenen Stabilisierung der Mark auch denen deutlich geworden ist, die sich durch die Inflationsflut täuschen ließen.

Die Verarmung kommt vor allem auch darin zum Ausdruck, daß ein *Wohnungsmangel* von ungeahnter Größe entstanden ist, demgegenüber alle Versuche der Bekämpfung sich bis jetzt als wirkungslos erwiesen haben. Die Erstellung von Neubauten fällt für das Volk als solches kaum ins Gewicht, die Errichtung von Notwohnungen hat nur einen verhältnismäßig kleinen Teil der Wohnungsuchenden befriedigen können. Die Aufnahme von Zwangsmietern hat im Wohnungswesen ganz neue Verhältnisse geschaffen.

Alles dies trägt dazu bei, daß im Wohnungswesen sich Umwälzungen vollzogen haben und noch vollziehen, die in den Krankheits- und Sterblichkeitszahlen bis jetzt nur zum kleinsten Teil zum Ausdruck kommen und deren Wirkung wohl erst in späteren Jahren deutlich werden wird.

Was für das *Wohnungswesen* gesagt ist, gilt in gleichem Maße für die *Ernährungslage* unseres Volkes. Wenn man auch zugeben kann, daß im allgemeinen die Herabsetzung der Lebenshaltung in Beziehung auf die Ernährung in manchen Fällen gewisse Krankheitserscheinungen, die auf einer Überernährung beruhen, beseitigt hat, so ist doch in den breiten Schichten des Volkes, vielleicht abgesehen von rein landwirtschaftlichen Kreisen, ein Mangel an hochwertigen Nahrungsmitteln mit seinen Folgen nicht zu bestreiten. Es mag dahingestellt sein, ob bei einer besseren Ernährungspolitik, bei einer Erfassung aller Landesprodukte für Ernährungszwecke, bei einer Unterdrückung der Alkoholproduktion nicht hätte besseres erzielt werden können. Es ist hier nicht der Platz, irgendwelchen Eventualitäten nachzusinnen, sondern die Tatsache festzustellen, daß im großen Teil der deutschen Bevölkerung und damit auch bei der Jugend ein Mangel an Nahrungsstoffen sich geltend macht.

Ebenso sieht es auch bei den *übrigen Lebensbedürfnissen* der Bevölkerung aus. Die Reinlichkeit hat Not gelitten, die Wäsche, die Kleidung, die Schuhe erfüllen, sofern sie vorhanden sind, ihren Zweck nicht immer.

Einen weiteren Gesichtspunkt möchte ich noch hervorheben, die wachsende *Heranziehung der Jugend zum Erwerbsleben.* Die Möglichkeit, die Jugend in Horten zusammenzufassen, ihnen dort einen Ersatz für das oft fehlende Familienleben zu schaffen, ist zurückgegangen. Zahlreiche derartige Einrichtungen haben ihre Pforten schließen müssen, nicht etwa nur wegen pekuniären Schwierigkeiten, sondern weil ihre Besucher ausblieben. Es ist ja zu begrüßen, daß viele Kinder nach der Rückkehr des Vaters aus dem Felde wieder mehr in elterliche

Aufsicht kamen, daß auch die wirtschaftliche Lage manchen Arbeitern ein besseres Los brachte als vor dem Krieg. Aber dem aufmerksamen Beobachter entgeht nicht, daß sowohl im Haushalt wie im Erwerbsleben auf die Mitarbeit der Jugend in erhöhtem Maße zurückgegriffen wird.

Der geradezu sich überstürzende Ablauf aller Erscheinungen unseres öffentlichen und privaten Lebens ist einer statistischen Erfassung nicht günstig gewesen.

Wenn im folgenden Abschnitt doch ein Versuch in dieser Richtung gemacht wird, so bin ich mir der Unzulänglichkeit der Unterlagen wohl bewußt. Zahlen aus der Vorkriegszeit sind außerdem, sofern sie nicht zum Vergleich dringend nötig sind, weggelassen.

2. Medizinalstatistische Grundlagen.

a) Todesursachen.

Für die Zeit vor dem Kriege galten (s. Handwörterbuch der Sozialen Hygiene von GROTJAHN u. KAUP, Abschnitt GASTPAR: Schulpflichtige Jugend. Leipzig: Vogel 1912) folgende Ergebnisse: Das schulpflichtige Alter (5.—15. Lebensjahr) weist die geringsten Sterblichkeitsziffern im Vergleich zu anderen Altersklassen auf. Dabei weist die erste Hälfte (5.—10. Jahr) eine fast doppelt so hohe Sterblichkeitsziffer auf wie die zweite Hälfte.

Nach einer persönlichen Mitteilung von GOTTSTEIN gestalteten sich nach dem Krieg die Sterblichkeitsverhältnisse in *Preußen*, berechnet auf 10 000 Lebende jeder Altersklasse, wie folgt:

Jahr	0—1	1—2	2—3	3—5	5—10	10—15	15—20
1909—1913	1821,2	342,1	123,5	67,7	35,0	22,4	34,7
1918	1674,7	531,4	217,9	124,2	60,4	45,6	160,5
1919	1604,6	421,15	200,97	97,8	42,28	31,15	62,85
1920	1464,7	361,3	137,8	70,9	35,3	25,6	52,9
1921	1494,5	206,2	98,5	52,0	25,7	19,9	37,9
1922	1353,8	211,5	81,7	47,7	20,5	18,5	37,0
1923	1242,0	238,0	91,5	51,8	23,1	17,7	37,2

Nach einer anfänglichen Steigerung der Sterblichkeit während und nach dem Kriege in den meisten Altersklassen sinkt die Sterblichkeit seit dem Jahr 1918 bis in die Gegenwart immer weiter, teilweise unter die vor dem Kriege verzeichneten Zahlen. Eine Ausnahme hiervon macht das letzte Drittel des Schulalters (15.—20. Jahr), wo wir die Zahlen der Vorkriegszeit noch nicht erreicht haben. Das Jahr 1918 bringt mit Ausnahme der Unterjährigen durchweg eine Verdopplung bis Verdreifachung, im Alter von 15—20 Jahren aus naheliegenden Ursachen (Verwundung usw.) sogar noch eine weitere Steigerung der Todesfälle gegenüber den Friedensjahren.

Der Satz, daß *das Schulalter die geringste Sterblichkeit aufweist, gilt aber auch unter den neuen Verhältnissen.*

Es ist kaum anzunehmen, daß es im übrigen Deutschland erheblich anders aussieht, als in Preußen.

Die weitere Erfahrung der Friedensjahre, daß im Schulalter die Jahre 10—15 die besten sind, wird für die Nachkriegszeit ebenfalls bestätigt.

Atmungsorgane.

Jahr	0—1	1—2	2—3	3—5	5—10	10—15	15—20
1909—1913	80,18	26,30	8,18	3,51	1,29	0,84	1,31
1918	88,61	41,20	14,14	6,17	2,03	1,51	2,43
1919	76,80	37,59	15,58	5,27	1,60	1,25	2,46
1920	58,90	22,87	7,00	2,82	1,05	0,79	1,40
1921	56,78	12,36	4,95	1,97	0,79	0,53	1,11
1922	72,84	15,30	4,67	1,90	0,56	0,53	1,12
1923	62,77	15,12	4,61	2,23	0,60	0,49	1,22

Jahr	0—1	1—2	2—3	3—5	5—10	10—20	15—20
				Verdauungsorgane.			
1909—1913	482,5	58,13	12,33	5,52	2,77	1,82	2,08
1918	199,4	35,41	12,04	6,09	2,87	1,95	2,42
1919	224,9	36,76	13,52	6,46	2,44	1,69	2,23
1920	271,4	32,57	9,26	4,25	2,23	1,54	2,06
1921	313,0	28,03	9,04	4,06	1,99	1,53	1,93
1922	205,0	17,52	5,75	3,05	1,66	1,38	1,92
1923	240,1	24,74	8,30	3,89	1,67	1,28	1,91
				Kreislauforgane.			
1909—1913	29,55	6,13	2,69	2,09	1,90	2,21	2,72
1918	35,57	8,61	4,43	2,99	2,27	2,39	3,67
1919	40,46	9,33	5,26	3,14	2,15	2,03	2,61
1920	36,41	8,90	3,50	2,54	2,07	2,17	2,75
1921	34,74	5,58	3,48	2,60	1,84	1,92	2,35
1922	32,35	4,65	2,20	2,13	1,61	1,84	2,44
1923	28,79	5,46	2,19	1,72	1,55	1,55	2,04
				Lungenentzündung.			
1909—1913	117,10	65,89	20,79	8,62	3,10	1,48	2,15
1918	172,58	124,73	45,17	22,14	8,63	5,93	15,48
1919	145,67	102,67	36,85	14,00	4,09	2,18	4,13
1920	137,45	90,15	28,06	10,00	3,60	1,66	3,55
1921	127,96	46,63	18,20	6,84	2,22	1,19	2,02
1922	151,94	57,94	15,77	6,46	1,76	1,14	1,95
1923	158,54	56,29	15,80	7,15	2,06	0,96	1,50
				Influenza.			
1909—1913	2,62	0,81	0,38	0,25	0,17	6,10	0,13
1918	110,67	75,11	36,96	23,58	13,15	11,30	24,70
1919	34,11	23,47	15,32	7,18	3,13	2,12	4,30
1920	40,87	36,22	14,81	8,06	4,09	2,66	7,79
1921	15,08	4,19	2,89	1,55	0,84	0,60	1,10
1922	36,44	13,57	5,36	2,86	1,32	1,11	1,90
1923	25,93	8,88	4,00	2,47	1,15	0,88	1,40
				Tuberkulose.			
1909—1913	20,6	14,38	8,48	5,92	4,33	5,32	13,35
1918	18,16	19,03	13,20	10,45	7,36	8,75	28,17
1919	19,99	22,43	20,85	14,45	8,17	9,08	27,24
1920	16,33	16,04	10,39	8,33	5,70	6,11	17,55
1921	16,66	10,14	8,00	5,79	4,08	4,72	13,87
1922	18,50	11,96	7,87	6,67	3,74	4,70	14,42
1923	20,11	16,26	10,60	7,74	4,66	5,00	15,80
				Scharlach.			
1909—1913	4,08	6,93	7,68	6,51	3,44	1,06	0,39
1918	1,48	2,98	2,46	2,30	1,16	0,39	0,27
1919	1,59	3,71	3,97	3,46	1,60	0,56	0,34
1920	1,20	2,64	2,59	2,49	1,14	0,41	0,25
1921	1,14	1,72	1,91	1,44	0,66	0,31	0,18
1922	0,74	1,86	1,50	1,27	0,53	0,20	0,12
1923	0,74	1,10	1,00	0,94	0,41	0,13	0,05
				Masern und Röteln.			
1909—1913	20,31	24,40	8,11	3,18	0,87	0,12	0,02
1918	19,45	29,61	9,81	3,73	0,92	0,09	0,03
1919	5,45	8,54	3,76	1,77	0,39	0,04	0,02
1920	8,01	14,91	5,11	2,01	0,41	0,04	0,02
1921	12,44	12,30	3,87	1,68	0,38	0,03	0,004
1922	7,12	10,20	3,61	1,41	0,28	0,06	0,00
1923	22,10	24,39	7,88	3,66	0,91	0,09	0,03

Diphtherie.

Jahr	0—1	1—2	2—3	3—5	5—10	10—15	15—20
1909—1913	10,14	16,58	12,63	10,05	4,71	1,32	0,36
1918	17,20	20,03	19,49	14,75	5,90	1,80	0,85
1919	12,63	22,39	18,91	10,93	3,87	1,13	0,58
1920	11,09	19,49	11,21	7,00	2,66	0,69	0,38
1921	8,80	11,28	9,32	4,72	1,58	0,34	0,24
1922	7,52	8,81	6,51	4,16	0,88	0,20	0,10
1923	6,81	7,56	5,97	4,13	0,97	0,19	0,07
				Keuchhusten.			
1909—1913	54,63	20,57	5,45	1,85	0,35	0,03	0,01
1918	51,92	29,72	8,62	3,09	0,48	0,02	0,01
1919	42,56	25,94	7,72	2,01	0,26	0,005	0,002
1920	36,43	19,82	5,15	1,72	0,23	0,01	0,007
1921	28,26	8,12	2,84	0,88	0,11	0,002	0,002
1922	38,38	12,26	3,37	1,12	0,09	0,00	—
1923	39,02	12,97	2,91	0,38	0,11	0,01	0,00

Die Sterblichkeitszahlen für einzelne wichtige Krankheiten ergeben sich nach den Mitteilungen GOTTSTEINS für Preußen aus obenstehenden Tabellen.

a) *Die Infektionskrankheiten*: Scharlach, Masern, Röteln, Diphtherie, Keuchhusten, zeigen im Laufe der Nachkriegszeit einen ganz erheblichen Rückgang sowohl für das Säuglingsalter und das Rutsch- und Spielkind, wie für die schulpflichtige Zeit. Die frühere hohe Sterblichkeit an Scharlach und Diphtherie ist zurückgegangen. Dafür macht sich bei Masern und Keuchhusten eine erhöhte Sterblichkeit geltend.

b) *Influenza, Tuberkulose*: Bei *Influenza* ist ebenfalls das Schulalter am geringsten an den Todesfällen beteiligt; das erste Drittel (5.—10. Lebensjahr) ist hierbei mehr betroffen als das zweite Drittel vom 10.—15. Jahr. Das letzte Drittel (15.—20.) übertrifft mit seiner Sterblichkeit die beiden vorhergehenden Altersklassen. Die Wirkung der Grippeepidemie 1918 und 1920 ist deutlich sichtbar.

Die *Tuberkulosesterblichkeit* steht in gewisser Wechselbeziehung zur Influenzasterblichkeit. Die Altersgruppe 5—15 schneidet am besten ab. Im Alter von 15—20 setzt eine wesentliche Steigerung ein. Im Laufe der einzelnen Jahre sehen wir in allen jugendlichen Altersgruppen einen deutlichen Rückgang der Sterblichkeit. Es hat aber nach den jüngsten Zahlen den Anschein eines neuen Anstiegs der Ziffern (s. die Tabelle der Stuttgarter Todeszahlen).

c) Die *Erkrankungen der Kreislauforgane*, der Verdauungsorgane und der Atmungsorgane beteiligen sich an der allgemeinen Neigung der Zahlen, zurückzugehen. Wiederum ist das Schulalter auch hier am besten daran, wie in der Vorkriegszeit.

Die Sterblichkeitsverhältnisse während des Krieges waren infolge der Blockade ganz besonders traurige. Insbesondere forderte die Tuberkulose in immer steigendem Maße ihre Opfer auch im schulpflichtigen Alter, bei Knaben, namentlich aber bei den Mädchen.

Für *Baden* liegen nach einem Bericht von BERGHAUS, „Wirkungen auf die Volksgesundheit in Baden“[1]), folgende statistischen Angaben vor.

Bewegung der Bevölkerung.

Tabelle 1.

Jahr	Mittlere Bevölkerung	Zahl der Lebendgeborenen	Zahl der Todesfälle im 1. Lebensjahr	Gestorben ohne Totgeborene	Sterblichkeit an Tuberkulose aller Formen
1919	2 217 477	44 852	4914	32 928	4880
1920	2 244 129	58 509	6874	32 753	4086
1921	2 270 235	*59 110*	6804	31 539	3731
1922	2 293 780	54 723	6078	31 839	*3656*
1923 1.—3. Viertelj.	2 309 058	40 212	4440	24 934	3052

Die absoluten Zahlen der Tabelle 1 lassen erkennen, daß die nach Kriegsende einsetzende Zunahme der Geburten mit dem Jahre 1921 ihren Höhepunkt erreicht hat und bereits 1922

[1]) Zeitschr. f. Gesundheitsfürsorge u. Schulgesundheitspflege 1924, Nr. 2.

ein nicht unerheblicher Geburtenrückgang zu verzeichnen ist. Die nachfolgende Tabelle zeigt bei der Gegenüberstellung der Vierteljahre 1922 und 1923, daß dieser Rückgang auch noch in den ersten drei Vierteljahren des Jahres 1923 angehalten hat. Die relativen Zahlen der Gesamtsterblichkeit sowie der Tuberkulosesterblichkeit Tabelle 2, für die Tuberkulose auch die absoluten Zahlen Tabelle 1, ergeben bis zum Jahre 1922 ein günstiges Bild. Das laufende Jahr 1923 bringt hierin aber eine Wendung zum Schlechten, wie sich am besten aus Tabelle 3 ersehen läßt.

Tabelle 2.

Jahr	Von 10000 Einwohnern starben	Von 100 Gestorbenen starben an Tuberkulose
1919	14,849	14,82
1920	14,595	12,48
1921	13,892	11,83
1922	13,882	11,48
1923	*14,215*	*12,24*

Tabelle 3.

Jahr	Vierteljahr	Zahl der Lebendgeborenen	Zahl der Todesfälle im 1. Lebensjahr	Gestorben ohne Totgeborene	Sterblichkeit an Tuberkulose
1922	I.	15 006	1726	9 430	962
	II.	14 207	1536	8 037	1072
	III.	13 183	1336	6 593	820
	Summe	*42 396*	4698	*24 060*	*2854*
1923	I.	14 048	1846	9 978	1158
	II.	13 507	1242	7 950	1121
	III.	12 657	1352	7 006	773
	Summe	*40 212*	4440	*24 934*	*3052*

Ergebnis: Abnahme der Geburten in den ersten 9 Monaten 1923 trotz erhöhter Bevölkerungsziffer (vgl. Tabelle 1) um 2184, Zunahme der Gesamtsterblichkeit um 874, der Tuberkulosesterblichkeit um 198 Todesfälle.

Zu der Statistik der Tuberkulosetodesfälle wird von einer großen Zahl von Tuberkuloseausschüssen, deren Berichterstatter vornehmlich die Bezirksärzte sind, bemerkt, daß die angeführten Zahlen der Wirklichkeit nicht entsprechen, weil infolge der Teuerung ein großer Teil der Gestorbenen nicht in der Behandlung eines Arztes sich befunden habe und somit eine sichere Diagnose nicht gestellt worden sei; von den Leichenschauern aber werde die Bezeichnung Schwindsucht als Todesursache mit Rücksicht auf die Familie vielfach vermieden. Der Bezirksarzt von *Adelsheim* berichtet z. B., daß unter den *139 Todesfällen* der

Zahl der Sterbefälle an Lungentuberkulose während der Kriegsjahre nach Alter und Geschlecht[1]).

Alter	Männlich 1914	Männlich 1915	Männlich 1916	Männlich 1917	Weiblich 1914	Weiblich 1915	Weiblich 1916	Weiblich 1917
				Preußen.				
0—1	823	573	506	—	666	441	397	—
1—5	937	984	1224	—	946	1091	1217	
5—15	*1356*	*1480*	*1793*	—	*2457*	*2779*	*3236*	
15—30	12 394	12 197	11 942	—	14 438	15 143	16 728	
30—60	20 606	20 682	20 898		16 515	17 365	19 836	—
60—70	3 544	3 769	4 134	—	2 674	2 593	2 945	—
70 u. mehr	1 077	1 094	1 205	—	1 028	1 106	1 289	—
				Württemberg.				
0—1	17	13	11	10	16	18	11	7
1—5	20	22	36	42	20	21	33	38
5—15	*46*	*35*	*49*	*53*	*91*	*96*	*113*	*113*
15—30	416	441	449	428	593	608	702	806
30—60	701	712	781	859	620	635	718	846
60—70	124	96	115	131	60	62	85	96
70 u. mehr	31	39	27	46	22	18	39	32

[1]) Die Sterblichkeitsverhältnisse im Deutschen Reich 1914—1918. Sonderbeil. zu den Veröff. d. Reichsgesundheitsamtes 1920, Nr. 6.

Zahl der Sterbefälle an Lungentuberkulose während der Kriegsjahre (Forts.).

Alter	Männlich				Weiblich			
	1914	1915	1916	1917	1914	1915	1916	1917
			Sachsen.					
0—1	22	21	17	—	27	18	12	—
1—5	45	52	36	—	35	49	53	—
5—15	*48*	*53*	*46*	—	*125*	*105*	*118*	—
15—30	831	777	678	—	1 068	934	1 148	—
30—60	1 443	1 499	1 513	—	1 207	1 182	1 469	—
60—70	261	288	344	—	179	147	217	—
70 u. mehr	68	67	85	—	85	62	73	—

letzten 10 Monate sich *55 Nichtbehandelte* befanden und fügt hinzu, daß es „heute in vielen Familien nicht mehr üblich sei, bei Erkrankungen von Kindern und Greisen einen Arzt zu Rate zu ziehen"!

Aus den Sterblichkeitsziffern im allgemeinen, wie bei den einzelnen Krankheiten, läßt sich der Schluß ziehen, *daß nach einer Steigerung der Todesfälle in der Kriegszeit und den Jahren 1918 und 1919 in den letzten Jahren eine nicht zu unterschätzende Besserung eingetreten ist. Diese Besserung ist aber von nicht allzulanger Dauer gewesen und macht jetzt schon wieder einer Steigerung der Todesfälle besonders bei Tuberkulose Platz.*

Stuttgart[1]).
Todesfälle an Tuberkulose in den Jahrgängen 1913—1925.

Jahrgang	Alter 0—1	Alter 1—5	Alter 5—15	Alter 15—20
1913	14	35	47	71
1914	13	31	44	55
1915	2	32	43	50
1916	5	38	53	60
1917	13	63	53	80
1918	20	36	57	103
1919	11	34	46	84
1920	15	24	29	70
1921	20	26	31	47
1922	4	21	38	71
1923	14	37	38	79
1924	6	27	24	61
1925	14	27	23	39

b) Einzelne für das Schulalter besonders wichtige Krankheitsgruppen.

1. *Infektionskrankheiten.* Die Erkrankungen an den verbreiteten Krankheiten Masern, Scharlach, Diphtherie, Keuchhusten sind für schulpflichtige Alter besonders wichtig, auch wenn nachgewiesen ist, daß die Mehrzahl der Kinder (s. Tabelle) schon vor der Einschulung mit der einen oder anderen oder gar mehreren dieser Krankheiten Bekanntschaft gemacht haben (s. auch Stefani).

Die Schule führt die einzelnen Kinder zu Klassen- und Schulkomplexen zusammen und kann daher ohne weiteres als eine der besonders geeigneten *Ansteckungsgelegenheiten* bezeichnet werden. Bei der Durchmusterung der schulärztlichen Jahresberichte ist es jedoch auffallend, wie selten im allgemeinen die Mitteilungen über Klassenepidemien sind. Selbst in Jahren, in welchen in der Bevölkerung eine starke Zunahme der Erkrankungen nach den amtlichen Meldungen vorlag, ist eine erhebliche Beteiligung der Schuljugend in Form von Klassenepidemien verhältnismäßig selten.

Dagegen stößt man bei den *Kleinkinderschulen und Kindergärten* fast jährlich auf solche, welche kürzere oder längere Zeit wegen gehäuften Auftretens der genannten Krankheiten geschlossen werden mußten. Die Betrachtung der Erkrankungsziffern zeigt eben die oben schon erwähnte Tatsache, daß die Kinder, sobald sie alt genug sind, um auf der Straße, in Höfen und Gärten im Spiel mit andern Kindern zusammenzukommen, die Infektionskeime aufnehmen und zu erkranken beginnen.

[1]) Nach den amtlichen Totenscheinen der Stadt Stuttgart.

Infektionskrankheiten.

Von 100 Erkrankungsfällen an der betreffenden Krankheit kamen auf das Alter:

Alter in Jahren	Masern			Scharlach			Diphtherie			Keuchhusten			Mumps		
	Wien	Kiel	Stuttgart	Wien	Kiel	Stuttgart	Wien	Kiel	Stuttgart	Wien	Kiel	Stuttgart	Wien	Kiel	Stuttgart
0–1	11,0	6,2	3,9	2,1	1,9	0,4	8,0	1,8	1,1	19,4	18,3	—	1,1	—	—
1–2	15,2	12,6	9,9	7,9	5,1	2,5	16,5	6,2	4,7	17,3	17,4	—	2,0	—	—
2–3	12,5	14,3	12,3	11,1	9,8	6,7	15,5	9,7	8,1	13,3	14,0	—	2,4	—	—
3–4	11,3	13,9	16,6	11,2	12,2	8,8	12,9	11,0	9,8	11,2	14,2	—	4,1	—	—
4–5	9,5	12,3	14,6	10,3	12,1	10,0	10,1	11,0	10,9	8,6	11,9	—	4,7	—	—
5–6	10,8	11,8	11,8	9,1	11,2	9,5	8,0	8,5	10,0	9,7	8,3	—	10,8	—	—
6–7	13,0	8,7	8,8	9,3	9,5	7,3	6,3	8,3	7,3	10,0	6,9	—	20,3	—	—
7–8	6,5	9,1	10,7	7,9	9,0	8,9	4,7	10,0	7,0	4,6	4,4	—	16,6	—	—
8–9	2,9	5,5	2,8	6,0	7,7	8,8	3,3	7,3	5,7	2,2	2,1	—	10,6	—	—
9–10	1,9	2,3	2,4	5,1	5,6	6,6	2,5	5,0	4,7	1,3	1,0	—	7,0	—	—
10–11			1,3			5,1			3,8			—		—	—
11–12			0,7			4,0			2,4			—		—	—
12–13	3,0	3,3	0,6	11,9	15,9	3,6	5,6	21,2	2,9	2,0	1,5	—	14,5	—	—
13–14			0,3			2,3			2,3			—		—	—
14–15			0,6			1,6			1,5			—		—	—
älter	2,4	—	2,4	8,1	—	13,4	6,6	—	17,8	0,4	—	—	5,9	—	—

Wiederholt wurde auf die Tatsache hingewiesen, daß im epidemischen Auftreten der Infektionskrankheiten eine gewisse Wellenbewegung zu beobachten ist, insofern auf mehrere Jahre mit geringen Krankheitszahlen plötzlich wieder 1—2 Jahre mit gesteigerter Häufigkeit folgen. Sie ist damit zu erklären, daß beim Auftreten der Erkrankung in erster Linie die noch nicht mit Immunschutz versehenen Kinder vorzugsweise befallen werden. Das Überstehen der Krankheit verleiht meist einen dauernden Schutz oder wenigstens längerdauernden Schutz gegenüber Neuerkrankungen. In zahlreichen Fällen verläuft ferner die Erkrankung ohne nennenswerte äußere Erscheinungen als „ambulatorischer Fall", ohne daß das Kind oder dessen Angehörige eine Ahnung davon haben. — Diese beiden Tatsachen führen nun dazu, daß die Durchseuchung der Kinder eines Bezirks gelegentlich einer Epidemie eine weitergehende ist, als sich aus den polizeilichen Meldungen ergibt, daß also auch der vorhandene Immunschutz ein allgemeinerer ist, als nach der Zahl der manifesten Erkrankungen gewöhnlich angenommen wird. Es vergehen nun eine Reihe von Jahren, bis wieder eine größere Anzahl von Kindern nachgewachsen sind, denen dieser Immunschutz noch fehlt, und wenn dann ein Funke in den aufgespeicherten Brennstoff fällt, so wiederholt sich das Spiel von neuem.

Die Bedeutung der Infektionskrankheiten für die Schuljugend liegt weniger in der einzelnen Infektionskrankheit selbst und der dadurch etwa bedingten Schulversäumnisse, als in den *Nachkrankheiten*. Für eine ganze Reihe von Infektionskrankheiten ist es nachgewiesen, daß sie zu einer längerdauernden, oft chronisch verlaufenden Störung der Atmungsorgane, der Kreislauforgane, insbesondere der Nieren, in ursächlichem Zusammenhang stehen. Ich erinnere an die Lungenentzündungen nach Masern, an die Zusammenhänge zwischen kindlicher Tuberkulose und Grippe, an die Herzklappenfehler infolge Gelenkrheumatismus, an die Scharlachnephritis, an postdiphtheritische Lähmungen usw.

Insbesondere weisen uns die erstaunlich häufigen und erst bei der schulärztlichen Untersuchung erkannten *Nierenaffektionen*, die sich zudem im Laufe der Schulzeit ständig vermehren, darauf hin, daß wir alle Ursache haben, den infektiösen Erkrankungen des Kindesalters sowohl im Vorschulalter wie im Schulalter alle Aufmerksamkeit zu schenken. Denn solche Kinder lassen oft ohne irgendwelchen äußeren Grund in ihrer *Leistungsfähigkeit* nach. Aus *ihnen* müßten sich hauptsächlich auch die Insassen unserer Kinderheime rekrutieren, *sie* müßten bei Speisungen, bei Kleiderhilfe u. ä. besonders berücksichtigt werden, *ihnen* gebühren in erster Linie auch die Wohltaten des Milchfrühstücks.

Dauernde ärztliche Kontrolle der festgestellten Fälle ist unbedingt nötig, im Zusammenhang mit einer systematischen Gesundheitsfürsorge.

Über die Erkrankungshäufigkeit älterer Jahrgänge an Infektionskrankheiten gibt folgende Tabelle Auskunft:

Die Krankheitsverhältnisse in der Allg. Ortskrankenkasse Berlin[1]) *in den Jahren*

	Zahl der Mitglieder				Scharlach				Diphtherie				Grippe			
	männlich		weiblich		männlich		weiblich		männlich		weiblich		männlich		weiblich	
	unter 15 Jahre	15—20 Jahre	unter 15 Jahre	15—20 Jahre	unter 15 Jahre	15—20 Jahre	unter 15 Jahre	15—20 Jahre	unter 15 Jahre	15—20 Jahre	unter 15 Jahre	15—20 Jahre	unter 15 Jahre	15—20 Jahre	unter 15 Jahre	15—20 Jahre
1915	3063	34 665	2012	57 487	0,1	0,1	0,2	0,2	0,2	0,2	0,4	0,3	1,3	2,5	1,0	1,8
1916	1897	33 424	1369	68 169	0,7	0,1	0,4	0,1	0,7	0,2	0,9	0,3	3,4	3,0	1,8	1,8
1917	1945	27 313	1630	71 388	0,1	0,06	0,2	0,07	0,5	0,2	0,2	0,2	3,6	2,6	2,0	1,4
1918	1816	26 740	1377	65 635	0,2	0,1	0,6	0,05	0,4	0,3	0,9	0,2	34,4	17,2	36,8	15,2

2. Die kindliche *Tuberkulose.* Aus allen Veröffentlichungen über Tuberkulose entnehmen wir, daß die Äußerungen dieser Krankheit je nach dem Lebensalter der Erkrankten sich in verschiedenen Organen deutlich macht; beim Säugling als Gehirn- und Miliartuberkulose, beim Kleinkind als Drüsen- und Knochentuberkulose, beim Schulkind als Erkrankungen der Bronchialdrüsen und als beginnende Lungengewebstuberkulose, und bei der reiferen Jugend vorzugsweise als Lungengewebstuberkulose.

Leichenbefunde[2]).

Lebensalter	O. Müller (München) 500 Sektionen	Hamburger-Yhon (Wien) 848 Sektionen	Beitzke (Berlin) 397 Sektionen	H. Albrecht (Wien) 3213 Sektionen
0— 3 Mon.		4%		
4— 6 „	12%	18%	10,1%	14,6%
7—12 „		23%		
2 Jahre	30%	40%		
3— 4 „	45%	60%	41,3%	44,3%
5— 6 „	50%	56%		
7—10 „	40%	63%		50,1%
11—14 „	75%	70%	65,4%	
14—15 „				

Die Frage der *Tuberkulosebedrohung und -gefährdung* spielt für die gesamte Jugend eine besonders wichtige Rolle.

Wenn wir als *tuberkulosebedroht* mit einem gewissen Recht fast die ganze Bevölkerung ansehen können, soweit sie nicht an Tuberkulose schon krank darniederliegt, so werden wir als *tuberkulosegefährdet* einen höheren Grad dieser Bedrohung annehmen dürfen. Es würden demnach unter diesen Begriff zunächst die *gesunden* Kinder einzureihen sein, die in einer tuberkulösen Umgebung aufwachsen. Es fallen aber darunter auch alle die *schwächlichen* Kinder, die einer gelegentlichen Infektion wenige oder keine inneren Abwehrkräfte entgegenzustellen haben. Es fallen insbesondere diejenigen Kinder darunter, die in diesem Zustand in einer tuberkulösen Umgebung aufwachsen. Endlich sind zu nennen als tuberkulosegefährdet alle die Kinder, die an einer *Krankheit*

[1]) Veröff. d. Reichsgesundheitsamtes 1920, Sonderbeilage.
[2]) Nach Kleinschmidt: Tuberkulose der Kinder.

leiden oder im Erholungszustand von solchen Krankheiten sich befinden, die erfahrungsgemäß mit einer Schädigung des Lungengewebes verknüpft sind (Grippe, Masern, Keuchhusten). (GASTPAR: Überwachung der Tuberkulosegefährdeten. Zeitschr. f. Tuberkul. Bd. *36*, H. 7.)

Die Tuberkulose ist eine Infektionskrankheit mit verhältnismäßig langsamem Verlauf. RÖMER nimmt an, daß die kindliche, nicht zu massige Erstinfektion eine gewisse Immunität hervorruft, die erst bei häufigen und massenhaften Keimeintragungen versagt. Eine solche Erstinfektion fänden wir bei

1915—1918 (berechnet in Proz. der Mitglieder der einzelnen Altersklassen).

Lungentuberkulose				Tuberkulose anderer Organe				Gonorrhöe				Blutarmut			
männlich		weiblich		männlich		weiblich		männlich		weiblich		männlich		weiblich	
unter 15 Jahre	15—20 Jahre	unter 15 Jahre	15—20 Jahre	unter 15 Jahre	15—20 Jahre	unter 15 Jahre	15—20 Jahre	unter 15 Jahre	15—20 Jahre	unter 15 Jahre	15—20 Jahre	unter 15 Jahre	15—20 Jahre	unter 15 Jahre	15—20 Jahre
0,06	0,1	0,05	0,1	—	0,08	—	0,02	—	0,4	—	0,06	1,1	0,7	2,9	3,3
0,5	0,2	0,1	0,1	—	0,07	—	0,01	—	0,3	—	0,04	3,0	1,1	7,0	4,1
0,1	0,3	0,2	0,2	0,05	0,1	—	0,02	—	0,2	—	0,04	4,7	2,0	10,2	4,8
0,05	0,2	0,08	0,2	—	0,05	0,1	0,03	—	0,2	—	0,07	4,8	1,9	10,8	4,8

Tuberkulosedurchseuchung [1]).

Lebensjahr	HAMBURGER u. MONTI (Wien) 509 Kinder der Kinderklinik		NOTHMANN (Düsseldorf) 233 Kinder des Städt. Pflegehauses	ROMMINGER (Freiburg) Kinderklinik im Jahre 1919	HOFFA (Barmen) 858 Kinder des Krankenhauses	SANDER (Dordmund) 869 Kinder des Kranken- und Waisenhauses	MORO u. VOLKMAR (Heidelberg) 518 Kinder der Privatpraxis (nur Pirquet)	BRÜNING (Rostock) 350 Kinder der Privatpraxis (nur Pirquet)	SETTER (Königsberg) 72 Studenten u. Laboranten	GYENES u. WASSMANN (Österreich-Ungarn) 447 Soldaten
1	9%			4%	25,7%	9,6%		6,3%		
2		9		11%		6,68%		21,4%		
3	27%	20	47%	29%		18,18%		19,2%		
4		32			39,9%					
5	51%	52		57%		18,8%	14%	36%		
6		51	56%							
7	71%	61		79%	50,5%	24,79%	28,6%			
8		73	70,7%							
9		71				34,56%		42,1%		
10		85	81,5%	89%	63,1%	29,6%	33,3%			
11	94%	93						46,2%		
12		95								
13		94	84,5%			48,2%				
14		94								
15—17			100%							
18—20										91,5%
über 19									98,16%	

der *Skrofulose*. Andere wieder führen eine spätere Phthise immer wieder auf eben die Kindheitsinfektion zurück (BAUMGARTEN, SCHLOSSMANN, BEHRING), lehnen also eine immunisatorische Wirkung einer Erstinfektion mehr oder weniger ab.

Nehmen wir die bekannten Zahlen von PIRQUET, wonach die Reaktion auf Tuberkulin vom 2. Jahr mit 9% positiven Fällen bis auf 94% positiver Fälle im 14. Jahre ansteigt, so besagt das nur, daß tatsächlich die Mehrzahl der Kinder infiziert wird und daß der Körper auf diese Infektion reagiert. Der Schutz, den diese Reaktion gewährt, ist nach allen Erfahrungen ein durchaus

[1]) Nach KLEINSCHMIDT: Tuberkulose der Kinder. Leipzig: J. A. Barth 1923.

ungleichartiger und vielleicht auch beim gleichen Individuum wechselnder (anergische Perioden).

Wir sind deshalb berechtigt, auszusprechen, daß *die Tuberkuloseinfektion wohl nicht*, wie andere Infektionskrankheiten, *eine bis zur vollständigen Immunisierung ausreichende gewaltige Reaktion des Körpers hervorruft*.

Dies ist wichtig festzustellen, denn für die soziale Hygiene ergibt sich daraus die Folgerung, daß sowohl die üblichen Absperrungs- und Desinfektionsmaßnahmen nicht versäumt werden dürfen, daß aber nebenher auch alle die Faktoren, welche die vom Körper selbst aus drohenden anergischen Perioden abkürzen oder beseitigen können, nicht vernachlässigt werden dürfen.

Unter diesem Gesichtspunkt gewinnen für die Bekämpfung der Tuberkulose als Volkskrankheit gerade die gesundheitsfördernden Einrichtungen im Schulalter eine besondere Bedeutung. Kinderspeisung, Körperausbildung, Ferienkolonien usw. erscheinen auch dem gerechtfertigt, der zunächst in solchen Einrichtungen die Auswirkung einer übertriebenen Humanität zu suchen gewillt ist.

Der Übergang von Wohlbefinden zu Krankheit ist sowohl subjektiv wie objektiv bei der Tuberkulose gerade auch des Kindesalters ein ziemlich fließender, unmerklicher. Die Erfahrung der Heilstättenärzte (Klare — Scheidegg), daß in die Heilanstalten für kindliche Tuberkulöse zahlreiche Nichttuberkulöse eingewiesen werden, ist eine allgemeine. Es wäre vielleicht dem am besten ein Riegel vorzuschieben, wenn die Einrichtungen für tuberkulosebedrohte und gefährdete Kinder eine größere Verbreitung gewännen, insbesondere die ärztliche Überwachung in Erholungsheimen eine eingehende wäre und damit eine Vorbeobachtung für die eigentliche Heilstättenbehandlung gewährleistet werden könnte.

Über die planmäßige Erkennung und Bekämpfung der Kindertuberkulose sind in der letzten Zeit einige bedeutungsvolle Anleitungen erschienen. Die Arbeiten der Fachkonferenz in Leipzig vom 19. Sept. 1922 geben sowohl für die Erfassung wie für die Behandlung der kindlichen Tuberkulose wertvolle Fingerzeige. Nach dem Bericht von Stephan-Mannheim findet sich im Schulalter am häufigsten die aktive, in Rückbildung begriffene, oder latente Bronchial-(Hilus-) Tuberkulose, meist mit einem deutlichen Primärherd in der Lunge; sekundäre Tuberkulose in der Lunge, an den Knochen und Gelenken kommt verhältnismäßig nicht so häufig zur Beobachtung. Leichtere skrofulöse Erscheinungen sind im Schulalter häufig schon abgeheilt, schwere Formen nicht sehr zahlreich. Tertiäre Lungentuberkulose spielt erst gegen die Pubertätszeit hin eine gewisse Rolle. Auch die Zahl der infektionsfähigen Tuberkulösen ist so gering, daß die Infektionsmöglichkeit gegenüber andern nicht erheblich ins Gewicht fällt. Sonstige Formen der Tuberkulose kommen nur vereinzelt zur Beobachtung. Die Zahl der aktiven tuberkulösen Prozesse wird von Stephan für Mannheim auf etwa 3% angegeben.

Im allgemeinen wurde bei der Untersuchung in Stuttgart nur die Diagnose Tuberkuloseverdacht gestellt und die Kinder zu nochmaliger Untersuchung bestellt. Erst wenn sich hier die Erscheinungen durch Auskultation und Perkussion wiederholt feststellen ließen, wurde die Diagnose Tuberkulose gestellt. Von der Cutanreaktion nach Pirquet wurde nach eingeholter Erlaubnis der Eltern sehr häufig Gebrauch gemacht.

Es dürfte schwerhalten, aus den zur Verfügung stehenden Zahlen eine Tendenz zum Steigen oder Fallen des Prozentsatzes herauszulesen. Soviel ist sicher, daß die Mehrbeteiligung der höheren Schulen nicht durch die Altersklassen 15—18 erfolgt, sondern hauptsächlich durch die hohen Zahlen von 10—14 Jahren.

Tuberkulose (Stuttgart 1922):

Alter	Klasse	Volksschulen		Mittel- und Bürgerschulen		Höhere Schulen	
		Knaben	Mädchen	Knaben	Mädchen	Knaben	Mädchen
6–7	1	—	—	—	—	—	—
7–8	2	0,1	0,1	0,3	—	0,3	—
8–9	3	0,7	0,2	0,3	—	0,7	0,3
9–10	4	0,3	0,1	0,3	1,8	0,7	—
10–11	3	0,2	0,1	—	0,6	1,0	0,3
11–12	6	0,1	0,2	—	0,3	0,8	0,6
12–13	7	0,2	0,2	—	1,2	1,2	—
13–14	8	0,3	0,2	—	0,3	1,0	0,3
14–15	9	0,4	1,5	1,0	—	0,4	0,9
15–16	10	—	—	—	—	0,5	—
16–17	11	—	—	—	—	0,4	0,9
17–18	12	—	—	—	—	—	—

Zusammenstellung.

Tuberkulose	Volksschulen		Mittelschulen		Höhere Schulen	
	Knaben	Mädchen	Knaben	Mädchen	Knaben	Mädchen
1913/14	0,1	0,2	0,1	0,4	0,6	0,2
1916/17	0,2	0,3	0,2	0,4	0,2	0,3
1918/19	0,2	0,2	0,2	0,1	0,003	0,0
1922/23	0,9	1,1	0,4	0,6	0,4	0,9
1925/26	0,8	0,5	0,4	0,4	0,4	0,3

Eine Zunahme im Laufe der Jahre scheint in den Volksschulen, dann aber auch in den Mittelschulen zu bestehen. Es muß aber darauf hingewiesen werden, daß die Zahlen absolut doch zu klein sind, um weitergehende Schlüsse zu ziehen.

Von Wichtigkeit sind für den in der sozialen Hygiene tätigen Jugendarzt namentlich die Erfahrungen der Klinischen Institute und der Tuberkulosefürsorgeärzte im Hinblick auf die *Wertung der einzelnen Untersuchungsmethoden und diagnostischen Anzeichen.*

Hier gibt die vom württembergischen Ministerium des Innern herausgegebene Denkschrift von Birk, Otfried Müller und Brecke wesentliche Anhaltspunkte, die einer allgemeinen Verbreitung wert sind.

Ratschläge für Ärzte zur Erkennung und Behandlung der Tuberkulose.

Im Auftrag des Ministeriums des Innern bearbeitet von den Professoren Dr. Birk und Dr. Ottfried Müller in Tübingen und Medizinalrat Dr. Brecke in Stuttgart.

Die Kinder werden zum Arzt gebracht, weil entweder ein anderes Familienmitglied an Tuberkulose erkrankt oder gestorben ist, und man wissen will, ob auch das Kind bereits angesteckt ist, obwohl es *keinerlei Krankheitszeichen* aufweist, oder weil gewisse *Beschwerden* bestehen, die durch ihre bisherige Dauer den Verdacht auf Tuberkulose erwecken: *nervöse*, wie Kopfschmerzen, Rückenschmerzen, Seitenstechen, Schwitzen, oder *anämische*, wie Blässe, Schatten um die Augen, oder *dyspeptische*, wie Appetitlosigkeit, Magerkeit, Bauchschmerzen oder *Fieber* oder chronischer *Husten.*

Bei der Aufnahme der *Vorgeschichte* ist stets nach einer etwaigen *Ansteckungsquelle* zu suchen, und zwar nicht bloß bei den Eltern, sondern auch beim Dienstpersonal, Hausbewohnern, Schlafstellenmietern, Nachbarskindern. Sehr verdächtig sind Angaben wie leichter „Spitzenkatarrh“ oder „angegriffene Lunge“ bei einem der Eltern.

Bei der *Betrachtung* des ganzen Kindes ist besondere Aufmerksamkeit etwaiger „äußerer“ Tuberkulose oder deren Überbleibseln zu schenken: kalten Abscessen in der Haut, Lichen scrophulosorum, Skrophuloderma, Follikulitis tuberculosa, Spina ventosa, Fisteln, Narben nach Gelenk-, Knochen- oder Drüsentuberkulose, größeren harten Drüsen am Kieferwinkel oder Mundboden, auch Drüsen an ungewöhnlicher Stelle, z. B. überm Schlüsselbein.

Der „Habitus“ spielt bei Kindern im allgemeinen noch keine große Rolle. Solche mit breitem Brustkorb erkranken genau so leicht wie solche mit langem, schmalem Brustkorb.

Bei der *Untersuchung* wird man auf ganz bestimmte, bei Lungen- und Bronchialdrüsentuberkulose sich häufig findende Erscheinungen sein Augenmerk richten müssen:

So dienen dem *Nachweis vergrößerter Bronchialdrüsen*:

1. die *Wirbelsäulenperkussion*: Man bezeichnet sich mit dem Farbstift die obersten Brustwinkeldorne und klopft mit einem Finger — am 7. Halswirbel beginnend — auf den Dornen abwärts. Normalerweise erhält man bis zum 6. Brustwirbeldorn hellen Schall. Bei Drüsenvergrößerung tritt schon überm 4. oder 5. ein Schallwechsel ein. (Unsicheres Zeichen.)

2. Die *parasternale Dämpfung*: Wenn sich vergrößerte Bronchialdrüsen nach dem vorderen Mittelfell zu entwickeln, so können sie links vom Brustbein, zwischen Schlüsselbein und Herzfigur, eine Dämpfung hervorrufen. (Seltener Befund, meist handelt es sich um Thymusvergrößerung. Röntgenbild.)

3. Die *d'Espinesche Wirbelauskultation*: Man läßt das Kind fortgesetzt „33“ flüstern und auskultiert über den Wirbeldornen von oben nach unten. Normalerweise hört man bis zum 2. Wirbeldorn ein scharfes, bronchialklingendes Geräusch, bei vergrößerten Drüsen reicht dasselbe bis zum 4. oder 5. Wirbeldorn herunter. (Unsicher.)

4. Das *Eustache-Smithsche Zeichen*: Beim Zurseitedrehen und Zurückbiegen des Kopfes soll bei vergrößerten Drüsen durch Druck derselben auf die Cava am Brustbeinansatz der rechten 2. Rippe ein sausendes Geräusch entstehen. (Sehr unsicher.)

5. Sehr viel wichtiger sind: der „*Bronchialdrüsenhusten*“: ein stark spastischer, wochenlang anhaltender, wie Keuchhusten klingender Husten, der sich von jenem nur dadurch unterscheidet, daß ihm die „Reprise“ fehlt, d. h. daß er nur aus einem einzigen langen Anfall besteht, während der typische Keuchhustenanfall aus einem Doppelanfall besteht. Er entsteht durch den Druck vergrößerter Hilusdrüsen auf den „Hustenpunkt“ an der Teilungsstelle der Luftröhre. (Sehr wichtiges Zeichen, doch nicht immer vorhanden.)

6. Das „*exspiratorische Keuchen*“: Es entsteht ebenfalls durch den Druck vergrößerter Drüsen. Das Atmen ist bei der Ausatmung deutlich hörbar, verlängert und erschwert, wie beim Asthmatiker. (Sehr charakteristische, aber auch nicht immer vorhandene Erscheinung.)

7. In jedem Fall, in dem der Verdacht auf Tuberkulose auftaucht, ist durch die *Pirquetsche Hautimpfung* festzustellen, ob tatsächlich eine Tuberkulose in Frage kommt: Man setzt dazu den Pirquetschen Bohrer auf die Haut des Unterarms, rollt ihn 5—6 mal zwischen Daumen und Zeigefinger hin und her, so daß die obersten Hautschuppen entfernt werden, bringt in einem Abstand von 2—3 cm oberhalb der Bohrstelle einen Tropfen unverdünnten Alttuberkulins und unterhalb derselben einen Tropfen Perlsuchttuberkulins auf die Haut, setzt den Bohrer erst in den einen Tropfen hinein und bohrt, wischt ihn ab, setzt ihn dann in den zweiten Tropfen hinein und bohrt wieder, läßt das Tuberkulin etwas eintrocknen und tupft es dann ab. Nachschau zwei Tage später.

Bei *bejahendem Ausfall* sind die mit Tuberkulin beschickten Stellen infiltriert und von einem (mindestens $^1/_2$ cm im Durchmesser betragenden) roten Hof umgeben. Bei *verneinendem Ausfall* sehen alle drei Bohrstellen gleich aus. In diesem Fall ist die Impfung sofort zu wiederholen. Fällt sie auch diesmal verneinend aus, so kommt im allgemeinen Tuberkulose nicht in Betracht.

Will man ganz sicher gehen, so kann man die Probe nach 3—4 Wochen nochmals wiederholen oder die sog. *Stichreaktion* anschließen:

Man spritzt dazu von einer Lösung: Alttuberkulin 0,01 gelöst in 10,0 physiologischer Kochsalzlösung *einen* Teilstrich der Pravazspritze (0,1 ccm = 0,0001 Alttuberkulin) *intracutan* ein. Bei bejahendem Ausfall erhält man am nächsten Tag eine örtliche Reaktion (keine Herdreaktion) in Gestalt eines Infiltrates und einer taler- bis handtellergroßen Hautrötung. Bei verneinendem Ausfall ist die Probe mit 0,001 Tub. = 1 ccm der obigen Lösung zu wiederholen. Fällt sie wieder verneinend aus, so ist endgültig entschieden, daß Tuberkulose nicht besteht und nie bestanden hat.

Um nicht traumatische Reaktionen als positive Tuberkulinreaktionen anzusehen, macht man in einer gewissen Entfernung von der Tuberkulineinspritzung eine Kontrolleinspritzung mit der gleichen Menge physiologischer Kochsalzlösung.

Die Stichreaktion ist genauer als die Pirquetsche Impfung. Für die Praxis aber, namentlich für Massenuntersuchungen (Schulkinder) bleibt man jedoch im allgemeinen auf die Pirquetisierung angewiesen.

Subcutane Tuberkulineinspritzungen sind, da sie zu Herdreaktionen führen können, bei Kindern nicht erlaubt.

Bedeutung der Pirquetschen Impfung: Der bejahende Ausfall besagt, daß das Kind irgendwie schon einmal mit Tuberkulose angesteckt wurde. Eine Sicherheit aber, daß der jeweils vorliegende Prozeß tatsächlich eine Tuberkulose ist, gibt sie nicht. Der verneinende Ausfall dagegen, namentlich der der Stichprobe, besagt mehr, nämlich: daß Tuberkulose gar nicht in Frage kommt.

8. Der *Temperaturverlauf* kann bei Tuberkulose — zum mindesten zeitweise — ganz normal sein. Viele Fälle zeigen jedoch hohes, wochen- und monatelang dauerndes, stark

remittierendes Fieber, das sich in dieser Form und Dauer wohl bei keiner anderen Krankheit findet. Schwieriger zu deuten sind langdauernde geringe Fiebersteigerungen zwischen 37,5 und 38,0, die außer durch Tuberkulose noch durch chronische Nasenrachenkatarrhe, Endocarditis, durch habituelle Hyperthermie oder durch eine Anlage zu sog. Bewegungstemperaturen bedingt sein können. Hier bringt nur eine — am besten klinische — Beobachtung Klarheit.

9. Von der allergrößten Bedeutung für die Diagnose ist das *Röntgenbild* (Röntgenplatte, nicht bloß Durchleuchtung). Die Deutung desselben ist jedoch oft sehr schwer. Die Unterscheidung tuberkulöser Veränderungen von der normalen Hilus- und Bronchialzeichnung sowie von Veränderungen, die bei manchen Kindern nach Keuchhusten, Grippe, chronischen Bronchitiden und Bronchialasthma zurückbleiben, kann sehr schwierig sein. Infolgedessen lasse man das Röntgenbild immer nur von einem Geübten begutachten. Es läßt — leider nicht in allen Fällen — Primäraffekte, vergrößerte Drüsen, Infiltrationen in der Lunge, Verkalkungen in den Drüsen, vor allem auch das Übergreifen der Enztündung von den Hilusdrüsen auf das Lungengewebe erkennen.

10. Bei der *Untersuchung auf Lungentuberkulose* sind die Befunde je nach der Entwicklung des Prozesses verschieden:

Den Ausgangspunkt der Erkrankung bildet in jedem Fall ein sog. Primäraffekt, der sich bei Kindern an *beliebiger* Stelle bildet. Die Lungenspitzen werden nicht bevorzugt. Von ihm aus kann sich durch Übergreifen in das benachbarte Gewebe eine umschriebene Infiltration der Lunge entwickeln. Man findet dann an dieser Stelle katarrhalische Geräusche oder verschärftes, bronchialklingendes Atmen. Eine Dämpfung läßt sich im Anfang nicht nachweisen. Ein solcher chronischer Katarrh an umschriebener Stelle kann eigentlich außer durch Bronchiektasien (nach Masern, Grippe, Keuchhusten) nur durch Tuberkulose bedingt sein. Im letzten Fall wird die Tuberkulinimpfung bejahend ausfallen, was bei Bronchiektasien nicht der Fall zu sein braucht. Außerdem werden sich bei Tuberkulose Bacillen im Auswurf feststellen lassen.

11. Allerdings ist der *Bacillennachweis* bei Kindern sehr schwer. Die Kinder liefern sehr wenig Auswurf und verschlucken ihn außerdem gewöhnlich. Ältere Kinder müssen angelernt werden, in ein Speiglas zu spucken, bei jüngeren muß man morgens vor der ersten Mahlzeit den Magen aushebern und im Ausgeheberten, der im wesentlichen aus während der Nacht verschlucktem Auswurf besteht, die Bacillen mit der Antiforminmethode nachweisen.

12. Als weiteres Unterscheidungsmittel ist vor kurzem die *Blutuntersuchung* angegeben worden: findet man bei chronischen, lokalisierten Lungenprozessen eine Leukocytenzahl von nur 8—10 000 (namentlich bei fiebernden Kindern), so spricht das für die tuberkulöse Natur des Prozesses, findet man dagegen mehr als 12 000 Leukocyten, so spricht das gegen Tuberkulose und für Grippe. (Größere Erfahrungen fehlen vorläufig.)

13. Die Entwicklung der Lungentuberkulose kann aber noch einen anderen Weg nehmen, der wohl der häufigere ist: der Primäraffekt kann verhältnismäßig bedeutungslos bleiben und heilen — jedoch erst, nachdem von ihm aus die Hilusdrüsen infiziert worden sind. Von dieser *Drüsentuberkulose aus kann die Entzündung nach einer oder beiden Seiten hin auf die Lunge übergreifen.* In diesen Fällen findet man an der *Lungenwurzel* die ersten Symptome: stark verschärftes, fast bronchialklingendes Atmen auf der rechten oder linken oder beiden Seiten neben der Wirbelsäule, zwischen dieser und dem Schulterblatt, oder katarrhalische, spärliche Geräusche ebendort, in manchen Fällen auch katarrhalische Geräusche vorn links vom Brustbein am Beginn der Herzdämpfung. Gleichzeitig werden in diesen Fällen die Zeichen einer Bronchialdrüsentuberkulose sich nachweisen lassen (s. oben).

In anderen Fällen von beginnender Lungentuberkulose findet man *entlang dem unteren hinteren Lungenrand feinblasiges Rasseln*, das monatelang bestehen kann, ehe sich weitere Symptome dazu gesellen.

In fortgeschrittenen Fällen treten auch nach der Spitze oder nach der Basis zu katarrhalische Geräusche auf, es bilden sich Dämpfung, Abflachung der betr. Brustkorbgegend, später Cavernensymptome und die übrigen vom Erwachsenen her bekannten Erscheinungen heraus.

Wichtig ist vor allem, daß man *die beginnende Lungentuberkulose des Kindes im allgemeinen nicht über den Spitzen zu suchen hat.*

Differentialdiagnostik.

Es ist zu beachten, daß 1. ein Atmungsunterschied über den Lungenspitzen bei Kindern (verschärftes und verlängertes Ausatmen über der *rechten* Spitze) etwas normales ist,

2. daß sich auch vorn, rechts vom Brustbein, normalerweise ein stark verschärftes Atmen findet,

3. daß Nachtschweiße bei Kindern keine große Bedeutung haben, daß vielmehr die meisten Kinder im Schlafe schwitzen, namentlich aber nervöse und vasomotorisch erregbare.

4. Bluthusten infolge Tuberkulose ist bei Kindern etwas ungemein seltenes. Falls Kinder wirklich einmal bei Gelegenheit eines Hustenanfalles Blut aushusten, stammt dieses meist nicht aus der Lunge, sondern aus kleinen Äderchen auf den Mandeln und im Nasenrachenraum.

5. Chronisch vorhandene oder häufig wiederkehrende Leibschmerzen sind bei Kindern kein Ausdruck einer Tuberkulose. Läßt man sich den Sitz dieser Schmerzen genau angeben (mit *einem* Finger zeigend), so finden sie sich regelmäßig in der Nabelgegend oder zwischen Nabel und Schwertfortsatz. Diese „Nabelkoliken" sind für das Kindesalter charakteristisch und hängen mit chronischen Pharyngitiden und wiederkehrenden Mandelentzündungen zusammen (granulierter Pharynx, nasale Sprache, kleine Drüsen am Kieferwinkel und hinterm Kopfnicker).

6. Headsche Zonen, d. h. gürtelförmige Bezirke von erhöhter Hautsensibilität am Brustkorb und Bauch, die von manchen als Äußerungen einer Lungen- oder Bronchialdrüsen- (oder Bauchdrüsen-)Tuberkulose aufgefaßt werden, kommen auch bei Kindern vor, die erwiesenermaßen keine Tuberkulose haben. Auch Pupillendifferenzen haben keine diagnostische Bedeutung.

7. Chronischer Husten (Hüsteln, kurzes Anstoßen, besonders am Abend und Morgen) spricht nicht für Tuberkulose, findet sich dagegen regelmäßig bei chronischer Pharyngitis.

8. Am häufigsten werden Kinder mit cyclischer Albuminurie, mit chronischen Rachenkatarrhen infolge exsudativer Diathese und mit chronischer Pyelitis irrtümlicherweise als tuberkulös angesehen.

Trotz der Fülle der diagnostischen Hilfsmittel läßt sich vom Hausarzt oft keine Entscheidung herbeiführen. Infolgedessen wird man nicht umhin können, in recht vielen Fällen eine kurze, etwa 8—10 Tage dauernde *klinische Beobachtung* zu empfehlen, die in den allermeisten Fällen Klarheit in positivem oder negativem Sinn bringt.

3. *Drüsen.* Die Entscheidung, ob ein Kind mit Drüsen behaftet ist, erscheint namentlich in den Grenzfällen nicht einfach. In Stuttgart werden nur Drüsen notiert, wenn entweder ganze Reihen oder einzelne, besonders große festzustellen waren. Die häufigen, kleinen, harten, vereinzelten Drüsen wurden nicht gezählt. Das subjektive Ermessen hat hier wieder einen ziemlich weiten Spielraum. Es ist somit durchaus dahingestellt, ob mit jedem Fall auch ein Anhaltspunkt für Skrofulose gegeben ist. Bekanntlich finden sich Drüsen bei allen möglichen Infektionsprozessen, nicht zum wenigsten auch bei der Läuseplage bei den Mädchen.

Drüsen.

Alter	Klasse	Volksschulen		Mittel- und Bürgerschulen		Höhere Schulen	
		Knaben	Mädchen	Knaben	Mädchen	Knaben	Mädchen
6— 7	1	37,0	38,5	35,7	22,9	29,4	8,4
7— 8	2	*40,2*	*40,1*	43,9	19,0	*29,6*	*13,4*
8— 9	3	41,1	42,7	42,3	15,3	21,9	11,4
9—10	4	34,3	31,0	32,9	16,6	20,2	20,6
10—11	5	32,0	31,7	28,0	15,9	16,8	13,9
11—12	6	28,8	25,4	23,8	13,3	14,3	12,5
12—13	7	27,8	21,6	17,9	7,0	13,9	12,0
13—14	8	19,4	18,1	6,9	6,7	9,9	3,2
14—15	9	16,2	15,5	2,9	4,9	8,0	5,2
15—16	10	—	—	2,3	1,9	4,9	2,9
16—17	11	—	—	—	—	4,8	4,0
17—18	12	—	—	—	—	3,4	—

Zusammenstellung.

Drüsen	Volksschulen		Mittelschulen		Höhere Schulen	
	Knaben	Mädchen	Knaben	Mädchen	Knaben	Mädchen
1913/14	31,5	30,1	28,0	13,2	15,9	10,2
1916/17	37,4	29,6	26,6	13,3	20,5	14,2
1918/19	36,0	29,6	31,2	15,8	26,1	13,4
1922/23	35,6	29,8	39,6	25,0	25,6	20,7
1925/26	21,5	17,6	15,1	13,0	11,1	9,4

Skrofulose in ihren ausgesprochenen Formen haben wir stets unter *Tuberkulose* mitgezählt. Ihre Unterscheidung von manchen Formen der exudativen Diathese ist nicht einfach und nur bei genauer Untersuchung in der Sprechstunde möglich.

4. *Die Erkrankungen der Atmungsorgane.* Auch für die Erkrankungen der Atmungsorgane gilt die Erfahrung, daß es besonders die Nachkrankheiten und die chronisch verlaufenden Fälle derselben sind, welche dem Schulkind besonders zusetzen. Witterungsungunst, mangelhafte Heizung in Schule und Haus, schlechte Wohnungsverhältnisse usw. treten auch hier als unterstützende, die Krankheit ungünstig beeinflussende Faktoren auf. Gerade die häufig mangelhafte häusliche Pflege, das Hinaustreiben der Schuljugend in der Freizeit auf die Straße fällt besonders ins Gewicht.

Von 100 während der Jahre 1897—1900 bei den Berliner Krankenanstalten aufgenommenen Kindern waren nach PRINZING befallen:

im Alter von	von Keuchhusten	von Lungen-, Brustfellentzündung	von Bronchitis	von andern nicht tuberkulösen Erkrankungen der Atmungsorgane
0— 1	2,33	9,67	2,83	3,78
1— 5	2,25	6,97	2,54	4,82
6—15	0,34	3,99	0,89	3,52

Stuttgart.

Katarrhe der Atmungsorgane	Volksschulen		Mittelschulen		Höhere Schulen	
	Knaben	Mädchen	Knaben	Mädchen	Knaben	Mädchen
1913/14	7,8	5,3	10,9	5,6	4,4	4,5
1916/17	5,7	4,7	5,3	5,8	6,1	4,5
1918/19	9,4	9,0	9,1	6,1	7,5	5,7
1922/23	6,8	6,6	4,2	4,5	5,0	6,5
1925/26	7,4	6,1	5,4	3,7	4,6	2,6

Alter	Klasse	Volksschulen		Mittel- und Bürgerschulen		Höhere Schulen	
		Knaben	Mädchen	Knaben	Mädchen	Knaben	Mädchen
6— 7	1	18,1	8,9	28,0	10,9	14,4	14,7
7— 8	2	12,7	8,3	22,2	11,9	9,5	10,4
8— 9	3	10,8	7,2	16,0	7,9	6,4	8,7
9—10	4	7,7	7,0	11,3	4,9	5,2	3,9
10—11	5	7,0	4,9	9,6	5,0	3,6	2,4
11—12	6	5,3	3,7	4,9	4,3	1,9	3,4
12—13	7	4,0	3,2	3,8	3,4	2,8	2,7
13—14	8	3,3	2,3	2,6	2,9	2,7	3,5
14—15	9	4,0	2,1	4,9	2,1	1,0	1,6
15—16	10	—	—	8,9	3,8	0,9	4,2
16—17	11	—	—	—	—	0,7	1,7
17—18	12	—	—	—	—	—	2,9

Die Katarrhe nehmen mit höherem Alter ab. Die Bewegung ist eine gleichmäßige in allen Schulen und geht annähernd bis auf die gleich niederen Zahlen herunter. Die höheren Schulen sind erheblich weniger beteiligt als die übrigen.

Die Feststellung der Erkrankungen der Atmungsorgane bei den schulärztlichen Untersuchungen ist nicht immer einfach. Das Geräusch der übrigen anwesenden Schüler, besondere Eigentümlichkeiten des kindlichen Körpers täuschen Erkrankungen vor oder verbergen sie und so ist in jedem Verdachtsfall Nachuntersuchung in der Sprechstunde angezeigt. Die Schwankungen zwischen den einzelnen Berichtsjahren erklären sich wohl am ehesten auch aus den Witterungseinflüssen.

5. *Die Erkrankungen der Kreislauforgane.* Die Jugend im Schulalter befindet sich in einem Stadium des Wachstums. Es ist deshalb von Wichtigkeit, daß gerade die Kreislauforgane diese Zeit gesteigerter Inanspruchnahme gut überstehen. Besonders in der Zeit, in welcher der Bewegungsdrang der Jugend größer ist als die Abschätzung der eigenen Kraft, ist eine Überwachung gelegentlich der schulärztlichen Tätigkeit besonders nötig.

Die Störungen der Tätigkeit der Kreislauforgane treten bei den Kindern in derselben Form auf wie bei den Erwachsenen, die subjektiven Beschwerden und damit der Grund einer Klage sind jedoch merkwürdig gering. Teils wissen die Kinder trotz Herzgeräuschen, vermehrter Herztätigkeit nichts von sog. Herzklopfen oder von Atemnot, teils übersehen sie die erwähnten subjektiven Beschwerden.

Stuttgart.

Herzgeräusche	Volksschulen		Mittelschulen		Höhere Schulen	
	Knaben	Mädchen	Knaben	Mädchen	Knaben	Mädchen
1913/14	7,5	9,2	5,9	6,1	7,1	6,3
1916/17	8,5	12,3	10,5	11,6	9,9	11,3
1918/19	9,4	7,4	15,8	15,3	11,7	15,7
1922/23	7,6	19,8	13,5	22,7	16,8	20,4
1925/26	8,5	9,5	12,7	16,2	12,5	15,5

1913		Volksschulen		Mittel- und Bürgerschulen		Höhere Schulen	
Alter	Klasse	Knaben	Mädchen	Knaben	Mädchen	Knaben	Mädchen
6— 7	1	1,9	6,5	0,9	4,6	5,7	4,3
7— 8	2	6,4	7,5	2,2	3,3	4,2	3,7
8— 9	3	5,5	8,1	4,2	4,9	3,3	4,5
9—10	4	6,4	7,5	6,5	6,4	6,6	5,7
10—11	5	6,1	8,1	6,9	6,6	5,4	6,5
11—12	6	5,8	10,5	7,3	7,4	5,7	6,4
12—13	7	4,8	12,7	6,3	8,7	5,6	6,4
13—14	8	4,9	12,1	9,2	5,2	9,9	9,4
14—15	9	7,1	8,1	8,4	7,8	10,4	8,5
15—16	10	—	—	13,4	7,5	13,7	5,6
16—17	11	—	—	—	—	12,7	9,7
17—18	12	—	—	—	—	9,0	2,9

Vertreten sind Herzfehler, angeborene und erworbene, ab und zu mal auch Verlagerungen des Herzens infolge Situs inversus oder pleuritischen Exsudaten. Nicht selten ist eine im Verhältnis zur Körpergröße und Körperfülle auffallende Kleinheit des Herzens. Sogenannte anämische Geräusche sind häufig, besonders bei der weiblichen Jugend.

Im Lauf der Schulzeit nimmt die Häufigkeit aller dieser Störungen langsam zu, bei den Mädchen der Volksschulen mehr als bei den Knaben derselben. Eine merkwürdige Mehrbeteiligung finden wir in den oberen Klassen der höheren Knabenklassen, ein Hinweis darauf, wie gerade hier eine ärztliche Überwachung nach der Richtung der körperlichen und geistigen Überanstrengung hin angezeigt ist.

Besonders auffällig ist die Zunahme der Störungen der Herztätigkeit in den einzelnen Jahren seit 1913. Es mag dies vielleicht mit einer Vermehrung der sog. anämischen Geräusche zusammenhängen, vielleicht aber auch mit den verhältnismäßig rasch wieder einsetzenden gesteigerten Anforderungen der Schule. Wir haben alle Ursache, diese Erscheinung im Auge zu behalten als Ausdruck einer herabgesetzten Widerstandsfähigkeit unserer Jugend.

6. Die *Albuminurie* bei Schulkindern, über welche zuerst in Stuttgart 1904 größere systematische Untersuchungen angestellt wurden, wird in ihrer Feststellung stets gewisse organisatorische Schwierigkeiten machen, die aber, wie verschiedene Veröffentlichungen gezeigt haben, nicht unüberwindlich sind und die den Wert der Untersuchung nicht beeinträchtigen können. Man ist stets erstaunt, bei dieser Gelegenheit auf eine nicht unerhebliche Zahl von Eiweißausscheidern zu stoßen, deren Zahl im Laufe der Schulzeit immer mehr zunimmt.

Stuttgart.

1913		Volksschulen		Mittel- und Bürgerschulen		Höhere Schulen	
Alter	Klasse	Knaben	Mädchen	Knaben	Mädchen	Knaben	Mädchen
6—7	1	0,5	0,3	—	—	0,9	1,0
7—8	2	0,3	1,4	0,3	0,3	0,4	0,4
8—9	3	0,8	1,6	0,5	0,4	1,0	0,9
9—10	4	0,5	2,1	0,9	1,4	0,7	1,5
10—11	5	1,4	2,0	0,7	2,2	0,8	0,8
11—12	6	1,1	3,3	3,0	1,9	0,8	2,3
12—13	7	1,2	3,3	0,9	2,3	1,3	1,3
13—14	8	2,2	5,7	0,9	2,0	1,4	2,4
14—15	9	2,8	3,9	1,5	1,0	3,4	1,7
15—16	10	—	—	2,3	1,9	2,4	3,6
16—17	11	—	—	—	—	3,8	1,7
17—18	12	—	—	—	—	3,2	—

Die Eiweißausscheidung bei den Knaben nimmt im Lauf der Schule zu, wiederum am meisten bei den Gymnasiasten. Man halte diesen Befund zusammen mit dem Befund über die Herztätigkeit. Bei $^1/_4$ der Fälle fanden sich Zylinder.

Es handelt sich einmal um die Formen akuter und chronischer Nephritis, wie sie als selbständige Krankheit, meist aber im Anschluß an irgendwelche infektiösen Prozesse auftreten können. Es handelt sich weiter um Albuminurie nach besonderen Anstrengungen oder besonderen Anlässen, wie sie schließlich in besonders charakteristischer Form als orthotische Albuminurie auftauchen. Die Untersuchung ergibt in rund 3% der Schulkinder Albumin über 1‰ und wiederum in $^1/_3$ dieser Fälle Elemente (Zylinder, Blutkörperchen usw.), die auf eine Schädigung des Nierengewebes hinweisen.

7. *Die Sinnesorgane.* a) *Die Krankheiten und Störungen der Sehorgane.* Sämtliche früheren statistischen Unterlagen — neue fehlen leider ganz — weisen darauf hin, daß während der Schulzeit ganz allgemein eine zum Teil nicht unerhebliche Verschlechterung der Augen eintritt. Die einzelnen Formen der Brechungsfehler nehmen zu. Bei den eigentlichen Augenkrankheiten ist diese Zunahme nicht zu beobachten.

Über die Ursachen der gesteigerten Zunahme der Brechungsfehler während der Schulzeit war es zunächst naheliegend, auf die gesteigerte Anstrengung der Augen, auf die vielfach einseitige Betonung der Naharbeit inklusive des Lesens und Schreibens beim Kulturmenschen überhaupt, auf die schlechten Beleuch-

Brechungsfehler	Volksschulen		Mittelschulen		Höhere Schulen	
	Knaben	Mädchen	Knaben	Mädchen	Knaben	Mädchen
1913/14	13,6	17,9	15,1	18,6	21,8	19,7
1916/17	14,7	19,8	20,5	25,8	28,1	23,8
1918/19	11,3	16,9	17,0	17,2	17,2	19,3
1922/23	15,1	21,0	21,6	24,3	27,5	27,0
1925/26	12,3	15,5	21,4	26,4	29,5	25,3

tungsverhältnisse in manchen Schul- und Elternhäusern, auf schlechte Ernährungsverhältnisse hinzuweisen. Auch die Erblichkeitsverhältnisse würden in ihrer Bedeutung gewürdigt werden müssen.

Brechungsfehler.

Alter	Klasse	Volksschulen		Mittel- und Bürgerschulen		Höhere Schulen	
		Knaben	Mädchen	Knaben	Mädchen	Knaben	Mädchen
6—8	1	8,9	8,9	4,8	12,0	7,2	11,6
7—8	2	7,3	12,6	7,4	11,4	8,6	10,4
8—9	3	10,0	13,1	10,6	10,5	10,9	11,0
9—10	4	11,9	16,1	11,0	15,8	12,7	15,3
10—11	5	13,8	17,5	15,3	14,2	16,7	14,6
11—12	6	15,4	22,2	16,4	21,9	18,2	17,7
12—13	7	19,4	20,2	19,5	26,2	24,6	19,5
13—14	8	18,0	26,3	22,2	31,6	25,3	23,7
14—15	9	19,8	28,3	26,9	26,2	32,0	26,3
15—16	10	—	—	40,0	32,8	32,3	23,6
16—17	11	—	—	—	—	40,6	29,0
17—18	12	—	—	—	—	52,6	28,6

Eine wesentliche Zunahme im Lauf der letzten Jahre gegenüber der Zeiten vor dem Krieg läßt sich wohl feststellen. Es ist für Stuttgart wenigstens sicher festgestellt, daß mit dem Zurückgehen des allgemeinen Kräftezustandes auch eine Zunahme der Brechungsfehler verknüpft ist.

Kräftezustand	Jahrgang						
	1	2	3	4	5	6	7
gut	6,2	7,2	10,2	11,4	15,4	18,1	19,3
mittel	9,0	9,6	12,8	15,4	19,0	20,2	22,8
gering	9,7	11,4	12,7	17,0	18,1	18,0	21,1
mittel mit Blutarmut .	11,5	10,5	12,1	16,7	20,3	23,6	24,7
gering mit Blutarmut .	7,1	10,1	13,6	20,6	22,8	27,4	26,0

(Vgl. Gastpar: Schulpfl. Jugend, in Grotjahn u. Kaup.)

Während bei den kräftigen Kindern eine Zunahme der Brechungsfehler von 6,2—19,3, also um 13,1% im Laufe der Schulzeit stattfindet, zeigt sich bei den mageren blutarmen Kindern eine Zunahme von 18,9%. Deutlich ist insbesondere der Einfluß der Blutarmut auf die Zunahme der Brechungsfehler. Oder ist Blutarmut und Brechungsfehler Folge einer und derselben Ursache? Man ist geneigt, letzteres nicht für ausgeschlossen zu halten. Deutlich ist namentlich die Zunahme der Brechungsfehler während des sog. Kohlrübenwinters 1916/17, die besonders in den Mittel- und höheren Schulen festzustellen war. Man wird die Vermutung nicht los, daß der Ernährungszustand mehr als dies bekannt ist, die Leistungsfähigkeit der Augen beeinflußt.

b) Die Beeinträchtigung des *Gehörs* bei der schulpflichtigen Jugend bewegt sich in ziemlich weiten Grenzen. Nach Schweizer Berichten handelt es sich um rund 12% der Schulkinder, bei denen derartige Störungen festgestellt werden konnten. Den Hauptanteil dabei stellen mit 8% die Erkrankungen der Tuba Eustachii und des Mittelohrs.

Besondere Bedeutung gewinnt die ganze Frage durch die Tatsache, daß der Befund ein wechselnder ist, daß, abgesehen von einer gewissen konstanten Zahl von Schwerhörigen, die übrigen Befallenen fast regelmäßig periodische Schwankungen ihrer Hörfähigkeit aufweisen.

Ihr Verhalten in der Schule, ihr Fortkommen im Unterricht ist demnach nicht immer gleichartig. Die große Mehrzahl weist überdies eine gewisse Anpassungsfähigkeit auf, vermöge der sie imstande sind, dem normalen Unterricht zu folgen.

Für die übrigen Schwerhörigen dagegen ist Spezialunterricht nötig.

Alter	Klasse	Volksschulen		Mittel- und Bürgerschulen		Höhere Schulen	
		Knaben	Mädchen	Knaben	Mädchen	Knaben	Mädchen
6— 7	1	4,3	1,0	0,9	2,9	2,3	0,0
7— 8	2	3,3	2,7	2,9	2,0	1,5	1,4
8— 9	3	2,7	3,0	1,4	2,2	1,9	1,5
9—10	4	2,3	2,1	1,7	0,8	1,3	2,1
10—11	5	3,7	2,8	1,0	1,0	1,6	1,0
11—12	6	3,1	2,1	0,9	1,7	2,8	1,3
12—13	7	4,2	2,7	1,8	1,2	2,3	0,3
13—14	8	3,1	2,3	0,6	1,8	2,4	1,0
14—15	9	2,4	3,5	0,5	1,8	1,9	2,5
15—16	10	—	—	2,3	2,9	1,9	1,9
16—17	11	—	—	—	—	1,6	1,7
17—18	12	—	—	—	—	0,9	0,0

Gehör	Volksschulen		Mittelschulen		Höhere Schulen	
	Knaben	Mädchen	Knaben	Mädchen	Knaben	Mädchen
1913/14	3,4	2,5	1,5	1,6	1,8	1,3
1916/17	2,8	2,1	1,9	1,4	1,8	1,3
1918/19	2,2	1,3	1,1	0,9	1,1	1,1
1922/23	4,2	3,7	2,6	2,7	2,5	2,5
1925/26	3,9	2,7	3,2	2,1	2,2	1,6

In den Stuttgarter Schulen scheint im Lauf der Jahre eine Verschlechterung einzutreten. Es trifft dies wohl mit der Abnahme der körperlichen Pflege, mit der Vermehrung der Ohrschmalzpfröpfe zusammen. Dafür spricht auch der Umstand, daß besonders die Knaben an den Zahlen beteiligt sind und daß im Lauf der Schulzeit eine gewisse kleine Besserung verzeichnet werden kann.

8. *Fehlerhafte Haltung und Wirbelsäulenverkrümmungen.* Die Veränderungen der Wirbelsäule bei sonst intakten Gliedmaßen, die wir so häufig bei Schulkindern beobachten, sind von mancher Seite direkt als Schul- und Sitzkrankheit angesehen worden. Die Schule ist dabei vorwiegend auslösendes Moment bei einer an und für sich gegebenen Schwäche der Muskulatur. Der Zusammenhang zwischen Haltungsfehlern und Störungen der Sehtätigkeit liegt auf der Hand.

Die Häufigkeit der Haltungsfehler ist je nach der Stellungnahme des untersuchenden Arztes eine schwankende. SCHMIDT-Bonn u. a. haben sich besonders um die Klärung der ganzen Frage verdient gemacht, insbesondere auch auf den Typ der Rückenschwächlinge hingewiesen.

Skoliose	Volksschulen		Mittelschulen		Höhere Schulen	
	Knaben	Mädchen	Knaben	Mädchen	Knaben	Mädchen
1913/14	9,1	12,3	18,5	18,5	6,5	8,6
1916/17	6,9	6,5	6,8	6,3	5,2	7,4
1918/19	9,6	10,7	9,1	6,1	7,3	12,0
1922/23	7,1	7,4	7,9	7,5	8,8	10,7
1925/26	5,5	4,9	5,7	5,3	5,6	7,2

Alter	Klasse	Volksschulen		Mittel- und Bürgerschulen		Höhere Schulen	
		Knaben	Mädchen	Knaben	Mädchen	Knaben	Mädchen
6– 7	1	5,6	5,2	19,2	4,0	4,0	4,0
7– 8	2	7,1	8,4	18,9	4,4	5,7	4,0
8– 9	3	8,0	9,7	18,1	6,8	3,7	2,3
9–10	4	10,4	11,8	14,0	5,4	1,3	4,2
10–11	5	10,1	11,8	19,5	9,3	6,3	6,2
11–12	6	10,3	12,4	21,4	9,8	5,7	8,5
12–13	7	11,6	14,9	15,8	12,9	8,2	9,4
13–14	8	15,5	13,5	15,3	13,6	8,4	15,7
14–15	9	14,4	20,1	20,0	18,9	9,2	11,8
15–16	10	—	—	34,4	14,0	10,3	16,5
16–17	11	—	—	—	—	7,9	14,6
17–18	12	—	—	—	—	7,8	14,3

Festgestellt konnte außerdem werden, daß die Zahl der Haltungsfehler im Lauf der Schulzeit zunimmt, daß sie bei kräftigen, gesunden Kindern in wesentlich geringerem Umfang zu beobachten ist als bei dürftigen, blutarmen Kindern, und daß sie draußen auf dem Lande weniger zur Beobachtung kommt als in der Stadt.

Von den zur Einschulung kommenden Kindern weist ein nicht unerheblicher Teil schon Rückgratsverkrümmungen auf.

Unterschieden werden im allgemeinen 3 Grade der Verkrümmung. Der leichteste Grad läßt sich durch Vornüberbeugen vollständig ausgleichen. Bei der nächsten Form ist ein solcher Ausgleich nicht mehr zu erzielen und der dritten Form gehören diejenigen Fälle an, die eine dauernde, deutlich sichtbare Verbiegung der Rückenwirbelsäule davongetragen haben.

An und für sich könnte es für ein Kind einerlei sein, ob die Rückenwirbelsäule bei sonst günstigen Verhältnissen des Brustkorbs etwas mehr oder weniger gebogen ist. Aber es ist die symptomatische Bedeutung, welche die Wirbelsäuleverkrümmung als bedenklich erscheinen läßt. Sie stellt einen gewissen Maßstab dar für die Entwicklung der Rückenmuskulatur und damit für die Muskulatur überhaupt.

Ihre Bedeutung für die soziale Hygiene ist demnach gegeben.

9. *Hautleiden.* Die Abnahme der persönlichen Reinlichkeit in den letzten Jahren macht sich in einer deutlichen Zunahme der Hautleiden geltend. Auffallend vermehrt sind namentlich die ekzematösen Erscheinungen. Die Zunahme der Hautleiden ist namentlich als Symptom zu würdigen.

Hautleiden	Volksschulen		Mittelschulen		Höhere Schulen	
	Knaben	Mädchen	Knaben	Mädchen	Knaben	Mädchen
1913/14	—	—	—	—	—	—
1916/17	2,4	3,0	1,8	0,9	1,1	0,6
1918/19	3,4	2,7	2,3	1,5	1,4	1,0
1922/23	3,6	4,5	3,9	2,8	2,3	3,6
1925/26	3,5	4,0	2,9	4,5	4,0	3,5

c) Die allgemeine Konstitution der Schulkinder.

α) Der äußere Eindruck und der tatsächliche Befund. Der Ernährungszustand.

Der äußere Eindruck eines Kindes hängt vom Kinde selbst ab und von der Umgebung, in der es sich befindet. Welchen Zufälligkeiten hier sowohl der Laie wie auch der untersuchende Arzt ausgesetzt ist, liegt auf der Hand. Insbesondere trifft dies bei Massen-(Reihen-)Untersuchungen zu. Auch wenn man bestrebt ist, z. B. Temperatur und Beleuchtung des Untersuchungsraumes möglichst gleichmäßig zu halten, kommt uns die Außentemperatur und die natürliche wechselnde Beleuchtung in den einzelnen Tagesstunden, bei trübem und klarem Wetter regelmäßig in die Quere. So sind schon aus diesen äußeren Gründen eine Reihe von Beobachtungsfehlern vorhanden, die uns allen Angaben in dieser Richtung skeptisch gegenübertreten lassen.

Die im Kinde selbst liegenden Faktoren sind ebenso wechselnd wie die der äußeren Umgebung und bedingen bei Reihenuntersuchungen wiederum eine ganze Anzahl von Fehlerquellen. Aufregung, verbrauchte Luft, Ermüdung sind in Rechnung zu setzen, ebenso persönliche Veranlagung, Temperament, kurz und gut, die momentane Verfassung des Kindes ist einem dauernden Wechsel unterworfen.

Wenn ich trotzdem die Ergebnisse einer Untersuchungsreihe nach dem äußeren Eindruck zusammengefaßt und in Beziehung mit dem tatsächlichen Befund gesetzt habe, so ist dies geschehen in voller Würdigung der vorhandenen Schwierigkeiten und aus dem Gedanken heraus, daß bei solchen Massenuntersuchungen die Fehlerquellen auch ausgleichend wirken. Es schien mir des Versuchs wert schon deshalb, weil bestimmte objektive Maßstäbe, Gewicht, Länge, immerhin vorhanden sind und weil schließlich eine gewisse Übung der begutachtenden Ärzte als gegeben anzunehmen war.

Die Resultate stammen aus dem Jahr 1912/13 und umfassen die gesamte Schuljugend Stuttgarts, soweit sie den beiden extremen Gruppen „blühend, gesund" und „mager, blaß" angehörten. Die Mittelfälle sind weggelassen. (Das Schulwesen der Stadt Stuttgart 1914.)

Festgestellt kann werden, daß die blühenden, gesunden Kinder an Gewicht und Länge die gleichaltrigen mageren, blassen Kinder wesentlich übertreffen, daß auch die Krankheitsgruppen bei letzteren ganz allgemein eine höhere Beteiligung aufweisen, die aber bei den einzelnen Gruppen von Krankheiten eine nicht unerheblich wechselnde ist.

Was aber von besonderer Wichtigkeit ist, ist die Tatsache, daß auch unter den blühenden, gesund aussehenden Kindern in vielen Fällen sich solche finden, bei denen ernste Gesundheitsstörungen bei der ärztlichen Untersuchung festzustellen waren.

Dies ist ohne weiteres ein Beweis für die Notwendigkeit der genaueren ärztlichen Überprüfung der Inspektionsergebnisse an Hand einer Untersuchung. Insbesondere auch erhellt daraus die Notwendigkeit einer ärztlichen Untersuchung gegenüber den Versuchen mit Wage oder Meßlatte rein nach anthropometrischen Gesichtspunkten etwa ein Urteil über den Gesundheitszustand der Schuljugend abgeben zu wollen. Für die Fürsorge ergibt sich ferner die Notwendigkeit, immer wieder auch in der Gruppe der äußerlich unverdächtig erscheinenden Kinder nach Schäden zu fahnden, um so eher, als gerade diese Gruppe wohl mit den geringsten Aufwendungen in einen befriedigenden Zustand versetzt werden kann.

Der äußere Eindruck dient häufig — man darf sagen regelmäßig — als Ersatz für den *Ernährungszustand*, in dem sich das Kind befindet. Schließlich ist's ja nicht dasselbe, was beide Begriffe besagen, aber sie decken sich zum großen Teil und deshalb ist der wirkliche Schaden wohl nicht zu groß.

Wie sehr die Beurteilung nach dem äußeren Eindruck in den verschiedenen Städten verschiedene Resultate ergibt, zeigt sich auch an den Zahlen von Bonn und Stuttgart. Deutlich ist nur die gleichlaufende Richtung der Kurven in der Richtung der höheren Schulen, die einen größeren Prozentsatz bei den „guten" stellen, als die Volksschulen.

Aussehen der Kinder und tatsächlicher Befund an denselben.
Zusammengestellt nach den Stuttgarter Resultaten 1913/14.

Alter	Geschlecht	Zahl der Kinder		Gewicht in kg		Länge in cm		Skoliose in Proz.		Drüsen in Proz.		Tuberkulose in Proz.		Herzgeräusche in Proz.		Augen in Proz.		Ohren in Proz.		Albumen in Proz.	
		blühend gesund	mager blaß	blühend gesund	mager blaß	blühend gesund	mager blaß	blühend gesund	mager blaß	blühend gesund	mager blaß	blühend gesund	mager blaß	blühend gesund	mager blaß	blühend gesund	mager blaß	blühend gesund	mager blaß	blühend gesund	mager blaß
7—8	Knaben	911	1144	23,1	19,3	119,0	114,4	1,0	8,5	14,8	33,3	0,1	4,3	6,7	10,9	5,4	7,8	3,6	5,1	0,4	0,8
	Mädchen	1206	1425	22,5	18,8	119,0	114,0	1,0	8,0	15,9	27,8	0,2	1,7	8,0	21,6	6,4	8,6	1,8	4,3	1,4	1,5
8—9	Knaben	839	1236	25,4	20,3	124,6	118,0	1,3	11,8	11,2	34,9	0,5	1,4	7,1	19,6	5,1	9,1	2,6	4,9	0,8	0,2
	Mädchen	1131	1236	25,3	19,3	124,7	118,5	1,5	10,3	13,2	30,9	0,1	1,4	7,5	23,1	6,9	10,7	2,0	2,7	2,3	2,2
9—10	Knaben	840	1249	28,1	23,7	128,7	124,5	1,8	10,6	12,8	32,0	0,0	1,7	5,7	21,3	8,0	12,2	2,9	5,5	1,5	1,3
	Mädchen	1035	1307	27,3	22,1	129,5	123,3	1,9	13,4	14,6	31,7	0,1	1,7	6,5	29,1	11,7	14,7	1,0	4,4	2,0	2,3
10—11	Knaben	896	1304	30,3	25,1	134,2	130,4	1,5	10,4	10,9	26,5	0,0	1,7	5,2	20,5	10,7	13,0	2,9	4,3	1,3	1,4
	Mädchen	1017	1193	29,1	24,9	134,8	129,7	2,4	12,8	10,6	25,9	0,6	1,7	7,9	29,7	12,2	18,9	2,3	4,8	2,6	3,7
11—12	Knaben	939	1126	32,8	27,3	138,8	133,3	1,9	10,7	10,4	26,6	0,5	1,8	7,2	18,5	10,6	14,8	2,4	5,1	1,9	2,5
	Mädchen	966	1214	32,2	26,8	140,8	132,3	2,6	11,5	8,2	23,5	0,1	2,4	10,4	26,3	16,4	20,1	2,5	4,0	4,9	4,8
12—13	Knaben	963	1038	35,5	29,4	143,2	137,9	2,2	12,5	9,6	23,1	0,1	1,5	6,1	19,5	13,3	16,0	4,1	4,5	2,1	1,6
	Mädchen	960	1061	37,3	28,9	145,3	137,6	2,4	11,7	6,9	19,3	0,2	2,1	11,8	25,1	21,3	23,3	2,9	4,4	4,8	4,7
13—14	Knaben	914	768	39,9	31,8	147,7	142,0	1,8	14,3	8,2	22,8	0,2	1,9	6,5	18,1	14,3	19,2	3,9	6,5	3,2	2,5
	Mädchen	507	506	42,9	30,5	152,3	140,1	4,0	11,8	6,3	18,7	0,2	2,1	12,5	35,9	22,9	27,1	2,4	2,7	4,7	6,5

Die Frage nach dem *Ernährungszustand* der Jugend ist bei der Not unserer Zeit gerechtfertigt und die Plötzlichkeit, mit der diese Frage von der praktischen wie von der wissenschaftlichen Seite an uns herantrat, hat die Aufgabe zu einer besonders schwierigen gestaltet. Insbesondere hat der Begriff der *Unterernährung*, der ein rein ärztlich-technischer war und auch sein soll, eine Umdeutung nach der Richtung einer wirtschaftlichen Notlage, eines Hungerzustandes erfahren. Manche, wie PFAUNDLER, warnen daher vor seiner Verwendung als eines mißverständlichen und haben sicher Recht mit einer solchen Warnung. Ich selbst mußte bei der Beratung des württembergischen Schularztgesetzes im Landtag im Jahr 1910 in der Presse Verwahrung einlegen, daß der von mir gebrauchte ärztliche Begriff als Ausdruck für ein Unterangebot an Nahrungsmitteln gebraucht werde.

In einer ähnlichen Lage wie ich damals, befindet sich heute ein großer Teil der Schul- und Fürsorgeärzte. Man hat nach mageren, blutarmen Kindern gefahndet, sie unter dem Sammelbegriff „unterernährt" gebracht und sieht nun, wie die Allgemeinheit den Begriff aus naheliegenden Gründen umdeutet.

Es ist deshalb ein Verdienst PFAUNDLERS, daß er der mißverständlichen Benutzung des Wortes „unterernährt" zu Leibe geht.

Sieht man von der großen Gruppe von Kindern ab, deren Körperfülle durch irgendwelchen Krankheitsvorgang vermindert ist, so bleiben unter den so verbleibenden „gesunden"

Vergleich der Körperbeschaffenheit bei Bonner Schulkindern.

Allgemeine Körperbeschaffenheit	Städtische Realschule (höhere Schule)	Stiftschule (Volksschule)	Wilhelmschule (Förderschule)	Hilfsschule
gut	55,3%	24,0%	21,8%	13,3%
mittel	41,1%	67,5%	65,9%	64,7%
schlecht	3,6%	8,5%	12,3%	22,0%

Vergleich bei Stuttgarter Kindern.

Ernährungszustand	Volksschulen		Bürger- und Mittelschulen		Höhere Schulen	
	Knaben	Mädchen	Knaben	Mädchen	Knaben	Mädchen
gut	2270	3492	870	1449	2115	1891
	18,2%	28,2%	22,5%	31,7%	30,7%	39,4%
mittel	7942	6778	2377	2422	3807	2233
	63,6%	54,7%	61,4%	53,1%	55,3%	46,4%
mager	2283	2124	632	693	968	681
	18,2%	17,1%	16,1%	15,2%	14,0%	14,2%

Kindern eine Reihe von Kategorien mit *Unterfülle*, je nachdem der Hauptfehler am *Skelett*, an der *Muskulatur* oder am *Fettpolster* liegt. Zu der ersten Gruppe gehört der Typ des *asthenischen Schulkindes*, bei dessen eindrucksvoller und erweisbarer Unterfülle das Skelett, besonders das Rumpfskelett, stark beteiligt ist.

Der Typ des Muskelschwachen bei verhältnismäßig gutem Fettpolster findet sich vorzugsweise im ängstlich umsorgten und verzärtelten Kind.

Die dritte Form der Unterfülle, *die Fettarmen, die Mageren* teilt PFAUNDLER ein in:

1. Kinder mit teilweise hochgradiger *Magerkeit auf Grundlage der Vererbung* (endokrine-endogene Magersucht?);
2. Kinder mit außergewöhnlicher *körperlicher Regsamkeit* (Zappelphilippe);
3. Kinder mit *mangelhafter Eßlust*, infolge überwertigem Gaumen, unzweckmäßiger Lebensweise oder im Kleinkindesalter verschuldeter Erziehungsfehler;
4. die *aufgeschossenen*, art- und alterswidrig vorgetriebenen Kinder, die Proteroplasten, die besonders in den Kreisen der intellektuellen Städter vorkommen;
5. *Kinder mit ungenügender Nahrungszufuhr.*

Eine solche Einteilung ist vor allem wichtig im Hinblick auf die Form der Bekämpfung der einzelnen Schäden, die bei den Gruppen 1—4 wohl nicht in gesteigerter Nahrungszufuhr bestehen dürfte.

Es ist nun wohl gerade bei Massenuntersuchungen ein Ding der Unmöglichkeit, die einzelnen Gruppen von Kindern in der von PFAUNDLER vorgeschlagenen Weise zu trennen. Hier wird man keine gar zu großen Fehler begehen, wenn man die Kinder mit Magerkeit noch in 2 Gruppen teilt, in solche mit ausgesprochenen Anzeichen von Blässe und in normal durchblutete.

Aber, und das ist für mich in der Praxis das Ausschlaggebende, *warum konnten sich Klagen erheben, daß die Zahl von für die Quäkerspeisung ausgesuchten Kindern mit der der hungernden Kinder nicht übereinstimmt, warum ist seinerzeit ein solcher Kampf um den Rohrerschen Index entbrannt?* Die Frage ist einfach zu beantworten, *weil bei den wenigsten Städten der ärztliche Überwachungsdienst in der Weise ausgebildet war, daß dem Fürsorgearzt die wirklich Bedürftigen auch bekannt waren, bekannt nicht nur in großen allgemeinen Zahlen, sondern bekannt vor allem durch persönliche, auf längerer Beobachtung beruhender Überwachung!*

Es ist ein beschämendes Bild, das unser ärztlicher Gesundheitsfürsorgedienst hier den amerikanischen Freunden geboten hat, und man kann dankbar sein, daß er lebhaft aufgerüttelt worden ist.

Der Ernährungszustand ist für den Fürsorgearzt zunächst nichts anderes als ein Ausrufezeichen: *Achtung! Nachprüfung!* Der Nachuntersuchung muß es im Benehmen mit der Familienfürsorge obliegen, den Fall nach seiner ursächlichen Seite hin klarzustellen und damit auch den Weg für die richtige Fürsorge freizumachen.

β) Die allgemeine körperliche Entwicklung der Schulkinder in den letzten Jahren.

Angeregt durch die Messungen und Wägungen der im Auftrag der Hilfskommission der Quäker arbeitenden deutschen und österreichischen Ärzte sind in den letzten Jahren vom Reichsgesundheitsamt Zusammenstellungen angefertigt worden, die hier nicht zu übergehen sind. (Vgl. Sonderbeilage Nr. 37/1922 des Reichsgesundheitsamts und Nr. 7/1923.)

Der Wert der Sammlung einwandfreier Wägungen und Messungen bei den Schulkindern ist ein nicht zu unterschätzender. Mögen auch da und dort in der Ausführung gewisse Mängel mit unterlaufen, im wesentlichen gewinnt man nur durch Sammlung solcher Zahlen eine Übersicht über die Gesamtentwicklung.

Die Errechnung von Durchschnittszahlen hat aber eine häufig festzustellende falsche Beurteilung dieser Durchschnittszahlen im Gefolge, insofern die so errechneten Maße *für die einzelnen Kinder* als Richtmaße angenommen werden. Es wird dabei vergessen, daß solche Zahlen nur ein Ausdruck für eine Massenuntersuchung sind, daß also Durchschnittszahlen gegeben werden, von denen die tatsächlichen Zahlen jeweils nach oben und unten abweichen werden (natürliche Variation), ohne daß damit ein Urteil im guten oder schlechten Sinn gegeben werden kann. Es wäre falsch, wenn der Arzt ein Abweichen von den Durchschnittszahlen im einen oder anderen Fall als Fehler oder als Vorzug ansehen wollte. Immer wieder muß auch gegenüber zu weitgehenden Illusionen der Vertreter von Maß und Gewicht betont werden, daß das Urteil über den gesunden oder krankhaften Ablauf der Wachstumsvorgänge nicht von Wage oder Meßlatte allein gefällt wird. Sie sind wertvolle Hilfsmittel wie die Ergebnisse der physiologischen und chemischen Untersuchungen, aber entscheidend ist stets nur das auf einer *ärztlichen* Wertung aller einzelnen Faktoren beruhende Gesamtbild.

Leider liegen vergleichende Messungen und Wägungen aus den verschiedenen Jahren nur in ganz beschränktem Umfang vor. Insofern dürfen die Stuttgarter Zahlen, die auf die Vorkriegszeit zurückreichen, eine ganz besondere Bedeutung beanspruchen. Auch aus Mannheim liegen Zahlen aus der Vorkriesg-, Kriegs- und Nachkriegszeit in größerem Umfang vor.

Ziehen wir zunächst die allgemeinen Folgerungen aus den Tabellen, so sehen wir die schon von Camerer und auch von Stratz festgestellten Verhältnisse im Wachstum des jugendlichen Körpers überhaupt deutlich zum Ausdruck kommen. Wir sehen ein gewisses Gleichlaufen der Zahlen bei Mädchen und Knaben bis etwa zum 12. Jahr, sehen dann die Mädchen vorprellen bis etwa zum 14. Jahr und in der Folgezeit ein Aufrücken und Überholen seitens der Knaben.

Wir sehen, wie diese gesetzmäßige Entwicklung sich auch während des Krieges vollzieht, trotz des allgemeinen Zurückbleibens von Länge und Gewicht.

Deutlich ist der Einfluß des Krieges auf die Entwicklung von Knaben und Mädchen in den einzelnen Schulgattungen.

Schon vor dem Kriege waren die Zahlen in den Volksschulen die niedersten, es folgen die gehobenen Volksschulen, und die besten Maße und Gewichte zeigten die höheren Schulen. Während des Krieges blieben sich die Zahlen in den Volksschulen gleich, sie zeigten mitunter sogar eine Neigung zur Verbesserung, die in der Nachkriegszeit angehalten hat. Demgegenüber waren es insbesondere die Insassen der höheren Knaben- und Mädchenschulen, welche eine nicht zu übersehende Verminderung ihrer Gewichts- und Längenzahlen aufwiesen, Hand in Hand gehend mit der allmählich einsetzenden wirtschaftlichen Verschlechterung der Verhältnisse des Elternhauses, als das wohl in der Hauptsache der „Bürgerstand“ anzusehen war.

Besonders deutlich kommt dies gerade in den Stuttgarter Zahlen zum Ausdruck. Die Beobachtung deckt sich ganz allgemein mit den Erfahrungen fast aller deutschen Städte, die über schulärztlichen Dienst verfügten.

Stuttgart.

Durchschnittslängen und -gewichte der Stuttgarter Schulkinder (1913/14 und 1915/16—1925/26).

Tabelle 1.

Die durchschnittliche Körperlänge der Knaben in den Stuttgarter Volksschulen in den Schuljahren 1913/14 bis 1925/26.

Jahre	1913/14		1915/16		1916/17		1917/18		1918/19		1919/20		1920/21		1921/22		1922/23		1923/24		1924/25		1925/26	
Alter der Kinder in Jahren	Kinderzahl	Länge in cm	Kinderzahl	Länge in cm	Kinderzahl	Länge in cm	Kinderzahl	Länge in cm	Kinderzahl	Länge in cm	Kinderzahl	Länge in cm	Kinderzahl	Länge in cm	Kinderzahl	Länge in cm	Kinderzahl	Länge in cm	Kinderzahl	Länge in cm	Kinderzahl	Länge in cm	Kinderzahl	Länge in cm
6 — $6^1/_2$	—	—	103	112,4	226	112,0	142	111	99	111	195	112	83	113	918	115	242	114	190	114	105	115	127	115
$6^1/_2$— 7	330	115,2	667	113,7	700	113,0	559	113	349	113	562	113	427	113	1037	115	792	115	735	116	560	116	600	116
7 — $7^1/_2$	742	116,3	826	114,9	688	115,0	488	114	499	115	471	114	591	115	1026	118	999	116	829	119	779	119	781	119
$7^1/_2$— 8	731	118,6	713	117,1	785	117,0	124	116	523	117	557	116	601	118	682	119	1231	120	813	121	809	121	675	122
8 — $8^1/_2$	747	120,9	752	120,2	750	120,0	52	115	512	120	550	120	603	120	599	120	1077	121	954	123	805	124	825	124
$8^1/_2$— 9	651	122,1	750	123,4	654	122,0	38	119	554	122	577	122	583	123	622	124	739	123	1263	124	874	126	816	128
9 — $9^1/_2$	662	125,0	739	126,6	718	125,0	124	126	541	124	654	124	555	125	579	125	671	126	1163	127	909	129	776	130
$9^1/_2$—10	607	126,3	642	127,9	713	127,0	491	127	556	126	631	126	565	127	568	127	737	128	833	129	1092	131	833	131
10 —$10^1/_2$	636	129,9	690	130,5	657	129,0	459	128	557	129	497	128	592	129	562	130	617	131	703	131	835	133	817	134
$10^1/_2$—11	643	132,5	646	132,6	641	132,0	169	128	530	131	593	130	618	131	544	131	614	132	693	133	719	136	725	135
11 —$11^1/_2$	649	133,9	666	133,4	665	134,0	62	131	511	133	621	131	640	133	579	134	631	134	685	135	609	137	567	137
$11^1/_2$—12	621	136,3	638	136,7	650	138,0	28	132	577	135	650	135	691	135	624	136	647	136	624	137	711	139	657	139
12 —$12^1/_2$	650	138,5	655	139,0	591	140,0	61	138	554	137	697	137	676	137	653	138	679	138	588	139	679	140	648	141
$12^1/_2$—13	659	141,2	605	141,8	647	142,0	366	141	561	139	679	139	663	140	671	139	752	141	654	141	631	143	675	144
13 —$13^1/_2$	690	143,6	757	143,7	707	146,0	532	142	529	142	601	142	660	142	687	144	725	144	670	144	636	145	649	145
$13^1/_2$—14	559	147,4	623	146,3	537	148,0	296	143	439	144	460	144	676	144	647	145	710	147	669	146	661	147	701	148
14 —$14^1/_2$	254	148,5	151	146,9	140	150,0	39	143	167	146	207	147	510	147	525	147	517	148	608	147	537	150	458	150
$14^1/_2$—15	8	149,5	15	148,1	22	146,0	12	145	58	147	—	—	—	—	—	—	127	148	216	151	176	151	178	153

Tabelle 2.

Das durchschnittliche Körpergewicht der Knaben in den Stuttgarter Volksschulen in den Schuljahren 1913/14 bis 1925/26.

Jahre	1913/14		1915/16		1916/17		1917/18		1918/19		1919/20		1920/21		1921/22		1922/23		1923/24		1924/25		1925/26	
Alter der Kinder in Jahren	Kinderzahl	Gewicht in kg	Kinderzahl	Gewicht in kg	Kinderzahl	Gewicht in kg	Kinderzahl	Gewicht in kg	Kinderzahl	Gewicht in kg	Kinderzahl	Gewicht in kg	Kinderzahl	Gewicht in kg	Kinderzahl	Gewicht in kg	Kinderzahl	Gewicht in kg	Kinderzahl	Gewicht in kg	Kinderzahl	Gewicht in kg	Kinderzahl	Gewicht in kg
6 — $6^1/_2$	52	22,0	103	20,0	226	19,4	142	19,4	99	19,3	195	20,3	83	20,9	198	20,8	240	20,6	190	20,3	105	21,2	127	21,1
$6^1/_2$ — 7	330	20,6	665	20,3	700	19,9	559	19,6	349	19,9	562	20,4	427	20,8	1037	20,9	789	20,9	735	20,8	560	21,4	600	21,8
7 — $7^1/_2$	742	20,8	826	21,0	688	20,7	488	20,4	499	20,9	471	20,9	591	21,4	1026	21,5	995	21,9	829	21,8	781	22,2	781	22,8
$7^1/_2$ — 8	731	22,0	713	21,9	785	21,6	124	20,9	523	21,5	557	22,2	601	22,5	682	22,1	1227	22,9	813	23,1	809	22,9	675	23,7
8 — $8^1/_2$	747	22,7	752	23,4	750	22,8	52	21,0	512	22,7	550	22,6	603	23,3	599	23,0	1075	23,8	953	24,1	804	24,3	825	24,8
$8^1/_2$ — 9	651	23,9	750	24,7	654	23,3	38	22,8	554	23,7	577	23,5	583	24,5	622	24,3	728	24,5	1263	25,2	873	25,4	816	26,3
9 — $9^1/_2$	662	24,8	744	25,1	718	24,7	124	25,3	542	24,6	654	25,0	556	25,2	579	25,0	654	25,5	1163	26,1	909	26,4	776	27,0
$9^1/_2$ — 10	607	25,9	642	27,3	713	25,6	491	25,6	558	25,4	631	25,9	565	26,0	568	25,9	729	26,5	833	26,6	1092	27,7	833	28,1
10 — $10^1/_2$	636	26,9	692	27,2	657	26,9	459	26,5	557	26,7	497	27,0	592	27,3	562	27,2	617	27,5	703	27,5	835	28,5	817	29,3
$10^1/_2$ — 11	643	28,3	645	28,2	641	27,8	169	26,9	530	27,7	591	27,9	617	28,2	544	27,7	613	28,4	693	28,8	719	29,3	725	30,0
11 — $11^1/_2$	649	29,1	671	28,9	665	28,9	62	27,8	511	29,0	621	29,1	640	29,5	579	29,2	631	29,4	685	29,8	609	30,1	567	31,5
$11^1/_2$ — 12	621	30,4	636	30,3	650	30,1	28	28,9	577	30,3	650	30,3	691	30,3	624	30,6	647	30,7	624	31,2	711	31,9	657	32,6
12 — $12^1/_2$	650	31,7	655	31,6	591	31,2	61	31,7	554	31,4	697	31,7	675	31,7	652	31,7	679	31,9	588	32,3	679	32,7	648	33,3
$12^1/_2$ — 13	659	32,7	605	32,8	647	32,7	366	33,4	561	32,1	679	33,0	663	33,1	671	32,7	751	33,0	654	33,5	631	34,2	675	35,3
13 — $13^1/_2$	690	34,8	757	35,0	707	34,6	532	34,5	529	34,5	601	34,4	660	34,2	687	34,0	725	34,8	670	34,9	636	35,6	649	36,7
$13^1/_2$ — 14	559	36,3	622	37,1	537	36,2	296	34,7	439	36,0	460	36,0	676	35,8	647	35,9	710	36,1	669	37,1	661	37,7	701	38,5
14 — $14^1/_2$	254	38,5	151	37,1	140	37,3	39	34,9	167	37,1	207	37,8	510	37,8	525	37,2	516	37,9	606	38,5	538	39,4	458	40,6
$14^1/_2$ — 15	8	39,4	15	38,2	22	38,7	12	35,6	58	37,9	—	—	144	39,0	148	39,0	127	37,1	216	40,5	176	44,4	178	42,6

Tabelle 3.

Die durchschnittliche Körperlänge der Mädchen in den Stuttgarter Volksschulen in den Schuljahren 1913/14 bis 1925/26.

Jahre	1913/14		1915/16		1916/17		1917/18		1918/19		1919/20		1920/21		1921/22		1922/23		1923/24		1924/25		1925/26	
Alter der Kinder in Jahren	Kinderzahl	Länge in cm	Kinderzahl	Länge in cm	Kinderzahl	Länge in cm	Kinderzahl	Länge in cm	Kinderzahl	Länge in cm	Kinderzahl	Länge in cm	Kinderzahl	Länge in cm	Kinderzahl	Länge in cm	Kinderzahl	Länge in cm	Kinderzahl	Länge in cm	Kinderzahl	Länge in cm	Kinderzahl	Länge in cm
6 — 6 1/2	—	—	88	112,8	211	112	123	111	105	111	165	112	39	111	140	113	149	113	102	115	75	116	86	116
6 1/2 — 7	282	114,7	577	113,0	770	113	682	113	393	112	592	112	461	112	832	114	613	115	609	115	536	117	537	116
7 — 7 1/2	835	114,7	872	115,2	790	115	662	114	586	114	557	114	642	114	986	116	808	117	765	117	696	119	699	119
7 1/2 — 8	749	117,1	817	117,8	771	117	160	115	634	117	651	117	627	117	798	118	1119	119	714	121	742	121	771	120
8 — 8 1/2	823	120,0	924	119,5	846	120	30	117	617	119	632	119	704	119	689	120	1048	121	856	122	782	123	726	124
8 1/2 — 9	800	122,2	850	122,9	898	122	25	116	670	121	709	122	718	122	645	123	789	123	1170	125	808	126	786	126
9 — 9 1/2	861	124,7	891	124,9	833	125	128	124	685	124	786	124	679	124	657	125	712	126	1039	127	909	128	735	129
9 1/2 — 10	802	127,3	807	127,4	846	127	681	126	599	126	684	126	676	126	694	127	743	129	913	128	1090	130	874	132
10 — 10 1/2	740	129,5	858	128,9	744	129	675	128	574	128	575	128	658	129	624	130	702	130	689	130	839	132	757	133
10 1/2 — 11	738	132,5	763	132,0	851	132	198	129	578	131	619	130	674	131	688	132	747	132	706	133	744	134	770	134
11 — 11 1/2	760	134,7	827	135,3	787	134	82	131	629	133	633	133	657	133	665	134	674	135	714	135	692	136	612	137
11 1/2 — 12	797	137,5	796	137,0	771	138	38	134	669	135	742	135	702	136	647	137	749	138	694	137	672	138	662	139
12 — 12 1/2	716	140,5	785	140,5	789	140	47	138	679	138	791	138	675	138	673	141	738	140	712	141	716	141	628	143
12 1/2 — 13	770	143,8	802	142,1	809	142	415	143	660	142	823	140	736	143	689	142	748	142	743	143	749	144	688	145
13 — 13 1/2	740	146,5	795	146,3	719	146	702	144	619	144	733	143	753	144	723	145	746	144	688	145	675	147	703	147
13 1/2 — 14	621	148,5	690	148,1	601	148	436	147	493	147	493	145	698	146	721	147	637	150	670	149	740	150	728	150
14 — 14 1/2	231	150,7	188	150,7	165	150	39	147	202	149	286	150	586	149	620	150	497	150	609	151	595	152	534	152
14 1/2 — 15	—	—	19	151,2	—	—	—	—	115	150	—	—	—	—	—	—	170	150	239	152	203	153	178	152

Tabelle 4.

Das durchschnittliche Körpergewicht der Mädchen in den Stuttgarter Volksschulen in den Schuljahren 1913/14 bis 1925/26.

Jahre	1913/14		1915/16		1916/17		1917/18		1918/19		1919/20		1920/21		1921/22		1922/23		1923/24		1924/25		1925/26	
Alter der Kinder in Jahren	Kinderzahl	Gewicht in kg	Kinderzahl	Gewicht in kg	Kinderzahl	Gewicht in hg	Kinderzahl	Gewicht in kg	Kinderzahl	Gewicht in kg	Kinderzahl	Gewicht in kg	Kinderzahl	Gewicht in kg	Kinderzahl	Gewicht in kg	Kinderzahl	Gewicht in kg	Kinderzahl	Gewicht in kg	Kinderzahl	Gewicht in kg	Kinderzahl	Gewicht in kg
6 — 6½	—	—	89	19,6	211	19,1	123	19,7	106	18,9	165	19,4	39	19,9	140	20,2	148	19,9	102	20,4	75	20,8	86	21,2
6½— 7	282	19,6	577	19,7	770	19,4	682	19,5	392	19,2	592	19,6	462	20,1	832	20,5	609	20,2	609	20,1	537	21,2	537	21,3
7 — 7½	835	19,5	872	20,4	790	20,4	662	19,3	587	19,8	557	20,3	642	20,8	986	21,0	806	21,2	765	20,9	697	21,8	699	22,1
7½— 8	749	19,7	817	21,1	771	21,0	160	19,5	635	20,8	651	21,2	627	21,6	798	21,5	1119	22,1	714	22,1	742	22,7	770	23,2
8 — 8½	823	21,8	924	22,3	846	22,1	30	20,6	617	21,6	632	22,2	704	22,5	689	22,7	1047	22,7	855	23,5	782	24,1	726	24,6
8½— 9	800	22,9	850	23,2	898	23,0	25	20,5	670	23,2	709	23,3	719	23,6	645	23,7	789	23,9	1171	24,5	808	24,9	786	25,9
9 — 9½	861	23,9	893	24,1	833	24,3	128	24,7	684	24,3	786	24,2	679	24,8	657	24,5	712	25,0	1041	25,5	908	26,2	735	26,8
9½—10	802	25,0	807	25,4	846	24,9	681	25,4	599	24,9	684	25,2	676	25,7	694	25,5	743	25,8	913	26,0	1090	27,4	874	28,3
10 —10½	740	26,4	855	26,4	754	26,3	675	26,3	574	25,8	585	26,3	658	26,9	624	26,9	703	26,9	689	27,5	839	28,6	757	29,3
10½—11	738	28,6	764	27,4	861	27,6	198	26,6	578	27,0	619	27,5	674	27,8	688	28,4	747	28,0	706	28,4	744	29,1	770	30,0
11 —11½	760	29,4	829	29 6	787	28 8	82	27 1	629	28,5	633	29,0	657	29,2	665	29,4	674	29,8	714	29,7	692	30,7	612	31,8
11½—12	797	30,1	793	30,9	771	31,6	38	29,1	669	29,8	743	30,2	702	30,7	647	30,8	749	31,2	694	31,0	672	32,1	662	33,0
12 —12½	716	32,6	784	32,3	789	32,5	47	31,0	679	31,5	792	32,4	675	32,3	673	32,8	738	32,7	712	33,2	716	33,8	628	35,5
12½—13	770	33,4	801	34,5	809	34,1	415	34,9	660	33,7	823	33,8	736	34,4	688	34,1	748	34,8	743	36,5	749	36,1	688	37,1
13 —13½	740	36,9	792	37,3	719	36,8	702	36,3	619	35,6	733	35,7	753	36,5	723	36,8	746	37,2	690	37,5	675	38,6	703	39,1
13½—14	621	39,7	692	39,6	601	37,1	436	38,4	493	37,9	493	38,0	698	38,2	721	38,8	637	39,5	671	39,5	740	40,9	728	41,8
14 —14½	231	41,5	188	41,5	165	40,2	39	37,7	202	40,7	286	41.2	586	41,3	620	41,3	497	41,4	610	40,1	595	42,9	534	43,6
14½—15	—	—	19	42,6	20	36,7	13	39,8	115	44,7	—	—	157	41,5	160	41,3	170	40,2	239	44,0	203	44,1	178	44,3

Tabelle 5. *Die durchschnittliche Körperlänge und das durchschnittliche Körpergewicht der Knaben in den Stuttgarter Bürgerschulen in den Schuljahren 1913/14 bis 1925/26.*

I. Die durchschnittliche Körperlänge.

Jahre	1913/14		1915/16		1916/17		1917/18		1918/19		1919/20		1920/21		1921/22		1922/23		1923/24		1924/25		1925/26	
Alter der Kinder in Jahren	Kinderzahl	Länge in cm	Kinderzahl	Länge in cm	Kinderzahl	Länge in cm	Kinderzahl	Länge in cm	Kinderzahl	Länge in cm	Kinderzahl	Länge in cm	Kinderzahl	Länge in cm	Kinderzahl	Länge in cm	Kinderzahl	Länge in cm	Kinderzahl	Länge in cm	Kinderzahl	Länge in cm	Kinderzahl	Länge in cm
6½–7	132	115,9	144	116,8	178	115	215	115	190	116	211	115	197	115	1	117	[1]	—	[1]	—	[1]	—	[1]	—
7–7½	227	118,5	209	118,0	273	117	193	117	233	117	238	116	260	117	16	121	—	—	—	—	—	—	—	—
7½–8	247	120,6	220	120,5	232	121	41	119	258	120	231	120	243	120	213	121	—	—	—	—	—	—	—	—
8–8½	215	123,2	207	123,9	233	123	9	119	265	121	244	122	278	122	162	122	19	125	—	—	—	—	—	—
8½–9	221	125,2	244	125,9	207	125	—	—	249	125	270	124	326	125	285	125	198	126	—	—	—	—	—	—
9–9½	208	127,5	251	127,0	225	127	59	130	353	127	331	126	288	127	293	128	275	128	28	131	—	—	—	—
9½–10	208	130,3	288	131,2	252	129	186	130	338	129	388	129	276	129	343	130	270	130	209	132	—	—	—	—
10–10½	204	131,8	247	133,0	321	132	227	132	306	132	326	131	315	130	309	132	339	133	283	133	83	137	28	134
10½–11	234	135,3	244	135,4	267	134	108	133	264	133	277	134	301	134	297	134	315	134	295	135	218	136	190	137
11–11½	168	136,8	219	136,5	273	137	59	135	242	135	288	136	315	135	296	135	317	136	299	137	305	139	258	139
11½–12	248	138,7	224	139,9	258	138	32	139	273	138	306	137	347	138	301	138	262	138	326	139	284	141	282	141
12–12½	211	140,6	199	139,9	218	140	12	143	282	140	240	140	294	139	311	140	314	140	301	141	319	144	304	143
12½–13	190	143,5	243	144,2	212	143	3	142	260	143	335	142	279	142	330	143	267	142	293	144	292	146	297	146
13–13½	175	146,3	179	145,9	209	145	—	—	280	145	272	144	234	144	305	145	334	145	289	145	317	149	306	148
13½–14	173	149,7	226	149,7	234	147	10	148	240	147	244	148	281	147	280	147	325	147	316	146	269	151	335	151
14–14½	122	150,9	191	151,5	137	152	33	154	179	149	211	151	237	149	227	150	291	150	301	151	273	154	273	155
14½–15	82	154,7	111	154,9	170	155	11	158	162	153	175	152	196	154	171	153	162	152	176	155	185	156	200	158
15–15½	37	157,9	59	159,8	72	156	59	160	73	157	90	156	58	158	88	154	107	156	96	159	145	160	137	161
15½–16	8	160,8	28	162,7	49	159	29	160	83	159	45	159	43	159	44	158	45	159	45	158	72	163	85	163

[1]) Einführung der Grundschule.

II. Das durchschnittliche Körpergewicht.

Jahre	1913/14		1915/16		1916/17		1917/18		1918/19		1919/20		1920/21		1921/22		1922/23		1923/24		1924/25		1925/26	
Alter der Kinder in Jahren	Kinderzahl	Gewicht in kg	Kinderzahl	Gewicht in kg	Kinderzahl	Gewicht in kg	Kinderzahl	Gewicht in kg	Kinderzahl	Gewicht in kg	Kinderzahl	Gewicht in kg	Kinderzahl	Gewicht in kg	Kinderzahl	Gewicht in kg	Kinderzahl	Gewicht in kg	Kinderzahl	Gewicht in kg	Kinderzahl	Gewicht in kg	Kinderzahl	Gewicht in kg
6½—7	132	21,3	144	21,1	178	20,7	215	20,7	190	20,6	211	20,8	197	21,1	1	23,0	—	—	—	—	—	—	—	—
7—7½	227	21,8	209	22,1	273	21,6	193	20,9	233	21,4	238	21,3	260	21,7	16	23,8	—	—	—	—	—	—	—	—
7½—8	246	22,6	220	22,5	232	22,9	41	22,0	258	22,3	231	22,3	243	22,7	213	23,3	—	—	—	—	—	—	—	—
8—8½	215	23,8	207	23,6	233	23,7	9	22,6	265	23,4	244	23,5	278	23,8	262	24,2	19	25,2	—	—	—	—	—	—
8½—9	221	24,9	244	24,5	207	24,7	—	—	249	24,2	270	24,6	326	24,8	285	25,1	198	25,5	—	—	—	—	—	—
9—9½	208	25,7	251	26,2	225	25,8	59	27,1	353	25,6	331	25,4	288	25,4	293	26,2	275	26,1	28	28,0	—	—	—	—
9½—10	208	27,8	288	27,0	252	26,7	186	26,9	338	26,3	388	26 4	276	26,3	343	27,0	270	27,2	209	28,0	—	—	—	—
10—10½	204	27,9	247	27,5	321	28,1	227	27,9	306	27,5	326	28,0	315	27,6	309	27,9	339	28,3	283	28,6	83	30,2	28	29,8
10½—11	234	29,0	244	29,0	267	29,1	108	28,6	264	27,9	277	29,1	301	29,3	297	29,4	315	29,2	295	29,2	218	30,5	190	31,1
11—11½	168	30,0	219	29,5	273	30,2	59	29,9	242	29,9	288	30,3	315	30,2	296	30,1	317	30,5	299	30,8	304	31,9	258	32,8
11½—12	248	31,3	224	31,5	258	30,9	32	31,5	273	31,2	306	31,2	347	31,6	301	31,7	262	31,8	326	32,2	284	32,6	283	33,7
12—12½	211	32,3	199	32,2	218	31,6	12	33,6	282	32,2	240	32,6	294	32,7	311	32,9	314	32,8	301	33,1	319	34,8	304	34,7
12½—13	190	33,9	243	34,0	212	34,2	3	32,8	260	34,3	335	35,4	279	34,1	330	34,4	267	34,3	293	35,0	292	35,8	297	36,7
13—13½	175	35,9	179	35,6	209	34,8	—	—	280	35,6	272	38,6	234	35,8	305	36,5	334	36,6	289	36,7	317	37,9	306	38,4
13½—14	173	38,3	226	38,5	234	36,9	10	38,2	240	36,9	244	40,3	281	37,6	280	37,4	325	38,3	316	38,5	269	39,9	335	41,0
14—14½	122	40,0	191	39,7	137	40,5	33	41,3	179	38,0	211	42,5	237	39,3	227	39,4	291	40,8	301	40,8	273	42,5	273	43,8
14½—15	82	42,5	111	41,9	170	42,7	11	46,3	162	42,0	175	44,2	196	42,7	171	42,1	162	42,7	176	43,7	185	44,8	200	47,0
15—15½	37	45,5	59	46,5	72	43,9	59	48,3	73	45,2	90	49,8	58	45,8	88	43,2	107	45,9	96	47,6	145	47,9	137	49,8
15½—16	8	50,1	28	48,2	49	46,7	29	49,3	83	47,1	45	49,7	43	47,8	44	47,3	45	49,3	45	47,7	72	50,2	85	52,4

Tabelle 6. *Die durchschnittliche Körperlänge und das durchschnittliche Körpergewicht der Mädchen in den Stuttgarter Mittelschulen in den Schuljahren 1913/14 bis 1925/26.*

I. Die durchschnittliche Körperlänge.

Jahre	1913/14		1915/16		1916/17		1917/18		1918/19		1919/20		1920/21		1921/22		1922/23		1923/24		1924/25		1925/26	
Alter der Kinder in Jahren	Kinderzahl	Länge in cm	Kinderzahl	Länge in cm	Kinderzahl	Länge in cm	Kinderzahl	Länge in cm	Kinderzahl	Länge in cm	Kinderzahl	Länge in cm	Kinderzahl	Länge in cm	Kinderzahl	Länge in cm	Kinderzahl	Länge in cm	Kinderzahl	Länge in cm	Kinderzahl	Länge in cm	Kinderzahl	Länge in cm
$6^1/_2$—7	22	116,6	—	—	140	115	216	117	261	115	275	114	196	114	—	—	—	—	—	—	—	—	—	—
7—$7^1/_2$	241	118,4	230	116,0	230	117	254	118	247	117	254	116	304	116	—	—	—	—	—	—	—	—	—	—
$7^1/_2$—8	244	119,9	250	117,1	225	120	70	120	247	119	249	120	323	119	236	118	—	—	—	—	—	—	—	—
8—$8^1/_2$	237	122,7	261	121,3	235	122	—	—	280	122	266	122	326	121	316	122	29	126	—	—	—	—	—	—
$8^1/_2$—9	268	126,5	287	124,5	254	125	—	—	234	124	268	124	308	125	331	125	235	125	—	—	—	—	—	—
9—$9^1/_2$	278	127,2	232	126,0	277	127	51	128	247	127	339	126	263	127	347	127	303	126	17	130	—	—	—	—
$9^1/_2$—10	224	130,5	270	129,1	317	130	206	130	327	129	393	128	313	129	330	130	398	130	227	131	—	—	—	—
10—$10^1/_2$	280	133,3	245	130,6	248	133	267	133	318	131	305	131	329	131	321	132	357	132	349	132	157	134	36	134
$10^1/_2$—11	270	136,0	238	132,8	294	134	82	136	305	134	258	133	334	134	331	134	367	135	374	136	303	136	193	138
11—$11^1/_2$	226	139,2	304	135,8	253	136	17	139	313	137	341	135	335	136	328	136	334	137	369	137	341	139	318	140
$11^1/_2$—12	248	140,5	254	137,8	246	140	12	140	234	139	302	139	338	139	340	139	343	140	341	141	361	142	306	142
12—$12^1/_2$	249	143,8	250	144,3	293	145	—	—	262	141	356	142	348	141	342	142	335	143	339	143	374	144	358	145
$12^1/_2$—13	203	147,0	267	145,0	243	147	—	—	325	144	321	144	286	145	303	143	342	145	328	146	346	147	367	149
13—$13^1/_2$	217	150,3	216	146,9	242	150	26	150	233	147	256	146	308	148	350	148	363	148	346	149	334	150	356	151
$13^1/_2$—14	233	152,8	246	150,6	267	152	115	152	226	150	198	149	275	150	263	150	354	150	341	151	313	153	383	153
14—$14^1/_2$	187	154,5	224	153,1	191	153	216	154	233	152	226	151	226	152	295	152	331	153	356	154	315	155	312	156
$14^1/_2$—15	141	156,8	184	155,5	196	155	136	157	141	155	189	153	200	153	236	154	220	154	283	154	248	155	237	157
15—$15^1/_2$	71	157,1	89	156,3	103	155	—	—	121	156	98	153	85	155	55	156	161	155	178	157	197	157	168	158
$15^1/_2$—16	36	158,8	47	157,8	60	156	—	—	67	—	41	156	47	157	129	157	72	157	79	158	59	157	79	158

II. Das durchschnittliche Körpergewicht.

Jahre	1913/14		1915/16		1916/17		1917/18		1918/19		1919/20		1920/21		1921/22		1922/23		1923/24		1924/25		1925/26	
Alter der Kinder in Jahren	Kinderzahl	Gewicht in kg	Kinderzahl	Gewicht in kg	Kinderzahl	Gewicht in kg	Kinderzahl	Gewicht in kg	Kinderzahl	Gewicht in kg	Kinderzahl	Gewicht in kg	Kinderzahl	Gewicht in kg	Kinderzahl	Gewicht in kg	Kinderzahl	Gewicht in kg	Kinderzahl	Gewicht in kg	Kinderzahl	Gewicht in kg	Kinderzahl	Gewicht in kg
6½—7	22	20,8	122	20,4	140	20,5	216	20,6	261	19,9	275	20,4	196	20,6	—	—	—	—	—	—	—	—	—	—
7—7½	237	20,7	230	21,6	230	21,0	254	20,9	247	20,8	254	20,7	304	21,2	—	—	—	—	—	—	—	—	—	—
7½—8	240	22,3	250	22,3	225	22,1	70	21,1	247	22,0	249	22,6	323	22,2	236	22,4	—	—	—	—	—	—	—	—
8—8½	237	23,5	261	23,7	235	22,9	—	—	280	23,1	266	23,2	326	23,2	316	23,1	29	24,7	—	—	—	—	—	—
8½—9	268	25,3	287	24,0	254	23,9	—	—	234	23,7	268	23,8	308	24,8	331	24,8	235	24,7	—	—	—	—	—	—
9—9½	278	25,7	232	25,7	277	25,4	51	24,8	247	25,4	339	25,2	263	25,7	347	25,8	303	25,3	17	27,3	—	—	—	—
9½—10	224	27,0	270	26,7	317	26,1	206	26,8	327	26,0	393	25,9	313	26,9	330	27,7	398	26,9	227	27,1	—	—	—	—
10—10½	280	28,9	245	27,7	248	27,7	267	27,7	318	27,2	305	27,9	329	27,9	321	27,7	357	28,0	349	28,1	158	29,8	36	29,7
10½—11	270	29,4	238	29,9	294	28,2	82	27,4	305	28,7	258	28,4	334	28,9	331	29,2	367	30,0	374	29,6	303	30,8	193	32,0
11—11½	225	32,2	304	30,3	253	29,7	17	28,1	313	30,1	341	29,7	335	30,8	328	30,8	334	31,0	369	30,8	341	32,6	318	33,2
11½—12	248	32,9	254	32,7	246	32,2	12	29,1	234	31,4	302	31,7	338	32,0	340	32,3	343	32,4	341	33,5	361	34,2	306	34,6
12—12½	250	35,6	250	35,5	293	33,4	—	—	262	33,8	356	33,8	348	33,7	342	34,7	335	34,0	339	35,3	374	36,4	358	37,7
12½—13	202	37,6	267	37,2	243	37,7	—	—	325	35,5	321	35,6	286	35,9	303	36,2	342	36,6	328	37,2	346	39,3	367	39,9
13—13½	217	37,9	216	40,2	242	39,5	26	42,2	233	37,8	256	38,2	308	38,1	350	38,7	363	39,5	346	40,6	334	41,8	356	42,1
13½—14	233	40,8	246	42,5	267	41,0	115	43,1	226	41,1	198	40,6	275	40,3	263	39,9	355	41,1	341	41,4	313	43,5	383	45,2
14—14½	188	44,9	224	44,6	191	43,8	216	45,1	233	43,2	226	43,1	226	43,6	295	43,5	331	43,6	356	44,8	315	46,2	312	47,5
14½—15	141	46,4	184	46,2	196	46,1	136	45,7	141	46,3	189	45,8	200	43,9	236	45,8	220	45,5	283	46,1	248	47,5	237	48,6
15—15½	71	48,6	89	48,0	103	46,8	11	44,0	121	47,2	98	48,1	85	46,9	54	47,2	161	47,1	178	48,9	197	50,2	168	50,8
15½—16	36	49,3	47	49,4	60	48,3	8	51,0	67	49,3	41	48,2	47	49,6	129	48,8	72	49,9	79	49,5	59	48,7	79	50,2

Tabelle 7. *Die durchschnittliche Körperlänge der Knaben in den Stuttgarter höheren Schulen in den Schuljahren 1913/14 bis 1925/26.*

Jahre	1913/14		1915/16		1916/17		1917/18		1918/19		1919/20		1920/21		1921/22		1922/23		1923/24		1924/25		1925/26	
Alter der Kinder in Jahren	Kinderzahl	Länge in cm	Kinderzahl	Länge in cm	Kinderzahl	Länge in cm	Kinderzahl	Länge in cm	Kinderzahl	Länge in cm	Kinderzahl	Länge in cm	Kinderzahl	Länge in cm	Kinderzahl	Länge in cm	Kinderzahl	Länge in cm	Kinderzahl	Länge in cm	Kinderzahl	Länge in cm	Kinderzahl	Länge in cm
6½— 7	301	118,4	256	118,6	213	116,0	312	117	286	117	328	116	302	117	20	120	19	119	—	—	—	—	—	—
7 — 7½	338	120,7	278	121,1	297	120,0	159	119	310	120	221	118	362	119	110	121	27	122	—	—	—	—	—	—
7½— 8	331	123,3	292	124,1	287	122,0	66	121	364	122	312	121	381	121	323	123	48	124	—	—	—	—	—	—
8 — 8½	359	125,6	291	126,7	271	124,0	46	125	350	124	336	124	309	124	409	127	110	126	—	—	—	—	—	—
8½— 9	322	127,9	356	129,2	387	128,0	46	129	361	127	401	127	360	126	427	128	321	128	—	—	—	—	—	—
9 — 9½	322	130,9	334	130,9	371	129,0	220	131	359	130	494	128	340	129	382	130	420	130	204	130	—	—	—	—
9½—10	333	132,0	396	133,4	405	132,0	303	133	338	132	436	131	369	131	422	132	432	132	350	132	—	—	—	—
10 —10½	402	134,0	376	135,8	405	134,0	183	134	342	134	287	133	358	133	392	134	404	134	462	134	447	136	208	137
10½—11	362	137,6	355	137,6	392	137,0	72	135	351	137	312	135	362	135	419	135	460	136	411	137	394	138	445	139
11 —11½	353	139,9	301	140,8	365	139,0	31	135	344	138	358	137	345	138	395	138	389	138	453	139	461	140	514	140
11½—12	350	141,4	385	142,0	364	141,0	6	137	358	141	387	140	367	140	404	141	415	141	367	141	383	143	458	143
12 —12½	374	143,6	353	144,9	303	144,0	25	141	345	143	428	142	345	141	422	143	373	142	413	144	432	145	473	145
12½—13	326	146,0	367	147,4	361	146,0	10	143	351	145	411	144	391	144	408	145	417	145	393	145	395	148	421	147
13 —13½	314	148,4	346	149,5	351	149,0	17	147	332	148	301	146	328	146	395	147	407	148	398	148	383	150	418	150
13½—14	356	152,8	364	153,1	366	153,0	31	151	337	150	302	150	323	148	407	149	407	150	407	150	405	153	382	154
14 —14½	259	154,9	367	157,8	321	155,0	136	159	272	153	307	153	339	154	365	153	397	154	405	155	385	155	382	157
14½—15	312	158,7	341	159,5	378	158,0	198	159	324	157	340	157	344	157	348	157	338	156	347	156	324	160	353	160
15 —15½	240	161,5	262	162,6	322	160,0	156	162	327	161	248	160	274	160	274	160	278	160	290	161	279	163	298	163
15½—16	191	165,0	255	167,4	287	161,0	109	164	257	164	296	162	275	163	254	164	255	164	215	164	222	165	280	166
16 —16½	193	167,5	187	169,4	180	166,0	62	165	216	166	177	167	163	166	195	165	190	165	208	166	222	168	226	170
16½—17	123	170,0	148	170,3	190	164,0	38	169	204	167	181	168	188	167	158	169	170	169	159	168	153	169	207	170
17 —17½	118	171,9	140	171,3	138	170,0	64	172	191	168	175	169	154	169	114	171	146	170	152	169	169	171	187	171
17½—18	114	172,6	—	—	126	171,0	62	174	112	170	185	171	154	171	166	170	135	171	139	170	134	172	150	172

Tabelle 8. *Das durchschnittliche Körpergewicht der Knaben in den Stuttgarter höheren Schulen in den Schuljahren 1913/14 bis 1925/26.*

Jahre	1913/14		1915/16		1916/17		1917/18		1918/19		1919/20		1920/21		1921/22		1922/23		1923/24		1924/25		1925/26	
Alter der Kinder in Jahren	Kinderzahl	Gewicht in kg	Kinderzahl	Gewicht in kg	Kinderzahl	Gewicht in kg	Kinderzahl	Gewicht in kg	Kinderzahl	Gewicht in kg	Kinderzahl	Gewicht in kg	Kinderzahl	Gewicht in kg	Kinderzahl	Gewicht in kg	Kinderzahl	Gewicht in kg	Kinderzahl	Gewicht in kg	Kinderzahl	Gewicht in kg	Kinderzahl	Gewicht in kg
$6^1/_2$ – 7	301	21,7	256	21,6	213	21,2	312	21,3	286	21,4	328	21,3	302	21,4	19	22,3	19	22,0	—	—	—	—	—	—
7 – $7^1/_2$	338	22,8	278	22,5	297	22,3	159	21,8	310	22,2	221	22,1	362	22,4	110	23,2	27	23,8	—	—	—	—	—	—
$7^1/_2$ – 8	331	23,7	292	23,7	287	23,7	66	22,7	364	22,9	311	23,0	381	23,2	323	23,8	48	24,2	—	—	—	—	—	—
8 – $8^1/_2$	360	24,7	291	24,7	271	24,1	46	24,3	349	23,7	336	24,3	309	24,5	409	25,0	111	25,4	—	—	—	—	—	—
$8^1/_2$ – 9	322	26,0	356	25,1	387	25,6	46	26,4	360	25,0	401	25,3	360	25,7	427	25,3	321	26,1	—	—	—	—	—	—
9 – $9^1/_2$	321	27,4	334	26,1	371	26,5	220	27,0	359	26,3	494	26,2	341	26,9	383	27,0	418	26,8	204	27,0	—	—	—	—
$9^1/_2$ – 10	333	28,4	396	27,9	405	27,9	303	27,4	338	27,3	436	27,1	369	27,7	422	28,0	432	28,0	348	28,2	—	—	—	—
10 – $10^1/_2$	402	29,8	376	29,1	405	28,8	183	28,2	342	28,2	287	28,8	358	28,9	392	28,9	404	29,3	462	29,5	447	30,5	207	31,4
$10^1/_2$ – 11	363	30,5	355	30,2	392	30,0	72	29,2	351	29,8	312	30,1	363	29,7	419	30,5	460	30,4	411	30,5	394	31,5	445	32,3
11 – $11^1/_2$	353	32,4	301	32,3	365	31,4	31	28,9	344	30,5	358	30,6	345	31,4	395	31,5	389	31,8	456	31,5	461	32,6	514	33,3
$11^1/_2$ – 12	350	32,9	385	33,1	364	32,6	6	30,3	358	32,3	387	32,7	367	32,2	404	33,3	415	32,9	367	33,0	383	34,1	458	34,7
12 – $12^1/_2$	374	34,9	353	34,9	303	34,5	25	32,8	344	33,8	427	33,9	345	33,3	422	34,5	373	34,1	412	34,8	432	35,7	473	36,2
$12^1/_2$ – 13	326	36,5	367	35,8	361	35,3	10	33,7	351	35,5	411	34,7	392	35,3	408	35,9	417	35,5	393	36,2	395	37,6	421	37,8
13 – $13^1/_2$	314	38,5	346	38,2	351	37,4	17	38,1	332	37,2	301	37,2	328	37,1	394	37,3	407	38,0	398	38,0	383	40,3	418	40,0
$13^1/_2$ – 14	356	41,9	364	40,1	366	39,7	31	39,8	336	39,3	302	39,3	323	38,8	407	39,2	407	40,0	407	40,5	405	41,8	382	42,9
14 – $14^1/_2$	259	42,9	367	42,7	321	41,7	136	46,0	272	42,3	307	42,3	339	42,3	363	42,4	396	42,6	405	43,7	385	44,2	382	46,2
$14^1/_2$ – 15	312	46,9	341	46,1	378	44,9	198	46,1	323	45,1	340	45,3	343	44,5	348	45,2	337	45,3	347	45,4	324	48,3	353	48,6
15 – $15^1/_2$	240	49,2	262	49,8	322	47,4	156	48,8	327	48,5	248	48,2	274	48,1	274	48,0	278	48,3	290	48,8	279	51,5	298	51,8
$15^1/_2$ – 16	191	52,9	255	52,9	287	51,2	109	51,6	257	51,6	296	50,6	275	51,0	255	51,5	255	52,3	215	52,1	222	53,5	280	55,2
16 – $16^1/_2$	193	56,0	187	55,3	180	53,9	62	51,3	216	53,6	177	55,0	163	54,3	195	53,4	190	54,2	208	54,4	222	57,2	226	57,7
$16^1/_2$ – 17	123	58,9	148	56,5	190	55,9	39	58,0	203	55,1	181	55,9	188	56,0	158	56,6	169	57,0	159	57,4	153	58,2	207	59,1
17 – $17^1/_2$	118	60,6	140	58,4	138	57,6	64	59,8	191	57,1	175	58,2	153	58,7	114	59,8	146	59,0	152	58,7	169	60,8	186	60,7
$17^1/_2$ – 18	114	62,5	198	60,0	126	58,6	62	61,8	111	59,3	185	59,7	154	59,7	165	60,3	135	61,5	139	60,8	134	63,1	150	62,8

Tabelle 9. *Die durchschnittliche Körperlänge der Mädchen in den Stuttgarter höheren Schulen in den Schuljahren 1913/14 bis 1925/26.*

Jahre	1913/14		1915/16		1916/17		1917/18		1918/19		1919/20		1920/21		1921/22		1922/23		1923/24		1924/25		1925/26	
Alter der Kinder in Jahren	Kinderzahl	Länge in cm	Kinderzahl	Länge in cm	Kinderzahl	Länge in cm	Kinderzahl	Länge in cm	Kinderzahl	Länge in cm	Kinderzahl	Länge in cm	Kinderzahl	Länge in cm	Kinderzahl	Länge in cm	Kinderzahl	Länge in cm	Kinderzahl	Länge in cm	Kinderzahl	Länge in cm	Kinderzahl	Länge in cm
6½—7	(7	119,2)	42	119,7	45	120	92	118	72	119	150	116	74	114	52	118	56	118	—	—	—	—	—	—
7—7½	147	121,9	174	122,1	162	121	180	120	174	120	245	119	225	119	127	119	100	119	—	—	—	—	—	—
7½—8	153	124,2	202	124,1	174	122	97	122	208	122	160	122	254	121	168	122	119	123	—	—	—	—	—	—
8—8½	213	125,9	196	126,8	191	126	16	124	204	125	177	124	258	123	289	125	143	125	—	—	—	—	—	—
8½—9	193	128,3	184	128,8	201	129	—	—	245	127	213	126	278	126	303	128	177	128	—	—	—	—	—	—
9—9½	167	131,4	190	131,0	212	130	25	131	238	130	244	128	222	129	302	129	265	129	165	131	—	—	—	—
9½—10	168	133,0	186	134,2	192	133	99	134	278	132	326	130	249	131	362	132	314	132	231	132	—	—	—	—
10—10½	211	135,6	211	135,2	212	135	217	135	217	134	279	133	257	133	290	134	306	135	387	135	331	136	132	137
10½—11	174	137,9	228	138,9	189	137	104	137	230	137	204	134	288	136	293	135	350	136	319	138	278	138	235	139
11—11½	191	140,9	178	141,1	199	139	38	140	242	139	220	138	253	138	296	139	291	139	361	141	350	141	356	141
11½—12	201	142,9	231	143,4	235	143	17	142	254	142	239	141	254	141	301	142	299	141	307	142	309	143	337	144
12—12½	184	147,3	194	147,3	190	146	4	145	233	145	228	144	257	145	279	144	289	144	321	144	353	146	353	147
12½—13	191	148,5	199	150,1	245	148	9	145	227	148	284	147	262	147	279	147	319	147	292	148	320	149	303	149
13—13½	167	150,9	195	153,2	195	152	8	155	220	150	251	149	255	150	288	151	262	150	315	152	306	152	302	152
13½—14	209	154,6	223	154,7	222	154	18	155	243	152	182	151	233	153	286	152	289	153	275	153	277	155	342	155
14—14½	173	156,7	176	156,7	185	156	12	156	185	155	214	152	227	156	277	155	267	154	275	155	291	156	285	156
14½—15	158	158,0	196	158,4	197	157	18	157	192	157	214	156	170	156	222	157	266	157	215	158	217	158	235	159
15—15½	154	159,9	144	160,0	139	158	29	158	159	159	147	158	162	158	193	159	171	159	196	159	186	159	215	160
15½—16	114	161,2	144	160,6	153	160	47	159	158	160	178	159	172	159	145	162	155	159	159	160	165	160	176	161
16—16½	72	162,6	107	161,3	104	161	68	161	—	—	118	159	104	159	136	160	140	161	114	161	137	161	137	161
16½—17	73	162,9	83	162,3	99	161	46	163	—	—	81	160	86	161	103	161	101	161	81	162	68	162	113	161
17—17½	—	—	25	162,6	40	161	19	162	—	—	34	161	35	162	39	160	56	161	37	162	52	164	83	163
17½—18	—	—	34	163,6	20	162	21	161	—	—	22	161	24	163	23	162	32	160	24	161	22	169	31	163

Tabelle 10. *Das durchschnittliche Körpergewicht der Mädchen in den Stuttgarter höheren Schulen in den Schuljahren 1913/14 bis 1925/26.*

Jahre	1913/14		1915/16		1916/17		1917/18		1918/19		1919/20		1920/21		1921/22		1922/23		1923/24		1924/25		1925/26	
Alter der Kinder in Jahren	Kinderzahl	Gewicht in kg	Kinderzahl	Gewicht in kg	Kinderzahl	Gewicht in kg	Kinderzahl	Gewicht in kg	Kinderzahl	Gewicht in kg	Kinderzahl	Gewicht in kg	Kinderzahl	Gewicht in kg	Kinderzahl	Gewicht in kg	Kinderzahl	Gewicht in kg	Kinderzahl	Gewicht in kg	Kinderzahl	Gewicht in kg	Kinderzahl	Gewicht in kg
6½—7	(7	22,6)	42	22,0	45	21,9	92	21,0	72	21,8	150	20,9	74	21,0	52	21,8	56	21,8	—	—	—	—	—	—
7—7½	145	23,2	174	22,6	162	21,9	180	21,9	174	22,0	245	21,7	225	21,9	128	22,5	100	22,2	—	—	—	—	—	—
7½—8	147	23,5	202	23,9	174	22,7	97	22,7	207	23,0	160	22,9	254	23,3	168	23,2	119	23,9	—	—	—	—	—	—
8—8½	213	25,4	196	25,3	191	24,3	16	23,0	204	23,8	177	24,0	258	24,1	289	24,7	143	24,4	—	—	—	—	—	—
8½—9	193	26,2	184	26,2	201	25,3	—	—	244	24,5	213	24,9	278	25,1	304	25,3	177	25,8	—	—	—	—	—	—
9—9½	167	27,9	190	27,3	212	26,8	25	27,6	238	26,2	244	26,3	222	26,4	302	26,7	265	26,9	165	27,1	—	—	—	—
9½—10	168	28,9	186	28,6	192	28,3	99	28,1	278	27,3	326	27,2	249	27,4	362	28,4	314	27,9	231	27,8	—	—	—	—
10—10½	211	30,2	211	29,6	212	29,7	217	28,9	217	28,7	279	28,2	258	28,9	290	29,1	306	29,4	386	29,4	330	30,9	133	31,2
10½—11	173	32,0	228	30,9	189	30,5	104	29,9	230	30,3	204	29,4	286	29,9	293	30,4	350	30,7	319	31,1	277	32,2	235	32,9
11—11½	191	33,6	178	32,8	199	31,3	38	31,2	242	31,2	220	31,5	251	31,6	296	31,7	290	32,3	361	32,6	350	34,5	356	34,6
11½—12	201	34,9	231	33,7	235	33,4	17	32,6	254	33,3	239	33,7	254	33,2	301	34,2	299	33,6	307	34,3	309	35,5	337	36,1
12—12½	184	37,9	194	36,9	190	35,3	4	32,9	233	35,3	228	35,4	256	35,2	279	35,5	289	35,4	321	36,3	353	38,3	353	38,9
12½—13	191	38,8	199	39,1	245	37,3	9	34,1	227	37,7	284	37,8	261	38,3	279	37,1	319	37,9	292	38,7	319	40,4	303	40,9
13—13½	167	43,0	195	42,1	195	40,8	8	42,6	221	39,8	251	39,7	255	40,0	288	41,1	262	40,2	315	41,5	306	42,8	302	43,4
13½—14	209	44,0	223	43,8	222	42,5	18	42,2	243	41,5	132	42,9	233	43,1	286	43,3	289	42,7	274	43,4	277	45,1	342	45,8
14—14½	173	47,0	176	44,2	185	45,8	12	45,5	184	44,8	214	44,2	227	45,1	277	45,4	267	46,0	275	45,8	291	47,6	285	47,5
14½—15	158	47,9	196	47,4	197	46,8	18	46,9	192	46,2	214	47,0	169	46,9	222	46,3	266	48,2	215	48,3	217	49,7	235	50,8
15—15½	154	51,0	144	49,7	139	49,3	29	49,4	158	48,7	148	49,9	162	49,0	193	50,3	171	50,5	196	51,0	186	51,3	214	52,7
15½—16	114	52,9	144	50,8	153	50,4	47	51,3	157	50,3	178	51,3	172	52,0	146	51,7	155	51,6	159	52,9	165	53,2	176	53,5
16—16½	51	53,6	107	52,3	104	52,1	68	53,7	123	52,0	118	52,4	104	53,0	136	52,0	140	54,5	114	54,1	137	55,3	137	53,7
16½—17	51	55,8	83	52,3	99	51,6	46	54,8	105	54,6	81	53,6	86	52,8	103	53,8	101	53,5	81	55,1	68	56,7	114	55,2
17—17½	22	56,8	25	53,5	40	52,6	19	54,0	47	55,7	34	55,3	35	56,7	39	53,8	56	54,8	37	56,6	52	59,6	83	56,4
17½—18	13	58,9	34	56,4	20	53,8	21	54,0	75	57,3	22	55,5	24	56,2	23	57,7	32	54,4	24	58,0	22	59,3	31	56,6

Erläuterungen zu den vorstehenden Tabellen 1—10.

Die Maße beziehen sich vom Jahre 1910 ab auf sämtliche Schüler und Schülerinnen der Stuttgarter Volksschulen, vom Jahre 1913 ab, nach dem Inkrafttreten des Schularztgesetzes, desgleichen auch auf alle Schüler und Schülerinnen der höheren und Mittelschulen dieser Stadt.

Gemessen und gewogen wurde in jedem Jahre nach dem gleichen Verfahren, bei Gelegenheit der schulärztlichen Untersuchung in den Monaten Oktober bis März vom Personal (Schulschwestern) des Stadtarztes nach Anweisungen der Schulärzte und unter deren ständiger Aufsicht in den Vor- und Nachmittagsstunden. Die Kinder kamen im Hemd und in Strümpfen zur Messung und Wägung. Zum Messen wurden Meßlatten mit Winkel, zum Wägen Laufgewichtswagen benutzt. Gemessen und gewogen wurde mit einer Genauigkeit von 0,1 cm (bis 0,5 cm wird nach unten, von 0,6 cm an nach oben abgerundet) und von 100 g.

Die Altersangaben verstehen sich von selbst; die Begrenzung von $6-6^1/_2$ umfaßt das Alter vom vollendeten 6. Altersjahr (vom 6. Geburtstag an) bis zur Mitte des 7. Lebensjahres, d. i. dem Vortag des Tages, an dem das Kind $6^1/_2$ Jahre alt wird.

Die Eintragung der Längen- und Gewichtsangaben geschieht in Gesundheitsbogen bzw. -karten, die für das Schulkind während seiner ganzen Schulzeit geführt werden.

Mannheim.

Durchschnittsgrößen und -gewichte der Mannheimer Schulkinder (Vorkriegs-, Kriegs-, Nachkriegszeit).

Von Direktor der städt. Schularztstelle Medizinalrat Dr. STEPHANI.

Tabelle 1. *Durchschnittsgrößen und -gewichte von 9600 Mädchen in Mädchen-Bürgerschulen Mannheims in der Vorkriegs-, Kriegs- und Nachkriegszeit.*

(Reine und ausgeglichene [x] Werte.)

Altersklassen	Vorkriegszeit			Kriegszeit			Nachkriegszeit		
	Zeit der Erhebung	Durchschnitts-		Zeit der Erhebung	Durchschnitts-		Zeit der Erhebung	Durchschnitts-	
		Länge cm	Gewicht kg		Länge cm	Gewicht kg		Länge cm	Gewicht kg
$6-6^1/_2$	Mai 1912	111,2	20,1	Mai 1916	112,9	19,7	Mai 1919	112,5	19,5
$6^1/_2-7$	„ „	113.7	21,0x	„ „	114,7	20,6	„ „	114,8	20,3
$7-7^1/_2$	Mai 1913	117,5	21,9	Mai 1917	117,7	21,4	„ „	115,9	21,7
$7^1/_2-8$	„ „	119,8	22,2	„ „	119,8	22,3x	„ „	119,5	22,2
$8-8^1/_2$	Mai 1914	123,3	23,3x	Mai 1918	122,0	23,2	„ „	122,4	23,1
$8^1/_2-9$	„ „	124,3	24,5	„ „	124,9	24,4	„ „	124,6	24,3
$9-9^1/_2$	Mai 1910	127,4	25,5	Mai 1915	127,8	26,1x	„ „	125,4	25,0
$9^1/_2-10$	„ „	128,4	26,5	„ „	128,9	26,3	„ „	128,7x	26,5x
$10-10^1/_2$	Mai 1911	133,6	28,2	Mai 1916	133,1	27,4x	„ „	132,0	28,1
$10^1/_2-11$	„ „	135,1x	29,5x	„ „	133,8	28,6	„ „	133,4	29,2
$11-11^1/_2$	Mai 1912	136,7	31,3	Mai 1917	136,5x	30,7	„ „	136,2	30,7
$11^1/_2-12$	„ „	139,9x	32,4	„ „	139,1	31,4	„ „	138,4	32,0x
$12-12^1/_2$	Mai 1913	143,2	35,4	Mai 1918	141,6	34,4	„ „	140,6	33,4
$12^1/_2-13$	„ „	143,5	37,0	„ „	143,4	35,1	„ „	144,2	35,9
$13-13^1/_2$	Mai 1914	147,8	40,6	Mai 1918	144,0	36,2	„ „	148,9	38,2x
$13^1/_2-14$	„ „	150,0	41,6	„ „	147,0	37,8	„ „	149,8	39,6

Tabelle 2. *Durchschnittsgrößen und -gewichte von 12 800 Knaben in Knaben-Volksschulen Mannheims in der Vorkriegs-, Kriegs- und Nachkriegszeit.* (Reine und ausgeglichene [x] Werte.)

Altersklassen	Vorkriegszeit			Kriegszeit			Nachkriegszeit					
	Zeit der Erhebung	Durchschnitts- Größe cm	Durchschnitts- Gewicht kg	Zeit der Erhebung	Durchschnitts- Größe cm	Durchschnitts- Gewicht kg	Zeit der Erhebung	Durchschnitts- Größe cm	Durchschnitts- Gewicht kg	Zeit der Erhebung	Durchschnitts- Größe cm	Durchschnitts- Gewicht kg
6 — 6½	Mai 1912	111,8	20,0	Mai 1916	111,6	19,7	Mai 1919	113,5	20,0	Juni 1922	112,2	19,8
6½— 7	„ „	114,5x	20,5	„ „	114,4x	20,6x	„ „	115,4x	20,6	„ „	115,2	20,7
7 — 7½	Mai 1913	117,3	21,8	Mai 1917	117,2	21,6x	„ „	117,4	21,9	„ „	116,7	21,3
7½— 8	„ „	119,0	22,4	„ „	118,8	22,2	„ „	117,9	22,3	„ „	119,9	22,2
8 — 8½	Mai 1914	122,9	24,2	Mai 1918	122,1	22,4	„ „	121,9	23,6	„ „	121,5	23,3
8½— 9	„ „	124,2	24,7	„ „	123,2	22,9	„ „	124,2	24,6x	„ „	123,0	24,4
9 — 9½	Mai 1910	125,3	25,5x	Mai 1915	127,8	26,1	„ „	127,1	25,6x	„ „	126,6	25,6
9½—10	„ „	126,7	26,5	„ „	128,9	26,4	„ „	126,3	26,6	„ „	128,2	26,5
10 —10½	Mai 1911	130,1	27,6	Mai 1916	132,6	27,4x	„ „	130,0	27,8x	„ „	131,2	27,3
10½—11	„ „	131,8	28,9x	„ „	133,3	28,5	„ „	132,8	29,1x	„ „	132,0	28,4
11 —11½	Mai 1912	134,8	29,8	Mai 1917	135,7	39,6x	„ „	136,0	30,2x	„ „	135,0	29,7
11½—12	„ „	135,8	31,2x	„ „	136,9	30,7	„ „	136,5	30,9	„ „	137,0	31,4
12 —12½	Mai 1913	139,7	32,6	Mai 1918	140,2	32,0x	„ „	139,0	31,8x	„ „	139,1	32,6
12½—13	„ „	141,1	33,6	„ „	141,3	33,3	„ „	139,9	32,8	„ „	141,4	34,6
13 —13½	Mai 1914	144,6	35,7	Mai 1918	142,8	34,8	„ „	143,9	35,0x	„ „	143,2	35,5
13½—14	„ „	145,6	37,4	„ „	141,9	35,6	„ „	146,8	37,3	„ „	146,2	37,8

Erläuterungen zu den Tabellen 1—3.

Den Durchschnittswerten in jeder Halbjahrsstufe liegen, hauptsächlich der Einfachheit der Berechnung wegen, zunächst nur Messungen und Wägungen von je 200 Kindern zugrunde[1]).

In den senkrechten Spalten stellen in der *Vorkriegszeit* die oberen Zahlen von 1912 bis 1914, in der *Kriegszeit* die mittleren Zahlen von 1916—1918, mit Ausnahme der beiden letzten, und in der *Nachkriegszeit* die beiden letzten Zahlen von 1919 die Entwicklung der gleichen Kinder dar. Es sind das die Kinder, die zu Ostern 1912 in die Schule eingetreten sind und zu Ostern 1920 aus der Schule kamen. Ebenso entstammen in der Vorkriegszeit die letzten Zahlen von Mai 1910 bis Mai 1914 den gleichen Kindern. In der Kriegszeit stellt sich die Entwicklung der gleichen Kinder aus den ersten drei Zahlenpaaren dar. In der Nachkriegszeit mußten für jede Altersstufe andere Kinder genommen werden.

Die Altersbegrenzungen richten sich nach den Geburtstagen. Die Bezeichnung $6-6^1/_2$ umfaßt also das Alter vom vollendeten 6. Altersjahr (d. i. von dem 6. Geburtstag an) bis zur Mitte des 7. Lebensjahres, d. i. dem Vortag des Tages, an dem das Kind $6^1/_2$ Jahr alt wurde.

Gemessen und gewogen wurde von der Lehrerschaft nach Anweisung des Schularztes im Mai, im Jahre 1922 im Juni, jeweils in den Vormittagsstunden.

Die Messung und Wägung wurde ohne Schuhe, in leichter *Sommerkleidung* vorgenommen; Abzüge wurden nicht gemacht.

Benutzt wurden Dezimalwagen und starre Meßapparate mit Winkelhaken. Beim Messen standen die Kinder mit geschlossenen Füßen. Der Kopf war so gehalten, daß der untere Orbitarand und der obere Tragusrand eine Wagerechte bildeten[2]), war

[1]) Abgesehen von Tabelle 3, deren beide Altersklassen 11 bis $11^1/_2$ und $11^1/_2-12$ nur 136 bzw. 156 Mädchen umfassen.

[2]) Vgl. R. MARTIN: Münch. med. Wochenschr. 1922, Nr. 11, S. 383.

aber an der Meßlatte angelehnt. Die Genauigkeit der Messung bezieht sich auf Millimeter, bei der Wägung wurde auf 50 g ausgewogen. Die Wagen wurden jedesmal genau eintariert.

Zum Ausgleich allzu ungleichmäßiger Größen- und Gewichtszunahmen wurden einzelne (x) Werte ausgeglichen, indem die Differenz zwischen dem vorhergehenden und dem folgenden Werte halbiert wurde, z. B. Gewicht 22,1—23,9—24,0 kg. Differenz = 1,9 : 2 = 0,9, also lautet die ausgeglichene Reihe: 22,1—23,0—24,0.

Der Tabelle 1 liegen die Messungen und Wägungen von 9600 Mädchen, der Tabelle 2 die von 12 800 Knaben, der von Tabelle 3 die von 12 692 Mädchen zugrunde.

Die Mädchen betreffenden Zahlen der Tabelle 1 stammen aus sog. Bürgerschulen (Mittelschulen) Mannheims. Da aus relativ kleinen Bürgerschulen nicht genügend einwandfreies Zahlenmaterial zur Verfügung stand, und ein möglichst gleichmäßig großes Zahlenmaterial angestrebt wurde, mußten die der Berechnung zugrunde liegenden Zahlen in geringem Umfang aus gesundheitlich günstigen Vorortschulen ergänzt werden; denn es sind dort auch Kinder aus sozial besser gestellten Familien eingeschult, die in der Innenstadt die Bürgerschule besuchen würden.

Die Zahlen der Tabelle 2 (Knaben) und 3 (Mädchen) stammen aus den Volksschulen Mannheims, deren Kinder in den sozial schlechtesten Stadtbezirken der Innenstadt, der Neckarvorstadt und des Lindenhofes wohnen.

Zu der Doppeltabelle 4.

Die Zahlen dieser Tabelle stammen von denselben Volksschulkindern, die auch für die Tabellen 2 und 3 verwandt wurden. Für die Kriegszeit stand ein etwas größeres Zahlenmaterial zur Verfügung; für die Vorkriegszeit und Nachkriegszeit blieb ein Teil des Materials aus äußeren Gründen (Unbeibringlichkeit der Personalbogen, Mangel an Zeit und Arbeitskräften) unbenutzt.

Tabelle 3. *Durchschnittsgrößen und -gewichte von 12692 Mädchen in Mädchen-Volksschulen Mannheims in der Vorkriegs-, Kriegs- und Nachkriegszeit.* (Reine und ausgeglichene [x] Werte.)

Altersklassen	Vorkriegszeit			Kriegszeit			Nachkriegszeit					
	Zeit der Erhebung	Durchschnitts-Größe	Durchschnitts-Gewicht	Zeit der Erhebung	Durchschnitts-Größe	Durchschnitts-Gewicht	Zeit der Erhebung	Durchschnitts-Größe	Durchschnitts-Gewicht	Zeit der Erhebung	Durchschnitts-Größe	Durchschnitts-Gewicht
		cm	kg		cm	kg		cm	kg		cm	kg
$6 - 6^1/_2$	Mai 1912	111,7	19,4	Mai 1916	111,9	19,4	Mai 1919	111,2	19,1	Juni 1922	118,1	19,9
$6^1/_2 - 7$	„ „	112,6	19,9	„ „	113,2	19,9	„ „	112,1	19,7	„ „	113,7	20,1
$7 - 7^1/_2$	Mai 1913	117,0	21,4	Mai 1917	116,9	21,0	„ „	116,6	21,0x	„ „	117,4	21,0
$7^1/_2 - 8$	„ „	117,7	22,5	„ „	118,2	21,6	„ „	118,3	22,2	„ „	120,0	22,5
$8 - 8^1/_2$	Mai 1914	123,0	23,7	Mai 1918	120,7	23,2	„ „	121,6	22,8x	„ „	120,7	22,7
$8^1/_2 - 9$	„ „	123,7	24,1	„ „	123,2	24,0	„ „	122,9	23,4	„ „	123,5	24,1
$9 - 9^1/_2$	Mai 1910	126,3	25,8	Mai 1915	127,9	25,4	„ „	125,6	24,9	„ „	125,4	24,9
$9^1/_2 - 10$	„ „	126,8	26,1	„ „	128,2	26,6	„ „	126,6	25,8	„ „	126,7	25,9
$10 - 10^1/_2$	Mai 1911	131,7	27,7	Mai 1915	132,3	27,7	„ „	131,6	27,5	„ „	131,4	27,5
$10^1/_2 - 11$	„ „	131,4	28,2	„ „	132,7	28,3	„ „	131,7	28,1	„ „	132,0	28,5
$11 - 11^1/_2$	Mai 1912	138,0	31,7	Mai 1917	136,3	29,8	„ „	135,5	29,4x	„ „	134,8x	31,1
$11^1/_2 - 12$	„ „	138,0	32,5	„ „	137,2	31,1	„ „	136,4	30,8	„ „	137,6x	32,5x
$12 - 12^1/_2$	Mai 1913	141,6	33,7x	Mai 1918	141,4	33,5	„ „	141,1	33,5	„ „	140,4	34,0
$12^1/_2 - 13$	„ „	142,5	35,0	„ „	142,7	34,9	„ „	143,4	35,2	„ „	144,0	36,7
$13 - 13^1/_2$	Mai 1914	146,8	37,0	Mai 1918	147,4	37,5	„ „	147,5	37,6x	„ „	146,2	38,5
$13^1/_2 - 14$	„ „	148,1	38,9	„ „	148,0	38,7	„ „	148,4	39,7	„ „	148,1	40,0

Tabelle 4.

Durchschnittsgewichte Mannheimer Kinder (Volksschulkinder der Tabellen 2 und 3) mit normaler Entwicklung, den verschiedenen Größen entsprechend.

(Reine und ausgeglichene [x] Werte.)

(Die in Klammern beigefügten Zahlen geben die Anzahl der untersuchten Kinder an.)

	A. Knaben			
Länge in cm	Vorkriegszeit 1912/14 kg	Kriegszeit 1916/18 kg	Nachkriegszeit 1919 kg	Nachkriegszeit 1922 kg
106	18,0 (42)	17,7 (44)	18,5 (38)	18,3 (47)
108	19,0 (81)	18,8 (74)	18,6 (57)	18,7 (64)
110	19,3 (88)	19,0 (109)	18,8 (65)	19,4 (60)x
112	19,8 (133)	19,7 (168)	19,9 (65)	20,1 (108)x
114	20,7 (170)	20,4 (220)	20,5 (91)	21,0 (116)
116	21,2 (144)	21,2 (249)	21,2 (108)	21,4 (156)
118	22,5 (146)	21,7 (301)	21,9 (106)	22,1 (160)
120	22,7 (153)	22,6 (295)	22,7 (95)	23,0 (168)
122	23,7 (103)	23,5 (325)	23,6 (92)	24,0 (187)
124	24,5 (114)	23,6 (325)	24,6 (98)	24,5 (190)
126	24,9 (96)	25,1 (319)	25,8 (93)	25,6 (166)
128	25,5 (101)	26,0 (330)	26,6 (99)	26,1 (180)
130	26,7 (85)	26,3 (295)	27,1 (103)	27,7 (186)
132	28,0 (113)	27,8 (253)	28,5 (67)	29,3 (154)
134	29,5 (82)	28,0 (222)	28,9 (82)	30,0 (191)
136	29,7 (79)	27,8 (221)	30,8 (83)	30,9 (172)x
138	31,5 (98)	28,9 (162)	31,2 (88)	31,8 (146)
140	32,3 (87)	31,1 (162)	32,5 (84)	32,5 (142)
142	33,8 (62)	31,7 (94)	34,2 (74)	34,4 (143)
144	35,0 (48)	32,8 (73)	34,8 (69)	35,6 (99)
146	35,4 (54)	34,0 (69)	35,9 (44)	36,5 (101)
148	37,2 (32)	35,1 (40)	37,3 (32)	38,2 (35)
150	38,8 (31)	36,5 (25)	38,0 (39)	39,7 (63)
152				40,8 (44)
Anzahl der Messungen und Wägungen	2142	4375	1772	3078

	B. Mädchen			
Länge in cm	Vorkriegszeit 1912/14 kg	Kriegszeit 1916/18 kg	Nachkriegszeit 1919 kg	Nachkriegszeit 1922 kg
106	17,5 (63)	17,6 (54)	17,3 (24)	18,0 (44)
108	18,2 (76)	18,3 (102)	18,6 (29)	19,0 (59)
110	19,1 (103)	18,6 (136)	18,8 (37)	19,5 (97)x
112	19,4 (152)	19,6 (180)	19,5 (57)	20,1 (125)
114	20,2 (138)	20,1 (218)	20,4 (63)	20,5 (136)
116	20,8 (157)	20,5 (270)	20,9 (66)	21,6 (144)
118	21,7 (137)	21,0 (270)	21,1 (75)	22,2 (151)
120	22,4 (136)	22,2 (312)	22,1 (86)	22,8 (158)
122	23,0 (109)	23,0 (304)	23,0 (78)	23,6 (179)
124	24,4 (100)	23,3 (327)	24,2 (96)	24,6 (169)
126	25,2 (113)	24,5 (297)	24,9 (102)	25,8 (160)
128	25,9 (77)	25,6 (187)	25,7 (94)	26,5 (170)
130	27,0 (83)	26,1 (272)	26,0 (74)	27,7 (171)
132	28,1 (85)	27,6 (248)	28,0 (84)	28,6 (152)
134	29,3 (68)	28,4 (206)	28,8 (68)	29,3 (139)
136	29,7 (79)	30,2 (182)	30,8 (77)	30,5 (124)
138	31,2 (62)	30,5 (151)	31,4 (62)	32,5 (116)
140	32,1 (61)	31,2 (135)	32,1 (74)	33,0 (132)
142	34,1 (65)	32,8 (92)	33,8 (62)	35,2 (184)
144	35,4 (54)	34,0 (82)	34,9 (60)	36,6 (89)
146	36,6 (46)	35,7 (52)	36,1 (60)	37,7 (99)
148	38,3 (42)	37,4 (56)	37,3 (37)	40,2 (91)
150	39,1 (42)	39,3 (35)	38,7 (39)	41,3 (65)
152	40,9 (31)	41,4 (29)	41,1 (31)	42,6 (44)
154	42,7 (41)	41,4 (31)		44,6 (42)
156				45,4 (27)
Anzahl der Messungen und Wägungen	2120	4228	1535	3067

Körpergröße und -gewicht von 3989 Münchener Volksschulkindern.

Von Prof. Dr. RUDOLF MARTIN, Direktor des Anthropol. Instituts der Universität München.

Einwohnerzahl: 670 000. Beobachtungszeit: Ende Mai bis Mitte Juli 1921.

Die Messungen und Wägungen wurden an den unbekleideten Kindern vorgenommen. Die Altersgruppen sind so zu verstehen, daß z. B. die *Altersgruppe* „7 Jahre" die Kinder von über $6^3/_4$–$7^1/_4$ Jahre umfaßt.

Tabelle 1. *Körpergröße von Münchener Volksschulkindern aus dem Jahre 1921.*

Alter	Knaben								Mädchen								Alter
	Anzahl (n)	Variationsbreite (V) niedrigster Wert in cm	Variationsbreite (V) höchster Wert in cm	Arithmetisches Mittel ± mittlerer Fehler in cm (M ± m)	Mittlere Abweichung (σ)	Variations-Koeffizient (v)	Differenz[1]) abs. in cm	Differenz[1]) in %	Anzahl (n)	Variationsbreite (V) niedrigster Wert in cm	Variationsbreite (V) höchster Wert in cm	Arithmetisches Mittel ± mittlerer Fehler in cm (M ± m)	Mittlere Abweichung (σ)	Variations-Koeffizient (v)	Differenz[1]) abs. in cm	Differenz[1]) in %	
1	2	3	4	5	6	7	8	9	10	11	12	13	14	15	16	17	18
$6^1/_2$	176	95	127	*112,3* ± 0,423	5,6	5,00	3,0	2,7	128	99	126	*113,0* ± 0,473	5,3	4,73	2,1	1,9	$6^1/_2$
7	144	104	132	*115,3* ± 0,454	5,4	4,67	3,3	2,9	123	97	126	*115,1* ± 0,524	5,8	5,05	2,2	1,9	7
$7^1/_2$	149	108	131	*118,6* ± 0,421	5,1	4,33	3,5	3,0	148	100	134	*117,3* ± 0,518	6,3	5,37	3,0	2,6	$7^1/_2$
8	135	110	140	*122,1* ± 0,496	5,8	4,72	2,7	2,2	157	101	133	*120,3* ± 0,469	5,9	4,88	2,7	2,2	8
$8^1/_2$	147	109	148	*124,8* ± 0,495	6,0	4,81	2,4	1,9	135	106	140	*123,0* ± 0,556	6,5	5,26	3,0	2,4	$8^1/_2$
9	136	106	145	*127,2* ± 0,564	6,5	5,15	0,9	0,7	158	105	153	*126,0* ± 0,558	7,0	5,57	1,4	1,1	9
$9^1/_2$	140	115	148	*128,1* ± 0,528	6,2	4,87	1,9	1,5	149	111	145	*127,4* ± 0,516	6,3	4,94	2,9	2,3	$9^1/_2$
10	104	114	142	*130,0* ± 0,577	5,9	4,53	1,2	0,9	138	112	162	*130,3* ± 0,575	6,8	5,19	1,2	0,9	10
$10^1/_2$	103	114	152	*131,2* ± 0,648	6,6	5,02	2,2	1,7	124	113	156	*131,5* ± 0,648	7,2	5,49	2,3	1,7	$10^1/_2$
11	125	116	147	*133,4* ± 0,554	6,2	4,64	2,6	1,9	128	118	158	*133,8* ± 0,576	6,5	4,87	2,3	1,7	11
$11^1/_2$	127	121	152	*136,0* ± 0,556	6,3	4,60	2,1	1,5	128	117	152	*136,1* ± 0,596	6,7	4,96	2,9	2,1	$11^1/_2$
12	127	120	153	*138,1* ± 0,636	7,2	5,19	1,8	1,3	152	119	158	*139,0* ± 0,602	7,4	5,34	2,9	2,1	12
$12^1/_2$	103	123	160	*139,9* ± 0,699	7,1	5,07	2,4	1,7	133	117	165	*141,9* ± 0,657	7,6	5,34	2,5	1,8	$12^1/_2$
13	127	125	164	*142,3* ± 0,634	7,1	5,02	0,6	0,4	152	119	163	*144,4* ± 0,654	8,0	5,52	1,8	1,2	13
$13^1/_2$	71	128	157	*142,9* ± 0,770	6,5	4,54			103	129	163	*146,2* ± 0,715	7,3	4,96			$13^1/_2$

Tabelle 2. *Körpergewicht von Münchener Volksschulkindern aus dem Jahre 1921.*

Alter	Knaben								Mädchen								Alter
	Anzahl (n)	Variationsbreite (V) niedrigster Wert in kg	Variationsbreite (V) höchster Wert in kg	Arithmetisches Mittel ± mittlerer Fehler in kg (M ± m)	Mittlere Abweichung (σ)	Variations-Koeffizient (v)	Differenz[1]) abs. in kg	Differenz[1]) in %	Anzahl (n)	Variationsbreite (V) niedrigster Wert in kg	Variationsbreite (V) höchster Wert in kg	Arithmetisches Mittel ± mittlerer Fehler in kg (M ± m)	Mittlere Abweichung (σ)	Variations-Koeffizient (v)	Differenz[1]) abs. in kg	Differenz[1]) in %	
1	2	3	4	5	6	7	8	9	10	11	12	13	14	15	16	17	18
$6^1/_2$	176	13	26	*19,4* ± 0,163	2,2	11,12	1,1	5,7	128	13	27	*19,5* ± 0,227	2,6	13,17	0,5	2,6	$6^1/_2$
7	144	16	32	*20,5* ± 0,229	2,7	13,41	0,9	4,4	123	15	29	*20,0* ± 0,236	2,6	13,07	0,6	3,0	7
$7^1/_2$	149	16	28	*21,4* ± 0,169	2,1	9,61	1,6	7,5	148	13	30	*20,6* ± 0,221	2,7	13,04	1,5	7,3	$7^1/_2$
8	135	16	32	*23,0* ± 0,246	2,9	12,42	1,2	5,2	157	17	31	*22,1* ± 0,233	2,9	13,23	1,0	4,5	8
$8^1/_2$	147	17	35	*24,2* ± 0,252	3,1	12,63	1,0	4,1	135	15	32	*23,1* ± 0,272	3,2	13,69	1,1	4,8	$8^1/_2$
9	136	16	36	*25,2* ± 0,270	3,2	12,50	0,3	1,2	157	17	47	*24,2* ± 0,325	4,1	16,80	0,9	3,7	9
$9^1/_2$	140	20	43	*25,5* ± 0,290	3,4	13,45	0,8	3,1	149	18	39	*25,1* ± 0,298	3,6	14,48	1,2	4,8	$9^1/_2$
10	104	20	37	*26,3* ± 0,332	3,4	12,86	1,3	4,9	138	19	42	*26,3* ± 0,223	3,8	14,44	0,8	3,0	10
$10^1/_2$	103	20	38	*27,6* ± 0,328	3,3	12,08	0,8	2,9	124	19	40	*27,1* ± 0,342	3,8	14,04	0,9	3,3	$10^1/_2$
11	125	21	38	*28,4* ± 0,309	3,5	12,15	1,0	3,5	128	21	41	*28,0* ± 0,340	3,8	13,73	1,1	3,9	11
$11^1/_2$	127	21	40	*29,4* ± 0,343	3,9	13,15	1,0	3,4	128	20	43	*29,1* ± 0,351	4,0	13,65	2,1	7,2	$11^1/_2$
12	127	21	42	*30,4* ± 0,372	4,2	13,80	1,4	4,6	152	22	12	*31,2* ± 0,369	4,5	14,57	2,1	6,7	12
$12^1/_2$	103	21	41	*31,8* ± 0,399	4,0	12,72	1,3	4,1	133	19	47	*33,3* ± 0,465	5,4	16,11	2,0	6,0	$12^1/_2$
13	127	26	51	*33,1* ± 0,395	4,4	13,43	0,5	1,5	152	24	54	*35,3* ± 0,493	6,1	17,21	1,1	3,1	13
$13^1/_2$	71	24	54	*33,6* ± 0,600	5,1	15,03			103	26	52	*36,4* ± 0,569	5,8	15,86			$13^1/_2$

[1]) Differenz zwischen je zwei aufeinanderfolgenden Werten in Spalte 5 bzw. Spalte 13.

Körpergröße und -gewicht von 16 203 Alt-Berliner Gemeindeschulkindern.

Von Abteilungsdirektor Dr. SCHWÉERS, Vorsteher der Sozialhygienischen Abteilung, und Dr. MARTHA FRÄNKEL.

(Aus dem Hauptgesundheitsamt der Stadt Berlin [Stadtmedizinalrat Geh. San.-Rat Dr. RABNOW].)

Einwohnerzahl (Alt-Berlin): 1 990 000. Beobachtungszeit: Februar 1923.

Die Messungen und Wägungen erfolgten in Hemd und Strümpfen. Die Altersgruppen sind so zu verstehen, daß die *Altersgruppe* „7 Jahre“ die Kinder von über $6^7/_8$—$7^1/_8$ Jahre umfaßt.

Tabelle 1. *Körpergröße von Alt-Berliner Gemeindeschulkindern aus dem Jahre 1923.*

Alter	Knaben							Mädchen							Alter
	Zahl der Knaben (n)	Variationsbreite (V) niedrigster Wert in cm	Variationsbreite (V) höchster Wert in cm	Häufigster Wert cm	Arithmetisches Mittel ± mittlerer Fehler in cm (M ± m)	Ausgeglichener Mittelwert cm (M′)	Mittlere Abweichung (σ)	Zahl der Mädchen (n)	Variationsbreite (V) niedrigster Wert in cm	Variationsbreite (V) höchster Wert in cm	Häufigster Wert cm	Arithmetisches Mittel ± mittlerer Fehler in cm (M ± m)	Ausgeglichener Mittelwert cm (M′)	Mittlere Abweichung (σ)	
1	2	3	4	5	6	7	8	9	10	11	12	13	14	15	16
$6^1/_2$	144	95	128	114	113,6 ± 0,39	.	4,7	97	100	126	115	112,5 ± 0,50	.	4,9	$6^1/_2$
$6^3/_4$	136	97	127	118	114,6 ± 0,50	*114,9*	5,9	99	102	126	109	114,6 ± 0,50	*114,2*	5,0	$6^3/_4$
7	147	100	136	115	116,4 ± 0,49	*116,5*	5,8	156	100	135	112	115,5 ± 0,49	*115,3*	6,1	7
$7^1/_4$	201	105	128	118	117,2 ± 0,33	*117,2*	4,6	170	102	136	114	116,8 ± 0,48	*116,2*	6,2	$7^1/_4$
$7^1/_2$	229	104	134	119	118,5 ± 0,36	*118,4*	5,5	173	103	135	116	116,9 ± 0,42	*117,6*	5,5	$7^1/_2$
$7^3/_4$	226	102	135	120	119,4 ± 0,41	*119,9*	6,2	200	102	131	118	118,9 ± 0,40	*118,8*	5,6	$7^3/_4$
8	306	99	153	120	120,6 ± 0,34	*121,2*	5,9	275	105	140	122	119,9 ± 0,34	*119,8*	5,6	8
$8^1/_4$	300	107	140	123	122,9 ± 0,33	*122,4*	5,7	272	102	138	120	121,3 ± 0,34	*121,1*	5,6	$8^1/_4$
$8^1/_2$	251	112	140	126	124,6 ± 0,33	*123,8*	5,3	265	106	137	122	122,0 ± 0,34	*122,2*	5,4	$8^1/_2$
$8^3/_4$	290	104	143	126	124,4 ± 0,38	*125,2*	6,5	140	108	140	120	123,6 ± 0,49	*123,5*	5,8	$8^3/_4$
9	307	111	143	126	126,6 ± 0,39	*126,1*	6,4	417	107	141	123	124,3 ± 0,28	*124,5*	5,8	9
$9^1/_4$	300	110	145	124	127,3 ± 0,35	*127,0*	6,1	269	111	140	126	126,1 ± 0,37	*125,5*	5,9	$9^1/_4$
$9^1/_2$	289	111	144	127	127,6 ± 0,38	*128,2*	6,4	271	111	142	128	126,7 ± 0,35	*126,6*	5,8	$9^1/_2$
$9^3/_4$	270	107	146	132	128,9 ± 0,39	*129,1*	6,4	289	112	142	125	129,9 ± 0,41	*127,9*	5,9	$9^3/_4$
10	342	107	145	134	130,8 ± 0,34	*130,1*	6,2	255	111	145	130	128,9 ± 0,40	*129,0*	6,4	10
$10^1/_4$	285	115	159	130	131,1 ± 0,40	*131,2*	6,7	258	105	149	130	130,7 ± 0,38	*130,3*	6,1	$10^1/_4$
$10^1/_2$	290	114	147	130	131,9 ± 0,33	*132,3*	5,7	300	109	148	130	131,7 ± 0,39	*131,5*	6,8	$10^1/_2$
$10^3/_4$	276	118	150	132	133,4 ± 0,34	*133,2*	5,6	231	113	155	135	133,2 ± 0,46	*132,8*	7,0	$10^3/_4$
11	286	113	151	137	134,4 ± 0,44	*134,2*	7,4	266	111	153	136	132,9 ± 0,42	*133,9*	6,8	11
$11^1/_4$	267	115	151	138	135,2 ± 0,38	*135,1*	6,2	245	113	153	136	135,7 ± 0,47	*134,9*	7,4	$11^1/_4$
$11^1/_2$	245	113	152	140	136,1 ± 0,39	*136,0*	6,1	264	113	151	136	136,3 ± 0,43	*135,9*	7,0	$11^1/_2$
$11^3/_4$	265	117	154	134	136,4 ± 0,43	*136,8*	7,0	275	112	156	135	136,5 ± 0,44	*137,6*	7,3	$11^3/_4$
12	240	121	161	140	138,0 ± 0,45	*137,8*	6,9	275	112	162	136	138,4 ± 0,47	*138,7*	7,8	12
$12^1/_4$	225	122	156	140	138,4 ± 0,47	*139,0*	7,0	265	118	161	140	140,9 ± 0,43	*140,1*	7,0	$12^1/_4$
$12^1/_2$	241	107	157	138	140,1 ± 0,48	*140,2*	7,4	286	111	167	142	141,2 ± 0,46	*141,4*	7,8	$12^1/_2$
$12^3/_4$	229	123	167	138	142,3 ± 0,49	*141,4*	7,4	270	110	161	144	143,3 ± 0,43	*142,7*	7,1	$12^3/_4$
13	283	123	163	142	142,4 ± 0,41	*142,9*	6,8	339	120	164	142	143,3 ± 0,40	*143,5*	7,4	13
$13^1/_4$	249	113	162	147	143,8 ± 0,50	*144,2*	7,9	282	119	166	147	144,9 ± 0,45	*144,9*	7,5	$13^1/_4$
$13^1/_2$	258	124	168	144	146,1 ± 0,49	*144,7*	7,8	308	123	166	142	144,7 ± 0,44	*145,8*	7,7	$13^1/_2$
$13^3/_4$	229	126	167	150	146,1 ± 0,53	*146,3*	8,0	327	124	172	148	148,3 ± 0,42	*147,0*	7,5	$13^3/_4$
14	258	123	169	142	145,3 ± 0,55	*147,1*	8,8	393	122	172	150	147,8 ± 0,41	*148,5*	8,2	14
$14^1/_4$	192	134	168	148	150,0 ± 0,56	.	7,7	215	128	178	150	149,3 ± 0,53	.	7,8	$14^1/_4$

Tabelle 2. *Körpergewicht von Alt-Berliner Gemeindeschulkindern aus dem Jahre 1923.*

Alter	Knaben: Zahl der Knaben (n)	Knaben: Variationsbreite (V): niedrigster Wert in kg	Knaben: Variationsbreite (V): höchster Wert in kg	Knaben: Häufigster Wert kg	Knaben: Arithmetisches Mittel ± mittlerer Fehler in kg ($M \pm m$)	Knaben: Ausgeglichener Mittelwert kg (M')	Knaben: Mittlere Abweichung (σ)	Mädchen: Zahl der Mädchen (n)	Mädchen: Variationsbreite (V): niedrigster Wert in kg	Mädchen: Variationsbreite (V): höchster Wert in kg	Mädchen: Häufigster Wert kg	Mädchen: Arithmetisches Mittel ± mittlerer Fehler in kg ($M \pm m$)	Mädchen: Ausgeglichener Mittelwert kg (M')	Mädchen: Mittlere Abweichung (σ)	Alter
1	2	3	4	5	6	7	8	9	10	11	12	13	14	15	16
$6^1/_2$	144	15,0	24,5	20,0	20,0 ± 0,16	.	2,0	97	14,0	29,5	17,5	19,5 ± 0,30	.	2,8	$6^1/_2$
$6^3/_4$	136	14,0	26,0	20,0	20,4 ± 0,17	*20,4*	2,0	99	15,0	32,5	20,5	20,4 ± 0,30	*20,0*	2,6	$6^3/_4$
7	147	14,0	27,5	21,5	20,7 ± 0,21	*20,7*	2,5	156	13,5	26,5	20,0	20,1 ± 0,19	*20,2*	2,4	7
$7^1/_4$	201	13,5	28,5	21,5	20,8 ± 0,17	*21,1*	2,4	170	15,0	31,5	21,0	20,5 ± 0,20	*20,6*	2,6	$7^1/_4$
$7^1/_2$	229	15,0	32,0	20,5	21,6 ± 0,18	*21,5*	2,7	173	12,5	34,5	21,0	20,5 ± 0,22	*20,9*	2,9	$7^1/_2$
$7^3/_4$	226	15,5	32,0	22,0	21,9 ± 0,18	*22,1*	2,7	200	14,5	32,0	19,0	21,3 ± 0,22	*21,3*	3,1	$7^3/_4$
8	306	14,5	30,0	23,0	22,6 ± 0,14	*22,8*	2,5	275	15,0	31,0	21,5	21,9 ± 0,17	*21,8*	2,8	8
$8^1/_4$	300	18,0	34,0	23,0	23,8 ± 0,17	*23,3*	2,9	272	16,0	35,5	22,0	22,2 ± 0,18	*22,4*	3,0	$8^1/_4$
$8^1/_2$	251	17,5	33,5	23,5	23,9 ± 0,18	*24,0*	2,8	265	15,5	31,0	22,0	23,1 ± 0,18	*23,3*	3,0	$8^1/_2$
$8^3/_4$	290	16,0	34,0	25,5	24,2 ± 0,16	*24,6*	2,7	140	15,0	33,0	24,0	23,7 ± 0,30	*23,7*	3,5	$8^3/_4$
9	307	15,0	34,5	24,0	25,5 ± 0,19	*25,0*	3,4	417	14,5	34,0	24,0	24,6 ± 0,15	*24,2*	3,1	9
$9^1/_4$	300	16,0	41,5	25,5	25,3 ± 0,18	*25,5*	3,1	269	14,5	34,0	22,0	24,9 ± 0,21	*24,8*	3,3	$9^1/_4$
$9^1/_2$	289	18,0	39,0	25,0	26,2 ± 0,21	*26,1*	3,6	271	16,0	40,5	25,0	24,9 ± 0,19	*25,3*	3,2	$9^1/_2$
$9^3/_4$	270	18,5	35,0	26,0	26,3 ± 0,18	*26,5*	3,0	289	17,0	37,0	26,0	25,8 ± 0,21	*25,8*	3,6	$9^3/_4$
10	342	14,5	38,5	28,0	27,1 ± 0,18	*27,0*	3,4	255	17,5	37,5	26,0	26,5 ± 0,24	*26,3*	3,8	10
$10^1/_4$	285	20,0	46,0	27,0	27,6 ± 0,18	*27,4*	3,6	258	18,0	38,5	26,5	26,9 ± 0,22	*27,0*	3,6	$10^1/_4$
$10^1/_2$	290	20,0	36,0	29,0	27,7 ± 0,18	*27,9*	3,1	300	19,0	36,5	25,5	27,4 ± 0,21	*27,5*	3,6	$10^1/_2$
$10^3/_4$	276	19,5	37,5	31,0	28,5 ± 0,20	*28,5*	3,3	231	17,5	45,5	27,0	28,2 ± 0,28	*28,2*	4,2	$10^3/_4$
11	286	21,5	40,0	28,0	28,9 ± 0,19	*29,0*	3,2	266	18,0	43,0	27,5	28,5 ± 0,26	*28,8*	4,2	11
$11^1/_4$	267	20,0	52,5	28,0	30,0 ± 0,26	*29,5*	4,2	245	20,0	52,0	29,0	30,1 ± 0,28	*29,6*	4,4	$11^1/_4$
$11^1/_2$	245	20,5	42,0	29,0	30,0 ± 0,29	*30,1*	3,9	264	18,5	49,0	28,5	29,7 ± 0,29	*30,2*	4,7	$11^1/_2$
$11^3/_4$	265	22,0	42,5	29,0	30,2 ± 0,27	*30,6*	4,4	275	19,5	48,5	32,5	31,3 ± 0,27	*30,9*	4,5	$11^3/_4$
12	240	22,0	52,0	28,0	31,5 ± 0,29	*31,1*	4,5	275	21,0	52,5	29,0	31,3 ± 0,30	*31,6*	5,0	12
$12^1/_4$	225	23,0	47,0	29,0	31,6 ± 0,29	*31,9*	4,3	265	19,5	49,5	30,0	32,1 ± 0,30	*32,5*	4,9	$12^1/_4$
$12^1/_2$	241	22,5	55,5	33,5	32,3 ± 0,30	*32,7*	4,6	286	20,0	59,0	31,0	33,6 ± 0,39	*33,4*	6,6	$12^1/_2$
$12^3/_4$	229	21,5	49,0	33,5	33,8 ± 0,18	*33,3*	4,3	270	20,0	52,0	32,5	34,2 ± 0,33	*34,5*	5,5	$12^3/_4$
13	283	21,5	52,5	35,0	34,4 ± 0,28	*34,1*	4,7	339	24,0	50,0	34,5	35,8 ± 0,33	*35,5*	6,1	13
$13^1/_4$	249	22,5	58,0	34,0	34,7 ± 0,32	*35,0*	5,1	282	22,5	50,0	35,0	36,7 ± 0,33	*36,6*	5,6	$13^1/_4$
$13^1/_2$	258	23,0	54,0	35,0	35,6 ± 0,36	*35,8*	5,8	308	19,5	63,0	40,0	37,1 ± 0,36	*37,8*	6,3	$13^1/_2$
$13^3/_4$	229	24,5	60,5	36,0	36,7 ± 0,38	*36,7*	5,8	327	24,0	66,0	36,0	39,5 ± 0,35	*39,2*	6,4	$13^3/_4$
14	258	23,5	57,0	34,0	37,7 ± 0,39	*37,7*	6,3	393	27,0	58,0	40,5	40,1 ± 0,31	*40,8*	6,1	14
$14^1/_4$	192	27,5	55,0	37,5	38,7 ± 0,45	.	6,2	215	26,0	70,0	45,5	42,8 ± 0,52	.	7,6	$14^1/_4$

Bemerkungen: Die Messungen und Wägungen fanden an 32 Gemeindeschulen Alt-Berlins (Bezirke 1—6) auf Veranlassung des Hauptgesundheitsamtes unter Leitung des Schularztes San.-Rat Dr. Rietz statt. Sie wurden von den Schulschwestern unter Aufsicht von 17 Schulärzten ausgeführt. Die Untersuchungszeit lag stets in den Vormittagsstunden zwischen 8 und 1 Uhr. Die Genauigkeit der Messungen und Wägungen betrug bei der Körpergröße 1 mm, beim Gewicht 100 g. Die Altersberechnung erfolgte unter Zugrundelegung des 15. Februar als Stichtag in der Weise, daß z. B. als 7jährig die vom 1. 1. 1916 bis 31. 3. 1916 geborenen Kinder bezeichnet wurden, als $7^1/_4$jährig die vom 1. 10. 1915 bis 31. 12. 1915 geborenen. Die Berechnung der Werte und die Aufstellung der Tabellen erfolgte im Hauptgesundheitsamt unter besonderer Mitwirkung des Dr. med. Freudenberg vom Statistischen Amt der Stadt Berlin.

Körpergröße und -gewicht von 24 087 Schülern höherer Lehranstalten Alt-Berlins.

Von Abteilungsdirektor Dr. Schwéers, Vorsteher der Sozialhygienischen Abteilung, und Dr. Martha Fränkel.

(Aus dem Hauptgesundheitsamt der Stadt Berlin [Stadtmedizinalrat Geh. San.-Rat Dr. Rabnow].)

Einwohnerzahl (Alt-Berlin): 1 983 000. Beobachtungszeit: August-September 1923.

Die Messungen wurden an den mit Hemd und Strümpfen bekleideten Kindern vorgenommen. Die Altersangaben sind so zu verstehen, daß z. B. die *Altersgruppe* „10 Jahre“ die Kinder von über $9^3/_4$—$10^1/_4$ Jahre umfaßt.

Körpergröße und Körpergewicht von Schülern höherer Lehranstalten Alt-Berlins aus dem Jahre 1923.

Knaben.

Alter	Anzahl	Körpergröße: Variationsbreite (V): niedrigster	höchster	Arithmetisches Mittel: unausgeglichen	ausgeglichen	Anzahl	Körpergewicht: Variationsbreite (V): niedrigster	höchster	Arithmetisches Mittel: unausgeglichen	ausgeglichen	Alter
	(n)	Wert in cm		in cm (M)	(M')	(n)	Wert in kg		in kg (M)	(M')	
1	2	3	4	5	6	7	8	9	10	11	12
9	122	119	148	130,6	.	122	21,0	37,5	26,9	.	9
$9^1/_2$	343	116	147	132,2	*132,1*	343	19,5	42,5	28,1	*28,0*	$9^1/_2$
10	794	117	156	133,7	*134,1*	794	19,0	41,5	29,0	*28,9*	10
$10^1/_2$	1230	114	157	136,5	*135,8*	1230	20,5	46,0	29,6	*29,9*	$10^1/_2$
11	1428	116	160	137,5	*137,7*	1428	20,0	51,5	30,9	*31,0*	11
$11^1/_2$	1354	120	160	139,3	*139,8*	1354	20,5	59,5	31,9	*31,9*	$11^1/_2$
12	1309	114	172	141,3	*142,1*	1309	22,5	61,0	33,6	*33,6*	12
$12^1/_2$	1331	118	178	144,2	*144,6*	1331	23,0	56,5	35,5	*35,3*	$12^1/_2$
13	1308	126	174	148,2	*147,3*	1308	23,0	63,0	36,2	*37,7*	13
$13^1/_2$	1396	115	175	149,9	*150,6*	1396	21,0	61,5	39,3	*39,5*	$13^1/_2$
14	1337	125	177	152,9	*153,5*	1337	26,0	70,0	42,0	*41,9*	14
$14^1/_2$	1152	132	178	157,7	*156,3*	1152	27,5	83,5	44,3	*44,4*	$14^1/_2$
15	801	131	181	157,8	*159,1*	801	27,0	66,0	47,5	*47,0*	15
$15^1/_2$	771	134	187	163,1	*161,8*	771	30,0	79,0	48,9	*49,0*	$15^1/_2$
16	736	126	186	164,2	*164,6*	736	29,0	84,0	51,0	*51,1*	16
$16^1/_2$	547	130	185	166,5	.	547	28,5	74,0	52,3	.	$16^1/_2$
					Mädchen.						
9	39	111	139	129,3	.	39	16,0	38,0	29,4	.	9
$9^1/_2$	253	115	148	132,3	*131,1*	253	20,0	39,0	29,1	*29,1*	$9^1/_2$
10	410	114	152	131,8	*133,5*	410	19,5	50,0	28,9	*29,8*	10
$10^1/_2$	507	122	157	135,6	*135,9*	507	21,0	53,0	29,7	*30,5*	$10^1/_2$
11	673	120	160	138,6	*138,1*	673	23,0	56,5	31,9	*31,7*	11
$11^1/_2$	643	120	165	141,0	*141,1*	643	22,0	56,0	32,8	*33,5*	$11^1/_2$
12	642	120	167	143,6	*143,8*	642	20,0	66,0	35,2	*35,5*	12
$12^1/_2$	664	121	167	146,8	*146,3*	664	24,0	69,5	37,8	*37,3*	$12^1/_2$
13	737	121	173	148,6	*148,8*	737	24,5	66,0	39,9	*39,6*	13
$13^1/_2$	747	132	175	151,6	*151,2*	747	25,5	65,0	40,8	*41,9*	$13^1/_2$
14	737	128	174	153,6	*153,1*	737	22,0	73,0	44,3	*43,9*	14
$14^1/_2$	655	135	171	155,3	*155,0*	655	30,0	65,0	46,7	*46,1*	$14^1/_2$
15	519	138	174	156,6	*156,3*	519	32,0	76,0	47,9	*48,3*	15
$15^1/_2$	452	138	178	157,8	*157,4*	452	33,5	82,0	51,0	*49,9*	$15^1/_2$
16	263	142	177	158,0	*158,3*	263	36,0	78,0	51,5	*51,6*	16
$16^1/_2$	187	143	183	159,1	.	187	34,5	72,5	52,3	.	$16^1/_2$

Die Messungen und Wägungen fanden im August und September 1913 an 45 städtischen höheren Lehranstalten Alt-Berlins (Bezirke 1—6) auf Veranlassung und unter Leitung des Hauptgesundheitsamtes statt. Sie wurden von den Schulschwestern unter Aufsicht der Schulärzte (4 hauptamtliche Herren, 2 nebenamtliche Damen) ausgeführt. Die Untersuchungszeit lag stets in den Vormittagsstunden zwischen 8 und 1 Uhr. Die Genauigkeit der Messungen und Wägungen betrug bei der Körpergröße 1 mm, beim Gewicht 100 g.

Stichtag für die Altersberechnung ist der 1. September 1923. Wegen der Bezeichnung der Spalten in den Tabellen vgl. die allgemeinen Erläuterungen auf S. 220.

Versuch einer vergleichenden Statistik über das Gewichts- und Längenwachstum bei erholungsbedürftigen Kindern aus verschiedenen Gegenden Deutschlands.

Es liegt nahe, die Untersuchungen in den letzten Jahren, wie sie in verschiedenen Teilen Deutschlands angestellt wurden, speziell auch auf das geschwächte erholungsbedürftige Kind anzuwenden. Leider steht auch hier ein größeres Untersuchungsmaterial nicht zur Verfügung. Die von den einzelnen Städten mitgeteilten Zahlen beziehen sich ausschließlich auf die Gesamtheit der Kinder. Sie geben also Durchschnittswerte, in denen die Werte der Gesunden wie die der Geschwächten gleichermaßen enthalten sind.

Man war versucht, die Messungs- und Wägungsergebnisse in den großen Kinderheimen, vor allem dem „Heuberg" zu verwenden, wo sich Gelegenheit bot, Kinder aus allen Gauen Deutschlands in größerer Zahl zu beobachten. Es war damals insbesondere MARTIN-München und ROST-Berlin, welche auf diese Gelegenheit aufmerksam machten. Ich habe damals mit BEHM-Heuberg gewisse Zweifel in dieser Richtung ausgesprochen, wir haben uns aber doch der mühseligen Arbeit unterzogen, weil wir immerhin zugeben mußten, daß ein Versuch wenigstens angestellt werden sollte.

Gewicht- und Längenmaße aus verschiedenen Gegenden Deutschlands bei erholungsbedürftigen Kindern, erhoben im Sommer 1921 im Kindererholungsheim Heuberg.

Mädchen, Gewicht.

Alter	Württemberg				Baden				Kassel	Saargebiet	Wien	Mülheim a. R.
	Schwarzwald	Neckar Kreis	Stuttgart	Eßlingen	kath. Landeskinder	ev. Landeskinder	Karlsruhe	Mannheim				
7½–8	22,3	21,9	20,8	20,3	18,6	21,3	20,5	18,7	—	19,1	22,6	23,4
8–8½	21,9	21,1	22,5	25,1	19,9	23,8	23,5	22,4	—	18,1	22,0	16,6
8½–9	21,5	22,4	23,7	21,8	19,6	—	23,7	21,8	21,5	22,6	22,0	19,8
9–9½	22,3	22,1	26,3	24,9	24,8	22,3	24,9	22,7	22,0	24,2	23.5	23,7
9½–10	24,3	25,8	27,1	22,6	22,3	24,9	24,2	22,8	24,1	20,8	28,5	27,3
10–10½	23,3	25,7	26,2	26,0	23,5	24,4	26,1	25,0	26,7	25,9	26,7	27,2
10½–11	24,5	25,2	28,4	31,4	27,9	26,9	26,2	25,8	23,5	28,3	29,0	26,5
11–11½	25,1	24,9	30,6	30,2	26,1	27,4	26,8	26,9	27,6	26,0	29,6	29,7
11½–12	26,2	29,3	29,5	29,6	25,6	26,4	30,4	25,9	35,4	28,1	32,6	26,4
12–12½	27,9	27,4	33.6	31,3	29,6	31,9	30,9	27,5	29,0	—	33,6	31,8
12½–13	29,5	33,7	34,1	34,5	28,0	33,6	33,5	31,5	27,7	31,9	39,6	31,9
13–13½	31,0	30,8	[illegible]9,7	26,4	31,1	34,3	34,5	34,3	30,5	—	35,2	32,4
13½–14	35,2	30,8	41,1	36,1	37,1	32,0	36,5	33,3	35,2	28.5	36.2	34,2

Mädchen, Länge.

Alter	Württemberg				Baden				Kassel	Saargebiet	Wien	Mülheim a. R.
	Schwarzwald	Neckar Kreis	Stuttgart	Eßlingen	kath. Landeskinder	ev. Landeskinder	Karlsruhe	Mannheim				
7½–8	115,4	120,6	118,6	114,9	113,6	113,1	117,4	113,8	—	116,0	112,0	123,4
8–8½	121,7	113,0	123,6	124,5	107,0	122,5	123,9	121,6	—	112,2	119,4	107,0
8½–9	119,7	122,4	125,4	117,9	115,2	—	124,1	119,8	122,7	123,0	119,2	116,1
9–9½	121,8	121,0	129,1	125,1	128,0	118,8	124,1	122,1	124,7	125,0	120,9	123,1
9½–10	124,4	127,2	131,9	122,9	123,7	127,8	125,9	124,0	123,8	118,8	125,6	128,5
10–10½	124,3	126,2	131,4	130,9	124,6	126,0	128,3	128,7	128,8	125,8	128,1	123,5
10½–11	126,2	129,4	133,0	138,9	130,0	130,9	128,2	133,1	122,7	137,0	145,0	132,0
11–11½	127,9	127,0	138,4	135,7	128,2	131,0	130,4	131,7	130,6	128,3	133,1	133,9
11½–12	130,1	135,0	138,5	138,0	128,7	127,5	136,0	131,3	144.5	132,0	137,8	127,5
12–12½	133,1	135,5	141,5	139,1	133,3	139,5	139,8	130,6	134,5	—	138,5	136,0
12½–13	136,9	135,4	143,7	146,3	133,8	142,6	141,6	138,6	134,7	142,0	144,2	140,5
13–13½	139,1	139,3	151,9	131,0	137,5	146,0	143,3	144,6	138,7	—	144,8	141,5
13½–14	145,7	137,0	153,0	149,9	146,0	143,4	145,0	142,8	149,5	134,0	144,1	142,5

Aus der Fülle des erarbeiteten Materials mögen die Zahlen von 12 Entsendestellen angegeben sein: 4 aus Württemberg, 4 aus Baden, 4 aus dem übrigen Deutschland. Es handelt sich dabei um Kindertransporte, die jeweils 200 bis 250 Kinder umfaßten.

Dabei ist aber festzustellen, daß trotz der nicht unerheblichen Gesamtzahl der Kinder — insgesamt 12 000 — die Zahl der für die einzelnen Entsendestellen in Betracht kommenden Kinder wesentlich geringer war, manchmal die Zahl 200 nicht erreichte; eine Unterteilung in die einzelnen Altersklassen führte dazu, daß in diesen nur verhältnismäßig wenig Kinder enthalten waren. Daraus folgt, daß der Wert der Zahlen sowohl für Gewicht als auch Länge ein geringer ist und daß von einer Vermeidung der daraus resultierenden Fehlerquellen nicht die Rede sein kann.

Wenn die Zahlen schließlich doch mitgeteilt werden, so geschieht dies im Bewußtsein dieser Fehlerquellen, die weitgehende Schlüsse natürlich unmöglich machen.

Immerhin geht aus diesen Zahlen die Untergewichtigkeit und Unterlänge der dem Heuberg zugewiesenen Kinder im Jahr 1921 mit aller Deutlichkeit hervor und es ergibt sich daraus — bei der großen Gesamtanzahl solcher Kinder —

Knaben, Gewicht.

Alter	Württemberg				Baden				Kassel	Saargebiet	Wien	Mülhe m a. R.
	Schwarzwald	Neckar Kreis	Stuttgart	Eßlingen	kath. Landeskinder	ev. Landeskinder	Karlsruhe	Mannheim				
7½– 8	19,7	21,6	23,7	19,6	22,6	19,2	21,9	23,2	22,2	22,2	22,7	25,4
8 – 8½	21,5	23,0	23,3	22,4	21,1	22,7	21,7	22,0	21,0	23,1	21,8	21,8
8½– 9	22,6	24,0	26,2	21,3	22,9	24,7	22,3	25,5	22,3	21,4	24,6	24,7
9 – 9½	22,1	23,8	25,9	23,2	24,7	25,6	24,8	25,6	26,3	23,0	23,6	25,1
9½–10	24,5	24,0	26,5	25,3	22,8	26,9	25,2	23,7	—	25,4	25,6	25,4
10 –10½	25,2	24,8	27,7	31,2	24,9	27,9	26,1	26,6	27,4	25,2	26,6	25,1
10½–11	25,2	26,3	28,0	29,7	27,8	27,8	27,9	28,6	29,5	26,2	25,6	29.8
11 –11½	26,9	27,1	30,3	29,5	26,7	30,2	29,0	28,1	27,8	31,6	29,3	—
11½–12	29,0	28,0	31,1	26,8	29,5	32,7	31,8	29,0	26,2	—	31,3	28,0
12 –12½	28,7	29,8	32.1	31,7	27,8	28,6	29,7	29,4	29,2	31,6	29,9	30,0
12½–13	29,9	30,7	33,4	31,7	30,9	32,2	32,3	31,3	29,4	36.6	31,3	30.6
13 –13½	30,4	32,4	33,1	31,6	32,0	36,3	32,5	35,8	33,2	30,9	34,7	—
13½–14	32,2	30,5	37,5	—	33,4	37,7	33,7	33,1	33,5	32,4	35,8	32,3

Knaben, Länge.

Alter	Württemberg				Baden				Kassel	Saargebiet	Wien	Mülheim a. R.
	Schwarzwald	Neckar Kreis	Stuttgart	Eßlingen	kath. Landeskinder	ev. Landeskinder	Karlsruhe	Mannheim				
7½– 8	114,5	117,7	122,5	117,5	116,2	119,5	118,4	116,2	119,0	115,0	121,7	120,0
8 – 8½	117,8	117,7	120,0	122,1	118,4	122,2	119,1	118,4	114,3	112,6	117,0	117,5
8½– 9	121,1	122,4	126,6	117,3	120,6	123,5	117,7	120,6	118,2	112,6	124,2	122,6
9 – 9½	122,1	124,1	126,5	121,3	126,1	125,5	121,5	126,1	133,5	123,5	120,5	126,1
9½–10	125,7	122,4	129,1	126,8	121,8	126,2	125,8	121,8	—	129,4	126,3	127,9
10 –10½	127,2	124,4	132,8	129,3	126,7	128,2	128,5	126,7	128,8	126,0	127,9	127,5
10½–11	125,2	126,0	132,1	132,4	131,9	130,1	132,0	131,9	132,0	130,0	126,4	135,5
11 –11½	130,4	139,0	137,1	134,5	127,6	132,3	133,4	127,6	136,0	138,0	136,1	—
11½–12	134,9	133,2	138,6	128,0	134,4	140,0	137,0	134,4	129,5	—	136,5	132,7
12 –12½	134,4	133,3	141,5	140,5	132,6	139,2	134,8	132,6	137,8	141,0	136,2	138,2
12½–13	134,7	136,6	141,5	142,7	137,0	134,8	138,0	137,0	137,0	145,0	138,4	136,6
13 –13½	139,2	136,8	143,1	145,4	141,1	139,5	139,0	141,1	143,2	135,0	140,8	—
13½–14	143,4	139,4	148,2	—	142,8	149,3	140,4	142,8	140,0	141,0	144,4	141,3

vor allem auch die Berechtigung, in größerem Umfang, als das früher der Fall war, für die Erholung der Jugend sich einzusetzen.

Auch für die erholungsbedürftige Jugend sehen wir ganz allgemein die Wachstumsgesetze angedeutet.

3. Die häuslichen Verhältnisse der Schuljugend.

1. *Elterliche Aufsicht.* Die Zahl der Erhebungen ist verhältnismäßig gering. Es dürfte genügen, auf die Untersuchungen von Gastpar 1904, Bernhard 1907 und Kucharski 1920 hinzuweisen.

Bei den Stuttgarter Volksschulkindern im Jahr 1904 ergab sich folgendes Bild:

81% der Kinder hatten einen gesunden Vater, 84% eine gesunde Mutter, Krankheit des Vaters fand sich bei 8,5%, der Mutter bei 10,2%.

Jahrgang Schulklasse	Vater				Mutter			
	lebt		gestorben	unbekannt	lebt		gestorben	unbekannt
	gesund	krank			gesund	krank		
I	85,0	6,8	5,2	3,0	88,9	7,0	3,3	0,8
II	84,4	6,3	6,8	2,5	87,7	8,0	3,9	0,4
III	82,9	7,2	8,0	1,9	85,9	10,1	3,1	0,9
IV	81,0	7,6	9,4	2,0	84,7	11,0	3,6	0,7
V	79,6	9,8	9,5	1,1	83,5	11,4	4,7	0,4
VI	76,4	11,4	10,8	1,4	80,1	13,3	6,2	0,4
VII u. VIII	74,4	11,4	11,8	2,4	81,1	12,4	5,6	0,9
Durchschnitt	81,0	8,5	8,7	1,8	84,8	10,2	4,3	0,7

Der Vater war gestorben in 8,7%, die Mutter in 4,3%. Des Vaters Schicksal war unbekannt in 1,8%, das der Mutter in 0,7%.

Demgegenüber gibt Kucharski für die Zeit nach dem Krieg 10,5% der Kinder an, die väterlicherseits verwaist waren, während mütterlicherseits nur 1,9% als verwaist angegeben werden. Nach ihm hatten rund 50% der väterlichseits verwaisten Kinder ihren Vater im Krieg verloren.

Nach Kucharski standen 81,2% der Kinder unter Aufsicht von Vater und Mutter, eine Zahl, die mit den Stuttgarter Zahlen eine weitgehende Übereinstimmung aufweist.

Im Lauf der Schulzeit nimmt die Zahl der Kinder mit gesunden Eltern ständig ab, die mit kranken Eltern ständig zu. Das gleiche gilt für Todesfälle bei den Eltern, während sich die unbekannten Schicksale ziemlich gleich halten.

Das Schicksal des Vaters ist selbstverständlich häufiger unbekannt als das der Mutter (1,8% : 0,7%).

Kucharski weist mit Recht darauf hin, daß die Zahlen bezüglich der gestorbenen Väter und Mütter nicht bedeuten, daß nun die Kinder der väterlichen oder mütterlichen Aufsicht entbehren.

Über die *Geschwisterzahl* der Schuljugend finden wir bei Schlesinger und Kucharski genauere Angaben (siehe folgende Tabelle auf S. 244 oben).

Während demnach in Frankfurt die Mehrzahl der Volksschulkinder 3 bis 4 Geschwister hatten, hat in Berlin-Pankow die Mehrzahl der Volksschüler 1—2 Geschwister.

Die Verschiebung der Kinderzahl je nach dem wirtschaftlichen Stand der Eltern geht aus Schlesingers Tabelle deutlich hervor.

2. *Die Unterbringung* der Kinder, Wohnung, Betten.

Schlesinger.

Volksschulen	Anzahl der Schüler	Kinderzahl der einzelnen Familien (in %) der Gesamtschülerzahl							
		1	2	3	4	5	6	7	8 und mehr
Sozial unter dem Durchschn.	450	11	18	22	21	14	7	3	4
„ dem Durchschnitt entsprechend	719	9	28	23	14	10	6	6	4
	590	13	26	27	14	6	6	3	5
Mittelschulen	744	24	37	31	10	4	3	1	0
Höhere Schulen	789	25	36	21	11	4	2	1	0

Kucharski.

Volksschulen	1367	28	22	15	8,9	3	2	0,4	—

Bernhard stellte für Berlin fest (1907), daß nur 33% der Kinder ein Bett für sich allein hatten.

In Stuttgart fanden sich 1904 bei den Volksschulen folgende Zahlen:

Klasse	Das Kind schläft									unbekannt
	im Bett	nicht im Bett	unbekannt	allein	bei den Eltern	bei Geschwistern		bei Fremden		
						gleichen	andern	gleichen	andern	
						Geschlechts				
I	96,9	2,3	0,8	48,5	7,4	35,9	6,4	0,9	0	0,9
II	94,9	5,0	0,1	51,2	9,8	38,6	9,5	0,8	0	0,1
III	95,5	3,6	0,9	39,1	7,2	44,3	7,4	1,1	0	0,9
IV	95,7	3,6	0,7	44,4	6,1	38,0	9,6	1,2	0,1	0,6
V	95,4	4,3	0,3	47,4	4,8	43,5	3,5	0,5	0	0,3
VI	95,9	3,7	0,4	48,9	3,0	44,2	2,5	0,9	0	0,5
VII u. VIII	95,3	2,8	1,9	52,9	1,8	41,1	1,9	0,4	0	1,9
	95,6	3,6	0,8	45,9	5,9	40,6	6,0	0,8	0,01	0,8

In 95,6% schlief das Kind im Bett, in 45,9% allein. Mit anderen Schlafgelegenheiten fanden sich ab 3,6%. Bei Geschwistern gleichen Geschlechts schliefen 40,6, bei denen anderen Geschlechts 6,0%. Die Zahlen für Zusammenschlafen mit fremden Personen gleichen und anderen Geschlechts verschwinden.

Kucharski stellte 4,9% der Kinder fest, die in Haushaltungen lebten, in denen mehr als 2 Personen pro Bettstelle entfielen, daß also diese Kinderzahl sich zu dritt in *eine* Bettstelle teilen mußten, falls sie nicht vorziehen sollten, auf ebener Erde zu schlafen.

Während nun die Stuttgarter Zahlen sehr günstige sind und den Vorkriegszustand schildern, kommt in den Zahlen von Pankow schon die ganze Verschlechterung des Wohnungswesens zum Ausdruck. Die allerdings statistisch nicht erfaßten Erfahrungen der Fürsorgerinnen und Fürsorgeärzte in Stuttgart lassen die Zahlen von 1904 als einen Idealzustand erscheinen. Es sind nur wenige Familien bekannt, wo keine Bettstellen vorhanden sind, wo die etwa vorhandenen mit Stroh oder einem Haufen Lumpen gefüllt sind.

Als Leiter des Erholungsheims Heuberg machte ich im Jahr 1921 die Erfahrung, daß die große Mehrzahl der aus allen Gauen Deutschlands aufgenommenen Kinder über nichts so überrascht waren, als daß sie im Heim ihr eigenes Bett erhalten hatten. Eine besonders ungünstige Stellung nehmen offenbar stets die Kinder der kinderreichen Familien ein (Schlesinger). Das Zusammenpferchen einer kinderreichen Familie in kleinem Raum bringt außerdem die einzelnen Familienmitglieder zwar in besonders innigen Kontakt, der sich aber nicht in heller Liebe und Freundlichkeit äußert, im Gegenteil, das Gemeinschaftsgefühl ist nach SCHLESINGER bei solchen Kindern wenig ausgesprochen.

Für die soziale Hygiene ergibt sich die Notwendigkeit, gerade die häuslichen Verhältnisse der Schuljugend mehr im Auge zu behalten, als dies vielleicht bisher der Fall ist. Erfreulich ist, daß zur Zeit in einer Reihe von Städten Erhebungen nach dem Muster KUCHARSKIS durch die deutsche Auslandshilfe angestellt werden. Leider läßt sich das Resultat hier nicht mehr berücksichtigen.

3. *Die Erwerbstätigkeit der Schuljugend.* Von den Schülern der Fortbildungsschulen abgesehen, die gesondert zu behandeln sein werden, läßt sich nicht bestreiten, daß die Heranziehung der Schuljugend zum Erwerb als Austräger, Zeitungsverkäufer usw. immer mehr um sich greift. Eine zahlenmäßige Erfassung der Verhältnisse ist aus naheliegenden Gründen sehr schwierig. Die Eltern und Kinder suchen die Tatsache immer etwas zu verbergen.

Die Erhebung der Erwerbstätigkeit der Schulkinder in Klasse III—VII in Stuttgart im Jahr 1904 hatte folgendes Ergebnis:

	a) bei den Eltern Stunden						b) bei fremden Geschäften Stunden						Insgesamt
	0—1	1—2	2—3	3—4	4+	Summe	0—1	1—2	2—3	3—4	4+	Summe	
Haushalt	gelegentlich rund 4000 Kinder						59	36	16	13	8	132	132
Austragen	422	243	38	15	2	720	225	137	86	28	4	480	1200
Landw. Betrieb .	23	72	53	31	1	180	8	5	5	1	—	19	199
Hausindustrie . .	79	68	34	13	1	195	14	33	2	1	2	52	247
Wirtschaftsbetriebe	20	20	20	12	5	77	7	5	11	7	2	32	109
Theater (Ballet) .	—	—	—	—	—	—	—	9	37	—	—	46	46
Musik	—	—	1	—	—	1	9	16	1	1	—	27	28
Sonstiges (Tennisboy usw.)	4	1	3	—	—	8	13	13	16	5	1	59	67
Summa	548	404	149	71	9	1181	335	265	174	56	17	847	2028

Der Wochenlohn der Kinder schwankte zwischen 1—2,50 M.

Während des Kriegs wurde die Schuljugend in starkem Umfang zu allerlei Hilfeleistungen herangezogen (Sammeltätigkeit). Später war in fast allen Städten die Jugend klassenweise im Hilfsdienst der Wohlfahrtspflege tätig, namentlich bei der Beifuhr von Heizmaterial, Kartoffeln usw. für alte gebrechliche Leute.

Der Zustand der Fortbildungsschüler.

Die Fortbildungsschule umfaßt im allgemeinen 2—3 Jahre nach dem Besuch der allgemeinen Volksschule. In ihr sind in einer allgemeinen Fortbildungsschule die Mitglieder der ungelernten Berufe vertreten, während in der gewerblichen Fortbildungsschule die Lehrlinge der Gewerbe vertreten sind. Eine besondere Abteilung derselben ist die Handelsfortbildungsschule. In den einzelnen Ländern und Städten finden sich hier große Verschiedenheiten, je nach den gesetzlichen Bestimmungen und dem Berufsaufbau der Bevölkerung. Allgemeine Fortbildungsschule und Fachschulen umfassen somit die Lebensalter vom 14. bis 17. Jahre. Es ist nicht uninteressant, die Entwicklungsverhältnisse der Besucher der Fortbildungsschulen in Beziehung zu den gleichaltrigen Kameraden der höheren Schulen zu setzen. Dabei ist aber für die von mir angegebenen Zahlen zu bemerken, daß die Schülerzahl der höheren Schulen die der Handels- und gewerblichen Fortbildungsschulen weit übertrifft. Die dort gewonnenen Durchschnitte zeichnen sich durch Regelmäßigkeit aus, während sowohl bei den Handelsschülern wie bei den Fortbildungsschülern die Regelmäßigkeit der Zahlenreihen wegen der verhältnismäßigen und absoluten Kleinheit der Zahlen selbst notleidet.

Alter	Höhere Knabenschulen: Jahr der Untersuchung	Höhere Knabenschulen: Gewicht kg	Höhere Knabenschulen: Länge cm	Handelsschulen: Gewicht kg	Handelsschulen: Länge cm	Gewerbliche: Schlosser, Flaschner usw.: Gewicht kg	Gewerbliche: Schlosser, Flaschner usw.: Länge cm	Gewerbliche: Feinmechaniker, Optiker usw.: Gewicht kg	Gewerbliche: Feinmechaniker, Optiker usw.: Länge cm
14 $-14^1/_2$	1922/23	42,6	154	41,8	151	41,4	150	39,2	139
$14^1/_2-15$	1922/23	45,3	156	47	158	43,1	152	42,4	150
15 $-15^1/_2$	1922/23	48,3	160	46,6	158	45,9	154	45,0	154
$15^1/_2-16$	1922/23	52,3	164	51	162	48,7	158	50,6	158
16 $-16^1/_2$	1922/23	54,2	165	51,6	163	51,8	162	50,6	162
$16^1/_2-17$	1922/23	57,0	169	58,1	168	54,4	165	48,5	158
17 $-17^1/_2$	1922/23	59,0	170	56,3	167	56,2	167	56,0	163
$17^1/_2-18$	1922/23	61,5	171	58,2	169	59,1	169	54,5	161

Ernährungszustand der Fortbildungsschüler.

Ernährungszustand	Schlosser, Flaschner usw.	Feinmechaniker, Optiker usw.	Bautechniker und Schreiner	Buchbinder, Schuhmacher, Maler usw.	Bäcker	Schneider	Friseure	Bildhauer	Gärtner
gut	199	55	41	101	18	20	4	6	4
	30,3%	25,1%	18,3%	26,9%	58,1%	27,7%	44,4%	22,2%	16,7%
mittel	397	140	171	233	12	44	2	19	14
	60,6%	63,9%	76,3%	62,1%	38,7%	61,1%	22,2%	70,3%	58,3%
mager	59	24	12	41	1	8	3	2	6
	9,0%	10,9%	5,4%	10,9%	3,2%	11,1%	33,3%	7,4%	25,0%

Die höheren Schüler sind länger und schwerer als Handelsschüler und Fortbildungsschüler. Am besten schneiden von den letzteren ganz allgemein die Schlosser, Flaschner ab, es folgen die Bäcker, die Feinmechaniker, die Bautechniker, die Buchbinder und Schuhmacher. Bei den Schneidern fällt die geringe Tendenz zu einer besseren Gewichtsentwicklung in den älteren Jahrgängen ohne weiteres auf.

Bei den Mädchen ergibt sich folgendes Bild:

1922/23	Höhere Schulen: Gewicht kg	Höhere Schulen: Länge cm	Fortbildungsschülerinnen (z. Z. nur Putzgewerbe): Gewicht kg	Fortbildungsschülerinnen (z. Z. nur Putzgewerbe): Länge cm
14 $-14^1/_2$	46,0	154	45,8	151
$14^1/_2-15$	48,2	157	44,5	153
15 $-15^1/_2$	50,5	159	47,8	155
$15^1/_2-16$	51,6	159	48,0	155
16 $-16^1/_2$	54,5	161	49,6	155
$16^1/_2-17$	53,5	161	50,8	157

Während die höheren Schülerinnen in den ersten Jahren die Fortbildungsschülerinnen nur mäßig an Gewicht und Länge übertreffen, tritt im Lauf der Jahre ein immer größerer Unterschied zuungunsten der Fortbildungsschülerinnen in Erscheinung. Die angestrengte berufliche Arbeit, verbunden mit der wirtschaftlichen Not, läßt die Entwicklung bei den Fortbildungsschülerinnen im gleichen Maße nicht zu wie bei den höheren Schülerinnen.

Fortbildungsschulen

Bautechniker u. Schreiner		Buchbinder, Schuhmacher, Maler usw.		Bäcker		Schneider		Friseure		Bildhauer		Gärtner	
Gewicht kg	Länge cm	Gewicht kg	Länge cm	Gewicht kg	Länge cm	Gewicht kg	Länge cm	Gewicht kg	Länge cm	Gewicht kg	Länge cm	Gewicht kg	Länge cm
39,5	147	39,6	147	41,7	147	37,0	146	36,9	150	36,9	143	38,6	150
41,9	150	40,2	150	42,6	152	38,7	148	49,0	152	41,1	151	39,1	151
44,1	146	43,2	152	44,8	154	40,2	149	30,5	140	42,4	152	47,6	159
52,9	158	44,1	154	51,9	161	39,4	145	50,8	162	46,8	158	47,2	157
48,0	156	43,5	151	—	—	34,0	143	30,5	150	46,0	154	—	—
47,5	154	43,1	154	48,5	154	—	—	—	—	—	—	—	—
—	—	—	—	—	—	—	—	—	—	—	—	—	—
53,0	161	48,8	157	—	—	—	—	—	—	—	—	39,0	152

Über den Ernährungszustand der Fortbildungsschüler gibt die nebenstehende Tabelle Auskunft. Die Kleinheit der absoluten Zahlen läßt jedoch schlüssige Vergleiche noch nicht zu.

Bei den Putzmacherinnen sind 104 (45%) in gutem, 109 (47%) in mittlerem und 18 (8%) in geringem Ernährungszustand.

Es ist bei diesen Zahlen immer zu berücksichtigen, daß sie schwer auszuwerten sind. Die Zuwanderung zu den einzelnen Berufen, die seit Jahren von der ärztlichen Berufsberatung kontrolliert ist, vollzieht sich so, daß von vornherein die kräftigeren Individuen sich den anstrengenderen und schwereren Berufen zuwenden. Etwa aus den Zahlen schließen zu wollen, daß der Beruf eines Friseurs z. B. die Knaben am meisten in der Entwicklung hemme, während der des Schlossers am meisten die Entwicklung begünstige, geht nicht an.

Es bedarf noch jahrelanger konsequenter Untersuchungsarbeit, verbunden mit einer fortlaufenden Kontrolle durch die ärztliche Berufsberatung, bis sich eine sichere Grundlage für die Berufspathologie der Gewerbeschüler schaffen läßt.

Leider lassen sich über die häuslichen Verhältnisse der Fortbildungsschüler sowie über ihre Arbeitsverhältnisse als Lehrlinge noch keinerlei verwertbaren statistischen Angaben machen.

III. Die einzelnen Fürsorgemaßnahmen.

Die Gesunderhaltung und Förderung der Gesunden, die Fürsorge für die Gefährdeten und Geschädigten sind Äußerungen des gleichen Gedankengangs. Die spartanische Jugendfürsorge, die Vernichtung schwächlicher Kinder dünkt sogar heute noch manchem die einzig richtige Fürsorge, und man hat auch allen Ernstes die Frage aufgeworfen, welche von beiden Formen die bessere sei, die Förderung des Gesunden oder der Schutz des Schwachen. Für beide Aufgaben zusammen reichen angeblich die Mittel nicht mehr.

Was ist gesund, was ist kräftig, was ist erhaltenswert? Das ist doch wohl die erste Frage, die hierbei beantwortet werden muß. Was ist krankhaft? was ist auszuschalten? die zweite Frage. Wer übernimmt die Verantwortung für die Beantwortung dieser Fragen, vorausgesetzt, daß sie beantwortet werden können? In der angewandten Pflanzenlehre, in der Tierzucht hat der Mensch von seinem egozentrischen Standpunkt aus auch diese Frage zu lösen versucht und teilweise auch gelöst. Es sind von Zuchtvereinen und anderen Interessenten gewisse Richtlinien aufgestellt, nach denen die Auswahl des Zuchtmaterials erfolgt. Die diesen Richtlinien nicht entsprechenden Individuen werden unterdrückt.

Die Übertragung solcher Gesichtspunkte auf die Menschenaufzucht und damit auf die Fürsorge wird von der Rassenhygiene in gewissem Sinn ebenfalls angestrebt. Die Ausschaltung der Geschlechtskranken, der Tuberkulösen, der Geisteskranken von der Fortpflanzung wird gefordert, ebenso die der Verbrecher, und der Gedanke als solcher ist entschieden ein vollständig richtiger. Die Wege, die zum Ziel führen können, sind auf ihre Gangbarkeit noch nicht genügend erforscht, und von der Eheberatung an, von Gesundheitszeugnissen für Eheschließende bis zur Kastration der Kranken ist eine Reihe von Maßnahmen empfohlen worden.

Es kann aber ruhig zugestanden werden, daß wir noch in den allerersten Anfängen solcher Anschauungen stehen, und sie werden erst in ferner Zukunft wirksam werden können.

Damit aber, mit einem Wechsel auf die Zukunft, ist der sozialen Hygiene von heute nicht gedient. Wir sind nicht einmal in der Lage, einwandfrei die Frage nach Gesundheit und Krankheit in allen Fällen beantworten zu können. Damit ist auch die Entscheidung, was kräftig und erhaltenswert, was fördernswert ist und was im Gegensatz dazu als aussichtslos von der Förderung auszuschließen ist, schon vom ärztlichen Standpunkt aus nicht zu treffen. Ich will ganz davon absehen, daß eine Reihe unserer bedeutendsten Männer vor den Augen des Menschenzüchters wahrscheinlich keine Gnade gefunden hätte.

Und so wird die Frage eben zunächst noch lauten müssen: Die Erhaltung und Förderung des Gesunden *und* die Fürsorge für die Gefährdeten, Schwachen und Kranken ist unter unseren heutigen Verhältnissen nebeneinander, ja als gegenseitige Ergänzung unbedingt nötig.

Der fließende Übergang von Gesundheit zu Krankheit kann nicht hindern, daß wenigstens in der Theorie eine Trennung der einzelnen Maßnahmen erfolgt, je nach dem Grade des Gesundheitszustands. In der Praxis werden Maßnahmen zur Gesunderhaltung der Gesunden recht wohl auch bei der Fürsorge für Geschwächte und Gefährdete sowie für Kranke angewandt werden können, und umgekehrt. Ein Landaufenthalt nutzt nicht nur dem gefährdeten, dem schwachen Kind, sondern auch dem gesunden. Wenn ich im nachfolgenden trotzdem eine Einteilung nach dem Grade des Gesundheitszustands gebe, so wird dies eben in der richtigen Weise verstanden werden müssen.

1. Die Gesunderhaltung und Förderung der Gesunden.

a) Turnen und Sport, Spiele.

Die Förderung der körperlichen Entwicklung durch Leibesübungen ist unbestritten unser wichtigstes Mittel zur Gesunderhaltung. Seine Wirksamkeit ist so oft, so eindringlich geschildert, insbesondere auch durch die Arbeiten von F. A. SCHMIDT-Bonn, daß ich wohl auf nähere Angaben hier verzichten kann. Gegenüber den Einflüssen des Schulunterrichts brauchen wir die Leibesübungen als notwendige Ergänzung und können von der Forderung der *täglichen* Übungen in gesundheitlichem Interesse der Jugend um so weniger abgehen, als der Frieden von Versailles uns die körperliche Schulung der männlichen Jugend beim Militär unmöglich gemacht hat.

Die Ergänzung systematischer Leibesübungen durch sportliche Betätigung ist berechtigt und im Interesse der Jugend hoch willkommen. Nur darf Sport, Spiel, Wandern usw. nicht als Ersatz für die im Turnen erstrebte systematische Körperdurchbildung angepriesen werden, sondern eben als Ergänzung.

1. Das *Schulturnen* hat im Laufe der letzten Jahrzehnte an Ausdehnung erheblich gewonnen, teils dadurch, daß eine Vermehrung der Stundenzahl festgestellt werden kann, teils dadurch, daß die Anpassung der einzelnen Übungen an das Bewegungsbedürfnis der einzelnen Altersklassen erfolgt ist. Die Durchführung der Turnübungen erfolgt in der Schule:

a) In der Form des täglichen *Zehnminutenturnens*. Es handelt sich dabei um Freiübungen und Laufübungen. Soweit das Zehnminutenturnen in der Schulstube ausgeführt wird, ist es vom ärztlichen Standpunkt aus abzulehnen. Es sollte stets im Freien vorgenommen werden. Ein ganz besonderer Wert wird dabei auch auf richtig ausgeführte Atemübungen zu legen sein.

Der Wert der Atemübungen wird leider dadurch beeinträchtigt, daß über die Form des Atemmechanismus auch noch bei den Lehrern manche irrige Vorstellung besteht, insbesondere über das Tiefatmen. Wünschenswert wäre eine Ausbildung zunächst der Lehrerschaft gerade nach dieser Richtung hin. Es hat sich gezeigt, daß der Erfolg richtiger Atemübungen mit dem Erfolg von längerem Landaufenthalt recht wohl sich messen darf, und so wird mancherorts gerade auf die Durchführung solcher systematischer Tiefatemübungen ein berechtigter Nachdruck gelegt. Erstaunlich ist dabei insbesondere die Zunahme des Hämoglobingehalts.

b) *Die Turnstunde*. Die Zahl der wöchentlichen Turnstunden beträgt meist 2, in der neueren Zeit wurde diese Zahl auf 3 erhöht. Die 3. Stunde wird aber vielfach in den Spielnachmittag einbezogen.

Das deutsche Schulturnen mit Ordnungsübungen, Freiübungen und Geräteübungen richtete sein Bestreben in der Hauptsache auf den Erwerb bestimmter körperlicher Fertigkeiten, dagegen hatte (SCHMIDT-Bonn) die Rücksichtnahme auf die Entwicklung der einzelnen Organe und die Beeinflussung dieser Entwicklung durch bestimmte Übungen im Lehrplan des deutschen Schulturnens keine Stelle. Im Gegensatz dazu geht das schwedische Schulturnen von dem Gedanken aus, den Bewegungszweck als die alleinige Richtschnur für die Auswahl und Anordnung der Übungen gelten zu lassen. Die unleugbaren Vorzüge des schwedischen Turnsystems für eine schöne allseitige Körperentwicklung und vollendete Körperhaltung haben, wie SCHMIDT-Bonn schreibt, bei uns in Deutschland zwar nicht vermocht, etwa die schwedische Gymnastik an Stelle unseres altüberkommenen trefflich ausgebildeten deutschen Turnens zu setzen und bei uns einzuführen. Das ist nur in ganz vereinzelten Fällen für das Mädchenturnen versucht worden. Wohl aber sind eine ganze Reihe besonders wirksamer schwedischer Übungen in das deutsche Schulturnen übernommen worden. Ebenso sind gewisse Geräte des schwedischen Turnens, so besonders die niedrige Langbank, ferner die Sprossenwand (Ribbstol) heute in zahlreichen deutschen Turnhallen vorhanden.

c) *Turnspiele, Spielnachmittage*. Der obligatorische Spielnachmittag ist für Volks- und höhere Schulen fast allgemein in Deutschland durchgeführt. Die Forderung des Deutschen Kongresses für Volks- und Jugendspiele, daß jedem Knaben und Mädchen neben den freien Nachmittagen wöchentlich ein Spielnachmittag zur Verfügung stehe, ist aber noch lange nicht durchgeführt. Auch besteht die Gefahr, daß gerade diese Seite des Schulbetriebs dem Abbau am ehesten ausgesetzt ist. Es muß daher mit allem Nachdruck dafür eingetreten werden, daß im Hinblick auf die bedrohte Gesundheit der deutschen Jugend eher eine Vermehrung der seitherigen Spielnachmittage als deren Einschränkung in Frage kommen muß.

2. *Sportliche Betätigung*. Unter diesem Sammelbegriff wird gewohnheitsmäßig, aber nicht ganz zutreffend, die körperliche Ertüchtigung auf dem Gebiet

des Wanderns, des Schwimmens, des Wintersports und Ruderns u. a. m. zusammengefaßt. Überall da, wo mit einer systematischen Einübung (Training) gewisse Höchstleistungen in gegenseitigem Wettkampf erstrebt werden, haben wir das, was man unter „Sport" versteht, vor uns.

Es ist deshalb verständlich, daß die Anfänge des Sports bis in die Schule hineinragen, und daß auch der zweite Teil der sportlichen Betätigung, der Wettkampf, bei unserer Jugend mehr und mehr auf reges Interesse stößt.

Die Stellung der sozialen Hygiene dem Sport gegenüber kann nur eine freundliche sein. Sowohl die systematische Übung wie die Vergleichung der Leistungsfähigkeit im Wettkampf enthält wertvolle, die Gesundheit in körperlicher und sittlicher Beziehung fördernde Momente.

Andrerseits muß auf die Auswüchse des Sports mehr und mehr hingewiesen werden, gerade auch im Interesse der Gesundheit.

Voraussetzung des Sports in jeder Hinsicht ist die Mitarbeit sportskundiger Ärzte. Es geht nicht an, daß unsere Jugend aus Freude am Sport wahllos zu den einzelnen Arten des Sports sich drängt und zugelassen wird. Die individuelle Eignung muß vorher festgestellt werden, die einzelnen Übungen in ihrer Wirkung auf den Körper festgelegt werden, endlich bei der Abhaltung von Wettkämpfen gerade auch auf die Erfordernisse des wachsenden jugendlichen Organismus und seiner Einzelorgane Bedacht genommen werden.

Diese Überzeugung hat sich in maßgebenden Sportskreisen selbst mehr und mehr durchgesetzt und so finden wir auch schon da und dort tüchtige Sportsärzte an der Tätigkeit. Immerhin fehlt noch der Zusammenhang mit den Schulärzten insofern, als diesen nur gelegentlich die Möglichkeit gegeben ist, den Sportsvereinen bei der Aufnahme der Jugend beratend zur Seite zu stehen.

Von besonderem Wert für die Gesundheit unserer Jugend sind die Sportarten, welche in ihrer Durchführung an wenig Voraussetzungen geknüpft sind, also insbesondere das *Wandern* zu allen Jahreszeiten, im Winter in Verbindung mit dem Schneeschuhlauf. Diese Form des Sports gestattet Abstufungsmöglichkeiten, da es auch schwächlichen Individuen ermöglicht, sich daran zu beteiligen und allmählich sich zu kräftigen.

Andere Sportbetätigungen, wie *Schwimmen, Rudern, Radfahren,* verlangen einen gesunden, insbesondere an Herz und Lunge gesunden Organismus. Sie sind außerdem teilweise schon an verhältnismäßig kostspielige Einrichtungen geknüpft, so daß ihre allgemeine Einführung schon daran scheitert.

Die sportliche Ausgestaltung der *Rasenspiele,* insbesondere des Fußballsports, artet mehr und mehr in Sensation, in Schaustellungen aus, die von eingeübten Mannschaften der Vereine bestritten werden. Ihnen gegenüber hat gerade der Arzt alle Veranlassung, besondere Zurückhaltung zu üben, wohlverstanden, nicht dem Spiel als solchem, wohl aber der Veranstaltung der Wettkämpfe gegenüber.

Noch ist hinzuweisen auf die mannigfachen Gefahren in sittlicher Beziehung, die mit dem Sportbetrieb und seinen Veranstaltungen verbunden sein können, häufig auch leider verbunden sind, und denen gegenüber wir Ärzte aus naheliegenden Gründen die Augen nicht verschließen dürfen.

Von besonderer Bedeutung ist die nunmehr fast an allen Universitäten und Hochschulen Deutschlands durchgeführte *Einführung des obligaten Turn- und Sportbetriebs.* Das akademische Amt für Leibesübungen, wie es fast an allen Universitäten nunmehr eingerichtet ist, bedeutet neben allem andern ein besonders ehrenvolles Blatt innerhalb der Bestrebungen der *Selbsthilfe* unserer akademischen Jugend.

b) Belehrende Vorträge auf dem Gebiet der Gesundheitspflege.

a) Die sog. *sexuelle Aufklärung.* Die Bedeutung der geschlechtlichen Vorgänge im Leben der heranwachsenden Jugend ist unbestritten. Das Geschlechtliche beherrscht in einem gewissen Lebensalter bei beiden Geschlechtern die Gedanken und Vorstellungen. Es ist überraschend, wie rasch wir Älteren die Erlebnisse und Erfahrungen unserer eigenen Jugendzeit vergessen und uns daran gewöhnen, an alle diese Fragen von einem gewissen moralisierenden Standpunkt aus heranzutreten. Auf der anderen Seite besteht die Gefahr, namentlich bezüglich der Geschlechtskrankheiten, in eine gar zu intensive stoffliche Darstellung — Abschreckungstheorie — zu verfallen und in Wort und Ausstellungen Darstellungen zu geben, für deren Verarbeitung dem Publikum, insbesondere gerade auch der Jugend, alle und jede Voraussetzung fehlt.

Bei der Aufklärung der Jugend über das Geschlechtliche wird zweckmäßigerweise eine gewisse Teilung des Aufgabenkreises vorgenommen werden müssen.

Über die Vorgänge der *Fortpflanzung* wird das Nötige im naturkundlichen Unterricht gebracht werden können, ausgehend von den Vorgängen im Pflanzen- und Tierreich. Die Lehre der *Vererbung* wird ebenfalls hierher gehören. In den oberen Klassen der Mädchenschulen, in den hauswirtschaftlichen Klassen, in den Fortbildungsschulen für die weibliche Jugend wird im Zusammenhang mit der „*Pflege und Wartung des Kindes*“ wiederum manche Gelegenheit gegeben sein, den ganzen Fragenkomplex von Zeugung und Entwicklung im Mutterleib, von der Geburt in einer dem reiferen Verständnis dieser älteren weiblichen Jugend angepaßten Form zu behandeln. Bei uns in Württemberg geben die von den Bezirksfürsorgerinnen in den einzelnen Orten ihres Bezirks abzuhaltenden Kurse über Pflege und Ernährung des Kindes die Möglichkeit, die notwendigen biologischen Kenntnisse auch ohne weiteres der weiblichen Jugend auf dem Lande zu vermitteln.

Die aufklärenden ärztlichen Vorträge über *Geschlechtskrankheiten*, wie sie namentlich für die Abgangsklassen bei uns in Württemberg vorgeschrieben sind, gingen auf das Bestreben zurück, die männliche Jugend auf die Gefahren des außerehelichen Geschlechtsverkehrs hinzuweisen. Sie haben sich wenigstens bei uns in Stuttgart bald nach der Richtung einer Belehrung über die geschlechtlichen Vorgänge überhaupt entwickelt. Durch Fragen aus dem Kreise der Zuhörer veranlaßt, werden insbesondere auch die Gebiete der Pollutionen und der Onanie mit in den Kreis der Besprechung gezogen.

Eine Behandlung des ganzen Gebiets nur vom rein medizinischen Standpunkt aus ist unmöglich. Wenn nicht nur Wissen vermittelt werden will, sondern *der Wille* der Jugend — und auf den kommt es an — in einer gewissen Richtung beeinflußt werden will, kommt auch der Arzt nicht um die ethische Seite herum. Nach nunmehr fast 10jähriger Tätigkeit auf diesem Gebiete möchte ich sagen, daß gerade die Frage der Willensbildung bei der Jugend selbst, sowohl in der Fortbildungsschule wie in den höheren Schulen, auf das lebhafteste Interesse und auch auf das Verständnis der Jugend selbst stößt, während eine rein stofflich-medizinische Darstellung von Geschlechtskrankheiten in ihrer Brüskierung des ästhetischen Gefühls unserer Jugend abgelehnt wird.

b) *Alkohol und andere Gifte.* Die Aufklärung über die Alkoholfrage ist überall dort richtig gewährleistet, wo der Lehrer selbst sich für diese Frage nicht nur interessiert, sondern sie durch sein eigenes persönliches Beispiel der Jugend nahebringt. Die Schwierigkeiten, insbesondere auch auf dem Land, sind daher sehr große. Sie bestände nicht, wenn jeder Lehrer Antialkoholiker, nicht nur in Worten, sondern auch in Werken wäre. So gut und schön daher solche Vorträge sind, so gewinnen sie erst die richtige Wirkung durch das Beispiel des Erwachsenen selbst, in erster Linie des Vortragenden. Ebenso einzuschätzen sind die Belehrungen über die übrigen Genußgifte, insbesondere über das Nicotin.

c) „Werkstudent und Werkschüler."

Die Bestrebungen der Schülerwohlfahrtspflege, wie sie sich allmählich im Anschluß an die Bestrebungen der Wohlfahrtspflege unter der studentischen Jugend gebildet und insbesondere in der Schaffung des Begriffs „Werkstudent" und „Werkschüler" sich entwickelt haben, erfordern eine besondere Aufmerksamkeit auch des Sozialhygienikers.

Die wirtschaftliche Not zwingt zahlreiche Studenten, in ihren Ferien sich nach einem bezahlten Beruf umzutun und auch während des Semesters durch eine nicht zu schwere, das Studium möglichst nicht beeinträchtigende Arbeit sich die nötigen Existenzmittel zu beschaffen. Wir finden so Einrichtungen an den Universitäten, die als „Selbsthilfe" gedacht, bezahlte Arbeit für die Studenten während des Semesters vermitteln. Neben Schreibarbeiten kommt insbesondere Arbeit in den wirtschaftlichen Betrieben der Studentenhilfe, in der Küche, in der Schuh- und Kleiderabteilung, ferner in Buchbinderei und sonstigen leichteren Werkbetrieben in Frage.

In den Ferien finden wir den Werkstudenten als Landarbeiter, als Fabrikarbeiter, in den Gruben, in den Wäldern, in Mooren, auf Bureaus, als Musikanten in bezahlten, häufig gutbezahlten Stellungen. Vermittelt werden diese Stellen meist durch das studentische Arbeitsamt. Im Hinblick auf die gesundheitlichen Fragen ist dringend zu wünschen, daß eine Durchmusterung der Arbeitsuchenden auf ihre körperliche Eignung erfolgt.

Noch berechtigter ist diese Forderung, wenn es sich um die Benutzung solcher Gelegenheiten durch *höhere Schüler* handelt. Diesbezügliche Versuche sind in den letzten Jahren nicht selten gemacht worden, und es hat sich dabei um recht verschiedenartige Erfahrungen gehandelt. Am besten ist es dort gegangen, wo die Schüler in Form von kleinen und größeren Kolonien in der Nähe des Betriebs oder in diesem selbst unter Führung eines Lehrers untergebracht waren. Die ärztlichen Untersuchungen, soweit solche vorliegen, haben in diesen Fällen eine nicht zu unterschätzende Besserung des Allgemeinzustandes feststellen können.

d) Die ärztliche Berufsberatung.

Die rein wirtschaftliche Seite der Berufsberatung ist im Laufe der letzten Jahre ergänzt worden nach der Seite der Untersuchung auf die körperliche und psychische Eignung für einen bestimmten Beruf. An der Berufsberatung interessiert ist demnach der Wirtschaftler, der Psychologe und der Arzt. Es wird nur selten eine Persönlichkeit geben, die alle drei Gebiete autoritativ beherrscht. Während für die rein wirtschaftliche Seite der Arzt wohl Interesse haben soll, werden Detailkenntnisse hier nicht zu verlangen sein. Dagegen ist für ihn ein wichtiges Gebiet die Psychologie, in deren Gedankengänge und Methoden sich der als Berufsberater tätige Arzt unbedingt einzuarbeiten hat.

Neben der Kenntnis von der Persönlichkeit des Bewerbers spielt für den Berufsberater die Berufskunde die größte Rolle. Der Arzt insbesondere hat die einzelnen Berufe nach der Seite der Berufsbedrohung, der Berufskrankheiten hin genau kennenzulernen, um sich ein Bild von den gesundheitlichen Anforderungen des einzelnen Berufs zu machen.

So wird der Arzt als Berufsberater *die gesundheitliche Berufskunde* und die *Psychologie* als Hilfswissenschaften nicht entbehren können. Seine Hauptaufgabe ist die Feststellung der körperlichen Eignung. Dort, wo eine ausgebildete Berufsberatung eingerichtet ist, wie in den meisten Großstädten, wird die Berufsberatung namentlich bei schwierigen Fällen gemeinsam durch Wirtschafter, Psychologen und Arzt vorgenommen werden können. So arbeitet z. B. auch die Stuttgarter Berufsberatung.

Im allgemeinen wird sich der Arzt auf die Feststellung der Tauglichkeit für einen bestimmten Beruf oder für eine Berufsgruppe beschränken. Seine Tätigkeit läuft also darauf hinaus, ungeeignete Elemente vom Eintritt in einen bestimmten Beruf abzuhalten.

Von rund 1000 untersuchten Knaben wurden in Stuttgart im Jahre 1923 83,6% als geeignet für den von ihnen gewählten Beruf, 16,4% als ungeeignet bezeichnet. Bei den Mädchen fanden sich 69,2% gegenüber 30,8% ungeeignet.

Mit dieser negativen Tätigkeit des berufsberatenden Arztes ist seine Tätigkeit nicht erschöpft. Es gilt nun, für die 16,4% Knaben und die 30,8% Mädchen, die für den gewählten Beruf als ungeeignet bezeichnet werden mußten, einen Rat hinsichtlich des zu wählenden Berufs zu erteilen. Nunmehr setzt also die positive Seite auch der ärztlichen Berufsberatung ein. Sie wird möglich auf Grund einer genauen Berufskunde, dann aber auch auf Grund der Kenntnis der einzelnen, die Lehrlinge suchenden Meister.

Zweckmäßig erfolgt diese positive Berufsberatung durch den Arzt deshalb am besten gemeinsam mit dem wirtschaftskundigen Berufsberater.

Über die Erfolge dieser ins einzelne gehenden ärztlichen positiven Berufsberatung heute schon etwas sagen zu wollen, wäre verfrüht. Es bedarf jahrelanger, teilweise mühevoller Kontrolle, um hier zu kritisch verwertbaren Anhaltspunkten zu kommen. Bis jetzt läßt sich für Stuttgart sagen, daß die Aufgabe des angeratenen Berufs bis jetzt nach 6jähriger Tätigkeit nur in ganz vereinzelten Fällen festgestellt werden konnte. Aber die Frage, ob der gewählte Beruf tatsächlich der geeignete war, wird erst die Zukunft beantworten.

Eine große Erleichterung in der Berufsberatung bringt uns die kinematographische Darstellung der einzelnen Berufstätigkeiten. Das Interesse und Verständnis des Schülers war durch solche kinematographischen Vorführungen geweckt und vertieft, und der Berufsberater, der jeweils gegen den Schluß des Schuljahres hin über die einzelnen Berufe Vorträge in den Abgangsklassen zu halten hat, kann sich der Vorführungen mit Aussicht auf klare Einsicht der Schüler recht wohl bedienen.

2. Die Fürsorge für die Geschwächten.

Die Fürsorge für die Geschwächten bedient sich selbstverständlich der gleichen Einrichtungen, die für die Gesunden gegeben sind. Darüber hinaus sind aber noch weitere Einrichtungen geschaffen worden. An erster Stelle sind zu nennen

a) Die Schulspeisungen.

In Deutschland war vor dem Krieg die Schulspeisung besonders in zwei Formen eingeführt:

a) *Das Milchfrühstück.* Dasselbe bietet einen Ersatz für das häusliche Frühstück, das in großen Städten und Industrieplätzen oft, sei es aus Unvermögen der Eltern, aus frühzeitigem Arbeitsbeginn, zu Hause nicht oder in nicht ausreichendem Maße eingenommen werden konnte. In verschiedenen Städten wurde diese Form des Milchfrühstücks auch als zweites Frühstück in der ersten Schulpause verabreicht.

Zur Teilnahme waren berechtigt in erster Linie die Kinder, deren häusliche Verhältnisse die Einnahme des häuslichen Frühstücks unmöglich machten, dann schwächliche, blutarme Kinder, wie sie vom Schularzt und Lehrer vorgeschlagen wurden.

Für das Frühstück war ein bescheidener Preis — meist 5—10 Pf. — zu bezahlen. Gelegenheit zum unentgeltlichen Bezug war fast überall gegeben. Die Herstellung übernahm meist der Hausmeister, der auch die nötige Menge Brötchen bereitstellte.

b) *Das Mittagessen.* Die Einnahme des Mittagessens außerhalb des Hauses war in Großstädten ziemlich verbreitet. Die Ursachen waren die gleichen wie unter a), dagegen war in Deutschland im Gegensatz zur Schweiz und zu Österreich (Wien) die Form der eigentlichen Schulküche nur selten anzutreffen. Vielfach sind es Vereine gewesen, die Kinderspeisungen in Form von Kindervolksküchen durchführten außerhalb der Schule und in besonders bereitgestellten Räumen.

Die Literatur vor dem Kriege befaßte sich eingehend mit den hierbei in Betracht kommenden Problemen, namentlich unter dem Eindruck der Veröffentlichungen von Kaup.

Auf eine breite Grundlage wurde die ganze Kinderspeisung während des Kriegs gestellt. Alle die Gedanken, die einer Massenspeisung fast der gesamten großstädtischen Einwohnerschaft günstig waren, wurden auch für die Kindermassenspeisung herangezogen. Die Auflösung des Haushalts durch die Erwerbstätigkeit der Mütter begünstigte diese Entwicklung. Es wird nicht zu hoch geschätzt sein, wenn wir annehmen, daß in den letzten Kriegsjahren etwa die Hälfte unserer städtischen Jugend außerhalb des Hauses ihr Mittagessen einnahm.

Mit der Rückkehr der Truppen aus dem Feld verschwand diese Überproduktion von Kindervolksküchen mit einem Schlag. Ja, die scheinbare Blüte der Industrie, der Rückgang der Zahl der Arbeitslosen drückte sich nicht selten in einem Rückgang auch der vom Frieden her erwartungsgemäß zu versorgenden Kinder aus.

c) *Quäkerspeisung.* Die Qualität der im Krieg und in der Nachkriegszeit zur Zeit der englischen Waffenstillstandsblockade möglichen Speisungen war die denkbar schlechteste. Es bleibt ein Ruhmesblatt der amerikanischen und englischen Quäker, der deutschen notleidenden Jugend zuerst wieder die notwendigen Lebensmittel vermittelt zu haben.

Die Organisation des Speisungswerkes der amerikanischen Quäker überzog ganz Deutschland und Österreich mit einem Netz von Ortsausschüssen, die mit den von den Amerikanern gelieferten Lebensmitteln die Kinderspeisung nach den Grundsätzen durchführten, die von dem Zentralkomitee der Quäker in Berlin resp. Wien aufgestellt waren.

Besonders wertvoll war es, daß sich die Quäker dabei der Mitarbeit der Ärzte in Form eines ärztlichen Beirats bedienten. Einige für Deutschland gleichmäßig aufgestellte Richtlinien für die Auswahl der Kinder, für die Kontrolle der Herstellung, für die Kontrolle des Erfolgs führten allmählich zu einer fast ganz Deutschland einheitlich aufgezogenen Organisation des Werks.

Die *Quäkerspeisung*, wie sie kurz genannt wurde, war eine Zusatznahrung, keine Ersatznahrung. Die dargebotene Zahl von Calorien betrug im allgemeinen zwischen 400—600 Calorien.

Die Herstellung erfolgte teils in großen Massenküchen, die noch von der Kriegsspeisung übriggeblieben waren, teils in kleineren Einzelbetrieben. Von den Zentralküchen erfolgte die Ausfuhr der Speisen in Thermophoren nach den Speisestellen, wo ein genau geregeltes Kontrollsystem für die richtige Verteilung sorgte.

Die Quäkerspeisung hat verschiedene Stadien der Entwicklung durchgemacht. Die äußere Organisation wurde mehr und mehr auch von den Behörden des Reiches und der

Länder beeinflußt, bis sie auf den derzeitigen Zustand gelangte. Im deutschen Zentralausschuß für die Auslandshilfe haben sowohl die deutschen wie die amerikanischen beteiligten Kreise ein gemeinsames Organ gefunden, durch das alle vom Ausland nach Deutschland gelangenden Natural- und Geldspenden nach einem bestimmten Schlüssel auf die einzelnen Länder und Städte verteilt werden. Hier werden auch grundsätzliche Fragen, wie die Art der Herstellung der Speisung, die Zusammensetzung der Calorienwerte u. a. m. bearbeitet. Unter dem Zentralausschuß arbeiten die einzelnen Landesausschüsse und unter der Aufsicht dieser wieder die einzelnen Bezirks- resp. Ortsausschüsse. Letzteren fällt die so wichtige praktische Durchführung der Speisung zu.

Die Durchführung der Speisung erfordert dreierlei:

1. die Verwaltungsarbeit;
2. die Betriebsarbeit;
3. die Auswahl und Kontrolle der Kinder.

Zur Verwaltungsarbeit gehört vor allem auch die nicht leichte Frage der Finanzierung des Betriebes, denn wenn auch durch die Auslands- und Reichsspenden zwar die Lebensmittel unentgeltlich geliefert werden, so entstehen durch die Zufuhr, durch die Zubereitung und Verteilung, durch Miete, Löhne usw. nicht unerhebliche Kosten, die zur Zeit der Geldentwertung ein gedeihliches Arbeiten fast unmöglich machten. Die von den Eltern erhobenen Zuschüsse deckten nur selten den Aufwand, und so mußten die Gemeinden in weitem Umfang zur Deckung des entsprechenden Defizits mit herangezogen werden.

Beim Betrieb war insbesondere die Frage der zentralisierten oder dezentralisierten Herstellung von der Speisung wichtig. Dabei konnten die Erfahrungen einzelner Städte nicht verallgemeinert werden, und so finden sich beide Formen auch jetzt noch vertreten. Mehr und mehr ging man aber von der Verabreichung eines Mittagessens resp. eines Eintopfgerichts ab und über auf die Form des Kakao-Milchfrühstücks unter Beigabe eines Gebäcks. Der Calorienwert desselben bewegt sich zwischen 400 und 520 Calorien.

Die Auswahl der Kinder hat stets die größten Schwierigkeiten gemacht, nicht deshalb, weil es an unterernährten Kindern gefehlt hätte, sondern deswegen, weil es sich herausstellte, wie schwierig es auch für den erfahrenen Arzt ist, eine Auswahl von Kindern rein nach dem einmaligen Besichtigungsergebnis so zu klassifizieren, daß das Ergebnis einer Kritik standhält. Die Messungen und Wägungen, die von den Quäkern vorgeschrieben waren, haben sich als wertvolles Hilfsmittel zur Beurteilung dieser Frage herausgestellt, sie haben aber die ihnen von mancher Seite zuteil gewordene Überschätzung allmählich gründlich verloren.

Da nicht nur das körperliche Befinden des Kindes, sondern auch sein soziales und wirtschaftliches Milieu mit zur Bewertung der Frage, ob speisungsbedürftig oder nicht, herangezogen werden muß, so ist notgedrungen im Hinblick auf rasche Entscheidung wohl etwas in Bausch und Bogen verfahren worden.

Der Erfolg der Kinderspeisung ist zahlenmäßig nicht festgestellt, wenigstens sind die Ergebnisse noch nirgends zusammenfassend bearbeitet. Immerhin sind von einigen Städten Berichte erschienen. Ich möchte aber einen Vergleich oder eine Zusammenstellung des oft ungleichartigen Materials aus naheliegenden Gründen unterlassen.

Ganz allgemein wird von der Lehrerschaft der Erfolg der Speisung deutlich bestätigt. Wo er ausgeblieben ist, zeigt sich nach meiner persönlichen Erfahrung nicht selten der Fehler in einer fehlerhaften Auswahl des zu speisenden Kindes. Es ist interessant, wie gerade kritische Beobachter, wie z. B. PFAUNDLER-München, auf diesen Punkt ebenfalls hinweisen.

Der Erfolg, wenn er auch nicht jetzt schon zahlenmäßig zu geben ist, liegt auf anderem Gebiet. Er liegt einmal auf rein menschlichem Gebiet. Es war eine Erleichterung nach schweren Sorgen, als die amerikanische Hilfe einsetzte. Er liegt auch darin, daß die Frage der Kinderspeisung zu einer Durchuntersuchung der Jugend führte, wie sie vor dem Kriege nicht möglich war, liegt darin, daß gewisse einheitliche Richtlinien für die Massenuntersuchungen geschaffen werden und daß das Interesse der Allgemeinheit endlich an diesen Fragen geweckt ist.

Richtlinien für die Auswahl und Eingruppierung von Schulkindern zur Teilnahme an einer täglichen Speisung.

Aufgestellt durch den Ärztlichen Beirat der Kinderhilfsmission der Religiösen Gesellschaft der Freunde (Quäker) von Amerika unter Mitwirkung einer sechsgliedrigen Kommission von Schulärzten aus verschiedenen Teilen Deutschlands.

1. August 1921.
In gleicher Fassung neu genehmigt am 12. III. 1922.

I. Allgemeine Grundsätze.

Jedes zur Speisung zugelassene Kind muß von einem hierzu beauftragten Arzt vorher untersucht sein. Es hat zur Gruppe der Kinder zu gehören, für die nach Überzeugung des

Arztes der Zusatz einer täglichen Mahlzeit dringend erforderlich ist. Ausschlaggebend hierbei ist der Ernährungszustand. Die Gewährung dieser Mahlzeit muß aller Wahrscheinlichkeit nach eine wirkliche Hilfe für den kindlichen Organismus bedeuten.

Um die zum Zeitpunkt der Untersuchung besonders speisungsbedürftigen Kinder mit Sicherheit aus der Gesamtheit auswählen zu können, ist grundsätzlich die Musterung aller Schulkinder nach ärztlichen Gesichtspunkten vorzunehmen; es darf hierauf nur verzichtet werden, wenn unüberwindliche Schwierigkeiten entgegenstehen (vgl. B. a. 1). Bei der Vorbereitung der Musterung ist die beratende Mitwirkung der nichtärztlichen Organe der Wohlfahrtspflege sowie der Lehrer und der Elternschaft zu begrüßen.

II. Ärztliche Auswahl.

Die ärztliche Musterung der Schulkinder wird einheitlich geleitet durch Messung, Wägung und Bestimmung der Altersklasse.

Nachdem der ROHRERsche Index seine Hauptaufgabe als wichtigstes Hilfsmittel bei der Ermittlung des verhältnismäßigen Standes der Speisungsbedürftigkeit der Kinder in den verschiedenen Teilen Deutschlands erfüllt hat[1]) und da die Festlegung der Längen-, Gewichts- und Altersangaben eine etwa erforderliche Berechnung des Index jederzeit ermöglicht, ist seine Ausrechnung durch die musternden Ärzte nicht mehr erforderlich.

Die Art und Weise der Untersuchung ist den Ärzten anheimgestellt unter Berücksichtigung nachstehender Gesichtspunkte. Eine einheitliche Gruppierung der Kinder in verschiedene Grade der Speisungsbedürftigkeit ist für die Zentrale der Amerikanischen Kinderhilfsmission notwendig.

A. Gruppierung.

Der Arzt nimmt auf Grund der Musterung (verbunden mit Altersfeststellung, Messung und Wägung), sowie unter sorgfältiger Beachtung der Anamnese die Einreihung der Kinder in folgende drei Gruppen vor:

Gruppe 1: Kinder, die nicht speisungsbedürftig sind.

Gruppe 2: Kinder, bei denen eine Zusatznahrung erwünscht wäre.

Gruppe 3: In der körperlichen Entwicklung (Gewicht, Länge, Fettpolster) erheblich zurückgebliebene Kinder, die eine Zusatznahrung dringend brauchen, sowie solche Kinder, bei denen vorliegende Krankheitserscheinungen eine Zusatznahrung unbedingt erfordern.

Als hauptsächliche Gründe für die Einreihung eines Kindes in die Gruppe 3 kommen in Frage:

1. Nachweisbare geschlossene Tuberkulose der Lungen oder nachweisbare Tuberkulose der Knochen, der Drüsen oder der Haut.

Hierbei ist zu beachten:

a) Familiäre Tuberkulose ist nur zu berücksichtigen, wenn die Tuberkulose die im Hause lebenden Mitglieder betrifft.

b) Positive Tuberkulinreaktion allein genügt nicht für die Auswahl.

2. Rekonvaleszenz nach Infektionskrankheiten, die den Ernährungszustand ungünstig beeinflussen.

3. Ein ausgesprochenes Mißverhältnis zwischen Längenwachstum und Körpergewicht während der Streckungsperiode. (Solche Kinder sind besonders zu berücksichtigen.)

4. Rezidivierende Augenentzündung, Mittelohreiterung oder Katarrhe der oberen Luftwege.

5. Schwere Zeichen von Rachitis am Skelett oder Knochenbrüchigkeit.

Bei der Beurteilung ist sorgfältig zu beachten:

a) Bloßes Zurückbleiben im Wachstum ohne sonstige Krankheitserscheinungen (familiärer Kleinwuchs) ist kein Grund für die Zulassung zur Speisung.

b) Neuropathische Kinder sind nur dann zu berücksichtigen, wenn ihr Krankheitszustand mit geringer Nahrungsaufnahme verbunden und infolgedessen durch eine rückständige, der Altersstufe nicht entsprechende Körperfülle gekennzeichnet ist.

c) Kinder, welche blaß aussehen, bei denen aber die Blässe nur der Ausdruck eines lebhaften Farbenwechsels ist, sollen nicht berücksichtigt werden, dagegen die Kinder, bei denen die Blässe ein dauerndes Symptom bildet (im Stehen kleiner Puls!).

d) Nieren- und herzkranke Kinder sind, sofern nicht besondere, zwingende Gründe vorliegen, nicht zur Speisung heranzuziehen.

e) Kinder, bei denen die ärztliche Beobachtung die Gewißheit ergibt, daß die Entwicklungshemmung auf konstitutioneller Basis beruht und durch Ernährung nicht zu bessern

---

[1]) Vgl. GLAUBITT: Ernährungszustand der Bevölkerung in Preußen im Jahre 1920 (bearbeitet nach den Berichten der Regierungspräsidenten). Veröff. a. d. Geb. d. Medizinalverwalt. Bd. 13, Heft 7. Berlin: Richard Schoetz 1921.

ist, können durch den Arzt ausgeschieden und durch andere speisungsbedürftige Kinder ersetzt werden.

f) Der Arzt kann damit rechnen, daß die Speisungsperioden in Zukunft etwa 6 Monate umfassen werden.

B. Die praktische Durchführung der ärztlichen Auswahl.

Die Auswahl ist zu teilen: a) in eine Vor-Auswahl aus der Gesamtheit der Schulkinder, b) in die engere Auswahl.

Zu B. a): Vor-Auswahl:

Die Vor-Auswahl wird sich den örtlichen schulärztlichen Verhältnissen anzupassen haben. Im besonderen sind erforderlich:

1. Anamnese, d. h. eine sorgfältige Aufnahme der Vorgeschichte des Kindes nach Anweisung des Arztes. Hierbei können in vielen Fällen die Lehrer und Schulpflegerinnen Auskunft geben, namentlich in Städten, in denen die Fragebogen für die Schulanfänger eingeführt sind. Nötigenfalls sind die Mütter hinzuzuziehen.

2. Ärztliche Musterung (Gruppierung). Für die Musterung wird folgendes Verfahren empfohlen: Allgemeine Betrachtung des bis zur Hüfte entkleideten Kindes zur Gewinnung eines allgemeinen Eindrucks hinsichtlich etwa bestehender Krankheitszeichen oder Reste von ihnen. Hierbei erfolgt die Einteilung der Kinder in die vorgenannten drei Gruppen.

Hinsichtlich der Wahl des Systems, welches der Arzt bei der Musterung als Grundlage für die Beurteilung des Zustandes der Kinder benutzt, bleibt ihm die verantwortliche Entscheidung überlassen. In den von der amerikanischen Kinderhilfsmission zusammengestellten, als Anlage zu den vorliegenden Richtlinien erscheinenden „Praktischen Winken" werden einige Verfahren näher bezeichnet.

Zu B. b): Engere Auswahl:

Die engere Auswahl aus der Schar der gemusterten Kinder vollzieht sich nach folgenden Gesichtspunkten:

1. Zur engeren Auswahl kommen die bei der Vor-Auswahl in Gruppe 3 eingereihten Kinder, sofern nicht alle Kinder dieser Gruppe gespeist werden können.

2. Bei allen speisungsbedürftigen Kindern wird Größe und Gewicht unter Berücksichtigung des Alters zu den Durchschnittszahlen des betreffenden Ortes in Beziehung gesetzt. Wo solche örtlich geltenden Durchschnittszahlen nicht vorhanden sind, sollen die in den „Praktischen Winken" aufgeführten Längen- und Gewichtszahlen entsprechend herangezogen werden. Es bleibt jedem Arzt überlassen, ob er die gewonnenen Maße zu irgendeiner Indexbestimmung benutzen will.

3. Für die Ursachen des schlechten Ernährungszustandes und für die Notwendigkeit einer Zusatznahrung können häufig wichtige Anhaltspunkte aus Fragen nach den sozialen Verhältnissen gewonnen werden, wie z. B. ob die Eltern leben, ob und welcher Beschäftigung der Vater und die Mutter nachgehen, wie groß die Zahl der Geschwister, die Anzahl der bewohnten Räume ist usw.

C. Messung, Wägung und Altersbestimmung.

Die Wägungen und Messungen sind in der bekannten, jedem Schularzt vertrauten Weise auszuführen. Hierbei dürfen die Kinder nur mit Hemd und Strümpfen bekleidet sein. Die Messung und Wägung der gespeisten Kinder ist am Ende der Speisungsperiode zu wiederholen.

1. Die Wägungen werden mit einer Lauf- oder Dezimalwage ausgeführt, die vorher und wiederholt während des Betriebes auf ihre Richtigkeit zu prüfen ist (z. B. durch aufgesetzte Gewichte, einen Ziegelstein, mit Wasser gefüllte Litergefäße oder andere Körper von bestimmtem Gewicht). Der Transport einer Wage von Untersuchungsstelle zu Untersuchungsstelle ist mit aller Sorgfalt vorzunehmen. Die Wage ist nach dem Transport zu überprüfen.

2. Während der Messung stehen die Kinder aufrecht, mit den Fersen gerade und gut angelehnt an der Meßvorrichtung. Die Körperlänge wird mit einem Winkelmaß oder ähnlichem Maß bestimmt. Hierbei darf der Kopf nicht an die Wand gelehnt, sondern muß so gehalten werden, daß der Unterrand der Augenhöhle und der Oberrand der Ohrecke (Tragus) in einer Horizontalen liegen. Die Messungen müssen mit Genauigkeit unter Benutzung einwandfreier Meßinstrumente vorgenommen werden (vgl. Rudolf Martin: Lehrbuch der Anthropologie. Jena: Gustav Fischer 1914). Auf Rückgratsverkrümmungen ist zu achten.

3. Altersbestimmung. Bei der Ausrechnung des Alters ist der Musterungstag zugrunde zu legen. Nach den Gepflogenheiten der statistischen Wissenschaft tritt ein Kind in eine höhere Jahres- bzw. Halbjahresklasse, sobald es das vorausgegangene Jahr oder Halbjahr vollendet hat.

4. Alle Angaben: Name, Geburtstag, Jahresklasse, Länge, Gewicht, Gruppierung und ärztlicher Befund sind in Listen oder auf einzelnen Blättern zu verzeichnen. Nur die endgültig für die Speisung ausgewählten Kinder sind mit diesen Angaben auf Formular 30 b — Ärztlicher Bericht — einzutragen.

5. Die Messungen und Wägungen sind nach Möglichkeit in Gegenwart des Arztes auszuführen. Sein Urteil ist bei der Auswahl der dazu benötigten Hilfskräfte mitbestimmend. Alle gewonnenen, der Zentrale zur Verfügung gestellten Werte sind unter allen Umständen vom Arzt anzuerkennen.

D. Schlußbemerkung.

Bei den Musterungen, die bestens vorbereitet werden müssen, sind unberufene Personen fernzuhalten. Es empfiehlt sich sehr, die Eltern der Kinder unter Angabe des Zweckes rechtzeitig von dem Untersuchungstermin in Kenntnis zu setzen. Bei der Untersuchung sollen die Kinder in einem Nebenraum bis zum Einlassen in den Untersuchungsraum unter Aufsicht bleiben. Im Untersuchungsraum muß Ruhe und Ordnung herrschen. In dieser Hinsicht darf wohl mit Zuversicht auf die verständnisvolle Unterstützung durch die Lehrer und Lehrerinnen gerechnet werden. Nur ein uneigennütziges, taktvolles und sinnvolles Zusammenwirken von Ärzte-, Lehrer- und Elternschaft sichert dem Hilfswerk für unsere Kinder Gelingen.

Für den ärztlichen Beirat des deutschen Zentralausschusses für die Auslandshilfe e. V. (Ausschuß für Kinderspeisung).

Beauftragter des American Friends Service Commitee (Kinderhilfsmission der religiösen Gesellschaft der Freunde [Quäker] von Amerika) und des Reichsministers für Ernährung und Landwirtschaft für die Durchführung der Kinderspeisung in Deutschland.

(gez.) Prof. Dr. CZERNY,
Geh. Medizinalrat, Direktor der Universitäts-Kinderklinik in Berlin.

b) Orthopädisches Turnen.

Neben dem gewöhnlichen Turnunterricht in der Schule ist in einer ganzen Reihe von Städten der orthopädische Turnunterricht eingeführt worden.

Die Form ist entweder die eines erweiterten Schulturnens mit besonders ausgebildeten Lehrkräften, wie wir es besonders schön in den Schulen der Stadt *Frankfurt a. M.* beobachten können, oder es werden die einzelnen Kinder in Turnkurse verwiesen, vielfach mit Unterstützung der Stadt oder der Ortskrankenkasse, die von privaten, orthopädisch geschulten Kräften unter Aufsicht eines Facharztes eingerichtet werden.

Die Hauptaufgabe der Schule besteht wohl in einer Kräftigung der Rückenschwächlinge, die besonders in Kursen, wie in Frankfurt, erfaßt werden. Die Aufgabe der sozialen Hygiene muß aber weitergehen und auch die vielfach vernachlässigten und dauerhaft gewordenen Verbiegungen höheren Grades durch Ermöglichung geeigneter Übungen, durch richtige Behandlungskuren zu bessern suchen.

Es wird daher sowohl das orthopädische Schulturnen wie die orthopädische Behandlung zweckmäßig zusammengefaßt werden müssen.

c) Die Erholungsfürsorge.

Infolge des Krieges und der Verhältnisse in der Nachkriegszeit ist die deutsche Jugend in erhöhtem Umfang einer Erholung bedürftig geworden. Zwei Momente insbesondere, die *mangelhafte Ernährung* während einer Reihe von Jahren und die *engen Wohnungsverhältnisse* infolge Darniederliegens jeder Bautätigkeit haben sowohl in körperlicher wie in seelischer Hinsicht auf unsere Jugend ungünstig eingewirkt. Es ist deshalb gerechtfertigt, an eine vermehrte Erholung der Kinder zu denken.

Während in den ersten Jahren nach dem Krieg die Verschickung der Kinder in allerhand Erholungsgelegenheiten im In- und Ausland einen großen Umfang angenommen hat, ist man in neuerer Zeit zu einem Ausbau der örtlichen Erholungsfürsorge geschritten, nicht zum wenigsten, weil eben die finanzielle Lage der Gemeinden und Einzelner der Weiterführung der auswärts ausgeübten Erholungsfürsorge hindernd im Wege standen.

Es ist nun leider nie mit der nötigen Deutlichkeit eine *präzise Indikationsstellung* für die erholungsbedürftigen Kinder vorgenommen worden. Es ist namentlich nicht zu leugnen, daß in den ersten Friedensjahren man den Kindern eine besonders weitgehende Erholung von allem Schweren, das sie durchgemacht haben, recht gerne gönnen wollte. Aber es ist ebensowenig zu leugnen, daß darin eine gewisse Systemlosigkeit eingerissen ist, die schließlich dazu führte, die Kinder weniger im Hinblick auf ihre körperliche, geistige und wirtschaftliche Bedürftigkeit, als im Hinblick auf eine gewisse Wanderlust und andere ähnliche Momente auszuschicken.

Die präzise Indikationsstellung ist im Hinblick auf die Erholungsbedürftigkeit namentlich deshalb notwendig, damit die wenigen noch verfügbaren Mittel in richtiger Weise möglichst nutzbringend verwendet werden.

Die beiden großen Gebiete — örtliche Erholungsfürsorge und Verschickung von Kindern — verlangen eine bestimmte Auswahl. Es ist nicht angängig und ein schwerer Fehler, die örtliche Erholungsfürsorge außer acht zu lassen; auf der anderen Seite bedeutet die örtliche Erholungsfürsorge doch etwas so vollständig anderes als die Verschickung, daß man sie nicht einfach an Stelle der Verschickung setzen darf, weder vom ärztlichen noch vom erziehlichen Standpunkt aus. Leider wird dies nicht genügend beachtet, und es hat den Anschein, als ob jetzt die örtliche Erholungsfürsorge einfach die Verschickung der Kinder ablösen soll. Ein Schlagwort löst das andere ab.

Die *örtliche* Erholungsfürsorge bringt die Kinder tagsüber unter in Waldheimen, auf Spielwiesen usw. Die Verköstigung wird teils ganz, teils in Form von Mittagessen und 2 Vespern gegeben, während Frühstück und Abendbrot wieder zu Hause eingenommen werden sollen.

Der Einfluß der Erholung kann also dort nur ein unvollständiger sein, wo die häuslichen Verhältnisse, insbesondere die Unterbringung der Kinder in der Nacht zu Hause, das wieder aufheben, was der Aufenthalt im Freien, der geordnete Betrieb, die Regelmäßigkeit und Güte der Mahlzeiten Gutes gewirkt haben. Es kommt dazu der Hin- und Rückweg mit seinen oft unvermeidbaren Aufregungen für Kinder und Erwachsene, die Unregelmäßigkeit der Teilnahme bei schlechtem Wetter, die manchmal auch ungenügenden hygienischen Verhältnisse dieser Tagesheime selbst. Gerade auch von solchen Sachverständigen, welche dem *Ausbau* der örtlichen Erholungsfürsorge besonders das Wort reden, wird zugegeben, daß die Regelmäßigkeit des Besuchs manchmal zu wünschen übrig läßt.

Es soll nun nicht bestritten werden, daß sich ein großer Teil dieser Mißstände beseitigen läßt, es bleibt aber die tägliche Rückkehr in die Familie. Wir wissen allmählich auch ganz genau, daß die Kinder nicht nur mit Maß, Gewicht und Hämoglobinmeter untersucht werden dürfen, wenn ihre Erholungsbedürftigkeit festzustellen ist, sondern daß eine Beurteilung des Milieus, in dem das Kind aufwächst, mit von größter Bedeutung ist.

Die örtliche Erholungsfürsorge versagt naturgemäß dort, wo der Einfluß der ungünstigen Verhältnisse im Elternhaus stärker ist als der Einfluß der Erholungsfaktoren.

Dies ist aber bei den derzeitigen Wirtschafts- und Unterbringungsverhältnissen in den Städten bei einer sehr großen Anzahl von Kindern der Fall. Eine wirklich nachhaltige Besserung durch örtliche Erholungsfürsorge ist bei solchen Fällen nicht möglich, deshalb auch die aufgewandten Mittel nutzlos vertan.

Insbesondere besteht auch eine gewisse Gefahr, daß gerade die Kinder aus den wirtschaftlich schwächeren Kreisen, die eine Verschickung besonders nötig hätten, der örtlichen Erholungsfürsorge zugewiesen werden, also eine weniger ausgiebige Förderung erreichen als die Kinder der wirtschaftlich bessergestellten Kreise, die die Mittel der Verschickung aufbringen können.

Es muß daher mit allem Nachdruck unter Beiseitelassung aller Schlagworte und Modeströmungen gefordert werden, daß die örtliche Erholungsfürsorge nicht auf Kosten der Verschickung ausgebaut werde. Nicht das eine *oder* das andere, sondern das eine und das andere. Zwei Gruppen lassen sich unterscheiden: *die Verschickung von Einzelkindern in Familien* auf dem Land und *die Unterbringung geschlossener Gruppen* in Heimen. Aus naheliegenden Gründen eignen sich zur Familienaufnahme nur solche Kinder, die an und für sich vollständig gesund sind und bei denen nur ein mangelhafter Ernährungszustand, verbunden allenfalls mit Blutarmut, besteht. Es ist eine Unverantwortlichkeit, Kinder mit irgendwelchen Leiden in Familien zu geben. Hierunter fällt namentlich Skrofulose, Herzfehler, Tuberkulose, dann aber auch Bettnässer oder Ungeziefer. Kinder aus tuberkulösen Familien müssen dann ausscheiden, wenn bei ihnen selbst irgendwelcher Verdacht besteht. Ja, es fragt sich, ob nicht im Hinblick auf unvermeidbare Eltern- und Familienbesuche überhaupt von der Aufnahme solcher Kinder in Familien abgesehen werden muß.

Im wesentlichen eignen sich zur Familienaufnahme daher solche Kinder, die aus ungünstigen wirtschaftlichen Gründen in der eigenen Familie bei im übrigen gesundem Körper und Geist einen Erholungsaufenthalt nötig haben.

Ein Wort über den Wert der Familienunterbringung im allgemeinen. Dort ist er am größten, wo das richtige Kind in die richtige Familie kommt, dort am geringsten, wo Kind und Familie nicht zusammenpassen. Es ist daher notwendig, daß die Auswahl der aufnehmenden Familien nicht nur im Hinblick auf eine möglichst große Zahl solcher Landplätze, sondern im Hinblick auf die Eignung der aufnehmenden Familie getroffen wird. Es ist eine schwere, verantwortungsvolle Aufgabe, die hier den Organisationen, die sich damit befassen, erwächst. Die Mitarbeit der Lehrer, des Arztes und anderer orts- und familienkundigen Personen ist notwendig.

Die Unterbringung kann erfolgen im *eigenen Land* und im *Ausland.* Die Hilfe, die uns das neutrale Ausland hier gebracht hat, wollen wir nie vergessen. Die Schweiz, die Niederlande, die nordischen Staaten, nicht zu vergessen die Stammesbrüder in Deutsch-Österreich u. a. m., sie alle haben an unseren Kindern Großes getan. Aber auch im eigenen Land hat eine große Anzahl von Stadtkindern Erholung gefunden bei Familien draußen auf dem Land. Einen Überblick gibt die nachstehende Tabelle, die wir der deutschen Lehrerzeitung entnehmen.

Die Verschickung von Kindern in *außerdeutsche Länder*, ich meine damit in Länder *außerhalb des deutschen Sprachgebiets,* ist nur dann möglich, wenn eine Verständigungsmöglichkeit besteht. Das gute Herz der Hausmutter und die rasche Auffassung der Kinder gleichen ja vieles aus, aber man denke nur auch daran, daß die Gefahren bei einem Fehlen der Verständigungsmöglichkeit, namentlich bei Krankheiten oder bei starkem Heimweh, den guten Erfolg, den sonst eine Auslandsreise haben könnte, beeinträchtigen.

Die Aufnahme von Kindern in den stammverwandten Gebieten von Rumänien, im Banat, in Siebenbürgen, in Beßarabien geht meines Erachtens über den reinen Erholungsaufenthalt hinaus. Hier spielen Momente mit, die auf anderem Gebiete liegen, und Wanderlust, Erlebensfreude und die Aufrechterhaltung der Beziehungen zu den stammverwandten Brüdern im Osten mögen

	1917	1918	1919	1920	1921	1922
			Inland:			
Preußen	441 101	207 897	67 177	76 981	115 915	162 575
Übriges Reich . .	133 461	63 769	45 041	54 018	93 368	92 713
	574 562	271 666	112 218	130 999	209 283	255 288
			Ausland:			
Holland	20 523	7 198	9 047	9 903	7 693	3 408
Schweiz	10 000	3 738	15 060	16 000	6 476	4 000
Dänemark	936	389	3 547	4 094	5 085	3 550
Schweden	—	18	1 720	4 393	1 155	219
Norwegen	17	—	2 483	1 200	138	56
Finnland	—	—	183	544	254	—
Ungarn	1 538	511	—	—	—	—
	33 014	11 854	32 040	36 134	20 801	11 233

in den Fällen, in denen es sich um vollständig gesunde Kinder handelt, schließlich auch die weite Reise rechtfertigen. Der Arzt wird aber hinter der Zweckmäßigkeit solch weiter Wanderungen von Kindern doch ein Fragezeichen machen müssen, namentlich dann, wenn er sieht, wie bei der Auswahl manches Kind, für das eine andere Kur besser wäre, ja schon eingeleitet ist, mitgenommen wird und so alle seitherigen Maßnahmen durchkreuzt werden.

Die Unterbringung geschlossener Gruppen in Heimen, in Ferienkolonien und ähnlichen Einrichtungen war schon vor dem Krieg hochentwickelt. Der Nutzen einer ruhigen geordneten Gemeinschaft von nicht zu vielen Kindern unter der Aufsicht eines Erwachsenen bei guter Verpflegung und geregeltem Tageslauf bietet dem Großstadtkind das, was es nötig hat, ein Einfühlen in eine Gemeinschaft, eine gute Verpflegung, Ruhe und ein inniges Zusammenleben mit der Natur. Es ist bedauerlich, daß gerade diese Form der Erholungsfürsorge zur Zeit offenbar wenig beliebt ist, nicht so sehr bei den Kindern als bei Behörden und Erwachsenen. Die etwas höheren Kosten gegenüber der örtlichen Erholungsfürsorge rechtfertigen sich doch, sowohl im Hinblick auf das, was geboten wird, als im Hinblick auf den Erfolg. Freilich, das Kind sieht keine fremden Länder, aber es lernt seine Heimat kennen; freilich, der leichte Paprikageschmack des romantischen Erlebens fehlt, dafür wird solide Hausmannskost geboten.

Die *Ferienkolonien* verdanken ihre Einrichtung Dr. WALTER BION in Zürich, der im Jahr 1876 den ersten Verein für Ferienkolonien ins Leben rief. 1878 wurde in Frankfurt, 1879 in Wien, Stuttgart und Dresden das Beispiel nachgeahmt. In der Folge hat sich die Zahl der Kolonien rasch gesteigert. Fast jede größere Stadt, teilweise auch Werksbetriebe gründeten Ferienkolonien. Die Unterbringung der Kinder geschah meist in Wirtschaften unter der Führung eines Lehrers oder einer Lehrerin. Das Inventar war Eigentum des betreffenden Vereins.

Der große Vorzug der Ferienkolonien liegt in ihrem familienmäßigen Betrieb und in der Heranziehung der Kinder zu den häuslichen Arbeiten, wie Betten- und Zimmerrichten, Schuh- und Kleiderreinigen u. a. m. Das fröhliche Gemeinschaftsleben, das gemeinsame Erleben in Spiel und Arbeit, die Wanderungen in der engeren Heimat, die Versetzung von Stadtkindern in die Stille des Dorfes, wo sie mit den verschiedensten Betätigungen der menschlichen Arbeit in Werkstätten und auf dem Feld Bekanntschaft machen konnten, sind Erziehungsfaktoren, die ihren Wert stets behalten werden. Sie kommen nicht nur der Erziehung, sondern auch der Erholung zugute. Wir sehen manchmal etwas verächtlich herunter auf die Einrichtungen früherer Zeiten und übersehen dabei, daß schon vor der psychologischen Ära der geborene Erzieher und Leiter die schönsten Erfolge zu verzeichnen hatte, um die viele heute in der schlagwortreichen Zeit vergebens ringen.

Die vorzüglichen Erfolge der Ferienkolonien sowohl in wirtschaftlicher wie in gesundheitlicher und erziehlicher Hinsicht führten dazu, daß diese Form auch beibehalten wurde für eine ganze Anzahl von Einrichtungen zur Unterbringung kränklicher Kinder. So sind die Solbadkuren, die Kindererholungsheime gerade auf den von den Ferienkolonien geschaffenen Grundlagen aufgebaut worden.

Die Ferienkolonien waren aber auch das Vorbild für die großen Einrichtungen auf dem Gebiet der Erholungsfürsorge, wie sie sich uns in der Nachkriegszeit als nötig herausstellten. Aus dem Kriegs- und Revolutionstreiben heraus drängten sich eine ungeheure Anzahl von Kindern zur Erholung. Dieser Massenandrang wurde zum Teil bewältigt durch Verschickung in Einzelfamilien. Aber gerade die nicht gleich guten Erfahrungen mit diesem System führten zur Einrichtung von *Ferienkolonien in alten Truppenlagern* (Heuberg, Wegscheidte, Hammelburg, Rügen, Helgoland usw.).

Die Schwierigkeit war die Bewältigung so großer Kindermassen ohne Beeinträchtigung des Erfolges. Der Weg fand sich in der Auflösung der großen Kinderzahl in Einzelfamilien, die mit ihren Leitern und Leiterinnen eine Gruppe für sich bilden und in der Unterbringung und bei der Verpflegung von den übrigen Gruppen ebenso abgeschieden waren, wie bei ihren Spielen und etwaigen Arbeiten. Es ist selbstverständlich, daß diese Abscheidung keine Isolierung darstellt, ein freundnachbarliches Verhältnis der einzelnen Gruppen gehört mit zu den Erziehungs- und Erholungsfaktoren. Die Eingliederung in ein großes Gemeinschaftswesen ist ein so wertvoller Erziehungsfaktor, daß er geradezu als Vorzug dieser angeblichen Massenbetriebe zu werten ist.

Die wirtschaftliche, die ärztliche, erziehlich-seelsorgerische Tätigkeit in diesen großen Heimen erfordert selbstverständlich die größte Aufmerksamkeit. Gelingt es aber, die leitenden Persönlichkeiten mit dem gleichen Interesse für ihre Aufgaben zu erfüllen, so ist für Erwachsene und Kinder die Zeit in einem solchen Heim eine Quelle ausgiebiger Erholung und tiefgehender seelischer und körperlicher Anregung.

Eine weitere Sorge ist die Vermeidung ansteckender Krankheiten, deren Ausbrechen in einem solchen Riesenbetrieb katastrophal wirken würde. Glücklicherweise ist die Anlage der früheren Truppenübungsplätze eine sehr weiträumige, so daß bis jetzt nichts bekannt wurde, was in irgendetwas die anfängliche Besorgnis gerechtfertigt hätte.

Die *Indikationen* für Ferienkolonien und derartige Riesenheime sind die gleichen. In ihnen können wir alle die Kinder unterbringen, die zwar keinerlei organische Leiden haben sollen, die aber als körperschwach, als blutarm, als „unterernährt" bezeichnet werden können. Je nach Lage der Kolonie oder des Heims und der ärztlichen Versorgung derselben kann man sogar Kinder aufnehmen, die man sonst als „kränklich" zu bezeichnen pflegt. Gewisse leichtere Formen von Skrofulose, von Bronchialdrüsen, unter Umständen sogar von Asthma und nervösen Störungen eignen sich, aber wohlverstanden nur, wenn die ärztliche Überwachung eine besonders intensive ist und die klimatischen Faktoren günstig sind. Der fließende Übergang von Erholungsbedürftigkeit zu Kränklichkeit und Krankheit ist in diesen großen Heimen etwas bedeutungslos, als sich mühelos einzelne Gruppen bilden lassen, die gleichartige resp. gleichwertige Zustände umfassen von leichteren bis zu schweren Graden. Damit ist die Individualisierung weit mehr ermöglicht, als in kleinen Betrieben.

Der organische Aufbau der ganzen Erholungsfürsorge zerfällt in die Tätigkeit der Entsendestelle und in die der Aufnahmestellen. Die eine besorgt die Auswahl der Kinder, die Zusammenstellung und Durchführung der Transporte. Die Aufnahmestelle besorgt die Auswahl der Familien, die Zuweisung der Kinder an dieselben. In derselben Weise arbeiten auch die großen Heime.

Die Aufbringung der Kosten erfolgt aus den Mitteln der Eltern, der Gemeinden, Länder, sowie aus Reichsmitteln. Eine Belieferung mit Liebesgaben, insbesondere durch die Mittel der deutschen Auslandshilfe, sorgt für möglichste Herabdrückung des Verpflegungssatzes.

Im Frieden betrug der Aufwand pro Kopf und Tag etwas mehr als eine Mark, heute läßt sich die Unterbringung etwa mit 2,00 M. bis 2,50 M. in Heimen und Kolonien finanzieren. Die Unterbringung in Landplätzen erfolgt kostenlos. Es sind nur kleine Verwaltungsgebühren zu bezahlen.

Die Eisenbahnbeförderung der Kindertransporte erfolgt zu dem vierten Teil des Preises der vierten Klasse in dritter Klasse. Bei Auslandstransporten werden zur Zeit in Deutschland die Fahrpreise gestundet.

3. Die Fürsorge für die Kranken.

Die Übergänge vom Gesunden zum Kranken sind fließende, insbesondere dort, wo es sich nicht um akute, stürmische Krankheitsformen handelt, sondern um chronische, sich langsam entwickelnde Zustände. Es wird daher manches, was für die schwächlichen Kinder gilt, ohne weiteres auch auf die kranken Kinder Anwendung finden, und umgekehrt.

Im Sinn der sozialen Hygiene und Fürsorge möchte ich das Kind als „krank" bezeichnen, dessen Allgemeinzustand durch Arbeit, also hier durch den Schulbesuch, gefährdet ist. Damit wird für die Praxis, insbesondere auch für den Schularzt und den Hausarzt noch der nötige subjektive Spielraum gewährleistet.

1. *Die Unmöglichkeit des Schulbesuchs* oder die Unmöglichkeit des Besuchs besonderer Fächer (z. B. Turnen, Zeichnen, Singen u. ä.) spielt für Kind, Elternhaus und Schule eine große Rolle. Wir wollen absehen von den wenigen Fällen, in denen wegen dauernder Gebrechen und Krankheiten von einem Schulbesuch überhaupt abgesehen werden muß. Die württembergische Schularztdienstanweisung sieht darüber genaue statistische Erhebungen vor. Alle Kinder, die wegen eines Gebrechens die Schule dauernd nicht besuchen können, müssen von Zeit zu Zeit dem Schularzt vorgestellt werden.

Wesentlich ist die Beurteilung der *Schulfähigkeit bei den Schulrekruten.* Die Untersuchungen der Schulrekruten ergaben z. B. für Stuttgart bei gleicher Schülerzahl im Jahre 1913 25 Kinder, die dem Schulbesuch nicht gewachsen waren, im Jahre 1923 waren es 200 und im Jahre 1924 stieg sie hinauf auf über 250. In den letzten Jahren sind die Zahlen wieder gefallen. Das Hauptkontingent stellten dabei die Kinder mit allgemeiner Körperschwäche sowie die Rachitiker.

Die Schule hat ein Interesse daran, daß solche Kinder nicht erst untersucht werden, wenn sie eingeschult sind, sondern daß die Untersuchung erfolgt vor der Einschulung, bei der Schulanmeldung. Das Interesse der Eltern läuft hier gleich. Aus dieser Überlegung heraus haben wir im Jahre 1924 zum erstenmal die Untersuchung der Schulrekruten nicht *nach*, sondern *vor* der Einschulung vorgenommen und sind mit den dabei gewonnenen Erfahrungen recht zufrieden. Einmal läßt sich die Störung des Schulbetriebs vermeiden, und außerdem lassen sich die Untersuchungen ebenso regelmäßig nach Ort und Zeit und Zahl der zu untersuchenden Kinder vorbereiten und durchführen wie in der Schule. Die Berührung mit dem Elternhaus ist besonders intensiv, weil jede Mutter ihr Kind selbst zur Untersuchung bringen mußte, also in jedem Fall mit dem Arzt zusammenkam. Die Klassenuntersuchungen, wo der Lehrer die Kinder zum Arzt bringt, allerdings unter Einladung der Eltern zur Teilnahme, ermöglichen manchen Müttern das Wegbleiben.

Im Interesse der Kinder und der Schule muß daher auf Grund praktischer Versuche verlangt werden, daß die Untersuchung der Schulrekruten auf ihre Schulfähigkeit vor der Einschulung erfolgt.

Die zweite Gelegenheit zu häufiger Begutachtung der Schulfähigkeit sind die Gesuche um Befreiung vom Schulbesuch wegen irgendwelcher während der Schulzeit etwa auftretender Erkrankungen und Gebrechen. Hier sind vor allem die *Turnbefreiungszeugnisse* zu nennen, die, ebenso wie die Gesuche um Befreiung vom *Besuch des 8. Schuljahrs*, sehr scharf unter die Lupe genommen werden müssen. Es ist erklärlich, aber bedauerlich, wie oft hier sog. Gefälligkeitszeugnisse von den praktischen Ärzten ausgestellt werden, und die Überprüfung aller solcher Zeugnisse durch den Schularzt ist unbedingt nötig. Auf der andern Seite sind aber auch gerade im Interesse der Gesundheit die Turnbefreiungszeugnisse unter Umständen zwangsweise durchzuführen. Es gibt auch

Kinder, die trotz irgendwelcher Fehler am Turnen teilnehmen wollen, und hier gilt es für den Schularzt, das nötige Veto auszusprechen.

Eine besondere Gruppe der nicht voll schulfähigen Kinder bilden die *Schwachbegabten* und die Psychopathen. Für die Normalschule kommen sie nicht in Betracht. Eine ihrem Schwäche- resp. Krankheitszustand angemessene Schulgattung, die *Hilfsschule*, faßt sie zusammen und versucht, entsprechend der individuellen Begabung und Veranlagung, dem Kind ein noch ausreichendes Maß von Wissen und Können zu vermitteln. Die *Schwerhörigen* sind auch da und dort in besonderen Kursen und Klassen zusammengefaßt, und endlich hat das *Mannheimer Schulsystem* auch für solche, die durch Krankheit und Schwäche zurückgekommen sind, die bekannten *Förderklassen* eingerichtet, in denen die Kinder so lange bleiben, bis sie den Anschluß nach oben wieder gefunden haben.

Auch die Schulsanatorien, die Waldschulen und ähnliche Einrichtungen gehören hierher.

Endlich sind die *Schulkindergärten* für nicht schulreife, aber schulpflichtige Kinder nach dem Vorbild Charlottenburgs als wichtige Einrichtung der Schule erwähnenswert.

2. Hat somit die Schule selbst für die Kranken eine Reihe von Einrichtungen getroffen, so hat die soziale Fürsorge auch außerhalb der Schule für die kranken Kinder zu sorgen. Die erste Aufgabe ist die *Ermöglichung und die Durchführung ärztlicher Behandlung überhaupt.*

Die ärztliche Behandlung kann in der Form vorgenommen werden, daß die kranken Kinder an alle in der Stadt ansässigen Privatärzte oder Krankenhäuser gewiesen werden können, je nach Wunsch der Eltern, also *freie Arzt- und Krankenhauswahl*, oder die Stadt hat besondere *Schulpolikliniken* oder Krankenhäuser für diesen Fall bereitgestellt und betreibt sie selbst oder läßt sie durch Vereine betreiben, oder sie greift, wie in Universitätsstädten meist der Fall, auf die Einrichtungen der medizinischen Fakultät zurück.

Soviel ist sicher, der Schularzt selbst soll die Behandlung eines kranken Kindes nicht übernehmen. Es bedeutet dies einen Verzicht nicht so sehr auf irgendwelche Einnahmen, als auf die Betätigung seiner natürlichen Hilfsbereitschaft. Dem hauptamtlichen Schularzt ist die ärztliche Behandlung überhaupt unmöglich.

Welche Form nun die Stadt im einzelnen Fall wählen wird, ob die freie Arztwahl, ob Schulpoliklinik, hängt von den örtlichen Verhältnissen ab und ist im Endeffekt vollständig belanglos. Jede Form hat ihre Vorzüge und ihre Schattenseiten. Stets kommt es auf die Art der Durchführung an. Wesentlich aber ist die Frage der *finanziellen Lösung* des Problems.

Wenn auch die Allgemeinheit ein großes und von ihr auch jedenfalls nicht bestrittenes Interesse am Wohl und Wehe der heranwachsenden Jugend hat, so ist doch ebenso ein unbestrittener rechtlicher und sittlicher Grundsatz, daß die *Eltern* nicht nur das Fürsorgerecht, sondern auch die Fürsorgepflicht für ihre Kinder haben. Die Fürsorgepflicht umfaßt selbstverständlich auch die Krankheitsfälle. So bewundernswert unsere Sozialversicherung ist, so hat sie doch ganz allgemein eine gewisse Lähmung des Verantwortlichkeitsgefühls des einzelnen im Gefolge gehabt. Auch die freiwilligen Leistungen der Krankenkassen werden vielfach als ein Rechtsanspruch von den Versicherten aufgefaßt und demgemäß bewertet. Es muß aber gerade auf dem Gebiet der sozialen Jugendfürsorge alles getan werden, um das Verantwortungsgefühl der Eltern zu kräftigen, es darf nichts geschehen, um es zu schwächen.

Die Krankenkassen haben den Vorteil, den ihnen eine richtig arbeitende Jugendfürsorge bietet, bald erkannt. Sie haben deshalb zum großen Teil sich zu freiwilligen Leistungen auf diesem Gebiete bereitgefunden.

Und neben den Krankenkassen hat auch die Gemeinde, der Staat und das Reich ein wohlbegründetes Interesse. Die Jugendwohlfahrtsgesetzgebung ist dafür ein Ausdruck.

Die Eltern stehen somit nicht allein da, sondern sie können das Bewußtsein haben, daß auch andere Faktoren sich noch für die Gesundheit ihrer Kinder interessieren und evtl. zur Hilfe bereit sind. Die charitativen Verbände und Vereine haben dem Gebiet von jeher viel Interesse und Verständnis entgegengebracht. Kinderkrankenhäuser, Hospize, Heime aller Art sind entstanden.

Die finanzielle Lösung des Problems erscheint demnach nicht übermäßig schwierig und hat sich im allgemeinen und im einzelnen Fall wenigstens in unseren Großstädten durchaus befriedigend entwickelt.

So besteht in Stuttgart seit 1910 ein Übereinkommen der Stadt mit der Ortskrankenkasse, wonach letztere die Verpflegungskosten für kranke Kinder ihrer Versicherten teilweise ganz, teilweise zu einem erheblichen Prozentsatz übernimmt. Früher hatte die Ortskrankenkasse überhaupt die volle Familienbehandlung ihrer Versicherten als freiwillige Leistung durchgeführt, heute trägt sie 80% der ärztlichen Kosten.

Die Stadt ihrerseits hat früher durch die Schulpflege, jetzt im Jugendamt Mittel zur ärztlichen Behandlung der Jugend ausgeworfen. Sie leistet Zuschüsse etwa im gleichen Verhältnis wie die Eltern selbst.

Die *Kölner* Einrichtung einer Arbeitsgemeinschaft zwischen Kassen und Stadt auf diesem Gebiet, durch KRAUTWIG veranlaßt, ist bekannt und kann als Vorbild dienen für andere ähnliche Einrichtungen. Neuerdings ist eine ähnliche Arbeitsgemeinschaft unter Einbeziehung der charitativen Verbände in *Mannheim* entstanden.

Als wesentlich aber wird bei allen diesen Einrichtungen angesehen werden müssen, daß sie nicht schematisch ihre Unterstützung an alle etwa in Betracht kommenden Eltern gewähren, sondern daß auch diesen ihre Verantwortung in vollem Umfang gelassen wird. Ein Beispiel dafür, daß die Eltern sich dieser Verantwortung auch gar nicht entziehen wollen, ist die Tatsache, daß z. B. auf dem Gebiet der Erholungsfürsorge eine Reihe von Elternvereinen tätig sind, die an den einzelnen Schulen entstanden, die etwa nötigwerdenden Mittel für Erholungsaufenthalt von sich aus aufbringen.

Auch die Ärzteschaft stellt sich in den Dienst der Sache. Der langjährige Vertrag des Stuttgarter ärztlich-wirtschaftlichen Vereins ist bekannt, wonach alle Kinder, die den Ärzten vom Stadtarzt überwiesen werden, zu den Mindestsätzen der Privatpraxis behandelt werden.

3. Eine besondere Stellung in der Versorgung kranker Kinder nimmt die *Schulzahnpflege* ein. Die meisten Städte haben die Frage gelöst nicht durch die Einführung freier Arztwahl, sondern durch Anstellung besonderer *Schulzahnärzte* und die Einrichtung von *Schulzahnkliniken*. Die Aufgabe derselben ist eine dreifache: einmal die sachverständige *Durchuntersuchung* der Schulkinder hinsichtlich der Güte des Gebisses, dann aber auch die *Behandlung* schadhafter Zähne bei den Schulkindern, endlich die Aufklärung und Unterweisung von Schülern und Eltern in Zahnpflege. Ausgehend von *Straßburg*, hat diese Einrichtung sich als ganz besonders segensreich erwiesen, und heute sind fast in allen deutschen Städten ähnliche Einrichtungen getroffen.

Die Ursachen der Zahnkrankheiten sind bekannt. Es ist zu fürchten, daß deshalb im Anschluß an die Zunahme der Rachitis auch mit einer Zunahme der schlechten Gebisse zu rechnen ist.

Der Kreis der der Schulzahnpflege zuzuführenden Kinder ist nicht auf die Volksschule zu beschränken. Die Zahnverderbnis ist nicht nur bei diesen Kindern festzustellen. Auch die Besucher der mittleren und höheren Schulen weisen ähnliche Verhältnisse auf. Je früher die Zahnpflege beginnt, desto aussichtsreicher sind die Erfolge. Eine Hereinnahme der Kindergärten und Krippen in den schulzahnärztlichen Dienst ist deshalb außerordentlich erwünscht.

Die räumliche Ausgestaltung der Zahnklinik bedarf mindestens eines Warteraums, eines Behandlungszimmers, eines Raums für technische Arbeiten und eines Bureauraums. Die Zahl des Personals sowie der Räume selbst richtet sich nach den Schülerzahlen und nach der Art der vorzunehmenden Behandlung. Man wird auf rund 10 000 Kinder einen Arzt, eine Hilfe und einen Raumbedarf wie oben angeführt rechnen können.

Die finanziellen Aufwendungen setzen sich zusammen aus den persönlichen und den sachlichen Kosten. Die Anstellung selbständiger Schulzahnärzte wird in Gruppe XI—XII, die der Assistenzärzte in X zu erfolgen haben. Die sachlichen Kosten setzen sich hauptsächlich zusammen aus den Ausgaben für die Räume (Miete, Heizung und Beleuchtung, Wasser) und aus den Verzinsungen und Abschreibungen für Apparate und Instrumente. Daneben kommen die Aufwendungen für die Medikamente, für Füllung, für technische Arbeiten in Betracht. Endlich ist für größere Zahnkliniken die Einrichtung eines Röntgenapparats sehr zu empfehlen. Die *Benutzungsgebühren* richten sich nach der Höhe des von der Stadt, den Ortskassen u. a. zu gewährenden Zuschusses. Untersuchung und Belehrung darf jedenfalls nicht mit in die Gebühren hereingerechnet werden. Im allgemeinen wird der Ersatz des Behandlungsmaterials in Frage kommen.

Der schulzahnärztliche Dienst benötigt im allgemeinen keinen Außendienst. Dieser ist in die Organisation der gesamten gesundheitlichen Jugendfürsorge mit einzugliedern.

4. *Die Familienfürsorge für kranke Kinder.* Die Tuberkulosenfürsorge ist ein Teil der Gesundheitsfürsorge und wird zweckmäßig, wie die Säuglingsfürsorge, Krüppelfürsorge usw., mit in den allgemeinen Gesundheitsfürsorgedienst eingegliedert. Es ist nicht richtig, daß die Tuberkulosenfürsorge von der allgemeinen gesundheitlichen Familienfürsorge nicht mit übernommen werden könnte. Im Gegenteil. Ihrer Quantität nach spielt aber die Tuberkulosenfürsorge eine überragende Rolle. Die Frage ist daher vielleicht richtiger so zu stellen: Kann die Tuberkulosenfürsorge auch die Aufgaben der übrigen Familienfürsorge mit übernehmen, vor allem auch die Säuglingsfürsorge. Ich möchte auf Grund meiner eigenen Erfahrungen diese Frage unbedingt bejahen. Es kommt lediglich auf die Ausbildung der Fürsorgerinnen und auf die Größe ihres Bezirks an. Ich werde später ausführlicher auf diese Fragen eingehen und kann mich demnach hier kurz fassen.

Ich gehe davon aus, daß die Säuglingsfürsorge, die Schülerfürsorge und die Tuberkulosenfürsorge jedenfalls in einen so innigen organisatorischen Kontakt gebracht werden können, daß sie wirken wie eine einheitliche Gesundheitsfürsorge.

Die äußeren Einrichtungen derselben sind

a) *die Fürsorgestellen* für irgendwelche Kranken (darunter auch Kinder); die Fürsorgestellen zerfallen ihren Aufgaben nach in folgende Einzelbetriebe:

1. Der ärztliche Dienst. Die Erkennung der einzelnen Krankheiten, die Anregung der einzelnen Heilverfahren, die Auswahl derselben, die Kontrolle der Tätigkeit der Fürsorgerinnen erfordert eine gewisse Zentralisierung des gesamten sozialärztlichen Dienstes.

2. Der Dienst der Fürsorgerinnen umfaßt, ähnlich wie der ärztliche Dienst, die Ausfindigmachung der Kranken und ihre Beratung und Überwachung. Eine

eigentliche Krankenpflege kommt dabei selbstverständlich nicht in Betracht. Der Dienst gliedert sich bezirksweise in den Außendienst (Familienbesuche), in den Bureaudienst (Vorbereitung der Anträge), endlich in den Sprechstundendienst gemeinsam mit dem Arzt.

3. Die verwaltungstechnische Seite der Fürsorgestellen umfaßt die Bearbeitung der ärztlichen Vorschläge nach ihrer finanziellen Seite hin. Je nach der Organisation der Fürsorgestellen wird er ausgeübt von einem kleinen Ausschuß der Stadtverwaltung unter Beziehung der Vertreter der mitarbeitenden Organisationen. Oder aber der städtische Dezernent für das Gesundheitswesen erledigt im Rahmen seiner Zuständigkeit die einzelnen Anträge, während dem Ausschuß lediglich die generelle Aufstellung der Richtlinien, des Haushaltsplans und die allgemeine Überwachung verbleibt.

b) *Krankenanstalten und Heilstätten.* Die Durchführung der nötigen ärztlichen Behandlung in der Familie ist gegenwärtig mit den größten Schwierigkeiten verknüpft (Wohnungsnot!). Die Unterbringung erkrankter Kinder in den hierfür in Betracht kommenden Anstalten ist daher in vielen Fällen nötiger als früher. Über die Krankenhausunterbringung möchte ich an dieser Stelle nichts weiter ausführen. Sie kommt vor allem dort in Frage, wo der Kranke eben in Hinsicht auf seine Krankheit im Hinblick auf die häuslichen Verhältnisse nicht zu Hause verpflegt und behandelt werden kann.

Die *Heilstätten* für kranke Kinder umfassen vorzugsweise das Gebiet der Tuberkulosenfürsorge. Aber auch für andere Krankheiten, für Herzstörungen, nervöse und psychische Störungen, sind mit der Zeit besondere Heilstätten eingerichtet worden (Universitätsinstitute).

Die *klimatischen Kurorte* an der See, im Mittelgebirge, im Hochgebirge haben vielfach besondere Einrichtungen für kranke und kränkliche Kinder getroffen. Zahlreiche *Solbäder* sind von Vereinigungen, von Gemeinden, von Kassen eingerichtet eben für ihre skrofulösen Kinder.

Die Verpflegungskosten schwanken je nach der Einrichtung zur Zeit zwischen 3—5 Mark pro Tag.

Anlehnend an die Kindererholungsheime werden diese Einrichtungen vielfach in ähnlicher Weise betrieben.

Der Kostenaufwand wird wie bei der Erholungsfürsorge meist von Eltern, Kassen und Gemeinden gemeinsam getragen.

4. Die Organisation der sozialen Hygiene im Schulalter.

a) Die ärztliche Tätigkeit.

Die schulärztliche Tätigkeit und die soziale Hygiene im Schulalter sind Begriffe, die sich nicht decken. Die soziale Hygiene im Schulalter ist der umfassendere Begriff, ein Teil von ihm ist die schulärztliche Tätigkeit. Es ist aber selbstverständlich, daß der Schularzt zugleich auch Sozialarzt für das Schulalter ist.

Aber, was wir immer der Wirtschafts- und Erziehungsfürsorge gegenüber betonen, daß die Gesundheitsfürsorge sich nicht in einzelne Altersgruppen gliedern lasse, daß man nicht die Jugend aus dem organischen Zusammenhang mit den übrigen Altersklassen lösen und auch in gesundheitlicher Beziehung dem Jugendamt unterstellen dürfe, das müssen wir Ärzte auch für uns selbst gelten lassen und die soziale Hygiene nicht in eine Gruppe von Einzelorganisationen auflösen wollen. Gerade der Schularzt als Sozialarzt für die Schuljugend ist geeignet, den Vermittler zwischen den verschiedenen Organisationen und Organen der Gesundheitsfürsorge zu machen und als Fürsorgearzt im besonderen Sinn des Worts tätig zu sein.

Wohl die zweckmäßigste Form der Lösung ist die Verbindung der sozialen Hygiene im Schulalter mit der sozialen Hygiene der vorhergehenden Altersgruppen und der nachfolgenden, wie wir das bei der Organisation der Kommunalärzte, Kreiskommunalärzte, sowie für ganz Württemberg bei den staatlichen Oberamtsärzten sehen. Ein von der Praxis losgelöster Fürsorgearzt ist schon deswegen nötig, weil er sonst die vertrauensvolle Mitarbeit der übrigen Ärzte, die unbedingt nötig ist, kaum finden wird. Ich halte aber auch aus einem andern Grund die Übertragung der Fürsorgetätigkeit an den staatlichen Kreisarzt für wünschenswert, ja notwendig, besonders draußen auf dem Land. Es ist nicht zu leugnen, daß unsere Medizinalbeamten keine ihrer Vorbildung entsprechende Stellung in der gesamten Beamtenorganisation einnehmen. Sie stehen meist in Gruppe X und XI, nur ganz wenigen Kreisärzten ist der Aufstieg in XII möglich. Diese Klassifizierung ist ein Überbleibsel aus der Zeit der nicht voll besoldeten Kreisärzte. Zum Teil sind die Kreisärzte selbst mit schuld an dieser Einstellung des Staates, denn sie wollen als einzige Staatsbeamte nicht auf die besonderen Gebühren aus der Gerichts- und anderen amtlichen Tätigkeit verzichten.

Wird nun ihre Tätigkeit durch Übertragung der Fürsorgetätigkeit zu einer vollbesoldeten, fließen die Gebühren aus ihrer amtlichen Tätigkeit nicht in ihre eigene Tasche, sondern in die Staatskasse, so können sie mit ganz anderem Nachdruck als jetzt ihre Versetzung in die entsprechend höheren Gehaltsgruppen betreiben und durchsetzen.

Dazu aber kommt noch ein dritter Gesichtspunkt, der für uns Ärzte wichtig ist. Jetzt ist die ärztliche Fürsorge vielfach zersplittert. Die Verwaltungsbehörden begünstigen diesen Zustand. Sie kennen für sich diese Zersplitterung nicht und stehen daher der Fürsorge viel geschlossener gegenüber als wir Ärzte. Die Folgen haben wir sowohl am württembergischen Jugendamtsgesetz, aber auch am Reichsjugendwohlfahrtsgesetz erlebt. Der Einfluß der Verwaltungs- und Erziehungsbehörden ist jetzt für die ganze Jugendfürsorge der ausschlaggebende, und der Arzt darf lediglich als sachverständiger Berater in Tätigkeit treten. Bei einer Zersplitterung der ärztlichen Fürsorgetätigkeit entsteht somit die Gefahr des Gegeneinanderausspielens ärztlicher Anschauungen, und so bleibt oft auch in rein ärztlichen Organisationsfragen die Entscheidung bei der Verwaltungsbehörde. Diese Vorzugsstellung ist in reinen Verwaltungsangelegenheiten berechtigt, sonst aber nicht.

So haben wir Ärzte allen Grund, unsere persönlichen Wünsche und Aspirationen zurückzustellen und eine Lösung der gesamten Fragen der sozialärztlichen Tätigkeit nach der Richtung hin zu suchen, die den Sozialhygieniker zum vollbesoldeten Gesundheitsbeamten seines Bezirks überhaupt macht. Dann wird es immer noch möglich sein, wo dies die Größe des Bezirks oder der Stadt erfordert, die notwendige Unterteilung unter Beiziehung spezialistisch vorgeschulter Ärzte vorzunehmen.

Die Frage staatlicher oder städtischer Gesundheitsbeamter schaltet dabei zunächst ganz aus und läßt sich je nach dem Stand der verschiedenen Gemeinde- und Staatsverfassungen je nach Bedürfnis lösen.

Die Vorbildung des Sozialarztes und Gesundheitsbeamten ist die des praktischen Arztes mit Physikatsausbildung. Die nötigen speziellen sozialhygienischen Kenntnisse sollten durch Besuch eines oder mehrerer Kurse an den medizinischen Akademien nachgewiesen werden. Vielleicht wird auch im Physikatsexamen mit der Zeit diese sozialhygienische Spezialausbildung noch besonders berücksichtigt werden müssen.

b) Die Hilfsorgane des Arztes.

In Charlottenburg und Stuttgart sind zu gleicher Zeit im Jahre 1910 die ersten Schulschwestern angestellt worden. Sie waren die Schwestern, welche dem Schularzt bei seinen Untersuchungen halfen, die festgestellten Schäden in der Familie nachgingen und den Boden für die Einleitung einer individuellen Fürsorge vorzubereiten hatten, ebenso wie sie die Durchführung dieser Fürsorge überwachten. Zu gleicher Zeit etwa setzte die offene Säuglingsfürsorge mit der Anstellung von Säuglingsschwestern ein, die sich derjenigen Mündel und Ziehkinder annahmen, die in den Sprechstunden der einzelnen Säuglingsfürsorgestellen nach TAUBEschem Vorbild vorgestellt wurden. Die Jugendgerichtshilfe ihrerseits, wie sie sich ebenfalls in den letzten 10 Jahren vor dem Krieg entwickelte, hat ebenfalls durch im Erziehungswesen vorgebildete Kräfte versucht, das Übel an der Wurzel im Elternhaus zu packen.

Das Resultat aller dieser gemeinsamen Bestrebungen, das Elternhaus zum Ausgangspunkt jeder Jugendfürsorge zu machen, hat zu der heutigen Form der Wohlfahrtspflegerinnen, der Fürsorgerinnen geführt. Die Aufgaben der Kriegsfürsorge, der Sozial- und Kleinrentnerfürsorge und andere Aufgaben, die uns die Kriegs- und Nachkriegszeit gebracht hat, wurden in diese Familienfürsorge mit einbezogen, und so sind allmählich die aus rein hygienischen Bedürfnissen hervorgegangenen Schwestern zu Fürsorgerinnen, zu Sozialbeamtinnen geworden, deren Zusammenhang mit dem ärztlichen Fürsorgedienst oft nur noch ein lockerer ist.

Charakteristisch für den ganzen Verlauf dieser Entwicklung ist auch die Ressortierung dieser Fürsorgerinnen. Man hat sie fast überall in Deutschland — vielleicht mit Ausnahme einiger Städte und Hessen — nicht dem Arzt, sondern dem Verwaltungsmann unterstellt, und so laufen wir Ärzte Gefahr, von diesem in den letzten Jahren neu entstandenen Organ auch in hygienischen Fragen ausgeschaltet zu werden. Ansätze dieser Entwicklung zeigen sich namentlich dort, wo Arzt und Verwaltungsbehörde nicht die nötige Fühlungnahme gefunden haben. Die Hilfsorgane des Arztes, resp. diejenigen Organe, welche als Hilfsorgane gedacht waren, sind ihm zum Teil wenigstens aus den Fingern geglitten und haben sich, wenn man so sagen will, selbständig gemacht.

Ein Beweis dafür ist die Prüfungsordnung für die Fürsorgerinnen resp. Wohlfahrtsbeamtinnen, die in neuerer Zeit in Preußen und jetzt auch in Württemberg nicht ohne Widerspruch von ärztlicher Seite aufgestellt wurde. Einmal kommt darin die praktische Ausbildung als Kranken- und Säuglingsschwester für die Wohlfahrtsbeamtinnen der Erziehungs- und Wirtschaftsfürsorge nicht in Betracht. Und doch werden — und dafür liegen Beweise vor — gerade auch solche Erziehungs- und Wirtschaftsbeamtinnen unter Umständen auch im Gesundheitsdienst verwandt.

Dann aber ist ein viel zu großes Maß von Zeit und Mühe auf eine rein schulmäßige Ausbildung verwandt, während die praktische Ausbildung gerade auch bei den Gesundheitsfürsorgerinnen recht kurz genannt werden muß.

Die Frage ist in dieses höchst unerfreuliche Fahrwasser gekommen durch die Überspannung des Begriffs „Familienfürsorge". Man wollte und will eine Wohlfahrtsbeamtin heranbilden, die allen drei in der Familienfürsorge vorkommenden Tätigkeiten, Erziehungs-, Wirtschafts- und Gesundheitsfürsorge, gleichermaßen gerecht werden kann. Es ist zu befürchten, daß keines der drei Gebiete bei der heutigen Einstellung zu seinem Recht kommt und die auf langjährige praktische Erfahrung und Ausbildung angewiesene Gesundheitsfürsorge am allerwenigsten. *Die gesundheitliche Familienfürsorge* ist ein so großes Gebiet und verlangt so viel Kenntnisse und Erfahrungen, daß sie nicht zusammengeworfen werden kann mit der Wirtschafts- und Erziehungsfürsorge, wenn auch manche Fäden hinüber und herüber führen. Die Gesundheitsfürsorge verlangt aber vor allem die Unterordnung der Fürsorgerinnen unter den Arzt. Der Sozialarzt braucht Gehilfinnen, an denen er nicht vorbeiredet, Gehilfinnen, die mit medizinischen Dingen nicht nur vom Hörensagen, sondern aus der Praxis her vertraut sind, er braucht Gehilfinnen, die, wenn sie auch nicht die Krankenpflege praktisch ausüben, doch soviel hygienische Vorbildung besitzen, daß sie zweckmäßige Anordnungen an Ort und Stelle treffen können. Unsere Bevölkerung hat ein feines Gefühl dafür, ob jemand seiner Sache sicher ist oder nicht.

Untersteht die Gesundheitsfürsorgerin dem Arzt nicht, so wird sie — auch darüber liegen Erfahrungen vor — nur zu leicht, einer Neigung zum Helfen folgend, aus gutem Herzen heraus auf die Bahn des Kurpfuschens getrieben.

So mag man die Frage wenden wie man will, die derzeitige Entwicklung des Fürsorgerinnenwesens führt zu einer Loslösung der Fürsorgerin vom Arzt, anstatt zu einer möglichst engen Verknüpfung der beiderseitigen Tätigkeit.

Wenn ich bis jetzt von den Fürsorgerinnen gesprochen habe, so läßt sich das Gesagte nicht anwenden auf die ebenfalls zahlreichen Fälle, in denen, namentlich in den großen Städten, Fürsorgeschwestern in den einzelnen ärztlich geleiteten Fürsorgestellen tätig sind.

Neben den Fürsorgeschwestern bedarf aber der Sozialarzt unbedingt auch der *Schreibhilfe.* Es bedeutet eine falsche Einstellung im wirtschaftlichen Denken, wenn man dem Arzt oder der Schwester die Zeit für ihre helfende Tätigkeit verkürzt dadurch, daß man ihnen, wie das bis jetzt ganz allgemein geschieht, ein Übermaß von Schreibarbeiten aufbürdet. Es bedeutet dies Verwendung hochwertiger Arbeitskraft für untergeordnete Arbeit. Aber es ist, geradezu erstaunlich, wie gering das Verständnis für wirtschaftliches Denken ist gerade im Berufsbeamtentum und besonders in der Verwaltung. Wohlgemerkt, der Arzt müßte hier nicht so bitter werden, wenn er nicht sehen würde, wie dieselben Verwaltungsleute, die ihm die Bitte um eine Schreibhilfe abschlagen, selbst auf Schreibhilfe in jedem denkbaren Fall zurückgreifen. Tun sie es nicht, so verwenden sie Kenntnisse und Zeit schlecht.

c) Die übrigen Erfordernisse für die Jugendgesundheitsfürsorge.

Der schulärztliche Dienst und seine Organisation ist an anderer Stelle besprochen. Ich möchte deshalb hier besonders die Organisation der Fürsorge erwähnen, die außerhalb der Schule, wenn auch vielleicht in gewisser Verbindung mit derselben, einsetzt. Die Grundlage derselben, die sich ja, wie alle Fürsorgetätigkeit, in offene, halboffene und geschlossene gliedert und deren einzelne Erscheinungen (Sprechstunde, Tagheime, Heilstätten usw.) wir in früheren Abschnitten kennengelernt haben, ist die *Fürsorgestelle.*

Der Schularzt wird seine Sprechstunden dort abhalten, ebenso der Säuglingsarzt und der Tuberkulosearzt. Eine räumliche Verbindung aller drei Gruppen ist aus Ersparnis- und Organisationsgründen wohl einleuchtend. Fraglich ist, ob ein Zusammenlegen im gesundheitlichen Interesse nicht bedenklich erscheint. Wir verweisen auf das Wartezimmer des Privatarztes, auf die Wartezimmer der Ambulatorien, auf die Benutzung der Straßenbahnwagen, die an Krankenanstalten vorbeiführen, überhaupt auf das ganze Leben um uns herum und bekennen, daß wir bis jetzt noch keine Möglichkeit zur Infektionsverhütung gefunden haben, außer der Isolierung. Diese aber können wir auch beim Zusammenlegen der einzelnen Gebiete in *einer* Fürsorgestelle erreichen, wenn wir nur getrennte Warteräume für Kinder und Erwachsene einrichten. Dies ist aber auch aus anderen Gründen unbedingt nötig. Röntgeneinrichtungen, Laboratorien, Registratur und Karthotek, alles braucht nur *einfach* für den Bezirk beschafft zu werden, und die Benutzung der gleichen Räume bringt ebenfalls eine möglichst wirtschaftliche Ausnutzung derselben für sich.

Ist die Fürsorgestelle einem Stadtarzt unterstellt, gut. Ist sie das Arbeitsgebiet dreier Ärzte, wie im Beispiel angenommen, auch gut. Einer wird immer der Dienstälteste sein und die mit der Geschäftsführung zusammenhängenden Aufgaben bearbeiten können.

So wird sich diese Gesundheitsfürsorgestelle einleben, der noch andere Aufgaben, wie z. B. das Impfgeschäft, die Bekämpfung der ansteckenden Krankheiten, angegliedert werden müssen, da ja nur so die Säuglingsärzte Gelegenheit haben, *alle* Erstlinge ihres Bezirks zu sehen, weil nur so die Bekämpfung der ansteckenden Krankheiten vom rein bakteriologisch-seuchenpolizeilichen auf den etwas mehr menschlich-fürsorgerischen Boden gebracht werden kann, wie das gerade auch bei der Tuberkulose so unbedingt nötig ist.

Auf diese Weise baut sich die Fürsorgestelle allmählich ganz von selbst zu einem *Gesundheitsamt* auf, dessen Notwendigkeit niemand bestreiten wird, dessen Name nichts zur Sache tut.

Die räumliche Ausdehnung unserer Städte und Industriebezirke bringt es mit sich, daß eine Zentralisation in einer einzigen Fürsorgestelle oft ein Ding der Unmöglichkeit ist. Die *Dezentralisation* durch Einrichtung von Sprechstunden in den Außenbezirken kann hier Abhilfe schaffen. Je größer die Städte, desto mehr werden diese *Bezirkssprechstunden* zu eigentlichen *Bezirksfürsorgestellen*, zu eigenen *Bezirksgesundheitsämtern* sich auswachsen können. Wir haben in der Organisation des Berliner städtischen Gesundheitswesens eine ganz ähnliche Gliederung vor uns.

Und draußen auf dem Land wird es mit der Zeit die eigenen *Bezirksgesundheitsämter* ebenso geben müssen, wie sie aus dem Zwang der Verhältnisse heraus allmählich in der Stadt entstanden sind. Gerade die Beseitigung der allgemeinen Wehrpflicht macht es uns zur Pflicht, jetzt beim Wegfall der militärärztlichen Musterung die Gesundheitsverhältnisse unserer Jugend durch möglichst ausgedehnte schulärztliche Tätigkeit zu erfassen und durch möglichst ausgedehnte Gesundheits- und Krankenfürsorge möglichst intensiv im günstigen Sinn zu beeinflussen.

d) Die Berührungspunkte der Gesundheitsfürsorge mit der Erziehungs- und Wirtschaftsfürsorge.

GROTJAHN stellt im Abschnitt „Soziale Pathologie" seines Handwörterbuchs folgendes Schema auf:

1. Die sozialen Verhältnisse schaffen oder begünstigen die Krankheitsanlage.
2. Die sozialen Verhältnisse sind die Träger der Krankheitsbedingungen.
3. Die sozialen Verhältnisse vermitteln die Krankheitserregung.
4. Die sozialen Verhältnisse beeinflussen den Krankheitsverlauf.

Die sozialen Verhältnisse selbst aber resultieren aus der Wirtschaftslage des einzelnen wie der Allgemeinheit in Verbindung mit der persönlichen Einstellung des einzelnen zu diesen Wirtschaftsverhältnissen. Sowohl die Einzelpersönlichkeit selbst, als die wirtschaftliche Lage des ganzen Volkes sind demnach von Einfluß auf die sozialen Verhältnisse, und so treffen wir auf dem Gebiet der Fürsorge mit den Fragen der Persönlichkeitsbildung ebenso zusammen, wie mit denen der wirtschaftlichen Lage.

Oder mit anderen Worten: Bei der Krankheit spielen als Ursachen und begünstigende Faktoren Persönlichkeit und wirtschaftliche Verhältnisse eine Rolle. Die Gesundheitsfürsorge kann und will nicht an dieser Tatsache vorbeigehen. Sie muß sich darüber klar sein, daß die ursächliche Bekämpfung einer Reihe von Krankheiten auf die Mitarbeit von Wirtschafts- und Erziehungsfürsorge angewiesen ist. Sie darf deshalb sich nicht verwundern, wenn auch gerade von Wirtschafts- und Erziehungsseite her wegen der ursächlichen Bedeutung der ganzen Frage ein großer Nachdruck auf die Mitarbeit von Erziehungs- und Wirtschaftsfürsorge auch bei der Gesundheitsfürsorge gelegt wird.

Bei der *Fürsorge für das schulpflichtige Alter* finden sich Gesundheits- und Erziehungsfürsorge zusammen in der wichtigen Frage der Vorbereitung der Anträge zur Entziehung des elterlichen Fürsorgerechts (§ 1666 und 68 des BGB. und § 56 des RStGB.), in der Tätigkeit für das Jugendgericht und die Jugendgerichtshilfe, endlich in der Beeinflussung des öffentlichen Lebens, insbesondere in der Großstadt, zugunsten der heranwachsenden Jugend. Die Frage des Wirtshausbesuchs durch jugendliche Personen, die Kinofrage, die Beaufsichtigung der Jugend in ihrer Freizeit und ihre Entfernung von der Straße, die Schaffung von Ersatz für das mangelnde Familienleben in den Knaben- und Mädchenhorten, die Betreuung der Lehrlinge in Lehrlingshorten, ihre vollständige Unterbringung in Lehrlingsheimen, die Frage der Schundliteratur, der Prostitution, die Bekämpfung der Geschlechtskrankheiten, die Wohnungsfrage überhaupt und die Wohnungspflege im besonderen, die Fortbildung der Mädchen im Haushalt, in der Kinderpflege, alles dies sind Fragen, die der Arzt allein so wenig lösen kann wie der Erzieher oder der Wirtschaftler. Nur in gemeinsamer Arbeit können sie hier unter Zurückstellung aller persönlichen und amtlichen Eifersüchteleien etwas Erfreuliches leisten. Dabei ist mehr als sonst für alle an der Jugendfürsorge Arbeitenden neben der gründlichen fachlichen Ausbildung die besondere *menschliche* Einstellung des einzelnen zu dem ganzen Fragenkomplex oder zu einzelnen desselben, insbesondere aber ein ganz besonderes Verständnis für die Jugend selbst nötig. Die psychologische Forschung kann hier manches ersetzen, aber das Wissen, das Erkennen allein tut's nicht. Zum Jugendarzt, zum Jugenderzieher, zum Jugendwirtschaftler, überhaupt zum Jugendfreund muß man *geboren* sein. Mit Wissenschaft allein läßt sich dabei gar nichts anfangen.

Im Verein für öffentliche und private Fürsorge in Frankfurt hat Polligkeit die nötige Zusammenarbeit in die Tat umgesetzt durch Veranstaltung von Kursen, in welchen die Fragen der Jugendwohlfahrt von den verschiedenen Seiten aus durch Referate und Diskussion beleuchtet worden sind. Die Ergebnisse sind in den Veröffentlichungen des Vereins durch Klumker zusammengefaßt.

e) Gesundheitsamt, Jugendamt, Wohlfahrtsamt.

Der Kampf um die Jugend, übertragen aus dem Parteileben in die Beziehungen der einzelnen Behörden, wird hier auf seinen Kern zurückgeführt: Ist die Forderung der Kontinuität wichtiger beim Erziehungs- und Wirtschaftswesen oder beim Gesundheitswesen? Daß bei dieser Fragestellung eine Einigung kaum zu erzielen ist, erscheint selbstverständlich. Der Arzt erklärt, das Gesundheitswesen darf nicht durch Herausnahme einer bestimmten Altersgruppe und Unterstellung derselben unter das Jugendamt zerrissen und zersplittert werden. Das Jugendamt erklärt, aus der Jugendfürsorge darf ein so wichtiges Kapitel wie die Gesundheitsfürsorge nicht herausgenommen werden, und das Wohlfahrtsamt kommt und schiebt die beiden feindlichen Brüder zu besserem Verstehenlernen in den gemeinsamen Sack des Wohlfahrtsamts, in welchem zwar das Verstehenlernen vor sich geht, die Bewegungsfreiheit aber behindert ist. Bis jetzt laufen fast alle Veröffentlichungen und Vorschläge auf diese Zusammenfassung in einem Wohlfahrtsamt hinaus, womit sich der Verwaltungsbeamte und Jurist wieder einmal die Entscheidung gesichert hat.

Ist nun nicht ein selbständiges Gesundheitsamt und ein selbständiges Jugendamt nebeneinander recht notwendig und auch möglich? Die Frage stellen, heißt sie bejahen, sofern nur ein Wille zur gegenseitigen Verständigung vorhanden ist. Und man mag über das Reichsjugendwohlfahrtsgesetz denken wie man will, das Gute hat es gebracht mit seinem § 10 Abs. 21, welcher sich dahin ausspricht, daß überall, wo ein Gesundheitsamt besteht, dies die Aufgaben des Jugendamts bzw. der Gesundheitsfürsorge übernehmen kann, sofern die Organisation des Gesundheitsamts, also insbesondere auch die der einzelnen Kommissionen, der Organisation des Jugendamts entspricht.

Damit kann sich der ärztliche Standpunkt ohne weiteres zufriedengeben. Es muß der Erziehungsfürsorge die Mitarbeit im Gesundheitsamt ebenso möglich sein wie umgekehrt.

Die enge Umgrenzung des Gesundheitsamts aber, die BLAUM in seiner „Jugendwohlfahrt" gibt, wo er dem Gesundheitsamt lediglich die Feststellung der Krankheiten, die *Vorschläge* für die Maßnahmen zur Heilung überlassen will, kann der Arzt nie annehmen. Die ärztliche Ethik verlangt die *Durchführung* der Maßnahmen durch den Arzt als unveräußerlichen Bestandteil jeder ärztlichen Tätigkeit. Wir erblicken in dieser BLAUMschen Umgrenzung sozialärztlicher Tätigkeit wiederum jene Neigung des Verwaltungsbeamten, den Arzt lediglich als Gutachter, nicht aber als ausführende Persönlichkeit anzuerkennen. Daß BLAUM in Wirklichkeit in der Praxis nicht nach diesem engen Standpunkt handelt, hat er einige Male bewiesen. Um so bedauerlicher ist die Fixierung seines Standpunkts in der Theorie.

Im *Wohlfahrtsamt* sollen, nach der Anschauung der meisten Befürworter dieses Amtes, die ganzen sozialen Aufgaben der Gemeinden, des Staates, der Länder und des Reichs zusammengefaßt werden. Die einzelnen sozialpolitischen Ämter, Gesundheitsamt, Armenamt, Jugendamt, Kriegshinterbliebenen- und -beschädigtenfürsorge, Klein- und Sozialrentnerfürsorge, sollen, in einem Amt vereinigt, einem Dezernenten unterstellt werden, der in der Person des Jugendamtsvorstandes genannt wird. Das sind Unmöglichkeiten, wenigstens soweit das Gesundheitsamt hier mit genannt ist. Das Gesundheitswesen erschöpft sich nicht in sozialer Fürsorge, sondern es greift über auf Gebiete, die der Fürsorge vollständig fernliegen. Seine Tätigkeit bezüglich der Seuchenbekämpfung insbesondere, hat mit den Aufgaben des Wohlfahrtsamtes nur einen sehr losen Zusammenhang. Hier muß der Arzt oder das Gesundheitsamt nach einer rein medizinischen Oberbehörde ressortieren.

Und so ist das Gesundheitsamt als eine in sich selbständige Behörde aufzufassen, die zum Jugendamt, zum Wohlfahrtsamt zwar enge Beziehungen haben muß, die aber nicht einen Teil dieser Ämter bilden kann, wenn dem Gesundheitsamt — was wohl jeder sachverständige Arzt als notwendig bestätigen wird — nicht nur die Aufgaben der gesundheitlichen Fürsorge, sondern überhaupt die Zusammenfassung aller gesundheitlichen Aufgaben seines Bezirkes zugewiesen werden müssen.

Literatur.

ADAM u. LORENTZ: Gesundheitslehre in der Schule. Leipzig: Vogel 1923. — BLAUM-RICHESELL-STORCK: Reichsjugendwohlfahrtsgesetz. Mannheim: Bensheimer 1923. — BLAUM: Die Jugendwohlfahrt. Leipzig: J. Klinkhardt 1921. — BÜRGERSTEIN: Handbuch der Schulhygiene. (Handb. d. Hyg. von WEYL.) Jena: G. Fischer 1895. — DEINEMANN: Zur Ernährungsfrage der Jugendlichen. Soz. Praxis u. Arch. f. Volkswohlfahrt 1917/18. — GASTPAR: Die Überwachung der Tuberkulosegefährdeten. Zeitschr. f. Tuberkul. Bd. 36,

Heft 7. — Gastpar: Gutachten über die Schularztfrage in Stuttgart. Stuttgart: Kohlhammer 1904. — Gastpar: Der Einfluß des Krieges auf den Gesundheitszustand der Schuljugend in Stuttgart. Zeitschr. f. soz. Hyg., Fürsorge- u. Krankenhauswesen. — Gastpar: Bekämpfung der Tuberkulose im Kindesalter. Dtsch. Vierteljahrsschr. f. öff. Gesundheitswesen Bd. 46, Heft 1. — Gottstein: Verfehlte Sparsamkeit der Abbau der Gesundheitsfürsorge. Klin. Wochenschr. 1923, Nr. 48. — Gottstein-Tugendreich: Sozialärztliches Praktikum. 2. Aufl. Berlin: Julius Springer 1920. — Grotjahn-Kaup: Handwörterbuch der sozialen Hygiene. Leipzig: Vogel 1912. — Harms: Zur Tuberkulosebekämpfung in Baden. Sozialhyg. Mitt. f. Baden 1919, Heft 3/4. — *Kleinkinderfürsorge.* Herausgeg. vom Zentralinstitut für Erziehung und Unterricht. Berlin: Teubner 1917. — Klumker: Reichsjugendwohlfahrtsgesetz und ländliche Wohlfahrtspflege. Langensalza: Beyer & Mann 1923. — Kucharski: Die Lebensverhältnisse von 1367 Gemeindeschulkindern in Berlin-Pankow (im Nov. 1920). Zeitschr. f. Bevölkerungspolitik u. Säuglingsfürsorge Bd. 11, Heft 7/12. 1922. — Kühne: Berufswahl und Berufsberatung. Berlin: Trowitsch & Sohn 1919. — Kühnlein: Rassenhygiene und Kreisarzt. Zeitschr. f. Medizinalbeamte u. Krankenhausärzte Jg. 35, Nr. 18. — *Leipzig.* Mitteilungen des Stat. Amtes der Stadt L. Die Messungen und Wägungen der Leipziger Volksschulkinder 1921. Leipzig: Roßbergsche Buchh. 1922. — Mathar: Urinuntersuchungen von Schulkindern. Zeitschr. f. Medizinalbeamte u. Krankenhausärzte Jg. 35, Heft 14. — Martin: Anthropometrie. Münch. med. Wochenschr. 1922, Nr. 11. — Müller: Städtische Maßnahmen auf dem Gebiet der Jugendfürsorge. Soz. Praxis u. Arch. f. Volkswohlfahrt 1917/18. — Müller: Der Stand der Tuberkulosebekämpfung in Deutschland. Ebenda 1917/18. — Möllers: Gesundheitswesen und Wohlfahrtspflege im Deutschen Reich 1923. Berlin: Urban & Schwarzenberg. — Pfaundler: Über die Indizes der Körperfülle und Unterernährung. Zeitschr. f. Kinderheilk. Bd. 29, Heft 5/6. — Pfaundler: Körpermaßstudien an Kindern. Berlin: Julius Springer 1916. — Rott: Die planmäßige Bekämpfung der Kindertuberkulose. Zeitschr. f. Säuglings- u. Kleinkinderschutz 1922. — Selter: Handbuch der deutschen Schulhygiene. Dresden-Leipzig: Steinkopf 1914. — Stratz: Der Körper des Kindes. 3. Aufl. Stuttgart: F. Enke 1909. — Schlesinger: Die Kinder der kinderreichen Familien. Arch. f. Kinderheilk. Bd. 73. — Schnell: Stadtämter für Leibesübungen. Zeitschr. f. soz. Fürsorge u. Gewerbehyg. — Thiele: Für die gefährdeten Jugendlichen. Soz. Praxis u. Arch. f. Volkswohlfahrt 1917/18. — Tugendreich: Die Kleinkinderfürsorge. Stuttgart: F. Enke 1919. — Wild-Cassel: Bericht über die 42. Versamml. des Dtsch. Ver. f. öff. Gesundheitspflege 1921. Braunschweig: Vieweg & Sohn. — Neumann: Öffentlicher Kinderschutz. Weyls Handb. d. Hyg. Jena: G. Fischer 1895.

Zeitschriften. Pro Javentate. Zürich, Untere Zaum 11. — Pädagogisches Magazin, Manns. Fortschritte der Jugendfürsorge. — Zeitschrift für Gesundheitsfürsorge und Schulgesundheitspflege. Leipzig: Voss. — Das Deutsche Reich. Berlin: Putthammer & Mühlbrecht 1907. — Deutsche Vierteljahrsschrift für öffentliche Gesundheitspflege. Braunschweig: Vieweg. — Zeitschrift für Tuberkulose. — Archiv für Kinderheilkunde. Stuttgart: F. Enke. — Zeitschrift für Bevölkerungspolitik und Säuglingsfürsorge. Leipzig: Barth. — Zeitschrift für Kinderheilkunde. Berlin: Julius Springer. — Veröffentlichungen des Reichsgesundheitsamts. — Zentralblatt für die gesamte Hygiene. Berlin: Julius Springer. — Zeitschrift für Medizinalbeamte. Berlin: Fischer. — Zeitschrift für Kinderforschung. Berlin: Julius Springer.

Erlasse. Amtsblatt d. W.-Min. d. J. 1922, Nr. 3.

Der Schularzt.

Von

A. Oebbecke

Wiesbaden.

Mit 2 Abbildungen.

1. Zweck und Entwicklung des schulärztlichen Dienstes.

Der *schulärztliche Dienst bezweckt,* während der Schuljahre sämtliche Schüler ärztlich zu überwachen, wozu um so mehr eine öffentliche Pflicht vorliegt, als durch den gesetzlichen *Schulzwang* die Schüler bestimmten *Schulschäden* ausgesetzt sind. Sie müssen täglich in größerer Anzahl eine Reihe von Stunden im gemeinsamen Klassenzimmer sein, sind dadurch der durch schädliche Ausatmungsstoffe und Feuchtigkeitsüberladung verdorbenen Luft ausgesetzt; sie müssen mit geringen Pausen einen Zwangssitz in der Schulbank einnehmen, wodurch die natürliche Bewegungsfreiheit sehr behindert ist, und zwar zur Zeit des stärksten körperlichen Wachstums, das dadurch sehr geschädigt werden kann; ihre viel gebrauchten Augen sind abhängig von den Lichtverhältnissen in der Klasse; durch enge Berührung mit den Klassengenossen sind sie auch parasitären und Ansteckungskrankheiten in hohem Maße ausgesetzt. Zu derartigen körperlichen Gefahren treten nun noch diejenigen geistiger Art. Verschieden begabte Schüler werden nach demselben Massenunterrichtsplan geistig entwickelt, der niemals für alle gleich gut angepaßt sein kann und die individuelle geistige Entwicklung, welche doch wünschenswert ist, oft hindert.

Diese Hinweise mögen vorläufig genügen, um die *Notwendigkeit* zu zeigen, daß der Staat hier, will er nicht in der Schuljugend die ganze künftige Nation erheblich schädigen, alle geeigneten Einrichtungen treffen muß, um diesen Schulschäden vorzubeugen oder sie möglichst zu vermindern. Dies ist nur möglich, wenn die Schuljugend als solche unter ständige ärztliche Aufsicht gestellt wird durch einen regelmäßigen schulärztlichen Überwachungsdienst, der sich sowohl auf das Schulgebäude und seine Betriebseinrichtungen, wie auf die Schüler erstreckt mit dem Endzweck individueller körperlicher und geistiger Schülerhygiene.

Bis vor etwa 25 Jahren fehlte uns ein solcher systematischer Überwachungsdienst fast vollständig. Die Dienstanweisung der *staatlichen Medizinalbeamten* des Deutschen Reiches enthielt keine genügenden Vorschriften, um hier Befriedigendes leisten zu können. Sie erstreckt sich auch heute noch im wesentlichen auf eine hygienische Kontrolle des Schulgebäudes, die in Preußen alle *5 Jahre* wenigstens einmal stattfinden muß, und auf eine Anweisung zur Verhütung übertragbarer Krankheiten in der Schule. Letztere kam in Preußen unter dem 9. Juli 1907 heraus. Gleichlautende Bestimmungen sind in fast allen Bundesstaaten erlassen. Im einzelnen werden wir auf den Inhalt dieser Bestimmungen noch später eingehen. Für eine individuelle Schülerhygiene, welche eine laufende ärztliche Kontrolle und ärztliche Untersuchung der einzelnen Schüler aller Klassen in wirksamen Zeitabschnitten als Hauptaufgabe zu erfüllen hat, waren diese Vorschriften völlig unzureichend. Es läßt sich hier nur etwas Brauchbares erreichen durch Anstellung besonderer Schulärzte. Da die obligatorische Durchführung einer solchen Maßregel in einem großen Staate wegen der Verschiedenheit der Gemeinden von Stadt und Land sehr schwierig ist, auch hinreichende Erfahrungen dafür fehlten, so mußte bisher zunächst die freiwillige Hilfe der Selbstverwaltung von finanziell gutgestellten *Gemeinden* in Anspruch genommen werden. Viele Gemeinden erkannten auch bald an, daß sie eine lokale Mitverantwortlichkeit für die gesunde körperliche und geistige Entwicklung ihrer Schuljugend haben, und es folgte so eine nach der anderen dem Ruf der Eltern und der Öffentlichkeit nach Schulärzten. Als mustergültiges Beispiel ging hier die Gemeinde Wiesbaden voran. Sie schuf zuerst eine schulärztliche Dienstanweisung, welche sich für große und kleine Gemeinden als brauchbar erwies. Sie kam zustande unter wesentlicher Mitwirkung des Wiesbadener praktischen Arztes und dortigen ersten Gemeindeschularztes FRIEDRICH CUNTZ († 1910). Eine wichtige Vorarbeit leistete hier auch Regierungsmedizinalrat LEUBUSCHER in Sachsen-Meiningen, der mit Hilfe der Gemeinden eine staatliche Organisation des schulärztlichen Dienstes für Stadt und Land durchführte, was in seinem kleinen Lande sich ohne große Schwierigkeit ermöglichen ließ. Einen solchen staatlich organisierten schulärztlichen Gemeindedienst haben wir heute in den meisten deutschen Staaten noch nicht. Die *Wiesbadener Dienstanweisung* erschien unter dem 13. VI. 1897. Sie wurde durch Ministerialerlaß vom 18. V. 1898 den Gemeinden in Preußen zur Nachahmung empfohlen. Es schlossen sich alsbald eine Anzahl größerer Gemeinden in sämtlichen deutschen Bundesstaaten und die freien Hansastädte durch Einführung ähnlicher schulärztlicher Dienstanweisungen an, so Karlsruhe, Mannheim, Darmstadt, Stuttgart, Nürnberg, Leipzig, Berlin, Breslau, Frankfurt a. M., Cöln, Hamburg, Bremen, Lübeck u. a.

Bezüglich der *historischen Entwicklung* der Schulhygiene mit Richtung auf einen schulärztlichen Dienst sei folgendes hervorgehoben:

Schon der mit Recht so oft zitierte und gerühmte hochfürstlich Speyerische Leibarzt JOHANN PETER FRANK, der durch sein Handbuch „System einer vollständigen medizinischen Polizei" (1780) das gesamte amtliche Medizinalwesen in noch heute mustergültigen Ausführungen zusammenfaßte und dabei in ganz moderner Weise die besondere Wichtigkeit der Schulhygiene hervorhob, trat hier als Rufer der Zeit auf, aber ohne besonderen Erfolg. Sowohl die Verwaltungen wie die Lehrer brachten seinen Vorschlägen wenig Verständnis entgegen. Hinzu kam, daß die hygienische Wissenschaft auch noch zu wenig entwickelt war, um die Gesundheitsschäden in der Schule genügend erfassen zu können. FRANK hebt schon die Schäden des Schulhauses hervor, verlangt Helligkeit, richtige Lüftung, Heizung, Vermeidung überfüllter Klassen und des zu langen ununterbrochenen Sitzens in der Schulbank. Er hält auch schon eine Trennung der begabten von den unbegabten Schülern für notwendig. Er schildert die schädlichen Folgen roher Schulstrafen auf die Gesundheit der Schüler, geht auf die Frage des passenden Anfangsalters für den Schulbesuch, auf Beginn des Unterrichts am Vormittag, auf die besonderen Forderungen an den Nachmittagsunterricht ein, will regelmäßige Erholungspausen zwischen den Unterrichtsstunden und außerdem Erholungstage, fordert Ausschließung der Schüler mit parasitären oder Infektionskrankheiten vom Unterricht. Seine Grundsätze faßt er zusammen in dem Leitspruch:

Schont ihrer Faser noch,
Schont ihres Geistes Kräfte,
Verschwendet nicht im Kind
Des künftigen Mannes Säfte.

Am Ende des 18. Jahrhunderts erschien ferner ein Gesundheitskatechismus des Bückeburger Arztes CHRISTOPH FAUST. Er sollte aber mehr als Lehrbuch zum Schulunterricht in der Gesundheitslehre durch den Lehrer dienen. Das Buch hatte eine Auflage von über 150 000 Exemplaren, wurde auch vielfach in fremde Sprachen übersetzt.

In gleichem Sinne arbeitete der Rektor der gemeindlichen Schule in Fürth, JOHANN ADAM SCHMERLER, durch seine „Gesundheitslehre für Kinder". Ein genügender Erfolg konnte aber so, ohne ärztliche Beteiligung, nicht erwartet werden.

Im Jahre 1836 veröffentlichte dann der Regierungs-Medizinalrat LORINSER in Oppeln eine Schrift „Zum Schutze der Gesundheit in den Schulen". Er ging namentlich gegen das Mißverhältnis zwischen geistiger und körperlicher Ausbildung, durch Übermaß der ersteren, vor. Er verlangte Abkürzung des Unterrichts, Verringerung der Zahl der Unterrichtsgegenstände, Minderung der häuslichen Arbeiten, fand aber in vielen Gegenschriften heftigen Widerspruch der Schulmänner. Auch bei der Staatsverwaltung erreichte er nur, daß das vorher politisch verdächtige Turnen wieder in den Schulunterricht eingeführt wurde. Nur einige süddeutsche Staaten ordneten eine regelmäßige sanitätspolizeiliche Aufsicht der Schulen, und zwar durch den staatlichen Physiker an, so Baden unter dem 13. VIII. 1841.

Im Jahre 1866 nahm auch VIRCHOW Stellung zur Frage der Schulhygiene durch seinen Aufsatz „Gewisse, die Gesundheit benachteiligende Einflüsse der Schulen" (Virchows Arch. f. pathol. Anat. u. Physiol. Bd. 46. 1866). Die Arbeit war im Auftrage des Preußischen

Ministeriums der geistlichen, Unterrichts- und Medizinalangelegenheiten verfaßt worden. VIRCHOW verlangte Durchführung der Schulhygiene durch besondere sachverständige Ärzte.

Kreisphysikus Dr. FALK in Berlin veröffentlichte dann eine sehr beachtenswerte Schrift „Die sanitätspolizeiliche Überwachung höherer und niederer Schulen und ihre Aufgaben" (Leipzig 1868). Er betont gewisse Schulkrankheiten (Skoliose, Myopie usw.). Auch läßt er nicht ungerügt das geringe Interesse der Lehrer, namentlich der Fachlehrer an höheren Schulen, für schulhygienische Fragen und für die Zusammenarbeit mit Ärzten. Er schlägt vor, den *Kreisphysikern* die ärztliche Schulaufsicht als *Nebenamt* zu übertragen. Besondere ärztliche Schulinspektoren hält er für unnötig.

Der Kinderarzt Professor BAGINSKY in Berlin, der 1877 ein hervorragendes Lehrbuch der Schulhygiene herausgab, verlangte ebenfalls eine fortlaufende ärztliche Beaufsichtigung der Schuljugend durch einen Arzt, der aber *nicht Physikus* zu sein brauchte, seine Befähigung für dieses Amt aber durch Ablegung einer besonderen Prüfung nachweisen müsse. Er hat so die heute erprobte und anerkannte Form richtig bestimmt. Der Stuttgarter Arzt Dr. ELLINGER gab ferner im Jahre 1877 eine Schrift heraus „Der ärztliche Landesschulinspektor, ein Sachwalter unserer mißhandelten Schuljugend". Er forderte ebenfalls die Anstellung besonderer Schulärzte und von ihm stammt auch der Name „*Schularzt*" her.

So wurde die Forderung eines schulärztlichen Dienstes immer wieder von hervorragenden Ärzten zur Diskussion gestellt.

Aber um der wichtigen Sache die gebührende Ausbreitung zu geben, mußte doch noch intensiv agitatorisch garbeitet werden zur Gewinnung der öffentlichen Meinung und der Gemeinden, welche die Ausführung freiwillig übernehmen sollten. An dieser Arbeit hat sich vor allem der *Deutsche Verein für öffentliche Gesundheitspflege* beteiligt, der bei seinen Jahresversammlungen die schulärztliche Frage immer wieder auf seine Tagesordnung brachte und dadurch besonders wirksam wurde, daß er die meisten Leiter großer deutscher Gemeindeverwaltungen zu seinen Mitgliedern zählte. Von den Männern, die hier besonders tatkräftig als ärztliche Referenten in den Jahresversammlungen auftraten, seien genannt der Breslauer Augenarzt Professor Dr. HERMANN COHN, der die erschreckliche Zunahme der Kurzsichtigkeit in den höheren Schulen infolge vernachlässigter Belichtungsforderungen bei den Schulbauten auf Grund eines reichen Untersuchungsmaterials (1864—1866) nachwies. Er stellte fest

1. daß die Zahl der Kurzsichtigen durch die stärkere Beanspruchung und überwiegende Naharbeit der Augen an den höheren Schulen gegenüber den Elementarschulen bedeutend gesteigert ist;

2. daß die Zahl der Kurzsichtigen in allen Schulen von Klasse zu Klasse zunimmt;

3. daß der durchschnittliche Grad der Myopie in den höheren Klassen immer mehr sich verstärkt.

Die Beobachtung COHNS, daß die Häufigkeit der Myopie mit der Zahl der Schuljahre steigt, hat sich nachher überall bestätigt. COHN wies nach

in den Dorfschulen	1,4%	Myopie
„ „ städtischen Elementarschulen	6,7%	„
„ „ höheren Mädchenschulen	7,7%	„
„ „ Mittelschulen	10,3%	„
„ „ Realschulen	19,7%	„
„ „ Gymnasien	26,2%	„

COHN bestimmte dann auch die Forderungen an die Belichtung der Schulräume. Durch seine übertriebene Forderung des „diktatorischen Schularztes" hat er allerdings die Widerstände der Lehrerschaft gegen die Anstellung von Schulärzten verstärkt.

Der Nürnberger Augenarzt SCHUBERT schloß sich der Betonung der Augenschädigungen in der Schule an. Auf die Verbesserung der Schulbauprogramme hinsichtlich besserer Belichtung der Klassenräume hatten diese überzeugenden Nachweise sofort großen Einfluß.

Nach diesen handgreiflichen Nachweisen der Augenärzte wandte man sich auch den sonstigen gesundheitlichen Schulschäden intensiver zu.

Sehr wirksam waren hierbei die Feststellungen des dänischen Arztes HERTEL und des schwedischen Arztes AXEL KEY, welche durch ihre Untersuchungen über die besonderen krankhaften Zustände bei den Schülern wichtige Unterlagen lieferten. In Dänemark wurde von HERTEL nachgewiesen, daß unter 30 000 untersuchten Schulkindern 20% Knaben und 41% Mädchen als kränklich bezeichnet werden mußten. AXEL KEY stellte fest, daß von 11 210 Schülern in Gymnasien und Realschulen 44,8% unternormalen Gesundheitszustand zeigten.

Auch der *Deutsche Ärztetag* beschäftigte sich im Jahre 1897 mit der Schularztfrage. Seine Referenten waren der Arzt Dr. THIERSCH und Schuldirektor DETTWEILER. Es kam zu folgendem Beschluß:

„Die bisherigen Erfahrungen lassen die Einsetzung von Schulärzten allgemein als dringend erforderlich erscheinen. Die Tätigkeit dieser Ärzte hat sich ebensowohl auf die

Hygiene der Schulräume und Schulkinder, wie auf eine sachverständige Mitwirkung hinsichtlich der Hygiene des Unterrichts zu erstrecken."

Hiermit war der Schwerpunkt moderner Schulhygiene bestimmt. Nachdem nun auch noch die Forderung der praktischen Ärzte anerkannt wurde, daß der Schularzt nicht behandelnder Arzt der Schulkinder in seiner amtlichen Eigenschaft sein dürfe, und ebenso der Forderung der Lehrer Genüge geschah, daß der Schularzt im Schulbetriebe keine selbständigen Anordnungen zu treffen, sondern daß er erst seine Anträge an die den Lehrern und Schulärzten gemeinsame vorgesetzte kommunale Schulverwaltung zu richten habe und so die Bedenken der Lehrer, daß der Schularzt sich zu ihrem Vorgesetzten entwickeln könnte, beseitigt waren, fielen auch diese inneren Widerstände weg und der schulärztliche Dienst konnte jetzt zu schneller Ausdehnung gelangen.

Von Schulmännern, welche die Ärzte in ihren Bestrebungen in der anfänglichen schwierigen Entwicklungszeit unterstützten, seien besonders genannt Schiller-Frankfurt, Roller-Darmstadt, Hartmann-Leipzig, Graupner-Dresden, Lorentz-Berlin.

Eine Reihe trefflicher *Lehrbücher* über Schulhygiene stand bald zur Verfügung, von Baginsky, Eulenburg (Arzt) mit Bach (Schulmann), Burgerstein (Schulmann) mit Netolitzky (Arzt), ferner Handbuch der deutschen Schulhygiene von Selters (1914), kleinere von Kotelmann, v. Drigalski usw.

Eine *Zeitschrift für Schulgesundheitspflege* wurde schon 1887 von Kotelmann begründet, jetzt redigiert von Stephani (Schularzt) und Hertel (Schulrektor). Diese Zeitschrift ist auch das Organ des „Deutschen Vereins für Schulgesundheitspflege", seitdem die 1901—1910 bestehende „Gesunde Jugend", herausgegeben von Griesbach, eingegangen war. Sie erhielt 1903 eine besondere Beilage „Der Schularzt", die sich jetzt zum Organ der Vereinigung Deutscher Kommunal-, Schul- und Fürsorgeärzte, bestehend seit 1909, erweitert hat, jetzt redigiert von Stephani und Chajes (Sozialhygiene). Diese Vereinigung, deren erster Vorsitzender Leubuscher war, steht mit dem Deutschen Verein für Schulgesundheitspflege, begründet 1900, der sich aus Lehrern, Ärzten und Verwaltungsbeamten zusammensetzt, in engster Verbindung. Beide Vereine halten nicht nur gemeinsame regelmäßige Jahresversammlungen abwechselnd in deutschen Städten ab, sondern beteiligen sich auch regelmäßig an dem Zustandekommen der *internationalen Kongresse* für Schulgesundheitspflege, die bereits abgehalten wurden 1904 in Nürnberg, 1907 in London, 1910 in Paris und 1913 in Buffalo; diese dreijährige Periodizität fand durch den Weltkrieg eine Unterbrechung. Auch ein „*Internationales Archiv für Schulhygiene*" wurde seit 1905 mit Aufsätzen in verschiedenen Weltsprachen herausgegeben, ist aber seit dem Weltkriege nicht mehr erschienen.

Dieser Entwicklung der Schulhygiene entsprechend, werden an die Ausbildung der Schulärzte jetzt bestimmte Forderungen gestellt. Es wird verlangt und ist vom Deutschen Städtetag anerkannt worden, daß der Schularzt, um von einer Gemeinde angestellt zu werden, den erfolgreichen Besuch einer staatlich anerkannten sozialhygienischen Akademie nachweisen muß. So ist nach allen Richtungen hin die Entwicklung der Schulhygiene in sichere wissenschaftliche und praktische Bahnen geleitet. Weiteres Ziel muß bleiben, daß auch die Lehrerschaft ein besseres Verständnis für die Schulhygiene erreicht durch bestimmte Forderungen in ihrer Fachprüfung, damit die unerläßliche Zusammenarbeit von Lehrern und Schularzt in der Schule dadurch auf zeitgemäße Höhe gebracht wird. Deshalb wurde schon in dankenswerter Weise im Jahre 1908 von Prof. M. Hartmann (Leipzig) auf dem *Deutschen Oberlehrertag* in Eisenach folgende Resolution aufgestellt und zur Annahme gebracht:

„Die Schulhygiene ist ein notwendiger Bestandteil der Vorbildung der Kandidaten des höheren Lehramtes."

Bisher ist aber dieser Forderung von der Unterrichtsverwaltung noch keine Folge gegeben worden. Vorbedingung ist hier, daß die Universitäten obligatorische hygienische Vorlesungen für höhere Schulamtskandidaten schaffen, die von Professoren der Hygiene abzuhalten sind. Entsprechende Einrichtungen sind auch für die Ausbildung der Volksschullehrer in deren Unterrichtsstätten zu treffen. Freiwillige, bisher in den Universitäten abgehaltene schulhygienische Kurse für Lehramtskandidaten wurden wenig besucht.

2. Organisation des schulärztlichen Dienstes.

Die Organisation des schulärztlichen Dienstes gestaltete sich überall in folgender einheitlichen Weise: Zunächst werden sämtliche *Schulanfänger*, die als jüngster Jahrgang in die Schule eintreten, vom Schularzt besichtigt, und zwar innerhalb der ersten 4 Wochen, mit dem besonderen Zweck, noch nicht schulfähige, körperlich zu schwächliche Kinder auszusuchen, zu untersuchen und auf 1 Jahr vom Schulbesuch zurückzustellen. Wo Schulkindergärten von den Gemeinden eingerichtet sind, überweist man ihnen solche Kinder für 1 Jahr, so daß sie hier schon an ein geordnetes Klassenleben sich gewöhnen und nach Art der Kindergärten durch belehrende Spielübungen eine wenig anstrengende Ausbildung erhalten. Es zeigte sich, daß diese Kinder nachher in der Schule viel besser vorwärtskamen wie die Kinder, die oft nur nach dem Willen der Eltern und gegen den Vorschlag der Schule trotz ihrer schwächlichen Konstitution zu früh in den normalen Volksschulunterricht eintreten. Letztere bleiben meist zurück hinter ihren normalen Mitschülern, beherrschen niemals das Klassenpensum gründlich und konnten oft nicht in die höhere Klasse versetzt werden.

Die übrigen schulfähig befundenen Schulanfänger werden dann vom Schularzt im Laufe des ersten Schulhalbjahres untersucht, wobei für jeden Schüler ein *Gesundheitsschein* angelegt wird.

Ebenso wie bei den Schulanfängern wird dann noch eine vollständige *Klassenuntersuchung* für alle diejenigen Schüler vom Schularzt vorgenommen, welche im *letzten Schuljahre* stehen, mit dem besonderen Zweck, ein Urteil über ihre Berufsfähigkeit abzugeben. Hierbei wirken Lehrer und Schularzt zusammen auf Grund ihrer Beobachtung während der ganzen Schulzeit. Diese Feststellungen dienen dann den vorhandenen besonderen Berufsberatungsämtern, wo auch Berufsfachleute vorhanden sind, als wichtige Unterlagen.

In den Klassen, die zwischen der untersten und obersten liegen, ist es nicht mehr erforderlich, alle Schüler regelmäßig jährlich zu untersuchen. Durch die Schulanfängeruntersuchung kennt ja der Schularzt bereits den allgemeinen Gesundheitsbefund sämtlicher Schüler, der in den Gesundheitsschein jedes Schülers eingetragen ist. Es genügt deshalb für diese Klassen eine ärztliche Kontrolle in der Weise, daß der Schularzt regelmäßige *Klassenbesuche* macht und sich hierbei mit dem Klassenlehrer bespricht. Er wird von diesem, der die Schüler täglich genau beobachten kann, auf gesundheitlich verdächtig erscheinende Schüler aufmerksam gemacht und sucht dann auch selbst noch solche Schüler aus. Der Schularzt besucht so an einem Tag sämtliche Klassen einer Schule und schließt dann in einem besonderen, mit den nötigsten Untersuchungseinrichtungen versehenen *Schularztzimmer* die ärztliche Untersuchung der beim Klassenbesuche ausgesuchten Schüler an. Ein solches Schularztzimmer muß in jedem Schulgebäude vorhanden sein, um Unterrichtsstörungen durch die ärztlichen Untersuchungen zu vermeiden. Die untersuchten Schüler werden, wenn für überwachungsbedürftig befunden, vom Schularzt zu sog. „*Überwachungsschülern*“ erklärt und müssen bis zur Entlassung aus der Überwachung regelmäßig die nächsten, im Anschluß an die Klassenbesuche stattfindenden schulärztlichen Sprechstunden ohne weiteres besuchen. Die Wiesbadener Dienstanweisung verlangt nur zweimalige Klassenbesuche während eines Halbjahres. Es hat sich aber als durchführbar gezeigt, dieselben monatlich in Verbindung mit den Sprechstunden zu machen. Bei diesen häufigen monatlichen Klassenbesuchen entgeht dem Schularzt wohl kein der Überwachung bedürftiges Kind. Vollständige Klassenuntersuchungen, außer für Schulanfänger und Schulabgänger, sind deshalb nicht nötig. Einige Gemeinden haben aber doch noch eine Gesamtuntersuchung der ganzen Klasse im 3. oder 4. Schuljahre eingeführt. Eine solche ist aber nach unseren Erfahrungen nur nötig in der Klasse, wo der Turnunterricht beginnt, um alle Schüler hier mit dem besonderen Zweck zu untersuchen, ob sie für normalen *Turnunterricht* tauglich sind, ob sie einer orthopädischen Turnriege zu überweisen sind, ob orthopädische Einzelbehandlung in einer ärztlich geleiteten Spezialanstalt nötig ist, oder ob Befreiung vom Turnen eintreten muß.

Für letzteren Fall ist dem Schularzt jetzt in Preußen durch ministerielle Verfügung vom 24. Januar 1920 amtliche Befugnis erteilt, indem sein Zeugnis dem des staatlichen Kreisarztes gleichgestellt wird.

Bei der Schulanfängeruntersuchung ist es besonders wichtig, die gesundheitliche *Vorgeschichte* (Anamnese) des Schulkindes zur Aufnahme in den Gesundheitsschein festzustellen.

Anfangs übersandte man zu diesem Zweck ein gedrucktes Formular zur Ausfüllung an die Eltern (vgl. unten Muster). Es hat sich aber als zuverlässiger erwiesen, die Mütter oder deren Vertreter persönlich zu befragen. Diese werden deshalb zu den Untersuchungsterminen durch ein besonderes Einladungsformular eingeladen.

Der Schularzt füllt dann das besondere Formular für diese Vorgeschichte selbst aus, das er noch beliebig, je nach dem individuellen Befund, ergänzen kann.

Der *Gang der Gesamtuntersuchung der Schulanfänger* ist folgender: Zunächst hat der Schularzt eine äußere Inspektion des Körpers vorzunehmen; der Oberkörper ist hierbei zu entkleiden. Zuerst ist zu besichtigen die Kopfform, die Bindehaut des Auges, die Hornhaut, dann erfolgt Einblick in die Mundhöhle und Rachengegend, wobei zugleich das Gebiß bezüglich seiner Defekte festgestellt wird. Ferner Prüfung der Durchgängigkeit der Nase, Einblick mit durchbohrtem Beleuchtungsspiegel in den äußeren Gehörgang, rechts und links. Dann äußere Halsbesichtigung und Abtastung auf abnorme Formen und Konsistenzen (Drüsenschwellungen); darauf wird festgestellt die Form des Brustkorbes, Wirbelsäulenverkrümmung, in der Bauchgegend Nabel- und Leistenbruch, Form der Extremitäten, ferner Prüfung der Gelenke und der Muskulatur. Dazu Feststellung des gesamten Kräfte- und Ernährungszustandes, Farbe der Haut und Schleimhäute usw. An diese äußere Untersuchung schließt sich die Untersuchung der Lungenspitzen und des Herzens auskultatorisch und perkutorisch, sowie die vorläufige Seh- und Hörprüfung. Die genauere Seh- und Hörprüfung wird besser im zweiten Schulhalbjahr der Schulanfänger besonders vorgenommen, da die Schüler dann die nötigen Fragen verständiger beantworten können. Durch Messung sind dann noch festzulegen Körperlänge und Gewicht, wodurch ein fester Ausgangspunkt sofort bei Schulbeginn festgelegt wird für spätere Vergleichungen mit den Resultaten der Wägungen und Messungen, die jährlich für die Schüler sämtlicher Klassen stattfinden. So entsteht für jeden Schüler eine Längen- und Gewichtskurve für die ganze Schulzeit in dem Gesundheitsschein. Diese regelmäßigen Wägungen und Messungen aller Klassen müssen innerhalb des gleichen Vierteljahres, am besten im letzten Vierteljahr des Schuljahres, erledigt werden, damit bei dem schnellen Wachstum mancher Schüler nicht größere Differenzen entstehen und bei Vergleichung des gesamten Schülermaterials die Resultate nicht zu sehr auseinandergehen. Die Ausführung der *jährlichen Wägungen und Messungen* wird besorgt in den Klassen durch den Schuldiener; der Klassenlehrer trägt die Resultate in eine Klassenliste ein, aus der sie der Schularzt in den Gesundheitsschein des Schülers überträgt. Jedes Schulgebäude muß eine Personenwage haben, die im Schularztzimmer aufbewahrt und bei den jährlichen Wägungen und Messungen aller Klassen in die Klassen abgeholt wird. Die Wägungen und Messungen der Schulanfänger werden im Schularztzimmer durch den Schularzt ausgeführt unter Assistenz der Schulschwester. Die bei der schulärztlichen Untersuchung der Schulanfänger vorgefundenen Krankheiten werden nach einer bestimmten *Klassifikation* für die nach Klassen geordnete *Morbiditätstabelle des Jahresberichts* einheitlich bezeichnet; die allgemeine Konstitution wird durch die Zensuren (gut, mittel, schlecht) zur Vergleichung des gesamten Schulanfängermaterials, normales und nicht normales, bestimmt und in den Gesundheitsschein aufgenommen. Was als gut usw. zu bezeichnen ist, muß nach bestimmten vereinbarten Merkmalen differenziert werden, z. B. Hautspannung, Messung der Basis der aufgehobenen Hautfalte. Man rechnet bei diesem Gange der Untersuchung für sämtliche Schulanfänger durchschnittlich 4—5 Minuten je Person, ausschließlich Feststellung der gesundheitlichen Vorgeschichte (Anamnese) und der Wägung und Messung. Auf Wunsch kann auch schon vor Schulbeginn die Untersuchung der Kinder, welche den Eltern als noch nicht schulreif erscheinen, erfolgen, um sie sofort auf 1 Jahr zurückstellen zu können; dadurch wird nachher die allgemeine Schulanfängeruntersuchung wesentlich entlastet.

Bei den zu „*Überwachungsschülern*" erklärten Schulkindern, also Schulanfängern und sonstigen Klassenschülern, handelt es sich nun noch darum, sie auch passender ärztlicher, meist spezialärztlicher *Behandlung* zu überweisen, da der Schularzt selbst ja nur *Überwachungsarzt,* nicht *Behandlungsarzt* sein soll. Dies geschieht zunächst durch ein Formular: „*Mitteilung an die Eltern*" (vgl. Muster unten). Für die ärztliche Behandlung der Schüler durch Vermittlung der Schule kommen gewöhnlich nur allgemeine Schwächezustände und chronische Organerkrankungen oder Anlagefehler in Frage, welche zur Verbesserung der Schulfähigkeit eine Behandlung nötig haben. Andere Krankheiten, besonders akute, scheiden für den Schularzt aus. Der Schularzt kann sich deshalb auch bei seinen Massenuntersuchungen in seiner Diagnose beschränken und die genauere Untersuchung dem behandelnden Arzte überlassen, von dem er den genaueren Befund dann durch Notiz auf dem Überweisungsformular (Mitteilung an die Eltern), welches an den Schularzt stets durch die Eltern zurückgesandt wird, oder durch Vermittlung der später noch zu besprechenden Schulschwester erfährt, den er dann in den Gesundheitsschein eintragen kann. Die behandelnden Ärzte kommen hier gern entgegen, nachdem sie erkannt haben, daß der schulärztliche Dienst ihre Praxis nicht schädigt, sondern sogar fördert. Der Schularzt überweist aber die Schulkinder nie persönlich an die behandelnden Ärzte, sondern gibt den Eltern nur an, daß das Kind ärztlicher Behandlung, und evtl. welcher spezialärztlichen Behandlung bedarf, überläßt aber den Eltern stets die Wahl des Arztes.

Der *Gesundheitsschein* (Personalschein) enthält alle ärztlichen Feststellungen während der ganzen Schulzeit über jeden Schüler, die gesundheitliche Vorgeschichte (Anamnese) bei der Aufnahmeuntersuchung und die jährlichen Wägungs- und Messungsresultate, und bildet so auch eine wichtige Unterlage für die Beurteilung des Schülers in der Zeit nach der Schulentlassung. Dieser Personalschein wird nach Abgang des Schülers bei der Schulverwaltung oder beim Berufsamt aufbewahrt, um jederzeit bei Nachfrage in Abschrift mitgeteilt werden zu können. Insbesondere wird er von Berufsberatungsämtern, von Militär- und von Gerichtsbehörden häufiger verlangt.

Bei Übergang in eine andere Schule wird dieser der Gesundheitsschein übersandt. Für alle Schüler, welche ohne Gesundheitsschein in höhere Schulklassen aufgenommen werden, wird durch den Schularzt nach erfolgter Untersuchung ein Gesundheitsschein angelegt, so daß über jeden Schüler der Schule ein solcher vorhanden ist.

Der Gesundheitsschein bildet auch die Grundlage für den Schularzt bei Abfassung des *Jahresberichts,* über den später noch Ausführliches gesagt wird.

Auch während der Ausbildung in den *Fortbildungsschulen* soll die schulärztliche Überwachung noch stattfinden. Hier kommen natürlich ganz andere Verhältnisse in Frage. So die Berufsüberwachung der Schüler, ob sie etwa einen Beruf ergriffen haben, dem sie körperlich und geistig nicht gewachsen sind. Es befinden sich hier ferner alle Schüler schon im Übergang zum geschlechtsreifen Alter, weshalb gerade in dieser unsicheren kritischen Übergangszeit sexuelle Überwachung und Belehrung nötig ist, auf die später noch näher eingegangen wird. Für die Fortbildungsschule ist in größeren Schulbetrieben ein besonderer Schularzt nötig, damit er sich in die hier vorliegenden eigenartigen Verhältnisse schon im Beruf stehender Schüler spezialistisch einarbeiten kann.

Was die *höheren Schulen* anbetrifft,. wo die Schüler in der Regel 12 Jahre bzw. bis zum 18. Lebensjahre an die Schule gebunden sind, so befinden sich auch hier die Schüler vom 9. Schuljahre ab im reifenden Geschlechtsalter. Neben der sexuellen Überwachung sind aber hier auch noch die Folgen erhöhter geistiger Anstrengung, geistige Übermüdung usw. ärztlich zu überwachen. Die Krisen der Pubertätszeit sind bei diesen geistig mehr angestrengten und deshalb leichter reizbaren und sensibleren Schülern mit Neigung zu Psychopathien oft besonders starke. Darüber später noch Ausführliches.

Bei der Eigenart der höheren Schulen wird der Schularzt hier hauptsächlich mit dem Direktor in Verbindung treten.

Ich lasse jetzt folgen einige gebräuchliche Mustervordrucke und Dienstanweisungen, die nunmehr verständlich sein werden und unsere Ausführungen ergänzen.

Aus der wichtigen *Denkschrift des Ministers* des Innern über eine einheitliche Ausgestaltung des Schularztwesens in Preußen vom Februar 1918 teile ich noch folgende Abschnitte mit:

1. Schulärztliche Dienstanweisung.
2. Mitteilung an die Eltern zur ärztlichen Behandlung von Überwachungsschülern.
3. Vorgeschichte (Anamnese) bei der Schulanfängeruntersuchung.
4. Erläuterungen für den Gang der Untersuchung nach einem Entwurf des Reichsgesundheitsamts.
5. Dienstanweisung des Schularztes für die höheren staatlichen Schulen in Sachsen.

Denkschrift!

A. Dienstanweisung

für die Schulärzte an Volksschulen in Gemeinden mit über 10000 Einwohnern.

I.

Der Schularzt ist der *Berater* der Leiter der Schulen und der zur Vertretung und Beaufsichtigung der Schulen berufenen Organe in allen Fragen der Schulgesundheitspflege.

II.

Den Schulleitern ist der Schularzt *nebengeordnet*. Das gegenseitige Verhältnis soll ein vertrauensvolles sein, das stets das gemeinsame Ziel, d. i. die gesundheitliche Förderung der Jugend, vor Augen hat. Der Schularzt handelt bei Ausübung seiner Tätigkeit als öffentlicher Beamter.

III.

Der Schularzt hat im allgemeinen die Förderung der körperlichen und häuslichen Gesundheitspflege der Kinder durch Einwirkungen auf sie und die Eltern (Pflegeeltern usw.) sich angelegen sein zu lassen.

Seine besonderen Aufgaben sind folgende:

1. Sämtliche Schulanfänger sind sobald als möglich, spätestens bis Ende des ersten Schulhalbjahres. einer eingehenden Untersuchung zu unterziehen. Dabei sind:

a) diejenigen Kinder, die infolge mangelhafter körperlicher oder geistiger Entwicklung oder wegen Krankheiten und Gebrechen nach seiner Ansicht noch ein Jahr vom Schulbesuch zurückzustellen sind, dem Lehrer unter Angabe der Befreiungsgründe zu weiterer Veranlassung namhaft zu machen;

b) dem Lehrer diejenigen Kinder zu bezeichnen, die aus körperlichen Gründen einer besonderen Berücksichtigung beim Unterricht bedürfen (z. B. Anweisung eines besonderen Platzes wegen Seh- oder Hörstörungen, Befreiung von einzelnen Unterrichtsfächern, wie Turnen, Zeichnen, Singen, Handarbeit);

c) diejenigen Kinder herauszusuchen, die wegen körperlicher Leiden einer weiteren schulärztlichen Überwachung bedürfen (Überwachungsschüler).

2. Über jeden Schulanfänger ist nach vorgeschriebenem Muster

a) eine Vorgeschichte des Kindes in körperlicher und geistiger Beziehung aufzunehmen. Dies kann durch Ausfüllung des Vordrucks seitens der Eltern oder deren gesetzlichen Vertreter unmittelbar geschehen. Im anderen Falle ist nach ihrer Angabe bei der Aufnahmeuntersuchung die Niederschrift vorzunehmen;

b) ein Untersuchungsbefund niederzulegen.

Für Überwachungsschüler ist außerdem noch das Wesentliche der Untersuchung und das sonst Erforderliche in einen besonders vorgeschriebenen Vordruck einzutragen.

3. In derselben Weise wie die Schulanfänger sind auch die Schüler in der Klasse zu untersuchen, in der der Turnunterricht beginnt, sowie diejenigen, die zur Schulentlassung kommen. Diese letzteren Untersuchungen sollen spätestens $^1/_4$ Jahr vor der Entlassung aus der Schule stattfinden. Der Untersuchungsbefund ist in einen besonderen Vordruck einzutragen.

Wo es ihm erforderlich erscheint oder von den Eltern gewünscht wird, hat der Schularzt die Kinder vor der Entlassung aus der Schule bezüglich der Wahl ihres Berufes zu beraten.

Sind körperliche Fehler vorhanden, die das Ergreifen bestimmter Berufe unzweckmäßig erscheinen lassen, so hat der Schularzt dies in dem Vordruck zu vermerken und die Eltern oder deren gesetzliche Vertreter nachdrücklichst darauf hinzuweisen. Außerdem ist ihnen eine kurze Bescheinigung über das vorhandene Leiden zwecks etwaiger Verwendung bei der Berufsberatungsstelle einzuhändigen.

4. In jedem Vierteljahr sind in der Schule soviel Sprechstunden abzuhalten als erforderlich sind, um jeden Überwachungsschüler wenigstens einmal nachzuuntersuchen. Der Überwachungsschüler bleibt solange in Überwachung, bis der Grund hierfür weggefallen oder ein Zustand eingetreten ist, der einer Veränderung voraussichtlich nicht mehr unterliegt.

Im Anschluß an die Schulsprechstunden ist jede Klasse einmal im Vierteljahr zu besuchen (Klassenbesuche), um ein Bild von dem allgemeinen Zustand der Schüler zu gewinnen und auf Bezeichnung des Lehrers oder aus eigenem Ermessen neue Überwachungsschüler auszusuchen.

Die gesundheitlich bedeutsamen Einrichtungen des Klassenzimmers sind bei dieser Gelegenheit zu prüfen.

5. Kinder mit auffallenden körperlichen Gebrechen sind nicht in Gegenwart anderer Kinder, Knaben und Mädchen gesondert, zu untersuchen. Mädchenuntersuchungen sind nur in Gegenwart einer weiblichen Person vorzunehmen.

6. Mit Hauptaufgabe ist, die Eltern bzw. deren Vertreter bei den Anfänger- und Entlassungsuntersuchungen (s. Ziffer 1—3) über alles das zu belehren, was im Interesse der Förderung der Gesundheit des Kindes erforderlich ist. Erscheint ärztliche Behandlung nötig, und kann eine mündliche Belehrung darüber den Eltern bzw. deren Vertretern nicht gegeben werden, so sind sie schriftlich, unter Gegenzeichnung des Rektors, zu benachrichtigen. (Ärztliche Behandlung ist nicht Sache des Schularztes.)

7. Einmal wöchentlich hat er eine Sprechstunde abzuhalten, um den Eltern Gelegenheit zu geben, sich mit ihm über die Förderung der Gesundheit des Kindes zu besprechen. Auf Ersuchen des Rektors sind in besonders dringlichen Fällen zu dieser Zeit auch Schulkinder zu untersuchen und zu begutachten.

Es ist alles zu tun, um eine ärztliche Behandlung der Schulkinder, wo dies erforderlich erscheint, seitens der Eltern bzw. der Erziehungsberechtigten zu veranlassen, nötigenfalls ist durch Vermittlung des Rektors an den Gemeindevorstand zu berichten.

8. Einmal im Jahre ist in Gegenwart eines Vertreters der Schulverwaltung sowie des Schulleiters eine Besichtigung des Schulgrundstückes, des Schulhauses und seiner Einrichtungen in gesundheitlicher Beziehung vorzunehmen.

9. Ort, Tag und Stunde der Untersuchungen und Besichtigungen hat der Schularzt mit dem Leiter der Schule zu vereinbaren. Die Überwachungsscheine sind in eigenen Gewahrsam zu nehmen.

10. Neben den regelmäßig wiederkehrenden Untersuchungen hat auf Ersuchen des Rektors noch in besonderen Fällen eine gutachtliche Äußerung zu erfolgen z. B. bei Befreiungsgesuchen von einzelnen Unterrichtsfächern aus gesundheitlichen Gründen, vor Über-

weisung von Kindern in die Hilfsschule, zu Stottererkursen, orthopädischen Turnkursen, bei der Auswahl von Kindern in die Waldschulen, Ferienkolonien, Seehospize, bei zweifelhaften Schulversäumnissen usw.

Bei der Bekämpfung übertragbarer Krankheiten hat er nach Anweisung des Gemeindevorstandes im Rahmen der ihm gezogenen Grenzen mitzuwirken.

11. An den unter dem Vorsitz des leitenden Schularztes (Obmann) mindestens halbjährlich stattfindenden Beratungen der Schulärzte über allgemeine Fragen der Schulgesundheitspflege des Bezirks hat er teilzunehmen. Über bedeutungsvolle Ergebnisse ist von dem leitenden Schularzt im Namen der übrigen an den Gemeindevorstand zu berichten.

12. Bis zum 1. Juli jeden Jahres ist ein Jahresbericht nach vorgeschriebenem Muster an den leitenden Schularzt zu erstatten. Dieser hat daraus einen Gesamtbericht zusammenzustellen und ihn durch die Hand des Kreisarztes beim Gemeindevorstand einzureichen.

13. Auf Ersuchen des Stadt- bzw. Kreisschulinspektors hat er sich im allgemeinen an Lehrerkonferenzen bei der Erörterung gesundheitlicher Fragen zu beteiligen und Vorträge vor Schülern und Eltern zu halten.

14. Er bzw. der leitende Schularzt hat an den Sitzungen der Schuldeputation (des Kuratoriums) auf Einladung mit beratender Stimme teilzunehmen. Bei bedeutsamen Veranlassungen wird er auf Ersuchen des Stadt- bzw. Kreisschulinspektors sich auch an Schulkonferenzen beratend zu beteiligen haben.

15. Alle Dienstleistungen der Schule gegenüber hat er in zeitlicher Folge in einem Tagebuche kurz zu vermerken.

B. Dienstanweisung

für die Schulärzte an den Volksschulen in Gemeinden mit *unter* 10 000 Einwohnern.

Abschnitt I, II und III mit Ziffer 1—3 bleiben.

Ziffer 4. Die Schulsprechstunden und Klassenbesuche finden halbjährlich statt.

Ziffer 5, 6, 7, 9, 10, 11, 12 bleiben.

An Stelle der Worte „Rektor" und „Magistrat" sind evtl. die Worte „Hauptlehrer" oder „Lokalschulinspektor" und „Landrat" zu setzen — in der Annahme, daß in den Landkreisen mit Ausnahme der Städte mit über 10 000 Einwohnern der Kreis das Schularztwesen organisiert. Ziffer 8 fällt weg.

Ziffer 13 und 14. An Stelle „Stadt- bzw. Kreisschulinspektor" muß es heißen „Kreisschulinspektor".

C. Dienstanweisung

für die Schulärzte an höheren Knaben- und Mädchenschulen mit Ausnahme der Lehrerseminare, Präparandenanstalten.

Abschnitt I und II sind lediglich der besonderen Organisation der höheren Schulen formal anzupassen; sachlich bleiben die Bestimmungen dieselben.

Abschnitt III mit Ziffer 1 und 2 bleiben.

Ziffer 3. Wie die Schulanfänger sind zu untersuchen die Schüler der Sexta, Untersekunda und die Abiturienten (bei den höheren Mädchenschulen die Schülerinnen der entsprechenden Klassen.) Die letzteren beiden Gattungen im letzten Halbjahr.

Ziffer 4. Die Sprechstunden und Klassenbesuche finden nur halbjährlich statt.

Ziffer 5 und 6 bleiben.

Ziffer 7 letzter Abschnitt fällt weg.

Ziffer 8, 9, 10 bleiben.

Ziffer 11 fällt weg.

Ziffer 12. Der Jahresbericht ist bei dem Direktor einzureichen.

Ziffer 13 fällt weg.

Ziffer 14 Satz 1 fällt weg.

An die Stelle des „Stadt- bzw. Kreisschulinspektors" tritt „des Direktors". Zwischen Ziffer 14 und 15 tritt eine neue Ziffer: Auf Ersuchen des Direktors hat er sich an der gesundheitlichen Unterweisung der Schüler zu beteiligen.

Ziffer 15 bleibt.

D. Dienstanweisung

für die Schulärzte an den Fortbildungsschulen.

Die schulärztliche Organisation an den Fortbildungsschulen schließt sich eng an diejenige an den Volksschulen an. Zu berücksichtigen ist lediglich folgendes:

Anfängeruntersuchungen sind nur soweit vorzunehmen, als die Schüler nicht bereits in der Volksschule schulärztlich beobachtet worden sind und die geforderten Scheine nicht mitbringen.

Die Zurückstellungen wegen Schulunreife fallen weg. Klassenuntersuchungen im Sinne der Ziffer 3 finden mit Rücksicht auf die besondere Bedeutung des Entwicklungsalters sowie des Einflusses der Berufsarbeit auf die Gesundheit der Schüler alljährlich statt.

Schulsprechstunden und Klassenbesuche (Ziffer 4) finden für die gewerblichen und kaufmännischen Fortbildungsschüler vierteljährlich, für die landwirtschaftlichen halbjährlich statt. Die Belehrung der Eltern usw. findet anläßlich der jährlichen Klassenuntersuchungen und der Sprechstunden gemäß Ziffer 7 statt.

Eine bauliche Besichtigung des Schulgebäudes (Ziffer 8) findet für den Fall nicht statt, daß dieses bereits sonst unter schulärztlicher Überwachung steht.

Bezüglich der Organisationsfrage: ob Stadt- oder Kreisschulinspektor, Hauptlehrer oder Lokalschulinspektor, Gemeindevorstand oder Landrat in Tätigkeit zu treten haben, wird auf die entsprechenden Hinweise bei den höheren Schulen verwiesen.

Hinsichtlich der allgemeinen gesundheitlichen Belehrung der Schüler und Eltern wird ebenfalls auf die Organisation des schulärztlichen Dienstes an den höheren Schulen Bezug genommen. Hier wird dem Schularzt mit Rücksicht auf die allgemeinen und besonderen Berufsschädigungen gegenüber dem wachsenden Organismus mehr als sonst Gelegenheit zu hygienischer Aufklärung und Rat gegeben werden müssen. An der sexuellen Aufklärung hat er sich auf Ersuchen des Schulleiters zu beteiligen.

E. Dienstanweisung

für die Schulärzte an den Lehrerseminaren, Lehrerinnenseminaren und Präparandenanstalten.

Mit Rücksicht auf die besonderen Vorschriften der ärztlichen Untersuchung bei Aufnahme und Abgang aus Präparandenanstalten und Lehrerseminaren und die Anstellung von besonderen Anstaltsärzten bei den Königlichen Anstalten kann bei diesen von einer besonderen schulärztlichen Organisation abgesehen werden. Bei privaten Präparandenanstalten wird sich die schulärztliche Einrichtung eng an diejenige der Fortbildungsschulen anschließen, jedoch von einer Bestimmung über sexuelle Aufklärung abzusehen sein.

Bezüglich der Lehrerinnenbildungsanstalten wird nach denselben Gesichtspunkten zu verfahren sein.

Mitteilung.

Die schulärztliche Untersuchung Ihres Kindes — Pflegekindes — ....
.... hat ergeben,
daß es an ....
.... leidet.

Es ist deshalb $\dfrac{\text{Befragung eines Arztes}}{\text{Rücksprache mit dem Schularzte}}$ in der Elternberatungsstunde (*nicht* zur Behandlung!) dringend erforderlich.

Elternberatungsstunde (zu der diese Mitteilung mitzubringen ist):

....
....

.............................., den .... 192......

Der Schulleiter. Der Schularzt.

An

....
....

Hier abtrennen!
....

Hierdurch bestätige ich den Empfang der schulärztlichen Mitteilung vom ....
.... über mein Kind ....
Es steht in Behandlung des Herrn Dr. ....
(Der zweite Satz ist nichtzutreffenden Falles durchzustreichen.)

.............................., den .... 192......

....

Diese Empfangsbestätigung ist von den Eltern oder Erziehern zu unterschreiben und innerhalb 3 Wochen vom Empfange ab an den Klassenlehrer zurückzugeben.

Vorgeschichte

für ....

geboren den ....

Fragen an die Eltern.

(Auszufüllen durch die Eltern oder deren Vertreter.)

1 a)	In welchen Lebensjahren hat das Kind ernste Krankheiten durchgemacht und welche? (Überstandene *ansteckende* Krankheiten sind unter allen Umständen anzugeben.)	
b)	Wurden dauernde schädliche Folgen beobachtet? (Seit wann und welche?)	
2	Hat das Kind schwerere Verletzungen mit länger dauernden Folgen erlitten? (Wann und welche?)	
3	Wann lernte das Kind a) laufen? b) sprechen?	
4	Hat das Kind Sehstörungen? (Seit wann und wodurch?)	
5	Ist das Kind schwerhörig? (Seit wann und wodurch?)	
6	Leidet das Kind an sonstigen Gebrechen oder Schwächen?	Zutreffendes unterstreichen: Husten, häufiges Nasenbluten, leichte Ermüdbarkeit, dauernde Appetitlosigkeit, Kopfschmerzen, Krämpfe geistige oder seelische Eigentümlichkeiten. Sonstiges:
7	Wie lange schläft das Kind a) nachts? b) am Tage?	
	Ort und Datum:	Unterschrift des Ausstellers:

(Zum Nutzen des Kindes wegen Berücksichtigung beim Unterricht wird um genaue Beantwortung gebeten.)

Erläuterungen.

(Aus dem Entwurf des Reichsgesundheitsamts.)

1. Zu „Vorgeschichte“: Am zweckmäßigsten ist es, die Vorgeschichte nach der als Unteranlage beigefügten „Anweisung für den Schularzt zur Erhebung der Vorgeschichte“ aufzunehmen. Es empfiehlt sich nach den bisher gesammelten Erfahrungen, für die Aufnahme der Vorgeschichte die Schulschwestern, soweit solche vorhanden sind, heranzuziehen, und zwar am besten in der Weise, daß die Eltern in die Sprechstunde der Schulschwester bestellt und hier an der Hand der Anweisung ausgefragt werden.

2. Zu „Längsspalte 3“: In dieser Spalte soll der Befund nach freier Wahl aus einer derjenigen Untersuchungen erfolgen, die etwa in einem Schuljahr zwischen der Anfangs- und Schlußuntersuchung vorgenommen worden sind.

3. Zu „Gewicht“: Die Wägung soll möglichst auf Dezimalwagen geschehen, und zwar innerhalb der wärmeren Jahreszeit. Wegen der wechselnden Belastung der Verdauungsorgane wird Wägung zu den gleichen Tageszeiten — etwa zwischen 3 und 4 Uhr nachmittags — empfohlen.

4. Zu „I. Aussehen“: Es sind die Bezeichnungen „gut“, „mittel“ und „schlecht“ zu wählen: gut, d. i. blühendes Aussehen, mittel, d. i. wechselnde Gesichtsfarbe oder leichte Blässe, schlecht, d. i. blutleerer Zustand der Haut und Schleimhäute.

5. Zu „I. 2. Fettpolster“: Es sind die Bezeichnungen „gut“, „mittel“ und „schlecht“ zu wählen: gut, d. i. keine Rippenkonturen sichtbar, mittel, d. i. Rippenkonturen unterhalb der Brustwarzen sichtbar, schlecht, d. i. Rippenkonturen auch oberhalb der Brustwarzen am Ansatz der Rippen am Sternum sichtbar. Alle drei Bezeichnungen verstehen sich bei Betrachtung des Brustkorbes bei senkrecht auffallendem Licht.

6. Zu „I. 3. Hautspannung“: gut, wenn eine erhobene Hautfalte längere Zeit stehen bleibt.

7. Zu „I. 4. Brustumfang“: horizontal in Brustwarzenhöhe gemessen.

8. Zu „I. 5. Armumfang“: am Oberarm zu messen.

9. Zu „II. 1. Hochgradige Blutarmut“: Zur Feststellung der Diagnose ist nicht allein das Aussehen maßgebend, sondern auch andere Symptome wie Ohnmachten, Schwindelanfälle, anämische Herzgeräusche usw.

10. Zu „II. 2. Schwere Rachitis“: Hierhin gehören schwere rachitische Verkrümmungen der oberen und unteren Extremitäten, ausgesprochener Zwergwuchs.

11. Zu „III. Tuberkuloseverdacht“: Hierunter sind auch alle Fälle von Lungentuberkulose anzuführen, bei denen keine Tuberkelbacillen im Sputum nachgewiesen werden können.

12. Zu „V. c) 1. Zähne“: Bei behandlungsbedürftigen Zähnen ist ein Strich zu machen, bei nicht behandlungsbedürftigen Zähnen bleibt der Raum frei.

13. Zu „V. c) 4. Mandelvergrößerung“: Mandelvergrößerung ist anzunehmen, wenn die Mandeln über die Gaumenbögen hinausragen.

14. Zu „V. c) 5. Wucherungen“: Hierhin gehören Schwellungen der Nasenmuscheln, Polypen, Vergrößerungen der Rachenmandeln.

15. Zu „V. f) 1.“. Der Grad des herabgesetzten Sehvermögens bzw. der Kurzsichtigkeit ist möglichst nach SNELLEN festzustellen.

15. Zu „V. f) 9. Chronische Hornhautentzündung“: In erster Linie sind die skrofulösen Erkrankungen aufzunehmen.

17. Zu „V. g) 1.“: Das Hörvermögen wird geprüft bei Flüstersprache in 5 m Entfernung.

18. Zu „V. i) 3. Lähmungen“: Hierhin gehören die spinale Kinderlähmung, postdiphtheritische Lähmungen usw.

19. Zu „VI. Körperliche Leistungsprüfung“: Soweit als möglich durchzuführen, aber nur bei der Schulentlassung, und zwar in der Turnstunde festzustellen.

Anweisung

für den Schularzt in den unter staatlicher Verwaltung stehenden *Gymnasien und Realgymnasien* in *Sachsen.*

§ 1. Der Schularzt ist in allen Angelegenheiten der Gesundheitspflege in der Schule der Berater des Rektors und des Lehrerkollegiums, unbeschadet der dem Bezirksarzt zustehenden Befugnisse (s. die Instruktion der Bezirksärzte vom 10. Juli 1884, § 18).

Er wird nach Gehör des Rektors beziehentlich der Schulkommission (nach § 8 des Gesetzes vom 22. August 1876) vom Ministerium des Kultus und öffentlichen Unterrichts gewählt und gegen Vergütung angestellt.

§ 2. Dem Schularzt liegt es ob, die neueintretenden Schüler unmittelbar nach ihrer Aufnahme auf ihren Gesundheitszustand zu prüfen. Diese haben vorher einen von ihren Angehörigen, den Eltern oder deren gesetzlichen Vertretern oder in deren Auftrag von dem Hausarzt ausgefüllten Fragebogen, der ihnen zugestellt wird, dem Rektor vorzulegen. Der Schularzt nimmt Einsicht in die ausgefüllten Fragebogen und untersucht jeden neueingetretenen Schüler abgesondert von den übrigen. Den Eltern des Schülers wird auf Wunsch gestattet, der Untersuchung beizuwohnen. Etwa im Laufe des Schuljahres außer der Zeit neueintretende Schüler werden vom Rektor angewiesen, sich mit ausgefüllten Fragebogen dem Schularzt in dessen Wohnung zur Untersuchung zu stellen.

§ 3. Der Schularzt trägt seine Beobachtungen in einen über jeden Schüler zu führenden Gesundheitsbericht ein, mit kurzer Angabe dessen, was er des Schülers und der Schule halber für notwendig findet (z. B. Anweisung passender Plätze für Kurzsichtige oder Schwerhörige, Befreiung von Turn-, Gesangs- oder Zeichenunterricht, Haltung beim Schreiben usw.). Eine Abschrift davon können die Eltern oder ihre gesetzlichen Vertreter auf Wunsch gegen Zahlung der Schreibgebühren erhalten. Die Urschrift wird dem Rektor zur Aufbewahrung übergeben; dieser teilt auch die ärztlichen Anordnungen den beteiligten Lehrern mit.

Geht ein Schüler in eine andere sächsische Schule über, so übersendet der Rektor den Gesundheitsbericht unmittelbar an die dortige Direktion. Sonst bleibt der Bericht beim Abgang eines Schülers noch drei Jahre lang zu etwaiger amtlicher Auskunftserteilung im Schularchiv und wird nach Ablauf dieser Frist vernichtet.

§ 4. Eine wiederholte Einzeluntersuchung des Schülers findet nur noch in außerordentlichen Fällen statt, wenn der Rektor oder ein Lehrer oder der Schularzt sie auf Grund ihrer Beobachtungen zum Nutzen des Schülers oder der Schule für notwendig erachten.

Dagegen sollen die Augen der Schüler im Jahre einmal geprüft werden.

§ 5. Der Schularzt ist verpflichtet, auf Wunsch des Rektors Schüler in ihrer Wohnung zu untersuchen, wenn bei längeren Schulversäumnissen ein genügendes ärztliches Zeugnis nicht vorliegt. Dagegen gehört die Behandlung erkrankter Schüler nicht zu seinen Dienstobliegenheiten.

Gesuche um Befreiung von einzelnen Unterrichtsfächern oder um Ferienverlängerung oder um Zulassung zum wahlfreien Unterricht können ihm nach dem Ermessen des Rektors zur Begutachtung vorgelegt werden.

§ 6. Der Schularzt hat außer an den Tagen, an denen er die neuaufgenommenen Schüler untersucht (§ 2) oder die Augen der Schüler prüft (§ 4), das Schulhaus wenigstens einmal in jedem Schulhalbjahr zu besuchen, und zwar an einem Werktage während der Schulzeit.

Der Schularzt wird bei dem Besuche alle Räumlichkeiten begehen, insbesondere die Unterrichts- und Sammlungszimmer, die Garderoberäume, die Gänge und Aborte, die Wohnung der Schuldiener, Turnplatz und Turnhalle, etwaige Baderäume, und dabei auf die allgemeine Reinlichkeit, die Beschaffenheit der Wände und des Fußbodens, auf Beleuchtung, Heizung, Lüftung, Trinkwasserversorgung, auf die Schul- und Turngeräte sein Augenmerk richten und prüfen, ob alles den gesundheitlichen Anforderungen entspricht (s. § 18 der Instruktion für die Bezirksärzte). Bei diesen Besichtigungen hat er auch dem Gesundheitszustande der Schüler im allgemeinen seine Aufmerksamkeit zuzuwenden. Auf Mängel hat er den Rektor sofort mündlich oder durch schriftlichen Bericht aufmerksam zu machen.

§ 7. Der Schularzt wird jährlich zweimal, in der Regel zu der seinem in § 6 vorgeschriebenen Besuche folgenden Lehrerkonferenz eingeladen und Gelegenheit erhalten, über die gesundheitlichen Verhältnisse der Schule und die damit zusammenhängenden Anordnungen die Lehrerschaft zu beraten. In außerordentlichen Fällen wird er auf Einladung des Rektors auch zu anderen Konferenzen erscheinen. Als Teilnehmer an der Konferenz hat er Stimmrecht.

§ 8. Der Schularzt ist verpflichtet, bis Ende März jeden Jahres über seine Beobachtungen an die Direktion einen allgemeinen Bericht zu erstatten; diese legt den Bericht mit ihren Begleitbemerkungen dem Ministerium des Kultus und öffentlichen Unterrichts, beziehentlich durch Vermittlung der Schulkommission, bis Ende April desselben Jahres vor.

3. Ärztliche Behandlungsformen im schulärztlichen Betrieb.

In welcher Weise ist nun die *ärztliche Behandlung der Überwachungsschüler* praktisch durchzuführen, wie weit muß sich neben den Eltern die Schulverwaltung dabei beteiligen?

Es war für die ärztliche Behandlung der Schulkinder sehr wichtig, daß in letzter Zeit die Krankenkassen mehr und mehr dazu übergingen, die Familienbehandlung mit zu übernehmen, so daß hier sowohl spezialärztliche wie sonstige ärztliche Behandlung den Schulkindern zugänglich ist. Für diejenigen unbemittelten Kinder, welche diese Behandlung nicht erhalten können, mußte aber noch öffentliche, unentgeltliche *ambulante Behandlungsgelegenheit* geschaffen werden. Es geschieht dies zweckmäßig in den poliklinischen Spezialabteilungen von städtischen Krankenhäusern. Hier sollen aber die Kinder niemals mit Erwachsenen im Wartezimmer zusammentreffen, sondern es müssen besondere schulpoliklinische Sprechstunden in den für Schulkinder wichtigsten Behandlungsabteilungen, also Augen-, Ohren-, Nasen-, Hals-, Lungen-, Haut- und orthopädischer Abteilung, eingerichtet werden.

Außer dieser poliklinischen Behandlung sollen aber auch noch benutzt werden alle besonderen Beratungsstellen, z. B. für tuberkulöse Kinder. Diese sind zugleich in der Lage bei konsumierenden Krankheiten für passende Ernährung der Kranken durch Unterstützungsanträge bei den Wohlfahrtsämtern zu sorgen. Für Unbemittelte haben die Schulverwaltungen auch vielfach besondere Geldmittel zur Beschaffung von *Brillen*, orthopädischen Apparaten usw. in den Haushaltsplan eingestellt, die nach Antrag des Schularztes verwendet werden.

Die Schulverwaltung sucht aber auch noch durch besondere sanitäre Schuleinrichtungen den allgemeinen Kräftezustand der Schulkinder zu fördern. Hierfür kommen zunächst in Frage die *Schulspeisungen*. Ferner sind zu nennen die *Walderholungsstätten* in der Nähe des Wohnortes, wo die Kinder sich tagsüber und auch vielfach nachts in frischer sonniger Waldluft aufhalten, gute Verpflegung und auch Unterricht in kleinen Klassen, bei gutem Wetter immer im Freien, erhalten, so daß sie nach beendigter Erholungszeit wieder in ihre Volksschulklassen eintreten können, ohne im Unterrichtsstoff zurückgeblieben zu sein trotz verminderter Zahl der Unterrichtsstunden, da in den kleinen gemischten Klassen mit verschiedenen Altersstufen die Schüler der Walderholungsstätten mehr individuell berücksichtigt werden können.

Ferner bestehen bei vielen Gemeinden die sehr günstig wirkenden ständigen *Landerholungsheime* für Schüler, wo bedürftige Kinder während des ganzen Jahres nach Anweisung des Schularztes eine Reihe von Wochen zubringen, sich in guter Verpflegung und Landluft kräftigen und ebenfalls Schulunterricht in benachbarten Landschulen oder im Heim selbst durch Bildung gemischter kleiner Klassen erhalten können. Durch Verträge hat sich ferner die Schulverwaltung auch oft eine Anzahl Plätze für Schulkinder in *Soolbädern*, Seebädern usw. gesichert.

Was die besondere Berücksichtigung dauernd defekter Schulkinder beim Unterricht betrifft, so ist es selbstverständlich, daß die *schwerhörigen und schwachsichtigen* Schüler, sofern sie noch am allgemeinen Unterricht teilnehmen können, Plätze in den vordersten, mit allen Größennummern der Klasse versehenen Schulbankreihen erhalten. Für Schwerhörige und Sehschwache schwererer Art müssen besondere Klassen oder ganze Schulen abgesondert werden, die ebenfalls in Übereinstimmung mit dem Spezialschularzt bzw. poliklinischen Behandlungsarzt zu betreiben sind.

Für die Stotterer sind besondere Unterrichtskurse einzurichten, nachdem vorher eine spezialärztliche Diagnose stattgefunden hat, am besten klassenweise in einer städtischen Spezialpoliklinik.

Für Schüler, welche wegen Verkrüppelung durch Muskelschwäche den normalen Turnunterricht nicht mitnehmen können, andererseits aber auch ärztlicher Einzelbehandlung in der orthopädischen Poliklinik nicht bedürfen, sind besondere *orthopädische Turnriegen* mit besonderem Turnplan eingerichtet worden. Dieser Turnplan wird zweckmäßig in Übereinstimmung zwischen Turninspektor und dem orthopädischen poliklinischen Spezialarzt der Schule festgesetzt und durch besonders vorgebildete Turnlehrer durchgeführt. In jeder Schule muß die Vorschrift gelten, daß alle Schüler, die am Turnunterricht teilnehmen sollen, vorher vom Schularzt untersucht werden, damit derselbe sie richtig einreiht.

Eine besondere Hervorhebung verdienen noch die sog. *Hilfsschulen* für geistig schwachbefähigte Kinder. Sie sollen stets *psychiatrisch gebildeten Schulärzten* unterstellt sein. Der Unterrichtsplan muß besonders sorgfältig unter Zuziehung des Schularztes durchgeführt werden. Hier soll der Verwaltungsschularzt auch zugleich psychiatrisch-behandelnder Arzt sein und hier müssen sämtliche Schüler zu dauernden Überwachungsschülern erklärt werden. Gewöhnlich wird auch für diese defekten Kinder nach der Schulentlassung noch dafür gesorgt, daß sie in besonderen *Lehrlingskolonien* für Schwachbefähigte übergehen, wo sie durch besondere Meister Unterricht in leichteren Handwerken erhalten und wo auch eine Stellenvermittlung stattfindet.

Bei ganz schweren Fällen geistig defekter Schüler ist es Sache des Schularztes, für die Überweisung derselben in besondere Pflegeanstalten schon während des Schulalters zu sorgen.

Wir sehen demnach, daß der Schularzt als Überwachungsarzt allein nicht genügt, sondern daß die Schulverwaltung auch besonderer Behandlungsärzte bedarf, die ihr als Spezialisten auch für spezialistische Fragen und Ratschläge zur Verfügung stehen und nur nebenamtlich tätig sind, während die Verwaltungsschulärzte jetzt häufig als Beamte vollamtlich angestellt werden. Darüber später noch Ausführliches.

Man hat auch versucht, besondere Schulpolikliniken ohne Verbindung mit Krankenhäusern zur ambulanten Behandlung der Schüler einzurichten und solche z. B. in Luzern durchgeführt. Sie sind aber sehr kostspielig und haben deshalb wenig Verbreitung gefunden, zumal sich die schulpoliklinischen Sprechstunden in öffentlichen Krankenhäusern als ausreichend erwiesen haben. Nur für die Zahnbehandlung und Zahnpflege ist man dazu übergegangen, besondere *Schulzahnkliniken* zu schaffen. Diese Schulzahnkliniken, besonders gefördert durch Jessen-Straßburg, verfolgen die Aufgabe, eine Sanierung des Gebisses während der Schulzeit bei allen Kindern durchzuführen neben der Behandlung von Zahnkrankheiten. Die Schulkinder werden deshalb klassenweise zur Besichtigung in der Klinik vorgeführt. Für die Sanierung ist namentlich die Übergangsperiode von den Milchzähnen zu den Dauerzähnen wichtig. Zugleich werden die Kinder auch in richtiger Zahn- und Mundpflege belehrt und geübt.

Für die *Behandlung der Fortbildungsschüler* stehen stets Kassenärzte zur Verfügung.

Die ärztliche Behandlung der *Schüler höherer Lehranstalten* wird meist durch Überweisung an den Hausarzt geschehen, mit dem der Schularzt die nötige Fühlung zu halten hat, um dessen Beobachtungen für den Schüler in der Schule zu verwerten.

4. Schulschwester (Schulpflegerin). Sozialhygienischer Dienst in der Schule.

Eine sehr wichtige Erweiterung erfuhr der schulärztliche Dienst durch die Schaffung eines besonderen, dem Schularzt untergeordneten Hilfsorgans in der *Schulschwester*. Verfasser hatte auf dem Internationalen Schulhygienekongreß in London (1907) Gelegenheit, den dortigen Dienst der „*school nurse*“ (Schulpflegerin) kennenzulernen. Um die noch nicht schulpflichtigen Kinder nicht ohne Aufsicht zu lassen in den Familien, wo Vater und Mutter täglich zur Lohnarbeit gehen, hat man für diese in London besondere Räume in den Schulen vorgesehen, in denen diese Kinder nach dem Muster der Kindergärten von einer besonderen „school nurse“ überwacht und beschäftigt werden; die schulpflichtigen Geschwister nehmen solche Kinder mit, wenn sie zur Schule und zurück gehen. Die Schulpflegerin arbeitet hierbei in Verbindung mit dem englischen Schularzt.

Im Vorstand der Vereinigung deutscher Schulärzte wurde nun diese Einrichtung vom Verfasser zur Sprache gebracht und er regte an, ein solches Hilfsorgan unter dem Namen „Schulschwester“ auch an den deutschen Schulen einzuführen, aber nicht für die Kleinkinderfürsorge wie in London, sondern zur Erweiterung des schulärztlichen Dienstes für sozialhygienische Zwecke unter Anpassung an die deutsche schulärztliche Dienstanweisung.

Dieser Anregung folgte zuerst Stuttgart (1907), dessen leitender Schularzt, Gastpar, im Vorstand vertreten war, dann Charlottenburg (1908) auf die Anregungen des städtischen Schularztes Dr. Poelchau hin, Breslau (1912).

Es haben sich nun folgende *Aufgaben* für die Schulschwester herausgebildet: Sie unterstützt den Schularzt bei seinen Untersuchungen, dient ihm als Schreibhilfe, hilft den kleinen Schulkindern beim Auskleiden, holt die Überwachungsschüler aus den einzelnen Klassen heran, wenn sie zur Untersuchung in der Sprechstunde an die Reihe kommen. Sie begleitet den Schularzt bei seinen Klassenbesuchen und empfängt dabei seine Anweisungen; sie macht auch selbständige Klassenbesuche, um mit Läusen und Krätze behaftete Kinder festzustellen, welche dann aus der Klasse ausgeschlossen werden, bis ihre Behandlung zu Ende geführt ist, was verlangt werden muß, um andere Kinder gegen Übertragung in der Schule zu schützen. Um hier wirksam vorgehen zu können, hat der *Preußische Minister für Volkswohlfahrt* unter dem 5. IV. 1923 verfügt, daß in der Anweisung zur Verhütung der Verbreitung übertragbarer Krankheiten durch die Schulen vom 9. VII. 1907 in § 3 unter 6, auch die Verlausung (Kleiderläuse, Kopfläuse) als übertragbare Krankheit aufgenommen wurde. Sie beobachtet ferner die Mädchen bei den Schulbädern zur Feststellung des körperlichen Zustandes, überwacht die Schulspeisungen in der Schule. Sie *begleitet* die Kinder zu ärztlichen Behandlungsstellen (Kassenärzte, Privatärzte, Polikliniken), falls die Eltern keine Zeit haben, was oft der Fall ist bei den Eltern der Volksschulkinder, indem sie beide Lohnarbeit ausüben, zumal wegen der langdauernden Behandlung chronischer Leiden, um die es sich hier meist handelt. Sie unterrichtet auch den Schularzt über die Befunde und Anweisungen des behandelnden Arztes, führt die Nachbehandlung der Kinder nach Vorschrift des behandelnden Arztes sowohl in der Wohnung des Kindes wie in einem für poliklinische Nachbehandlung besonders eingerichteten *Schulschwester-Sprechzimmer* aus, wo sie mehrmals wöchentlich Sprechstunde abhält. Diese Sprechstunden benutzt sie auch zur *Belehrung* der dorthin bestellten Mütter über ihre erkrankten Kinder, wobei sie auch bezüglich der Mädchen in geeigneten Fällen sexuelle Belehrungen erteilt im Einvernehmen mit dem Schularzt. Diesen mehr der Unterstützung des Schularztes dienenden Hilfeleistungen schließt sich nun noch eine Reihe wichtiger sozialhygienischer Aufgaben an, die ohne die Schulschwester früher unausführbar waren. Hierzu gehört in erster Linie ihre Verpflichtung, die Schulkinder auch in ihren *Wohnungen* zu besuchen und zu kontrollieren. Dem Schularzt ist es ja, soweit es sich um nebenamtliche Schulärzte, welche zugleich praktische Ärzte sind, handelt, wie schon erwähnt, nicht gestattet, solche Wohnungsbesuche zu machen aus Gründen unberechtigter ärztlicher Konkurrenzmöglichkeit; aber auch die später noch zu besprechenden hauptamtlichen Schulärzte würden diesen Dienst wegen Mangel an Zeit und wegen der vielfach zu leistenden Kleinarbeit nur ganz beschränkt durchführen können. Einer krankenpflegerisch und sozialhygienisch ausgebildeten Schulschwester, jetzt wegen dieses sozialhygienischen Außendienstes meist *Schulpflegerin* genannt, mit der *Anrede „Schwester“*, kann aber dieser Wohnungsdienst mit großer Selbständigkeit übergeben werden. Sie soll sich dabei über die Familienverhältnisse des Schulkindes unterrichten, davon Schule und Schularzt Mitteilung machen. Sie soll das ganze Familienleben hygienisch beeinflussen, das ganze Leben des Schulkindes außerhalb der Schule überwachen in bezug auf richtige Behandlung durch die Eltern in körperlicher und geistiger Beziehung; der ganze Tag und die Nacht kann so für das Schulkind in körperlicher und geistiger Beziehung diätetisch geregelt werden mit Bezug auf geordneten Wechsel zwischen Erholungsspiel, häuslichen Schularbeiten, Schlaf. Die Lehren der Hygiene bezüglich Zimmerventilation zur Sicherung gesunder Atmungsluft, der Heizung, guter künstlicher Beleuchtung bei den Schularbeiten, der Hautpflege, Mundpflege, Ernährung, Kleidung usw. können so der Familie beigebracht und zur Gewohnheit gemacht werden. Insbesondere kann sie auch die gewerblich tätigen Schulkinder überwachen. Also alles Arbeiten, die eine Schulpflegerin unter Kontrolle des Schularztes zuverlässig durchführt, wodurch sie zugleich den Schularzt derart entlastet, daß die Zahl der Schulärzte, indem so die Kleinarbeit billigeren Arbeitskräften übergeben wird, wesentlich vermindert werden kann, was die freiwillige Einführung des schulärztlichen Dienstes bei finanziell minder gut gestellten Gemeinden begünstigt.

Diese Verwendbarkeit der Schulpflegerin im sozialhygienischen Interesse der Schulkinder und für die Familienhygiene dehnte sich dann noch durch praktische Versuche in überraschender Weise immer mehr aus, und zwar auch im Dienste außerhalb des Schulortes. So wird sie jetzt oft dazu benutzt, die *Begleitung* der Kinder in die ländlichen Schulerholungsheime zu übernehmen;

sie besucht diese Landheime, die meist nur unter wirtschaftlicher und pädagogischer Leitung stehen und aus Gründen gesunder ländlicher Lage und Verbilligung des Betriebes von größeren Orten mit ortsansässigen Ärzten ziemlich entfernt liegen, sobald von dort ein bedenklicher Krankheitsfall, namentlich eine Infektionskrankheit unter den Schulkindern gemeldet wird, hält sich nötigenfalls dort mehrere Tage auf zur Krankenpflege, sorgt für sofortige Isolierung des infektiösen Kranken, sorgt, wo es noch nicht geschehen ist, für nötige Hilfe durch benachbarte Ärzte oder nimmt, wo es durchführbar und erforderlich ist, das Kind zur Behandlung in die Heimatstadt wieder mit zurück. Sie berichtet dem Schularzt über alle Vorkommnisse und Änderungen, der dann das Landheim, wenn es erforderlich ist, selbst besucht, dessen regelmäßige jährliche, hygienische Besichtigung ihm außerdem obliegt.

Als nützliche Begleiterin hat sich auch die Schulpflegerin erwiesen bei *Transporten* von Kindern *in entfernte Kurorte*, in Seehospize, bei Überführung der Schulkinder in Auslandspflege. Wer weiß, was für große Schwierigkeiten bei einem Kindertransport von längerer Dauer und im heißen Sommer unterwegs entstehen können durch Diätfehler, Übermüdung, Verletzungen usw., wird anerkennen, daß gerade eine krankenpflegerisch ausgebildete Schulpflegerin, die durch ihren ständigen dienstlichen Verkehr mit Lehrern auch pädagogisch geübt ist, sich hier besonders gut zur Begleiterin eignet, besser als Lehrer oder Lehrerin.

Ferner ist die Schulpflegerin in sozialhygienischer Beziehung ein notwendiges Hilfsorgan für den Schularzt, um die regelmäßige Verbindung mit den öffentlichen Beratungsstellen zu ermöglichen, so mit den *Beratungsstellen* für unbemittelte tuberkulöse Schulkinder, für Psychopathen, ferner mit den Amtsstellen der Jugendgerichtsbarkeit usw., wo sie überall als sachverständige Begleiterin der Kinder und Berichterstatterin für den Schularzt und Schule verwendbar ist. In gleicher Weise tritt die Schulpflegerin auch in Verbindung mit allen konfessionellen karitativen Wohlfahrtseinrichtungen, welche Jugendfürsorge betreiben.

Eine wichtige Neuerung hat auch der Schulpflegerindienst dadurch erfahren, daß sie sich an dem *Einheitsfürsorgedienst* des *Wohlfahrtsamtes* und *Jugendamtes* sowie des *Wohnungsamtes* regulär beteiligt.

In Breslau erhält jetzt jede Schulpflegerin einen Stadtbezirk für Einheitsfürsorge. In diesem übt sie den Ermittlungsdienst in den Wohnungen für das Jugend-, Wohlfahrts- und Wohnungsamt aus. Ihren Spezialdienst in der Schule behält sie aber bei. Ähnlich werden auch die besonderen Schwestern des Wohlfahrtsamtes für den Säuglings- und Kleinkinderpflegedienst — die sog. Jugendpflegerinnen — für diesen Einheitsfürsorgedienst verwendet. Wo sich der Schulschwesterbezirk nicht mit dem Einheitsfürsorgebezirk deckt, gibt die Jugendpflegerin der Schulpflegerin Bericht über deren Schulkinder in ihrem Bezirk, soweit Feststellungen in der Wohnung in Frage kommen; umgekehrt gibt die Schulpflegerin der Jugendpflegerin Bericht über die Säuglinge und Kleinkinder in ihrem Einheitsfürsorgebezirk. Beide Schwesterngruppen sorgen dann bei ihrer Spezialverwaltung für die weiteren nötigen Fürsorge- und Behandlungsmaßnahmen. So konnte in Breslau der Einheitsfürsorgedienst mit den vorhandenen Spezialschwestern — Schul- und Jugendpflegerinnen — im Jahre 1922 durchgeführt werden, ohne daß deren Spezialdienst aufhörte, was sich als sehr zweckmäßig erwies, zumal bei der finanziellen Notlage der Stadt die Einstellung neuer besonderer Schwestern für den Einheitsfürsorgedienst sich nicht hätte ermöglichen lassen. Ein besonderes Vermittlungsbureau regelt hierbei den täglichen Dienst derart, daß die Schwestern außer ihrem Spezialdienst auch den allgemeinen Einheitsfürsorgedienst richtig besorgen können. In dieses Bureau sind sowohl Schulpflegerinnen wie Jugendpflegerinnen übernommen worden, so daß für eine sachverständige Einteilung dieses gemischten Dienstes Gewähr gegeben ist. Nach unseren Erfahrungen ist es sehr zu empfehlen, den Spezialdienst der Schulpflegerinnen bei den Schulen zu erhalten. Die Schulpflegerin widmet sich dann mit größerer Intensität dem Schuldienst, als wenn sie gleichmäßig in dem allgemeinen Einheitsfürsorgedienst als sog. Bezirksfürsorgerin aufgeht. Die Wichtigkeit gerade der Schulzeit mit ihren Besonderheiten für die Jugendhygiene verlangt hier spezielle Sachkenntnis und Übung. Wir sehen also, wie ungemein fruchtbar sich der Schulpflegerinnendienst entwickelt hat und immer mehr erweitert. Ein schulärztlicher Dienst, der auch sozialhygienische Aufgaben erfüllen will, was heute gefordert werden muß, ist ohne Hilfe der Schulpflegerinnen nicht mehr denkbar.

Aus all diesem ergibt sich, daß auch wegen der *Ausbildung der Schulpflegerin* bestimmte Anforderungen gestellt werden müssen. Sie muß zunächst wegen ihres vielfachen geschäftlichen Verkehrs mit übergeordneten Stellen, Arzt, Schulverwaltung usw., eine bessere allgemeine Schulbildung haben; sie muß ferner eine selbstsichere Persönlichkeit sein im Verkehr mit den Familien wenig gebildeter Volkskreise. Sie muß eine schulmäßige, systematische und praktische Ausbildung sowohl in der Kranken- und Säuglingspflege wie in der damit verbundenen sozialen Gesundheits- und Wohlfahrtsfürsorge haben. Daher wird jetzt meist von ihr verlangt, nachdem die nötigen Fachschulen in allen deutschen Staaten geschaffen sind, der Nachweis einer staatlichen Prüfung und Anerkennung in der Kranken- und Säuglingspflege sowie der erfolgreiche Besuch einer staatlich anerkannten sozialen Frauenschule mit erlangter staatlicher Anerkennung als Wohlfahrtspflegerin. Für die soziale Fürsorge in den Schulen neben Schulschwestern und Arzt noch besondere Schulpflegerinnen für den Wohlfahrtsdienst anzustellen, dürfte sich bei der jetzigen Ausbildungsmöglichkeit nicht mehr als nötig erweisen und führt leicht zu einer Spaltung des Dienstes.

In Breslau unterstehen jedem der 4 hauptamtlichen Schulärzte je 6 Schulpflegerinnen. Es kommen so auf eine Schulpflegerin etwa *2500* Volksschulkinder, wobei gesunde und andere Kinder mitzählen. In den höheren Knaben- und Mädchenschulen hat sich ihr Dienst nicht als nötig erwiesen. Mit Hilfe einer solchen Anzahl von Schulpflegerinnen ist der hauptamtliche Schularzt in der Lage, einen Bezirk von *20 000* Schulkindern hygienisch und sozialhygienisch zu versorgen, während er ohne Schulpflegerinnen sich auf etwa 6000 Schulkinder beschränken müßte und dabei den sozialhygienischen Schuldienst nur unvollkommen durchführen könnte. Daß diese sozialhygienische Erweiterung des schulärztlichen Dienstes auch eine Geschlossenheit verlangt, die in größeren Betrieben nur durch hauptamtliche Schulärzte möglich ist, dürfte wohl allgemeine Erfahrung sein.

Bezüglich der *Besoldung* sind jetzt die Schulpflegerinnen in Gruppe V—VII eingereiht. Als Muster für die *Dienstanweisung* führe ich noch diejenige an, welche anfangs in Breslau gültig war, seitdem aber entsprechend vorstehenden Ausführungen erweitert wurde. Sie ist noch für die Zeit gedacht, wo nebenamtliche Schulärzte mit Schularztbezirken von durchschnittlich 2000 Schulkindern tätig waren. 1 Schulschwester unterstand dabei mehreren Schulärzten, während jetzt auf einen hauptamtlichen Schularzt in Breslau 6 Schulpflegerinnen kommen, was den Dienst geschlossener macht.

Dienstanweisung
für die Breslauer Schulpflegerinnen bei den städtischen Volksschulen.

1. Die Schulpflegerinnen sind technische Hilfsorgane der schulärztlichen Fürsorge; jede Schulpflegerin erhält bestimmte schulärztliche Bezirke zugewiesen und untersteht den Schulärzten dieser Bezirke und dem Stadtarzte.

2. Sie hat dem Stadtarzte jederzeit die erforderlichen *Berichte* zu erstatten und in seinem Auftrage in dienstliche Verbindung zu treten mit den Schulärzten, den behandelnden Ärzten in den städtischen poliklinischen Sprechstunden für die Schulkinder und mit den sonstigen öffentlichen und privaten ärztlichen Behandlungsstellen für Schulkinder.

Sie hat ferner alle besonderen *Einzelaufträge* des Stadtarztes auszuführen, die sich auf die hygienische Fürsorge für Schulkinder beziehen.

3. Sie hat auf Anordnung des Stadtarztes an den *Sitzungen* der in der schulärztlichen oder schulpoliklinischen Fürsorge beschäftigten Ärzte teilzunehmen.

4. Die Schulpflegerin muß *Kinder*, die in schulärztlicher Überwachung sind, im Auftrage des Schularztes in ihren Wohnungen besuchen, sich mit den Eltern ins Benehmen setzen und namentlich ihre Erlaubnis zur poliklinischen ärztlichen Behandlung des Kindes zu erwirken suchen; sie hat dann die Kinder den ärztlichen Behandlungsstellen, auch den Sprechstunden für Schulkinder in den städtischen Polikliniken zuzuführen, hier vom behandelnden Arzte Aufträge entgegenzunehmen, in welcher Weise die Behandlung in der Wohnung weiterzuführen ist, auch Hilfsleistungen in der Wohnung auszuführen, z. B. bei Verbandwechsel, Einreibungen, Bädern usw.

Ihr ganz besonderes Augenmerk hat sie darauf zu richten, daß die Vertilgung der *Kopfläuse* sachgemäß durchgeführt wird.

5. Bei Verschreibung von Brillen, Bandagen usw. hat sie dem *Lieferer* die ärztliche Verordnung zu übermitteln und nötigenfalls die Kinder hinzuführen.

6. Sie muß im Auftrage des *Rektors* Schulkinder von der Schule aus in die Sprechstunde des Schularztes führen, wenn der Rektor eines baldigen, schulärztlichen Gutachtens bedarf (nach Unfällen, Züchtigungen usw.).

7. Den *schulärztlichen Sprechstunden* in der Schule hat sie beizuwohnen, wenn es der Schularzt wünscht, und hat von ihm Aufträge wegen der untersuchten Schulkinder entgegen zu nehmen.

8. Sie muß möglichst bei den jährlichen Untersuchungen der *Lernanfänger* anwesend sein und bei der Entkleidung der Kinder, der Vordrucksausfüllung usw. helfen.

9. Sie soll regelmäßig an den unter Beteiligung des Schularztes stattfindenden *Elternabenden* teilnehmen.

10. Sie führt über alle diese Dienstleistungen ein *Tagebuch* mit genauen Angaben von Zeit, Ort, Person. Dieses Buch hat sie monatlich zunächst den Schulärzten ihres Bezirks zur Mitzeichnung und dann dem Stadtarzte persönlich vorzulegen.

11. Über die poliklinisch behandelten Kinder führt sie eine besondere *Liste* mit Eintragung der Besuchszeit in der Poliklinik, der Angaben zur Person und der ärztlichen Anordnungen.

12. Sie hat auch die allgemeine *häusliche Gesundheitspflege* der Schulkinder zu beobachten und den Eltern Ratschläge zu erteilen, namentlich über die Einteilung des Tages für Arbeit und Ruhe, Bewegung im Freien, Diät im Essen und Trinken, Zahnpflege, Kleidung, Reinlichkeit, Lüftung und Beleuchtung der Wohnung usw. Ganz besonders hat sie dabei auch vor Alkoholmißbrauch bei Kindern zu warnen.

13. Während der *Schulferien* erfährt die Überwachung der ärztlich behandelten Kinder in der Wohnung keine Unterbrechung.

14. Die Schulpflegerinnen erhalten jährlich 14 Tage *Urlaub*. Sie haben sich dann gegenseitig zu vertreten und möglichst die Ferienzeit der Schule dabei zu benutzen.

15. Die Schulpflegerin darf die Wohnungen, in welchen *ansteckend erkrankte Kinder* sich befinden, ohne besonderen Auftrag des Stadtarztes nicht betreten.

Breslau, 29. VI. 1912.

Der Magistrat der Hauptstadt Breslau und die Schuldeputation.

Ausbildung.

Die Schulpflegerinnen haben sämtlichst den staatlich anerkannten Krankenpflegekursus mit Examen absolviert.

Zu ihrer Fortbildung nahmen sie an Kursen

1. der Lungentuberkulosefürsorge,
2. der sozialen Frauenschule,
3. der theoretischen Unterrichtsfächer der staatlich anerkannten sozialen Oberstufe der städtischen Säuglingspflegeschule zu Breslau

teil, was aus Belegen in ihren Papieren ersichtlich ist.

5. Körperliche Erkrankungen der Schüler.

Für die *körperlichen Gesundheitsschäden*, gewissermaßen gewerbliche Gesundheitsschäden durch den Schulbesuch, kommen zunächst in Frage die allgemeinen konstitutionellen Gesundheitsschädigungen durch schlechte Luft in der Klasse. Es darf deshalb das Klassenzimmer nicht überfüllt sein. Durch bauliche Betriebseinrichtungen in der Schule, also vor allem durch gute Zimmerventilation sowie Heizung und Beleuchtung ohne Bildung von Verbrennungsgasen muß Vorsorge dagegen getroffen werden; deshalb Heizstelle außerhalb des Klassenzimmers und möglichst elektrisches Licht. Schlechte Luft begünstigt *dysämische und anämische Zustände* mit ihren schädlichen Folgen: leichte Ermüdbarkeit, erhöhte nervöse Reizbarkeit, Kopfschmerz, Herzschwäche, Verdauungsbeschwerden, Appetitmangel, Nasenbluten usw., zumal wenn die Blutzirkulation im Gehirn, in den Atmungsorganen, Verdauungsorganen, Muskeln usw. durch schlechten Schulbanksitz noch gestört wird. Bezüglich des letzteren fand EULENBURG, daß unter 1000 Skoliosen 877 im schulpflichtigen Alter entstanden waren. Man spricht sogar von einer besonderen Schreibskoliose der Schüler.

Auch die geistige Überanstrengung in der Schule wirkt psychogen auf die vegetative Tätigkeit der Organe ungünstig ein durch Rückwirkung auf die vasomotorische Innervation.

Das Schulkind muß ferner gegen Erkältungskrankheiten geschützt werden, wie Katarrhe und Rheumatismus. Die empfindlichen Kinder sind hierbei maßgebend. Es darf also keine Zugluft in der Klasse herrschen. Die Ventilation soll die Luft erneuern, ohne merkbare Zugluft auftreten zu lassen. Auch eine physiologisch unrichtige Temperatur der Zimmerluft durch die Heizung und übermäßiger Feuchtigkeitsgehalt der Luft wirken auf die Hautperspiration und auf die Atmungsfunktion schädlich ein und machen empfindlich für Erkältungen.

Alle diese Schäden für die allgemeine Konstitution treffen die Schüler mit krankhafter Anlage, also vor allem auch tuberkulös veranlagte Kinder in erhöhtem Maße. Der Schularzt hat auf derartige Schulbetriebsschäden sein besonderes Augenmerk zu richten.

Indirekt durch den Schulbetrieb veranlaßt werden dann *parasitäre Übertragungskrankheiten.* Durch körperliche Berührung beim Nebeneinandersitzen in der Schulbank werden leicht Kopf- und Kleiderläuse, Krätze, Trichophytien (Krankheiten des behaarten Kopfes), Impetigo contagiosa (Hautausschlag mit Eiterbläschen), Favus (Erbgrind) u. a. verbreitet. Auch in der Familie empfangene Gonorrhöe der Mädchen wurde in der Schule übertragen. Derartige Krankheiten treten manchmal als Schulepidemien auf. Um diese Krankheitsausbreitungen zu bekämpfen, bedarf es öfterer Besichtigungen der Klasse durch Schularzt oder Schulpflegerin. Nützlich hat sich auch erwiesen, wenn von den Polikliniken in der Stadt solche in Behandlung stehenden Krankheiten der Schulkinder bei der Schulverwaltung bzw. Schularzt gemeldet werden; so ist es in Breslau mit der Universitätspoliklinik usw. vereinbart. Unentbehrlich bei Bekämpfung dieser Übelstände erweist sich besonders die Tätigkeit der Schulpflegerin. Sie kann solche Kinder auch in den Wohnungen kontrollieren, sorgt für richtige ärztliche Behandlung der Kinder bis zur Heilung, legt in ihrem Sprechzimmer auch selbst Läusekappen usw. an auf Anweisung des Schularztes. Ohne Kontrolle in der Wohnung und Einwirkung auf die Familie ist bei diesen Dauerkrankheiten ein Erfolg nicht zu erwarten.

Bezüglich der akuten *Infektionskrankheiten* kommen im Schulalter besonders Masern, Scharlach, Diphtherie, Keuchhusten, epidemische Ohrspeicheldrüsenentzündung, Influenza, Genickstarre, Unterleibstyphus vor. Treten solche Fälle in der Klasse auf, hat der Schularzt häufigere Kontrollbesuche in derselben zu machen. Ein wie gefährlicher Mechanismus gerade der Schulbetrieb für die Verbreitung von Infektionskrankheiten bildet, ergibt sich aus folgender Betrachtung:

Gesunde Kinder aus infizierten Familien kommen als Bacillenträger täglich in die Klasse. Die hier versammelten anderen Kinder können nun angesteckt oder Bacillenträger werden. Solche Kinder der Klasse kommen dann täglich zurück in ihre noch gesunde Familie und können hier ansteckend wirken, und so geht der Circulus vitiosus weiter. Die Schule bildet also täglich eine regelmäßige Infektionsverbindung zwischen gesunden und kranken Familien des Ortes, eröffnet dadurch Verbreitungswege, wie man sie sich gefährlicher und wirksamer gar nicht denken kann. Hiergegen wurden besondere staatliche Verfügungen für die Schulen erlassen, so in Preußen die „Anweisung zur Verhütung der Verbreitung übertragbarer Krankheiten durch die Schulen" vom 9. Juli 1907 (vgl. Anhang). Alle Rekonvaleszenten von akuten Infektionskrankheiten hat der Schularzt vor Zulassung in die Klasse zu besichtigen und nachzuprüfen, ob die nötigen Nachweise über negativen bacillären Befund vorhanden sind, wie er überhaupt auch alle sonstigen Rekonvaleszenten nach längerer Krankheit bei seinen Klassenbesuchen besonders zu beachten hat.

Besondere Erörterung verdient als chronische Infektionskrankheit noch die *Tuberkulose* in der Schule. Sie tritt bei Kindern in der Form der *Skrofulose* auf, hauptsächlich als Drüsen-, Knochen-, Gelenk- und Bauchfelltuberkulose. Für den Unterricht bedeutungsvoll sind hier die Entzündungen und Katarrhe der Schleimhaut des Nasen-Rachenraumes, Schwellungen der Rachenmandeln, welche Sprache und Gehörfunktion oft erheblich stören.

An den Sinnesorganen kommen noch vor: Skrofulöse Hornhautgeschwüre (Keratitis phlyctaenulosa), chronische Mittelohrentzündungen als Unterrichtshindernisse.

Ferner tritt noch auf in wieder verschwindenden roten Knötchen Lichen scrophulosorum, und als tiefer greifender geschwüriger Hautprozeß das Skrofuloderm.

Weniger häufig tritt bei Kindern die Tuberkulose in der Form des Lupus als tuberkulöse Entzündung der äußeren Haut auf.

Die Lungentuberkulose tritt bei Schülern glücklicherweise sehr selten auf. Diese wird durch den Schulbetrieb wegen des Sprechens bei Staubentwicklung in der Klasse mehr gefährlich für den Lehrer.

Wichtig ist bei Kindern noch die Gelenk- und Knochentuberkulose, welche an den Wirbelkörpern auftritt und die Behandlung mit Stützkorsetts nötig macht, die bei Unbemittelten durch die Schul- oder Wohlfahrtsverwaltung zu liefern sind.

Die Skrofulose ist zu unterscheiden von der exsudativen Diathese (Czerny), die ohne tuberkulöse Infektion entsteht. Die Pirquetsche Reaktion dient hier als wichtiges Unterscheidungsmittel oder auch die Kochsche subcutane Tuberkulinprobe bei zweifelhaftem Ausfall; ferner kommen hier noch in Frage die Morosche Salbenprobe und die Wolf-Eisnersche Ophthalmoreaktion.

Die *Behandlung skrofulöser Kinder* verlangt periodisch einen besonderen Schulbetrieb mit viel Aufenthalt in frischer Luft. Hierfür kommen vor allem die Walderholungsstätten mit Schulbetrieb und die Landerholungsheime der Schule in Frage und ebenso die Soolbäder und Seehospize. Namentlich die Kinder aus Familien, wo offene Tuberkulose herrscht, sind zu berücksichtigen. Die Schulpflegerin hat solche Familien besonders häufig zu besuchen und zu kontrollieren. Nötigenfalls sind solche Kinder ganz aus diesen Familien herauszunehmen und anderswo unterzubringen. Durch die Schulspeisung ist ebenfalls die Konstitution solcher Kinder und die Heilungsmöglichkeit zu bessern.

v. Drigalski fand bei 9000 untersuchten Schülern 5% Tuberkulose in der Form der behandlungsbedürftigen Skrofulose.

Anhang: *Die Bekämpfung der übertragbaren Krankheiten in den Schulen.*
Gesetzliche Bestimmungen, Verfügungen.

1. *Preußen.* Erlaß des Medizinalministers vom 9. VII. 1907:

Anweisung
zur Verhütung der Verbreitung übertragbarer Krankheiten durch die Schulen.

§ 1. Die Schulbehörden sind verpflichtet, der Verbreitung übertragbarer Krankheiten durch die Schule tunlichst entgegenzuwirken und die beim Auftreten dieser Krankheiten hinsichtlich der Schulen und anderen Unterrichtsanstalten erforderlichen Anordnungen nach Maßgabe der nachstehenden Vorschriften zu treffen.

§ 2. Auf die Reinhaltung der Schulgrundstücke, namentlich der Umgebung der Brunnen und der Schulräume einschließlich der Bedürfnisanstalten, ist besondere Aufmerksamkeit zu richten. Die Klassenzimmer sind täglich auszukehren und wöchentlich mindestens zweimal feucht aufzuwischen, während der Schulpausen und der schulfreien Zeit zu lüften und in der kalten Jahreszeit angemessen zu erwärmen. Die Bedürfnisanstalten sind regelmäßig zu reinigen und erforderlichenfalls zu desinfizieren. Jährlich mindestens dreimal hat eine gründliche Reinigung der gesamten Schulräume einschließlich des Schulhofs zu erfolgen. Auch empfiehlt es sich, in angemessenen Zwischenräumen das Wasser der Schulbrunnen bakteriologisch untersuchen zu lassen.

§ 3. Folgende Krankheiten machen wegen ihrer Übertragbarkeit besondere Anordnungen für die Schulen und andere Unterrichtsanstalten erforderlich:

a) Aussatz (Lepra), Cholera (asiatische), Diphtherie (Rachenbräune), Fleckfieber (Flecktyphus), Gelbfieber, Genickstarre (übertragbare), Pest (orientalische Beulenpest), Pocken (Blattern), Rückfallfieber (Febris recurrens), Ruhr (übertragbare, Dysenterie), Scharlach (Scharlachfieber) und Typhus (Unterleibstyphus);

b) Favus (Erbgrind), Keuchhusten (Stickhusten), Körnerkrankheit (Granulose, Trachom), Krätze, Lungen- und Kehlkopftuberkulose, wenn und solange in dem Auswurf Tuberkelbacillen enthalten sind, Masern, Milzbrand, Mumps (übertragbare Ohrspeicheldrüsenentzündung, Ziegenpeter), Röteln, Rotz, Tollwut (Wasserscheu, Lyssa), Verlausung (Kleiderläuse, Kopfläuse) und Windpocken.

§ 4. Lehrer und Schüler, welche an einer der im § 3 genannten Krankheiten leiden, bei Körnerkrankheit jedoch nur, solange die Kranken deutliche Eiterabsonderung haben, dürfen die Schulräume nicht betreten. Dies gilt auch von solchen Personen, welche unter Erscheinungen erkrankt sind, welche nur den Verdacht von Aussatz, Cholera, Fleckfieber, Gelbfieber, Pest, Pocken, Rotz, Rückfallfieber oder Typhus erwecken.

Die Ortspolizeibehörden sind angewiesen, von jeder Erkrankung eines Lehrers oder Schülers an einer der in Absatz 1 bezeichneten Krankheiten, welche zu ihrer Kenntnis gelangt, dem Vorsteher der Anstalt (Direktor, Rektor, Hauptlehrer, ersten Lehrer, Vorsteherin usw.) unverzüglich Mitteilung zu machen.

Werden Lehrer oder Schüler von einer der im Absatz 1 bezeichneten Krankheiten befallen, so ist dies dem Vorsteher der Anstalt unverzüglich zur Kenntnis zu bringen.

§ 5. Gesunde Lehrer und Schüler aus Behausungen, in denen Erkrankungen an einer der in § 3 a genannten Krankheiten vorgekommen sind, dürfen die Schulräume nicht betreten, soweit und solange eine Weiterverbreitung der Krankheit aus diesen Behausungen durch sie zu befürchten ist.

Die Ortspolizeibehörden sind angewiesen, von jeder Fernhaltung einer Person vom Schul- und Unterrichtsbesuche dem Vorsteher der Schule (Direktor, Rektor, Hauptlehrer, ersten Lehrer, Vorsteherin usw.) unverzüglich Mitteilung zu machen.

Es ist auch seitens der Schule darauf hinzuwirken, daß der Verkehr der vom Unterricht ferngehaltenen Schüler mit anderen Kindern, insbesondere auf öffentlichen Straßen und Plätzen, möglichst eingeschränkt wird.

Lehrer und Schüler sind davor zu warnen, Behausungen zu betreten, in denen sich Kranke der in § 3 a bezeichneten Art oder Leichen von Personen, welche an einer dieser Krankheiten gestorben sind, befinden.

Die Begleitung dieser Leichen durch Schulkinder und das Singen der Schulkinder am offenen Grabe ist zu verbieten.

§ 6. Die Wiederzulassung zur Schule darf erfolgen

a) bei den in § 4 genannten Personen, wenn entweder eine Weiterverbreitung der Krankheit durch sie nach ärztlicher Bescheinigung nicht mehr zu befürchten oder die für den Verlauf der Krankheit erfahrungsmäßig als Regel geltende Zeit abgelaufen ist. In der Regel dauern Scharlach und Pocken 6, Masern und Röteln 4 Wochen. Es ist darauf zu achten, daß die erkrankt gewesenen Personen vor ihrer Wiederzulassung gebadet und ihre Wäsche, Kleidung und persönlichen Gebrauchsgegenstände vorschriftsmäßig gereinigt bzw. desinfiziert werden;

b) bei den in § 5 genannten Personen, wenn die Erkrankten genesen, in ein Krankenhaus überführt oder gestorben, und ihre Wohnräume, Wäsche, Kleidung und persönlichen Gebrauchsgegenstände vorschriftsmäßig desinfiziert worden sind.

§ 7. Kommt in einer Schule oder anderen Unterrichtsanstalt eine Erkrankung an Diphtherie vor, so ist allen Personen, welche in der Anstalt mit dem Erkrankten in Berührung gekommen sind, dringend anzuraten, sich unverzüglich durch Einspritzung von Diphtherieheilserum gegen die Krankheit immunisieren zu lassen.

§ 8. Kommt in einer Schule oder anderen Unterrichtsanstalt eine Erkrankung an Diphtherie, übertragbarer Genickstarre oder Scharlach vor, so ist allen Personen, welche in der Anstalt mit dem Erkrankten in Berührung gekommen sind, dringend anzuraten, in den nächsten Tagen täglich Rachen und Nase mit einem desinfizierenden Mundwasser auszuspülen.

§ 9. Schüler, welche an Körnerkrankheit leiden, dürfen, solange sie keine deutliche Eiterabsonderung haben, am Unterricht teilnehmen, müssen aber besondere, von den gesunden Schülern genügend weit entfernte Plätze angewiesen erhalten und haben Berührungen mit den gesunden Schülern tunlichst zu vermeiden.

§ 10. Es ist darauf zu halten, daß Lehrer und Schüler, welche unter Erscheinungen erkrankt sind, die den Verdacht der Lungen- und Kehlkopftuberkulose erwecken — Mattigkeit, Abmagerung, Blässe, Hüsteln, Auswurf usw. — einen Arzt befragen und ihren Auswurf bakteriologisch untersuchen lassen.

Es ist Sorge dafür zu tragen, daß in den Schulen an geeigneten Plätzen leicht erreichbare, mit Wasser gefüllte Speigefäße in ausreichender Anzahl vorhanden sind. Das Spucken auf den Fußboden der Schulzimmer, Korridore, Treppen sowie auf den Schulhof ist zu untersagen und nötigenfalls zu bestrafen.

§ 11. Kommt in einer Schule oder anderen Unterrichtsanstalt eine Erkrankung an Pocken vor, so ist allen Personen, welche in der Anstalt mit dem Erkrankten in Berührung gekommen sind, soweit sie nicht die Pocken überstanden haben oder innerhalb der letzten 5 Jahre mit Erfolg geimpft worden sind, dringend anzuraten, sich unverzüglich der Schutzpockenimpfung zu unterziehen.

§ 12. Wenn eine im Schulgebäude selbst wohnhafte Person an Aussatz, Cholera, Diphtherie, Fleckfieber, Gelbfieber, übertragbarer Genickstarre, Keuchhusten, Masern, Mumps, Pest, Pocken, Röteln, Rotz, Rückfallfieber, übertragbarer Ruhr, Scharlach oder Typhus oder unter Erscheinungen erkrankt, welche den Verdacht von Aussatz, Cholera, Fleckfieber, Gelbfieber, Pest, Pocken, Rotz, Rückfallfieber oder Typhus erwecken, so ist die Schule unverzüglich zu schließen, falls die erkrankte Person nach dem Gutachten des Kreisarztes weder in ihrer Wohnung wirksam abgesondert, noch in ein Krankenhaus oder einen anderen geeigneten Unterkunftsraum übergeführt werden kann.

Die Anordnung der Schulschließung trifft bei höheren Lehranstalten und bei Lehrerbildungsanstalten der Direktor, im übrigen in Landkreisen der Landrat, in Stadtkreisen der Bürgermeister. Vor jeder Schulschließung ist der Kreisarzt zu hören; auch ist dem Patronat (Kuratorium) in der Regel schon vor Schließung der Anstalt von der Sachlage Kenntnis zu geben.

§ 13. Kommt eine der im § 12 genannten Krankheiten in Pensionaten, Konvikten, Alumnaten, Internaten u. dgl. zum Ausbruch, so sind die Erkrankten mit besonderer Sorgfalt abzusondern und erforderlichenfalls unverzüglich in ein geeignetes Krankenhaus oder in einen anderen geeigneten Unterkunftsraum überzuführen. Die Schließung derartiger Anstalten darf nur im äußersten Notfalle geschehen, weil sie die Gefahr einer Verbreitung der Krankheit in sich schließt.

Während der Dauer und unmittelbar nach dem Erlöschen der Krankheit empfiehlt es sich, daß der Anstaltsvorstand nur solche Zöglinge aus der Anstalt vorübergehend oder dauernd entläßt, welche nach ärztlichem Gutachten gesund und in deren Absonderungen die Erreger der Krankheit bei der bakteriologischen Untersuchung nicht nachgewiesen sind.

§ 14. Für die Beobachtung der in den §§ 2, 4 Abs. 1, 5 Abs. 1 und 4, 6—11 und 13 gegebenen Vorschriften ist der Vorsteher der Schule (Direktor, Rektor, Hauptlehrer, erster Lehrer, Vorsteherin usw.), bei einklassigen Schulen der Lehrer verantwortlich. In den Fällen des § 12 hat der Vorsteher der Schule an den zur Schließung der Schule befugten Beamten unverzüglich zu berichten.

§ 15. In Ortschaften, in welchen Cholera, Diphtherie, Fleckfieber, Gelbfieber, übertragbare Genickstarre, Keuchhusten, Masern, Mumps, Pest, Pocken, Röteln, Rückfallfieber, übertragbare Ruhr, Scharlach oder Typhus in epidemischer Verbreitung auftritt, kann die Schließung von Schulen oder einzelnen Schulklassen erforderlich werden. Über diese Maßregel hat die Schulaufsichtsbehörde nach Anhörung des Kreisarztes zu entscheiden. Bei Gefahr im Verzuge kann der Vorsteher der Schule (bei höheren Lehranstalten und bei Lehrerbildungsanstalten der Direktor) auf Grund eines ärztlichen Gutachtens die Schließung vorläufig anordnen, hat aber hiervon unverzüglich der Schulaufsichtsbehörde sowie dem

Landrat Anzeige zu machen. Auch ist dem Patronat (Kuratorium) in der Regel schon vor Schließung der Anstalt von der Sachlage Kenntnis zu geben. Außerdem ist der Vorsteher der Schule (Direktor) verpflichtet, alle gefahrdrohenden Krankheitsverhältnisse, welche die Schließung einer Schule oder Schulklasse angezeigt erscheinen lassen, zur Kenntnis der Schulaufsichtsbehörde zu bringen.

§ 16. Die Wiedereröffnung einer wegen Krankheit geschlossenen Schule oder Schulklasse kann nur von der in § 12 Abs. 2 bezeichneten Behörde auf Grund eines Gutachtens des Kreisarztes angeordnet werden. Auch muß ihr eine gründliche Reinigung und Desinfektion der Schule oder Schulklasse sowie der dazugehörigen Nebenräume vorangehen.

§ 17. Die vorstehenden Vorschriften finden auch auf Erziehungsanstalten, Kinderbewahranstalten, Spielschulen, Warteschulen, Kindergärten, Krippen u. dgl. entsprechende Anwendung.

§ 18. Es empfiehlt sich, die Schüler gelegentlich des naturwissenschaftlichen Unterrichts und bei sonstigen geeigneten Veranlassungen über die Bedeutung, die Verhütung und Bekämpfung der übertragbaren Krankheiten aufzuklären und die Eltern der Schüler für das Zusammenarbeiten mit der Schule und für die Unterstützung der von ihr zu treffenden Maßregeln zu gewinnen.

2. *Sachsen.* „Verhalten der Schulbehörden beim Auftreten ansteckender Krankheiten in den Schulen" (Verordnung des Kultusministeriums vom 27. II. 1908, GVBl. S. 17):

Meldepflichtig sind nur Pocken (im 1. Krankheitsfalle), Masern (1. Todesfall oder Häufung), Scharlach, Diphtheritis, Keuchhusten (bei mehr als 3 Fällen). Meldung vom Schuldirektor oder Ortsschulinspektor oder Schularzt an den Bezirksarzt. Über Ausschließung gesunder Schüler und Desinfektion entscheidet der Bezirksarzt. Lungen- und Kehlkopftuberkulose wird wie in Preußen behandelt. — Für Schulschließung ist die Medizinalpolizeibehörde maßgebend, der Bezirksschulinspektor ist zu hören. Der Bezirksarzt ist am „allerwenigsten" berechtigt, eine Schulschließung anzuordnen, die Schulen sind nicht an seine Anträge gebunden!

3. *Württemberg.*

Es wird auf stadt- oder amtsärztlichen Antrag das Verbot des Schulbesuchs für Geschwister erkrankter Kinder ausgesprochen, wenn die Absonderung ungenügend erscheint. Meldepflichtig sind laut Gesetz vom 9. II. 1910 außer den im Reichsgesetz bezeichneten Krankheiten: Diphtherie (Halsbräune, echter Croup), Fleisch-, Wurst-, Fisch-, Käse- und Konservenvergiftungen, Frieselfieber, übertragbare Genickstarre, Kindbettfieber (Wochenbett-, Puerperalfieber), Febris recurrens, auch Verdacht, übertragbare Ruhr (Dysenterie), Scharlach, Tollwut (Lyssa), sowie Bißverletzungen durch tolle oder der Tollwut verdächtige Tiere, Trichinose, Typhus (Unterleibstyphus, einschließlich des Paratyphus, gastrischen Fiebers, Nerven-, Schleimfiebers u. dgl.), auch Verdacht, Wurmkrankheit (Anchylostomiasis), Lungen- und Kehlkopftuberkulose, a) Todesfall, b) Wohnungswechsel, c) ungünstige Wohnungsverhältnisse. Besondere Bestimmungen für die Schule sind nicht erlassen.

4. *Bayern.*

Bisher bestehen nur für München Bestimmungen für die Schule (Magistratsverfügung vom 5. IV. 1910).

5. *Baden.* Verordnung des Ministeriums des Innern, betr. Bekämpfung übertragbarer Krankheiten, §§ 18 und 19.

Im ganzen den preußischen Vorschriften entsprechend. Schulschließung erfolgt erst nach Anhörung oder auf Antrag des Bezirksarztes durch die Ortsschulbehörde.

6. *Mecklenburg-Schwerin.* Medizinalordnung, Kap. 2, § 4, die epidemischen Krankheiten betreffend:

Bei Diphtherie (Bekanntmachung vom 25. VIII. 1886 Ziff. 4 b; RegBl. Nr. 29) gelten ähnliche Bestimmungen wie in Preußen; bei Trachom (Rundschreiben des Justizministeriums an die Kreisphysiker vom 22. IX. 1900) sind beim Auftreten eines Falles bei einem Schulkinde alle Schüler zu untersuchen, kranke auszuschließen, wiederzugelassene mit besonderen Gebrauchsgegenständen zu versehen, auf eine besondere Bank zu setzen, vom Turnen und Spielen fernzuhalten. Alle 3 Wochen wird die Untersuchung wiederholt.

7. *Sachsen-Weimar-Eisenach.* Landesseuchengesetz vom 19. IV. 1911, insbesondere §§ 6, 1, 2, 7 und 8, ferner „Weimarische Volksschule" § 24, Schulgesundheitspflege:

Wesentlich im Sinne der preußischen Bestimmungen, zum Teil noch schärfer. Verdacht auf Scharlach oder Diphtherie bedingt Schulausschluß. Nicht immune gesunde Schüler aus Familien mit Keuchhusten werden nicht zugelassen. Kinderlähme ist berücksichtigt.

8. *Braunschweig.* Bekanntmachung vom 23. V. 1906:
Bei Krankheiten, die das Reichs- und Landesseuchengesetz erwähnt, sind dem beamteten Arzt die nötigen Anordnungen für die Schule überlassen.

9. *Oldenburg.* Erlaß vom 13. XI. 1907:
Wesentlich mit dem preußischen übereinstimmend. Bei Typhus und Diphtherie wird bakteriologische Schlußuntersuchung gefordert.

10. *Elsaß-Lothringen.* „Kurzgefaßte Belehrung über das Wesen der übertragbaren Krankheiten und die Verhütung ihrer Verbreitung in den Schulen" (Verordnung vom 30. I. 1911):
Auch Grippe, Lupus und scherende Flechte sind berücksichtigt. Im allgemeinen im Sinne der preußischen Anweisung gehalten.

6. Nervöse Erkrankungen der Schüler.

Auf die einfach nervösen Zustände bei Blutarmut hatten wir schon hingewiesen. Was die eigentlichen Nervenkrankheiten bzw. Psychoneurosen anbetrifft, so kommen hier nur diejenigen in Frage, welche zum Schulleben bestimmte Beziehung haben und die geistige Entwicklung in der Schule beeinflussen.

Zunächst ist hier die *Chorea* (Veitstanz) zu nennen, als krankhafte Muskelunruhe (Folie musculaire) mit ihren fortwährenden Mitbewegungen der Gesichtsmuskeln, Extremitäten usw., ohne den Charakter wirklicher Muskelkrämpfe, bewußt, aber unwillkürlich vor sich gehend, bei psychischer Aufregung sich verstärkend, ähnlich wie beim Stotterer, also psychisch bedingt; im Schlafe hören sie deshalb auf. Psychische Beruhigung ist also hier bei der Behandlung nötig. Diese krankhaften Bewegungen sind noch dadurch in der Schule gefährlich, weil sie in dem leicht suggestiblen Kindesalter andere, ähnlich disponierte Kinder zur Nachahmung veranlassen.

Dann muß hier erwähnt werden die *Epilepsie*, welche neben ihren Anfällen von Muskelkrämpfen mit Bewußtlosigkeit auch *Dämmerungszustände* bewirkt, die den Charakter des Schülers zwangsweise beherrschen, ihn oft zu sozial bedenklichen Triebhandlungen drängen, den Verstandeswillen dabei völlig ausschaltend. Ferner treten bei derartiger Anlage extremer Stimmungswechsel mit Exaltations- und Depressionsperioden, Wutanfälle und Selbstmordgefahr auf. Der ganze Charakter solcher Schüler ist zeitweise in mannigfachster Weise abnorm, weshalb man auch von einem epileptischen Charakter spricht.

Damit gehen wir schon über in das Gebiet der für das Schulleben so wichtigen *Psychoneurosen und Psychopathien*, weniger auftretend als abgegrenzte Krankheiten, sondern mehr als abnorme psychische Konstitution mit intermittierendem Typus. Der Schüler ist abwechselnd normal und anomal, wobei Aufregung und geistige Übermüdung auslösend wirken können. Sie nähern sich dabei oft den fixen Geisteskrankheiten vom manisch-depressiven Typus und können bei falscher Behandlung durch Eltern und Lehrer in solche übergehen. Das Unglück ist für solche Kinder, daß sie meist von psychisch asthenischen Eltern stammen und so in der Familie die verkehrteste Behandlung erfahren. Schularzt, Schulschwester und Lehrer sollen deshalb auf die Eltern pädagogisch einwirken. Derartige psychopathische, hereditäre Minderwertigkeiten verlangen eine frühzeitige Diagnose. Der Lehrer soll also solche Schüler möglichst bald erkennen, denn deren Behandlung in der Schule muß eine andere sein wie bei normalen Schülern, sonst schafft er Schaden statt Nutzen, oft mit Wirkung auf das ganze nachfolgende Leben. Eine Altersperiode, wo diese Zustände besonders gefährlich sich entwickeln können, ist die Zeit des Übergangs zur geschlechtlichen Reife — das Pubertätsalter —, worauf später noch ausführlicher eingegangen wird. Die Psychopathien treten in mannigfachster Mischung als empirische Typen auf. Systematische Ordnung ist unsicher. Man wird die

Symptome am besten nach schematischen Kategorien psychologischer Art, die auch für den Lehrer verständlich sind, zu ordnen suchen. Hier dürfte die *Klassifikation* der „Krankheiten der psychischen Verrichtungen“ von STARK (Allgemeine Pathologie oder allgemeine Naturlehre der Krankheiten. 1827) gute Dienste leisten.

Er unterscheidet:

I. Dysthymien (Gefühlskrankheiten).
  a) Hyperthymie, b) Hypothymie, c) Parathymie.

II. Dysbulien (Willenskrankheiten).
  a) Hyperbulien, b) Hypobulien, c) Parabulien.

III. Dysnoesien (Verstandeskrankheiten).
  a) Hypernoese, b) Hyponoese, c) Paranoese.

Nur eine quantitative Abweichung findet statt bei den Hyper- und Hypozuständen, d. h. Über- oder Unterwertigkeiten. Die Hypernoese kommt insofern als krankhaft in Frage, als es sich um einseitige geistige Überbegabung handelt, wobei aber die Gesamtpersönlichkeit unharmonisch und defekt erscheint. Bei den Parazuständen findet auch eine qualitative psychische Abweichung statt, aber immer nur vorübergehend, im Gegensatz zu den echten Psychosen. Allen diesen Typen ist eigen, daß eine gewisse Zwangsperiodizität vorherrscht.

Solche psychologischen Schemata der alten Psychiatrie, wenn sie auch für den heutigen Arzt und seine neurologische Therapie wenig brauchbar sind, haben hier für Schulzwecke doch noch ihren Wert, da sie auch dem psychologisch-pädagogisch gebildeten Lehrer als Beobachter derjenigen Schüler, die wechselnd normal und anomal erscheinen, gute Dienste leisten. Wendet sich doch auch die neuere Psychiatrie wieder mehr psychologischen neben den anatomischen Symptomen zu, wie die Werke von STADELMANN (Ärztliche pädagogische Vorschule. 1909), BUMKE (Psychologische Vorlesungen. 1919), „Die Psychologie und ihre Bedeutung für die ärztliche Praxis“ von C. ADAM, Berlin 1921 (8 Vorträge von BERGER-Jena, SCHULTZ-Jena, CZERNY-Berlin, LEPPMANN-Berlin, LIEPMANN-Berlin, MOLL-Berlin, BUMKE-Breslau) u. a. zeigen.

Auch wichtige *heilpädagogische Schriften* aus Lehrerkreisen sind erschienen, so von HELLER, Direktor der heilpädagogischen Anstalt in Wien, die eine wirksame Zusammenarbeit von Lehrer und Arzt zu fördern geeignet sind.

L. SCHOLZ („Anomale Kinder.“ Berlin 1912) macht folgende praktische Einteilung für die Psychopathen: Indolente, Depressive, Manische, Periodiker, Affektmenschen (Angstaffekt, Zornaffekt), Triebhafte, Haltlose, Verschrobene, Phantasten und Lügner, Zwangskranke, sittlich Minderwertige, geschlechtlich Anomale. Alle diese Zustände, die ja nur vorübergehend und partiell auftreten und die Schulfähigkeit nicht ausschließen, wollen psychologisch-pädagogisch sowohl vom Arzt wie Lehrer behandelt sein. Beide müssen sie also scharf beobachten können zugunsten einer Frühdiagnose, um ein Anschwellen und Übergehen in fixe Zustände zu verhüten.

Aus der großen Zahl sonstiger abnormer *psychopathischer Stigmata*, die meist in das Gebiet der Monomanien und Monophobien gehören — welches Gebiet hier noch als bestehend gelten kann, während bei eigentlichen Geisteskrankheiten ein partielles Krankheitsgebiet nicht anerkannt wird, sondern stets nur die ganze Persönlichkeit als krank gilt —, erwähnen wir noch folgende als charakteristisch:

Plötzlich auftretender Vagabundiertrieb sowie Ordnungsfeindlichkeit eines sonst ordentlichen Schülers, Anfälle von Kleptomanie, Brandstiftungstrieb, Nachtangst, Platzangst, Berührungsfurcht; ferner großartige, leere Projektmacherei, affektierte Manieren im Verkehr, Überidealismus, Vielgeschäftigkeit ohne Ziel und ohne fertige Arbeitsleistung, Sammeltrieb für nichtige Gegenstände, Mißtrauen als verfolgter Verfolger, Queruliersucht, Entschlußangst, Überpessimismus, Überoptimismus, Übersentimentalität, Nihilismus, Zwangslachen und Zwangsweinen trotz intellektuellen Widerstandes, hypochondrische Selbstbeobachtung, perverse Lustneigungen im Geschmack- und Geruchssinn, Befangenheitsstarre, Zweifel- und Grübelsucht usw.

Alle diese Einzelzüge weisen auf eine zeitweise pathologisch veränderte Persönlichkeit und psychopathische Reaktion hin. Sie zu festen Krankheitstypen zu vereinigen ist deshalb besonders schwer, weil sie bei Menschen auftreten, die doch im wesentlichen noch als normale Naturen zu betrachten sind. Deshalb sind solche Personen sich auch ihres krankhaften Zustandes bewußt, stehen aber unter einem unüberwindlichen Zwang gegen den eigenen Intellekt und Willen. Die Systemtypen decken sich hier niemals mit den empirischen Mischungstypen.

Welche *Behandlung* ist nun gegen solche psychische Abweichungen in der Schule möglich?

Hier kommt es vor allem darauf an, Willensfestigkeit gegen diese zwanghaften Anfälle zu schaffen. Bei jedem psychischen Reaktionsvorgang bildet sich folgende Reihenfolge: Zuerst einfach sinnliche Wahrnehmung, darauf Vorstellung mit Ichbeziehung und allgemeiner Beziehung, dann Urteil sowohl vom subjektiven Gemütsstandpunkt wie objektiven Verstandesstandpunkt. Alle diese passiven Reaktionsvorstadien gehen über in den sich bildenden aktiven Willen als Durchgangspunkt zur Handlung. Der Wille ist also in dieser Reaktionskette das Glied, von dem aus sich die nachfolgende Handlung beherrschen läßt. Willensstärkung und Willensfestigkeit für die richtige Handlung müssen deshalb streng geübt werden und krankhafte sonstige Voreinflüsse in der psychischen Reaktionskette überwinden. Es ist deshalb scharf darauf zu achten, daß der Schüler eine bestimmte Willensrichtung festhält, die ihn gegen allerhand subjektive und krankhafte innere Ablenkungen schützt. Dies wird erreicht durch Konzentration auf eine vorgeschriebene Arbeit, die er unbedingt fertigmachen muß ohne jede Abschweifung. Er muß jede Arbeit zum Abschluß bringen, ehe er sie verläßt. Dies wird begünstigt, wenn man die natürlichen Neigungen und das Interesse des Schülers bei Auswahl der Arbeiten berücksichtigt. In körperlicher Beziehung unterstützt der Sport, wenn sich ihm der Schüler mit Interesse und Eifer widmet, die allgemeine Willensfestigkeit und die Konzentration der Aufmerksamkeit. Bei moralischen Defekten, wo das ethische Gefühl versagt, muß man auf intellektuellem Wege die Notwendigkeit des ethischen sozialen Zusammenlebens nachzuweisen und zur Überzeugung zu machen suchen, und die Unmöglichkeit sozialer friedlicher Ordnung ohne ethische Vorschriften zur Erkenntnis bringen. Hier kommt also überall das *heilpädagogische Prinzip* in Frage, das sowohl vom Lehrer wie Arzt beherrscht werden muß und in der beiderseitigen Vorbildung zu berücksichtigen ist. Selbstverständlich sind derartige Schüler auch vor schädlicher Lektüre und sonstigen aufregenden Liebhabereien zu schützen. Psychopathische Zustände werden vornehmlich in höheren Schulen mit ihrer vermehrten geistigen Anstrengung und ihren höheren Altersstufen vorkommen, weshalb namentlich die bisher sehr wenig gepflegte Ausbildung der Oberlehrer auf diesem heilpädagogischen Gebiet mehr gefördert werden muß.

Der Schularzt hat vor allem auch die *hereditären Verhältnisse* bei solchen psychopathischen Schülern festzustellen. Geschwister, Eltern und sonstige Vorfahren sind hier zu beachten, auch Trinker in der Aszendenz. Für schwere psychopathische Fälle mit Annäherung an Psychose ist natürlich eine besondere

Anstaltsbehandlung nötig, weshalb auch der Psychiater und Psychologe ZIEHEN sich die Einrichtung einer solchen Anstalt in Templin bei Berlin angelegen sein ließ.

Die TRÜPERsche, von einem Schulmann geleitete Anstalt bei Jena arbeitet schon seit vielen Jahren im pädagogischen Sinne mit derartig defekten Jugendlichen.

Hier sei auch noch auf das ausführliche Werk von Dr. med. HELENE STELZNER (Die psychopathischen Konstitutionen und ihre soziologische Bedeutung. 1911) hingewiesen, deren Lehrer ZIEHEN sich ja besonders verdient gemacht hat um die Begriffsbestimmung der psychopathischen Konstitution und ihre Abgrenzung gegen das Normale einerseits und die Psychose andererseits.

Zwei psychoneurotische Spezialtypen bestimmterer Form sind hier noch kurz zu erwähnen, welche im Schulalter von Bedeutung sind: die Hysterie mit dem Charakter der Psychoneurose und die Hebephrenie mit dem Charakter der Psychose. Die *Hysterie* tritt vornehmlich, aber nicht ausschließlich, beim weiblichen Geschlecht auf. Die auch für den Lehrer erkennbaren Stigmata der Hysterie zeigen sich als verkehrte Willensrichtungen, bedingt durch abnorme Gelüste und Wünsche sowie sensible abnorme Gefühle. Ferner geben partieller Ausfall der Hautsensibilität, motorische, krampfartige Anfälle, partiell und total, aber ohne Bewußtlosigkeit, vorübergehende Lähmungen, ja sogar Störungen histologischer Art, hervorgerufen auf psychogenem Wege, wie Auftreten von Hautquaddeln als Folge intensiver Einbildungen usw., charakteristische Symptome. Hysterie ist nach L. SCHOLZ körperliche Entäußerung krankhafter seelischer Erscheinungen; erhöhte Suggestibilität ist es, die hier die Wege ins Körperliche bahnt. Wir erwähnen als Einzelsymptome der Hysterie noch das Kugelgefühl im Schlunde (Globulus), Schluckkrampf, nervöses Schluchzen, plötzliche nervöse Heiserkeit, nervöser Bellhusten, nervöses Erbrechen usw. Ferner sind auffällig plötzliche, vorübergehende Veränderungen des Geschmacks- und Geruchssinnes.

Einige praktische Beispiele, die ich dem erwähnten Werk von L. SCHOLZ entnehme, mögen im übrigen noch zur Erläuterung dienen: Einem hysterischen Kinde kommt plötzlich der Gedanke: Du kannst nicht mehr sprechen — und sofort stellt sich eine Lähmung der Sprechmuskeln ein, die Tage, Wochen und Monate anhalten kann. Einem Schulkinde kommt die Angstvorstellung: Du kannst deine Schreibfeder nicht mehr halten — schnell tritt das Gefürchtete ein. Ein Knabe erhält von seinem Lehrer eine Ohrfeige. Die Mutter bedauert den „armen, mißhandelten" Jungen und spricht vor dem Kinde die Vermutung aus, durch einen solchen Schlag aufs Ohr könne man taub werden; baldigst tritt bei dem Knaben Taubheit ein, und zwar ohne daß Verstellung hierbei anzunehmen ist. Ebenso wirken hypochondrische Vorstellungen sofort auf die Tätigkeit der Verdauungsorgane entsprechend ein. Alles das auf psychogenem Wege ohne periphere organische Erkrankung.

Ferner findet die phantastische Lüge bei den Hysterischen ein fruchtbares Feld hauptsächlich mit dem Zweck, als interessante Person zu gelten, mit einem wahren Heißhunger nach dem Außergewöhnlichen, wobei sowohl an das Mitleid wie an Ekel, Schreck, Bewunderung usw. bei der Umgebung appelliert wird. Auch ethische Entartung des Charakters tritt in mannigfaltigen Symptomen auf, namentlich Züge boshafter Art. Der Hysterische steht vielfach unter autosuggestivem Zwang; er ist an sich für erhöhte Suggestibilität veranlagt. Er bildet für Suggestionsexperimente das brauchbarste Objekt. Charakteristisch ist auch der traumhafte Dämmerzustand während stärkerer Anfälle mit aktivem Drang, planlosem Wandertrieb usw. Das Heer der hysterischen Symptome ist unzählbar und läßt kein Gebiet des psychischen, animalen und vegetativen menschlichen Lebens unberührt. Alle diese Symptome soll auch der Lehrer möglichst bald erkennen und beachten sowie mit dem Schularzt besprechen.

Die Hysterie ist auch leicht übertragbar und tritt manchmal als Schulepidemie in einzelnen Symptomen auf. So wurde 1892 in einer schlesischen Schule eine Krampfepidemie beobachtet, bei der die Kinder so heftige Körperzuckungen bekamen, daß sie von der Schulbank auf den Fußboden herabglitten. Es trat dies bei 20 von 38 Mädchen auf, wobei auch Verlust des Bewußtseins bei den sonst gesunden Kindern festgestellt wurde, während bei den eigentlich Hysterischen während ihrer Anfälle nur ein Dämmerzustand vorhanden war. Die Knaben der Schule blieben verschont, obwohl sie diese Vorgänge mit ansahen. Ebenso sah man Zitterbewegungen epidemisch auftreten infolge psychischer Ansteckung, hauptsächlich an Hand und Vorderarm. Das Zittern trat anfallsweise auf, meist halbseitig, und dauerte einige Minuten bis zu $^1/_2$ Stunde. Während 3 Monaten dehnte sich die Epidemie aus. 66 Mädchen von 9—13 Jahren erkrankten, so daß die Mädchenklassen geschlossen werden mußten. Die Epidemie nahm dann ab. Nach Wiedereröffnung der Schule stieg sie aber noch auf das Maximum von 237 Fällen. Wir sehen also, wieviele sonst normale Schulkinder derartigen Infektionen psychogener Art mit zwanghafter Nachahmung unterworfen sind und daß hier eine Pflicht der Schule vorliegt, der Ursache solcher Epidemien nachzugehen und sie auszuschalten. Hysterische Lehrerinnen sind ebenfalls geeignet, derartige Epidemien hervorzurufen, namentlich bei den ihnen sympathisch anhänglichen Schülerinnen. Bezüglich solcher Epidemien verweise ich noch auf die ausführlichen Darstellungen von DIX (Über hysterische Epidemien in deutschen Schulen. Beiträge zur Kinderforschung und Heilerziehung. Langensalza 1912).

Die Kinderhysterie setzt vor dem 7. oder 8. Lebensjahr ziemlich selten ein und erreicht die höchste Ziffer im Alter von 12—14 Jahren. Bei der Epilepsie verhält es sich umgekehrt. Nach BRUNS tritt die Hysterie in zwei Dritteln bei Mädchen und einem Drittel bei Knaben auf, und zwar in allen sozialen Schichten. Die Kinderhysterie bietet eine gute Prognose, wobei der Einfluß der Schule natürlich sehr mitwirken kann. Mit zunehmendem Alter wird die Suggestibilität und Gefühlserregbarkeit, die beiden Fundamentalerscheinungen der Hysterie, mehr und mehr zurückgedrängt. Es besteht auch eine Mischform der Hysterie und Epilepsie als *Affektepilepsie*. Die Kinder rollen mit den Augen, schäumen mit dem Munde; die Pupillen sind aber nicht starr wie bei dem Epileptischen; die Kinder verletzen sich auch nicht beim Umfallen; das Bild hat etwas theatralischen Charakter, so daß man leicht merkt, daß eine gewisse Willkür vorhanden ist.

Es handelt sich auch bei der Hysterie nicht um ein fixiertes Krankheitsbild, sondern um eine spezifische psychoneurotische Konstitution. Die besondere sexuelle Beziehung der Hysterie auch im jüngsten Kindesalter betont die FREUDsche Schule.

Wir gehen nun über zur Besprechung der *Pubertätszeit.* Das Pubertätsalter überrascht den jungen Menschen plötzlich durch ganz neue Gefühle, die seine vergangene Persönlichkeit umstürzen, die ihm unklar sind, über die er Aufklärung sucht: extremer Stimmungswechsel „himmelhochjauchzend, zu Tode betrübt“. Unbestimmte Sehnsucht erfaßt ihn. „Ein unbegreiflich holdes Sehnen trieb mich, durch Wald und Wiesen hinzugehen, und unter tausend heißen Tränen fühlt ich mir eine neue Welt entstehen“, sagt Faust hier zutreffend. Hierzu gesellt sich oft sog. Weltschmerz. Der Jüngling fühlt sich gespalten, unausgeglichen. Seine frühere kindliche naive Selbsteinheit ist zerstört. Er fühlt den Mann unklar in sich reifen, will sich als solcher gebärden, verfällt in die Übertreibungen der *Flegeljahre* mit ihrer Auflehnung und Selbstherrlichkeit gegen die soziale Ordnung. Das Ungewöhnliche und Verbotene übt jetzt einen ganz besonders anziehenden Reiz aus; er begeht allerhand renommistische und auffällige Handlungen; ironisiert ältere vernünftige Personen, tyrannisiert die jüngeren Schüler in seiner Großmannssucht usw.; er verliert Ziel und Pflichten in der Schule aus dem Auge. Die Aufmerksamkeit im Unterricht wird abgelenkt; bisherige planmäßige Energie setzt aus. Gegen Belehrung zeigt er Trotz. Im Ganzen eine Zeit der unbeherrschten Affekte und psychischen Spaltung. Bei Mädchen tritt hier die sog. *Backfischperiode* auf, mit mehr passiven Erscheinungen, Übersentimentalität und dadurch bedingten phantastischen Liebesschwärmereien, oft für den Lehrer.

Vererbungseinflüsse, die während der Kindheit latent waren, können in dieser labilen Periode hervortreten. Fast alle Symptome der Psychopathien können sich hierbei vorübergehend einstellen; ästhetische und ethische Entgleisungen kommen vor. Die Pubertät bewirkt nicht nur eine körperliche Reifung, sondern auch eine neue intellektuelle Einstellung mit einem Ringen nach geistiger Selbständigkeit. Unter Wehen wird der neue Mensch geboren, wie SCHOLZ sich treffend ausdrückt.

Die Pubertätszeit mit ihrer inneren Unausgeglichenheit, mit ihrem Mangel an Anpassung an die Welt führt auch oft zu Lebensüberdruß und Selbstmord. Es zeigt dies, wie wichtig es ist, dem Schüler über diese gefährliche Altersschwelle hinwegzuhelfen durch verständige Überwachung seitens Eltern, Lehrer und Arzt. Alle drei Faktoren müssen hier zusammenarbeiten; die Fehler des einen können sonst die Erfolge der anderen stören. Manche später hochentwickelte Menschenkraft wird dadurch gesichert, die bei unrichtiger Behandlung dauernd entgleist und defekt geworden wäre.

Auch hier haben sich als Heilmittel erwiesen die Erreichung fester Willensrichtung durch bestimmte Ziele, die namentlich durch Sportübungen gefördert wird, und sonstige, den schwankenden Charakter interessierende Aufgaben nebst praktischen, die Aufmerksamkeit fesselnden Übungen. Man soll während dieser Periode weniger auf die normalen Klassenziele der Schule sehen wie auf die individuelle Anpassung des Lehrers an den einzelnen Schüler und seinen individuellen Wünschen mehr entgegenkommen, bis diese kritische Altersschwelle überwunden ist. Für die Unterrichtsklassen, wo das Pubertätsalter vorherrscht, ist also besondere Sorgfalt in individueller Schülerbehandlung nötig.

Manche Kinder erreichen in der Pubertätszeit überhaupt ihren *geistigen Abschluß*. Sie versagen auf einmal in der Schule. In den oberen Klassen, wo selbständiges abstraktes Denken verlangt wird, kommen sie nicht mehr mit, während sie bisher in den unteren Klassen, wo mehr Anschauung und Gedächtnisleistung in Frage kam, noch ganz gute Schüler waren.

In dem Pubertätsalter setzt auch das *Jugendirresein* oder Frühverblödung (Hebephrenie, Dementia praecox) ein. Hier sinken die Schüler sogar von ihrem bisher erreichten geistigen Niveau wieder herab. Die Hebephrenie tritt aber nicht nur im Pubertätsalter, sondern auch noch im Alter von 15—25 Jahren auf. Sie ist eine recht vielgestaltige Krankheit. Als Grundzug tritt hervor der mehr oder weniger schnelle intellektuelle Zerfall, wobei auch das Gemüts- und Willensleben mit beeinflußt wird. Seelische Verödung und eine Schlaffheit wie bei Indolenten fällt auf. Nichts interessiert sie mehr. Mit nichtigen Liebhabereien wird die Zeit vertrödelt. Der Schüler verspricht alles mögliche Große und Schöne, denkt aber garnicht an die Ausführung; dabei das gehobene Selbstbewußtsein, das Blasierte. Er fühlt sich aber niemals unglücklich, sondern ist stets ganz zufrieden mit sich auch noch in späteren, nötig gewordenen niederen Berufen. Viele verfallen auch nachher dem Alkoholismus.

Die Krankheit setzt gewöhnlich ohne Vorboten ein. Ist ein solcher Schüler durch Arzt und Lehrer deutlich erkannt, soll man ihn mit höheren geistigen Zielen verschonen. Die Hebephrenie ist keine reparationsfähige Erschöpfungskrankheit, sondern durchaus endogen. Ihre Affekte entwickeln sich ganz irregulär. Es fällt bei der Hebephrenie etwas Überspanntes im Gesichtsausdruck, beim Lächeln usw. auf.

Soviel zur kurzen Charakteristik dieser psychischen Jugendkrankheiten, die in der Schulzeit auftreten können, die sich also im ganzen beschränken auf die gutdifferenzierten Formen von Veitstanz, Epilepsie, Hysterie, Psychopathie und Hebephrenie mit vielfachen Beziehungen zur Pubertätskrisis.

7. Schulstrafen.

Aus den gemachten Ausführungen erkennen wir auch, daß bei Austeilung von *Schulstrafen* sowohl körperliche Schwächezustände wie die psychische Individualität des Schülers mit ihren oft krankhaften Periodizitäten — die nachher, wie die Flegeljahre, von selbst vorübergehen, wenn man sie ruhig in der Schule behandelt — aufmerksam berücksichtigt werden müssen, daß — ebensowenig wie man Geisteskranke für ihre Ungezogenheiten straft, sondern sich nur davor schützt — man auch bei manchen Schülern Nachsicht üben muß, zumal die Strafe bei krankhaften, unter zwanghaften Affekten stehenden Schülern nie ihren Zweck erreicht, sondern eher eine Verschlimmerung herbeiführt und die Betroffenen oft für Lebenszeit unglücklich macht durch Verschärfung der Konflikte und ihrer Folgen. Die Strafe, mag sie nun eine körperliche sein oder aus Freiheitsstrafe, Strafarbeiten usw. bestehen, muß eine Grenze haben, die bei keinem Schüler überschritten werden darf. Der Schüler soll das, was er verfehlt hat, wieder gutmachen und den angerichteten Schaden möglichst selbst tragen; aber hier soll der Weg der Geduld beschritten werden — mehr umbiegen wie brechen; nach und nach soll man auf ihn einwirken. Wir kennen Lehrer, die mit wenig Strafen auskommen und solche, die sich in den Ruf sog. „*Prügelpädagogen*" gesetzt haben. Daß erstere eine höhere pädagogische Stufe zeigen, daß nur sie die Psychologie der Strafe beherrschen, ist wohl unbestritten. Immer soll sich der Lehrer die Frage stellen: Kann hier ein krankhafter Zustand des Schülers vorliegen, wie tritt man ihm als pädagogischer Therapeut entgegen? Hierbei wird der psychologisch erfahrene Schularzt ihm gern als Mitberater zur Verfügung stehen und einen großen Teil der Verantwortung dem Lehrer abnehmen können. Der Schularzt sollte hier sogar in kritischen Fällen stets vorschriftsmäßig zu Rate gezogen werden, das um so mehr, als der Lehrer dadurch oft vor gerichtlicher Verfolgung und Haftbarkeit geschützt wird. Die statthafte *körperliche Strafe* bei jüngeren Schülern muß kurz und ohne Aufregung des Lehrers erfolgen. Entehrende Schimpfworte sind zu vermeiden. Arreststrafen ohne Beschäftigung sollen nicht angewandt werden. *Arrest und Strafarbeiten* müssen verschoben oder gekürzt werden, sobald der Schüler Schuldbewußtsein und Besserung zeigt, wie es ja auch bei Gericht in ähnlichen Fällen geschieht. Schüler höherer Anstalten, die unverbesserlich sind, namentlich solche, die das schulpflichtige Alter bereits überschritten haben, müssen wegen ihres verderblichen Beispiels auf andere Schüler entfernt werden; das wirkt auch auf andere verdächtige Schülertypen günstig ein. Selbstverständlich sind auch die Eltern hier vorher zur bessernden Einwirkung mit heranzuziehen, um dem Schüler die schweren Folgen für seine ganze Zukunft darzulegen und ihn zu warnen.

Von amtlichen Vorschriften erwähnen wir die unter dem 12. Dezember 1910 erlassene des *Preußischen Kultusministers* in der „Dienstanweisung für die Direktoren und Lehrer an den höheren Lehranstalten für die männliche Jugend", die im Abschnitt „Schulzucht" folgendes enthält:

Kein Lehrer darf einen Schüler in seine Wohnung bestellen. Scheltworte, die das Ehrgefühl verletzen, sind zu vermeiden. Die körperliche Züchtigung ist nur in außerordentlichen Fällen und im wesentlichen nur in der Unterklasse zulässig; doch hat der Lehrer dem Direktor vorher oder sofort danach Meldung zu machen; Schläge auf den Kopf sind zu vermeiden. Die Klassenkonferenz kann schriftlichen Verweis und Arrest bis zu 2 Stunden verfügen. Verweisung aus der Anstalt erfolgt durch Gesamtkonferenz.

Wir möchten bei einer staatlichen Organisation des schulärztlichen Dienstes noch die Bestimmung für nötig halten, daß der Schularzt bei schärferer Bestrafung vorher über die physische und psychische Empfindlichkeit des Schülers zu befragen ist, zumal der Lehrer sich hier leicht gerichtlicher Verfolgung und Haftpflicht aussetzen kann. Bei Volksschülern, die oft unter ungünstiger häuslicher Erziehung stehen und die bis zum 14. Lebensjahre die Schule besuchen müssen, ist die Entfernung aus der Schule als Strafmittel nicht brauchbar. Hier muß nötigenfalls polizeiliche Einwirkung auf die Eltern in Anspruch genommen oder Fürsorge-Zwangserziehung durchgesetzt werden.

8. Hygienischer Betrieb im Schulgebäude.

Wir gehen nun über zu den Beziehungen, welche das Schulgebäude und das benutzte Inventar auf die Gesundheit der Schuljugend haben können, welche Schulschäden hier einwirken während einer mindestens achtjährigen Schulzeit und in einem Alter, wo alle Körperorgane, vegetative Organe, Muskel, Sinnesorgane und Nervensystem in vollster Entwicklung sind und die Schäden deshalb für die ganze Zukunft progressiv wirken können.

Was das *Schulgebäude* betrifft, so muß es geräumige, gut ventilierbare Klassenzimmer haben, damit die Atmungsluft möglichst rein bleibt. Es muß so breit sein, daß jeder Sitzplatz bzw. jede Tischplatte noch direktes Himmelslicht vom Fenster aus empfängt. Die Länge muß so beschaffen sein, daß auch die zu hinterst sitzenden Schüler an der Klassentafel noch deutlich lesen und den Lehrer deutlich verstehen können bei mittelstarkem Sprechen vom Katheder aus. Als größte Maße gelten 6,50 m Breite, 9,70 m Länge. Was die Höhe betrifft, so ist hier die für die Belichtung nötige Höhe der Fenster maßgebend, hängt also von der Breite der Zimmer ab, nicht unter 3,50 m. Gesamtfläche der Fenster = $^1/_5$ Bodenfläche. Das Licht soll schattenlosen Einfall für das Schreiben haben, muß also von links kommen. Jeder Schüler soll mindestens 3 cbm Luftraum im Zimmer erhalten. Die Korridore müssen so breit sein, daß sie bei Regenwetter auch als Wandelgänge dienen können; 2,50—4 m Breite, je nach Zahl und Größe der anliegenden Klassen. Die Treppen sollen feuersicher sein und eine Mindestbreite von 1,50—2 m haben bei 17 : 28 Steigung.

Die Überkleider dürfen nicht in den Klassen aufgehängt werden wegen ihrer Ausdünstung besonders bei Durchnässung. Am besten werden sie aufbewahrt in verschließbaren, mit Fenster versehenen Nischen der Korridore, die zugleich eine gute Lichtzufuhr zweiseitig bebauter langer Korridore geben. Die Lage der Fensterseite nach Westen ist für Nachmittagsunterricht wegen des direkten Sonnenlichtes zeitweise ungünstig. Deshalb sind dann lichtdurchlässige, das direkte Licht zerstreuende Vorhänge nötig, ebenso bei Ostlage vormittags.

Aborte müssen als besonderer Bau oder Anbau gut isoliert sein. Für 25 Mädchen ist 1 Abortsitz nötig; für Knaben sind noch besondere Pissoirs anzulegen; es ist deshalb auf 40 Knaben nur 1 Abortsitz zu rechnen. Die Einzelsitze müssen durch Zwischenwände getrennt sein, die aber, ebenso wie die Tür, nicht bis zur Decke und zum Boden reichen sollen wegen besserer Durchlüftung und zur Vermeidung von Schmutzecken; der Lehrer muß nötigenfalls leicht von oben über die Wände hineinsehen können bei Verdacht auf Onanie. Die verschließbare Tür muß leicht ohne Schlüssel zu öffnen sein. Die Bauten für Knaben- und Mädchenaborte müssen getrennte Eingänge haben.

Der Boden der Klassenzimmer muß leicht feucht zu reinigen sein — am besten fugenloser wasserdichter Fußboden — ebenso müssen die Wände leicht abwaschbar sein, deshalb Ölanstrich in der unteren Hälfte. Ecken zwischen den Wänden, der Decke und dem Fußboden sind durch Abrundung zu vermeiden gegen Schmutzfestsetzung.

Am Eingang zur Schule soll ein großer Eisenrost in Korridorbreite sich befinden, wo der Dreck von den Schuhen abgetreten werden kann.

Der Schulhof soll 3 qm pro Schüler Raum haben. Er liegt am besten zwischen Schule und Straße. Die Schule wird so geschützt gegen Lärm und Staub der Straße, die Fenster können dann während des Unterrichts in der milden Jahreszeit geöffnet werden, ebenso jederzeit die Klappflügel der Fenster. Erwünscht sind seitliche Wandelhallen des Spielhofes zur Benutzung bei Regenwetter. Der leitende Schularzt hat sich im Einvernehmen mit seinen Kollegen an dem *Bauplan* für neue Schulen zu beteiligen und auch für hygienische Verbesserungen zu sorgen, die nicht in den staatlichen Vorschriften enthalten sind, nach denen die staatlichen Medizinalbeamten in den meisten deutschen Bundesstaaten die Baupläne prüfen müssen, in Preußen durch die Ministerialerlasse vom 16. November 1895 und 20. Dezember 1902.

Das wichtigste Inventarstück für die Gesundheit der Schüler ist die *Schulbank.* Die Schule ist eine Sitzschule und erfordert, daß der Schüler den größten Teil der Unterrichtszeit in der Schulbank sitzt. Sowohl die Organe der Brust- und Bauchhöhle wie die unteren Extremitäten werden dadurch namentlich in der Blutzirkulation ungünstig beeinflußt, ebenso das Gehirn in der Kopfhöhle durch die Knickung des Halses beim Schreiben.

Wie muß nun eine Schulbank beschaffen sein, um diese Gesundheitsschäden möglichst zu verringern?

Sie muß sich zunächst möglichst genau an die Körpermaße anpassen, ungünstige Körperhaltungen und Ermüdung durch einseitigen Sitz verhüten; also feste Haltung, aber auch Beweglichkeit im Sitz. Der Unterricht bringt es mit sich durch die Fragen des Lehrers an die einzelnen Schüler, daß der Schüler in der Bank auch stehen muß. Um sowohl Sitzen und Stehen zu ermöglichen, bediente man sich früher *langer Bänke,* oft in voller Zimmerbreite, nur von einem Gang aus zugänglich. Sie hatten einen *Spalt zum Stehen.* Der Schüler mußte sich aber in solchen Bänken beim Schreiben weit vornüberlegen; so bekam die Wirbelsäule beim Schreiben eine seitliche Verdrehung, die namentlich bei Rachitischen dauernde Schiefheit bewirkte. Der Schüler lag ferner mit dem Brustkorb vorgebeugt gegen die Tischkante, was die Atmung beschränkte; auch das Auge kam hierbei zu nahe an die Schreibfläche heran, also im ganzen eine recht ungünstige Haltung besonders für im Wachstum begriffene Personen.

Um diese zu verhüten, schufen die Schulhygieniker eine Bank, bei welcher der vordere Rand der Sitzplatte und der gegenüberliegende Rand der Tischplatte beim Schreiben in die gleiche senkrechte Ebene eingestellt werden konnte. So war der Schüler in der Lage, bei aufrechter Rumpfstellung, durch einfache Pendelung des Unterarmes auf die Tischplatte, zu schreiben, wobei die dem Auge zugeneigte Tischplatte auch eine Halsbeugung unnötig machte. Man machte deshalb in der mit Stehspalte gebauten Bank die Tischplatte oder

Sitzplatte durch Verschiebungs-, Pendel- oder Klappmechanismus *verstellbar*, wodurch die Bank je nach Bedarf zum Schreiben ohne Stehspalt oder zum Stehen eingestellt wurde. Auf die einzelnen technischen Bankformen will ich hier nicht näher eingehen, da hier nur hygienische Beziehungen, soweit sie der Schularzt beachten muß, erörtert werden sollen.

Ein ganz neues Prinzip trat dann in den Vordergrund, indem man die Länge der Bänke auf 2 Sitze beschränkte und sog. Zweisitzer schuf. Sie ergaben eine große Reihe weiterer hygienischer Vorteile. Zunächst konnte man dadurch, daß man seitlich zwischen zwei nebeneinanderstehenden Zweisitzern einen Gang, in welchen der Schüler beim Aufstehen seitlich hereintritt, freiließ, auf bewegliche, geräuschvolle Bankteile verzichten. Die Bank wurde also lediglich für Schreibsitz in sog. Null- oder Minusdistanz gebaut. Bei ersterer liegen die gegenüberbefindlichen Ränder von Sitz- und Tischplatte in derselben senkrechten Ebene, bei letzterer überragen sich die Ränder noch etwas. Plusdistanz, die zum Stehen in der Bank nötig ist, fiel also weg. Dadurch nahm die Bank in der Tiefe auch weniger Raum ein. Diese kurzen Bänke hatten ferner den bedeutenden Vorteil, daß man sie auch *seitlich umlegbar* machen konnte, wozu die seitlichen Zwischengänge Raum gaben; dadurch wurde die ganze Fläche unter der Schulbank zum Reinigen freigelegt. Es ist das Verdienst des Oberbaurats RETTIG in München, dies Prinzip durch die nach ihm benannten *Rettig-Bänke* eingeführt zu haben. In *unterrichtlicher Beziehung* hat dies System auch den Vorteil, daß der Lehrer in den Zwischengängen an jeden einzelnen Schülerplatz herantreten kann. Durch den Zweisitzer wurde es dann auch möglich, eine größere Zahl verschiedener Banknummern für die einzelnen Schülergrößen in den einzelnen Klassen aufzustellen. Meist genügen hier 3 verschiedene Banknummern für die einzelnen Klassen, so in der Schulanfängerklasse Nr. 8, 7 und 6, in der nächsten 7, 6 und 5 usw. Im ganzen konnte man sich auf 8—9 Banknummern beschränken. Gewöhnlich bildet man in jeder Klasse 3 Reihen hintereinanderstehender Zweisitzer, getrennt durch die Zwischengänge, und zwar mit gleichen Banknummern hintereinander, wobei dann 3 verschiedene Nummern, getrennt durch die Zwischengänge, nebeneinander zu stehen kommen und sowohl vorn wie hinten in jeder Entfernung alle Banknummern der Klasse nebeneinander vorhanden sind. Kurzsichtige und Schwerhörige mit verschiedener Körpergröße lassen sich so alle in den vorderen Bänken unterbringen.

Bezüglich der *Einzelteile* der Schulbank ist folgendes zu beachten:

Die Bank muß nach drei Dimensionen Anpassung an den Körper des Schülers haben. *Sitzbreite* wird nach Schulterbreite bemessen. Die *Bankhöhe* zerlegt sich in mehrere Abschnitte, angepaßt an den sitzenden Schüler. Die Sitzplattenhöhe muß der hinteren Unterschenkellänge bis zum rechtwinklig gebogenen Knie entsprechen. Die Fußsohlen sollen noch auf dem Boden bzw. Fußbrett stehen und den Unterschenkel mittragen; dadurch wird dem Körper fester Halt am Boden gegeben. Bei hängendem Unterschenkel, also zu hoher Sitzplatte, würden die großen Gefäße des Oberschenkels durch das Gewicht des hängenden Unterschenkels gedrückt werden und Zirkulationsstörungen entstehen. Die Bücherplatte des Tisches muß in Sitzstellung so hoch über dem Knie liegen, daß dieses untergestellt werden kann. Die Tischplatte muß eine Höhe haben, daß beim Schreiben der Ellenbogen der schreibenden Hand nur eine geringe Pendelbewegung bei aufrechter Rumpfhaltung zum losen Auflegen auf die Tischplatte nötig hat. Sie muß auch für das Auge die passende Entfernung für Normalsichtige haben. Die Tischplatte ist dem Auge etwas entgegengeneigt, so daß der Hals beim Schreiben und Lesen in gerader Haltung bleiben kann und der Kurzsichtigkeit dadurch entgegengetreten wird. Die *Tiefe* des Sitzes wird durch eine

Lehne abgegrenzt, die dem Körper nach hinten Halt gibt. Die Sitzplatte ist hierfür auch etwas ausgehöhlt und geht geschwungen in die Lehne über. Die Lehne muß so hoch sein, daß sie bis an den unteren Rand des Schulterblattes reicht; dadurch ist der Körper in der Lage, sich nach hinten über die Lehne zu strecken und aus der geringen Proklinationshaltung beim Schreiben in die Reklinationshaltung zum Ruhesitz überzugehen, welcher Sitzwechsel auch einen nützlichen Ausgleich gegen zu lange einseitige Körperhaltung bewirkt. Bei genannter Lehnenhöhe kann auch der Ellenbogen leicht auf den Lehnenrand gependelt werden und begünstigt so eine öftere Streckung des Körpers durch Aufstützen der Arme. Die Lehne hat oben einen Wulst, welcher sich in die Höhlung der Brustwirbelsäule einpaßt. Nimmt man höhere Lehnen, bei Brettlehnen für Einzelsitz, muß der obere Teil nach hinten mehr geneigt sein für einen bequemeren Reklinationssitz beim Zuhören oder Lesen. Die Fläche der hinterstehenden Bank als Lehne zu benutzen, empfiehlt sich nicht. Jede Bank soll eine Einheit für sich sein.

Ein wichtiger hygienischer Teil der Schulbank ist noch das *Fußbrett*. Es soll leicht aufwärts geneigt sein zum Aufsetzen der Füße, die dadurch im Vorderteil etwas gehoben werden und mehr Halt gewinnen. Es soll aber vor allem dazu dienen, daß der Dreck an den Schuhen vom Fußbrett durch einen Längsspalt desselben unter dasselbe auf den Boden fällt und dann nicht mehr durch die Schuhsohle zermalmt und als Staub aufgewirbelt werden kann und so in die Atmungsluft übergeht, wodurch auch Infektionskeime durch den Staub zur Einatmung kommen können.

Wir sehen also, wie der seitlich umlegbare Zweisitzer alle geforderten Bedingungen erfüllt bezüglich des Stehens und richtigen Sitzes der Schüler beim Schreiben, Lesen, Zuhören, für leichte Zusammenstellung der nötigen Größennummern, erleichterte Reinigung der Klasse. Ein Nachteil haftet ihm dadurch an, daß durch die nötigen seitlichen Gänge neben den Bankreihen die innerste Bankreihe weiter vom Fensterlicht abrückt wie bei Bänken ohne seitliche Zwischengänge. Man kann deshalb, um die Fenster und dadurch die Zimmerhöhe nicht zu hoch werden zu lassen, was besonders kostspielig auf die Baukosten wirkt, gewöhnlich nur 3 Zweisitzer, also 6 Sitze nebeneinander aufstellen.

Immerhin ist ein solcher Zweisitzer die beste Bank für die ersten Schuljahre, bis ein guter Sitz zur Gewohnheit geworden ist.

Einen freieren Sitz gewährt das *Stuhl-Tischsystem*, wobei Sitz und Tisch nicht fest verbunden, sondern getrennt sind. Hier fallen die Seitengänge weg und es bilden sich dafür Gänge hinter den Sitzen.

In Breslau ist folgendes, nach den Angaben des Verfassers konstruierte System seit ca. 20 Jahren eingeführt und erprobt worden: Jeder *Stuhl* hat eine Sessellehne zur Stütze für den Rücken und die Ellenbogen. Die *Tische* sind für alle Klassen von gleicher Höhe und Form, lang und schwer gebaut, damit sie auf ihrer schmaleren Bodenbasis festen Halt haben. Wegen der gleichen Höhe und Form der Tische, die aber verschiedene Länge für 3—5 Sitze haben, kann man 2 Tische dicht aneinanderschieben und so 6—10 Sitze nebeneinander in einer normal breiten Klasse bilden; die Tische sind also in allen Klassen dieselben, nicht aber die Stühle. Von diesen sind in Gebrauch 3 Größen mit 2 cm Unterschied der Sitzplattenhöhe. Die Anpassung erfolgt nun einerseits durch diese verschieden hohen Stühle zur Angleichung der verschiedenen Rumpflängen der Schüler an die Tischplatte, andererseits durch das Auflegen von losen Fußbrettern von 2 cm Dicke auf das feste Fußbrett zur Angleichung an die verschiedenen Unterschenkellängen. Jeder Sitz ist am Tische durch Zwischenfüße abgesondert; jeder hat sein besonderes, aber gleichlanges Fußbrett und besonderen Bücherraum. Es kann also der Einzelsitz an demselben Tisch für jede Schülergröße durch die verschiedene Anzahl aufgelegter loser Fußbretter, die durch einen durchgeschobenen Stift festgehalten werden, und durch verschiedene Stuhlhöhe leicht angepaßt werden.

Die Stühle sind ferner so gebaut, daß beim Heranschieben der Stuhlfüße bis gegen das feste Fußbrett des Tisches der richtige Schreibsitz in Nulldistanz gegeben ist. Zum Ruhesitz in Reklination kann man den Stuhl beliebig bis an den Hintertisch zurückschieben. Die Tische sind hintereinander in einer Entfernung aufgestellt, daß sich hinter den Stühlen ein freier Gang bildet, wenn die Stühle in Schreibsitz an den Tisch angeschoben sind. Durch diesen Hintergang kann jeder Schüler einzeln austreten während des Unterrichts, ebenso kann der Lehrer hier an jeden Platz herantreten. Nach Beendigung der Unterrichtsstunde schieben alle Schüler den Stuhl bis gegen den Hintertisch; dadurch bildet sich ein Gang vor den Stühlen, durch den die Schüler alle bei Unterrichtsschluß austreten und bei Beginn der neuen Unterrichtsstunde wieder eintreten können.

Die Schüler treten gleichzeitig nach rechts und links, wo sich je ein Seitengang befindet, aus und entsprechend ein. Alle Sitze bilden also nebeneinander eine zusammenhängende Reihe, ohne Zwischengänge, und sind deshalb für den Lichteinfall günstiger.

Dieses System wird in Breslau vom 7. Schuljahre ab in den höheren Mädchenschulen durchweg benutzt. Nachdem die Schülerinnen in den ersten 6 Schuljahren in den festen Zweisitzern sich eine passende Sitzhaltung angewöhnt haben, soll man den Mädchen später, während sie in die Pubertätsentwicklung übergehen, einen freien, veränderlichen Sitz geben, damit namentlich die Unterleibsorgane weniger beengt und eingeschränkt werden.

Die Stühle sind leicht gebaut aus gebogenem runden Holz und deshalb mit wenig Geräusch beweglich. Sie lassen sich an der gebogenen Sessellehne leicht erfassen; durch Schraubenverbindungen haben sie auch eine große Festigkeit. Für die höheren Knabenschulen wurde dieses System auch mit etwas schwereren Stühlen angewendet. 3 Stuhlhöhen mit 2 cm Differenz der Sitzplattenhöhe und die gleichlangen, 2 cm dicken losen Fußbretter, die bis zu drei aufgelegt werden können, genügen für das 7.—13. Schuljahr, um sich allen Einzelgrößen anzupassen. So können dreimal 3 Anpassungen mit besonderer Berücksichtigung von Ober- und Unterkörper gemacht werden. Die Tische selbst bleiben stets in ihrer Klasse stehen, da sie alle gleiches Maß haben. Das feste Fußbrett liegt wie bei den Zweisitzern etwas erhöht über dem Boden. Bei der Reinigung der Klasse werden die Tische etwas vorn übergelegt auf einen besonderen Bock und dadurch das Fußbrett gehoben; die Stühle werden dabei auf die jetzt horizontal liegende Tischplatte gelegt und so ist der ganze Boden leicht zugänglich für die Reinigung. Dieses Stuhl-Tischsystem erfordert nicht mehr Klassenraum wie das Zweisitzersystem. Bei ersterem System ist etwas mehr Tiefenraum pro Sitz nötig wie beim Zweisitzer; dafür beansprucht aber der Zweisitzer wegen der nötigen seitlichen Zwischengänge mehr Breitenraum je Sitz. Für die Baukosten ist das verlängerte Zimmer günstiger wie das verbreiterte und deshalb erhöhte. Beide Systeme in der von uns benutzten Trennung für jüngere und ältere Schüler bzw. Schülerinnen haben sich durchaus bewährt.

Bezüglich der Mittelholmbank und anderen Systemen sei auf ausführliche Werke verwiesen.

Der Schularzt muß verpflichtet werden, regelmäßig bei den Klassenbesuchen die richtige Verteilung der Schüler auf die Schulbänke zu kontrollieren. Er muß nachteilige Wirkungen der Schulbank auf die Gesundheit der Kinder genau prüfen.

Für die Sitzhaltung in der Schulbank erweist sich auch von großer Bedeutung die Art der Schrift. Hier handelt es sich entweder um Schrägschrift oder um die neuere Steilschrift. Bei der *Schrägschrift*, wobei das Schreibblatt schräg und mit der Blattecke rechts höher liegt, das Handgelenk mit der Beugeseite aufliegt, entsteht eine schiefe Körperhaltung beim Schreiben; auch wird die Schreiblinie leicht schief. Bei *Steilschrift* liegt die Hand seitlich mit der Kleinfingerseite auf dem Schreibblatt mit ihrem Rücken nach vorwärts gerichtet und schiebt sich mit der Schrift vor, wobei sie die Schriftzeile mit Hand und Arm nach vorwärts zieht, ohne besondere Veränderung der Handgelenkstellung. Das Schreibblatt bzw. die Schriftzeile liegt dabei senkrecht zum Schreiber. Die Bildung einer schiefen Schreiblinie kann so leichter bemerkt und vermieden werden.

Ebenso wie die Handstellung ist auch die Anpassung für die Augenstellung bei der Steilschrift einfacher. Die Kopfstellung kann gerade bleiben, während sich bei der Schrägschrift der Kopf und auch der Oberkörper der schrägen Schreiblinie durch Drehung mehr anzupassen sucht, also die gerade Körperhaltung dadurch gestört wird. Auch ermüdet die Hand bei der Steilschrift weniger, da hier die Schreibarbeit beim Vorrücken mehr auf den Arm übergeht und das Handgelenk weniger in Anspruch genommen wird.

Für den hygienischen Unterrichtsbetrieb ist ferner noch wichtig die *Wandtafel* in der Klasse.

Die Wandtafel ist so aufzustellen, daß das Licht links vom Schüler durch die Fenster auf die rechts von ihm stehende Tafel einfällt. Die Vorderwand der Klasse, gegen die der Schüler sieht, darf keine Fenster haben, die den Schüler dauernd blenden können. Die Tafel hat am besten eine dunkle, schwarze Fläche, auf der sich die weiße Kreideschrift deutlich abhebt. Sie darf nicht glänzen und dadurch blenden. Sie muß in einer Entfernung vor den Bankreihen stehen, daß eine mittlere Schriftgröße sowohl von den Nahbänken wie von den Fernbänken gut gelesen werden kann.

Was die *Druckschrift* als Leseschrift betrifft, so muß der Schularzt auch eine solche ophthalmologisch beurteilen können. Der Abstand zwischen den Buchstaben, Worten und Zeilen muß deutlich kontrastierende Distanzen haben, die Entfernung und Größe der Buchstaben muß der augenärztlich berechneten Norm entsprechen. Auch bei der *Schreibschrift* ist auf eine mittlere Größe der Buchstaben zu halten. Farbe von Papier und Schrift müssen deutlich kontrastieren.

Die *künstliche Beleuchtung* des Klassenzimmers muß so sein, daß der Schüler nur zerstreutes und indirektes, reflektiertes Licht erhält. Dies läßt sich dadurch erreichen, daß der Brenner nach unten durch eine Milchglasschale abgeblendet wird und nach oben Licht gegen eine Reflektierplatte wirft, sei dies nun die glatte weiße Zimmerdecke oder ein besonderer weißer, emaillierter Reflektierschirm unmittelbar über jeder Lampe. Ersteres empfiehlt sich für starke elektrische Bogenlampen in der Mitte der Zimmerdecke, letzteres für an der Decke verteilte kleinere Lampen. Bei letzteren genügt auch eine kleine Glasglocke über dem nach unten gerichteten Gasglühkörper, welche in der unteren, geschlossenen Hälfte aus Milchglas besteht und das direkte, strahlende Licht gegen das Auge abblendet, und in der oberen Hälfte helles Glas hat zum Durchtritt der Lichtstrahlen gegen den Reflektierschirm. Dieselbe Abblendung läßt sich bei der elektrischen Glasbirne anbringen. Durch das dem zerstreuten Tageslicht ähnliche reflektierte Licht wird auch, weil es mehr senkrecht nach unten fällt, die Schattenbildung auf den Schreibtischen vermindert. Da der

Klassenunterricht nicht nur als Seh- und Schreibunterricht, sondern auch als *Hörunterricht* betrieben wird, muß der Katheder des Lehrers etwas erhöht vor der Mitte der vorderen Zimmerwand neben der Wandtafel stehen, damit der Lehrer gut gesehen und dadurch auch besser gehört wird. Nachstehende Maßtabelle für zweisitzige Schulbänke ist dem Handbuch der deutschen Schulhygiene von SELTER (1914) entnommen.

Maßtabelle für zweisitzige Schulbänke.

	Banknummer						
	I	II	III	IV	V	VI	VII
Für Größengruppe . . . . Entsprechend einer Körpergröße von	110 bis 120 cm 115 „	120 bis 130 cm 125 „	130 bis 140 cm 135 „	140 bis 150 cm 145 „	150 bis 160 cm 155 „	160 bis 170 cm 165 „	170 bis 180 cm 175 „
Minusdistanz *D* . . .	4,0 cm	4,4 cm	4,7 cm	5,0 cm	5,4 cm	5,8 cm	6,0 cm
Neigung der Tischplatte in Graden	15°	15°	15°	15°	15°	15°	15°
Breite der Pultplatte .	33,0 cm	33,0 cm	35,0 cm	35,0 cm	40,0 cm	40,0 cm	40,0 cm
Länge der Pultplatte .	120,0 „	120,0 „	120,0 „	120,0 „	120,0 „	120,0 „	120,0 „
Sitzhöhe über dem Fußbrett *A* [Kniekehlenhöhe = $^2/_7$ K.-G. = 28%[1])].	32,2 „	35,0 „	37,8 „	40,6 „	43,4 „	46,2 „	49,0 „
Pultkante über dem Sitz *B* (Differenz $^1/_4$ K.-G. = 16%)	18,4 „	20,0 „	21,6 „	23,2 „	24,8 „	26,4 „	28,0 „
Breite des Sitzbrettes *E* = $^1/_6$ K.-G.	23,0 „	25,0 „	27,0 „	29,0 „	30,0 „	33,0 „	35,0 „
Neigung des Sitzbrettes	2,0 „	2,0 „	2,5 „	2,5 „	3,0 „	3,0 „	3,0 „
Höhe der Kreuzlendenschulterlehne = reichlich $^1/_5$ K.-G.. . . .	31,8 „	33,5 „	35,5 „	37,0 „	40,4 „	41,9 „	43,5 „
Reklination der Schulterlehnenfläche . . .	15°	15°	15°	15°	15°	15°	15°
Höhe des Lendenwulstes über der tiefsten Sitzfläche *H*	16,5 cm	17,5 cm	19,0 cm	20,5 cm	22,0 cm	23,0 cm	24,0 cm
Horizontale Entfernung des Lendenwulstes vom inneren Pultrand bei Stellung der Pultplatte in Schreibsitz *C* = 16,5%	19,0 „	20,6 „	22,3 „	23,9 „	25,6 „	27,2 „	28,9 „
Ganze Tiefe der Bank .	66,0 „	68,4 „	72,7 „	75,0 „	82,4 „	84,8 „	87,0 „

Wir fügen ferner in Zeichnung einen Zweisitzer und ein Muster des Breslauer Stuhl-Tischsystems an (siehe S. 314 und 315).

9. Jahresbericht und Statistik.

Nachdem wir jetzt den schulärztlichen Dienst von seiner technischen und sozialhygienischen Seite sowie die wesentlichen Krankheiten der Schulzeit kennengelernt haben, können wir dazu übergehen, das Material für den Jahresbericht statistisch zu gruppieren.

Zunächst muß eine besondere tabellarische Übersicht gegeben werden über die Resultate der *Schulanfängeruntersuchungen*, wo alle Schüler, gesunde und nicht gesunde, zur Untersuchung kommen. Es ist überall zur Einführung ge-

[1]) K.-G. = Körpergröße.

kommen, hier jedem Schulkinde zunächst eine Gesamtzensur bezüglich des allgemeinen Kräftezustandes zu geben, und zwar: gut, mittel oder schlecht.

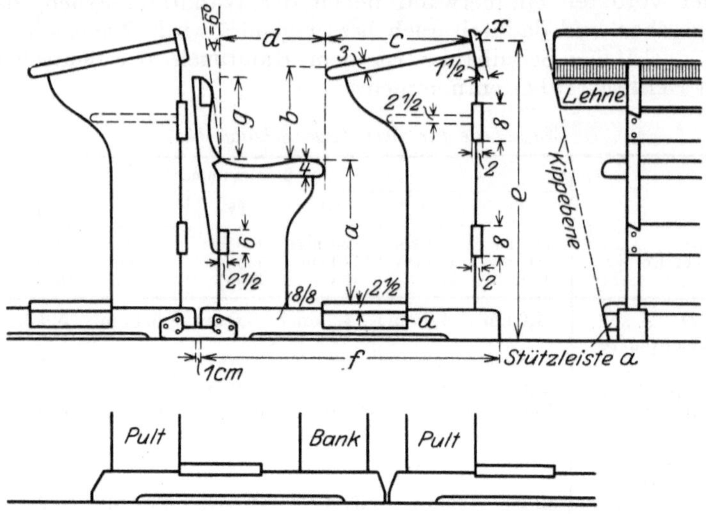

Abb. 1. Breslauer Zweisitzer mit einfacher Türangelverbindung zum Umlegen ohne Befestigung am Boden.

a = Sitzhöhe (über Fußbrett),
b = Höhe der Pultkante über dem Sitz,
c = Breite der Pultplatte,
d = Breite der Sitzplatte,
e = ganze Höhe der Bank bis zur oberen Tischplattenkante,
f = ganze Tiefe der Bank,
g = Höhe der Lehne,
x = Steigungshöhe zu c.

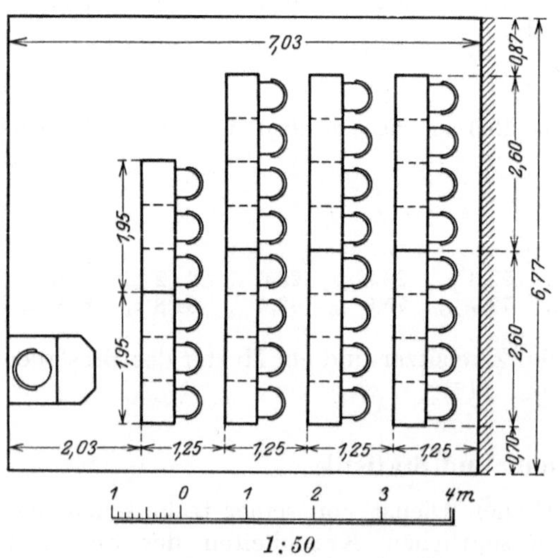

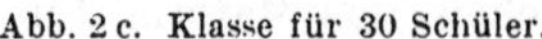

Abb. 2c. Klasse für 30 Schüler.

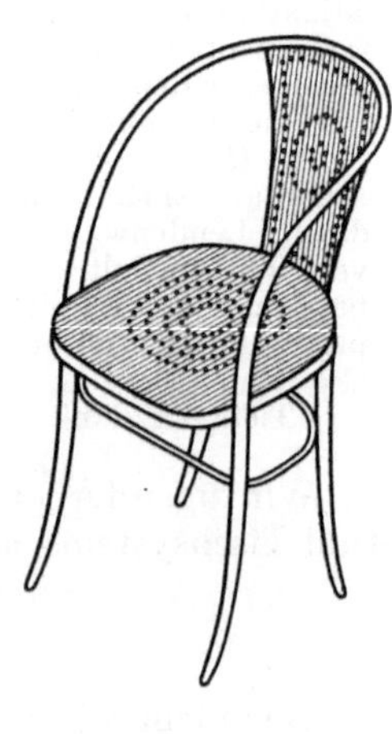

Abb. 2d. Stuhl.

Dafür ergibt sich folgendes tabellarische, einem Breslauer Jahresbericht entnommene Muster mit Angabe der Gesamtzahlen der Gruppen „gut, mittel, schlecht“ und der prozentischen Vergleichszahlen (siehe oben S. 286).

Für die allgemeine Beschaffenheit des *Gebisses* der Schulanfänger gibt man entweder auch die Zensuren „gut, mittel, schlecht“ oder man zählt die guten, cariösen und fehlenden Zähne und ordnet dementsprechend durch Gesamt- und Prozentzahlen.

Schulanfänger-Untersuchungen.

Allgemeine gesundheitliche Zensuren (gut, mittel, schlecht).

Knaben 4388, davon						Mädchen 4173, davon					
gut	Proz.	mittel	Proz.	schlecht	Proz.	gut	Proz.	mittel	Proz.	schlecht	Proz.
2285	52,1 [V. 53,9[1])]	1818	41,4 (V. 40,3)	285	6,5 (V. 5,8)	2001	48,0 (V. 51,3)	1857	44,5 (V. 41,3)	315	7,5 (V. 7,4)

Breslauer Schultisch mit Stuhl (Altersstufe 14 bis 19 Jahre).

Im Gebrauch an den städtischen höheren Mädchenschulen und am Mädchengymnasium zu Breslau.

1 Tischhöhe, 3 Stuhlhöhen, 3 Fußbretthöhen.

9 Anpassungsmöglichkeiten durch 3 Stuhlhöhen und 3 Fußbretthöhen mit auswechselbaren gleich langen Fußbrettern.

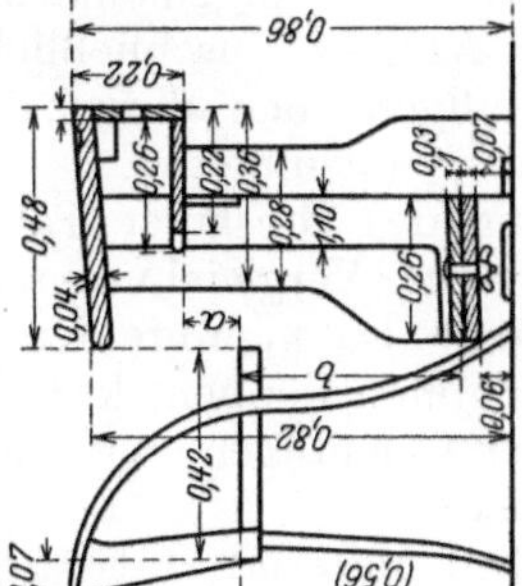

Abb. 2a. Querschnitt vom Tisch und Stuhl.

Stuhlhöhe I 56 cm.
„ II 54 „
„ III 52 „
Stuhlbreite 42 „ i. L.
Lehnenhöhe 33 „
Lehnenneigung nach hinten 7 cm.

I. Fußbretthöhe 9 cm über Fußboden.

II. „ 12 „ „ „ (mit 1 aufgelegten Brett).

III. Fußbretthöhe 15 cm über Fußboden (mit 2 aufgelegten Brettern), je nach Stuhlhöhe und Fußbretthöhe a) und b) veränderlich.

Die gleich hohen Tische lassen sich ohne Zwischengang nebeneinander stellen, wobei gebildet werden:

8 Plätze nebeneinander durch 2 Viersitzertische,
7 „ „ „ 1 Viersitzertisch und 1 Dreisitzertisch,
6 Plätze nebeneinander durch 2 Dreisitzertische.

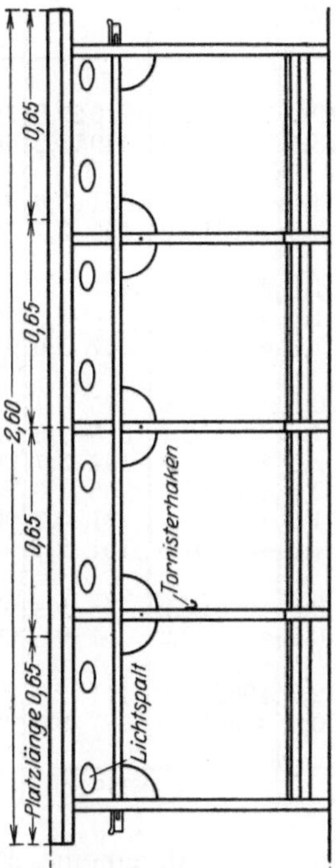

Abb. 2b. Vorderansicht.

Durch Verschieben der Stühle bis an die Fußbretter entsteht Null- bzw. Schreibdistanz. Gleichzeitig bildet sich hinter den Stühlen ein Gang für die Lehrer und einzeln austretende Schüler.

Durch Schieben der Stühle bis an den dahinter stehenden Tisch bildet sich ein Gang zum Ein- und Austritt der Schüler beim Beginn und Schluß des Unterrichts. Ein- und Austritt erfolgt gleichzeitig von links und rechts.

Die Abstände der Tischreihen voneinander sind festgelegt durch Striche, die auf den Fußboden gezogen sind.

Der Tisch ist nach vorn auf Stützbock umkippbar bei Bodenreinigung.

[1]) Mit V. sind die Vergleichszahlen aus dem Vorjahre angegeben.

Ferner wird noch eine besondere Gesundheits- bzw. *Morbiditätstabelle* der *Schulanfänger* angefertigt. Zu ihrer statistischen Gruppierung gibt die folgende Tabelle aus dem Breslauer Jahresbericht (1910/11) ein brauchbares Muster. Sie enthält ebenfalls Vergleichszahlen aus dem Vorjahre.

Schulanfänger-Untersuchungen.

Allgemeine diagnostische Gruppen	Untersuchte Knaben 4388				Untersuchte Mädchen 4173				Werte für Knaben und Mädchen in Proz. vereinigt			
									1910/11		Vorjahr	
	normal	Proz.	anomal	Proz.	normal	Proz.	anomal	Proz.	normal	anomal	normal	anomal
1. Konstitution und Blutbeschaffenheit	3527	80,4	861	19,6	2963	71,0	1210	29,0	75,7	24,3	76,6	23,4
2. Knochengerüst	3795	86,5	593	13,5	3624	86,8	549	13,2	86,7	13,3	86,5	13,5
3. Zustand der Knochen, Gelenke und Muskeln . . .	4231	96,4	157	3,6	4022	96,4	151	3,6	96,4	3,6	96,4	3,6
4. Äußere Haut	4232	96,4	156	3,6	4018	96,3	155	3,7	96,4	3,6	96,8	3,2
5. Mund-, Rachen- und Nasenschleimhaut	3893	88,7	495	11,3	3722	89,2	451	10,8	89,0	11,0	89,4	10,6
6. Zustand der Lungen . .	4326	98,6	62	1,4	4105	98,4	68	1,6	98,5	1,5	98,8	1,2
7. Zustand des Herzens . .	4311	98,2	77	1,8	4106	98,4	67	1,6	98,3	1,7	98,3	1,7
8. Organe der Bauchhöhle, Stoffwechsel	4376	99,7	12	0,3	4158	99,6	15	0,4	99,7	0,3	99,9	0,1
9. Sehvermögen	4069	92,7	319	7,3	3858	92,5	315	7,5	92,6	7,4	92,3	7,7
10. Augenbefund	4280	97,5	108	2,5	4019	96,3	154	3,7	96,9	3,1	97,4	2,6
11. Hörvermögen	4300	98,0	88	2,0	4107	98,4	66	1,6	98,2	1,8	98,0	2,0
12. Ohrenbefund	4335	98,8	53	1,2	4142	99,3	31	0,7	99,1	0,9	99,3	0,7
13. Sprache	4188	95,4	200	4,6	4072	97,6	101	2,4	96,5	3,5	96,6	3,4
14. Körperliche Entwicklungsfehler und Defekte . . .	4232	96,4	156	3,6	4098	98,2	75	1,8	97,3	2,7	97,2	2,8
15. Nervensystem	4356	99,3	32	0,7	4139	99,2	34	0,8	99,2	0,8	99,4	0,6
16. Psychische Eigentümlichkeiten	4285	97,7	103	2,3	4062	97,3	111	2,7	97,5	2,5	98,3	1,7
Parasiten	4369	99,6	19	0,4	3796	91,0	377	9,0	95,3	4,7	96,5	3,5
		100%				100%						

Eine weitere notwendige Tabelle ist dann die allgemeine *Morbiditätstabelle*, welche die *Überwachungsschüler sämtlicher Klassen* einschließlich Schulanfänger (Klasse VII) enthält. Hier werden die allgemeinen diagnostischen Gruppen noch weiter aufgeteilt in statistische Krankheitseinheiten.

Wir lassen hier die äußere Anordnung des Breslauer Tabellenmusters im Anfangs- und Endstück folgen. Es gewährt eine Vergleichung auf die Morbidität nach Klassen, trennt Knaben und Mädchen. Da mehrere Krankheitseinheiten bei demselben Überwachungsschüler vorkommen können, kann man auch noch die Personenzahl der Überwachungsschüler hinzufügen, wie hier in der nebenstehenden Tabelle auf S. 317 angegeben ist.

In diesen Tabellen läßt sich das ganze Material statistisch unterbringen. Jeder Schularzt reicht für seinen Bezirk eine gleichartige Tabelle ein. Sie werden dann bei den Volksschulen für den Jahresbericht in ihren Zahlen vereinigt.

Bei den höheren Schulen werden für jede Schulart besondere Tabellen und Berichte zusammengestellt. Das gleiche gilt auch für die Fortbildungsschulen und Hilfsschulen.

Man kann nun auch noch die wesentlichen Zahlen der einzelnen Schularztbezirke bzw. Stadtteile gegenüberstellen, ferner eine tabellarische Zusammen-

Morbiditätstabelle. Krankheitseinheiten bei den Überwachungsschülern nach Klassen und Geschlecht gruppiert; vgl. vorige Tabelle der allgemeinen diagnostischen Gruppen.

Allgemeine diagnostische Gruppen und Krankheitseinheiten	Knaben Klassen I	II	III	IV	V	VI	VII[1]	Summe	Mädchen Klassen I	II	III	IV	V	VI	VII	Summe	Gesamtsumme (Knaben und Mädchen)
1. *Konstitution und Blutbeschaffenheit:*																	
Blutarmut	41	58	53	47	69	107	185	560	58	84	99	122	103	118	245	829	1 389
Skrofulose	3	4	5	7	18	11	28	76	3	4	7	10	14	22	76	136	212
Drüsenanschwellungen	3	8	3	5	14	22	53	108	2	1	6	10	8	14	45	86	194
Sonstige	—	—	—	1	1	—	2	4	—	—	2	1	—	—	—	3	7
7. *Zustand des Herzens:*																	
Funktionelle Herzstörungen	2	4	5	1	3	3	14	32	1	1	3	1	2	1	13	22	54
Organischer Herzfehler	4	12	12	9	18	21	22	98	7	8	15	17	9	18	16	90	188
usw.																	
15. *Nervensystem:*																	
Lokalisierte Krämpfe	—	—	1	—	—	2	—	3	—	—	—	—	—	—	1	1	4
Epilepsie	—	2	—	2	3	4	7	18	2	2	1	2	5	3	7	22	40
Lokalisierte Lähmungen	1	—	—	1	—	—	1	3	—	—	1	1	4	—	1	7	10
Kinderlähmung	—	—	—	—	—	1	—	1	—	—	1	—	—	—	2	3	4
Ataxie	—	—	—	—	—	2	1	3	—	—	—	—	1	—	—	1	4
Chorea minor	—	1	2	2	1	3	5	14	3	—	2	1	3	4	2	15	29
Abnorme Reflexe	—	—	1	—	—	—	4	5	—	—	1	—	—	—	1	2	7
Sonstige	2	1	1	—	1	3	9	17	—	—	3	—	1	1	8	13	30
Klassensumme der Krankheitseinheiten	282	360	471	605	705	923	1540	4886	347	491	647	737	784	1024	1643	5673	10 559
Prozentbeteiligung der Klassen an Summe: 4886 Knaben bzw.								Vorjahr 3923								Vorjahr 5144	Vorjahr 9 067
5673 Mädchen	5,8	7,4	9,6	12,4	14,4	18,9	31,5	100%	6,1	8,6	11,4	13,0	13,8	18,1	29,0	100%	
Vorjahr %	5,1	6,2	9,7	13,4	16,1	21,0	28,5	100%	4,6	9,6	10,2	14,3	15,8	20,4	25,1	100%	

Personensumme der Überwachungsschüler 2771 (Vorjahr 2607). Demnach auf 2771 Überwachungsschüler 4886 Krankheitseinheiten (Vorjahr 1,5).
„ „ 1 „ „ 1,8 „ („ 1,5).
„ „ „ -schülerinnen 3713 („ 3593). „ „ 3713 „ -schülerinnen 5673 „
„ „ 1 „ „ 1,5 „ („ 1,4).

[1]) Klasse VII enthält die Schulanfänger.

stellung machen über die Fälle, welche auf schulärztliche Veranlassung in ärztliche Behandlung gekommen sind, über die Erfolge der Behandlung, über die Zahl der Unterrichtsdispense usw. Sich lediglich, wie es in älteren Krankheitsklassifikationen für Schulärzte geschah, auf die Zahlen allgemeiner Gruppen (Organe der Brusthöhle, Bauchhöhle, Sinnesorgane, Hautkrankheiten usw.) zu beschränken, hat statistisch keinen Wert. Hier muß auf bestimmte differenzierte statistische Zähleinheiten gehalten werden, sonst ist eine vergleichende Statistik nicht möglich. Eine solche Krankheitsklassifikation mit anatomischen oder funktionell differenzierten Krankheitseinheiten wie im Breslauer Muster wurde deshalb auch von der Vereinigung der Schulärzte Deutschlands für nötig erklärt und 1907 von einer Kommission aufgestellt.

Das *Reichsgesundheitsamt* hat in seinen Beratungen im Jahre 1921 für die beabsichtigte staatliche Organisation des schulärztlichen Dienstes im Reiche folgende Tabelle für Morbiditätsstatistik der Schulkinder aufgestellt:

Staat: ....
Regierungsbezirk: ....
Kreis, Bezirksamt: ....
Ort: ....
Name und Art der Schule:..

Morbiditätsstatistik
(Überwachungsschüler und Schulinvaliden)
für das Jahr ......

Schuljahr (Klassen)	1	2	3	4	5	6	7	8	9	Zusammen
Gesamtzahl der Schüler in den Klassen										
I. Allgemeine Krankheiten.										
1. Hochgradige Blutarmut										
2. Schwere Rachitis										
II. Tuberkulose.										
1. Tuberkuloseverdacht										
2. Lungentuberkulose										
3. Knochentuberkulose										
4. Gelenktuberkulose										
5. Drüsentuberkulose (Skrofulose)										
6. Hauttuberkulose (Lupus)										
7. Tuberkulose anderer Organe										
III. Syphilis.										
1. Angeborene Syphilis										
2. Erworbene Syphilis										
IV. Sonstige Hautkrankheiten und körperliche Fehler										
a) Haut und Parasiten.										
1. Ekzeme										
2. Schuppenflechte (Psoriasis)										
3. Borkenflechte (Imp. contag.)										
4. Schwere Narbenbildung										
5. Läuse										
6. Krätze										
7. Haarkrankheiten										
8. Sonstiges										
b) Knochengerüst, Gelenke, Muskeln.										
1. Schädelverbildungen (Quadratschädel usw.)										
2. Schiefhals										
3. Brustverbildungen (Hühner-, Trichterbrust usw.)										

Morbiditätsstatistik (Fortsetzung).

Schuljahr (Klassen)	1	2	3	4	5	6	7	8	9	Zusammen
Gesamtzahl der Schüler in den Klassen										
4. Wirbelsäulenverkrümmungen										
5. Angeborene Hüftverrenkung										
6. Verbildungen der Gliedmaßen (O-, X-Beine, Plattfuß, Klumpfuß)										
7. Knochenentzündung } chronische, nicht tuberkulöse										
8. Gelenkentzündung } chronische, nicht tuberkulöse										
9. Folgen schwerer Verletzungen										
10. Sonstiges (z. B. angeborenes oder erworbenes Fehlen von Gliedmaßen)										
c) Mund, Nase, Rachen.										
1. Zähne (behandlungsbedürftig — nicht behandlungsbedürftig)										
2. Hasenscharte										
3. Gaumenspalte										
4. Mandelvergrößerung										
5. Wucherungen										
6. Stinknase										
7. Sonstiges										
d) Hals- und Brustorgane.										
1. Schilddrüsenvergrößerung (Kropf)										
2. Kehlkopfkrankheiten										
3. Luftröhren- u. Bronchialkatarrh } chronische, nicht tuberkulöse										
4. Brustfellentzündung oder deren Folgezustände } chronische, nicht tuberkulöse										
5. Bronchialasthma										
6. Herzvergrößerung (funktionelle)										
7. Herzfehler (organische)										
8. Sonstiges										
e) Bauch- und Unterleibsorgane.										
1. Nabelbruch										
2. Leistenbruch (links, rechts, doppelseitig)										
3. Wasserbruch										
4. Magen- u. Darmstörung (chronische)										
5. Nierenentzündung (chronische)										
6. Blasenkatarrh (chronischer)										
7. Bettnässen										
8. Sonstiges										
f) Augen.										
1. Herabgesetztes Sehvermögen einschl. Kurzsichtigkeit (links, rechts, doppelseitig)										
2. Fehlen eines Auges										
3. Blindheit eines Auges										
4. Schielen										
5. Augenzittern										
6. Lidrandentzündung } (chronische)										
7. Bindehautentzündung } (chronische)										
8. Körnerkrankheit (Trachom)										
9. Hornhautentzündung (chronische)										
10. Hornhauttrübungen										
11. Sonstiges										
g) Ohren.										
1. Herabgesetztes Hörvermögen (links, rechts, doppelseitig)										
2. Ohrenfluß										
3. Sonstiges										

Morbiditätsstatistik (Fortsetzung).

Schuljahr (Klassen)	1	2	3	4	5	6	7	8	9	Zusammen
Gesamtzahl der Schüler in den Klassen										
h) Sprache.										
1. Stammeln										
2. Stottern										
i) Nervensystem und Psyche.										
1. Epilepsie										
2. Veitstanz										
3. Lähmungen										
4. Hysterie										
5. Schwachsinn										
6. Psychopathische Veranlagung										
7. Abnorme Reizbarkeit										
8. Sonstiges										

Wichtig ist nun auch eine Tabelle über die jährlichen *Wägungen und Messungen* aller Schüler. Ferner empfiehlt sich auch noch eine tabellarische Zusammenstellung über den Gesundheitsbefund von sämtlichen Schülern, welche die Schule nach Ablauf der Schulzeit verlassen.

Eine mustergültige Anordnung für den Jahresbericht gibt die Wiesbadener Dienstanweisung vom 13. Juni 1897. Sie schreibt folgende 7 Punkte für den Gesamtinhalt vor:

1. Tabellarische ziffernmäßige Zusammenstellung der Resultate bei den Aufnahmeuntersuchungen.
2. Zahl der abgehaltenen Sprechstunden bzw. ärztlichen Besuche der Klassen.
3. Anzahl und Art der wichtigeren Erkrankungsfälle, die zur Untersuchung in die Sprechstunden gekommen sind.
4. Etwa erfolgte besondere ärztliche Anordnungen (Beschränkung der Unterrichtsstunden, des Turnens usw.).
5. Anzahl der an die Eltern gesandten schriftlichen Mitteilungen.
6. Anzahl der unter ärztlicher Kontrolle stehenden Schulkinder.
7. Summarische Angabe über die in dem Hygienebuch eingetragenen Beanstandungen bezüglich Lokalitäten usw.

Jahresberichte anderer Städte geben noch Zahlenübersichten über die Schulbäder, Schulspeisungen, Schwimmunterricht, eine besondere Tabelle der übertragbaren Krankheiten, Berichte aus den schulpoliklinischen Behandlungsabteilungen und der Schulzahnklinik, Übersichten über das orthopädische Turnen, Behandlungen in der orthopädischen Poliklinik, Turnbefreiungen usw. Ähnliche lassen sich außer den Haupttabellen noch beliebig beifügen.

Die Eigenart der *Hilfsschulen* verlangt einen besonderen Abschnitt im Jahresbericht. Wir lassen hier den Personalschein (Gesundheitsschein), welcher für die Ordnung des Jahresberichts maßgebend ist, folgen (Vorgeschichte und ärztlicher Aufnahmebefund) nach einem Breslauer Muster (Dr. Chotzen).

Vorgeschichte.

(Vom Schularzt auszufüllen.)

[Berichterstatter: Vater, Mutter .... des Kindes.]

1. *Eltern und Geschwister.* Vater, Mutter leben; gestorben an .... mit ...... Jahren.
Eheliche, uneheliche Geburt. Untersuchtes ist das ......te Kind.
...... ältere, ... jüngere Geschwister leben; davon schwachsinnig? ...... blind? ...... taub?
....
(............)

...... ältere, ... jüngere Geschwister gestorben woran?
...... Tot- oder Fehlgeburten vor, ... nach diesem Kind.

2. *Erbliche Belastung.* Blutsverwandtschaft der Eltern?
Geisteskrankheit, Schwachsinn, Fallsucht, andere Nervenleiden; Schwindsucht, Lustseuche, Trunksucht; Verbrechen, Selbstmord.
Bei Vater, Mutter, Großvater (v. m.), Großmutter (v. m.), Geschwistern, ...,
bei Geschwistern des Vaters ...., der Mutter? ....
3. *Häusliche Verhältnisse.* Armut, schlechte Wohnung, zerrüttete Familienverhältnisse, Erwerbsunfähigkeit der Eltern u. a. m.?
4. *Geburt und erste Entwicklung.* Zustand der Mutter während der Schwangerschaft; Krankheiten? schlechte Ernährung? Gemütserschütterungen? Unfälle? (welche?) ....
.... Alkoholgenuß? ....
Geburtsverlauf: in Ordnung, von langer Dauer, künstliche Entbindung? Scheintod?
Frühgeburt? ....
Gesundheitszustand und Kräfte des Kindes bei der Geburt? ....
Ernährung, natürlich, künstlich? ....
Große Unruhe in den ersten Monaten? oder Teilnahmlosigkeit? ....
Erste Zähne mit ...... Jahren. Lernte gehen mit ......, sprechen mit ...... Jahr. Einnässen bis ...... Jahr.
5. *Erkrankungen in der ersten Kindheit.* (In Klammern: in welchem Alter?) ....
Masern (......), Scharlach (......), Keuchhusten (......), Diphtherie (......), Verdauungsstörungen (......), Englische Krankheit (......), Drüsenkrankheit (......), Hirn- oder Hirnhautentzündungen (......), Lähmungen (......), [welche, wann und wie eingetreten? ....
....
....]
Krämpfe (......), mit, ohne Stimmritzenkrampf. [Art der Krämpfe? Bewußtseinsverlust? Zungenbiß? Einnässen? Erinnerungslosigkeit? Ursachen? Häufigkeit?
....
....]
Ohnmachten (......), Veitstanz (......), Wandertrieb? (......), Geistige Störungen (......), [u. a. ....
....
....]
6. *Frühere Erkrankungen der Sinnesorgane:* Der Ohren. Ohreiterungen usw. ....
....
Der Augen: Augenentzündung, Augenzucken usw. ....
....
Der Nase: Stinknase, behinderte Nasenatmung usw. ....
7. *Störungen der Sprachentwicklung.* Stottern, Stammeln, Lispeln usw. ....
....
8. *Erste Wahrnehmung der geistigen Schwäche? Mutmaßliche Ursache?* (Etwa im Anschlusse an eine der überstandenen Krankheiten aufgetreten? ....
....
(..
....)
9. *Abweichungen im Gefühlsleben und Wesensgepräge:* Reizbar? Schreckhaft? Ängstlich? Boshaft? (Verhalten gegen Angehörige, Tiere usw.) Jähzornig? Stumpf? Lügenhaft? Auffallende Zu- oder Abneigungen? Geschmacksverirrungen? Überempfindlichkeiten gegen gewisse Speisen? u. a. ....
....
....
....
10. *Auffälligkeiten im Triebleben und Verhalten:* Spieltrieb? Nachahmungs-, Tätigkeitstrieb? Unruhe? Triebmäßige oder einförmige Bewegungsunruhe? Auffallende Handlungen? Straftaten? Sonderbare Gewohnheiten? (Nägelkauen? Zerstörungssucht? usw.) Geschlechtstrieb? (Selbstbefleckung [seit wann?]) u. a. ....
....
....
....
....
11. *Körperlicher Zustand in der Volksschule?* ....
....
(..)

12. *Noch bestehende Krankheiten.* Husten, Verdauungsbeschwerden; Kopfschmerzen, Migräne, Schwindel, Ohnmachten, Bewußtseinstörungen, Erbrechen, Krämpfe (welcher Art), wie oft .... Zuckungen; Schlafstörungen: (Zähneknirschen, Umherwälzen im Schlafe, nächtliches Aufschreien, Nachtwandeln), Bettnässen, Erregungszustände, Angstanfälle, Wandertrieb? usw. (Art der Störung, Verlauf näherer Umstände?) ....
....
....

13. *Ärztlich behandelt?* Wo? Wann? Weshalb? ....

Breslau, den .... 192..... Dr. ....
Schularzt

Ergebnis der Aufnahmeprüfung:

....
Stadtschulinspektor

Städtische Schulverwaltung zu Breslau.

Untersuchungsbefund über den Schüler

Name: .... Alter: .... Klasse: ....

bei der Aufnahme in die Hilfsschule.

A. Körperlicher Befund.

1. *Allgemeine Körperbeschaffenheit. Äußere Erscheinung. Ernährung.*	Groß, mittel, klein. Stark, mittel, zart gebaut. Kräftig, mitt., schwächlich entwickelt. Gut, mittel, schlecht genährt. Gesunde, blasse Farbe.	
2. *Kopfbildung. Schädelumfang.*	Mikrocephalie, Wasserkopf. Turmschädel, rachit. Kopf. Schiefer, verschob. Kopf.	
3. *Sonstige Mißbildungen u. Degenerationszeichen.*	Prognatie, Progenie. Verbildeter Gaumen. Henkelohren. Angewachsene Ohrläppchen.	
4. *Konstitutionskrankheiten.*	Blutarmut, Chloros, Rachit. Skrofulose, Drüsenschwellung.	
5. *Krankhafte Veränderungen an:* a) Haut und Schleimhäuten: b) inneren Organen: c) Knochengerüst. d) Zähnen.	Ekzem, Spuren von Hautparasiten, Kopfparasiten. Adenoide Vegetationen. Vergrößerte Mandeln. Gerieft, gezackt, bröcklich. Cariös, lückenhaft, unregelmäßig gestellt.	
6. *Sinnesorgane.* Auge und Sehen. Ohren und Gehör. Nase und Geruch. Geschmack.	Kurzsichtig, Narben und Flecke. Schwachsichtig, Bindehaut- } entzündung Schielen, Hornhaut- } entzündung Lidrand- } entzündung Ohrenfluß. Flüsterstimme. Ozaena.	
7. *Sensibilität* (Berührungs-, Schmerz-, Tiefenempfind. Lokalisation).	Hyperästhesie, Hyperalgesie, Hypästhesie, Hypalgesie, Anästhesie, Analgesie.	

Körperlicher Befund (Fortsetzung).

8. *Motilität.*	Lähmungen, Krämpfe, Tic, Grimmassieren, Muskelspannungen, -zuckungen, Nystagmus, Gang-, Koordinationsstörung.	
9. *Reflexe.* Pupillen R {L, C Sehnen. Haut.		
10. *Sonstige nervöse Erscheinungen.*	Tremor, Parästhesien, vasomotorische Störungen usw.	
11. *Sprache.*	Stammeln, Lispeln, Stottern, Offenes / Geschlossenes } Näseln. Aphasie.	

B. Geistiger Befund.

1. *Orientierung:* Örtlich ...., zeitlich ...., persönlich ....
2. *Wahrnehmen. Objektbegriffe:*
Erkennen vom Gesicht .... Gehör .... Tasten ....
3. *Vorstellungen:*
a) individuelle (Körperteile, Geld usw.) ....
b) allgemeine (Pflanzen, Tiere usw.) ....
Raum .... Zeit .... Zahl .... Farben ....
c) Zusammengesetzte (Gewitter, Schule, Sommer usw.) ....
d) Beziehungsvorstellungen (Vergleiche, Sätze mit warum, weil usw.) ....
e) Begriffliche Unterscheidungen (Wasser-Eis, Treppe-Leiter, Borgen-Schenken usw.)
....
f) Ethische (Eigentum, Pflicht, Neid, Dankbarkeit, gut, schlecht usw.) ....
4. *Kenntnisse:* Aufzählen der Zahlen .... Wochentage .... Monate ....
Rechnen .... Lesen .... Schreiben ....
5. a) *Gedächtnis:* ....
b) *Merkfähigkeit:* ....
6. *Aufmerksamkeit:* ....
7. *Auffassung:* ....
8. *Gedankenablauf:* ....
a) formal: verlangsamt, beschleunigt, zerfahren usw. ....
b) inhaltlich: ....
reproduktiv: Auslassungen, Zutaten, Erinnerungsentstellungen, Einzelheiten? ....
Rückläufige Assoziationen. ....
c) kombinatorisch: ....
Urteil und Schluß: ....
9. *Anregbarkeit, Ermüdbarkeit:* ....
10. *Stimmungen und Gefühle:* Gehoben, gedrückt, schwankend; sehr erregbar, reizbar, ängstlich; stumpf apathisch. Interesse .... Ästhetische .... Ethische
11. *Wille und Triebleben:* Selbständig, widersetzlich, eigensinnig, beeinflußbar, energielos, schlaff, zaghaft, ungebärdig, heftig, jähzornig, Hemmungen, Sperrungen, Sexuelles.
....
12. *Handeln:* Reaktionen prompt, verlangsamt, lebhafte Bewegungsunruhe, Tätigkeistdrang, Hemmung, Bewegungsausfall, Nachahmung, Zwangsbewegung, Triebhandlungen usw.
....
13. *Eigenheiten in Charakter und sozialem Verhalten.* ....
....
14. *Besondere Wahrnehmungen über nervöse und geistige Abnormitäten:* ....
....

15. *Resultate nach Binet. Altersstufe:* ....

....

16. *Ärztliches Gesamturteil über den Untersuchten:* ....

....

Breslau, den .... 192...... ....

Hilfsschularzt.

Untersuchungsbefund bei der Entlassung (entsprechend).

10. Physiologie und Psychologie der Unterrichtshygiene.

Ein wichtiges, aber vom ärztlichen Standpunkt bisher noch wenig bearbeitetes Gebiet ist die Physiologie und Psychologie der Unterrichtshygiene, weshalb wir auf diese etwas ausführlicher eingehen, zumal sie der Abschnitt der Schulhygiene ist, welcher hauptsächlich in der Zukunft noch auszubauen ist, um sie vollständig zu machen.

a) Allgemeiner Unterrichtsplan.

Für den allgemeinen Unterrichtsplan ist zunächst die *Länge der Unterrichtsstunde* wichtig. Man ist jetzt allgemein dazu übergegangen, die Kurzstunde von $^3/_4$ Stunde Dauer einzuführen. Sie soll sowohl die geistige Überanstrengung verhüten als auch genügend lange Unterrichtspausen ermöglichen zur geistigen Erholung und Erfrischung für ein neues Unterrichtsfach. In Waldschulen mit Rekonvaleszenten wird sie sogar auf 25—30 Minuten reduziert. Die Mindestpause soll 10 Minuten betragen. Die 4 Pausen folgen zweckmäßig in folgender Reihenfolge, entsprechend der Zunahme der geistigen Ermüdung mit der Zahl der Unterrichtsstunden: 10 — 15 — 15 — 20 Minuten; zu lange Unterrichtspausen lenken zu sehr von der Einstellung für den Unterricht ab. Erfahrungsgemäß ermüden 4 Vormittagsstunden geistig schon so sehr, daß eine genügende Reparation gegen die Akkumulation der Ermüdungsstoffe des Gehirns in der kurzen Pause nicht mehr eintritt. Wo mehr wie 4 Stunden nötig sind, wie in den höheren Schulen, muß deshalb durch *Wechsel der Unterrichtsfächer* dies ausgeglichen werden. Die 5. Stunde soll deshalb möglichst durch Fächer mit praktischer Beschäftigung und mit wenig abstraktem Denken besetzt werden. Die 2. und 3. Unterrichtsstunde ist für abstraktes Denken (Grammatik und Mathematik) die günstigste. Das abstrakte Denken als höchste Stufe geistiger Tätigkeit strengt am meisten an. Dem Stoffinhalt nach sollen auch wechseln abstrakte Fächer mit mehr anschaulichen Fächern, ferner Stoffe, die mehr den Intellekt oder ästhetische und ethische Stoffe, die mehr das Gemütsleben in Anspruch nehmen.

Schriftliche Arbeiten und Hörfächer (Geschichte usw.) oder Sehfächer (experimentelle Fächer, Naturbeschreibung) dienen ebenfalls der Erfrischung durch geistigen Tätigkeitswechsel. Beim Zeichenunterricht empfiehlt sich die 2stündige Unterrichtszeit hintereinander ohne Pause, um die angefangene Arbeit nicht zu schnell abbrechen zu müssen. Für Handfertigkeitsunterricht der Knaben, Handarbeits- und Haushaltungsunterricht der Mädchen empfiehlt sich gleichfalls passende Verlängerung der Unterrichtszeit. Das Maximum für die *wöchentliche Vormittagsunterrichtszeit* soll 30 Stunden nicht überschreiten. Im *Nachmittagsunterricht*, der nicht über 2 Stunden dauern darf, soll der geistige Unterricht ganz ausfallen. Er ist nur körperlichen oder mechanischen Übungen zu widmen. Turnen und Singen lassen sich hierher verlegen. Der Nachmittagsunterricht ist in Großstädten bei den höheren Schulen, die wegen ihrer geringeren Zahl weiter auseinander liegen wie die Volksschulen, schwerer durchzuführen. Deshalb sollen die Nachmittagsfächer hier derart sein, daß der Schüler bei zu weitem Wege davon dispensiert werden kann. Nachmittagsunterricht ist in der Regel nur an jedem zweiten Tage abzuhalten; jeder zweite Nachmittag soll unterrichtsfrei sein. Betreffend die *Schulanfänger* ist noch zu erwähnen, daß man sie in der ersten Unterrichtswoche nur 1 Stunde täglich im Unterricht festhält, in der zweiten Woche 2 Stunden, später 3 Stunden. Die *Mittagspause* muß mindestens 2 Stunden betragen. Erst 1 Stunde nach der Mittagsmahlzeit darf der Nachmittagsunterricht beginnen. Die Eltern sollen deshalb auf entsprechende pünktliche Mittagszeit halten. Wo der Vater durch ungeteilte Arbeitszeit mittags nicht anwesend sein kann, müssen die Kinder dann an den Tagen des Nachmittagsunterrichts, also nicht über dreimal in der Woche, gesondert essen, was durchführbar ist. *Spiel- und Sportnachmittage* unter Leitung der Lehrer finden passend an den Tagen im Sommer statt, wo die häusliche Arbeit nach neuerer Vorschrift ausfällt. Auch an den *monatlichen Ausflugstagen* für Naturstudien, Industriebesichtigungen usw. sollen die häuslichen Arbeiten wegfallen.

Im übrigen soll der Schüler von 5 Uhr nachmittags ab bis zum Abendessen sich seinen *häuslichen Arbeiten* widmen können. Wo, wie in höheren Schulen, noch Arbeitszeit nach dem Abendessen angesetzt werden muß, soll hier, nicht zu bald nach dem Essen, nur leichte geistige Beschäftigung, welche die Ruhe zum Einschlafen nicht stört, stattfinden. Die Arbeitszeit für häusliche Arbeiten darf im Durchschnitt 2 Stunden nicht überschreiten und nicht mehr wie 4 Stunden als Maximum haben. Auf die *Schlafzeit* müssen bei jüngeren Schülern 10, bei älteren 9 Stunden gerechnet werden zur Erholung für das in der Schulzeit besonders angestrengte, ruhebedürftige Gehirn, welches stets neue Stoffe mit ständiger Begriffssteigerung verarbeiten muß. Deshalb darf auch der *tägliche Schulanfang* nicht zu früh gelegt werden. Hat der Schüler nicht ausgeschlafen, so ist er von vornherein während der ganzen Unterrichtszeit für geistige Tätigkeit schlecht disponiert und arbeitet erschwert. Für die jüngeren Schüler sollte auch im Sommer in den Städten nicht vor 8 Uhr der Unterricht beginnen, zumal im Sommer die Stadtkinder meist später zu Bett gehen wie im Winter. Die Verkürzung der Unterrichtszeit bei großer Mittagshitze gemäß amtlicher Vorschrift muß streng durchgeführt werden. Der Sommer soll möglichst oft zum Unterricht in freier Natur für Naturbeobachtungen benutzt werden. *Geistige Übermüdungszeichen* sind schlaffe Haltung des Körpers und des Gesichtsausdrucks, leichte Ablenkung der Aufmerksamkeit durch Nebendinge, erschwerte Vereinigung von Denkverbindungen größeren Umfangs. Der körperlich übermüdete Mensch ist für geistige Arbeit auch schlaff, während der geistig ermüdete Mensch für körperliche Übungen schnell wieder frisch wird. Dies ist für die Reihenfolge der Fächer zu beachten.

Die *Ferien* sollen nur freier Betätigung der Schüler gewidmet sein und lassen sich für ältere Schüler auch dazu verwerten, sich probeweise in Berufen zu beschäftigen, um für die richtige Berufswahl sich zu orientieren.

b) Spezieller Unterrichtsplan.

Der wichtigste Zweig der geistigen Unterrichtshygiene betrifft die Physiologie des speziellen *Unterrichtsplanes* und seiner natürlichen sukzessiven Methodik. Sehen wir von der körperlichen Ausbildung ab, so sollen durch den Unterrichtsplan die *geistigen Anlagen* des Kindes wie die Zweige eines Baumes nach allen Richtungen aus dem zusammengedrängten Keim entfaltet werden. Betrachten wir deshalb zunächst einmal den natürlichen Vorgang beim beginnenden Leben des Säuglings in der Außenwelt, so werden bei ihm durch die Reize der Außenwelt auf die Sinnesorgane bestimmte sinnliche Vorstellungsformen bewußt differenziert. Es bildet sich dabei zugleich das affektive Bewußtsein von Lust- und Unlustreizen; Lustreize wird das Kind zur Wiederholung wünschen, Unlustreize ablehnen. Um sich diese Reizarten zu merken, tritt auch das Gedächtnis in Tätigkeit, zunächst als Wiedererkennen, noch nicht produktiv-kombinatorisch. Mehr und mehr sucht das Kind dann zu vergleichen und nach qualitativen sinnlichen Merkmalen zu sondern und verwandte Gruppen sich einzuprägen. Mit dem Auge unterscheidet es zunächst hell und dunkel sowie Farben. Das projektivische Flächenbild körperlicher Gegenstände auf der Netzhaut bleibt ihm aber noch unklar. Ein solches Bild sich körperlich vorzustellen, dazu fehlt ihm noch die nötige Intelligenz. Um Form und sinnliche Qualität eines Körpers zu bestimmen, bedient es sich deshalb zuerst des Tastsinnes, bestimmt dadurch den festen oder den in der Bewegung wahrnehmbaren luftförmigen oder flüssigen Aggregatzustand eines Körpers und gelangt ferner durch sukzessives Abtasten und additive Merkung eines Körpers zur *Größen- und Formvorstellung* eines festen Körpers. So vorbereitet, erfaßt es auch bald das projektivische Flächenbild der Netzhaut körperlich.

Geschmacks- und Geruchssinn, welche keine Formvorstellung verlangen, treten bei dem Kinde ebenfalls früh in Tätigkeit. Die Außenwelt dringt so immer mehr durch die Sinnespforten in sein Bewußtsein ein. Kommt es zum Gehen, so entstehen auch schon Zeitvorstellungen bei der Handlung des Gehens. Es muß sich Entfernungen räumlich merken und zeitlich beim Gehen abmessen. Auf diese natürliche Weise kommt es zu einem immer mehr sich komplizierenden, verstandesmäßig bewußtem *Raum- und Zeitgefühl.*

In ähnlicher, natürlicher Weise soll nun auch die Schule alle Fähigkeiten des Kindes, körperliche und geistige, passiv-sensible und aktiv-motorische entwickeln, aber nicht wie vor der Schulzeit dem Zufall anheimgeben, sondern in systematischer, methodischer Ordnung. Es wird sich dann zeigen, daß bei jedem Kinde gewisse Anlagen vorherrschen. Darauf muß der Lehrer und der Arzt achten, wenn er das Kind individuell entwickeln will. Die wertvollen und guten Anlagetriebe soll der Erzieher, wie ein Gärtner bei den Pflanzen, besonders pflegen, die minderwertigen nicht ausschießen lassen und deren Säfte in gute Zweige ableiten. Dabei soll aber das Kind alle seine Sinnespforten für die Umwelt offenhalten, so daß es sich als harmonisches Ganzes entwickeln kann, wenn auch die eine oder andere Anlage mehr in den Hintergrund tritt. Nur so fühlt es sich wohl entwickelt. Der Unterrichtsplan muß also ein umfassendes Wissen geben, welches den Menschen über seine ganze Umwelt, lebende und leblose, körperliche und geistige orientiert. Auch die niedere Schulbildung muß eine solche geschlossene universelle Bildung, wenn auch in einfacher, mehr naiver Form und engerer Begrenzung sich zum Ziele machen. Eine nicht fest geschlossene, einheitliche Bildung führt bald zum Auseinanderfall und Verlust derselben, ebenso jede unnatürliche und nicht individuelle Erziehung.

Wir erkennen aus der beschriebenen empirischen, geistigen Entwicklung des Kindes vor dem Schulalter auch, welche *natürliche Methodik* die Schule bei den Schulanfängern zu befolgen hat. Der *Anfangsunterricht* muß zunächst einen natürlichen Übergang bilden aus der Selbstbelehrung im kindlichen Spiel, wie ihn der „Kindergarten“ systematisch durchführt. Er muß methodisch vorgehen, mit der systematischen Benutzung der Sinnesorgane, um das Kind zu Begriffen zu führen. Diese Methode ist als *Anschauungsunterricht* von den Pädagogen schon lange in Gebrauch. Sie vermeidet alles unmittelbar Abstrakte; das sinnliche Bild muß den Vermittler spielen. Das Kind denkt zunächst in Bildern und kommt durch verschiedenartige Vergleichungen auf natürliche Weise immer mehr zu abstrakten Begriffen. Durch passende Erzählungen werden dabei auch ethische und ästhetische Gefühle geweckt. Mit bildlicher Methodik geht man auch zum *Lesenlernen* über. Man gibt den Buchstaben der Fibel ein Bild bei, dessen Wort das Kind akustisch kennt, und benutzt dieses Wort, damit es sich den Anfangsbuchstaben abtrennt als Vertreter des zu lesenden Buchstaben. So lernt es das bisher nur als akustisches Ganze bekannte Wort in Buchstaben analytisch aufzuteilen und umgekehrt die Synthese des Wortes aus Buchstaben, bekommt also schon analytische und synthetische Anschauungen, wie ja das Kind auch vorher im Spielalter sich schon durch Zerlegen und Zusammenbauen von Spielzeug, d. h. durch analytisch-synthetische Wechselwirkung, Begriffe bildete, einem natürlichen inneren Gesetze unbewußt folgend. Ein ähnliches natürliches, methodisches Prinzip liegt ja auch dem sogenannten *Werkunterricht* zugrunde.

Beim *Rechnen* zeigt man ihm am Rechenschieber bildlich, wie Einheiten zu Summen vereinigt werden. Es lernt so die Addition, in entsprechender Weise die Subtraktion; also aus den Teilen ein Ganzes zu bilden oder das Umgekehrte. Durch Benutzung größerer Einheiten als die Zahl Eins in Verbindung mit einem Multiplikator wird dann auch der Begriff der Multiplikation beigebracht; in ähnlicher Weise die Division. Mehr und mehr wird so das Kind abstrakten quantitativen Vorstellungen neben den sinnlich erlangten qualitativen zugeführt.

Um sich nicht nur mündlich, sondern auch schriftlich mitteilen zu können, muß das Kind nun auch *Schreiben* lernen. Hierbei ist auch die gesonderte Kenntnis der einzelnen Buchstaben des Wortes nötig, was ja schon durch das Buchstabenlesen vorbereitet wurde. So hätte das Kind also schon Rechnen, Lesen, Schreiben als erste Vorbedingung für eine erweiterte geistige Entwicklung in der Schule gelernt und damit das intellektuelle Pensum der Vorbereitungsstufe erfaßt.

Ein notwendiger Unterrichtsgegenstand ist ferner die *Grammatik,* damit das Kind sich Ordnung in seine Sprache bringt. Das gegenseitige sprachliche Verstehen unter den Menschen beruht auf Übereinkunft, weshalb alle Sprachen nur von einer beschränkten Volksgemeinschaft verstanden werden als sog. Muttersprache. Die Regeln dieser Übereinkunftssprache, die sich im Laufe der Zeit gebildet haben, muß das Kind lernen, um mit seiner menschlichen Umgebung sich klar und deutlich verständigen zu können. Es muß die Sprache in ihren Elementen der Formenlehre und in ihren Kombinationen des Satzbaues beherrschen. Das soll die Schule vermitteln durch die Grammatik. Sie soll aber bei den Schulanfängern nicht sogleich die Grammatik in streng systematischer Ordnung beginnen, sondern zunächst mit bekannteren einfachen Satzstücken die Satzbildung üben, wie es ja auch in fremdsprachlichen Übungsbüchern meist geschieht.

Das Prinzip des „Gesamtunterrichts" d. h. den Gegenstand dem Kinde gemischt, von allen möglichen Seiten zu erklären, ohne strenge fachwissenschaftliche Trennung der Unterrichtsstunden, ist im Anfangsunterricht besonders wichtig. Scharfe Trennung für systematischen Fachunterricht soll erst später bei erweitertem Wissensstoff in Frage kommen. Auch soll zuerst der dem Kinde schon vertraute Heimatsstoff in der Schule behandelt werden.

Welche Mittel hat nun die Schule, um dieses elementare, sinnlich begrenzte Wissen und Fühlen einer höheren Verstandes- und psychischen Gefühlsstufe zuzuführen, bis es schließlich zu einem rein abstrakten logischen Denken und rein psychischem Fühlen als höchstem Schulziel gelangt. Sehen wir uns auch hier den Unterrichtsplan vom natürlichen, physiologisch-ärztlichen Standpunkt an. Will die Schulbildung über das elementare Wissen hinausgehen, so muß zur Erhöhung der Sprachbegriffe unbedingt noch die *Fremdsprache* benutzt werden, und zwar zunächst eine moderne Fremdsprache. Als solche hat sich bisher die französische Sprache wegen ihrer exakten grammatischen Ordnung als sehr brauchbar erwiesen. Jetzt lernt der Schüler zwei verschieden entwickelte Grammatiken und Stilformen vergleichen und erhöht dadurch seine allgemeinen sprachwissenschaftlichen Begriffe, abgesehen von dem praktischen Nutzen, den die Erlernung einer modernen Fremdsprache im Verkehr mit dem Ausland später bringt. Als eine sehr nützliche Ergänzung des Sprachwissens hat sich auch das Erlernen antiker Sprachen erwiesen, die zwar im Verkehr nicht mehr gesprochen werden, die aber in der lateinischen und griechischen Sprache die Kenntnis von klassischen Literaturprodukten in der Ursprache vermitteln, die den Schüler in unübertreffliche, universelle Kulturperioden lebendig einführen und so sein vergleichendes und historisches Denken bedeutend vertiefen. Auch die Kenntnis der griechischen und der großartig entwickelten römischen Staatsgeschichte gibt dabei für den heutigen, an der Regierung mitwirkenden Bürger wichtige Vorkenntnisse. Aber nicht nur Weltgeschichte, sondern auch die Perioden in der Entwicklung der Erdgeschichte geben den Schulen mannigfaltigen geistigen Stoff, um das kausale Denken des Schülers zu fördern, ihn in das Wesen der Entwicklungsgesetze sich zunächst einfühlen und mehr und mehr eindenken zu lassen, so zu einer klaren Welt- und Naturkenntnis ihn geleitend. Diese kultur- und naturhistorische Ausbildung gehört also zu den notwendigen Fächern eines physiologischen Lehrplanes. Die Kenntnis der Naturgesetze, falls er nicht dumpfem Aberglauben verfallen will, muß der Schüler durch die Fächer Physik und Chemie ebenfalls lernen. Der Begriff des Atoms als chemisches Element, des Moleküls als physikalisches Kraftelement muß ihm in mehr oder weniger begrenzter Form beigebracht werden, um analytische Selbständigkeit im Denken zu erlangen. Die astronomische Beziehung unserer Erde als Planet eines Sonnensystems, was dem Menschen täglich vor die Augen tritt, muß ebenfalls zum Unterrichtsstoff gehören. In der Mathematik muß der besser Gebildete wenigstens erreichen, daß er die Identität von Arithmetik und Geometrie, von Zahlen- und Raumlehre durch die Anfänge der analytischen Geometrie verstehen lernt; die Mathematik mit ihren vielen direkten und indirekten Beweisformen muß ihm zur logischen Beweisform werden. Geht auch der mathematische Einzelstoff dem Nichtmathematiker später verloren, der logische Wert der Mathematik bleibt bestehen und fördert auch die logischen Begriffe in anderen Fachgebieten. Auch die mathematische Physik ist ein wichtiges Gebiet für mathematisch-physikalische Identitätsbegriffe, ebenso auch die Erkenntnis allgemeiner Logik in der Mechanik. Ein notwendiges Wissensgebiet für den Schüler ist ferner noch die Biologie in der Pflanzen- und Tierlehre. Er gelangt so zur Stufe des biologischen Entwicklungsbegriffs, beim Vergleich mit dem niederen Stufenbegriff des leblosen Minerals. Hier muß Verständnis dafür erzielt werden, wie aus der zusammengedrängten Keimzelle sich die mannigfachsten Organe und Artformen entwickeln. So wären hier die notwendigen Schulfächer kurz angedeutet, welche der Mensch zu seiner natürlichen geistigen Entwicklung nötig hat, um sich in Natur und Gesellschaft selbständig mit Vergangenheits- und Gegenwartswissen zu orientieren, sich in geistiges Gleichgewicht mit seiner Umgebung zu setzen. Der Lehrstoff soll dabei so gewählt werden, daß er auch praktischem Können dient.

Eine wichtige physiologische Seite des Unterrichtsplanes ist nun noch die Methodik, um diesen umfangreichen Stoff durch das *Gedächtnis* als Merkungsbesitz aufbewahren zu können. Ohne Gedächtnis keine geistige Verbindung mit der Vergangenheit, kein geistiges Ganzes des Menschen; hier sollen nicht nur mechanische Mnemotechnik, Wiederholungsübungen usw. zur Anwendung kommen. Eine solche ist zunächst nötig bei den Schulanfängern. Sobald aber begriffliche Gedächtnisverbindungen möglich sind, sollen solche benutzt werden zu einer relativischen Assoziationsordnung. Bei der natürlichen Merkung und Bildung von Gedächtnisassoziationen soll vor allem das Ganze und die Teile gegenübergestellt werden, so daß das eine durch seine bestimmte Beziehung zum anderen die Erinnerung unterstützt; es soll ferner jedes Ding von mehreren Sinnesstandpunkten aus erfaßt werden, um von einem Sinn aus den anderen für die Erinnerung zu erregen.

Es sind ferner die Kausalitätsbeziehungen für die Merkung zu benutzen und deshalb alle Lehrobjekte kausal zu definieren; die Frage: woher? und wie kommt das? muß immer im Unterricht vorherrschen, ebenso die finale Frage: wozu ist etwas da, was wird durch bestimmte Verbindungen daraus? So lassen sich mannigfache Relationen für natürliche Assoziationsgruppen der Erinnerung bilden, die sich noch vielfach erweitern lassen, auf die näher einzugehen hier aber zu weit führen würde. Unsere Andeutungen bezüglich des ärztlichen Standpunktes zur Beurteilung und Beeinflussung des Unterrichtsplanes mit Bezug auf Gedächtnis, Merkung und Erinnerung dürften demnach genügen.

Der mehr passiven Fähigkeit des Gedächtnisses steht als aktive die Phantasie oder *Einbildungskraft* gegenüber. Aufgabe des Schulunterrichts ist es, auch diese Fähigkeit physiologisch richtig zu entwickeln. Es bestehen zwei sich ergänzende entgegengesetzte geistige Tätigkeiten. Einerseits, wie beim Anschauungs-, Werk- und Spielunterricht, sollen aus materiellen sinnlichen Anschauungen abstrakte Begriffe extrahiert werden. Andererseits sollen abstrakte Ideen sinnlich bekleidet werden, um sie so für die Allgemeinheit sinnlich mitteilbar zu machen. Für letzteres ist die Phantasietätigkeit nötig. Sie ist von Natur aus vorhanden, muß aber durch die Schule geübt werden, in geordneten Bahnen zu verlaufen. Die Phantasie schweift leicht auf allerhand Nebenwege ab. Hier muß die Schule also immer bestimmte und beschränkte Ziele setzen. Der deutsche Aufsatz kann hier passende Themen wählen zur geordneten Übung der Phantasie.

Als weiteres wichtiges Gebiet für den Unterricht schließt sich die Erziehung zur geordneten *Aufmerksamkeit* der Schüler, die geistige Isolierung und Konzentration für eine bestimmte Aufgabe an. Tritt hier Übermüdung ein, so hat das Zerfall des ganzen geistigen Zusammenhangs, das Reißen des geistigen Bandes zur Folge. Deshalb ist methodisch wichtig, passenden Wechsel der Unterrichtsfächer vorzunehmen, wie wir es bereits ausführten; Einseitigkeit des Denkens und Fühlens, interesselose Unterrichtsstoffe sind zu vermeiden. Einseitige Stoffe interessant vortragen zu können, ist eine wichtige Kunst des Lehrers. Nur durch sie gewinnt er die Aufmerksamkeit seiner Schüler und damit dauernde Stoffeinprägung bei ihnen.

Gedächtnis, Phantasie und Aufmerksamkeit sind also nach bestimmter physiologisch-psychologischer Methodik vom Lehrer zu entwickeln, sollen nicht für das ganze künftige Leben geistige Gesundheitsschäden durch die Schule entstehen. Der Schularzt muß deshalb hier auch mit einwirken können durch entsprechende Kenntnisse.

Eine kurze Besprechung vom physiologisch-ärztlichen Standpunkte erfordert auch noch die Behandlung der verschiedenartigen Begabungen in dem oft wenig homogenen Schülermaterial der Klassen. Wir kommen hier zu dem modernen Problem der *differenzierten Einheitsschule* mit ihren Übergängen zwischen niederer und höherer Schule und ihren Gabelungen. Die Anlagen der Schulkinder sind erst sukzessive während der ersten Unterrichtsjahre erkennbar, und zwar zunächst nur, ob überhaupt intellektuell begabt. Später treten immer feinere Verzweigungen der natürlichen Anlagen hervor, sowohl in intellektueller wie affektiver Beziehung. Nach mannigfachen Schwankungen zeigt sich die definitive Gestaltung erst mit erreichtem Pubertätsalter. Jetzt hat die Wirkung der verschiedenen Lebensreize das Gehirn genügend zur Entfaltung gebracht, damit die dominierende Anlage hervortreten kann. Man kann so von einer geistigen *Pubertätsreife* reden. Es liegt das ja auch im natürlichen Gesetze begründet. Der Mensch tritt mit dem Pubertätsalter in die geschlechtliche Reife und ist befähigt zur Erzeugung von Nachkommenschaft. Für diese muß er naturgemäß auch sorgen können und deshalb genügend selbständig in intellektueller Beziehung dafür entwickelt sein, namentlich bei der komplizierten Ernährung und höheren Erziehung menschlicher Nachkommen gegenüber dem Tier. Die dominierende typische Anlage wirkt für das ganze Leben bestimmend auf die weitere geistige Entwicklungsrichtung. Sie bald zu erkennen, ist deshalb sehr wichtig auch für die künftige Berufswahl. Lehrer und Arzt müssen dabei zusammenwirken, der eine als pädagogischer Psychologe, der andere als physiologischer Psychologe. Konnte man die Schüler noch bis zum 14. Lebensjahre nach demselben Unterrichtsplane unterrichten, so soll von da ab eine Sortierung derselben entsprechend den hervorgetretenen Anlagen stattfinden. Dem wird man in den höheren Reformschulen gerecht, indem man eine Gabelung der Klassen eintreten läßt und die eine Gruppe mehr für realistische Lehrfächer bestimmt, die andere mehr für humanistische Fächer im Sinne des alten Gymnasiums. Die moderne höhere Reformschule hat gemeinsamen Unterbau mit Französisch als Fremdsprache bis Untertertia, also bis zum 7. Schuljahre, d. h. bis zur beginnenden Pubertät. Dann gabeln sich die Klassen. In der humanistischen Gruppe beginnt Latein, dafür tritt in der realistischen Gruppe gewöhnlich Englisch hinzu. Griechisch schließt sich dann in der humanistischen Gruppe noch in Untersekunda als dritte Sprache an. Alle sog. Humaniora werden in letzter Gruppe stärker betrieben, also namentlich altklassische lateinische und griechische Literatur als Hauptfächer, während die realistische Gruppe die modernen Sprachen, Mathematik und Naturwissenschaften stärker betont. Diese Art Gabelung muß als physiologisch durchaus richtig bezeichnet werden und hat sich auch nach Ansicht erfahrener Pädagogen seit langem bewährt. Das alte humanistische Gymnasium beginnt schon in Sexta mit Latein und verfolgt von vornherein die humanistische Richtung, nimmt also auf die noch nicht erkennbaren realistischen Begabungsrichtungen wenig Rücksicht. Es ist dies um so mehr zu bedauern, als dieses humanistische Gymnasium in kleineren Städten seit altersher die einzige höhere Schulform ist und so also die realistische Anlagerichtung begabter Schüler in vielen Orten des Landes unberücksichtigt bleibt. Gerade hier, wo nur eine höhere Schule ist, sollte dieselbe unbedingt auf Gabelung eingerichtet sein im Interesse besserer Entwicklung der natürlichen Anlagen der Schüler zum Nutzen des Landes. Die differenzierte Einheitsschule will aber auch noch erreichen — was volkswirtschaftlich sehr wichtig ist —, daß begabte Schüler von der Elementarschule oder Mittelschule zur höheren Schule übergehen können. Die Unterrichtspläne müssen sich also, um dies zu erleichtern, gegenseitig entgegenkommen. Gewöhnlich läßt man dann die Elementarschüler zunächst zur Mittelschule, die in jeder kleineren Stadt vorhanden ist, übertreten. Der Lehrplan der Mittelschule, welche für eine abgeschlossene Bildung mit 9—10 jährigem Schulbesuch eingerichtet ist, läßt sich an den Lehrplan der höheren Reformschule leicht bis Untertertia anpassen, so daß ein Übergang, weil bis dahin nur dieselbe moderne Fremdsprache beiderseits betrieben wird, ohne Schwierigkeit durchführbar ist. Durch besondere Nebenkurse läßt sich erfahrungsgemäß auch noch ein Übergang in die humanistische Untersekunda und realistische Obersekunda erreichen. Es ist dieser noch mögliche späte Übergang um so wichtiger, als es gegenüber den frühreifen auch spätreife Veranlagungen gibt; letztere sind dabei oft die tiefer angelegten und gründlicheren, während die ersteren oft verfrühten geistigen Abschluß zeigen. Auf genauere Einzelheiten der Schulorganisation zur Berücksichtigung der Übergangsmöglichkeiten kann hier nicht eingegangen werden.

Das Ziel der höheren Schule ist die Vorbereitung für akademische Fachstudien, das Ziel der Mittelschule die für mittlere technische und kaufmännische Berufe. Jede Schule, sowohl Elementarschule wie Mittel- und höhere Schule, soll eine abgeschlossene Bildung im engeren oder weiteren Rahmen geben. Der Mensch soll, wenn er selbständig ins Leben tritt, über alles in seiner Umgebung — Natur und Gesellschaft — eine systematisch abgeschlossene Orientierung in der Schule erlangt haben. Nur wenn alle in ihm liegenden Fähigkeiten entwickelt sind, fühlt er sich in harmonischer Gleichgewichtslage, zeigt Berufs- und Lebensfreude. Man soll aber solche, die nur die Bildung der Mittelschule haben, nicht deshalb von den höheren Berufen ausschließen. Bei manchen Naturen tritt die besondere Begabung oft erst *in der Praxis des Berufes* hervor. Zeigen sich hier tüchtige Kräfte, so soll man ihnen durch besondere wissenschaftliche Kurse, die sie neben der Praxis erledigen können, Gelegenheit zu der nötigen höheren wissenschaftlichen Fachbildung geben und durch besondere Prüfungskommissionen die staatliche Anerkennung für höhere Berufe ermöglichen. Die Beimischung solcher mehr in der Praxis entwickelten tüchtigen Naturen kann namentlich im höheren, akademisch gebildeten Beamtentum nur nützlich wirken. Somit wäre jedem Tüchtigen freie Bahn eröffnet zum Wohle des Staatsganzen.

Daß große *geistige Gesundheitsschäden* in der Schule entstehen können, wenn die natürlichen Anlagen durch einen physiologisch unrichtigen Unterrichtsplan nicht zur Entwicklung kommen und dadurch auch zu falscher Berufswahl und zur Berufsunzufriedenheit zeitlebens führen, dürfte jetzt erkennbar sein.

Bei der Unterrichtshygiene müssen wir nun noch kurz eingehen auf die *psychologische Beobachtung* des Schülers bezüglich seiner besonderen natürlichen Anlagen, welche bei der *Auswahl der besser Begabten* für die höhere Schulform und auch für die Berufswahl eine wichtige Rolle spielen. Nachdem der Schüler einige Jahre eine systematische intellektuelle und psychisch-ästhetische und ethische Entwicklung in der Schule durchgemacht hat, kann man daran gehen, seine natürlichen Fähigkeiten, die doch schließlich im Leben ausschlaggebend sind, zu prüfen. Die Leistungen in der Schule und die Zeugniszensur können hier nicht genügen; sie geben nur Aufschluß über die Leistungen gegenüber dem Unterrichtspensum in der Klasse. Die für das praktische Leben wichtigen Fähigkeiten sind damit noch nicht gekennzeichnet.

Eine wichtige Unterlage für das Wissen und Können im Leben ist das Gedächtnis. Je umfangreicher das Gedächtnis, desto größer der stoffliche Erinnerungsschatz, über den man jederzeit verfügen kann, desto reicher sproßt die Phantasie, das Vergleichen und kombinatorische Denken. Das Gedächtnis, als dauerndes Residuum der Merkung, bildet ein Stofflager, das man stets bei sich trägt und das stets je nach Bedürfnis für die Erinnerung aufgerührt werden kann. Man soll aber unterscheiden, ob das Gedächtnis nur ein mechanisches, durch mechanisches Repetieren eingeprägtes ist, oder ob es als sog. *judiziöses Gedächtnis* relativ verbundene Assoziationen zeigt. In je mehr relativen Verbindungen, und deren sind unzählige, man sich ein Ding oder eine Sache merkt, um so tiefer fördert man dadurch das Denken. Beide Fähigkeiten kommen als gesonderte Veranlagung vor; das *mechanische Gedächtnis* kommt sogar in erstaunlicher Weise manchmal bei sonst schwachsinnig veranlagten Personen vor und befähigt nur zu Wiederholungen und zum Wiedererkennen, nicht aber zum selbständigen kombinatorischen Denken. Das judiziöse Gedächtnis liegt nicht innerlich still wie das mechanische, sondern arbeitet innerlich weiter, sucht Verallgemeinerungen durch analytische Gleichnamigmachungen mit ähnlichen Assoziationen und wird so eine wichtige Quelle des selbständigen Denkens. Letztere Gedächtnismethode soll deshalb in der Schule besonders gepflegt werden, wenn die ersten Schuljahre, wo das mechanische, sinnliche, anschauliche Gedächtnis noch wegen unzureichend entwickelter Intellektualität gebraucht werden muß, vorüber sind.

Nur solche Schüler mit gutem, judiziösem Gedächtnis, was durch die *psychologische Prüfung* festzustellen ist, soll man für höhere Berufe auswählen.

Bei einer psychologischen Prüfung auf natürliche individuelle Anlagen werden hauptsächlich folgende Aufgaben gestellt: Man teilt mehrere Hauptworte als Reizworte mit und verlangt, daraus eine Erzählung zu machen. Die Resultate werden je nach der Eigenart des Prüflings, sowohl was seine Phantasie wie logische Ordnung betrifft, ganz verschieden sein. Die entgegengesetzte Aufgabe besteht darin, die wesentlichen Stichworte aus einer kurzen Erzählung auszuwählen. Eine andere Aufgabe ist die, daß man einen gedruckten Text vorlegt, in dem wichtige Worte fehlen. Diese Lücken soll der Prüfling sinngemäß und logisch ausfüllen und zeigt auch dadurch seine besondere Art, zu denken und zu fühlen. Das natürliche Abstraktionsvermögen sucht man dadurch zu erkennen, daß man jüngeren Prüflingen eine Fabel erzählt und dann nach der Lehre in der Fabel fragt. So kann auch der ästhetische wie der ethische Sinn geprüft werden. Ferner benutzt man auch Bilder und läßt deren ästhetischen oder ethischen Inhalt erklären. Zur natürlich intellektuellen Prüfung mit Bezug auf die Logik in der Mechanik kann man gewisse Maschinenteile mit ganz bestimmter Verbindungskonstruktion zeigen und läßt den Prüfling angeben, zu welcher Art Maschine ein solcher Teil gehört. Er ist hierzu immer in der Lage, wenn solche Maschinen in Frage kommen, die in der Gegend in Gebrauch sind. Andere Prüfungen erstrecken sich auf die Geschwindigkeit der psychologischen Funktion. Über derartige psychologische Experimente sind schon systematische Werke herausgegeben worden, auf die ich verweisen muß. Auch in der Industrie werden solche Experimente benutzt, um namentlich Gemütseigenschaften und Affekte zu prüfen, schnelle Entschlußfähigkeit in gefährlichen Situationen, z. B. bei Lokomotivführern, Luftschiffern, wobei bestimmte Überraschungsexperimente benutzt werden. Um die natürlichen Anlagen zu prüfen, darf der Prüfling nie dafür vorbereitet sein, im Gegensatz zur Schulprüfung.

Sonstige psychologische Eigenschaften, die auch für Beruf und gesellschaftliches Leben von Bedeutung sind und auf welche Lehrer und Arzt den Schüler beobachten sollen, ergeben sich aus folgenden *psychologischen Typen*: Einerseits der leicht erregbare, schnell handelnde, aber oberflächliche, andererseits der schwerfällige, nachdenkliche, zähe und gründliche Typ; ferner praktisch-synthetische Naturen gegenüber mehr reflektierenden, theoretisierenden, analysierenden; einseitige spezialistische Talente, andererseits universell interessierte Naturen; mit Initiative ausgestattete selbständige Naturen, andere mehr abhängig, unselbständig im Urteil und Wollen, aber gute Mitarbeiter; die einen stetig, ruhig, andere unstet, impulsiv, stürmisch; hier sichere Entschlossenheit und Beschränkung, Durchhalten bis zum Ziel, dort schwankendes, leicht ablenkbares Wesen usw. Ständige psychologische Beobachtung in der Klasse und besondere psychologische Prüfungen für jüngere Schüler, welche in eine höhere Schulform übergehen, gehören also auch zur Aufgabe der Schule. Es wird deshalb für die Dauerbeobachtung ein durch alle Klassen fortgeführter *psychologischer Fragebogen* über jeden Schüler notwendig sein, der über jeden von der Schule abgehenden Schüler eine psychologische Charakteristik gibt. Daß sich der Schularzt bei dieser psychologischen Beobachtung mit dem Lehrer zu verbinden hat, ist eine unerläßliche Forderung. Ich lasse einen solchen *psychologischen Beobachtungsbogen*, wie er in Breslau in Gebrauch ist, hier folgen.

Fragebogen
für die Auswahl der Volksschüler(innen) in die Sonderklassen der Mittelschulen.

I. Name des Kindes:
Alter des Kindes:
Schule und Klasse:
(Zeugnisheft ist beizufügen.)

II. Zustimmungserklärung der Eltern:

III. Kann Schulgeld gezahlt werden?

IV. Können die Eltern die Schulbücher und Hefte besorgen?

V. Zeugnis des Schularztes über den Gesundheitszustand:

VI. Urteil über die besonderen Fähigkeiten des Kindes:

1. *Ermüdbarkeit*:
   a) Ist das Kind leicht ermüdbar?
   b) Welche Ermüdungsschwankungen sind beobachtet worden?
   c) Äußert sich die Ermüdung durch qualitative oder durch quantitative Verminderung der Leistungen?
   d) Wie ist die Ausdauer beim Turnen?
2. *Anpassungsfähigkeit*:
   Findet sich das Kind rasch oder langsam in neue Lehrstoffe, neue Unterrichtsweisen, neue Lehrer?
3. Zeigt sich die *hohe Begabung in allen Fächern* gleichmäßig, oder nur in einzelnen (in welchen)?
   Sind Mängel in einzelnen Fächern auf Sinnesfehler zurückzuführen?
   Ist das Fach, in dem das Kind besonders Gutes leistet, zugleich das Lieblingsfach des unterrichtenden Lehrers?
4. Sind die Leistungen vorwiegend Ergebnis von *Energie* oder von *Intelligenz* (bzw. Talent), oder sind beide Faktoren daran beteiligt?
5. Was ist über das *Tempo des geistigen Arbeitens* bekannt?
   Wird gegebenenfalls die Langsamkeit durch um so größere Vertiefung wettgemacht?
6. Was ist über die *Auffassungsfähigkeit* zu sagen? (Subjektiv—objektiv; langsam—schnell.)
7. Wie steht es mit seiner *Ausdrucksfähigkeit?*
   Sprachlich { mündlich: / schriftlich:
   Zeichnerisch:
   Musikalisch:
   Körperlich-plastisch:
8. Äußert das Kind *selbständige* Gedanken?
   In welchen Fächern?
   Können Beispiele angeführt werden?
   Stellt das Kind gern eigene Fragen?
9. Nimmt das Kind *fremde Urteile* leicht (ungeprüft) an oder neigt es zur Kritik?
10. Liegt der Grund für die Güte des *deutschen Aufsatzes* oder sonstiger Äußerungen in der Verwertung übernommener Regeln und Muster oder ist sie ein Ausfluß spontanen Schaffens? Zeigt das Kind rege Phantasie?
11. *Wie sind die Leistungen:*
    a) in der Raumlehre?
    b) im Rechnen?
    Wie ist das Verständnis für die Regeldetrie?
    Rechnet das Kind langsam oder schnell?
    Sicher oder unsicher?
12. Liegen Beweise für Divination (*Ahnungsvermögen*) vor; z. B. ahnt das Kind schon den Sinn unvollständig gestellter Fragen?
13. Was ist über intellektuelle *Gefühle* zu berichten?
    a) Zeigt das Kind Freude an der Arbeit (geistiger — körperlicher)? an *großer* Anstrengung? am Gelingen?
    b) Mißvergnügen oder Niedergeschlagenheit am Mißlingen?
    c) Welche sittlichen Gefühle sind beobachtet worden? (Ehrfurcht, soziales, sympathisches Gefühl.)
14. Was ist über das *Gedächtnis* des Kindes beobachtet worden? (Leicht — treu — judiziös.)
15. Zeigt das Kind besonders *starke Interessen und Neigungen?*
    a) auf dem Gebiete der Schule?
    b) außerhalb der Schule?
16. Zeigt das Kind *Sonderbegabungen* (Talente)?
17. Wie ist seine *Aufmerksamkeit?* Ist sie für alle Fächer gleichmäßig?
18. Ist das Kind *sehr gesprächig und anschmiegend?*
19. Ist es als frühreif zu bezeichnen? Belege dafür?
20. Was will das Kind werden?
21. Ist noch etwas Besonderes zu bemerken?

Aus den vorangegangenen Ausführungen ist ersichtlich, wie ungemein wichtig die *psychologische Ausbildung für den Schularzt* ist, wie ja jeder Arzt auch ein Psychologe am Krankenbett sein soll. Die *Psychologie*, welche so lange von der modernen Ärztegeneration vernachlässigt wurde mit ihren übertriebenen Hoffnungen auf die mikroskopische Gehirnanatomie, die doch zunächst nur neurologische Resultate ergeben kann, muß wieder integrierender Bestandteil des *medizinischen Studiums* werden. Allerdings nicht in der alten spekulativen naturphilosophischen Form, sondern gestützt auf eine experimentelle, funktionelle, physiologische Psychologie, wie sie namentlich von dem früheren Professor der Psychiatrie und jetzigen Ordinarius für Psychologie ZIEHEN begründet wurde durch sein Lehrbuch der physiologischen Psychologie. Zwar können die psychologischen Experimente, die sich meist auf den quantitativen Koeffizienten psychologischer Produkte beschränken müssen, nicht alle psychologischen Fragen beantworten, namentlich nicht solche transzendentaler Art; aber auf solcher Ausgangsbasis kommt man doch durch geschultes biologisches Denken zu transzendentalen Analogieschlüssen, welche sich in dem allgemeinen Rahmen naturgesetzlicher Logik einpassen. So ist jetzt eine von bedeutenden Ärzten geschaffene neue Psychologie und Psychopathologie entstanden, die im Gegensatz zu der alten spekulativen Psychologie auf gesicherter naturwissenschaftlicher Basis sich aufgebaut hat. Wir nennen hier neben ZIEHEN und sonst bereits erwähnten Autoren noch BUMKE (Psychologische Vorlesungen für Ärzte; Was sind Zwangsvorgänge?), JASPERS (Allgemeine Psychopathologie), FREUD (Vorlesungen zur Einführung in die Psychoanalyse; Zur Psychopathologie des Alltagslebens), RAUSCHBERG (Das kranke Gedächtnis), WILLMANN (Zur Psychopathologie des Landstreichers), MEYERHOF (Beiträge zur psychologischen Theorie der Geistesstörungen), KRONFELD, ein Schüler LIEPMANNS (Das Wesen der psychiatrischen Erkenntnis, Logik der Psychiatrie), KRETSCHMER (Medizinische Psychologie). Ferner die *Psychologie des Kindesalters*, betreffend zuerst den Pädiater CZERNY (Der Arzt als Erzieher), BÜHLER (Die geistige Entwicklung des Kindes), GRUHLE (Die Ursachen der jugendlichen Verwahrlosung und Kriminalität), MÖNKEMÜLLER (Die Psychopathologie der Pubertätszeit), HERMANN (Grundlage für das Verständnis krankhafter Seelenzustände und psychopathischer Minderwertigkeiten beim Kinde), BRUNS (Die Hysterie im Kindesalter), EULENBURG (Schülerselbstmorde). Die meisten dieser Werke sind schon in mehreren Auflagen erschienen und beweisen, daß sie einem Zeitbedürfnis entsprechen. Es sind also ärztliche Lehrer der Psychologie genügend vertreten und damit auch die Vorbedingungen erfüllt, um die Psychologie neben der Psychopathologie als besonderes Universitätslehrfach für Mediziner durchzuführen. Beides muß in Verbindung gehalten werden. Man kann das Pathologische nicht richtig verstehen, wenn man die Relation zum Normalen nicht hat. In dieser Weise müßte auch eine *angewandte Schulpsychologie für die Lehrer* geschaffen werden, die sich möglichst auf naturwissenschaftliche Basis stellt, um so die Zusammenarbeit mit dem Arzt in der Schule einheitlich und dadurch praktisch nützlich zu gestalten. Die *Psychopathologie* muß dabei aber Domäne des *Arztes* bleiben. Der Lehrer soll stets mehr der pädagogische Psychologe, der Arzt mehr physiologischer Psychologe sein. Beide sollen so auch auf die *Eltern* durch passende pädagogische Belehrung einwirken, damit auch sie eine richtige Behandlung in Übereinstimmung mit Lehrer und Arzt ihren Kindern in der Familie zuteil werden lassen. Vor allem kommt auch hier die *sexuelle Belehrung* in Frage, welche die Mitarbeit der Eltern unbedingt erfordert. Die eigentliche sexuelle Aufklärung soll aber erst im Pubertätsalter erfolgen. Vorausgehen muß dabei im *Unterricht* das

Sexuelle aus dem Pflanzenleben und mit Auswahl auch aus dem Tierleben. Dadurch kommt das Kind zu allgemeinen Begriffen über die Befruchtungsvorgänge und die Fortpflanzung lebender Geschöpfe ohne irgendwelche erotische Anklänge, und damit ist der Übergang erleichtert zur Aufklärung im Pubertätsalter, wenn das Kind sich selbst geschlechtlich zu fühlen beginnt. Es faßt dann gleich alles Weitere naturwissenschaftlich auf, durch Vergleichungen zwischen Mensch, Tier und Pflanze, besonders wenn diese Vergleichungen vom Lehrer möglichst allgemein gehalten werden, ohne auf Spezielles zu sehr einzugehen. So ist auch ein Schutz geboten, die Kinder hier durch unlautere Elemente ihrer Schulgenossen in unreiner Weise ihre natürliche Neugierde befriedigen zu lassen. Also der Unterricht bereitet naturwissenschaftlich vor; dann tritt die eigentliche sexuelle Aufklärung im Pubertätsalter hinzu, wobei der Lehrer in besonderen Vorträgen die ethische Seite dieser Belehrung zu geben hat, der Arzt die physiologische und pathologische, letztere mit Beziehung auf Vermeidung von Gesundheitsgefahren und zum Selbstschutz, wobei er auch die Onanie zur Sprache zu bringen hat. Die Eltern müssen dabei über die Notwendigkeit und die Methode sexueller Belehrung aufgeklärt werden, um als Mitarbeiter sich anschließen zu können.

11. Schlußprüfungen.

Eine wichtige Frage, die auch schulhygienisch und schulärztlich beurteilt werden muß, ergeben noch die Leistungsprüfungen als *Schlußprüfungen* für Reifezeugnisse. Die bekannte *Prüfungsangst* entsteht meist nicht wegen mangelnder Kenntnisse, sondern wegen des ungeheuren Gedächtnisstoffes, den man hier oft vom Schüler verlangt. Gedenken wir nur der vielen Geschichtsdaten und mathematischen Formeln, die der Schüler früher bei einer Abiturientenprüfung bereit haben mußte. Ein gewisser Gedächtnisstandard muß ja verlangt werden, über den man stets verfügen kann. Aber das soll nur so weit gehen, daß man die wichtigsten Elementarformeln der Mathematik verlangt, daß man in der Weltgeschichte wenige feste Ausgangszahlen fordert, von denen aus man wichtige sonstige Daten, ob vorher oder nachher, durch ursächliche und funktionelle Beziehungen bestimmen kann. Dadurch wird zugleich wirkliche Denkarbeit gezeigt mit sicheren kausalen Zusammenhängen, die stets im Gedächtnis bleiben, wirkliches begriffliches Verständnis, wirkliche geschichtliche Anschauung, statt daß die Gedächtnisvirtuosen, die gewöhnlich als Denker versagen, durch ihr mechanisches Gedächtnis mit vielen Zahlen glänzen. Auch bei den schriftlichen Arbeiten soll man den Schüler unterstützen, wenn Gedächtnislücken bei ihm vorhanden sind; der Lehrer kann ja jedesmal die gegebene Hilfe in das Prüfungsprotokoll notieren. Formelsammlungen, fremdsprachliche Wörterbücher müssen dem Schüler zur Verfügung stehen, damit der Schüler nicht wegen Gedächtnislücken zu Unrecht als leistungsunfähig erscheint. Grammatik und sonstiges begriffliches Wissen für mathematische Aufgabelösungen usw. muß er natürlich aus sich heraus, ohne fremde Hilfe nachweisen. So kann der Schüler seine wirklichen Wissenswerte zeigen. Sie gehen ihm nicht verloren durch Prüfungsangst wie mechanischer Gedächtnisbesitz. Sobald er ins wirkliche Denken kommt, lenkt er sich von der Prüfungsangst von selbst ab. Der Angstaffekt hindert eine geordnete geistige Disposition des Schülers für die Prüfung. Er muß sich in solchen Verlegenheitsfällen durch Umschreibungen und eigene konstruktive Formen helfen und auf den richtigen Weg bringen können; das zeigt wirkliches Können und Wissen. Die Angst wird auch gesteigert durch die Angst vor den Folgen bei nicht bestandener Reifeprüfung und durch die ungewohnte Zusammensetzung der amtlichen Prüfungskommission. Die verschiedenen Naturen der

Schüler, dreiste und ängstliche usw., geben hier oft den Ausschlag und führen zu keinem gerechten Resultat. Es fragt sich deshalb, ob man überhaupt mündliche Reifeprüfungen abhalten soll mit Schülern, die der Schule durch eine längere regelmäßige Schulzeit mit jährlichen Versetzungszensuren genau bekannt sein müssen. Wir neigen der Meinung zu, daß nur Schüler, deren Fähigkeit fraglich ist durch Nachlässigkeit im letzten Schuljahre und durch mangelhafte schriftliche Prüfungsarbeiten, der mündlichen Prüfung unterzogen werden sollen, daß ferner die mündliche Prüfung in einzelnen Fächern statthaft ist, damit der Schüler, welcher in so vielen Fächern gleichzeitig prüfungsbereit sein soll, was auch manchem tüchtigen Schüler oft schwer wird, sich auf ein Fach konzentrieren kann für die letzte wichtige Entscheidung über seine Reife und Zukunft. Kompensationen zwischen den verschiedenen Lehrfächern durch sehr gute gegen geringe Leistungen müssen ebenfalls wegen der verschiedenen Anlagen der Schüler, auf die wir bereits näher eingingen, gestattet sein, zumal in Schulen, welche die Gabelung der Reformschulen für verschiedene Anlagen der Schüler nicht haben. Die schriftlichen Arbeiten sollten überhaupt immer in größeren Zeitabschnitten des letzten Schuljahres getrennt erledigt werden, so daß der Schüler sich mehr für die einzelne Arbeit isolieren und konzentrieren kann und sich nicht durch zu vielseitige Vorbereitung verwirrt. Auch sollte man Wahlfreiheit lassen zwischen zwei oder drei Arbeiten, die, sorgfältig abgewogen für die natürlichen Anlagen, entweder eine mehr abstrakte oder mehr anschauliche Leistung verlangen. Bedenken wir das Wort Bismarcks: „Wir gehen an unseren Examinibus zugrunde. Die meisten, welche sie bestehen, sind so abgewirtschaftet, daß sie zu eigener Initiative unfähig sind, und was das Schlimmste ist, sie haben dabei eine große Meinung von ihrer Fähigkeit, weil sie siegend aus all diesen Examina hervorgegangen sind.“ Wie abgearbeitet erscheinen oft die Schulprüflinge vor der Prüfung, wie unsinnig wird oft „geochst“, wie wird die körperliche Gesundheit dadurch geschädigt — was sich oft im Gewichtsverlust zeigt —, wie schädlich wirkt dabei die Verkürzung des für die geistige Erholung unbedingt nötigen Schlafes auf die gute geistige Disposition in der Prüfung. Wir sehen also, wie auch hier der Arzt berufen ist, in der Schule mitzuhelfen, um Schäden der psychischen und geistigen Gesundheit durch unnatürliche Prüfungsmethoden zu verhüten, wie wenig oft die Prüfungsordnungen auf wichtige psychologische Anlagemomente Rücksicht nehmen und ungerechte Prüfungszensuren schaffen. Gerade später bedeutende Männer haben oft schlechte Prüfungszensuren erhalten und sich nachher bitter über pedantische Entartungen im Prüfungswesen beschwert. Wir müssen zu Prüfungsordnungen gelangen, die vom pädagogischen und ärztlichen Standpunkt als natürlich angepaßt erscheinen und den verschiedenen Naturanlagen genügend freien Spielraum geben. Es muß anerkannt werden, daß in letzter Zeit manches in dieser Beziehung zur Besserung geschehen ist.

12. Gesundheitsunterricht in der Schule.

Eine wichtige Zusammenarbeit von Lehrer und Schularzt betrifft nun noch den *Gesundheitsunterricht* in der Schule. Der *Lehrer* soll hier genügend vorgebildet sein und einer Prüfung unterworfen werden, um die wichtigsten hygienischen Lehren des täglichen Lebens den Schülern beibringen zu können. So die Hygiene der Sinnesorgane (Auge, Ohr), technische Wohnungshygiene, wie Heizungs-, Beleuchtungs-, Ventilationshygiene, persönliche Hygiene als Kleidungshygiene, körperliche Reinlichkeit, Mundpflege, Diätetik der Ernährung, geistige Diätetik in Arbeit, Erholung, Schlaf; Sporthygiene, Hygiene des Wanderns usw. Aufgabe des *Schularztes* ist der Unterricht auf *pathologischen Ge-*

bieten, so namentlich die erste Hilfe bei Verletzungen, Belehrung über Wundinfektion, ansteckende Krankheiten und Selbstschutz dagegen, Belehrung über Tuberkulose als chronische Infektionskrankheit und dadurch vermehrte Ansteckungsgelegenheit im Verkehr. Lehre vom Fieber usw. Wünschenswert wäre es, wenn so der *Arzt auch als Fachlehrer* den Schülern gegenüberträte. Der nützliche Unterrichtsverkehr durch Frage und Antwort wäre so gegeben, was bei einem geschlossenen Spezialvortrage nicht möglich ist. Der Arzt kann dabei mit 3 Unterrichtsstunden auskommen. Die beiden obersten Klassen der Volksschule, welche hier nur in Frage kämen, ließen sich dabei vereinigen. Bei wöchentlich 1—2 Stunden könnte der Schularzt so jährlich alle zweiten und ersten Klassen in seinem Schularztbezirk erledigen, wobei die oberste Klasse zugleich einen Repetierkurs haben würde.

13. Stellung des Schularztes in der Verwaltung.

Welche Stellung soll nun der Schularzt als Beamter in der Verwaltung einnehmen?

Anfangs gab es im schulärztlichen Dienst nur *nebenamtliche Schulärzte*, die also zugleich praktische Ärzte waren. Neuerdings, namentlich durch die Einrichtung eines sozialhygienischen ärztlichen Dienstes für die Schulkinder, geht man in wachsendem Umfang zur Anstellung von hauptamtlichen Schulärzten über, die als vollbesoldete, ruhegehaltsberechtigte Gemeindebeamte angestellt werden. Größere Städte haben so besondere *hauptamtliche Schulärzte*, Mittelstädte verbinden die schulärztliche Tätigkeit zugleich mit der Tätigkeit eines hauptamtlichen Fürsorgearztes für Säuglings- und Kleinkinderfürsorge, Tuberkulosefürsorge und sonstige ärztliche Fürsorgetätigkeit im Gemeindedienst.

In größeren Städten, wo mehrere schulärztliche Bezirke bestehen, bilden die Schulärzte ein Kollegium, das zur Erhaltung der Einheitlichkeit des Dienstes regelmäßige Konferenzen abhält. Die Leitung der Konferenzen und die Vertretung der Beschlüsse derselben bei der Schulverwaltung bzw. dem Verwaltungskollegium (Schuldeputation) hat gewöhnlich der *Stadtarzt.* Der Stadtarzt wird neuerdings meist als vollberechtigtes besoldetes Mitglied des obersten Verwaltungskollegiums der Gemeinde, in Preußen als Medizinal-Stadtrat im Magistrat, angestellt. In einer Stellung mit solchen Befugnissen kann er natürlich für den städtischen Gesundheits- und hygienischen Fürsorgedienst ungemein viel leisten. Der Deutsche Verein für öffentliche Gesundheitspflege empfahl deshalb durch einen Beschluß in seiner Jahresversammlung 1921, Medizinal-Stadträte in die Magistrate der Städte usw. als vollberechtigte, besoldete Mitglieder und Gesundheitsdezernenten aufzunehmen. In diesem Falle wird dann gewöhnlich der dienstälteste Schularzt als leitender Schularzt dem Medizinal-Stadtrat unterstellt. Bei dem nebenamtlichen Schularztsystem wird gewöhnlich ein *Obmann* aus den Schulärzten gewählt als Vorsitzender des Schularztkollegiums und Vertreter bei der Schulverwaltung. Es unterliegt wohl keinem Zweifel, daß die hauptamtliche Stellung des Schularztes viel wirksamer sich gestaltet und daß der hauptamtliche Schularzt auch die harmonische Verbindung des schulärztlichen Dienstes mit allen sonstigen Wohlfahrtsorganisationen der Gemeinde besser wahren kann wie der nebenamtliche Schularzt. Der nebenamtliche Dienst hat den Nachteil, daß die Ärzte durch ihre Praxis doch vielfach in der gleichmäßigen Ausübung ihres schulärztlichen Amtes behindert werden. Immerhin hat er sich bei einfachen Dienstorganisationen gut bewährt. Während Großstädte und Mittelstädte in genannter Weise vorgehen, sind nun noch für den schulärztlichen Dienst in *Landgemeinden* besondere Organisationen nötig. Hier hat es sich als praktisch erwiesen, daß als Trägerin des schulärztlichen Dienstes nicht die Gemeinde, sondern die Kreisverwaltung auftritt. Ähnlich wie die Stadtärzte bei den Städten haben die Landkreise vielfach sog. *Kreiskommunalärzte* als Vollbeamte angestellt, die zugleich Verwaltungs- und Fürsorgeärzte für den Kreis sind. Sie üben entweder selbst den schulärztlichen Dienst aus, oder es üben in den Landgemeinden wohnende, durch Privatvertrag angestellte Ärzte unter ihrer Aufsicht und Leitung die schulärztliche und sonstige ärztliche Fürsorgetätigkeit in den ihnen nächstgelegenen Gemeinden aus. Große ländliche Industriekreise stellen so oft mehrere Kreiskommunalärzte an, von denen dann gewöhnlich der Dienstälteste die Gesamtvertretung bei der Kreisverwaltung hat. In dieser Weise ist z. B. Recklinghausen in Westfalen vorgegangen.

Die Besoldung der hauptamtlichen Schulärzte muß der anderer akademisch gebildeter Gemeindebeamten gleich sein mit Einreihung nach Dienstalter und Ausgangspunkt von der ärztlichen Staatsprüfung.

Nach der berechneten durchschnittlichen Stundenleistung sind dann auch die nebenamtlichen Schulärzte entsprechend zu bezahlen, mit einem Aufschlag für entgehendes Ruhegehalt.

14. Stellung des Schularztes als Beamter der Schule.

Die Stellung des Schularztes zu den Lehrern und den Rektoren in seinem Schularztbezirk ist eine nebengeordnete. Der Schularzt arbeitet nach der von der obersten Gemeindeverwaltung festgesetzten Dienstanweisung. Will er Aufgaben in der Schule durchführen, die in den Unterrichtsbetrieb eingreifen, so ist er hierzu nur berechtigt, wenn er Antrag an die oberste Schulverwaltung stellt, die dann gegebenenfalls auch den beteiligten Rektor darüber hört, bevor sie ihre Genehmigung erteilt. Als Vorgesetzter darf der Schularzt gegenüber dem Klassenlehrer niemals auftreten. Er hat deshalb auch bei seinen nötigen Klassenbesuchen während des Unterrichts bei Aufforderungen an die Schüler der Klasse stets im Einvernehmen mit dem unterrichtenden Lehrer zu handeln, ihm vorher vor den Schülern mitzuteilen, daß er Fragen usw. an die Schüler richten möchte, so die Autorität des Lehrers vor den Schülern wahrend. Dabei ist der Lehrer anderseits nicht berechtigt, derartige berechtigte Absichten des Schularztes abzulehnen und dadurch das Recht und die Autorität des Schularztes vor den Schülern herabzusetzen. Treten Kompetenzkonflikte ein, so entscheidet die gemeinsame oberste Schulbehörde im einzelnen Falle. Bei gegenseitig richtigem Benehmen treten aber derartige Kompetenzkonflikte, wie sich bisher gezeigt hat, niemals ein; es muß nur darauf gehalten werden, daß Arzt und Lehrer sich gegenseitig gebührend anerkennen als berechtigte Schulorgane und daß beide es für ihre Pflicht halten, im Interesse der Schüler sich gegenseitig in ihren Wünschen zu unterstützen. Wichtig ist, daß der leitende Schularzt als Mitglied des obersten Schulverwaltungskollegiums (Schuldeputation), zusammengesetzt aus Verwaltungsdezernenten, Schulmännern und sonstigen Gemeindevertretern, an allen Sitzungen teilnimmt und so das Schulleben von allen Seiten kennenlernt, jederzeit als Arzt gehört werden kann, Fühlung mit den pädagogischen Fortschritten hält und dadurch dem Lehrer als Mitarbeiter nähertritt. Ferner ist auch wichtig, daß der Schularzt möglichst oft an den Sitzungen der Elternbeiräte sich beteiligt, um auch auf die Ansichten der Elternkreise schulärztlich einwirken zu können.

15. Beteiligung der Staatsverwaltung an der Schulhygiene.

Was die Beteiligung des Staates am schulärztlichen Dienst betrifft, so muß die Ministerialinstanz angesichts der Wichtigkeit der hygienischen Aufgabe, die Schulkinder trotz der möglichen gesundheitlichen Schulschäden zu gesunden kräftigen Staatsbürgern zu entwickeln, einen besonderen Dezernenten für den schulärztlichen Dienst haben. Derselbe hat dafür zu sorgen, daß namentlich die *Statistik der Schülermorbidität* im schulärztlichen Gemeindedienst eine einheitliche ist, weshalb eine besondere, bereits mitgeteilte Morbiditätstabelle mit bestimmter Krankheitsklassifikation für den schulärztlichen Jahresbericht aufgestellt wurde. Es fanden hierzu im Jahre 1917 und 1918 in der preußischen Medizinalabteilung des Wohlfahrtsministeriums kommissarische Beratungen statt, deren Ergebnisse in der bereits genannten Denkschrift (vgl. S. 282 u. 286) niedergelegt sind, und ebenso auch 1921 im *Reichsgesundheitsamt*, um den schulärztlichen Dienst zur obligatorischen Einführung im ganzen Reiche, in Stadt und Land zu bringen, wobei zur Aufstellung einheitlicher Formulare (Gesundheitspersonalschein, Vorgeschichte, Mitteilung an die Eltern) auch schulärztliche Berater aus verschiedenen deutschen Ländern hinzugezogen wurden. Einige wichtige Resultate dieser Beratungen (Dienstanweisung, Formulare) wurden ebenfalls schon mitgeteilt (vgl. S. 317f.). Die Gemeinden sollen bei der staatlichen Organisation des schulärztlichen Dienstes wie bisher die Ausführung und die Kosten des schulärztlichen Dienstes übernehmen, wobei ärmere Gemeinden durch den Staat unterstützt werden. Dem Landesministerium fällt nur die Oberaufsicht für die Durchführung einheitlicher Dienstformen zu. Die staatlichen Vorschriften bestimmen ferner nur die *Mindestforderungen*. Über die Mindestforderungen hinauszugehen, bleibt den Gemeinden freigestellt. Leider kam der wichtige und sorgfältig vorbereitete Plan obligatorischer staatlicher Organisation des schulärztlichen Dienstes wegen finanzieller Hindernisse bis jetzt noch nicht zur Ausführung.

Eine wichtige staatliche *Ausbildungsgelegenheit* wurde den Schulärzten durch die unter Ministerialdirektor GOTTSTEIN in Preußen eingerichteten sozialhygienischen Akademien, in welchen dreimonatige Ausbildungskurse für Gemeindefürsorgeärzte und staatliche Medizinalbeamtenanwärter abgehalten werden. Sowohl der Staat verlangt Ausbildung in einer solchen Akademie (Berlin, Breslau, Düsseldorf) für die Zulassung zur Kreisarztprüfung in Preußen, wie auch der Preußische Städtetag diese Bedingung jetzt stellt für Anstellung im ärztlichen Gemeindefürsorgedienst. So ist ein wichtiger Schritt geschehen, den ärztlichen Fürsorgedienst, einschließlich Schularztdienst, einheitlich zu gestalten, systematisch weiterzuentwickeln und zugleich auch einen engeren Anschluß an den staatlichen Medizinaldienst zu erlangen.

Den Jahresbericht reicht der leitende Schularzt, welcher die einzelnen Bezirksberichte der anderen Schulärzte zusammenfassend bearbeitet, gewöhnlich zunächst der Schulverwaltung ein; durch diese geht er an den Magistrat (Stadtverwaltung), welcher ihn an den Kreisarzt in Abdruck oder Abschrift weiterreicht, damit er ihn für seinen Bericht an die Regierung benutzt.

Den Schularzt in ein direktes dienstliches Verhältnis zum staatlichen *Kreisarzt* zu bringen, ist bei den Gemeinden vermieden worden, da der Schularzt als Gemeindebeamter zunächst immer nur der Gemeindeverwaltung untergeordnet werden kann. Es genügt ja auch, wenn der Schularzt oder Fürsorgearzt im Auftrage der Gemeindeverwaltung mit dem Kreisarzt nach lokal vereinbarten Formen zusammenarbeitet. So wird der Schularzt auch immer dem Kreisarzt bei seinen amtlichen Besuchen in der Schule als Begleiter zur Verfügung stehen. Bewährt hat es sich auch, wenn der Kreisarzt zugleich hauptamtlicher Stadtarzt und Leiter des städtischen Gesundheitsdienstes ist und in dieser zweifachen Stellung als Staats- und Gemeindebeamter beiderseitige Befugnisse hat, wie es z. B. in Mülheim a. d. R. der Fall ist und in anderen Städten des westlichen Preußens. Allerdings stehen in diesem Falle seiner Berufung zum vollberechtigten besoldeten Magistratsmitgliede Hindernisse entgegen, wegen seiner gleichzeitigen staatlichen Beamtenstellung.

Eine staatliche Organisation des schulärztlichen Dienstes ist zuerst in *Sachsen-Meiningen* 1896 durch den verdienstvollen Medizinal- und Ministerialrat Professor Leubuscher eingerichtet worden, auch in den dortigen Landgemeinden.

In *Baden* wurden durch Verordnung des Unterrichtsministeriums vom 23. X. 1913 die Anstellungsbedingungen nebst Dienstanweisung für Schulärzte festgelegt, nachdem das Schulgesetz von 1910 schon an allen Volksschulen mit wenigstens 10 Lehrerstellen die Anstellung besonderer Schulärzte vorgeschrieben hatte.

In *Württemberg* ist durch das Oberamtsgesetz vom 10. VII. 1912 der schulärztliche Dienst den Oberamtsärzten zur Ausführung oder Beaufsichtigung für Stadt und Land übertragen worden.

In *Österreich* wurde durch Erlaß des Unterrichtsministers vom 22. X. 1909 der schulärztliche Dienst an den staatlichen *Lehrerbildungsanstalten* für das ganze Reich staatlich eingeführt. Im übrigen ist die Anstellung von Schulärzten Sache der Gemeinde.

In *Ungarn* sind nur Schulärzte für höhere Schulen vorgeschrieben. Die Schulärzte gehören hier auch als Gesundheitslehrer zum *Lehrerkollegium.*

In *England* ist durch das Unterrichtsgesetz von 1907 die ärztliche Untersuchung der eintretenden und abgehenden Schulkinder an den Volksschulen vorgeschrieben. Dieselbe wird durch praktische Ärzte oder besondere Schulärzte ausgeführt.

In *Japan* sind seit 1898 Schulärzte eingeführt, und 1908 war schon die Hälfte aller Schulen schulärztlich versorgt.

Von *Verfügungen*, welche die Schulhygiene betreffen, seien noch folgende angeführt:

Anweisung zur *Verhütung* der Weiterverbreitung *übertragbarer Krankheiten* durch die Schulen (preuß. Ministerialerlaß vom 9. VII. 1907). Sowohl Schüler wie Lehrer und im Schulgebäude wohnhafte Personen (Schuldiener) sind diesen Bestimmungen unterworfen.

In fast allen Bundesstaaten sind ähnliche, aber weniger umfangreiche Anweisungen für die Schulen gegeben worden, so in Sachsen durch Verordnung vom 14. und 27. II. 1908, in Oldenburg durch Ministerialerlaß vom 13. XI. 1907, in Sachsen-Altenburg durch Verordnung vom 30. I. 1908, in Schaumburg-Lippe durch Bekanntmachung vom 20. XII. 1907, in Waldeck durch Verordnung vom 1. II. 1909.

Ferner ist zu erwähnen: „*Die bauliche Anlage und Einrichtung ländlicher Volksschulen*" (Erlaß des preuß. Unterrichtsministeriums vom 15. November 1895), betr. Lage und Beschaffenheit des Bauplatzes, Anordnung der Gebäude auf der Baustelle, das Schulhaus (Bauart, Schulzimmer, Verkehrsräume, Lehrerwohnungen), Brunnenanlage, Abtritte; alle wesentlichen Maßzahlen über Luftraum je Schüler, Zimmergröße, Spielplatzgröße usw. sind hier angegeben. Ein preuß. Ministerialerlaß vom 10. XI. 1884 regelt auch die *häusliche Beschäftigung* der Schüler an höheren Schulen nach den Vorschlägen der wissenschaftlichen Deputation für das Medizinalwesen. Er setzt u. a. fest, daß obligatorischer und fakultativer Unterricht sowie häusliche Arbeitszeit zusammen für die unterste Unterrichtsstufe 6 Stunden täglich, für die oberste 8 Stunden nicht überschreiten darf. Die obligatorische Stundenzahl für den Unterricht in der Woche beträgt 30 Stunden.

Folgende Stufenfolge muß innegehalten werden:

1.	Schuljahr	1	Stunde	täglich	für	häusliche	Arbeit
2.	,,	$1^1/_2$	,,	,,	,,	,,	,,
3. und 4.	,,	2	,,	,,	,,	,,	,,
5. und 6.	,,	$2^1/_2$	,,	,,	,,	,,	,,
7. und 8.	,,	3	,,	,,	,,	,,	,,

Für die Mädchenschulen wurde noch ein besonderer Erlaß unter dem 18. VIII. 1908 herausgegeben; Vorschriften über das *Turnen* enthält ein preußischer Erlaß vom 13. VI. 1910.

Für die spezielle *schulärztliche Ausbildung* gibt die erwähnte ministerielle *preußische Denkschrift* folgende Zusammenstellung:

Unterweisungsgegenstände für die Schularzt-Ausbildungskurse.

1. Die hygienischen Grundsätze für den Bau, die Einrichtung und die Benutzung von Schulhäusern und Schulräumen.

2. Die hygienischen Anforderungen an die Gestaltung des Schulunterrichts und die Beschaffenheit der Lehrmittel:
a) Hygiene der geistigen Arbeit (Übung, Ermüdung, Ablenkung, Antrieb);
b) Hygiene des Unterrichts: I. für gesunde Schüler (geteilter und ungeteilter Unterricht, Stundenzahl, Kurzstunden, Stundenplan, Schulpausen, Schulferien, Hausaufgaben, Art und Benutzung der Schulbänke, Körperhaltung beim Unterricht); II. für kranke Schüler (Vorklassen, Schulkindergärten, Waldschulen); III. ürf die Hilfsschule; IV. für die Fortbildungsschule (besondere Anforderungen der Fortbildungsschule mit Rücksicht auf die Berufsarbeit);
c) Hygiene der Lehrmittel (Grundzüge).

3. Die normale körperliche und geistige Entwicklung der Jugend und ihre Beziehung zu den sie fördernden oder schädigenden Einflüssen (Ernährung und Ernährungsfehler, Ruhe und Arbeit, Turnen, Sport und Spiel, Schwimmen, Wandern, Hautpflege), der Einfluß der Geschlechtsreife auf die körperliche und geistige Entwicklung, die Eigenart des Entwicklungsalters, die Einwirkung der Berufsarbeit auf die Jugendlichen, Alkohol und Tabakgenuß.

4. Die körperlichen Erkrankungen in der Jugend — gleichgültig, ob sie ohne Beziehung zur Schule sind oder durch sie hervorgerufen oder verschlimmert werden — und ihre Beziehungen zur Schule, Entstehung, Beeinflussung des Unterrichtserfolges sowohl für das kranke Kind als für die ganze Klasse; die Verfahren zur Erkennung und Bekämpfung dieser Leiden (orthopädische Turnkurse, Stotterkurse).

5. Die im schulpflichtigen Alter besonders häufigen übertragbaren und parasitären Krankheiten samt den gesetzlichen und behördlichen Vorschriften zur Verhütung und Bekämpfung der übertragbaren Krankheiten.

6. Die geistigen Störungen und Erkrankungen in der Jugend nebst den Verfahren zur Prüfung auf die geistigen Fähigkeiten; ihre Berücksichtigung durch die Schule sowie die Rückwirkung auf die Schule (Nervosität, Psychopathie, Minderbegabung, Schwachsinn, Vorklassen, Hilfsschule, ungünstige Einwirkung geistig Abnormer auf die Mitschüler, Kriminalität, Jugendgerichte, geistige Störungen während des Entwicklungsalters).

7. Die durch Gesetzgebung und Wohlfahrtspflege gebotenen Möglichkeiten zu Schutz und Förderung der Kinder und jugendlichen Personen (Kinderschutzgesetze, Reichsgewerbeordnung, Schulbäder, Schulspeisungen, Schulhorte, Waldschulen, Walderholungsstätten, Ferienkolonien, Seehospize, Fürsorgestellen.)

8. Die Grundzüge der sozialen und Gewerbehygiene in Beziehung zur Berufsberatung und die Berufsberatung überhaupt.

9. Die sexuelle Frage im Hinblick auf die sittliche und körperliche Beeinflussung der Jugend durch die Schule.

10. Die Grundbegriffe der Pädagogik.

11. Die Entwicklung, Ziele und Organisation des schulärztlichen Dienstes in Deutschland.

Diese vortreffliche Zusammenstellung der Unterweisungsgegenstände gibt uns zugleich einen Rückblick auf die von uns dargestellten Einzelheiten. Wir haben dabei gesehen, wie wichtig der schulärztliche Dienst für die Ertüchtigung des ganzen künftigen Volkes ist, wie er, als dringendes Bedürfnis bald anerkannt, sich in verhältnismäßig kurzer Zeit mächtig entwickelte, wie er noch in reger Entwicklung begriffen ist und namentlich das Gebiet der Unterrichtshygiene noch des ärztlichen Ausbaus bedarf. Arzt, Lehrer und Eltern müssen bei der Schülerhygiene zusammenarbeiten. Möge es bald gelingen, den schulärztlichen Dienst durch staatliche Organisation bei allen deutschen Gemeinden obligatorisch einzuführen; unser Vaterland bedarf dessen jetzt mehr als je.

Schulkinderfürsorge.

Von

TH. HOFFA

Barmen.

Mit 13 Abbildungen.

Die Schulgesundheitspflege im engeren Sinne umfaßt alle diejenigen Maßnahmen, die dazu dienen, die aus dem Schulbetrieb erwachsenden gesundheitlichen Gefahren zu bekämpfen. Die Ansammlung einer großen Zahl von Kindern auf kleinem Raum und der Unterricht selbst bringen gewisse Nachteile und Gefahren mit sich: Luftverschlechterung, vermehrte Ansteckungsmöglichkeit, Schädigung der Augen (Myopie) und des Bewegungsapparates (Skoliose). Weitere Aufgaben der eigentlichen Schulgesundheitspflege sind die Hygiene des Geistes (Überbürdungsfrage) und die Erkennung der abnormen Seelenzustände und der Intelligenzdefekte.

Demgegenüber ist die Schulgesundheitsfürsorge ein Teil der allgemeinen gesundheitlichen Kinderfürsorge, die sich vom Säuglingsalter bis zum Ende der Schulzeit erstreckt. Sie bedient sich gewissermaßen der Schule zur Erfassung aller Fürsorgebedürftigen der betreffenden Altersklassen und greift von der Schule aus auf die Familie und das Elternhaus hinüber im Rahmen der organisierten Familienfürsorge.

Wenn Schulgesundheitspflege und Schulkinderfürsorge begrifflich verhältnismäßig leicht zu scheiden sind, so gehen sie in der Praxis überall ineinander über und sind miteinander untrennbar verbunden. Das Objekt der Gesundheitspflege wie der Fürsorge ist ja das gleiche, nämlich das Schulkind; und die personellen Träger, die Schulärzte, die Fürsorgerinnen und Schulpflegerinnen, sind ebenfalls bei beiden Zweigen dieselben. Und wie die Schulgesundheitspflege gewissermaßen im Dienst der Schule steht und demgemäß ihre Arbeit in engster Fühlung mit der Schule und ihren Organen, den Lehrpersonen, ausüben muß, so muß auch die sozialhygienische Fürsorge, wenn auch ihre Arbeitsmethodik, ihr Inhalt und ihr Ziel weit abliegen von denen der Schule als Bildungs- und Erziehungsanstalt, dennoch immer und überall den berechtigten Ansprüchen der Schule Rechnung tragen. So wenig die Schule die Rücksicht auf körperliche Gesundung und Kräftigung außer acht lassen darf, so soll man sich doch andererseits hüten, aus der Schule gewissermaßen eine Klinik oder Poliklinik zu machen. Es sind praktische Erfahrungen, die mich veranlassen, hier die Notwendigkeit solcher Grenzfestsetzungen zu betonen. Schule wie Gesundheitsfürsorge sind beide aufs lebhafteste interessiert an einem reibungslosen Zusammenarbeiten von Arzt und Erzieher.

Bei dem einen Teil der hier zu besprechenden Fürsorgeeinrichtungen, den Horten, Kindertagesheimen und ähnlichen Anstalten, steht der erzieherische

Zweck im Vordergrund, bei dem anderen, den Ferienkolonien, Erholungsstätten, Hospizen, der gesundheitsfürsorgerische. Die enge Verquickung beider Interessensphären untereinander und mit den sozialwirtschaftlichen Problemen wird sich auf Schritt und Tritt ergeben.

I. Kinderhorte.

Kinderhorte sind nach einer älteren, weitverbreiteten Begriffsbestimmung Anstalten, die aufsichtslose Schulkinder in der schulfreien Zeit aufnehmen und ihnen einen Ersatz für die Pflege und den erzieherischen Einfluß des Elternhauses bieten wollen. Sie gehören also (nach SCHLOSSMANNS Einteilung im Handbuch der Kinderheilkunde) zu denjenigen Einrichtungen der Schulkinderfürsorge, bei denen erzieherische Gesichtspunkte im Vordergrunde stehen. Es muß aber bei jeder Einrichtung der Kinderfürsorge die ganze Trias fürsorgerischer Gesichtspunkte — die sozialen, gesundheitlichen und erzieherischen — entsprechende Berücksichtigung finden, und darum bedarf auch das Hortwesen der Mitarbeit des biologisch und sozialhygienisch geschulten und interessierten Arztes. Der Arzt muß aber in der Wohlfahrtspflege nicht nur als sachverständiger Gutachter in Krankheitsfällen zugelassen, sondern auch auf dem Gebiete der relativen Gesundheit als unentbehrlicher und zur Mitarbeit bereiter und gerüsteter Arbeitsgenosse anerkannt und als solcher in die Leitung aufgenommen werden (GOTTSTEIN).

Die Geschichte des Kinderhortes [1]) läßt sich zurückverfolgen bis zur Zeit der Aufklärung, dem eigentlich pädagogischen Zeitalter. Man errichtete „Industrieschulen", in denen die Kinder einzelne Handarbeiten und Handfertigkeiten lernen konnten. Gleichzeitig sollte den Kindern auf diese Weise eine Erwerbsgelegenheit verschafft und sie vom Betteln und Umhertreiben abgehalten werden. Der Begründer dieser Industrieschulen, Pfarrer KINDERMANN, seit 1775 Schulrat in Prag, bewirkte bis zum Jahre 1780 die Gründung von etwa 100 derartigen Anstalten in Böhmen. Die Hauptbeschäftigungsarten für die Kinder waren Spinnen von Flachs, Wolle, Baumwolle, Stricken, Gartenbau, Seidenzucht und sogar Seidenfärberei. An jeder Schule wurde *nur je eine* Beschäftigung gelehrt. Wenig später, von 1785 ab, entstanden ähnliche Industrieschulen in Deutschland unter dem Einfluß des Göttinger Pfarrers WAGEMANN und des Professors HEINRICH SEXTRO. Diese Schulen, die etwas mehr den erziehlichen Charakter betonten, die Weckung von Unternehmungsgeist, Initiative und Schöpferkraft, erfreuten sich der besonderen Gunst von JOHANN HEINRICH CAMPE. Mit dem Beginn des 19. Jahrhunderts verfielen alle diese Industrieschulen, erst in den Hungerjahren 1816—1817 erstanden sie zu neuem Leben, allerdings traten nun die rein ökonomischen Gesichtspunkte mehr in den Vordergrund. Es wurde Arbeitsunterricht in den Nachmittagsstunden von 2—6 oder 3—7 Uhr erteilt, die eigentliche Erziehung trat ganz in den Hintergrund. Eine größere Bedeutung haben diese Arbeitsschulen nicht erlangt. Die eigentliche moderne Entwicklung des Kinderhortes knüpft sich an den Namen FRANZ XAVER SCHMID-SCHWARZENBERG, Professor in Erlangen; er errichtete im Jahre 1870 dort einen kleinen Knabenhort mit dem Ziel, darin verwahrloste Kinder zu sammeln und ihnen eine sittliche Erziehung nach bestimmten vernunftgemäßen Grundsätzen zuteil werden zu lassen. SCHMID-SCHWARZENBERG, der für seine Ideen mit warmherziger Begeisterung und großem Geschick eintrat, hatte die Freude, schon in den 80er Jahren überall in Deutschland eine lebhafte Hortbewegung sich entfalten zu sehen. Es bildeten sich allmählich zwei verschiedene Systeme heraus, als deren typische Repräsentanten einerseits der Hannoversche Knabenhort und andererseits das Bremer Knabenheim zu nennen sind. In ersterem erhielten die Kinder an je 3 Tagen der Woche je 2 Stunden Handfertigkeitsunterricht in mehr schulmäßiger Art, ohne Gewährung einer Verpflegung; im Bremer Knabenheim dagegen brachten die Kinder täglich alle schulfreien Nachmittagsstunden zu, bekamen eine kleine Mahlzeit, fertigten ihre Schulaufgaben und wurden mit allerlei Spielen und Handfertigkeiten beschäftigt. Im Jahre 1912 waren in 256 deutschen Städten rund 84 000 Kinder in Horten versorgt. Der Weltkrieg und die Nachkriegszeit haben auf dem Gebiete des Hortwesens große Umwälzungen gebracht. Viele alte Einrichtungen brachen zusammen, für neue bis dahin unerhörte Not-

[1]) Siehe dazu ELISABETH VON HARNACK: Fürsorge für schulpflichtige Kinder in Kinderhorten. 109 Seiten. Berlin: Trowitzsch & Sohn 1918.

stände mußten neue Formen der Bekämpfung gefunden werden, die zunehmende Knappheit der Mittel zwang zu Einschränkungen aller Art, vor allem aber hat die im letzten Jahrzehnt eingeleitete und jetzt zu einem gewissen Abschluß gediehene Vertiefung und Vereinheitlichung der Fürsorge, wie sie in der Familienfürsorge sich darstellt, die Einreihung auch der Kinderhorte in den Gesamtorganismus der Kinderfürsorge zu einer allgemein anerkannten Notwendigkeit gemacht. Aus dieser Verbindung mit allen anderen Zweigen der Kinderfürsorge werden dem Kinderhort neue Kräfte und Wirkungsmöglichkeiten erwachsen, deren erste Ansätze jetzt schon deutlich erkennbar sind, deren endgültige Gestaltung aber erst in der Zukunft zu erwarten ist.

Die Notstände des Schulkindes, deren Bekämpfung Aufgabe des Kinderhortes sein soll, erwachsen vor allem aus der *gewerblichen Tätigkeit der verheirateten Frau* und aus der zunehmenden *Wohnungsnot* der Großstadt. Daneben spielen natürlich allerlei sonstige wirtschaftliche und sittliche Nöte eine große Rolle: Armut, Krankheit der Mutter, Verwaisung der Kinder, mangelndes Verantwortlichkeitsgefühl oder sittliche Verkommenheit der Eltern. Die Kinder werden auf die Straße geschickt, wo sie sich ohne Aufsicht, ohne Spielgelegenheit herumtreiben und schnell verwildern. Sie leiden durch unzureichende und unregelmäßige Ernährung und vor allem durch Mangel an Schlaf. Namentlich im Sommer sieht man in den Städten selbst jüngere Kinder bis spät in die Nacht auf der Straße, und wenn sie endlich zur Ruhe gebracht werden, so müssen sie oft mit anderen Geschwistern oder mit den Eltern die Lagerstelle teilen und finden in den schlecht gelüfteten, überfüllten Räumen keine genügende Ruhe. Die schweren gesundheitlichen Schäden, die zahllose Großstadtkinder durch den Mangel an Schlaf erleiden, sind längst noch nicht genügend gewürdigt, neben den Nährschäden werden sie meist völlig vernachlässigt.

Aus der Erkenntnis der Nöte des Schulkindes ergeben sich die *Aufgaben des Hortes.* Er soll dem Kinde eine gesunde und behagliche Unterkunft, liebevolle Aufsicht und Erziehung, Anleitung zu Arbeit und Spiel und, soweit erforderlich, Aufbesserung der Ernährung sowie Körperpflege und -übung gewähren.

Die *äußere Gestaltung des Hortes* wie das Leben in ihm sollen möglichst familienhaften Charakter tragen. Das Hortzimmer soll der Familienstube gleichen. Klassenzimmer mit festgeschraubten Bänken, ohne Bilder und Blumen sind ungeeignet. Oft genug werden die Hortkinder sogar genötigt, in für ihre Größe unpassenden Schulbänken unter schulmäßiger Disziplin stillezusitzen und zu schweigen. Solcher „Massenbetrieb mit Schuldisziplin" (E. v. HARNACK) ist eine Versündigung an Körper, Geist und Seele der Kinder. Die Kinder müssen in Gruppen von je 10—12 möglichst verschiedenen Alters und verschiedenen Geschlechts zusammengefaßt werden, so wird am besten der Gemeinschaftsgeist geweckt und eine der Familienerziehung einigermaßen angepaßte Erziehung ermöglicht. Das schließt natürlich nicht aus, daß für gewisse Spiele und Beschäftigungen wieder Gruppen gleichalteriger und gleichgeschlechtiger Kinder zusammengestellt werden. Eine besonders schwierige Aufgabe ist die Beschäftigung und erziehliche Behandlung der älteren, 12—14jährigen Knaben, deren Tatendrang und Kraftüberschuß oft nicht durch die üblichen Hortbetätigungen genügend gestillt wird, für sie müssen vor allem auch Spiele im Freien, Wanderungen, Körperübungen geschaffen werden. Das sonst für den Hort gültige Prinzip der Koedukation, der gemeinsamen Erziehung beider Geschlechter, wird sich für die älteren Jahrgänge nicht vollkommen durchführen lassen. Im einzelnen muß diese Frage dem von Erfahrung und natürlichem Takt bestimmten Urteil der Hortleiterin überlassen bleiben.

Es ist wünschenswert, im Hort nur Kinder gleicher Konfession zusammenzubringen, die Lösung der so wichtigen Erziehungsaufgabe wird dadurch ungemein erleichtert.

Die *Tageseinteilung* des Hortes richtet sich nach dem Bedürfnis, d. h. vor allem nach der Arbeitszeit der Eltern. Der Hort ist entweder den ganzen Tag geöffnet (Tagesheim) oder nur nachmittags. Wird im Hort Mittagsspeisung gewährt, so kommen die Kinder mittags sofort aus der Schule zum Hort und empfangen alsbald ihr Essen. Die jüngeren und alle schwächlichen, gesundheitlich gefährdeten Kinder sollen dann einen ausgiebigen Mittagsschlaf halten, dafür sind Liegestühle oder Pritschen in genügender Anzahl, Decken und Kissen erforderlich. In der guten Jahreszeit soll diese Mittagsruhe möglichst im Freien oder auf Terrassen, Veranden u. dgl. gehalten werden. Diejenigen Kinder, die nicht zu schlafen brauchen, fertigen nach Tisch ihre Schulaufgaben an, dann wird gespielt oder gearbeitet. Je nach den vorhandenen Mitteln wird eine Vespermahlzeit gewährt, um 7 Uhr (im Winter um 6 Uhr) werden die Kinder nach Hause entlassen. Wenn irgend möglich, soll der Hort auch während der Ferienzeit geöffnet bleiben, weil gerade während der Schulferien eine erhöhte Aufsichtslosigkeit und damit vermehrte Gefahr der Verwahrlosung besteht. Selbstverständlich sind aber den Leiterinnen und dem sonstigen Personal angemessene Urlaubszeiten zu gewähren. Die Beschäftigung der Kinder im Hort soll möglichst familienhaften Charakter tragen. An die Stelle der in früheren Zeiten oftmals üblichen rein mechanischen Beschäftigung mit gewerblichen Arbeiten gegen einen minimalen Lohn sind Fröbelbeschäftigungen und Handfertigkeitsunterricht, abwechselnd mit Spielen, getreten. Aber auch der Handfertigkeitsunterricht soll nicht überspannt werden, er darf nicht förmlich Selbstzweck sein, sonst wird er öde und geistlos. Es muß regelrechte Hausarbeit hinzutreten: Tier- und Blumenpflege, Putzen, Scheuern usw., Stricken von Staubtüchern und Waschlappen.

Besonders förderlich für die Erziehung ist das Zusammenleben der Hortkinder in einer Anstalt mit Kleinkindern (3—6 Jahren), wie es in den sog. *Kindertagesheimen* (s. unten S. 346) stattfindet. Hier können die älteren Kinder zu Hilfeleistungen mannigfacher Art bei den Kleinen herangezogen werden, und vielfach wird dadurch Geschwistern in größerer Zahl das Zusammenleben wie in der Familie ermöglicht. Die Verbindung von Klein- und Schulkinderfürsorge im Tagesheim wird vielfach noch abgelehnt, weil man eine Übertragung ansteckender Krankheiten vom Schulkind auf das Kleinkind fürchtet. Diese Furcht ist nicht berechtigt, einmal weil gerade in den Schichten der Bevölkerung, die für die Versorgung in diesen Anstalten in Frage kommen, fast die Mehrzahl der Kinder schon im vorschulpflichtigen Alter mit Masern, Varicellen, Stickhusten infiziert wird und weil durch geeignete Vorsichtsmaßnahmen, insbesondere bei einer gewissen Trennung innerhalb des Heims, die Gefahren der Übertragung auf ein Mindestmaß beschränkt werden können. Andererseits bringt die Vereinigung große wirtschaftliche Vorteile mit sich, bessere Ausnutzung der Räumlichkeiten, des Heiz- und Beleuchtungsmaterials, der Küche und günstigere Verwendung des Personals.

In der Arbeitsgemeinschaft des Haushaltes eines derartigen Tagesheims soll jedes einzelne Kind ein tätiges Mitglied sein. Je nach seinen Kräften hat es die Pflicht, teilzunehmen an allen Arbeiten, die zur Pflege und Erhaltung des Heims, zur Erhöhung des Wohlbehagens und der Freude dienen. Der kindliche Trieb nach Tätigkeit und die dem Kinde so natürliche Hilfsbereitschaft werden durch solche Verrichtungen wachgehalten und bestärkt, während sie leicht einschlummern würden, wenn die Erwachsenen aus Bequemlichkeit die Kinder zu solchen Arbeiten nicht heranzögen. Niemals aber dürfen die Kinder bei derartigen Arbeiten das Empfinden haben, die Arbeit würde zu ihrem Vergnügen oder zu ihrer Belehrung ausgeführt. Die Arbeiten sind im Haushalt notwendig, jedes einzelne Haushaltsmitglied muß mitarbeiten, wenn das Ganze gedeihen soll. Wenn die Kinder zu besonderen Hilfeleistungen neben ihren täglich wiederkehrenden Pflichten des Staubwischens, Tischdeckens oder Scheuerns der Frühstücksbrettchen gerufen werden, entsteht gewöhnlich ein Wettstreit, wer helfen dürfe; selbst anstrengende, unter Umständen unangenehme Arbeiten sind beliebt. Gemeinschaftssinn, Hilfsbereitschaft, Verantwortlichkeitsgefühl, Pflichttreue, das sind neben der Übung des Gedächtnisses, der Erziehung zur Pünktlichkeit, Ordnung und Selbständigkeit Eigenschaften, die in allererster Linie durch Heranziehung der Kinder zur Hausarbeit, ferner aber auch zur Pflanzen- und Tierpflege geweckt und gefördert werden.

Neben der Freude an häuslichen und pflegerischen Pflichten soll in den Kindern der Sinn für alles Schöne geweckt werden. Sie sollen Freude haben an rhythmischer Bewegung im gemeinschaftlichen Sing- und Turnspiel, besonders auch im Volksspiel im heimatlichen Dialekt. Sie sollen Freude haben an einfachen Erzählungen, Märchen, Liedern und Bildern. Sie sollen in Beschäftigungsspielen Hand und Sinn üben und hier, wie bei freiem Spiel, Gelegenheit haben zur Äußerung ihrer Schaffenskraft. Dazu gehören nicht teure Beschäftigungsmittel und Spiele. Das Einfachste ist das Beste. Die Fröbelschen Beschäftigungsspiele sind so vielgestaltig, es ist immer so viel Neues aus ihnen zu schaffen, daß die Kinder ihrer nie überdrüssig werden. Das beste und billigste Spielzeug schenkt uns die Natur. Die Kinder gewinnen allein aus ihrem Weihnachtsbaum Spielmaterial für lange Zeit: trockene Zweige zum Legen, Bauklötze aus dem durchsägten Stamm u. a. m. Ein wenig Phantasie und ein Sichversenken in die Bedürfnisse des kindlichen Spiels genügen, um die Erzieherin erfinderisch zu machen in der Ausbeutung jeder wertlosen Kleinigkeit.

Die nötige Abwechslung zwischen Spiel und Arbeit mit größter Bewegungsfreiheit, wie die geistige und körperliche Gesundung der Kinder sie erfordert, ist in jedem Tagesplan vorzusehen.

Sorgfältigste Berücksichtigung erfährt

die Gesundheitspflege.

Ich fasse auch hierbei die Grundsätze für die eigentlichen Horte und für Kleinkinderheime (sog. Tagesheime) zusammen. Die Anwendung im einzelnen ergibt sich ohne weiteres aus der Berücksichtigung des Lebensalters und der für die Pflege zur Verfügung stehenden Zeit des Aufenthalts im Heim (ganz- oder halbtägig).

Die Gewöhnung an Reinlichkeit geschieht einmal durch Waschen der Hände mindestens vor jeder Mahlzeit und tägliches gründliches Reinigen der Fingernägel, zum zweiten durch wöchentlich ein- bis zweimaliges Baden. Das Heim nimmt den Müttern diese Arbeit ab, fordert jedoch als Gegenleistung, daß die Kinder in der Woche zweimal reine Wäsche erhalten und zum Badetag womöglich ein kleines Badegeld und ein reines Handtuch mitbringen, ferner daß alle diejenigen Mütter, die über Zeit und Kohlen verfügen, das Samstagabendbad wie bisher weiterführen. Es ist festgestellt, daß sogar Mütter, die bisher ihre Kinder nicht badeten, das Samstagbad ermöglichen, weil sie wünschen, daß ihr Kind beim Bad im Hort als „gutgehaltenes Kind“ in die Gesundheitskarte eingeschrieben wird.

Der Zahn- und Mundpflege gilt ein tägliches Putzen der Zähne mit Schlemmkreide, ferner das Mundspülen und Gurgeln mit klarem Wasser. Später soll Salzwasser benutzt werden, um die Kinder im Gurgeln mit einem Zusatz zu üben.

Die Haarpflege ist das schwierigste und unerfreulichste Kapitel der Kinderheimarbeit. Bei stets konsequenter Behandlung: Ablösen des Schorfes bei

Kopfausschlägen, die z. B. durch Ungeziefer verursacht sind, Einreiben der wunden Stellen, Anlegen von Sabadillessigkappen usw., wie es die Mütter selbst

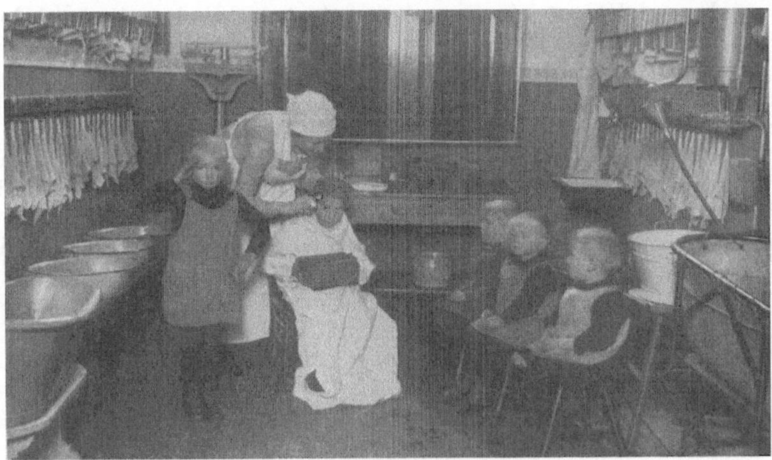

Abb. 1. Haut- und Haarpflege im Kindertagesheim.

bei Überhandnehmen der Krankheit gar nicht mehr durchführen können, kann ein Ausheilen sämtlicher Köpfe und ein Aussterben des Ungeziefers erreicht werden.

Der „*Nisska-Kamm*" hat sich uns als wertvolles Hilfsmittel zur Beseitigung der Kopfläuse und Nissen bewährt.

Auch die Pflege der Hautausschläge nimmt einen großen Raum in der täglichen Arbeit ein (Abb. 1).

Das Händewaschen geschieht in flachen, ovalen Schüsseln, die mit Kannen gefüllt, in Eimer gegossen werden. Beim Mundspülen werden Emaillebecher und Zinkeimer benutzt. Die Emaillebecher werden jeweils nach Gebrauch in desinfizierender Flüssigkeit gereinigt, in klarem Wasser nachgespült und für das nächste Kind gefüllt.

An den Wänden des Badezimmers laufen Bordbretter ringsum (Abb. 2), an deren Unterseite an je drei hintereinander sitzenden Haken ein Lätzchen, eine waschbare Tasche mit zwei Abteilungen für Zahnbürste und Kamm sowie eine Handbürste hängen. Einen halben Meter

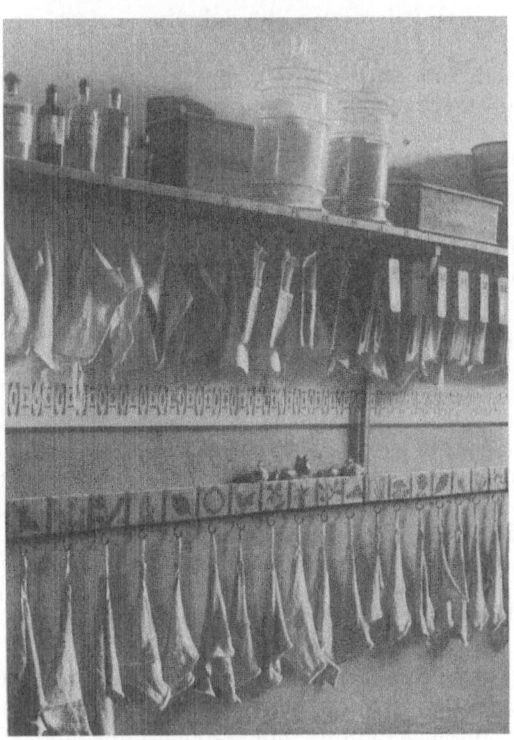

Abb. 2. Gesundheitspflege im Kindertagesheim.

tiefer an der Wand befindet sich eine Leiste, in deren Unterseite wiederum Haken für die „Handtücher“ (aus Trikot oder anderen Stoffresten zusammengesetzte Lappen, 25 × 35 cm groß) eingeschraubt sind. Jedes Kind hat seine Nummer und auf 4 Haken sein numeriertes Gerät. Um einer Verwechslung der Gegenstände, die trotz der Numerierung vorkommen könnte, nach Möglichkeit vorzubeugen, wird der Eigentumstrieb der Kinder zur Hilfe herangezogen. Die kleineren Kinder können die Nummern noch nicht unterscheiden, darum ist die Holzleiste, entsprechend den Hakenreihen, in Felder eingeteilt, von denen jedes ein buntbemaltes, eingebranntes Bild zeigt. Auch die Kleinsten kennen ihr Bild und wachen scharf über ihrem Eigentum. Es kommt kaum vor, daß die Kinder falsche Gegenstände benutzen oder ihre eigenen an falsche Haken hängen. Allerdings sind größter Vorsicht halber die bei einer Verwechslung gefährlichsten Dinge (Zahnbürste) an den oberen Haken, den Kindern nicht erreichbar, aufgehängt. Die Kinder müssen sie von Erwachsenen erbitten, indem sie ihr Bildchen zeigen. Die Bilderleiste ist neben ihrem praktischen Zweck für die im Badezimmer wartenden Kinder eine Quelle stets neuen Vergnügens. Die Bilderordnung wiederholt sich in der Kleiderablage, wo über jedem Haken das der Nummer entsprechende Bild angebracht ist, und auf den Liegestühlen, die ebenfalls ein kleines Holzschild mit Bild und Nummer tragen.

Die Handtücher werden beim Baden als Waschlappen benutzt; falls eine Reinigung des Gesichts zu irgendeiner Zeit nötig sein sollte, ist im Badezimmer ein Kasten mit Zellstoff vorhanden. Zur Reinigung der Nasen dient in Ermangelung von Taschentüchern weißes Kreppapier, von dem jedes Kinderzimmer einen Kasten voll besitzt, der an der Wand befestigt ist. Unter dem Taschentuchkasten steht auf einer den Kindern nicht erreichbaren Konsole ein Deckeltopf mit desinfizierender Flüssigkeit zu sofortiger Vernichtung gebrauchten Materials. Ein gut ausgestatteter Verbandkasten, Material zur Nagelpflege, Staubkämme für besondere Fälle, Holzspatel und verschiedene Salben und Flüssigkeiten vervollständigen die Einrichtung.

Um das Schuhwerk und die Nerven der Kinder und Erzieherinnen zu schonen, ist es erwünscht, daß die Kinder im Heim Hausschuhe tragen. Dies ist auch ein Vorteil für die Erhaltung der Liegestühle.

Sämtliche Angestellte und Hilfskräfte des Kinderheims, auch freiwillige Helferinnen, sind verpflichtet, im Heim Waschkleider, waschbare Schürzen und, zu ihrem eigenen Schutz, waschbare Kopftücher zu tragen.

Soll im Hort bzw. dem Kindertagesheim eine wirksame Gesundheitsfürsorge getrieben werden, so bedarf es dazu einer geordneten

ärztlichen Aufsicht.

Ein fachkundiger Arzt, wenn möglich Kinderarzt, muß regelmäßig einmal wöchentlich die Anstalt besuchen, außerdem jederzeit auf Anruf der Leiterin in dringlichen Fällen. Jede Neuaufnahme ist gründlich zu untersuchen, ebenso alle Kinder, die in ihrem Verhalten oder Gesundheitszustand der Leiterin irgendwie auffallen. Außerdem sollen alle Kinder abwechselnd in einzelnen Gruppen vom Arzt untersucht werden, so daß jedes Kind mindestens alle 4—5 Wochen einmal dem Arzt vorgeführt wird. Wägung und Messung der Kinder findet alle 4 Wochen statt. Befund und ärztliche Verordnung werden in die Gesundheitskarte eingetragen, die für jedes Kind geführt wird. Soweit irgend möglich, werden die ärztlichen Verordnungen im Heim selbst ausgeführt, so z. B. Bäder mit übermangansaurem Kali, Sole oder Schwefel, Wurmkuren, Krätzekuren, Entlausung u. dgl., Rachitisbehandlung mit Höhensonne und Phosphorlebertran. Schwerere Fälle werden dem zuständigen Arzt bzw. den Krankenanstalten überwiesen.

Der Verhütung von Ansteckungskrankheiten und der Tuberkulosebekämpfung ist besondere Sorgfalt zu widmen. Sämtliche Pfleglinge werden der PIRQUETschen oder MOROschen Cutanreaktion unterworfen, die positiv Reagierenden je nach Lage des Falles zur Beobachtung dem Arzt oder Krankenhaus überwiesen. Bei negativem Ausfall wird die Pirquet-Probe wiederholt, evtl. Intracutanprobe angeschlossen. Der familiären oder extrafamiliären Infektionsquelle wird, soweit als möglich, nachgeforscht; es werden Heilverfahren beantragt oder sonst notwendige Maßnahmen, wie Bettenbeschaffung, Wohnungspflege u. dgl., in die Wege geleitet.

Die ärztliche Tätigkeit in den Horten und Tagesheimen ist anregend und dankbar. Die fortlaufende Beobachtung einer großen Zahl von Kleinkindern und Schulkindern durch Arzt und Pflegerin liefert dem Arzt wertvolle Einblicke namentlich in die Konstitutionspathologie des Kindes. Die Erfolge der Verordnungen sind besser zu kontrollieren als in der ambulatorischen Behandlung, die Zusammenarbeit von Arzt und Erzieherin ist für beide Teile förderlich. Gerade für angehende Fürsorgeärzte, Schulärzte u. dgl. ist die Tätigkeit in derartigen Anstalten von größtem Wert, eine notwendige Ergänzung zur Ausbildung in Krankenhaus und Beratungsstelle.

Zu den Aufgaben des Hortarztes gehört ferner Unterweisung und Fortbildung des Pflegepersonals in allen gesundheitlichen Fragen, in der frühzeitigen Erkennung der Infektionskrankheiten; die gesundheitliche Überwachung des Personals selbst (Tuberkulosegefahr), die Aussonderung ungeeigneter Kinder (Psychopathen, Epileptiker usw.).

Je höhere Anforderungen in pädagogischer und gesundheitsfürsorgerischer Beziehung an den Hort gestellt werden, um so mehr steigen naturgemäß die Kosten für Einrichtung und Betrieb und um so sorgsamer muß über die richtige Verwendung der Mittel gewacht werden. Aus dem Gebot der Sparsamkeit, das jetzt dringender denn je in Deutschland zu befolgen ist, erwächst der Hortleitung die verantwortungsvolle Aufgabe der

richtigen Auswahl der Kinder.

Wahllose Aufnahme aller sich Meldenden untergräbt das Verantwortungsgefühl der Eltern und schaltet die in erster Linie zu beanspruchende tätige Selbsthilfe der Bedürftigen aus. Vor allem aber wird dadurch den wirklich bedürftigen Kindern der Platz genommen und die Beseitigung dringender Notstände vereitelt. Die vielfach noch übliche Aufnahme auf Grund von Ermittlungen durch die Vereinsvorstände als Träger der Horte ist zumeist ungenügend, da diese selten in der Lage sein werden, sich alle zur Beurteilung der Hortbedürftigkeit notwendigen Unterlagen zu beschaffen. Wertvolle Aufschlüsse können die Schulen geben, eine wirklich systematische Prüfung kann aber nur erfolgen durch Zusammenarbeit aller berufenen Fürsorgeorgane (Armen- bzw. Wohlfahrtspfleger, Fürsorgeärzte und Fürsorgeschwestern, kirchliche Armenpflege). Das von all diesen Stellen gelieferte Material muß an einer Zentralstelle, dem Wohlfahrtsamt, Jugendamt oder Kinderfürsorgeamt, gesammelt und gesichtet werden. Diese Amtsstellen sind auch berufen zur Entscheidung der Kostendeckungsfrage, der Heranziehung der Unterhaltungspflichtigen zu entsprechenden Beiträgen und zur Verteilung von Stiftungsmitteln an die einzelnen Anstalten, zur Bildung von Betriebsgemeinschaften, Einkaufsgenossenschaften usw. So wünschenswert es ist, die Arbeit und Initiative der privaten und kirchlichen Wohlfahrtspflege auch auf diesem Gebiet zu erhalten und zu fördern, so notwendig ist auch eine zentrale Zusammenfassung der privaten und öffentlichen Mittel und Arbeitskräfte, um bei steigender Not und sinkender Leistungsfähigkeit die vorhandenen Mittel an der richtigen Stelle einzusetzen. Das Reichsjugendwohlfahrtsgesetz hat den Rahmen für solche Gemeinschaftsarbeit vorgezeichnet, Sache der Ausführung wird es sein, diesem Rahmen lebendigen Inhalt zu verschaffen.

Hortbedürftig sind vor allem Kinder alleinstehender Mütter oder Väter, ferner Kinder, deren Mütter zur Mitarbeit im Geschäft des Ehemanns oder zu gewerblicher Arbeit gezwungen sind. Dabei soll aber jede unnötige Begünstigung der weiblichen Fabrikarbeit vermieden werden; es ist ein Unfug, Mütter einer großen Kinderschar arbeiten zu lassen und die Kinder in Horten oder Heimen unterzubringen. Jede, auch die beste Horterziehung bleibt nur ein unzureichendes Surrogat für die Erziehung in der Familie. Weitere Anzeigen zur Aufnahme von Kindern in den Hort sind Wohnungsenge, namentlich bei großer Kinderzahl, Kränklichkeit der Mutter, Schwererziehbarkeit und gesundheitliche Notstände bei den Kindern, die durch eine im Hort bzw. Heim ausgeübte Erziehungs- und Gesundheitsfürsorge behoben werden können.

Art und Umfang der Notstände sind maßgebend für die Beantwortung der Frage, ob

Hort oder Tagesheim

zur Versorgung gewählt werden soll.

Wo Halbtagsversorgung ausreichend ist, sind die Kinder dem Hort zu überweisen; wo eine ganztägige Versorgung, namentlich auch unter Zuhilfenahme sonstiger Fürsorgemaßnahmen (Speisung, Liegekuren, intensivere ärztliche Überwachung), erforderlich ist, ist das Tagesheim angezeigt. Aber auch im Tagesheim selbst kann eine differentielle Behandlung der einzelnen Pfleglinge, je nach den vorliegenden Bedürfnissen, erfolgen, so daß es nicht durchaus nötig sein wird, beide Anstaltstypen nebeneinander zu unterhalten.

Die Zusammenarbeit von Horten und Heimen mit der Schule und den sonstigen Fürsorgeeinrichtungen für die schulpflichtige Jugend darf sich aber nicht auf die Frage der Aufnahmebedürftigkeit beschränken, sondern muß sich auf ihre gesamte Tätigkeit erstrecken. Zwischen Hort und Schule muß ein inniger Konnex bestehen, nicht so, daß der Hort ein Appendix der Schule und von den Kindern als solcher empfunden würde, oder daß die Lehrer mit nebenamtlicher Fürsorgearbeit belastet würden, sondern in Form gegenseitiger Information und Beratung über erzieherische, gesundheitliche und soziale Notstände der Kinder. Die Horte, die ja gerade die am meisten der Fürsorge bedürftigen Kinder enthalten, können wertvolle Hilfe leisten bei der Auswahl zur Schulspeisung, bei Vorschlägen für Landaufenthalt und Ferienkolonien, in der Jugendfürsorge und der Jugendgerichtshilfe. Sie sollen ferner Fühlung unterhalten mit den Einrichtungen der Kleinkinderfürsorge, den Kindergärten und den Kleinkinderschulen, deren Pfleglinge ja oft Geschwister der Hortkinder sind. Die Zusammenfassung von Kleinkindern und Schulkindern in verschiedenen Abteilungen der Kindertagesheime, wie wir sie oben (S. 345) geschildert haben, hat sich als besonders günstig erwiesen.

1. Der Hort und seine Einwirkung auf die häuslichen Verhältnisse der Kinder.

Die im Hort aufgewendete Mühe kann nur dann von dauerndem Erfolg gekrönt sein, wenn zugleich die häuslichen Aufwuchsbedingungen sich bessern.

Die Horte versuchen in erster Linie Einblick zu gewinnen in die häuslichen Verhältnisse jedes einzelnen Kindes. Schon bei der Aufnahme wird eine „Familienkarte", soweit eben möglich, ausgefüllt. Das Vertrauen der Mütter ist schnell gewonnen, wenn sie Verständnis für ihre Sorgen finden. Ein Besuch in der Familie,

„um Geschwister und sonstige Familienangehörige kennenzulernen", bringt weiteren Aufschluß über Wohnungszustand und ähnliches. Die Beobachtungen werden im Hort wiederum in die Familienkarte eingetragen; soweit wirtschaftliche oder gesundheitliche Notlage vorliegt, kann unter Anrufung anderer Organisationen ein Versuch zur Abhilfe gemacht werden. Unter Umständen sind es verhältnismäßig kleine Dinge, die eine wesentliche Erleichterung bringen.

Ist Verständnislosigkeit für Erziehungsfragen der Grund für die Fürsorgebedürftigkeit des Kindes, dann muß in persönlicher Rücksprache mit größter Vorsicht versucht werden, die Eltern zu beeinflussen. Regelmäßige Mütterabende mit Besprechungen über Fragen der Erziehung und Gesundheitspflege tragen ein gutes Teil zur Aufklärung bei. Natürlich müssen die Mütterabende im engsten Kreise abgehalten werden, nicht in der Form einer festlichen Veranstaltung, sondern als Feierabend- und Erholungsstunde, die Erzieherinnen und Mütter vereinigt, zur Aussprache und zum Wohle der Kinder. Das Vorlesen eines geeigneten Abschnittes, das Singen eines gemeinsamen Schlußliedes, vielleicht etwas gute Musik geben dem Abend die Feierabendstimmung.

Die Fülle der Aufgaben, die wir dem Hort bzw. dem Kinderheim nach der sozialhygienischen, erzieherischen und wirtschaftlichen Seite zuweisen, wird sich nur dann erfüllen lassen, wenn ein entsprechend vorgebildetes und befähigtes *Personal* zur Verfügung steht.

Gute körperliche Gesundheit, Intelligenz, namentlich Beobachtungsgabe, Warmherzigkeit und wirkliche Liebe zu Kindern sind die nächsten Voraussetzungen, dazu muß eine gründliche fachliche Ausbildung in pflegerischer, pädagogischer und wirtschaftlicher Beziehung und — vor allem für die leitenden Personen — genügende praktische Erfahrung hinzukommen.

Für Preußen ist der Ausbildungsgang der Hortleiterinnen geregelt durch Ministerialerlaß vom 19. August 1914, Nr. III, B 7825. Es sind hier zwei Möglichkeiten vorgesehen:

1. die Ausbildung als *Hortnerin*, entsprechend etwa dem Lehrgang für Kindergärtnerinnen. Die nach $1^1/_2$ Jahr abzulegende Schlußprüfung berechtigt zu selbständiger Leitung eines kleinen Hortes (bis 40 Kinder) oder zur Anstellung als Gehilfin in einem größeren Hort oder Kinderheim;

2. die Ausbildung zur *Jugendleiterin*, wobei die vorausgehende Ausbildung als Hortnerin, danach eine längere praktische Bewährung und Absolvierung eines besonderen Kurses mit staatlicher Abschlußprüfung erfordert werden. Jugendleiterinnen sind berechtigt zur selbständigen Leitung großer Horte und Heime. Größeren Horten und Heimen, die über die entsprechenden Einrichtungen und Lehrkräfte verfügen, kann eine Kinderpflegerinnenschule angegliedert werden zur Ausbildung schulentlassener junger Mädchen in 1 $1^1/_2$jährigem Lehrgang nach den Grundsätzen des Deutschen Fröbelverbandes. Vgl. dazu HOFFA & LATRILLE, die halboffenen Anstalten für Kleinkinder, Berlin: Julius Springer 1925, S. 72ff. Vielfach werden zur Unterstützung der Hortnerinnen ehrenamtlich tätige Helferinnen herangezogen werden können.

2. Räume und innere Einrichtung der Horte.

Die Einrichtung von Horten in Schulklassen ist aus den oben angegebenen Gründen im allgemeinen nicht zu empfehlen. Jedenfalls muß dann mindestens ein Raum ganz zur Verfügung stehen. Außerdem muß die Mitbenutzung von Schulklassen zur Schularbeit, von Turnsaal, Garderoben, Klosetts und Schulhof gestattet sein, evtl. auch noch von Werkstatt und Lehrküche. Völlig unzureichend ist es, wenn der Hort nur auf die Mitbenutzung von Schulklassen eingeschränkt ist.

Für einen Hort bis zu 50 Kindern sind folgende Räume notwendig:

1 Wohnzimmer,	1 Garderobe,
1 Hausarbeitsraum,	1 Knaben- und 1 Mädchenklosett,

ferner Hof, Garten oder Feld mit Laube oder Gartenhaus.

Wünschenswert sind:

Waschküche,	kleines Gruppenzimmer.
Werkstatt,	

Für eine größere Kinderzahl ist zunächst eine Vermehrung der Gruppenzimmer erforderlich, womöglich ist auch ein Absonderungsraum für ansteckungsverdächtige Kinder bereitzustellen. Stets sind einem Saal mehrere kleine Zimmer vorzuziehen, in denen sich die Kinder bei ihren Beschäftigungen weniger stören und die durch Einteilung der Kinder in Gruppen leichter ein familienhaftes Leben im Hort ermöglichen.

Die innere Einrichtung

muß wohnlich und hygienisch sein; die Wände sind — wenigstens in dreiviertel Höhe — mit abwaschbarer Farbe zu streichen! Aller staubsaugende Schmuck (gemachte Blumen, Nippes) ist zu vermeiden. Die Möbel dürfen nicht schulmäßig sein (kein Schulpult und lange Bänke); kleine Tische mit Stühlen oder Hocker (bei beschränktem Raum zusammenlegbare Tische, um Platz zum Spielen zu erhalten). Waschbare Gardinen, gute Bilder, frische Blumen müssen die Räume wohnlich machen.

Innere Einrichtung für einen Hort für etwa 80 Kinder:

Für ein Wohnzimmer:

4 Tische zu 10 Plätzen,	1 Schrank für Nähmaterial,
40 Stühle,	1 Schreibtisch für die Leiterin.

Für ein Handfertigkeitszimmer:

3 Tische zu 8 Plätzen,
20 Stühle,
2 Schränke für Werkzeug und Material,
1 Fächerschrank mit Fach für jedes Kind.

Für ein kleines Gruppenzimmer:

1 Tisch (rund am gemütlichsten) oder
2 kleinere viereckige Tische, die zu einem Tisch zusammengestellt werden können,
10 Stühle,
1 Ecktruhe, auch als Sitzgelegenheit zu benutzen,
1 kleiner Schrank.

Für einen Hausarbeitsraum:

2 Küchentische,	1 Hausarbeitsschrank,
10 Schemel,	1 Ständer für Tücher,
1 Abwaschbank,	1 Vorratsschrank (verschließbar).
1 Geschirrschrank,	

Für den Waschraum:

1 oder 2 Bänke für Waschschüsseln (soll die Wäsche im Hort selbst gewaschen werden, so sind ein Waschkessel und ein Trockenboden

nötig. Eine Rolle ist erwünscht, wenn keine Gelegenheit vorhanden ist, daß die Kinder auch außerhalb des Hortes die Wäsche rollen und mehrere benachbarte Horte eine Rolle gemeinsam benutzen können),

Leisten für Handtücher,

Leisten für Seifenlappen,

Gestell für Zahnbürsten und Kämme.

Außerdem Matten, Kopfkissen, Decken zum Schlafen.

Vergleiche dazu die Richtlinien für Kinderfürsorge, ausgearbeitet von der 4. Mitarbeiterkommission für Kinderfürsorge beim Kriegsamt; abgedruckt im Grundriß der Gesundheitsfürsorge von Marie Baum, 1919, S. 160ff; Hoffa und Latrille, l. c. S. 38 u. 55. Weiteres einschlägiges Material ist zu haben beim „Deutschen Archiv für Jugendwohlfahrt, Abteilung Kleinkinder- und Schulkinderpflege, Berlin NW 40, Moltkestr. 7.

Über die Kosten eines Hortes brauchbare Angaben zu machen, ist jetzt kaum möglich. Man stelle nach den Inventarlisten die einmaligen Einrichtungskosten zusammen auf Grund von Anfragen bei Handwerkern und Geschäftsinhabern. Die laufenden Kosten sind zu errechnen durch Gegenüberstellung der Ausgaben und Einnahmen (Haushaltsplan s. Hoffa und Latrille, l. c., S. 46/47).

Die Gesamtinteressen der Kinderhorte werden vertreten durch den 1912 begründeten „Verband deutscher Kinderhorte" (Geschäftsstelle: Charlottenburg, Goethestr. 22). Der zuerst von dem verdienten Barmer Stadtverordneten Fabrikanten Paul Heumann und jetzt von Fräulein Anna v. Gierke geleitete und seit 1922 als deutscher Verband für Schulkinderpflege bezeichnete Verein verfolgt im wesentlichen folgende Zwecke: 1. Klärung der Anschauungen über Bedeutung und Aufgaben der Schulkinderpflege, Verbreitung guter Grundsätze, insbesondere für die Auswahl der Kinder und die Leitung der Horte; 2. wissenschaftliche und statistische Bearbeitung der einschlägigen Fragen; 3. Material- und Literaturnachweisung, die Herausgabe von Druckschriften; 4. Veranstaltung öffentlicher Versammlungen; 5. Anregung des Zusammenschlusses der gesamten Schulkinderpflegeorgane zu Stadt- und Kreisverbänden; 6. Vertretung der Kinderhortinteressen bei den Behörden, Stellung von Anträgen an parlamentarische Körperschaften.

Der Deutsche Verband hält alljährlich Mitgliederversammlungen ab und gibt die „Monatsschrift für Schulkinderpflege" heraus.

Weitere organisatorische Zentralen sind der „Verein Jugendheim", Charlottenburg, und die Abteilung für Schulkinderpflege und Kinderhortwesen des Vereins für Säuglingsfürsorge und Wohlfahrtspflege im Regierungsbezirk Düsseldorf zu Düsseldorf.

Die zunehmende Verschlechterung der wirtschaftlichen Lage in Deutschland wird dazu zwingen, manche Horte und Kindertagesheime zu schließen. Es ist unzweckmäßig, Anstalten etwa dadurch am Leben zu erhalten, daß man die Mindestforderungen gesundheitlicher und erzieherischer Art heruntersetzt. Der Zweck der Fürsorge wird dadurch vereitelt, ja es würde das Gegenteil erreicht werden, Schädigung der Kinder in gesundheitlicher und sittlicher Beziehung. Es ist richtiger, wenige gute Anstalten zu erhalten und für die zur Schließung verurteilten Einrichtungen *Ersatzformen* zu schaffen, durch die fürsorgebedürftige Kinder, wenn auch nicht in der Form der Anstaltspflege, einigermaßen erfaßt werden können. Als solche kommen in Betracht (nach den Richtlinien der Arbeitsgemeinschaft für Kinderfürsorge des Zentralinstituts für Erziehung und Unterricht [Zweigstelle Essen]):

3. Einrichtungen vorbeugender gesundheitlicher Fürsorge.

1. Spiel- und Sportplätze, die bei genügendem Flächenraum räumlich verbunden sein können.

2. Spielnachmittage. Zu bestimmten Stunden wäre die Jugend zu Turn-, Sport- und Volksspielen anzuleiten. Helfer und Helferinnen sollten aus den Kreisen der Jugendbünde und Wandervogelbewegung herangezogen werden.

3. Wanderungen. Kleine Wanderungen unter wanderkundigen, gut vorbereiteten Führern.

Jede Jugendgruppe wandert einmal wöchentlich. Die Wanderung müßte so billig als möglich durchgeführt werden. Keine Einkehr in Gasthäusern. Bei Benutzung der Bahn beantrage man Fahrpreisermäßigung.

Führer und Helfer aus den Kreisen der Jugendfreunde, Wandervögel oder anderer Jugendbünde.

4. Gartenarbeit. Die hohe gesundheitliche, erziehliche und wirtschaftliche Bedeutung der Gartenarbeit für die Jugend läßt die Errichtung vieler Jugendhortgärten in allen Städten außerordentlich begrüßen. Gartenarbeit kommt für alle Altersstufen, Knaben wie Mädchen, in Betracht. Die Leitung muß über genügende Sachkenntnis im Gartenbau verfügen.

4. Einrichtungen ergänzender erziehlicher Fürsorge.

1. Werkstätten für Gruppen von 10—15 Kindern, die zwei- bis dreimal wöchentlich zum Handfertigkeitsunterricht zusammenkommen. Die Leitung der Werkstätten muß in den Händen technisch geschulter Kräfte liegen: Handfertigkeitslehrer oder -lehrerin, Jugendleiterin.

2. Lesestuben. Die Kinderlesestuben sind die wirksamsten Einrichtungen zur Bekämpfung von Schmutz und Schund in Wort und Bild. Ihre Aufgabe ist es, die Kinder zur Freude und zum Geschmack am guten Buch zu führen. Die Einrichtung soll einfach aber behaglich, die Möbel der Größe der Kinder angepaßt sein. In vielen Fällen wird eine Verbindung mit den Volksbüchereien zweckmäßig sein. Die Bibliothekarinnen müssen in der Jugendliteratur bewandert sein.

3. Jugendklubs bilden Einrichtungen der vorbeugenden Fürsorge. Es ist ein Zusammenschluß von 12—14 Knaben, die unter sachverständiger Leitung zwei- bis dreimal wöchentlich ihre Zusammenkünfte haben. Das Gepräge gibt dem Klub die von den Knaben durchgeführte Selbstverwaltung, die sie zu innerer Disziplin und stärkstem Verantwortlichkeits- und Gemeinschaftsgefühl erzieht. Im Mittelpunkt ihres selbst aufgestellten Planes stehen Handfertigkeiten, Wanderungen, Lese- und Spielnachmittage.

4. Die Kinderbühne setzt sich zum Ziel, in der Jugend den Sinn für einfache fröhliche Feierstunden wieder zu erwecken, einen Ausgleich gegen Schund und Kitsch der Kinos und minderwertigen Theatervorstellungen zu bieten.

Durch Vorführung wirklich guter Märchen- und Schattenspiele, Kasperle- und Puppentheater unter Ausschaltung aller gehaltlosen, unkünstlerischen Kinderbühnenstücke soll ihnen allmählich der Weg zum künstlerischen Genießen und zum Verständnis für wahre Kunst gezeigt werden.

Der Besuch all dieser Einrichtungen steht jedem Kinde frei. Der Zutritt wird nur eine Einschränkung erfahren, wo durch Überfüllung der Erfolg der Bestrebungen gefährdet erscheint. Fachlich geschulte Leiter und Hilfskräfte müßten vom Jugendamt angestellt werden. Im übrigen sollte die Kostenfrage so geregelt sein, daß nach erstmaliger Anschaffung des notwendigen Inventars (das vielfach aus Beständen aufgelöster Horte und Heime übernommen werden kann) die Einrichtungen sich selbst unterhalten, das heißt durch die Beitragsleistung der Teilnehmer die laufenden Kosten gedeckt werden. In den Rahmen dieser Jugendwohlfahrtsbestrebungen gehören unbedingt Elternabende und Mütterkurse, deren Aufgabe es sein wird, die Eltern, insbesondere die Mütter, auf dem Gebiete der Erziehungsfragen fortzubilden und eine Hebung und Vertiefung der Erziehungsverantwortlichkeit anzustreben. Der Erfolg aller Maßnahmen wird letzten Endes immer von der Persönlichkeit der Leitung abhängen, von ihrem Verständnis für die Nöte und Bedürfnisse der Jugend. Sie muß es verstehen, aus den kleinsten Anfängen heraus ihre Arbeit organisch aufzubauen, sich den Stab geeigneter freiwilliger Helfer und Helferinnen heranzubilden, die ihr ein vertieftes Arbeiten an der Jugend erst ermöglichen.

Für Einzelfragen der Kindertagesheime verweise ich noch auf Th. Hoffa und Ilse Latrille, Die halboffenen Anstalten für Kleinkinder, Verlag Julius Springer, Berlin 1925.

II. Erholungsfürsorge und Heilstättenbehandlung.

Wenn beim Kinderhort die erziehlichen Gesichtspunkte im Vordergrund stehen, so dienen die jetzt zu besprechenden Einrichtungen der ergänzenden Schulkinderfürsorge, in erster Linie der Gesundheitspflege. Wir fassen sie zusammen unter dem Begriff der Erholungsfürsorge und Heilstättenbehandlung. *Unter Erholungsfürsorge verstehen wir die Gesamtheit der Maßnahmen, die von öffentlichen Behörden oder von Organisationen der privaten Wohlfahrtspflege getroffen werden zur Beseitigung von Krankheitsfolgen, zum Ausgleich konstitutioneller Minderwertigkeiten und angeborener oder erworbener Krankheitsbereitschaften.* Aufgabe der Heilstätten ist die Behandlung bestehender Krankheitszustände, in erster Linie der Tuberkulose, ferner aber auch der sonstigen konstitutionellen oder erworbenen Krankheiten, z. B. Nervenkrankheiten, der Hautkrankheiten und Syphilis, der Stoffwechselstörungen, der orthopädischen Leiden, der Folgezustände der Rachitis und der angeborenen Mißbildungen. Ein Teil dieser Aufgaben ist neuerdings der Krüppelfürsorge zugewiesen.

Nicht einbegriffen in die Erholungsfürsorge sind diejenigen Maßnahmen, die der Gesunderhaltung des gesunden kindlichen Körpers dienen, wie Turnen, Sport, Ferienspiele und Wanderungen; sie rechnen wir zur allgemeinen Gesundheitspflege. Die Grenzen sind natürlich fließend, wie die Grenzen zwischen Gesundheit und Krankheit, Vollwertigkeit und Minderwertigkeit überhaupt. Die Abgrenzung der Heilstättenbehandlung gegen die Krankenhausbehandlung hat wesentlich unter dem Gesichtspunkt zu erfolgen, daß die Heilstättenbehandlung charakterisiert ist durch ihre Beschränkung auf bestimmte einzelne Krankheitsgruppen, wie z. B. Tuberkulose, und durch die Anwendung spezieller Heilmaßnahmen und klimatischer Faktoren. Aufgabe der Erholungsfürsorge ist somit Krankheitsverhütung und Konstitutionsbesserung, Aufgabe der Heilstätten Krankheitsbehandlung. Im Kampf gegen die kindliche Tuberkulose gehören demnach die tuberkulosegefährdeten und die tuberkuloseinfizierten Kinder der Erholungsfürsorge, die tuberkulöse Krankheit dagegen ist Gegenstand der Heilstättenpflege. Vgl. dazu die im Anhang (S. 381) wiedergegebenen Richtlinien des Reichsgesundheitsrates. Eine möglichst präzise Abgrenzung ist unbedingt notwendig aus wirtschaftlichen Gründen. Die stark begrenzten Mittel müssen an die richtige Stelle dirigiert werden. Die Auswahl der Kinder muß dem Zufall entzogen werden, sie muß planmäßig geschehen nach ärztlichen, wirtschaftlichen und erziehlichen Gesichtspunkten. Eine solche rationelle Auswahl ist nur da möglich, wo eine planmäßige Fürsorge für das ganze Kindesalter besteht. Für die Auswahl der Schulkinder bedürfen wir der Mithilfe der Lehrer und Schulpflegerinnen bzw. Familienfürsorgerinnen, vor allem aber der verständnisvollen Mitarbeit der Schulärzte. Der Schularzt muß über eine gründliche kinderärztliche Ausbildung verfügen. Er muß auch die soziale Umwelt seiner Pflegebefohlenen kennen, und er muß endlich der Erforschung der Konstitutionspathologie des Kindes sein ernsthaftes Bemühen zuwenden. Die Schulgesundheitspflege muß schon mit Rücksicht auf die Erholungsfürsorge ein Teil der allgemeinen Familienfürsorge sein. Sehr erwünscht ist die Mitwirkung der praktizierenden Ärzte, sie liefern wichtiges Material durch Angabe anamnestischer Daten und Berichte über bestehende Krankheitszustände. Sie müssen selbstverständlich auch das Recht haben, von sich aus Anträge auf Aussendung von Kindern zu stellen. Ein gleiches gilt für die in der Tuberkulosefürsorge tätigen Ärzte.

Sämtliche Vorschläge zur Aussendung von Kindern mit den zugehörigen Unterlagen müssen an einer zentralen Stelle, dem Jugendamt oder Gesundheitsfürsorgeamt, zusammenlaufen und gesichtet werden. Hier werden ungeeignete Fälle ausgesondert, und es erfolgt die Verteilung der Kinder auf die einzelnen Anstalten und Familien. Der Gesamtplan der sommerlichen Erholungsfürsorge soll möglichst schon im Winter aufgestellt und die Vorarbeit so weit gefördert werden, daß alsbald mit Eintritt der wärmeren Jahreszeit die Aussendung beginnen kann. Es ist wichtig, rechtzeitig Kenntnis zu erlangen von Kinderaussendungen, die von privater Seite, kirchlichen Organisationen, politischen Parteien u. dgl. geplant sind. Eine restlose Zentralisierung aller Aussendungen durch die Kommunen ist weder möglich noch wünschenswert, es würde dadurch alle private Initiative unterbunden werden. Man muß nur für gegenseitige Fühlungnahme sorgen, um Doppelaussendungen und Vergeudung von Mitteln zu vermeiden. Die Organisation der Erholungsfürsorge muß beweglich genug sein, um sich den wechselnden wirtschaftlichen und sozialen Verhältnissen anpassen zu können. Die vor dem Kriege in Deutschland üblich gewesenen einfachen Formen genügen nicht mehr. Während des Krieges, etwa seit 1917, nahm die Aussendung von Kindern aus den Großstädten und Industriebezirken einen gewaltigen Umfang an. Als Hauptgrund kam in Betracht der in den Städten herrschende Nahrungsmangel, die Unterernährung im vollsten Sinne des Wortes. Mit dem Ausgleich der Unterernährung nach dem Kriege traten andere Formen der Erholungsbedürftigkeit wieder mehr in den Vordergrund: Kriegsfolgen verschiedenster Art, Gesundheitsbeschädigungen durch die jahrelange Unterernährung und durch sonstige Mängel (Kleidungs- und Wohnungsnot, Mangel an Schlaf, Aufsichtslosigkeit). Die im Gefolge des französischen Ruhreinbruchs im Januar 1923 eintretende katastrophale Teuerung und Hungersnot im besetzten Gebiet machte in diesem Jahre eine erneute Aussendung von Kindern in großem Maßstabe aus Rheinland und Westfalen zur Entlastung der Ernährungslage nötig. Durch die Opferwilligkeit der ländlichen Bevölkerung in fast allen Teilen des unbesetzten Deutschlands und mit Hilfe der zentralen Organisation, „Verein Landaufenthalt für Stadtkinder“ in Berlin, hat sich diese Massenaussendung von Kindern fast reibungslos zum großen Segen der Kinder durchführen lassen.

Inzwischen haben sich die wirtschaftlichen und politischen Verhältnisse in Deutschland wieder so weit geklärt und gefestigt, daß solche Massenaussendungen nicht mehr in Frage kommen. Es muß jetzt wieder die individuelle Fürsorge für das einzelne erholungsbedürftige Kind einsetzen.

Als erholungsbedürftig in fürsorgerischem Sinne ist jedes Kind anzusehen, dem trotz vorliegenden Erholungsbedürfnisses die erforderliche Erholungsmaßnahme nicht durch die Mittel und Möglichkeiten der eigenen Familie gewährt werden kann (ROTT). Die mit öffentlichen Mitteln betriebene Erholungsfürsorge muß auf diese im fürsorgerischen Sinne erholungsbedürftigen Kinder beschränkt werden.

Im einzelnen können etwa folgende Gruppen von Kindern als erholungsbedürftig bezeichnet werden:

a) alle diejenigen Kinder, die an wirklicher Unterernährung durch Nahrungsmangel leiden (Unterspeisung nach VON PFAUNDLER) oder die durch Wohnungsenge, durch Mangel an Kleidung oder sonstige Pflegeschäden in ihrer Gesundheit und ihrer regelrechten Entwicklung zurückgekommen sind. Als weitere Gründe kommen in Betracht:

b) Rekonvaleszenz nach erschöpfenden Krankheiten;

c) Blässe und dürftiger Ernährungszustand, sog. Schulanämie. Diese Schulanämie ist meist keine wirkliche Blutarmut, sondern ein Ausdruck vermehrter nervöser Erregbarkeit. Die Blässe dieser Kinder ist nur der Ausdruck eines lebhaften Farbenwechsels;

d) wirkliche Blutarmut und Herzmuskelschwäche (dauernde Blässe, im Stehen kleiner Puls);

e) konstitutionelle Hautkrankheiten (Ekzeme), häufig wiederkehrende Katarrhe der Atmungsorgane, Ohreiterungen, Augenentzündungen;

f) Asthenie und Hypoplasie (Entwicklungshemmung), wenn sie mit schlechten sozialen Verhältnissen kombiniert sind;

g) ausgesprochenes Mißverhältnis zwischen Längenwachstum und Körpergewicht während der Streckungsperiode;

h) Zeichen von Rachitis am Skelett, insbesondere Spätrachitis;

i) Tuberkulosegefährdung und tuberkulöse Infektion. Tuberkulosegefährdung ist nur dann anzunehmen, wenn die Tuberkulose die im Hause lebenden Mitglieder der Familie betrifft. Es muß ausdrücklich betont werden, daß tuberkulosegefährdete Kinder nicht identifiziert werden dürfen mit tuberkulös kranken Kindern. Die von WOLTERS aufgestellte Forderung, daß diese tuberkulosegefährdeten Kinder wegen der Ansteckungsgefahr nicht mit anderen Kindern gemeinsam untergebracht werden dürfen, ist daher durchaus abzulehnen. Ansteckungsgefahr droht nur von tuberkulosekranken Kindern. Sie auszusondern ist Sache des Arztes. Bei den tuberkulös infizierten Kindern ist zu beachten, daß positive Tuberkulinreaktion allein nicht als Grund zur Aussendung gilt, ebensowenig bloßes Zurückbleiben im Wachstum ohne sonstige Krankheitserscheinungen (familiärer Kleinwuchs). Tuberkulös kranke Kinder, d. h. Kinder mit aktiver Tuberkulose der Lungen und sonstigen inneren Organe, der Haut, der Knochen und Gelenke, sind, wie oben erwähnt, nicht Gegenstand der Erholungsfürsorge, sondern gehören in Krankenhäuser oder Heilstätten. Die Bezeichnung Skrofulose wird als vieldeutig, unklar und daher irreführend am besten ganz vermieden. Der Arzt soll sich in jedem einzelnen Falle klar darüber aussprechen, ob Tuberkulose, und zwar Krankheit oder nur Infektion, vorliegt oder nicht. Die Benennung Skrofulose ist nur zulässig für die Kombination von exsudativer Diathese mit tuberkulöser Infektion des Lymphgefäßsystems, sie ist durchaus abzulehnen als Bezeichnung für die mannigfaltigen Äußerungen der exsudativen Diathese selbst (Ekzeme, rezidivierende Katarrhe der oberen Luftwege, der Augenbindehaut und der Ohren; vgl. oben unter c), ebenso wie für die durch tierische Parasiten oder durch Verschmutzung bedingten Hautausschläge und Drüsenschwellungen, namentlich am Hals.

k) Schwer zu beurteilen sind gewisse Kategorien neuropathischer Kinder, so die einzigen Kinder, die schlechten Esser und die *Bettnässer*. Gerade die letzteren sind infolge ihrer schwächlichen Körperbeschaffenheit und ihres labilen Nervensystems häufig dringend erholungsbedürftig und müssen trotzdem von den meisten Erholungsheimen mangels entsprechender Einrichtungen zurückgewiesen werden. Ihre Berücksichtigung ist nur da möglich, wo die ärztliche und pflegerische Versorgung einer Anstalt durchaus auf der Höhe steht. Vielfach wird man sich mit der Unterbringung in einer Tageserholungsstätte begnügen müssen. Dringend zu warnen ist vor dem schon öfter geäußerten Gedanken der Einrichtung besonderer Bettnässerkolonien, weil in solchen die Kinder sich gegenseitig sehr ungünstig beeinflussen würden. Zweckmäßiger erscheint der Vorschlag von ROSENHAUPT, in größeren, ärztlich geleiteten Anstalten Einzelzimmer für Bettnässer, nicht etwa Bettnässersäle, einzurichten, in denen neben den klimatischen und sonstigen Heilmaßnahmen mit einem eigens dazu geschulten Personal eine individualisierende Behandlung des Bettnässens erfolgen könne. Recht bemerkenswerte Erfolge sind von BEHM in der Kindererholungsstätte Heuberg erzielt worden (Zeitschrift für Gesundheitsfürsorge und Schulgesundheitspflege 1923, Nr. 11).

Die hier entwickelten Grundsätze für die Erholungsbedürftigkeit von Schulkindern decken sich vielfach mit denen für ihre Speisungsbedürftigkeit (vgl. die Richtlinien des ärztlichen Beirates der amerikanischen Kinderhilfsmission vom 1. August 1921, die ich zum Teil wörtlich übernommen habe). Es bestehen außerordentlich enge Zusammenhänge zwischen Erholungsfürsorge und *Speisungsfürsorge*. Beide müssen unter Umständen füreinander eintreten. Bei der Verteilung von Lebensmitteln sind die Anstalten der Erholungsfürsorge entsprechend zu beteiligen. Die Auswahl von Schulkindern kann gleichzeitig für beide Formen der Fürsorge bei den Untersuchungen der Schulärzte erfolgen. Die in der Erholungsfürsorge erzielten gesundheitlichen Besserungen können durch eine nachfolgende Schulspeisung erhalten werden.

Um die verschiedenen Kategorien erholungsbedürftiger Kinder richtig verteilen zu können, bedarf es zunächst eines Überblickes über die zur Verfügung stehenden Formen der Erholungsfürsorge. Wir geben folgende

Einteilung der Erholungsfürsorge.

1. *Örtliche Erholungskuren:*
   a) örtliche Lichtluftbadekuren (Hallen, Tageskolonien, Halbtagskolonien, Walderholungsstätten);
   b) örtliche Solbadekuren;
   c) Waldschulen.
2. *Aussendungskuren:*
   a) Einzelpflege in Familien auf dem Lande;
   b) geschlossene ländliche Kolonien, Ferienkolonien, Ferienheime (im Tiefland, im Mittelgebirge, im Hochgebirge, in Solbädern, an der See).

1. Örtliche Erholungskuren.

a) Örtliche Lichtluftbadekuren.

Die Anstalten und Einrichtungen der örtlichen Erholungsfürsorge sind mit wenig Ausnahmen dadurch gekennzeichnet, daß sie die Kinder nur tagsüber aufnehmen, es sind *Tageserholungsstätten*. Die Kinder kehren abends in ihre

Familien zurück. Die Wirkung der Tageserholungsstätten erfährt dadurch eine gewisse Begrenzung, daß keine vollständige Loslösung der Kinder aus ihrem Milieu stattfindet; durch schlechte Wohnungs- und Schlafverhältnisse wird nachts manches zunichte gemacht, was tagsüber erreicht ist. In gleichem Sinne wirken oft Unkenntnis, Unvernunft und Gleichgültigkeit der Eltern oder Pfleger in Hinsicht auf die Ernährung und sonstige Pflege. Endlich sind bisweilen weite Wege vom Haus bis zur Erholungsstätte und zurück dem Erfolg der Kur abträglich. Diesen unleugbaren Nachteilen stehen aber doch auch gewisse Vorteile der örtlichen Kuren gegenüber: die Erziehungs- und Pflegearbeit, die an den Kindern geschieht, hat meistens auch einen guten Einfluß auf die häuslichen Verhältnisse. Schon vor Beginn der Kur, nach der Voruntersuchung und Auswahl der Kinder sind die Eltern zu einer Besprechung zusammenzuberufen, wo ihnen Zweck und Ziel des Aufenthalts in der Tageserholungsstätte klargemacht wird. Die Notwendigkeit ihrer intensiven Mitarbeit durch Beobachtung der Kinder, Konnex mit der Leiterin, frühes Zubettbringen der Kinder, richtige Ergänzungsmahlzeiten wird ihnen eindringlich nahegelegt. Die Eltern zeigen, so zur Mitarbeit berufen, meist auch während der Dauer des Erholungsaufenthaltes reges Interesse an der Erholung und Erziehung ihrer Kinder. In diesem Einfluß auf das Elternhaus liegt ein großer Vorzug der Tageserholungsstätten gegenüber der Aussendung in auswärtige Heime. Sehr günstig ist es auch, daß die ärztliche Versorgung mit der allgemeinen Fürsorge Hand in Hand gehen kann. Oft kann dem Kinde gründlicher geholfen werden durch Einblick in die häuslichen Verhältnisse und genaue Verfolgung der Anamnese, als es bei neuen Zöglingen in fremden Anstalten möglich ist. Die örtliche Erholungsfürsorge ist nicht von fremden Vereinen und Anstalten abhängig. Die Kleinkinder und die jüngsten Jahrgänge der Schulkinder können die Tageserholungsstätten besuchen, ohne daß Heimweh oder andere seelische Hemmungen den Kurerfolg unterbinden. Die Länge der Kur kann ganz individuell bestimmt werden. Es können Kinder aufgenommen werden, die wegen Bettnässens oder anderer Leiden für auswärtige Kuren ungeeignet sind.

Für die Einrichtung der Tageserholungsstätten sprechen endlich gewichtige wirtschaftliche Gründe. Die zunehmende Teuerung und Knappheit der Mittel macht die Aussendung von Kindern in Ferienheime, Kurorte usw. immer schwieriger, gleichzeitig wächst aber die Zahl der Hilfsbedürftigen. Örtliche Erholungskuren, evtl. verbunden mit Speisungsfürsorge, müssen daher soweit als möglich herangezogen werden.

α) Tageserholungsstätten.

Zur Einrichtung von Tageserholungsstätten können Landhäuser, Gartenwirtschaften und ähnliches an der Peripherie der Stadt benutzt werden.

Die beiden Sommerheime in *Barmen* sind in losem Anschluß an schon bestehende Anstalten geschaffen worden, die die Sommerheime mit Beköstigung versehen. Dadurch wurden besondere Kücheneinrichtungen erspart. Die Sommerheime liegen frei und sind doch von den Kindern leicht zu erreichen. Sie bestehen aus einem großen, freigelegenen Grundstück, in einem Fall in einem alten Park, im anderen im Tannenwaldgelände und einer nach Süden offenen Halle (Abb. 3). Die Halle ist so groß, daß sie außer dem Platz für Tische, Bänke, Stühle für 60 Kinder verschiedenen Alters bequem Raum für 50 Liegestühle und eine gut transportable Wascheinrichtung bietet, die jedes Kind über sein eigenes Handtuch, Kamm, Spatel, Waschlappen und Gurgelbecher verfügen läßt (Abb. 4). An der einen Schmalseite wird die Halle durch ein kleines Untersuchungszimmer, einen Vorratsraum und die Kindergarderobe abgegrenzt.

Die Hallen sind nach Süden offen, die Aborte liegen abseits. Eine der Kinderzahl entsprechende Anzahl von Liegestühlen und ein großer Sandkasten (Abb. 5) sind vorhanden. Neuerdings ist eines der Sommerheime noch mit einer

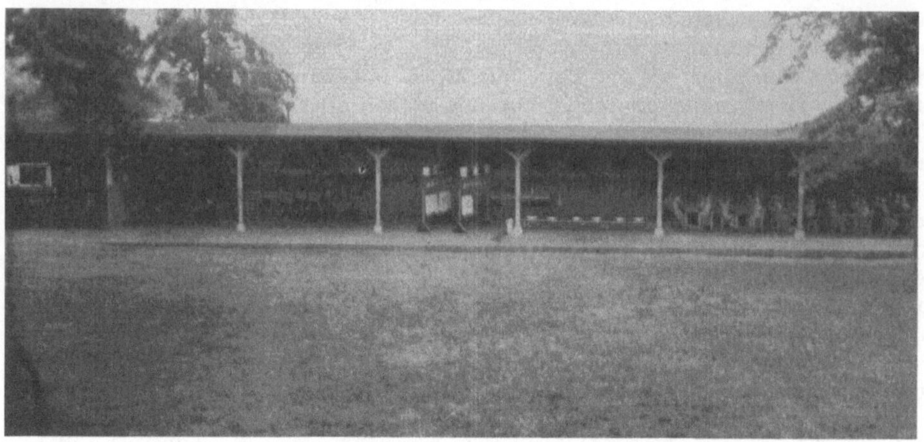

Abb. 3. Halle im Sommerheim Heckinghausen.

geschlossenen Baracke zum Aufenthalt der Kinder bei schlechtem Wetter versehen.

Wo entsprechende Räume zur Verfügung stehen, wie in dem Rachitikerheim der Stadt Dortmund, können künstliche Höhensonnen zur Behandlung während sonnenloser Perioden herangezogen werden.

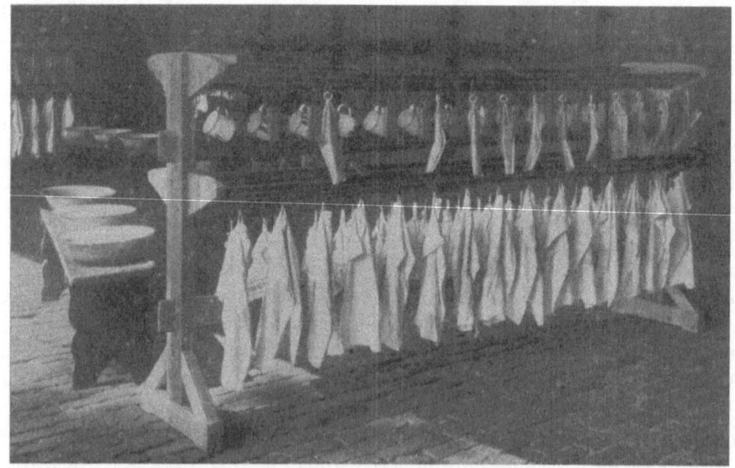

Abb. 4. Ständer mit Körperpflegematerial, Sommerheim Heckinghausen.

Die Barmer Sommerheime sind auf je 60 Pfleglinge eingerichtet, für die eine Leiterin und eine Kindergärtnerin angestellt sind, denen zwei Helferinnen zur Hand gehen. Die Auswahl der Kinder geschieht in besonderen Untersuchungsterminen auf Grund der schulärztlichen bzw. kinderärztlichen Befunde. Die Einrichtungskosten beliefen sich im August 1921 auf rund 95 000 Mark bei Verwendung alter Holz- und Inventarbestände. Der Tageslauf besteht aus einer fünfstündigen Liegekur (Abb. 6) (morgens und nachmittags), Luft- und Sonnenbädern, Turn- und Atemübungen (Abb. 11), freiem Spiel und den Mahlzeiten (Abb. 7 u. 8).

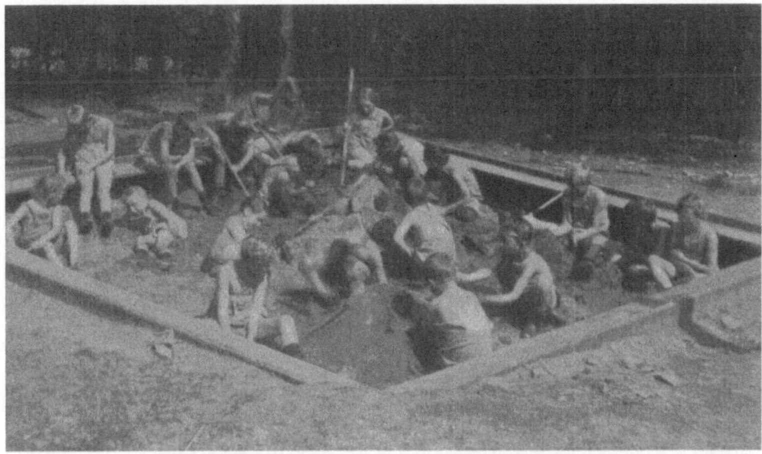

Abb. 5. Sandkasten im Sommerheim Fischertal.

Der Verpflegungsplan ist nach genauester Berechnung der Nährwerte festgesetzt unter Berücksichtigung des Mehrbedarfs an Calorien durch die vermehrte Körperbewegung und die Stoffwechselsteigerung durch Licht und Luft. Auf gute Körperpflege wird in den Sommerheimen besonders viel Gewicht gelegt. Morgens

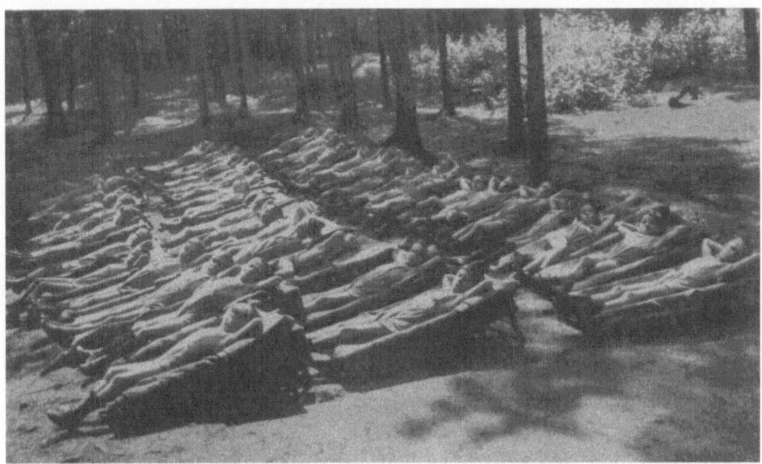

Abb. 6. Liegekur im Sommerheim Fischertal.

müssen die Kinder sauber und ordentlich mit gereinigten Nägeln erscheinen; es wird ihnen zur Vermeidung von Infektionen in den Hals gesehen, sie gurgeln mit Salzwasser (Abb. 9); die Mädchen werden täglich mit dem Staubkamm gekämmt. Auch im Laufe des Tages sowie beim Fortgehen der Kinder wird auf gründliche Waschung und Ordnung gesehen. Das Verbinden und sonstige

Einzelbehandlungen geschehen nach ärztlicher Angabe. Die Kinder tragen — wenn es das Wetter nur eben zuläßt — Luftbadeanzüge, die den Oberkörper der Sonnenwirkung aussetzen (Abb. 10). Für Kinder aus besonders mangelhaften

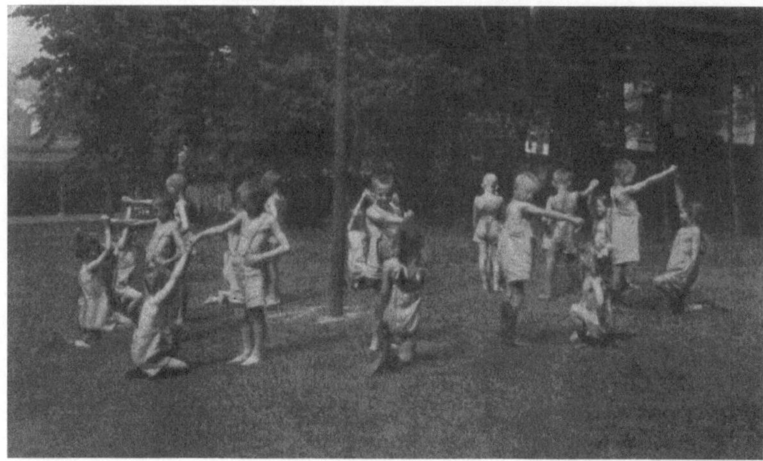

Abb. 7. Spiele im Freien.

Verhältnissen dürfen die Bäder benutzt werden, die in den Anstalten vorhanden sind, welche die Sommerheime auch mit der Verpflegung versorgen. Regentage verlaufen genau wie Schönwettertage, nur spielt sich alles statt unter freiem Himmel in der gedeckten bzw. geschlossenen Halle ab. Zur Ausführung der Luft-

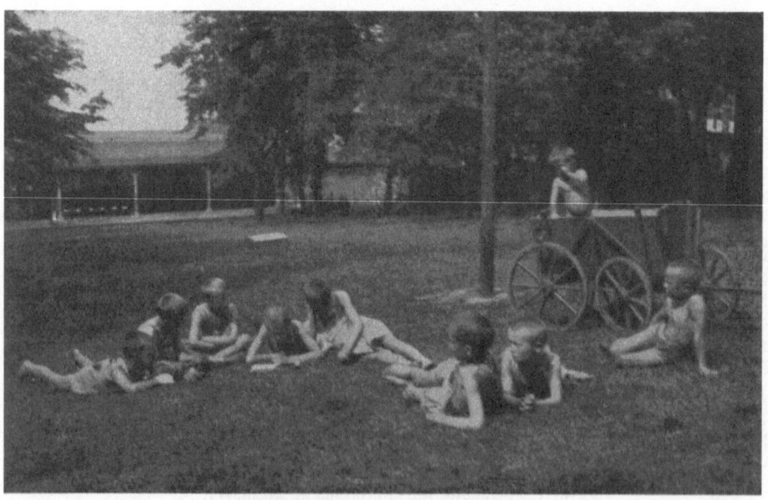

Abb. 8. Spiele im Freien.

badekur sei noch folgendes bemerkt: An die Einwirkung der Luft wie des hellen Tageslichts, insbesondere der Sonne, muß das Kind allmählich gewöhnt werden. Man fängt an einem schönen, milden Tage an und pausiert bei Wind und Kälte, wenigstens in der ersten Zeit. Bei kühlem Wetter fange man mit 10—15 Minuten an und sehe darauf, daß die Kinder sich kräftig bewegen, während sie ausgezogen sind. An warmen Tagen kann man sehr wohl mit $^1/_2$—1 Stunde beginnen. Folgt auf warme Anfangstage ein kühler oder regnerischer Tag, so machen viele Kinder

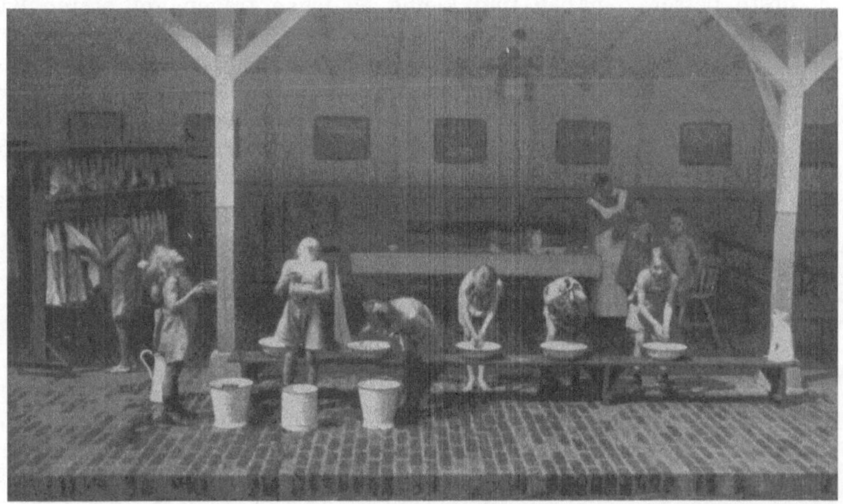

Abb. 9. Gurgeln mit Salzwasser.

Schwierigkeiten mit dem Ausziehen. Man muß in diesem Falle darauf bestehen, daß jedes Kind ein wenn auch nur kurzes Luftbad nimmt, ausgenommen, wenn starke Katarrhe, Darmstörungen oder dgl. vorliegen. Im übrigen können auch bei Regenwetter Luftbäder genommen werden, nur müssen dann die Kinder vor Wiederanlegen der Kleidung sorgfältig trockengerieben werden. Gleiche Vorsicht und langsames Gewöhnen ist auch der strahlenden Sonne gegenüber notwendig (Gefahr des Sonnenbrandes). Bei kränklichen Kindern fängt man mit 5 bis 10 Minuten an und läßt am ersten Tage nur die Füße besonnen. Am nächsten Tage auch die Beine bis zum Knie, dann nach und nach den ganzen Körper. Der Kopf ist zu schützen. Je nach der Temperatur verlängert man die Kur von Tag zu Tag um etwa 5—10 Minuten. Bei vorbeugenden Kuren kann man etwas schneller vorgehen, doch muß man auch hier die Kinder in der ersten Woche schärfer beobachten, insbesondere darauf sehen, daß sie sich liegend der Sonne nicht zu lange aussetzen und den Kopf schützen. Am besten ist Wechsel von Sonne

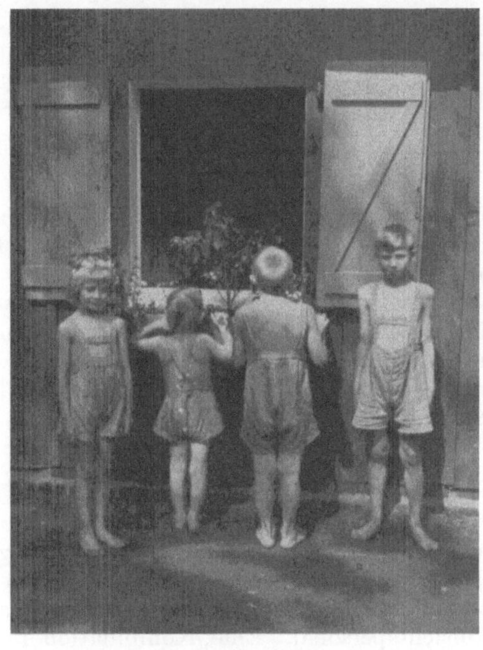

Abb. 10. Luftanzüge (Fischertal).

und Schatten, was sich beim Herumspringen und Spielen meist von selbst ergibt. Gesunde Kinder über 3 Jahre kann man nach etwa einer Woche ihrem eigenen Instinkt überlassen und ihnen bei mittlerer Temperatur stundenlanges Luftbaden gestatten. In bezug auf Luftbadkleidung gilt der Grundsatz: Je weniger, desto besser. Knaben und kleine Mädchen tragen am besten Badehöschen, größere Mädchen ärmellose, den Hals freilassende Kittelschürzen oder Schwimmanzug. Letzterer wird von den Kindern vorgezogen, weil sie sich darin ungehinderter tummeln können als in der Schürze. Möglichst helle, durchlässige Stoffe sind zu wählen. Schwarz ist ganz ungeeignet. Das Modell der Barmer Sommerheime (Abb. 10) hat sich gut bewährt. Man darf nie erlauben, daß die Kinder sich halb ausziehen, etwa die Bluse über den Badeanzug; sie meinen, weniger zu frieren, können sich aber leicht erkälten, weil sie auf diese

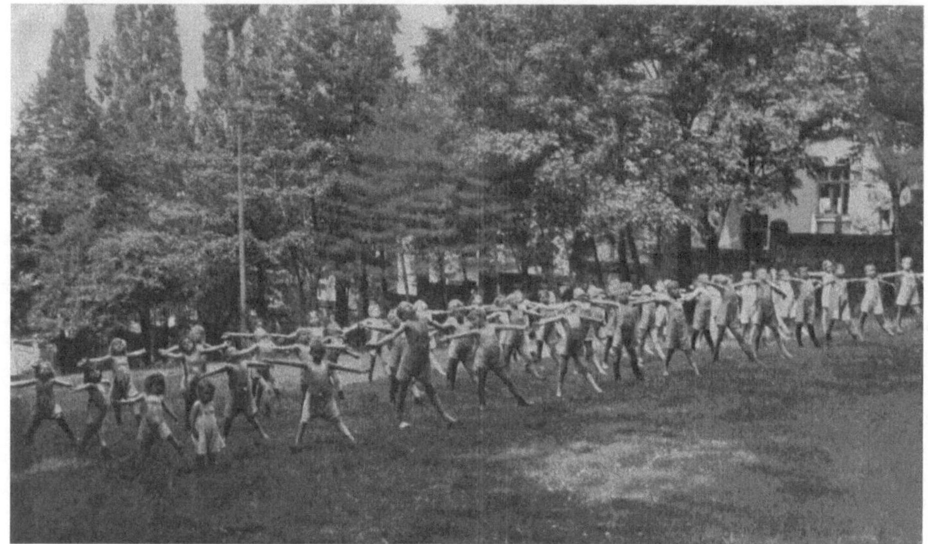

Abb. 11. Luftbad.

Weise kein Luftbad nehmen, sondern nur ungenügend bekleidet sind. Bei kühlem und besonders bei feuchtem Wetter sollen die Kinder nach dem Luftbad etwas wärmere Sachen anziehen.

Eine günstige Nebenwirkung des Luftbades ist die lebendige Betätigung der von Last und Druck befreiten Muskeln, die einer besseren Entwicklung des kindlichen Körpers dient, sie wird durch regelrechtes Turnen verbunden mit Atemgymnastik noch erhöht [vgl. M. HELBING, Nachrichtendienst über Kleinkinderfürsorge im Kriege Nr. 14/15, März 1916 (Abb. 11)].

β) Halbtagskolonien.

Die örtlichen Luftbadekuren können auch in Form von Halbtagskolonien, sei es vormittags oder nachmittags, ausgeführt werden, wenn besondere Umstände es erfordern. Als solche kommen in Betracht die Notwendigkeit, eine besonders große Zahl von Kindern zu versorgen oder Knappheit an Pflege- oder Aufsichtspersonal. Eine Kombination mit Speisung, z. B. mit Verabreichung von Milch und Weißbrot, ist auch hierbei zweckmäßig.

b) Die örtlichen Solbadkuren

sind gedacht als Ersatz für Kuren in den natürlichen Solbädern. Unter Leitung einer Gemeindeschwester oder Fürsorgerin werden Gruppen von Kindern zusammengefaßt. Sie erhalten wöchentlich mehrere Bäder mit Zusatz von Sole oder Badesalz in Holzwannen, machen im Anschluß an die Bäder Liegekuren und erhalten meist eine Zusatzmahlzeit.

Der Wert dieser örtlichen Solbadekuren ist recht problematisch. Ihre Einführung geschah in der Absicht, ein billiges und auch in kleineren Gemeinden und Dörfern leicht zugängliches Heilmittel für „skrofulöse" Kinder zu haben. Diese Heilmethode war gegründet auf den oben (S. 357) in seiner ganzen Unklarheit und Verschwommenheit gekennzeichneten Begriff der Skrofulose. Für die Bekämpfung der Tuberkulose kommen nach unserer heutigen Anschauung über das Wesen dieser Krankheit derartige Salz- und Solbäder nicht in Betracht, und alle die anderen Krankheitszustände, die sich hinter der Bezeichnung Skrofulose verstecken (konstitutionelle, parasitäre und Schmutzekzeme, nichttuberkulöse Lymphdrüsenschwellungen u. dgl. m.), lassen sich durch andere Heil- und Pflegemaßnahmen, insbesondere durch Licht, Luft und Sonne, wirksamer und billiger bekämpfen. Zudem ist die Technik dieser örtlichen Solbadekuren durchaus nicht immer hygienisch einwandfrei gewesen. Bei gemeinsamer Benutzung der Badebottiche und namentlich der Badewäsche durch mehrere Kinder besteht die Gefahr der Übertragung von ansteckenden Krankheiten. Manchot sagt mit Recht, daß jedes Massenbad, abgesehen vom Seebad und vom Flußbad mit starker Strömung oder von freien Bädern in großen Gewässern wie See, gesteigerte Gefahr der Infektionsübertragung mit sich bringt. Pemphigus, Impetigo, Krätze und Bindehautkatarrhe sind auf diese Weise übertragen worden. Die Hauptgefahr aber besteht in der Übertragung von Gonorrhöe (Scheidentripper der kleinen Mädchen). Von 7 Städten ist Manchot ein solches Vorkommnis mit Sicherheit aus durchaus zuverlässiger Quelle bekannt geworden. Die Massensolbäder sind, wenigstens für Mädchen, unbedingt zu verbieten.

Die örtlichen Solbadekuren wurden, wie erwähnt, vielfach kombiniert mit Luft- und Sonnenbädern sowie mit Speisung der Kinder. Dann mögen sie wohl Nutzen stiften, eben durch die Hinzunahme dieser Heilpotenzen, das Solbad als solches ist aber dann meist überflüssig.

Über die natürlichen Solbäder vgl. unten S. 379.

c) Waldschulen.

Die *Walderholungsstätten* älteren Stils, gegründet auf Anregung von Dr. Wolf Becher-Berlin, sollten ursprünglich zur Behandlung tuberkulös kranker Erwachsener und Kinder dienen. Die ersten derartigen Walderholungsstätten wurden vom Volksheilstättenverein vom „Roten Kreuz" errichtet in Schönholz 1902 und Sadowa 1903. In der Folgezeit entstanden noch eine Reihe solcher Walderholungsstätten für Kinder, und gerade in den letzten Jahren hat sich ihre Zahl erheblich vermehrt, wir finden sie in Stuttgart, Karlsruhe, Frankfurt a. M., Mannheim, Freiburg i. Br., Darmstadt, Aachen, Bremen, Hamburg, Kiel, Lübeck, Stettin, Erfurt, Weimar, Eilenburg und Berlin. Der ursprüngliche Zweck — Behandlung tuberkulös Kranker — trat dabei immer mehr zurück. Die Walderholungsstätten wurden zu Tageserholungsstätten im oben gekennzeichneten Sinne. Es finden dort Aufnahme unterernährte, blutarme, nervöse Kinder, ferner Rekonvaleszenten nach erschöpfenden Krankheiten, tuberkulös gefährdete und tuberkulös infizierte, aber nicht tuberkulös kranke Kinder. Der baulichen Anlage nach bestehen sie zumeist aus einer Wirtschaftsbaracke, einer offenen Halle, Badeeinrichtung und Abortanlage. In einigen Walderholungsstätten wurden Schlafbaracken zur Tag- und Nachtpflege von Kindern eingerichtet. Einige Walderholungsstätten werden nur während der Ferien unterhalten. In Stuttgart wurden im Sommer 1924 während der Ferienzeit über 300 Kinder in 17 Waldheimen untergebracht, die zum Teil von Arbeitergemeinschaften, zum Teil von konfessionellen Organisationen gegründet und vom Landesausschuß für Kinderspeisungen nach Möglichkeit unterstützt wurden. Eine Tageserholungsstätte, die in besonderem Maße Nachdruck auf sportliche Betätigung legt, ist die im Sportluftbad Eichkamp, die im Sommer bis 250 Berliner Kinder aufnimmt. Ähnliche Bestrebungen verfolgt das Hochbaum—Hohmeier-Heim in Jena, in dem vor allem orthopädisch-gymnastische Übungen für Schulkinder gepflegt werden.

Aus dem Bedürfnis heraus, die Kinder während ihres oft monatelangen Aufenthalts in den Walderholungsstätten nicht nur gesundheitlich zu kräftigen, sondern auch erziehlich zu beeinflussen, entstand die Idee der *Waldschulen*, zuerst 1881 angeregt durch BAGINSKY, dann verwirklicht 1904 in Charlottenburg durch Stadtschulrat Dr. NEUFERT und den Prof. der Kinderheilkunde Dr. BENDIX, danach noch in Dortmund, Elberfeld (Waldschule Burgholz), Husum, Lübeck, Mülhausen i. Els., München-Gladbach, Bonn (Freiluftschule), München (Walderholungsstätte und Waldschule „Holzapfelkreuth“), Breslau und in anderen Orten. Nach der „Preußischen Statistik“, Band 272, bestanden in Preußen 1921 100 Waldschulen, davon 86 in Städten und 14 auf dem Lande. Sie wurden von insgesamt 7326 Kindern besucht.

In der Waldschule soll den erholungsbedürftigen und kränklichen Kindern ein individualisierender Unterricht erteilt werden, der sie in den Stand setzt, nach ihrer Rückkehr ohne weiteres wieder am Unterricht in der Stadtschule teilzunehmen. Die Lehrmethode soll ohne allzu große Strenge und ohne körperliche Züchtigung, mit Liebe und Wohlwollen zum Ziele zu gelangen suchen. Die Waldschule stellt somit an das pädagogische Geschick der Lehrer ganz besondere Anforderungen.

Der Tageslauf gestaltet sich so, daß morgens nach der Sammlung der Kinder das Frühstück (Suppe oder Milch und Butterbrot) verabreicht wird, dann folgt ein Unterricht von $2-2^1/_2$ Stunden mit Pausen von 5—10 Minuten nach jeder halben Stunde. Meist wird im Freien unterrichtet, vor allem eignen sich für den Unterricht im Freien außer dem Turnen: Singen, Geschichte, Erdkunde und Naturkunde. Bei schlechtem Wetter findet der Unterricht in der Schulbaracke statt.

Um 10 Uhr wird das zweite Frühstück gegeben, dann folgt wieder Unterricht für die einen Klassen, während die anderen spielen. Um $^1/_2$1 oder 1 Uhr ist die Hauptmahlzeit. Nach Tisch ruhen die Kinder 2 Stunden im Liegestuhl, der Nachmittag dient zum Spielen (Sandkasten), zur Blumenpflege oder zum Handfertigkeitsunterricht. Nach dem Vesperbrot (5 oder 6 Uhr) kehren die Kinder nach Hause zurück. Für genügende Körperpflege durch Gymnastik und Bäder ist Sorge zu tragen. Die Waldschule ist auch Sonntags im Betrieb. Für weit entfernt wohnende Kinder ist die Benutzung der Straßenbahn, wenn möglich zu ermäßigten Preisen oder ganz kostenlos, anzustreben. Den ärztlichen Dienst versieht ein Schularzt. Ihm obliegt die Auswahl der Kinder, ihre genaue Untersuchung vor Beginn, während der Kur und am Ende der Kur, die Führung der Krankenblätter, die Festsetzung der Kost, ferner im Zusammenwirken mit den Lehrpersonen die Überwachung der Spiele und Beschäftigungen und die Anordnung besonderer Maßnahmen wie Ernährung, Bekleidung, Ruhe, Bewegung, Bäder je nach den Erfordernissen des Einzelfalles. Die Waldschule kann an etwa 215—230 Tagen des Jahres geöffnet sein. Die Dauer des Betriebes muß sich nach den klimatischen Verhältnissen des Ortes und nach der Beheizungsmöglichkeit richten. An einzelnen Waldschulen, z. B. Elberfeld, besteht eine Sonderabteilung für Hilfsschüler.

An baulichen Einrichtungen sind für eine Waldschule erforderlich: eine Schulbaracke, eine Wirtschafts- und Küchenbaracke, Liegehalle, Bade- und Waschräume, Aborte. Falls Tag- und Nachtpflege für besonders schwächliche Kinder geübt werden soll, tritt dazu noch eine Schlafbaracke.

Der Begriff Waldschule ist nicht so eng zu fassen, daß sie unbedingt im Walde liegen muß. Unter Umständen genügt auch ein anderer, frei und sonnig gelegener Platz, ein gewisser Schutz gegen Licht, Staub und Wind durch Bäume ist allerdings sehr erwünscht.

Crux (Med. Klinik 19121, Nr. 50) gibt folgende

α) Richtlinien zum Bau und Betrieb von Freiluftschulen.

Als Bauart sind heizbare Döckerbaracken oder noch besser Fachwerkbauten mit Betonböden zu empfehlen. Da bei starker Kälte die Schule unbenutzt ist, erübrigt sich ein massiver Bau. Bei geringer Schülerzahl genügt ein Schulraum, welcher auf der nach Süden liegenden Seite durch viele Schiebefenster möglichst große Mengen Licht und Luft an Regentagen hereinläßt; wünschenswert sind zwei Schulräume, von denen der zweite eine Verbindung mit der Küche zum Anreichen des Essens besitzt und zugleich als Speise- und Spielsaal dient. Zweckmäßig sind dort an Stelle der Schulbänke Tische und Stühle aufgestellt. Ferner ist bei jeder Waldschule an Nebenräumen erforderlich: ein kleines Lehrerzimmer, Suppenküche, Vorratsraum, Kohlenvorratsraum, Waschraum mit Waschbecken in der Mitte und Brausebädern an den Seitenwänden, die mit wenig Kostenaufwand aus Zement hergestellt und, wenn erwünscht, durch Segeltuchvorhänge abgeteilt werden können, sowie eine Abortanlage. Außerdem empfiehlt sich noch die Einrichtung von Liegehallen, welche Zementboden und auf der Nordseite in ca. 2 Meter Höhe zur Ventilation verstellbare Fenster haben. An Stelle der teueren Liegestühle sind feststehende Holzlattenroste zu empfehlen, die zum Gebrauch mit Strohmatte und Wolldecke belegt werden. Um auch an kälteren Tagen die Liegezeiten ohne Schaden durchführen zu können, muß man auf jedes Kind drei gute Wolldecken rechnen. Außerdem sind noch ein Spielplatz mit Sandhaufen, Planschbecken und einigen Turngeräten erwünscht (Abb. 12).

Um eine möglichst große Ausnutzung der Sonne zu ermöglichen, wird das Gebäude zweckmäßig in Form eines nach Süden konvexen Bogens errichtet, wodurch die früheste Morgensonne und die letzte Abendsonne das Gebäude bestreicht und dieses dadurch der größten Einwirkung der heilenden Sonnenstrahlen ausgesetzt ist. Für die Ortswahl sind gute Wasserverhältnisse (ergiebiger Brunnen oder Leitung) neben freier Lage in staubfreiem Gelände außerhalb der Stadt, jedoch leicht erreichbar und möglichst im Walde, Grundbedingung. Außerdem ist die Nähe eines anderen (womöglich Gemeinde-)Betriebes erwünscht, wo das Essen bereitet und die Überwachung der Anstalt in der unbenutzten Zeit übernommen werden kann, da erfahrungsgemäß die Küchenanlage und Bewachung außerordentlich hohe Kosten verursachen. Die Freiluftschule wird zweckmäßig im frühesten Frühjahr, sobald die Winterfeuchtigkeit nachläßt, eröffnet und erst im Spätherbst geschlossen, da bei trockenem Frost die Schule mit gutem Erfolg weitergeführt werden kann.

Eine Verbilligung des Betriebes kann dadurch erzielt werden, daß Kochen, Reinigung und ähnliche Verrichtungen durch die Schüler und Schülerinnen selbst erfolgen und die Eltern durch Zuzahlung in Höhe der im Haushalte am Essen erzielten Ersparnisse einen Beitrag leisten. Das Mitbringen von Lebensmitteln muß den Kindern streng untersagt sein.

Die bisherigen Erfahrungen über die Waldschule lauten durchweg günstig sowohl bezüglich der gesundheitlichen Kräftigung der Kinder wie bezüglich der Steigerung der Schulleistungen. Der Grundgedanke der Waldschule, die *Vereinigung gesundheitlicher und erzieherischer Fürsorge für das Schulkind*, hat sich ja inzwischen auch bei den anderen Einrichtungen der Erholungsfürsorge, bei den Tagesheimen und Tageserholungsstätten, durchgesetzt. Gewisse Schwierigkeiten ergaben sich nur immer wieder in der Frage der Bereitstellung des notwendigen *Personals*. Über die Anforderungen, die an die pflegerischen und erzieherischen Kräfte in der Erholungsfürsorge zu stellen sind, besteht wohl im großen und ganzen Übereinstimmung. Wenn es bis jetzt nicht überall gelungen

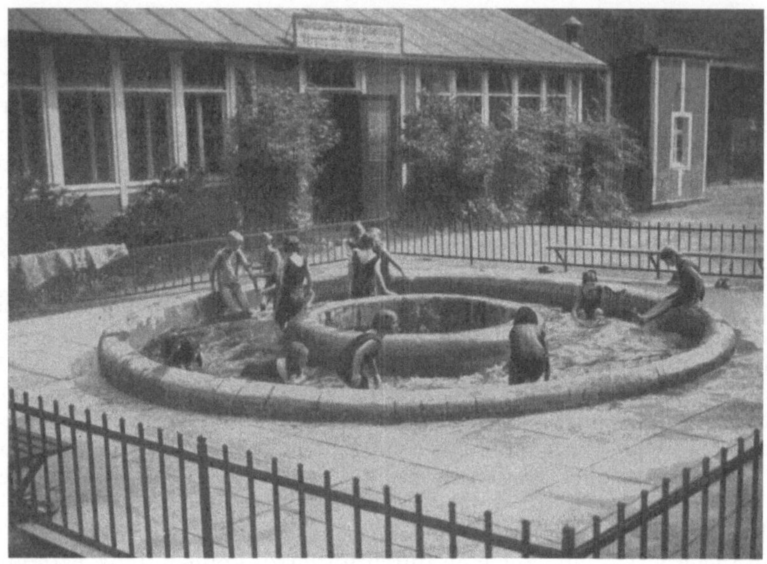

Abb. 12. Planschbecken.

ist, diese Forderungen zu verwirklichen, so ist daran meistens die Knappheit der zur Verfügung stehenden Mittel schuld und weiterhin der Umstand, daß es besonders schwer wird für Betriebe, die nur während des Sommers geöffnet sind, wirklich gute Kräfte zu gewinnen. Ich gebe im nachstehenden die von der Berliner Vereinigung für Jugendwohlfahrt aufgestellten grundlegenden erziehlichen Forderungen wieder und verweise außerdem auf die vorzügliche Schrift des Caritasverlages: „Grundfragen der Kindererholungs- und Heilfürsorge", in welcher die Aufgaben der Erzieherin im Heim, dessen volkserzieherische Aufgaben und ausgezeichnete Richtlinien für die Gesundheitsfürsorge enthalten sind. (Caritas-Verlag 1925, Freiburg i. Br., Schrift zur Jugendwohlfahrt, 6. Band, herausgegeben von GOOSSENS und WELTRING.)

β) Grundlegende erziehliche Forderungen für die Ausgestaltung der Erholungsfürsorge.

Die Erholungsfürsorge umfaßt Einrichtungen, welche die Pflege und Erziehung des Kindes in der Familie ergänzen sollen. Daher sind alle auswärtigen und örtlichen außerhäuslichen Kuren mit Rücksicht auf die Familie auszugestalten.

Die Erholung wird nur dann dauernde Wirkung haben, wenn es gelingt, während der Ferienzeit das Kind erziehlich so zu beeinflussen, daß in ihm das Verständnis für die Bedeutung einer planmäßigen Gesundheitspflege geweckt wird und wenn ihm der Wille zur Fortsetzung einer gesunden Lebensführung eingepflanzt wird.

Um dies zu erreichen, muß zunächst der Auswahl der leitenden Kräfte größte Aufmerksamkeit geschenkt werden.

Vor allem muß die Führung einer Kolonie oder die Leitung eines Heims als eine Aufgabe betrachtet werden, die besonderer Vorbildung bedarf.

Es sind unbedingt pflegerische und erzieherische Kenntnisse und Fertigkeiten zu fordern. Bei Erziehern ist daher eine Vermittlung pflegerischer Kenntnisse notwendig, bei pflegerisch ausgebildeten Kräften eine Nachschulung in pädagogischer Richtung, es sei denn, daß eine Anstalt so groß ist, daß pflegerische und erzieherische Arbeit vollständig geteilt geleistet werden kann, doch scheint diese Trennung nicht wünschenswert. Die Leitung sollte vornehmlich in weiblichen Händen liegen.

An hygienischen Kenntnissen sind grundsätzlich folgende Anforderungen an die leitenden Kräfte zu stellen:

Sie müssen wissen, welche Mindestforderungen hinsichtlich Lüftung, Heizung, Temperatur, Wasserversorgung, Sauberkeit, Raumverhältnissen, Aborten usw. zu erfüllen sind. Sie müssen sich klar sein, daß besondere Aufmerksamkeit erforderlich ist für Zahn-, Haut-, Hand-, Fuß-, Haarpflege (Händeappell! Ungezieferkontrolle!), Baden (warm, kalt, Seebad, Dauer, Tauchen, Schwimmen), Schlaf (Dauer, Einzelbett).

Sie müssen einen Blick für Krankheitssymptome und gesundheitliche Störungen haben:

Appetitlosigkeit, Schlaflosigkeit oder Schlafbedürfnis; Infektionskrankheiten (Halsentzündung), Würmer, Verdauungsbeschwerden, Augen-, Ohrenleiden, Leistenbrüche, Nervosität.

Sie müssen erste praktische Hilfe selbst leisten können bei: Ohnmacht, Unfällen, Wundbehandlung (Taschenapotheke, Nothelferbuch). Sie müssen unterrichtet sein über:

Licht- und Luftbäder (Sonnenbehandlung nur unter ärztlicher Beratung). Sie müssen die Formen der kindlichen Sexualität kennen. Sie müssen das Wiegen und Messen der Kinder selbständig vornehmen und die Ergebnisse beurteilen können. Sie müssen ein Urteil haben über:

Nährwert der Kost und Nahrungsmittelbedarf der Kinder in verschiedenem Alter.

Ärztliche Überwachung oder ärztlicher Bereitschaftsdienst wird vorausgesetzt. Abmachungen der aussendenden Organisationen mit dem Ortsarzt sind zu beachten.

An pädagogischen Kenntnissen sind grundsätzlich folgende Anforderungen an die leitenden Kräfte zu stellen:

Sie müssen den Aufenthalt zu einem Gemeinschaftsleben mit gegenseitigem Helfen und Dienen, Fürsorge der Großen für die Kleinen, des einzelnen für die Gesamtheit gestalten können. Freudigkeit und Heiterkeit soll die Grundstimmung in der Ferienheimat bilden. Alles Schulmäßige ist zu vermeiden. Sie müssen Kenntnisse in der Kinderpsychologie besitzen, Kinderfehler beurteilen und behandeln können. Wichtig ist Ausbildung der Sinne durch Naturbeobachtung und Weckung des Natursinnes, durch Selbstbetätigung in Garten und Feld, am

Strande, durch Blumen- und Tierpflege. Sie müssen eine geordnete Tageseinteilung, vernünftige Abwechslung von Ruhe, Spiel und Beschäftigung verstehen und herstellen können (Volkstänze, Bewegungsspiele, Gesang, Helfen der Kinder bei leichten Haus- und Küchenarbeiten, gemeinsame Herstellung von notwendigen Gegenständen u. ähnl.).

Es wird die pädagogische Arbeit sehr erleichtern, wenn auf dem Anmeldebogen besondere Charakteranlagen, Fehler oder Eigentümlichkeiten des Kindes vermerkt sind, oder wenn es dem Erzieher möglich ist, vor der Erholungszeit einen Hausbesuch bei den Eltern oder Erziehern des Kindes zu machen, falls Familienfürsorgerin vorhanden, bei dieser.

Ein Erzieher kann höchstens 20 Kinder vollständig übernehmen. Sind besonders schwierige oder schwer erziehbare Kinder dabei, so müßte die Zahl verringert werden.

Die Führung einer Kolonie oder die Leitung eines Erholungsheimes darf niemals als Erholung, sondern muß als volle Arbeitsleistung gewertet werden.

Durch persönliche Fühlungnahme muß sich die aussendende Organisation über die Eignung der leitenden Kräfte Klarheit verschaffen. Schriftliche Zeugnisse genügen nicht, Erkundigungen bei Vertrauensleuten sind notwendig.

Vor der Übergabe einer Kolonie muß die allgemeine Einteilung des Kolonielebens besprochen werden. Die Einzelheiten der Tageseinteilung sollten der Führung selbst überlassen bleiben.

Die aussendende Organisation muß sich durch regelmäßige Überwachung von der Zuverlässigkeit der Führung überzeugen.

2. Aussendungskuren.

In der Aussendung von Kindern aus den Städten und Industriebezirken aufs Land hat sich, wie schon oben S. 356 erwähnt, seit dem Kriege eine gewaltige Umwälzung vollzogen. Nicht mehr handelte es sich, wie in der Vorkriegszeit, um Aussendung einzelner Gruppen erholungsbedürftiger und kranker Kinder in Ferienheime und Kurbäder, sondern zu Tausenden und Abertausenden wurden Kinder in einzelne Familien aufs Land oder in geschlossene Heime von zum Teil riesiger Größe entsandt. Als Grund für diese Aussendung in großem Maßstabe kam nicht so sehr der Gesundheitszustand des einzelnen Kindes in Betracht, als vielmehr allgemeine Wirtschaftsnotstände. Ganze Völkerwanderungen wurden organisiert, um die Ernährungslage in den Städten zu erleichtern und die Kinder den mit Nahrungsmitteln besser versorgten ländlichen Bezirken Deutschlands oder dem befreundeten Ausland wenigstens für Monate zur Pflege und Ernährung zu überlassen. So lernte die Jugend in und nach dem Kriege die Küsten der Ost- und Nordsee, die Gefilde Pommerns und Ostpreußens, die bayrischen Berge, die Niederungen Hollands, die Berge der Schweiz und Norwegens, Finnland, Dänemark, Schweden und Kurland kennen. Es kann nicht unsere Aufgabe sein, hier die große kulturpolitische und erzieherische Bedeutung dieser Aussendungen zu schildern, und wenn es dabei auch an Mißständen und Fehlern nicht gefehlt hat, so ist zu bedenken, daß es sich um schnell improvisierte Notstandsmaßnahmen handelte, wie sie eine Zeit schwerster innerer und äußerer Bedrängnis des deutschen Volkes erforderlich machte. Zweifellos ist aus dieser durch die Zeitumstände bedingten Einrichtung trotzdem der Kinderfürsorge manch bleibender Gewinn erwachsen.

a) Einzelpflege in Familien auf dem Lande.

Die Aussendung von Kindern in Einzelfamilien auf dem Lande hat, wie erwähnt, seit Beendigung der Massennot in Deutschland erheblich abgenommen.

Ich halte es aber nicht für richtig, wie es in den letzten Jahren vielfach geschehen, diese Form der Erholungsfürsorge ganz zu verwerfen und sie durch die Heimunterbringung vollkommen ersetzen zu wollen. Gegen eine solche Umstellung sprechen mancherlei Gründe. Die Unterbringung in Familien auf dem Lande ist zweifellos billiger und erfüllt trotzdem in vielen Fällen den angestrebten Zweck. Der Wechsel der Umgebung, die andersartige Ernährung und Lebensweise wirken als Reizwechsel bei leichteren Fällen von Erholungsbedürftigkeit in ausreichender Weise. Wertvolle ethische Momente sprechen für Familienunterbringung. Die Förderung der Beziehungen zwischen Stadt und Land, die Mobilisierung der gegenseitigen Hilfsbereitschaft, die Gewöhnung der Stadtkinder an die einfachere und gesundere Lebensweise der ländlichen Bevölkerung. Vielfach auch haben Jugendliche, die als Ferienkinder auf dem Lande waren, Freude am ländlichen Leben gewonnen und entschließen sich später, Arbeit auf dem Lande zu suchen, ein Moment, das bei der gegenwärtig herrschenden und voraussichtlich noch längere Zeit andauernden Arbeitslosigkeit in den Städten und dem Mangel an Arbeitskräften auf dem platten Lande sicherlich nicht unterschätzt werden darf. Gerade die private und vor allem die kirchliche Wohlfahrtspflege wird nicht gern auf diese Form der Aussendung verzichten. Die vielfach hervorgetretenen Mängel und Nachteile beruhen nicht so sehr auf der Aussendung an sich wie auf der mangelnden Organisation und der überstürzten Art, in der die Massenaussendungen vielfach vorgenommen werden mußten. Die Erfahrung hat gelehrt, daß diese Mängel vermeidbar sind.

Für die ländliche Familienpflege kommen in Betracht: nicht zu junge Schulkinder, etwa zwischen 9—10 und 14 Jahren, vor allem einfach unterernährte oder mit industrieller Hausarbeit überlastete Kinder, Kinder aus schlechten Wohnungen, muskelschwache Kinder in der Streckungsperiode. *Kranke Kinder, insbesondere tuberkulöskranke Kinder, sind strengstens auszuschließen*, ebenso alle schwer erziehbaren und Fälle ausgesprochener Neuro- und Psychopathie, Epileptiker und Bettnässer. Die Auswahl der Kinder für die ländliche Familienpflege wird dann am besten gelingen, wenn die sachverständigen Berater des Aussendekreises die Pflegestellen durch persönliche Inaugenscheinnahme vor der Aussendung kennenlernen. Es ist ferner dringend wünschenswert, sie auch während der Aussendungszeit selbst von Zeit zu Zeit durch den Fürsorgearzt, Schularzt oder sonstige Vertrauenspersonen bereisen zu lassen, um etwaige Mißstände in der Unterbringung und Verpflegung der Kinder abstellen zu können und um andererseits Beschwerden und Klagen der Pflegeeltern über die Gastkinder entgegenzunehmen. Weiter ist die Mitaussendung von Vertrauens- und Aufsichtspersonen (Lehrern und Lehrerinnen) aus dem Aussende- in den Aufnahmekreis dringend wünschenswert. Sie kennen die Gewohnheiten und Besonderheiten der Kinder und können dadurch von vornherein ausgleichend und vermittelnd wirken. Je nach den räumlichen Entfernungen der einzelnen Unterkunftsstellen wird auf etwa 50—100 Kinder eine solche Aufsichtsperson nötig sein. Die Tätigkeit dieser Organe darf aber nicht etwa als Erholungs- oder Ferienaufenthalt gewertet werden, sie ist vielmehr bei richtiger Auffassung der Pflichten eine recht schwierige und verantwortungsvolle, und es empfiehlt sich daher nicht, abgearbeitete, nervös und körperlich zusammengebrochene Lehrpersonen mitzuschicken, sondern es müssen möglichst frische, bewegliche und energische Persönlichkeiten dafür bestimmt werden. Die Benutzung des Fahrrades erleichtert ihren Dienst in weiträumigen Landbezirken. Für den Hin- und Rücktransport der Kinder, der je nach der Zahl der ausgesandten in Sonderzügen oder Sonderwagen erfolgt, ist eine genügende Zahl von Begleitpersonen, etwa eine auf 15—20 Kinder, mitzugeben. Den örtlichen Wünschen und Bedürfnissen der Aufnahmekreise ist nach Möglichkeit Rechnung zu tragen. Ein zu häufiger Wechsel in der Zuteilung der Aufnahmekreise soll vermieden werden. Zwischen Aufnahme- und Entsendekreis entwickeln sich freundschaftliche Beziehungen, deren Pflege der Fürsorgearbeit wesentlich zugute kommt. Bei der Verteilung der Kinder auf die einzelnen Pflegestellen sind die konfessionellen Verhältnisse entsprechend zu berücksichtigen. Bei längerdauernder Entsendung empfiehlt es sich, die Kinder in den Aufnahmekreisen einzuschulen. Die Kinder können und sollen, je nach ihrem Gesundheitszustand und Alter, zu häuslichen Hilfeleistungen in den Gastfamilien herangezogen werden. Ausnutzung zu schwerer und gesundheitsschädlicher Arbeit muß verhindert werden. Die ärztliche Hilfeleistung bei allen vorkommenden Krankheiten und Unfällen ist vertraglich sicher zu stellen. Elternbesuche in den Aufnahmekreisen sind tunlichst zu verhindern. Vom „Verein Landaufenthalt für Stadtkinder", Berlin W 9, Eichhornstr. 8, sind *Richtlinien für die Unterbringung von Kindern zu Erholungsaufenthalt* aufgestellt, deren genaueste Berücksichtigung unbedingt erforderlich ist. Diesen Richtlinien sind weiterhin Merkblätter beigegeben über die Betreuung der Kinder, über die Auswahl der Kinder mit besonderen Bestimmungen über Verwandtenkinder, über Krankenhilfe und Versicherung und über Transportbegleitung, Tarif- und Verkehrsbestimmungen. Wertvolle Erfahrungen über den Landaufenthalt sind auch in den Jahresberichten des Vereins enthalten, deren genaues Studium ebenfalls dringend zu empfehlen ist.

Die Ergebnisse der ländlichen Familienpflege sind, wie erwähnt, bei sachgemäßer Auswahl der Kinder und richtiger Organisation durchaus günstig gewesen. Für einen großen Teil aller erholungsbedürftigen Schulkinder, insbesondere für die oben (S. 357) unter Gruppe a, b, c, f und g bezeichneten Fälle kann die ländliche Familienpflege durchaus mit der Anstaltsversorgung wetteifern, der gegenüber sie außerdem den Vorzug der größeren Billigkeit und des familienhaften Lebens besitzt.

b) Geschlossene ländliche Kolonien und Ferienkolonien, Ferienheime.

Die Entwicklung der Anstaltsfürsorge in Deutschland ist seit dem Kriegsende eine außerordentlich stürmische, vielfach überstürzte und planlose geworden. Für viele Städte und Kreise wurde es förmlich zur Mode, Kinderheime an der See oder im Gebirge zu schaffen. Die Verhältnisse der Inflationszeit, die Stilllegung vieler Gasthöfe, Sanatorien usw. unter dem Drucke der Geldentwertung, leisteten dieser Entwicklung Vorschub. Es ist leicht begreiflich, daß dabei vielfach die Güte der einzelnen Einrichtungen bezüglich Pflege, ärztlicher und erzieherischer Aufsicht Not leiden mußte. Eine Deflation ist auf dem Gebiet der Heimunterbringung dringend nötig geworden. Die Losung muß jetzt sein: Weniger Anstalten, dafür besserer Ausbau der pflegerischen und erzieherischen Bedingungen, Differenzierung der Anstalten nach ihren besonderen Aufgaben in eigentliche *Heilstätten, Genesungsheime und Erholungsheime.* Das vom „Verein Landaufenthalt für Stadtkinder" herausgegebene *Reichsverzeichnis der Kinderheilstätten, Genesungs- und- erholungsheime*, das auf Vollständigkeit nicht einmal Anspruch macht, verschafft einen guten Überblick über die ungeheuere Zahl der zur Zeit bestehenden Einrichtungen und gibt in tabellarischer Übersicht Auskunft über den Charakter jeder einzelnen Anstalt nach Lage, Bettenzahl, Indikation, Pflegekosten usw. (s. Tabelle 1, S. 373). Dieses Reichsverzeichnis wird ein unentbehrliches Hilfsmittel für jede Entsendestelle sein. Der an sich sehr fruchtbringende Gedanke der Spezialisierung der Erholungsfürsorge darf aber auch nicht überspannt werden.

Tabelle 1.

1	2	3	4	5	6	7a	7b	8a	8b	9	10	11
Name der Anstalt	Genaue Anschrift mit Angabe des Kreises evtl. Poststation Telegrammadresse	Bahnverbindung (Haupt- und Nebenstrecke). Sonstige Verbindung	Eigentümer der Anstalt	Anschrift der geschäftsführenden und abrechnenden Stelle	Landschaftliche Lage und Besonderheiten (Meer, Wald, Binnensee, Höhenlage, flache oder hügelige Gegend, Heilquellen, Quellenbäder usw.)	Bettenzahl		Wie alt sollen die Kinder sein?		Welcher Gesundheits- oder Erkrankungszustand der Kinder ist zulässig?	Welche Bestimmungen bestehen über die Aufenthalts-(Kur-) Dauer in der Anstalt?	Steht die Anstalt zur Belegung für Kinder aus ganz Deutschland zur Verfügung oder wird sie von einer bestimmten Stelle ganz oder teilweise belegt?
						Knaben	Mädchen	Knaben	Mädchen			
1	2	3	4	5	6	7a	7b	8a	8b	9	10	11

Tabelle 1 (Forts.).

12	13	14	15	16a	16b	17	18	19	20	21a	21b	21c	22
Welches ist diese belegende Stelle und wie lautet ihre genaue Anschrift?	Besteht für die Aufnahme der Kinder eine Beschränkung hinsichtlich eines bestimmten Glaubensbekenntnisses, der Weltanschauung, des Berufes oder Standes der Eltern?	Ist die Möglichkeit seelsorgerischer Betreuung der Kinder vorhanden?	Täglicher Pflegesatz Angabe über ermäßigte und evtl. Freiplätze	Werden besondere Kosten berechnet?		Ist die Anstalt im Sommer und Winter geöffnet?	Ist ärztliche Versorgung der Anstalt vorgesehen und in welcher Form?	Ist Badeeinrichtung in der Anstalt vorhanden? Wieviel Wannenbäder? Wie ist die Klosettanlage beschaffen?	Sind besondere Räume für die Kinder zum Aufenthalt bei schlechtem Wetter vorhanden?	Angaben über Zahl und Vorbildung des Personals			Bemerkungen Angaben über Fuhrwerk, eigene Land- oder Gartenwirtschaft, Schulunterricht, Diätküche, besondere Einrichtungen, wie Liegehallen, Sonnenbäder usw. Besuche, der Kreisfürsorgerin oder Gemeindeschwester usw.
				Bestrahlungen, Verbandskosten, Krankenhauskosten, Diathermie, Arztkosten, Arzneien, Kurbäder, Kurtaxe usw.	An- und Abbeförderung der Kinder, Gepäckbeförderung, Einkleidung, Waschgeld usw.					Leitung	Pädagogisches und Pflegepersonal	Haus- und sonstiges Personal	
12	13	14	15	16a	16b	17	18	19	20	21a	21b	21c	22

Wenn z. B. WOLTERS getrennte Heilkuren verlangt, „für Kinder mit aktiver Tuberkulose, inaktiver Tuberkulose, für tuberkulosegefährdete Kinder, Kinder mit Knochen-, Gelenk- und Drüsentuberkulose, Herzkrankheiten, Rachitis, ausgesprochener Skrofulose und exsudativer Diathese, wobei eine Trennung nach See- und Solbad notwendig erscheint, für stark unterernährte Kinder, Kinder mit Anämie und schließlich noch für Kinder, die mit besonderen Leiden behaftet sind und sich nicht allgemein einstufen lassen" (wörtlich so!), so geht das viel zu weit. Damit wird der Aufgabenkreis der Erholungsfürsorge in ganz unzulässiger Weise ausgedehnt auf Fälle, die Objekte der offenen Gesundheitsfürsorge, der ärztlichen Praxis und vor allem der Krankenhausbehandlung sind und bleiben müssen. Es darf nicht dahin kommen, daß durch das Überwuchern der in letzter Zeit oft zur Modesache und zum Tummelplatz von allerhand Dilettanten gewordenen Erholungsfürsorge die anderen ebenso wichtigen Zweige der Kindergesundheitsfürsorge verkümmern. Die Schaffung guter Kinderkrankenhäuser z. B. ist für die meisten Städte und Kreise Deutschlands viel dringender als der Erwerb von Seehospizen, Kinderheimen u. dgl.

Der Gedanke weitgehender Spezialisierung der Heime hat ganz automatisch zum Gedanken einer sehr starken Zentralisierung in der Verteilung der Heimplätze an die einzelnen Gemeinden geführt. Der vom Landesfürsorgeverband Westfalen geschaffenen „Ausgleichsstelle" hat sich der größte Teil der westfälischen Bezirksfürsorgeverbände angeschlossen, und es wurden 1924 durch diese Ausgleichsstelle über 10 000 Kinder untergebracht. KRAUTWIG hat sich gegen eine solche provinziale Zentralisierung der Erholungsfürsorge und für die Selbständigkeit großer Gemeinden und Städte auf diesem Gebiete ausgesprochen. Ich bin derselben Ansicht, womit natürlich nichts gegen den Zusammenschluß einzelner Kommunen oder Kreise oder gegen gemeinsame Belegung einzelner Spezialanstalten durch mehrere Entsendestellen gesagt werden soll. Provinzial- und Landeszentralen sind nötig zur Organisation der Werbung von Familienplätzen, zum Ausgleich widerstrebender Interessen, zur Verteilung etwa vorhandener öffentlicher Beihilfen und zur Ausführung statistischer Arbeiten. Die gegebenen Stellen hierfür scheinen mir die Landesjugendämter zu sein.

Aufgaben der Reichszentrale (als solche käme in Betracht der „Verein Landaufenthalt für Stadtkinder") sind vor allem: Verhandlungen mit Reichsstellen (Reichsverkehrsministerium, Deutsche Reichsbahngesellschaft, Paßwesen usw.), ferner einheitliche Regelung der Unfall- und Haftpflichtversicherung, Verhandlungen mit dem Ausland, Aufbringung und Verteilung von Mitteln sowie schnelles organisatorisches Eingreifen in besonderen Fällen, z. B. Ruhrhilfe.

Gerade angesichts der auf dem Gebiete der Heimfürsorge heute noch herrschenden Unklarheit und Verwirrung erscheint es zweckmäßig, einen kurzen, geschichtlich begründeten Überblick über die einzelnen Formen und ihre Eigenheiten zu geben.

Die Geschichte der *Ferienkolonien* ist verhältnismäßig jung. Der erste Verein für Ferienkolonien wurde 1876 von Dr. WALTER BION in Zürich gegründet. Er schickte 1877 die erste Kolonie von 68 Kindern in das Appenzeller Bergland auf den 1151 m hohen Vorderen Schwäbrich für 3 Wochen. Die erste deutsche Ferienkolonie wurde 1878 von Dr. VARRENTRAPP in Frankfurt a. M. gegründet, 1879 folgten Wien, Stuttgart und Dresden. Von 1885—1906 stieg nach einer Angabe im „Handwörterbuch der Staatswissenschaften" die Zahl der Vereine für Ferienkolonien in Deutschland von 77 auf 248, die Zahl der ausgesandten Kinder (einschl. Solbäder und Seebäder) von 20 000 auf etwa 57 000. Die Ferienkolonien wurden fast ausschließlich von Vereinen mit städtischer Unterstützung betrieben. Nur einige wenige Städte, wie Stuttgart, hatten eigene städtische Ferienheime.

Die Kinder werden in geschlossenen Gruppen unter Leitung von Lehrern, Lehrerinnen oder anderen pädagogisch geschulten Personen ausgesandt. Die

Unterbringung erfolgt meist in Massenquartieren (Gastwirtschaften), nur wenige Vereine verfügen über eigene Heime. Die Kolonien der ersteren Art werden nur während der Sommerschulferien betrieben, die eigentlichen Ferienheime dagegen während eines größeren Teiles des Jahres, meist von April bis Oktober. Einige Ferienheime, bei denen es das Klima und die bauliche Gestaltung zuläßt, werden sogar das ganze Jahr hindurch offengehalten. Die Dauer der Kuren beträgt meist 4 Wochen.

Als vorbildlich in baulicher und sanitärer Beziehung sind vor allem zu nennen die Erholungsheime des „Wormser Vereins für Erholungspflege kränklicher Kinder" bei Neckarsteinach, des Mannheimer Erholungsheim in Neckar-

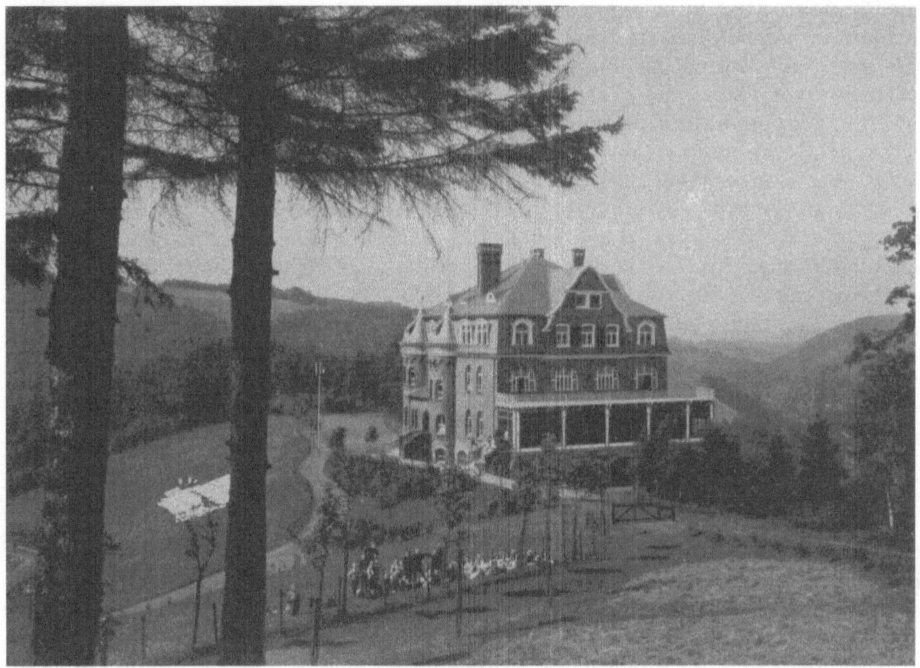

Abb. 13. Kinderheim Schalksmühle.

gmünd, das Kinderheim Schalksmühle des Barmer Vereins für Ferienkolonien (Abb. 13) und das Straßburger Ferienheim Y-Quell.

Die Indikationen für die Aufnahme der Kinder in behelfsmäßige Ferienkolonien decken sich ungefähr mit denen für die Familienpflege auf dem Lande (s. oben S. 371). Für die eigentlichen Ferienheime kann der Kreis, je nach der Güte der Einrichtung und der ärztlichen Versorgung, etwas weiter gezogen werden. Es können namentlich auch Rekonvaleszenten nach erschöpfenden Krankheiten und Tuberkuloseprophylaktiker aufgenommen werden, ferner blutarme und herzschwache Kinder und solche mit Rachitisfolgen (Gruppen b, d, h und i S. 357). Die Verpflegungskosten in den Ferienkolonien betrugen vor dem Kriege etwa 1,30—1,50 Mark je Tag und Kind. Über Ferienkolonien in Solbädern und an der See siehe unten (S. 379).

Der Massennot des deutschen Kindes in der Nachkriegszeit gegenüber erwiesen sich die alten Ferienheime und Kolonien als unzulänglich. Neue Versorgungsmöglichkeiten mußten gefunden werden, und sie fanden sich in der

Umwandlung ehemaliger Heil- und Pflegeanstalten und von Truppenübungsplätzen in Kindererholungsheime großen Stils. Das Problem der Massenversorgung erholungsbedürftiger Kinder in diesen Heimen kann als gelöst betrachtet werden. Es kam darauf an, große Massen von Kindern, bis zu 10 000, unterzubringen, und dabei doch die Pflege familienhaft und individuell zu gestalten. Die große räumliche Weite der Truppenübungsplätze ermöglichte es, den Großstadtkindern die ihnen nach der Enge und Luftlosigkeit der Städte so nötige Bewegungsfreiheit und den Genuß von Licht, Luft und Sonne zu verschaffen. Als Beispiel für dieUmwandlung von Heil- und Pflegeanstalten in Kindererholungsheime sei genannt die von der bayrischen Hauptfürsorgestelle für Kriegsbeschädigte betriebene Anstalt *Wöllershof bei Neustadt an der Waldnaab*, die in erster Linie für Bayern bestimmt, aber auch Kinder aus anderen deutschen Landesteilen, landsmannschaftlich zusammengefaßt, aufnimmt. Die Anstalt ist musterhaft organisiert, die klimatischen und Ernährungsverhältnisse besonders günstig und dementsprechend die erzielten Ergebnisse sehr gut.

Von Truppenübungsplätzen sind in Kindererholungsheime umgewandelt das Lager Hammelburg bei Würzburg (Kinderheim Marienruh), der Truppenübungsplatz Heuberg bei Stetten am kalten Markt (Baden) und Wegscheide bei Bad Orb im Taunus. Heuberg und Wegscheide sind nach Auswahl und Versorgung der Kinder ganz verschieden aufgebaut. Beide Systeme sind gut ausgedacht und ausgeführt (vgl. Dr. MARIE BAUM, Nachrichtendienst des deutschen Zentralausschusses für die Auslandshilfe 1923, Nr. 4/5).

Die „*Wegscheide*" nimmt grundsätzlich nur ganze Schulklassen mitsamt den Lehrern für eine mehrwöchige Erholungszeit auf. Hier liegt der Plan, die Enge der Großstadt zu überwinden, indem man *alle* Kinder, unabhängig von ihrer sonstigen körperlichen Beschaffenheit, in die Kinderstadt versetzt, klar auf der Hand. Es wird ein Stück Schulleben für eine bestimmte Zeit auf das Land hinaus verpflanzt bei völliger Freiheit des Lehrers, viel oder wenig, im geschlossenen Raum oder in Wald und Heide, in loserer oder in festerer Form zu unterrichten. So ändert sich mit jeder die Wegscheide aufsuchenden Klasse die Lebensgestaltung in der Kinderstadt. Nur die einfache Schlafstätte und die einem Pächter übergebene Verpflegung ist die gleiche, in allem übrigen herrscht Freiheit und mit ihr bunteste Mannigfaltigkeit. Der Unterricht im Freien, das Umherstreifen und Wandern, die Abende um das Holzfeuer mit offener Rede und Gegenrede sind für alle, die daran teilgenommen haben, von unvergeßlichem Reiz.

Der „*Heuberg*", der gleichzeitig fast die doppelte Zahl der Kinder wie die Wegscheide aufnehmen kann, zeigt etwas festere Formung und muß sie zeigen, weil nicht die schon zu einer gewissen Einheit verschmolzenen Schulklassen als ganze, sondern die von den Schulärzten als erholungsbedürftig bezeichneten Kinder dem Heuberg zugeführt werden. So bildet hier die Einheit, die erst in der Kinderstadt auf Grund der landsmannschaftlichen Zusammengehörigkeit — in einigen Häusern des Caritas-Verbandes und der Inneren Mission unter dem Gesichtspunkt der Konfessionsgleichheit — zusammengestellte 15köpfige Familie. Je 4 Familien bilden ein Halbhaus, je 8 das einer Hausmutter unterstellte Haus. In diesen Häusern liegen im Untergeschoß die geräumigen, immer für 2 Familien dienenden Wohn- und Eßräume, darüber die Schlafräume. Neben der Hausmutter gehören 9 Familienmütter zum Hause, 8 für den regelmäßigen Dienst in den Kinderfamilien, 1 zur Vertretung in den Freizeiten (die „Springtante").

Von dieser Zelle, der Familie aus betrachtet, erlebt das Kind den Heuberg. Das Haus, an dessen Reinigung und Schmuck es mitarbeitet, das durch besondere, von den Kindern gewählte Namen (Haus Sonnenschein, Blumeneck, Ritterburg usw.) aus der Schar der gleichmäßigen früheren Kasernen hervorgehoben wird, ist sein Haus, die Familienmutter und die 14 anderen Kinder bilden mit ihm seine Familie.

Um die Häuser herum unermeßliche Weite. Die Heubergstadt liegt am Rande einer sich nordwärts streckenden Heide, dem schönsten Tummelplatz, wo nichts verdorben werden kann. Im Süden grenzt das Hochplateau an das Donautal. Die Küchen befinden sich nicht in den Häusern, vielmehr werden je 5—6 Häuser durch eine Zentralküche versorgt. Ebenso wie die Verpflegung für 3000—4000 Kinder ist auch die ärztliche Versorgung zentralisiert. Ein leitender Arzt und mehrere Assistenten sind ständig Winter und Sommer oben, um die beiden auch während des Winters geöffneten Heilstätten (s. u.) mit ihren 150 Kindern zu überwachen. Während des Sommers werden ein weiterer Assistent und zwei Medizinalpraktikanten zugezogen. Jedes Kind steht unter ärztlicher Überwachung. Erkrankte oder Krankheitsverdächtige werden dem Krankenhaus zugeführt.

Die eben erwähnte *Heilstätte* wurde am 1. Dezember 1920 im ehemaligen Lazarett des Truppenübungsplatzes eröffnet und später durch ein zweites und kürzlich durch ein drittes Gebäude erweitert. In diesen Häusern, die das ganze Jahr in Betrieb sind, finden Aufnahme:

1. Kinder mit Drüsen- und Hauttuberkulose, insbesondere mit aktiver Tuberkulose der Lungenwurzeldrüsen,
2. Kinder mit Knochen- und Gelenktuberkulose,
3. Bronchitiker einschließlich Asthma, Kinder mit schwerer Anämie, mit leichten Herzfehlern, mit leichten Nierenentzündungen,
4. auffallend schwächliche oder besonders unterernährte Kinder.

Ausgeschlossen sind Kinder:

1. deren Krankheit so weit fortgeschritten ist, daß sie statt einer Heilstättenkur Krankenhauspflege notwendig haben,
2. ansteckende Krankheiten, darunter nachgewiesene wie auch verdächtige offene Lungentuberkulose,
3. ausgedehnte Lungentuberkulose überhaupt, etwa Erkrankung eines ganzen Lappens (fortschreitende Form),
4. Bettnässer, ausgesprochene neuropathische Kinder, geistesschwache Kinder, deren sittliches Verhalten nach Urteil der Lehrpersonen Anlaß zu Bedenken gibt.

In Verbindung mit dem Kindererholungsheim und der Heilstätte bildet der Heuberg eine Ausbildungsstelle für junge Mädchen in allen hauswirtschaftlichen und pflegerischen Fächern. Wie die Wegscheide als ein Stück Selbsthilfe der Stadt Frankfurt zu bezeichnen ist, so ist auch die Entstehung des Heubergs dem Zusammenschluß der Gemeinden und der freien Wohlfahrtsverbände der Staaten Baden und Württemberg zu verdanken. Das Reich vermietet die Häuser mit ihrer einfachen, aus dem Soldatenleben stammenden Einrichtung zu billigen Bedingungen und liefert Wasser und Elektrizität zu den Gestehungskosten. Die Verpflegungsgelder werden von den Aussendungsstellen, Gemeinden oder Wohlfahrtsvereinigungen getragen, die ihrerseits für deren Rückersatz durch die Eltern, durch die Krankenkassen oder sonstigen verpflichteten Stellen besorgt sein müssen. Um die Organisation des Heubergs haben sich besondere Verdienste erworben der Suttgarter Stadtschularzt Professor Dr. GASTPAR und Ministerialrätin Dr. MARIE BAUM, die bekannte Führerin auf dem Gebiet sozialer Wohlfahrtspflege. Die Zahl der Mitarbeiter und Mitarbeiterinnen beträgt im Sommer mehr als 400. Einführungskurse zum Beginn des Sommers, regelmäßige Zusammenkünfte, anmutige Feste mit Musik, Volkstänzen und Aufführungen aller Art, geben auch diesen Mitarbeiterinnen Reichtümer, aus denen sie wiederum im Verkehr mit den Kindern schöpfen.

Bei der Aussendung von Kindern in Ferienheime, Erholungsstätten und dergleichen können, je nach Bedarf und Möglichkeit, eine Anzahl *natürlicher Heilfaktoren* außer den seither erwähnten nutzbar gemacht werden, so die verschiedenen klimatischen Faktoren, wie Höhenlage, Seeklima und die Heilbäder, von denen in erster Linie seit altersher die Solbäder in Anwendung gezogen worden sind. Schon ein Klimawechsel an sich ist erfahrungsgemäß imstande, Heilungsvorgänge anzuregen, den Stoffwechsel zu beleben und fördernd auf das Wohlbefinden, den Appetit und den Schlaf der Kinder einzuwirken. In der Beurteilung der einzelnen Heilpotenzen gehen allerdings die Meinungen der Ärzte noch weit auseinander, und es ist nicht zu leugnen, daß bei den Empfehlungen gewisser Klimate und Heilbäder nicht immer mit der wünschenswerten Objektivität verfahren wird. Hinter dem viel gerühmten „Brunnengeist" mancher Heilbäder und Kurorte versteckt sich bisweilen der Geist schnöder Gewinnsucht oder wenigstens die Befangenheit infolge materieller Interessiertheit. Hier seien nur die einigermaßen wissenschaftlich begründeten Heilanzeigen wiedergegeben, und es sei von vornherein nachdrücklich betont, daß bei richtiger ärztlicher und pflegerischer Einwirkung auf den verschiedensten Wegen gute Erfolge zu erzielen sind.

Die Verwendung der natürlichen Heilfaktoren Luft, Licht, Sonne, Bewegung und Ruhe neben passender Ernährung ergibt, wie erwähnt, auch im Tiefland gute Erfolge. Einen stärkeren Reiz für den kindlichen Organismus stellt dann der Aufenthalt im

Mittelgebirge (400—700 Meter Höhe)

dar, und ein großer Teil der Ferien- und Erholungsstätten befindet sich in dieser Höhe (Wöllershof im bayrischen Wald, Wegscheide, Heuberg u. a.). Besondere Frische und Reinheit der Luft wird hier vielfach durch ausgedehnte Wälder bedingt. Die Luftströmungen sind meist schon erheblich stärker als im Tiefland. Das Mittelgebirge wirkt anregend, aber nicht stürmisch erregend auf den Gesamtorganismus und speziell auf das Nervensystem.

Das eigentliche

Höhenklima (700—1800 Meter)

ist charakterisiert durch den erheblich verminderten Druck der dünnen, leicht beweglichen, durchsichtigen, für die Sonne leicht passierbaren Luft, ferner durch geringe absolute Feuchtigkeit, im allgemeinen auch durch geringe relative Feuchtigkeit, die aber wegen der raschen Dampfbildung und schnellen Strömung der Luft, zumal im Winter, leicht zu hohen Ziffern ansteigt. Infolge der langdauernden und intensiven Besonnung kommt es zu schnellem und intensivem Temperaturwechsel, zu erheblichen Temperaturunterschieden zwischen Sonne und Schatten, Tag und Nacht. Weitere Momente sind lebhafte Lokalwinde, Kompensationswinde, neben den großen Strömungen schnell eintretende und verschwindende Wolkenbildung und Niederschläge, starke elektrische Leitfähigkeit der Luft, große Lichtfülle (THILENIUS).

Die Abnahme des Partialdruckes bewirkt Verminderung des Sauerstoffdruckes in den Lungenalveolen und damit Vertiefung der Atmung, schnellere Herzaktion und Änderung der Blutverteilung, es kommt zu einer starken Blutneubildung, Vermehrung der roten Blutkörperchen und des Blutfarbstoffgehaltes. Das Höhenklima ist demzufolge angezeigt bei Anomalien des Stoffwechsels, bei den meisten Formen von Blutarmut, bei exsudativer Diathese, bei chronischen

Katarrhen der oberen Luftwege, bei Rachitis und den meisten chronischen Neuropathien, bei Hypotrophien, bei Asthma und allen Formen der Skrofulose und Tuberkulose (SCHLOSSMANN, im Handbuch der Kinderheilkunde VON PFAUNDLER und SCHLOSSMANN, 3. Aufl., Bd. I, S. 146 ff.).

Das Seeklima (Insel und Küsten)

ist im allgemeinen gekennzeichnet durch geringe Veränderlichkeit der Wärme, erhebliche Feuchtigkeit, hohen Druck, lebhafte Bewegung, Lichtfülle und physikalische Reinheit, und kommt als Heilfaktor für Kinder zur Anwendung bei konstitutionellen Anomalien, bei chronischen Katarrhen der oberen Luftwege, bei manchen Fällen von Asthma- und — in der Form der Heilstättenbehandlung — bei gewissen Formen der Tuberkulose. Die Gewöhnung an das Seeklima muß vor allem bei übererregbaren nervösen Kindern sehr vorsichtig und allmählich durchgeführt werden. Zur Erzielung wirklicher Heilerfolge bedarf es in der Regel eines längeren, mehrmonatlichen Aufenthaltes an der See. Das gilt namentlich für Tuberkuloseprophylaktiker. Kurze 3—4wöchentliche Aufenthalte an der See können wohl anregend und umstimmend auf Stoffwechsel und Nervensystem wirken (Reizwechseltherapie im Sinne CÖRPERS), doch darf man sich davon nicht allzuviel versprechen und muß gewärtig sein, daß bei nicht sehr sorgfältiger Auswahl hier und da Kinder auch Schaden nehmen. Die in der Nachkriegszeit bei manchen Kommunen eingetretene Mode, leerstehende Hotels an der See anzukaufen und als Kindererholungsheime einzurichten, sollte möglichst bald wieder verschwinden. Betriebsame Fürsorgedilettanten beiderlei Geschlechts haben damit vielen Städten und Kreisen recht unproduktive Ausgaben aufgebürdet. Die See sollte im allgemeinen zur Behandlung für die obenerwähnten Krankheitszustände vorbehalten werden, und diese erfordern zumeist Behandlung in einer ärztlich geleiteten und mit den nötigen Einrichtungen versehenen Heilanstalt. Auch SIMON (Lehrbuch der Kindertuberkulose) betont ausdrücklich, daß die zahlreichen Anstalten der deutschen Nord- und Ostküste nicht gleichwertig sind. Sie sind teils Erholungsheime, teils, nach HÄBERLINS Definition, Seehospitäler. Die deutschen Anstalten behandeln die nichtaktive und die subaktive primäre und die extrapulmonale Tuberkulose und berichten über gute Erfolge, dagegen ist die Lungentuberkulose in unseren Seehospizen nicht systematisch behandelt worden, während es im Ausland auch an der See gelegene Lungenheilstätten gibt, z. B. in Dänemark.

Solbäder.

Durch das Solbad wird eine bessere Durchblutung der Haut und damit eine Abhärtung des Körpers und Erhöhung der Widerstandskraft gegen die kleinen Infekte des Nasenrachenraumes und der oberen Luftwege bewirkt. Gleichzeitig tritt eine Steigerung des Umsatzes ein, Appetitvermehrung und — oft erst nach Beendigung der Kur — vermehrter Ansatz und Kräftigung des Körpers. Gleichwichtig wie das Bad ist die Einatmung der salzhaltigen Luft an den Gradierwerken oder in besonderen Inhalatorien. Die Solbäder sollen Anwendung finden bei allen chronischen Nasen- und Rachenerkrankungen mit Drüsenschwellungen, bei Folgezuständen von Rippenfellentzündungen, bei chronischen Gelenkerkrankungen und bei gewissen Herzleiden. Wie die Heilwirkung des Seeklimas, so kommt auch die der Solbäder am besten zur Geltung, wenn die Kinder in ärztlich und pflegerisch gutversorgten Heilstätten behandelt und wenn dabei gleichzeitig die natürlichen Heilkräfte von Luft und Licht sachgemäß mit in Anwendung gezogen werden. Unter diesen Voraussetzungen kann das Solbad auch bei der Behandlung der Tuberkulose des Lymphgefäßsystems, der Knochen und Gelenke, Ersprießliches leisten. Als Beispiel sei die vorzüglich arbeitende Kinderheilstätte des badischen Frauenvereins im Solbad Dürrheim (Schwarzwald) genannt.

Für die eigentliche Ferienkolonie bedeutet es keinen wesentlichen Vorteil, wenn sie in einem Solbade liegt. Im Gegenteil wirkt dort der Mangel an Bewegungsfreiheit und das in einem Kurort bei neuropathischen und hypochondrisch veranlagten Kindern leicht entstehende Krankheitsgefühl oft nachteilig.

Die vielfach noch übliche, fast reflektorisch einsetzende Ideenassoziation Skrofulose-Solbad sollte aus dem ärztlichen Denken und Handeln nachgerade verschwinden (s. oben S. 357).

3. Träger der Erholungsfürsorge.

Die Gemeinden haben zweifellos die Pflicht, auf dem Gebiete der Erholungsfürsorge als einem der wichtigsten Teile vorbeugender Gesundheitsfürsorge, führend aufzutreten. Ihnen stehen ja auch in erster Linie die für eine sachgemäße Auswahl der Kinder erforderlichen personellen Kräfte (Fürsorgeärzte, Schwestern, Lehrerschaft) sowie Mittel zur finanziellen Unterstützung der privaten Wohlfahrtspflege zur Verfügung. Andererseits ist die Initiative zur Schaffung neuer Einrichtungen zumeist von der privaten Wohlfahrtspflege ausgegangen. Die freien Wohlfahrtsverbände, die konfessionellen sowie die übrigen privaten Organisationen sind vielfach in der Lage, Geldquellen zu erschließen, Mittel aus ausländischen gleichgearteten Vereinen oder Verbänden der freien Liebestätigkeit hereinzuholen, Naturalien für Heime durch die Vermittlung von Ortsvereinen auf dem Lande herbeizuschaffen oder in Familien auf dem Lande zweckmäßige Pflegestellen für Kinder zu gewinnen. Nur mit Hilfe der privaten Wohlfahrtspflege wird es ferner möglich sein, eine genügende Anzahl von Erholungsheimen und gutgeschulte, opferwillige Pflegekräfte für die Anstalten zu beschaffen. Die Zusammenarbeit der öffentlichen und privaten Wohlfahrtspflege ist aber auch gesetzlich gesichert durch den § 5 der Fürsorgepflichtverordnung vom 13. Februar 1924 (Fürsorge für hilfsbedürftige Minderjährige), deren Absatz 3 ausdrücklich bestimmt, daß die Fürsorgeverbände nicht Einrichtungen schaffen sollen, wenn geeignete der freien Wohlfahrtspflege vorhanden sind. Die großen Leistungen der privaten Wohlfahrtspflege, ich erinnere nur an die Vaterländischen Frauenvereine vom Roten Kreuz, die Anstalten der Inneren Mission und der Caritas, der Arbeiterwohlfahrt u. a., geben diesen Organisationen einen begründeten Anspruch auf gleichberechtigte Mitwirkung. Als Beispiel sei erwähnt: das Wiener Jugendhilfswerk, dessen Jahrbuch 1925 ein großartiges Bild von ersprießlichem Zusammenwirken kommunaler und privater Wohlfahrtspflege auf dem Gebiete der Erholungsfürsorge gibt. Wurden doch hier in einem Jahre 25 000 Kinder mit insgesamt 820 000 Verpflegungstagen der Erholungsfürsorge in Heimen teilhaftig. Hier wie auch in manchen Orten Deutschlands ist es auch zu Arbeitsgemeinschaften mit den Krankenkassen gekommen. Die großartigste derartige Aktion ist wohl die der „Vereinigten österreichischen Krankenkassenhilfe für tuberkulös-gefährdete Kinder", um deren Zustandekommen sich der Direktor der Reichsanstalt für Mütter- und Säuglingsfürsorge in Wien, Hofrat Prof. Dr. MOLL, das Hauptverdienst erworben hat (vgl. den Bericht der Reichsanstalt: „10 Jahre Kinderfürsorge", Wien 1926).

Die Krankenkassen sollten sich der Erholungsfürsorge als eines wichtigen Teiles vorbeugender Gesundheitsfürsorge noch viel mehr annehmen. Die dafür gemachten Aufwendungen werden sich sicherlich lohnen. Das gleiche gilt natürlich für die Landesversicherungsanstalten usw., von denen einzelne, insbesondere die der Rheinprovinz, schon Rühmliches geleistet haben. Auch in Zukunft darf es niemals heißen: öffentliche *oder* private, sondern stets: öffentliche *und* private Wohlfahrtspflege in gemeinschaftlichem, zielbewußtem Zusammenwirken.

Anhang.

Der Reichsminister des Innern. Berlin NW. 40, den 7. Mai 1926.
II. 3967 A.

Betr. Fürsorgemaßnahmen für tuberkulosebedrohte und tuberkulös erkrankte Kinder.

Im Kampf gegen die Tuberkulose ist von besonderer Wichtigkeit eine sachgemäße Fürsorge für diejenigen Kinder, welche der Gefahr der Ansteckung durch diese Krankheit ausgesetzt oder schon von ihr befallen sind. Unter den Maßnahmen, welche hierbei in Betracht kommen, steht an erster Stelle die zeitweilige Verbringung solcher Kinder in Verhältnisse, unter denen sie vor Ansteckung geschützt, widerstandsfähig gegen die Krankheit gemacht, oder, wenn sie schon tuberkulös erkrankt sind, geheilt werden können. Für diese Kinder je nach ihrem Gesundheits- oder Krankheitszustand die richtige Aufenthaltsstätte zu bestimmen, ist nicht leicht, zumal der Andrang von solchen Kindern, namentlich wenn es sich um Verbringung in *Anstalten* handelt, in der Regel recht groß ist. Es hat sich gezeigt, daß nur zu oft die Kinder am unrechten Ort untergebracht werden und daß auf diese Weise nicht nur in gesundheitsfürsorgerischer Hinsicht gefehlt, sondern auch mit den für die Tuberkuloseabwehr zur Verfügung stehenden Geldmitteln unwirtschaftlich umgegangen wird.

Über die Angelegenheit hat der Reichsgesundheitsrat in einer Sitzung vom 11. Dezember 1925 eingehend beraten; die dabei in Betracht kommenden Fragen wurden der Reihe nach vom Standpunkt des Heilstättenarztes, des Fürsorgearztes und kommunalen Verwaltungsarztes und des Kinderarztes behandelt.

Aus den stattgehabten Verhandlungen sind folgende Ergebnisse besonders hervorzuheben.

1. Es bedarf vor allem der gegenwärtige Verteilungsmodus bei der Zuweisung der tuberkulosebedrohten und tuberkulosekranken Kinder in die zur Verfügung stehenden verschiedenartigen Fürsorgestätten und Anstalten erheblicher Verbesserungen. Die derzeitige fehlerhafte Auswahl und Zuteilung hat z. B. dazu geführt, daß in manchen Tuberkulose-*Heilstätten* 50% der dort untergebrachten Kinder sich gar nicht für diese Art von Heilstätten eignen, sondern viel zweckmäßiger in Erholungsheimen untergebracht wären. Dringend der Heilstättenbehandlung bedürftige Kinder können unter solchen Umständen wegen Platzmangels, der durch nicht dorthin passende aber doch dort untergebrachte Kinder verursacht wird, keine Aufnahme finden; die nicht dorthin gehörenden Kinder werden sogar der Ansteckungsgefahr ausgesetzt und viel Geld wird unnötigerweise aufgewendet, um ihnen eine überflüssige, unter Umständen sogar nachteilige Heilstättenbehandlung zukommen zu lassen.

Um Abhilfe zu schaffen, hat der Reichsgesundheitsrat beschlossen, die anliegenden „*Richtlinien für die Unterbringung von tuberkulosekranken Kindern*" zur allgemeinen Einführung vorzuschlagen. Insbesondere soll mit diesen Richtlinien erreicht werden, daß dem Urteil des Arztes, namentlich des Schularztes, behandelnden Arztes, Fürsorgearztes usw. über den Gesundheitszustand des Kindes die ihm gebührende, entscheidende Bedeutung für die in den Einzelfällen zu treffende Auswahl der Unterbringungsstätten gesichert wird und daß nicht, wie es anscheinend noch recht oft sich ereignet, hierbei Rücksichten, die mit der zu gewährenden gesundheitlichen Hilfe nichts zu tun haben, Einfluß auf die Gestaltung der Fürsorge gewinnen. Es soll ferner seitens der Stellen, durch welche die Unterbringung der Kinder in Fürsorgeeinrichtungen und Anstalten erfolgt, darauf geachtet werden, daß nur solche Anstalten, Heime und ähnliche Stellen mit Kindern beschickt werden, die nach Einrichtung und Betrieb für den in Betracht kommenden Zweck tatsächlich geeignet sind und namentlich auch in bezug auf Hilfsleistung und Überwachung durch Ärzte die erforderlichen Sicherheiten bieten.

2. Nicht überall sind genügend Anstalten und Einrichtungen vorhanden, um für die hilfsbedürftigen, tuberkulosebedrohten und tuberkulosekranken Kinder die erforderliche Fürsorge eintreten lassen zu können. Es bedarf der Prüfung, inwieweit diesen Mängeln dadurch abgeholfen werden kann, daß man die Schwierigkeiten im gemeinsamen Wirken oder in enger Fühlungnahme mit den auf dem Gebiet der sozialen Wohlfahrt bestehenden Arbeitsgemeinschaften oder Zweckverbänden, durch Schaffung weiterer Unterkunftsstätten oder durch bessere planmäßige Ausnutzung und Bewirtschaftung der vorhandenen Einrichtungen sowie durch scharfe Trennung zwischen *Heil-* und Erholungsfürsorge zu überwinden sucht.

3. Leider besteht noch vielfach die irrtümliche Auffassung, als ob für tuberkulöse Kinder ganz besonders günstige Heilerfolge zu erhoffen sind, wenn sie in *ausländischen* Heilstätten, namentlich in solchen mit Hochgebirgssonne und Hochgebirgsklima, unter-

gebracht werden. Es werden infolgedessen erhebliche Geldmittel aufgewendet, um solche Auslandskuren zu ermöglichen, ja sogar, um im Ausland neue Anstalten zu bauen oder bestehende Anstalten zu erweitern, damit noch mehr Kindern als bisher dort Heilbehandlung zuteil wird. Sowohl das Deutsche Zentralkomitee zur Bekämpfung der Tuberkulose als auch der Reichsgesundheitsrat haben, ersteres in einer Sitzung vom 9. Dezember 1925, nach eingehender Beratung gleichlautend folgende Stellung zu dieser Angelegenheit beschlossen: „Im Deutschen Reiche sind alle klimatischen Faktoren, die zur Heilung der kindlichen Tuberkulose notwendig sind, vollkommen ausreichend vorhanden."

Es soll deshalb nachdrücklich darauf hingewirkt werden, daß deutscherseits Geldaufwendungen für solche Auslandskuren für Kinder, sei es mittels Bewilligung von Baugeldern oder Baudarlehen, sei es durch Bezahlung von Aufenthalts- oder Behandlungskosten, fortan unterbleiben und daß besser die bisher für solche Zwecke verausgabten Geldmittel den inländischen, zum Teil immer noch mit wirtschaftlicher Not kämpfenden Anstalten und Einrichtungen für Tuberkulosebekämpfung zugute kommen. Für die ganz seltenen Fälle, in denen eine Verbringung von tuberkulösen Kindern nach dem Auslande sich rechtfertigen läßt, kann solchem Bedürfnis durch die bereits jetzt benutzbaren ausländischen Einrichtungen, wie bei den obenerwähnten Verhandlungen übereinstimmend anerkannt worden ist, ausreichend abgeholfen werden.

Ich würde es begrüßen, wenn von seiten der Landesregierungen Veranlassung genommen würde, daß fortan bei der Unterbringung von tuberkulosebedrohten und tuberkulosekranken Kindern nach den erwähnten Richtlinien verfahren und auch sonst im Sinne der im Reichsgesundheitsrat zutage getretenen, übereinstimmenden Auffassung der Sachverständigen vorgegangen wird.

Im Auftrage:
gez. DAMMANN.

An sämtliche Landesregierungen (für Preußen: Ministerium für Volkswohlfahrt).

Abschrift zu I. M. III 1453/26.

Richtlinien
für die Unterbringung von tuberkulosebedrohten und tuberkulosekranken Kindern.
(Endgültige Fassung.)

1. Die bisherige Art der Entsendung tuberkulosebedrohter und tuberkulosekranker Kinder in die verschiedenen Arten von Anstalten bedarf infolge vielfach entstandener Mißbräuche einer grundlegenden Änderung.

2. Die Mißstände beziehen sich
 a) auf die Auswahl der Kinder,
 b) auf die Behandlungsstätten.

3. Die Auswahl der Kinder hat nur nach den ärztlichen Grundsätzen der Behandlungsbedürftigkeit und Nichtbehandlungsbedürftigkeit zu erfolgen. Die Vorschläge hierzu sollen in erster Linie von den behandelnden Ärzten, Schulärzten, Fürsorgeärzten usw. ausgehen. Eine brauchbare Unterlage zur Erkennung, Behandlung und Verhütung der kindlichen Tuberkulose ergeben die Richtlinien der Arbeitsgemeinschaft sozialhygienischer Reichsfachverbände[1]).

4. Die berufenen Organe für die ärztliche Entscheidung über die zu wählende Anstalt oder Anstaltsform sind die Gesundheitsämter oder Tuberkulosefürsorgestellen, die unter fachärztlicher Leitung stehen und mit allen modernen Hilfsmitteln der Tuberkulosediagnostik ausgestattet sind.

5. Wo die unter 3 und 4 bezeichneten Anforderungen nicht erfüllt sind, muß die Entscheidung über die ärztliche Auswahl einer zu bestimmenden Zentralbeobachtungsstelle (Kinderklinik, Heilstätte, Kinderabteilung eines Krankenhauses) übertragen werden. Bei fehlender Vorbeobachtung muß es der Heilstätte überlassen bleiben, zu bestimmen, ob das Kind in der Heilstätte verbleiben oder mit geeigneten Vorschlägen an die entsendende Stelle der Erholungsfürsorge zurücküberwiesen werden soll.

6. Alle Gesundheitsämter, Fürsorgestellen, Beobachtungsstellen und Heilstätten haben in enger Zusammenarbeit darauf zu achten, daß Kinder nicht in Anstalten kommen, für die sie nicht geeignet sind.

7. Sämtliche Anstalten der Kinderheilfürsorge sind bezüglich ihrer Eignung für bestimmte Krankheitsformen einer strengen Sichtung zu unterziehen.

Bezüglich der in Ziffer 3 vorstehender Richtlinien erwähnten, von der Arbeitsgemeinschaft sozialhygienischer Reichsfachverbände aufgestellten Richtlinien zur Erkennung, Be-

[1]) Abgedruckt im Tuberkul.-Fürs.-Blatt, 10. Jahrg. (1923), Heft 7 vom 18. Juli 1923, S. 36—38. Die Richtlinien sind jetzt in dritter Auflage erschienen und zu beziehen durch das Organisationsamt für Säuglingsschutz, Berlin-Charlottenburg 5, Frankstraße 3.

handlung und Verhütung der kindlichen Tuberkulose sei bemerkt, daß sie unter Abschnitt II, „Behandlung", indem sie die untersuchten Kinder in 5 Gruppen einteilen, folgendes besagen:

Gruppe I und II, d. i. tuberkulosefreie (nicht nachweisbar gefährdet oder gefährdet, Familie, Haus, Schule, Verwandtschaft) und tuberkuloseinfizierte, aber klinisch gesunde Kinder scheiden für die Behandlung und die *Entsendung* in Anstalten für tuberkulosebedrohte und tuberkulosekranke Kinder aus. Bei der Behandlung der übrigen Gruppen ist scharf zu trennen zwischen Maßnahmen der Erholungsfürsorge und Heilverfahren unter ärztlicher Leitung.

Die Maßnahmen der Erholungsfürsorge sind für Kinder der Gruppe III (tuberkuloseinfizierte Kinder bei allgemeiner Körperschwäche ohne faßbare tuberkulöse Symptome) heranzuziehen, da bei ihnen die Tuberkulose keine speziellen Indikationen für die Behandlung stellt, vielmehr nur deswegen eine allgemeine Kräftigung erwünscht ist, weil sich die Körperschwäche mit der stattgehabten tuberkulösen Infektion verbindet.

Es ist zu empfehlen, Verschickungen durch die Erholungsfürsorge nicht unter 6 Wochen zu begrenzen.

Kinder, für die Heilverfahren notwendig sind, dürfen keinesfalls der Erholungsfürsorge zugewiesen werden; sie werden selbst geschädigt und können andere Kinder infizieren.

Für die Kinder der Gruppe IV mit inaktiver Tuberkulose sind ausschließlich ambulante Behandlungsmethoden zu wählen, soweit diese Kinder nicht schon in der Gruppe III erfaßt sind.

Nur für die Kinder mit nachweisbarer aktiver Tuberkulose (Gruppe V), Bronchialdrüsentuberkulose, Lungentuberkulose, Skrofulose, Knochentuberkulose, Hauttuberkulose, die anderen Formen der Organtuberkulose, Meningitis, Miliartuberkulose, sind Heilverfahren erforderlich. Unter Heilverfahren sind zu verstehen: Behandlung in Krankenhäusern, Heilstätten, Seehospizen (Ostsee, Nordsee), Gebirgsstätten und in geeigneten Fällen ambulante Behandlung.

Vor jeder Verschickung ist die Notwendigkeit der Verschickung und die Besserungsfähigkeit eingehend zu prüfen. Verschickungskuren unter 3 Monaten sind zwecklos.

Die Versorgung der Knochen- und Gelenktuberkulose hat in geeigneten Fällen die Krüppelfürsorgestelle mit möglichster Beschleunigung einzuleiten, um der drohenden Verkrüppelung rechtzeitig entgegenzuwirken.

Literatur

(außer der im Text zitierten).

Baum, Marie: Grundriß der Gesundheitsfürsorge. J. F. Bergmann 1919. — Göppert u. Langstein: Prophylaxe und Therapie der Kinderkrankheiten. Berlin: Julius Springer 1920. — Goossens u. Weltring: Grundfragen der Kindererholungs- und Heilfürsorge. Freiburg i. Br:. Caritasverlag 1925. — Gottstein-Tugendreich: Sozialärztliches Praktikum. Berlin: Julius Springer 1920. — Hoffa, Th.: Erholungsfürsorge und Heilstättenbehandlung für Kinder. Veröff. a. d. Geb. d. Medizinalverwalt. Bd. 14, H. 9. 1922. — Hoffa, Th.: Fortschritte in der Anstaltsfürsorge für Kleinkinder. Zeitschr. f. Säuglings- u. Kleinkinderschutz, Sept./Okt. 1920. — Hoffa, Th.: Örtliche Erholungsfürsorge für Kinder. Gemeinwohl, Zeitschr. d. Bergisch. Ver. f. Gemeinwohl, Elberfeld 1924, Jg. 36, Nr. 12. — Keller u. Klumker: Säuglingsfürsorge und Kinderschutz in den europäischen Staaten. Berlin: Julius Springer 1912. — Langstein u. Rott: Wege und Ziele der Gesundheitsfürsorge unter dem Gesichtspunkt der Planwirtschaft. Selbstverlag Berlin-Charlottenburg 5, Frankstr. 3. — Lust: Diagnostik und Therapie der Kinderkrankheiten. Berlin: Urban & Schwarzenberg 1918. — Rott u. Stahl: Ziel und Gestaltung der Kindererholungsfürsorge. Friedrich Manns, Pädagog. Magazin. Langensalza: Hermann Beyer & Söhne 1925. — *Schulkinderfürsorge* als Teilaufgabe der allgemeinen Wohlfahrtspflege. Veröff. a. d. Geb. d. Medizinalverwalt. Bd. 16, H. 2. 1922. — Simon, Georg, u. Franz Redeker: Die Therapie der Kindertuberkulose. — *Monatsschrift* für Schulkinderpflege. Zahlreiche Einzelaufsätze. — *Jahresberichte* des Vereins für Säuglingsfürsorge und Wohlfahrtspflege im Regierungsbezirk Düsseldorf. — *Wiener Jugendhilfswerk,* Jahrbuch 1925. — *Zeitschrift für Schulgesundheitspflege und soziale Hygiene.* Zahlreiche Einzelaufsätze.

Die Fürsorge für moralisch Minderwertige.

Von

A. Gregor

Flehingen.

I. Einleitung.

Der Begriff der Minderwertigkeit bedeutet eine gewisse Unzulänglichkeit im Verhältnis zu vollwertigen Individuen der gleichen Altersstufe. Verglichen wird dabei die *Brauchbarkeit für das soziale Leben* im Hinblick auf die zu leistende Fürsorge. Die *öffentliche Fürsorge* ist als ein Organ zur Sicherung und Förderung der sozialen Gemeinschaft aufzufassen. Tatsächlich verfolgt sie den doppelten Zweck, Schädigungen der Gemeinschaft zu verhüten und Individuen, die für das soziale Leben unbrauchbar sind, in dieser Hinsicht tüchtig zu machen. Für die Minderwertigkeit ist in erster Linie die *Konstitution* des Individuums verantwortlich zu machen; aber man pflegt auch ein Individuum als minderwertig zu bezeichnen, welches sozial lediglich darum unbrauchbar oder schädlich ist, weil Umwelteinflüsse ihm ein Gepräge gegeben haben, welches von vornherein gar nicht in seiner Natur gelegen war. Beide Fälle sind sowohl in ihrem Wesen als auch in der Art der aufzuwendenden Fürsorge streng auseinander zu halten.

Mit einschlägigen Problemen muß sich das Werk an verschiedenen Stellen beschäftigen. Körperliche Gebrechen, geistige Störungen, intellektuelle Defekte, psychopathische Konstitution können unter bestimmten Umständen und Lagen eine Fürsorge erheischen. Spezielle Formen und Zustände psychischer Anomalie mußten auch auf die Frage der moralischen Minderwertigkeit führen. Wenn sie noch zu einem Gegenstand besonderer Betrachtung gemacht wird, so ist dies dadurch bedingt, daß hier eine unmittelbare soziale Gefahr gelegen ist, welche die Fürsorge durch rechtzeitiges Eingreifen zu bannen bestrebt sein muß.

Der gestellten Aufgabe glauben wir am besten in der Weise zu entsprechen, daß wir das Problem von seiten des als minderwertig erkannten Kindes und Jugendlichen erfassen, und zwar aus folgenden Gründen:

1. kommen wir dadurch dem hier besonders wesentlichen Faktor der konstitutionellen Beschaffenheit am nächsten;

2. muß gerade in diesem Alter auf die fürsorglichen Maßnahmen das Hauptgewicht gelegt werden, da die Plastizität der jugendlichen Seele derartigen Bestrebungen die größte Aussicht auf Erfolg verspricht;

3. weil wir von diesem Ausgangspunkt auch die älteren und erwachsenen Individuen erreichen müssen.

Soll die Fürsorge wirksam eingreifen, dann muß eine Klärung nach folgenden Richtungen geschaffen werden:

1. Über den Zustand, die Formen, das Ausmaß und den sozialen Prospekt, zu welchem die moralische Minderwertigkeit führt. Man hat sich daran gewöhnt, diesen Zustand als *Verwahrlosung* zu bezeichnen. Mit Rücksicht auf das jugendliche Alter wird damit vom

Standpunkt möglichst weitgehender Fürsorge ein besonderes Gewicht auf die sozialen Einflüsse gelegt. Die Bezeichnung ist aber auch durch das Wesen der Sache gerechtfertigt. Denn *im Zustande der Verwahrlosung ist eine seelische Verfassung gegeben, welche das Individuum aus eigenen Kräften nicht zu durchbrechen oder zu verändern vermag.*

2. Haben wir uns mit dem Mechanismus der *Minderwertigkeit* zu befassen, um die Angriffspunkte einer rationellen Fürsorge und deren erforderliches und wirksames Maß bestimmen zu können. Um dieses schon aus finanziellen Gründen auf das Notwendigste zu beschränken, ist Klarheit über die Entwicklung derjenigen Zustände zu gewinnen, welche die Fürsorge nötig machen. Wir konmen damit auf

3. die Ursachen, die teils in der besonderen Eigenart des Individuums, teils in den gestaltenden sozialen Einflüssen zu suchen sind.

Die Bearbeitung des Themas muß, wenn die Darstellung auch praktische Bedeutung gewinnen soll, vom konkreten Fall ausgehen, um zugleich einen Wegweiser für die Durchführung der Fürsorge zu bieten. Nur so kann ein plastisches Bild der Verhaltungsweise gegeben, die Kompliziertheit der Ursachen und deren Wechselwirkung erfaßt, endlich die Prozesse aufgezeigt werden, welche sich im Individuum abspielen, ehe es sozial unbrauchbar und hilfsbedürftig wird.

Bei der Darstellung kommt es uns besonders auf die eigenartige Bedeutung der Anlage einerseits, die sozialen Einflüsse auf die kindliche und jugendliche Seele andererseits an. Gerade das Moment der Gestaltungs- und Entwicklungsfähigkeit der in eigener Weise tätigen und verarbeitenden jugendlichen Seele soll durch unsere Darstellung dem Verständnis näher gebracht werden. Aber *ebenso wichtig wie der Verlust an sozialer Brauchbarkeit ist der entgegengesetzte Prozeß der Umbildung des Individuums zu einer wertvollen, sozial brauchbaren Persönlichkeit.* Wir haben der Frage nachzugehen, unter welchen Bedingungen eine derartige Umgestaltung des Individuums zu erwarten ist, wie die maßgebenden Wirkungen zu denken sind und wie der erstrebte Erfolg am leichtesten erreicht werden kann. Die erwähnten Faktoren gestalten sich aber wesentlich verschieden, je nachdem wir es mit einem männlichen oder weiblichen, älteren oder jüngeren Individuum zu tun haben, weshalb wir in den folgenden Ausführungen eine Einteilung nach geschlechtlichen und Altersdifferenzen treffen werden.

II. Die Praxis der Fürsorge für Minderwertige.

Im folgenden sei an einigen typischen Fällen dargetan, zu welchen fürsorglichen Maßnahmen die aus der Minderwertigkeit resultierende Verwahrlosung Anlaß gab, bzw. wie diese Maßnahmen in der Rückschau zu denken wären.

1. Knaben und Mädchen.

Karl O., geb. August 1903, *Kurt O.*, geb. Oktober 1904[1]), beide ehelich, Geschwister. Vater Handelsmann und Kantinenwirt, später Tanz- und Bühnenmeister. Mutter starb 1909 an einer Brustoperation, eine ältere Schwester führt die Wirtschaft, ist aber tagsüber in einer Fabrik auf Arbeit. Mutters Vater lebte liederlich. Die Erziehung der Eltern war früher streng, seit dem Tod der Mutter ist die Aufsicht ungenügend, der Vater kümmerte sich um die Kinder gar nicht, verbrachte seine freie Zeit bei einer Geliebten, der er auch anscheinend seinen Verdienst gab, so daß die beiden Knaben Hunger litten und verwahrlosten, weshalb Fürsorgeerziehung angeordnet wurde.

Karl war viel krank, blutarm und litt an Kopfschmerzen; er stottert etwas, wenn man ihn ansieht, erwies sich als ruhig, gutartig, log nur aus Furcht, hatte Semmelbeutel gestohlen. Mit 12 Jahren kam er ins Heilerziehungsheim Kleinmeusdorf, zeigte normale Stimmungslage mit leichter Stumpfheit. Mit den Kameraden vertrug er sich gut; auffällig war unselbständiges Wesen. Bei der Untersuchung war er befangen, zeigte lebhafte vasomotorische Reaktionen, gedrückte, resignierte Stimmung. In der Anstalt gefiel es ihm besser als bei den Leuten, bei denen er in Pflege war, weil er da stets auf Kinder aufzupassen hatte und für alles die Schuld bekam. Seine Diebstähle werden ohne weiteres zugegeben, er habe Semmel aus dem Brotbeutel, Geld vom Ladentisch genommen zu einer Zeit, als sein Vater im Krankenhaus war und er mit seinem Bruder kein Mittagessen bekam.

Die Intelligenzprüfung nach Binet-Simon ergab einjährigen Rückstand. Der Z. wurde später nach der Erziehungsanstalt Mittweida verlegt, wo er sich ebenfalls gut führte.

Kurt O. war nach der Geburt sehr schwach und später blutarm. Geistig entwickelte er sich gut, war lebhaft, mitteilsam, spielte und malte gern. Er kam mit 11 Jahren ins Heilerziehungsheim, zeigte sich zurückhaltend, zänkisch und klatschsüchtig. Sein Verhalten

[1]) Nach Gregor-Voigtländer: Die Verwahrlosung. Berlin: S. Karger 1918.

bei der ärztlichen Untersuchung war ähnlich wie das seines Bruders. Er zeigte gedrückte Stimmung und auffallend unkindliches Wesen; er klagte, daß er nicht spielen durfte, weil er stets auf Kinder aufzupassen hatte. Als sein Bruder 3 M. gestohlen, habe auch er Schläge bekommen: „Jedenfalls darum, weil ich dabei war und hätte sagen sollen, daß er es zurückgibt.“ Wie bei seinem Bruder ist Seufzen und Stirnrunzeln, sowie der unkindliche, verhältnismäßig alte Gesichtsausdruck auffällig, wehmütig-resigniertes Lächeln und Sprechweise.

Die Intelligenz nach BINET-SIMON ist dem Alter entsprechend. Auch Kurts Führung war in Kleinmeusdorf und später in Mittweida eine gute.

Die beiden schulpflichtigen Jungen bieten ein recht charakteristisches Bild jener Form kindlicher Verwahrlosung dar, welche durch äußere Umstände bedingt ist. In ihren unglücklichen Familienverhältnissen, dem frühen Tod der Mutter, dem liederlichen Lebenswandel des Vaters, der seine Pflichten in gröbster Weise vernachlässigte, ist die Schuld für das moralische Absinken der beiden Kinder zu suchen. Beide zeigten ihrer ganzen seelischen Struktur nach keine Eigenschaften, aus denen ihre Verfehlungen abzuleiten wären, vielmehr traten in ihrem Wesen bereits merklich Züge hervor, welche als *Produkte nachteiliger Beeinflussung des kindlichen Seelenlebens durch die Umgebung* zu deuten sind: der alte Gesichtsausdruck, das unkindliche Wesen, ein wehmütiges Lächeln, resigniertes Sich-schicken in die gegebene Situation. Auf letzteres Moment ist besonders hinzuweisen; es stellt eine der Formen vor, mit der Kinder und Jugendliche in ihrem Verhalten auf Milieuschädigungen und verkehrte Erziehungsmaßnahmen reagieren.

Die weitere Entwicklung, welche die beiden Fälle ohne behördliches Eingreifen genommen hätten, ist klar. Einmal wäre die seelische Verbildung, die wir schon greifbar vor uns hatten, weiter fortgeschritten, ferner wären die Jungen für schädliche Einflüsse immer empfänglicher geworden und ihr Schicksal wahrscheinlich durch üble Elemente der Straße bestimmt worden.

Die günstige Prognose, welche nach der Aufnahme im Heilerziehungsheim gestellt wurde, traf nach den Erfahrungen in Kleinmeusdorf und Mittweida zu. Es fragt sich nur, ob man diesen Weg auch heute noch gehen dürfte, da Sparsamkeit in den Erziehungskosten geboten ist. Zweifellos ist zu spät eingegriffen, später des Guten zuviel getan worden. Es sind dies die beiden Merkmale einer noch ungenügend systematisierten Fürsorge. Die Knaben hätten schon in der Schule auffallen und die Aufmerksamkeit eines Lehrers auf sich ziehen müssen, der seinen Schülern auch als Erzieher gegenübersteht, mit ihren Nöten vertraut ist und die elementaren Begriffe der Jugendverwahrlosung und Fürsorgeerziehung kennt. So hätte auf eine Anzeige des Lehrers rechtzeitig Schutzaufsicht eingeleitet oder eine zweckmäßige Unterbringung der Kinder in entsprechender Familie erfolgen können. Später war die langwierige und kostspielige Unterbringung in einer Beobachtungsstation überflüssig, poliklinische Untersuchung in einer fachmännisch geleiteten, ärztlichen Beratungsstelle hätte ebenfalls Klärung der Fälle gebracht und selbst die weitere Unterbringung in einer Erziehungsanstalt wäre wohl durch geeignete Familienunterbringung und angemessene Schutzaufsicht zu ersetzen gewesen.

Ein wesentlich ernsteres Gepräge hat nachstehender, in Flehingen beobachteter Fall.

Friedrich L., geb. August 1912. Wurde im Februar 1923 der Beobachtungsabteilung der Erziehungsanstalt Flehingen überwiesen, weil er sich tagelang herumtrieb, in Häuser eindrang, stahl, Feuer anzündete und dadurch die Umgebung gefährdete.

Nach Angaben des Vormundes sind beide Eltern gestorben. Der Vater war etwas leichtsinnig, die Mutter sehr kränklich. Mit 3 Jahren kam das Kind zu Pflegeeltern, zwar in günstige Verhältnisse, doch verstanden sie es nicht zu behandeln. Es blieb sich selbst überlassen, konnte seinen Neigungen zuviel nachgehen, verließ das Haus, trieb sich herum, war unsauber, beging allerlei Streiche, die immer ernsteren Charakter gewannen.

Bei der Aufnahme in die Anstalt hatte der Junge Erfrierungen an beiden Beinen, konnte infolgedessen kaum gehen, litt an starken Schmerzen. Er zeigte sich schwer zugänglich, war scheu, ängstlich, zitterte andauernd bei der ärztlichen Untersuchung, aß wenig. Bald wurde er jedoch zutraulicher und gewöhnte sich an die Umgebung, nahm noch während der Behandlung seines Fußübels am allgemeinen Leben seiner Umgebung teil. Nach einer Woche war er bereits völlig daheim, wollte ganz in der Anstalt bleiben, scherzte mit den Kameraden und zeigte sich auch dreist. Er gab an, von den Pflegeeltern weggelaufen zu sein, weil er immer Futter und Rüben schneiden mußte; er sei zu Verwandten gelaufen, bei denen er freundliche Aufnahme fand, oder er habe sich auf den Speicher versteckt, wo er gelegentlich Feuer machte, um nicht zu frieren. Er zeigte sich geordnet, lenksam, beteiligte sich brauchbar an häuslichen Arbeiten. Eines Tages wurde er von seinen Kameraden beschuldigt, Äpfel entwendet zu haben, er bestritt dies entschieden, geriet in Erregung und ging mit einem Handtuch aus dem Schlafsaal. Er hatte dabei die Absicht, sich zu erhängen, weil er unschuldig verdächtigt wurde; später erzählte er, daß er es einmal in seinem Heimatdorf erlebte, daß sich ein Mann im Wald erhängt hat.

Die Prüfung der Intelligenz ergab pathologischen Rückstand leichten Grades: Debilität.

Das Kind zeigt entschieden anomale Züge, intellektuellen Rückstand, ferner auffälliges affektives Verhalten. Wichtiger als die Frage nach der Diagnose ist die Bewertung der moralischen Konstitution und die Entscheidung über die Form der Fürsorge. Hier ist zunächst die Änderung des Bildes mit dem Eintritt des Jungen in die Anstalt auffällig. Seine Verhaltungsweise bei den Pflegeeltern fand in der Anstalt keine korrespondierenden Eigenschaften. Die Offenheit und Ungezwungenheit, mit der sich der Junge hier bald gab, widerlegten die Annahme, daß lediglich die Sicherungen der Anstalt sein Verhalten bestimmten, vielmehr hatte man den bestimmten Eindruck, daß die neue, seinem Wesen angepaßte Umgebung, der Umgang mit Kindern gleichen Alters seiner wirklichen Natur zum Durchbruch verhalf und das Kind sich tatsächlich erst hier auslebte. Wir trugen daher auch kein Bedenken, den Fall als einen relativ gutartigen aufzufassen und die bedrohlichen Akte des Jungen als Verirrungen zu deuten, denen durch die Situation, in welcher er zu leben gezwungen war, Vorschub geleistet wurde.

Der Selbstmordversuch lieferte uns einen Schlüssel zum Verständnis seines früheren Verhaltens. Wie der Zögling bei uns im Affekt einen eindrucksvollen Vorgang kopieren wollte, so gab er sich nach Durchbruch des unnatürlichen Zwanges im Hause der Pflegeeltern einem Räuberleben hin, für das ihm ebenfalls manche Vorbilder geläufig sein konnten.

Die Fürsorge ging hier den Weg, welcher bei dem äußerlich immerhin ernsten Gepräge, welches die Verwahrlosung annahm, einzuschlagen war. Nach der Darstellung der Vorfälle in den Akten konnte der Fall nicht poliklinisch erledigt werden, und auch als er sich in Flehingen in erfreulicher Weise zu klären schien, hielten wir es für angezeigt, das Kind vorerst noch in die freiere Umgebung eines offenen Kinderheims zu bringen, wo die Erfahrungen ebenfalls günstig waren.

Willy H., geb. Mai 1907. Eltern leben getrennt wegen Trunksucht des Vaters. Dieser war früher Lokomotivführer, wegen des erwähnten Übels verlor er seine Stelle, beging Selbstmordversuch, brutal, zumal im Rausche, wegen Körperverletzung bestraft. Mutter ordentlich, arbeitsam, durch Erwerb öfters außer Haus, in der Erziehung nachgiebig. Zögling ist das 7. Kind, ein jüngerer Bruder noch am Leben. Von älteren Geschwistern leben vier. Ein älterer Bruder hat einmal ein Rad gestohlen in Gemeinschaft mit Z., im übrigen führen sich die Geschwister gut. Z. hat in der Schule oft und viel geschwänzt. Mit 3 Jahren erlitt er einen Fall vom 2. Stockwerk, der anscheinend keine Folgen hatte; geriet bald in schlechte Gesellschaft. Mit 11 Jahren mehrere Kistchen Zigarren, einen Revolver und Lebensmittel gestohlen, entfernte sich öfters vom Hause. Bei den Nachbarn sei nichts vor ihm sicher gewesen. November 1918 kam er in eine Erziehungsanstalt, dort in kürzester Zeit mehrfach entwichen, daher in eine zweite Anstalt, wo er nur 1 Tag blieb, dann in eine dritte, wo ebenfalls mehrfache Entweichungen gelangen; vom Anstaltsleiter wird er als Heuchler, Dieb und Simulant bezeichnet. Nach der letzten Entweichung schloß er sich einer Verbrecherbande an und beging 73 Einbrüche, bei denen er das ausführende Organ bildete. Er wurde zu 2 Jahren 6 Monaten Gefängnis verurteilt und führte sich im Jugendgefängnis schlecht und bekam in der Zeit 37 Hausstrafen. Daher wurde von der Gefängnisdirektion Unterbringung in eine Erziehungsanstalt beantragt.

April 1922 in Flehingen aufgenommen. Bei der Zuführung bricht er in Tränen aus, sinkt förmlich in sich zusammen, klagt über seinen schwachen Charakter, werde doch wieder der Versuchung zum Opfer fallen, äußert Lebensüberdruß. Das Selbstgefühl des Zöglings wird durch die bestimmte Erklärung, daß man von seiner Besserung überzeugt sei, belebt, dem Vorschlag der Gefängnisdirektion auf Isolierung nicht stattgegeben. Am 4. Tage, d. i. 3. V., arbeitet der Z. bereits fleißig und munter auf der Schneiderei. In der nächsten Zeit ergeben sich Konflikte mit Kameraden, er fühlt sich beeinträchtigt und klagt, daß man über sein Vorleben spricht, scheint sich auch mit Entweichungsgedanken zu befassen. Das Selbstbewußtsein ist gehoben, er möchte mit dem Direktor des Gefängnisses in Verbindung treten, um ihm von seiner jetzigen Position zu berichten. Die weiteren Eintragungen lauten wie folgt:

31. V. Bisher ziemlich gut geführt, etwas eitel, sucht Interesse zu erwecken, empfindlich, trägt nach Konflikten gekränktes Wesen zur Schau. Auf der Werkstätte wechselnde Leistungen, frech, wenig kameradschaftlich.

30. VI. Reizbar, empfindlich, streitsüchtig, eitel, schreibt Briefe, in denen er einen Besuch ankündigt, prahlt mit Beziehungen zu Vorgesetzten, spricht von einer Einladung beim Direktor, die ihm als Lohn für gute Führung in Aussicht gestellt ist.

30. VII. Sehr empfindlich, verschlagen, egoistisch.

7. VIII. Auf dringenden Wunsch der Mutter und als Belohnung für die bisherige gute Führung und Fleiß auf der Werkstätte beurlaubt.

12. VIII. In gehobener Stimmung pünktlich vom Urlaub zurück, hat sich zu Hause tadellos geführt, war ängstlich bedacht, pünktlich zurückzukehren.

28. VIII. Führung und Arbeit zufriedenstellend.

30. IX. Merkliche Besserung, entwickelt mehr Festigkeit.

11. X. Zufriedenes Wesen, möchte in der Anstalt bleiben, um hier sein Gewerbe auszulernen. — In der Folge ergaben sich allerdings noch einzelne Rückschläge, die meist durch Konflikte mit anderen Zöglingen bedingt waren, im ganzen zeigte sich aber ein unverkennbarer Fortschritt, so daß Z., der sich auch bei einem weiteren Urlaub bewährte, am 24. III. 1923 in eine Lehrstelle entlassen werden konnte. Seine Führung bis Ende 1923 blieb dort gut.

Der Fall ist außerordentlich kompliziert und für die Wahl der richtigen Maßnahmen besonders schwierig. Wilhelm H. ist zweifellos durch seinen Vater erblich belastet und stellt sich klinisch als Psychopath mit hysterischen Zügen dar. Die Neigung zu Eigentumsdelikten trat frühzeitig in Erscheinung. Von da an schien die Kette fortgesetzter Verfehlungen gar nicht abreißen zu wollen. Mit 11 Jahren wurde er zum erstenmal nach einer Erziehungsanstalt gebracht, schlechte Führung und raffinierte Entweichungen zwangen zu einem Wechsel der Anstalten in rascher Folge, bis ihm die Berührung mit einer gefürchteten Einbrecherbande mit 12 Jahren den Stempel eines schweren Verbrechers verlieh und das Gericht zu einem strengen Urteil veranlaßte. Sein Verhalten im Gefängnis führte dort zur Auffassung größter Verworfenheit, zumal er zur Zeit, als er konfirmiert wurde, in seiner Zellwand ein Loch durchbrach und mit seinem Nachbar in Verbindung trat.

Rückschauend ist zu sagen, der Fall beweist, daß die landläufigen Erziehungs- und Strafmaßnahmen bei einem eigenartig veranlagten Jungen von komplizierter seelischer Struktur den gegenteiligen Erfolg erreichen können. Der Zögling bedurfte einer ganz sorgfältigen Erziehung, die nur von einem mit der pathologischen Konstitution vertrauten Arzt geleitet und mit geschulten Erziehern und wohldiszipliniertem Personal in einer Anstalt durchzuführen war. Um mich nicht in pädagogische Einzelheiten zu verlieren, sei nur betont, daß es hier wesentlich auf eine Umwertung der Interessen, eine geschickte Verwendung der hysterischen Eigenliebe und des Geltungsbedürfnisses, den Ausgleich ständiger Kollisionen mit der Umgebung und die Setzung eines dem Z. erstrebenswerten Zieles ankam.

Entscheidend für den tatsächlich erreichten Erfolg waren gewisse, im seelischen Mechanismus gegebene Voraussetzungen; in erster Linie eine ausgesprochene Aktivität, die sich früher eben nur in falschen Bahnen bewegte; zweitens die dem Hysteriker eigene Empfindlichkeit, welche die Wirkung pädagogischer Maßnahmen steigerte, und drittens ein differenziertes Gefühlsleben, das eine Wertbildung ermöglichte.

Der Fall ist auch insofern lehrreich, als er zu einem starken Skeptizismus vor der geläufigen Annahme von kriminellen Neigungen führt. Wer hätte solche dem Z. zu einer gewissen Zeit absprechen wollen? Und doch bestanden im Grunde genommen zu diesem Begriff nur äußerliche Beziehungen.

Als ein in den Grundzügen seelischer Struktur ähnliches Gegenstück sei nachstehender weibliche Fall angeführt:

Else Di., 13 Jahre alt, Vater Arbeiter in Gasanstalt einer Kleinstadt, 5 ältere, z. T. erwachsene Geschwister, 2 jünger, 5 gestorben. Mutter schwächlich, leidend. 21jähriger Bruder wegen Diebstahls bestraft.

Else war etwa vom 10. Jahre an schwer zu erziehen, frech und ungehorsam, besonders zur Mutter, stieg zum Fenster hinaus, wenn sie daheim bleiben sollte, und trieb allerlei Unfug, schwänzte die Schule. Schulstrafen blieben erfolglos. In letzter Zeit nahm sie der Mutter mehrfach Geld weg, stahl einmal Rosen vom Friedhof, in der Schule einen Radiergummi. Sie fälschte einmal den Entschuldigungszettel für die Schule und beging sonstige Schwindeleien dieser Art. Nach allerdings unverbürgten Gerüchten schlich sie einmal in die Sakristei und heftete dem Pfarrer einen Zettel mit dem Wort „Esel" auf den Talar. Die zarte Mutter war machtlos, der Vater konnte sich um die Erziehung wenig bekümmern. Zu Hause war es ihr zu eng und ärmlich, sie wollte immer hoch hinaus.

Im Erziehungsheim machte das Mädchen von Anfang an die größten Schwierigkeiten. Frechheiten, Widersetzlichkeiten, Eigensinn, Ungehorsam, Trotz, flegelhaftes, unmanierliches Betragen waren an der Tagesordnung. Sie brauchte schmutzige Lieder und Redensarten. Oft kam es zu Erregungszuständen und Wutanfällen, namentlich wenn sie wegen Unarten isoliert wurde, wobei sie um sich schlug und auch Fensterscheiben zertrümmerte. Das Betragen war wechselnd und unberechenbar, es bestand große Launenhaftigkeit. Anfangs war sie nur Tage, später wochenweise fügsam. Gegen andere Kinder zeigte sie sich lieblos, unverträglich, rücksichtslos, oft übermütig-ausgelassen, dann rascher Stimmungsumschlag zu mürrischem, reizbarem Wesen. Mit dem Eintritt der körperlichen Reife war lautes, unbeherrschtes Weinen auffällig, in das sie ausbrach, wenn sie auf Hindernisse stieß. In dieser Zeit zeigte sie sich auch rührselig und schwärmerisch.

In der Arbeit war sie anfangs widerwillig und nachlässig, wurde jedoch im Laufe der Zeit sorgfältig, so daß man ihr später allerlei überlassen konnte. In der Schule zeigte sie sich gleichfalls strebsam und war in den Leistungen zuletzt erfolgreich, so daß sie die Abgangszensur 2 erhielt. Neigung zum Naschen und Lügen blieben noch vorhanden, aber nur mehr gelegentlich, und traten gegenüber anderen Untugenden in den Hintergrund. Die Besserung machte innerhalb von 2 Jahren Fortschritte, wenn auch nicht stetig, Rückfälle in Ungezogenheit kamen immer wieder vor, aber seltener und weniger heftig als zu Anfang.

Im seelischen Gefüge des Individuums tritt namentlich starker Egoismus, lebhaftes Geltungsbedürfnis, große affektive Erregbarkeit und gesteigertes Triebleben zutage. Daraus resultiert die Unerziehbarkeit in den bescheidenen häuslichen Verhältnissen, zahlreiche Verfehlungen, welche den Unwillen der Schule und sonstiger Umgebung erregten, Konflikte mit Mitschülerinnen, energische Abwehrstellung, welche sie dem Anstaltsleben gegenüber einnahm. Es ist durchaus möglich, daß günstigere häusliche Verhältnisse, namentlich eine zielbewußte und strenge Erziehung, sie in anderer Weise gestaltet hätten, ebenso daß das Kind in einem reichen Elternhaus eine abweichende, wenn auch moralisch vielleicht nicht höher zu bewertende Entwicklung genommen hätte. Wahrscheinlich hätte auch noch Versetzung in eine geeignete Familie zu einem bestimmten Zeitpunkt Erfolg gebracht. Bei den obliegenden Verhältnissen war Überweisung in eine Anstalt der einzig richtige Weg und ebenso die Auswahl einer Anstalt, welche unter psychiatrischer Mitwirkung der psychopathischen Konstitution Rechnung zu tragen vermochte. Trotz des trüben Prospektes zeigte sich das Mädchen doch so geartet, daß mit einem positiven sittlichen Fühlen zu rechnen, die Verirrungen der im Grunde doch noch harmlosen Natur zu beseitigen und die Störungen, welche sichtlich mit der Reifezeit zusammenhingen, zu beheben waren.

Die besprochenen Fälle zeigten vielfach sehr ausgesprochene Wirksamkeit äußerer Ursachen, welche die Verwahrlosung teils direkt bedingt, teils ihr ein besonderes Gepräge gegeben haben. Es sei nunmehr ein Fall angeführt, dessen Minderwertigkeit in erster Linie durch die Anlage verursacht erscheint.

Georg B., geb. Juli 1908. Beide Eltern tot. Vater Maurer, im Krieg 1916 gefallen. Mutter starb 1918. Noch zu Lebzeiten der Eltern ließ er sich Verfehlungen zuschulden kommen. Nach deren Tode kam er zu den Großeltern, welche wegen seines Ungehorsams weitere Pflege ablehnten. 1919 nahm ihn sein Vormund zu sich, den er, wie früher die Großeltern, bestahl. Als er einen Schirm holen sollte, ging er mit 20 M. flüchtig, kaufte sich von dem Geld Zigaretten, kehrte erst nach Tagen zurück. Ebenso beging er außerhalb des Hauses Diebstähle. Er übte Grausamkeiten gegen Tiere, quälte seine Kameraden. Die Schule bezeichnet ihn als zerstreut und faul. Er erreicht in keiner Klasse das Ziel. Juli 1919 kam er nach der Erziehungsanstalt Sinsheim, Mai 1921 nach der Erziehungsanstalt Hüfingen. Aus beiden Anstalten ist er mehrfach entwichen. In Hüfingen stahl er auch Geld und nahm bei der Flucht eine silberne Uhr, was einen besonderen Vertrauensbruch bedeutete. Er war lügnerisch, unverträglich, scheinheilig, gab ohne erdrückendes Beweismaterial seine Taten nie zu, auch seine Mitzöglinge stellten ihm das schlechteste Zeugnis aus. Er galt als träge Natur, die, wo immer es ging, sich von der Arbeit drückte. In der Anstalt Sinsheim verging kein Tag, an dem er nicht mit anderen Zöglingen in Streit und Balgerei geriet.

Angesichts dieser Erziehungsschwierigkeit wurde er am 27. XI. 1922 nach der Beobachtungsstation von Flehingen verlegt. Er zeigte sich für sein Alter äußerlich entwickelt, verriet aber noch deutlich kindliches Wesen. Bei der ärztlichen Untersuchung erschien er ängstlich, verlegen, fahrig, aufgeregt, zupfte beständig am Rockrand herum, blickte scheu um sich, war verschlossen, fing schließlich an zu weinen.

2. XII. Erweist sich erfahren im Anstaltsleben, ist gefällig, aufmerksam, geht mit Fleiß den ihm übertragenen Pflichten nach.

3. XII. Lebhaft im Umgang mit Kameraden, spielt gern.

4. XII. Äußerlich freundlich-zutunliches Wesen, kindlich-heiter, wird in der Schneiderei beschäftigt, ist voller guter Vorsätze, nicht mehr zu lügen und zu stehlen.

6. XII. Geht mit Eifer seinen Pflichten nach, erscheint aber nicht recht aufrichtig.

7. XII. Der geringste Spott seiner Kameraden verstimmt und verärgert ihn, legt sich dann ins Bett, ohne zu essen.

8. XII. Erweist sich unaufrichtig, unehrlich, ohne dabei seiner Schuld bewußt zu werden.

11. XII. Großtuerisch, will alles besser wissen, verliert immer mehr seine guten Vorsätze, Scheinheiligkeit tritt deutlich zum Vorschein.

12. XII. Ungehorsam, handelt auch gegen ausdrückliches Verbot, muß bestraft werden.

16. XII. Unverträglich, launisch, flatterhaft, bei der Arbeit zerfahren.

21. XII. Stiehlt, auch dessen überführt, weigert er sich die Tat einzugestehen; von der Beobachtungsabteilung nach der Schneiderfamilie überwiesen.

5. I. Arbeitet regelmäßig auf der Schneiderei, fügt sich ins Familienleben, Leistungen mangelhaft.

28. I. Lügenhaft, in der Arbeit nachlässig.

28. II. Zuverlässiger geworden.

31. III. Interesse und Geschick für sein Handwerk; übernimmt ein an einen Z. gleichen Familiennamens gerichtetes Paket, das er mit falschem Vornamen quittiert.

23. IV. Leidliche Führung, ziemlich fleißig, aber schwankend und unstät.

31. V. Streitsüchtig, verschlagen, arbeitet ziemlich gut.

30. VI. Haltlos, streitsüchtig, unehrlich.

Der beschriebene Fall zeigt ganz ausgesprochen negative Charaktereigenschaften; Reue, Ansätze zur Besserung treten neben ihnen mehr flüchtig in Erscheinung. Bezeichnend sind die zu Beginn der Beobachtung vom Erzieher regelmäßig gemachten Aufzeichnungen, die in wenigen Tagen ein förmliches Diagramm der positiven und negativen Züge ergaben. Die günstige Situation in der Wachstation, welche für den durch seine Handlungen in der letzten Anstalt mit Schmach belasteten Zögling eine Art Amnestie mit sich brachte, die direkten persönlichen Bemühungen des verständnisvollen Erziehers brachten ein plötzliches Aufflammen der besten Eigenschaften, über die der Zögling verfügte. Es ist interessant zu verfolgen, wie rasch sich diese Ansätze verflüchtigten und Lüge, Unehrlichkeit, Scheinheiligkeit an ihre Stelle traten. Bedeutungsvoll ist auch, daß die kurze Beobachtungszeit ein richtiges Abbild der nun fast

1jährigen Erziehungsperiode in der Anstalt ergeben hat. Die in größeren Zeitabschnitten folgenden Urteile lassen immer wieder ein Hervortreten günstiger Qualitäten erkennen, bis die Grundübel wieder das Bild trüben.

Die 1jährige Anstaltserziehung hat im ganzen nur einen formalen Erfolg gehabt, indem sie dem Z. die Elemente des Schneiderhandwerkes vermittelte. Als positives Ergebnis ist noch zu buchen, daß aus dem früheren Ausreißer ein seßhaftes Individuum wurde, zweifellos ein Erfolg des Familiensystems. Die eigentlichen Bemühungen um die Charakterbildung erscheinen vorläufig noch vergeblich.

Der Gegensatz zu den beiden vorher besprochenen Fällen ist deutlich. Dort ein zum Teil viel verzweifelteres Bild, aber ein greifbares, einheitlich gerichtetes Streben. Jene zeigten tiefere seelische Regungen, nachhaltiges Fühlen, Georg B. dagegen eine natürliche Passivität, oberflächliche Gemütsbewegungen, die Ausdrücke Willensschwäche und Haltlosigkeit erscheinen bei ihm am Platz.

Die weitere Fürsorge ist in der Weise zu denken, daß konsequente Anstaltserziehung es versucht, das mehr erzwungene, gleichmäßig geordnete Verhalten zur Gewohnheit werden zu lassen; wobei zu hoffen ist, daß mit zunehmender intellektueller Reife eine tiefere Wertbildung doch noch zustande kommt.

Es liegt nahe, noch weitere Fälle heranzuziehen, die bei ähnlicher seelischer Disposition die individuelle Entwicklung weiter verfolgen lasssen. Wir wollen diesen Fragen später, bei Besprechung älterer Individuen nachgehen, vorerst sollen aber die Ausführungen über jüngere Knaben und Mädchen zu einem vorläufigen Abschluß gebracht werden.

Ihre Minderwertigkeit wird allgemeiner Erfahrung gemäß durch ihre Schwererziehbarkeit auffällig; darum ist aber nicht jedes schwererziehbare Kind auch als minderwertig zu bezeichnen. Oben wurde schon darauf hingewiesen, daß in ungünstigen Familienverhältnissen aus normalen, mindestens moralisch intakten Kindern eigenartige Kunstprodukte entstehen können, welche lediglich das äußere Gepräge schwerer Verwahrlosung tragen. Ist diese aber wirklich in der Natur des Kindes begründet, dann nehmen die üblichen kindlichen Unarten, wie Lügenhaftigkeit, Naschsucht frühzeitig erhebliche Dimensionen an, Veruntreuungen, Diebstähle folgen, selbst harte Strafen erweisen sich wirkungslos.

Ein weiterer Prüfstein für die moralische Konstitution ist der Schulbesuch, der schwer oder gar nicht erzwungen werden kann; statt dessen läuft das Kind auf der Straße herum, seine Spiele verlieren das harmlose Gepräge und gehen allmählich in Bandentum über. Baum- und Feldfrüchte werden gemeinsam gestohlen, aus Läden Geld oder Waren entwendet, Unfug begangen, Tiere gequält.

Das Verhalten von Knaben und Mädchen stimmt in vielen der genannten Züge überein. Doch spielt in das Verhalten der Jungen meist etwas vom Räuberleben hinein, während moralisch minderwertige Mädchen mehr Raffiniertheit, Bosheit, Scheinheiligkeit aufweisen; die Schuld in schlauer Weise auf andere zu schieben, Spuren des eigenen Tuns geschickt zu verwischen, Schulgenossen in üble Lagen zu versetzen oder ihnen heimlich Schaden zuzufügen, ohne dabei positiven Vorteil zu gewinnen, sind spezifisch weibliche Züge. Nur ein Mädchen konnte etwa nachstehende Handlungen begehen, über die die Lehrerin nach objektiver Feststellung in der Beratungsstunde berichtete: Das Kind hatte verschiedentlich in der Schule gestohlen, nach einem derartigen Vorfall zu Hause erzählt, wie traurige Sachen doch in der Schule vorkämen und wie unangenehm es sein müsse, in der Schule sein Geld zu verlieren; einmal umarmte sie eine Kollegin anscheinend liebevoll und nahm ihr dabei eine Spange weg.

Ein besonderes Merkmal erhält die kindliche Verwahrlosung durch triebhafte Äußerungen, so namentlich das Davonlaufen, das zumal bei Knaben zum Bilde der Verwahrlosung gehört. Man kann dabei alle Übergänge von der Flucht aus bedenklichen Situationen, etwa aus Angst vor Schlägen, dem Verlangen, neue Eindrücke zu gewinnen, fremde Städte, Läden zu besehen, bis zu dem sinnlosen Davonrennen in Nacht und Kälte verfolgen, ohne daß man für die naheliegende Möglichkeit einer krankhaft epileptischen Veranlagung nähere Anhaltspunkte gewinnen könnte. In gleich elementarer Weise treten bei Knaben, und zwar anscheinend wesentlich häufiger als bei Burschen, sexuelle Erregungen auf: Knaben, die Mädchen vergewaltigen wollen, ihnen entsprechen Mädchen, die noch lange vor der Pubertät in der Schule unmöglich werden, weil sie ständig von sexuellen Dingen reden. Im Grunde stellt sich diese Erscheinung fast stets harmloser dar, als man nach den alarmierenden Formen befürchtet; Veränderung der Situation, Aufnahme in eine geeignete Beobachtungsstation bringt derartige Neigungen meist sofort zum Erlöschen.

Eine Darstellung der Delikte, in denen sich die moralische Minderwertigkeit von Kindern ausprägt, ist in Tabelle 1[1]) gegeben, in welcher Delikt und Verwahrlosung von 729 Knaben und Mädchen zusammengestellt sind.

Tabelle 1.

	Knaben 537		Mädchen 192	
	absolut	relativ	absolut	relativ
Eigentumsvergehen	434	81,3	120	62,5
Schulschwänzen	207	38,5	53	27,6
Herumtreiben	132	24,0	34	17,7
Ausreißen	74	13,8	23	12,0
Vagabundieren	85	15,8	24	12,5
Betteln	25	4,7	9	4,7
Faul, arbeitsscheu	52	9,7	10	5,2
Verlogen	142	26,4	67	34,9
Phantastereien	12	2,2	12	6,2
Frech, unbotmäßig	68	12,7	17	8,9
Roh, gewalttätig	56	10,4	5	2,6
Unfug	61	11,3	6	3,1
Unsauber, liederlich	26	4,8	28	14,6
Naschhaft	31	5,8	28	14,6
Unsittlich	36	6,7	20	10,4
Schundlektüre, Kino	16	3,0	3	1,5
Rauchen	2	0,4	—	—
Brandstiftung	7	1,3	—	—
Kein Delikt	83	15,5	53	27,6

Die Gegenüberstellung beider Gruppen zeigt, daß hinsichtlich von Eigentumsvergehen, Schulschwänzen, Herumtreiben, die Mädchen hinter den Knaben deutlich zurückstehen, sich ihnen aber schon bezüglich des Vagabundierens nähern, im Ausreißen sie fast erreichen, gleich häufig betteln. Faul und arbeitsscheu findet man verwahrloste Knaben häufiger, dagegen sind die Mädchen in viel stärkerem Maße lügenhaft, Phantastereien sind bei ihnen dreimal so häufig wie bei Knaben zu finden. Diese sind wieder ganz erheblich öfter frech, roh und gewalttätig und zum Unfug geneigt. Auffälligerweise wird bei Mädchen viel häufiger Unsauberkeit und Liederlichkeit festgestellt, wobei freilich an beide Gruppen nicht der ganz gleiche Maßstab angelegt werden dürfte. Endlich erscheinen Mädchen öfter naschhaft und in einer recht erheblich häufigeren Frequenz un-

[1]) Nach Gregor-Voigtländer: Charakterstruktur verwahrloster Kinder und Jugendlicher. 31. Beiheft zur Zeitschr. f. angew. Psychol., Leipzig 1922.

sittlich als Knaben; es ist kaum anzunehmen, daß auch hier beide in verschiedener Weise bewertet werden, vielmehr sind wohl bereits Verhältnisse angedeutet, welche nach der Pubertät in viel schrofferer Form auftreten.

Die folgende Zusammenstellung in Tabelle 2 gibt ein noch feineres Detail von Charaktereigenschaften minderwertiger Knaben und Mädchen.

Wieder sind es Züge der Aktivität und Brutalität, in welchen Knaben die Mädchen übertreffen. Im Prahlen stehen beide einander nahe. Weitaus dominieren aber Mädchen hinsichtlich Klatsch-, Gefall-, Herrsch- und Schmähsucht.

Tabelle 2.

	Knaben	Mädchen
Klatschsucht	22	39
Gefallsucht	3	11
Herrschsucht	13	21
Prahlerei	6	7
Dreist und vorlaut	13	8
Frech	5	3
Verlogen, heuchlerisch, scheinheilig	3	7
Schmähsucht	9	14
Zerstörungssucht	5	4

2. Schulentlassene Jungen.

Waldemar Sch., geb. Januar 1907. Vater Tagelöhner, seit längerer Zeit lungen- und nervenkrank (Lues cerebri?). Mutter trägt Zeitungen aus, geht waschen und putzen. Erziehung mangelhaft, planlos. Von 5 älteren Geschwistern starben 4 im ersten Lebensjahre. Z. hat viel Schule geschwänzt, ging abends nicht nach Hause, mußte schon während der Schulzeit Geld durch Zeitungsaustragen verdienen. Beging auch Diebstähle, kam daher 1916 in die Erziehungsanstalt Sinsheim; dort 1918, anscheinend vom Vater angestiftet, entflohen. Nach Wiedereinlieferung von Schwester und deren Bräutigam entführt, kam dann in Metzgerlehre, war frech, faul, stahl.

März 1922 nach Flehingen, zeigt noch kindliches Wesen, oberflächliche Gefühlsregungen, labile Stimmung, für Delikte keine Einsicht, nimmt Arbeit bereitwillig auf, eignet sich aber wegen geringer Ausdauer für kein Gewerbe.

April pathologische Verstimmung depressiver Natur, äußert Suicidideen.

Mai munteres, unverdrossenes Wesen, arbeitet fleißig in der Hoffnung, beurlaubt zu werden. Zu Pfingsten beurlaubt, kehrt er pünktlich zurück, reißt aber später mit einem anderen Zögling aus; von seinen Kameraden zurückgeholt. Arbeitet fleißig, ist aber sehr geschwätzig und unehrlich.

Juli vorübergehende Depression, hierauf leicht euphorisch.

Oktober gute Führung, lebhaftes Wesen, etwas zerfahren.

Dezember vom Vater gelegentlich eines Sonntagsbesuchs entführt.

Mai 1923. Hat eine Zeit draußen gearbeitet, kam dann wegen Hehlerei in Haft, nach verbüßter Strafe in die Anstalt. Gedrückter, verlegener Stimmung, sucht Delikt zu verschleiern.

30. V. Fleiß und Führung ziemlich gut, legt scheinheiliges Wesen an den Tag.

30. VI. Führung im ganzen gut, fleißig, willig, verträglich.

31. VII. Zeigt sich jetzt recht beständig, Fleiß und Führung sind gut.

Auch in den nächsten Monaten führt er sich zufriedenstellend, ist fleißig, zuverlässig, wird Ende des Jahres in Dienststelle gebracht.

Waldemar Sch. repräsentiert einen wichtigen Typus moralischer Minderwertigkeit. Er begeht frühzeitig Delikte, so daß er schon im 8. Jahre unter Fürsorgeerziehung kommt. Diese Maßnahme allein ist bei ihm aber unzulänglich und der Zögling muß einer Erziehungsanstalt überwiesen werden. Hier sowohl als beim Aufenthalt in der folgenden Anstalt treten Milieuschädigungen deutlich zutage. Die Eltern erweisen sich als völlig verständnislos, veranlassen Z. zur Entweichung, so daß Rückschlüsse auf die frühere Erziehung naheliegen, aber keineswegs kann man diese für die gesamte Handlungsweise verantwortlich machen. Zur Erklärung seiner Verwahrlosung muß ebensowohl seine eigentümliche Wesensart herangezogen werden, deren hereditäre Bedingtheit zu vermuten, aber nicht eindeutig zu bestimmen ist. Er erscheint für gewöhnlich lebhaft, geweckt, angeregt, rasch in Bewegungen, heiterer Stimmung, Gesichtsausdruck und Handlungen haben etwas Unruhiges, Flackerndes, seine Aufmerksamkeit ist leicht ablenkbar, die Interessen wechseln rasch, er greift alles willig auf, läßt aber Ausdauer und Zuverlässigkeit vermissen, Einsicht für sein Verhalten und vernünftige Überlegung bezüglich der Gestaltung seiner Zukunft fehlen. Die tatsächlichen Delikte erledigt er mit verlegenem Lächeln, er ist leicht bestimm- und verführbar und geht ganz in der momentanen Situation auf. Bezeichnend für sein Gemüts- und Verstandesleben ist ein Vorfall aus seiner Metzgerlehrzeit. Er stiehlt seinem Meister Werkzeug und kauft ihm für den Erlös ein Namenstagsgeschenk. Die sich ohne weiteres aufdrängende Diagnose Psychopathie, sowie die hypomanische Konstitution, die hier zweifellos vorliegt, namentlich durch die gelegentlichen Zustände trauriger Verstimmung mit allerdings mehr spielerischer und tendenziöser Entwicklung von Selbstmordgedanken reichen zur Deutung des Falles nicht aus. Die cyclothyme Komponente schließt ja eine asoziales Verhalten keineswegs ein, vielmehr muß noch eine weitere besondere Disposition angenommen werden.

Die Fürsorge ist hier zielbewußt und richtig, wenn auch nicht immer systematisch genug geübt worden. Sie hat entschieden zahlreiche Delikte verhütet, das triebhafte Wesen des Jungen eingedämmt und eine positive Charakterentwicklung wenigstens angebahnt. In den letzten Monaten war seine Führung in der Anstalt geradezu einwandfrei, so daß der erreichbare Erfolg als gegeben erachtet werden konnte. Die weitere Zukunft des Zöglings ist allerdings unsicher, sie wird wesentlich von zwei Faktoren bestimmt werden: von den äußeren Verhältnissen, unter welchen sich das weitere Leben abwickelt, und von dem prognostisch nicht scharf zu bestimmenden Gang seiner krankhaften Anlage.

Mit dem folgenden Fall wollen wir den Beziehungen der moralischen Minderwertigkeit zum Jugendirresein nähertreten.

Karl F., geb. Juli 1903. Vater schwerer Trinker, reizbar, jähzornig. Von seinen zehn Kindern starben fünf im frühesten Alter, eine 18jährige Tochter geisteskrank, die anderen Kinder gut geraten. Z. litt als Kind an Krämpfen und an Mittelohreiterung, lernte spät und schwer gehen und war ein schlechter Schüler. Im letzten Schuljahr entwendete er den Eltern Geld und brachte es im Bordell durch. 1917 unter Fürsorge nach der Erziehungsanstalt Weingarten, 1918 zurück zu den Eltern, später wegen mehrfachen Diebstahls zu 6 Monaten Gefängnis verurteilt. 1920 nach der Erziehungsanstalt Schwarzacher Hof, wo er fünfmal entwich. Ende 1921 nach der Erziehungsanstalt Flehingen. Februar 1922 machte er sich dadurch auffällig, daß er in brutaler Weise Vorratskammern aufbrechen will. Bei der Untersuchung grobschlächtiges, torpides Wesen, trotzig, ärgerlich, später weinerlich. In den nächsten Tagen leicht stuporös, ratlose Miene, bricht unvermittelt in Weinen aus, äußert Suicidideen; auch nachts auffällig, führt Selbstgespräche. Sein stuporöses Wesen wird zeitweilig von lebhaftem Eßtrieb durchbrochen. Einmal bringt er sich typische Schnittwunden am Handgelenk bei und erklärt, daß er sich tätowieren wollte. In den folgenden Tagen wechselt Gewalttätigkeit mit Stupor, er wird daher anfangs März nach einer Irrenanstalt gebracht, von dort am 1. Mai zurück; zeigt große Körperfülle, dementen Gesichtsausdruck. Er arbeitet nun in der Landwirtschaft der Anstalt, droht öfters gewalttätig zu werden. Anfangs Juni in landwirtschaftliche Stelle, nach 2 Monaten wegen Diebstählen zurück. Eine später versuchte Unterbringung bei einem Landwirt hat kein besseres Resultat. Er wird endlich von seinen Verwandten übernommen.

Psychiatrisch und charakterologisch stellt sich F. als recht kompliziert dar. Zunächst scheint die erbliche Belastung durch den Vater deutlich zur Auswirkung zu kommen. Der Z. ist, wie wir es bei Kindern von Alkoholikern öfters sehen, angeboren geistesschwach. Als Ausdruck der erblichen Belastung können wir auch die in seinem Charakter besonders auffälligen Merkmale Roheit und Brutalität auffassen, da sein Vater als reizbar und jähzornig geschildert wird. Dazu kommen als Momente, welche die Fürsorge zum Eingreifen veranlassen, sehr ausgesprochene kriminelle Neigungen, psychopathische Konstitution und der Ausbruch einer

Geisteskrankheit, die als Pfropfhebephrenie unter den Begriff der Dementia praecox zu bringen ist.

Die akute Geistesstörung wies natürlich einen direkten Weg. Schwierigkeiten entstanden aber erst, als nach Abklingen der bedrohlichen Symptome der asozial gebliebene Zögling zur Entlassung kam. Ein weiterer Aufenthalt in der Erziehungsanstalt erschien sinnwidrig, da eine erzieherische Beeinflussung nicht zu erwarten, wohl aber Demoralisierung von anderen Jungen durch den an der Grenze der Zurechnungsfähigkeit stehenden Burschen zu befürchten war. Die einzig richtige Forderung mußte in diesem Falle Verwahrung des Individuums sein. Klarer konnten die Verhältnisse kaum mehr liegen. Deutlich war die vom Vater ausgehende Verschlechterung des Stammes zu erkennen, und dadurch die weitere Forderung einer Unterbindung der Fortpflanzung aus eugenetischen Gründen gegeben. Die erwähnte gesteigerte sexuelle Erregbarkeit sowie die brutale Veranlagung wiesen den gleichen Weg. Leider konnte weder der einen noch der anderen Indikation genügt werden.

Georg M., geb. Dezember 1903. Vater Bahnarbeiter, starb an Lungenentzündung, Mutter am Leben; beide Eltern werden als ruhige und fleißige Personen geschildert. Mutter geht ihrer Arbeit nach und mußte Erziehung vernachlässigen. 1913 war das Fürsorgeverfahren eingeleitet, weil Z. die Schule häufig schwänzte und kleine Diebereien beging. 1914 stahl er ein Fahrrad. Eine bezirksärztliche Untersuchung ergab: verlangsamte Auffassung, geringe Kenntnisse, nächtliche Angstzustände. 1915—1920 war er in der Erziehungsanstalt Hüfingen untergebracht, wo er sich gut und willig in die Hausordnung fügte. Später kam er in eine Erziehungsanstalt für Schulentlassene, dann in landwirtschaftliche Stelle (1921). In der Folge meist nur kürzere Zeit in Dienststellen gearbeitet, wiederholt gestohlen und eingebrochen. Wegen erschwerten Diebstahls zu 4 Monaten Gefängnis verurteilt. April 1923 nach Flehingen eingeliefert.

Torpides Wesen, dabei gutmütig, erklärt seine Bereitschaft, als Landwirt zu arbeiten, für seine Delikte keine Einsicht, deutet sie in harmloser Weise. Auffallend schlechte Erinnerung für weiter zurückliegende Erlebnisse, zeitliche Daten aus seinem Leben weiß er nicht anzugeben, ausgesprochen pathologische Reduktion der Intelligenz im Sinne der Debilität. Während seines Aufenthaltes in der Anstalt zeigte er wechselndes Wesen. Unbeständig, launisch, verrichtet meist nur die ihm passenden Arbeiten, leistet vielfach sinnlosen Widerstand, nach Konflikten mit seiner Umgebung unzugänglich, verschlossen, fast stuporös, nimmt dann wieder unvermittelt seine Arbeit auf. Die Fürsorgeerziehung schloß mit dem 20. Jahre ab, da die von der Anstalt vorgeschlagene Unterbringung in einer Kreispflegeanstalt nicht zu erreichen war, wurde er von seiner Mutter übernommen.

Der Fall zeigt ein energisches, aber vergebliches Ringen der Fürsorge. Ob sie zielbewußt genug war, bleibt zu erörtern. Formell wurde alles getan, was von einer zweckmäßigen Fürsorge erwartet werden kann. Der Zögling wurde bezirksärztlich untersucht, einmal auch in einer psychiatrischen Klinik beobachtet. Die Ärzte haben ihrer nächsten Aufgabe entsprochen und den Fall psychiatrisch geklärt. Beide Instanzen stimmten darin überein, daß der Z. nicht geisteskrank, aber schwachsinnig sei. Daß damit aber alles getan ist, was ärztlich geleistet werden kann, erscheint fraglich. Der Kernpunkt der Frage konnte einfach mit den damals verfügbaren Mitteln gar nicht getroffen werden. Wie hätte der Bezirksarzt oder die psychiatrische Klinik entscheiden sollen, ob M. in der Erziehungsanstalt so weit gefördert werden kann, daß er fürs soziale Leben brauchbar wird? Die Klinik muß bei Beantwortung derartiger Fragen glatt versagen, weil es ihr zur Prüfung derselben an den nötigen Voraussetzungen fehlt. Was den Z. fürs soziale Leben unfähig machte und zu seinen Entgleisungen führte, war der beim Schwachsinn nicht ungewöhnliche Mangel für Einsicht sowie von Gefühl für Unterordnung und Disziplin.

Der Fall stellt sich nun folgendermaßen dar: M. zeigt einen geistigen Defekt im Sinne der Debilität. Einfache Arbeiten, die nicht nur im Rahmen seiner geistigen Fähigkeiten, sondern auch in dem seiner ziemlich geringen physischen Tüchtigkeit liegen, vermochte er ganz gut zu verrichten, dabei spielte aber auch seine jeweilige Disposition und Laune mit; ergab sich aber eine im gewöhnlichen Leben unvermeidliche ungünstige Konstellation, dann erwies er sich störrisch und bot das dem Psychiater als schwachsinniger Erregungszustand geläufige Bild. In der Erziehungsanstalt mochte er dann als psychisch gestört erscheinen und kam daher nach der Klinik. Dort fehlte wieder das auslösende Moment und man konnte ihn beruhigt entlassen.

Aus Dienststellen dürfte er bei den erwähnten Konflikten davongelaufen und bei seiner geringen Arbeitslust und Arbeitsfähigkeit bald ins Elend geraten sein, wodurch er auf die Verbrecherbahn geriet. Hier vorbeugend zu wirken, erwies sich als eitles Bemühen, denn es fehlten die Voraussetzungen, Werte zu schaffen und so eine konstante Willensrichtung zu vermitteln. All dies hätte auch früher erkannt werden können, wenn man das Individuum nicht immer einseitig betrachtet hätte. Die Psychiatrie im Besonderen kann nur soziale Arbeit leisten, wenn sie ihre Arbeitsweise dem sozialen Leben anpaßt. Die Diagnose muß natürlich jeder Psychiater stellen können, aber *den Wert der Fürsorgeerziehung für das pathologische Individuum kann nur der Psychiater in der Erziehungsanstalt bestimmen*; und dies ist bei M. erst kurz vor dem Zeitpunkt geschehen, an dem er infolge seines Alters aus der Jugendfürsorge ausscheiden mußte. Bis dahin hat sich diese jahrelang um eine für sie unlösbare Aufgabe bemüht. Tatsächlich hätte auf Grund eines psychiatrischen Urteils eine andere Form der Fürsorge, nämlich Schwachsinnigenfürsorge eintreten müssen, und bei Mangel geeigneter Anstalten für schwachsinnige Jugendliche Unterbringung in einer Kreispflegeanstalt.

Heinrich M., geb. Mai 1904 in Basel. Uneheliches Kind, mit mangelhafter Erziehung. Seit 1915 gab er der Vormundschaftsbehörde Anlaß, sich mit ihm zu beschäftigen, damals zeigte die Mutter an, daß er Kundengelder zurückgehalten und darum Feuerwerk und Eßwaren gekauft hat. Aus Furcht vor Bestrafung verbrachte er drei Nächte im Keller der elterlichen Wohnung. Das Rektorat klagte über ständiges Schulschwänzen. Er wurde in Kloster Fichten untergebracht, kam auch in verschiedene Familien, aber immer ohne Erfolg. Schließlich aus der Schweiz nach Lörrach abgeschoben. Eine Gärtnerlehre fand schnelles Ende, weil er fortgesetzt Unehrlichkeiten beging. In einer Stelle bei einem Drogisten führte er sich erst gut, dann blieb er von der Arbeit weg, trieb sich in Wirtschaften herum, entwendete Sachen und verschwand. Ende April in Frankfurt aufgegriffen, kam er im Mai 1922 nach Flehingen.

Bei der Untersuchung aufgeregtes Wesen, fahrig, zupft fortgesetzt an den Fingern, Zittern der Extremitäten, gibt zu, seit seinem 12. Lebensjahre Diebstähle begangen zu haben, doch hätte es sich bloß um Gelegenheitsdiebstähle gehandelt. Seinem Wunsche entsprechend wird er in die Gärtnerei als Lehrling aufgenommen. Schon Ende Juni werden Entweichungspläne aufgedeckt. Er ist empfindlich, aufgeregt, zeigt wechselnden Arbeitswillen. Die Führungsberichte des ersten Monats ergeben noch einen starken Wechsel in seinem Verhalten, immer wieder kommt seine starke Reizbarkeit zum Vorschein; der Monatsbericht vom April 1923 lautet wie folgt: Wenig Eifer, bequem, oberflächlich, geringe Sorgfalt bei der Arbeit, keine Selbstbeherrschung, anmaßend, unverträglich, reizbar, brutal, maßlos im Zorn, skrupellos egoistisch. In der Folge ist aber aus den fortlaufenden Einträgen eine zunehmende Änderung im günstigen Sinne festzustellen; so heißt es am 31. VIII: Zeigt gute Kenntnisse und Fähigkeiten in seinem Beruf, aber mangelnde Ausdauer. 30. IX.: Ruhiger, vernünftiger, am Beruf interessiert, Fleiß wechselnd, launisches Wesen. 30. X.: Als Ordner seiner Gruppe ehrgeizig, nimmt sich daher zusammen, selbständig, arbeitet gut.

Der Zögling erinnert rein äußerlich in mancher Hinsicht an den letztbesprochenen Fall: Streben nach Ungebundenheit, trotzige Ablehnung von Forderungen, die seinen Launen und Neigungen widersprechen, Reizbarkeit bis zur sinnlosen Wut. Allein hier haben wir es mit einer unausgeglichenen labilen, teils infolge angeborener Konstitution, teils infolge der Lebensschicksale zerfahrenen Natur zu tun, die noch manche Schwächen, wie Herrschsucht, Eitelkeit in sich schließt, aber intellektuell über dem Durchschnitt steht. Dem erzieherischen Bemühen waren damit breite Angriffsflächen gegeben. Die Zügellosigkeit des

Jungen mußte freilich alle Versuche, ihn innerhalb einer Familie zu erziehen, vereiteln. Die richtige Fürsorge hatte somit auf dem Wege der Anstaltserziehung den Erfolg zu suchen, was freilich ziemlich spät geschah, da der Junge erst im 18. Lebensjahre nach Flehingen kam.

Es ist immerhin bemerkenswert, was eine konsequente und der Individualität angepaßte Erziehung selbst bei einer reiferen und vom Leben ziemlich mitgenommenen Persönlichkeit zu erzielen vermag. Eine Durchsicht der fortlaufenden Berichte läßt ein lebhaftes Hin- und Herwogen erkennen, vielfach trübt sich das Bild, so daß alle Erziehungsarbeit vergeblich erscheint. Endlich scheint aber doch eine gewisse Stetigkeit sich anzubahnen, eine Gleichmäßigkeit der Führung und Arbeitsleistung wird merklich, das Interesse für den halb unfreiwillig gewählten Beruf entwickelt, der nächsten Umgebung, Kameraden und Anstalt, Teilnahme geschenkt; ja, es erwacht Kritik für das alte Leben und die frühere Umgebung, die bewußt und entschieden abgelehnt wird, als man einmal die Frage erörtert, ob der Z. nicht in eine günstige Arbeitsstelle seines früheren Wohnortes gebracht werden soll. Besonders förderlich für die Erziehung und geradezu charakterbildend war hier die Pflege seiner musikalischen Anlage. M. brachte es im Anstaltsorchester zu guten Leistungen und führender Rolle. Ob die Erfolge bleibend sein werden, ist heute nicht zu entscheiden. Wer vermag auch die Lebensumstände nach dem Abschied aus der Anstalt zu lenken und den Zögling in ferneren Nöten zu stützen! Jedenfalls ist aber zu sagen: das tatsächlich Erreichte lohnt Mühe und Aufwand. Dem rapiden moralischen Verfall wurde mächtiger Einhalt geboten, gute Charakterzüge zum Aufleben gebracht, Werte gebildet, die manchen Verlockungen standhalten werden. Ein tiefer Fall ist hier jetzt nur bei besonderem Mißgeschick denkbar. Daß man bei M. tatsächlich eine gewisse Zuversicht hegen kann, ist in seinen besonderen Willenseigenschaften begründet, deren Widerspiel uns der nächste Fall vorführen soll.

Johann E., geb. Oktober 1903. Vater starb 1912. Mutter verzog die Kinder, fand immer Entschuldigung für ihre Unarten, schimpfte auf die Behörden, führte selbst liederlichen Lebenswandel. Jetzt Stiefmutter. Bruder und Schwester in Fürsorgeerziehung. Nach Angabe der Stiefmutter führt der Z. mit seinen beiden Geschwistern das gleiche Leben wie seine Mutter. Sein Bruder wurde wegen Betrugs mit Gefängnis bestraft, seine Schwester ist sittlich entgleist. Die Stiefmutter erwies sich unfähig, den Jungen zu erziehen. Er wurde liederlich, arbeitsscheu, schwänzte fortgesetzt die Schule, trieb sich planlos herum, nächtigte im Schuppen, mied tagelang die elterliche Wohnung, entwendete der Stiefmutter Kleidungsstücke, die er verkaufte.

März 1919 in Flehingen aufgenommen. Er war auf der Schneiderei tätig und machte in der Arbeit gute Fortschritte, erwies sich verläßlich und war auch als Ordner zu gebrauchen. Bei meiner Anfang 1922 vorgenommenen Untersuchung zeigte er durchaus geordnetes Wesen, machte aber einen sehr nervösen Eindruck, hatte Gliederunruhe, wiederholten Farbenwechsel, kaute an den Lippen. Die Intelligenz erwies sich leidlich intakt, nur das Rechnen fiel ihm schwer. Er legte dauernd ein aufgeregtes Wesen an den Tag, konnte jähzornig sein, beim Herannahen des Termins zur Gesellenprüfung ängstlich, unruhig, ließ Selbstvertrauen vermissen, lief dem Anstaltsleiter mit der Klage nach, daß er die Prüfung niemals bestehen könne, wollte zurücktreten. Dabei war er interessiert für die Arbeit, fleißig und gewissenhaft. Nachdem er die Prüfung gut bestanden, wurde er April 1922 zu seiner Stiefmutter entlassen. Diese berichtet August 1922 dem Amtsgericht, daß er nach Rückkehr aus der Anstalt bei einem Schneider arbeitete, dann aber kranke Augen bekam und ärztlich behandelt wurde. In dieser Zeit durfte er nicht arbeiten und geriet so auf Abwege, nachdem er sich vordem tadellos geführt. Wegen eines Diebstahls wurde er zu 6 Wochen Gefängnis verurteilt, dann von der Stiefmutter wieder aufgenommen. Das Jugendamt vermittelte ihm eine neue Stelle, er ließ sich von der Stiefmutter Reisegeld geben, vertat es aber auf Zigaretten, trieb sich in der Stadt mit Gleichgesinnten herum und verkaufte seine Sachen. Im Oktober beging er einen neuerlichen Diebstahl und kam für 4 Monate ins Gefängnis. Von dort schrieb er einen wehmütigen Brief an die Anstalt, in dem er seiner Sehnsucht nach den geschützten Lebensverhältnissen Ausdruck gab. Nach Verbüßung seiner Strafe wurde er von der Gefängnisdirektion auf seinen dringenden Wunsch wieder nach Flehingen gebracht. Er hatte sich inzwischen körperlich entwickelt, zeigte aber noch das gleiche nervöse, unsichere, verlegene Wesen und scheue Zurückhaltung. Er lebte sich bald in die Anstaltsverhältnisse ein und arbeitete nach wie vor fleißig, konnte nach 2 Monaten zu einem Schneider in Stelle gebracht werden und kehrte Ende des Jahres, als die Arbeit da ausging, wieder zurück, wo er, da er das 20. Lebensjahr bereits überschritten, als Gast Aufnahme fand. Er wurde schließlich in ein Waisenhaus untergebracht, wo ihm die Instandhaltung der Zöglingskleider obliegt.

E. bietet den Typus des haltlosen und willensschwachen Psychopathen. Physische Schwäche wirkte bei seiner mangelnden Arbeitslust entschieden mit. Empfindlichkeit und Reizbarkeit bilden individuelle Züge seiner Persönlichkeit. Aus der Mischung dieser Eigenschaften, neben denen wir noch ein unentwickeltes Gefühlsleben und einen infantilen Einschlag erwähnen müssen, ergab sich bei seiner passiven Natur ein planloses Indentagleben. Der Z. ließ sich von den Verhältnissen treiben. Die anscheinend von der Mutter ererbte Anlage war bei ihm zur Auswirkung gekommen und er verwahrloste, als ihm nach dem Tode des Vaters die kräftige Stütze fehlte. Für die Bestrebungen der Anstaltsfürsorge bildet er ein dankbares Objekt, seine Willensschwäche und Passivität ließen ihn sich anstandslos in die neuen Verhältnisse einleben, er bereitete hier keine ernstlichen Schwierigkeiten; dem stand freilich gegenüber, daß er die erziehlichen Einflüsse nicht überzeugt aufnahm und in sich lebendig werden ließ.

So blieb es bei einem bescheidenen Erfolg der Gesellenprüfung, nach deren Bestehen ein Entlassungsversuch unternommen wurde. Es ist bezeichnend, daß er in der Arbeitsstelle so lange gut tat, bis die äußeren Umstände ihn zur Unterbrechung zwangen, daß er aber nicht fähig ist, von sich aus einen neuen Anfang zu machen, sondern wieder verkam. Sein besseres Selbst erwachte erst im Gefängnis. Bemerkenswerterweise fühlte er in der geschützten Lage der Anstalt ihm angemessene Lebensverhältnisse, fügte sich ebenso willig wie früher ein, ließ sich gern in eine neue Stelle bringen, die leider infolge von Arbeitsknappheit nicht von Dauer war. Die Beendigung der Fürsorgeerziehung mit dem 20. Lebensjahr bedeutet für dieses Individuum ein Unglück; seine schwache, unselbständige Natur ist dem Kampf ums Dasein durchaus nicht gewachsen. So gut er in den geschützten Verhältnissen fortkommt und sich nützlich betätigt, so bestimmt muß er, auf sich selbst gestellt, scheitern, verkommen und zum Verbrecher werden.

Fritz K., geb. Oktober 1905. Vater Fuhrmann, dem Trunk ergeben, hat 6 Kinder, von denen 4 nach dem Tode seiner Frau ins Kinderheim kamen. Da er viel fort ist, blieb sich Z. selbst überlassen; als er arbeitslos wurde, führte er ein Faulenzerleben, ohne sich um Arbeit zu bemühen, besuchte Kinos, spielte Karten. Auf ländlicher Stelle nicht ausgehalten. August 1921 nach der Anstalt Flehingen.

Z. macht einen durchaus geordneten Eindruck, affektiv lebhaft erregbar, fängt bei der Unterredung ohne besondere Veranlassung zu weinen an, erweist sich zugänglich, offen, geweckt und geistig regsam. Er gibt an, daß er einen Beruf zu ergreifen vorhatte, aber als die Mutter 1919 starb, mußte er dem Vater Geld verdienen helfen. Im Laufe des Anstaltsaufenthaltes erwies sich K. fleißig, willig, und zeigte stilles, bescheidenes Wesen, machte auf der Werkstätte und in der Schule gute Fortschritte, entwickelte eine gute und anständige Gesinnung, zeigte sich rege bei Veranstaltungen, trat dabei mit guten deklamatorischen Leistungen auf. April 1923 ward er wie folgt beurteilt: Eifriger und tüchtiger Arbeiter, einwandfreies Verhalten, herzlich, freigebig, offen, wahrhaft, bescheiden, mutig, reinlich und ordentlich, hat aber noch kein rechtes Ziel. Bemerkenswert war, daß er nach Beurlaubungen sich schwer in die Anstaltsverhältnisse einfügte und seine Arbeitsleistungen sowie seine Führung dadurch eine gewisse Einbuße erlitten.

Wir haben es hier mit einem gemütlich verhältnismäßig differenzierten Jungen zu tun, der auch intellektuell erheblich über dem Durchschnitt steht. Der Z. verfügt in der Anlage über schöne Charaktereigenschaften, die allerdings erst im Laufe der Anstaltserziehung zur Entwicklung kamen. Sein moralisches Fühlen muß als normal bewertet werden; wir haben es also mit einem ziemlich reinen Milieufall zu tun. Die Entwicklung der Verwahrlosung ist hier in der Weise zu denken, daß das rege Innenleben des Zöglings unter den schwierigen häuslichen Verhältnissen ungenügend ausgefüllt wurde und der noch unfertige Junge durch falsche Werte angezogen und in seiner Entwicklung abgelenkt wurde. Die Eindrucksfähigkeit des Psychopathen in Verbindung mit jugendlicher Kritiklosigkeit leisteten dem Gange der Verwahrlosung Vorschub, darum darf aber keineswegs die Veranlagung für diesen Zustand verantwortlich gemacht werden, denn in ihr lagen ja keine bestimmenden Momente. Es ist zweifellos, daß K. unter günstigen häuslichen Verhältnissen, vielleicht schon, wenn die Mutter am Leben geblieben und seinem empfänglichen Gemüt entgegengekommen wäre, eine ganz normale Entwicklung genommen hätte und daß er, vom Schicksal begünstigt, vielleicht sogar einen höheren Flug hätte wagen dürfen. Die Anstaltserziehung hat ihren Erfolg erreicht. Der Junge steht nun mit positiven Werten ausgerüstet da. Seine Interessen haben jetzt würdige Ziele gefunden, Arbeit ist ihm zur Gewohnheit geworden.

Das Bild, welches die Verwahrlosung von männlichen Jugendlichen nach der Schulentlassung bietet, ist relativ einförmig. Jungen, die schon als Volksschüler manche Verfehlungen begingen, wegen Schulschwänzen und Unehrlichkeiten zu Klagen oder behördlichem Eingreifen Anlaß gaben, oft aber auch solche, die sich in der Schulzeit leidlich oder sogar gut führten, begehen nach der Schulentlassung Unregelmäßigkeiten. Gewöhnlich pflegt es in der Lehre oder Arbeitsstelle, in die sie gebracht werden, eine Zeit zu gehen, aber allmählich sinkt der anfängliche Eifer. Die Jungen werden durch Genüsse der Welt, Umgang mit Kameraden, Fußballsport, Besuch von Wirtschaften usw. abgelenkt, versäumen die Fortbildungsschule, das Taschengeld reicht nicht mehr aus, neue Geldquellen müssen entdeckt werden; und da sind es zunächst alte Kinderfehler, die wieder aufleben, der Lohn wird unregelmäßig zu Hause abgeliefert, den Eltern steigende Beträge entwendet, dann aber auch im Geschäfte Unredlichkeiten begangen; oder man versucht sich, vom allgemeinen Zeitübel beeinflußt, in Schiebergeschäften, die in Hehlerei, Diebstahl von Metallen übergehen, beteiligt sich an Einbrüchen in Buden, Gartenhäusern oder Kaufläden. Wird die Sache ruchbar, so sucht man Rettung in der Flucht. Romantische Vorstellungen von Reisen und Abenteuerlust werden wach, es regt sich die Neigung, Matrose zu werden, in fremde Länder zu ziehen, oder es wird Anschluß an fahrende Artisten gesucht, auch einzeln gewandert, je nach dem Stadium der Feldarbeit das Unterkommen durch Aushilfe gefristet, oder vom Verkauf der letzten Habe und Betteln gelebt, und schließlich erfolgt Festnahme wegen Vagabundage. Je nach dem Umfang der Delikte erhält das jugendliche Individuum einen Verweis oder eine Strafe mit Strafaufschub auf Wohlverhalten. Eltern und Jugendamt bemühen sich um eine neue Stelle, aber bald hat sich die frühere Kameradschaft wieder eingefunden, man will es diesmal klüger machen, aber eine ausgiebigere Gefängnisstrafe folgt, nach deren Verbüßung Anstaltserziehung angeordnet wird.

Die folgende Tabelle Nr. 3 zeigt die Delikte, welche zur Verurteilung Jugendlicher Anlaß geben, sowie die typischen Züge, welche ihr Verwahrlosungsbild ausmachen. Man sieht, daß Diebstahl und Vagabundieren dominiert, Unterschlagung macht kaum die Hälfte des Prozentsatzes von Diebstählen aus, noch weniger als halb so oft wird Betrug begangen; Verlogenheit, Unstetigkeit gehören zum Bilde. Bemerkenswerter Weise machen Sittlichkeitsvergehen einen relativ kleinen Prozentsatz aus. Unsittliches Verhalten ist nur bei $^1/_5$ der aus den Großstädten stammenden Fälle festzustellen und tritt bei der Landbevölkerung noch mehr zurück.

Tabelle 3.

Art des Delikts	Absolut	Proz.	Art der Verwahrlosung	Absolut	Proz.
Diebstahl	48	89	Herumtreiben	22	41
Unterschlagung	18	33	Habituelles Ausreißen	6	11
Betrug	8	15	Verlogen	16	29
Urkundenfälschung	3	6	Frech und roh	6	11
Sachbeschädigung	3	6	Arbeitsscheu	10	18
Bedrohung	3	6	Unsittlich	10	18
Betteln	7	13	Unstet	12	21
Landstreichen	18	33	Unfug	6	11
Sittlichkeitsvergehen	5	9	Vagabundieren	20	37
Unfug	3	6			

Hervorzuheben ist auch der kleine Wert, welcher für Leipziger Jugendliche in den Jahren 1914—18 für freches und rohes Verhalten ermittelt wurde. In diesem Punkte gehen die Auffassungen verschiedener Autoren beträchtlich auseinander. Gruhle hat 1912 für 105 Burschen aus der Erziehungsanstalt Flehingen einen weitaus höheren Wert (25,71%) angegeben; ich selbst habe in der gleichen Anstalt aber bei einem weitaus größeren Material von 481 Fällen viel niedrigere Zahlen gefunden (12,09%).

Die Erklärung dafür dürfte fürs erste in der Zahl der untersuchten Fälle zu suchen sein, denn auch ich fand in verschiedenen Jahrgängen nicht die gleichen Resultate, allerdings standen die Werte immer hinter jenen Gruhles weitaus zurück. Fürs zweite handelt es sich bei Gruhle um das Ergebnis einer relativ kurzen Beobachtungszeit, während ich und meine Mitarbeiter in Lebensgemeinschaft mit den beurteilten Individuen stehen. Um eine noch weitere Klärung für die bei Beurteilung Minderwertiger so wichtige charakterologische Frage zu schaffen, habe ich eine Umfrage an eine größere Anzahl deutscher Erziehungsanstalten gerichtet. Die Verarbeitung dieses Materiales von über 1000 Fällen ergab einen durchschnittlichen Prozentsatz von 10,2, so daß man sagen kann: $^1/_{10}$ aller schulentlassenen männlichen Anstaltsfürsorgezöglinge hat einen rohen Charakter.

Hinsichtlich der *Intelligenz* zeigen Verwahrloste die stärksten Unterschiede. Neben Fällen ausgesprochen krankhafter Schwäche ergibt die genaue Intelligenzprüfung und Beobachtung der geistigen Leistungsfähigkeit alle Zwischenstufen über die normale Beschränktheit zur normalen und übernormalen intellektuellen Anlage. Man muß daher sagen, daß Kriminalität und Verwahrlosung keineswegs als Folge eigenartiger Verstandestätigkeit aufzufassen sind. Auffällig ist allerdings, daß die Mehrzahl der Fürsorgezöglinge in ihrer intellektuellen Begabung unter dem normalem Niveau liegt, so daß an einen Einfluß der Intelligenz auf die moralische Minderwertigkeit zu denken ist, worauf wir später zurückkommen müssen.

Die Erwähnung des pathologischen Intelligenzdefektes führt vor die weitere Frage, welches Ausmaß psychischen Anomalien überhaupt bei moralisch Minderwertigen zukommt. Für die uns jetzt beschäftigenden Jugendlichen kann nachstehende Tabelle 4 Aufschluß geben, welche die Zahlenwerte für die in 2 aufeinanderfolgenden Jahren in der Anstalt Kleinmeusdorf beobachteten Fälle enthält.

Wir entnehmen ihr, daß über die Hälfte aller Verwahrlosten eine psychopathische Konstitution bietet, ein Viertel schwachsinnig, kaum 10% geistig völlig gesund ist. 1922 wurden von mir in der Anstalt Flehingen 321 Zöglinge beobachtet. Wie nachstehende Tabelle 5 zeigt, war das Resultat von den in Sachsen gewonnenen nicht wesentlich verschieden; daß es sich nicht um die

Tabelle 4. *Schulentlassene Jungen.*

	Absolut						Relativ					
	moralisch intakt	moralisch schwach	moralisch minderwertig	asozial	moralisch indifferent	Summe	moralisch intakt	moralisch schwach	moralisch minderwertig	asozial	moralisch indifferent	Summe
				1913—1914								
Psychopathen	2	33	30	9	—	74	1,6	27,0	24,0	7,3	—	59,9
Imbezille	—	1	2	1	5	9	—	0,8	1,6	0,8	4,1	7,3
Debile	—	9	12	8	—	29	—	7,3	9,7	6,5	—	23,5
Epileptiker	—	—	4	1	—	5	—	—	3,2	0,8	—	4,0
Geisteskranke	—	—	2	—	1	3	—	—	1,6	—	0,8	2,4
Psychisch Intakte . . .	—	3	—	—	—	3	—	2,4	—	—	—	2,4
Summe	2	46	50	19	6	123	1,6	37,5	40,1	15,4	4,9	
				1915								
Psychopathen	—	25	25	10	—	60	—	25,5	35,5	10,2	—	61,2
Imbecille	—	1	1	—	9	11	—	1,0	1,0	—	9,1	11,1
Debile	—	2	11	3	—	16	—	2,1	11,2	3,1	—	16,4
Epileptiker	—	—	—	—	—	—	—	—	—	—	—	—
Geisteskranke	—	—	—	—	3	3	—	—	—	—	3,1	3,1
Psychisch Intakte . . .	—	3	4	1	—	8	—	3,2	4	1	—	8,2
Summe	—	31	41	14	12	98	—	31,8	41,7	14,3	12,2	

Eigenart eines bestimmten Beobachters handelt, ergibt sich daraus, daß GRUHLE[1]) in der gleichen Anstalt 10 Jahre früher 55% aller Zöglinge geistig abnorm fand. Bemerkenswert ist, daß beide Untersuchungen genauer in bezug auf die Diagnose krankhafter Schwachsinn als für Psychopathie übereinstimmen. In Kleinmeusdorf konnte ich in mehrjährigen Untersuchungen eine ziemliche Konstanz des Materiales beobachten. Die Differenz gegenüber GRUHLE erklärt sich daraus,

Tabelle 5.

	Moralisch intakt	Moralisch schwach	Moralisch minderwertig	Asozial	Moralisch indifferent	Summe
Psychisch intakt	1	38	1	—	—	40
Psychopathisch	—	108	72	2	—	182
Geistesschwach	1	53	33	—	7	94
Geisteskrank	—	1	4	—	—	5
Summe	2	200	110	2	7	321

daß die Feststellung der Psychopathie im Gegensatz zur mehr objektiven des Schwachsinnes eine längere Beobachtung voraussetzt. Nicht jeder Psychopath offenbart sich auch dem Fachmann in kürzerer Zeit als solcher, vielfach muß die Diagnose längere Zeit in suspenso bleiben, bis ganz einwandfreie Erscheinungen zutage treten. Und so ist es erklärlich, daß bei längerer Beobachtung eines ähnlichen Materiales die Diagnose Psychopathie häufiger gestellt werden muß. Hierzu tritt auch, daß die Tatsache, daß eine Erziehungsanstalt, welche unter psychiatrischer Leitung steht, die Behörden veranlaßt, dahin namentlich die seelisch auffälligen Zöglinge zu schicken und so erklärt es sich auch, daß ich bei meinen Untersuchungen in anderen großen badischen Erziehungsanstalten einen geringeren Prozentsatz von Psychopathen festgestellt habe.

[1]) GRUHLE, H.: Die Ursachen der jugendlichen Verwahrlosung und Kriminalität. Berlin: Julius Springer 1912.

Unsere Ausführungen, die sich füglich nur mit Jugendlichen befaßten, haben bereits vielfach Bilder erstehen lassen, welche wir bei erwachsenen Minderwertigen finden: den moralischen Schwachsinn oder die moralische Idiotie, den geborenen Verbrecher, den kriminellen Geisteskranken. Die folgenden Betrachtungen über die Praxis der Fürsorge werden die sich abhebenden Umrisse des Erwachsenen noch ergänzen und hier sowohl als auch bei den späteren Betrachtungen wird auch die spezielle Fürsorge für erwachsene Individuen zu berücksichtigen sein.

3. Schulentlassene Mädchen.

Gertrud Go., 17 Jahre alt, Vater Bahnarbeiter. Solide Verhältnisse. Z. war die beste Konfirmandin, genoß kaufmännische Ausbildung. Sie verlor durch den Krieg ihre Stellung als Kontoristin, nähte eine Zeitlang Militärmäntel und hatte bis Neujahr eine Aushilfsstelle in einem Kontor. Seit Januar trieb sie sich stellenlos in Dresden, Chemnitz und Berlin herum, unterhielt Geschlechtsverkehr gegen Entgelt. In Berlin polizeilich aufgegriffen, kam sie für einige Wochen wegen Geschlechtskrankheit ins Krankenhaus und März 1915 schwanger ins Heilerziehungsheim Kleinmeusdorf. Sie wird allgemein als begabtes, ordentliches und anständiges Mädchen geschildert. Die Veränderung ist ihrer Familie unbegreiflich. Verweis wegen Gewerbsunzucht.

Soweit die aktenmäßige Darstellung. Aus der Unterredung mit dem Mädchen ergab sich folgende Erklärung des Hergangs: Vor Weihnachten ließen sich ihre Kolleginnen Vorschuß geben, welchem Beispiel sie auf deren Zureden folgte. Das Geld haben sie teils vernascht, teils für Weihnachtsgeschenke ausgegeben. Am Ende des Monats war es ihr außerordentlich peinlich, weniger Geld nach Hause zu bringen, da sie sonst den ganzen Gehalt den Eltern gab. Sie habe sich daher nicht in die Wohnung getraut. Als sie in ihrer Verlegenheit auf der Straße herumging, traf sie einen ihr bekannten Herrn, mit dem sie schon längere Zeit ein Verhältnis unterhielt und der sie zum Abendessen einlud. Froh, dadurch ihre Heimkehr zu verzögern, nahm sie die Einladung an, besuchte mehrere Kaffeehäuser mit ihm und brachte schließlich den Rest der Nacht in seinem Zimmer zu. Da es aber noch nie vorgekommen war, daß sie nachts nicht nach Hause zurückkehrte, war ihre Verlegenheit am anderen Morgen natürlich um so größer. Zufällig geriet sie auf den Hauptbahnhof. Da kam ihr plötzlich der Gedanke, in eine andere Stadt zu fahren und sich dort Arbeit zu suchen (ihre Beschäftigung in Leipzig war ja zu Ende). Da gerade ein Zug nach Chemnitz ging, fuhr sie dorthin, mietete ein Zimmer und ging auf Arbeitssuche, — was ihr aber mangels von Ausweispapieren nicht gelang. Später wollte sie in Dresden ihr Glück versuchen. Als ihr das Geld ausgegangen war, wußte sie nicht, was zu beginnen. Im Automaten lernte sie einen etwa 35jährigen Herrn kennen, der gut zu ihr gewesen sei. Sie habe mit ihm mehrmals verkehrt und Geld von ihm bekommen, ohne daß sie es verlangte. Auf seinen dringenden Rat fuhr sie nach L. zurück, traute sich aber wieder nicht in die Wohnung, sondern fuhr neuerdings nach Dresden. Aus Furcht, dem Herrn hier zu begegnen, begab sie sich mit einem ihr inzwischen bekannt gewordenen Mädchen nach Berlin, wo beide sich mit Männern einließen.

Über ihre Stellung zur Sache befragt, äußerte sie, daß es ihr gräßlich gewesen sei, sie habe nie geglaubt, so etwas tun zu können; sie sei ganz verzweifelt gewesen und schließlich froh, als die Polizei diesem Leben ein Ende machte.

In der Anstalt zeigte sie sich reuig, weinte viel, bat ihre Eltern um Verzeihung, die sie auch erhielt. Sie erschien von ruhigem Temperament, heiter, freundlich zu Welt und Menschen, ausgesprochen friedliebend und verträglich, fügsam und leicht zu behandeln, fleißig und ordentlich. Im Verhältnis zu anderen Zöglingen stand sie in bezug auf Benehmen, Feinfühligkeit und anständige Gesinnung auf einem höheren Niveau.

Der Fall beansprucht darum besonderes Interesse, weil er das außerordentlich rasche Absinken eines Mädchens zeigt, in dessen Natur kein Zug von Dirnentum lag. Sie stand von vornherein der Welt harmlos gegenüber und geriet teils durch unglückliche Verkettung von Umständen, teils aber auch darum ins Unglück, weil bei ihrer Erziehung keine Sicherungen angelegt waren, welche in schwierigen Situationen hätten in Kraft treten und das Mädchen vor unüberlegten und kopflosen Handlungen hätten bewahren können. Man sieht, wie ein Mädchen trotz regen moralischen Empfindens, lebhaften Gefühles für Schande und Erniedrigung und mehr als durchschnittlicher Intelligenz durch Verwirrung und Ratlosigkeit zu schlimmen Verfehlungen getrieben wurde.

Die Fürsorge hatte hier lediglich die Aufgabe, eine Sammlung der durch die äußeren Verhältnisse zerrütteten Persönlichkeit zu vermitteln, Versäumtes an Aufklärung, praktischer Intelligenz und Welterfahrung nachzuholen. Besonders ist zu betonen: wir finden ein Mädchen, das weder willensschwach noch unmoralisch, noch sexuell erregt und anspruchsvoll oder genußsüchtig ist, in tiefer Verwahrlosung der Prostitution nahe, weil es vom Eindruck überwältigt, im entscheidenden Moment, um einem unmittelbaren Übel auszuweichen, seine Persönlichkeit aufgibt und ein Spielball der Verhältnisse wird.

Dora Kl., 16 Jahre alt, Vater Buchhalter, wegen Betrugs mit 3 Wochen Gefängnis bestraft, macht einen schwachen, weichlichen Eindruck; 3 ältere und 2 jüngere Geschwister. Eine ältere Schwester in Fürsorgeerziehung, weil sie sich herumgetrieben, häusliche Verhältnisse sonst gut. Z. hatte mit Erfolg die Bürgerschule besucht und führte sich bis zum 14. Jahre zur Zufriedenheit. Sommer 1913 nahm sie einer Mitschülerin ein Kochbuch weg. Zu dieser Zeit lernte sie einen Mann kennen, der sie in den Wald nahm und dort mißbrauchte. Im Herbst 1913 trieb sie sich viel mit jungen Burschen herum und log den Eltern vor, sie hätte eine Aufwartung bei einem Lehrer. Vor Weihnachten ließ sie sich mit einem Zeichner ein, entfernte sich am 1. Feiertag aus der elterlichen Wohnung und wurde am 5. Januar bei diesem Manne gefunden. Sie erschien nicht zur schulärztlichen Untersuchung, sondern fälschte das ärztliche Zeugnis und gab es ab. Im Januar entwich sie wieder aus dem Elternhaus und wohnte bei einem Schauspieler. Sie kam erst ins Waisenhaus, später zu den Eltern, von wo sie Mai 1914 verschwand, weshalb Zuführung nach Kleinmeusdorf im Juli 1914 erfolgte.

Ihre Führung in der Anstalt war im allgemeinen gut, sie zeigte ein freundliches, gutmütiges, umgängliches und anständiges Wesen, arbeitete leidlich. Seit März 1915 ging sie tagsüber in eine nahegelegene Wäscherei, wohin sie im Juli beurlaubt wurde. Sie arbeitete dort sehr eifrig und gab zu keinem Tadel Anlaß. Am 13. April 1916 bekam sie Urlaub, um zum Zahnarzt zu gehen. Unterwegs begegnete sie einem Herrn, den sie schon früher öfters gesehen hatte, sie nahm seine Einladung an und blieb 2 Tage bei ihm. Später ließ sie sich mit anderen Männern ein, bis sie zufällig von einer Dame der Anstalt am Hauptbahnhof entdeckt und zurückgebracht wurde.

Dora Kl. steht dem früher besprochenen Falle diametral gegenüber. Während dort die sexuelle Verwahrlosung eine nur sekundäre Rolle spielte, bildet sie hier den Kern der Minderwertigkeit. Das Mädchen ist im Verhältnis zu anderen Fürsorgezöglingen ganz ungewöhnlich sexuell veranlagt. Die äußeren Umstände gaben hier keine besondere Veranlassung zur Entgleisung, sie war nicht mehr als andere Mädchen ihres Kreises der Verführung ausgesetzt. Auch in den häuslichen Verhältnissen lag kein Zwang, eigene Wege zu geben. Das Verlassen des Elternhauses ist durch ihre eigene Natur bedingt. Der Verlauf zeigt die ganze Schwierigkeit, mit der in solchen Fällen die Fürsorge zu kämpfen hat. In der Anstalt ist sie nicht auffällig, kommt ihren Pflichten erst leidlich, später zufriedenstellend nach. Aber die erste Berührung mit der Außenwelt nach fast 2 Jahren führt sie sofort zu Entgleisung.

Ella R., 17 Jahre alt, unehelich geboren, Vater Werkmeister. Mutter starb 1905 an Tuberkulose, war nervös. Das Mädchen wurde von den Großeltern erzogen und führte sich in der Schulzeit gut, blieb nicht sitzen. Nach Schulentlassung ging sie auf Fabrikarbeit, führte sich allmählich nicht mehr zur Zufriedenheit. Seit August 1914 lebte sie ganz liederlich, arbeitete nicht, obwohl sie Gelegenheit hatte, lag den ganzen Tag im Bett, um abends auszugehen und spät in der Nacht wiederzukommen. Einmal blieb sie 3 Wochen fort. Die Großeltern, von denen der Mann seit Jahren an Arterienverkalkung leidet und bettlägerig ist, stellten daher den Antrag auf Fürsorgeerziehung. Sie kam Februar 1915 nach Kleinmeusdorf. Ihren lockeren Lebenswandel gab sie ohne weiteres zu und erklärte, Ausgehen und in lustiger Gesellschaft sein mache ihr Vergnügen, den eigentlichen Männerverkehr habe sie aber nicht gemocht und sich nur auf Drängen dazu bereit finden lassen und sich hinterher sehr geschämt.

In der Anstalt entwickelte sie aufrichtige Absicht zur Umkehr, und ihre Führung war gut. Sie gab sich Mühe, war fleißig, ruhig, fügsam und willig; dem kam allerdings ihr phlegmatisches Temperament entgegen. Anfangs verriet sie noch Neigung zu Eitelkeit und Putzsucht; auffällig war ein etwas geziertes und affektiertes Wesen. Ihr Empfinden war zwar anständig, aber doch ziemlich leer und oberflächlich.

Das Mädchen stellt einen häufigen Typ sexueller Verwahrlosung vor, bei dem keine stärkere Triebneigung nachweisbar ist. Die sexuelle Verwahrlosung hat hier demnach wieder einen mehr sekundären Charakter und ergibt sich aus anderen Zügen der Persönlichkeit, wie Verlangen nach Vergnügen und lustiger Gesellschaft, Unlust und Untüchtigkeit zur Arbeit. Ella R. ist eine unselbständige bequeme Natur, die der Arbeit ausweicht und den ihr eigentlich nicht erwünschten Lebenswandel innehält als Konsequenz der in erster Linie angestrebten Lebensgenüsse. Das Ziel der Fürsorgeerziehung tritt hier klar hervor. Das Mädchen ist ja nicht nur schlechten Einflüssen zugänglich, an die Bildung positiver Werte oder eine planmäßige Stählung des Willens durch Arbeit hatte man bei ihr vorher kaum gedacht und der Erfolg einer systematischen Erziehung kann nicht ausbleiben.

Alice K., 18 Jahre alt, Vater Schneider. Mutter starb 1911, jetzt Stiefmutter. Als das Mädchen 13 Jahre alt war, hat der Vater sie und ihre Schwester mißbraucht und wurde mit Zuchthaus bestraft. Im 12. Jahre wurde sie von der Schule dahin beurteilt, daß ihr Charakter zu wünschen übrig lasse und sie es mit der Wahrheit nicht genau nehme. Die Stiefmutter berichtet über erotisches Verhalten dem Vater und Knaben gegenüber. Nach der Verurteilung des Vaters kam sie in eine Landpflegestelle, lief hier aber Männern nach, war unehrlich; infolgedessen wechselte sie öfters den Dienst. Eine Herrschaft äußerte sich dahin, daß sie gut arbeiten könne, aber leichtsinnig sei, abends öfters ausginge, Sachen wegnahm und sie unter der Matratze verstecke, Spitzen, Fächer u. dgl.; sie war recht putzsüchtig, stahl kleinere Beträge und kaufte allerhand Tand. Die Bemühungen eines Predigers blieben ohne Erfolg, wenn sie auch Reue zeigte und bitterlich weinte. Der Vormund kümmerte sich gar nicht um sie. Eine Zeit in einer Haushaltungsschule bedienstet, — auch dort war man mit ihrer Arbeit zufrieden, sie war fleißig, intelligent, von leichter Auffassung, aber flatterhaft und knüpfte gern mit Burschen an. Diese Stelle verlor sie, weil sie ein Verhältnis mit einem Friseurlehrling begann, darauf kam sie mit Zustimmung des Jugendamtes als Servierfräulein in ein Gasthaus, wo sie aber eine Damenuhr und ein Armband stahl. Sie wurde deshalb zu 5 Wochen Gefängnis verurteilt und nach deren Verbüßung in die Erziehungsanstalt Scheibenhardt gebracht.

Bei der Untersuchung zeigte sie geziertes, etwas kokettes Wesen, machte einen geweckten Eindruck, erschien affektiv lebhaft erregbar, reagierte stark auf Vorhalt der begangenen Delikte. Auffällig war das rasche Abklingen der gemütlichen Erschütterung, sowie die geradezu photographische Treue ihres Verhaltens bei der in größeren Zeitabständen vorgenommenen Untersuchungen. In der Anstalt erwies sie sich als gutartig, lebhaft, ziemlich aktiv, fleißig, ordentlich, zuverlässig; man konnte ihr später auch wichtigere Besorgungen anvertrauen.

Der äußere Eindruck, das auffällig manirierte Wesen, die Stereotypien des Verhaltens mußten den Gedanken an Dementia praecox wecken. Diese Annahme schloß aber die lebhafte Gefühlsreaktion aus. Die lange Beobachtungszeit von mehr als einem Jahr ergab denn auch keine positiven Stützpunkte für das Jugendirresein. Die erwähnte stärkere Erregbarkeit stand im ausgesprochenen Gegensatz zu ihrer Tiefe. Die anscheinend heftigen gemütlichen Erschütterungen waren in kürzester Zeit verwischt. Oberflächlichkeit des Gefühlslebens ergab sich auch im Lebenslaufe als ein wesentlicher Zug der Persönlichkeit.

Im Charakter des Individuums traten der Vorgeschichte nach zwei Richtungen besonders deutlich hervor: Unehrlichkeit und der erotische Zug. Die Beobachtung ergab eine phantastische Anlage, ferner erwies sie sich über ihre eigene Persönlichkeit nicht klar, konnte sich selbst belügen. Bedeutsam war dieser negativen Eigenschaft gegenüber die instinktive Tendenz nach Anlehnung. Damit im Zusammenhang stand, daß sie sich in der Anstalt wohl fühlte, hier keine Erziehungsschwierigkeiten machte, ordentlich ihrer Arbeit nachging, auch das ihr geschenkte Vertrauen nicht mißbrauchte und schließlich den Wunsch hegte, die geschützte Lage in einem Kloster fortzusetzen. Wir finden hier also eine instinktive Reaktion auf die eigene Schwäche, ein Gefühl der Haltlosigkeit und können bei dem erwähnten Streben von einer moralischen Triebfeder reden.

Wie wenig hatten aber die äußeren Verhältnisse diesem natürlichen Bedürfnis bisher Rechnung getragen. Die brutale Vergewaltigung des Vaters, die fatale Stellungnahme der Stiefmutter, die in ihr den erotischen Teufel witterte, das Mißtrauen, mit dem man ihr allgemein begegnete, konnte das vielleicht stärker entwickelte, sicher aber zu früh geweckte Sexualleben nur ungünstig beeinflussen. In diesem Falle, der eine sorgfältige und zielbewußte Erziehung forderte, mußte sich jeder Fehler rächen. Nun wurde in den Akten eigens hervorgehoben, daß der Vormund sich um das Mädchen nicht kümmerte, die Entfernung vom Heimatsort, an die man des Vaters wegen festhielt, hatte ihre besonderen Schattenseiten. Vollends ein Mißgriff war die Unterbringung in einem Gasthaus. Die Anstaltserziehung kam sicher zu spät, sie hätte gleich nach dem verbrecherischen Verkehr mit dem Vater in Aussicht genommen und sobald das Mädchen sich verdächtig machte, durchgeführt werden sollen.

Rosa Z., 19 Jahre alt, Vater Säger, mit Zuchthaus bestraft. Über Mutter nichts Nachteiliges bekannt. Ein älterer Bruder war in Fürsorgeerziehung. Mit 13 Jahren kam Z. zu einem Onkel, weil sie daheim nicht richtig erzogen wurde. Sie galt als verlogen und unehrlich. Durch Beschluß des Volksschulrektorates wurde sie aus der Schule ausgewiesen, weil sie sich frech und unanständig benahm und mehrere Tage und Nächte vom Hause fortblieb. Beim Onkel führte sie sich bloß 14 Tage gut, dann fing es mit dem Lügen an, sie naschte, wo sie konnte, stahl Fleisch und unterschlug Geld. Nach fünfwöchigem Aufenthalt im Hause des Onkels benützte sie eine kurze Abwesenheit desselben, um in sein Haus mittels einer Leiter einzusteigen, Geld zu stehlen und auszureißen. Sie kam deshalb Ende 1917 ins Erziehungsheim Bretten, erwies sich dort als sehr schwer erziehbar, war nicht nur unartig, frech, verlogen, sondern auch unehrlich. Ende 1920 auf Antrag des Vaters aus dem Erziehungsheim entlassen. In einer Nähschule zeigte sie viel Geschick. Februar 1922 kam sie in eine Dienststelle, ging aber im Mai schon fort, als Grund gab sie an, daß der Bruder des Dienstherrn ihr nachstelle und daß sie über die Frau des Hauses geschimpft habe und sich deshalb schäme. Sie arbeitete dann an verschiedenen Stellen, hielt es nirgends aus oder wurde wegen ihres Leichtsinnes entlassen. Nachdem sie einen Diebstahl verübt, wurde sie mit 4 Monaten und 3 Wochen Gefängnis bestraft und hierauf in die Erziehungsanstalt Scheibenhardt eingeliefert.

Bei der Untersuchung zeigt sie sich äußerlich geordnet. Auffällig war die gleichgültige Art, mit der sie über ihr Verhalten sprach. Sie erzählt in ganz naiv-harmlosem Ton, daß es ihr an einzelnen Stellen gut gegangen, die Leute sich ihrer angenommen, sie sie aber trotzdem bestohlen habe. So hatte sie einmal eine gute Stellung; eines Tages begegnete sie aber einem früheren Bekannten, der sie fragte, ob sie mit ihm nicht nach der Schweiz wollte. Der Antrag habe ihr sehr gefallen, sie habe darauf einige schöne Sachen ihres Dienstherrn, wie Röhrenstiefel, Reithosen, seidene Weste eingepackt und sei dem Manne gefolgt. Sie erklärt, daß sie sich in der Anstalt gut führen werde, Bestand würde das allerdings nicht haben, draußen würde sie wieder rückfällig werden. Sie stehle nicht aus Eigennutz, weil sie die Sachen meist nicht brauche oder sie nötigenfalls anschaffen könne. Wenn ihr aber jemand sagt, sie möge ihm etwas bringen, dann nehme sie es einfach anderen fort. In der Anstalt fällt sie durch ihr leidenschaftliches Rauchen auf. Bei Ausgängen sammelt sie Zigarettenreste. Als sie von einem kommunistischen Aufruhr in einer anderen Stadt hört, ergreift sie der Trieb, sich zu beteiligen. In der Anstalt selbst erweist sie sich fügsam, arbeitet. Einmal verhilft sie 3 Zöglingen zum Ausreißen, ohne sich selbst zu beteiligen, wird nach einer Pflegeanstalt verlegt.

Das Mädchen bietet einen ungewöhnlichen Fall moralischer Unempfindlichkeit. Die relativ gute Intelligenz und Geschicklichkeit, Fügsamkeit und das gefällige Wesen stehen in einem auffallenden Gegensatz zu der Gleichgültigkeit für die Interessen anderer. Sie verläßt skrupellos eine Vertrauensstellung und stiehlt, um einem Bekannten eine Freude zu bereiten. Bemerkenswert ist, daß sexuelle Triebhaftigkeit keine Rolle spielt und daß sie nicht aus Eigennutz stiehlt. Auffällig ist eine gewisse Einsicht in den Defekt. Die Achtung vor dem Eigentum des Nächsten erscheint ihr fremd. Es fehlt ihr völlig das Gefühl für das Unerlaubte ihres Handelns. Das Unbeherrschte ihres Wesens tritt in leidenschaftlichem Zigarettenrauchen zutage. Einen neuen Zug bildet der Hang zum Abenteuertum, so wenn sie ihre günstige Stelle aufgibt, um einen Bekannten nach der Schweiz zu begleiten oder von der Lust ergriffen wird, sich an einer Revolte zu beteiligen. Von einer Willensschwäche kann kaum die Rede sein, das erfaßte Ziel wird von ihr konsequent verfolgt; auch paßt der Fall nicht unter den Begriff der Haltlosigkeit. Vielmehr ist er psychologisch nur als Mangel von Wertbildungen zu fassen. Eine Stütze dieser Annahme liegt auch in der Erfolglosigkeit der ausgiebigen und geregelten Anstaltserziehung. Infolge der sozialen Gefahr, welche ein derartiges Individuum bildet, erschien die Unterbringung in einer geschlossenen Anstalt für Kriminelle erforderlich. Bei Eintreten der Mündigkeit wird Entmündigung nötig sein, um sie weiter in einer geschlossenen Anstalt behalten zu können.

Bei Betrachtung einer größeren Zahl von minderwertigen weiblichen Personen lassen sich diese unschwer in zwei Reihen gliedern; die eine zeigte eine intakte sexuelle Moral oder nur gelegentliche Verfehlungen, wie sie auch bei nicht verwahrlosten Mädchen festgestellt werden können, aber eine ausgesprochene Neigung zu Eigentumsdelikten. Einen klaren Fall dieser Reihe bildet die zuletzt besprochene Rosa Z., an ihr läßt sich auch der von Voigtländer und mir[1]) hervorgehobene Unterschied zwischen dem Gepräge männlicher und weiblicher Individuen in bezug auf die Beweggründe, die sie zu Eigentumsdelikten veranlassen, aufzeigen. Wir haben darauf hingewiesen, daß der Unterschied männlichem Handeln gegenüber darin liegt, daß bei diesem die Spitze der Rechtsverletzung direkt auf ihren Gegenstand zuläuft, während das weibliche kriminelle Handeln sich auf irgendeine Weise an der Rechtsverletzung vorbeischiebt; auch konnten wir zeigen, daß bei weiblichen Delikten in der Regel persönliche Momente den Ausgangspunkt bilden. Im Falle Rosa Z. sahen wir das Mädchen für eine Unternehmung sich rasch begeistern und damit in Verbindung ein Eigentumsdelikt begehen, das mit dem eigentlichen Ziele nichts zu tun hat, sondern nur zur Beglückung ihres Reisebegleiters dient.

Der zweiten Reihe gehören Fälle an, bei denen die sexuelle Verwahrlosung im Vordergrunde steht, während Eigentumsdelikte eine nebensächliche Rolle spielen oder dem Individuum fernliegen. Als Beispiele dieser Gruppe sind Dora K. und Ella R. zu nennen, während Alice K. einen etwas selteneren Übergangstypus vorstellt.

Die eben unterschiedenen Typen weisen darauf hin, daß man es förmlich mit zwei besonderen moralischen Sphären zu tun hat, nämlich einer eigenen Geschlechts- und einer Eigentumsmoral. Deutlich kommt diese Tatsache auch in Äußerungen von Mädchen zum Ausdruck, so wenn etwa sexuell Verwahrloste uns mit voller Überzeugung und mit einer gewissen Entrüstung über die in einer Frage gelegene Zumutung versichern, daß sie sich an fremdem Eigentum nie vergriffen hätten. Der erwähnte Typ sexueller Verwahrlosung hat mehr äußerliche Beziehungen zum Dirnentum, in Wirklichkeit sind hier scharfe Unterschiede nachweisbar, und selbst sexuell stark verwahrloste Mädchen heben sich von zu Prostitution veranlagten Individuen deutlich ab. Der Unterschied ist in der ganz besonderen Einstellung zum Geschlechtsverkehr gelegen, welcher von den einen gar nicht eigens gewollt und beabsichtigt, sondern mehr als notwendige Folge hingenommen, von den anderen, wenn auch vielleicht mehr als Mittel direkt erstrebt wird. Die ganz bestimmte und überlegte Erklärung und die unverhohlene Absicht, nach Ablauf des Anstaltsaufenthaltes das Leben auf der Straße gleich wieder aufzunehmen, bildet eine scharfe Grenze gegenüber der ersten Gruppe, deren Vertreter allenfalls bald wieder straucheln können.

---

[1]) Voigtländer u. Gregor: Geschlecht und Verwahrlosung. Zeitschr. f. Neurol. u. Psychiatrie Bd. 66, S. 97. 1921.

Die Prostitution fällt aus dem Gebiet unseres Artikels, weshalb wir uns hier nur mit den zwei eingangs unterschiedenen Typen von Verwahrlosung zu befassen haben. Eigentumsdelikte spielen als spezielle Form weiblicher Verwahrlosung bei älteren Mädchen keine so erhebliche Rolle wie bei den anderen Gruppen. In unserer Zusammenstellung von 264 darauf geprüften, schulentlassenen Mädchen weisen diese allen anderen Kategorien gegenüber, nämlich schulpflichtigen und schulentlassenen Knaben und schulpflichtigen Mädchen den kleinsten Prozentsatz mit 58,7 auf. Bemerkenswerter Weise stehen sie auch hinter den Schulmädchen zurück, die freilich vielfach mehr harmlose Diebstähle begehen. Auch bei den schulentlassenen Mädchen sind unter der erwähnten Prozentzahl Eigentumsdelikte als ein Symptom der Verwahrlosung zu verstehen; denn von 155 Mädchen, welche den obigen Prozentsatz ausmachen, hatten nur 17 oder 6,4% lediglich ein Eigentumsdelikt begangen. Immerhin gibt es aber auch weibliche Individuen, bei welchen diese Form im Bilde der Verwahrlosung dominiert. In der Regel handelt es sich um intelligente und aktive Naturen, welche in ihrer Stellung sich Geltung zu verschaffen wissen, dabei sich aber fortgesetzt in der für das weibliche Geschlecht spezifischen Weise an fremdem Eigentum vergreifen. Ihnen steht eine zweite Gruppe gegenüber, bei denen sich der gleiche Ausfall an Moral mit einem intellektuellen Defekt vereint. Es sind dies primitiv angelegte, niedrig organisierte Individuen, welche in untergeordneten Stellungen ihr Dasein fristen und vielfach bestraft werden, bis sie in der Pflegeanstalt die ihnen entsprechende Unterbringungsstätte finden.

Die sexuell verwahrlosten Mädchen leiten sich meiner Erfahrung nach nicht von der früher erwähnten Gruppe sexuell erregter Kinder ab. Beiden Formen dürfte vielmehr eine völlig verschiedene biologische Bedeutung zukommen. In erster Linie handelt es sich um geistig ziemlich beschränkte und debile Mädchen, passive, arbeitsunlustige oder arbeitsscheue Naturen, deren Sinnlichkeit im Hange nach Vergnügungen sich bald nach der Schulentlassung äußert. Stets fällt der berüchtigten Freundin eine Rolle zu, auf die immer wieder die Schuld geschoben wird, während es sich tatsächlich seltener um direkte Verführung oder um Versuche, jemanden für die Prostitution zu gewinnen, handelt. Wichtig ist, daß die Verwahrlosung bei Mädchen geradezu den Ausdruck einer ganz unzulänglichen Wertbildung vorstellt. Wie minimal sind doch die Interessensphären jener Mädchen, welche einer Erziehungsanstalt zugeführt werden! Die häusliche Erziehung trifft meist eine mehrfache Schuld, zunächst, daß der heranwachsende Mensch keinerlei ausreichende Pflege höherer Interessen, keinerlei wirkliche Gemüts- und Herzensbildung fand; ferner, daß ihm zu Hause eine laxe Moral vermittelt wurde, die im Umgang mit jungen Männern etwas halb Erlaubtes sieht; endlich, daß die Grenzen dieses Umganges nicht festgelegt und keine sexuelle Aufklärung gegeben wird. Im einzelnen gestalten sich die Fälle sehr verschieden. Ein düsteres Kapitel bilden jene, bei denen väterliche Blutschande am Anfang der Verwahrlosung steht. Vielfach finden wir traurige häusliche Verhältnisse als Ursache dafür, daß Mädchen die Freuden, auf welche die Jugend Anspruch hat, draußen suchen. In anderen Fällen wird die Verwahrlosung die Befreiung vom Zwange einer eintönigen Beschäftigung, welche die Arbeitslust allzu rasch erschöpfte, seltener stellt ein primärer, anscheinend aber nicht sexueller Drang den Ausgangspunkt vor; so bei Mädchen, die relativ günstige häusliche Verhältnisse unvermittelt verlassen, um ganz unbestimmten Zielen nachzugehen. Hier spielt gewöhnlich auch eine gewisse Abenteuerlust mit. Lüge und Phantastik verraten jene Mädchen, welche sich mit ganz unklaren Vorstellungen an eine Zirkusgesellschaft oder an fahrende Artisten anschließen.

Zur weiteren Orientierung über die psychische Strukur sexuell verwahrloster Mädchen sei nachstehende, von mir und VOIGTLÄNDER[1]) aufgestellte Einteilung der Formen sexueller Verwahrlosung angeführt:

1. gutmütig, schwach, beschränkt,
2. sexuell-triebhaft,
3. sinnlich-arbeitsscheu,
4. niedrig organisiert,
5. bewußt-absichtlich.

III. Zur Psychologie der Minderwertigkeit.

Die bisherigen Ausführungen haben einen gewissen Einblick in den seelischen Mechanismus von Individuen gewährt, welche unter den Begriff der Minderwertigkeit fallen. Wenn wir uns dabei auf Jugendliche beschränkt haben, so ist dieser Vorgang durch die Sachlage begründet. Unter Minderwertigkeit versteht man eine bestimmte seeliche Verfassung oder Konstitution. Diese ist in erster Linie als durch die Anlage gegeben zu denken. Wir werden diese Anlage aber am reinsten darstellen können, und werden auch am ehesten zu den Mitteln gelangen, durch welche Schädigungen zu beheben sind, wenn wir uns mit jugendlichen Kriminellen und Verwahrlosten befassen. Ein Gewohnheitsverbrecher stellt im Gegensatz zu derartigen Formen einen komplizierten Mechanismus dar, dessen Auflösung gewiß nicht des Interesses entbehrt, aber er ist seiner Natur nach doch ein starres Gebilde, mit dem man sich sozial im ganzen großen abfinden muß und das mindestens keiner bessernden Fürsorge bedarf. Wertvoller ist die Beschäftigung mit jenen Fällen, welche gewissermaßen den Weg zum Gewohnheitsverbrecher anzeigen, aber auch erkennen lassen, wie durch fürsorgliche Maßnahmen der weiteren Entwicklung Einhalt geboten werden kann.

Je eingehender man sich mit der Kriminalität Jugendlicher befaßt, desto deutlicher tritt die maßgebende Bedeutng der Umweltseinflüsse für die Gestaltung und Entwicklung der Verwahrlosung hervor. Wir erkennen, daß eine jugendliche Seele durch äußere Einflüsse derart verbildet werden kann, daß wir es schließlich mit einer neuen, aber kriminellen Konstitution zu tun bekommen, welche nicht die Auswirkung der ursprünglichen Anlage bildet. An den früher besprochenen Fall Friedrich L. sei hier erinnert. Besonders nachdrücklich hat KRAMER[2]) auf derartige Milieuwirkungen hingewiesen. Er erklärt, daß vieles, was wir an schwer erziehbaren und asozialen Kindern beobachten, nicht als etwas schlechthin Gegebenes, als etwas in der Anlage Begründetes, Unveränderbares hinzunehmen sei, sondern daß es sich hier vielfach um Züge handelt, die sich bei einem schwer abnorm veranlagten Kinde auf Grund äußerer Bedingungen entwickelt haben. Er hat hier Fälle im Auge, bei denen eine brutale Rücksichtslosigkeit, Bosheit und abnorme Stumpfheit sowie eine ausgesprochene egoistische Einstellung im Vordergrund stehen und die man von vornherein als anlagebedingt anzusprechen geneigt ist, während es sich doch wesentlich um Milieuprodukte handelt.

Es wird im folgenden noch unsere Aufgabe sein, im Hinblick auf die Ziele der Fürsorge uns mit Milieu und Anlage näher zu beschäftigen. Vorerst müssen wir, um der Anlage nähertreten zu können, uns in den Begriff der Minderwertigkeit vertiefen, indem wir ihn psychologisch zu fassen versuchen. Im Sinne der

[1]) Verwahrlosung, l. c.

[2]) KRAMER, F.: Die Bedeutung von Milieu und Anlage beim schwer erziehbaren Kind. Zeitschr. f. Kinderforsch. Bd. 28, Heft 1. 1923.

neueren Willenspsychologie, wobei namentlich an LINDWORSKY[1]) zu denken ist, möchte ich den damit gemeinten Sachverhalt dahin formulieren, daß der Minderwertigkeit ein Mangel moralischer Wertkomplexe zugrunde liegt, welche als Motive beim menschlichen Handeln wirksam sind. Die von der Psychiatrie verwendeten Bezeichnungen moralische Anästhesie, moralischer Schwachsinn usw. sind irreführend und halten einer schärferen Kritik nicht Stand. Sie dürfen allerdings in einem mehr laxen Sinn gebraucht werden und haben ihre Bedeutung darin, daß sie gewisse Etappen der Forschung markieren und einzelne Seiten eines Komplexes betonen. Dagegen ist nach den Untersuchungen LINDWORSKYS der vielfach gebrauchte Ausdruck Willensschwäche psychologisch unrichtig und irreführend und kann, wie es hier geschehen ist, nur im übertragenen Sinn, also nicht als psychologische Erklärung, sondern lediglich zur Bezeichnung einer bestimmten Erscheinungsform verwendet werden.

Moralische Wertkomplexe, oder kürzer Werte, werden im Laufe des individuellen Daseins erworben. Äußere Bedingungen können einem solchen Erwerbe besonders förderlich sein. Aufgabe der Erziehung ist es, für derartige Bedingungen systematisch zu sorgen, worauf wir später noch zurückzukommen haben. Hier interessiert uns vor allem der bei der Minderwertigkeit gegebene Mangel oder die Unwirksamkeit von Wertkomplexen. Ein solcher Mangel kann zustande kommen, weil in der Anlage des Individuums die Dispositionen zum Erwerbe dieser Werte fehlen. Wir werden hier namentlich an erbliche Einflüsse oder individuelle Variationen denken müssen und damit jedenfalls der Wahrheit näherkommen als mit der Annahme, daß bestimmte Handlungs- und Verhaltungsweisen, wie etwa das Stehlen als Stehltrieb, vererbt werden können. Für einen derartigen, in der Anlage begründeten Mangel von Werten dürfte die Bezeichnung sittlicher Defekt sich am besten eignen.

In anderen Fällen kann ein bestimmter, und zwar pathologischer Mechanismus dem Erwerbe von Werten im Wege stehen, also die moralische Entwicklung beeinträchtigen oder verhindern, wie etwa der angeborene Schwachsinn durch Beeinträchtigung des moralischen Urteiles das Handeln im Sinne der Minderwertigkeit bestimmt. LINDWORSKY unterscheidet den Ausfall der Wertbildung, der vielfach der moral insanity zugrunde liegen dürfte, von der falschen Wertbildung. Außer an den berührten moralischen Defekt ist hier an einen Mangel in der Werterziehung zu denken. Mängel in der Wertrichtung haben ihre Ursache in der Regel nicht in einer angeborenen verkehrten Willensrichtung, auch nicht in Anomalien einzelner Funktionen, sondern darin, daß dem Individuum durch Umgebung und persönliche Erfahrung keine Gelegenheit geboten wurde, diese Werte in sich entstehen zu lassen; bei der falschen Wertbildung werden echte Werte als Unwerte und umgekehrt erkannt.

Eine Störung der Wertbildung kann, wie die psychiatrische Erfahrung lehrt, durch krankhafte Prozesse zustande kommen, welche das Gefühlsleben beeinträchtigen. Ich könnte über Erfahrungen berichten, nach denen moralisch gut veranlagte Individuen durch das Jugendirresein bei relativem Erhaltenbleiben ihrer intellektuellen Funktionen derartige Störungen ihres Gefühlslebens erlitten, daß sie das Gepräge moralisch Minderwertiger bekamen. Manche Gewohnheitsverbrecher und Vagabunden gehören hierher. Es bildet eine ebenso interessante wie komplizierte Frage, auf die wir bei Besprechung der hier wiedergegebenen Fälle geistiger Störung gekommen sind, wie sich die Beziehungen der hereditären

[1]) LINDWORSKY, J.: Der Wille, seine Erscheinung und seine Beherrschung. 3. Aufl. Leipzig 1923. — LINDWORSKY, J.: Willensschule. Handbücherei der Erziehungswissenschaft. Paderborn 1922. — LINDWORSKY, J.: Die Willensdefekte vom Standpunkt der Normalpsychologie. Bericht über den I. Kongreß für Heilpädagogik, S. 45. Berlin 1923.

Anlage zur geistigen Störung und zur Kriminalität verhalten. Praktisch wichtiger erscheint der Fall, in dem eine psychische Störung oder eine bestimmte Form anomaler Konstitution in mehr vorübergehender Weise moralische Wertkomplexe nicht zur Geltung kommen läßt. Ich habe solche Fälle unter den Begriff moralischer Schwäche gefaßt. Dieser Zustand kann dem Psychiater unter Symptomen der Dementia praecox entgegentreten oder ihn zur Annahme eines solchen Leidens veranlassen. In anderen Fällen kommt durch Herabsetzung psychischer Energie eine temporäre Entkräftung moralischer Motive zustande. Mit einem Wechsel disponibler psychischer Energie haben wir es besonders bei der Psychopathie zu tun, womit sich eine Beziehung derselben zur Minderwertigkeit ergibt. Tatsächlich sind solche Beziehungen aber mannigfach und, wie die Statistik psychiatrisch beobachteter Fürsorgezöglinge lehrt, auch recht eng. Von vornherein ist ja auch zu erwarten, daß jene Form psychischer Anomalie, zu der als Untergruppe der pathologische Schwindler und Lügner, der geborene Verbrecher, der Haltlose, der Gesellschaftsfeind, der Affektmensch usw. gezählt wird, in der Statistik der Minderwertigkeit einen breiten Raum beanspruchen muß. Erwähnt sei, daß auch die zum Wesen der Psychopathie gehörende Labilität des Gefühls, Zerfahrenheit, Ungleichartigkeit in der Ausbildung seelischer Funktionen für die Wertbildung schädigend werden kann. Es wäre aber falsch, den Minderwertigen mit dem Psychopathen schlechthin zu identifizieren, weil man häufig genug moralisch hochwertige Psychopathen zu finden Gelegenheit hat. In diesem Sinne ist auch GRUHLES[1]) Opposition gegen den Zusammenhang zwischen Psychopathie und Verwahrlosung zu verstehen. Ich stimme aber mit LÜCKERATH, MÖNKEMÖLLER u. a. darin überein, daß gerade die schweren Fälle unter den Fürsorgezöglingen eine psychopathische Konstitution aufweisen.

IV. Ursachen der Minderwertigkeit.

Die Kenntnis der Ursachen der Minderwertigkeit ist praktisch nach zwei Richtungen bedeutungsvoll. Fürs erste eröffnet sie eine genauere Beurteilung der Individualität; man wird eine Persönlichkeit anders einschätzen, wenn sie lediglich durch äußere Verhältnisse, wie schlechte Umweltseinflüsse, in ihrer moralischen Entwicklung geschädigt wurde, anders wenn ihre Delikte als elementarer Durchbruch einer minderwertigen Anlage sich darstellen. Um zunächst noch bei diesem Punkte zu bleiben, wird es bei der Bewertung keineswegs gleichgültig sein, ob der minderwertigen Anlage mehr die Bedeutung einer individuellen Variation zukommt, so wenn etwa bei gut beleumundeter Aszendenz ein minderwertiger Sprößling zutage tritt, oder ob das Individuum einem degenerierten Stamme angehört, also etwa einer Verbrecherfamilie entsprossen ist.

Wir kommen damit zu der zweiten der gedachten Richtungen, nämlich, daß die Kenntnis der Ursachen der Minderwertigkeit bedeutungsvoll für die Wahl der zu ergreifenden Fürsorgemaßnahmen und die Schätzung ihrer Wirksamkeit ist. Die Erfahrung an Fürsorgezöglingen hat mich gelehrt, daß die gleichen Bemühungen, welche bei der Mehrzahl Verwahrloster zu einem guten Erfolg führen, zwecklos bleiben oder nur einen Scheineffekt ergeben, wenn es sich um Sprößlinge berüchtigter Vaganten- und Verbrecherfamilien handelt.

Wir haben unseren Standpunkt schon oben vertreten, nach dem moralische Minderwertigkeit einen Zustand bedeutet, der nicht nur mit der Anlage gegeben, sondern durch die Lebensbedingungen auch geprägt werden kann; ferner daß

---

[1]) GRUHLE: Psychopathie und Verwahrlosung. Bericht über den I. Kongreß für Heilpädagogik. Berlin: Julius Springer 1923.

wir, gestützt auf die neuere Erblichkeitsforschung, die Anlage in erster Linie als bedingt durch die Konstitution der Aszendenten ansehen.

Wir haben danach im folgenden von äußeren und inneren Ursachen der Minderwertigkeit zu handeln. Die Durchsichtigkeit und verhältnismäßig leichte Erfassung des Materiales hat hier beim Studium von Jugendlichen zu eingehenden Kenntnissen geführt; dabei stieß man überall auf ein enges Durch- und Nebeneinander von äußeren und inneren Ursachen, und man kann wohl sagen, daß, je genauer und erschöpfender man das Material studiert, um so seltener reine Fälle aufgestellt werden können, die nur als anlage- oder nur als milieubedingt gelten dürfen.

Zu berücksichtigen ist namentlich, daß eine *minderwertige Anlage schon eine gewisse Milieuempfindlichkeit in sich schließt.*

Ein minderwertiger Junge findet automatisch den Anschluß an schlechte Kameradschaft, in deren Gemeinschaft er seine Delikte ausführt, und ein sinnlich-arbeitsscheu veranlagtes Mädchen gerät ohne weiters an die Freundin, welche die verderblichen Vergnügungen vermittelt.

Daß die für die erbliche Belastung verantwortlichen Aszendenten meist auch als Milieueinflüsse schädigend wirken, ist klar. Hervorheben möchte ich besonders folgenden Gesichtspunkt: der Effekt der Milieuschädigung wird nach der Natur der Sache seltener erfaßt, weil diese Schädigungen sich vielfach nicht in dem Grade auswirken, daß das Individuum zu einem sozialen Schädling wird, welcher die Aufmerksamkeit der Öffentlichkeit, des Jugendamtes oder Gerichtes auf sich lenkt und so ein Objekt der Fürsorge und Statistik wird. Milieuschäden bekommen vielmehr meist erst dann ihr Gewicht, wenn sie ein der Anlage nach schon minderwertiges Individuum betreffen. Damit im Zusammenhang steht, daß wir namentlich da ein Überwiegen der Anlagefälle erwarten müssen, wo das Material lediglich oder vorwiegend aus schweren Fällen sich zusammensetzt, wie es ja öfters in staatlichen Anstalten der Fall ist, deren Beamtenapparat die schwereren Aufgaben übertragen werden.

Von entscheidender Bedeutung ist aber auch Alter und Geschlecht. Kinder werden natürlich vielfach lediglich infolge von Milieueinflüssen verwahrlosen; wir werden sie aber auch als durch das Milieu stärker bestimmbar als Jugendliche bezeichnen dürfen. Derartige Einflüsse werden jedoch meist unter geeigneten behördlichen Maßnahmen in der Kindheit wieder beseitigt, und so kommen von den im frühen Alter verwahrlosten Individuen in die Erziehungsanstalten für Jugendliche nur jene, welche infolge ihrer minderwertigen Anlage schwerere Fälle vorstellen.

Bei einer genaueren Untersuchung eines großen Materiales von Minderwertigen hatten *ich* und VOIGTLÄNDER Gelegenheit, die kausalen Momente verschiedener Alters- und Geschlechtsgruppen in Parallele zu stellen. Beim Vergleich der äußeren Ursachen, welche für den Zustand der Verwahrlosung wirksam waren, konnten wir feststellen, daß sie für das weibliche und männliche Geschlecht ungleiche Wertigkeit besitzen. Dies trifft namentlich bei nachstehenden Momenten zu:

1. Ungünstige häusliche Verhältnisse fallen beim Mädchen schwerer ins Gewicht, da es zu häuslichen Arbeiten frühzeitig herangezogen und, vielfach mit der Führung der Wirtschaft betraut, weit mehr als der Knabe im Hause wurzelt und daher von Uneinigkeit, Streit und Unfrieden schwerer betroffen wird als der Junge, der bald mehr nach außen strebt. Zudem ist die weibliche Natur für derartige Schädigungen weitaus empfänglicher.

2. Mängel elterlicher Erziehung bedeuten für das Mädchen einen stärkeren Ausfall, da sie seine spezifischen Interessen betreffen.

3. Der in dem Milieu, dem unsere Fälle entstammen, so häufige Mangel an Aufsicht wirkt unter sonst gleichen Umständen bei Mädchen viel eingreifender, da die äußeren Gefahren für sie größer sind.

4. In unteren Volksschichten ist, wenn überhaupt, so weit eher ein Verständnis für die spezifische Natur des Knaben als für Besonderheiten des Mädchens zu finden. Namentlich fehlt es meist an Einsicht in die von den Mädchen begangenen Verfehlungen.

5. Die Abweichung von einer höheren Moral, welche bei niederen Ständen zu beobachten ist, bewegt sich in einer Richtung, die für das Mädchen weitaus schädlicher ist als für den Knaben. Die Grenzen dem Erlaubten gegenüber sind bei den von Knaben vorwiegend begangenen Delikten viel schärfer gezogen als bei den gewöhnlichen Verfehlungen des Mädchens.

6. Es ist mit besonderen Schädigungen zu rechnen, die in den Beziehungen der Geschlechter gelegen sind; das Verhältnis zwischen Vater und Tochter trägt zuweilen eine sexuelle Note, in manchen unserer Fälle standen die Beziehungen beider hart an der Grenze der Straffälligkeit, und oft genug wurde das Mädchen zum Opfer der väterlichen Leidenschaft.

Dementsprechend hat der Vergleich zwischen Mädchen und Jungen ein *Überwiegen von Bedeutung des Milieus bei der Verwahrlosung von Mädchen* als sicheren Befund ergeben. Ferner hat es sich bei dieser Untersuchung sowohl für Knaben als auch für Mädchen gezeigt, daß *äußere Ursachen bei jüngeren Individuen in größerer Häufigkeit am Zustandekommen der Verwahrlosung beteiligt sind.*

GRUHLE war bei der Bearbeitung seines Flehinger Materials von schulentlassenen Jungen bemüht, die kausalen Faktoren in der Weise zu bewerten, daß er in jedem Falle bestimmte, ob der moralische Verfall ausschließlich auf Kosten der Anlage (A) oder des Milieus (M) zu setzen sei, oder ob beide Momente im gleichen Maße beteiligt sind ($A + M$), oder welchem von beiden das Hauptgewicht zufällt ($A + m$ bzw. $M + a$). Auf diese Weise ist er bei einem Material von 105 Fällen zu nachstehender Zusammenstellung gekommen; welcher ich das Zahlenergebnis gegenüberstelle, das ich in Flehingen 1923 für eine doppelt so große Menge von Zöglingen ermittelt habe.

GRUHLE 1907 (105 Fälle)		GREGOR 1923 (216 Fälle)
9,52%	M	1,85%
8,57%	$M + a$	11,57%
40,95%	$M + A$	54,63%
20,00%	$m + A$	22,69%
20,95%	A	9,26%
99,99%		100,00%

In Anbetracht dessen, daß die Zuweisung zu den einzelnen Gruppen in letzter Linie doch auf subjektiver Schätzung beruht, ist die Näherung der Mittelwerte bedeutsam. Ein Unterschied tritt aber deutlich in der Aufstellung reiner Fälle zutage, und zwar in dem Sinne, daß meine Werte GRUHLE gegenüber erheblich niedriger sind. Gerade bei der Aufstellung dieser beiden Gruppen aber spielt subjektive Auffassung die geringste Rolle. Der Grund der Differenz ist vielmehr darin gelegen, daß bei einer kürzeren Musterung, wie sie GRUHLE vorgenommen hat, eine größere Zahl von Fällen sich als rein darstellt, während Verf., der mit seinen Fällen lebt und im Verkehr mit den Angehörigen immer mehr auch mit ihrem früheren Milieu in unmittelbare Beziehung tritt, immer aufs neue komplizierende Züge entdecken kann, welche die anscheinend reinen Fälle trüben. Wenn auch in meiner Untersuchung, welche das Milieu wohl weitgehend ausgeschöpft hat, diesem gegenüber die Anlage entschieden dominiert, so ist darin ein Ausdruck für die pathologische Konstitution des Materiales einerseits, für die ausgeprägte Minderwertigkeit andererseits zu erkennen. Schon in meinen Leipziger Untersuchungen[1]) habe ich festgestellt, daß bei Psychopathen die Minderwertigkeit besonders häufig lediglich auf ihrer Anlage beruht. Ebenso haben diese Untersuchungen gezeigt, daß erbliche Belastung bei moralisch tiefer stehenden Individuen weitaus häufiger als bei etwas höher stehenden Personen nachweisbar ist.

Unsere letzten Erörterungen haben bereits Beziehungen der Anlagefälle zur pathologischen Konstitution und zur hereditäten Belastung nahegelegt. Diesen Beziehungen ist in den letzten Jahren LUND[2]) in einer großen schwedischen Untersuchung nachgegangen. Hinsichtlich der intellektuellen Beschaffenheit fand er die *A*-Gruppe wesentlich rückständiger als jene, bei der ganz oder überwiegend das Milieu Ursache der Kriminalität bildete; und zwar gehören von seinen *A*-Fällen 37,5% zur Kategorie der Imbezillen, 25% zu den Debilen; für die Gruppe $A + m$ betrugen diese Werte 52,9% und 17,7%. Faßt man beide Gruppen zu einer mit überwiegender Bedeutung der Anlage für die Kriminalität zusammen, so ergibt sich für diese 65,9% oder $^2/_3$ intellektuelle Minderwertigkeit. Im Gegensatz dazu stehen die reinen *M*-Fälle, von denen nur 2,8% intellektuell schwer, 14,5% leicht defekt waren. Bei den reinen *M*-Fällen findet man sogar 30,4% von überdurchschnittlicher Intelligenz, während die Gruppe *A* und $A + m$ nur 3,7 bzw. 2,5% der Fälle mit größeren Intelligenzleistungen umfaßte. Die Gruppe $M + a$ enthält immerhin noch 9,5% überdurchschnittliche Intelligenz; 32,2% dieser Gruppe sind leicht, 10,7% schwer imbezill. Wir dürfen nach dieser Untersuchung, welche sich auf ein Material von über 700 Fällen stützt, den *Zusammenhang zwischen Anlage zur Kriminalität und intellektueller Minderwertigkeit* nicht bezweifeln. Nicht weniger klar sind auch die Beziehungen zwischen Psychopathie und Anlage zur Kriminalität nach der LUNDschen Prüfung. Seine Ergebnisse in dieser Richtung veranschaulicht nachstehende, von ihm entworfene Tabelle 6.

Tabelle 6.

	Anzahl der Jugendlichen	n 1 Psychopathen		Anzahl der Jugendlichen	n 2 Psychopathen	
		n	Proz.		n	Proz.
A	24	17	70,8	54	46	85,2
$A + m$	17	7	41,2	40	16	40,0
$A + M$	19	5	26,3	53	15	28,3
$M + a$	27	6	22,2	84	13	15,5
M	88	2	2,3	214	11	5,1
Summe	175	38	21,7	445	101	22,7

Eine allgemeine Orientierung über hereditäre Verhältnisse minderwertiger Individuen bietet nachstehende Tabelle aus meinem Werke über Verwahrlosung, in welcher die Belasteten nach Alter und Geschlecht getrennt aufgeführt sind.

Die nachstehende Tabelle 7 zeigt, daß durchschnittlich $^3/_4$ aller Verwahrlosten als erblich belastet anzusehen sind. Ungefähr die Hälfte ist durch den Vater, mindestens $^1/_4$ durch die Mutter belastet. Doppelte Belastung durch beide Eltern erreicht in einzelnen Gruppen den Wert von 25%. Auch findet man in einer erheblichen Zahl von Fällen Geschwister anomaler psychischer und moralischer

[1]) Verwahrlosung, l. c.

[2]) LUND, D.: Über die Ursachen der Jugendasozialität. Upsala 1918.

Tabelle 7.

	Knaben 230				Mädchen 121			
	schulpflichtig 131		schulentlassen 99		schulpflichtig 44		schulentlassen 77	
	absolut	Proz.	absolut	Proz.	absolut	Proz.	absolut	Proz.
Belastet	94	75,8	65	70,5	34	85	55	78,5
Unbelastet	30	24,1	27	29,3	6	15	15	21,5
Unbekannt	7	—	7	—	4	—	7	—
Direkt: Vater	58	46,7	44	47,8	18	45	40	51,9
Mutter	51	41,1	23	25	18	45	25	32,4
Doppelt: Vater und Mutter	29	23,3	14	15,2	10	25	10	14,3
Geschwister	16	12,9	14	15,2	14	35	12	17,1
Mehrfach	35	28,2	33	35,8	6	15	4	5,7
Geisteskrankheit	8	6,4	4	4,3	6	15	9	12,9
Nervenkrankheit	15	12,09	14	15,2	2	5	5	7,1
Selbstmord	2	1,6	5	5,4	1	2,5	1	1,4
Trunksucht	29	23,3	20	21,6	8	20,0	11	15,7
Verbrechen	20	16,1	12	13	10	25,0	6	8,6
Leichtsinniger Lebenswandel	14	12,09	4	4,3	4	10,0	8	11,4
Abnormer Charakter	4	3,2	6	6,5	3	7,5	12	17,1
Körperliche Krankheit	19	15,3	17	18,4	—	—	3	4,3

Konstitution. In einem weiteren Teil der Tabelle sind die als belastend aufgefaßten Momente im einzelnen aufgeführt; man sieht, daß hier namentlich Trunksucht, Verbrechen, leichtsinniger Lebenswandel durch besonders hohe Werte hervortreten.

Eine schwierigere Aufgabe bildete es, den speziellen Erblichkeisverhältnissen nachzugehen und die Bedingtheit einer besonderen Anlage durch den Charakter der Aszendenten zu erweisen. LUND hat sich wie früher schon GRUHLE mit dieser Aufgabe beschäftigt und konnte infolge seines größeren Materiales zu bestimmteren Schlüssen als dieser gelangen. Einen geeigneten Einblick in die hereditären Beziehungen kann man in erster Linie durch Vergleich der Anlage und Milieugruppen gewinnen; so zeigt nachstehende, von LUND entworfene Tabelle, wie vieles größer der Prozentsatz bestrafter Väter bei kriminellen Individuen der A-Gruppe gegenüber der M-Gruppe ist.

	A-Gruppe	$A+M$-Gruppe	M-Gruppe
Vater bestraft	20,2%	16,9%	14,1%
Mutter bestraft	5,3%	26,4%	6,3%
Beide Eltern bestraft	5,3%	9,4%	0,3%
Einer oder beide Eltern bestraft	20,2%	33,9%	20,1%

Dem Resultat für Verbrechertum in der Aszendenz steht jenes bei Trunksucht gegenüber, bei dem die Werte für die M-Gruppe überwiegen, was zur Vermutung führt, daß Trunksucht vorwiegend als ein das Milieu verschlechternder Faktor zu werten ist.

Ein bemerkenswertes Resultat ergab die LUNDsche Zusammenstellung von Minderwertigkeit in der Aszendenz, wonach die A-Gruppe durchaus in erheblichem Maße stärker belastet erscheint.

	A-Gruppe	$A+M$-Gruppe	M-Gruppe
Vater psychisch minderwertig	24,4%	10,5%	11,3%
Mutter psychisch minderwertig	41,4%	21,1%	13,0%
Einer oder beide Eltern psychisch minderwertig	46,6%	26,3%	20,0%

Die Beziehungen zwischen psychischer Minderwertigkeit bzw. Kriminalität der Eltern und minderwertiger Anlage der Kinder gehen namentlich aus folgender Tabelle LUNDs hervor:

	Einer oder beide Eltern psychisch minderwertig 139 = 100%	Einer oder beide Eltern bestraft 98 = 100%
Die *A*-Gruppe	96 = 69,1%	66 = 67,3%
Die *M*-Gruppe	43 = 30,9%	32 = 32,7%

Die neuere Erblichkeitsforschung hat im Zusammenhang mit dem Studium der Vererbung psychischer Eigenschaften die Frage aufgeworfen, ob auch Kriminalität als eine vererbbare Qualität aufzufassen sei und ob bestimmte Regeln für einen derartigen Erbgang sich nachweisen lassen. Eine solche Untersuchung hat RATH an rückfälligen Schwerverbrechern vorgenommen und ist zu der Annahme gelangt, daß der ausschlaggebende Bestandteil in dem Komplex von Anlagen, aus denen die verbrecherischen Handlungen unserer Zuchthäusler hervorgehen, sich nach den Mendelschen Regeln vererbt, und zwar so, daß die normalen Erbeinheiten über diejenigen, welche ein Individuum zum Verbrecher bestimmen, dominieren. Die asoziale Anlage wäre danach als recessiv, die normale als dominant aufzufassen.

LUND hat in seiner schwedischen Untersuchung die Ergebnisse RATHs nachgeprüft, indem er die bezüglichen Verhältnisse an Individuen studierte, welche schon in der Jugend infolge verbrecherischer Handlungen in die Fürsorgeerziehungsanstalt kamen und von hier im Alter von 17—18 Jahren entlassen, rückfällig und wenigstens 2mal bestraft wurden. Die Untersuchung erstreckte sich auf mindestens 3 Generationen, in dem Nachforschungen über die Gesamtzahl der männlichen und weiblichen Aszendenten, die Anzahl der in jungen Jahren Gestorbenen, der psychisch und physich Minderwertigen, der Bestraften, psychisch Defekten, Alkoholiker, Prostituierten usw. erhoben wurden. Die Eltern werden in nachstehende 3 Gruppen gesondert: 1. beide Eltern bestraft, 2. einer der Eltern bestraft, 3. beide Eltern unbestraft. Ergebnisse wurden für 128 Familien und zusammen mit den Individuen in der 3. Generation über 659 Personen erhalten. Die Verteilung der Deszendenten auf die 3 Elterngruppen ergab nachstehende Tabelle:

		Bestraft Proz.	Psychisch minderwertig Proz.	Bestraft und psychisch minderwertig Proz.
Gruppe I	männlich . .	86,7	31,1	17,8
	weiblich . .	17,4	26,1	13,0
„ II	männlich . .	55,1	24,4	15,4
	weiblich . .	11,1	22,2	3,7
„ III	männlich . .	44,6	16,3	9,7
	weiblich . .	5,1	18,5	1,9

Man sieht, daß ganz erhebliche Differenzen in den Prozentzahlen zwischen den 3 Gruppen bestehen. Hier interessieren vorwiegend die Unterschiede für die Bestraften, um deren Erblichkeitsverhältnisse es sich handelt. Die Größe des Unterschiedes könnte zu ähnlichen Schlüssen, wie sie RATH gezogen, führen, wenn nicht auch hinsichtlich des Milieus zwischen den einzelnen Gruppen Unterschiede bestünden. LUND ist auch diesen nachgegangen und fand, daß das Milieu in der I. Gruppe schlechter als in der II. und in dieser schlechter als in der III. war. Die quantitative Erfassung der Milieuverhältnisse in der Weise, daß die Prozentzahlen der Individuen, welche in einem schlechten Milieu gelebt hatten, bestimmt wurden, zeigte jedoch, daß die Differenzen zwischen den einzelnen Gruppen hinsichtlich der Milieuverhältnisse nicht annähernd die gleichen Werte hatten wie für die Kriminalität, so daß deren Ursache in einer Vererbung von gewissen Charaktereigenschaften zu suchen ist, welche eben in asozialen Handlungen zum Ausdruck gelangen.

V. Fürsorge im Gesetz.

An dem jetzt geltenden Strafgesetze wurde von ärztlich-psychiatrischer Seite immer wieder bemängelt, daß es in bezug auf die Beurteilung von abnormen Individuen den natürlichen Verhältnissen viel zu wenig Rechnung trägt. Sein § 51 kennt nur Zurechnungsfähigkeit oder Unzurechnungsfähigkeit, d. h. Ausschluß der freien Willensbestimmung, während doch tatsächlich in der Natur nirgends so scharfe Grenzen vorkommen. Daraus ergibt sich bei den wohl durch die Mehrzahl von Anomalen gebildeten Zwischen- und Übergangsfällen mit verminderter Zurechnungsfähigkeit leicht eine unsichere Stellungnahme für Sachverständige und Richter. Die Überlegungen und Verhandlungen, zu denen der neue Strafgesetzentwurf in dieser Hinsicht Veranlassung gab, kamen der Bewertung straffälliger Jugendlicher zugute, bei denen noch augenfälligere Mißstände, wie die Möglichkeit, 12—14jähr. Kinder zu bestrafen, zu einer raschen Lösung der Frage drängten. Zudem war die Jugendfürsorge in vielen Richtungen der allgemeinen Gesetzgebung vorangeeilt, und landesgesetzliche Bestimmungen und Verordnungen mußten notgedrungen eintreten, wo die Reichsgesetze versagten. Durch das Inkrafttreten des Jugendgerichtsgesetzes und des Reichsjugendwohlfahrtsgesetzes ist den dringendsten Bedürfnissen entsprochen und sichere Richtlinien aufgestellt, die im wesentlichen ein einheitliches Vorgehen bestimmen. Im folgenden soll auf einige wichtige Punkte beider Gesetze eingegangen werden, welche die Fürsorge Minderwertiger betreffen. Wir beginnen mit dem *Jugendgerichtsgesetz:*

§ 1. Ein Jugendlicher im Sinne dieses Gesetzes ist, wer über 14, aber noch nicht 18 Jahre alt ist.

§ 2. Wer eine mit Strafe bedrohte Handlung begeht, ehe er 14 Jahre alt geworden ist, ist nicht strafbar.

§ 3. Ein Jugendlicher, der eine mit Strafe bedrohte Handlung begeht, ist nicht strafbar, wenn er zur Zeit der Tat nach seiner geistigen oder sittlichen Entwicklung unfähig war, das Ungesetzliche der Tat einzusehen oder seinen Willen dieser Einsicht gemäß zu bestimmen.

§ 5. Hat ein Jugendlicher eine mit Strafe bedrohte Handlung begangen, so hat das Gericht zu prüfen, ob Erziehungsmaßregeln erforderlich sind.

Abs. 3. Die vorstehenden Bestimmungen finden auch Anwendung, wenn das Gericht den Täter nach § 3 freispricht.

§ 6. Hält das Gericht Erziehungsmaßregeln für ausreichend, so ist von Strafe abzusehen.

§ 7. Als Erziehungsmaßregeln sind zulässig:

1. Verwarnung,
2. Überweisung in die Zucht der Erziehungsberechtigten oder der Schule,
3. Auferlegung besonderer Verpflichtungen,
4. Unterbringung,
5. Schutzaufsicht,
6. Fürsorgeerziehung.

§ 31. Bei den Ermittelungen sind möglichst frühzeitig die Lebensverhältnisse des Beschuldigten sowie alle Umstände zu erforschen, welche zur Beurteilung seiner körperlichen und geistigen Eigenart dienen können. In geeigneten Fällen soll eine ärztliche Untersuchung des Beschuldigten herbeigeführt werden.

Abs. 3. Zur Erforschung der in Abs. 1 bezeichneten Umstände, ist das Jugendamt möglichst zuzuziehen . . .

Die in den §§ 1 und 2 getroffenen Bestimmungen der Altersgrenze entsprechen noch keineswegs den Forderungen, welche von seiten einer tiefer gehenden Kenntnis der jugendlichen Seele erhoben werden müssen. SIEFERT[1]), der sich als einer der ersten Psychiater mit Fürsorgezöglingen beschäftigte, wies ganz entschieden darauf hin, daß mit einer Altersgrenze von 18 Jahren das Gesetz der Jugendfürsorge geradezu in den Arm fällt, weil es ihr damit viele Fälle entzieht, welche auf diesem Wege entschieden noch gefördert werden könnten.

Mit der oberen Grenze tritt das Gesetz in einen schroffen Gegensatz zu der Erfahrung, daß bei einem beträchtlichen Teil von Minderwertigen die körperliche und seelische Entwicklung verzögert ist. LÜCKERATH[2]) hat erst kürzlich darüber berichtet, daß er in 29 unter 200 Fällen von Fürsorgezöglingen Infantilismus feststellen konnte, und mindestens ebenso groß ist der Prozentsatz bei meinem Flehinger Material. Natürlich bleibt die körperliche Reife selten bis zum 18. Lebensjahr aus, aber mit der erwähnten Tatsache ist doch erwiesen, daß es sich hier um ein ganz anderes Entwicklungstempo handelt und derartige Individuen hinter ihren Altersgenossen zurückstehen, und man begeht daher an ihnen ein Unrecht, wenn man sie im 18. Lebensjahr als vollwertig, Erwachsenen gleichsetzt. Nicht immer weist aber in so deutlicher Weise die körperliche Beschaffenheit auf eine Entwicklungsstörung hin; dagegen läßt vielfach die Beschäftigung mit der Persönlichkeit erkennen, daß Individuen im 18. Jahre rein hinsichtlich ihrer seelischen Entwicklung noch weit hinter Erwachsenen zurückstehen.

Da Jugendliche, bei denen Fürsorgemaßnahmen vor dem 18. Lebensjahre eingeleitet wurden, bis zum 21. Jahre in Fürsorgeerziehung bleiben dürfen, konnte man ausreichend Erfahrungen über das seelische Gepräge derartiger Individuen gewinnen. Es sind hier ausgesprochene Gegensätze zu bemerken. Bei einem Teile der Fürsorgezöglinge dieses Alters ist tatsächlich eine im gewissen Sinne bereits abgeschlossene seelische Entwicklung festzustellen, die erzieherischen Einflüssen keinen breiten Spielraum mehr läßt. Weitaus größer ist dagegen die Zahl derjenigen Minderwertigen, die in diesen Jahren noch ganz wesentlich erzieherisch beeinflußt und gestaltet werden können und die daher mit der ersterwähnten Gruppe infantilistischer Persönlichkeiten bei der jetzigen Gesetzgebung benachteiligt sind.

Ein Ausgleich ist allerdings dadurch gegeben, daß Minderwertige meist nicht erst nach dem 18. Lebensjahr straffällig werden oder verwahrlosen, sondern schon vorher ein Objekt der Fürsorge geworden sind und daher bei einem erheblichen Grade von Minderwertigkeit die Zeit um das 18. Lebensjahr in einer Erziehungsanstalt verbringen. Dies ändert aber nichts an der Tatsache, daß § 1 des Gesetzes biologischen Verhältnissen widerspricht.

Auch die Bestimmungen des § 2 finden nicht die Billigung der Sachverständigen. Ich möchte dazu auf die Erörterung dieser Frage in dem Buch über anomale Kinder von SCHOLZ-GREGOR[3]) hinweisen. Auch MÖNKEMÖLLER[4]) hält

[1]) SIEFERT, E.: Psychiatrische Untersuchungen über Fürsorgezöglinge. Halle 1912.

[2]) LÜCKERATH: Über Psychiatrie und Jugendfürsorge. Arch. f. Psychiatrie u. Nervenkrankh. Bd. 68, H. 3/5, S. 518—524. 1923.

[3]) SCHOLZ-GREGOR: Anomale Kinder. 3. Aufl. Berlin: Karger 1922.

[4]) MÖNKEMÖLLER: Psychiatrisches zum neuen Entwurf eines Jugendgerichtsgesetzes. Zentralbl. f. Vormundschaftswesen Jg. 12, Nr. 23, 24. 1921.

das 16. Lebensjahr für das niedrigste Bestrafungsalter. Der Schaden, der hier entstehen kann, ist allerdings geringer als der durch die fehlerhafte Fassung des § 1 bedingte, § 5 bringt ja eine Korrektur; freilich muß als notwendiges Korrelat gefordert werden, daß der Richter, welcher die Wahl zwischen Erziehung und Strafmaßnahmen trifft, über ein genaues Verständnis der Psychologie des Jugendlichen verfügt. Der Wunsch der Sachverständigen ist durchaus berechtigt, daß Kinder und Jugendliche bis zum 16. Lebensjahr nicht mit dem Gefängnis in Berührung kommen. Dem kann dadurch entsprochen werden, daß *der Richter in Fällen unter dem 16. Lebensjahr prinzipiell zu Erziehungsmaßregeln greift. Erst zwischen dem 16. und 18. Jahr sollte es eine Frage bilden, ob Erziehung oder Gefängnisstrafe einzutreten habe.* Es kann hier doch nur das soziale Gebot gelten, Kinder und Jugendliche, die Neigung zu Delikten zeigen, zu brauchbaren Gliedern der Gesellschaft zu gestalten, und dasjenige Gesetz ist das beste, welches dieser Forderung am meisten entgegenkommt.

Der stichhältigste Grund für eine verhältnismäßig niedrige Festsetzung des straffälligen Alters ist der, daß auf diese Weise Jugendliche mit asozialen Neigungen rechtzeitig die Behörden beschäftigen. Dazu bedürfte es aber nicht der Gerichte, wenn wir überall über einen gut organisierten Fürsorgeapparat verfügten, welcher am zweckmäßigsten von der Schule aus in Gang gesetzt würde, wie es vielfach in Städten mit wohlgeleiteten Jugendämtern der Fall ist. Daß in kleineren Gemeinden das Verständnis für erziehliche Maßnahmen heute noch auf ziemlich tiefer Stufe steht, ist bekannt, und darum kann § 2 des Jugendgerichtsgesetzes den Wert einer Sicherung dafür beanspruchen, daß bei kriminell veranlagten Individuen rechtzeitig eingeschritten wird. Mit der Altersgrenze von 14 Jahren muß also bei pädagogisch richtiger Durchführung des Gesetzes ein minderwertig veranlagtes Individuum den Behörden noch zu einer Zeit Anlaß geben, Erziehungsmaßnahmen einzuleiten, in der die besten Aussichten auf eine Umprägung seiner Natur bestehen. Nur muß man sich davor hüten, *durch langfristige Strafen die zu einer wirksamen Erziehung noch verfügbare Zeit zu vergeuden.* Nichts erscheint unvernünftiger, als etwa ein 15jähr. Individuum mit einer längeren Gefängnisstrafe zu belegen, da es unter Umständen noch als erziehungsfähig ins Gefängnis gelangen, aber nicht mehr erziehungsfähig entlassen werden kann, und das Gesetz würde sich als ein minderwertiges erweisen, dessen Durchführung dem Individuum und der Gesellschaft tatsächlich Schaden bringt.

Eine andere Frage bildet es, ob und in welcher Weise die *Jugendgefängnisse* ausgestaltet werden können, um vollwertige Erziehung zu leisten. Ein glänzendes Beispiel dafür ist in dem Buche von HERRMANN[1]) gegeben. Wir sehen darin ein ausgezeichnetes Erziehungsinstitut im Rahmen des Jugendgefängnisses erstehen, müssen aber auch bemerken, daß es sich hier lediglich um einen Anfang handelt, dessen Fortsetzung selbst am Orte der Tätigkeit des Verfassers nicht sichergestellt ist. Im Lande Baden, dessen Jugendgefängnisse bereits auf respektabler Höhe stehen, erlaubt es die Gunst der Verhältnisse, ein inniges Zusammenarbeiten mit den staatlichen Erziehungsanstalten ins Werk zu setzen, worin Verf. eine wichtige Aufgabe eigener Tätigkeit sieht. Da zur Zeit aber die meisten Jugendgefängnisse keine Erziehungsanstalten sind, müssen diese in erster Linie mit den Erziehungsaufgaben bei Minderwertigen betraut werden.

Wie ist nun die Durchführung des Jugendgerichtsgesetzes im pädagogischen Geiste zu denken? Ein Knabe von 14 Jahren ist straffällig geworden. In der

---

[1]) HERRMANN, W.: Das Hamburgische Jugendgefängnis Hahnöfersand. Hamburgische Schriften z. gesamt. Strafrechtswissenschaft. Hamburg 1923.

Beurteilung des Falles muß das Gericht von der Frage ausgehen, ob die strafbare Handlung Symptom einer angeborenen oder einer durch äußere Momente bedingten moralischen Minderwertigkeit ist. § 31 des JGG. fordert bei den Ermittelungen möglichst frühzeitig die Lebensverhältnisse des Beschuldigten sowie alle Umstände zu erforschen, welche zur Beurteilung seiner körperlichen und geistigen Eigenart dienen können. In geeigneten Fällen soll eine ärztliche Untersuchung des Beschuldigten herbeigeführt werden. Der gleiche Paragraph weist auch auf die Mithilfe des Jugendamtes bei den Ermittelungen hin, und § 42 des Gesetzes erweitert noch den Kreis der sachkundigen Helfer des Gerichtes. Wird die Strafhandlung tatsächlich als ein Zeichen von Verwahrlosung oder moralischer Minderwertigkeit erkannt, dann wäre es verkehrt, den Fall einfach mit einer Strafe zu erledigen; denn daß diese als kurzfristige nichts am Wesen des Individuums ändert, hat ja die Erfahrung genugsam gelehrt. Ist die Strafe aber langfristig, so setzt man kostbare Erziehungszeit aufs Spiel, ein Versäumnis, das sich sozial bitter rächen kann.

Die Entscheidung, ob auch noch Erziehungsmaßnahmen zu ergreifen sind, dem Gefängnis zu überlassen, ist bedenklich. Fürs erste ist das Verhalten im Gefängnis nicht immer ein getreues Bild des wirklichen Wesens. Wir müssen vielmehr mit eigenartigen Reaktionen des Jugendlichen auf diese besonderen Verhältnisse rechnen, wie wir es etwa oben beim Falle Willy H. gesehen haben. Fürs zweite kommt ein Jugendlicher nach Strafverbüßung mit einer Einstellung in die Erziehungsanstalt, welche ihrer Arbeit wesentliche Angriffspunkte entzieht: die Strafe ist verbüßt, der Fall erledigt, eine weitere Freiheitsentziehung wird vom Jugendlichen und dessen Angehörigen als Unrecht und Übergriff empfunden. In Baden wurde von mir vorgeschlagen, erziehbare Jugendliche aus dem Gefängnis nach der Erziehungsanstalt zu beurlauben.

Im zweiten Falle steht die Straftat im Gegensatz zu dem bisherigen Verhalten des Jugendlichen, dessen moralische Anlage als normal erscheint. Hier stellt Strafaufschub auf Wohlverhalten die richtige Maßnahme vor, sofern es sich um das erste Delikt handelt. Ein weiteres muß schon den Verdacht erwecken, daß die moralische Anlage nicht einwandfrei sei, und führt zur dritten Möglichkeit, bei der die oben für die Stellungnahme des Gerichtes als maßgebend bezeichneten Momente nicht geklärt sind. Hier ist der Weg in § 65 Absatz 4 des RJWG. bezeichnet. Der Jugendliche wird danach einer fachmännisch geleiteten Anstalt übergeben, welche das Gericht über die zu ergreifenden Maßnahmen beraten soll. Zu diesem Zwecke stehen verschiedentlich Beobachtungsstationen zur Verfügung, welche dieser Aufgabe in einwandfreier Weise Genüge leisten können.

Wir haben in unseren letzten Ausführungen vorwiegend Jugendliche vor der Pubertät im Auge gehabt. Einfacher noch gestalten sich die Verhältnisse zur Zeit oder nach der Reife, da ja bei älteren Individuen ein Urteil über die moralische Konstitution leichter zu gewinnen ist. Als besonders kritisch sind hier gewisse Zustände in der Pubertätszeit hervorzuheben. Wir finden gelegentlich Verhaltungsweisen, welche das Hervorbrechen einer starken, kriminellen Neigung vortäuschen können. Es handelt sich um Jugendliche, welche ziemlich rasch verwahrlosen und vom Begehen von Straftaten förmlich nicht abzubringen sind. In meinem Buche über die Verwahrlosung (l. c.) sind derartige Fälle beschrieben. Hier ist ein bloßer Strafaufschub von vornherein zu Wirkungslosigkeit verurteilt. Wohl kann aber Unterbringung in einer psychiatrisch beratenen Erziehungsanstalt den gewünschten Erfolg vielleicht schon in kurzer Zeit bringen.

Nähern wir uns der oberen Altersgrenze, dann tritt ein anderer Fragenkomplex heran. Bisher konnte der Erfolg der Anstaltserziehung, wenn auch nicht als unbedingt, so doch als naturgemäß angesehen werden. Bei Jugendlichen unweit des 18. Lebensjahres wird aber die Frage laut, ob dieser Weg auch immer gangbar, d. h. ob der Jugendliche noch erziehbar ist. Diese Frage ist außerordentlich ernst, denn wie schon erwähnt, kann ein Mißgriff den Verlust der letzten Möglichkeit, ein Individuum der Gesellschaft zu retten, bedeuten. Auch hier wird vielfach nur die Beobachtungsstation entscheiden können, welcher Weg zu gehen ist.

Wir begegnen hier vielfach einem Fehler, welcher dem oben gerügten entgegengesetzt ist. Auf der einen Seite wird bei noch Erziehbaren die Zeit mit zweifelhaften Maßnahmen, wie Strafverbüßung, vergeudet, auf der anderen Seite schließlich Unerziehbargewordene der Anstalt überwiesen. Bei Unerziehbaren gibt es aber nur die Alternative: Bestrafung oder Verwahrung? Wofür bereits das RJWG. Weisungen enthält.

In Kürze ist noch auf die Fassung des § 3 des JGG. einzugehen. Mit ihm ist im Grunde genommen nur endlich formuliert, was tatsächlich längst jeder erfahrene Sachverständige geübt hat; denn daß mit dem Gesetz auch die Wissenschaft bei der rationalistischen Fassung des Tatbestandes der Unzurechnungsfähigkeit, wie ihn der § 56 des StGB. brachte, stehenbleibt, war von ihr nicht zu verlangen. Der Sachverständige ist endlich der Aufgabe überhoben, den tatsächlichen Grund der Unzurechnungsfähigkeit, welcher in der Regel auf die in § 3 JGG. bloßgelegte Wurzel zurückgeht, in die Formel des § 56 des StGB. oder, wenn es einfacher erscheint, in jene des § 51 StGB. zu pressen. An Natürlichkeit und Klarheit ist also gewonnen und unnütze formale Arbeit erspart. Außerordentlich wichtig ist in diesem Zusammenhang der Absatz 3 des § 5 JGG., nach dem Erziehungsmaßregeln vom Gericht auch dann zu erwägen sind, wenn es den Täter nach § 3 freispricht. Dies ist durchaus im Geiste des Vorentwurfes zum neuen Strafgesetzbuch. *Man dürfte es nicht auch im Jugendgerichtsverfahren erleben, daß Individuen mit starken kriminellen Neigungen sich selbst überlassen werden, weil die Aufgabe des Gerichtes mit Erkenntnis der Unzurechnungsfähigkeit erledigt ist.* Freilich stoßen wir hier auf neue wichtige Fragen, nämlich 1. nach den Beziehungen zwischen Unzurechnungsfähigkeit und Erziehbarkeit, 2. auf die Form der Unterbringung.

Der in der Praxis häufigste Fall ist, daß von der Arbeit in der Erziehungsanstalt die Förderung der sittlichen Entwicklung erwartet werden kann, deren Mangel den Grund der Unzurechnungsfähigkeit bildete. Gelegentlich werden sich aber dem Richter oder seinem sachverständigen Berater Defekte und krankhafte Prozesse ergeben, welche die Erziehungsfähigkeit in Frage stellen. Hier muß die Unterbringung in eine Anstalt für Schwachsinnige oder Idioten oder die Einleitung der Heilbehandlung in einer Irrenanstalt veranlaßt werden. In unklaren Fällen kann ja das Urteil immer der Beobachtungsstation für Jugendliche überlassen werden, welche sich dann auch mit der schwierigsten Frage nach den Maßnahmen bei straffreien unerziehbaren, aber nicht geisteskranken und nicht unter das Irrengesetz fallenden Individuen auseinandersetzen muß.

Es ist hier noch zu gewissen Bedenken Stellung zu nehmen, welche von den Erziehungsanstalten aus gegen die hier gedachte Zusammenarbeit zwischen Jugendgericht und Erziehungsanstalt geäußert werden. Von einzelnen Seiten wird Anstoß an einer kurzfristigen Unterbringung genommen. Die Anstaltserziehung ist aber sinngemäß als *eine Aufgabe zu denken, die je nach Lage des Falles in verschieden langer Zeit erledigt wird.* Bequemer mag ja eine gleichmäßige Normierung der Erziehungsdauer sein. Die Anstalt würde die Arbeit des Gerichtes nur erschweren und sich manchen dankbaren Fall entgehen lassen, wenn sie ihre Zöglinge nur für eine bestimmte, und zwar längere Dauer aufnehmen wollte. Übrigens werden die meisten dieser Schwierigkeiten durch die Beobachtungsabteilung beseitigt.

Ferner wird von der gerichtlichen Unterbringung von Fürsorgezöglingen eine Gefahr für den Ruf der Erziehungsanstalten im Volksbewußtsein gefürchtet. Man hat dieses damit aber entschieden unterschätzt. Sieht man von jenen Individuen ab, denen vernünftige Überlegung fremd ist, so kann man feststellen, daß die Mehrzahl der Eltern und Angehörigen für die hier skizzierte Zusammenarbeit von Gericht und Erziehungsanstalt weitgehendes Verständnis hat. Voraussetzung ist dabei nur einheitliches Zusammengehen zwischen Erziehungsanstalt und Behörde sowie der Umstand, daß den Angehörigen ein richtiger Einblick in den gemeinsam gefaßten Erziehungsplan gewährt wird. Meine Erfahrungen bei einem derartigen harmonischen Zusammenwirken mit dem Jugendgericht Karlsruhe gingen dahin, daß das Vertrauen von Angehörigen und Zöglingen zur Anstalt nur gewinnt, wofür als Beweis anzuführen ist, daß das Jugendgericht Karlsruhe gelegentlich schon den Modus anwenden kann, mit der Zuführung nach Flehingen die Angehörigen zu betrauen oder den Zögling zu verpflichten, sich allein in der Anstalt einzufinden.

Aus dem RJWG. müssen uns hier Bestimmungen über Schutzaufsicht und Fürsorgeerziehung beschäftigen.

1. Die Schutzaufsicht.

§ 56. Ein Minderjähriger ist unter Schutzaufsicht zu stellen, wenn sie zur Verhütung seiner körperlichen, geistigen oder sittlichen Verwahrlosung geboten und ausreichend erscheint.

§ 58. Die Schutzaufsicht besteht in dem Schutze und der Überwachung des Minderjährigen. Derjenige, der die Schutzaufsicht ausübt (Helfer), hat den Erziehungsberechtigten bei der Sorge für die Person des Minderjährigen zu unterstützen und zu überwachen . . .

Über den Umfang seines Wirkungskreises entscheidet die Bestellung.

Der Helfer hat bei der Ausübung seines Amtes das Recht auf Zutritt zu dem Minderjährigen. Die Eltern, der gesetzliche Vertreter und die Personen, denen der Minderjährige zur Verpflegung und Erziehung übergeben ist, sind verpflichtet, dem Helfer Auskunft zu geben.

Der Helfer hat dem Vormundschaftsgerichte jeden Fall, in dem es zum Einschreiten berufen ist, unverzüglich anzuzeigen.

2. Fürsorgeerziehung.

§ 62. Die Fürsorgeerziehung dient der Verhütung oder Beseitigung der Verwahrlosung und wird in einer geeigneten Familie oder Erziehungsanstalt unter öffentlicher Aufsicht und auf öffentliche Kosten durchgeführt.

§ 63. Ein Minderjähriger, der das 18. Lebensjahr noch nicht vollendet hat, ist durch Beschluß des Vormundschaftsgerichtes der Fürsorgeerziehung zu überweisen:

1. Wenn die Voraussetzungen des § 1666 oder des § 1838 des BGB. vorliegen und die Entfernung des Minderjährigen aus seiner bisherigen Umgebung zur Verhütung der Verwahrlosung erforderlich ist, eine nach dem Ermessen des Vormundschaftsgerichtes geeignete Unterbringung aber anderweit nicht erfolgen kann;

2. wenn die Fürsorgeerziehung zur Beseitigung der Verwahrlosung wegen Unzulänglichkeit der Erziehung erforderlich ist.

Für den Fall, daß Aussicht auf Erfolg der Fürsorgeerziehung besteht, kann diese auch noch angeordnet werden, wenn der Minderjährige das 18., aber noch nicht das 20. Lebensjahr vollendet hat.

§ 65. Absatz 4. Das Vormundschaftsgericht kann die ärztliche Untersuchung des Minderjährigen anordnen und auf die Dauer von höchstens sechs Wochen ihn in einer zur Aufnahme von jugendlichen Psychopathen geeigneten Anstalt oder in einer öffentlichen Heil- und Pflegeanstalt zur Beobachtung unterbringen lassen.

§ 70. Die Landesgesetzgebung regelt die Ausführung der Fürsorgeerziehung und bestimmt die Fürsorgeerziehungsbehörde . . .

Absatz 2. . . . Die Unterbringung soll unter ärztlicher Mitwirkung erfolgen. Minderjährige, die an geistigen Regelwidrigkeiten leiden (Psychopathie, Epilepsie, schwere Erziehbarkeit usw.) oder an schweren ansteckenden Erkrankungen (Tuberkulose, Geschlechtskrankheiten usw.) sind soweit es aus hygienischen, oder pädagogischen Gründen geboten erscheint, in Sonderanstalten oder Sonderabteilungen unterzubringen.

§ 72. Die Fürsorgeerziehung endigt mit dem Eintritt der Volljährigkeit.

Die Fürsorgeerziehung ist früher aufzuheben, wenn ihr Zweck erreicht oder anderweitig sichergestellt ist . . .

§ 73. Die vorzeitige Entlassung eines Minderjährigen wegen Unausführbarkeit der Fürsorgeerziehung, aus Gründen, die in der Person des Minderjährigen liegen, ist unter der Voraussetzung zulässig, daß eine anderweitige gesetzlich geregelte Bewahrung der Minderjährigen sichergestellt ist.

Da wir uns später mit der offenen und geschlossenen Fürsorge eigens befassen werden, bedürfen die erwähnten Paragraphen, soweit sie Voraussetzung derselben bilden, hier keiner näheren Ausführung. Wir können uns daher nur auf einige kritische Bemerkungen beschränken.

In der Fassung des § 63 ist beim 1. Absatz auffällig, daß Fürsorgeerziehung als vorbeugende Maßnahme nur unter der Bedingung von §§ 1666 und 1638 BGB. eintritt, während die Erfahrung doch für einen viel weiteren Umfang solcher Voraussetzungen spricht. Der Absatz 2 bezieht sich nur auf schon bestehende Verwahrlosung und gibt mit dem Ausdruck „unzulänglich" Mißverständnissen Raum. Eine unzulängliche Erziehung wird doch stets in erster Linie als eine mangelhafte angesehen werden. Verwahrlosung, welche Fürsorgeerziehung nötig macht, tritt aber häufig genug infolge minderwertiger Veranlagung eines Individuums trotz sorgfältiger Erziehung ein. Unter diesen Umständen wäre es besser, auf den im Wort „Unzulänglichkeit" gelegenen, prinzipiellen Vorwurf gegen die Erziehung zu verzichten und diesen Ausdruck durch Erfolglosigkeit zu ersetzen. Ferner müßte, um rechtzeitiges Eingreifen zu sichern, statt „Beseitigung" „Verhütung oder Beseitigung" stehen.

Der weitere Abschnitt, demzufolge Fürsorgeerziehung auch nach dem 18. Lebensjahre angeordnet werden kann, ist nach unseren Ausführungen zum JGG. zu begrüßen. Hier wird also die jugendliche Konstitution, welche das JGG. ignorierte, tatsächlich anerkannt. Unsere obigen Ausführungen lassen aber auch erkennen, wie zweckmäßig die Beschränkung auf Fälle ist, die noch einen Erfolg versprechen. Ist die Zahl der aus diesem Grunde auszuscheidenden Fälle auch gering, so muß man heute doch schon Sorge tragen, daß mit Erziehungskräften gespart wird und diese lieber in weiterem Umfange den Besserungsfähigen zugute kommen.

Bedauerlich ist, daß eine wesentliche Mitwirkung des Arztes bei der Fürsorgeerziehung im Gesetz nicht bestimmter gefordert wird. § 65 Absatz 4 spricht nur bedingt von einer ärztlichen Untersuchung, während die Sachlage eine solche unter allen Umständen erfordert. Es ist mißlich, daß die nun wohl schon zur Genüge bekannte Tatsache, daß die Mehrzahl der Fürsorgezöglinge pathologisch ist, bei den Gesetzgebern kein ausreichendes Verständnis gefunden hat. Der Absatz 2 des § 65 spricht von weiteren „Anhörungen", welche der Landesgesetzgebung überlassen werden, und § 70 von der Mitwirkung des Arztes bei der Unterbringung. In § 65 fehlt aber diese Verfügung, und sie gehörte hier unbedingt ausgesprochen statt der vagen Fassung dieses Absatzes. Die Tatsachen reden eine viel zu deutliche Sprache, um nicht mit allen Mitteln den Schädigungen entgegenzutreten, welche durch zwecklose Fürsorgeerziehungsmaßnahmen bei Idioten und Geisteskranken entstehen. Im übrigen bringt Absatz 4 des § 65 einen entschiedenen Fortschritt, indem er mit dem bisherigen Zwang, zweifelhafte Geisteszustände in Irrenanstalten beobachten zu lassen, bricht, und die Möglichkeit eröffnet, die Beobachtung da vornehmen zu lassen, wo sie eigentlich am Platz ist, nämlich in der Wachstation der Erziehungsanstalten. Aber wer soll die Entscheidung treffen, wann Unterbringung in der Beobachtungsstation erforderlich ist, wenn nicht der Arzt, der dazu in jedem Fall gehört werden müßte. Findet das Vormundschaftsgericht heute nicht überall die geeigneten ärztlichen Berater, dann wäre ja gerade eine vom Gesetze gestellte ärztliche Aufgabe Veranlassung, bei Ausbildung der Ärzte die soziale Seite ihrer Praxis mehr zu berücksichtigen, als es gegenwärtig noch der Fall ist.

§§ 72 und 73 nehmen in anerkennenswerter Weise zum Abschluß der Fürsorgeerziehung Stellung. Die Ausdehnung der Dauer auf das vollendete 21. Jahr ist in manchen Fällen entschieden angebracht. Allerdings bedürfte es hier eines Korrelates, nämlich der Möglichkeit, Fälle in Sonderanstalten unterzubringen, welche die Fürsorgeerziehung zwecklos belasten und es mit zunehmendem Alter immer mehr tun. Die Betonung des Zweckes, wie sie § 72 bringt, ist durchaus angebracht, um träge Gemüter, denen Fürsorgeerziehung zum Selbstzweck wird, aufzurütteln und ihnen die gestellte und zu erfüllende Aufgabe eindringlich einzuschärfen.

§ 73 schneidet einen Fragekomplex von größter Wichtigkeit und Tragweite an, welcher die Fürsorge für Minderwertige besonders berührt. Hier handelt es sich zunächst um die Bewahrung Minderwertiger, welche infolge Unerziehbarkeit oder Eigentümlichkeiten ihres Wesens andere Zöglinge der Anstalt schädigen und daher aus ihr zu entfernen sind. Leider fehlt es aber meist noch an den weiteren geeigneten Mitteln, um den Forderungen des Paragraphen zu genügen, wenn der Zögling nicht unter das bestehende Irrengesetz fällt. So hart es klingt, müssen wir heute manchen Jugendlichen seinem eigenen Schicksale überlassen und treten so im Gegensatz zum ersten und wichtigsten Paragraphen des RJWG., nach dem jedes deutsche Kind ein Recht auf Erziehung hat. Aber soll man auch dem Unerziehbaren noch dieses Recht einräumen und dazu noch auf Kosten der Rechte höherwertiger Individuen? Die soziale Gefahr, welche unerziehbare kriminelle Elemente bedeuten, muß zur Einrichtung von Anstalten zwingen, in welche derartige Individuen aus den Erziehungsanstalten überwiesen und unbegrenzt verwahrt bleiben können, also über das vollendete 21. Lebensjahr hinaus. Die hier berührte Aufgabe soll durch das von allen Sachverständigen geforderte Bewahrungsgesetz gelöst werden. Ich selbst habe dazu bei der III. Tagung des Deutschen Vereins für Psychopathenfürsorge[1]) Stellung genommen und möchte hier besonders auf das Bewahrungsgesetz des Kantons Zürich hinweisen, dessen Fassung die vorliegenden deutschen Entwürfe an Klarheit übertrifft.

---

[1]) Das Verwahrungsgesetz vom Standpunkt des Erziehers. Zeitschr. f. Kinderforsch. Bd. 31, Heft 5. 1926.

VI. Durchführung der Fürsorge.

Im folgenden möchte ich, anknüpfend an die obige Darstellung der Praxis der Fürsorge, noch ihren Vollzug im Zusammenhange besprechen. Wir haben oben gesehen, daß für denselben im jugendlichen Alter minderwertiger Individuen ausreichend gesetzliche Vorbedingungen gegeben sind, während bei Minderwertigen, die volljährig wurden, die im Interesse des Individuums wie auch der Gemeinschaft gebotene Fürsorge auf Schwierigkeiten stößt, welche sowohl in den gesetzlichen Unterlagen als auch in den Möglichkeiten der Unterbringung gelegen sind.

1. Zur Asylierung Minderwertiger.

Wir müssen es mit Grotjahn[1]) als ein soziales Gebot ansehen, die Gesellschaft vor Individuen zu schützen, welche ihr durch psychische und physische Minderwertigkeit fortgesetzt Schaden bringen und zudem in der Vererbung der Defekte auch rassenhygienisch verderblich wirken. Grotjahn sieht hier mit Recht in einer weitgehenden Asylierung derartiger Individuen das geeignete Mittel, den sozialen Forderungen zu entsprechen. Werden Individuen, deren moralische Minderwertigkeit in unverbesserlichem Verbrechertum, Vagabundage, Dirnenwesen usw. einen Ausdruck findet, in zweckmäßigen Unterbringungsstätten verwahrt, dann ist die Gesellschaft vor ihrem unmittelbaren Handeln geschützt, der Produktion minderwertiger Nachkommenschaft ein Riegel vorgeschoben, aber doch die Möglichkeit gegeben, die Kräfte der Asylierten in weitgehender Weise zu verwerten. Dabei müssen zwei Gesichtspunkte beachtet werden: 1. sollten den Verwahrten nach Maßgabe ihrer Führung und Leistungen und der immerhin noch zu erwartenden relativen Zuverlässigkeit Freiheiten, Teilnahme an gewissen Lebensgenüssen gewährt und die Pflege ihrer geistigen Interessen in weitgehendem Umfang möglich gemacht werden,

2. dürfte die Unterbringung nicht prinzipiell als dauernd erklärt, sondern die Möglichkeit der Besserung und Entlassung offen gelassen werden[2]). Das Material würde derartigen Stätten aus Fürsorgeerziehungsanstalten in älteren Zöglingen zufließen, die nach § 73 des JWG. der Bewahrung bedürfen, ferner kämen nach dem Vorentwurf des StGB. vermindert Zurechnungsfähige, aber auch Unzurechnungsfähige hinzu, welche keiner Behandlung in der Irrenanstalt bedürfen, endlich manche heute noch notgedrungen in Heil- und Pflegeanstalten untergebrachte Individuen ähnlicher Qualität.

Damit ergeben sich Beziehungen zu den genannten Anstalten, die vorläufig mindestens als räumliche erwogen werden müssen. Weber[3]) hat eine derartige Erweiterung ihres Aufnahmebezirkes vorgeschlagen, daß man ihnen die gesamte Aufgabe übertragen zu können glauben dürfte. Allerdings sind die großen Bedenken nicht zu übersehen, welche einer derartigen Belastung von Anstalten, die doch in erster Linie der Behandlung von Kranken dienen sollen, entgegenstehen. Ein nahes Nebeneinander von Kranken und Minderwertigen, auch nur auf den Werkstätten, wäre für erstere, die doch besonders zu berücksichtigen sind, in mannigfacher Weise von Nachteil. Daher ist eine mehr ökonomische Verbindung etwa in der Weise zu denken, daß lediglich die Verköstigung der Asylbewohner aus der Küche der Anstalt erfolgt, während ihr Arbeitsgebiet völlig getrennt bleibt. Die Schaffung einer Verbindung überhaupt ist zur Zeit

---

[1]) Grotjahn, Alfred: Soziale Pathologie. Berlin: Julius Springer 1923.

[2]) Vgl. dazu Peters, K. G.: Um die Seele der Asozialen. Freiburg 1926.

[3]) Weber: Fürsorge für sozial Unzulängliche innerhalb und außerhalb der Anstalten. Psychiatr.-neurol. Wochenschr. Jg. 25, Nr. 17/18, S. 112—116 u. Nr. 19/20, S. 126—128. 1923.

dadurch nahegelegt, weil man voraussichtlich nur auf diese Weise einen Schritt in der bezeichneten Richtung unternehmen könnte. Durch Verminderung der Zahl von Geisteskranken in und nach dem Kriege und durch Ausdehnung der im Zuge befindlichen offenen Fürsorge für Geisteskranke steht mancherorts geeigneter Raum für Asylierung zur Verfügung oder könnte doch verfügbar gemacht werden.

Die erwähnte Regelung darf aber nur als Provisorium gelten, da die gedachten Asyle doch wesentlich anderer Einrichtungen und Betriebe bedürfen. Kurzsichtig wäre es aber, die von der sozialen Hygiene gestellten Forderungen wegen finanziellen Bedenken aus dem Auge zu verlieren. Handelt es sich doch um Beseitigung oder vielmehr nutzbringende Verwendung von Individuen, die anders unaufhörlich an der Volksgesundheit und dem Volksvermögen zehren. Ebensowenig dürfen aber auch rechtliche Bedenken in der Verfolgung des Zieles abhalten. Im Bewahrungsgesetz soll dieser Weg einmal betreten werden.

2. Fürsorge für Jugendliche.

Weit mannigfaltiger gestaltet sich die Fürsorge für Jugendliche, weil hier nicht nur mit einem viel differenzierteren Material zu rechnen ist, sondern im Hinblick auf das erzieherische Moment auch verschiedenartige Gesichtspunkte in Frage kommen. Die Aufgabe besteht hier darin, sich in den Fürsorgemaßnahmen dem jeweiligen Bedürfnisse anzupassen, welches durch das Stadium der Verwahrlosung gegeben ist. Es ist ja klar, daß einem im Zuge befindlichen Prozesse zu verschiedenen Zeiten in verschiedener Weise Einhalt geboten werden kann. Wenn für das Eingreifen hier gewiß in letzter Linie finanzielle Erwägungen maßgebend sein dürfen, so gilt doch, daß, je früher die Hilfe gewährt wird, der Erfolg um so rascher und einfacher zu erwarten ist. Deshalb ist, seit man sich derartigen Aufgaben mit Einsicht und Interesse zugewendet hat, stets die Idee der vorbeugenden Fürsorge in den Vordergrund gestellt worden; so sehen wir heute von verschiedenen Seiten auf das Wohl der Jugend zielende Arbeit, die dahin strebt, ihre körperlichen und sittlichen Kräfte zu stärken, ihr Streben auf höhere Werte zu richten, sie von banalen und schädlichen Genüssen abzuhalten, die Ausfüllung der freien Zeit zu veredeln, um auf diese Weise der keimenden Verwahrlosung den Boden zu entziehen. Bestrebungen dieser Art verdichten sich angesichts der drohenden Verwahrlosung und der damit gegebenen Notwendigkeit einer eingreifenderen Fürsorge zu den bestimmteren Formen der offenen und geschlossenen Fürsorge.

a) Die vorbeugende Fürsorge.

In unseren früheren Ausführungen über Praxis der Fürsorge wurden bereits die Richtungen kenntlich, in denen eine vorbeugende Fürsorge sich zu betätigen hat, erinnert sei hier auch an die Bemerkungen über Ursachen der Verwahrlosung. Es kann nicht Aufgabe dieses Artikels sein, die Bekämpfung der äußeren und inneren Ursachen im einzelnen genauer zu behandeln; rassenhygienische Maßnahmen, welche auf die Beschränkung einer minderwertigen Nachkommenschaft abzielen, kommen in erster Linie in Betracht. Außer auf GROTJAHNS Sozialhygiene möchte ich auf meine Ausführungen über „Rassenhygiene und Jugendfürsorge“[1]) verweisen. Die Tatsache der hereditären Bedingtheit der moralischen Minderwertigkeit und die jetzt immer klarer zutage tretende Vererbung krimineller Neigungen reden eine sehr deutliche Sprache. Auch die Bekämpfung der

[1]) Rassenhygiene und Jugendfürsorge. Arch. f. Rassen- u. Gesellschaftsbiol. 1918/19, Heft 1.

Trunksucht als eines milieuverderbenden Faktors spielt in der Vorbeugung der Verwahrlosung eine wesentliche Rolle.

Berücksichtigt man die im 1. Kapitel getroffene Unterscheidung von drei Gruppen von Verwahrlosten, so ist auch auf die Vorbeugung der Verwahrlosung bei Kindern, schulentlassenen Mädchen und Burschen einzugehen; dabei wollen wir uns lediglich auf die Beseitigung der häufigsten Schädlichkeiten einlassen. Bei *Kindern* wird man immer mehr gewahr, wie mangelndes Verständnis in der häuslichen Erziehung förmliche Kunstprodukte Verwahrloster schafft. Instinktiv meidet das Kind sein Elternhaus und sucht Anschluß auf der Straße, wenn es daheim nur Kälte, Ablehnung und Mißhandlung findet und begeht zu Hause in seiner Unsicherheit und Abkehr Handlungen, die zu einem tatsächlichen Circulus vitiosus führen. *Hier erwächst den Lehrern die schönste Aufgabe zu sozialer Betätigung, nur müssen sie einmal, und zwar gründlich auf den ganzen Fragekomplex eingestellt werden, was keineswegs in Selbstbildung oder durch gelegentliche Vorträge geschehen kann, sondern in die Ausbildung der Lehrer als integrierender Bestandteil aufgenommen werden muß.* Verschiedentlich ist von mir auf diese Lücke in der Ausbildung der Lehrer hingewiesen worden. Da ihnen selbst der Wissensstoff der Seminare nicht mehr genügt, und sie der Drang nach der Universität erfüllt, können wir ruhig daran gehen, ihnen neue Wissensgebiete zuzuführen; und hier ist doch nichts natürlicher, als sie mit einem Stoffe vertraut zu machen, der im Rahmen der Volksbildung liegt und dessen Verwertung dem Volke mehr nützen kann, als manche Theorie, der sie in unbeherrschtem Wissenseifer nachstreben. Ein glücklicher Anfang ist z. B. in Baden damit gemacht, in Lehrerseminaren Vorlesungen über Psychopathologie des Kindesalters abzuhalten, aber fast noch dringender wäre ein Kursus über die Verwahrlosung der Kinder und ihre Bekämpfung. Der Lehrerstand hat in jüngster Zeit unter dem Eindruck der im JWG. eröffneten Aufgaben sich selbst zu deren Lösung angeboten. In der Zeitschrift für Hilfsschullehrer hebt ein Vertreter[1]) des Standes in einer für jeden anderen Berufskreis vorbildlichen Weise die Bereitschaft der Lehrer hervor, die durch den Geist des Jugendgesetzes seinem Stande gestellten Aufgaben zu erfüllen. Hier handelt es sich darum, acht zu haben, daß Kinder zu Hause nicht vernachlässigt werden, aber auch die Möglichkeit im Auge zu behalten, daß die Ansprüche, welche die Schule an sie stellt, bei eigenartigen Naturen nicht zu einer Quelle der Verwahrlosung werden. Immer wieder muß davor gewarnt werden, den äußeren Anschein der Verwahrlosung bei Kindern als Ausdruck minderwertiger Veranlagung aufzufassen; diese Möglichkeit darf vielmehr erst dann angenommen werden, bis alle anderen Ursachen der Verwahrlosung ausgeschlossen sind. Wie leicht ist es dem Lehrer, Bedingungen zu schaffen, unter welchen er die wahre Natur des Kindes schauen kann. Ausflüge, Spiele, bieten heute Gelegenheit genug, das Kind frei von Hemmungen und unter Ausschluß der Wirkungen verkehrter häuslicher Erziehung beobachten zu können.

In der *Vorbeugung der Verwahrlosung schulentlassener Jugend* tritt der Gesichtspunkt mangelnder oder falscher Wertbildung in viel stärkerem Maße als bei Kindern in Vordergrund. Überblickt man die äußeren Ursachen, welche hier vorwiegend am Zustandekommen der Verwahrlosung beteiligt sind, so stößt man in erster Linie auf Berufsfragen. Wahl eines ungeeigneten oder den Zögling nicht auf die Dauer befriedigenden Berufes sehen wir vielfach als erstes Glied in der Ursachenkette. Mit zwei Möglichkeiten ist hier besonders zu rechnen: 1. daß der Jugendliche durch falsche Selbstschätzung oder schlechten Rat an

---

[1]) Gnerlich: Reichsjugendwohlfahrtsgesetz, Jugendgerichtsgesetz und Hilfsschule. Hilfsschule Jg. 16, H. 8. 1923.

den unrichtigen Beruf kam, 2. daß er zu ihm nicht die richtige Stellung gewinnen konnte und nach kürzerer oder längerer Zeit unbefriedigt sich von ihm abkehrte. Bei Lösung der ersten Frage dürfen wir hoffnungsvoll auf die heute in schönster Entwicklung stehende *Berufsberatung* blicken, die darauf ausgeht, in objektiver Weise die Berufseignung festzustellen und den Jugendlichen zu belehren. Daß die Vorarbeiten zu dieser Prüfung immer mehr nach der Schule verlegt werden, ist besonders zu begrüßen; auf diese Weise wird die Aufmerksamkeit des Lehrers rechtzeitig auf eine Frage gelenkt, in welcher er seinem Schüler der nächste Berater sein müßte.

Die zweite Aufgabe betrifft die Fortbildungsschule. Hier müßte datur *Sorge getragen werden, daß die Schönheit, die Ethik und Würde des Berufes, die dem Jugendlichen im Alltag der Werkstätte aus dem Sinn kommen können, bewußt aufgenommen und immer wieder gestärkt und gefestigt werden.* Eine weitere Quelle des Übels liegt in der Ausfüllung der freien Zeit nach der Werkstattarbeit und am Sonntage. Hier hat Jugendbewegung und Vereinswesen vielfach bereits glücklich eingesetzt. Wer die Ausführungen DEHNS[1]) über Großstadtjugend gelesen, wird anerkennen, welche aufopfernde soziale Arbeit bereits geleistet wird und nur die weiteste Verbreitung des in dieser Schrift enthaltenen Geistes und Nachahmung des bewunderungswürdigen Werkes wünschen. Die vielerorts gegründeten Lehrlingsheime geben günstige Gelegenheit, mit sozialer Arbeit an Jugendlichen einzusetzen. Es ist Sache des Jugendamtes. dazu freiwillige Helfer zu gewinnen und seine Tätigkeit zu organisieren.

Mutatis mutandis läßt sich das Gesagte auch auf *schulentlassene Mädchen* anwenden, nur tritt hier eine Frage stärker in den Vordergrund, welche, wie wir in der Praxis der Fürsorge gesehen, für das Wohl und Wehe der mit dem Leben in innigere Berührung kommenden Mädchen von tiefster Bedeutung ist, nämlich die *sexuelle Aufklärung*. Es ist bekannt, und wurde auch oben betont, daß ein Versäumnis in dieser Richtung das Unglück der Mädchen bedeuten kann. Bei dem moralischen Tiefstand vieler Familien müssen die Eltern in dieser Aufgabe vielfach versagen; wir halten sie auch sozial viel zu wichtig, um sie allgemein dem Elternhaus überlassen zu dürfen, es erscheint vielmehr am Platz, sie der Fortbildungsschule, und zwar einer geeigneten Lehrerin zu übertragen.

b) Die offene Fürsorge.

Bei Besprechung dieses Zweiges der Fürsorge wird das Willkürliche der üblichen Einteilung kenntlich. Die offene Fürsorge steht in der Mitte zwischen der vorbeugenden und geschlossenen, greift nach beiden Seiten über und schafft so eine Vermittlung, welche auch prinzipiell gefordert werden muß, um ein Erziehungssystem zu gewinnen, das allen Anforderungen gerecht wird und ein reibungsloses Zusammenarbeiten der verschiedenen Instanzen in sich schließt. Die Bezeichnung offene Fürsorge wurde zur Betonung des Gegensatzes einer Fürsorge gewählt, die sich nicht in den strengen Formen einer Anstaltserziehung abspielt. Mancherorts ist in löblichem Übereifer das Heil in jener Organisation gesehen worden, in der man sich gerade betätigte und deren Erfolg man am besten überblickte. Es ist aber oben bereits gezeigt worden, daß die vorgenommene Teilung auf gesetzlichen Bestimmungen beruht, nach denen ein Jugendlicher bei bestimmten Voraussetzungen unter Schutzaufsicht gestellt, und wenn diese zur Beseitigung der Verwahrlosung nicht ausreichen, in Fürsorgeerziehung gebracht wird. Letztere gliedert sich wieder in Familien- und Anstaltsfürsorge, bildet also zum Teil auch noch ein Glied der offenen Fürsorge. Der Zusammenhang

[1]) DEHN, G.: Großstadtjugend. 2. Aufl. Berlin 1922.

der einzelnen Teile tritt besonders dann zutage, wenn ein wegen seiner moralischen Schwäche von der Verwahrlosung bedrohtes Individuum zu vorbeugenden Maßnahmen Anlaß gibt, später wegen zunehmender Verschlimmerung seiner moralischen Haltung unter Schutzaufsicht gestellt wird und endlich in Fürsorgeerziehung kommt. Hat diese in ihrer strengeren Form zu einem günstigen Erfolg geführt, dann ist mit eintretender Entlassung und Nachfürsorge wieder die offene Fürsorge am Platz.

Weitere Beziehungen zur geschlossenen Fürsorge ergeben sich auch noch dadurch, daß die offene Fürsorge, in Erkenntnis der außerordentlich großen pädagogischen Bedeutung einer räumlichen Absonderung ihrer Schützlinge, vielfach zur Heim- und Hortgründung gelangt ist und sich so der Anstaltsfürsorge im engeren Sinne nähert. Im übrigen schlägt die offene Fürsorge mehr den Weg der vorbeugenden Fürsorge ein, mit der sie auch den weiten Aufgabenkreis gemein hat. Während die geschlossene Fürsorge stets durch die Gestaltung des Falles und die Gründe, aus denen Fürsorgeerziehung bestimmt wurde, mehr abgegrenzten Aufgaben gegenübersteht.

In vorbildlicher Weise wurde die offene Fürsorge durch den deutschen Verein zur Fürsorge für Psychopathen entwickelt, der in seiner Berliner Zentrale eine musterhafte Organisation getroffen hat. R. VON DER LEYEN berichtet hierüber genauer in einem Jahresberichte des Vereins und in einem Artikel der Zeitschr. f. Kinderforsch.[1]). In der Erkenntnis, daß den Ausgangspunkt einer jeden rationellen Fürsorge gründliche Kenntnis der Natur eines Zöglings bilden muß, wird ein Hauptgewicht bei der vom Verein geübten Fürsorge auf die fachärztliche Untersuchung aller Zöglinge gelegt. Die damit verknüpfte *heilpädagogische Beratung von Eltern und Erziehern ist einer der wesentlichsten Faktoren der offenen Fürsorge*. Wir sehen daher überall, wo Fürsorge mit Ernst und Gründlichkeit betrieben wird, eine derartige Gründung auftauchen, die wir um so mehr empfehlen können, als damit mancher Aufwand an Anstaltskosten erspart werden kann. So ist 1918 in Leipzig eine heilpädagogische Beratungsstelle errichtet worden, um poliklinisch Fälle zu erledigen, die sonst nach dem H. E. H. Kleinmeusdorf zur Beobachtung hätten gebracht werden müssen. Und die dort gemachten günstigen Erfahrungen haben mich veranlaßt, in meiner heilpädagogischen Sprechstunde zu Karlsruhe ein Bindeglied zwischen Amtsgericht, Jugendamt, Erziehungsanstalt und Angehörigen der Zöglinge zu schaffen. Das umfangreichere Arbeitsfeld, welches die Stadt Berlin bietet, führte zu einer Trennung der ärztlichen Untersuchung von der pädagogischen Beratung in gesonderten, jedoch miteinander in engster Fühlung arbeitenden Stellen. Auch in Berlin lehrte die Erfahrung, daß nicht alle Fälle poliklinisch erledigt werden können und führte zur Gründung einer Beobachtungsstation an der Charité. Der weitere Ausbau der offenen Fürsorge nötigt, um besonderen Indikationen, welche sich aus der Untersuchung der Zöglinge ergeben, zu genügen, zur Einrichtung von Spielnachmittagen, Heimen, Horten und Erholungsstätten. So wird die Möglichkeit geboten, psychopathische und gefährdete Kinder fraglichem oder schädigendem Milieu zu entziehen, sie unter geeigneten Bedingungen beobachten, korrigierenden Wirkungen aussetzen zu können und sie unter Umständen auch körperlich zu fördern. Stets wird in der offenen Fürsorge der Erfolg im weitesten Maße von der Eignung der sie ausübenden Persönlichkeiten abhängen, denn ihr Wesen beruht fast ausschließlich auf der Wirkung von Mensch zu Mensch, während in der geschlossenen Fürsorge ein äußerer, zum Teil auch schon mechanischer Apparat eine wesentliche Rolle spielt.

---

[1]) VAN DER LEYEN, RUTH: Wege und Aufgaben der Psychopathenfürsorge. Zeitschr. f. Kinderforsch. Bd. 28, H. 1. 1923.

c) Geschlossene Fürsorge.

Es ist hier nicht beabsichtigt, dieses Gebiet in der Ausführlichkeit zu behandeln, die seiner Bedeutung entsprechen würde. Tatsächlich nimmt es in der heutigen Literatur einen noch recht bescheidenen Platz ein, was in erster Linie damit zusammenhängt, daß jene Autoren, welche die Fürsorgeerziehung zu einer Wissenschaft zu gestalten wesentlich beitrugen, mangels genügender praktischer Erfahrung davor halt machten. Ich kann mich hier aber um so eher mit einer Darstellung in Umrissen begnügen, als meine Feder zur Abfassung eines Leitfadens übergeht, in dem auch weitere Kreise in den Geist und in die Praxis der Fürsorgeerziehung eingeführt werden sollen[1]). Im folgenden wird es mehr auf den Entwurf von Grundlinien der Anstaltsfürsorge ankommen, welche den Leser des Buches mit einigen prinzipiellen Fragen vertraut machen sollen.

Wie die offene Fürsorge muß auch die geschlossene in ihrer Tätigkeit von der gründlichen Kenntnis des Individuums ausgehen. Diese Aufgabe wird am sichersten in der Beobachtungsstation erfüllt, der alle in geschlossene Fürsorge kommenden Zöglinge, deren Fall nicht ganz klar ist, überwiesen werden, um von da in die geeignete Anstalt und an den richtigen Arbeitsplatz zu gelangen. Zwei Fragen sind hier bereits zur Klärung gekommen: 1. *Die Beobachtungsstation muß psychiatrisch geleitet sein.* Dies ist eine notwendige Folge des ihr zufließenden Materiales.

2. *Sie ist in Zusammenhang mit einer leistungsfähigen Erziehungsanstalt anzulegen*, und zwar sowohl aus pädagogischen wie aus finanziellen Gründen.

Da wir heute auf dem Standpunkt stehen, in jedem Lande eine Erziehungsanstalt unter psychiatrische Leitung[2]) zu stellen, so ist auch die Frage der Angliederung der Beobachtungsabteilung entschieden.

Für Gründung und Anlage einer Beobachtungsabteilung erscheinen mir die in Flehingen gemachten Erfahrungen ausschlaggebend, da sie erst in jüngster Zeit (1922) gegründet, für ihre Einrichtung bereits die schwierige Finanzlage besonders berücksichtigt wurde und sie ihren Aufgaben vollkommen entsprochen hat. Sie dient zur Aufnahme von etwa $^2/_3$ aller schulentlassenen männlichen Fürsorgezöglinge und einem kleinen Teil der schulpflichtigen, dabei prinzipiell allen Zöglingen beider Kategorien, soweit sie einer Beobachtung bedürfen. Im Jahre 1923 sind ihr 247 Zöglinge überwiesen worden; die Bettenzahl beträgt 13. Die Aufgabe konnte glatt bewältigt werden, so daß ich unter ähnlichen Bedingungen und gleicher Bettenzahl eine Beobachtungsabteilung für eine Aufnahmefrequenz von 300 für ausreichend erachte. Natürlich darf hier kein Zögling aus reiner Verlegenheit abgestellt werden oder länger auf die Untersuchung warten. Aber immerhin ist durch präzises Arbeiten die Möglichkeit geschaffen, von den Gerichten reine Beobachtungsfälle zu übernehmen, welche auf der Station einige Wochen verbleiben und mit der Erziehungsabteilung in keine Berührung kommen. Den Hintergrund der Beobachtungsabteilung bildet in Flehingen eine Anstalt für 160 schulentlassene oder diesem Alter nahe stehende Zöglinge, aus der wir 1923 75 Fälle zumeist nach dem mit Flehingen verbundenen Psychopathenheim Sinsheim verlegt haben.

Man sieht wohl, daß einer der wichtigsten Punkte der Anstaltserziehung ihre Organisation vorstellt, worüber ich auf meine anderweitigen Ausführungen[3])

---

[1]) Leitfaden der Fürsorgeerziehung. Berlin: Karger. 1924.

[2]) Gregor, A.: Mitwirkung der Psychiatrie in der Fürsorgeerziehung. Zeitschr. f. Kinderforsch. Bd. 28, H. 3/4. 1924.

[3]) Gregor, A.: Über zeitgemäße Gestaltung der Fürsorgeerziehung. Zeitschr. f. Kinderforsch. Bd. 28, H. 1. 1923.

verweisen möchte. Bezüglich der Pädagogik der Anstaltserziehung beschränke ich mich auf die Angabe der wichtigsten leitenden Gesichtspunkte.

1. Die Anstaltserziehung muß human sein. Wir wollen eine Erziehungsanstalt nicht zu einer Straf- oder Zwangsanstalt herabwürdigen, sondern müssen ein vertrauensvolles Verhältnis zu den Zöglingen anstreben, wenn wir uns den Weg in ihre Seelen bahnen und die Aussichten auf Erfolg nicht verbauen wollen. Nichts ist leichter, als in mechanischer Disziplin die Aufenthaltsdauer korrekt auszufüllen — aber damit arbeitet schon das Gefängnis alten Stiles.

2. Achtung vor der Seele des Menschen ist eines der wichtigsten Gebote, welches die Anstaltserziehung zu erfüllen hat. Ich denke hier zuletzt an die Eigen- und Abarten, vielmehr an die Rechte des Kindes und Jugendlichen. PETERS[1]) hat uns tiefen Einblick in die Seele des Waisenkindes gewährt und die Pflicht zu zarter Rücksichtnahme zwingend bewiesen. Hier soll nicht auf einzelnes eingegangen, sondern nur betont werden, daß wir Kindern und heranwachsenden Knaben und Mädchen ihre natürlichen Ansprüche im weitesten Umfange zu erfüllen bestrebt sein müssen und uns vor nichts mehr zu hüten haben, als sie in die Formen des vom Erwachsenen hergeleiteten Ideales pressen zu wollen.

3. Die Anstalt sucht prinzipiell und immer wieder ihre Zöglinge zum Beginn eines neuen Lebens zu veranlassen. Gerichtsstrafen werden auf Wohlverhalten aufgeschoben, eine freie Bahn eröffnet, die Möglichkeit, von neuem Achtung zu erwerben, Verzeihung seiner Angehörigen zu gewinnen, den Eltern eine Stütze zu werden, wollen wir stets und eindringlich nahelegen.

4. Ehe man mit Forderungen herantritt, ist zu sorgen, daß der oft übel mitgenommene und aus dem seelischen Gleichgewicht gebrachte Mensch zunächst Ruhe und Zeit zur Überlegung und Fassung eines Entschlusses findet. Das Selbstbewußtsein manches Psychopathen muß erst wachgerufen, der Glaube an sein Ich und seinen Willen gestärkt werden.

5. Wir versetzen den Zögling unter Lebensbedingungen, welche einer moralischen Führung förderlich sind, dabei ist einmal der Gegensatz zu den bekannten äußeren Ursachen der Verwahrlosung herauszuarbeiten, dem Zögling ein Heim zu schaffen, sein Interesse für die persönliche Umgebung, ein Gefühl für die mit ihm in der gleichen Familie vereinigten Kameraden zu wecken, eine regelmäßige Lebensweise anzugewöhnen und zweitens, und mehr positiv, eine erzieherische Atmosphäre zu schaffen, die ihn nicht drückt, sondern beseelt, weil sie von dem Geiste getragen wird, der seine schon fortgeschrittenen Kameraden erfüllt.

6. Nun dürfen wir auch mit Forderungen herantreten. Und hier bildet die Arbeit das Vehikel, welches zur Grundlegung aller neu zu bildenden Werte führt. Es ist die suggestive Kraft der gleichmäßig tätigen Umgebung und des rastlosen Anstaltsbetriebes, der kein Zögling standhält. Faulheit ist weder ein Erbgut des Deutschen, noch der Natur des Jugendlichen konform, so daß wir in unseren Erziehungsanstalten nie mit ernstlichen Widerständen dieser Art zu tun haben.

7. Die Erziehung muß im einzelnen sich dem Alter des Zöglings anpassen und dementsprechend bei Schulpflichtigen und Schulentlassenen differieren. Bei den letzteren hat sich als wichtiges Prinzip die aktive Teilnahme des Zöglings am Erziehungsplan erwiesen. Wir dürfen bei Schulentlassenen schon an Vernunft und Willen appellieren und sie für die Ziele zu gewinnen suchen, die der Natur des einzelnen am besten entsprechen.

Daß wir vielfach, um mit LINDWORSKY (l. c.) zu reden, nur eine Weichenstellung vornehmen, indem wir die Kräfte des Zöglings in neue aber sittliche Bahnen lenken, möchte ich hier nicht näher ausführen.

---

[1]) PETERS, KARL GUSTAV: Um die Seele des Waisenkindes. Auer: Donauwörth 1920.

Dem Geiste des Jugendlichen entsprechend, ist zunächst mit Teilzielen zu arbeiten, indem die mutmaßliche Aufenthaltsdauer in Etappen zerlegt wird. Das berechtigte Streben nach Freiheit und Selbständigkeit ist als gesunder und natürlicher Instinkt pädagogisch zu verwerten, indem man ihn mit würdigen Zielvorstellungen verknüpft. Die Tätigkeit in einem Beruf eröffnet die beste Möglichkeit, erstrebenswerte und sittlich wertvolle Ziele zu setzen.

Schwieriger ist es bei der Mädchenerziehung an natürliche Instinkte anzuknüpfen, zumal gerade der Anstaltsapparat den natürlichen Ansprüchen bis zu einem gewissen Grade zuwiderläuft. Das Mädchen, welches in der Fabrik entgleiste, weil ihm diese Arbeit zu keinem Wert werden konnte, findet sich etwa in der Großwäscherei einer Anstalt wieder in einem Betriebe, welcher dem ihm längst verleideten verzweifelt ähnlich sieht. In viel günstigerer Lage ist dagegen der Junge, der mit seiner Arbeit in der Werkstätte sogleich an eine individuelle Produktion herantritt und das Ziel ohne weiteres erschaut. Darum darf die erwähnte fabriksmäßige Mädchenarbeit nur eine Vorstufe mit mechanischer Arbeitsleistung bilden, nach deren Erledigung erfreuliche Kleinarbeit winkt, welche räumlich und inhaltlich dem Wirken in und für die Familie gleichkommt.

8. Wir dürfen es uns nicht entgehen lassen, die unserem Einfluß anvertrauten Zöglinge auch an hochstehende Güter heranzubringen, vor allem ihre religiösen und ästhetischen Gefühle zu pflegen. Wo Anlage, Interessen und Begabung es ermöglichen, wird Pflege von Kunst und Wissenschaft nicht nur den Erfolg begünstigen, sondern auch das geistige Niveau der Anstalt und ihrer Angestellten heben.

9. Der jugendliche Geist verlangt nach Abwechslung und Anregung. BONDY[1]) hat erst kürzlich auf das Bedenkliche zu weitgehender Einschränkung von Reizmitteln aufmerksam gemacht, die einmal zum menschlichen Leben gehören. Auch das Leben in der Anstalt soll von Freuden und Festen erhellt, lebenswert sein. Wir wollen unsere Zöglinge nicht nur arbeiten, sondern auch ihre freie Zeit vernünftig auszufüllen und zu genießen lehren[2]).

---

[1]) BONDY, K.: Die Rauchfrage im Jugendgefängnis. Zentralbl. f. Vormundschaftswesen Jg. 15, Nr. 10. 1924.

[2]) Vgl. Badische Anstaltsblätter Heft 4, Flehingen 1926, und Flehinger Schloßzeitung ebenda.

Fürsorge für Schwachsinnige und Epileptiker.

Von

C. Kleefisch

Essen.

Mit 9 Abbildungen.

I. Geschichte der Fürsorge für Schwachsinnige und Epileptiker mit Berücksichtigung sozialkultureller Zustände.

Die Schwachsinnigenfürsorge ist im wesentlichen ein Kind des 19. Jahrhunderts, genau genommen fällt sie vor allem in dessen zweite Hälfte, während die wissenschaftliche Forschertätigkeit jenes Gebietes, von einigen früheren, vor allem dem Kretinismus gewidmeten Studien abgesehen, nur eine Abzweigung der *Psychiatrie* darstellt, die ihrerseits auch erst seit mehreren Jahrzehnten den Anspruch auf eine vollwertige medizinische Disziplin erheben kann. Freilich hat sich die Psychiatrie während der relativ kurzen Frist ihrer selbständigen Existenz zu einem ungemein vielseitig bearbeiteten Gefilde wissenschaftlicher Tätigkeit ausgedehnt, so daß eine ganze Reihe von *Unterabteilungen* entstanden sind, denen sich manche Forscher wieder speziell widmen. Zu diesen erst in jüngster Zeit besondere Unterabteilungen der Psychiatrie darstellenden Spezialgebieten gehört auch *die Psychiatrie des Jugendalters* und die Erforschung des jugendlichen Schwachsinns.

Es kann freilich nicht Wunder nehmen, wenn die *Nachrichten* über kindlichen und jugendlichen Schwachsinn aus älterer Zeit nur recht *spärlich* fließen. Eine Fülle von *Gründen* erklärt diese Erscheinung: Zunächst existierten mancherlei *ursächliche* Faktoren noch *nicht*, so bis zum Ende des Mittelalters die *Syphilis*, dann war auch der *Alkoholismus* an Intensität und Ausbreitung wesentlich geringer, wenn schon im Altertum der Volksglaube von der Gefahr des Rausches im Moment der Empfängnis für Nachkommenschaft verbreitet war. Die *künstliche Auslese* der Minderwertigen griff auch gelegentlich ein, wie in Sparta, wo die minderwertig erscheinenden Kinder im Taygetos ausgesetzt wurden, im alten Rom, wo der Familienvater einem schwächlichen Kinde die Annahme versagen konnte, bei den Hebräern, die nach Deut. 23,2 den Abkömmlingen einer Prostituierten bis ins zehnte Glied die Aufnahme in die Gemeinde verwehrten, oder in Schottland, wo nach Urquhart der Brauch bestand, die Epileptiker zu kastrieren. Besonders wichtig ist aber auch der Umstand, daß vormals infolge einer nur wenig entwickelten Säuglings- und Jugendfürsorge wie auch der allgemein dürftigen Anwendung hygienischer Regeln die minder widerstandsfähigen Schwachsinnigen eher allen möglichen *Schädlichkeiten zum Opfer fielen* als in unserer Zeit.

In geschichtlichen Epochen, in denen die überwiegende Mehrheit der Menschen noch *Analphabeten* waren, fiel eine mäßige Minderwertigkeit der Intelligenz überhaupt weniger in die Wagschale als im gegenwärtigen Zeitalter der allgemeinen Volksschule.

Weiterhin kommt in Betracht jene Erscheinung, die in geringerem Maßstabe auch bis heute noch verfolgt werden kann: Die geistig abnormen, vor allem die lediglich asozialen, ruhigeren Schwachsinnigen waren in den früher viel weniger eng bevölkerten Ländern und in den kleineren Städten bei weitem *nicht so störend*, wie sie heute in unseren dicht bevölkerten Gegenden, vor allem in Großstädten mit ihren Mietskasernen, und im Bereich des intensiveren Kampfes ums Dasein sind. Auch gegenwärtig finden sich unter den Landstreichern z. B. noch manche mehr oder weniger harmlose Imbezille; in früheren Zeiten dürfte deren Zahl verhältnismäßig weit größer gewesen sein.

Die antisozialen Elemente unter den Schwachsinnigen aber dürften in alter Zeit bei den unausbleiblichen Konflikten mit der öffentlichen Ordnung viel leichter als bei uns dem Arm der Justiz verfallen und bei dem radikaleren Strafverfahren früherer Jahrhunderte durch Landesverweisung oder auch durch Strafen an Leib und Leben unschädlich gemacht und ausgemerzt worden sein.

Schließlich dürfen wir nicht vergessen, daß die Fürsorge für Schwachsinnige und Hilflose ehedem im ganzen weniger lebhaft war als zu unseren Zeiten und außerdem auch Erhebungen und Aufzeichnungen über die als nicht vollwertig angesehenen Mitglieder der menschlichen Gesellschaft selbstverständlich viel weniger umfangreich vorgenommen wurden als in unserem schreibseligen und statistisch eifrigen Zeitalter. Zweifellos ist man dereinst in der Zuerkennung psychischer Wertigkeit überhaupt minder skrupulös gewesen als heutzutage.

Aus allen diesen Gründen ist es begreiflich, daß sich aus der an sich recht umfangreichen Geschichte der Medizin doch nur geradezu sporadisch einzelne Tatsachen herausfinden lassen, die für die Fragen der Erforschung und Fürsorge des jugendlichen Schwachsinns von Bedeutung sind. Nur in einer Hinsicht ist ein historischer Überblick etwas ergiebiger: *Die Epilepsie*, die wegen ihrer nahen Beziehung zum jugendlichen Schwachsinn auch in vorliegendem Zusammenhang eingehender berücksichtigt werden muß, ist eine uralte Krankheit, hat wegen ihres meist stürmischen Auftretens und der rätselhaften Umstände des Erscheinens und Vergehens von jeher die Aufmerksamkeit und das Staunen der Beobachter erregt und bereits im Altertum, gelegentlich unter dem vielsagenden Namen der „heiligen Krankheit“ lebhaftes Interesse gefunden.

Daß *Hirnleiden* schon unter den einfachsten Lebensverhältnissen der Menschheit besondere Teilnahme erweckt und wohl auch kühne Maßregeln veranlaßt haben, läßt sich auf Grund der auffallenden Tatsache annehmen, daß selbst aus dem neolithischen Zeitalter, der jüngeren Steinzeit, Schädel mit vernarbten Löchern gefunden worden sind, was entschieden auf einen trepanationsartigen Eingriff schließen läßt, bei dem vielfach wegen Kopfschmerzen, Krampfleiden oder Geisteskrankheit Knochenstücke aus dem Schädel herausgemeißelt oder durch die Feuersteinsäge entfernt wurden.

Es liegt nahe, daß von dem einfachen Denken primitiver Völker jeder Krankheitsfall, dessen Ursache nicht den Sinnen grob wahrnehmbar dalag, als eine Art Zauberei aufgefaßt wurde. Aus dem alten Mesopotamien sind Beschwörungsformeln überliefert, die sich gegen Hirnleiden richten.

In einer zu Ninive aufgefundenen Bibliothek aus der Zeit des Königs Naramsim finden sich Hinweise auf mannigfache Mißgeburten.

In den Schriften der alten Ägypter trifft man eingehende Erörterungen über die Hygiene des Kindesalters.

Hippokrates von Kos, 460—459 bis 377 v. Chr., befaßt sich in seinen umfangreichen, auf scharfsinnige Induktion und eingehendes Individualisieren gestützten Werken mehrfach mit geistigen Störungen, von denen er einige Typen ungemein anschaulich beschreibt. Die Trepanation wird als Heilmittel empfohlen.

Von besonderem Interesse sind die Darlegungen *über Epilepsie*, die in dem von *Hippokrates* oder seinen nächsten Schülern verfaßten Buch über die heilige Krankheit eingehend beschrieben wird. Treffend schildert es die *Anfälle* mit der Aura, dem Hinstürzen oft unter einem Schrei, mit Bewußtlosigkeit und Erstickungszuständen, Zuckungen aller Art, Augenverzerren, Zähneaufeinanderbeißen, Händezusammenkrampfen, Umeinanderschlagen mit den Füßen, nicht selten unter Urin- und Kotabgang. Auch die Migräneanfälle waren bekannt; ebenso die *psychischen Äquivalente der Epilepsie:* ängstliche Visionen, nächtliche Schreckbilder, Entsetzen, Aufspringen vom Lager, Flucht in das Freie. Halbseitige Reizerscheinungen wurden beobachtet, auch plötzliche Todesfälle im Anfall. Die *Kinderepilepsie* wird besprochen, wobei vielleicht Fälle von hysterischen Krämpfen mit unterlaufen sind. *Schreckepilepsie* wird erwähnt. Ferner wird die Heredität berücksichtigt. Prognostisch wurde festgestellt, daß bei längerer Dauer keine Aussicht auf Heilung besteht, die Anfälle vielmehr häufiger und schneller auftreten.

Entstehung, Veranlassung und Behandlung der Epilepsie sind nach Anschauung der Hippokratiker in derselben Richtung zu suchen wie bei den übrigen Krankheiten, wenn auch damals im wesentlichen ein humoral-pathologischer Standpunkt herrschte.

Ausdrücklich betont das Werk, daß die *heilige* Krankheit in keiner Beziehung einen mehr göttlichen Ursprung habe als die übrigen Krankheiten; infolge von Unerfahrenheit haben die Menschen geglaubt, die Art und Ursache der Epilepsie sei etwas Göttliches, aber danach müßte man *viele* heilige Krankheiten annehmen, nicht bloß diese einzige. Lebhaft macht es Front *gegen das Laienelement in der Behandlung:*

„Mir will es scheinen, als wenn diejenigen Leute, welche diese Krankheit zuerst für eine heilige ausgaben, solche gewesen wären, wie auch heutigentags die Magier, Sühnepriester, Marktschreier und Aufschneider sind, welche so tun, als wenn sie sehr gottesfürchtig wären und mehr wüßten. Diese also haben als Deckmantel und Vorwand für ihre Hilflosigkeit den göttlichen Ursprung angegeben, dafür daß sie nichts hatten, durch dessen Anwendung sie Hilfe bringen konnten, und so sind sie, um nicht offenkundig werden zu lassen, daß sie nichts verstehen, zu dem Glauben gekommen, dieses Leiden sei ein göttliches, und indem sie geeignete Gründe dazu aussuchten, haben sie die Behandlung deshalb zu einer für sie gesicherten gemacht, indem sie Sühneopfer darbrachten, Beschwörungsformeln sprachen und befahlen, sich der Bäder und vielerlei Speisen zu enthalten, deren Genuß für kranke Menschen unzuträglich ist."

Es ergibt sich daraus schon, daß dies eigenartige Leiden früher das vielseitigste Interesse geweckt hat.

Es forderte zu *mystischen* Behandlungsmethoden geradezu heraus. Schon in alten *chinesischen* Schriften werden als Heilmittel der Epilepsie Elefantenzähne empfohlen. Von zahlreichen *historischen Persönlichkeiten* wird berichtet, daß sie an Epilepsie gelitten hätten, so aus dem Altertum (nach Krenkel) der Perserkönig *Kambyses*, dann der römische Volkstribun *M. Livius Drusus*, weiterhin *C. Julius Cäsar*, dessen Epilepsie ja auch Shakespeare in seinem Trauerspiel erwähnt, ferner der Sophist Himerius, der 386 n. Chr. an Epilepsie gestorben sein soll. Es handelt sich freilich bei den erwähnten historischen Personen um Fälle von nur *sporadisch* auftretenden epileptischen Erscheinungen, die wohl auch das Kindesalter verschonten und jedenfalls *keine tiefgreifende psychische Degeneration mit Schwachsinn* herbeiführten.

Von späteren historischen Personen, die zeitweise epileptisch waren, werden genannt Alfred der Große, Karl der Dicke, Ferdinand V. der Katholische, der Quäker Georg Fox, Peter der Große, auch wohl Napoleon I., und andere mehr.

Schließlich sei noch erwähnt, daß auch schon den klassischen Dichtern die Epilepsie vertraut gewesen sein muß: Euripides schildert in seinem rasenden Herakles einen typischen postepileptischen Dämmerzustand. (In neuerer Zeit sind besonders Dostojewskis Selbstschilderungen bekanntgeworden.)

Spätrömische und griechische Ärzte erwähnen dann immer wieder die Epilepsie und den Kretinismus, ebenso die arabischen und jüdischen Ärzte des Mittelalters und geben ausführliche, manchmal abstruse Behandlungsvorschriften.

Ein Lichtblick aus dem Früh-Mittelalter her ist der Kultus der Hl. *Dymphna* in Gheel bei Antwerpen, die, von ihrem geisteskranken Vater in einem Anfall von Tobsucht erschlagen, nun als besondere Patronin der Rasenden und Besessenen (Epileptiker und Hysteriker) verehrt wurde. Die frommen Einwohner des Ortes und der Umgebung nahmen sich der Unglücklichen, angeeifert durch päpstliche Bullen, in vorbildlicher Weise an und behielten viele Kranke bis zu ihrem Tode in Familienpflege bei sich. Noch heute besteht die große Gheeler Epileptikerkolonie, jetzt staatlich unterstützt und fachärztlich betreut.

In Klosterchroniken des Hoch-Mittelalters wird vielfach von den Streichen schwachsinniger Mönche erzählt; denn häufiger sind diese jedenfalls zur Versorgung in die Klöster gesteckt worden, wo sie anscheinend gut gelitten und aufgehoben waren.

CAESARIUS VON HEISTERBACH (1170—1240) erzählt in seinem „*Dialogus Miraculorum*" von zwei schwachsinnigen Klostergeistlichen, die, weil sie nur eine einzige Messe aufsagen konnten, ihre Pfründe verlieren sollten, aber sie durch ihre Frömmigkeit wunderbar behielten. Der schwachsinnige Mönch Theobald war damals ein Kölner Stadtoriginal, ebenso wie der Mönch Wernibold, der wegen seiner vornehmen Beziehungen Kanonikus wurde, aber als Vorsteher der Konventsküche die Schinken nicht zählen konnte und die Katzen statt der Mäuse als gefährlich für das Getreide ansah.

Die Figur eines schwachsinnigen Spaßmachers und Hofnarren duldete man sogar als „Geckenberndchen", in der durch ihre Feierlichkeit berühmten Kölner Gottestracht.

Es mutet wohl an, wenn man glaubte, daß solche „Armen im Geiste", wenn sie einfältig fromm seien, besonderen Lohn im Jenseits ernten würden, und Caesarius eifert dagegen, daß man sie über die Grenzen harmlosen Scherzens hinaus verspottete.

Das christliche Mittelalter brachte sonst hinsichtlich der Erforschung und Fürsorge der geistigen Krankheiten nur spärliche Fortschritte.

Den „Hexenprozessen", die später etwa 400 Jahre währten, fielen auch Tausende geistig abnormer Menschen zum Opfer, selbst Kinder unter 10 Jahren wurden häufiger *verbrannt*, man hielt sie für vom Teufel verführt und besessen; chronisch kränkelnde Kinder mit Atrophie, Mißwuchs und Schwachsinn bezeichnete man als „*Wechselbälge*", die vom Teufel gezeugt seien.

Es liegt jener Erscheinung ein geradezu bei allen Völkern verbreiteter *Dämonenglaube* zugrunde, der sich dann zu jener Zeit in den christlichen Ländern mit ihrer *Neigung zu Ketzerverfolgungen* besonders unheimlich in Form von Hexenprozessen entlud.

Dabei darf nicht wundernehmen, daß selbst ein seine Zeitgenossen so überragender Geist wie DR. LUTHER noch im wesentlichen in jener Denkrichtung steckengeblieben war und auch den geistig Abnormen gegenüber zu keinem unserer heutigen Anschauung entsprechenden Standpunkt gelangen konnte. So wird berichtet, daß er eine sich vor ihm wälzende *Besessene* mit Fußtritten behandelte, um dem Teufel recht deutlich seine Verachtung auszudrücken. Bei Hysterischen wandte er gelegentlich die Teufelsaustreibung, den Exorzismus an. Auch folgende Episode über das Verhalten LUTHERS gegenüber einem *offenbar tiefstehenden idiotischen Kinde* ist geeignet, den Geist jenes Zeitalters in der erwähnten Richtung zu schildern:

„Vor 8 Jahren war zu Dessau eines, das ich, Dr. Martinus Luther, gesehen und angegriffen hab, welches 12 Jahr alt war, seine Augen und alle Sinne hatte, daß man meinete, es wär ein recht Kind. Dasselbige thät nichts, denn daß es nur fraß und zwar so viel als irgend vier Bauern oder Drescher. Es fraß, schiß und seichte, und wenn mans angriff, so schrie es. Wenns übel im Haus zuging, daß Schaden geschah, so lachete es und war fröhlich, gings aber wohl zu, so weinete es. Diese zwo Tugend hatte es an sich. Da sagte ich zu dem Fürsten von Anhalt: Wenn ich da Fürst oder Herr wäre, so wollte ich mit diesem Kinde in das Wasser, in die Molda, so bei Dessau fleußt und wollte das homicidium dran wagen! Aber der Kurfürst von Sachsen, so mit zu Dessau war, und die Fürsten zu Anhalt wollten mir nicht folgen. Da sprach ich: So sollten sie in der Kirchen die Christen ein Vater Unser beten lassen, daß der liebe Gott den Teufel wegnehme. Das thäte man täglich zu Dessau; da starb dasselbige Wechselkind im andern Jahr darnach. Also muß es da auch sein. Als Luther darauf gefragt wurde, warum er solches gerathen hätte, antwortete er, daß er's gänzlich dafür hielte, daß solche Wechselkinder nur ein Stück Fleisch, ein massa carnis, seien, da keine Seele innen ist; denn solches könnte der Teufel wohl machen, wie er sonst die Menschen, so Vernunft, ja Leib und Seele haben, verderbt, wenn er sie leiblich besitzt, daß sie hören, sehen, noch etwas fühlen, er machet sie stumm, taub, blind. Da ist denn der Teufel in solchen Wechselbälgen als ihre Seele."

Im Anschluß an diese Ausführungen ist daran zu erinnern, daß ein rheinischer Arzt, Dr. JOHANN WEYER (1515—1588), energisch gegen den Hexenwahn ankämpfte, vor allem in seinem Werk: De praestigiis daemonum et incantationibus et veneficiis, 1563. Als damals ein hysterisches 10jähriges Mädchen unter großem Aufsehen behauptete, sie habe seit einem Jahr keine Nahrung zu sich genommen und keine Entleerungen gehabt, entlarvte er den Betrug und verwandte sich für das Kind und seine Eltern, so daß sie straflos blieben und dem Kinde eine bessere Erziehung gegeben wurde.

Unter den mannigfachen *psychischen Epidemien*, die in jener Zeit mehrfach im Zusammenhang mit dem Hexenglauben aus Frauenklöstern gemeldet wurden, betrafen manche auch jugendliche Personen. So hatte 1616 zu Ryssel in Flandern die Antoinette Bourignon, schon an Halluzinationen leidend, ein Mädcheninstitut gegründet und ihre Pflegebefohlenen entsprechend beeinflußt. Sie glaubte, kleine Teufel über den Kindern schweben zu sehen, behauptete, daß ein 14jähriges Mädchen, das eingesperrt, entflohen war, die Hilfe des Teufels gehabt habe, und bald darauf erklärten fast alle Kinder, mehr als 50, daß sie hexen könnten und Teufelsgenossinnen seien.

Da man zu Beginn der Neuzeit in allen möglichen auffallenden Erscheinungen das Werk des Teufels sah, ist es naheliegend, daß auch bei dem *seltsamen Verhalten geistig Abnormer* der Einfluß von Dämonen angenommen wurde, ja fast muß man sich verwundern, daß damals überhaupt noch von einsichtigen Ärzten wie Weyer und anderen geistige Krankheiten als solche erkannt wurden.

Bei „Paracelsus", 1493–1541, ebenso bei den nachfolgenden Ärzten des 16. und 17. Jahrhunderts finden sich gelegentlich Beobachtungen über Kretinismus und Geisteskrankheiten. Besonders erweckten die endemischen Kröpfe in den Alpenländern und sonstigen Gebirgsgegenden das Interesse der meisten Ärzte. Eine scharfe Beobachtung von solchen im „Veltlintal" (Schweiz) bringt der holländische Arzt Peter van Foreest im Jahre 1660.

Unter der Aufschrift „*Stultitia originalis*" (ursprüngliche Dummheit) sagt er:

„Sunt et aliqui Stulti, qui praeter innatam stultitiam vitiis quibusdam a natura notati sunt, quorum aliqui passim occurrunt, maxime vero in certis regionibus frequentiores inveniuntur, uti in Valesio pago, Bremis appelato; plurimos in viis sedentes, quorum aliqui ad me Sedunum delati fuerunt, an forte aliquid auxilii ipsis adferre possem, vidi, capite informi interdum, lingua immensa et tumida, mutos, strumoso simul aliquando gutture, aspectu deformi, qui ante suas aedes collocati, torvo visu solem intuebantur ac bacillis digitorum interstitiis inditis, corpusque varie torquentes, oreque deducto, cachinnum et admirationem praetereuntibus movebant, sicuti horum etiam, uti et aliorum in praxi nostra obiter mentionem fecimus." (Es gibt auch einige Narren, welche außer ihrer angeborenen Dummheit von der Natur durch mannigfache Gebrechen gekennzeichnet sind; dergleichen trifft man allenthalben, besonders aber findet man sie häufiger in bestimmten Gegenden; so habe ich in einem Dorfe von Wallis, Bremis mit Namen, sehr viele an den Wegen sitzen sehen, von denen einige zu mir nach Sedunum (Sitten im Wallis) geschickt worden waren, ob ich ihnen vielleicht etwas Hilfe angedeihen lassen könnte — zuweilen mit unförmigem Kopf, unmäßig großer, aufgeschwollener Zunge, stumm, bisweilen zugleich mit geschwollener Kehle, von häßlichem Aussehen, welche, vor ihren Wohnungen sitzend, mit wildem Blick in die Sonne sahen und mit den in die Zwischenräume zwischen den Fingern gesteckten Stäbchen, indem sie ihren Körper verschieden hin- und herdrehten, und mit dem verzerrten Munde bei den Vorübergehenden Gelächter und Staunen erregten, wie wir denn dieser wie auch anderer in unserer Praxis gelegentlich Erwähnung getan haben)."

Der Züricher Gerichtsschreiber Josais Simler beschrieb im Wallis häufig vorkommende blödsinnige Menschen wie folgt:

„Es gibt daselbst ein Dorf, wo viele Guchen (Gauche), wie man dort die Stumpfköpfe nennt, anzutreffen seien. Tieren gleich nehmen sie keine menschliche Nahrung zu sich; der eine genieße Pferdemist, ein anderer Heu, noch andere gehen nackt den ganzen Winter umher."

Auch Wagner in seiner Naturgeschichte der Schweiz, 1680, spricht davon.

Das bekannte, 1533 veröffentlichte Strafgesetzbuch „*Hals- oder Peinliche Gerichtsordnung Kaiser Karl V.*" berücksichtigt jugendlichen Unverstand in straferleichternder Weise; die Bestimmung 179 handelt „Von übelthättern die jugent oder anderer sache halb jre sin nit haben." Vor allem in ihren Kommentaren wird dies deutlich hervorgehoben, so von Fröhlich de Fröhlichsberg.

Die Anwendung derartiger Bestimmungen geschah jedoch nur selten und ausnahmsweise. Gegen den herrschenden Dämonenglauben war nicht leicht durchzudringen. So wurde noch im Jahre 1701 in der Uckermark ein 15jähriges Mädchen wegen fleischlicher Vermischung mit dem Teufel enthauptet, nachdem die Universität Greifswald ein Gutachten erstattet, der Hoffiskal sie jedoch als eine Geisteskranke bezeichnet hatte, die man hätte dem Arzt übergeben sollen.

Ein besonderes Kapitel des Auftretens Schwachsinniger im ausgehenden Mittelalter bis tief in die neuere Zeit hinein bedeutet die *Figur des Hofnarren* und des *volkstümlichen Narren*. Keineswegs ist Narr und Geisteskranker durchaus identisch. Es handelt sich meist um relativ wenig ausgeprägte Fälle von geistiger Schwäche, vor allem auf angeborener, seltener auf erworbener Grundlage, mit einer gewissen Lebhaftigkeit der Äußerungen und Bewegungen und möglichst unverwüstlich heiterer Stimmung; im ganzen ist es ein leicht manischer Symptomenkomplex, der zu einer mäßigen Imbezillität hinzutrat. Zahllose Spottnamen wurden für solche Personen angewandt, viele Sprichwörter beschäftigen sich mit ihnen. Der Volksglaube gestand keineswegs eine Krankheit zu, doch wurde gern eine gewisse Erblichkeit angenommen. Auch der Alkohol spielt öfter die Rolle eines komplizierenden Faktors. Sogar die beginnende Altersverblödung war und ist dem ungebildeten Volk vielfach ein Anlaß zum Scherz und Spott.

Es ist nicht erstaunlich, daß während der ersten drei Jahrhunderte der neuen Zeit angesichts der geschilderten Betrachtungsweise von hoch und niedrig, den unglücklichen Geisteskranken und Schwachsinnigen gegenüber von einer sachgemäßen Fürsorge nur wenig die Rede sein konnte. Das Juliusspital in Würzburg nahm wohl bald nach seiner Gründung neben körperlich Kranken auch Geisteskranke als ebenso pflegebedürftig auf. Wie Rieger mitteilt, befand sich unter den 7 Geisteskranken, die dort 1589 aufgenommen wurden, „Barbara N., des Beyvogts Tochter, welche ganz sinnlos", unter den 7 Geisteskranken des Jahres 1590 „Barbara, Hans Englerts zu Eßfeld Tochter, so nitt bei Sinnen", anscheinend also unmündige Kinder, da sie mit dem Vatersnamen aufgeführt sind. In Blankenburg wurde 1632 eine Anstalt für Epileptische errichtet, in Würzburg 1773 eine besondere Epileptikerpfründe zur lebenslänglichen, unentgeltlichen Unterbringung im Julius-Spital.

Die Anstalt Bicêtre bei Paris zählte schon 1716 unter ihren 600 Insassen, meist Irren und Pfründern, auch 23 schwachsinnige und epileptische Kinder.

Kaiser Josef II. plante nach Vorschlag seines Leibarztes VAN SWIETEN in ganz Österreich Krippen für blöde Kinder zu errichten; zur Ausführung gelangte doch nur die Einrichtung kleiner Idiotenabteilungen in Spitälern und Klöstern.

1801 hatten in Frankreich die Erziehungsversuche an dem sog. Wilden von Aveyron durch den Arzt ITARD Aufsehen erregt. 1824 drang BELHOMME in der Salpêtrière darauf, das Los der schwachsinnigen Kinder zu verbessern. 1828 errichtete Dr. med. FERRUS eine Schule in Bicêtre, 1831 Dr. med. FALRET eine solche in der Salpêtrière, 1834 gründete VOISIN das Etablissement orthophrenique, das bald einging; dort hatten VALLÉE und SÉGUIN unterrichtet.

Am 9. November 1819 erschien in Bayern eine k. Verordnung, daß für Fallsüchtige eine eigene Anstalt gebaut werden sollte. Pläne waren von Professor Dr. FRIEDREICH bearbeitet und in seinen vermischten medizinischen Abhandlungen 1824, S. 92, beschrieben worden. Leider blieb alles auf dem Papier stehen.

1828 (nach anderen Angaben 1816) hat der Privatlehrer GOGGENMOOS in Salzburg mit Hilfe privater Wohltätigkeit eine Erziehungsschule für Kretinen errichtet, die schöne Erfolge brachte, aber aus Mangel an Unterstützung 1835 wieder einging.

Am 17. Juli 1835 wurde zu Wildberg bei Nagold in Württemberg eine Idiotenanstalt durch Pfarrer HALDENWANG gegründet, die bis zu 24 Pfleglingen hatte. 1847 wurde sie aufgelöst, und die letzten 10 Pfleglinge wurden in die am 1. Mai auf Anregung von Dr. RÖSCH eröffnete Anstalt zu Mariaberg bei Reutlingen in einem früheren Benediktinerkloster, unter Leitung von Dr. KRAIS, untergebracht. Dr. RÖSCH gründete auch 1850 eine eigene Zeitschrift „Beobachtungen über den Kretinismus", die nach dem dritten Bande wieder einging. In Mariaberg wirkte einige Zeit als Vorstand auch der große Psychiater GRIESINGER. Am 21. Mai 1849 wurde von Dr. MÜLLER zu Rieth in Württemberg eine Idiotenanstalt eröffnet, die am 1. November 1851 mit 43 Kindern nach Wintersbach übersiedelte und am 21. Mai 1864 nach Schloß Stetten verlegt wurde, wo zunächst 60 Kinder unter Inspektor LANDENBERGER verpflegt wurden. Im November 1866 wurde auch Epileptikerpflege hinzugenommen; seitdem hat die Anstalt 3 Vorsteher, damals zunächst LANDENBERGER als Pädagogen, Hausvater KÖLLE als Ökonomen und Dr. med. HÄBERLE als Arzt.

Eine eigenartige Erscheinung war der junge Schweizer Arzt Dr. GUGGENBÜHL (13. Aug. 1816 bis 2. Februar 1863), der 1836 durch den Anblick eines vor dem Kruzifix betenden Kretinen zu Seedorf im Kanton Uri für die Schwachsinnigenfürsorge begeistert wurde. Einige Beispiele von Kretinen mit erstaunlichen Gedächtnisleistungen ließen ihn große Wirkung einer liebevollen systematischen Pflege erhoffen. 1841 eröffnete er auf dem Abendberge bei Interlaken, in fast 1000 m Meereshöhe, eine Anstalt, die 50—60 Kinder fassen sollte. Luft, Wasser, einfache Nahrung, vorwiegend Ziegenmilch, dann Grieß, Zwieback, feinere Fleischarten und Wurzelgemüse, ferner Bäder, Abreibungen, auch Elektrizität, Lebertran, Eisenpräparate, Strychnin usw. sollten mit der psychischen Behandlung vereint wirken. Die Anstalt wurde allenthalben unterstützt, viel besprochen und häufig, auch von Fürstlichkeiten, besichtigt. Der Amerikaner Dr. HOWE schlug vor, den Abendberg als „Heiligen Berg" zu bezeichnen. GUGGENBÜHL reiste viel, demonstrierte Paradefälle und ließ sich als Wohltäter der Menschheit feiern; schließlich kam er in den Geruch der Scharlatanerie. Nach einer Untersuchung von der Berner Regierung 1858 wandte sich die Schweizerische naturforschende Gesellschaft von ihm ab. Die Anstalt selbst und ihre Filialen, so Felgersberg bei Stuttgart, 1850 durch Dr. HEINRICH HELFERICH eröffnet, gingen wieder ein.

Seine Anregungen wirkten wohl mit bei der Gründung der erwähnten Württembergischen Anstalt Mariaberg und bei der Errichtung einer Idiotenabteilung in der Sächsischen Anstalt Hubertusburg 1846 auf Betreiben des Bezirksarztes Dr. ETTMÜLLER. Auch der Aufschwung der Idiotenfürsorge in England und Amerika soll durch GUGGENBÜHLS Anregungen beeinflußt sein.

1847 wurde in *Earlswood* bei London die erste englische Idiotenanstalt errichtet, nur auf Grund öffentlicher Beiträge, unter Dr. ANDREW REED — 1869 die elegante Privat-Schwachsinnigenanstalt zu Normansfield bei Hampton Wick, auch nicht weit von London, unter Dr. LANGDON DOWN, dem ersten Beschreiber des mongoloiden Schwachsinns.

Am 22. Januar 1846 trat unter Dr. S. G. HOWE in Massachusettes eine Kommission für das Idiotenwesen zusammen, 1848 wurde dort die erste amerikanische Idiotenanstalt gegründet, 1860 wurde in Kentucky eine Anstalt eröffnet.

Es sei angeschlossen, daß 1855 im Haag von VAN KOETSFELD eine Anstalt errichtet wurde, ferner wurde auch bei Kopenhagen die Anstalt GAMLE BAKEHUS eröffnet.

1855 wurde die Anstalt Laforce in Frankreich durch Pfarrer Bost errichtet, 1857 das Asyl für 158 Epileptische zu de la Teppe in Frankreich, Département Drome, vom Grafen Larnage.

Mitte der fünfziger Jahre errichtete Dr. Georgens in Baden bei Wien eine Anstalt Levana, die 1858 in das Schloß zu Liesing, später auf den Kahlenberg, 1861 nach *Döbling* übersiedelte und dann einging.

In Deutschland hatte sich schon 1834 der Lehrer C. F. Kern in Eisenach der Erziehung schwachsinniger Knaben gewidmet. Weitere Schwachsinnige wurden geschickt, worauf sich Kern im Taubstummenunterricht ausbilden ließ und auch zunächst Lehrer an der Leipziger Taubstummenanstalt wurde. 1839 wirkte er an der Taubstummenanstalt seiner Heimat, unterrichtete aber auch idiotische Kinder. 1842 wurde ihm die Konzession zu einer derartigen Anstalt gegeben. 1847 zog er mit den Schwachsinnigen nach Leipzig, wo er selbst Medizin zu studieren begann und 1852 Dr. med. wurde.

Auch sein 1849 zu der Anstalt gekommener Mitarbeiter, der Lehrer Kind, studierte noch Medizin. 1868 übernahm Dr. Kind die Direktion der 6 Jahre vorher auf Anregung von Medizinalrat Dr. G. Brandes eröffneten Idiotenanstalt zu Langenhagen bei Hannover.

1845 wurde zu Berlin von dem Taubstummenlehrer Sägert eine Privat-Idiotenanstalt eröffnet.

1846 errichtete Dr. med. Erlenmeyer bei seiner Privat-Irrenanstalt zu Bendorf eine Abteilung für Blödsinnige.

Am 16. April 1850 wurde zu Moorfleth bei Hamburg das St. Nikolaistift von Pastor Dr. Sengelmann eröffnet, das 1860 in die Alsterdorfer-Anstalten überging.

1852 errichtete Dr. med. Hansen eine Anstalt für idiotische und epileptische Kinder in Schleswig.

1845 war in Schreiberhau eine Anstalt gegründet worden.

Ende der 40er Jahre hatte in Baden Generalstabsarzt Dr. W. Meier die Gründung einer eigenen Anstalt für Kretinen aufs wärmste empfohlen und der Psychiater Roller zu Illenau die Irrenärzte ermahnt, für die schwachsinnigen Kinder zu wirken, da diese Fürsorge ihrem Wirkungskreise am nächsten liege.

1842 wurde von dem Geistlichen Josef Probst unter Mitwirkung des Arztes Dr. Max Medicus die Anstalt Ecksberg bei Mühldorf in Oberbayern gegründet.

1854 wurde die Wohltätigkeitsanstalt zu Neuendettelsau in Mittelfranken, zunächst für 80 weibliche Schwachsinnige, eröffnet, 1866 eine Abzweigung davon in Polsingen für 90 männliche.

1859 wurde in M.-Gladbach eine Anstalt eröffnet. 1861 wurde in Hasserode das Erziehungshaus zum guten Hirten für schwachsinnige, entwicklungsfähige Mädchen errichtet.

1862 gründete Johann Meyer in Kiel eine Anstalt. In demselben Jahre wurde auf Anregung des Grafen A. von der Recke-Volmerstein das Deutsche Samariter-Ordensstift Kraschnitz in Schlesien zur Pflege von Idiotischen, Epileptischen, Siechen und Krüppeln eröffnet. Ferner entstand durch einen Verein 1862 eine Pflege- und Bewahranstalt für erwachsene Epileptiker in Pfingstweide bei Friedrichshafen in Württemberg unter Hausvater Heinrich Egli und Hausarzt Dr. Faber.

1863 erfolgte die Eröffnung der Kückenmühler Anstalten bei Stettin.

1865 wurde durch den Regierungspräsidenten von Salzwedel zu Rastenburg in Ostpreußen eine Anstalt für 60 Schwachsinnige errichtet. In demselben Jahre wurde das Wilhelmsstift für blödsinnige Kinder in Potsdam unter Inspektor Grossmann eröffnet.

1867 entstand eine Anstalt in Schwerin unter Inspektor J. Basedow, 1868 eine für Knaben zu Eckerode in Braunschweig unter Pastor Stutzer, 1869 eine solche zu *Deybach* in Bayern.

Es handelte sich fast durchweg um Gründungen ohne erhebliche Beihilfe durch öffentliche Mittel. Männer der verschiedensten Berufszweige, auch Frauen, hatten mitgewirkt, Regierungsbeamte, Pädagogen, Geistliche und Ärzte. Vielfach ging die Errichtung von Wohltätigkeitsvereinen oder auch von geistlichen Körperschaften aus. Gerade zu dem Wesen der letzteren gehörte ja nicht allein die Pflege karitativer Bestrebungen, sondern auch deren zweckmäßige Organisation und die Aufbringung von Mitteln durch entsprechenden Appell an die Mildherzigkeit. Es wurden so die Mißstände beseitigt, die aus dem Mangel einer geordneten Schwachsinnigenfürsorge unweigerlich entsprangen und nicht nur für die Unglücklichen selbst, sondern auch für die Umgebung bedenklich sind und in den Zeiten kulturellen Aufschwungs mit wachsender Bevölkerungsdichtigkeit immer drückender werden. Derartige Erscheinungen, etwa masturbierende Idioten auf öffentlichen Plätzen oder Schwachsinnige, die von Bettlern zur Erweckung von Rührung und Freigebigkeit mißbraucht wurden, wie sie vor einem Menschenalter noch hier und da zu treffen waren, haben jetzt in Deutschland aufgehört, ebenso auch die vielfache Verwahrlosung der Blöden, die vor dem manchmal in Hunde- und Schweineställen oder in Holzkästen schlimmer als die Tiere untergebracht waren. In fremden Ländern sind vielfach solche bei uns überwundene Zustände noch anzutreffen.

Auch als Schauobjekte zu Erwerbszwecken mußten Schwachsinnige oft dienen, vielfach in phantastischem Kostüm als „letzte Azteken".

Auch im letzten Menschenalter wurde die Schwachsinnigenfürsorge auf Privatinitiative weitergefördert, vor allem seit 1874 (durch Einberufung von Pastor SENGELMANN, BARTHOLD, Dr. KIND, RALL, HARDELAND und LANDENBERGER) die Konferenzen für Idiotenheilung und -pflege eingeführt worden sind.

Berlin schuf sich eine Anstalt, in Frankfurt besorgte es ein Verein wohltätiger Bürger, die innere Mission in Norddeutschland brachte mehrere Gründungen zustande, von seiten katholischer Orden wurde vorgegangen; so erstanden seit 1881 die umfangreichen Ursberger Anstalten, seit 1894 die FRANZ SALES-Anstalten in Essen. Auch als Privatunternehmen wurden eine Reihe von Anstalten errichtet, zum Teil auch für die Kinder wohlhabender Kreise.

Ferner sei daran erinnert, daß für die leicht Schwachsinnigen, vor allem die Stufe der mäßig Imbezillen, nach dem Vorgange von Dresden und Leipzig in den 60er Jahren die *Hilfsklassen und Hilfsschulen entstanden*, die sich nunmehr zu großer Blüte entwickelt und zum Teil noch *Spezialklassen* für mannigfache besondere Gebrechen und gelegentlich auch nach dem Mannheimer System von Schulrat Dr. SICKINGER zu *Förderklassen* vorwiegend für leicht Debile weitergebildet haben. Dazu kamen dann später die gesetzliche Taubstummen- und Blindenfürsorge, die Einrichtungen der Fürsorgeerziehung und die Krüppelfürsorge.

Freilich ist die *Schwachsinnigenfürsorge* auch jetzt in Deutschland noch nicht soweit entwickelt, wie etwa die *Irrenfürsorge*; letztere ist zwar auch noch etwas verbesserungsbedürftig, aber es wird doch wenigstens die Verpflichtung zu Anstaltsbauten- und -betrieben von den einzelnen Staaten (Preußen), Regierungsbezirken (Bayern), oder auch großen Städten durch gesetzliche Bestimmungen anerkannt und auch in der Hauptsache verwirklicht. Durch diesen Abstand erklärt es sich, wenn bis in unsere Zeit Methoden, die die Irrenpflege längst als unzeitgemäß und menschenunwürdig verworfen hat, noch gelegentlich bei Idioten angewandt werden. In der Schwachsinnigenfürsorge steht auch heute noch die Privatwohltätigkeit in der ersten Linie. Bayern sorgt obrigkeitlich für seine hilfsbedürftigen Irren, Blinden, Taubstummen, aber nicht für seine schwachsinnigen Kinder. Sachsen hat im Volksschulgesetz vom 26. April 1873 Vorkehrungen für die schwachsinnigen Kinder getroffen. In Preußen, das schon am 24. Dezember 1859 einen Ministerialerlaß über Erziehung und Unterricht Blödsinniger bekommen hatte, wurde am *11. Juli 1891 ein Gesetz* erlassen, betr. die außerordentliche Armenlast, das zunächst eine teilweise Änderung des Gesetzes zur Ausführung des Bundesgesetzes über den Unterstützungswohnsitz vom 8. März 1871 darstellt. Die endgültige Fassung bedeutete einen Fortschritt: „Die Landarmenverbände sind verpflichtet für Bewahrung, Kur und Pflege der hilfsbedürftigen Geisteskranken, Idioten, Epileptischen, Taubstummen und Blinden, soweit dieselben der Anstaltspflege bedürfen, in *geeigneten* Anstalten Fürsorge zu treffen." Auf Grund dieser Bestimmungen hat eine Reihe von preußischen Provinzen Anstalten für Schwachsinnige übernommen oder neu errichtet.

Auch die innere Mission und die Caritas haben sich daraufhin neuen Ansporn zur besseren Versorgung der Schwachsinnigen und Krampfleidenden gegeben.

Die Psychiatrie hat es nach manchen Fehlgriffen und Kämpfen zu Anfang des vorigen Jahrhunderts erreicht, daß neben den Irren auch die Epileptiker und Idioten jetzt als geistig *kranke* Menschen angesehen werden. Vernünftige einsichtsvolle Pädagogen und Theologen an caritativen Anstalten haben sich in diese Gedankengänge längst eingelebt und in diesem Sinne mitgewirkt, das Los der Unglücklichen auf den Hochstand der eines Kulturvolkes würdigen Humanität zu bringen.

Wenn wir eine *moderne Anstalt* mit ihren schmucken inmitten freundlicher Anlagen und Gärten zerstreut gelegenen Villen, mit ihren licht- und luftreichen wohnlichen Zimmern durchwandern, ohne daß das Auge durch düstere Gitter und gefängnisartige Mauern verletzt wird, wenn wir in den Wohnstuben und Übungsschulen kindlich fröhliche Menschen sehen und in den Wirtschaftsräumen und Werkstätten, in den Parkanlagen und auf den Feldern in Wald und Wiese überall fleißig und ruhig arbeitende Pfleglinge antreffen, wenn wir selbst in den wenigen geschlossenen Abteilungen für besonders Erregte, die meisten Kranken ruhig in sauberen weiß überzogenen Betten liegen sehen, wenn wir endlich die ganze einschlägige moderne Technik in den Dienst der Anstalt gestellt finden, dann freuen wir uns mit allen, die in unseren Tagen mitwirkten an dem schönen Werk menschlicher und deutscher Kultur!

Aber der Fachmann weiß, daß die Sozialhygiene sich wissenschaftlich kräftigen und in Arbeitseifer und ethischem Idealismus stärken muß für die Arbeit von morgen! — Und diese liegt meines Erachtens für die nächste Zeit auf dem Gebiete ätiologischer Klärung, klinischer Differenzierung und rassehygienischer Prophylaxe.

Literatur.

WEYGANDT, W.: Aus der Geschichte der Erforschung und Behandlung des jugendlichen Schwachsinns in VOGT, H. u. W. WEYGANDT: Handbuch der Erforschung und Fürsorge des jugendlichen Schwachsinns. Jena: Gustav Fischer 1911. — KORNFELD, S.: Geschichte der Psychiatrie in Puschmanns Handbuch der Geschichte der Medizin. Bd. III, S. 601—728. Jena: Gustav Fischer. 1905. — KIRCHHOFF: Grundriß einer Geschichte der deutschen Irrenpflege. Berlin 1890. — GERHARDT, J. P.: Zur Geschichte und Literatur des Idiotenwesens in Deutschland. Hamburg-Alsterdorf: Selbstverlag Alsterdorfer Anstalten 1904. — ALT, Dr. KONRAD: Über familiäre Irrenpflege. Halle a. S.: Karl Marhold 1899. — STRANGE, JOSEPHUS: Caesarii Heisterbachensis Monachi Ordinis Cisterciensis Dialogus Miraculorum. Köln 1851. — KIRMSSE: Eine Reihe biographischer Notizen in DANNEMANN, SCHOBER, SCHULZE: Handbuch der Heilpädagogik. Halle a. S.: K. Marhold 1911.

II. Ursachen der Idiotie und der Epilepsie.

Zur Einführung und Orientierung möchte ich zunächst eine tabellarische *Gesamtübersicht* der wirklichen und vermeintlichen, der geklärten und noch unklaren Ursachen des jugendlichen Schwachsinns und der Epilepsie geben, die sich mir als Inventarschema für alle vorkommenden Fälle bewährt hat.

Es ist nicht möglich, über alle Ursachen hier und heute schon kritisch und endgültig abzuhandeln, weil die Dinge eben noch ungeklärt sind und noch viel Arbeit zu tun ist. Wieviel noch zu tun ist, das möge zu ersehen sein aus einer Bemerkung HOCHES, die vielleicht im ganzen zu weit geht, aber im übrigen die Zustände richtig charakterisiert:

„Wenn wir ehrlich sind, müssen wir sagen: Wir kennen auf dem Gebiete der Geisteskrankheiten Voraussetzungen, Bedingungen, mitwirkende Umstände, auslösende Momente, aber fast gar keine reinen Ursachen der geistigen Erkrankungen."

Als *Einteilungsprinzip* nimmt man am besten eine *chronologische* Gliederung und teilt ein in präkonzeptionelle, pränatale, natale und postnatale Ursachen.

Weniger genau ist die Einteilung in:
a) hereditäre,
b) kongenitale und
c) erworbene Ursachen.

Die Erforschung der präkonzeptionellen Ursachen befaßt sich mit den Vorahnen, Großeltern und Eltern vor und in der Zeugung. Das Ursachenschema soll auch zur *Mitarbeit* an der weiteren ätiologischen Forschung anregen; denn mancher mag in der sachlich gegliederten Fassung leichter seinen Punkt finden, wo er mit kritischer Beobachtung einsetzen kann. — Auch soll die Tafel vor *Einseitigkeit* warnen und an die Vielseitigkeit der Lebenszusammenhänge erinnern.

I. *Präkonzeptionell* (vor und in der Zeugung): Eltern. Vorfahren.

Vererbung — Hereditäre Belastung — allgemein,
Vererbung von *Großeltern* her,
Vererbung — gleichartig — (schwachsinnige Eltern),
Vererbung (geisteskranke Eltern),
Blutsverwandtschaft,
Keimfeindschaft? (die 4 Blutgruppen?),
Röntgenbestrahlung der Mutter *vor* der Zeugung,
Röntgenbestrahlung des Vaters *vor* der Zeugung,
Vergiftung der Eltern — Blei-,
— Schwefelkohlenstoff-,
— Morphium-,
— Cocain-,
— Nicotin-,
— Quecksilber-,
Alkoholismus der Eltern,
Tuberkulose der Eltern,
Malaria der Eltern,
Syphilis der Eltern,
Konstitutionskrankheiten — Diabetes,
— Gicht,
Alterserschöpfung — Altersdifferenz,
— zu große Jugendlichkeit,
Noxen für das Sperma (und Ovum?) aus den Prohibitivtechnizismen.

II. *Pränatale Ursachen.*

A. Mutter, Nr. 1. Muttererschöpfung, Vielgeburten, Fehlgeburten.
„ „ 2. Hunger in der Schwangerschaft,
„ „ 3. Schwangerschaftstrauma, Fall, Stoß, Abtreibungsversuche,
„ „ 4. Nierenbeckeneiterung,
„ „ 5. Schwangerschaftsgifte a) Hyperemesis der Mutter,
„ „ 6. Schwangerschaftsgifte b) Eklampsie der Mutter,
„ „ 7. Seelisches Leid der Mutter in der Schwangerschaft (uneheliche Geburt),
„ „ 8. Seelischer Schock (Versehen) in der Schwangerschaft (?).
B. Fetus, Nr. 9. Ernährungsstörungen, Nabelschnurumschlingung,
„ „ 10. Hydrocephalus congenitus,
„ „ 11. Röntgenbestrahlung (Myom-Irrtum),
„ „ 12. Hypoplasie, zweiter Zwilling,
„ „ 13. Erstgeburt,
„ „ 14. Mikro- und anencephale Mißbildungen.

III. *Natale Ursachen.*

Geburt, Nr. 1. *Frühgeburt*,
„ „ 2. *Geburt, verschleppte*, enges Becken, Wehenschwäche, *Asphyxie*, Encephalitis neonatorum,
„ „ 3. Geburt — *Zange*,
„ „ 4. Geburt — *Narkose, Morphium, Scopolamin*,
„ „ 5. Geburt, Cranioclasia incompleta.

IV. *Postnatale Ursachen.*

Kindesalter, Nr. 1. *Störungen der inneren Sekretion.*
„ „ 2. Rachitis,
„ „ 3. Spasmophilie,
„ „ 4. *Epilepsie*,

Kindesalter, Nr. 5. Akute *Magen- und Darmkatarrhe* (Brechdurchfälle), Hydrocephaloid,
„ „ 6. *Infektions-Kinderkrankheiten* (Scharlach, Influenza, Typhus),
„ „ 7. Ohreiterung mit Sinusthrombose,
„ „ 8. *Gehirn- und Gehirnhautentzündungen*,
„ „ 9. Keuchhusten,
„ „ 10. Syphilis,
„ „ 11. Alkoholismus im frühen Kindesalter,
„ „ 12. *Kopfverletzungen* (*nach* der Geburt), Fall, Schlag, Stoß,
„ „ 13. Schock, Erstickungsgefahr, Sonnenstich.

Die „Ursachen“ dieser Zusammenstellung fallen natürlich in qualitativer und quantitativer Hinsicht sehr verschieden ins Gewicht. Die wesentlichsten sind im Druck hervorgehoben. — H. Vogt sagt:

„Das Verhältnis zwischen Ursache und Wirkung ist in der Krankheitslehre nicht überall ein eindeutiges und einfaches. Wir begreifen in der Lehre von den Ursachen der geistigen Erkrankungen eine Reihe von Dingen unter, von denen wir wohl erfahrungsgemäß wissen, daß sie in gewissem Zusammenhange mit den genannten Krankheiten stehen; aber wir kennen die Art dieses Zusammenhanges keineswegs. Namentlich in der Erblichkeitslehre, die für die Betrachtung der Ursachen der geistigen Krankheiten eine große Rolle spielt, gilt dies. Die greifbaren Ursachen, wie die organischen Krankheiten des Kindes, die durch Zerstörung eines mehr oder weniger großen Teiles von Hirnsubstanz zu schweren geistigen und nervösen Defekten führen, sind hierin leichter zu erfassen. Die Lehre von den Ursachen der geistigen Krankheiten und namentlich der angeborenen und früh erworbenen Defektzustände kann sich nicht überall auf die sicheren Tatsachen des Experimentes stützen, aber auch da, wo, wie in der Erblichkeitslehre, die Tatsachen empirischer Natur sind und daher mehr oder minder der subjektiven Auslegung preisgegeben sind, gibt sie uns doch eine große Menge von praktischen Hinweisen; nur aus dem Nachdenken über die Ursachen einer Krankheit ist auch die Vorbeugung und rationelle Verhütung zu gewinnen.“

1. Die präkonzeptionellen Ursachen.

Das Moment, das im Vordergrund der Ätiologie steht, ist die Heredität, die *„erbliche Belastung“*. Wenngleich sie bei früheren Autoren in dem Prozentsatz vielleicht überschätzt worden ist, wird man doch etwa 30% der Schwachsinnszustände auf erbliche Belastung zurückführen müssen. Bemerkenswert ist dabei, daß es *schwachsinnige Familienstämme* zu geben scheint, — eine Beobachtung, auf die man bei Betrachtung der Familienverhältnisse der Hilfsschüler stößt. Eine Untersuchung aus jüngster Zeit über die Familien der Hilfsschüler in einer Großstadt des Industriebezirkes ergab folgendes:

„Der *größte* Teil der Hilfsschüler kommt aus Familien, in denen die schwache Begabung heimisch ist, d. h., er entstammt *schwachsinnigen Eltern!* In dem einen Falle liegt die Schwäche bei der Mutter, im anderen beim Vater, vielfach sind aber beide Eltern davon betroffen, da Schwachsinnige meistens keine vollwertigen Ehegenossen bekommen und dann untereinander heiraten; in letzterem Falle ist die Anhäufung der Minderwertigkeit unter den Nachkommen besonders groß. Es kommt dann zur Bildung von *sog. Hilfsschulfamilien*, die ganze Reihen von Hilfsschulzöglingen stellen. Nach unserer Statistik waren aus 53 Familien je 3, aus 16 Familien je 4 und aus 6 Familien je 5 Hilfsschulkinder vertreten. 75 Familien zählten also 253 Hilfsschüler.“

Auch Lenz, München, durch dessen Arbeiten obige Untersuchung angeregt war, berichtete (Med. Klin. 1926, Nr. 14, S. 553) über gleiche Beobachtungen von gehäuftem hereditären Schwachsinn in den Familien der Hilfsschüler Münchens und außerdem noch von dem *starken Fortpflanzungsverhältnis* dieser Schwachsinnigen. Er hat für München festgestellt, daß die Familien der gelernten Arbeiter im Durchschnitt ihren Bestand nicht mehr erhalten, nur die, aus welchem die Fortbildungsschüler mit der Note 5 hervorgehen, vermehren sich noch stark; diese haben mehr als 5 Kinder im Durchschnitt. Auf Grund der Familiengeschichte von 725 schwachsinnigen Münchener Hilfsschülern konnte er berechnen, daß die Familien, aus denen diese stammen, sich um mindestens 55—60% stärker fortpflanzen als der Durchschnitt der Münchener Bevölkerung.

„Die Familien, welche die Schüler der höheren Lehranstalten stellen, erhalten insgesamt nicht mehr ihren Bestand. Der Rückgang der höher gearteten Rassenelemente muß schon in wenigen Generationen zu einem unerhörten Tiefstand der Bevölkerung führen.“

Ein gutes *Beispiel eines schwachsinnigen Familienstammes* liefert Goddard, Direktor der Anstalt Vineland (Amerika) (nach Ziehen).

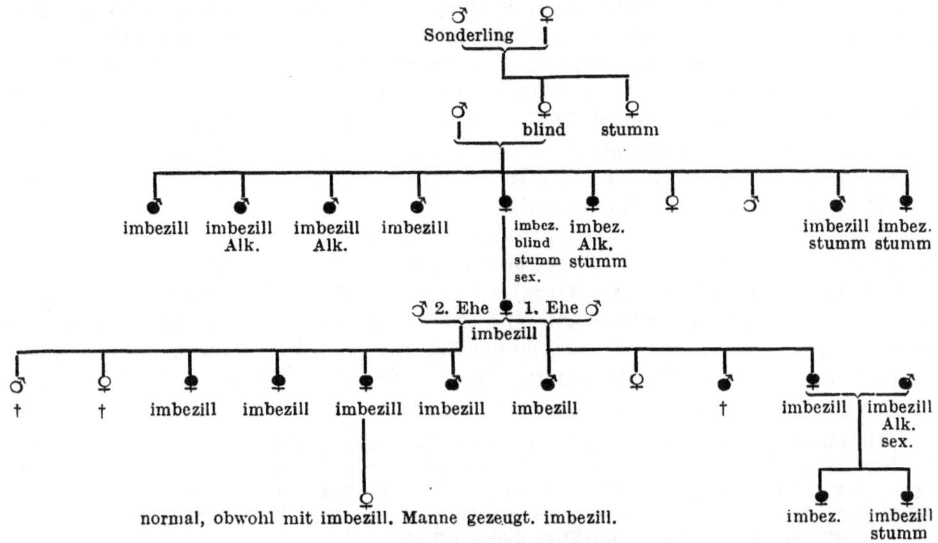

♂ = männlich, ♂ (schwarz) = schwachsinnig, ♀ = weiblich, ♀ (schwarz) = schwachsinnig, ⌣ = verheiratet,
† = Tod in der Kindheit, sex. = geschlechtlich ausschweifend, Alk. = trunksüchtig.

Beispiel eines der häufigen Stammbäume, die durch besondere Häufung von Schwachsinn auffallen. Mitgeteilt von Goddard, Direktor der Schwachsinnigen-Anstalt Vineland, Amerika. — (Nach Ziehen: Geisteskrankheiten des Kindesalters.)

Blutsverwandtschaft: Inwieweit die *Ehe unter nahen Verwandten* als belastendes Moment für die Entstehung von Imbezillität und Idiotie bei der Nachkommenschaft in Rechnung zu ziehen ist, bedarf gleichfalls noch genauer Feststellung. Jedenfalls ist der verderbliche Einfluß der Konsanguinität als solcher im allgemeinen erheblich überschätzt worden. Wirklich gefahrbringend muß die Inzucht dann erscheinen, wenn sich die nahen Blutsverwandten — Onkel und Nichte, Cousin und Cousine — zweier psychisch *bereits belasteter Familien* ehelich zusammenfinden, da in diesem Falle das hereditäre Moment eine gewaltige Verstärkung und Potenzierung erfährt.

Die *Verwandtschaftsehe ist aber auch als solche wahrscheinlich* nicht ganz belanglos, denn Mayet hat, wie Lenz anführt, unter 16416 Schwachsinnigen aller Grade und Altersstufen 1,44% Abkömmlinge *blutsverwandter* Eltern gefunden gegen 0,65% in der ganzen Gesamtbevölkerung.

Eine endgültige Klärung ist beim Menschen schwierig und steht noch aus, wenn man nicht dem Tierversuch glauben will, der gegen längere Inzucht im engeren Kreise spricht.

Ziehen sagt: „In den Beispielen, die gewöhnlich zugunsten der Annahme eines schädlichen Einflusses der *Inzucht* angeführt werden (Howe, Mathieu u. a.), lag *fast stets neuropathische Belastung* vor, so daß sie für die Frage des *reinen* Einflusses der Konsanguinität ausscheiden. Dazu kommt, daß man ziemlich zahlreiche Fälle ausgesprochener und fortgesetzter Inzucht beobachtet hat, in denen keinerlei Psychosen bei der Deszendenz auftraten. Immerhin erscheint mir im Hinblick auf die eigentümlichen Erfahrungen über die Bedeutung der Konsanguinität der Eltern für das Auftreten von Retinitis pigmentosa und Taubstummheit bei den Kindern doch noch eine gewisse Vorsicht geboten. Vor allem wird man abzuwarten haben, ob nicht die Mendelschen Erblichkeitsgesetze auch diese Frage in überraschender Weise aufklären."

Ob die vier *Blutgruppen* der Bevölkerung, die durch die Isoagglutination neuerdings festgestellt werden, von ätiologischer Bedeutung sind, wäre zu erforschen. Der Gedanke drängt sich einem auf, wenn man manche Fälle von unerklärlichem Schwachsinn bei Kindern sonst ganz gesunder Eltern und Vorfahren sieht, bei denen auch die Geburt nichts Besonderes an sich hatte. Man sprach schon immer in solchen Fällen von einer Art „*Keimfeindschaft*".

Daß die *Röntgenbestrahlung* und sonstige Bestrahlungen (Radium, Hochfrequenz) der Keimdrüsen bei Eltern und Vorfahren von schädigendem Einfluß auf die Nachkommenschaft sein können, wird neuerdings angenommen, angesichts der sich häufenden Zahl von sonst unerklärlichen Schwachsinnsfällen in der Nachkommenschaft von derartig behandelten Eltern oder auch von Röntgenärzten und Röntgenhilfspersonal.

Wenn die *chronische Bleivergiftung* (s. auch ds. Handb. Bd. II, TELEKY: „Vergiftung durch Blei" S. 246) erwiesenermaßen eine so starke Veränderung der Körpersäfte und dadurch der Organe bedingt, daß sie in schweren Fällen zu Lähmungen der Gehirnnerven, zur Herabsetzung der geistigen Fähigkeiten und bei Frauen zu *Abortus* und zur Geburt lebensschwacher Kinder führen kann, dann ist sie sicher auch für die Entstehung von Schwachsinn in der Nachkommenschaft von Bedeutung. ZIEHEN schreibt:

„Die chronische Bleivergiftung des Vaters ist in einzelnen Fällen sicher von entscheidender Bedeutung. So kenne ich einen Fall, in welchem ein Handwerker, der viel mit Bleifarben zu tun hatte, seit Eintritt seiner chronischen Bleivergiftung zwei idiotische Kinder erzeugt hat. Sozial, d. h. in der Gesamtstatistik, spielen diese Fälle allerdings keine große Rolle, da die chronische Bleivergiftung relativ selten ist."

In demselben Sinne wirkt Quecksilber (s. ds. Handb. Bd. II, S. 290) und *Schwefelkohlenstoff*, der nach ZANGER (s. ds. Handb. Bd. II, S. 329) Neuritiden mit schweren Zuständen von tetanischen Krämpfen erzeugt. Die Angriffspunkte des Giftes sind sowohl die Nerven wie die Ganglienzellen. BOURNEVILLE erwähnt einen Fall von Schwachsinn eines Kindes, den er auf Vergiftung des Vaters mit Schwefelkohlenstoff zurückführt (b. ZIEHEN l. c.).

Als sicher festgestellt ist der Einfluß des *chronischen Morphinismus* der Eltern auf die Kinder zu betrachten. Wenn die absolute Zahl der hierhergehörigen Fälle klein ist, so erklärt sich dies daraus, daß ausgesprochene Morphinisten Kinder oft überhaupt nicht mehr erzeugen bzw. gebären. Nicht selten beobachtet man folgende charakteristische Reihenfolge: Zeugung normaler Kinder — Morphinismus — ein oder zwei imbezille Kinder — Sterilität.

Ebenso verhält es sich bei *Cocainismus*, der übrigens stark in Zunahme begriffen ist.

Auch der *Nicotinismus* bedarf heute, „wo Straßen und Promenaden mit Zigarettenstummeln und Schachteln garniert sind und ganze Wohnungen und Büros sogar von Frauen und Mädchen verqualmt werden" (FÜRBRINGER) einer größeren Beachtung als degenerativer Noxe. Der genannte Autor berichtet (l. c.) von Atrophie des Hodens, Störungen der Menstruation und abortiver Wirkung im experimentellen Tierversuch: — Schädigungen, die sicherlich auch beim Menschen im Falle des starken, besonders frühjugendlichen Abusus (meist im Verein mit Alkohol) sich zeigen müssen mit degenerativer Rückwirkung auf die Nachkommenschaft.

Über die chronische und akute *Alkoholvergiftung* der Eltern und besonders der Mutter während der Schwangerschaft ist an anderer Stelle dieses Handbuches von E. G. DRESEL, „Der Alkohol und seine Bekämpfung" (19. Kap. „Alkohol und Entartung" Bd. III, S. 502) ausgiebig berichtet.

An dieser unheilvollen Rolle der Trunksucht für die Entstehung der Idiotie und Epilepsie kann nicht gezweifelt werden. Sicherlich würden Tausende dieser Kinder nicht geboren, wenn Schnaps, Wein und Bier nicht zur Unzeit und im

Übermaß getrunken würden. Dabei muß dem Alkoholismus noch aufs Schuldkonto gebucht werden, daß er der Schrittmacher der Venus vulgivaga und der geschlechtlichen Ansteckungen ist.

Gottstein sagt (l. c. S. 297): „Die Folgen der Trunksucht für den Nachwuchs sind ebenfalls unmittelbare und mittelbare. Die noch strittigen Fragen der herabgesetzten Fähigkeit zum Stillen und der Erzeugung von Idioten im Rausch brauchen hierbei weniger betont zu werden als die neuropathische Konstitution eines großen Teiles der Kinder von Trinkern. Mittelbar noch viel verhängnisvoller führt die Zerrüttung des Hausstandes, das entsittlichende Vorbild, die Verwahrlosung der Körperpflege und Erziehung, die Not, zu einem minderwertigen, intellektuell tiefstehenden, moralisch gefährdeten Nachwuchs, so daß Trinkerkinder in Hilfsschulen, Idiotenanstalten, in der Fürsorgeerziehung einen verhältnismäßig ungewöhnlich hohen Bruchteil abgeben."

Ob die *Tuberkulose* als einziges ursächliches Moment bei der Ätiologie des jugendlichen Schwachsinns in Frage kommt, ist noch zweifelhaft. Einwandfreie wissenschaftliche Nachweise sind hierfür noch nicht erbracht. Dollinger (l. c.) verhält sich ablehnend gegen die Annahme. Man wird wohl mit Recht annehmen können, daß es im wesentlichen die auf die kindliche Keimanlage übertragene körperliche Insuffizienz der tuberkulösen Eltern gewesen ist, die auch die embryonale Entwicklung der Nachkommenschaft beeinträchtigte.

Ziehen (l. c.) nimmt folgende Stellung ein: „Die echte Skrofulose ist wahrscheinlich nichts anderes als eine angeborene oder in früher Jugend erworbene Tuberkulose der Lymphdrüsen. Bestände eine enge Beziehung zwischen hereditärer Tuberkulose und Imbezillität, so sollte man relativ häufig eine Kombination von Skrofulose und Imbezillität finden. Die Erfahrung lehrt jedoch, daß unter den skrofulösen Kindern nicht erheblich mehr imbezille sich finden, als unter den nicht skrofulösen. Auch die Tatsache, daß tuberkulöse Hirnhautentzündung (Meningealtuberkulose), welche gerade im Kindesalter sehr häufig auftritt, bei imbezillen Kindern durchaus nicht auffallend oft zur Beobachtung gelangt, spricht gegen einen engen Zusammenhang zwischen hereditärer Tuberkulose und Imbezillität. Dazu kommt, daß die Gehirnveränderungen, welche man bei der Sektion findet, unverhältnismäßig selten tuberkulösen Charakters sind. Die hohe Mortalität an Tuberkulose in Idiotenanstalten (Langdon Down 40%, Wulff 40—46%) erklärt sich aus den ungünstigen hygienischen Verhältnissen in solchen Anstalten und ist daher nicht beweiskräftig. Ich glaube also, daß man die ätiologische Bedeutung der Tuberkulose für die Imbezillität erheblich überschätzt hat."

Ähnlich wie mit der *Tuberkulose* verhält es sich mit der *Malaria*. Es ist nicht zu verkennen, daß Fälle vorkommen, wo die Malaria der Erzeuger als einziges ursächliches Moment angeführt wird. Es wird hier auch die körperlich nervöse Erschöpfung der Eltern sein, ebenso wie bei *Zuckerharnruhr* und *Gicht* und bei anderen ähnlichen konstitutionellen Krankheiten, die hin und wieder als Ursachen beschuldigt werden. Bei Diabetes fällt zwar auf, daß die während der bestehenden Krankheit bei Vater oder Mutter noch gezeugten bzw. geborenen Kinder unverhältnismäßig oft schwächlich und imbezill sind. Es scheint also das Keimplasma durch die sich im Organismus bildenden toxischen Stoffe besonders angegriffen zu werden.

Es wird auch angenommen, angesichts mancher Beobachtungen, daß eine *zu große Jugend* oder *das vorgerückte Alter* oder eine zu starke *Altersdifferenz* von Vater und Mutter von ungünstigem Einfluß auf die Konstitution und die geistige Entwicklung der nachfolgenden Kinder ist. Bei zu großer Jugend sind die Kinder nicht selten lebensschwach; auch Bildungsfehler und Schwachsinn kommen unter den Kindern zu junger Eheleute häufiger vor, als unter denen voll ausgereifter. Unter 18 und über 40 Jahre alte, dem Klimakterium nahestehende Mütter gebären häufiger Zwillinge als Mütter in der Vollkraft. Der Altersunterschied der Eltern, besonders des Vaters, spielt augenscheinlich in der Ätiologie des *Mongolismus* eine große Rolle. Vielleicht ist es berechtigt, anzunehmen, daß das Keimplasma selbst durch die Alters- und Involutionserscheinungen verändert wird und seine Entwicklungsfähigkeit geschwächt ist. Vielleicht sind auch die Genitalverhältnisse der alternden Frauen der Ernährung des Embryo und Fetus nicht mehr ganz gewachsen.

Hier würden ausgedehnte Tierversuche mit zur Aufklärung beitragen können (vgl. Literatur Ziehen).

Bei der kongenitalen *Syphilis* ist an der außerordentlichen Bedeutung für die Entstehung der Imbezillität nicht mehr zu zweifeln. Es sind darüber des öfteren Blutuntersuchungen nach Wassermann angestellt worden und die Belastung ist in Höhe von 10—20% der Idioten und Epileptiker festgestellt worden. Wir (Kleefisch und Streicher) fanden 1926 bei einer Untersuchung der an „epileptischer Idiotie" leidenden Patienten am Franz-Sales-Haus in Essen 18% kongenital-luetisch. Daß hier eine auch sozialhygienisch weitreichende Erkenntnis und Aufgabe auftaucht, ist unbestreitbar; denn der Faktor der Syphilis wäre von allen Ursachen der Idiotie noch am ersten erfolgreich anzufassen. Wegen der Einzelheiten der Frage der kongenitalen Syphilis verweise ich auf die diesbezügliche schon außerordentlich umfangreiche Literatur. Im dritten Band dieses Werkes, Seite 588, hat Hans Haustein in einem Aufsatz über die Geschlechtskrankheiten die angeborene Syphilis abgehandelt. Weiteres bringen auch die Lehrbücher der Geschlechtskrankheiten, besonders der 19. Band des Handbuches der Haut- und Geschlechtskrankheiten: Kongenitale Syphilis, Berlin 1926. Ebenfalls: Hochsinger „Über das Kongenitalitätsproblem der Syphilis" (Berlin: Julius Springer 1926).

Bedeutsam in ätiologischer Hinsicht erscheint mir, was Dollinger (l. c. S. 46) bringt:

„Die folgende, aus der Literatur zusammengestellte Tabelle berücksichtigt nur solche Arbeiten, die sich neben dem klinischen Befund auf den Ausfall der WaR stützen und außerdem nur jugendliche Individuen betreffen.

Tabelle.

Autor	Anzahl der Fälle	WaR	%	Art des Materials
Atwood	204	30	14,7	hochgradig defekte Kinder
Brückner	216	16	7,4	
Lippmann aus Uchtspringe	78	8	9,0	bis 20 Jahre alte Individuen
Aus Dalldorf	121	16	13,2	
Kröber	262	56	21,4	
Gordon	400	66	16,5	angeborene Idiotien
Rehm	45	3	6,7	tiefstehendste Idioten
Thomsen usw.	143	5	3,5	Kinder bis 10 Jahren
Eigene Fälle	70	4	5,7	Kinder bis 3 Jahren.
	1539	204	13,25	

Nach dieser Zusammenstellung wäre also in den beiden ersten Dezennien *jede 7. Idiotie als kongenital-luetisch bedingt* aufzufassen, eine Zahl, die wohl etwas zu hoch liegen dürfte, um so mehr, als in obigen Angaben auch Imbezille leichteren Grades mit einbegriffen sein werden. Als oberer Grenzwert aller frühkindlichen, durch Syphilis bedingten Schwachsinnszustände überhaupt scheint sie mir jedoch ungefähr der Wirklichkeit zu entsprechen, da gerade die schweren Formen der Lues, unter welche die mit cerebralen Erscheinungen unbedingt zu rechnen sind, meist frühzeitig zugrunde gehen. So konnte ich, dies sei nur nebenher erwähnt, von 71 wahllos herausgegriffenen kongenital-syphilitischen Säuglingen, die bei uns in klinischer Behandlung standen, nur von 15 erfahren, daß sie noch am Leben seien, während 42 gestorben und 14 nicht zu ermitteln waren. Aus dieser enorm hohen Sterblichkeit erklärt sich wohl auch die Angabe Deans, daß die

WaR bei idiotischen Kindern um so häufiger positiv gefunden wird, je jünger die untersuchten Individuen sind. Nicht verständlich aber erscheint mir eine Mitteilung von VAS, nach der die geistige Entwicklung seiner ca. 100 Kinder eine im allgemeinen befriedigende Wahl und auffallendere geistige Defekte nicht beobachtet wurden.

Noch kurz ein Wort zur Häufigkeit der Imbezillität bei angeborener Syphilis. Viel einwandfreie Statistiken hierüber liegen nicht vor, vor allem keine über die Häufigkeit geistiger Defekte, getrennt bei nicht, bei schlecht und endlich bei ausreichender bzw. abgeschlossener spezifischer Behandlung. Zum letzteren Fall nur besitzen wir zwei Arbeiten aus jüngster Zeit, die eine von GRALKA, der 76 Kinder bis zum Alter von 15 Jahren nachuntersuchte und 4 = 5,3% mit „Intelligenzdefekt" fand; die andere von MÜLLER und SINGER, die über 69 Kinder mit abgeschlossener Behandlung berichten. Nur eins davon war „idiotisch", drei psychisch „stark herabgesetzt", und zwar konnten diese Autoren im Verlaufe der Behandlung ganz wesentliche geistige Fortschritte feststellen, so daß eine ganze Reihe derselben bei der Nachuntersuchung in eine höhere Intelligenzklasse versetzt werden konnten. Bei einigen wenigen freilich war das Umgekehrte der Fall."

2. Die pränatalen Ursachen.

In der zweiten biologischen Lebensphase des Menschen, der *Schwangerschaft*, tritt zunächst die *Mutter* als Blutnährboden für den Fetus in den Vordergrund des Interesses.

Wenn schon alles, was den Organismus der Eltern schwächt, meistens auch schwächend auf die Nachkommen wirkt, so leiden sie insbesondere unter der *Schwächlichkeit der Mutter*, sei es, daß das Ei geringe Lebensfähigkeit besitzt, sei es, daß die Ernährung des Embryo unzureichend ist. In dieser Beziehung sei besonders hervorgehoben, daß der mütterliche Organismus in einer für die Nachkommen schädlichen Weise leidet, wenn die Zahl der Schwangerschaften zu groß ist und wenn sie sich zu rasch folgen. Besonders ungünstig ist es, wenn die *Schwangerschaften* zu rasch, innerhalb eines Jahres sich folgen. WESTERGAARDS (s. ZIEHEN) hat berechnet, daß von 100 Geborenen, die innerhalb eines Jahres hinter Geschwistern zur Welt kamen, 19,9 bis zum 5. Geburtstag starben, von 100 Geborenen aber, die um mehr als zwei Jahre jünger waren als ihr nächstälteres Geschwister, nur 11,8. Auch jene Kinder, die zwischen 1—2 Jahren dem vorhergehenden Kinde nachfolgten, zeigten noch eine nicht unerheblich größere Sterblichkeit als die einander langsamer folgenden Kinder. Es sollten sich also die Schwangerschaften nicht rascher als etwa alle $2^1/_2$ Jahre einander folgen. Nur dann ist es auch möglich, daß die Mutter ihre Kinder durch genügend lange Zeit stillt; dies ist das Wichtigste dabei.

Schwerer Unfall während der Schwangerschaft kann die Hirnentwicklung des Kindes schädigen.

HOWE (s. ZIEHEN) konstatierte auch unter 400 Fällen mit Sicherheit 7mal *Abtreibungsversuche* als Ursache. — Gewiß heute auch eine Ursachenquelle, wo man 500 000 kriminelle Aborte jährlich in Deutschland annimmt!

Nicht ausgeschlossen erscheint, daß gelegentlich auch sehr hartnäckiges *Schwangerschaftserbrechen* und die Eklampsie auf toxischem Wege zu einer Entwicklungshemmung des kindlichen Gehirns und damit zu Imbezillität führen. Bedenkt man, daß solches Erbrechen bei der Mutter schwere, wahrscheinlich *toxische Neuritiden* (Flüssigkeitsverarmung des Blutes usw.), hervorrufen kann, so erscheint ein solcher Zusammenhang wohl plausibel. Freilich ist andererseits auch zu erwägen, daß diese schweren Fälle von Schwangerschaftserbrechen *vorzugsweise bei neuropathischen Müttern vorkommen*, also auch eine neuropathische Belastung in Betracht kommt und daß vielleicht auch die mechanischen Schädigungen des Fetus bei den Brechakten eine Rolle spielen. Auch die unzureichende Ernährung des Fetus ist vielleicht beteiligt.

In einem Falle hatte eine Mutter mit einer chronischen *Nierenbeckeneiterung* hintereinander 3 schwachsinnige porencephalitisch-epileptische Kinder, 2 Knaben, 1 Mädchen. Nach Operation und Entfernung der Niere war das folgende Kind ein kräftiges, geistig-helles Mädchen.

In den letzten Jahren kommen irrtümlicherweise Verwechslungen von gravidem mit myomatösem Uterus vor und deswegen angewandte *Röntgentiefenbestrahlung*. Das Resultat sind idiotische Kinder, oft mit Mikrophthalmus.

Auch schwere *Gemütsdepressionen* müssen durch ihre starke Inanspruchnahme des vegetativen Nervensystems ungünstig auf die Entwicklung der Frucht wirken. Hierin mag auch bei manchen Fällen das ätiologische Moment der „unehelichen" Geburt liegen.

Der *seelische Schock*, durch das „Versehen" der Schwangeren ist im Volke unausrottbar als ätiologischer Faktor in Ansehen. — Es lohnte sich vielleicht der Sache mit dem photographischen Apparat *nochmal* (s. Zeitschr. f. Kinderforsch., Bd. XXII, 1917,) nachzugehen, besonders jetzt im Zeitalter der „Seelentiefenforschung" und der „experimentellen" Telepathie. —

Die starke Belastung der *Zwillingsindividuen* mit Schwachsinn und Krämpfen erklärt Dollinger einfach durch die Umstände des schweren Verlaufs der *Geburt:*

„Alle Gefahren einer Geburt, Zusammendrücken des Schädels infolge der Enge im mütterlichen Becken, Kopfverletzungen bei Zangengeburten, und vor allem die lange Dauer der Geburt, durch die die Blutzirkulation des kindlichen Kopfes und damit des Gehirns längere Zeit gestört wird, drohen Zwillingen in viel höherem Maße." Fügt man dazu noch den hier besonders häufig beobachteten *Partus praematurus* bzw. eine in Untergewichtigkeit sich zeigende *Unreife* trotz 9monatiger Dauer der Schwangerschaft, so sind damit alle in Betracht kommenden Punkte genannt und das gehäufte *Auftreten psychischer Anomalien* bei Mehrlingen völlig ausreichend erklärt. Für diese Annahme spricht weiter auch, daß tatsächlich nur selten *beide* Früchte geistig geschädigt sind, was doch sonst, besonders bei eineiigen, zu erwarten stünde.

Doch muß man immerhin annehmen, daß wenn einer der beiden Zwillinge („im Kampf ums Dasein") zum „Fetus papyraceus" werden kann, auch alle Übergänge der „*Ernährungsstörungen*" möglich sind.

Auf 800—900 Geburten kommt ein *Hydrocephalus* congenitus infolge eines intrauterinen Entzündungsprozesses, der wiederum durch Alkoholismus oder Syphilis der Eltern oder traumatische und infektiös-toxische Prozesse im graviden Uterus bedingt sein kann. — Auch ausgetragene aber untergewichtige Kinder sog. *Hypoplastiker,* kommen mit Idiotie häufiger vor.

3. Die natalen Ursachen.

Als ein außerordentlich kritischer Zeitpunkt für das Leben des Kindes überhaupt wie besonders auch für sein normales Geistesleben muß *die Geburt* angesehen werden.

Nach neueren Untersuchungen (Schott, Ylppö, Dollinger) müssen Frühgeburten und die künstlich forcierten Geburten, die Zange, die Asphyxie bei verschleppter Geburt, (mit den Schultzeschen Schwingungen) für das Kind oft von den schlimmsten Folgen begleitet sein — wenn es die Eingriffe und Handgriffe überhaupt übersteht.

In einigen Fällen war mir auch mangels anderer Ursachen bei zwei gesunden Eltern die länger hingezogene *Scopolamin-Morphiumnarkose* der Mutter verdächtig.

Zunächst muß die Schädigung der Gehirnentwicklung durch den *Geburtsvorgang an sich* (vor allem durch den *vorzeitig* erfolgten) bedeutend höher in Rechnung gesetzt werden. Was die *Frühgeburt* anlangt, so hat YLPPÖ energisch und überzeugend auf die Wichtigkeit dieser Erkenntnis, die von seiten der Geburtshelfer zum mindesten viel zu gering erachtet wird, hingewiesen und zeigen können, daß von seinen rund 300 hierfür in Betracht kommenden Frühgeborenen nicht weniger als 7,4% sich späterhin als Idioten oder sicher Imbezille herausstellten. DOLLINGERS Untersuchungen, von einer anderen Seite ausgehend, ergaben, daß bei 19 von 70 Kindern (das ist bei mehr als ein Viertel derselben) der einzige auffindbare Grund des Schwachsinnes in dem *Trauma der Geburt* erblickt werden muß. 11 davon, also fast ein Sechstel aller, waren vorzeitig geborene.

Daß Schädigungen des Kindes bei allen *schweren* Geburten besonders häufig beobachtet werden, ist selbstverständlich; es ist aber nachdrücklichst zu betonen, daß auch ein in geburtshilflich-klinischem Sinne ganz *normaler* Verlauf für das Objekt ein schweres Trauma bedeuten kann. Ein beredtes Beispiel letzterer Art stellen vor allem die *Frühgeborenen* dar, bei denen einleuchtenderweise neben der Unfertigkeit des gesamten Gefäßapparates (besonders infolge Fehlens oder noch mangelhafter Ausbildung der elastischen Fasern) der meist überaus schnelle Durchtritt eines wenig soliden Schädels durch die unvorbereiteten Geburtswege eine große Rolle spielt. Andererseits können auch Erkrankungen der *Gefäßwände*, wie RANKE dies für die kongenitale Lues nachgewiesen hat, die Disposition zu Rupturen schaffen. Seine Annahme, daß bei ausgetragenen und gesunden Früchten es dazu *grober* mechanischer Momente bedarf, hält DOLLINGER nicht für begründet, da seiner Ansicht nach vom Standpunkte des Nasciturus aus es weiterer „grober mechanischer Momente" wahrlich nicht mehr bedarf.

Welche anderen, Blutungen begünstigende Faktoren noch mitwirken müssen, entzieht sich dabei unserer Kenntnis. Tatsache ist, daß selbst bei durch Kaiserschnitt geborenen Kindern cerebrale Hämorrhagien auftreten können. In den beobachteten Fällen war man erst zur Operation geschritten, als nach langer Geburtsdauer eine Entbindung per vias naturales unmöglich erschien. Daß ein Erguß nicht schon am Tage der Geburt seine größte Ausdehnung erreicht zu haben braucht, beziehungsweise Nachblutungen sehr häufig eintreten, machen die klinischen Erscheinungen ebenso wahrscheinlich wie ein Vergleich mit den Cephalhämatomen. Ja es hat häufig sogar den Anschein, als ob diese Blutungen erst Stunden oder Tage nach der Geburt entstanden seien.

Was eine die psychische Entwicklung schädigende Wirkung der *Asphyxie* anlangt, die nach HEUBNER wichtiger sei als die Geburtsblutung, so ist mit FINKELSTEIN, YLPPÖ u. a. anzunehmen, daß bei einer Anzahl von Fällen, vielleicht sogar bei der größten aller diese Asphyxie erst als Folge einer durch die Geburt bedingten Hirnläsion aufzufassen ist. So hat SEITZ bei 13 asphyktisch geborenen Kindern 11 mal bei der Obduktion Gehirnblutungen gesehen. Andererseits ist es bei der außerordentlich hohen Empfindlichkeit des Nervensystems gegen Zirkulationsstörungen wohl verständlich, daß auch eine „primäre" Asphyxie den Grund zu späteren Defekten zu legen vermag (Literatur bei DOLLINGER).

Um wieder auf die Hämorrhagien zurückzukommen, so werden intrakranielle Blutaustritte und deren Residuen bei Sektionen, vorausgesetzt, daß man überhaupt auf sie fahndet, schon makroskopisch weit öfter gefunden, als gemeiniglich angenommen wird. Bei Frühgeborenen, bei denen sie überaus häufig beobachtet werden, nehmen sie mit fortschreitender Reife rapide ab.

4. Die postnatalen Ursachen.

Selbst wenn nun das Kind kräftig, gesund nnd wohlbehalten ins Leben tritt, bedrohen noch viele Schädlichkeiten sein junges, körperliches und geistiges Dasein.

Durch Dummheit und Unerfahrenheit in der Kinderpflege und demzufolge besonders durch Ernährungsstörungen, die zu *Avitaminosen oder zu Brechdurchfall* führen, können Tausende von Kindern, die gesund geboren sind, noch nachträglich an Leben und Gesundheit zu Schaden kommen oder auch zu Nerven- und Geisteskrüppeln werden. Hier hat freilich das energische Vorgehen der modernen Pädiater (besonders A. Schlossmanns) einen glänzend erfolg- und siegreichen Kampf gegen diese Ursachenkategorie des körperlich-geistigen Elends in der Frühkindheit gezeitigt.

Auch die Scharen der Kinder, die früher während der grassierenden *Infektionskrankheiten des Kindesalters* (Scharlach, Masern, Keuchhusten, ferner Influenza, Typhus, Diphtherie) entweder zahlreich starben oder vielleicht noch zahlreicher schwer oder leicht gehirngeschädigt wurden, durch Meningoencephalitis sind durch die klassische bakteriotrope Hygiene an Zahl sichtlich zurückgegangen. Aber auch da möge man nicht auf Lorbeeren ausruhen; denn immer noch kommen genug Fälle dieser ansteckenden Kinderkrankheiten vor, die nach schwerem Verlauf einen geistigen Stillstand oder einen Rückgang der Fähigkeiten der Kinder zeigen. Oft geht die Hirnschädigung den Umweg über eine Eiterung des Mittel- oder Innenohres.

Die ätiologische Rolle aller dieser Schädigungen ist unbestritten.

Die Krankheiten und Funktionsanomalien der *endokrinen Organe*, der inneren Drüsen des Menschen: Schilddrüse, Nebenschilddrüse, Zirbeldrüse, Gehirnanhangdrüse, Brieseldrüse (Thymus), Nebennieren, Geschlechtsdrüsen und chromaffines System, — gewinnen eine solch umfangreiche Bedeutung in der Auffassung von der körperlich-geistigen Konstitution des Menschen, daß darüber eine eigene Wissenschaft entstanden ist, die „*Inkretologie*" (s. Biedl, Zondek, v. d. Velden u. a.). Die Großhirn- und damit die geistigen Funktionen sind unzweifelhaft durch die von diesem Drüsensystem erzeugten Sondersäfte (Hormone) in weitgehendem Maße beeinflußt, wie sich das ja in direkt frappanter Weise bei der Schilddrüse gezeigt hat, die unmittelbar ursächlich mit den Idiotiekrankheitsbildern des Myxödems und des Kretinismus zusammenhängt.

Da ein wesentlicher Ausdruck der „Konstitution" auch die Gestalt des Menschen ist, und diese auch von den inneren Drüsen sehr stark abhängig ist, da wir andererseits eine zur Zeit noch unübersehbare Fülle von Mißgestaltungen bei den Idioten finden, so „schreit" das Idiotenmaterial gleichsam nach einer modernen inkretologisch tieferen Durchforschung, die (von Weygandt besonders!) schon vor Jahren gefordert und zum Teil schon inauguriert wurde.

Diese Forschung würde zunächst aus dem vagen Sammelbegriff Idiotie wieder neue, klinisch-ätiologisch klare Einzelgruppen herausschälen und damit selbstverständlich auch wieder neue therapeutische Aussichten eröffnen. Aber es würde auch eine befruchtende Rückwirkung auf die Inkretologie selbst stattfinden können, denn man wird selten so wie in einer Idiotenanstalt ein derartig umfangreiches Krankenmaterial monate- und jahrelang klinisch zur Verfügung haben!

Auch die *Eklampsie* bleibt als Idiotieursache suspekt.

Thiemich und Birk fanden einen Teil der eklamptischen Säuglinge im späteren Kindesalter als schwer geschädigt. —Von 33 schulpflichtigen waren 45% schwach begabt und von den vorschulpflichtigen Kindern 40% in der geistigen Entwicklung zurück. Besonders ergibt der zeitliche Beginn der Sprache eine charakteristische Rückständigkeit. Ferner finden sich bei einer großen Anzahl von Kindern die verschiedensten Symptome der kindlichen Neuropathie (Pavor nocturnus, Enuresis, Wegbleiben, Wutkrämpfe u. a. m.). Den geistig minderwertigen Kindern steht eine andere Gruppe gegenüber, die überaus rege und intelligent, aber in ihrem ganzen Wesen etwas unstetes und unruhiges hat und an häufigem Schulkopfschmerz, morgendlichem Erbrechen und Appetitlosigkeit leidet.

H. VOGT und HENZE stellten in Frankfurt Untersuchungen an Hilfsschülern an und fanden, daß von 116 Hilfsschülern, unter denen sich kein epileptisches Kind befand, in der Kindheit 33, das sind 28,5% an Eklampsie gelitten hatten, also mehr als ein Viertel.

Nach einer Statistik von H. VOGT aus der Langenhagener Idiotenanstalt waren 37,1%, nach einer solchen (von mir) im Franz-Sales-Haus in Essen waren 32,2% der nicht epileptischen Insassen in der Jugend krampfkrank (Literatur bei VOGT).

Wenn die *Rachitis* die Craniotabes und den Hydrocephalus externus bedingen kann, wenn ferner bei schweren, fast subakut auftretenden Fällen erhebliche „zentral-nervöse" Komplikationen sich zeigen (Nystagmus, Spasmus rotatorius und Spasmus nutans), so muß man zugeben, daß das Gehirn stärker in Mitleidenschaft gezogen und auch dauernd Schaden leiden kann. — Wenn auch noch $^2/_3$ unserer Krüppel aus Rachitis verkrüppelt sind, so sieht man aber doch die schweren Formen dieser Krankheit und also auch ihre Folgenerscheinungen jetzt seltener, dank der verbesserten Hygiene und Therapie.

Durch Unvorsichtigkeit der Aufsicht kann ein Kind *zu Fall* kommen und sich innere Schädelblutungen mit Hirn- und Geistesschädigungen zuziehen. (Ein Kind fiel und spießte sich die Drahtachse eines Kinderspielzeuges 12 cm tief ins Gehirn.)

Dann wäre noch der *Alkohol* im Frühkindesalter als schädliches Hirngift zu erwähnen, der in manchen ungebildeten Volkskreisen noch als Einschläferungsmittel der Kinder eine Rolle spielt, und zum Schlusse wieder die *Syphilis* des Kindesalters, die früherworbene Syphilis und die kongenitale Spätsyphilis, die oft in die infantile Paralyse übergeht.

5. Die Ursachen der Epilepsie

fallen allgemein mit den Ursachen der Hirnschädigung bei jugendlichen Schwachsinnigen zusammen. Auch dort spielt die „degenerative" *Vererbung* eine große Rolle. H. VOGT führt mit BINSWANGER die Untersuchungen von *Echevierra* an, der die Nachkommen epileptischer Männer und Frauen näher untersucht hatte:

„Er fand, daß von 533 Kindern, welche von 136 Epileptikern abstammten, 78 wieder epileptisch waren, daneben stehen 126 andere Formen geistiger und nervöser Entartung, 22 Totgeburten und 222 früh, zum Teil an Kinderkrämpfen gestorbene.

Wir können aus diesen Betrachtungen der Erblichkeitsverhältnisse der Epileptischen, soweit es sich um die Belastung durch Epilepsie handelt, zweierlei feststellen, einmal, wie bereits gesagt, ist die Epilepsie ein schweres Belastungsmoment, die Nachkommen der Epileptiker zeigen große Sterblichkeitsquote, zahlreiche Entartungen aller Art; zweitens das Vorkommen der Epilepsie bei den Vorfahren *prädisponiert* auch die Nachkommen hierfür.

H. VOGT erwähnt den Stammbaum einer Familie, in der er Kinder zu beobachten Gelegenheit hatte: Großvater (V.) epileptisch, dieser hatte 4 Kinder, wovon 3 gesund, 1 Tochter epileptisch war. Von den 7 Kindern dieser Tochter leiden 4 an Epilepsie.

Ferner wird in der Ätiologie der Epilepsie die *Trunksucht* der Eltern und Vorfahren sehr stark betont.

Von ganz ausschlaggebender Bedeutung ist die *Lues* hereditaria. Dann spielen auch eine große Rolle fehlerhafte Entwicklungen, Tumoren und Entzündungszustände des Gehirns noch unbekannter Herkunft. Die schon erwähnten Schädigungen der schwangeren Mutter und vor allem auch *das Geburtstrauma:* verschleppte Geburt, Asphyxie, Zangengeburt haben auch hier ihre große ätiologische Bedeutung. Im späteren Alter wirken als Ursachen der Epilepsie die endogenen Wachstumsstörungen des Gehirns und die encephalitischen Entzündungsprozesse im Gefolge von fieberhaften *Magen- und Darmentzündungen und ansteckenden Kinderkrankheiten.* Weil wir aber das Krankheitsbild der Epilepsie in seinem eigentlichen Wesen noch nicht durchschauen, wissen wir noch nicht, inwieweit diese Ursachen als eigentlich „*primäre*" oder als „auslösende" Ursachen angesehen werden müssen.

Zusammenfassung.

Die Ursachen der jugendlichen Defektzustände und der Epilepsie fallen zum Teil mit den Ursachen der sonstigen *Geisteskrankheiten* zusammen.

Sie sind *sehr mannigfaltig* und stehen, weil noch problematisch, zur Zeit in lebhafter Diskussion.

Gegen früher muß man zu einer *viel größeren Kritik* in der Ursachenlehre der Idiotie und Epilepsie mahnen. Es ist unstatthaft und irreführend, aus dem zufälligen Zusammentreffen verschiedener Ursachen oder aus solchen, die allein im Milieu oder Landstrich begründet sind, aus denen sich die Insassen einer Anstalt rekrutieren, weitgehende Schlußfolgerungen zu ziehen.

Häufig auch (z. B. bei den Krampferscheinungen in der Vorgeschichte Imbeziller) werden Anlaß und Folge, Ursachen und auslösende Momente *verwechselt,* oder es wird eine ätiologische Bedeutung irgendwelchen Symptomen beigelegt, die einzig und allein nur als Begleiterscheinungen des Grundleidens aufzufassen sind.

Es muß davor gewarnt werden, den *Angaben der Eltern,* die aus einem begreiflichen Kausalitätsbedürfnis leicht dazu neigen, Nebensächliches aufzubauschen oder aus Schamgefühl (z. B. bei Lues) oder bei Schuldbewußtsein (z. B. infolge Trauma des Kindes durch Fallenlassen usw.) Wichtiges verschweigen, allzu großes Vertrauen zu schenken.

Auch an die Möglichkeit einer *Suggestion* der Angehörigen durch den Arzt infolge besonders eingehenden Befragens nach einer bestimmten Richtung muß hier gedacht werden (Dollinger).

Gehirnerkrankungen bilden die Hauptursache des jugendlichen Schwachsinns. Schon jetzt kann dieser in $^1/_3$ der Fälle auf gröbere organische Gehirnveränderungen zurückgeführt werden. Bei ihrer Entstehung spielt der anormale Geburtsverlauf die Hauptrolle.

Auf *Erblichkeit* und Trunksucht als alleinige Ursachen ist $^1/_3$ der Fälle zu setzen.

In $^2/_3$ der Fälle von erblicher Belastung liegt *Schwachsinn* bei den Vorfahren vor. Diese, wie auch die Trunksucht, *disponiert* das Gehirn der Nachkommen zu Erkrankungen. (Es bedarf weiterer Einzelstammbaum-Forschung!)

Kopfverletzungen im Frühkindesalter sind nur dann von Belang, wenn eine wirkliche Schädigung des Gehirns stattgefunden hat.

Die *Gichter* (Krämpfe des Frühkindesalters), welche in ca 8% als alleinige Ursache aufgeführt werden, müssen den Gehirnleiden zugerechnet werden.

Die Bekämpfung der *Infektionskrankheiten* und der Rachitis wird wesentlich den jugendlichen Schwachsinn einschränken.

Blutsverwandtschaft und uneheliche Geburt kommen als solche nicht in Betracht. Das Wesentliche liegt in den Begleitumständen, wie erbliche Belastung, Trunksucht, Nicotinismus, Lues usw.

Die *seelischen Schädigungen* der Mutter sind Gegenstand der sozialen Fürsorge.

Die Bekämpfung des jugendlichen Schwachsinns muß *von den verschiedensten Seiten* aufgenommen werden und ist mit den sonstigen Aufgaben der sozialen Fürsorge und mit der Rassenhygiene aufs engste verknüpft (HENNEBERG).

Im Idiotismus des einzelnen Individuums kulminieren die Ursachen und Erscheinungen, die wir als *familiäre Degeneration* und im Volke als *Rassenentartung* auftauchen sehen, wenn uns einmal der Blick geschärft ist für Tausende von Übergangsformen im Alltagsleben. Ihr Studium und ihre Kenntnis sind von *hervorragender sozial-hygienischer Bedeutung*, weil in der idiotischen Degeneration nicht nur irgendwelche somatischen Funktionen lädiert und geschädigt werden, sondern gerade das *Geistesleben* in die Brüche geht, das die *Basis aller Sozialfunktionen* des Menschen ist. Dabei bleibt (leider!) die vegetative Lebensfähigkeit erhalten, so daß also bei fortschreitender „Idiotisierung" eines Volkes nicht größere Friedhöfe, aber größere „Wohlfahrtspolonaisen von *Sozialparasiten*" entstehen. Auch da muß es einen Zeitpunkt geben, wo ein schaffendes Volk durch dieses wachsende Bleigewicht gedrückt — vielleicht erdrückt wird. *Videant Consules!*

Literatur.

BAUR-FISCHER-LENZ: Grundriß der menschlichen Erblichkeitslehre und Rassenhygiene. München: Lehmann 1923. — BLEULER: Lehrbuch der Psychiatrie. 2. Aufl. Berlin: Julius Springer 1918. — DOLLINGER: Beiträge zur Ätiologie und Klinik der schweren Formen angeborener und früh erworbener Schwachsinnszustände. Berlin: Julius Springer 1921. — DOLLINGER: Über eigenartig verlaufende (latente) Formen von Meningitis pur. ac. im frühesten Kindesalter. Zeitschr. f. Kinderheilk. Bd. 21, S. 9. 1919. — DOLLINGER: Zur Klinik der infantilen Form der familiären amaurotischen Idiotie. Ebenda Bd. 22, S. 167. 1919. — DOLLINGER: Zur Ätiologie des Mongolismus. Ebenda Bd. 27, S. 332. 1921. — FÜRBRINGER: Zur Würdigung der Gefahren des Tabakrauchens. Aus Dtsch. med. Wochenschr. Jg. 52, Nr. 48. Leipzig: Thieme 1926. — GOTTSTEIN-TUGENDREICH: Sozialärztliches Praktikum. Berlin: Julius Springer 1920. — HOCHE: Die „Ursache" bei Geisteskranken. Med. Klin. Bd. 16, S. 1. 1920. — SCHOTT: Über die Ursachen des Schwachsinns im jugendlichen Alter. Arch. f. Psychiatrie u. Nervenkrankh. Bd. 61, S. 195. 1919. — SCHOTT: Über die ursächlichen Beziehungen zwischen Tuberkulose und Schwachsinn. Zeitschr. f. d. Erforsch. u. Behandl. d. jug. Schwachsinns Bd. 6, S. 265. 1913. — SCHOTT: Über Hirnentzündung im Kindesalter. Jahrb. f. Kinderheilk. Bd. 90, S. 175. 1919. — SCHOTT: Die Bedeutung der Geburtsschädigung für die Entstehung des Schwachsinns und der Epilepsie im Kindesalter. Arch. f. Gynäk. Bd. 113, S. 336. 1920. — SCHOTT: Die Bedeutung der Infektionskrankheiten für die Entstehung des kindlichen Schwachsinns. Arch. f. Kinderheilk. Bd. 68, S. 10. 1920. — VOGT: Die Epilepsie im Kindesalter. Berlin: S. Karger 1910. — VOGT: Die Ursachen des jugendlichen Schwachsinns. Aus Handb. d. Erforsch. u. Fürsorge d. jugendl. Schwachsinns. Jena: G. Fischer 1911. — WEYGANDT: Idiotie und Imbezillität. Leipzig u. Wien: F. Deuticke 1914. — YLPPÖ: Chronisches Fieber ohne im Leben erklärbare Ursachen bei Myat. cong. Zeitschr. f. Kinderheilk. Bd. 14, S. 229. 1916. — YLPPÖ: Pathologisch-anatomische Studien bei Frühgeborenen. Ebenda Bd. 20, S. 212. 1919. — YLPPÖ: Zur Physiologie, Klinik und zum Schicksal der Frühgeborenen. Ebenda Bd. 24, S. 1. 1919. — YLPPÖ: Das Wachstum der Frühgeborenen von der Geburt bis zum Schulalter. Ebenda S. 111. — ZAPPERT: Organische Erkrankungen des Nervensystems. Aus PFAUNDLER u. SCHLOSSMANN: Handb. d. Kinderheilk. Bd. 2, 2. Hälfte. Leipzig: V. C. W. Vogel 1906. — ZIEHEN: Die Geisteskrankheiten des Kindesalters. Berlin: Reuther & Reichard 1915. — ZONDEK: Die Krankheiten der endocrinen Drüsen. Berlin: Julius Springer 1923.

III. Zustandsbilder und Wesen der jugendlichen Defektzustände.

Der Begriff Idiotie ist noch ein „Sammeltopf", denn Idiotie ist im hervorragenden Maße eine Krankheit, welche den ganzen Bereich des Körpers in Mitleidenschaft zieht. Und eine Idiotenanstalt ist vollends ein klinisches Chaos von Menschen mit den verschiedenartigsten Krankheitszuständen, mit akuten und chronischen, mit funktionellen und organischen Störungen des Nervensystems, des Gehirns, der Sinnesorgane, der Sprachfunktionen und des Bewegungsapparates, — wechselnd behaftet auch mit mancherlei sonstigen körperlichen Schäden und Krankheiten, wie sie kranke Anlage, mangelhafter Selbstschutz und das lebenslängliche Pferchdasein mit sich bringen: eine „rudis indigestaque moles!"

Am meisten befriedigen würde uns bei der klinischen Einteilung der Defektzustände eine rein *ätiologische* Gruppierung; aber manche an sich wohlbekannte Gruppen sind noch ätiologisch recht unsicher. Die Anatomie und Hirnhistopathologie ist wohl ein wertvoller Wegweiser, versagt aber auch bei wichtigen Formen, wie etwa Kretinismus. Am zweckmäßigsten ist es daher, auf Grund unserer Kenntnisse der Ursachen, des *klinischen* Bildes und des anatomischen Befundes zunächst *natürliche klinische Familien* zu bilden und entsprechend zu gruppieren, wobei freilich der Nachdruck bald auf diesem, bald auf jenem Prin-

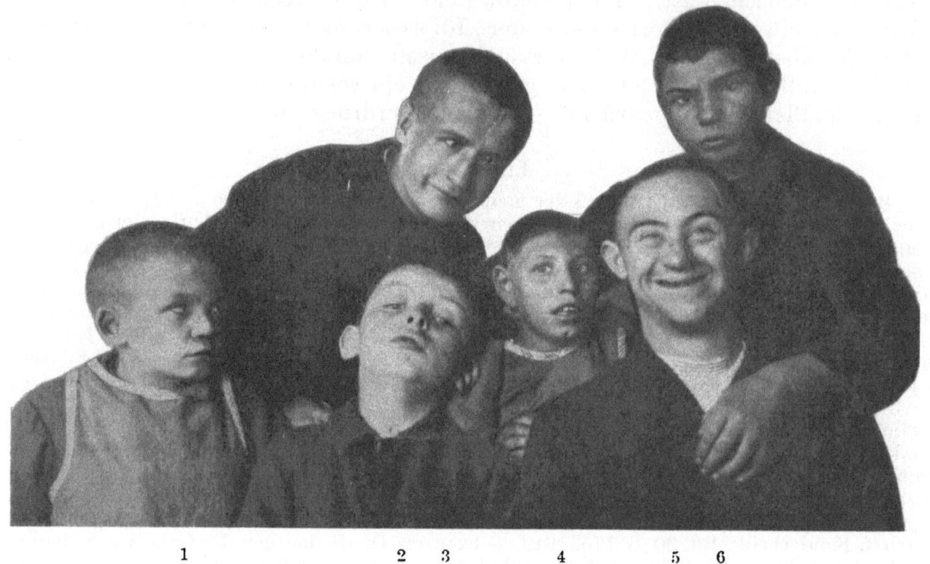

1 2 3 4 5 6

Abb. 1. Eine Gruppe schulbildungsunfähiger Idioten.
1. Tauber, sprachloser Idiot. 2. Dementia infantilis. 3. Hydrocephalus. 4. Microcephalus. 5. Mongolismus. 6. Epileptischer Idiot.

zip liegt, manche seltenere Formen zu berücksichtigen sind und auch manche Bilder sich überlagern oder durchkreuzen.

Ich folge hier der systematischen Übersicht, die WEYGANDT aufstellte (Münch. med. Wochenschr. Jg. 19. 1926).

Wir müssen daher bei allen Gruppierungsversuchen über drei Schwierigkeiten klar sein:

1. Es kommen gewisse Überlagerungen und Komplikationen klinischer Bilder vor und es stellt nicht selten ein Einzelfall ein Problem für sich dar.

2. Praktisch graduell, hinsichtlich der Größe der psychischen Defekte, finden sich in einer und derselben Gruppe häufig die verschiedensten Abstufungen und Schattierungen, wie bei der Porencephalie, ja es finden sich manche wohl charakterisierte Gruppen, die oft und vielleicht in der Mehrzahl der Fälle psychisch gar keine Störung aufweisen, sondern nur eine anatomische oder klinisch bestimmte Eigenart oder einen neurologischen Prozeß darstellen, wie Hydrocephalie, Adiposogenitaldystrophie, Pyrgocephalie usw., während sich doch zweifellos darunter auch Fälle mit Störung der kindlichen Psyche finden.

3. Bei allen Bemühungen, jeden Einzelfall einer bestimmten Gruppe zuzuweisen, wird man doch vielfach damit nicht zum Ziele kommen, sondern vielmehr nur zu Wahrscheinlichkeit oder Vermutung gelangen, oder sich auf eine bloße Beschreibung beschränken müssen. Das trifft natürlich am meisten die psychisch leichteren Fälle, die Imbezillen, bei denen vielleicht die Mehrheit noch der scharfen Eingruppierung widerstrebt.

Aber trotz dieser vielen Schwierigkeiten ist der Arzt verpflichtet, soweit als irgend möglich wenigstens eine ätiologisch-klinische Klärung jedes Einzelfalles anzustreben, *weil nur auf diesem Wege eine genauere Prognose denkbar ist und weil auch nur hierdurch eine spezielle ärztliche Behandlung ätiologischer oder symptomatischer Art, durch Operation, durch Drüsenbehandlung, durch spezifische Heilmittel usw. möglich wird,* während die Fälle sonst lediglich der pädagogischen Behandlung und Pflege zu überweisen wären und unter Umständen völlig zwecklose Bemühungen stattfinden würden.

1. Historische Gruppen.

a) Geistige Entwicklungshemmung durch Bildungsmangel.

Der Vollständigkeit halber seien zwei nur historisch interessante Gruppen erwähnt. Früher glaubte man, daß ein idiotieartiger Zustand eintreten würde, wenn ein Kind *verwildere* und ihm jede Erziehung versagt bliebe. Es wurden tatsächlich früher hier und da verwilderte Kinder aufgegriffen, die somatisch-vegetativ intakt schienen, wie ein Tier gelebt, aber nicht eigentlich sprechen gelernt hatten. Berühmt wurde besonders der 1798 aufgefundene sog. *Wilde von Aveyron,* den der vor 150 Jahren geborene Arzt der Pariser Taubstummenanstalt Jean Itard vergebens zu erziehen versuchte, und ferner der 1828 aufgetauchte Kaspar Hauser, der wohl etwas bildungsfähig war, aber doch nach dem Obduktionsbefund eine erhebliche Hirnentwicklungshemmung erkennen ließ. Daß unter den heutigen Kulturverhältnissen eine beträchtliche geistige Entwicklungshemmung durch Bildungsmangel vorkommt, ist abzulehnen.

b) Geistige Entwicklungshemmung durch Mangel an Sinnesorganen.

Ähnlich verhält es sich mit der vermeintlichen *Idiotie durch Sinnesmangel.* Allerdings ist angeborener oder früh erworbener Mangel des Gesichts oder Gehörs manchmal mit anderweitigen Hirnstörungen verbunden, insbesondere ist ein beträchtlicher Teil der Taubstummen schwachsinnig. Aber im Prinzip braucht nicht einmal Taubstummenblindheit, soweit sie mit sonst normalem Hirn verbunden ist, die geistige Entwicklung vollständig zu hemmen, wie die bekannten Beispiele der hochgebildeten *Laura Bridgmann* und *Helen Keller* zeigen.

2. Endogene Hirnanlagestörungen (Keimabweichungen).

Es empfiehlt sich, als echte *endogene Idiotie* jene Fälle zusammenzufassen, bei denen auf Grund einer Abartigkeit der Embryoanlage des Keimes die Entwicklung des Hirns und des Geistes schon vor der Geburt gehemmt und gestört ist, oder aber auch auf Grund einer erblichen Anlage Degeneration in der Jugend hervortritt, wozu natürlich auch Fälle gehören, in denen eine degenerativ bedingte Schädelstörung das Hirn sekundär beeinflussen kann.

Diesen ist als zweite Hauptgruppe gegenüberzustellen die *exogen* bedingte Idiotie, bei der eine an sich *normale* Hirnanlage vor oder nach der Geburt krankhaft beeinflußt wird durch irgendwelche Schädlichkeiten, wie Entzündungen mannigfacher Art, Gifte, Unfälle, und weiterhin auch Störungen des endokrinen Systems, die sekundär eine Hirnstörung hervorrufen.

Die früher versuchte Einschätzung, daß die Mehrheit oder wenigstens ein Drittel aller Fälle endogen seien, ist unsicher und meines Erachtens zu hoch gegriffen.

a) Anencephalie.

Als klassische Fälle sind zunächst zu erwähnen die ganz groben Entwicklungshemmungen, bei denen das Hirn überhaupt unentwickelt bleibt, im extremen Fall die Anencephalie und die Fälle erheblicher Hirnkleinheit, Mikroencephalie mit entsprechender Schädelkleinheit, Mikrocephalie. Vielfach findet sich an Stelle irgendwelcher Hirnteile nur eine schwammige, gefäßhaltige Masse, eine Area cerebrovasculosa.

Wissenschaftlich sind sie oft hochbedeutsam, wie z. B. folgender Fall:

EDINGER und B. FISCHER beobachteten ein Kind ohne Großhirn, das $3^1/_2$ Jahre lebte; es war erblich belastet. Die Geburt wird ausdrücklich als leicht bezeichnet. Der Schädel war auffallend lang und schmal. Das Kind schlief viel, saugte allerdings anfangs ordentlich. Es reagierte etwas auf Geräusch, nicht auf Berührung, wenig auf starke Beleuchtung. Vom zweiten Jahre ab schrie es dauernd. Über normalem Kleinhirn, Oblongata und Pons erheben sich statt des Großhirns 2 Blasen, die innen einige Klümpchen weiße Substanz aufweisen.

b) Partialhirndefekte mit Idiotie.

Auch partielle Hirndefekte sind damit verwandt, wie mangelhafte Entwicklung des Geruchssystems, Arhinencephalie.

In einem 4 Jahre alt gewordenen Fall von RIESE fehlte die vordere Hemisphärenausstülpung, das Septum pellucidum, Fornix, die Vorderhirnkommissuren usw. Das Vorderhirn und der Ventrikel waren unpaar, auch Rinde und Hemisphärenmark waren unterentwickelt. Dagegen waren die Stammganglien und die davon abhängigen grauen Massen und Faserungen überentwickelt, was sich auch in athetoiden Armbewegungen, Dauerspasmen der Beinadduktoren usw. ausdrückte. Dementsprechend bestanden Ähnlichkeiten mit den Bau des Walgehirns.

In mannigfacher Weise kommen gröbere Partialdefekte vor, wie Kleinhirnmangel, Balkenmangel, meist verbunden mit Makro- und Mikrogyrie, Heterotopie, Gliose und mancherlei Defektbildungen, klinisch unter dem Bild der Idiotie oder Imbezillität.

c) Genuine Mikrencephalie.

Praktisch bedeutsamer sind die meist viel länger lebenden Fälle, in denen das Großhirn wohl eine gewisse, aber doch vorzeitig gehemmte Entwicklung erfuhr und Mikro- sowie Mikrencephalie vorliegt.

VON MONAKOW u. a. wiesen bereits darauf hin, daß manchmal ein solches Hirn im Sinne des biogenetischen Grundgesetzes an das Hirn einer mehr oder weniger niederen Stufe des Tierreiches erinnert. So ähnelte ein Fall von PROBST mit 195 g Hirngewicht bei einer $3^1/_2$jährigen Idiotin dem Hirn des Cercopithecus. Aber gewöhnlich handelt es sich nicht lediglich um eine Fixierung einer früheren Embryonalperiode, sondern auch um eine gewisse Weiterentwicklung und Modifizierung des gehemmten Hirns, unter Umständen auch um einen degenerativen, aber nicht entzündlichen Zerfallprozeß. Bei allen derartigen Fällen sind die Schwierigkeiten für den Untersucher und Beurteiler beträchtlich, weil gewöhnlich in Anamnese hinsichtlich der Vorfahren, der Graviditätszeit, Geburt und ersten Lebenszeit lückenhaft und auch meist das Präparat mangelhaft konserviert ist. *Man kann sagen, daß fast jeder dieser echten Mikrocephaliefälle ein Problem für sich darstellt.*

Besonders für eine *endogen* bedingte Mikrocephalie sprechen folgende Umstände:

1. extrem hochgradige Kleinheit des Schädels, unter der des Neugeborenen;
2. das Vorkommen anderweitiger, schwerer Entartungszeichen, wie Spina bifida oder etwa Schwanzbildung;
3. schwere erbliche Belastung;
4. besonders das Vorkommen solcher Fälle bei mehreren Geschwistern, Mikrocephalenfamilien!

Die *Angiodystrophia cerebri* beschrieb O. Ranke bei einem Fall, der schon in den ersten Wochen durch Makroglossie und „matten Blick" auffiel, laufen, aber nicht sprechen lernte, stets unruhig war und $9^1/_2$jährig starb.

„Besonders die Gefäße, vor allem im Mark, schwer degeneriert, was als primärer, auch erblich bedingter Faktor angesehen wurde."

Als den *Status corticis verrucosus deformis* beschrieb derselbe bei mikrocephalen Idioten einen eigenartigen Zustand vielfacher Mißbildungen in der Hirnrinde und anderen Körperorganen.

d) Megalencephalie.

Vereinzelt kommen Fälle vor, die hydrocephal erscheinen, aber bei der Sektion ein abnorm großes und schweres Gehirn zeigen, die sog. *Megalencephalie.*

Jakob beschrieb einen Idioten aus der Hamburger Klinik, der mit $3^1/_2$ Jahren das Hirngewicht eines Erwachsenen übertraf mit 1770 g, bei einem Schädelinhalt von 1840 ccm und insbesondere stark entwickeltes Striatum und Putamen aufwies.

Es sind bekanntlich Fälle von Hirngewichten über 1800, ja 2800 g beschrieben worden, meist bei Schwachsinnigen und epileptoiden Symptomen.

e) Angeborene Hirnentartungsformen.

α) Familiäre amaurotische Idiotie.

Die familiäre amaurotische Idiotie nach Tay-Sachs, praktisch für Deutschland unbedeutend, wissenschaftlich hochinteressant, stellt eine Heredodegeneration dar, die vorwiegend bei Kindern östlich jüdischer Familien in den ersten Jahren ausbricht und sie in raschem körperlichen und geistigen Verfall mit Krämpfen zu Tode führt. Klinisch bedeutsam ist an Stelle der *Macula lutea* ein weißer Fleck, in dem ein braunroter Punkt sitzt. Das Hirn zeigt eine geradezu pathognomonische Schwellung der Ganglienzellen, die von epicellulärem Fibrillennetz umgeben sind.

Spielmeyer, H. Vogt u. a. beschrieben eine davon abzutrennende *juvenile* Form.

β) Merzbacher-Pelizäussche Aplasie.

Merzbacher und Pelizäus beschrieben als Aplasia axialis subcorticalis congenita eine Form hochgradigen Ausfalles der weißen Marksubstanz.

γ) Hypertrophische tuberöse Sklerose.

Die zuerst von Bourneville beschriebene hypertrophische tuberöse Sklerose betrifft Fälle, die meist von der Geburt an schwachsinnig und schwer epileptisch sind. Der Gesichtsschädel zeigt plumpen Bau. Es bestehen schwere Entartungszeichen, Herzentwicklungsanomalien, Hypernephrome, manchmal unter Albuminurie, gelegentlich Retinitis proliferans, Hodentumor, Polydaktylie, besonders aber Hautanomalien, wie Adenoma sebaceum, lederartige Hautstellen, Hauttumoren bis Walnußgröße usw.

Makroskopisch zeigt das Hirn Knoten in der Rinde, histologisch finden sich dort aber auch diffus, mangelhaft differenzierte Zellen, Riesenganglien- und Gliazellen, Zellverlagerung und -Verminderung, Gliawucherung, aber keine entzündlichen Symptome.

δ) Mongoloide Idiotie (Mongolismus).

Die mongoloide Idiotie, vor 20 Jahren den meisten Psychiatern unbekannt, ist uns heute außerordentlich geläufig, ihr Hirnbefund ist bestritten, ihre Ätiologie noch unsicher. Es sind vielfach Kinder alter Erzeuger oder Eltern, oft die letzten einer großen Geschwisterreihe, gelegentlich Zwillingsgeburten. Sie fallen gewöhnlich vom Lebensbeginn ab auf, zunächst durch besonders ruhiges Verhalten, dann durch den Gesichtsausdruck: Schiefstellung der Lidspalte, häufig

Epicanthus, der sich zurückbilden kann; dann Quereinkerbungen der Zunge mit vorspringenden Papillen; hochgradige Gelenkweichheit, die vielfach zu verschränkten Haltungen führt, dicke, krumme Finger, besonders Kleinfinger; Brachycephalie und Minderwuchs. Bei allem Verdacht auf endokrine Störung ist doch nicht viel Konstantes zu finden; am ehesten Abbau von Cortex und Hypophyse. Nicht ganz selten findet sich Belastung mit Lues, vielleicht in dritter Generation, auch, Zahnanomalien oder Andeutung einzelner Reaktionen.

Die Kinder sind geistig tiefstehend, viele lernen nicht sprechen, doch zeigen sie heitere Gemütsart und ein munteres, etwas verschlagenes Wesen. Gern imitiert und verspottet der Mongoloide die anderen Kranken. Vielfach vergessen sie das mühsam Erlernte wieder rasch. Sie sind sehr morbid, besonders neigen sie zu Ekzem im Gesicht und zu Erkältungskrankheiten. Infolgedessen werden sie nur zum kleinen Teil 20 Jahre alt und selten über 40.

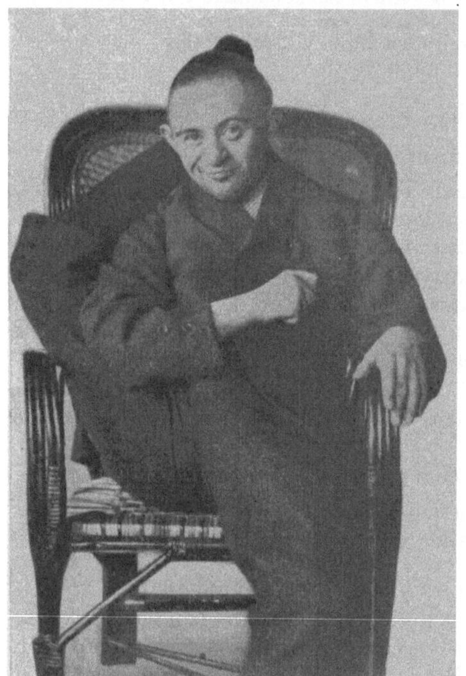

Abb. 2. Mongolismus (Überdehnbarkeit der Gelenke). 20 Jahre alt.

Das Hirn ist zweifellos klein und von einfachem Windungstypus. Histologisch ist der Befund nicht sehr ausgesprochen. Wohl erinnert die Rindenarchitektur etwas an den Embryonaltypus, vereinzelt finden sich doppelkernige Zellen, doch scheinen auch sekundäre Verödungsprozesse vorzukommen.

Hinsichtlich Behandlung ist Pflege das Wesentlichste, während die Bildungsversuche in der Regel fehlschlagen.

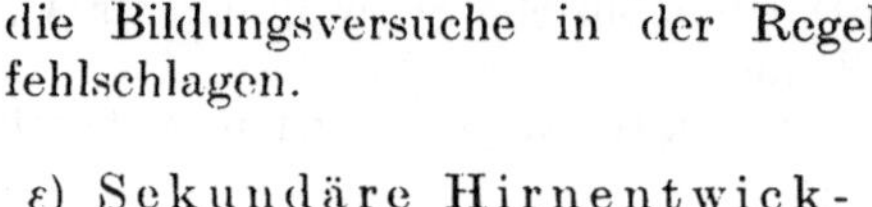

ε) Sekundäre Hirnentwicklungsstörung bei degenerativer Schädelentwicklung.

Als Anhang zu den Fällen endogener und heredodegenerativer Hemmung der Hirn- und Geistesentwicklung sind zwei Gruppen zu erwähnen, deren Vertreter nur zum kleinen Teil psychische Störung und vor allem Schwachsinn aufweisen.

1. Chondrodystrophie.

Chondrodystrophie, Achondroplasie oder Mikromelie mit den verkürzten und etwas verkrümmten Extremitäten, Dreizackhand, konkaven Diaphysenknochenenden, Lendenwirbelsäulenlordose läßt auch in der Regel eine Verkürzung der Schädelbasis mit eingezogener Nasenwurzel erkennen. Die Synostose zwischen Sphenoideum und Occipitale scheint verfrüht; gewöhnlich besteht hochgradige Brachycephalie bis zum Längenbreitenindex 100. Ferner findet sich in der Regel mehr weniger Hydrocephalus. Die meisten Fälle sind nun psychisch intakt, besonders witzig und sexuell recht potent. Der oft mit einer grotesken Beweglichkeit geäußerte Mutterwitz befähigt die muskelkräftigen Fälle als Komiker oder Clown zu wirken.

Aber manchmal finden sich geistige Minderwertigkeit, Urteilsschwäche, Imbezillität, auch moralische Defekte und geradezu Schamlosigkeit in sexueller Hinsicht; vereinzelt auch läppisch paranoide Züge von Dementia praecox paranoides.

Zweifellos handelt es sich um eine Heredodegeneration des Skelettsystems mit Neigung zu Hydrocephalus, eigenartiger Charakteranlage und zeitweiligen Defekten, unter erblichem Vorkommen.

2. *Pyrgocephalie.*

Auch beim echten Turmschädel oder der Pyrgocephalie liegt eine Heredodegeneration des Skelettsystems vor, die manchmal drei Generationen betrifft. Meist ist die Psyche intakt, gelegentlich der Geist rege und leistungsfähig. Doch finden sich neben den auf Hirndruck zurückzuführenden neurologischen Symptomen, wie epileptoiden Krämpfen, Optikus- und Olfactoriusatrophie usw., auch psychische Symptomgruppen:

1. Schwachsinn verschiedenen Grades.
2. Degenerative Züge.
3. Psychotische Züge.

Die auch im Röntgenbild an den Juga cerebralia erkennbare Affektion ist günstigenfalles operativ zu beeinflussen. Druckentlastung des Sehnerven und des ganzen Hirnes kann bessernd einwirken.

Man vermeide Verwechslungen mit turmschädelartiger Hydrocephalie.

Bekanntlich haben zahlreiche Völkerschaften in vorgeschichtlicher Zeit und später gewohnheitsmäßig künstliche Schädelveränderung herbeigeführt, so im alten Peru, in Nordamerika, in Argentinien, im Pandschab, in Transkaukasien, in Südfrankreich bei Toulouse, in Kleinasien und in der Südsee. Anscheinend ohne häufigere Schädigung; aber in manchen Fällen führte die Hirnbeeinflussung doch wohl zu Störungen, die man dann durch Trepanation mit primitiven Hilfsmitteln zu beseitigen suchte.

3. Exogen bedingte Idiotieformen.

Scharf zu trennen von den Fällen der bereits im Keim begründeten und heredodegenerativ bedingten Entwicklungshemmung des Hirns und des Geistes sind jene, bei denen äußere Schädlichkeiten bremsend gewirkt haben.

a) Encephalitis.

Mit am wichtigsten ist die Auswirkung einer akuten Infektionskrankheit des frühen Kindesalters, einer Encephalitis, deren akutes Stadium sich leicht und rasch abspielt, während die Folgeerscheinungen für Lebenszeit in ungemein mannigfacher Weise verharren, je nach Sitz, Ausdehnung und Intensität der Schädigung. Bei dieser cerebralen Kinderlähmung treffen unbekannte Erreger die Hirnrinde an einer oder mehreren Hirnstellen, manchmal wohl in Verbindung mit einer bekannten Infektionskrankheit, wie Scharlach, Typhus usw.

Anscheinend kann der entzündliche Prozeß auch intrauterin ablaufen.

Besonders typisch sind Fälle, die im Bereich der vorderen Zentralwindung einer Hemisphäre einen Defekt erleiden. Diese Prädilektionsstelle weist auf Invasion durch die Blutbahn hin, können doch auch anscheinend durch Embolie wie auch tierexperimentell durch Carotidenunterbindung in gleicher Lokalisation ähnliche Defekte entstehen. Die entzündlich betroffene Partie gelangt zur Einschmelzung, so daß ein Loch, ein Porus mit narbiger Umrandung, verbleibt, vielfach bis in den Ventrikel reichend. Bei dieser echten Porencephalie verharren, freilich nicht im strengen Intensitätsparallelismus, die drei Symptomreihen:

spastische Lähmung der Gegenseite, epileptiforme Anfälle und Schwachsinn bis zur Idiotie. Gelegentlich exazerbieren die Anfälle noch nach Jahrzehnten.

Neben dieser besonders typischen Form finden sich, durch Encephalitis bedingt, auch anderweitige Rindenstörungen mit narbenartigen Erscheinungen, die als Mikrogyrie, Ulegyrie usw. bezeichnet werden, und je nach der Lagerung und Ausdehnung des Prozesses auch Fälle von atrophischer Sklerose, lobärer Sklerose; selbst Hemiencephalie, letztere gewöhnlich mit Unterentwicklung des gegenseitigen Kleinhirns.

Reichlich und oft verkannt sind leichtere Fälle, in denen nur noch Andeutung von Pes equinovarus und Reflexdifferenz vorliegt, oft bei hoher Intelligenz, oder unter epileptischen Anfällen, bei denen geringe neurologische Halbseitenunterschiede auf die encephalitische Grundlage hinweisen, oder lediglich leichte Sprachstörung, Stottern oder Linkshändigkeit, oder Strabismus.

Bei entsprechender Lokalisation in den Sinnessphären kann Blindheit oder Taubheit auftreten. Ferner können Komplikationen erfolgen, so durch Störung des Striatum extrapyramidale Bewegungsstörungen, etwa Athetose, oder durch Hypophysenalteration Lipodystrophie.

Vieles bleibt noch zu klären:

So die als diffuse Sklerose bezeichneten Fälle, Spielmeyer hob eine Gruppe heraus als durch sklerosierende Entzündung des Hemisphärenmarks bedingt.

Hermel beschrieb chronische diffuse Encephalomyelomalacie.

b) Meningitis.

Meningitis kommt vielfach als Begleiterscheinung der Encephalitis in Betracht. Tuberkulöse und epidemische Meningitis verlaufen meist letal, bei Überlebenden jedoch bleibt mehrfach Schwachsinn zurück. Auch durch die manche Infektionskrankheit, wie Typhus, Scharlach usw., begleitenden Meningitiden kann Schwachsinn entstehen.

c) Hydrocephalus.

Hydrocephalus ist zunächst nur ein Symptom und muß ätiologisch, klinisch und therapeutisch von Fall zu Fall beurteilt werden.

Oft ist er angeboren, bildet er doch in 0,3‰ aller Geburten ein Hindernis. Zweifellos stellt ein Teil der Fälle eine Begleiterscheinung frühester Anlagehemmung dar, vielfach in Verbindung mit anderen Anomalien des Zentralnervensystems und des ganzen Körpers. Manchmal findet sich Mikrohydroencephalie.

Die Mehrzahl beruht wohl auf entzündlicher Grundlage, auf Grund deren die extremen Fälle bis zu 1 m oder mehr Kopfumfang entstehen.

Zweifellos aber bildet auch Erbsyphilis mehrfach einen Anlaß zur Hydrocephalie.

Wenig bekannt und geklärt sind die Beziehungen zur Chondrodystrophie. Bei dieser Anlageanomalie pflegt eine leichte Hirnhöhlenerweiterung fast regelmäßig vorhanden zu sein, gelegentlich aber finden sich auch stärkere Wasserkopfbildungen.

Vereinzelt kann auch ein Tumor durch Reizung oder Stauung einen Hydrocephalus beträchtlichen Grades bedingen.

Sekundär kommen bei Hydrocephalie vielfach Hypophysensymptome in Betracht, insbesondere Minderwuchs, gelegentlich auch Lipodystrophie.

Zu beachten ist, daß die psychische Alteration keineswegs dem Grade der somatischen Störung parallel geht, vielmehr bei manchen erheblichen Graden noch befriedigende und gute Intelligenz vorliegt.

Ein Hydrocephalus mit 3,5 Liter Inhalt soll Kardinal geworden sein, einer von Christian mit 80 cm Umfang lernte sprechen und entwickelte schöpferisches musikalisches Talent. Gratiolet stellte die Hypothese auf, daß ein mäßiger Grad Hydrocephalie geradezu günstig wirke und Beziehungen zu genialer Geistestätigkeit erkennen lasse; Fälle wie EDISON, MENZEL usw. würden dafür sprechen. Man kann solche Fälle immerhin begreiflich finden, da man bei der histologischen Prüfung schwerer Hydrocephalie sieht, daß bei extremer Hirnauftreibung doch die Cytoarchitektur des aufgeblähten Hirnmantels nur wenig beeinträchtigt ist.

Die diagnostische Differenzierung ist bedeutsam für die Therapie. Bei entzündlichem und durch Stauung gesteigertem Hydrocephalus ist unter Umständen operative Liquorverminderung von Bedeutung, bei syphilitischem sind energische antiluische Kuren angebracht, bei endogenem, chondrodystrophischem oder mit Tumor kompliziertem sind alle Prozeduren zwecklos und können höchstens vorübergehend druckentlastend wirken.

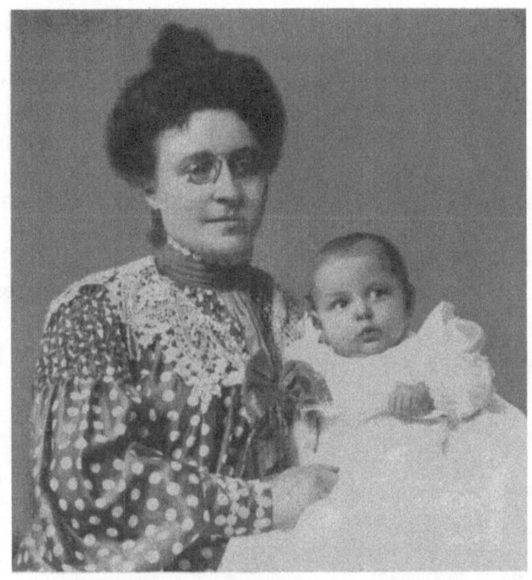

Abb. 3.

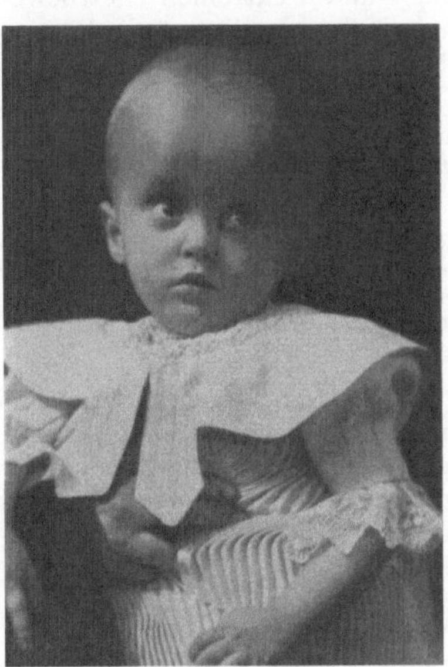

Abb. 4.

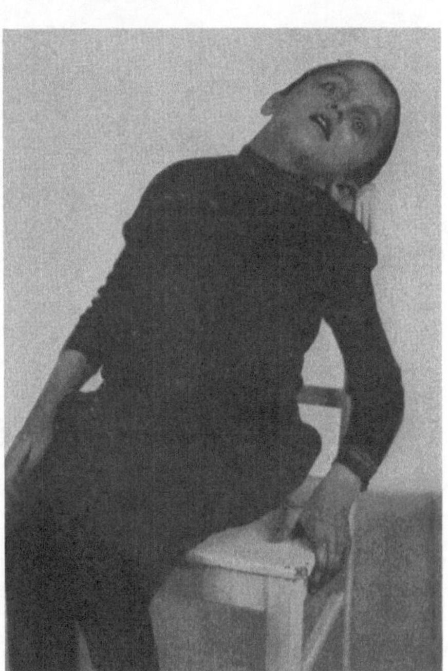

Abb. 5.

Abb. 3—5. Fortschreitender Hydrocephalus (in drei Stadien). Starb stark contracturiert in der Anstalt mit 16 Jahren an Dauerkrämpfen.

d) Metencephalitis.

Die Metencephalitis kann im Kindesalter die psychische Entwicklung mannigfach stören. Ohne auf die neurologische Seite einzugehen, sei erwähnt, daß vor allem zwei Reihen von Beeinflussungen wichtig sind:

1. Intelligenzschwäche verschiedenen Grades bis zu tiefer Verblödung.
2. Charakterentartung bei erhaltener Intelligenz.

Ruhige, gutmütige, wohlerzogene Kinder werden unruhig, frech, aufdringlich, streitsüchtig, lügnerisch, kleptomanisch, gewalttätig und geradezu kriminell, auch schlafgestört; vielfach steht auch eine sexuelle Erregung im Vordergrunde. Infolge dieser Störungen leidet natürlich auch der Unterricht, so daß sie intellektuell doch nicht mehr recht gefördert werden können.

Da man die Zahl der Metencephalitiker in Deutschland schon auf mehr als 20000 einschätzt, ist die Kindergruppe auch schon ganz beträchtlich. Ob mit Trypaflavin, Bulbokapnin, Rekonvaleszentenserum, Reiztherapie usw. Erfolge zu erzielen sind, bedarf der Bestätigung. Vielfach ist heilpädagogische Behandlung in Anstalten nicht zu umgehen.

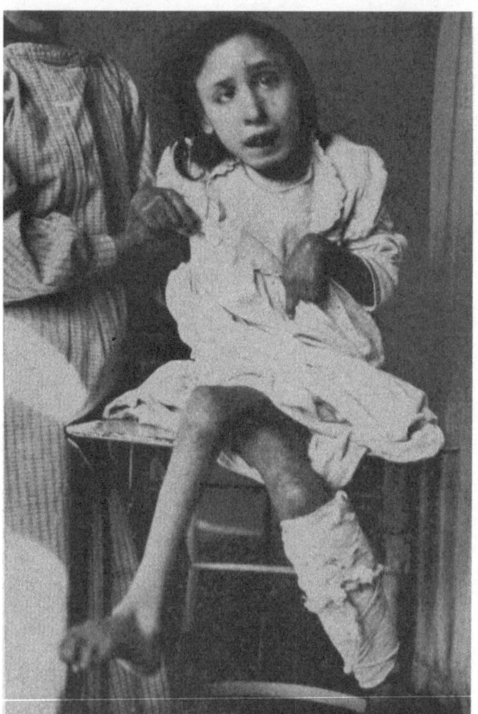

Abb. 6. LITTLEsche Starre mit Lungen- und Knochentuberkulose.

Sonstige Störungen des extrapyramidalen oder striären Systems durch entzündliche Schädigung oder wohl auch durch Anlageanomalie bedingt, finden sich in mannigfacher Weise.

Hierher gehört die *Athetose* mit ihrer bizarren langsamen Muskelunruhe unter Antagonistenwiderstand und extremen Mitbewegungen, alles vorwiegend die Finger- und die Gesichtsmuskeln betreffend.

Die uns interessierende angeborene oder in früher Kindheit auftretende Form weist auf schwer differenzierbare Störungen im Striatum und Pallidum hin und kann mit hochgradiger Geistesschwäche verbunden sein, aber auch die Intelligenz ganz intakt lassen. Ein mir bekannter Athetotiker in mittleren Jahren ist schriftstellerisch tätig und hat Weltreisen ausgeführt.

Bei der LITTLEschen *Starre* mit den meist überwiegenden Adduktorenspasmen, übrigens auch öfter Andeutung von athetotischen und choreatischen Symptomen, haben OSCAR und CÉCILE VOGT den Status marmoratus des Striatums als Grundlage nachgewiesen:

Dieses Zentrum ist verkleinert, die Ganglienzellen sind ersetzt durch einen Faserfilz. Meist besteht dabei Idiotie, doch ist gelegentlich die Intelligenz leidlich entwickelt. Trotz manchen Hinweises auf Keimschädigung oder sehr früh einsetzende exogene Störung ist Besserung des Zustandes möglich.

Eigenartig sind Fälle von *Torsionsdystonie* oder von *Torsionsspasmus*, wobei eine athetoseartige oder noch langsamere Unruhe eine extreme Verzerrung der Rumpf- und Extremitätenbewegungen, aktiv und auch passiv, mit zeitweisem Verharren in gequälten Stellungen, hervorbringt, anscheinend entsprechend Veränderungen im Pallidum. Der Geisteszustand ist geschwächt.

Die *Chorea* pflegt in ihrer akuten SYDENHAMschen Form das Kindesalter zu treffen und sekundär die Psyche zu irritieren.

Wichtiger ist, daß die auf Degeneration der kleinen Ganglienzellen im Striatum unter Beteiligung der Hirnrinde beruhende HUNTINGTONsche Chorea, deren klassische Formen ja erst bei 40 und mehr Jahren hervortreten, doch entsprechend ihrer heredodegenerativen Grundlage, die das furchtbare Leiden als dominante Eigenschaft erkennen läßt, schon manchmal im Jugendalter Vorboten aufweist.

Nach MEGGENDORFER sind unter den Nachkommen der HUNTINGTON-Choreatiker die disponierten Opfer der Krankheitsanlage, als intermediäre Typen, nervöse, erregbare, sich leicht verletzt fühlende Menschen manchmal früh-sexuell begierig, geistig wohl wenig angeregt, unter Umständen können infolge äußerer Schädlichkeiten, wie Fieberinfektion, Überanstrengung, seelischer Erregung auch schon Bewegungsstörungen in sehr jugendlichem Alter auftreten.

4. Syphilidogene Entwicklungsstörungen.

Die Syphilis stellt eine der wichtigsten Störungen der normalen kindlichen Reifung dar, meist als Lues congenita durch Infektion des Embryo, manchmal auch als früherworbene Infektion.

Öfter handelt es sich um *Idiotie oder Imbezillität* ohne deutlichere Körpersymptome, doch meist mit entsprechenden Serum- und Liquorreaktionen. Gelegentlich stehen *epileptische Anfälle* im Vordergrunde.

Wie erwähnt, ist bei *Hydrocephalus* stets an die Möglichkeit syphilitischer Grundlage zu denken:

HOCHSINGER fand ihn bei 35 von 362 erbluischen Säuglingen.

Bekannt ist die *kindliche Paralyse*, bei der auch sonstige Merkmale, wie der eunuchoide Extremitätenlängenwuchs vorkommen können.

Schließlich kommen allgemeine Hemmungen der körperlichen und geistigen Entwicklung leichteren Grades vor, als luigener *Infantilismus*.

In allen Formen sollte mit antiluischen Kuren energisch vorgegangen werden. Auch die Fieberimpfkuren sind heranzuziehen; wenn bei der jugendlichen Paralyse die Erfolge auch geringer sind, als bei der der Erwachsenen, ist doch wenigstens eine gewisse Besserung manchmal zu beobachten.

5. Endokrine Entwicklungsstörungen.

Eine große Gruppe von Störungen und Hemmungen der kindlichen Geistesentwicklung ist abhängig von Einflüssen des Systems der endokrinen Drüsen, die ihrerseits wieder auf mannigfache Art gestört sein können, durch unvollkommene Anlage, durch Infektionen, durch Operationen usw.

a) Dysthyreoidismus.

Die bekannteste Form ist der Dysthyreoidismus, der je nach seiner Grundlage sich äußert:

als infantiles Myxödem;

als die heutzutage wohl ganz vermeidbare Cachexia thyreopriva;

als endemischer Kretinismus, der freilich in Deutschland selten geworden ist und auch in den Alpenländern rasch zurückgeht;

als strumöser Schwachsinn.

Auf die Hauptsymptome der Entwicklungshemmung des Skeletts, des Sexualsystems, der Intelligenz und die myxödematöse Hautveränderung brauche ich nicht näher einzugehen. Der geistige Defekt ist manchmal bei deutlichen Körpermerkmalen wenig ausgesprochen, meist aber herrscht mehr oder weniger torpider Schwachsinn vor.

Geläufig sind Heilerfolge mit Schilddrüsenpräparaten, die nicht nur bei den ersten beiden Gruppen ausgezeichnet wirken, sondern auch endemische Fälle außerordentlich fördern können und auch bei strumösem Schwachsinn, der in manchen Alpenlandschaften noch einen sehr hohen Prozentsatz der Bevölkerung betrifft, wenigstens Besserung bringen können. Am schnellsten wirkt die Kur auf das Myxödem, am langsamsten tritt psychische Besserung hervor. Vielfach wird es nötig, daß dauernd Schilddrüsensubstanz in individuell zu ermittelnder Menge genommen wird.

b) Dysthymismus.

Idiotie durch Thymusstörung wurde von HEINRICH VOGT, unter Hinweis auf Tierversuche mit Thymektomie durch KLOSE beschrieben. Bemerkenswert waren neben Blödsinn, Zwergwuchs, schwache teigige Muskeln, mangelhafte Genitalien, pastöse Haut, erhöhte Sehnenreflexe, ataxieartige Bewegungen, ferner eine federnd Knochenelastizität und später erhöhte Brüchigkeit.

Status thymicolymphaticus schwächt auch im allgemeinen die geistige Entwicklung.

c) Dyshypophysismus.

Der Dyshypophysismus bedingt in der Form der Überproduktion der acidophilen Zellen der Hypophysis anterior bei jugendlichem Riesenwuchs und Akromegalie, gewöhnlich ohne Intelligenzschwäche, aber doch gelegentlich mit Idiotie erheblichen Grades verbunden.

Die Unterfunktion des Drüsenlappens (Hypohypophysismus) bedingt Zwergwuchs oder Minderwuchs, einen leicht pastösen Hautzustand und vielfach einen mäßigen Schwachsinnsgrad.

Ohne auf spezielle Pathogenese der Degeneratio adiposo-genitalis einzugehen, ist zu betonen, daß neben den typischen somatischen Symptomen nicht immer, aber durchaus nicht selten psychische Störungen, insbesondere Schwachsinn mehr oder weniger hohen Grades auftritt. Gewöhnlich handelt es sich um eine psychische Unruhe mit heiterem Schwachsinn, der einen gewissen Kontrast zu der plumpen Erscheinung ergibt. Die Komponente der Genitalhemmung tritt manchmal zurück, so daß nur Lipodystrophie vorliegt; gelegentlich ist letztere partiell.

Vereinzelt, insbesondere bei Tumor als Grundlage, ist operative Behandlung zu erwägen. Leichter ausführbar ist ein Versuch der Bestrahlung mit Röntgenstrahlen oder Radium, was nach HERRNHEISER, VILLARD, K. MENDEL bei Akromegalie wie bei Lipodystrophie wenigstens eine Besserung der Sehstörung, ferner auch Besserung des Kopfdruckes hervorruft.

Es stehen auch Beziehungen der *Nebennierenanomalien* zur psychischen Entwicklung; weiterhin kann auf pluriglandulärer Basis eine gewisse Hemmung erfolgen.

BYROM BRAMWELL beschrieb *Dyspankreatismus* mit Zwergwuchs und Hemmung der Verknöcherung und der Pubertät.

Nicht eingehen will ich auf die Pubertas präcox bei Störung der Epiphysis cerebri oder bei Nebennierenrindenadenom, wodurch auch eine Dysharmonie der Entwicklung hervorgerufen wird.

6. Infantilismus.

Es empfiehlt sich, die Bezeichnung Infantilismus, die das Verharren des Körpers und Geistes auf einer kindlichen Stufe ausdrückt, anzuwenden auf die in erster Linie nicht glandulär bedingten Entwicklungsstörungen, also entsprechend dem sog. dystrophischen und infektiös bedingten Infantilismus.

Unterernährung und Ernährungsstörung verzögert ganz allgemein die körperliche und geistige Reifung, wie es sich auch unter dem Druck der Kriegsernährung zeigte; aber auch schon vor dem Kriege wurde beispielsweise durch PERITZ in einem Berliner Waisenhaus festgestellt, daß diese den ärmsten Schichten angehörenden Kinder hinter der normalen Stufe zurückgeblieben waren, so daß sie den 3—5 Jahre jüngeren, normal ernährten Kindern entsprachen.

Vielfach sind erhebliche Hemmungszustände geschildert infolge krankhafter Ernährungsstörung, von Enteritis, von Brechdurchfällen, auch von hypertrophischer biliärer Lebercirrhose. PURVES STEWART beschrieb zwei Fälle von Infantilismus, von denen bei dem einen noch Myoklonus vorlag.

Störungen im Blutkreislauf können geistige und körperliche Entwicklungshemmungen, dyskardialen Infantilismus, bedingen; man hat Unterschiede festgestellt, je nachdem Pulmonalstenose oder Mitralstenose vorliegt (CARRÉ FERRANINI).

Auch chronische Infektionskrankheiten können solche Hemmungen verursachen. Tuberkulose, Malaria, Typhus, Polyserositis usw.

Auch schwere tropische Infektionskrankheiten können Idiotie und körperliche Hemmung bedingen, so die brasilianische Trypanosomiasis (Chagas-Krankheit) mit Diplegie, Struma und anderen Symptomen.

Rachitis braucht auch in schwerer Form die Psyche nicht deutlich zu beeinflussen, aber es gibt auch Fälle, in denen sie mit Schwachsinn verbunden ist in einer Weise, die den Gedanken an eine Hirnreifestörung durch rachitische Stoffwechselstörung nahelegt.

a) Exogen toxisch bedingte Geistesschwäche.

Exogene Gifte kommen gelegentlich in Betracht. Praktisch bedeutsam ist in erster Linie der Alkohol, der ja auf verschiedene Weise die Kindesentwicklung stört. Zweifellos wirkt der *Alkoholismus* der Eltern keimschädigend. Verhängnisvoll ist natürlich der von dem Kind selbst genossene Alkohol, der Zurückbleiben im Wachstum, psychische Schwäche und selbst Delirium bringen kann. Schließlich kommt auch eine indirekte Schädigung in Betracht, insofern in der Säuferfamilie durch Verarmung und mangelhafte Erziehung die Körper- und Geistesentwicklung der Kinder gefährdet ist.

b) Epileptischer Schwachsinn.

Bei der genuinen oder idiopathischen Epilepsie handelt es sich um den großen Rest, der bei Abtrennung aller symptomatischen Fälle übrig bleibt, aber doch durch gewisse, häufiger vorkommende Befunde, wie Abbaureaktionen innersekretorischer Drüsen, leichte Zellvermehrung und Andeutung von Eiweißreaktionen im Liquor, sowie histologisch Ammonshornsklerose und Randgliose die Vermutung naheliegt, daß es sich doch um Folgezustände eines Prozesses gehandelt, der einmal entsprechend präformierte Hirnteile betroffen hat.

Ein großer Teil der Fälle wird schwachsinnig, wenn schon in der Regel heilpädagogische Förderungsfähigkeit vorliegt; vereinzelt ist ein späteres Nachreifen der Intelligenz zu beobachten.

Spasmophilie, an sich durch parathyreoide Ätiologie bestimmt, ist im praktischen Fall nicht immer leicht, von der Kinderepilepsie zu unterscheiden. Nachbeobachtungen früherer spasmophiler Kinder ergaben, daß ein beträchtlicher Prozentsatz etwa ein Viertel, geistig nicht mit den normalen Altersgenossen Schritt hält.

c) Psychotische Entwicklungsstörungen.

α) Hysteria infantilis.

Hysterie im Kindesalter ist nicht selten mit einer intellektuellen Hemmung verbunden, die freilich vielfach durch Egozentrizität und gesteigerte Affektivität lange Zeit larviert wird. Pseudologistische, phantasiereiche Kinder sind nicht selten im Lernen und Beurteilen schwach, vor allem aber auch hinsichtlich des Willens und der Moral minderwertig.

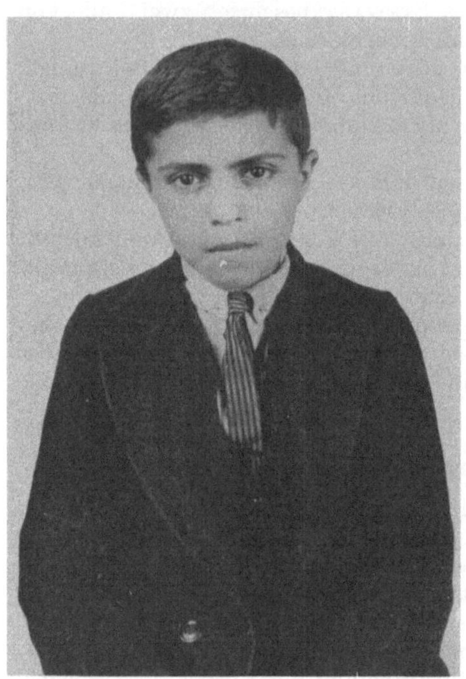
Abb. 7. Schwachsinniger Koprophiler (Debil-Imbeziller), gebessert entlassen.

β) Dementia infantilis.

Noch umstritten sind die Fälle, die nach einigen Jahren normaler Entwicklung rasch verblöden, besonders die Sprache verlernen, verbigerieren, schreien, rhythmische Bewegungen zeigen, meist sehr unruhig sind. Zunächst kann man sie unverbindlich als Dementia infantilis bezeichnen, während manche Forscher im Hinblick auf die Ähnlichkeit mancher motorischer Symptome sie Dementia praecocissima nannten, gewissermaßen also eine früheste Form der Dementia praecox.

γ) Schizophrenie.

Bei den Fällen von Dementia praecox oder Schizophrenie selbst lassen sich durch sorgsame Anamnese vielfach Vorboten in der Kindheit ermitteln, leichte Geistesschwäche, nach Rittershaus in etwa 75%, dann aber auch lebhaftere Episoden, kurze Erregungszustände, katatonoide und paranoide Anklänge.

Zu beachten ist jedoch, daß auch Idioten anderweitiger, gutbestimmter Ätiologie häufig motorische Zeichen bieten, die an Schizophrenie und Katatonie erinnern: rhythmische Bewegungen, Grimassieren, abnorme Haltungen, abnorme Sprachäußerungen und Verbigeration, Befehlsautomanie und Negativismus. Das findet sich manchmal bei Hydrocephalen, Mikrocephalen, Mongoloiden, Metencephalitischen usw. Es liegt dabei offenbar nicht eine Komplikation mit Schizophrenie, sondern eine Störung der entsprechenden motorischen Mechanismen vor, die allerdings auch als vorübergehende Phase der normalen Kindesentwicklung anklingt.

δ) Zyklothymie.

Manisch-depressives Irresein, das ja in der Regel während und nach der Pubertät auszubrechen pflegt, aber den Intellekt weitgehend intakt hält, pflegt doch in der Anamnese manchmal Störungen erkennen zu lassen, die die Kindheitsentwicklung abnorm gestalten: so Unruhe, Exaltiertheit, Träumerei, Menschenscheu, Hypochondrie, vielfach auch einen Wechsel derartiger polarer Gegensätze, weiterhin aber auch manchmal eine gewisse imbezille Anlage. Ganz ausgesprochene manische Anfälle in der Kindheit sind selten, aber doch manchmal zu beobachten, noch seltener Depressionszustände.

7. Organische Zentralnervensystemerkrankungen.

Sekundäre Störung der geistigen Reifung durch Erkrankung des Zentralnervensystems findet sich im übrigen noch in mannigfacher Weise als Gelegenheitsbefund, vielleicht praktisch an Bedeutung zurücktretend, gegenüber einem unheilbaren und letalen Grundleiden. Zu nennen sind Sclerosis multiplex, Tumor cerebri, Friedreichsche Ataxie, amyotrophische Lateralsklerose, Poliomyelitis, familiäre spastische Spinalparalyse, Pseudobulbärparalyse, Myatonia congenita, Myoklonus usw.

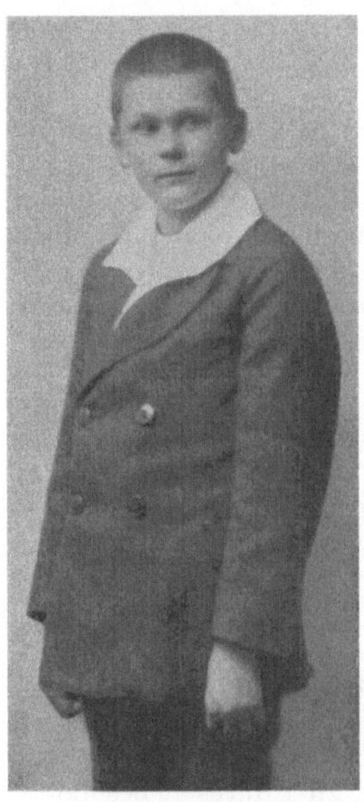

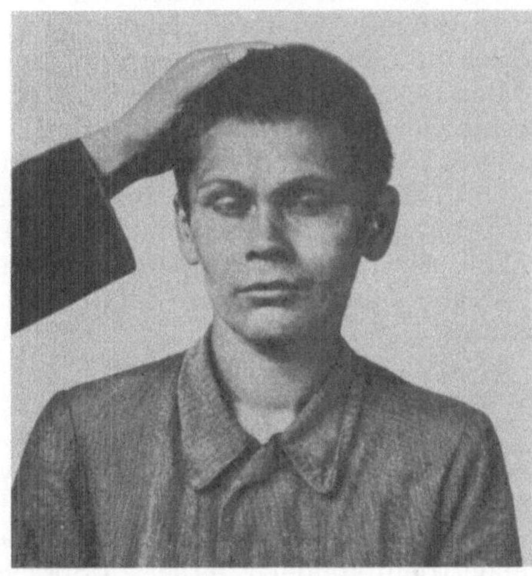

Abb. 8 u. 9. Schizophrener Schwachsinniger (in zwei Stadien der Krankheit).

8. Traumatische Hirnentwicklung.

Eine schwierige Frage ist die Hirnentwicklungsstörung durch *Trauma*. Im Prinzip kann man unterscheiden die Einwirkung einer Gewalt auf das werdende Zentralnervensystem in der Embryonalzeit, während der Geburt und in den ersten Kindheitsjahren.

Über die Keimschädigung in der Embryonalzeit sind wir sehr wenig informiert, wenn schon das Tierexperiment die Möglichkeit schwerer Hirnentwicklungsstörung durch Gewalteinwirkung ergibt.

Dem Geburtstrauma eine sehr bedeutende Rolle zuzuweisen, kann ich mich schwer entschließen. Rein anamnestisch werden ja von Frauen ihre Geburten als sehr schwer bezeichnet. Aber die Geburtshelfer sehen doch auch bei sehr schweren Geburten, insbesondere bei intensiven Schädelimpressionen durch die Zange, verhältnismäßig *selten* ernstliche Folgeerscheinungen.

Virchow hatte schon behauptet, daß öfter Venen beim Eintritt in die Sinus abreißen. Jacob berichtete mir, daß er häufig Risse im Tentorium gefunden habe und daß er glaube, der Asphyxie große Bedeutung beimessen zu können. Der bindende Zusammenhang, daß eine solche Läsion nun gerade in einem bestimmten Fall die Ursache einer schweren Hirnschädigung sei, ist gewöhnlich sehr schwer durchzuführen. Es bedürfe dazu meist genauer Anamnesen.

Ernst Rehm beschrieb unter B. v. Guddens Leitung einen bildungsunfähigen krampfleidenden 38jährigen Idioten mit hochgradigem Schädeldefekt, den er, ohne daß eine Anamnese vorlag, als durch Zange verursacht ansah.

Schabad beschrieb einen $9^1/_4$jährigen Jungen, der, 3jährig, Schädelbruch erlitt, seitdem nicht mehr wuchs, aber geistig sich weiter entwickelte. Möglicherweise lag Hypophysenschädigung vor (nach Weygandt, l. c.).

9. Zustandsbilder der Epilepsie.

Die Epilepsie bildet eine Krankheitsgruppe für sich. Aus praktischen Gründen unterscheidet man:

1. Die genuine Epilepsie, die äußerlich keine organischen Störungen vermuten läßt. Ihre typischen Zeichen sind die Aura, kurz vorübergehende Reizerscheinungen auf dem Gebiete des motorischen, sensorischen und vegetativen Nervensystems. Weiterhin kommt es zum Hinstürzen, zum Schreien, zu kleinen Anfällen und zu Konvulsionen und tonischen und klonischen Krämpfen.

Das Gesicht zeigt erst Blässe, dann Röte und Cyanose. Der Puls steigert sich mit Zunahme der Muskeltätigkeit, es tritt Pupillenstarre ein und im Verlauf und nach dem Anfall Temperaturerhöhung.

Die Anfälle können sich in Serien häufen oder auch zu einem Daueranfall des Status epilepticus führen, der das Leben sehr gefährdet.

Die psychischen Veränderungen können bestehen:

a) als Äquivalente für Anfälle, als Vorboten und im postparoxystischen Stadium;

b) als epileptische Psychose;

c) als epileptische Demenz.

Im Anfall erlöscht das Bewußtsein in den meisten Fällen.

Es kann sich dann ein Zustand von vermindertem Bewußtsein, ein Dämmerzustand, anschließen.

Es kann zu unmotivierten Triebhandlungen, vor allem zum Weglaufen (Wandertrieb) kommen, ferner zu Sprachveränderungen, zu Enuresis; besonders im Kindesalter, wie Aschaffenburg nachwies, zu erheblichen unmotivierten Stimmungsschwankungen, die dann als Ungezogenheit und Streitsucht imponieren aber durch die Begleitsymptome: Herzklopfen, Pulsbeschleunigung, Blässe, Röte, Aufschreien im Schlaf als epileptisch sich charakterisieren.

2. Die Rindenkrämpfe oder die Jacksonsche Epilepsie. Bei einer lokalen Erkrankung, besonders Verletzung eines Teiles der motorischen Rinde, treten Reizerscheinungen in den peripheren Gebieten auf, zunächst ohne Bewußtseinsverlust. Oft geht der Zustand aber nach längerem Bestehen in allgemeine Epilepsie über. Die lokalen Krämpfe dehnen sich über die ganze entsprechende Körperhälfte aus und später über die andere Seite des Gehirns und des Körpers. So entstehen generalisierte Krämpfe, und diese können schließlich mit Bewußtseinsverlust und allen Zeichen des voll entwickelten Epilepsieanfalles verbunden sein. Nach Bonhoeffer ist typisch: Ein kurzer Schreckkrampf wird mit klonischen Zuckungen abgelöst und geht gegen Ende wieder auf das Gebiet zurück, in dem er begonnen hat. Manchmal zeigen Kopf und Augen eine zuckende Neigung nach dem vom Krampf befallenen Herde.

3. Auch Neurosen mit vorwiegend motorischen Erscheinungen, z. B. die Myoklonie, kann als „kleine motorische Epilepsie" gedeutet werden. Dabei sind die Krämpfe mehr ticartig, und durch Verbindung synergischer Muskelgruppen treten intensionsartige Bewegungen auf.

4. Auch die Epilepsia rotatoria gehört dahin.

5. Fälle von Monospasmen und ticartigen Krämpfen einzelner Muskelgruppen, wie klonischer Blepharospasmus oder ticartiger Krampf der Kiefermuskulatur u. dgl.

6. Zu unterscheiden von der eigentlichen Epilepsie ist ferner im Kindesalter die spasmophile Diathese, und zwar durch folgende charakteristische Symptome:

a) Galvanische Übererregbarkeit.

b) Der Komplex der Erscheinungen (Tetanie, Laryngospasmus und Eklampsie) ist durch die Ernährung stark zu beeinflussen, während Epilepsie durch Muttermilchdiät nicht heilbar ist.

c) Die Krankheit ist im Winter und Frühjahr häufiger und steht damit auch ursächlich in Beziehung zur Rachitis.

d) Eklampsie beobachtet man nie vor der 8. Lebenswoche, und im 3. und 4. Lebensjahre ist sie wieder äußerst selten, fast nie zu beobachten, während die Epilepsie keine zeitliche Beschränkung kennt, schon beim Neugeborenen auftritt, kein Lebensalter verschont.

e) Das Säuglingsalter hat an sich eine große Neigung zu Krampferscheinungen. Ein Einsetzen von zahlreichen Krämpfen einige Tage hintereinander, besonders Ende Winter anfangs Frühjahr, deutet auf Eklampsie. Die Epilepsie setzt mit wenigen Krämpfen ein und steigert langsam ihre Häufigkeit.

f) Die Eklampsie zeigt einfach unkompliziert Konvulsionen — modifizierte, wechselnde Anfälle, Ohnmacht und abortive Zustände sprechen für Epilepsie.

g) Für Eklampsie spricht dann:

1. der Laryngospasmus,
2. das CHVOSTEKsche Zeichen am Facialis,
3. die elektrische Übererregbarkeit,
4. die Tetanie beim TROUSSEAUschen Handgriff.

Die Beziehungen beider Krankheiten zu einem geistigen Defekt in der Folgezeit sind folgendermaßen gekennzeichnet: die Epilepsie führt meistens in kurzer Zeit zu erheblichen vielseitigen Störungen des Intellektes und Charakters der Kinder.

Die Eklampsie hinterläßt häufiger wie THIEMICH und BIRK, ferner H. VOGT, HENZE und KLEEFISCH durch Reihenuntersuchungen an Schulen, Hilfsschulen und Anstalten nachgewiesen haben, eine intellektuelle Schwäche und allerlei nervöse Beschwerden, Unruhe, Kopfschmerz, Erbrechen, Reizbarkeit. Bei Fürsorgezöglingen (Rizor) waren 27%, bei Hilfsschülern 28,5%, bei nichtepileptischen Schwachsinnigen aus Idiotenanstalten 38,5% früher eklamptisch Krampfkranke.

7. Des weiteren ragt die „Epilepsie" noch in andere Krankheitsgruppen hinein als sog. „symptomatische Epilepsie".

So ist die schon genannte tuberöse Sklerose stets mit meistens fortschreitenden Epilepsieanfällen verbunden.

Dann zeitigt die Syphilis im Kindesalter neben Schwachsinn und Paralyse auch häufig einen „luigenen epileptischen Schwachsinn".

Ferner tritt das Krankheitsbild des Hydrocephalus nicht so selten mit epileptischen Anfällen, meist von progredientem Verlauf, auf.

Ebenso ist dieses bei den encephalitisch verursachten Schwachsinnsformen (Cerebroplegien mit Schwachsinn) der Fall.

8. In selteneren Fällen, besonders bei Kindern und weiblichen Patienten, scheinen sich auch hysterische Zustände mit epileptischen als „Hysteroepilepsie" zu verbinden. Diese Kranken sind bei ihren im übrigen typisch epileptischen Krankheitserscheinungen, besonders vor und nach den Anfällen, durch die

Umwelt eigenartig affekterregbar, massiv in ihren Reaktionen und suggestiv beeinflußbar. Längere Isolierung dieser Kranken allein schon bessert diese Begleiterscheinungen.

So eingehend man auch die Idiotiefälle zu gliedern sucht, so wird man doch vielfach Komplikationen und Kombinationen feststellen können. So in einem Fall von Mikrocephalie, bei dem infolge von Verwahrlosung schwere Skelettstörungen auftraten, statische Skoliose, Hüftgelenksversteifung und spitzwinklig geheilte Unterschenkelfraktur.

In einem anderen Falle bildete Chondrodystrophie die Grundlage, die sich auch in Dreizackhand und in Fußknochenmißbildung ausdrückte. Dabei bestand hochgradiger Hydrocephalus mit Schläfenschuppenauftreibung, in Zusammenhang damit Schwachsinn, epileptiforme Anfälle, sowie durch Hypophysenschädigung Minderwuchs und Lipodystrophie.

In welch kompliziertem Wechselverhältnis die pathologisch-anatomischen Befunde zu den klinischen somatopsychischen Erscheinungen stehen, zeigt z. B. sehr gut eine vergleichende Tabelle, die Zappert (Pfaundler, Schlossmann: Handb. d. Kinderkrankh.) aufgestellt hat an Hand einer größeren Reihe konsequent nach beiden Seiten durchgeführter Untersuchungen.

Klinische (somatopsychische) Symptomenbilder der „*cerebralen Kinderlähmung*" in Beziehung zu pathologisch-anatomischen Befunden.
Nach Zappert.

Anatomischer Befund.	Klinisch.
Mikrocephalie.	Allgemeine Starre, Idiotie, Konvulsionen.
Einseitige Porencephalie.	Spastische Hemiplegie mit Idiotie, Konvulsionen.
Beiderseitige Porencephalie.	Bilaterale Hemiplegie mit Idiotie, Konvulsionen evtl. Pseudobulbärparalyse.
Intermeningeale Blutungen. (Geburtstrauma)	1. Allgemeine Starre mit geringer oder ohne Demenz, meist ohne Konvulsionen (Littlescher Symptomenkomplex). 2. Paraplegische Starre ohne Demenz, ohne Konvulsionen. 3. Einfache Hemiplegie mit Schwachsinn, Krämpfen. 4. Bilaterale Hemiplegie mit Schwachsinn, Krämpfe, evtl. Pseudobulbärparalyse.
Frühgeburt. (Intermeningeale Blutung?)	Paraplegische Starre ohne Demenz, ohne Konvulsionen.
Kopftrauma (extrauterin mit Blutung oder Schädelverletzung).	Hemiplegie mit oft halbseitigen Krämpfen und Schwachsinn.
Entzündliche Affektionen in einer Großhirnhemisphäre (ebenso Blutungen, Erweichungen usw.).	Hemiplegie mit Konvulsionen, Schwachsinn posthemiplegischen Bewegungsstörungen.
Embolien.	Hemiplegie mit Konvulsionen und Schwachsinn.
Entzündliche Affektionen in beiden Großhirnhemisphären (ebenso Blutungen, Erweichungen).	Bilaterale Hemiplegie mit Konvulsionen und Schwachsinn, evtl. Pseudobulbärparalyse.
Entzündliche Affektionen in der Gegend der Stammganglien (ebenso Blutungen und Erweichungen).	Hemiplegie, evtl. hemipl. Chorea und Athetose, choreatische Parese.
Entzündliche Affektionen in der Medulla oblongata (ebenso Blutungen und Erweichungen).	Augenmuskellähmungen und Bulbärsymptome ohne Krämpfe und ohne Demenz.

Noch häufiger wird man bei allen diagnostischen Bemühungen zu einer einwandfreien Einregistrierung eines Falles in eine Gruppe doch nicht restlos gelangen; dies gilt besonders für die psychisch leichteren Fälle, die Imbezillen.

Trotzdem soll man ärztlich das Wesen jedes einzelnen Falles mit allen Mitteln der Diagnostik und Systematik zu klären suchen. So nur läßt sich feststellen, ob nicht doch rein medizinisch Behandlungsmöglichkeiten vorliegen, durch Operation, durch antiluische Behandlung, durch Drüsensubstanzverabreichung usw. Erst dann darf man sich auf die Überweisung an die Heilpädagogik und an die bloße Pflege beschränken.

10. Die körperlichen Symptome bei den jugendlichen Defektzuständen.

Es wäre vermessen, heute schon alle vorkommenden Fälle von geistiger Anomalie im Kindesalter in vorstehendem Schema unterbringen zu wollen.

Wohl ist die klinische Rubrizierbarkeit heute außerordentlich viel größer, als noch vor 15 Jahren; aber allgemein durchgreifend können die angeführten Kategorien schon deshalb nicht sein, weil ein und dieselbe Ursache quantitativ außerordentlich differiert und vielfach nur zu einer Forme fruste führen kann, bei der wohl die feinsten Funktionen, vor allem die rein psychischen Leistungen, deutlich eine Störung erkennen lassen, aber eine Ermittlung der speziellen Veränderungen des Gehirns, wie auch des sonstigen Organismus, wenigstens intra vitam, noch nicht möglich ist. Aber es finden sich auch unter den spezieller zu klassifizierenden Fällen manche, deren Ätiologie einwandfrei feststeht, während trotz des eklatanten körperlichen Befundes und der Verlaufseigenart gerade die psychischen Leistungen von der Norm nicht erkennbar abweichen, so in den leichtesten Fällen von Polioencephalitis oder von Hypothyreoidismus.

Zur Vervollständigung der klinischen Übersicht ist noch eine *allgemein gehaltene Darlegung der körperlichen wie der psychischen Störungen bei Idioten und Imbezillen* unumgänglich. Die Erörterung wird um so einfacher sein, als ja vielfach auf die klinische Darstellung der einzelnen Gruppen zurückgegriffen werden kann.

a) Schädelanomalien.

Das pathologisch-anatomische Interesse war bei der Idiotie seit alters vor allem rege hinsichtlich der *Anomalien des Schädelbaues*, lange bevor auf die Hirnanomalien und insbesondere auf den veränderten mikroskopischen Bau Rücksicht genommen wurde. Vorzugsweise die extremen Fälle von Mikrocephalie und Hydrocephalie gelten als besonders bemerkenswerte Kuriositäten.

An sich ist der Schädelbau nur von Interesse als *Index der Hirnanomalie*. Freilich handelt es sich um einen recht lockeren Parallelismus, ja manche Fälle extremer Schädelanomalien lassen das Hirn und die Psyche unverändert, selbst die künstlich herbeigeführten Verunstaltungen des Schädels in Peru, in der Südsee, im südlichen Frankreich usw., haben in der Regel auf die Hirnentwicklung keinen ungünstigen Einfluß ausgeübt. Aber auch die krankhaft bedingten Schädelanomalien, vor allem Fälle von excessiv großem oder auffällig kleinem Schädel, besagen noch nichts Bestimmtes über die Hirnveränderung. Erwähnt wurde, daß einzelne mikrocephale Schädel bei der Hirnuntersuchung auch noch Spuren von Hydrocephalus erkennen lassen.

Selbstverständlich sind bei Hirnveränderungen der Idioten die einzelnen Hirnteile von recht verschiedener *Bedeutung* für die psychischen Defekte.

Zur *Messung des Schädels* und seiner Abweichungen müssen *immer ganz bestimmte Maßmethoden* angewandt werden, sonst sind die ermittelten Zahlen wenig brauchbar.

Zur Schädelmessung an Lebenden sind folgende drei Werte am bedeutsamsten:

1. der größte Kopfumfang in der Regel die Mitte der Augenbrauenbogen und den Hinterhaupthöcker umfassend;
2. der größte Längsdurchmesser von der Nasenwurzel zum äußeren Hinterhaupthöcker,
3. der größte Breitendurchmesser von einem Scheitelbeinhöcker zum anderen (biparietale Durchmesser).

Der erste Wert wird mit dem Bandmaß, die beiden anderen mit dem Tastzirkel ermittelt.

Das Prozentverhältnis des Längsdurchmessers zum Querdurchmesser gibt den Längenbreitenindex ($I = BL \times 100$).

Beachtenswert sind nun noch einige Bogenmessungen. Der Sagittalbogen reicht von der Nasenwurzel bis zum palpabeln hintersten Punkt des Schädels am Lebenden; am skelettierten Schädel wird er bis zum hinteren Rande des Hinterhauptloches gemessen.

Der O-Bogen geht von der Öffnung eines äußeren Gehörganges über den Scheitelweg zu der des anderen.

Die Kraniographie oder besser gesagt *Cephalographie* am Lebenden läßt sich am praktischsten durch die Riegersche Methode ausführen. Die von ihm angegebene Horizontalebene wird mit einem biegsamen Blechstreifen oder einem breiten Gummiband markiert. Der Sagittalbogen und ebenso der Ohrbogen werden durch unelastischen Bleidraht gelegt. Darauf läßt sich eine anschauliche Darstellung der Befunde auf Millimeterpapier vornehmen, zum Teil durch Nachfahren der Kurven und Bleidrähte mit dem Bleistift.

Bei Mikrocephalie kann der Schädelumfang bis unter 40 cm gehen; aber schon ein Umfang unter 50 cm ist bei Erwachsenen stets mit Schwachsinn verbunden. Die Fälle unter 55 cm zeigen in der Mehrzahl geistige Beschränktheit.

Bei *Porencephalie* zeigt sich manchmal eine Asymmetrie des Schädels.

Hydrocephalie kann excessive Werte bis über 1 m Horizontalumfang aufweisen. Er drückt den Stirnteil des Schädels über den Gesichtsschädel, plattet die Orbita ab, so daß Exophthalmus entsteht.

Frühgeburten zeigen in den ersten 5 Jahren verhältnismäßig dicken Schädel (Megacephalie).

Die *allgemeine Wucherung der Glia* kann das Gehirn im ganzen vergrößern (Megalencephalie), und dadurch Wasserköpfe vortäuschen.

Der Schädel beim *Mongolismus* ist immer mikrobrachycephal.

Rachitische Schädelveränderungen sind häufig, doch gestatten sie keinen entsprechenden Rückschluß auf die Psyche.

Turmschädelbildung ist auch nicht immer mit Schwachsinn verbunden, aber häufig durch Opticusschädigung mit Sehstörungen.

Chondrodystrophie hat meist verdickte Schädel (Clownschädel).

Der „*Verbrecherschädel*" mit fliehender Stirn und stark ausgeprägten Supraorbitalhülsten (Neandertaltypus) braucht nicht immer mit intensivem Schwachsinn oder auch etwa mit verbrecherischen Trieben verbunden zu sein.

b) Zahnbildung.

Überbiß und Unterbiß, also anomale Lage des Kiefers, sind bei Schwachsinnigen nicht ganz selten. Selbstverständlich ist der *Zustand des Gebisses* bei vielen Schwachsinnigen höchst mangelhaft, schon weil sie eben außerstande sind, für die nötige Zahnpflege zu sorgen.

Es finden sich aber (oft bei den *Mikrocephalen*) auf angeborener Grundlage manchmal Fälle mit ausgezeichnetem Gebiß, auffallend großen, kariesfreien Zähnen, nicht selten freilich unter Prognathie.

Das Gebiß der *Hydrocephalen* ist recht oft etwas mangelhaft.

Die *Infantilen* haben im allgemeinen auch Verlangsamung der Zahnentwicklung und noch in den späteren Jahren neben der zweiten Dentition Zähne aus der ersten.

Von besonderem Interesse ist das Gebiß der *Hypothyreoiden*, deren erste Dentition vielfach lange Zeit meist sehr kariös verharrt, manchmal mit den Zähnen aus der zweiten Dentition vermischt, während der Kiefer schon frühzeitig Spuren von Altersatrophie aufzuweisen beginnt.

Auch bei den *Mongoloiden* findet sich öfters eine beträchtliche Zahnentwicklungshemmung und Zahnfäulnis.

Das *rachitische* Gebiß ist außerordentlich verbreitet.

Die *syphilitischen* Kinder weisen vielfach Zahndefekte auf, aber im allgemeinen sind in Deutschland die Hutchinsonzähne bei Erbsyphilis als recht selten zu bezeichnen. —

c) Skelett (Längenwachstum).

Wenn schon der Schädelbau für die Untersuchung von Schwachsinnsfällen das Wichtigste nach dem Hirn darstellt, so bietet doch auch das Skelett im übrigen eine Reihe bemerkenswerter Punkte. Schon das Längenwachstum ist außerordentlich bemerkenswert, ja man sollte im allgemeinen bei Fällen von Minder- oder auch Überwuchs schon Verdacht auf eine Alteration der psychischen Entwicklung legen.

SKLAREK fand in dem Material von Dalldorf, daß die tiefstehenden Idioten vielfach bereits im ersten Lebensjahre kleiner sind als normale Kinder, und daß auch ihr Wachstum langsamer ist, weshalb der Minderwuchs mit zunehmenden Jahren noch erheblicher hervortritt; die bildungsunfähigen Schwachsinnigen nähern sich jedoch mehr den Gesunden. Immerhin zeigte von den 169 Kindern dieser Gruppe keines vollkommen normale Werte hinsichtlich Körpergröße und Gewicht. Es finden sich Fälle von Minderwuchs mit den Proportionen eines Erwachsenen, andere mit dauernd kindlichen Proportionen und wieder andere, die disproportioniert sind (NB. Fälle von Minderwuchs infolge von Tuberkulose der Wirbelsäule oder der Extremitäten haben mit Schwachsinn nichts zu tun).

Rachitis ist eine Hauptursache des Minderwuchses, aber nur selten ist damit Schwachsinn verknüpft.

Auch die auffälligen Zwergwuchsfälle von Chondrodystrophie zeigen nur ausnahmsweise Schwachsinn.

Die wichtigsten Fälle von Minder- oder Überwuchs in Verbindung mit psychischen Entwicklungsstörungen finden sich auf Grund des Infantilismus.

Am bekanntesten ist die Verringerung des Längenwachstums beim Hypothyreoidismus, die so weit geht, daß manchmal im erwachsenen Alter noch nicht 1 Meter erreicht ist (Zwerge). Es bleibt generell am ganzen Skelett die Knochenentwicklung zurück.

Das sporadische Myxödem bedingt bei entsprechend frühem Auftreten in der Kindheit Minderwuchs und selbst extremen Zwergwuchs.

Anscheinend kann auch Thymusstörung eine geringe Wachstumshemmung bedingen.

Dysadrenalismus bringt vereinzelt Zwergwuchs.

Daß Hypophysenstörung Minderwuchs bringen kann, hat neuerdings FALTA wieder lebhaft hervorgehoben, während er den dadurch bedingten Schwachsinn vernachlässigt. Fälle von Minderwuchs sind nicht ganz selten, gewöhnlich kombiniert mit Dystrophia adiposogenitalis.

Vereinzelt dagegen stehen die Fälle von ausgesprochenem Zwergwuchs bei Zerstörung des vorderen drüsigen Hypophysenteiles.

Unterfunktion der Hypophysis ist aber wahrscheinlich auch die ausschlaggebende Ursache für eine Reihe von Minderwuchs- und Zwergwuchsfällen, die mit anderweitiger Gehirnerkrankung einhergehen, so bei manchen Hydro- und Mikrocephalieformen!

Offenbar muß die Erklärung darin gesucht werden, daß durch Druck vom Infundibulum her die Hypophysis geschädigt wird. Gerade in den Fällen von Dystrophia adiposogenitalis besteht ja, sofern nicht ein Tumor der Affektion zugrunde liegt, eine Meningitis serosa, die durch Hydrocephaliedruck vom Infundibulum her die Hypophysis schädigt. Freilich ist schwer zu entscheiden, warum in dem einen Fall von Hydrocephalus die Skelettentwicklung betroffen wird, im anderen nicht, wie auch die Frage, warum die Beeinflussung der Psyche so wenig Schritt hält mit dem Grade der Liquorvermehrung und Schädelauftreibung. Es gibt einzelne Fälle von deutlichem Hydrocephalus mit Minderwuchs bei hoher geistiger Begabung (MENZEL und WINDHORST).

Hypophysisunterfunktion sind die akromegalen Knochenwucherungen auf Grund von Adenom des vorderen Hypophysenteiles und seiner Adnexe. Die dadurch bedingte Mehrfunktion des Drüsenteiles regt das Knochenwachstum an, bei Erwachsenen vorwiegend die Knochen an den vorragenden Teilen: Gesicht, Händen, Füßen, bei Jugendlichen aber auch das Längenwachstum. Zahlreiche Riesen gehören in diese Gruppe, so Magnow, Mariedel und Dusore. Auch an dem Skelett des Tegernseer Riesen Hasner (236 cm) sowie am Londoner Skelett Charles Bourne (234,7 cm) sah ich eine Erweiterung des Türkensattels. Die Intelligenz ist bei solchen Fällen nur selten beträchtlich schwach.

Dysgenitalismus begünstigt das verlängerte Wachstum der Röhrenknochen oft in Verbindung mit erheblichem Schwachsinn, meist freilich bei weniger ausgeprägten Charakteranomalien. Dieser eunuchoide Überwuchs unterscheidet sich leicht von dem akromegalen Überwuchs. Übrigens kann auch bei Lues congenita ein vermehrtes Längenwachstum der langen Röhrenknochen auftreten.

Noch komplizierter sind die Wachstumsverhältnisse bei dem dystrophischen Infantilismus. Alkohol, Blei, Quecksilber, Pelagra, auch Morphium können die geistige und körperliche Entwicklung hemmen, bekannt ist, daß sich in der Tierzüchtung durch Alkohol Zwergformen herstellen lassen. HECKER sowie DEMME haben festgestellt, daß Kinder, die frühzeitig Alkohol bekommen, geistig und körperlich entschieden zurückbleiben. Auch Infektionskrankheiten können Infantilismus bedingen, so die Tuberkulose, die gelegentlich ganz beträchtlichen Zwergwuchs verursacht.

Angeborene und früh erworbene Syphilis bedingen in manchen Fällen hochgradigen Infantilismus.

Lepra, Malaria, Typhus abdominalis, Polyserositis und andere infektiöse Leiden können psychische und körperliche Entwicklungshemmung mit Minderwuchs zur Folge haben.

Vereinzelt finden sich bei manchen Erkrankungen des Zentralnervensystems Wachstumshemmungen im Sinne des körperlichen und gelegentlich auch des psychischen Infantilismus (Poliomyelitis anterior chronica, progressive Muskelatrophie).

Manche Zirkulationsstörung, vor allem schwere Herzfehler, angeboren wie erworben, können Minderwuchs bringen, insbesondere Pulmonalstenose und Mitralinsuffizienz (FERRANINI), auch angeborene Enge der Aorta nach HÖDLMOSER.

Leichte Hemmung der körperlichen und geistigen Entwicklung beruht vielfach auf Unterernährung und auf Darm-, Leber- und Pankreasstörungen im Kindesalter.

Es muß in diesem Zusammenhang noch einmal betont werden, daß es gerade zwei besonders typische Gruppen von Zwergwuchs sind, die die Psyche nicht deutlich beeinflussen, erstens der *Nanismus infantilis oder Typus Paltauf*, bei dem hochgradige Knochenwachstumshemmung, manchmal mit weniger als 1 Meter Körperlänge im 3. Jahrzehnt, unter Erhaltenbleiben der kindlichen Proportionen vorliegt, und zweitens der *Nanismus primordialis oder verus*, bei dem die Proportionen eines Erwachsenen erreicht werden und eigentlich die extremste Zwerghaftigkeit gefunden wird.

So rätselhaft wie letztere Fälle sind auch einige andere Probleme hinsichtlich der Wachstumshemmung. Einmal das sprunghafte Auftreten in einer Familie, ferner auch die gelegentlich beobachtete Durchbrechung der Hemmung im späteren Alter.

d) Sonstige Körperanomalien.

Für den Gesamternährungszustand ist das *Körpergewicht* der bedeutsamste Anzeiger, aber doch mit gewissen Vorbehalten. Es kann in mannigfacher Weise bei Idioten und Schwachsinnigen das Gewicht durch pathologische Umstände in die Höhe getrieben werden.

Die bedeutsamsten Faktoren derart sind:

1. Krankhafte Fettsucht auf Grund von Drüsenerkrankungen, besonders von Hypophysenstörungen, gelegentlich auch von Eunuchismus, dann aber auch infolge krankhafter Gefräßigkeit.
2. Myxödembildung beim Hypothyreoidismus.

3. Wasserkopfentwicklung, auf Grund deren in extremen Fällen das Gewicht des Kopfes fast so viel wie das des ganzen Körpers beträgt.
4. Relativ starke Knochenbildung, bei Akromegalie, Turmschädel usw.

Der Ernährungszustand kann zurückbleiben auf Grund der allgemein geschwächten Funktionen der verschiedensten Organsysteme des von früh auf psychisch Minderwertigen, so bei vielen Mongoloiden, bei hochgradigem Wasserkopf usw. Dann aber auch auf Grund mangelhafter Nahrungsaufnahme infolge der psychischen Defekte, die ja gelegentlich sogar vollständige Nahrungsverweigerung bedingen können.

Bei manchen Fällen beobachtet man langwierige Darmkatarrhe, bei anderen, nicht selten bei Mongoloiden, auch hartnäckige Verstopfung.

Die Widerstandsfähigkeit bei ansteckenden Krankheiten ist im allgemeinen verringert, so daß zum großen Teil aus diesem Grunde die Lebensdauer der erheblich Schwachsinnigen hinter der der psychisch normalen Bevölkerung zurücksteht.

Ganz besonders hinfällig sind die Mongoloiden.

Anämie verschiedener Art findet sich häufig bei den Schwachsinnigen. Ferner „adenoide Wucherungen".

Tiefstehende Idioten verschiedener Herkunft lassen die Zunge oftmals zwischen den Zähnen und Lippen heraussteben.

Das Herz weist hier und da schon von Geburt an Mängel auf.

Hinsichtlich der Lunge sei erwähnt, daß früher in manchen Idiotenanstalten Lungentuberkulose außerordentlich verbreitet war. Mit den Fortschritten der Hygiene hat sich da vieles gebessert. Am meisten gefährdet sind die Mongoloiden, doch betrifft die Tuberkulose keineswegs nur die Lunge, sondern ebenso oft auch andere Organe.

Die mannigfachen Alterationen der Drüsen der inneren Sekretion sollen hier nicht näher erörtert werden.

Die Harn- und Geschlechtsorgane sind vielfach im Bau und der Verrichtung krankhaft verändert. Hypospadie und Kryptorchismus kommen nicht selten vor. Auch die sekundären Geschlechtscharaktere sind öfter abnorm, Gynäkomastie, Ausbleiben der Achsel- und Schamhaare usw.

Unfreiwilliges Harnlassen ist ebenso wie Stuhlabgang bei vielen tiefstehenden Idioten, aber auch bei manchen Imbezillen, das nächtliche Urinieren vor allem auch bei Epileptikern vielfach zu beobachten. Zum Teil liegt eine nervöse Schwäche der Schließmuskeln zugrunde, öfter aber handelt es sich auch um psychische Stumpfheit den Organreizen gegenüber.

Hinsichtlich der Sexualentwicklung ist zu betonen, daß die körperlichen Merkmale geschlechtlicher Perversionen bei Schwachsinnigen keineswegs immer ein Anzeichen für eine entsprechende psychische Perversion sind.

Das Hautsystem ist bei den Schwachsinnigen in außerordentlich mannigfacher Weise in Mitleidenschaft gezogen. Hier zeigen sich auch die meisten Degenerationszeichen. Auch direkte Hautkrankheiten spielen bei Schwachsinnigen eine große Rolle, so daß den Anstaltsärzten gerade durch diese Affektionen ganz besonders viel Arbeit erwächst.

Gelegentlich finden sich Faltung der behaarten Kopfhaut, häufig ist der embryonale Lanugo erhalten, Wollhaarkleid mit pithekoidem Habitus. Achromatosis, tiefe Haargrenze auf der Stirn, überzählige Brustwarzen, atypischer Kopfhaarwirbel, Trichosis lumbalis, Entwicklung eines langhaarigen Schweifes bei der Spina bifida occulta, Bartwuchs spärlich, runzelige gelbe Haut, Adenoma sebaceum, massenhafte Komedonen, multiple kleine Fibrome, Blepharitis, Ekzem, Acne, Furunkel, Abschuppung, Nabelbruch, Hasenscharte, Wolfsrachen, Lähmungserscheinungen, Asymmetrie des Gesichts usw.

11. Die psychischen Symptome bei den jugendlichen Defektzuständen.

Hinsichtlich des *Geisteszustandes* kommen unter den bereits im Kindesalter einsetzenden Störungen die allermannigfachsten *Abstufungen* vor, so daß sich bei entsprechend großem Krankenmaterial geradezu eine Stufenleiter von der psychologischen Beschränktheit bis zum Mangel jeder psychischen Regung aufstellen läßt, immer mit dem gemeinsamen Umstande, daß es eben nie zur vollen Entwicklung einer normalen menschlichen Psyche gekommen ist, indem schon vor oder mit der Geburt oder doch wenigstens lange vor dem Eintritt der Reife eine solche Entwicklungsmöglichkeit abgeschnitten war.

Im folgenden sollen die psychischen Symptome erörtert und die wichtigsten Zustandsbilder gruppiert werden. Während unsere klinische Einteilung eine ätiologische Gliederung anstrebte, ist daneben noch eine graduelle Gruppierung möglich, die sowohl jene Formen, wie auch diejenigen Fälle umfaßt, bei denen es der bisherigen psychiatrischen Untersuchungstechnik noch versagt bleibt, das Wesen des speziellen zugrunde liegenden Krankheitsprozesses, wenigstens intra vitam, näher zu ermitteln.

Vermag auch vom Standpunkte strenger Logik eine rein graduelle Einteilung nicht vollständig zu befriedigen, um so mehr, als angesichts der Kontinuierlichkeit der Abstufungen ganz scharfe Grenzlinien undurchführbar sind, so hat doch eine solche Gruppierung immerhin eine praktische, auch sozial bemerkenswerte Bedeutung.

Als *Idiotie* gilt die Stufe, bei der im günstigsten Falle nur Anfänge von Sprachbildung und Verständigungsmöglichkeit erreicht werden, aber von einer Unterrichtsfähigkeit nicht die Rede ist: allgemeinverständlich gesprochen: die Stufe des Blödsinns.

Als *Imbezillität* wird die Stufe aufgefaßt, auf der eine gewisse Unterrichtsfähigkeit besteht, wenn schon die Erringung einer normalen Reife und Erwerbung des eigenen Unterhalts ausgeschlossen ist, allgemeinverständlich ausgedrückt: die Stufe des Schwachsinns.

Als *Debilität* soll die Stufe bezeichnet werden, die wohl im ganzen den Elementarschulplan absolvieren kann, aber doch es nicht zu einer richtigen Verwertung des Gelernten und einer selbständigen Lebensführung zu bringen vermag: die Stufe der Schwachsinnigen oder auch die der Beschränktheit und Dummheit.

Ganz im allgemeinen läßt sich sehr wohl auch die geistvolle Anregung Wildermuths verwerten, daß man versuchen möge, die *Defektstufe* zu vergleichen mit der *Stufe des normalen Kindesalters*, dem jene entspricht. Trotzdem es sich bei Idiotie und Schwachsinn nicht nur um eine geistige Minderentwicklung, sondern auch um eine Mißentwicklung handelt, ist doch der Vergleich mit den seelischen Stufen des normalen Kindesalters sehr brauchbar, um so mehr, als er auch die Beurteilung der Fälle vom sozialen und rechtlichen Standpunkte zu erleichtern vermag.

Die *Idioten* würden mit den normalen Kindern vor dem vollendeten 7. Lebensjahre zu vergleichen sein, und damit wäre auch bereits ausgedrückt, daß sie in rechtlichem Sinne als vollständig geschäftsunfähig zu gelten haben.

Die *Imbezillen* entsprechen danach den Minderjährigen vom vollendeten 7. Lebensjahre ab bis in die Zeit der Reifung; sie wären beschränkt geschäftsfähig, wenn auch selbstverständlich die soeben gebrauchte Bezeichnung dieser Stufe als „geistig schwach“ im psychiatrisch-klinischen Sinne durchaus nicht mit der „Geistesschwäche“ im Sinne des § 6 des deutschen BGB. identifiziert werden darf.

Die *Debilen* werden der oberen Stufe der beschränkt Geschäftsfähigen entsprechen, über dem Alter der Pubertät, etwa vom 16. Jahre bis zum 21. Jahre hin. Tatsächlich ist dieser Altersstufe gesetzlich doch eine nicht unbeträchtliche Reihe von rechtlichen Beziehungen zugewiesen, so die Eidfähigkeit, vom 18. Jahre ab die strafrechtliche Verantwortlichkeit, ja in gewissem Grade auch die Ehefähigkeit.

Hinsichtlich des allgemeinen Verhaltens spricht man dann noch in grober Unterscheidung von erethischen oder versatilen, d. h. unruhigen, reizbaren, erregten Idioten und von apathischen, torpiden, d. h. trägen, ruhigen, stumpfsinnigen.

Das psychische Verhalten auf den *tiefsten Stufen der Idiotie* läßt mehr oder weniger jede Spur von geistiger Regung vermissen. Manche dieser Individuen führen förmlich ein pflanzenartiges Dasein, ihre Lähmungszustände berauben die der Lokomotion, sie lernen keinerlei Verrichtung, brauchen zu allem Hilfe, essen nicht allein, lassen ihre Exkremente unter sich gehen, zeigen keine Spur von Aufmerksamkeit oder Interesse, kennen natürlich niemand ihrer Umgebung, von Sprache ist keine Spur, es sind nur die allerprimitivsten Lalltöne vorhanden, und bei manchen Fällen scheinen sogar die allertiefsten Reaktionen des Schmerzes, des Selbstschutzes (von der Äußerung von angenehmen Empfindungen gar nicht zu reden) zu fehlen. Die Individuen führen ein rein vegetatives Leben. Stufenweise kann man alle Grade allmählicher Erhebung über diese Stufe beobachten. Einige kennen nur gewisse grobe Reaktionen, z. B. zeitlicher Art, etwa die Essensstunde, und fangen an zu weinen, wenn sie um die gegebene Zeit nichts zu essen erhalten, sie kennen etwa die Stimme der Wärterin oder der Mutter, unterscheiden aber sonst nichts, sie äußern lebhaft Unlust und Schmerzgefühle, auch durch primitive Naturlaute schon Freude oder Genußgefühle. *Etwas höher Stehende* lassen dann eine mehr oder weniger große Zahl von Reaktionen erkennen: auffallende Dinge werden beobachtet, aber die Aufmerksamkeit pflegt nur solche von sehr kurzer Dauer zu sein, der Eindruck hinterläßt kein Erinnerungsbild. Dann aber kommen schon Erinnerungsreaktionen einfacher Art vor und auch die Fähigkeiten zur Aneignung eines gewissen primitiven, oft sehr einseitig ausgebildeten Gedächtnisschatzes (nur Zahlen oder nur optische Eindrücke usw.). Die „Kenntnisse“ des Idioten sind demnach sehr dürftig. Trotzdem erlernen nicht wenige durch Ausdauer ihrer Erzieher und fortgesetzte Unterweisung allerhand nützliche Reaktionen, die Anfertigung einfacher Arbeiten, mechanische Fertigkeiten (Hausarbeit, Sticken, Flechten usw.). In der einmal gelernten Fähigkeit, die sie freilich mechanisch verrichten, die aber auch ihrem kargen Dasein Inhalt und Freude gibt, ist der Idiot oft von unnachahmlicher Ausdauer und Gleichmäßigkeit (vgl. GROHMANN, Umgang mit Schwachsinnigen).

Der *Imbezille* steht in jeder Beziehung geistig höher als der Idiot. Er besitzt meist ein gewisses Maß von Kenntnissen, lernt die Dinge der Außenwelt unterscheiden und benennen, Form, Farbe, Zahl, wenigstens in den einfacheren und konkreteren Anforderungen unterscheiden; alles Konkrete wird natürlich überhaupt leichter begriffen und besser behalten als das Abstrakte. Die Sprache ist meist leidlich ausgebildet, aber wortarm, oft auch im Klange monoton, agrammatisch. Manche Imbezille sind aber trotzdem mit diesen einfachen Mitteln recht redselige Menschen. Die ganze geistige Tätigkeit läuft mehr oder weniger ab im Zusammenhange mit sinnlichen Wahrnehmungen, also Sehen, Wiedererkennen, Sich-daran-Erinnern; eine freie gedankliche Operation, Schließen und Urteilen ist kaum nachweisbar. Man darf nicht vergessen, daß man bei mancher richtigen Reaktion eines Imbezillen in dieser Beziehung es nur mit eingelernten mechanischen Reaktionen zu tun hat. Die Phantasie ist meist mangelhaft, zuweilen aber recht lebhaft, und es kommt hier wieder zu allerlei ungeordneten psychischen Prozessen; die mangelnde Genauigkeit der sinnlichen Wahrnehmung und Beobachtung, die schlechte Reproduktionstreue, das mangelhafte Gedächtnis führen dazu, daß Erlebtes und Erdachtes sich oft zu einem gar nicht mehr entwirrbaren Bild vermengen. So erklären sich manche der phantastischen Erzählungen und Schwindeleien, die nicht selten bei Imbezillen vorkommen. Das Affektleben des Imbezillen ist sehr verschieden, manchmal monoton wie das des Idioten, manchmal recht lebhaft; vor allem ist der Imbezille den Affekten leicht unterworfen, er beherrscht sich nicht, sondern sie beherrschen ihn; daraus erklären sich allerlei oft unangenehme Reaktionen, Jähzorn, impulsives Handeln usw. Die Handlungen sind aus diesem Grunde mehr triebartig als der Ausfluß der Überlegung und Vorstellungstätigkeit. Die gerichtlichen Konflikte finden hierin oft ihre ausreichende Erklärung. Die letztgenannten Umstände bedingen einen wichtigen Unterschied, den Sollier bezeichnet hat als die Extrasozialität des Idioten und die Antisozialität des Imbezillen. Das ganze Verhalten des Idioten stellt ihn sozusagen außerhalb der Sozietät, er ist von ihr abhängig. Der Imbezille aber bewegt sich in ihr: nur daß die höheren geistigen Reaktionen, Altruismus, soziales Verhalten, seiner geistigen Entwicklung abgehen. Ob ein Imbeziller ein harmloser oder gefährlicher Mensch ist, hängt freilich vielfach von seiner Umgebung und der Art seiner Erziehung ab, aber viele von ihnen sind auf Grund der erwähnten Tatsachen im freien Leben unmöglich: Gewalttaten, Brandstiften, besonders aber sexuelle Delikte sind gar nicht selten von Imbezillen verübt.

Mit der *Debilität* rücken wir wieder ein Stück näher an die Norm, an den Durchschnittsmenschen, heran. Alle die bei der Imbezillität soeben erwähnten Momente können in schweren Graden auf den Debilen angewendet werden, während andererseits die beim normalen Menschen vorhandenen Eigenschaften und Fähigkeiten im großen und ganzen, nur eben in verringerter Form und Zahl, dem Debilen eigen sind. Eine auch für den Imbezillen nicht selten zutreffende Eigenschaft ist eine hochgradige Einseitigkeit der Veranlagung, eine ausschließliche Operation nur mit akustischen oder nur mit optischen Bildern, bei ungewöhnlich hochgradiger Unfähigkeit in der Benutzung der anderen Gebiete. Neben einer allgemeinen intellektuellen Minderwertigkeit kommen hierbei aber auch nicht selten ganz auffallend einseitig entwickelte Fähigkeiten, besonders des Zahlengedächtnisses, vor. Auch eine besondere Veranlagung zur musikalischen Reproduktion ist nicht selten bei ausgesprochen allgemeinem, geistigem, angeborenem Defekt, wie denn auch zuweilen die allertiefsten Idioten einen deutlichen Sinn für Rhythmus oder sogar für Melodien erkennen lassen. Ähnlich, wie es bei der Imbezillität erwähnt ist, gelten auch für die Debilität die Faktoren der ungeordneten Phantasietätigkeit, der mangelhaften Wahrnehmung und Reproduktion, ebenso wie mehr oder weniger ausgesprochen eine Neigung zu triebartigem Charakter der Handlungen, zu geringerer Ausbildung der altruistischen und überhaupt der ethischen Gefühle. So sind namentlich unter den Debilen hochgradige moralische Defekte nicht selten. Das Urteilen und Schließen, wie die höchsten psychischen Akte überhaupt, sind mangelhaft; so bildet sich ein verschrobenes Weltbild in einem solchen Kopfe zurecht. Manche werden Sonderlinge oder sind es von früh an, zuweilen mit ausgesprochener Selbstüberschätzung und unverstandenem Herrengefühl begabt, oft roh und brutal gegen die Umgebung, hartherzig gegen Tiere und Menschen, andere aber wieder von eigentümlicher Weichheit und grenzenloser Nachgiebigkeit, wenn man erst den richtigen Ton, mit ihnen zu sprechen, getroffen hat.

Die Idioten sind meist anstaltspflegebedürftig, doch können manche in ihren Familien und besonders in der Familienpflege recht gut versorgt werden; bei den Imbezillen hängt es vielfach mehr von äußeren Umständen und von ihrem sozialen Verhalten ab, ob sie im freien Leben sich bewegen können oder einer Anstalt zugeführt werden müssen; die Debilen bewegen sich wohl in der Mehrzahl im Leben, nur ihr soziales Verhalten bringt sie oft in die Anstaltspflege. Die Formen sind in der Mehrzahl für die Familienpflege der Geisteskranken — mit sachkundiger Auswahl — sehr geeignet. Die Debilen und Imbezillen stellen in der Jugend das Gros der Hilfsschulzöglinge (Hilfsschule). Die ausgeführten Umstände machen es begreiflich, warum unter den Fürsorgezöglingen unter den älteren Vagabunden ein beträchtlicher Prozentsatz dieser Defekten sich befindet.

a) Schwachsinnsstufen.

Eine besondere Erörterung verdient noch das Kapitel der *talentierten Schwachsinnigen*. Die tiefstehenden Fälle auf der Stufe der Idiotie kommen dabei nicht in Betracht.

Aber gerade bei manchen *Imbezillen* findet sich gelegentlich in erstaunlichem Kontrast zu der geistigen Schwäche im allgemeinen eine den Durchschnitt des Normalen gelegentlich übersteigende Begabung nach einer Richtung hin, besonders „Kalenderfexe", die allerlei Geburts- und Geschichtsdaten behalten, auch Rechenkünstler, Hausdichter, Tierzeichner („Katzenraffael"), Tierstimmennachahmer, Kalligraphen und Hundediebe.

Hinsichtlich der *Schwachsinnsstufe* kommt es nicht so sehr darauf an, jeweils den Wissensschatz des Betreffenden festzustellen, vielmehr sind die Fähigkeiten, sich Wissen anzueignen und diesen Besitz zu verwerten, wie auch die übrigen grundlegenden Funktionen, besonders genauer zu prüfen.

Um einen allgemeinen Überblick zu verschaffen, empfiehlt es sich, eine Reihe von Prüfungen des Erkennens und der Kenntnisse vorzunehmen, wobei vom Einfacheren zum Komplizierteren vorgeschritten wird. Unschwer kann man sich eine dafür geeignete Sammlung von Objekten und Bildern selbst zusammenstellen. Vor einer Reihe von Jahren hatte WEYGANDT eine solche Zusammenstellung empfohlen, die sich zur ersten Vornahme der Intelligenzprüfungen eignet und evtl. auch bei Kindern, die zur Hilfsschule ausgehoben werden sollten, in Anwendung kommen kann.

Eine ganz besonders empfehlenswerte *Intelligenzprüfungsmethode* wurde von BINET und SIMON angegeben, die freilich in erster Linie für normale Kinder berechnet ist. Es wurde an einem riesigen Kindermaterial festgestellt, welche Leistungen für die verschiedenen Altersstufen als charakteristisch gelten können. Vor allem kam es auf Leistungen an, die auch ohne Unterweisung stets in einem bestimmten Alter aufzutreten pflegen. Ein bestimmtes Prüfungsmittel, ein Test, wurde für eine Altersstufe eingesetzt, wenn die Mehrzahl aller Kinder jeglicher Stufe, etwa drei Viertel, es leisten konnten. Eine kurze Übersicht sei hier mitgeteilt:

Dreijährige.

1. Auf Aufforderung Mund, Nase, Augen zeigen;
2. Familiennamen nennen;
3. zwei einstellige Zahlen nachsprechen;
4. einen Satz von sechs Silben nachsprechen;
5. beim Betrachten von Bildern die einzelnen Gegenstände aufzählen.

Vierjährige.

1. Vorgezeigte bekannte Gegenstände benennen;
2. drei Zahlen wiederholen;
3. angeben, ob Junge oder Mädchen;
4. von zwei vorgezeichneten, nicht gleich langen Linien die längere angeben.

Fünfjährige.

1. Zwei gleich große, verschieden schwere Gegenstände nach dem Gewicht vergleichen;
2. Sätze von 10 Silben nachsprechen;
3. 4 einzelne Gegenstände (Geldstücke) abzählen;
4. 1 Quadrat von 3—4 cm Seitenlänge abzeichnen;
5. Geduldspiel, Zusammensetzen einer Figur aus 2 Teilen.

Sechsjährige.

1. Rechts und links unterscheiden;
2. Vor- und Nachmittag unterscheiden;
3. Alter angeben;
4. drei gleichzeitige Aufträge erledigen: z. B. Buch auf den Tisch legen, Tür öffnen, Bleistift vorlegen;

5. Satz von 16 Silben nachsprechen;
6. ästhetischer Vergleich bei drei Paaren mit je einem häßlichen und einem hübschen Gesicht die letzteren heraussuchen;
7. Definition konkreter Begriffe durch Angabe des Zwecks (Gabel, Stuhl, Zange, Kuchen, Pferd, Soldat, Pfennig, Rose usw.).

Siebenjährige.

1. Abzählen von 13 Geldstücken;
2. Abzeichnen eines Rhombus;
3. Zahl der Finger angeben;
4. Kenntnis der Münzen bis zu einer Mark;
5. Abschreiben vorgeschriebener Worte;
6. Bilder beschreiben;
7. Bemerken von Lücken in Zeichnungen, etwa bei Gesichtern ohne Nase usw.;
8. Nachsprechen von 5 Zahlen.

Achtjährige.

1. Geldstücke zusammenzählen.
2. Benennen der 4 Hauptfarben;
3. einfaches Diktat;
4. von 20 bis 0 rückwärts zählen in etwa 20 Sekunden;
5. Vergleichung zweier Gegenstände aus dem Gedächtnis;
6. Unterschied zwischen Holz und Glas;
7. Aufgabe zweier Erinnerungen an Gelesenes;
8. das vollständige Datum angeben.

Neunjährige.

1. Erinnerungen an Gelesenes;
2. Die Wochentage und Monate aufsagen;
3. Definieren von Konkreten und Bildung von Oberbegriffen;
4. 80 Pfennig auf 1 Mark herausgeben;
5. Benennung aller Münzen;
6. Ordnung von 5 Gewichten.

Zehnjährige.

1. Fünf Verstandesfragen; z. B.: was tut man, wenn man fortfahren will, und der Zug ist verpaßt?
2. drei Worte in zwei Sätze bringen (Masselon);
3. Kopieren von Zeichnungen aus dem Gedächtnis;
4. Kritik absurder Behauptungen (mein Freund sagte, er will sich erschießen, aber nicht am Freitag, denn das sei für ihn ein Unglückstag).

Elfjährige.

Wie vorher 2. und 4.
1. 60 Worte in 3 Minuten finden, Aufzählen von Substantiven.
2. Definieren von abstrakten Begriffen (Neid, Mitleid, Gerechtigkeit, Verlangen einfacher Beispiele);
3. Ordnen von durcheinander geworfenen Worten zu einem Satz, z. B.: ein verteidigt Herrn hurtig Hund guter seinen.

Zwölfjährige.

1. Nachsprechen von 7 Zahlen;
2. Nachsprechen eines Satzes von 26 Silben;
3. Finden von Reimen auf ein gegebenes Wort;
4. Bildererklärung;
5. Ergänzung von Lücken in einem Text.

Dreizehnjährige.

1. Ausschneideversuche: aus einem zusammengefalteten Blatt wird ein Dreieck herausgeschnitten; es ist anzugeben, was bei einem Auseinanderfalten des Blattes zu sehen ist;
2. Umlegen eines Dreiecks;
3. Unterschied zwischen abstrakten Begriffen, Stolz, Hochmut, Armut, Elend usw.

Auch in Deutschland wurden nach dem Vorbild von W. Stern mehrfach solche Versuche angestellt, so von Chotzen. Nach den Erhebungen des letzteren Autors bleibt bei schwachsinnigen Kindern im großen und ganzen die geistige Entwicklung im 2.—4. Jahre zurück, doch bei vielen bleibt sie auch wesentlich früher stehen. Besonders zweckmäßig zu Schwachsinnsfeststellungen haben sich folgende Tests erwiesen: Nachsprechen von 5 Zahlen, Münzenkenntnis, Ordnen von 5 Gewichten, Wiedergabe einer vorerzählten Geschichte, Aufsagen der Wochentage und Monate, Angabe des Datums, Vergleichung zweier Dinge aus dem Gedächtnis, Geduldspiel, Unterschied zwischen Vor- und Nachmittag und eine Verstandesfrage.

Man hat von verschiedener Seite besondere *Fragebogen* empfohlen, die die *Untersuchung Geistesschwacher* vereinfachen können. SOMMER hat an der Spitze einer Kommission einen Fragebogen eingehender Art entworfen. Es wird da zunächst der körperliche Zustand und dann die Entwicklung der Krankheit berücksichtigt; darauf hinsichtlich des psychischen Zustandes folgendes:

1. *Sprache.* Beginn ihrer Entwicklung, rasch oder verlangsamt, Verlust schon erlernter Laute und Wörter. Unartikulierte Laute, artikulierte Äußerungen, Nachsprechen von Buchstaben, Silben und Worten. Fehlen einzelner Laute (Stammeln), Stocken und Hängenbleiben bei verschiedenen Lauten (Stottern). Sprachliche Paresen, Zuckungen, Mitbewegungen, sensorisches Wortgedächtnis, Sprachschatzumfang.
2. *Triebleben.* Heftigkeit, Ungebärdigkeit, Furchtsamkeit, frühe Sexualität.
3. *Stimmungslage und Anomalien.* Qualität der Stimmung, innere und äußere Ursachen, Constanz oder Wechsel der Stimmung, physiognomischer Ausdruck der Stimmung, körperliche Begleiterscheinung.
4. *Soziales Verhalten.* Unreinlichkeit, Störung durch Schreien, aggressives Verhalten, Gefährlichkeit.
5. *Moralischer Charakter.* Mitleid mit Tieren, brutales Verhalten gegen Tiere, Roheit usw.
6. *Bewußtseinsvorgang.* Reaktionen in sprachlicher und physiognomischer Hinsicht auf Anreden und sonstige äußere Reize.
7. *Gedächtnis.* Reproduktion, Lücken, Fähigkeit neuer Eindrücke.
8. *Entwicklung des Verstandes* (Assoziationen, Begriffe, Schlüsse usw.), Fähigkeit zum Unterricht.
9. *Bildungsfähigkeit* für Schule oder Hilfsschule, Intellekt, Beeinflußbarkeit durch Zureden, Disziplin, Verhalten gegen Mitschüler, Störendes.

Erworbene Kenntnisse:

a) aus der Schule: Alphabet, Zahlenreihe, Monatsnamen, Wochentage, Vaterunser, 10 Gebote usw.;

b) Zahlbegriffe, Rechenvermögen, woran sich eine Reihe von einfachen Multiplikationen, Additionen usw. anschließt;

c) Untersuchung der Schrift.

10. *Sonstige Erziehbarkeit.* Hausarbeit, Gartenarbeit, Handwerk.
11. *Beeinflußbarkeit* infolge psychischer Momente, besonders durch Vorstellungen Suggestibilität in der Muskulatur.
12. *Assoziationen*, Verknüpfungen in den spontanen kranken Äußerungen. Prüfung der Reaktion auf Reizworte.
13. *Urteilsvermögen.* Mangelhafte Beurteilung der Umgebung, Mangel an Selbstkritik, Mangel an Urteil in einfachen Dingen.

Auf Grund derartiger umsichtiger, nicht schematischer Erhebungen kann die Indikation zur Aufnahme in eine Idioten- oder Epileptikeranstalt, eine Hilfsschule oder eine Fürsorgeanstalt gestellt werden.

b) Kriminalität.

In *krimineller* Hinsicht läßt sich betonen, daß es kaum ein wesentliches Delikt unseres Strafgesetzbuches gibt, das nicht gelegentlich von Schwachsinnigen begangen wird. Unter den wegen ihres Geisteszustandes angezweifelten Rechtsbrechern gehört ein ganz beträchtlicher Teil in die Gruppe des jugendlichen Schwachsinns. An sich ist das aus mancherlei Gründen ganz plausibel.

Im Wesen des jugendlichen Schwachsinnes liegt eine *Entwicklungshemmung* auf einer gewissen Stufe des normalen Kindesalters. Das normale Kind ist aber zunächst auch noch a- und antisozial in vielfacher Hinsicht.

Das eben erst erwachende geistige Leben des unmündigen, 2—6jährigen Kindes steht noch jenseits von Gut und Böse, ja eine gewisse ungeordnete Aktivität im Denken, Sprechen und Handeln produziert oft Willensäußerungen, die im späteren Alter und mit dem Nachdruck eines Erwachsenen vertreten, höchst kriminell wären. Das Kind neigt vielfach zur physiologischen Lüge. Der Eigentumsbegriff muß sich erst allmählich entwickeln, die Unverletzlichkeit von Leib und Leben ist ihm noch fremd. Es stellt im wesentlichen ein *Verharren auf der vorethischen Entwicklungsstufe* dar, wenn manche Schwachsinnige bei geringfügigen Streitigkeiten dem Gegner mit plumper List und grenzenloser Grausamkeit nach dem Leben trachten.

Ein Punkt, der die Kriminalität der Schwachsinnigen befördert, ist ihre *Herkunft* aus einem vielfach schwierigen Milieu. *Alkoholismus und auch Pauperismus* spielen bei der Genese der jugendlichen Defektzustände eine beträchtliche Rolle, so daß ein solcher Schwachsinniger weit eher auf die Bahn des Verbrechens gleiten kann als ein in günstigerem Milieu aufwachsender Mensch.

Weiterhin ist zu gestehen, daß infolge des Schwachsinns es dem Betreffenden ja auch schwerer wird, sich auf normale Weise einen *ausreichenden Unterhalt* zu verdienen und Not fernzuhalten.

Schließlich läßt die geistige Schwäche auch den *Einfluß der hemmenden Gegenvorstellungen* gegenüber den verbrecherischen Antrieben nicht hochkommen.

Unter den mannigfachen Delikten sind besonders *vier* Gruppen hervorzuheben.

1. Zunächst bei den mehr passiven Naturen häufig eine lange Reihe von Delikten aus der *Bagatellkriminalität,* Betteln, Landstreicherei, auch Widerstand usw.

2. Fernerhin *Eigentumsdelikte* oft recht typischer Art, besonders Diebstähle, auch Betrügereien und Unterschlagungen, manchmal auch Einbrüche. Vom Mundraub an bis zu den kompliziertesten schweren Einbrüchen sind vielfach auch Schwachsinnige beteiligt. Die böse Absicht wird gewöhnlich durch Keckheit und Unvorsichtigkeit noch unterstützt.

3. *Roheitsvergehen* aller Art kommen bei Schwachsinnigen vor, vor allem auch frappante *Körperverletzungen.* Ja, man kann sagen, daß ganz besonders krasse Verbrechen gegen Leib und Leben ebenso wie auch ganz schwere, das normale Empfinden anwidernde Sittlichkeitsverbrechen von vornherein einen gewissen Verdacht auf jugendlichen Schwachsinn erwecken können. Vor allem Attentate gegen das Leben der nächsten Angehörigen kommen am ehesten seitens Imbeziller vor. Vielfach scheint sich die Grausamkeit bis zu den *Tierquälereiakten* früher Jugendjahre zurückverfolgen zu lassen. Dabei ist zu gestehen, daß keineswegs auf die vorherrschende Harmlosigkeit eines Schwachsinnigen ein unbedingter Verlaß ist, sondern auch *sog. Harmlose* sehr wohl einmal eine grauenvolle Handlung begehen können. Manchmal wird ja auch jahrelang durch ein günstiges, schützendes Milieu der Ausbruch der kriminellen Neigungen hintangehalten.

Bei den Roheitsverbrechen müssen auch noch mit genannt werden die *Brandstiftungen,* wobei manchmal ein an Epilepsie erinnernder Trieb, sich an der offenen flackernden Flamme zu ergötzen, eine seltsame Rolle spielt. Auch bei Sachbeschädigung plumper Art, etwa beim Abhacken junger Obstbäume usw., handelt es sich öfter um die Taten Schwachsinniger.

4. Eine Gruppe für sich sind die Sittlichkeitsverbrechen, bei denen freilich auch vielfach eine grauenvolle Roheit an den Tag tritt. Man darf wohl sagen, daß gerade die abschreckendsten, rätselhaftesten Verbrechen auf diesem Gebiet vorwiegend von Schwachsinnigen begangen werden, insbesondere der Lustmord, dann auch Handlungen wie Bestialität und Nekrophalie.

c) Sexualität.

Ein *sexuell* abnormes Verhalten braucht noch nicht Anzeichen für eine abnorme Geistesverfassung im allgemeinen darzustellen. Sowohl sexuelle Unmäßigkeit, die auch vor Übergriffen ins Kriminelle nicht zurückschreckt, wie auch sexuelle Perversitäten können bei einem im übrigen intakten Geisteszustand vorkommen.

Zweifellos aber ist die sexuelle Anomalie doch auch häufig verbunden mit anderweitig seelisch abnormen Zuständen, und ganz besonders kann auf imbeziller Grundlage ein sexuell differenziertes abnormes Verhalten in der mannigfachsten Weise in Erscheinung treten.

Bei tiefstehender Idiotie herrscht Asexualität vor. Entsprechend der Häufigkeit schwerer Degenerationszeichen und Störungen der körperlichen Entwicklung finden sich auch manchmal Mißbildungen der Geschlechtsteile, doch ohne daß dadurch stets irgendwelche Symptome in sexual-psychischer Hinsicht bedingt werden.

Bei Idioten ist manchmal trotz äußerlich normaler oder auch pervertierter Geschlechtsteile gar keine Neigung zur Betätigung zu erkennen. Bei anderen wieder findet sich eine geradezu triebhafte Masturbation, die in hohem Maße an die rhythmischen Ticbewegungen tiefstehender Idioten erinnert. Vielfach aber ist auch der Detumeszenztrieb vorhanden und sogar in exzessiver Weise entwickelt, während offenbar noch keine Spur eines Kontrektationstriebes festzustellen ist. Gerade durch den Mangel des letzteren ist es plausibel, daß der primitivere Detumeszenztrieb sich vielfach in einer abnormen Weise betätigt, da er eben nicht durch eine klarer bewußte Libido auf das adäquate, heterosexuelle Objekt hingelenkt wird.

Manchmal tritt der Detumeszenztrieb zeitweise brunstartig in Erscheinung, ohne daß er sexual-psychisch auf ein bestimmtes Objekt, hetero- oder homosexuell, hingelenkt würde. Eine eigentliche Libido ist oft bei Imbezillen noch nicht entwickelt.

In anderen Fällen ist die Libido entwickelt, und zwar im Sinne der homosexuellen sekundären Geschlechtscharaktere; der Detumescenztrieb ist vorhanden, doch nicht gerade lebhaft.

Die Mehrzahl der Imbezillen ist ohne Zweifel heterosexuell, allerdings mit vorherrschendem Entladungstrieb und demgegenüber nur relativ wenig ausgeprägter Libido. Infolgedessen ist die Gefahr der Sexualkriminalität recht erheblich. Neben den senil Dementen und Alkoholikern sind es vor allem auch Imbezille, deren Sexualtriebe Kinder zum Opfer fallen. Gelegentlich kommt ja auch homosexuelle Betätigung vor. Manche Nuancen der Sexualabnormität, die im wesentlichen auf Abweichungen der Sexualpsyche beruhen, spielen keine besondere Rolle, wie Masochismus, auch Sadismus, ferner Fetischismus, Narzisismus usw.

Dagegen kommen gerade auf Grund des durch die regulierenden und hemmenden Vorstellungen nur wenig beeinflußten, oft impulsiven Detumescenztriebs Akte der Bestialität seitens Schwachsinniger vor, ja zweifellos stellen die Imbezillen das Hauptkontingent zu diesem Sexualdelikt.

Gelegentlich findet sich auf Grund der imbezillen Hemmungslosigkeit geradezu ein omnivorer Detumescenztrieb, eine förmliche Panterastie, die selbst vor der erdenklich widerwärtigsten Form sexueller Betätigung, der *Nekrophilie*, nicht zurückscheut.

So sehr auch (in vielen Fällen) ein ganz exzessiv gesteigerter Detumeszenztrieb in Erscheinung tritt, so ist doch aus einer lebhaften sexuellen Betätigung bei Schwachsinnigen nicht immer ohne weiteres auf eine Steigerung der Sexualität zu schließen. Weibliche Schwachsinnige und Minderwertige geben sich manchmal zu regem Sexualverkehr her, weil sie entsprechenden Aufforderungen keinen Widerstand entgegenzusetzen und auch die Konsequenzen nicht zu überblicken vermögen. So beobachtete WEYGANDT eine Imbezille, die mit 34 Jahren 8 uneheliche Kinder hatte. Besonders lebhafte Sexualneigung war bei ihr nicht festzustellen, aber sie machte sich auch nichts weiter aus jenen Erlebnissen, nur äußerte sie etwas Bedenken „wegen dem Durchmachen bei der Geburt".

Auch unter den Prostituierten und Bordellmädchen finden sich zweifellos zahlreiche mehr oder weniger Imbezille, doch kann man durchaus nicht sagen, daß sie auf Grund eines besonders lebhaften Sexualtriebes in diese Lage gekommen seien. Vielmehr sind nicht wenige beim Beischlaf ziemlich teilnahmslos; Unfähigkeit zu einem ordentlichen Beruf, Hang zum Nichtstun und zum Herumflanieren in hübschen Kleidern, Widerstandslosigkeit gegen die Sexualabsichten der

Männer, Unfähigkeit zu hemmenden Gegenvorstellungen und zur klaren Beurteilung der Konsequenzen sind in erster Linie, was sie der Prostitution in die Arme treibt.

Bei Schwachsinnigen mit minder tiefen Defekten kommen sexualbedenkliche Handlungen in der mannigfachsten Differenzierung vor, vielfach in Verbindung mit allerhand absonderlichen Vorstellungen und Neigungen.

Das *Geschlechtsleben* der Schwachsinnigen ist eines der wichtigsten Kapitel bei der Darstellung ihres psychischen Verhaltens. Ist schon im normalen Leben die erwachende Pubertät eine Zeit schwerer Krisis und innerer und äußerer Konflikte, die meistens starke Anforderungen an die geistige Gesundheit und Willenskraft des heranwachsenden Individuums stellt und an die Umsicht und Leitung der Eltern und Erzieher, so wachsen diese Schwierigkeiten infolge der inneren seelischen Haltlosigkeit bei Schwachsinnigen außerordentlich. Wenig Last machen meistens diejenigen Fälle, die immer auf dem Standpunkt des Säuglings oder Kleinkindes verharrend in Familienpflege bleiben. Sie können dort aber doch zur Zeit der Pubertät und später gelegentlich durch triebartige unverhüllte Masturbation und durch Exhibitionieren jüngeren Kindern anstößig und sittlich gefährlich werden. Die meisten solcher Fälle kommen ja heute in Anstalten. Am unangenehmsten und gefährlichsten sind in sexueller Hinsicht die leichter imbezillen und debilen Formen, d. h. die Geisteszustände, die auf dem Standpunkt des triebhaften, unreifen und daher unartigen Kindes stehenbleiben. Diese haben mit reifender Pubertät und Steigerung der sonstigen Körperkräfte in Wechselwirkung mit frühzeitiger Verführung und einem blöden Renommier- und Nachahmungstrieb durchweg eine starke sexuelle Triebnote. In den Hilfsschulen kolportieren sie hemmungslos die Witze und Geschichten und obszönen Bilder, die sie irgendwo aufgefangen haben. Die Abortzeichnungen zeigen zu deutlich, welcher Geist besonders in den Großstädten und in den Industrievierteln in diesen Schichten herrscht. Es kommt zahlreich zu mutueller Onanie und sogar in den ersten Schuljahren schon zu Coitusversuch. Mit Eintreten der Pubertät sind viele schon geschlechtlich angesteckt. Oft zeigen sich, besonders bei weiblichen Individuen, um die Zeit der Menses erotomanische Zustände mit einem triebartigen Weglaufen und einer hypomanischen Stimmung mit Neigung sich anzudrängeln. Man findet diese Zustände vielmehr in Anstalten mit *jugendlichen* Schwachsinnigen als später, denn diese erotische Welle scheint mit etwa 28 Jahren merklich nachzulassen. Wenn die Mädchen bis dahin nicht angesteckt, verführt und geschwängert sind, kommen sie leichter über die Klippe hinweg. Wie im Leben, so bleibt auch in der Anstalt die sexuelle Triebhaftigkeit der Schwachsinnigen das schwierigste Kapitel ihrer Verwahrung und Versorgung, und diese Aufgabe steigt ja zur Zeit jedes Jahr um Zehntausende von Fällen, so daß die Frage der *Sterilisierung* der Schwachsinnigen wirklich außerordentlich akut geworden ist, gesehen vom Standpunkt der besseren Verwahrung und Arbeitsverwendung, vor allem aber auch besonders mit Rücksicht auf die zu erwartenden überwiegend kranken, defekten, schwachsinnigen, sozialunfähigen und sozialschädlichen Nachkommen.

Gerade die pathologische Sexualität der Schwachsinnigen nötigt uns über die individualistische Betrachtung eines Krankheitszustandes hinaus zu einer sozialen und rassehygienischen Auffassung vorzudringen. Da erscheinen die idiotisch gearteten Menschen nicht nur phänotypisch krank, sondern auch genotypisch in ihren Erbmassen überwiegend geschädigt und degeneriert. Man kann wohl sagen, daß das der größte Fluch des Idiotismus ist, daß er fortzeugend immer wieder Idioten wird gebären. Auf den Weg nach unten drängt das starke Triebleben und die daraus entstehenden großen Begleitgefahren, Geschlechtskrankheit, Alkoholismus, Pauperismus, die die schlecht veranlagte Nachkommenschaft völlig zur Entartung bringen. Die Geistesschwäche läßt ferner diese Klasse von Menschen die Gefahren für sich und die Nachkommenschaft weder sehen noch ahnen, und daher stürzt sie sich einfach im Sexualrausch in den außerehelichen oder auch ehelichen Geschlechtsgenuß, da ja weder die bürgerliche noch die sakramentale Ehe den leichteren Graden des Schwachsinns versagt ist. Das Hilfsschulwissen und der Anstaltsdrill gibt ihnen etwas Bildungspolitur und macht sie tatsächlich „ehefähiger". Dazu kommt, daß das Maschinenzeitalter in vielen Betrieben, die geistlos und unpersönlich-mechanisch sind, viele Geistesschwache unterbringen kann, und das „Wohlfahrtsamt", die Einrichtung der vielen Kassen, die Arbeitslosenunterstützung und die „soziale" Einstellung des heutigen Parteiwesens ermöglichen eine fortschreitende Vermehrung der Unterwertigen „in geometrischer Progression". Insofern hat das Problem der Schwachsinnigen und der körperlich und seelisch Defekten, wie es heute als fortschreitende biologische Proletarisierung dem Bevölkerungspolitiker auftaucht, eine außerordentliche sozialhygienische Bedeutung. Es fragt sich, ob dem allein mit Fürsorge abzuhelfen ist.

Literatur.

Weygandt: Gruppierung der Idiotie und Imbezillität. Münch. med. Wochenschr. 1926, Nr. 19. — Vogt, H.: Der Mongolismus. Zeitschr. f. d. Erforsch. u. Behandl. d. jugendl. Schwachsinns Bd. 1. 1907. — Weygandt: Über Hirnrindenveränderung bei Mongolismus, Kretinismus und Myxödem. Ebenda Bd. 5. 1912. — Clemenz: Idiotie auf syphilitischer Grundlage. Ebenda Bd. 6. 1912. — Pfaundler u. Schlossmann: Handb. d. Kinderheilk. Leipzig 1906. — Uffenheimer: Ein neues Symptom bei latenter und manifester Tetanie des Kindesalters — das Tetaniegesicht. Jahrb. f. Kinderheilk. Neue Folge Bd. 62, H. 6. — Vogt, H.: Epilepsie im Kindesalter. Berlin 1910. — Weygandt: Epileptische Schulkinder. Psychiatr.-neurol. Wochenschr. Nr. 27/29. 1904. — Meltzer: Zur Pathogenese der Optikusatrophie und des sog. Turmschädels. Neurol. Zentralbl. 1908, Bd. 27. — Weygandt: Idiotie und Dementia praecox. Zeitschr. f. d. Erforsch. u. Behandl. d. jugendl. Schwachsinns Bd. 1. 1907. — Rittershaus: Frühsymptome der Dementia praecox. Ebenda Bd. 5. 1912. — Vogt, H.: Jugendliche Lügnerinnen. Ebenda Bd. 3. 1910. — Schott: Ursächliche Beziehungen zwischen Tuberkulose und Schwachsinn. Ebenda Bd. 6. — Vogt, H.: Ursachen des Schwachsinns. Handb. d. Erforsch. u. Fürsorge d. jugendl. Schwachsinns. Jena 1911. — Wolf, T.: Die multiple Sklerose im Kindesalter. Zeitschr. f. d. ges. Neurol. u. Psychiatrie 1913. — Wilson: Progressive lentikuläre Degeneration, in Lewandowskis Handb. d. Neurol. Bd. 5. Berlin 1914. — Weygandt: Über die Psychologie des Verbrechers. Mitt. a. d. Hamburger Staatskrankenanst. XIV. — Weygandt: Schwachsinn und Hirnkrankheiten mit Zwergwuchs. Monatsschr. f. Psychiatrie u. Neurol. Bd. 35, S. 130. 1914. — Moreau: Irrsinn beim Kinde. Stuttgart 1887. — Ranschburg: Schwachsinnige als Zeugen. Arb. d. 3. Landesversamml. ungar. Psychiater. Budapest 1905. — Groh: Sexuelle Abnormitäten bei jugendlichen Schwachsinnigen. Zeitschr. f. d. Erforsch. u. Behandl. d. jugendl. Schwachsinns Bd. 4. Jena 1911. — Haberda: Unzucht mit Tieren. Vierteljahrsschr. f. gerichtl. Med. u. öffentl. Sanitätswes. 1907, Suppl. — Kirmsse: Über einseitige Talentierung bei Schwachsinnigen in Schultze, Schober, Dannemann: Enzyklop. Handb. d. Heilpädag. Halle 1911. — Aschaffenburg: Das Verbrechen und seine Bekämpfung. 2. Aufl. — Weygandt: Beitrag zur Lehre von den psychischen Epidemien. Halle 1905. — Weygandt: Ein Schwachsinnsprüfungskasten. Zeitschr. f. Erf. d. geg. Schwachs. Bd. 4. 1911. — Bobertag, Binet-Simon: Arbeiten über die intellektuelle Entwicklung des Schulkindes. Zeitschr. f. angew. Psych. u. psych. Sammelforsch. Bd. 3. — Sommer: Ein Schema zur Untersuchung von Idioten und Imbezillen für Idioten- und Epileptikeranstalten, Hilfsschulen, Zwangserziehungsanstalten und verwandte Einrichtungen. Klin. f. psych. u. nerv. Krankh. II. 1908.

IV. Fürsorge.

Die *Prognose* der Idiotie richtet sich nach dem Grundleiden. Eine große Zahl der Kinder stirbt frühzeitig und ist auch später sehr anfällig und kränklich, so daß die Lebensdauer der Schwachsinnigen und Epileptiker im allgemeinen sehr herabgesetzt ist. Die Kinder verlangen schon in der Familie viel Pflege und ärztliche Hilfe, und man wird mit allen Mitteln versuchen, die Heilung anzubahnen oder die Verschlimmerung eines Zustandes zu verhüten und auf Besserungsmöglichkeiten hinzuarbeiten. Es darf in diesem Sinne bei jugendlich defekten Menschen nichts versäumt werden, was zu seiner körperlichen und geistigen Hebung und Förderung beitragen kann, sei es im privaten, sei es im öffentlichen Leben.

Mit Rücksicht auf die Tatsache, daß eine große Anzahl dieser unglücklichen Menschen nur ein parasitäres Leben führt, ist während des Krieges der Vorschlag gemacht worden, dieses lebensunwerte Leben durch eine ärztliche Gewaltmaßnahme abzukürzen (BINDING und HOCHE traten für die Freigabe der „Vernichtung unwerten Lebens", besonders der Idioten, ein). In der werdenden Kulturmenschheit ist schon seit alter Zeit dieses Problem immer wieder zutage getreten. Bei einer objektiven Würdigung aller Gründe, die für und gegen einen solchen Gewalteingriff sprechen, wird man von ärztlicher, psychiatrischer und sozialhygienischer Seite denselben ablehnen müssen. MELTZER hat in seiner Schrift „Das Problem der Abkürzung des lebensunwerten Lebens", Marhold, Halle a. S. 1925, die ganze Frage tiefgründig und nach allen Seiten hin behandelt, und er kommt auch dazu, die Ärzte und Sozialhygieniker davor zu warnen, aus wirtschaftlichen Gründen die Tötung von lästigen Menschen auf sich zu nehmen. Abgesehen von schweren moralischen und juristischen Bedenken würde auch das Ansehen von Arzt und Hygiene in der Öffentlichkeit schlimmsten Schaden erleiden, der weit über das hinausgeht, was die Zwangsperiode in den Irrenanstalten dem ärztlichen Ansehen geschadet hat. Wohl müssen wir die Ursachen, die Quellen der Entstehung der Geisteskrankheiten anfassen und mit größtem Nachdruck bekämpfen.

Das Menschenleben ist auch der Sozialhygiene heilig. Wir wollen den Menschen, der ins Leben getreten und schuldlos minderwertig ist, nicht töten. Wohl müssen wir ihm aus sozialen Gründen das Recht absprechen, seine Fehler und Schwächen auf Kinder und Nachkommenschaft fortzupflanzen. (Siehe GAUPP: „Die Unfruchtbarmachung geistig und sittlich Kranker und Minderwertiger." Berlin: Julius Springer 1925.)

Auch unsere Arbeit an den Idioten und Epileptikern wird, von den Erfolgen beim Einzelindividuum abgesehen, nicht nutzlos sein für die menschliche Geistesarbeit und den Fortschritt der Kultur. Im Gegenteil, wenn der Mensch sich selbst das größte wissenschaftliche Problem ist, so werden wir bei Idioten über das Wesen der Intelligenz, über die Anfänge der Sprache, über die Fundamente des sozialen Gefüges, über die biologischen Zusammenhänge der Menschwerdung körperlich und seelisch Erkenntnisse und Aufklärung erhoffen dürfen.

Der ärztliche Philosoph und Psychologe KARL BÜHLER (Wien) sagt in seinem Werk „Die geistige Entwicklung des Kindes". Leipzig: Quelle u. Meyer 1919:

„Die Kinderstube, Idiotenanstalt und die Hilfsschule sind Orte, wo man über die Struktur des menschlichen Geistes und die großen Linien seiner Entwicklung am meisten lernen kann." Und an anderer Stelle: „Wenn die psychologisch interessierten Ärzte an Idiotenanstalten diese Erscheinungen unter dem Gesichtspunkte der Stufentheorie untersuchen, werden wir bald über die menschlichen Instinkte besser unterrichtet sein als heute."

Das wären wissenschaftliche Werte! Und die Medizin, besonders die Psychiatrie, wird sicherlich erstarken bei der Forscherarbeit um die Lösung der Idiotieprobleme.

Das Pathologische ist ein wichtiges, unentbehrliches „heuristisches Prinzip" der Forschung! KREHL schrieb eine „Pathologische Physiologie", und STÖRRING leitete aus der Psychopathologie wichtige Erkenntnisse für die normale Psychologie ab! Und ferner gilt der Satz: „Erkennen ist halbes Beherrschen!"

Eine weitere Kategorie kultureller Werte, die durch die Idioten- und Epileptikerpflege eine Förderung erfährt, ist die *Moral*, diese fundamentale Funktion der menschlichen Seele, die letzten Endes alles sozialseinwollende öffentliche Leben tragen muß!

Alle Kranken sind schwach und hilfsbedürftig und wenden sich an den Arzt als ihren Anwalt, wo sie der Nachsicht und Hilfe bedürfen. Es ist ein außerordentlicher Fortschritt der Kulturmenschheit und ihrer feineren Charakterbildung, daß sie Nachsicht und Barmherzigkeit üben lernt. Wir nennen Zeiten und Völker, die das nicht tun, roh und ungebildet. Kulturbewegungen, die den Menschen höher führen wollten, haben immer wieder deswegen die Rücksicht auf die Armen, Kranken und Hilflosen gepredigt. Der Sozialhygieniker wird die Seelen- und Gesellschaftswerte der ethischen Kultur nie außer acht lassen können, sondern mit allen Mitteln fördern helfen. Es liegt auch in dem Druck der Hilfsbedürftigkeit ein wertvolles, erzieherisches Mittel der ethischen Charakterstärkung zur Nachsicht und Barmherzigkeit unter den Menschen. Natürlich darf dieses Gewicht wohl drücken, aber nicht erdrücken, und ferner muß es in der richtigen Weise als Mittel zum erzieherischen Zweck angewandt werden. Die unterschiedlose, rein schematische Entlastung einer Familie z. B. von einem hilfsbedürftigen Mitglied kann zur Verdorrung des Pflichtgefühles, zur leichtfertigen Lockerung des Familiensinnes beitragen; damit hat der materielle Nutzen eine schwere ideelle Schädigung der unterstützungsbedürftigen Volkskreise im Gefolge!

Einen Anhaltspunkt für die Menge der Schwachsinnigen, d. h. derjenigen, die der Fähigkeit ermangeln, sich das Wissen der normalen Volksschule anzueignen, geben die *Hilfsschulstatistiken*, die die Zahl der Hilfsschüler von 2—3% der Gesamtschülerzahl angeben. Dabei kommen die schweren Schwachsinnszustände meist überhaupt nicht zur Schulaufnahme. Die Zahl der Idioten und schweren Imbezillen in Deutschland wird man auf etwa 300 000 ansetzen können. Davon werden sich etwa 30 000 in privaten und öffentlichen Anstalten befinden, etwa 2000 werden Schul- und Arbeitsunterricht erhalten. Meistens sind die Anstalten solche der privaten Wohlfahrtspflege. Nach Inkrafttreten des Gesetzes vom 11. Juli 1891 sind auch eine Reihe von öffentlichen Verwaltungskörpern, große Stadtgemeinden, Provinzen und Länder dazu übergegangen, eigene Anstalten zu gründen.

Das Gesetz vom 11. Juli 1891 regelt die öffentliche Fürsorge für die Geisteskranken, Idioten, Epileptiker usw. Diese Anstaltsunterbringung wird hilfsbedürftigen Kranken zur Verwahrung, Kur und Pflege gewährt. Die Notwendigkeit der Anstaltspflege tritt bei Hilfsbedürftigkeit ein unter folgenden Bedingungen:

1. Es ist Anstaltspflege nötig behufs Heilversuches, Unterrichts- und Arbeitserziehung, welcher in der eigenen oder in einer fremden Familie nicht angestellt werden kann.

2. Ferner wegen Unzulässigkeit einer häuslichen Pflege.

a) Weil seitens einer Familie die erforderliche dauernde Aufsicht nicht gewährt werden kann.

b) Weil der körperliche Zustand des schmutzigen Krüppelhaften, schwer fallsüchtigen Kranken in einer Familie die erforderliche Pflege oder die nötige Hilfe bei seinen Anfällen nicht finden kann.

3. Es ist Anstaltspflege ferner nötig wegen Gemeingefährlichkeit.

a) Wegen Neigung zu sinnloser Sachbeschädigung.

b) Wegen der Schwere, Häufigkeit und der Gefährlichkeit der epileptischen Anfälle für den Kranken selbst und seine Umgebung.

c) Wegen Neigung zu unsittlichen Handlungen.

d) Wegen Neigung zum Vagabundieren und damit verbundenen gesetzwidrigen Handlungen.

Ein Bericht über die derzeitige *Anstaltsfürsorge* der Schwachsinnigen und Epileptiker ist sehr schwierig. Die nachfolgenden Aufstellungen sind möglichst auf den heutigen Stand gebracht. Es war nicht immer möglich, gleichmäßig statistisches Material rechtzeitig zu erhalten. Manche Anstalten sind mehr oder weniger selbständige Filialen anderer Einrichtungen, wieder andere haben nicht nur Idioten und Epileptiker, sondern allerlei Arten von kranken, sozialunfähigen Menschen. Jedenfalls beherbergen die Anstalten auch heute nur einen kleinen Bruchteil aller Epileptiker, Idioten und Imbezillen. Noch bunter als die Zusammensetzung der Insassen ist die Art der Organisation und der Einrichtung. Die meisten, soweit sie nicht öffentlichen Charakter tragen, stehen heutzutage unter der Direktion eines Geistlichen oder eines Ordensvorstandes. Nur bei den größeren Anstalten von etwa 300 Betten ab ist ein Arzt im Hauptamt tätig, doch gibt es auch z. B. noch eine Anstalt mit über 1200 idiotischen, epileptischen und krüppelhaften Menschen, die nur einen Hausarzt besitzt. Eine besondere psychiatrische oder spezielle Vorbildung ist bei den Ärzten vielfach nicht vorhanden. Die zahlreichen kleineren Anstalten haben auch nur gelegentlichen Hausbesuch des Arztes, so daß Sektion oder sonstige genauere wissenschaftliche Arbeit nicht geleistet werden kann. Hinsichtlich einer aufopferungsvollen Pflege wird aber auch an nichtärztlich geleiteten Anstalten viel Gutes geleistet, und mehr und mehr erschließt man sich, wenn auch indirekt, dem richtungsgebenden psychiatrischen Einfluß.

Manche Anstalten sind in baulicher Hinsicht veraltet und rückständig, suchen aber besonders nach dem Kriege sich zu verbessern.

Ich will nun nicht weiter darlegen, was im einzelnen noch für Mängel bestehen, sondern wie eine Idioten- und Epileptikeranstalt eingerichtet sein muß, und zwar unter Berücksichtigung der Möglichkeit der Durchführung der Einrichtung.

Die Anstalten machen die Aufnahme auf Grund eines ärztlichen und manchmal auch pädagogischen Fragebogens. Diese sind oft veraltet und müßten den heutigen Kenntnissen auf diesen Gebieten angepaßt werden. Der Kranke darf nicht gleich in der Anstalt verschwinden, sondern muß auf einer *Aufnahmestation* dem Arzt und seinen Hilfskräften zur genaueren Untersuchung des körperlichen und geistigen Zustandes einige Wochen zur Verfügung stehen. Diese Station könnte auch als Quarantäne dienen gegen die Einschleppung ansteckender Krankheiten. In jeder Provinz oder jedem Lande müßte wenigstens eine große Anstalt mit etwa 600 Betten und 3 Ärzten sein, die eine *Durchgangsstation* sämtlicher Schwachsinnigen und Epileptiker wäre und die die Möglichkeit hätte, zur genaueren ätiologischen, klinischen und therapeutischen Forschung. An einer solchen Anstalt müßten auch *Hilfsschulen* und *Arbeitslehrwerkstätten* sein, so daß die Ärzte in innige Fühlungnahme mit den pädagogisch wirkenden Kreisen kämen und vor allem auch die Durchsetzung der Arbeitserziehung auf alle Weise förderten.

Bei den Arbeiten haben sich vor allem bewährt: Matten-, Korb- und Stuhlflechterei; ferner Bürstenbinderei für tieferstehende Kranke; Flickschneiderei, dsgl. Schusterei, Polsterei und Buchbinderei für geistig höherstehende, und Schreinerei, Schlosserei und Gärtnerei (abgesehen vom einfachen Graben) für debile Schwachsinnige. In der Landwirtschaft findet sich außerordentlich viel Möglichkeit, männliche und weibliche Schwachsinnige zu beschäftigen. Die letzteren finden auch bei der Wäsche, auf der Flickstube und im Haushalt als Faktota für einfachste niedere Arbeiten vielerlei Verwendungsmöglichkeiten.

Wünschenswert wäre die Einrichtung einer *Familienpflege* als Zwischenstation zwischen Anstalt und Leben, wodurch die Brauchbarkeit der geistig Defekten im Leben im Rahmen eines familiären Kreises geprüft, vorbereitet und zum Abschluß gebracht werden könnte. Auch sind katamnestische Erkundigungen über das spätere Schicksal aller in einer Anstalt untergebracht gewesenen Kranken wichtig, weil sich aus ihnen manch lehrreicher Ausblick ergibt für die beste und nutzbringendste Art der fürsorgenden Anstaltstätigkeit.

Eine solche Anstalt muß ein Operationszimmer mit Röntgenapparat, Höhensonne und photographischer Einrichtungen haben. Ferner Sektionsraum, psychologisches Untersuchungszimmer und ein Zahnkabinett. Es ist eine geräumige Tuberkuloseabteilung notwendig, ferner eine Isolierungsmöglichkeit für akute Infektionskrankheiten und Krätze. Für „Ausreißer“ sind geschlossene Abteilungen angebracht und für die nicht seltenen Erregungszustände, besonders der Psychopathen, Epileptiker und Encephalitiker, regulär eingerichtete Wachabteilungen mit Dauerbädern und Bettbehandlung.

Die Mischung der verschiedenen Arten der jugendlich Defekten ist praktisch durchaus zu befürworten, abgesehen von den dauernd erregten Geisteskranken und kriminell angelegten Kranken. Die Schwachsinnigen sind unter Epileptikern und Psychopathen immer ein gewisses bremsendes Pufferelement, das durch die torpide Psyche etwas ausgleichend wirkt und besonders Komplottbildungen erschwert. Imbezille Mädchen eignen sich auch sehr zu Handreichungen im Haushalt und zur Pflege, in letzterem Falle besonders auf den Pflegeabteilungen für die tiefstehenden Idioten und dementen Kranken. Die bekanntermaßen schwierigen debilpsychopathischen Mädchen in den Jahren nach der Pubertätszeit bemuttern gern auf den Abteilungen der Kleinen ihre bestimmten Pfleglinge und haben dadurch eine gewisse Ablenkung ihrer Gemütsspannungen.

Die Aufgaben der *Pflegeanstalten* oder der Pflegeabteilungen sind im allgemeinen die eines Krankenhauses, das sich mit der Pflege und Versorgung hilfloser, hinfälliger und siecher Kranken zu befassen hat mit den besonderen Aufgaben, welche die Kinderpflege mit sich bringt. Diese Versorgung muß natürlich nach ärztlichen Grundsätzen geschehen, und es darf den Kranken an Luft, Licht und Nahrung, an hygienischen Einrichtungen und vor allem an liebevoller Pflege in keiner Weise fehlen, wenn man auch bei der Ausstattung der Anstalten die Berechtigung wirtschaftlicher Überlegungen wird anerkennen müssen, die bei aller Humanität gewisse Sparsamkeitsrücksichten verlangt. Die Einrichtung erfordert im allgemeinen neben ausreichenden Schlafsälen auch Tagesräume und luftige Veranden; es ist sehr wünschenswert, daß die Kranken, wenn es ihr Zustand irgendwie gestattet, bei Tag die Betten verlassen und evtl. in Liegestühlen oder bequemen Sesseln in den Tagraum, auf die Veranda oder in den Garten gebracht werden. Die Gebäude sollen daher nicht zu hoch sein, um den Garten, der in keiner Pflegeanstalt fehlen darf, auch leicht erreichbar zu machen. Von den Schlafsälen und Tagräumen gut erreichbare Baderäume sind unentbehrlich, und es ist notwendig, daß sie reichlichst in Gebrauch genommen werden. Ein wesentlicher Teil der Aufgabe fällt der unmittelbaren Pflege zu, die ärztlich stark überwacht werden muß. Sie muß nicht nur darauf eingerichtet sein, daß den körperlichen Bedürfnissen der Kranken Genüge geschieht, sondern auch, daß die Hilflosigkeit dieser Menschen respektiert wird. Hier sind vor allem zwei Momente immer von besonderer Schwierigkeit: die Fütterung und die Reinlichkeitspflege. Die Nahrung muß immer so beschaffen sein, daß sie mit dem Löffel oder trinkend genossen werden kann. Ein großer Teil der Kranken muß ständig gefüttert werden. Was die Reinlichkeitspflege anbelangt, so ist die Unterbringung der hilfs- und reaktionslosen Patienten dauernd auf durchlöcherten Betten oder nachtstuhlartigen Sesseln als scheußlich zu verwerfen. Was verlangt wird, ist freilich keine leichte Aufgabe der Pflege, sie setzt nicht nur geschultes, sondern auch genügendes Wartepersonal voraus, und man muß auf Pflegeabteilungen mit einer Pflegerinnenzahl von 1 : 4 bis 1 : 5 rechnen. Weibliches Pflegepersonal ist unbedingt vorzuziehen. Daß neben den Pflegeabteilungen die Anstalten noch besondere Lazarette für die Unterbringung akuter Krankheitszustände, für die Vornahme von Operationen usw. benötigen, versteht sich von selbst. Den Pflegeanstalten muß ein Arzt vorstehen.

Die modernen *Epileptikeranstalten* zerfallen in eine freiere Abteilung für die ruhigeren Kranken, in eine geschlossene Innenabteilung und in Verwaltungsgebäude. Die Häuser der Abteilung für die ruhigeren Epileptiker können am Tag offen sein. Gitter und dergleichen Sicherungsmaßregeln sollen bei den offenen Häusern auf jeden Fall wegfallen. Je mehr die Häuser den Charakter gewöhnlicher Familienwohnhäuser haben, um so besser ist es. Die Häuser sind in ländlicher Art errichtet. Am richtigsten ist es, wenn die Schlafräume immer so neben den Wohnräumen gelegen sind, daß der Kranke, sowie er einen Anfall bekommt, ohne Transportschwierigkeiten sogleich in sein Bett gebracht werden kann. Treppen sollte man in den Krankenwohn- und Beschäftigungsräumen möglichst vermeiden, da hier viel Unglück passiert. Das einfachste ist es, nur im Erdgeschoß zu bauen, die Räume nicht übereinander, sondern nebeneinander zu gruppieren, die Häuser statt in der vertikalen nur in horizontaler Richtung auszubauen.

Wird ein Pflegling der freieren Abteilung, auf der übrigens wegen der mit den Krampfanfällen verbundenen Erstickungsgefahr nächtliche Kontrolle unentbehrlich ist, aufgeregt und bedenklich, so erfolgt für die Zeit, in der es notwendig ist, seine Versetzung auf die geschlossene Innenabteilung oder Zentralanstalt, in der die gefährlichen bzw. unruhigen oder zunächst zu beobachtenden Patienten wohnen.

Die *Epileptikeranstalt* wird auch ein besonderes Krankenhaus haben müssen, weil bei den Anfällen erfahrungsgemäß häufig Verwundungen aller Art vorkommen. Man wird eine Kirche und einen Festsaal einrichten, beide mit Nebenräumen für solche Patienten, die während des Gottesdienstes oder eines Festes Anfälle bekommen. Verschiedene Werkstätten sind anzulegen, da die Beschäftigung ein Hauptfaktor der ganzen seelischen Behandlung ist. Wegen der Anfälle sind sitzende Beschäftigungen vorzuziehen oder solche auf freiem Felde und im Garten. Landwirtschaft und Gärtnerei müssen einen ziemlichen Umfang haben, um die Kranken in ausgedehntem Maße in der frischen Luft beschäftigen zu können. Spaziergänge, Musik und Spiel sind den Kranken als hochwillkommene Abwechslung und Zerstreuung in ihrem oft trüben Dasein ausgiebig zu bieten. Das Pflegepersonal muß auf einer besseren Bildungsstufe stehen, damit es seine Aufgabe mit Treue und Verständnis ausführen kann und auch so viel Selbstbeherrschung hat, den sehr oft unverträglichen und reizbaren Patienten stets ruhig entgegentreten zu können. Salzarme Kost, wenig Fleisch und totale Alkoholabstinenz muß durchgeführt werden.

Man rechnet im Deutschen Reich auf 1000 Einwohner mindestens 1—2 Epileptiker. Natürlich braucht nur ein kleiner Teil dieser sämtlichen Kranken in der Epileptikeranstalt zu sein. Viele brauchen die Anstalt nie. Gar mancher kann auch, nachdem er in der Anstalt eine Kur durchgemacht hat, gebessert zu seinen Angehörigen zurück; definitive Heilungen genuiner Epilepsie sind, wenn man viele Jahre lang regelmäßige katamnestische Nachrichten einsammelt, recht selten. Sind aber keine Angehörigen da, oder ist es nicht empfehlenswert, ihnen bzw. den Gemeindeversorgungsanstalten Krampfkranke, die in der Epileptikerheilanstalt ruhig geworden sind, zu übergeben, so ist es manchmal auch für Epileptiker recht vorteilhaft, die sog. Familienpflege in Anwendung zu ziehen. Das Gelingen hängt freilich in hohem Grade von dem Charakter der benachbarten Bevölkerung ab.

1. Öffentliche Anstalten für Idioten, Schwachsinnige und Epileptische.

Berlin-Dalldorf, für die der Stadt angehörigen Kinder; zur städtischen Irrenanstalt Dalldorf gehörig.

Chemnitz-Altendorf, Sachsen, Landes-Erziehungsanstalt für Schwachsinnige und Blinde.

Darmstadt, Alicestift, staatliche Erziehungsanstalt für schwachsinnige Kinder.

Deggendorf, Niederbayern, städtische Anstalt für weibliche Schwachsinnige.

Dessau, anhaltisches Erziehungshaus für schwachsinnige Kinder.

Eberstadt b. Darmstadt, Provinzial-Pflegeanstalt der Provinz Starkenburg für körperlich Gebrechliche und Geistesschwache.

Frankenthal, Ebst. (Worms, Ludwigshaven), Rheinpfalz, Pflegeanstalt.

Freiburg i. Schles.

Göttingen, Provinzial-Heil- und Erziehungsanstalt für psychopathische Fürsorgezöglinge, zur Provinzial-Heil- und Pflegeanstalt gehörig.

Großhennersdorf b. Herrnhut, Bez. Löbau, Königreich Sachsen, Pflegeanstalt.

Haina, Ebst. Gmünden, a. d. Wohra (Reg.-Bez. Kassel).

Langenhagen, Ebst., b. Hannover, Provinzial-Anstalt für Geistesschwache und Epileptische.

Leschnitz, Oberschlesien, Schlesische Provinzial-Pflege- und Erziehungsanstalt.

Lübben, Brandenburgische Landesanstalt.

Markgröningen, Ebst. Asperg, Württemberg, Abteilung für Schwachsinnige an der Landarmenanstalt.

Niedermarsberg, Stadt Marsberg, Provinz Westfalen, Provinzial-Anstalt St. Johannisstift.

Oldenburg, Unterrichts- und Pflegeanstalt „Gertrudenheim“ für Idioten und Schwachsinnige.

Potsdam, Provinzial-Anstalt Wilhelmstift, Bethlehemstiftung für männliche psychopathische Fürsorgezöglinge, Helenenhof für weibliche psychopathische Fürsorgezöglinge, ferner für Schwachsinnige und Epileptische.

Rabenhof, Ebst. Ellwangen, Württemberg, Schwachsinnigen-Abteilung der Landarmenanstalt.

Rastenburg, Provinzial-Anstalt für Schwachsinnige der Provinz Ostpreußen.

Reutlingen, Württemberg, Kreispflegeanstalt mit Abteilung für Schwachsinnige.

Riedhof b. Ulm, Ebst. Grimmelfingen, Württemberg, Abteilung für Schwachsinnige der Landarmenanstalt.

Roda b. Jena, Martinshaus, Erziehungsanstalt für schwachsinnige Kinder.

Schleswig, Provinzial-Heil- und Pflegeanstalt für Geistesschwache.

Schwerin, Landes-Idiotenanstalt, Lewenberg.

Sorau, Brandenburg. Landesanstalt für Geisteskranke und Idioten.

Johannisthal b. Süchteln (nur für erwachsene Epileptische).

Uchtspringe, Altmark, in Verbindung mit dortiger Provinzial-Heil- und Pflegeanstalt.

Berlin-Wuhlgarten, Städtische Anstalt für Epileptische, Ebst. Biesdorf (Stadtbahn).

Blankenburg b. Oldenburg.

Frankfurt a. M., Städtische Heilanstalt (psych. und Nervenkl.).

Freiburg i. Schl., Provinzial-Anstalt.

Herrnprotsch b. Breslau, Pflegeanstalt für Epileptische der Stadt Breslau.

Hochweitzschen, Ebst. (Leipzig-Döbeln-Dresden), Sächsische Landesanstalt.

Wiesloch b. Heidelberg, Badische Landesanstalt.

2. Die Fürsorgearbeit der katholischen „Caritas“.

Die Anstaltsfürsorge für Idioten und Epileptiker liegt in Deutschland hauptsächlich in den Händen kirchlicher Verbände. Es ist daher für den Sozialhygieniker allgemein von großer praktischer Bedeutung, zu wissen, wie die konfessionellen Krankenpflegeverbände organisiert sind und arbeiten. Ich lasse deshalb eine kurze Charakteristik der katholischen „Caritas“ als Prototyp hier folgen:

Die Werke der katholischen „Caritas“ sind seit dem Jahre 1897 zusammengefaßt in dem sog. „Caritas-Verband“. Er ist in der Hauptsache die Schöpfung des Prälaten Dr. Werthmann in Freiburg i. Br. Er sammelte und organisierte die Hunderte von katholischen Kranken-, Fürsorge-, Bewahr- und Pflegeanstalten aller Art und bildete einen Interessenverband, dem schon vor dem Kriege u. a. 25 Bischöfe, 11 Mitglieder regierender Fürstenhäuser und gegen 6000 Damen und Herren aus den höheren und größeren Gesellschaftsschichten angehörten.

Der Verband gibt in eigener Druckerei in Freiburg i. Br., wo er jetzt in der Werderstr. 4 ein eigenes großes Betriebsgebäude besitzt, eine Monatsschrift als Organ heraus: „Die Caritas“. Jährlich findet in einer größeren Stadt ein mehrtägiger Kongreß „Caritastag“ statt, auf dem brennende Fragen der sozialen Fürsorge behandelt und praktische Maßnahmen beschlossen werden. Darüber berichtet das „Caritasjahrbuch“. Nach dem Kriege wurde die etwas lose Verbindung straffer organisiert und vor allem der kirchlichen Hierarchie unterstellt. Die örtliche Organisation kam unter Aufsicht des Pfarrers, der Diözesanverband unter Aufsicht des Bischofs und der deutsche Caritasverband unter die Aufsicht des gesamten Episkopates Deutschlands. Der Zentralstelle werden im Bedarfsfalle Mittel verschafft, die die Diözesen auf geeignete Weise aufbringen. Zur Wahrnehmung der Interessenvertretung wurden bei staatlichen und kirchlichen Behörden „Hauptvertretungen“ eingerichtet, in Berlin 1918, in München 1922, in Rom 1923. Die Caritaszentrale in Freiburg i. Br. wurde der Sitz einer intensiven Werbearbeit. Ihre Bibliothek faßt 33000 Bände; sie verarbeitet 450 laufende Zeitschriften und unterhält einen großen Stab von verwaltungs- und betriebstechnischen Mitarbeitern. Sie hat ständige wissenschaftliche Referate über: Kinderfürsorge, Jugendfürsorge, Dorfcaritas, Armen- und Familienpflege, Kranken- und Gebrechlichenfürsorge, Caritashilfe in der Seelsorge, caritative Schulung, Auswandererwesen, Kriegsfolgenhilfe, Mädchenschutz, Statistik, Bibliothek, Pressestellen und neuerdings ein anerkanntes, zwischen der theologischen und staatswissenschaftlichen Fakultät stehendes „Institut für Caritaswissenschaft“. Für jedes Referat bestehen zerstreut im Lande Fachausschüsse. Dem Referat für Kranken- und Gebrechlichenfürsorge sind die katholischen Kranken- und Pflegeanstalten, die Irren-, Idioten-, Epileptiker-, Krüppel-, Blinden- und Taubstummenanstalt zugeteilt. Die meisten dieser Untergruppen bilden Spezialvereinigungen mit einem eigenen Vorstand und halten alle ein oder zwei Jahre in einer der Anstalten eine Fachkonferenz ab. Den Vorsitz führt durchweg ein Geistlicher, doch sind auch Ärzte, Lehrer, Vertreter der Pflegeorden und interessierte Laien als aktive und passive Teilnehmer dabei tätig.

Die hier in Betracht kommende Vereinigung hat sich „Reichsverband der deutschen katholischen Anstalten für Schwachsinnige" genannt. Ihr gehören zur Zeit folgende Anstalten an (s. Tabelle). Dazu ist zu bemerken, daß die einzelnen Anstalten zur Zeit vielleicht schon eine zum Teil beträchtlich höhere Bettenzahl haben, weil in den letzten Jahren mit Hilfe kirchlicher und vor allem auch staatlicher und provinzialer Mittel allerseits intensiv gebaut worden ist. Einen begrüßenswerten Beweis dafür, daß man fortschrittlich gesinnt ist, zeigt die Tatsache, daß Anfang 1927 an der Anstalt Franz-Sales-Haus in Essen (920 Betten, Direktor Dechant Schulte-Pelkum) eine „Caritative Fachschule für Abnormenfürsorge" mit Kursen für Ordensleute, Lehrer, Geistliche und Ärzte eröffnet wird.

Reichsverband der katholischen Anstalten für Schwachsinnige.

	Männlich	Weiblich	Summe
1. Aulhausen b. Aßmannshausen, St. Vinzenzstift	200	100	300
2. Attel b. Wasserburg a. Inn, Anstalt der barmh. Brüder	250	—	250
3. Absberg b. Gunzenhausen, Mittelfranken, St. Ottilienheim	—	50	50
4. Burgkundstadt, Bayern, St. Josefsanstalt	—	160	160
5. Deybach b. Lautrach, Schwaben, Schutzengelheim	—	310	310
6. Glött b. Dillingen a. d. Donau, Taubstummenheim	120	80	200
7. Holzhausen, Post Buchloe, Oberbayern, Magnusheim	150	—	150
8. Holnstein b. Berching, Oberpfalz, Anstalt für schwachsinnige Mädchen	—	159	159
9. Lauterhoven, Oberpfalz, Kretinenanstalt	—	370	370
10. Branitz, Kr. Leobschütz, Schlesien, Marienstift	480	300	780
11. Betzdorf b. Luxemburg, St. Josefsanstalt	34	—	34
12. Cloppenburg b. Oldenburg, St. Vinzenzhaus	72	48	120
13. Cöln-Ehrenfeld, Vinzenzkinderheim	—	180	180
14. Cöln-Sülz, St. Vinzenzhaus	20	15	35
15. Dürrlauingen, Post Mindelaltheim, Schwaben, Nikolausanstalt	—	80	80
16. Ecksberg, Kr. Mühldorf, Oberbayern, Kretinenanstalt	161	149	310
17. Ershausen, Eichsfeld, St. Johannisstift	38	25	63
18. Essen-Ruhr, Franz-Sales-Haus	580	330	910
19. Ebernach b. Cochem, Anstalt für Geisteskranke	350	—	350
20. Fulda, St. Antoniushaus	59	40	99
21. Gemünden, Bayern, St. Josefshaus	125	39	164
22. Gremsdorf, Oberfranken, Idiotenanstalt der barmh. Brüder	150	—	150
23. Gangelt, Rhld., Pflegeanstalt Maria Hilf	—	190	190
24. Hadamar, Kr. Limburg a. d. Lahn, St. Josefsanstalt	120	—	120
25. Herten, St. Josefshaus	263	190	453
26. Hardt b. M.-Gladbach, St. Josefshaus	144	56	200
27. Hamb b. Kapellen, Kloster St. Bernardin	—	164	164
28. Herxheim b. Landau, Rheinpfalz, St. Paulusstift	5	124	129
29. Heggbach, O.-A. Biberach, Schwachsinnigenanstalt	94	139	233
30. Holsterhausen b. Dorsten, Anstalt Maria Lindenhof	302	—	302
31. Heudorf, Württemberg, Schwachsinnigenanstalt	—	50	50
32. Immerath, Rhld., Idiotenanstalt	—	120	120
33. Ingerkingen b. Laupheim, Pflegeheim	180	116	296
34. Kerpen, Kr. Bergheim, St. Vinzenzhaus	—	51	51
35. Kür-Niederfell a. d. Mosel, Herz-Jesu-Haus	—	176	176
36. Kiedrich b. Eltville, Rheingau, St. Valentinushaus	—	190	190
37. Krefeld, Pflegeanstalt Königshof	—	210	210
38. Konstanz, Post Englmar, Niederbayern, Anstalt der barmherzigen Brüder	—	50	50
39. Liebenau b. Tettnang, Pflege- und Bewahranstalt	254	249	503
40. Laubnitz, Schlesien, St. Josefsstift	—	147	147
41. Montabaur, Caritashaus	380	—	380
42. Morsbach, Bez. Cöln, Kath. Krankenhaus	41	—	41
43. Queichheim b. Herxheim, Pfalz, St. Paulusstift	200	—	200
44. Reichenbach, Post Nittenau, Oberpfalz, Anstalt der barmherzigen Brüder	300	—	300
45. Schönecken, Kr. Prüm, St. Vinzenzhaus	—	30	30
46. Straubing, Bayern, Kretinenanstalt der barmh. Brüder	450	—	450
47. Schweinspoint, Post Marrheim, Schwaben, Pflegeanstalt der barmherzigen Brüder	180	—	180

Reichsverband der katholischen Anstalten für Schwachsinnige (Fortsetzung).

	Männlich	Weiblich	Summe
48. Schönbrunn, Post Röhrmoos, Bayern, Assoziationsanstalt . .	220	150	370
49. Tillbeck, Westf., Anstalt Maria Hilf	—	285	285
50. Ursberg, Bayern, St. Josefsanstalt	750	800	1550
51. Unterrath, Düsseldorf, Anstalt für Epileptische	—	220	220
52. Waldbreitbach b. Neuwied, St. Josefshaus	520	—	520
53. Waldbreitbach b. Neuwied, St. Marienhaus	—	130	130
54. Waldniel b. München-Gladbach, St. Josefshaus	400	—	400
55. Wormditt, Ostpr., Anstalt für Schwachsinnige	288	—	288

Diese Anstalten beherbergen nun durchaus nicht nur Schwachsinnige, sondern auch debile Psychopathen, sexualpathologische Jugendliche, Grenzfälle der Krüppel-, Taubstummen- und Blindenfürsorge, abgelaufene Psychosen, vor allem schwer demente Kranke. Die Aufnahme geschieht meist aus dem allgemeinen Prinzip der Versorgung sozial lästiger oder unfähiger Menschen, die kindlich hilflos sind oder werden, so daß man sie der Pflege von Ordensleuten anvertrauen kann. Erregte Kranke oder Ausreißer, oder sexuell oder kriminell unangenehme Kranke werden meist den öffentlichen Anstalten überlassen.

Das Prinzip solcher, von klösterlichen Genossenschaften betriebener Versorgungsanstalten herrscht meist in Bayern und in Westdeutschland. Bayern hat sämtlich Jugendliche in solchen Anstalten, die Rheinprovinz ebenfalls die Idioten sämtlich und die jugendlichen Epileptiker. Zur Charakteristik folge ein Bericht des Landesrates Dr. Wiehl aus: „Horion, Die Rheinische Provinzialverwaltung, ihre Entwicklung und ihr heutiger Stand“, Schwann: Düsseldorf 1925:

„Die Idioten (Schwachsinnige) werden vom Provinzialverband grundsätzlich nur in Privatanstalten, und zwar meist getrennt nach der Konfession, in Anstalten religiöser Genossenschaften untergebracht. Nur ausnahmsweise wird ein Idiot in eine Provinzial-Heil- und Pflegeanstalt überwiesen, wenn eine geeignete Privatanstalt sich nicht finden läßt, oder wenn in Bonn und Grafenberg, wo die Provinzialanstalten dem klinischen Unterricht dienen, dies aus unterrichtlichen Gründen wünschenswert ist. Am 31. März 1924 befanden sich in den Provinzial-Heil- und Pflegeanstalten 36 und in Privatanstalten 2999 Idioten.

Die nicht geisteskranken erwachsenen Epileptiker kommen meist zum Heilversuch in die Provinzial-Heil- und Pflegeanstalt Johannisthal, die geisteskranken erwachsenen Epileptiker in die zuständigen Provinzial-Heil- und Pflegeanstalten, von wo sie später in Privatanstalten überführt werden können. Epileptiker, die neben ihren Krampfanfällen nur mehr oder weniger geistig geschwächt sind, werden oft auch sofort Privatanstalten zugewiesen. Jugendliche Epileptiker werden jetzt nur noch, und zwar ebenfalls nach Konfession getrennt, in Privatanstalten untergebracht, die meist daneben auch Schwachsinnige pflegen. Am 31. März 1924 waren 313 Epileptiker in Provinzial- und 775 in Privatanstalten.“

3. Die Fürsorgearbeit der Inneren Mission.

Ganz in gleichem Sinne besteht auf evangelischer Seite ebenfalls ein Sonderverband der Anstalten für Schwachsinnige und Epileptiker, der der „Inneren Mission“ angegliedert ist und eine statistische Verarbeitung findet im „Handbuch der Inneren Mission“, II. Bd., 1925, Wichernverlag, Berlin-Dahlem. Diese kirchliche Fürsorgearbeit der deutschen evangelischen Kirche arbeitet in noch größerem Ausmaße wie die katholische „Caritas“ nach vier Gruppen (mit 24 Unterabteilungen), von denen die erste Gruppe die Kranken- und Pflegeanstalten betrifft mit den Abteilungen:

1. Krankenhäuser.
2. Anstalten für Anormale:
   a) Anstalten für Schwachsinnige und Epileptiker,
   b) Krüppelfürsorgeanstalten,
   c) Anstalten für Taubstummen- und Blindenfürsorge.

Anstalten der Inneren Mission für Idioten und Epileptiker.

	Betten	Gründungsjahr
Alsterdorfer Anstalten in Hamburg-Alsterdorf, Erziehungs- und Pflegeanstalt für Schwachsinnige und Epileptische	950	1863
Alt-Scherbitz bei Schkeuditz, Heilerziehungsheim für psychopathische Kinder	45	1919
Angerburg, Ostpreußen, Idiotenheim	30	1880
Apolda, Thüringen, Carolinenheim, Pflegeheim für Epileptische, Sieche und Blöde	190	1908
Bethel bei Bielefeld, Anstalten für Epileptische	2000	1867
Bielstein, Kr. Gummersbach, Gut Waldruhe, Anstalt für Erwerbsbeschränkte und Schwachsinnige	25	1907
Carlshof, bei Rastenburg, Ostpr., Heil- und Pflegeanstalt für Epileptische	750	1882
Dettingen, Württemberg, Heim für Epileptische, Schwachsinnige und Krüppel	60	1860
Fürstenwalde, Spree, Samariteranstalten, Pflegeanstalt Bethanien für Geistesschwache und Epileptische in Ketschendorf	165	1895
Guben, Naemi-Wilke-Stift für schwachsinnige Mädchen	85	1898
Helsen bei Arolsen, Waldeck, Bathildisheim, Heil- und Pflegeanstalt für Idioten, Epileptische und bildungsfähige Krüppelkinder	60	1912
Kleinschweidnitz bei Löbau, Sachsen, Anna-Gertrud-Stift, Heilerziehungsheim	25	1924
Klein-Wachau bei Radeberg, Sachsen, Epileptischenanstalt.	120	1889
Kork, Baden, Heil- und Pflegeanstalt für Epileptische	230	1892
Kraschnitz, Schlesien, Samariter-Ordensstift.	550	1860
Kreuznach, Diakonieanstalten, mit Filialen in Asbacher Hütte b. Kempfeld, in Fischbach-Weierbach a. d. Nahe und in Sobernheim, Kr. Kreuznach	715	1890
Kückenmühler Anstalten in Stettin-Grünhof	800	1863
Lemgo in Lippe, „Eben-Ezer", Heil-, Pflege- und Erziehungsanstalt für Geistesschwache und Fallsüchtige	250	1870
Lübeck, Erziehungs- und Pflegeheim „Vorwerk" für Geistesschwache . .	120	1906
Magdeburg-Cracau, Pfeiffersche Anstalten, Kaiser-Wilhelm-Auguste-Viktoria-Haus für Schwachsinnige	60	1905
Mariaberg, Württemberg, Heilanstalt für Schwachsinnige	170	1847
M.-Gladbach, „Hephata", Evangel. Idioten-Erziehungs- u. Pflegeanstalt	350	1858
Mosbach, Baden, Erziehungs- und Pflegeanstalt für Geistesschwache . . .	270	1880
Neinstedter Anstalten, Neinstedt am Harz, mit Filialen in Neuhaldensleben und Thale	726	1861
Neuendettelsau, Bayern, mit Filialen in Bruckberg, Himmelkron und Polsingen	1263	1864
Neuerkeröder Anstalten, Neuerkerode in Braunschweig	222	1868
Niederramstadt, Kr. Darmstadt, Anstalt für Epileptische	220	1900
Oberschreiberhau im Riesengebirge, Anstalt für Pflege, Erziehung und Unterricht Geistesschwacher und Epileptischer	175	1835
Oels, Schlesien, Anstalt für epileptische Mädchen	14	1916
Oldenburg i. O., Gertrudenheim, Unterrichts- und Pflegeanstalt für blöde und epileptische Kinder	150	1887
Rotenburg, Hann., Asyl für Epileptische und Idioten	650	1880
Rothenburg, Lausitz, „Zoar", für Epileptische und Idioten	115	1893
Scheuern b. Nassau a. d. Lahn, Erziehungs- und Pflegeanstalt für Geistesschwache und Epileptische	400	1870
Schwäbisch Hall, Württemberg, Schwachsinnigenheim	416	1900
Sohland a. Rotstein, Sachsen, Martinstift, Blödenanstalt	80	1879

Anstalten der Inneren Mission für Idioten und Epileptiker (Fortsetzung).

	Betten	Gründungsjahr
Stetten im Remstal, Württemberg, mit Filiale in Rommelshausen . . .	500	1849
Tettnang, Württemberg, „Pfingstweide“, Pflege- und Bewahranstalt für Epileptische . . .	52	1862
Treysa, Bez. Cassel, Anstalten „Hephata“ . . .	385	1893
Wernigerode-Hasserode, „Zum guten Hirten“, Erziehungshaus für blödsinnige Mädchen . . .	58	1861
Wittekindshof, Volmerdingsen bei Oeynhausen, Westfälische evangelische Blödenanstalt . . .	800	1887

4. Die jüdische Wohlfahrtspflege.

Sie hat eine „Zentralwohlfahrtsstelle der deutschen Juden“ in Berlin C 22, Rosenstr. 2—4, und verfügt seit 1908 über eine eigene *Erziehungsanstalt für geistig zurückgebliebene Kinder*, die Wilhelm-Auguste-Viktoria-Stiftung des deutsch-israelitischen Gemeindebundes in *Beelitz* (Mark), Geschäftsstelle: Berlin W 35, Steglitzer Str. 9. Außerdem besteht seit 1924 eine rituelle Abteilung in der Heilerziehungsanstalt *Calmenhof in Idstein* (Taunus).

5. Gesetzliche Bestimmungen (n. Moeli). Abschnitt 2.

Öffentliche Anstalten für Schwachsinnige und Epileptiker (insbesondere Jugendliche), für Alkoholkranke. Entwicklung — Statistisches — Unterricht — Aufsicht (Anhang Nr. 18) — Geisteskranke in allgemeinen Kranken- (Siechen-, Pflege-) Anstalten — Anstalten für Epileptiker.

In dem Erlaß vom 3. August 1858 wurde nicht bezweifelt, daß die Zahl der „blödsinnigen Kinder und Kretinen“, die sich in ihrer Familie oder als Ortsarme ohne leibliche und geistige Pflege befinden, keine unerhebliche sei und daß die Errichtung von Heil- und Erziehungsanstalten von den Provinzialverbänden in Angriff genommen werden solle, soweit nicht Privatanstalten genügende Hilfe darbieten. Viele Anstalten sind seitdem als Stiftungen, von Genossenschaften, Orden und Vereinen geschaffen worden und haben auch nach dem Gesetz von 1891 noch einen großen Teil der von den Armenverbänden zu versorgenden *jugendlichen Schwachsinnigen* aufgenommen.

Am 1. Juli 1900 befanden sich (MBl. M. 1903, S. 118) in den preußischen *öffentlichen Anstalten* unter einem Bestande von

20249 Geisteskranken . .	229	Personen unter	18 Jahren	= 0,7%
3949 Idioten	1288	„ „	18 „	= 33,0%
2979 Epileptiker . . .	349	„ „	18 „	= 13,0%

in *allgemeinen Krankenhäusern* usw. unter einem Bestande von

1110 Geisteskranken . .	15	Personen unter	18 Jahren	= 1,3%
300 Idioten	25	„ „	18 „	= 8,3%
209 Epileptikern	9	„ „	18 „	= 4,3%

Für die *Privatanstalten*, Wohltätigkeits- wie konzessionspflichtigen Anstalten betrug bei einem Gesamtbestand von 10871 die Zahl der nicht 18jährigen Geisteskranken 27 = 0,25%, dagegen waren von den hier verpflegten 6028 *Idioten noch nicht 18 Jahre alt* 2567 = 42%, von 4240 *Epileptikern* 838 = 20% noch nicht 18 Jahre alt.

Eine Ermittlung über das Jahr 1905 stellte das Verhältnis *der noch nicht 16jährigen* Idioten und Schwachsinnigen zu den älteren fest, um zu ermitteln, in welchem Umfange erstere zu regelmäßigem *Unterricht* herangezogen wurden.

Danach (MBl. M. 1906, S. 99; 1907, S. 107) betrug im Jahre 1905 in *öffentlichen Anstalten Preußens* der Gesamtbestand an

Idioten und Schwachsinnigen	2269
davon unter 16 Jahren	1223
hiervon zum regelmäßigen Unterricht herangezogen	659

das sind 28% der Gesamtzahl und 54% der *Jugendlichen*.

(Zu den damals angeführten 8 öffentlichen Anstalten sind seitdem noch einige Anstalten oder Abteilungen hinzugetreten, auch findet sich öfter die Verbindung mit Abteilungen für Epileptische.)

In *Privatanstalten* betrug dagegen der Bestand im selben Jahre (1905) 10091, davon *unter 16 Jahren* 3274, hiervon *regelmäßig unterrichtet* 2021, d. h. 20,3% der Gesamtzahl und 62% der Jugendlichen.

Aus der statistischen Korrespondenz über die Besitzverhältnisse in Preußen im Jahre 1909 (MBl. M. 1912, S. 22) läßt sich die Zahl der für jugendliche Schwachsinnige usw. vorhandenen Plätze nicht genau erkennen. Für Epileptiker waren in 9 Sonderanstalten 6288 Plätze vorhanden.

Im Jahre 1912 betrug der *Zugang* von Personen *unter 16 Jahren*, die an Geisteskrankheit, Geistesschwäche oder Epilepsie litten, in allen preußischen Anstalten etwa 1756 männliche und 1033 weibliche (Med. Stat. Nachr. 1914, I, 70).

Wenn auch die Landarmenverbände nur „zur Bewahrung, Kur und Pflege" der hilfs- und anstaltspflegebedürftigen Geisteskranken, Idioten, Epileptischen usw. Fürsorge zu treffen haben, so ergibt doch obige Tabelle, in welchem Umfang *Unterricht* und *Ausbildung* in allen Anstalten gefördert werden. Diese Maßregeln sind bei Jugendlichen unzweifelhaft als ein Teil der „Kur und Pflege" anzusehen und haben wesentlich Einfluß darauf, daß aus der Anstaltsbedürftigkeit eine wenn auch begrenzte Erwerbsfähigkeit und bedingt selbständige Lebenshaltung entstehen kann.

Im Jahre 1913 fanden sich in Preußen noch etwa 4500 im Alter von 6 bis 14 Jahren stehende, nichthilfsschulfähige Kinder, die nicht in irgendeiner Weise versorgt waren.

Eine *schultechnische* Aufsicht über diejenigen Anstalten für jugendliche Epileptiker und Idioten, wo geordneter Schulunterricht stattfand, wurde durch Erlaß vom 22. März 1901 (MBl. M. S. 109) eingerichtet. Es sollten in den *Privatanstalten* die Berichte der *Besuchskommission* (s. Anw. Priv. § 23) berücksichtigt werden und ebenso das Ergebnis der pädagogischen Prüfung ihr zugänglich gemacht, auch vor Anordnung eingreifender Maßregeln die Besuchskommission gehört werden. (Eine besondere Konzession zum Halten einer mit einer Privatanstalt verbundenen Schule ist nicht erforderlich.)

Der AH.-Erl. vom 10. Juli 1906 überweist die Ausübung der Schulaufsicht über die Provinzial-*Idiotenanstalten* dem Geschäftskreise der O.-Pr. (dazu Min.-Erl. vom 15. Dezember 1906, MBl. M. 1907, S. 51), ebenso der AH.-Erl. vom 26. Februar 1912 die Ausübung der Schulaufsicht über die Provinzialanstalten für Epileptiker (dazu Min.-Erl. vom 3. Juni 1912, MBl. M. S. 197).

Wo es in der öffentlichen Fürsorge nötig ist, Abteilungen für Epileptiker mit Anstalten für Geisteskranke in Verbindung zu bringen, kann das gegenüber ausschließlich für Epileptiker bestimmten großen Anstalten — auch für die Ärzte — Vorzüge bieten. Es muß jedoch eine genügende Abgrenzung, auch im Verkehr, gewahrt bleiben.

In dem R.-Erlaß zur Anweisung über Privatanstalten vom 20. September 1895 wurde den Ob.-Pr. anheimgestellt, ob und inwieweit die Abschnitte I und II auf zur *Aufnahme* von Geisteskranken eingerichtete *kleine Abteilungen öffentlicher Kranken-* (Siechen-, Pflege-) *Anstalten* anzuwenden seien. Nach Erl. vom 26. April 1897 (U. S. 95) soll eine derartige Anordnung bei Gelegenheit des jährlichen Berichtes über die Entwicklung der öffentlichen Anstalten für Geisteskranke, Idioten und Epileptische (Erl. vom 12. Dez. 1895) erwähnt werden.

Im Laufe der Zeit sind in manchen Regierungsbezirken Anordnungen getroffen, die *einzelne* Bestimmungen aus der allgemeinen Anweisung für Privatanstalten (Anw. Priv. vom 26. März 1901, s. III, 3c) auf allgemeine Kranken- oder Siechenanstalten zur Anwendung bringen. Es betrifft das Anzeige der Aufnahme von über 3 Tagen oder die Einholung der Zustimmung zur Entlassung, falls eine Polizei- usw. Behörde die Aufnahme veranlaßt hatte (Anw. Priv. § 11), oder i. S. des § 12, wenn Kranke, die als für sich oder für andere gefährlich oder als für die öffentliche Ordnung störend anzusehen sind, zur Entlassung kommen sollen.

B. Vorschriften für Kranke im Alter unter 18 Jahren in Privatanstalten.

§ 22. 1. Zur Aufnahme in eine Anstalt bedarf es:

a) einer ärztlichen Bescheinigung, welche angibt, aus welchen Gründen die Aufnahme in eine Anstalt *zweckmäßig* oder notwendig ist. Die Gültigkeit beträgt 3 Monate vom Tage der letzten Untersuchung;

b) des *Antrages* des gesetzlichen Vertreters oder des zur Unterstützung verpflichteten Armenverbandes.

Die Aufnahme ist, wie in § 17, Abs. 2 bestimmt, anzuzeigen, wobei der Beruf der Eltern anzugeben ist.

2. Die Bestimmungen der §§ 6 und 9 finden Anwendung.

3. Bezüglich der *Entlassung* gelten die Vorschriften der §§ 10—12. Anzeige der Entlassung ist, wie in § 18, Abs. 3 bestimmt, zu erstatten.

4. Beurlaubungen können unter Zustimmung des Arztes bis zur Dauer von 6 Monaten stattfinden. § 13 Abs. 3 findet Anwendung.

5. Bezüglich der Einrichtungen der Anstalten für jugendliche Kranke ist den allgemein gesundheitspolizeilichen Vorschriften genügend und in allen Teilen der Anstalt Rechnung zu tragen. Auf alle Räume und Einrichtungen, die für mit körperlichen Schwächezuständen Behaftete, für Unreinliche, Bettlägerige, bestimmt sind, kommen außerdem die Vorschriften für *Krankenanstalten* uneingeschränkt zur Anwendung.

6. Der Unternehmer hat seine *Vertretung* der Ortspolizeibehörde anzuzeigen.

7. In jeder Anstalt muß die ärztliche Tätigkeit genau geregelt sein. Ob die *psychiatrische* Vorbildung des anzustellenden Arztes im einzelnen Falle für genügend erachtet wird, entscheidet der Regierungspräsident nach Anhörung der Besuchskommission.

Er hat auch nach Maßgabe der Vorschriften des § 19 Nr. 2 die Anstellung und die Diensttätigkeit des Arztes, unter Berücksichtigung der Lage der Wohnung usw. zu genehmigen.

Die in § 20 in bezug auf den leitenden Arzt gegebenen Vorschriften finden entsprechende Anwendung auf den Arzt der Anstalt. Die unter Nr. 6 daselbst erwähnte Verteilung des Personals usw. ist in erster Linie auf die zur Pflege der Insassen bestimmten Personen zu beziehen. Soweit die Anstalt außerdem bezüglich des Unterrichtes und der Ausbildung bestimmte Aufgaben erfüllt, bleiben die Einzelheiten, auch die Verwendung des Personals hierzu, dem Unternehmer der Anstalt überlassen, welcher jedoch, falls ärztlicherseits dem Zustande der Pfleglinge nicht entsprechende Maßregeln oder ein unzweckmäßiges Benehmen des Personals festgestellt werden, alsbald Abhilfe zu schaffen hat. Andernfalls ist nach § 20, I., Abs. 3, zu verfahren.

8. *Vollendet* ein in einer Anstalt für jugendliche Kranke *Verpflegter* das *18. Lebensjahr*, so ist sein Aufenthalt in der Anstalt unter Beifügung einer ärztlichen Äußerung über seinen Zustand der Staatsanwaltschaft nach Maßgabe des § 8 anzuzeigen.

9. Ob ein Kranker *nach Vollendung des 18. Lebensjahres* in der Anstalt *verbleiben* kann, hängt von den Einzelheiten des Falles, insbesondere auch der Art der Anstalt ab.

10. Auf Anordnung des Regierungspräsidenten muß die Entlassung oder die Überführung eines Kranken in eine andere Anstalt auch vor Vollendung des 18. Lebensjahres erfolgen.

Die Vorschriften unter B. berücksichtigen, daß bei der Anstaltsversorgung von *idiotischen* und *schwachsinnigen* Kranken unter 18 Jahren häufig es sich vorzugsweise um Pflege handelt, daß andererseits *erziehliche*, Bildungs- und Unterweisungsaufgaben vorliegen. Auch sind die Formalitäten für Aufnahme, für Beurlaubung u. a. der Altersstufe entsprechend vereinfacht.

Bezüglich der Stellung des Arztes sind für die fachmännische Vorbildung, das Wohnen usw. geringere Anforderungen gestellt, zumal auch nach den gegebenen örtlichen und sonstigen Verhältnissen solche Tätigkeit oft nebenamtlich geübt wird.

Weil sehr häufig Idioten oder Schwachsinnige, die das 18. Lebensjahr überschritten haben, mit jugendlichen Personen *in derselben Anstalt* verpflegt werden, ist es zugelassen (Erl. vom 25. Januar 1902, MBl. M., S. 48), in Anstalten, die sich mit der Verpflegung *sowohl jugendlicher, wie auch erwachsener Idioten* und gleichzeitig mit ihrem Unterricht, ihrer Erziehung und Ausbildung beschäftigen, *allgemein* die in § 22 Z. 7 für die ärztliche Tätigkeit zugrunde gelegten Vorschriften (also auch für erwachsene Idioten) anzuwenden. Es ist jedoch die besondere Genehmigung des R.-Pr. einzuholen, vor deren Erteilung die Besuchskommission gehört werden soll.

Auch kann in solchem Falle die *Beurlaubung bis zu 6 Monaten* (§ 22 Z. 4) auf Kranke im Alter über 18 Jahre ausgedehnt und die Beantwortung von Anfragen über die Ausbildung und das äußere Verhalten des Pfleglings dem Unternehmer oder der den Unterricht leitenden Person — in geeigneten Fällen im Einvernehmen mit dem Arzte — überlassen bleiben.

Anstalten, die lediglich Kranke unter 18 Jahren verpflegen, für die also die Ausfüllung des Formulares C (§ 21 Z. 5 der Anw.) nicht vorgeschrieben ist, haben bis zum 8. Januar jeden Jahres eine Anzeige in zwei Exemplaren an den Kreisarzt einzusenden (der eins an den R.-Pr. weiterreicht). Dabei sind die Zahlen für Bestand, Zugang und Abgang groß (getrennt nach Entlassung und Tod) anzugeben, desgleichen, wieviel Kranke auf private und wieviel auf öffentliche Kosten behandelt werden.

Bei Privatanstalten für Epileptische, die außer nicht 18jährigen ältere Kranken verpflegen, können ebenfalls die Bestimmungen B. auch auf die Erwachsenen ausgedehnt werden, jedoch bleibt die Genehmigung hierzu dem Min. der Med.-Angelegenheiten vorbehalten. —

Daß in B. eine Anzeigevorschrift auch beim Entweichen fehlt (§ 14 Abs. 2 in Anw.), ist unbedenklich, weil nach § 22 Z. 3 die Vorschriften des § 18 (Entlassungsanzeige) Anwendung finden. In einem Erlaß wird erläuternd bemerkt, daß bei Zweifeln eine entsprechende Belehrung genügen würde und daß die Mitwirkung der Polizeibehörde, die zur Zurückhaltung von entwichenen Kranken nötig werden sollte, schon jetzt erreichbar sei. —

In einem anderen Erlaß ist erklärt, daß zwar *für Kranke im Alter unter 18 Jahren die Anlegung von Akten mit ärztlich geführter Krankengeschichte (wie § 21 Z. 1 vorgeschrieben) nicht ausdrücklich gefordert werde, daß es jedoch irrtümlich sei, wenn hieraus gefolgert würde, daß überhaupt seitens des Arztes über die Erkrankung und den Verlauf keine schriftlichen Bemerkungen niederzulegen seien.*

Die Fürsorge für die wegen ihrer krankhaften Veränderung in Anstalten aufgenommenen jugendlichen Idioten bedarf geeigneter ärztlicher Mitwirkung. Im § 22, 7, ist der Satz an die Spitze gestellt: „In jeder Anstalt muß die ärztliche Tätigkeit genau geregelt sein." Deshalb müßten sowohl zur Sicherung des ärztlichen Wirkens im allgemeinen, als auch *für den Fall einer Vertretung* oder den *Wechsel* des Arztes die wichtigsten Befunde und Beobachtungen von ihm notiert werden. Auch daraus, daß der Arzt der Anstalt Anfragen über den Pflegling zu beantworten hat sowie aus der Notwendigkeit, den Aufsichtsorganen die Prüfung des Zustandes des einzelnen Kranken in seiner Entwicklung zu ermöglichen, ergebe sich ohne weiteres, daß, wenn auch Krankengeschichten als Bestandteil der Personalakten nicht gefordert sind, doch auf die zur Erfüllung der erwähnten Anforderungen nötigen *ärztlichen Eintragungen* nicht verzichtet werden könnte. In welcher Weise und namentlich in welchem Umfange derartige Vermerke zu machen sind, werde je nach der Art der in der Anstalt verpflegten Kranken und dem Grade auch der körperlichen Hilfsbedürftigkeit *verschieden zu beurteilen sein.*

Die R.-Pr. werden ersucht, nach Anhörung der Besuchskommission die nötigen Anweisungen in dieser Hinsicht zu geben.

Wenn gemäß dem Erl. vom 25. Januar 1902 die Genehmigung dazu erteilt wird, die in § 22 Z. 7 der Anweisung für Kranke unter 18 Jahren gegebenen Vorschriften allgemein auch in Anstalten anzuwenden, worin Idioten von über 18 Jahren verpflegt werden, so empfehle es sich, diese Verhältnisse besonders zu beachten. Es wird die *Aufrechterhaltung* der Vorschriften des § 21 über Personalakten und Krankengeschichten (Z. 1) und der ärztlicherseits auszuführenden Eintragungen über Art und Ausgang der Krankheit (Z. 3) für die erwachsenen Kranken ausdrücklich auszusprechen sein.

6. Tätigkeit des Arztes.

Hinsichtlich der *Tätigkeit des Arztes* an einer Anstalt für Schwachsinnige und Epileptiker gilt noch immer das, was Illberg 1904 und Meltzer 1911 schrieben:

Jedes einzelne der Kinder muß genau ärztlich untersucht werden. Über den psychologischen wie über den somatischen Befund ist ein genaues Untersuchungsprotokoll aufzunehmen, das in Form einer „Krankengeschichte" gewissenhaft weitergeführt werden muß.

Jedes Kind muß nach ärztlichen Gesichtspunkten individuell beobachtet und, wenn nötig, behandelt werden.

Finden sich doch bei dem einen die Zeichen veralteter Syphilis, bei dem anderen Rachitis (englische Krankheit), bei dem dritten Tuberkulose bzw. Skrofulose; hier bedürfen Nasen-, Rachen-, Ohren- oder Augenerkrankungen sorgfältiger Behandlung — bekannt ist das Vorkommen von Nasenpolypen von adenoiden Wucherungen im Nasenrachenraum —, dort finden sich Myxödem, Schilddrüsenerkrankungen, Tetanie, Athetose, Chorea u. a. m., Porencephalie, Encephalitis, Hirntumoren, Meningitis und namentlich Epilepsie sind bei Imbezillen und Idioten keine Seltenheit.

Die genannten Kranken leiden nicht selten an psychischen Alienationen, welche in Form von Dämmerzuständen, schwermütiger Verstimmung, Aufregung usw. irrenärztlich behandelt werden müssen.

Von ärztlicher Seite muß den Pädagogen fortgesetzt über die Krankhaftigkeit dieser Veränderungen und die dadurch bedingte Schonungsbedürftigkeit Aufklärung gegeben werden.

Besondere ärztliche Aufmerksamkeit erfordern das Bettnässen (Enuresis), die Masturbation, eventuelle Blasenkatarrhe, die Zahnpflege und die Hautpflege.

Verletzungen verschiedenster Art bleiben nicht aus.

Chirurgische, bandagistische, mechanische oder elektrische Behandlung von Mißbildung, von Krümmungen und Lähmungen machen sich nicht selten nötig.

Häufig kommen Infektionskrankheiten vor, deren Weiterverbreitung in der Anstalt vorgebeugt werden muß.

Die hygienischen Verhältnisse der Anstalt erheischen natürlich fortgesetzt die ärztliche Aufmerksamkeit; besonderer Wert ist zu legen auf Qualität und Quantität von Wasser und Luft, auf die Dichtigkeit der Belegung, auf die absolute Reinlichkeit der Räume, auf Kleidung, Güte der Nahrungsmittel, ihren Nährwert, ihre Zubereitung, auf die Abwechslung der Kost, auf die Beschaffenheit der Lagerstätten, die Fortführung der Abfallwässer und Abfallstoffe, auf die Aborte u. a. m.

Ärztliche Gesichtspunkte müssen in vieler Hinsicht bei der Handhabung der Disziplin als Richtschnur dienen.

Die Kontrolle des Pflegepersonals ist wenigstens zum Teil ärztliche Sache.

Das no restraint muß auch hier durchgeführt, Isolierungen dürfen, wenn sie überhaupt nötig sind, nur auf ärztliche Anordnung vorgenommen, Decubitus (Druckbrand) und Othämatome müssen vermieden, zu freundlicher, geduldiger und doch aufmerksamer Behandlung und Pflege muß das Personal immer von neuem angehalten werden.

Ganz besondere Gelegenheit findet der Arzt in einer Idiotenanstalt, die selbstverständlich mit allen nötigen Hilfsmitteln (Zeitschriften, Büchern, Instrumenten, Laboratorien, Mikroskop, photographischen Apparaten usw.) ausgerüstet sein muß, zu wissenschaftlicher Betätigung.

Anthropologische Studien der verschiedensten Art können hier getrieben werden: Namentlich Schädeluntersuchungen und Messungen.

Von Wert sind Studien über makroskopische Gehirnanatomie (Windungsanomalien, Mikrogyrien, Fehlen einzelner Hirnteile, z. B. des Balkens, Gefäßanomalien) und über mikroskopische Gehirnanatomie (encephalitische, meningitische, syphilitische Erkrankungen, Gliawucherungen, Veränderungen der Ganglienzellen, abnormen Hirnrindenbau), Forschungen über Hirngewichtsanomalien, über Degenerationszeichen, über Beschaffenheit des Blutes u. dgl. haben wissenschaftliches Interesse.

Daß die Sektionen genau ausgeführt und der Befund protokollarisch aufgenommen werden muß, versteht sich von selbst.

Von Wichtigkeit sind ferner fortgesetzte Erörterungen über die Ursachen der Idiotie und Imbezillität, unter denen Kopfverletzungen bei der Geburt, erbliche Belastung, namentlich Trunksucht der Eltern, frühzeitiger Alkoholmißbrauch, nahe Verwandtschaft der Eltern, Einfluß von Typhus, Pocken, Scharlach in den allerersten Lebensjahren eine Rolle spielen. Die klinische Beschreibung der Symptome des angeborenen Schwachsinns, die psychologische Analysierung einzelner Symptome, katamnestische Forschungen über das Schicksal der Kranken nach der Entlassung aus der Anstalt sind wünschenswert.

Praktischen Nutzen haben endlich Feststellungen über das Vorkommen von Imbezillität und Idiotie in den Arbeitsanstalten, in den Schulen, beim Militär, unter den Prostituierten, unter den Vagabunden, Gefangenen und Verbrechern.

Die Errichtung von Erziehungs- bzw. Pflegeanstalten für Schwachsinnige ist zweifellos in hohem Grade dazu geeignet, die zur Zeit noch hohe Kriminalität dieser Kranken herabzusetzen!

Noch bleibt in Deutschland eine erhebliche Menge von angeborenen Schwachsinnigen jeder Anstaltsbehandlung fern. Von dieser Zahl waren 6,6% = 807 aus dem Gefängnis überwiesen, wohin sie wegen Raub, Mord (besonders Kindesmord bei weiblichen Idioten), Diebstahl, Brandstiftung, Körperverletzung und Sittlichkeitsdelikten gekommen waren.

Die medizinisch-wissenschaftliche Ausbeutung des Krankenmateriales kann natürlich nur dann erfolgen, wenn die Ärzte der Idiotenanstalten im Hauptamt Anstaltsärzte sind.

Große Vorteile würden nach allgemeinem irrenärztlichen Ermessen die Übertragung der Leitung der Anstalten an mit genügenden pädagogischen und administrativen Kenntnissen ausgestattete Ärzte bringen. Doch ist Überlastung mit Verwaltungsdingen zu befürchten.

Durch diese Überlastung würde die spezielle Beschäftigung mit der Eigenart des Erziehungswesens der Schwachsinnigen und die so notwendige wissenschaftliche Verarbeitung des Stoffes vielleicht vielfach illusorisch gemacht.

Wichtig erscheint die Vereinigung der Idioten der Provinzen oder des Landes in einer ausschließlich der pädagogischen Ausbildung und ärztlichen Behandlung der Imbezillen und Idioten gewidmeten Anstalt.

7. Behandlung.

Die *Behandlung* der jugendlichen Defektzustände wird nach der körperlichen und nach der psychischen Seite durchgeführt werden müssen. An dieser Stelle kann nur ein ganz kurzer Überblick gegeben werden.

Man wird bei Schädelanomalien versuchen, dem Übel chirurgisch beizukommen, wie durch Kraniektomie, Balkenstich, Hirnpunktion, Erweiterung des Foramen optikum, durch Dauerdrainage der Seitenventrikel oder der Ventrikel nach der Blutbahn oder Halsvene hin, durch Lumbal-Occipitalpunktion des Wirbelkanals u. dgl. deren spezielle Indikation und Technik die Lehrbücher der Chirurgie zeigen.

Die Orthopädie hat ein weites und erfolgreiches Feld der Tätigkeit bei den Folgezuständen der Encephalitis und der cerebralen Kinderlähmung.

Die glandulären Störungen können durch operative Verkleinerung oder Beseitigung des Organes oder durch Inplantation oder durch Drüsensaftbehandlung, ferner durch Röntgen-Kreuz- oder Tiefenbestrahlung in manchen Fällen sehr erfolgreich in Behandlung genommen werden; dazu rechnen auch Epilepsiefälle, die auf Drüsenstörung beruhen. Auf die sonstige arzneiliche Behandlung der Epilepsie brauche ich nur hinzuweisen.

Die große Verbreitung der Syphilis und ihre Auswirkung in verschiedenen Schwachsinnszuständen kann heute durch Blut- und Liquoruntersuchungen genauer und frühzeitiger erfaßt werden und durch Quecksilber, Jod und Salvarsan zur Besserung und Heilung gebracht werden.

Bekannt sind die frappanten Erfolge der Drüsenbehandlung bei Myxödem und bei den Grenzfällen in körperlicher und psychischer Hinsicht. Hier wird unserem Gebiete der tagtägliche Fortschritt in der Inkretologie unmittelbar zugute kommen.

Komplikationen von Rachitis und Tuberkulose sind frühzeitig zu erkennen und zu behandeln.

Die Neigung der Schwachsinnigen zu Hautaffektionen macht peinlichste Reinlichkeit zur Pflicht und entsprechende Heilmaßnahmen in Isolier- und Badeeinrichtung.

Ernährung und Wachstum sind durch Wägung zu kontrollieren. Die Kost muß genügend kräftig, vitaminhaltig und abwechslungsreich sein. Bei der schlechten Kaufähigkeit, dem schlechten Gebiß ist Breiform der Nahrung und besondere Fütterung sehr oft notwendig.

Gegen das Einnässen ist erzieherisch und medizinisch vorzugehen.

Das Reifen der Geschlechtstätigkeit ist zu überwachen.

Ein weiteres Feld der Tätigkeit verlangen auch die Erregungszustände der Schwachsinnigen, bei denen man neben der Isolierung, Packungen und Bädern an arzneilichen Beruhigungsmitteln nicht vorbeikommen wird. Bei der starken Wandlungsfähigkeit mancher Fälle ist immer wieder auf eine weitere Klärung der Diagnose hinzuarbeiten, und bei jedem Schwachsinnigen, den man in intensive Behandlung nimmt, ein entsprechend geführtes Krankenblatt mit fortlaufenden Eintragungen anzulegen (nach Weygandt l. c.).

Auch der *psychischen Behandlung* wird sich der Arzt in Verbindung mit den Eltern, den Erziehern und der Schule annehmen. Besonders auch in seiner Eigenschaft als Psychiater, dessen Tätigkeit ja zum größten Teil eine psychische Behandlung der Kranken darstellen soll. Die Gesichtspunkte seiner psychischen Therapie des abnormen Verhaltens der Erwachsenen haben sich ja auch bei den vielfachen Anomalien der geistigen Krankheitszustände des Jugendalters bewährt. Auch auf dem Gebiete der Heilerziehung und Heilpädagogik sind die bedeutsamsten und grundlegendsten Anregungen von physiologischen Gedankengängen und von ärztlicher Seite ausgegangen.

Die Arbeitstherapie bei Nervenkranken und die Übungstherapie bei Gelähmten bilden auch heute noch immer reiche Erkenntnisquellen für die Durchführung praktischer, psychischer Heilmethoden auch bei geistig und funktionell geschädigten Menschen. Man wird die Erkenntnisse und Erfahrungen mit denen aus der physiologischen Psychologie und der Kinderpsychologie verbinden, um beim jugendlichen heranwachsenden Menschen eine genügende wissenschaftliche Basis für sein praktisches psychotherapeutisches und heilpädagogisches Handeln zu haben.

Das praktisch wichtigste Gebiet, auf dem die psychische Behandlung durchgeführt wird, ist die *Hilfsschule* bzw. *Anstaltsschule*, die unter sich nur graduell verschieden sind. Ich will daher vor allem das Wesen der Hilfsschule schildern und die bei ihrer Arbeit zu beachtenden ärztlichen und hygienischen Gesichtspunkte. Die Hilfsschularbeit selbst hat sich als „Heilpädagogik" eine umfangreiche selbständige Stellung innerhalb der Pädagogik errungen und in vieler Hinsicht befruchtend auf diese zurückgewirkt.

8. Allgemeine psychiatrische Grundprinzipien der heilpädagogischen Behandlung.

Das Ideal des Erziehungserfolges muß darin gesehen werden, die dem Schwachsinn eigentümlichen antisozialen Tendenzen zu unterdrücken und den angeborenen Intelligenzdefekt durch Bildung des Charakters, Übung der Sinnesorgane und Aneignung praktischer Fertigkeiten wenn auch nicht auszugleichen, so doch mit Rücksicht auf die soziale Brauchbarkeit des Individuums erträglicher zu gestalten (STROHMAYER, 245).

Prinzip jeglichen Unterrichts muß es sein, beim schwachsinnigen Kinde nichts vorauszusetzen.

Bei der Zumessung des Lernstoffes für schwachsinnige Kinder muß die Erwägung maßgebend sein, daß nicht nur weniger, sondern auch anderes dargeboten werden muß als beim normalen Kinde, weil der Grund anders ist, auf dem man baut, und anders das Ziel, das man erreichen soll. Anschauung, Denken und Anwendung sind die drei Haupterfordernisse für die intellektuelle Förderung Schwachsinniger.

In allen Disziplinen wird man mit der gesteigerten Ermüdbarkeit und dem rasch erlahmenden Interesse durch kurzdauernde Anforderungen und Wechsel in der Darbietung entgegenkommen müssen.

Für alle Grade des Schwachsinns soll die Übung in der Handfertigkeit eine große Rolle spielen. Für viele Imbezille ist das Tun überhaupt der einzige Weg zur Auffassung und Förderung. Diese Kinder sitzen nutzlos die Jahre auf der Schulbank ab. Sie wissen nach 8 Jahren nicht mehr als nach zwei; der Buchstabe und die Zahl wirken auf sie lähmend und um so widerlicher, je älter sie werden. Alle theoretische Moralbelehrung gleitet an ihnen ab. Für sie ist nur die reelle Betätigung der belehrende Reiz und die Zucht der Arbeit ein Gegenmittel gegen intellektuelle Verkümmerung und moralische Verstocktheit.

Die ethische Zucht wird sich bei tiefstehenden Schwachsinnigen auf die Bekämpfung übler Angewohnheiten und niederer Triebe richten müssen, als da sind Schreien, Nägelkauen, Haare- und Kleiderreißen, Urinsalben und Onanieren. Beim Imbezillen und Debilen wird die Hauptsache sein, Laster (Lügen, Stehlen, Naschen, Ungehorsam usw.) durch strengste Beaufsichtigung zu verhindern; das Abgewöhnen geht viel schwerer. Strafen sind wenig wirksam, da viele Schwach sinnige das Ehrenrührige der Abstrafung nicht empfinden.

Bei aller augenblicklichen Zerknirschung vermissen wir die Nachhaltigkeit der Affekte. Noch während es „im Winkel steht", kann ein schwachsinniges Kind schon den Grund dieser Maßregelung vergessen haben. Darum hat bei ihm die Strafe auch nur Sinn, wenn sie der Tat auf dem Fuße folgt. Die Form der Strafe muß der Tat angepaßt werden. Körperliche Züchtigung (mit Ausschluß des Kopfes) kann man nicht unbedingt perhorreszieren. Ich rate aber zur tunlichsten Sparsamkeit, da sie aus den früher angeführten Gründen in vielen Fällen nur verrohend wirkt.

Jedenfalls soll sich jeder Erzieher bei schwachsinnigen Kindern vor jedem Schlage, den er führt, erst noch einmal Rechenschaft darüber geben, daß er einem abnormen Menschenkind gegenübersteht, dessen Handlungsmotive andere sind als beim normalen und deshalb auch anderen Strafvollzug erheischen.

9. Die Hilfsschule.

Ein bedeutungsvoller Zweig der Fürsorgeeinrichtung für die Schwachsinnigen ist *die Hilfsschule*, eine besondere Schule für „schwachsinnige" (schwachbegabte) Kinder, die sich bei der großen Anzahl (im Durchschnitt etwa 2—3%) der Volksschulkinder als notwendig erwiesen hat.

Eine zweckmäßige Erziehung und Unterweisung bewahren diese Kinder vor dem gänzlichen geistigen und sittlichen Verfall, dem sie sonst leicht ausgesetzt sind, wenn sie, wie früher, weiterhin als unbrauchbare Mitläufer untätig, sich selbst und anderen zur Last, verhänselt und verspottet, die Schulbänke drücken. Sie werden entweder reizbar oder apathisch und kommen auf die Vagabunden- und Verbrecherlaufbahn. Demgegenüber kann eine erfolgreiche Hilfsschularbeit die Zöglinge bis zu 60% fast völlig erwerbsfähig und 15% teilweise erwerbsfähig machen. Ein geschichtlicher Überblick soll den Werdegang der Hilfsschule zeigen. In jedem Ort von etwa 10 000 Einwohnern ist genügend Material für eine Hilfsschulklasse vorhanden; erfahrungsgemäß etwa 20 bis 30 Kinder. Etwa 50 000 Schwachsinnige sind wohl auf diese Weise unterrichtlich versorgt, doch wird mindestens dieselbe Zahl noch nicht versorgt sein; besonders die Fürsorge für das schwachsinnige Kind auf dem Land ist noch wenig gelöst. Die schlimmeren Fälle schickt man von dort meist in Idiotenanstalten mit angegliederter Hilfsschuleinrichtung. Eine eingehendere Darstellung des Hilfsschulwesens ist an dieser Stelle nicht möglich; es sollen nur die hauptsächlichsten sozialhygienischen Gesichtspunkte herausgestellt werden.

a) Wesen der Hilfsschule.

Das Wesen der Hilfsschule wird am besten erkannt an den grundlegenden Forderungen, welche die einstimmig beschlossene Resolution des ersten internationalen Kongresses für Schulhygiene (Nürnberg 1904) bezüglich der Hilfsschulen und der Hilfsschullehrkräfte aufstellt.

1. „Die Hilfsschulen wollen öffentliche Schulanstalten zur Erfüllung der gesetzlichen Schulpflicht für schwachbegabte Kinder bedeuten. Es ist darum Schulzwang für die Hilfsschule anzustreben.

2. Die Erziehung und Bildung der Hilfsschüler verlangt weitgehende Individualisierung und pädagogische und unterrichtliche Besonderheiten, die durch die Eigenart der Schwachbegabten bedingt werden. Die Besonderheiten bestehen in der Anpassung der Erziehungs- und Lehrmethode an die körperliche und seelische Verfassung der Schüler und in der Anwendung besonders geeigneter Lehr- und Lernmittel. Deshalb ist von den Lehrern der Hilfsschulen eine spezielle Vorbildung für ihre berufliche Tätigkeit zu fordern.

3. Die Lehrpläne und Lehrziele der Hilfsschulen haben Rücksicht auf die Eigenart der Schüler zu nehmen und Rechnung den Bedürfnissen des praktischen Lebens zu tragen. Erziehung und Unterricht sind vorzüglich so zu gestalten, daß ein ersprießliches Fortkommen in der Menschheit für die austretenden Zöglinge ermöglicht werde.

4. Die Hilfsschulen müssen ihren Zöglingen auch nach der Schulentlassung angemessene Fürsorge angedeihen lassen; zur Lösung ihrer umfangreichen Aufgaben verlangen sie die Mitwirkung aller menschlichen Gesellschaften, insbesondere der Ärzte, Geistlichen und Rechtsgelehrten."

b) Geschichte und Organisation der Hilfsschule.

Die Geschichte der Hilfsschule zeigt, daß sie aus einer medizinisch-pädagogischen Arbeit an den Schwachsinnigen herausgewachsen ist und auch jetzt noch ein wichtiges Feld dieser Arbeit darstellt, wobei die Pädagogik (Heilpädagogik) viele Anregungen aus der Medizin, Nervenheilkunde und Psychiatrie erhielt, und andererseits diese wieder befruchtend auf die ärztliche praktische Einstellung gegenüber diesen Defekten zurückwirkte.

K. F. Kerns Vortrag (Päd. Gesellschaft, Leipzig, 1863) über Erziehung und Pflege schwachsinniger Kinder stellte Errichtung besonderer Schulen allgemein als wünschenswert hin für solche Schüler, die in Volksschulen mit dem Durchschnitt nicht gleichen Schritt halten können. H. STÖTZNERS „Über Schulen für schwachbefähigte Kinder", erster Entwurf zur Begründung derselben (C. F. Winter, Leipzig 1864) beschrieb diese Einrichtungen genauer. Halle a. S. hatte bereits 1859 eine Hilfsklasse für nicht vollsinnige Kinder, entbehrte aber noch eines eigenen Lehrers und Raumes. Die KERN-STÖTZNERschen Anregungen wurden in Chemnitz (1860) und Dresden (1867) befolgt. Aus Hilfsklassen (in Berlin lange Zeit „Nebenklassen" genannt) entstanden „Hilfsschulen". Ärzte (P. SCHUBERT, Nürnberg; O. BERKHAN, Braunschweig) und Schulleute (H. KIELHORN in E., Braunschweig, W. REINKE, Berlin; P, TETZNER, Dresden u. a. m.) bearbeiteten die Hilfsschulfrage, die bald einen Siegeszug durch Preußen und Deutschland nahm. Das preußisch-deutsche Muster, in großen Städten aus sozialer und moralischer Notwendigkeit heraus ohne jede behördliche Beeinflussung gestaltet, wurde vom Ausland gerne aufgenommen und ausgebaut.

Die Notwendigkeit besonderer Klassen und Schulen für leichteste Formen des Schwachsinnes wurde von Vertretern der Idiotenanstalten erst angezweifelt. Nach C. BARTHOLDS Vortrag „Die Idiotenanstalten und die Hilfsschule, eine Grenzregulierung?" (1901) wurde jedoch die bereits eingeleitete Trennung der Arbeitsgebiete allmählich gutgeheißen. Das Verhältnis der Hilfsschule zur Volksschule wollte F. H. WITTE in seiner „Schulmännischen Erwägung" (Thorn: Lambeck 1901) hemmen, während SICKINGER, Mannheim, und die Waldschulbestrebungen nachahmenswerte Wege zur weiteren Entwicklung dieses Verhältnisses wiesen. TH. BENDAS Schrift „Die Schwachbegabten auf den höheren Schulen" (Teubner 1902) öffnete allgemein die Augen für die weiteren Aufgaben der Heilpädagogik.

In der Hilfsschule müssen Medizin und Pädagogik zusammen und miteinander wirken. Hilfsschüler sind nicht allein abnorm im Vorstellungs-, Gefühls- (Affekt-) und Willensgebiete. Auch körperliche Schwächen und Absonderlichkeiten sind zu berücksichtigen. Der Mediziner sei bewandert in Psychiatrie, Hygiene und medizinischer Pyschologie, der Pädagoge in Kinderpsychologie und pädagogischer Pathologie. Bei Aufnahmen in die Hilfsschule sind seelische Mängel und Besitzstände sowie körperliche Befunde nach bestimmten Fragen festzulegen, das vorschulpflichtige Leben und Elternhaus entsprechend zu berücksichtigen. Gewöhnlich räumt man dem Kinde in der Volksschule zunächst eine Beobachtungszeit ein und nimmt es erst nach einer gewissenhaften Prüfung in die Hilfsschule auf. In Preußen steht unter dieser Bedingung der Ortsschulbehörde die Befugnis zu, den regelmäßigen Besuch der der Hilfsschule zugewiesnen schulpflichtigen Kinder zwangsweise durchzusetzen. Beim weiteren Verbleiben in der Hilfsschule begleitet der Mediziner als beobachtender und beratender Schularzt den Hilfsschüler. Der Pädagoge hat Erziehung und Unterricht so zu gestalten, daß der Hilfsschüler ein möglichst brauchbarer und arbeitsfähiger Mensch wird.

Hilfsschulen sind entweder in einem oder mehreren Schulhäusern untergebracht. Knaben und Mädchen werden in Fähigkeitsklassen mit drei, vier oder mehr Stufen zusammen unterrichtet. Ein Austausch der sehr verschieden befähigten Schüler in einzelnen Fächern wird nicht überall gutgeheißen. Die Schülerzahl jeder Klasse beträgt etwa 12—25. Der Klassenlehrer führt seine Schüler möglichst durch alle Stufen. Auf einen Lehrplan, der die Ziele der Bildungsfächer umschreibt, darf nicht verzichtet werden; eine genaue Festlegung durchweg erreichbarer Stoffziele kann zur Zeit immer noch nicht erwartet werden. Zudem ist im Dienste der Schwachen Freiheit geboten. Neuerdings veröffentlichte Stoffpläne offenbaren zwar eine gewisse Routine, sind aber nicht als Muster anzuerkennen. Beim Lehrverfahren muß das stoffliche Interesse zurückstehen vor dem Bestreben, verminderte Funktionsfähigkeit von Organen des Hilfsschülers zu beheben und eine Bildungsfähigkeit zu schaffen, die seine Passivität in Aktivität umwandelt. Dazu sind Förderung des Stoffwechsels vielseitigste Körperbetätigung, erweiterte und vertiefte Veranschaulichung und insbesondere Sprech- und Willensentwicklung nötig.

Letztere verlangt eine psychologische Diätetik und pädagogische Seelsorge, die durch Beharrlichkeit das oft darniederliegende Selbstbewußtsein hebt und später der Gesamtheit zur Last fallende Abwege des leicht verbitterten Charakters unterbindet. Sorgsame Ausgestaltung von Individualitätenbildern ist auch für die weitere Lebensgestaltung des Hilfsschülers von Wichtigkeit. Ob Entlassung berechtigt nach sechjährigem Schulbesuch, der durch gesonderten Konfirmationsunterricht zum Abschlusse zu bringen ist, steht sehr in Frage. Möglichst verlängerte Schulpflicht und gesonderte Fortbildungsgelegenheit müssen angestrebt werden. Letztere bewahrt das in der Hilfsschule Erworbene und schult die Geistes- und Körperkräfte für späteres Erwerbs- und Geistesleben. Bei Erwägung für Berufswahl haben Fürsorgevereine und freiwillige Beiräte für die Förderung schulentlassener, schwachbegabter Kinder Hilfe zu leisten. Besondere Rücksicht erheischen die Rechtsverletzer unter den Minderbegabten. Gesellschaft und Staat müssen immer mehr einsehen, daß das, was für Erhaltung einer in ihren physischen und psychischen Kräften beengten Volksschicht ausgegeben wird, eine Versicherung bedeutet gegen größere Verluste der Gesamtheit; ferner ist jede Förderung der Armen an Geist und Körper eine Pflicht allgemeinen Menschentums. Die Hilfsschule kann ein pädagogisches Seminar und eine hohe Schule für alle Schulen sein! (Männel: Hilfsschulen, Handbuch des Kinderschutzes. Leipzig: Engelmann 1911).

Die Taubstummen- und Blindenanstalten, ebenso wie die Fürsorge- und Krüppelanstalten sind dazu übergegangen, auch in ihrem Betrieb Schwachsinnigennachhilfeklassen oder auch eigene Anstalten für dieselben einzurichten. Auch sämtliche sog. Idiotenanstalten, besonders soweit sie Jugendliche haben, besitzen jetzt mehr oder weniger ausgebaute Hilfsschuleinrichtungen.

c) Richtlinien zur Aufnahme schwachbegabter Kinder in die Hilfsschule.

Der Hilsschule sind alle Kinder zuzuweisen, welche in der Normalschule infolge mangelhafter geistiger Begabung in erzieherischer und unterrichtlicher Hinsicht nicht ausreichend gefördert werden können.

Als solche sind alle Kinder anzusehen, die bei regelmäßigem Schulbesuche zwei Jahre die Unterstufe der Volksschule (erstes Schuljahr) besucht haben, ohne das Ziel dieser Stufe voll erreicht zu haben; ferner diejenigen Kinder, bei denen nach einjährigem Schulbesuche oder bereits bei der Einschulung einwandfrei Schwachsinn festgestellt werden kann. Wegen geistiger Schwäche allein darf kein Kind vom Schulbesuch zurückgestellt werden. Um zu erreichen, daß möglichst alle schwachsinnigen Schüler in Zukunft den bestehenden Hilfsschulen zugeführt werden, ist zu fordern, daß grundsätzlich kein Kind aus der Grundschule ins Leben entlassen wird; geschieht dies im Einzelfalle doch, so ist der zuständigen Regierung über die Ursache Bericht zu erstatten.

Auszuschließen vom Besuche der Hilfsschule sind:

a) Kinder, die an Schwachsinn *höheren* Grades leiden; sie werden zu Beginn der Schulpflicht der Normalschule angenommen und nach eingehender Beobachtung von jeder Schulpflicht befreit;

b) verwahrloste, durch Krankheit oder andere äußere Umstände zurückgebliebene, aber geistig normale Kinder;

c) Kinder psychopathischer Konstitution ohne erhebliche Defekte im Erkenntnisleben;

d) blinde, taubstumme, schwerhörige und sehschwache Kinder höheren Grades mit Normalbegabung; schwerhörige und sehschwache Hilfsschüler kommen in besonders dazu eingerichtete Hilfsschulklassen, falls ihre Zahl dies ermöglicht;

e) epileptische Kinder.

Die Aufnahme in die Hilfsschule hat so zeitig wie möglich zu erfolgen. Für alle Kinder, bei denen Schwachsinn angenommen werden kann, ist frühzeitig ein Beobachtungsbogen (Aufnahmebogen für die Hilfsschule) anzulegen und bis zum 15. Januar eines jeden Jahres der Schulaufsichtsbehörde einzureichen. Diese veranlaßt eine eingehende Untersuchung durch den Schularzt und durch den Vertreter der zuständigen Hilfsschule. Ersterer prüft die erblichen und gesundheitlichen Verhältnisse des Schülers, letztere dessen geistiger Fähigkeiten. Auf Grund dieser Prüfungen trifft der zuständige Schulrat die Entscheidung für die Überweisung in die Hilfsschule.

Wird durch die Hilfsschule später festgestellt, daß ein Kind zu Unrecht überwiesen wurde, so ist Rückversetzung zu erwirken.

d) Fürsorgemaßnahmen für die Schwachsinnigen, die im Leben stehen.

Nach der Hilfsschule oder Anstaltslehrzeit bleibt noch eine gewaltige Arbeit der ständigen Hilfe und Unterstützung an den Schwachsinnigen, die im Leben stehen, von der menschlichen Gesellschaft zu leisten übrig, für die eine Menge Mittel und Kräfte der privaten und öffentlichen Fürsorge zur Verfügung stehen müßten.

Der Schwachsinnige ist außerordentlich vom Milieu abhängig. Sich selbst überlassen, sinkt er allzu leicht und immer wieder, deswegen ist eine Stützung und Nachhilfe, eine dauernde Befürsorgung notwendig. Die Basis, von der eine solche ausgehen kann, könnte die Hilfsschulorganisation in Verbindung mit öffentlichen und privaten Wohlfahrtseinrichtungen sein. Eine fachärztliche Mithilfe ist auf diesem Gebiete freilich unerläßlich, ebenso wie es wertvoll wäre, wenn die Lehrerschaft der Hilfsschule, die nun doch die Schwächen und Stärken der Schwachsinnigen am genauesten kennt, bei der Arbeit zur intensiven Mitwirkung interessiert bliebe.

Die Fürsorgebestrebungen, die von der Basis der Hilfsschule ausgehen können und bei denen vor allem auch eine fachärztliche Mithilfe wertvoll und notwendig ist, sind folgende:

1. *Für alle geistig Zurückgebliebenen*, die dessen bedürftig sind:

a) Ermöglichung einer besseren Pflege, Kleidung und Nahrung.

b) Einrichtung von Kinderheimen, Horten (Tagesaufenthalt und Beköstigung) und einer geeigneten Ferienpflege.

c) Unterbringung der bedürftigen Kinder in passenden Pflegeanstalten, je nach Lage des Falles in Privat- oder Anstaltspflege.

d) Rechtzeitige Überweisung an die geeigneten Lehr- und Erziehungsanstalten.

e) Bestellung von Fürsorgern und fachmännischen Beiständen, welche die Erziehung der Pfleglinge fortgesetzt überwachen, für zweckmäßige Verwendung der Vereinsmittel als Organe des Vorstandes Sorge tragen und Eltern, Vormünder, Pfleger, Arbeitgeber, Dienstherrschaften beraten und belehren helfen.

f) Bildung von Erziehungs- und Schulausschüssen an den beteiligten Schulen.

2. *Für die Schulentlassenen*:

a) Im Einvernehmen mit den Eltern, Vormündern und Lehrern die Jugendlichen möglichst schon vor der Entlassung aus der Schule in der Wahl ihres Berufes zu beraten.

b) Zuverlässige Lehrherren und Arbeitgeber nachzuweisen, welche eine gute erziehliche Einwirkung auf die Jugendlichen und ihre tüchtige gewerbliche Ausbildung gewährleisten.

c) Für diese Jugendlichen, wenn sie am Aufenthaltsort einen geeigneten Familienanschluß nicht haben, die Fürsorge zu übernehmen.

d) Im Anschluß an die Fortbildungskurse Lehrlingsabende und Lehrlings- und Mädchenheime einzurichten, um die Schulentlassenen zur rechten Benutzung ihrer arbeitsfreien Zeit anzuhalten.

e) Besonders bedürftigen Jugendlichen durch Vermittlung von Stipendien, Unterstützung aus bestehenden Stiftungen, Vereinen und Kassen zu einer ausreichenden Bildung zu verhelfen.

f) Gewährung von Beistand in besonderen Notlagen und Gefahren, welche ihnen im öffentlichen Leben infolge ihrer krankhaften Veranlagung drohen.

Ganz besonders wichtig erscheint auch der zuletzt angeführte Punkt. Unsere Gesetzgebung hat sowohl im Reichsstrafgesetzbuch von 1872 als auch besonders im Jugendgerichtsgesetz vom 16. Februar 1923 diesen Anforderungen Rechnung getragen. Die Jugendlichen werden besonderen Jugendgerichten zugewiesen, die keine Strafgerichte, sondern erzieherische Gerichte sind. Ganz allgemein gilt Jugend, d. h. noch nicht vollendetes 18. Lebensjahr, als Strafausschließungs- bzw. Minderungsgrund (§§ 2 und 9), in weit höherem Maße aber verminderte Zurechnungsfähigkeit, denn wenn ein Jugendlicher, d. h. 14—18jähriger (§ 1) eine mit Strafe bedrohte Handlung begeht, so ist er nach § 3 des Jugendgerichtsgesetzes nicht strafbar, wenn er zur Zeit der Tat nach seiner geistigen und sittlichen Entwicklung unfähig war, das Ungesetzliche der Tat einzusehen oder seinen Willen dieser Einsicht gemäß zu bestimmen. Erfüllt er dagegen den Tatbestand eines Strafgesetzes, so kann nach §§ 5 und 6 das Gericht neben oder an Stelle von Strafe auf Erziehungsmaßregeln erkennen, deren Auswahl und Anordnung aber dem Vormundschaftsgericht überlassen bleiben. Als Erziehungsmaßregeln sind nach § 7 zulässig:

1. Verwarnung.
2. Überweisung in die Zucht der Erziehungsberechtigten oder der Schule.
3. Auferlegung besonderer Verpflichtungen.
4. Unterbringung.
5. Schutzaufsicht.
6. Fürsorgeerziehung.

Art und Weise der Handhabung der unter 5 und 6 genannten Schutzaufsicht und Fürsorgeerziehung ist im Reichsgesetz für Jugendwohlfahrt vom 9. Juli 1922 und in dem Ausführungsgesetz vom 29. März 1924 ausführlich geregelt.

Aber nicht nur der Richter allein ist bemüht, Grund und Grad der minderen Zurechnungsfähigkeit zu erkennen und richtig zu beurteilen und zu bewerten, sondern Jugendfürsorge — kommunale und solche von evangelischen und katholischen Fürsorgeämtern bestellte — Lehrer und Psychiater können und wollen ihn bei seiner Aufgabe unterstützen, um dem kriminell gewordenen Schwachsinnigen eine möglichst gerechte Behandlung zuteil werden zu lassen. Die Jugendgerichte sind nämlich als Schöffengerichte besetzt mit einem bzw. zwei Amtsrichtern, von denen der eine zugleich Vormundschaftsrichter sein soll, und zwei bzw. drei Schöffen, die auf Vorschlag des Jugendamtes ernannt werden. Hier müßte das Jugendamt erfahrene Pädagogen und Psychiater heranziehen, denen es im Verein mit den Richtern gelingen muß, Entscheidungen zu treffen, die der Bildung, der Zurechnungsfähigkeit und der Besserung des Schwachbegabten Rechnung tragen. Die Angelegenheit ist wichtig: denn wenn die Zahl der geistig Minderwertigen im Verhältnis zur Gesamtbevölkerung etwa 1—2% beträgt, so finden sich in der Verbrecherwelt 30—40% Schwachbefähigte.

e) Stellung und Tätigkeit des Hilfsschularztes.

1. Jede Hilfsschule hat einen Hilfsschularzt nötig, der sich zunächst mit den allgemeinen schulhygienischen Fragen befaßt.

2. Der Hilfsschularzt wirkt ferner mit als Gutachter und Berater bei der Aufnahme der für die Hilfsschule geeigneten Kinder.

3. Er hat die häufigen körperlich kranken und gebrechlichen Kinder zu untersuchen, zur Behandlung zu bringen und zu überwachen oder sie womöglich auch selbst zu behandeln.

4. Der Hilfsschularzt berät den Lehrer ferner bei den anormalen seelischen Erscheinungen seiner Zöglinge (Reizbarkeit, Ungezogenheit, Stimmungsschwankung, Unaufmerksamkeit, große Ermüdbarkeit, periodische Trägheit, Verwirrtheit, Triebhandlungen, Unzucht, Lügen, Vagabundieren, intellektueller Rückgang, Sonderanlage, seelische Ausfallserscheinungen).

5. Er ist der Anwalt der Kinder für die Zuwendung öffentlicher hygienischer Wohlfahrtseinrichtungen.

6. Er hilft dem Lehrer durch Beratung und Eintreten bei der Versetzung ungeeigneter Zöglinge und besonders auch bei der Berufsberatung und Unterbringung der reifen Schüler.

7. Da die Hilfsschule infolge des eigenartigen körperlich-seelischen Charakters ihrer Schüler auch ihre eigenen Ziele und ihre eigene Methodik haben muß, so ist dahin zu wirken,

daß die Schulaufsicht gesonderte Schulkonferenzen für die Hilfsschullehrer abhält (wenigstens an Orten oder in Gegenden mit vielen Hilfsschulklassen). — In diesen Konferenzen ist bei geeigneten hygienischen und psychopathologischen Fragen und Maßnahmen die Mitwirkung eines psychiatrisch vorgebildeten Hilfsschularztes sehr fruchtbringend.

8. Er hilft mit bei der Volksaufklärung über die moralische und wirtschaftliche Bedeutung der Hilfsschule und über die Bedeutung einer vernünftigen Individual- und Rassenhygiene.

9. Das Amt eines Hilfsschularztes sollen nur solche Ärzte erlangen, welche die besonderen persönlichen Eigenschaften besitzen und speziell vorgebildet sind.

10. Es erscheinen eigene Seminare für die Hilfsschularbeit (heilpädagogische Seminarkurse oder Seminare) als die zweckmäßige Lösung der Ausbildungsfrage.

Mancherlei Kurse und Ausbildungsmöglichkeiten wurden von ärztlich pädagogischer Seite mit Beginn des vorigen Jahrhunderts eingerichtet, bis die preußische Regierung zuerst die Bestrebungen zusammenfaßte in einem „Heilpädagogischen Seminar". Am 17. November 1913 wurde das erste dieser Art in Essen mit 120 Teilnehmern (bei 400 Meldungen!) aus dem ganzen Industriebezirk und aus allen Schichten der ärztlichen und pädagogischen, ebenso der theologischen und juristischen Kreise von Herrn Geh. Oberregierungsrat HEUSCHEN im Auftrage des preußischen Kultusministeriums eröffnet unter Anteilnahme der Kommunal-, Provinzial- und Regierungsbehörden. Durch den Krieg gehemmt, ist es seit dem Jahre 1924 wieder im Aufbau begriffen. Es zeigt eine pädagogische und eine medizinische Abteilung, die beide hinsichtlich ihrer Dozenten und Stoffgebiete selbständig sind.

Neuerdings ist nun vor allem durch die psychiatrische Klinik und das Forschungsinstitut in München in Verbindung mit dortigen Hilfsschullehrerkreisen die Idee eines „Heilpädagogischen Seminars" ebenfalls aufgegriffen worden. Es werden laufende Kurse von einjähriger Dauer dort zur Ausbildung von Lehrern an Hilfsschulen und an verwandten Anstalten abgehalten, ebenso in Berlin-Charlottenburg.

Es ist auch schon die Frage erörtert worden, ob das Münchener Seminar der medizinischen oder der philosophischen Fakultät angegliedert werden solle. Ich halte die Angliederung an die psychiatrische Klinik und Forschungsanstalt für die ersprießlichere Lösung, weil doch die meisten Erkenntnisquellen und auch die letzten Behandlungsmaximen bei kranken Menschen sich aus ärztlich therapeutischen Gesichtspunkten ergeben, hier besonders im Sinne einer allseits ausgebauten Psychotherapie, die in der „Heilerziehung" eine Brücke finden könnte nach dem Gesamtgebiete der Erziehung. Da eine Lösung noch nicht vor der Tür steht, wird die Entwicklung der Dinge wohl Gelegenheit geben, an anderer Stelle die Frage eingehender zu behandeln.

Von größter Bedeutung sind weiter die „Heilpädagogischen Kongresse", die in München mit einer stetig wachsenden Besucherzahl von einigen hundert Fachleuten aus den deutschsprachlichen Gebieten 1922/24/26 stattfanden. Von ärztlicher Seite war es besonders ISSERLIN, von pädagogischer EGENBERGER, die sich um das Zustandekommen dieses Kongresses und der sie tragenden „Gesellschaft und Forschungsinstitut für Heilpädagogik" sehr bemühten. Es wird ein ausführlicher „Bericht über die Kongresse für Heilpädagogik" in München jedesmal nach den Verhandlungen herausgegeben im Verlag Julius Springer, Berlin. Die Bewegung darf größte Aufmerksamkeit und das Interesse der psychiatrischen Fachwelt beanspruchen, besonders bei der enormen Ausdehnung, die durch das Jugendwohlfahrtsgesetz auch die Fürsorge der defekten Jugendlichen beanspruchen wird.

Die ab Mai 1926 errichteten Ausbildungslehrstätten der Volksschullehrerschaft, die „Pädagogischen Akademien", haben bis jetzt unter ihren 16 Dozenten noch keinen Fachvertreter für die Psychopathologie des Jugendalters. Sie sind freilich in ihrem Betrieb und in ihrer Entwicklung noch nicht so abgeschlossen, als daß man jetzt schon endgültig Urteil und Kritik üben könnte. Immerhin kann es der Psychiatrie nicht gleichgültig sein, ob, wie und von wem die 130 000 deutschen Lehrer und Lehrerinnen auf die geistigen Defektzustände des Kindesalters in ihrer Ausbildungszeit gebührend hingewiesen werden.

Von fachärztlicher Seite erwartet man, daß bei der Neuregelung der Lehrerbildung im Interesse der Lehrerschaft selbst und vor allem im Interesse der körperlichen und geistigen Gesundheit und Ertüchtigung der Schuljugend

a) die Fragen der biologischen Anthropologie und der Kinderkunde (Pädologie),

b) die Fragen der körperlichen und geistigen Hygiene (der Schulhygiene, der Leibesübungen und des Sportes) mit Einschluß der Hygiene des Lehrberufes und

c) die Fragen der Erkennung und Behandlung nervös und psychisch abnormer Kinder und Jugendlicher in viel weitgehenderem und gründlicherem Maße als bisher behandelt werden, und

d) daß an den zukünftigen Lehrerakademien Fachleute, d. h. Ärzte, als Dozenten für diese Lehrstoffe wirken werden.

Ebenso erachtet man es von pädagogischer Seite für dringend geboten, daß bei der bevorstehenden Neuordnung der Lehrerbildung die Ausbildung der Lehrstudenten

a) in der Biologie des Kindes,

b) in der Gesundheitslehre,

c) in der Kenntnis des geistig abnormen Kindes hinsichtlich seiner unterrichtlichen und erziehlichen Schwierigkeiten,

d) in der Hygiene des Lehrberufes in hochschulmäßiger Form durch Fachleute gesichert ist (s. Medizinisch-pädagogische Umschau, Nr. 1, 1925. Bochum: Schürmann & Klagges).

Literatur.

Weygandt, W.: Idiotie und Imbezillität. Leipzig u. Wien: Franz Deuticke 1914. — Vogt, H.: Epilepsie. Leipzig u. Wien: Franz Deuticke 1915. — Dannemann, Schober, Schulze: Enzyklopädisches Handbuch der Heilpädagogik. Halle a. S.: Karl Marhold 1911. — Heller, Schiller, Taube: Enzyklopädisches Handbuch des Kinderschutzes und der Jugendfürsorge. Leipzig: W. Engelmann 1911. — Fuchs, A.: Schwachsinnige Kinder. Gütersloh: Bertelsmann 1922. — Demoor: Die anormalen Kinder. Altenburg: Oskar Bonde 1912. — Schulze: Die Berufsbildung des Hilfsschullehrers. Halle a. S.: Hermann Schroedel 1917. — Henze, Schulze: Die Hilfsschule. Halle a. S.: Karl Marhold 1913. — Illberg: Irrenanstalten, Idioten- und Epileptikeranstalten. Jena: Gustav Fischer 1904. — Vogt: Die Epilepsie im Kindesalter. Berlin: S. Karger 1910. — Horion: Die rheinische Provinzial-Verwaltung. Düsseldorf: L. Schwann 1925. — Strohmayer: Psychopathologie des Kindesalters. Tübingen: H. Laupp 1910. — Meltzer: Der Katharinenhof. Großhennersdorf: Meltzerstiftung 1925. — Schreff, Steinhaus: Das schwachsinnige Kind in der normalen Volksschule. Arnsberg: J. Stahl 1913. — Meltzer: Die staatliche Schwachsinnigenfürsorge im Königreich Sachsen. Dresden: Bleyl & Kämmerer 1904. — Alt: Über familiäre Irrenpflege. Halle a. S.: Karl Marhold 1899. — Bresler: Deutsche Heil- und Pflegeanstalten für psychische Kranke in Wort und Bild. Halle a. S.: Karl Marhold 1912. — Meltzer: Der Anstaltsarzt in der Anstalt für Schwachsinnige, seine praktischen und wissenschaftlichen Aufgaben, seine Stellung. Aus: Enzyklopädisches Handbuch der Heilpädagogik. Halle a. S.: Karl Marhold 1911. — Moeli: Gesetzliche Bestimmungen, Ministerialerlaß. Aus: Die Fürsorge für Geisteskranke und geistig Abnorme. Halle a. S.: Karl Marhold 1915. — Zeitschrift für Kinderforschung, Berlin: Springer. — Meltzer-Gürtler: Zeitschrift für Behandlung Schwachsinniger. Halle a. S.: Marhold. — Stritter-Meltzer: Deutsche Anstalten für Schwachsinnige, epileptische und psychopathische Jugendliche. Halle a. S.: Marhold 1912. — Henze: „Die Hilfsschule" in Vogt-Weygandt: Handbuch der Erforschung des jugendlichen Schwachsinns. Jena: Fischer 1911.

V. Vorbeugung der jugendlichen Defektzustände.

Sozialhygienische Aufgaben für die nächste Zukunft.

Im allgemeinen entspricht die Berücksichtigung dieses wichtigen Gesichtspunktes der Vorbeugung geistiger Störungen überhaupt. Immerhin kommen noch ein paar besondere Umstände für jugendliche Defektzustände in Betracht. Die *erbliche Belastung* spielt gerade bei den jugendlichen Defektzuständen eine große verhängnisvolle Rolle. Fast durchweg handelt es sich um eine gleichnamige Vererbung bei den leichteren Zuständen. Die Fälle mit erheblicheren Defekten gelangen ja zum Glück meist nicht zur Heirat und Fortpflanzung. Wir sehen in manchen Familien mit manisch-depressiven Fällen auch gelegentlichen angeborenen Schwachsinn; aber auch in Familien mit Dementia praecox können jugendliche Defektzustände auftreten.

Hier muß eine viel intensivere Eheberatung der Jugend und Steigerung ihres Verantwortungsgefühls *vor* der Verlobung einsetzen!

Die Ehe von Schwachsinnigen und besonders unter Schwachsinnigen muß mit allen Mitteln verhindert werden.

Die Frage der Sterilisierung darf nicht mehr unerörtert und ungelöst bleiben.

Erst in den letzten Jahren ist man auf die außerordentliche Bedeutung der erblich übertragenen *Syphilis* für die jugendlichen Defektzustände verschiedener Art aufmerksam geworden.

Ganz besonders wichtig ist auch der *Alkohol der Eltern* für die angeborene oder früh auftretende geistige Minderwertigkeit der Kinder. Die verschiedensten Formen jugendlichen Defekts können dadurch angebahnt werden, vor allem können auf der Basis eines durch den Alkohol der Erzeuger von vornherein minderrüstigen Gehirns entzündliche Schädlichkeiten auftreten und Hydrocephalie, Encephalitis, Mikrocephalie usw. hervorbringen. In manchen Fällen war zu beobachten, daß ein Trinker zunächst schwachsinnige Kinder, nach dem Abstinentwerden aber geistig normale Kinder zeugte. Auch daß der Rausch während der Zeugung eine besonders verhängnisvolle Wirkung haben kann, läßt sich auf Grund mancher Erhebungen annehmen, allerdings ist dabei zu berücksichtigen, daß es sich da doch vielfach um an sich schon alkoholisch geschwächte Individuen handeln mag. Die Angelegenheit ist wichtig genug, daß jeder Hausarzt den jungen Eheleuten und vor allem der Frau auch in der Gravidität die großen Gefahren vorhalten sollte. Gerade in der Schwangerschaftszeit wurde vielfach den Frauen als vermeintliches Stärkungsmittel Bier oder Wein empfohlen; selbst in einer Schrift von Berkahn findet sich der Rat, daß Mütter, die mehrere frühgeborene oder schwachsinnige oder an Krämpfen verstorbene Kinder zu beklagen hatten, während der Schwangerschaft abwechselnd in der einen Woche Lagerbier, in der folgenden Rotwein trinken sollten. Vor derartigen Berkhanschen Maßregeln ist zu warnen.

Zu beachten sind auch die Feststellungen über die ursächlichen Beziehungen der schweren *mongoloiden Degeneration*, daß vor allem die letzten aus kinderreichen Familien, die Kinder relativ alter Mütter und die Kinder von im Alter weit voneinander abweichenden Eltern eher erkranken können. Besonders letzterem Umstand sollten die Ärzte, die ja gelegentlich um ihren Rat bei einer bevorstehenden Verehelichung eines stark altersdifferenten Paares gefragt werden, mit aller Bestimmtheit zur Geltung bringen.

Die *Geburt* selbst, vor allem ihre allzulange Dauer, wie auch besonders starker Druck auf den Schädel, ist als sehr gefährlich in der Hinsicht der Entstehung des jugendlichen Schwachsinns anzusehen, und es ist auf alle Fälle eine möglichste Erleichterung des Geburtsaktes anzustreben.

Daß die *Ernährung* mit Mutter- und Ammenmilch vorzuziehen ist, dafür sprechen ja allgemeine hygienische Gründe; aber auch gerade die Gefahr der Spasmophilie und der Rachitis sprechen gegen die Kuhmilchernährung.

Infektiöse Krankheiten sind im Kindesalter bei Belasteten und schwächlichen Kindern besonders bedenklich wegen der Gefahr einer Miterkrankung des Zentralnervensystems.

Im übrigen kommen die allgemeinen hygienischen Gesichtspunkte der Hygiene des Kindes- und Jugendalters in Betracht, ganz besonders aber ist auf vollständige, bedingungslose Alkoholabstinenz der Jugend der größte Nachdruck zu legen.

Im allgemeinen liegt die Materie Idiotiewesen nach Forschung und Fürsorge selbst den Ärzten noch fern und auch die Laien wissen ziemlich wenig von diesen Dingen, abgesehen von Hilfsschullehrern und Jugendrichtern, weil der Stoff in den populären medizinischen Schriften meistens überhaupt nicht erwähnt wird. Es ist deswegen hier in diesem Handbuch der sozialen Hygiene wohl angebracht, auf die Zustandsbilder der geistigen Defekten des Jugendalters näher einzugehen. Da muß man nun zugleich darauf hinweisen, daß diese Gruppe von Krankheiten nicht im entferntesten soweit geklärt ist, wie andere medizinische Gebiete. Das hat erstens seinen geschichtlichen Grund darin, daß die Schwachsinnigen und jugendlich Abnormen in früherer Zeit fast ganz und noch bis in unsere Tage in überwiegender Mehrzahl nicht unter psychiatrischer Obsorge standen, sondern meistens von Laien, von Pädagogen und Geistlichen betreut wurden.

Die Psychiatrie hatte sich aber auch wenig dem Stoff zugewandt, einerseits, weil die klassischen Krankheitsbilder bei den Erwachsenen in den Vordergrund rückten, andererseits, weil sich das Stoffgebiet der Idiotie für die Erforschung außerordentlich refraktär erwies.

Der Tätigkeit der Forscher eröffnet sich hier ein großes, fruchtbares Feld. Die normale und pathologische Anatomie des jugendlichen Schwachsinns, namentlich seiner tieferen Stufen, die Untersuchung der Entwicklungsdefekte des Gehirns ist geeignet, uns nicht allein in den Mechanismus des Aufbaues unseres höchst organisierten Organs neue Einblicke zu eröffnen, sondern gibt auch Hinweise auf die Grundlage seelischer Vorgänge. In gleicher Weise liefert die psychologische Betrachtung dieser tiefsten Stufen der cerebralen Funktion uns Hilfsmittel zum Verständnis der wegen ihrer Kompliziertheit so schwer zugänglichen Höhen der normalen Funktion. Vielleicht eröffnet diese Betrachtung — die anatomische, wie die psychologische — ausgehend von den primitivsten Stufen unseres Seelenlebens und ihrer Grundlagen einen neuen Weg zur Erforschung der Psyche und ihrer Erkrankungen. Die physiologische Betrachtung, besonders das Gebiet der Stoffwechselanomalien, die innere Sekretion unter anderem wird, wie es in der Schilddrüsentherapie des Kretinismus usw. schon eines der glänzendsten Resultate ärztlich-wissenschaftlicher Forschung gezeitigt hat auch weitere Wege der Erkennung und Heilung eröffnen. Die klinische Betrachtung hat seit den kurzen Jahren, in denen unser Gebiet von einigen Seiten direktere Beachtung findet, interessante und wertvolle Ergebnisse gezeitigt und in ihrer Art völlig neue Typen von Krankheiten gelehrt. (Familiäre amaurotische Idiotie, Mongolismus.)

Der Begriff der Idiotie löst sich in eine Unzahl eigenartiger, unter sich differenter Krankheiten auf; Weg und Ziel der Forschung, der ärztlichen Arbeit am Krankenbett, der Therapie, erfordert individualistisches Erkennen. Vornehmlich sind mit den Psychiatern und Neurologen besonders Kinderärzte und die Spezialisten der Sinnesorgane (Auge, Ohr usw.) an dem bisherigen Fortschritt beteiligt. Allen Teilen erwächst auch fernerhin hier ein großes Feld des Schaffens.

Nicht weniger wichtig ist die Betrachtung vom Standpunkt des *Pädagogen*. Durchaus eigenartig und nicht gering sind die Anforderungen des Unterrichts und der Erziehung der Schwachsinnigen. Er fordert psychologischen Scharfblick, Wissen und Können, die schlummernden Kräfte zu wecken und ihre Betätigung in die rechte Bahn zu lenken. In dem großen Heer der Schwachsinnigen liegt auch eine Summe guter Kraft; in der Hand des tüchtigen Lehrers und Erziehers kann diese Kraft zu tauglicher Arbeit nutzbar werden, ohne diese

Leitung liegt sie brach oder vermehrt die Verbrechen. Vielmehr als in der Norm ist gegenüber Schwachsinnigen die pädagogische Aufgabe in jedem Fall ein neues Problem. Faßt man den Begriff dieser Aufgabe weiter und versteht man darunter nicht nur die Anerziehung schulmäßigen Wortwissens, sondern alle Art erzieherischer Tätigkeit, Anleitung zur praktischen Betätigung, mechanische Fertigkeiten, planmäßige Erziehung zur Arbeit für den einzelnen Fall, so liegt hier einer der Hauptpunkte und der wichtigsten Aufgaben des ganzen Gebietes. Das Treffliche, was auf diesem Gebiet geleistet ist, in Anstalten, Hilfsschulen, Kolonien usw., lenkt den Blick auf die Fülle dessen, was noch zu tun bleibt.

Ein wichtiges Gebiet liegt in der *sozialen* Seite des Schwachsinns. Hier sind es vornehmlich die leichteren Stufen, welche den Juristen, den Sozialtheoretiker, den Arzt und den Erzieher zusammenführen. In der Fürsorgeerziehungsgesetzgebung sind neue Wege eröffnet, den sozialen Schäden jugendlicher Verwahrlosung zu begegnen. Auch der soziale Defekt kann als eine Krankheit betrachtet werden, der überaus oft auf körperliches oder geistiges Gebrechen zurückzuführen ist. So weist auch die Erfahrung mit dem Fürsorgeerziehungsgesetz hin auf die soziale Bedeutung der angeborenen oder früh erworbenen geistigen Minderwertigkeit, sie zeigt zugleich der sozialgesetzgeberischen, der kriminalistischen und forensischen Betrachtung neue Aufgaben und alte Erfahrungen in neuem Lichte.

Es ließe sich noch manches namhaft machen. So wird für die Erforschung des Schwachsinns eine enge Fühlung mit der Forschung der normalen Geistesentwicklung im Kindesalter unerläßlich sein, und so auch wird unser kinderpsychologisches Wissen aus der Kenntnis der auf verschiedenen Stufen gehemmten Entwicklung der kindlichen Psyche, aus den Rudimenten des psychischen Geschehens neue Anregung schöpfen. So wird die Bearbeitung dieses Gebietes auch über seinen Kreis hinaus in die verschiedenen Interessengebiete hinein befruchtend und anregend wirken können (H. VOGT, W. WEYGANDT).

Aber Mittel und Einrichtungen zu diesem Zweck sind noch sehr dürftig, und die Klage BRESLERS (Psych.-Neurol. Wochenschr. 1926, Nr. 48) ist leider allzu berechtigt:

„Wer in dem psychiatrischen Beruf tätig ist und täglich die schmerzliche Frage der Angehörigen Geisteskranker nach dem Warum? und Woher? und Wohin? beantworten soll und möchte, der Angehörigen, deren Antlitz gar oft vom Gram des Selbstvorwurfs zerfurcht ist, — der blickt nicht ohne Neid auf die großartigen Erfolge der Seuchenbekämpfung und überhaupt die der Ursachenforschung und -bekämpfung auf den anderen Gebieten der Medizin.

Aber wir kämpfen auf einem ganz anders gearteten, viel schwierigeren Boden und dabei doch entfernt nicht mit den Mitteln und Hilfen, wie sie dort zur Verfügung stehen. Die Ursachenerforschung, die Grundlage aussichtsreicher Behandlung und Vorbeugung, müßte auf dem Gebiete der Geisteskrankheiten ganz anders betrieben werden als bisher; eigentlich geschieht darin ‚offiziell' überhaupt nichts. Es gibt ein Reichsgesundheitsamt, aber es befaßt sich nicht mit der *geistigen* Gesundheit! Auch in den Ländern gibt es nichts hierfür. Es gibt hygienisch-bakteriologische Institute, aber keine hygienisch-psychischen!" —

Möge ein aufstrebendes Kulturvolk, das neue Deutschland, das den unbeugsamen Willen zum „nationalen" Leben bekundet, vor allem auch Mittel und Wege finden, *die biologischen Grundlagen seines „nationalen"* (von nasci, geboren werden!) *Daseins*, die Wurzeln der körperlichen und geistigen Kräfte seines Volkes und ihre schweren Schäden zu erforschen! Möge es rechtzeitig den Mahnruf einer vorsorgenden und vorausschauenden Sozialhygiene hören!

Fürsorge für Geisteskranke.

Von

EUGEN MATTHIAS

Lübeck.

Ein besonders trauriges Kapitel aus der Geschichte früherer Jahrhunderte stellt die Behandlung und Unterbringung der Irren dar. Den Anschauungen der Zeit entsprechend wurden diese unglücklichen Kranken, sobald die eigene Familie nicht mehr für sie sorgen konnte oder nicht mehr mit ihnen fertig wurde, in besonderen Verließen, in Gefängnissen oder noch früher in besonderen „Narrenhäuslein" eingesperrt. Wie wilde Tiere stellte man diese armen Menschen öffentlich zur Schau. Sie fristeten ihr Dasein von den Almosen, die ihnen neugierige Besucher zuwarfen. So gab es in Hamburg im Jahre 1376 in einem Turm der Stadtmauer eine „Thoren- oder Tollenkiste". In Braunschweig stand 1390 eine „Dorenkiste" unter Aufsicht der Büttel (1). In Lübeck werden 1471 die sog. „dorden Kisten" urkundlich erwähnt; es waren dies hölzerne Baracken mit vergitterten Fenstern, in denen die Irrsinnigen, die nicht in der Familie bleiben konnten, von den Gerichtsdienern überwacht wurden (2).

Nur vereinzelt finden wir in früheren Jahrhunderten private und kirchliche Stiftungen für Irre. In Metz gab es um 1100 eine Stiftung, welche ausschließlich Geisteskranken Schutz und Pflege gewährte. In Zürich wird vom Ende des 12. Jahrhunderts ein Spital „auch für Irre" erwähnt. In einer Chronik von Elbing von 1326 findet sich eine Notiz, daß ein „Dollhausz" gestiftet wurde, wobei es sich wahrscheinlich aber um eine Abteilung in einem Leprosenheim handelte. Nürnberg hatte 1460 ein „Narrenhäuslein" für Geisteskranke. In Köln nahmen die Alexianer im 13. Jahrhundert in ihrem Kloster Geisteskranke zur Pflege auf (1).

1322 gab es in Pforzheim ein Spital für elende und arme Sieche, auch für Geistesgestörte (3). Später schickte man die Irren vielfach in die Aussatzhäuser, die vom Beginn des 16. Jahrhunderts ab infolge Erlöschens des Aussatzes leer wurden (4). In Lübeck wurde 1602 ein „Unsinnigenhaus" erbaut (2).

Ebenso unwürdig und unmenschlich wie die Unterbringung war im allgemeinen auch die Behandlung der Irren in diesen Zeiten. Vielfach wurden sie an Ketten geschmiedet wie gemeine Verbrecher eingesperrt, bis der Tod sie von ihren Leiden erlöste. Vereinzelte Ärzte traten schon im 16. und 17. Jahrhundert mit der Ansicht hervor, daß die Irren Kranke seien, die demnach auch wie Kranke behandelt werden müßten. Aber ihre Stimmen drangen nicht durch, bis dann PHILIPP PINEL (1745—1826) in Paris es durchsetzte, daß die Geisteskranken nicht mehr als Verbrecher angesehen wurden, sondern als Kranke den Ärzten zur Behandlung übergeben wurden. Von PINELS Schüler ESQUIROL wurde 1817 die erste psychiatrische Klinik in Paris eröffnet. In Deutschland war es JOH. CHRIST. REIL (1759—1813), der sich mit denselben Anschauungen durchsetzte und sie zur allgemeinen Geltung brachte, während von JOH. CHRIST. LANGERMANN (1768—1832) im Jahre 1803 die erste „psychische Heilanstalt“ in Deutschland geschaffen wurde (2a, 2b).

Im allgemeinen taten die Städte auf diesem Gebiete nicht allzuviel. Und noch bis in das 20. Jahrhundert hinein bildeten Geisteskranke und Geistesschwache einen großen Prozentsatz der Verwahrlosten, der Bettler und Landstreicher (5). Private und kirchliche Wohlfahrtspflege nahmen sich freilich auch immer mehr dieser Kranken an. Aber ihre Einrichtungen konnten bei weitem nicht das vorhandene Bedürfnis befriedigen; bis dann allmählich im 18. und 19. Jahrhundert sich der Grundsatz durchsetzte, daß es öffentliche Pflicht sei, für alle körperlich und geistig minderwertigen Mitglieder der menschlichen Gesellschaft zu sorgen.

Mit dem *Reichsgesetz über den Unterstützungswohnsitz* vom 6. Juni 1870, abgeändert am 12. März 1894 und am 30. Mai 1908, wurde dann in Deutschland gesetzlich festgelegt, daß jedem Deutschen im Falle der Hilfsbedürftigkeit öffentliche Unterstützung zu gewähren sei (6). Die *preußischen Ausführungsbestimmungen* vom 8. März 1871, abgeändert durch Gesetz vom 11. Juli 1891, denen die Bestimmungen der übrigen Länder im allgemeinen entsprechen, verpflichten die Landarmenverbände zur Anstaltsfürsorge in bedürftigen Fällen. Die Hilfsbedürftigen, die hierfür in Betracht kommen, werden einzeln aufgeführt. Der wichtige § 31 in dem preußischen Gesetz lautet: „Die Landarmenverbände sind verpflichtet für Bewahrung, Kur und Pflege der hilfsbedürftigen Geisteskranken, Idioten, Epileptiker, Taubstummen und Blinden, soweit dieselben der Anstaltspflege bedürfen, in geeigneter Weise Fürsorge zu treffen“ (5).

Im Verein mit den Ausführungsbestimmungen der anderen Länder hat dieses Reichsgesetz auf den weiteren Fortschritt und Ausbau des gesamten öffentlichen Anstaltswesens den nachhaltigsten Einfluß ausgeübt. Auch die Zahl der öffentlichen Anstalten für Geisteskranke nahm erheblich zu. Die privaten Anstalten entwickelten sich ebenfalls in ähnlicher Weise. Die nachstehenden Tabellen geben eine Übersicht über die Entwicklung der Anstaltsbewahrung der Irren, wozu wir hier alle Geisteskranken, Idioten, Schwachsinnigen, Epileptischen und Nervenkranken, kurz alle psychisch Kranken und Nervenkranken rechnen. Die Zahlen sind nach den *statistischen Jahrbüchern für das Deutsche Reich von 1915* und *1926* zusammengestellt (7, 8). Zu beachten ist, daß bis zum Jahre 1900 nur die eigentlichen Irrenanstalten gezählt wurden. Ab 1. Januar 1902 erstrecken sich die Zahlen auf sämtliche Anstalten für Geisteskranke, Epileptische, Schwachsinnige usw. und für Nervenkranke.

Jahr	Zahl der Irrenanstalten			Zahl der Betten			Zahl der verpflegten Kranken		
	im ganzen	davon öffentlich	davon privat	im ganzen	davon öffentlich	davon privat	im ganzen	davon in öffentlichen Anstalten	davon in privaten Anstalten
1877	207	93	114	31 297	25 296	6 001	40 375	33 202	7 173
1888	257	124	133	52 286	40 280	12 006	67 444	55 032	12 412
1900	330	162	168	87 450	68 776	18 674	115 882	94 425	21 457
1902	425	191	234	105 666	79 474	26 192	148 725	113 885	34 840
1905	488	206	282	120 715	88 998	31 717	179 145	134 959	44 186
1910	515	213	302	139 294	102 532	36 762	220 881	165 500	55 381
1911	530	220	310	150 068	112 169	37 899	227 263	170 134	57 129
1924 (ohne Saargebiet)	383	243	140	134 824	118 026	16 798	203 139	177 553	25 586

Bis zum Jahre 1900 sehen wir die Zahl der Irrenanstalten um über 50% anwachsen, die Bettenzahl sogar um über 180%; sicher eine Wirkung der Gesetzgebung, die somit in ihrem Wert für die Kranken und für die Allgemeinheit nicht hoch genug veranschlagt werden kann. Die Privatanstalten sind zwar immer in größerer Zahl vorhanden als die öffentlichen Anstalten, aber sie sind bedeutend kleiner; ihre Bettenzahl beträgt nur etwas mehr als ein Fünftel der Gesamtzahl an Betten.

In den Zahlen vom Jahre 1902 ab ist der Anteil der privaten Anstalten sogar noch größer. Ihre Bettenzahl macht reichlich ein Viertel der Gesamtzahl aus. Dieser Umstand ist wohl daraus zu erklären, daß von den Anstalten für Idioten, Schwachsinnige, Epileptiker und für Nervenkranke bei weitem die Mehrzahl privaten Charakter trägt. Die Zahlen von 1924 sind leider noch nicht vollständig, da ein Teil der Anstalten nicht berichtet hat. Immerhin zeigen sie uns doch ungefähr den heutigen Stand, wie er besonders durch die Folgen des Krieges bedingt ist: Verlust vieler Anstalten in den abgetretenen Gebieten und, infolge der wirtschaftlichen Schwierigkeiten, Ausfall zahlreicher Privatanstalten, von denen nur ein Teil in öffentliche Verwaltung übernommen sein wird.

Ein Umstand, der noch besonders beachtenswert erscheint, spricht sich im Vergleich der Bettenzahlen mit den Zahlen der im Jahr verpflegten Kranken aus. Bis 1900 stiegen beide Zahlen etwa im gleichen Verhältnis an. Von 1900 an wächst die Zahl der verpflegten Kranken ganz bedeutend schneller als die Bettenzahl, mit anderen Worten: der Krankenwechsel, der Zugang und Abgang an Kranken ist größer geworden. Da kein Grund zu der Annahme vorliegt, daß dieser Wechsel durch erhöhte Sterblichkeit bedingt sei, können wir daraus schließen, daß dieser vorübergehende Anstaltsaufenthalt sich wohl erstreckte auf: 1. akute, heilbare Erkrankungen (Nervenkrankheiten und leichte Psychosen); 2. Kranke, die nach Abklingen eines Erregungszustandes oder nachdem ihre Krankheit ein gewisses chronisches Stadium des Stillstandes erreicht hatte, in die eigene oder in eine fremde Familie in Pflege gebracht wurden (siehe Familienpflege); 3. vorübergehende Beurlaubungen; 4. Jugendliche, die nach einer gewissen Schulausbildung oder nach Erlernung eines Handwerks entlassen wurden. Jedenfalls zeigt uns diese Entwicklung, daß die Benutzung der Anstalten zu Heil- und Erziehungszwecken in erfreulicher Zunahme begriffen war.

Aus den Jahren nach 1911 und aus den Kriegsjahren sind leider keine Zusammenstellungen für das ganze Reich vorhanden. Die Zahlen, die von Preußen vorliegen, werden im wesentlichen dasselbe Bild ergeben, wie wir es von den Zahlen für das Reich erwarten könnten. Um die ganze Entwicklung in Preußen zu zeigen, sind auch die Zahlen aus früheren Jahren in der folgenden Tabelle mit aufgeführt (3, 8, 9, 10).

Jahr	Zahl der öffentlichen und privaten Anstalten in Preußen	Bestand in den Irrenanstalten am 1. Januar des Jahres	
1867	76	7 676	—
1871	83	8 481*	* Bestand am 1. Januar 1870
1880	154	17 874	—
1895	225	42 227	—
1900	249	52 803	Verpflegte Kranke
1910	335	—	132 982
		Bettenzahl	
1917	325	106 600	135 573
1918	313	104 264	116 166
1924 (ohne Saargebiet)	247	83 891	—

Zu beachten ist der Rückgang der Anstalten und Kranken in den Kriegsjahren, bedingt durch geringere Aufnahmeziffern (z. B. Fortfall der Alkoholpsychosen) und durch erhöhte Sterblichkeit infolge der Ernährungsschwierigkeiten. Für die Zahlen von 1924 gilt dasselbe, was oben bei der Übersicht über das Reich gesagt wurde.

Um einen vollständigen Überblick über das Ausmaß der bisherigen Anstaltsfürsorge für Geisteskranke usw. zu bekommen, müssen wir uns noch etwas näher mit der Gesamtzahl aller Geisteskranken usw. in Deutschland befassen. Wir haben in Deutschland nur einmal, im Jahre 1871, eine Volkszählung mit gleichzeitiger Zählung der „Blödsinnigen und Irrsinnigen" gehabt, bei der alle Kranken, auch die nicht in Anstalten untergebrachten, gezählt wurden (3). Es kamen damals auf 10 000 Einwohner

22,77 Geisteskranke.

Für Preußen, dessen Zahlen ja die Reichszahlen maßgebend beeinflussen, stehen uns noch einige weitere Zahlen zur Verfügung. Nach HACKL (3) und GROTJAHN (9) ergaben die Irrenzählungen und Volkszählungen in Preußen nebenstehendes Bild.

Jahr	Zahl aller Geisteskranken	Auf je 10 000 Einwohner kamen Geisteskranke
1867	37 960	15,8
1871	55 043	22,3
1880	66 345	24,3
1895	82 850	26,0
1910	—	39,2

Die Zahl der gezählten Geisteskranken usw. ist also dauernd angestiegen. Ob dies auf einer besseren Erfassung der Kranken beruht oder auf einer tatsächlichen Zunahme psychischer Erkrankungen, wie HACKL schon 1904 annahm, ist wohl nicht mit Sicherheit zu entscheiden. Ich neige mehr zu der ersten Ansicht. Einmal hat man, im Gegensatz zu früher, nicht nur die eigentlichen Geisteskranken, sondern auch die Geistesschwachen mit zu erfassen gesucht. Und zweitens wird mit der zunehmenden allgemeinen Kenntnis und Aufklärung von den Fürsorgeeinrichtungen und von dem Zweck der Zählung auch die Scheu abnehmen, die Geistesschwäche und Geisteskrankheit Angehöriger zu unterschlagen. Bei wiederholten Zählungen werden die Zahlen doch wohl der Wirklichkeit ziemlich nahe kommen; sie werden natürlich immer nur ein Minimum darstellen und nur die untere Grenze angeben.

Ähnliche Volks- und Irrenzählungen ergaben 1901 für *Schweden 33,7* und für *England 40,8* Geistesgestörte auf je 10 000 Einwohner (9). Verglichen damit dürfte die preußische Zahl von *39,2 auf 10 000 Einwohner* auch für Deutschland wohl ungefähr die richtige sein. Das spärliche Zahlenmaterial muß eine Mahnung sein, in Zukunft bei allen Volkszählungen möglichst auch eine Zählung aller psychisch Kranken vorzunehmen.

Von Wichtigkeit ist noch das Verhältnis der Zahl der Anstaltskranken zu der Zahl der Kranken überhaupt. Nach den Zahlen für Preußen, die den Reichszahlen immer ungefähr entsprechen und somit als Grundlage für die Beurteilung der Zustände in Deutschland gelten können, habe ich folgende Tabelle mit Hilfe der Angaben LAEHRS (11) zusammengestellt. Dabei sind nur einige Zahlen herausgegriffen, deren zeitliche Erhebung möglichst nahe zusammenliegt (siehe folgende Tabelle auf S. 516).

Wir ersehen daraus, daß bis 1874 etwa ein Viertel, in den 80er Jahren etwa ein Drittel und seit 1910 etwa die Hälfte aller Geisteskranken usw. in Anstalten untergebracht ist. Es sei hierbei nochmals betont, daß die Gesamtzahl aller Geisteskranken nur das Minimum darstellt, während die Anstaltszahlen sichere

Jahr	Auf je 10000 Personen der Bevölkerung Preußens kommen Geisteskranke usw.	
	bei der Volkszählung gezählte	in Anstalten untergebrachte
1871	22,3	—
1874	—	5,5
1880	24,3	—
1881	—	7,1
1895	26,0	—
1898	—	13,4
1910	39,2	—
1911	—	21,8

Werte angeben. Die Zahlen der Kriegszeit und Nachkriegszeit liegen nicht vor. Wir können sie hier auch außer Betracht lassen, da sie ja doch durch anormale Zustände stark beeinflußt sind.

Fassen wir das Ergebnis noch einmal kurz zusammen, so haben wir also in den Jahren 1910/1911 in Preußen auf je 100000 Einwohner

392 psychisch Kranke,

von denen

218 in Anstalten

untergebracht sind.

Daß dieses Verhältnis den Anforderungen der damaligen Zeit auf Anstaltsbewahrung nicht genügte, zeigt der Umstand, daß die meisten Anstalten dauernd überfüllt waren und daß immer wieder Erweiterungen und Neubauten vorgenommen werden mußten. KRAEPELIN (3) forderte schon vor Jahren einen Anstaltsplatz auf 500 Einwohner, d. h. auf 100 000 Einwohner 200 Betten. Das war 1911 bereits erreicht. SCHULTZE (16) rechnete 1912 auf 100 000 Einwohner 300 bis 400 Anstaltsplätze. Auch GROTJAHN (9) verlangt 1915 mindestens 300 Anstaltsplätze auf je 100 000 Einwohner.

Diese Forderungen wurden in einer Zeit erhoben, als man die möglichst vollständige *Asylierung* aller psychisch Kranken anstrebte und als die wirtschaftlichen Zustände auch dieses Ziel erreichbar scheinen ließen. Die Erfahrungen der letzten Jahre in Deutschland und die uralten Erfahrungen anderer Länder haben aber gelehrt, daß viele dieser Kranken bei geeigneter Überwachung auch *außerhalb* der Anstalten sehr gut untergebracht werden können, ohne daß für die Kranken oder für ihre Umgebung ein Nachteil daraus entstände. So sehen auch wir heute in diesen Anstalten für Geisteskranke usw. nicht mehr in dem Maße wie früher der Hauptsache nach *Asyle*, sondern ebensosehr *Heilanstalten* und *Krankenhäuser*, die der vorübergehenden Aufnahme von Kranken dienen. Diese Änderung drückt sich auch in den heutigen Bezeichnungen aus, indem der alte Name „*Irrenanstalt*" ersetzt worden ist durch „*Heil- und Pflegeanstalt*", „*Heilanstalt für Nerven- und Geisteskranke*" u. dergl.

Für die Aufnahme der Kranken in diese Anstalten sind wie bei jedem Krankenhaus in erster Linie ärztliche Rücksichten maßgebend; hinzu treten aber wirtschaftliche und soziale Momente, die gerade bei den Geisteskranken eine große Rolle spielen. Ohne auf psychiatrische Einzelheiten einzugehen, seien kurz die wichtigsten Gründe angeführt, die eine Anstaltsaufnahme wünschenswert erscheinen lassen oder unbedingt erfordern.

In erster Linie kommen alle akuten, heilbaren Nerven- und Geisteskrankheiten in Betracht, deren Behandlung im Haus, in der Familie unmöglich oder unzweckmäßig ist. Schon allein die Entfernung aus der gewohnten Umgebung ist in vielen Fällen aus therapeutischen Gründen nötig und für den Ablauf der Erkrankung von wesentlicher Bedeutung. Es gehören ferner alle Kranken in die Anstalt, die für ihre Umgebung durch ihr Benehmen und ihre Handlungen unangenehm, störend und gefährlich wirken, z. B. unsaubere Kranke, Kranke mit Erregungszuständen, Kranke, die zu sexuellen Delikten neigen, kriminelle Geisteskranke. Eine Anstaltsaufnahme ist weiter nötig für Kranke, die infolge gehäufter schwerer Krampfanfälle (Epileptiker) ständig in Gefahr schweben, sich selbst mehr oder weniger schwer zu verletzen, und für Kranke, bei denen die

Gefahr von Selbstmordversuchen vorliegt. Daß Kranke, deren Ernährung und Pflege besondere Schwierigkeit macht, nur in der Anstalt zu behandeln sind, bedarf keiner Frage. Nur in Ausnahmefällen wird es möglich sein, Kranke dieser Gruppen in der eigenen Familie zu belassen.

Chronische, unheilbare Nerven- und Geisteskranke werden wenigstens so lange in der Anstalt bleiben müssen, bis ihre Krankheit einen gewissen Stillstand erreicht hat. Ist es wegen wirtschaftlicher Notlage der Angehörigen unmöglich, einen Kranken im Hause zu behalten, so gehört derselbe selbstverständlich in eine Anstalt. Ob eine Heilanstalt oder ein Pflegeheim in Frage kommt, wird im einzelnen Fall nach dem Grade der Hilfsbedürftigkeit und nach dem Zustand der Geistesstörung zu entscheiden sein.

Es kommt ferner hinzu, daß viele Kranke in der Anstalt noch sehr gut nützliche Arbeit verrichten können, während sie im Hause nutzlos und störend herumsitzen würden. Hausarbeiten, Arbeiten in den Werkstätten und vor allem in der Landwirtschaft sind heute ein wesentlicher Bestandteil der modernen Anstaltsbehandlung. Sie dienen in hervorragender Weise dazu, die Aufmerksamkeit der Kranken zu fesseln und auf diese Weise krankhafte Störungen und Vorstellungen zu bekämpfen (12). Nebenbei bringen diese Arbeiten der Anstalt auch noch Gewinn, der die Unkosten für die Allgemeinheit wenigstens etwas verringert.

Ein wichtiges Moment, das bei der Anstaltsbewahrung noch zu beachten ist, fällt in das Gebiet der Rassenhygiene. Da viele Geisteskrankheiten einer erblichen Belastung ihre Entstehung zu verdanken haben, so hat die Allgemeinheit ein erhebliches Interesse daran, diese Kranken an der weiteren Vererbung ihrer krankhaften Erbanlagen zu hindern. Und die Anstaltsbewahrung schließt in einwandfreier, humaner Weise die Kranken vom Fortpflanzungsprozeß aus; ein Vorteil, auf den schon Kraepelin und Grotjahn hingewiesen haben (5). Eine ausreichende Anstaltsbewahrung würde auch Eheverbote und sonstige Zwangsmaßnahmen (Sterilisation), wie sie zur Verhinderung einer minderwertigen Nachkommenschaft von Verbrechern und Geisteskranken vorgeschlagen sind, erübrigen.

Neben diesen allgemeinen Heilanstalten für Geisteskranke aller Art gibt es noch besondere Anstalten für *kriminelle Geisteskranke* oder geisteskranke Verbrecher. Zwar finden sich in den großen Anstalten immer einzelne kriminelle Kranke, aber in der Praxis hat es sich doch als nötig erwiesen, bei den großen Strafanstalten besondere Krankenabteilungen hierfür einzurichten. 1911 hatten wir in Deutschland

11 Abteilungen für Geisteskranke an Strafanstalten (11).

Von vielen Seiten wird sogar die Errichtung besonderer Zentralanstalten für kriminelle Geisteskranke nach dem Vorbild von *Waldheim in Sachsen* gefordert (13)

Bei Jugendlichen kommt zu den ärztlichen Erfordernissen noch die Notwendigkeit einer gewissen schulmäßigen Erziehung als Grund für eine Anstaltsaufnahme hinzu. Kinder, die auch in den Hilfsschulen nicht mehr zu unterrichten sind, müssen in besonderen Anstalten, *Idiotenanstalten*, erzogen werden, um den Rest von geistigen Fähigkeiten, der noch vorhanden ist, so weit wie möglich auszubilden. Zu diesem Zweck ist eine völlige Herausnahme aus der Familie nötig, da auch außerhalb der eigentlichen Unterrichtsstunden eine dauernde Überwachung und Erziehung stattzufinden hat. Auch die Anlernung irgendeiner nutzbringenden Tätigkeit wird sich am besten in der Anstalt ermöglichen lassen. Es kommt hinzu, daß eine Idiotenanstalt nur für einen größeren Bezirk in Frage kommt, und da würde es schwierig, ja vielleicht unmöglich sein, die Zöglinge täglich vom Haus zur Anstalt und zurück zu bringen.

Nach einem gewissen Alter, oder wenn eine Ausbildung sich überhaupt als unmöglich erwiesen hat, werden die Zöglinge die Anstalt verlassen müssen, um neuen Kindern Platz zu machen. Je nach den äußeren Verhältnissen, nach dem Grade der Geistesschwäche und der erlangten Ausbildung wird nun die eigene Familie, eine fremde Familie oder wieder eine Anstalt Unterkunft und Arbeit bieten müssen.

Die Erfolge der Idiotenanstalten sind im allgemeinen recht gute. Freilich meistens nur so lange, wie der Geistesschwache die gelernte Arbeit in der Anstalt selbst unter Leitung und Aufsicht seiner Lehrer verrichten kann. Bei allen körperlich und geistig Gebrechlichen sehen wir diese Erscheinung; im freien Wettbewerb können sie sich nicht halten; sie müssen doch immer mit einer großen Rücksicht, besonders auch bei der Arbeit, behandelt werden, die man ihnen außerhalb der Anstalten nur selten angedeihen läßt. Gerade die Idioten, die Schwachsinnigen geraten draußen häufig auf den Weg der Verwahrlosung; sie werden zu Bettlern und zu Verbrechern. Um sie vor diesem Schicksal zu bewahren und um die Allgemeinheit nicht mit diesen unproduktiven, asozialen Elementen zu belasten, dürfte es sich empfehlen, für die jugendlichen Idioten nach der Ausbildung in der Idiotenanstalt eine Art *Pflegeanstalt* oder *Pflegeabteilung mit Arbeitsmöglichkeit* zu schaffen, die vielleicht an eine Heilanstalt oder an die Idiotenanstalt anzugliedern wäre. Dasselbe gilt natürlich auch für jugendliche, anstaltsbedürftige Epileptiker. Aus denselben Gründen fordert man auch *Bewahranstalten* oder *Bewahrabteilungen* als Fortsetzung und Erweiterung der Erziehungsanstalten für abnorme Fürsorgezöglinge (14).

Außer den bisher besprochenen Anstalten, die auch zum Teil Epileptiker mit aufnehmen, gibt es noch besondere *Anstalten für Epileptiker*, die zur Hauptsache für schwere Epileptiker mit gehäuften Anfällen und geistigen Störungen da sind und die natürlich für Jugendliche auch Unterricht vermitteln.

In der Anstaltsfürsorge für diese beiden Gruppen der Idioten und der Epileptiker hat die charitative Wohlfahrtspflege durch Privatpersonen, durch gemeinnützige und konfessionelle Vereine in früheren Zeiten die Hauptarbeit geleistet. Und auch jetzt sind die meisten dieser Anstalten noch Privatanstalten.

Die erste Idiotenanstalt in Deutschland war die 1835 in Wildberg (Württemberg) vom Stadtpfarrer Haldenwang gegründete, die 1847 in die Anstalt Mariaberg überging. 1839 begründete Kern eine Idiotenanstalt, die später in Möckern bei Leipzig untergebracht wurde. Die erste Anstalt, die als staatliche Versuchsanstalt galt, gründete 1846 Dr. Ettmüller in Hubertusburg in Sachsen (15). Die meisten Idiotenanstalten und Epileptikeranstalten entstanden aber erst in der zweiten Hälfte des 19. Jahrhunderts.

Besonders hervorzuheben sind die *Idiotenanstalt der Stadt Berlin* von 1881, die mit der Irrenanstalt Dalldorf verbunden wurde, und die *Alsterdorfer Anstalten der Inneren Mission in Hamburg* von 1850 und 1863; ferner die *Epileptikeranstalten* der Inneren Mission für Rheinland und Westfalen in *Bethel bei Bielefeld* von 1867.

Wir haben heute in Deutschland neben den besonderen Abteilungen der großen Heilanstalten noch etwa *25 öffentliche Idiotenanstalten* und *12 öffentliche Anstalten für Epileptische* und außerdem eine große Zahl von Privatanstalten, besonders für Idioten und Schwachsinnige.

Die Zahlen der Schwachsinnigen und Epileptiker unter der Bevölkerung dürften schwer festzustellen sein. Weygandt (5) schätzte 1906 die Zahl der anstaltsbedürftigen Schwachsinnigen in Deutschland auf 150 000.

Epileptiker rechnete Grotjahn (5) auf 100 000 der Bevölkerung 150, das ergäbe also für Deutschland bei rund 60 000 000 Einwohnern 90 000 Epileptiker.

Diese Zahl erscheint reichlich hoch. KLUGE (14) führt an, daß unter der Bevölkerung durchschnittlich 0,04% Epileptiker seien.

Die Unterbringung dieser verschiedenen Gruppen von psychisch Kranken und Nervenkranken in besonderen Anstalten, abgetrennt von den allgemeinen Krankenhäusern, hat schon in der bisherigen Durchführung bedeutende Erfolge und Vorteile für die Kranken, für die Allgemeinheit und für die Wissenschaft mit sich gebracht. Die Vereinigung von heilbaren und unheilbaren Kranken ergibt sich aus der Zusammengehörigkeit der Krankheiten, die an die Vorbildung des Arztes, an die Methoden der Untersuchung und Behandlung dieselben Anforderungen stellen. Die Krankheiten zeigen zudem fließende Übergänge.

Die Abtrennung besonderer Gruppen — der jugendlichen Idioten, der Epileptiker, der Kriminellen usw. — empfiehlt sich wegen des Unterrichts, wegen der besonderen ärztlichen Überwachung, wegen der Arbeitsauswahl, wegen der verschärften Absperrung. Ob besondere Anstalten nötig sind oder ob besondere Abteilungen an größeren Anstalten mehr zu empfehlen sind, wird sich im wesentlichen nach der Zahl der zu versorgenden Kranken richten müssen. Im allgemeinen glaube ich, daß größere Anstalten mit Sonderabteilungen oder mit Zweiganstalten für alle diese Gruppen in möglichster Nähe der Hauptanstalt das Ideal darstellen. Einmal weil doch viele Kranke die Abteilung hin und wieder wechseln müssen. Zweitens aus Gründen der Ersparnis bei Bau, Verwaltung und Betrieb — die größere Anstalt wird auch bessere Möglichkeit zu allen Arbeiten in der Landwirtschaft bieten können. Und drittens der wichtigste Punkt: die einheitliche Überwachung und Behandlung der Kranken durch besonders vorgebildete Ärzte.

Gerade an kleinen privaten Idiotenanstalten fehlt heute noch vielfach der psychiatrisch vorgebildete Arzt. Für Unterricht und Erziehung ist der Lehrer als Fachmann unentbehrlich. Ebenso müssen wir für die Überwachung und Behandlung der Anstaltsinsassen, die ja doch Kranke sind, den Arzt fordern. Nur durch verständnisvolles Zusammenarbeiten von Arzt und Pädagoge wird hier der beste Erfolg zu erzielen sein.

Eine große Anstalt wird freilich oft den Nachteil haben, daß sie von den meisten Orten ihres Bezirks zu weit entfernt ist. In dringenden Fällen ist dann die Überführung der Kranken in die Anstalt mit Schwierigkeiten verknüpft. Um diesem Übelstand, der an vielen Orten sehr fühlbar ist, zu begegnen, ist schon lange von verschiedenen Seiten, vor allem von DANNEMANN (4), vorgeschlagen, zur vorläufigen Unterbringung von Geisteskranken usw. in größeren Städten sog. „*Stadtasyle*“ einzurichten. Je nach der Größe des Versorgungsgebietes könnten dafür kleine Anstalten vorgesehen werden oder auch besondere Abteilungen an einem allgemeinen Krankenhaus, eine Einrichtung, deren Notwendigkeit auch von MEYER (17) wieder betont wird.

Es wären hier alle Notfälle unterzubringen, um dann nach kurzer Beobachtung und nach Erledigung der nötigen Formalitäten in die eigentliche Heilanstalt verlegt zu werden. Dadurch würden vor allem auch die allgemeinen Krankenhäuser entlastet werden, für die jetzt diese Notaufnahmen eine unangenehme Zugabe bilden, da man auf eine sichere Unterbringung und zweckmäßige Behandlung meist nicht eingerichtet ist.

Die Eigenart psychischer Erkrankungen bedingt es, daß von jeher für die Anstaltsaufnahme von Geisteskranken usw. besondere Bestimmungen getroffen wurden. Neben der Regelung der Kostenaufbringung, die auf das Reichsgesetz über den Unterstützungswohnsitz zurückgeht (s. S. 513), sind in den einzelnen Ländern besondere Gesetze und Verordnungen über das Verfahren der Aufnahme, der zwangsmäßigen Zurückhaltung in der Anstalt und der Entlassung aus der Anstalt gegeben worden. In der Regel wird für die Aufnahme das Zeugnis eines beamteten Arztes verlangt; in öffentlichen Anstalten häufig dazu ein Aufnahmeantrag seitens der Ortspolizeibehörde und die Zustimmung der höheren Verwaltungsbehörde, der die Anstalt untersteht. In dringenden Fällen genügt meistens das Zeugnis eines approbierten Arztes oder des Aufnahmearztes der Anstalt; doch ist in solchen Fällen das amtsärztliche Zeugnis nachzuholen. Die Unterbringung von gemeingefährlichen und kriminellen Kranken kann auf Anordnung der Ortspolizeibehörde erfolgen, die dann auch über Verbleib in der Anstalt und Entlassung aus derselben zu entscheiden hat. Auch durch Gerichtsbeschluß können kriminelle Geisteskranke zur Bewahrung und Personen, bei denen Verdacht einer Geisteskrankheit vorliegt, zur vorübergehenden Beobachtung eingewiesen werden. Gegen die Einweisung in die Anstalt und gegen die Zurückhaltung in der Anstalt ist in jedem Fall eine Beschwerde möglich.

In Preußen finden sich die wichtigsten Bestimmungen in der „*Allgemeine Anweisung über die Unterbringung in Privatanstalten für Geisteskranke usw.*" vom 26. März 1901; in dem *Gesetz über die Dienststellung der Kreisärzte* vom 16. September 1899 und in der *Dienstanweisung für Kreisärzte* vom 23. März 1901 bzw. 1. September 1909. Auch das *Fürsorge-Erziehungsgesetz* vom 2. Juli 1900 kann in manchen Fällen in Frage kommen. Daneben bestehen für die öffentlichen Anstalten, z. B. in den einzelnen Provinzen Preußens, besondere Bestimmungen über Aufnahme, Behandlung, Entlassung, Unterricht usw., die von dem Provinziallandtag beschlossen werden, aber der Zustimmung des Ministers bedürfen (6).

Eine vorbildliche Regelung hat *Baden* getroffen mit dem *Irrenfürsorgegesetz vom 25. Juni 1910* (18), das in übersichtlicher, klarer Weise die wichtigsten Bestimmungen zusammenfaßt, ohne sich zu sehr in Einzelheiten zu verlieren, und das sich bisher in jeder Weise bewährt hat (19).

Im allgemeinen ist die Aufnahme noch immer an eine Reihe von umständlichen und zeitraubenden Formalitäten geknüpft. Im Interesse der Kranken ist aber ein möglichst *freies Aufnahmeverfahren* zu fordern, das, wie bei jedem anderen Krankenhaus, lediglich ein ärztliches Zeugnis verlangt. Dieses ärztliche Zeugnis muß im Notfall auch von dem Anstaltsarzt bei der Aufnahme ausgestellt werden können. Auch die *freiwillige Aufnahme* muß möglichst erleichtert sein. Kranke, die aus *öffentlichen Mitteln* unterstützt werden oder die *zwangsweise* einer Anstaltsbehandlung unterworfen werden sollen (kriminelle, gemeingefährliche Kranke), sollten nur in *öffentlichen Anstalten* untergebracht werden (5, 13).

Die große Zahl der Verordnungen und Bestimmungen und die Verschiedenheit in den einzelnen deutschen Ländern hat den Wunsch nach einem einheitlichen Reichsgesetz laut werden lassen. Dieser Gedanke ist aber wieder fallen gelassen, nachdem der Entwurf eines *Reichsirrengesetzes* inhaltlich fast allgemein von den Fachkreisen abgelehnt wurde. Somit ist zur Zeit die gesetzliche Regelung wieder den einzelnen Ländern überlassen. Freilich sind die Ansichten über die Notwendigkeit eines solchen Gesetzes sehr geteilt. So fordert Meyer (17) Fortfall jeder Sonderbestimmung für die Anstalten für Geisteskranke usw. und deren Gleichstellung mit den Allgemeinen Krankenhäusern. Fischer (20) dagegen verlangt eine gesetzliche Regelung und zwar einheitlich für das Reich, da es sich bei den Geisteskranken usw. um willensunfreie, in der Selbstbestimmung beschränkte oder gänzlich behinderte Persönlichkeiten handelt; als Muster wird das *Badische Irrenfürsorgegesetz* empfohlen. Das Irrenfürsorgegesetz soll sich beschränken auf *Bestimmungen über die Aufnahme* und die *Zurückhaltung* von Kranken, die *ohne* oder *gegen ihren Willen* in einer Anstalt untergebracht werden müssen, und auf das *Beschwerderecht* der Kranken bzw. der Angehörigen.

Schultze (21), der die Notwendigkeit eines Gesetzes bezweifelt, fordert für den Fall der gesetzlichen Regelung, daß darin unter anderem festgelegt wird: daß die Leitung der öffentlichen Anstalt durch den Arzt, den Psychiater, ausgeübt wird; daß zur Aufnahme eines Kranken das Gutachten eines Arztes genügt, das auf Grund persönlicher Untersuchung ausgestellt ist; daß bei dringenden Aufnahmen das Gutachten des Anstaltsarztes das sonst erforderliche Zeugnis des Arztes ersetzt; daß eine freiwillige Aufnahme ohne jede Formalität erfolgen kann; daß die offene Fürsorge für Geisteskranke usw. in das Gesetz einbezogen wird.

Die große Ausdehnung, die das Anstaltswesen vor dem Kriege in Deutschland erreicht hatte, und die damit zusammenhängenden Fortschritte in der Anstaltsbehandlung haben es mit sich gebracht, daß sich die Unterbringung der Kranken außerhalb der Anstalten, die „*Familienpflege*" in Deutschland nicht in dem gleichen Maße entwickelte wie in anderen Ländern.

Die älteste Familienpflege findet sich in Belgien, wo sich in dem Dorf *Gheel* im Laufe der Jahrhunderte eine große Irrenkolonie entwickelt hat. Nach der Sage wurde dort um das Jahr 600 n. Chr. die irische Königstochter Dymphna von ihrem geisteskranken Vater erschlagen. Das Opfer dieser Wahnsinnstat wurde zur Schutzheiligen der Geisteskranken, die in immer größeren Scharen zu diesem heiligen Ort wallfahrten, um Heilung zu suchen. Die Bewohner des Dorfes Gheel, bei denen die Geisteskranken zunächst nur vorübergehend Unterkunft fanden, behielten allmählich die ungeheilten Kranken auch dauernd bei sich. Durch den ständigen Umgang mit Geisteskranken erreichten sie mit sachgemäßer Pflege und Beschäftigung so gute Erfolge, daß ihnen von weither die Kranken zu dauernder Pflege gebracht wurden. Später wurde dann durch den Staat eine ärztliche Überwachung eingeführt und im Mittelpunkt der Kolonie eine moderne Anstalt zur Beobachtung und vorübergehenden Aufnahme neu ankommender Geisteskranker errichtet, die dann von hier aus in Familienpflege gegeben werden (22). In Gheel und in den benachbarten Dörfern befinden sich etwa 2000 Geisteskranke, die gegen Entgelt bei den einzelnen Familien untergebracht sind. In einer Familie dürfen höchstens 2 Kranke, und zwar gleichen Geschlechts, in Pflege sein (13). Die guten Erfahrungen von Gheel führten 1884 zur Gründung einer zweiten familiären Kolonie in Lierneux.

Nach dem belgischen Vorbild wurden in der zweiten Hälfte des 19. Jahrhunderts ähnliche Kolonien in Frankreich, Italien und Holland gegründet. Auch in anderen Ländern wurden Versuche damit gemacht, ohne aber eine größere Bedeutung für die Geisteskrankenfürsorge zu gewinnen.

Eine andere Art der Familienpflege hat sich im Laufe der Zeit in Schottland herausgebildet. Hier fanden sich die Geisteskranken über das ganze Land verstreut bei fremden Familien, die gegen geringes Entgelt die Kranken zu lebenslänglicher Pflege in ihre Hausgemeinschaft aufnahmen. Obwohl hier jede ärztliche Überwachung und auch eine Anstalt als Mittelpunkt fehlte, kam es kaum je zu ernsten Vorfällen. 1858 wurde zur laufenden Kontrolle der Kranken eine fünfgliedrige Kommission, der *Board of Lunacy*, eingesetzt, die in regelmäßigem Turnus die Kranken besuchte. Eine Zählung der Geisteskranken im Jahre 1896 ergab, daß von 13 852 bekannten Geisteskranken 2790 in Familienpflege waren (22, 23).

In Österreich wurde die Familienpflege 1902 von der Anstalt *Mauer-Oehling* aus eingeführt (24).

In Deutschland gehen die ersten Versuche einer Familienpflege zurück auf Engelken, der 1764 in Rockwinkel bei Bremen einige Kranke bei Familien der Nachbarschaft in Pflege gab. In größerem Umfang und mit gutem Erfolge führte 1880 WAHRENDORFF in Ilten im Anschluß an seine Privatanstalt die Familienpflege ein. Um 1885 folgte die Irrenanstalt *Berlin-Dalldorf* und 1893 die Anstalt in *Herzberge* mit der Einführung der Familienpflege, die damit zugleich zeigten, daß auch in der Großstadt diese Unterbringung Geisteskranker möglich war. Von weiteren Anstalten, die um dieselbe Zeit etwa die Familienpflege einführten, seien genannt: *Bunzlau* (Schlesien) 1886, *Eichberg* (Rheingau) 1889 und *Kortau* (Ostpreußen) 1889. Von den eifrigen Förderern des Gedankens der Familienpflege muß auch GRIESINGER genannt werden. Ein besonderes Verdienst um die Ausgestaltung der Familienpflege in Deutschland erwarb sich ALT (22). ALT gründete 1894 in Uchtspringe nach dem Muster von Gheel in der Nachbarschaft seiner Anstalt ein besonderes Dorf, wo er seine verheirateten Pfleger ansiedelte, denen von der Anstalt aus geeignete Kranke in Pflege gegeben wurden. Allmählich erwachte auch bei anderen Familien der Nachbardörfer das Interesse für die Aufnahme Geisteskranker, die ja eine fühlbare wirtschaftliche Unterstützung in Gestalt des Pflegegeldes mit sich brachte. Später wurde auch in *Gardelegen* und in *Jerichow* eine kleine Kolonie gegründet. In Jerichow wurde später eine kleine Anstalt mit etwa 200 Betten geschaffen, die als Zentrale zur vorläufigen Aufnahme der Kranken dient.

Im Laufe der Jahre wurde bei allen Anstalten in ähnlicher Weise die Familienpflege eingeführt, die sich oftmals freilich nur auf einzelne Kranke beschränkte. Zumeist wurde die Familie von Pflegern und von ehemaligen Pflegern bevorzugt. Die eigene Familie des Kranken kam nur selten in Betracht. Im allgemeinen ist die Ausdehnung der Familienpflege in Deutschland noch nicht allzu groß. So sollen 1910 nur etwa 3400 Geisteskranke in Familienpflege gewesen sein (25). Es ist anzunehmen, daß die Familienpflege jetzt eine größere Verbreitung bei uns finden wird, da die Vergrößerung der bestehenden Anstalten oder die Schaffung neuer Anstalten ja aus wirtschaftlichen Gründen kaum möglich sein wird. Die bestehenden Anstalten können durch Ausbau der Familienpflege Plätze für Neuaufnahmen frei machen. Auch die Unkosten für den Staat oder Kommunalverband werden bei der Familienpflege geringer sein als bei Anstaltspflege. Schädigungen der Pflegefamilien oder der Bevölkerung durch Gewalttätigkeit bei Erregungszuständen der Kranken, durch sexuelle und kriminelle Ausschreitungen lassen sich durch vorsichtige Auswahl der Kranken auf ein Minimum beschränken und sind nach den bisherigen Erfahrungen auch nur selten in Erscheinung getreten.

Von Wichtigkeit ist es natürlich, daß die Anstalt zunächst die Kranken zur Beobachtung aufnimmt und erst nach einer gewissen Zeit die geeigneten Kranken in Familienpflege gibt. Von grundsätzlicher Bedeutung ist es ferner, daß die Anstalt die ärztliche Überwachung der Kranken beibehält und ebenfalls die Kontrolle der Pflegefamilien in bezug auf Unterbringung, Pflege und Beschäftigung des Kranken auszuüben hat. Zweckmäßig ist es infolgedessen, auch die Bezahlung der Pflegegelder durch die Anstalt vornehmen zu lassen. Daß ein Kranker bei Verschlechterung seines Zustandes oder bei irgendwelchen Zufällen ohne weiteres wieder in die Anstalt zurückgenommen werden kann, muß durch entsprechende Vorschriften gesichert sein.

Während sich früher die öffentliche Fürsorge im wesentlichen auf die in Anstalten und von der Anstalt aus in Familienpflege untergebrachten Geisteskranken beschränkte, war die Fürsorge für alle anderen Geisteskranken usw. außerhalb der Anstalten der privaten Initiative überlassen geblieben. Zwar gehört die Beaufsichtigung aller außerhalb der Anstalten lebenden Geisteskranken überall zu den Dienstobliegenheiten der beamteten Ärzte, der Kreisärzte, Bezirksärzte usw., aber eine eigentliche Fürsorge im heutigen Sinne ist damit nicht verbunden. Allzuviel war auch von privater Seite nicht geschehen. Es hatten sich freilich schon im Laufe des 19. Jahrhunderts „*Vereine zur Unterstützung von Geisteskranken*“ und „*Irrenhilfsvereine*“, besonders im Rheinland und in Westfalen, gebildet. Vor allem die wirtschaftliche und finanzielle Unterstützung der Geisteskranken und deren Angehöriger, auch bei Aufbringung der Kosten für einen Anstaltsaufenthalt, war und ist eine Hauptaufgabe dieser Vereine. Daneben sorgen sie für die Unterbringung der aus den Anstalten entlassenen Kranken und für die Beschaffung geeigneter Arbeit. Durch Vertrauensmänner unterstützen und beraten sie Kranke und Angehörige bei allen Vorkommnissen des bürgerlichen Lebens und bei allen juristischen Fragen, die den Kranken selbst betreffen. Auch *Beratungsstellen* oder *Fürsorgestellen* wurden von den Irrenhilfsvereinen eingerichtet, z. B. in *Essen* und *Düsseldorf*. An diese Fürsorgestellen wird auch von den Anstalten aus Nachricht über entlassene Kranke gegeben. Die Tätigkeit blieb aber zumeist eine rein soziale; es fehlte hierbei die aktive Mitarbeit des Arztes, die der Fürsorge erst zu einem vollen Erfolg verhelfen konnte.

Der eifrigste Vorkämpfer der ärztlichen Fürsorge für die Geisteskranken außerhalb der Anstalt, und zwar durch die Ärzte der Anstalt, war KOLB (27, 28). Schon 1908 richtete KOLB in *Kutzenberg* eine ärztliche Fürsorge für entlassene Geisteskranke ein, und 1911 führte er von *Erlangen* aus die offene Fürsorge für alle Geisteskranken außerhalb der Anstalt für Erlangen und für Nürnberg-Fürth ein. In engster Zusammenarbeit mit der Anstalt wird die Fürsorge durch Ärzte und Personal der Anstalt ausgeführt. Eine „*Beiratsstelle*“ für entlassene Geisteskranke richtete MOELI 1912 in *Berlin* ein. 1914 wurde in *Frankfurt* eine „*Fürsorgestelle für Gemüts- und Nervenkranke*“ gegründet. Nach dem Kriege entstanden in zahlreichen Städten ähnliche Fürsorgestellen, so z. B. in *Gelsenkirchen, Köln, Königsberg, Lübeck, Mannheim, Plauen, Dortmund*.

Auch durch zwei preußische Ministerialerlasse vom 2. September 1920 und vom 8. November 1921 wurde auf die Errichtung von „*Fürsorgestellen für Nervöse und seelisch Kranke*“ hingewiesen. KOLB (29) und SCHULTZE (21) fordern auch die Einbeziehung der offenen Irrenfürsorge in ein zukünftiges Irrenfürsorgegesetz.

Bei der Wichtigkeit und bei der Ausdehnung, die die offene Fürsorge für Nerven- und Geisteskranke bereits erreicht hat und in Zukunft noch weiter nehmen wird, sei etwas näher auf die Organisation und auf die Arbeit einer solchen „*Fürsorgestelle für Nerven- und Gemütskranke*“ — wie die Bezeichnung jetzt meistens lautet — eingegangen.

Die ärztliche Tätigkeit an der Fürsorgestelle wird, je nach der Größe des Arbeitsgebietes, durch *hauptamtliche Fürsorgeärzte* (Erlangen) (30, 31) oder durch *Anstaltsärzte im Nebenamt* ausgeübt [Frankfurt a. M. (34), Mannheim (32)]. Auch bei dem Fürsorgearzt im Hauptamt wird Wert darauf gelegt, daß derselbe seine Wohnung in der Heilanstalt behält, damit er sich über alle Kranken, die zur Entlassung kommen sollen, vorher eingehend unterrichten kann. Die *Fürsorgeschwestern, Fürsorgepflegerinnen* und *-pfleger* sind entweder nur in der Geisteskrankenfürsorge tätig, dann zumeist nach langjähriger Anstaltstätigkeit (Erlanger System), oder es werden daneben auch noch die *Familienfürsorgerinnen* der städtischen Fürsorge und Mitglieder von Irrenhilfsvereinen mit herangezogen [„gemischtes System“ in Mannheim (32, 33)]. In kleineren Bezirken wird die Fürsorge wohl auch von den Organen der allgemeinen Gesundheitsfürsorge mit ausgeübt.

Die Fürsorgestelle selbst ist entweder ein Bestandteil, eine „*Außenstation*“ der Anstalt (Mannheim), oder sie stellt eine selbständige Einrichtung der Stadt, der Provinz usw. dar (Frankfurt a. M.), die dem Wohlfahrtsamt oder Gesundheitsamt angegliedert ist. Der Tätigkeitsbereich der Fürsorgestelle, zunächst nur auf das Stadtgebiet beschränkt, dehnt sich allmählich auch auf das Landgebiet aus, z. B. in Baden und in der Pfalz (31).

Es sei hier eingeschaltet, daß in *Baden* von den Anstalten in *Wiesloch* und in *Konstanz* bereits seit etwa 2 Jahren eine offene Fürsorge für das umgebende Landgebiet eingeführt ist. Der Fürsorgearzt der Anstalt besucht zusammen mit einem Pfleger bzw. einer Pflegerin die vorerst nur probeweise beurlaubten Kranken. Die Auswahl der Kranken verlangt eine größere Vorsicht als in der Stadt, da die Kranken wegen der Entfernungen natürlich nur hin und wieder aufgesucht werden können. Der Unterbringung in der eigenen Familie geht deshalb bisweilen auch erst eine Unterbringung in einer fremden Familie voraus. Wichtig ist die Zusammenarbeit mit den Bezirksärzten, den Bezirksämtern, Bezirksfürsorgerinnen usw. Die Überwachung des einzelnen Kranken wird zumeist durch besondere *Vertrauenspersonen* ausgeübt, die in der Anstalt durch kurze Unterweisung darauf vorbereitet werden; als besonders geeignet dazu erwiesen sich Mitglieder von Irrenhilfsvereinen und die katholischen Geistlichen (37).

Besondere „*Bestimmungen für die Fürsorgestelle*“ und „*Dienstanweisungen für die Fürsorgepflegerinnen*“ regeln die allgemeinen Aufgaben der Fürsorge (Erlangen).

Neben einer ärztlichen Sprechstunde wird meistens auch von der Fürsorgepflegerin noch eine Sprechstunde abgehalten. In Frankfurt a. M. hält zu gleicher Zeit mit der ärztlichen Sprechstunde ein Sozialbeamter der Stadt eine Sprechstunde ab (35). Hausbesuche werden möglichst unauffällig (keine Schwesterntracht!) durch Fürsorgepflegerinnen und Fürsorgepfleger ausgeführt, in besonderen Fällen auch durch den Arzt, der natürlich auch den Verkehr mit den verschiedensten Behörden (Jugendamt, Wohlfahrtsamt, Arbeitsamt, Gericht usw.) zu erledigen hat.

Die Fürsorge erstreckt sich zunächst auf jeden aus der Anstalt entlassenen Kranken. Die Anstalten, auch auswärtige Anstalten, melden jeden zur Entlassung kommenden Kranken mit den nötigen Angaben der Fürsorgestelle. Die Entlassung aus der Anstalt erfolgt in der Regel nur probeweise, als Beurlaubung; nach Möglichkeit sollen der Kranke oder die Angehörigen sich verpflichten, die Fürsorge zuzulassen.

Zweitens werden alle Kranken und geistig Abnormen, Psychopathen, Schwachsinnige, Hilfsschüler usw. in Fürsorge genommen, die noch nicht in einer Anstalt waren und freiwillig zur Fürsorgestelle kommen.

Und drittens werden der Fürsorgestelle auch von Behörden Personen zur Untersuchung, Begutachtung und Überwachung, insbesondere auch zur Schutzaufsicht, zugewiesen.

Nach Faltlhauser (30), der in langjähriger Erfahrung die Erlanger Fürsorgestelle in vorbildlicher Weise ausgebaut hat, ist der Hauptzweck der Fürsorge die „*Sicherung der Kontinuität der Behandlung*“ dadurch, daß der Kranke dauernd unter fachärztlicher Aufsicht bleibt, und der *Schutz des Kranken vor Verwahrlosung und Ausnützung*, indem rechtzeitig Pflegschaft, Entmündigung, Ehescheidung usw. herbeigeführt wird. Die Fürsorge ermöglicht eine frühzeitige Entlassung und Beurlaubung aus der Anstalt bei Kranken, die eigentlich noch in der Anstalt verbleiben müßten und so aber der eigenen Familie schon in Pflege gegeben werden können. Es werden dadurch auch Anstaltskosten erspart, und andererseits hat die Anstalt auf diese Weise die Möglichkeit, die Zahl der Entlassungen der Zahl der Zugänge anzupassen (29).

Natürlich sorgt die Fürsorge auch für erneute Anstaltsaufnahme bei Rückfall und Verschlimmerung der Krankheit. Sie sorgt für finanzielle Unterstützung und für Arbeitsbeschaffung. Sie steht dem Kranken und seinen Angehörigen mit Rat und Tat zur Seite.

Wichtig ist die Zusammenarbeit der Fürsorgestelle mit den verschiedenen Behörden, mit den Hilfsschulen, mit den Organen der Fürsorgeerziehung und mit den Amtsärzten bei Ausübung der Schutzaufsicht.

Eine kurze Besprechung erfordert noch die *Fürsorge für Psychopathen.* Gerade die Psychopathen sind von jeher besondere Sorgenkinder der Erzieher und der Ärzte gewesen. Ohne eigentlich geisteskrank zu sein, zeigen sie doch psychische Störungen, die nach STIER (36) auf einer Disharmonie des Gefühls- und Willenslebens beruhen, so daß sie infolge krankhafter Reaktion auf die Reize der Außenwelt immer wieder mit ihrer Umgebung in Konflikte geraten.

Zum Teil werden die Psychopathen in den früher besprochenen Anstalten zu finden sein. In erster Linie sind es aber besondere *Erziehungsanstalten, Heilerziehungsheime* oder *Psychopathenheime,* in denen, je nach dem Grade der abnormen Veranlagung, solche Kinder erzogen werden müssen, wenn ein Verbleiben in der Familie oder in der Normalschule nicht möglich ist. Besondere Vorschriften, z. B. in Preußen das *Fürsorgeerziehungsgesetz vom 2. Juli 1900,* bieten die gesetzliche Handhabe für die unter Umständen zwangsmäßige Durchführung der Anstaltserziehung.

Es gibt eine große Zahl von *öffentlichen* und *privaten Erziehungsanstalten* für Schwererziehbare bzw. Psychopathen, zur Zeit etwa *500 Anstalten in Deutschland* (24). In den Anstalten sollen die Schulpflichtigen von den Schulentlassenen getrennt werden, ebenso ist eine vollständige Trennung der Geschlechter durchzuführen. Kinder mit stärkeren Intelligenzdefekten sind nach Möglichkeit in anderen Anstalten (Idiotenanstalten) unterzubringen.

Neben den Anstalten wird die Einrichtung von besonderen *Tagesheimen, Kinderhorten,* empfohlen, in denen die Kinder tagsüber sich aufhalten, wenn die häuslichen Verhältnisse im übrigen ein Verbleiben in der Familie erlauben. Es gehört dazu dann auch noch eine Art *Schutzaufsicht* durch besonders ausgebildete *Helferinnen* und *Helfer,* die sich durch häusliche Besuche über die Eltern und die Wohnungsverhältnisse (Milieu) der psychopathischen Kinder orientieren, um danach mit zu entscheiden, ob die Kinder in der Familie belassen werden können oder nicht. Auch die Pflege und Erziehung in einer fremden Familie kann in vielen Fällen die Erziehungsanstalt ersetzen.

An den *Fürsorgeerziehungsanstalten,* unter deren Zöglingen sich ein großer Prozentsatz von Psychopathen befindet, sind besondere *Beobachtungsabteilungen* empfohlen; überhaupt sind alle Fürsorgezöglinge der Beobachtung und Überwachung durch einen Psychiater zu unterwerfen.

Von Wichtigkeit ist es ferner, daß die Psychopathen, wenn sie aus dem Heim entlassen werden, noch weiter unter *Schutzaufsicht* bleiben, da sonst allzu häufig die Erfolge der Fürsorgeerziehung wieder verloren gehen. Für stärkere Grade von Psychopathie kann sogar über das 21. Lebensjahr hinaus ein weiteres Verbleiben in derselben oder in einer anderen Anstalt möglich werden. KLUGE (14) fordert hierfür besondere *Bewahranstalten* oder *Bewahrabteilungen* (s. S. 518).

Erwähnt soll noch werden, daß auch in den Schulen, und vor allem in den Hilfsschulen, auf psychopathische Kinder zu achten ist. In Berlin ist zu diesem Zweck im Jahre 1919 die Stelle eines *psychiatrischen Fachbeirates* für die Schulärzte geschaffen worden, dem alle anormalen Kinder zugeführt werden.

Die private Fürsorgetätigkeit außerhalb der Anstalten ist jetzt zusammengefaßt im „*Deutschen Verein zur Fürsorge für jugendliche Psychopathen*". Durch besondere Kurse zur Ausbildung der Helfer und Helferinnen, durch Übernahme von Schutzaufsicht und durch Einrichtung von Horten leistet der Verein wertvolle Dienste. Besonders hervorzuheben sind die Erfolge der Schutzaufsicht, die oftmals die Aufnahme in ein Psychopathenheim unnötig machen (24, 36).

Abgesehen von diesen Sondereinrichtungen gehört natürlich auch die Fürsorge für die Psychopathen mit zu den Aufgaben einer „*Fürsorgestelle für Nerven- und Gemütskranke*", die die gesamte Arbeit der offenen Fürsorge an den geistig Abnormen aller Art in sich vereinigen soll.

Literatur.

1. KIRCHHOFF: Grundriß einer Geschichte der deutschen Irrenpflege. Berlin 1890. — 2. RIEDEL: Lübecks Gesundheitswesen in „Lübeck", Festschrift den Teilnehmern der 67. Versammlung deutscher Naturforscher und Ärzte gewidmet. Lübeck 1895. — 2a. HAESER: Lehrbuch der Geschichte der Medizin und der Volkskrankheiten. Jena 1845. — 2b. HIRSCH: Geschichte der medizinischen Wissenschaften in Deutschland. München u. Leipzig 1893. — 3. HACKL: Das Anwachsen der Geisteskranken in Deutschland. München 1904. — 4. DANNEMANN: Bau, Einrichtung und Organisation psychiatrischer Stadtasyle. Halle a. S. 1901. — 5. GROTJAHN: Krankenhauswesen und Heilstättenbewegungen. Berlin 1908. — 6. MOELI: Die Fürsorge für Geisteskranke und geistig Abnorme. Halle a. S. 1915. — 7. Statistisches Jahrbuch für das Deutsche Reich 1915. — 8. Statistisches Jahrbuch für das Deutsche Reich 1926. — 9. GROTJAHN: Soziale Pathologie. Berlin 1915. — 10. Medizinal-statistische Nachrichten vom preuß. Statistischen Landesamt, Berlin 1922. — 11. LAEHR: Die Anstalten für Psychisch-Kranke in Deutschland, Österreich, der Schweiz und den baltischen Ländern. Berlin 1912. — 12. BINSWANGER u. SIEMERLING: Lehrbuch der Psychiatrie. Jena 1920. — 13. ENGE: Soziale Psychiatrie. Berlin 1919. — 14. KLUGE: Zur Erfolgsstatistik abnormer Fürsorgezöglinge. Psychiatr.-neurol. Wochenschr. 1926, Nr. 12. — 15. GERHARDT: Zur Geschichte des Idiotenwesens in Deutschland. Hamburg 1904. — 16. SCHULTZE: Das Irrenrecht. Handb. d. Psychiatrie, 5. Abt. Berlin u. Wien 1912. — 17. MEYER: Neue und alte Strömungen in der praktischen Psychiatrie. Allg. Zeitschr. f. Psychiatrie u. psychisch-gerichtl. Med. Bd. 83. Berlin u. Leipzig 1926. — 18. Badisches Gesetz, die Irrenfürsorge betreffend. Psychiatr.-neurol. Wochenschr. Bd. 12. 1910/11. — 19. FISCHER: Das badische Irrenfürsorgegesetz in der Bewährung. Monatsschr. f. Kriminalpsychol. u. Strafrechtsreform 1923. — 20. FISCHER: Irrengesetzgebung. Psychiatr.-neurol. Wochenschr. 1925, Nr. 1. — 21. SCHULTZE: Über den Entwurf eines preußischen Irrenfürsorgegesetzes. Referat auf der Jahresversammlung des deutschen Vereins für Psychiatrie am 1. u. 2. Sept. 1925 in Cassel. Allg. Zeitschr. f. Psychiatrie u. psychisch-gerichtl. Med. 1926. — 22. ALT: Über familiäre Irrenpflege. Sammlung zwangl. Abhandl. aus dem Gebiete der Nerven- u. Geisteskrankheiten Bd. 2, Heft 7, 8. Halle a. S. 1899. — 23. PANDY: Die Irrenfürsorge in Europa. Berlin 1908. — 24. SPAETH: Der Fürsorgearzt. München 1921. — 25. BREUER: Die Fürsorge für Geisteskranke und Nervöse außerhalb der Anstalten. Psychiatr.-neurol. Wochenschr. 1925, Nr. 12. — 26. BEYER: Fürsorge für Nervenkranke. Zeitschr. f. d. ges. Neurol. u. Psychiatrie Berlin 1926. — 27. KOLB: Vorschläge für die Ausgestaltung der Irrenfürsorge und für die Organisation der Irrenanstalten. Halle a. S. 1908. — 28. KOLB: Reform der Irrenfürsorge. Zeitschr. f. d. ges. Neurol. u. Psychiatrie Bd. 47. Berlin 1919. — 29. KOLB: Irrengesetz und offene Fürsorge. Psychiatr.-neurol. Wochenschr. 1926, Nr. 10. — 30. FALTLHAUSER: Erfahrungen des Erlanger Fürsorgearztes. Allg. Zeitschr. f. Psychiatrie u. psychisch-gerichtl. Med. Bd. 80. Berlin u. Leipzig 1926. — 31. FALTLHAUSER: Der externe Dienst. Psychiatr.-neurol. Wochenschr. 1925, Nr. 18/21. — 32. RÖMER: Die Mannheimer Fürsorgestelle. Besprechung der Vertreter der Hilfsvereine und der offenen Fürsorge für Geisteskranke. Ebenda 1925, Nr. 3. — 33. FISCHER: Die Fürsorgestelle für Nerven- und Gemütskranke in Mannheim in den ersten beiden Berichtsjahren. Ebenda 1925, Nr. 6. — 34. RAECKE: Die Frankfurter Fürsorgestelle für Gemüts- und Nervenkranke. Arch. f. Psychiatrie u. Nervenkrankh. Bd. 66. Berlin 1922. — 35. RAECKE: Die Frankfurter Fürsorgestelle für Gemüts- und Nervenkranke. Psychiatr.-neurol. Wochenschr. 1925, Nr. 47. — 36. GOTTSTEIN u. TUGENDREICH: Sozialärztliches Praktikum. 2. Aufl. Berlin 1920. A. IV. STIER: Fürsorge für Psychopathen. — 37. ROEMER: Die soziale Bedeutung der offenen Fürsorge für Geisteskranke und Psychopathen. Klin. Wochenschr. 1925, Nr. 52.

Schwangeren- und Wöchnerinnenfürsorge einschließlich Anstalten.

Von

Ed. Martin

Elberfeld.

Schwangeren- und Wöchnerinnenfürsorge ist ein organisch zusammenhängender Teil der Fürsorge, nicht zu trennen von manchen anderen Gebieten der allgemeinen Fürsorge, insbesondere der Sorge für den jungen Säugling. Die nachfolgenden Zeilen geben Auskunft über das, was bezüglich der Schwangeren und Wöchnerinnen an fürsorgerischen Einrichtungen vorhanden ist.

Von dem Schutz, welcher schwangeren Frauen und Wöchnerinnen zu allen Zeiten bei den mehr oder weniger kultivierten Völkern gewährt wurde und wird, erhalten wir in den Berichten von Ploss, Weinhold, Lochner, H. Freund sowie zusammenfassend von Tugendreich eingehend Kenntnis.

Die Naturvölker wehren durch allerlei Beschwörungen die bösen Geister von Schwangeren ab. Sie lassen in den letzten Wochen vor der Niederkunft die Frauen keine schwere Arbeit mehr verrichten. Seelische Aufregung suchten Griechen und Römer den werdenden Müttern dadurch zu ersparen, daß man sie nicht vor Gericht ziehen konnte. Wohl aus derselben Rücksicht nahmen die deutschen Gesetze des Mittelalters Rücksicht auf Schwangere. Der Strafvollzug z. B. erfolgte erst nach der Entbindung. Strenge Strafen für Mißhandlungen von Schwangeren sind zu allen Zeiten verhängt worden. In Rom z. B. stand auf Mißhandlung einer Schwangeren mit nachfolgender Frühgeburt die Todesstrafe.

Von der Zeit des Altertums her über das Mittelalter hinweg können wir die Einrichtung von *Gebärhäusern* für mittellose Schwangere, Kreißende und Wöchnerinnen verfolgen. Eingehende Berichte liegen vor aus Nürnberg, München, Würzburg, Regensburg, Straßburg, Paris und Rom. Zum Teil wurden diese Heime mit der Zeit zu Unterrichtszwecken zunächst für Hebammenschülerinnen und dann für Studenten verwandt.

Von einer allgemeinen staatlich geordneten Fürsorge für Schwangere und Wöchnerinnen kann freilich mit Ausnahme der von Griechen und Römern getroffenen Einrichtungen nicht die Rede sein. Es handelt sich lediglich um kommunale oder private Maßnahmen.

Den Schutz der unbemittelten und besonders der unehelichen Wöchnerinnen suchte man durch die Ausbildung von Hebammen zu gewährleisten. Von einer staatlichen Aufsicht, wie wir sie jetzt haben, war freilich noch nicht die Rede. Man überließ es den Hebammen selber, sich die erforderlichen Kenntnisse anzueignen. Die Anfänge einer behördlichen Aufsicht sind in das 16. Jahrhundert zu setzen. Seit dieser Zeit sind von staatswegen Lehrbücher und Anweisungen für den Unterricht herausgegeben worden. Aus diesen Anfängen heraus haben sich die heutigen Einrichtungen der Schwangeren- und Wöchnerinnenfürsorge entwickelt.

Aus der gelegentlichen privaten und kommunalen Sorge für verarmte, eheliche wie uneheliche und hilfsbedürftige Schwangere und junge Mütter mit ihren Säuglingen ist zunächst in festem, organisatorischem Ausbau die *konfessionelle* Fürsorge entstanden.

Für die *Wöchnerin* wurde relativ früh gesorgt. Sehr bald brach die klare Erkenntnis durch, daß Mutter und Kind ein untrennbares Ganzes bilden und daß man für den Säugling am besten sorgt, wenn man ihn an der Mutterbrust läßt und der Stillenden wenigstens für die ersten Wochen eine sorgenfreie Existenz gewährt. Für eine Schwangere zu sorgen, erschien erst viel später erforderlich.

Der systematische Aufbau der *geschlossenen Fürsorge* von der Schwangeren zur Wöchnerin und zum Säuglinge ist in erster Linie den großen, straff organisierten konfessionellen Verbänden zu danken.

Nach den mir persönlich gewordenen Auskünften wie nach den in der Literatur niedergelegten Berichten ist die „Evangelische Innere Mission" bahnbrechend vorgegangen. Der Schutz sollte zunächst heilend sein. Bald ging man aber dazu über, in enger Anlehnung an den Kampf gegen die Unsittlichkeit prophylaktisch zu wirken. Gerade dieses Moment wird von ärztlich-materialistischer Seite und heute noch von den halbwissenschaftlichen Humanitären ausgebeutet. Pharisäertum, Beschränktheit usw. wird der „Inneren Mission" vorgeworfen. Diese Vorwürfe zerfallen für jeden, welcher sich selber eingehend mit der Angelegenheit befaßt.

Es kann keinem Zweifel unterliegen, daß liebevolle, rein menschliche Aufnahme aus der oft von Ort zu Ort verstoßenen und verscheuchten unehelichen Schwangeren leicht und schnell manche gute Seite herausholen kann. Gelingt es, sie vor ungünstigen Einflüssen zu bewahren, so ist es gewöhnlich leicht, prophylaktisch zu wirken. Ich habe eine große Zahl von Mädchen an mir vorüberziehen sehen. Wieviele wurden nicht vollkommen verwahrlost aufgenommen. Rein menschliches Verstehen, persönliches Eingehen auf die kleinen und großen Nöte, ruhiger Zuspruch und verständige religiöse Einwirkung haben nur selten versagt. Freilich muß man auch als ärztlicher Leiter sich seiner fürsorgerischen Aufgabe bewußt sein. Man muß sich bei einer größeren Zahl von Schwangeren direkt oder indirekt dauernd auf dem Laufenden halten, daß keine störenden Elemente die Allgemeinheit vergiften. Zu leicht erliegen die schwankenden Gestalten den geringsten niedrigen Einflüssen. Davor müssen die guten Elemente bewahrt bleiben. Die Drohnen sind umgehend abzusondern und gegebenenfalls anderweit unterzubringen. Der „Inneren Mission" gebührt das Verdienst und der Dank, die Wege gezeigt zu haben, welche zu einem Ziele führen, mit welchem man zwar noch nicht zufrieden sein darf, auf welchem man aber doch manche schöne Erfolge buchen kann.

In der Anerkennung dieser Verdienste ist auch festzustellen, daß allmählich, wenn auch langsam, die gelegentliche Unterlegenheit des „Heilens", des „Zudeckens", des „Gehenlassens" auch bei so manchem materialistischen Volkswirtschaftler zutage tritt. Nach den verschiedensten Richtungen ist es für die Allgemeinheit unbedingt besser, prophylaktisch zu wirken, die Lebenshaltung sittlicher zu gestalten und auch nach dieser Richtung auf die unehelichen Schwangeren einzuwirken. Das waren vor 100 Jahren etwa die leitenden Gedanken, als die Schwangerenfürsorge auf breiter Basis eingerichtet wurde.

In der Befolgung dieser Grundgedanken muß man versuchen, durch Berufsertüchtigung und Stellenvermittlung dafür zu sorgen, daß die Mädchen ethisch auf der Höhe bleiben. Da trotz aller Mühen gerade diese Art der Fürsorgebestrebungen wohl nie vollkommen sein wird, so ergibt es sich von selber, daß man sich auch der Schwangeren annehmen muß, um sie nicht weiter fallen zu lassen. Es ist nicht richtig, wenn gerade diesen Bestrebungen jeder Erfolg, jede Berechtigung abgesprochen wird. Die tägliche Erfahrung lehrt, daß auf die oben beschriebene Art viel erreicht werden kann. Einzelne Mißerfolge dürfen gerade hier niemals verallgemeinert werden.

Die schönen Erfolge der Schwangerenfürsorge hat Erfurth in seinen „Beiträgen zur Geschichte der weiblichen nachgehenden Fürsorge im Wuppertal 1844—1919" dargetan.

Die Heime, in welchen die unehelichen Schwangeren und später die jungen Mütter mit ihren Säuglingen aufgenommen werden, haben sich organisch aus den Magdalenenasylen entwickelt. Der Werdegang kann kurz folgendermaßen skizziert werden: 1822 wurde für eine geschlossene Fürsorge in Hamburg das erste Magdalenenasyl eröffnet. Es folgen FLIEDNER 1833 mit seinem Asyl in Kaiserswerth. Das großzügige Wirken HELDRINGS in Holland bringt für die nächsten 40 Jahre bahnbrechende Erneuerungen auch für Deutschland. Es folgt die Epoche HEINERSDORF (Zufluchtshäuser), ISERMEYER (ländliche Arbeitsheime), BERENDT (Übergangsstätten). Bei den drei letzteren tritt der wirtschaftliche Einstellungspunkt in den Vordergrund: Berufsertüchtigung und Stellenvermittlung als Prophylaxe nach Heilung oder Besserung. Im Rahmen der „Evangelischen Inneren Mission" haben sich etwa 100 Häuser mit rund 7000 Plätzen diese Leitsätze zu eigen gemacht. Sie sind zentralisiert als „Deutsche evangelische Asylkonferenz im Spitzenverband des Zentralausschusses für die Innere Mission der deutschen evangelischen Kirche".

In ähnlicher Weise wie bei der „Evangelischen Inneren Mission" ist auf *katholischer Seite* im Rahmen des Karitasverbandes insbesondere vom „Verbande katholischer Kranken- und Pflegeanstalten Deutschlands, Freiburg i. Br." vorgegangen worden. Die Wöchnerinnenfürsorge ist freilich nicht so einheitlich geregelt wie bei den „Inneren Missionen". Den meisten religiösen Schwesternschaften ist die direkte Verpflegung von Wöchnerinnen wenigstens in den Tagen nach der Entbindung durch Ordenssatzungen nicht gestattet. Die eigentliche Pflege wird von den Schwestern gewöhnlich erst vom dritten Tage an übernommen. In den Häusern mit Entbindungsstationen ist eine weltliche Hebamme eingestellt. Im bezeichneten Verbande werden unterschieden:

a) Selbständige Wöchnerinnenheime: 9 mit 170 Betten,

b) Wöchnerinnen- und Entbindungsstationen in privaten katholischen Krankenhäusern: 12 mit 125 Betten und

c) Anstalten der katholischen Fürsorgevereine, wie des Katholischen Fürsorgevereins für Mädchen, Frauen und Kinder in Dortmund, der Rettungsverein vom guten Hirten in Stuttgart und Ulm u. a.

Der Dortmunder Verein als der größte umfaßt 17 Anstalten, welche Wöchnerinnenheime darstellen. Die Bettenzahl beträgt insgesamt 1867, jedoch sind darin die Pflegeplätze für Säuglinge und zum Teil auch für Gefährdete einbegriffen. Bei den übrigen Vereinen stehen 18 Wöchnerinnenheime mit 116 Betten zur Verfügung.

Die *jüdische Fürsorge* erstreckt sich zunächst in einer außerordentlich freigebigen Unterstützung hilfsbedürftiger Schwangerer und junger Mütter in den einzelnen Gemeinden. Gelingt es nicht, hier entsprechend Rat und Tat zu schaffen, so steht das große Heim in Berlin, Brunnenstraße, zur Verfügung. In dieses Mütter- und Kinderheim wurden aufgenommen und verpflegt:

	1921	1922
Schwangere	53	30
Mütter mit Kind	65	161
Mütter ohne Kind	8	11
Mütter mit 2 Kindern	5	4
Mütter mit Zwillingen	2	3
Säuglinge auf der Station	90	88

Ein Vorzug dieses jüdischen Heimes im Gegensatz zu den evangelischen und katholischen ist, daß auch Mütter ohne Säuglinge Aufnahme finden. Die Unterbringung gerade dieser Menschen, wenn sie kurz nach der Entbindung noch recht der körperlichen und seelischen Pflege bedürfen, macht oft Schwierigkeiten.

Bei dem jüdischen Heime handelt es sich also um eine großzügige, rein aus privaten Mitteln unterhaltene Anstalt.

Mit der Zeit sind auch Schwangerenheime, wenn man es so bezeichnen will, entstanden in den Universitäts-Frauenkliniken, den Hebammenlehranstalten und einigen städtischen Entbindungsanstalten. Wenn hier auch der wirtschaftliche Gesichtspunkt und in den Lehranstalten der Unterricht für Studierende und Schülerinnen im Vordergrund steht, so bilden die Häuser doch auch den Schwangeren eine willkommene Zufluchtsstätte. Sache der Leitung ist es, das fürsorgerische Moment nicht außer acht zu lassen. Das trifft besonders für die jungen Mütter mit ihren Säuglingen zu. In den Entbindungsanstalten kann, soweit nicht Mütterheime mit den Anstalten verbunden sind, die Zeit des Aufenthaltes besonders nach der Entbindung nur kurz befristet sein. Die Frauen werden je nach der Zahl der freien Betten mehr oder weniger bald entlassen. Anderweite Zufluchtsorte für Mutter und Kind sind eine Naturnotwendigkeit.

Für diese Zeit tritt freilich das Kind in den Vordergrund. Es werden, wie schon erwähnt, auch in den meisten Mütterheimen lediglich Frauen mit Kindern aufgenommen. Der Not der Zeit entsprechend, ist für diejenigen, deren Kinder tot zur Welt kamen oder die ersten Tage nicht überlebten, kein Platz in den Heimen, obgleich auch vielen dieser Menschenkinder gerade für die Zeit der ersten physischen Sammlung und Erstarkung eine schützende Hand dringend notwendig wäre.

In der *offenen Fürsorge* ist die Gemeindediakonisse die Vorläuferin der ausgebildeten Kreisfürsorgerin, welche sich auch der unehelichen Schwangeren anzunehmen hat. Die ländlichen Gemeindehelferinnen sind in der „Evangelischen Frauenhilfe“ mit ihren 5000 Vereinen und etwa 1 Million Mitgliedern zusammengefaßt.

In den allgemeinen prophylaktischen, rettenden und heilenden Dienst hat sich ferner die „Evangelische Innere Mission“ mit ihrem gewaltigen Apparat eingestellt. Von den im Kaiserswerther Verband zusammengefaßten 67 Diakonissen-Mutterhäusern mit 24 000 Diakonissen widmen sich 42 mit erheblichen Teilen ihrer Schwestern und Angestellten dieser Aufgabe.

Daß die Zahl der katholischen Orden, welche sich der Schwangeren annehmen, nicht so groß ist, liegt, wie obenerwähnt, an den Ordenssatzungen.

Für die jüdischen Schwangeren wird die fürsorgerische Betreuung durch die in allen Gemeinden vorhandenen entsprechenden Einrichtungen erledigt.

Ein nur einigermaßen befriedigendes Resultat in der Schwangeren- und Wöchnerinnenfürsorge ist nur zu erzielen, wenn die *geschlossene* und *offene* Fürsorge wohlorganisiert Hand in Hand arbeitet. Hier tritt freilich bei der Versorgung der Wöchnerin die Sorge für den Säugling in den Vordergrund. Da Mutter und Kind aber durchaus als ein organisches Ganzes zu betrachten sind, so ist dieser Zweig der Fürsorge hier auch mit zu erwähnen.

Zunächst gehört dazu, daß die Fürsorgeeinrichtungen nicht nur in einigen größeren Plätzen geregelt sind, es ist unter allen Umständen anzustreben, daß ein straffgespanntes Netz mit gutgeleiteter Zentrale über das Land ausgelegt ist. Alle Sonderbestrebungen, so gut sie gemeint sein mögen, stören. Weitschauend ist schon bei der Versorgung der Schwangeren an die spätere Unterbringung von der Mutter in untrennbarer Gemeinschaft mit ihrem Kinde zu denken. Beide müssen unmittelbar aus der Entbindungsanstalt dorthin geschafft werden, wo namentlich das Kind bleibt. Es dürfen keine Mittel gescheut und unterlassen werden, um in erster Linie die Versöhnung mit dem Elternhause anzubahnen und, wenn irgend möglich, zunächst Mutter und Kind auch dort oder aber in einer verwandten Familie unterzubringen. Soll und kann etwas die uneheliche Mutter wieder für den weiteren Lebenskampf stärken und sie vor einem weiteren Abgleiten vom richtigen Pfade schützen, so ist es die enge Verbindung mit dem Elternhause. Ich habe gefunden, daß gerade dieses Moment oft versöhnend wirkt. Zunächst noch so unwillige Eltern lassen sich auf diese Weise bestimmen, ihr Kind wieder aufzunehmen. Erst wenn dieser Weg unmöglich ist, sollte die Unterbringung in ein geschlossenes Heim in Erwägung gezogen werden. Die Fürsorge ist, das ist das Wichtigste, von Anfang an in diese Bahnen zu leiten. Daß diese Absicht freilich in vielen Fällen unmöglich durchgeführt werden kann, weil man die Schwangere zu spät erfaßt, weil aus diesen oder jenen Gründen die Unterbringung in der engeren Heimat unmöglich ist, ändert nichts an der Berechtigung der grundlegenden Idee.

Von ausschlaggebender Bedeutung ist es auch, wie in den Gebäranstalten[1]) die fürsorgerische Tätigkeit gehandhabt wird. In der Regel wird diese Sorge örtlichen karitativen Vereinen oder der entsprechenden Dienststelle der Gemeinde überlassen. Oft freilich geht es auch anders her. Ist die Mutter einigermaßen hergestellt, wird sie entlassen. Nach dem „Wohin" wird ebensowenig gefragt wie nach dem „Woher". Man kann sich das Elend mancher ohne fürsorgerischen Schutz entlassenen Frau nicht schlimm genug vorstellen. Vor der ganz gewiß vorhandenen Schwierigkeit, den Aufenthalt der mit ihrem Kinde Entlassenen im voraus sicherzustellen, darf man nicht zurückschrecken. Es bedarf in der Anstalt selber unter allen Umständen eines wohlorganisierten Dienstzweiges, welcher einer praktisch erfahrenen Schwester oder Fürsorgebeamtin untersteht. Wird keine scharfe Kontrolle ausgeübt, so bleiben oft genug Mutter und Kind gerade bis zur nächsten Straßenecke oder bis zur nächsten Haltestation des benutzten Verkehrsmittels zusammen; dann aber trennen sich die Lebenswege vielfach für immer.

Bei frühzeitiger Einleitung der Fürsorge sollte es unter allen Umständen so eingerichtet werden, daß von den unehelichen Müttern nur diejenigen entlassen werden, für welche eine sichere und gute Unterkunft vorbereitet ist. Das läßt sich auch bei starker Belegung gut einrichten, wenn man alle diejenigen, welche von einem nahen und ärztlich beaufsichtigten Heim aufgenommen werden, etwas früher entläßt. Dann bleibt noch Platz genug für diejenigen übrig, welche etwa eine längere Reise machen müssen, um gleich in das endgültige Heim einzukehren, oder für diejenigen, für welche eine Antwort aus dem Heimatort noch aussteht und unmittelbar zu erwarten ist. Hierfür ist freilich eine straffe und freundschaftliche Verbindung zwischen der Anstalt und den fürsorgerischen Organisationen auf dem Lande erforderlich. Daß das Fürsorgewesen vielfach noch nicht genügend eingerichtet und zentral streng organisiert ist, wirkt oft außerordentlich erschwerend. Es darf nicht entmutigen, wenn durch die immer knapper werdenden Mittel die Erfolge und Bemühungen schwieriger werden. Schwierigkeiten sind nach einem alten guten Grundsatze aber nur dazu da, um überwunden zu werden. Viel Mühe, Arbeit und Geld wird gespart, wenn die Schwangeren-, Wöchnerinnen- und Säuglingsfürsorge nicht voneinander getrennt werden, sondern eng zusammenarbeiten.

Das gesamte Bild der Schwangeren- und Wöchnerinnenfürsorge würde unvollständig sein, würde man nicht auch der Einrichtungen und Bestrebungen gedenken, welche sich die Sorge für die ehelichen Gebärenden in ihren *Wohnungen* zur Aufgabe machen. Hier greifen werktätig die Frauenvereine ein, welche zum Teil im Verbande des „Roten Kreuzes" zusammengefaßt sind.

[1]) Vgl. Ed. Martin: Der Geburtshelfer und die Säuglingsfürsorge. Zentralbl. f. Gynäkol. 1920, Nr. 5.

Den ehelichen Schwangeren, Kreißenden und Wöchnerinnen wird von seiten der Gemeinden oder karitativer oder gemeinnütziger Vereine durch Überlassung eines sog. „Wanderkorbes" für die Entbindung und im Wochenbett durch Stellung einer Wartefrau und kostenfreier Verabreichung einer kräftigen Kost ersprießliche Hilfe geleistet.

In einem solchen „Wanderkorb" sind die notwendigsten Gegenstände enthalten, welche Geburt und Wochenbett erfordern. So enthält der in Elberfeld jeweils von der Hebamme urschriftlich bei dem Städtischen Gesundheitsamt angeforderte Korb: 3 Waschschüsseln, 1 Steckbecken, 1 Sack, 1 Bettuch, 3 Handtücher, 4 Unterlagen, 1 Gummiunterlage und 1 Nachtjacke. Diese Gegenstände müssen wieder zurückgegeben werden. Als Geschenk bringt er mit: 1 Hemd, 1 Abwaschtuch, 250 g Watte und 1 Stück Seife. Es versteht sich von selber, daß alles nach Gebrauch gründlichst gereinigt und desinfiziert wird. Wenn der „Wanderkorb" auch im allgemeinen nach 10 Tagen wieder zurückgegeben werden muß, so steht im Bedarfsfalle einer weiteren Benutzung nichts im Wege.

An dieser Stelle verdient der Vorschlag von P. Mayet (Uneheliche Mütter, ihre Not und Rettung. Berlin: Verlag Heymann) besonders hervorgehoben zu werden. Die unehelichen werdenden und jungen Mütter sollen sich in einer Art Arbeitsgemeinschaft durch ihrer Hände Arbeit vorher und später über die Tage der Arbeitsunfähigkeit hinweghelfen. Mayet gibt treffliche Vorschläge für Reformen der Arbeitsstätten und der Heimarbeit gerade für die Frauen, welche wegen ihrer vorgeschrittenen Schwangerschaft und in eng umgrenzten Umfange auch nach der Entbindung bis zur Zeit, in welcher sie mit Rücksicht auf das Gesetz wieder in Betrieben beschäftigt werden dürfen. Zur praktischen Auswertung ist es, soweit meine Kenntnisse reichen, nur in Berlin gekommen. Aus welchen Gründen aber die Versuche die Hoffnungen nicht bestätigt haben, ist mir nicht bekannt. Mir scheint aber doch wünschenswert, vielleicht unter günstigeren Bedingungen als in Berlin, die Versuche nicht fallen zu lassen, die Mädchen bis zuletzt, je nach Vermögen, durch eigene Arbeit für sich selber sorgen zu lassen. Dann stehen die Frauen auch nicht, wie so häufig, vollkommen hilflos da, wenn sie nach einer unbedingt erforderlichen Schonzeit wieder ganz für sich sorgen sollen. Dann werden die Mütter auch in erheblich weiterem Umfange als bisher in der Lage sein, für ihr Kind zu sorgen.

In großzügiger Weise hat die Großstadt Berlin sich der *Schwangerenfürsorge* angenommen. Wie auch in allen anderen Gemeindeverbänden, in welchen dem Fürsorgewesen die erforderliche Beachtung geschenkt wird, die Fürsorge für die werdende Mutter nicht vergessen wird, sind *Beratungsstellen* eingerichtet worden. Berlin hat eigene Räume eingerichtet, in welchen zweckentsprechende Untersuchungsräume mit dem erforderlichen Instrumentarium vorhanden sind. Nach den Angaben von O. Schwéers (Gesundheitsfürsorge für das Kindesalter Bd. I, H. 8) haben diese Fürsorgestellen folgende gesundheitsfürsorgerische Aufgaben:

1. Feststellung der Schwangerschaft, der Lage der Frucht, des Zustandes der Geburtswege sowie Bestimmungen des voraussichtlichen Geburtstermines.
2. Untersuchung der Mutter auf ihren allgemeinen Gesundheitszustand.
3. Prüfung der wirtschaftlichen Lage der Mutter einschließlich der Art ihrer Tätigkeit auf die Möglichkeit einer Schädigung der Frucht.
4. Prüfung der häuslichen Verhältnisse auf die Möglichkeit einer ungestörten häuslichen Entbindung.

Die Fürsorgestellen werden von einem Geburtshelfer geleitet, welcher entsprechende sozialpolitische Kenntnisse haben muß. Ihm zur Seite stehen naturgemäß fürsorgerisch ausgebildete Hilfspersonen.

Daß bei der Beratung von Schwangeren, ehelichen wie unehelichen, vor allen Dingen auch darauf geachtet werden muß, daß die Mitgliedschaft bei einer Kasse in der Zeit, in welcher die Schwangere nicht mehr arbeitet, bestehen bleibt, ist hervorzuheben. Nach meinen persönlichen Erfahrungen wird gerade nach dieser Richtung oft genug gesündigt.

Mir erscheint noch etwas anderes betonenswert. Es ist die Untersuchung der *Schwangeren auf Lues*. Die systematischen Untersuchungen in einer Reihe großer Gebäranstalten haben gezeigt, daß etwa 5% aller Gebärenden syphilispositiv reagieren. Nach meiner Erfahrung sind die Kinder der luetischen Mütter unter allen Umständen auch als krank anzusehen, ohne Rücksicht darauf, wie bei dem Neugeborenen die Blutreaktion ausfällt. Es steht ferner fest, daß die Aussichten für die Kinder erheblich besser sind, wenn die Mütter in der Schwangerschaft so energisch wie möglich behandelt worden sind. Daß nach dieser Richtung volksgesundheitlich außerordentlich viel gefördert werden kann, wenn in den Fürsorgestellen die Blutuntersuchung grundsätzlich durchgeführt wird, kann keinem Zweifel unterliegen. Freilich müßten durch die unterhaltenden Verbände auch die Mittel zur Verfügung gestellt werden, die Blutproben für die Schwangeren kostenfrei ausführen zu lassen. Wenn wir auch noch nicht in der Lage sind, die Syphilitischen zwangsweise behandeln zu können, so bedeutet es doch schon recht viel, wenn wir die Kranken herausfinden. Es lassen sich dann auch Mittel und Wege finden, zum wenigsten einen Teil der Kranken in der Schwangerschaft zu behandeln und so für die Kinder und die Gesamtheit zu sorgen. Solche Wege sind in Wien durch Blutuntersuchungen bei schwangeren in Fürsorge stehenden Frauen und durch Prämien von je 40 Schilling an gesunde Mütter und solche die im Falle der Infektion sich behandeln ließen, nach der Geburt eines gesunden Kindes beschritten worden (Tandler).

Vorbildlich geht Dänemark vor. Der Leiter der Staatlichen Frauenklinik in Kopenhagen hat durch sein persönliches Eingreifen eine wöchentlich einmal stattfindende Beratungsstunde eingerichtet. Gammeltoff hat auf der Naturforscherversammlung in Düsseldorf 1926 ausführlich über die von ihm geschaffene Schwangerenfürsorge berichtet. Dort wird auf die Blutuntersuchung das größte Gewicht gelegt. Wie ich auch aus meinen persönlichen Erfahrungen aus meiner Anstalt berichten kann, macht es keine Schwierigkeiten, die Blutproben zu entnehmen. In Dänemark kommt für die Behandlung der Kranken günstig hinzu, daß dieselbe gesetzlich zwangsweise durchgeführt wird.

Außerordentlich wertvolle Hilfe in der Fürsorge für die Schwangeren leisten die Hebammen. Sie werden in den Lehranstalten entsprechend unterrichtet und sollen auch der Dienstanweisung entsprechend zu diesen Beratungsstunden herangezogen werden können. In vielen Gemeinden der Rheinprovinz haben sich die örtlichen Hebammenvereine verpflichtet, umschichtig eine Hebamme für die Beratungsstunden zur Verfügung zu stellen. Wie mir von den zuständigen Leitern des Fürsorgewesens berichtet wird, haben sich diese Abmachungen mit den Hebammenvereinen voll und ganz bewährt.

Die Hebammen sollen aber auch dann, wenn sich werdende Mütter an sie wenden, alle Angelegenheiten, welche fürsorgerisch in Frage kommen, besprechen. Die Erfahrung hat gezeigt, daß recht viele Hebammen ein großes Verständnis für diesen Zweig ihrer Berufstätigkeit haben. Jedenfalls ermuntern die Erfolge, nach dieser Richtung hin weiter aufzubauen.

Für die praktische Betreuung der Schwangeren ist vor allen Dingen hervorzuheben, daß jede Schwangere ihren Kassenanspruch aufrechterhalten und sich gegebenenfalls freiwillig versichern soll. Es ist ein großer Unterschied, ob man die Beiträge der untersten Stufe, d. h. die Wochenfürsorge erhält oder die einer höheren Stufe.

Wenn gewiß auch diejenigen, welche höhere Beiträge gezahlt haben, ein unbedingtes Anrecht darauf besitzen, höhere Leistungen zu erhalten, so sind die schwächsten Schultern doch ebenso unzweifelhaft diejenigen, welche die nachhaltigste Unterstützung notwendig haben. Als erste hat W. Salomon (Soziale Hygiene, Fürsorge und Krankenhauswesen. September 1922) auf diese im Gesetz vorgesehene, in der praktischen Fürsorge unzweifelhaft widersinnige Abstufung hingewiesen.

Man kann sich W. Salomon nur anschließen: „Wenn von einer Stufung durchaus die Rede sein soll, dann müßte für jeden sozial Empfindenden die Leiter gerade umgekehrt stehen.“ Es bleibt zukünftigen Verordnungen vorbehalten, hier eine allen Teilen gerecht werdende Änderung eintreten zu lassen.

Bei der Schwangerenfürsorge ist zum Schluß noch der mannigfaltigen Einrichtungen zu gedenken, welche in den vornehmlich dem weiblichen Geschlecht vorbehaltenen Erwerbszweigen bestehen. Hier ist zunächst an die Webereien und Spinnereien, an die gesamte Textilindustrie zu denken. Ich verweise[1]) auf die Veröffentlichungen des „Arbeitgeberverbandes der Textilindustrie“ 1926. In allen gut eingerichteten Betrieben ist Vorsorge getroffen, daß Schwangere an anderen geeigneten Arbeitsstellen beschäftigt werden, wenn die Arbeit am gewohnten Platze bei zunehmender Schwangerschaft zu schwer wird. Man muß in der Beurteilung dessen, was eine Schwangere unbeschadet leisten kann, naturgemäß vorsichtig sein. In der Arbeitsleistung der Hausfrau und Mutter aus den Kreisen, in welchen der unablässig Schaffenden und Sorgenden keine Hilfspersonen zur Verfügung stehen, hat man das gegebene Vergleichsmoment. Das wird nicht von allen Seiten berücksichtigt.

Die vorliegenden Ausführungen sollen nur einen Umriß der Fürsorge für Schwangere und Wöchnerinnen geben. Es sei nochmals hervorgehoben, daß dieser Zweig der Fürsorge nicht allein bestehen kann. Die verschiedenartigsten Nachbargebiete hängen eng mit ihm zusammen. Das trifft ganz besonders zu für die Sorge um den Säugling in den ersten Wochen und Monaten. Fürsorge für Mutter und Kind ist nicht zu trennen. Je mehr man für die ersten lebenswichtigen Wochen des jungen Erdenbürgers sorgt, um so mehr muß man sich der Mutter annehmen und umgekehrt. Je nachhaltiger die verschiedenen Zweige der Fürsorge, welche in der gekennzeichneten Richtung Hand anlegen müssen, ausgebildet und je straffer, zentral organisiert die verschiedenen Fäden zu einem engmaschigen Netz gewoben werden, um so größer und schöner werden die Erfolge sein.

---

[1]) Ed. Martin: Die Arbeitsleistung in der Textilindustrie und ihre Schädlichkeit für Schwangere. Monatsschrift für Geburtshilfe und Gynäkologie Bd. 73, S. 89.

Mutterschaftsschutz und -fürsorge im Gesetz.

(Sozialversicherung, Gewerbeordnung.)

Von

CLARA SCHLOSSMANN †

Düsseldorf.

I. Entwicklung.

Mutterschaftsschutz und -fürsorge durch soziale Gesetze finden wir in größerem Ausmaße erst in neuester Zeit. Die Anfänge gehen zurück in die Zeit nach der Reichsgründung.

Die ersten gesetzlichen Bestimmungen über Arbeitsruhe von Wöchnerinnen gibt die Novelle zur Gewerbeordnung vom 17. Juli 1878, wonach „Wöchnerinnen während 3 Wochen nach der Niederkunft nicht beschäftigt werden dürfen". Im ersten deutschen Krankenversicherungsgesetz von 1883 wurde dementsprechend für Wöchnerinnen, die mindestens 6 Monate krankenversichert sind, ein Wochengeld in Höhe des Krankengeldes für 3 Wochen festgesetzt, das aber nur den gewerblichen Arbeiterinnen zustand, jedoch für die „Gemeindekrankenversicherung" (meist Hausangestellte, evtl. landwirtschaftliche Arbeiter) nicht galt. Sonst wurde keinerlei Unterstützung gewährt.

Bei einer vom Deutschen Reiche einberufenen Internationalen Arbeiterschutz-Konferenz im März 1890 in Berlin trat Deutschland für einen Wöchnerinnenschutz von 4 Wochen ein. Eine gleich darauf dem Reichstage vorgelegte Novelle zur Gewerbeordnung Mai 1890 sah dementsprechend neben allgemeinen Schutzbestimmungen für Arbeiterinnen einen Wöchnerinnenschutz von 4 Wochen vor. Im Reichstage wurde er noch etwas verstärkt; die Novelle vom 1. Juni 1891 bestimmt:

„Wöchnerinnen dürfen während 4 Wochen nach ihrer Niederkunft überhaupt nicht und während der folgenden 2 Wochen nur beschäftigt werden, wenn das Zeugnis eines approbierten Arztes dies für zulässig erklärt."

Notwendigerweise folgte dann die Krankenversicherung in einer Novelle von 1892 mit der Erweiterung des Wöchnerinnenschutzes. In der Regierungsvorlage war solche Unterstützung nur für eheliche Wöchnerinnen vorgesehen, doch wurde sie vom Reichstag auch auf uneheliche ausgedehnt, da nicht sittliche, sondern wirtschaftliche Gesichtspunkte hierbei maßgebend sein sollten. Gewährt wird nun „ein Wochengeld auf die Dauer von mindestens 4 Wochen nach ihrer Niederkunft und soweit ihre Beschäftigung nach den Bestimmungen der Gewerbeordnung für eine längere Zeit untersagt ist, für diese Zeit".

Ärztliche Behandlung und Arznei stand den Wöchnerinnen nicht zu. Auch galten Schwangerschaftsbeschwerden nicht als Krankheit im Sinne des Krankenversicherungsgesetzes und gaben kein Anrecht auf ärztliche Behandlung, auch nicht bei Erwerbsunfähigkeit auf Krankengeld. Im Jahre 1903 wurde die Unterstützung dann allgemein auf 6 Wochen ausgedehnt, auch wurden den Kassen gewisse freiwillige Mehrleistungen gestattet: Erwerbsunfähigen Schwangeren konnte eine Schwangerenunterstützung bis zur Dauer von 6 Wochen gewährt werden. Auch konnte freie Gewährung von Hebammendiensten und ärztlicher Behandlung beschlossen werden. Für die Ehefrauen der Versicherten konnten die Kassen ähnliche Leistungen wie für die weiblichen Mitglieder einführen. Doch wurde von all diesen freiwilligen Mehrleistungen in der Praxis nur ganz wenig Gebrauch gemacht.

Im Dezember 1908 erweiterte die Gewerbeordnung den Wöchnerinnenschutz auf 8 Wochen. Sie trat am 1. Januar 1910 in Kraft. Die noch heute geltenden Bestimmungen lauten:

§ 137 Absatz 6: „Arbeiterinnen dürfen vor und nach ihrer Niederkunft im ganzen während 8 Wochen nicht beschäftigt werden, und ihr Wiedereintritt ist an den Ausweis geknüpft, daß seit ihrer Niederkunft wenigstens 6 Wochen verflossen sind."

Der Entwurf zum Gesetze hatte keine Änderung der bisherigen Vorschrift vorgesehen, die Erweiterung wurde in der Kommissionsberatung beschlossen und dann vom Reichstag angenommen. Begründet wurde die Erweiterung besonders damit, daß der Schutz der gewerblich tätigen Wöchnerinnen im Interesse der Säuglinge liegt. Der Säuglingsfürsorge war erfreulicherweise jetzt mehr Aufmerksamkeit gewidmet; die beste Fürsorge sei, die Mutter in die Lage zu setzen, das Kind zu stillen. Ein erweiterter Schutz liege aber auch im Interesse der Mutter und der Erhaltung ihrer Gesundheit. Die beantragte Bestimmung sei in der Schweiz schon seit 1878 in Geltung und habe sich bewährt. Der Sinn des Antrages sei, daß auf jeden Fall erst nach Ablauf von 6 Wochen nach der Niederkunft die Wöchnerin beschäftigt werden dürfe. Ein Recht, schon vor der Niederkunft bis zu 2 Wochen von der Arbeit befreit zu werden, könne die Wöchnerin nicht geltend machen, andererseits habe der Unternehmer aber auch keinen Grund, ihr die Erfüllung dieses Wunsches zu versagen, da sie dann nachher so viel früher wieder eintreten könne. Zwinge sie der Arbeitgeber, bis zur Niederkunft in der Arbeit zu bleiben, so habe sie das Recht, während 8 Wochen nach der Niederkunft von der Arbeit fernzubleiben.

Die genannte Bestimmung der Gewerbeordnung hat Geltung für alle gewerblichen Betriebe mit mindestens 10 Arbeitern. So erfaßt dieser Schutz also längst nicht alle arbeitenden Frauen. Auch fehlt eine Bestimmung, die die Wöchnerin davor schützt, daß sie durch die erzwungene Arbeitsruhe ihre Arbeitsstelle verliert, und so kann der vom Gesetzgeber beabsichtigte Schutz ihr manchmal wie eine Entrechtung erscheinen.

Als zwingende Folge dieser Erweiterung der Arbeitsruhe auf 8 Wochen ergab sich die Notwendigkeit, auch das zustehende Wochengeld auf 8 Wochen auszudehnen, denn der beabsichtigte Schutz der Wöchnerin wird da zum Gegenteil, zu einer wie Strafe wirkenden Belastung, wenn für die erzwungene Ruhezeit der Verdienst ohne jeglichen Ersatz durch Wochengeld wegfällt. Leider klaffte hierbei zeitlich eine Lücke, da die gerade in der Kommission beratene Reichsversicherungsordnung erst 1911 beendet war und das die Wochenhilfe umfassende Buch II, „Die Krankenversicherung", erst am 1. Januar 1914 in Kraft trat. Das schöne Gesetzeswerk, die RVO., bezog weitere Kreise in die Versicherung ein, und gerade solche mit starker weiblicher Beteiligung, die Landarbeiter und die Dienstboten; hierdurch gewann auch die zu gewährende Wochenhilfe immer größere Bedeutung.

In dem Entwurf, der 1909 vorgelegt wurde, war zunächst in den bisherigen Leistungen außer der Verlängerung des Wochengeldes auf 8 Wochen nichts geändert. Nur die Ausschließung der bisher in der Gemeindekrankenversicherung versicherten Wöchnerinnen fiel weg. Die Zeit aber war vorangeschritten und das soziale Verständnis gewachsen. Sozialpolitische Vereinigungen und Frauenbünde forderten eine tatkräftige Förderung des Mutterschutzes und der Säuglingsfürsorge. In der Reichstagskommission wurde bei der Beratung des Entwurfes das Für und Wider eingehend besprochen. Besonders wurde auf die bedauerlich hohe Säuglingssterblichkeit hingewiesen, in der Deutschland an der Spitze der europäischen Staaten steht. Eine Reihe von weitgehenden Anträgen wurde gestellt, doch nicht angenommen, weil die Kosten für eine derartige allgemeine Mutterschaftsversicherung nach den Ausführungen eines Redners die Krankenkassen mit etwa 300 Millionen Mark belasten würden, also mehr, als bis dahin die gesamte Krankenversicherung beanspruchte.

In der ersten Lesung war zwar die Versorgung der nicht versicherten Ehefrauen im Falle der Niederkunft mit den erforderlichen Hebammendiensten und ärztlicher Geburtshilfe angenommen worden, doch erklärte der Staatssekretär des Innern bei der 2. Lesung, ein solcher Beschluß würde die RVO. für die Regierung unannehmbar machen. Einige Verbesserungen wurden immerhin erzielt und eine ganz neue Art von Leistung war schon im zweiten Entwurf der Regierung enthalten, freilich nur als freiwillige Mehrleistung, *das Stillgeld*. Sie soll „Krankenkassen, die sich in günstiger Vermögenslage befinden, die vielfach erwünschte Möglichkeit geben, sich auf dem wichtigen Gebiete der Säuglingsfürsorge in zweckmäßiger Weise zu betätigen". Überhaupt sehen wir als Endergebnis der Beratung leider die Leistungen des Entwurfes, soweit Pflichtleistungen in Frage kommen, nicht erweitert; ja, eine Verschlechterung war sogar eingetreten insofern, als für Mitglieder der Landkrankenkassen, die nicht der Gewerbeordnung unterstehen, also Landarbeiter und Dienstboten, die Satzung die Dauer des Wochengeldbezuges auf 4 Wochen vermindern kann. Aber die vielseitigen Anregungen und Anträge waren nicht völlig unfruchtbar; sie wurden als freiwillige Leistungen der Krankenkassen, als Mehrleistungen in das Gesetz aufgenommen. Nun lebten sie leider zunächst nur ein papiernes Dasein, denn nur sehr wenige Kassen erweckten die toten Paragraphen zum Leben und führten die eine oder andere dieser schönen Mehrleistungen durch ihre Satzung ein. Oft fehlte es wohl an den erforderlichen Mitteln. Häufig aber hätte wohl der warme Hinweis eines weiblichen Vorstandsmitgliedes die Gewährung eines Teiles dieser Mehrleistungen erreichen können. Weibliche Vorstandsmitglieder aber fehlten leider in den meisten Krankenkassen. Nur eine sog. „Kann"-Leistung, die Verpflegung in einem Wöchnerinnenheim an Stelle des Wochengeldes, wurde vielfach gewährt. Die für die zukünftige Entwicklung grundlegenden Bestimmungen der RVO. lauteten:

III. Wochenhilfe.

§ 195. Wöchnerinnen, die im letzten Jahre vor der Niederkunft mindestens 6 Monate hindurch auf Grund der Reichsversicherung oder bei einer knappschaftlichen Krankenlasse gegen Krankheit versichert gewesen sind, erhalten ein Wochengeld in Höhe des Krankengeldes für 8 Wochen, von denen mindestens 6 in die Zeit nach der Niederkunft fallen müssen.

Für Mitglieder der Landkrankenkassen, die nicht der Gewerbeordnung unterstehen, bestimmt die Satzung die Dauer des Wochengeldbezuges auf mindestens 4 und höchstens 8 Wochen.

Neben Wochengeld wird Krankengeld nicht gewährt; die Wochen nach der Niederkunft müssen zusammenhängen.

§ 196. Mit Zustimmung der Wöchnerin kann die Kasse

1. an Stelle des Wochengeldes Kur und Verpflegung in einem Wöchnerinnenheim gewähren;

2. Hilfe und Wartung durch Hauspflegerinnen gewähren und dafür bis zur Hälfte des Wochengeldes abziehen.

§ 198. Die Satzung kann versicherungspflichtigen Ehefrauen oder allen weiblichen Versicherungspflichtigen unter der Voraussetzung des § 195 Abs. 1 Hebammendienste und ärztliche Geburtshilfe, die bei der Niederkunft erforderlich werden, zubilligen.

§ 199. Die Satzung kann Schwangeren, die der Kasse mindestens 6 Monate angehören,

1. wenn sie infolge der Schwangerschaft arbeitsunfähig werden, ein Schwangerengeld in Höhe des Krankengeldes bis zur Gesamtdauer von 6 Wochen zubilligen.

2. auf die Dauer dieser Leistung die Zeit der Gewährung des Wochengeldes vor der Niederkunft anrechnen,

3. Hebammendienste und ärztliche Behandlung, die bei Schwangerschaftsbeschwerden erforderlich werden, zubilligen.

§ 200. Die Satzung kann Wöchnerinnen der im § 195 Abs. 1 bezeichneten Art, solange sie ihre Neugeborenen stillen, ein Stillgeld bis zur Höhe des halben Krankengeldes und bis zum Ablauf der 12. Woche nach der Niederkunft zubilligen.

Wie schon erwähnt, trat dieser Teil der Reichsversicherungsordnung erst im Januar 1914 in Kraft. Der bald darauf ausbrechende Krieg brachte neue Wandlung.

Der Krieg, einerseits ein fürchterlicher Vernichter von Menschenleben, lehrt andererseits aber, daß der höchste Wert der Volkswirtschaft der gesunde, kraftvolle Mensch ist. Der Wert des Menschenlebens für die Volkswirtschaft gewann an Bedeutung. Und gerade die gewaltigen Opfer an Menschenleben, die der Krieg forderte, veranlaßten das Reich, vorsorglicher auf die Erhaltung und Kräftigung der kommenden Generation schon bei deren Eintritt ins Menschenleben Bedacht zu nehmen. Vor allem aber galt es, den draußen für das Vaterland Kämpfenden gegenüber eine unabweisbare Pflicht zu erfüllen und den von ihnen gezeugten Kindern und ihren Müttern einen gewissen Ersatz zu bieten für die ihnen entzogene Hilfe des Vaters.

So erschien am 3. Dezember 1914 als Bundesratsverordnung die Bekanntmachung, betreffend „Wochenhilfe während des Krieges", genannt *die Reichswochenhilfe*. Sie hatte ja im allgemeinen Mütter zu versorgen, die nicht krankenversicherungspflichtig waren, und so mußte ein neuer Weg beschritten werden: das Reich selbst übernimmt hier zum ersten Male die Mutterschaftsfürsorge. Nun gewannen plötzlich auch die toten Paragraphen der RVO. Leben, denn die Not der Zeit hatte alle die Bedenken weggeblasen, die so übervorsichtig die neuen Vorschläge einer umfassenden Mutterschaftsfürsorge eingedämmt und die „Mehrleistungen" zu leeren Schemen ausgehöhlt hatten. Die Neuverordnung nahm kurzerhand diese Mehrleistungen zum größten Teil auf und erbaute aus ihnen die Reichswochenhilfe. Sie setzte folgende Leistungen fest:

„1. einen einmaligen Beitrag zu den Kosten der Entbindung in Höhe von 25 M.,

2. ein Wochengeld von 1 M. täglich, einschließlich der Sonn- und Feiertage, für 8 Wochen, von denen mindestens 6 in die Zeit nach der Niederkunft fallen müssen,

3. eine Beihilfe bis zum Betrag von 10 M. für Hebammendienste und ärztliche Behandlung, falls solche bei Schwangerschaftsbeschwerden erforderlich werden,

4. für Wöchnerinnen, solange sie ihre Neugeborenen stillen, *ein Stillgeld* in Höhe von 0,50 M. täglich, einschließlich der Sonn- und Feiertage, bis zum Ablauf der 12. Woche nach der Niederkunft."

Die Leistungen werden aus Mitteln des Reiches den Ehefrauen der Kriegsteilnehmer gewährt, und durch spätere Verordnung (23. April 1915) wurde die Berechtigung auch auf die unehelichen Mütter der Kinder von Kriegsteilnehmern ausgedehnt. Durch die Reichswochenhilfe wurden billigerweise die den Kriegswöchnerinnen zu gewährenden Leistungen auch für die *selbstversicherten Wöchnerinnen* als *Regelleistungen der Krankenkassen* festgesetzt, wobei ihnen natürlich das Wochengeld, wie bisher, in Höhe des Krankengeldes zustand. Hierdurch wurde also der Mutterschutz der RVO. wesentlich erweitert.

So kann der 3. Dezember 1914 die Geburtsstunde einer wirklichen gesetzlichen Mutterschaftshilfe und -fürsorge genannt werden.

Da in den folgenden Jahren einesteils der Kriegsdienst immer größere Teile der männlichen Bevölkerung beanspruchte und anderenteils daheim immer mehr Frauen in die Erwerbsarbeit hineingezogen und somit versicherungspflichtig wurden, so wuchs die Bedeutung der Reichswochenhilfe für die Volksgesamtheit: der größte Teil der deutschen Wöchnerinnen war anspruchsberechtigt.

Als besonders bemerkenswerte Leistung wirkte sich *das Stillgeld* aus. Im Rahmen der Sozialversicherung ist es eigentlich ein Fremdkörper. Während alle anderen Leistungen der Behebung eines Schadens gelten, sei er gesundheitlicher oder wirtschaftlicher Art, ist das Stillgeld eine Prämie. Mehr und mehr nämlich war die Erkenntnis durchgedrungen, daß die so bedauerlich hohe Sterblichkeit hauptsächlich durch den Tod der unnatürlich ernährten Kinder bewirkt wird und daß die gleichen Schäden der unnatürlichen Ernährung die überlebenden Kinder gegenüber den natürlich ernährten unterwertig machen. Das Ziel verständiger Säuglingsfürsorge mußte also in erster Linie sein, die jungen Mütter zum Stillen ihrer Kinder zu veranlassen.

Der wirkungsvollste Helfer in diesen Bestrebungen war die furchtbare Milchknappheit der Kriegsjahre, die viele Mütter zum Selbststillen gezwungen und so bewirkt hat, daß das Stillen wieder als eine natürliche Pflicht jeder Mutter angesehen wurde. Gewiß aber hat auch das Stillgeld zu der von allen Beurteilern betonten Zunahme der Stillhäufigkeit beigetragen. Es hat vor allem dazu beigetragen, daß mit Aufhören der Kriegsnot nicht auch das Stillen wieder aufhörte, so daß heute viel mehr gestillt wird als in der Vorkriegszeit. Der Nutzen, den die Volksgesundheit durch das Stillgeld hat, ist außerordentlich hoch zu bewerten, da ja die gestillten Kinder weit bessere gesundheitliche Aussichten für das spätere Leben bieten als die unnatürlich ernährten. Hinzu kommt, daß durch die Ausstellung einer Stillbescheinigung der Einfluß der Mütterberatungsstellen sehr verstärkt werden und durch diesen Einfluß bewirkt werden kann, daß die Mutter nicht nur für die Dauer des Stillgeldbezuges sondern noch darüber hinaus stillt.

Allerdings liegt vielleicht eine Ungerechtigkeit darin, daß Mütter, die trotz besten Willens nicht stillen können, keine Beihilfe bekommen. Es wäre vielleicht ein Ausweg, wenn man solchen Müttern auf Grund einer ärztlichen Bescheinigung über ihre körperliche Stillunfähigkeit einen Betrag in der Höhe des Stillgeldes ausfolgen ließe, doch besteht überall dort, wo nicht eine gut geleitete Mütterberatungsstelle vorhanden ist, die Gefahr eines Mißbrauches, der unter Umständen die heutige gute Wirkung des Gesetzes gefährden würde.

Schon während des Krieges wurde die Frage erörtert, auf welche Weise diese Reichswochenhilfe nach Kriegsende in eine allgemeine Wochenhilfe umzuwandeln sei. So wurden Forderungen aufgestellt vom Preußischen Verbande für Säuglingsschutz, vom Hauptverbande Deutscher Ortskrankenkassen und vom Bunde Deutscher Frauenvereine. Von verschiedenen Sozialpolitikern wurden Vorschläge gemacht, so von ALFONS FISCHER, BEHR-PINNOW, MAYET und CLARA SCHLOSSMANN[1]).

Doch der unglückliche Ausgang des Krieges und die so furchtbare Zeit danach schienen lähmend zu wirken. Nach Entlassung der Kriegsteilnehmer verengerte sich der Kreis der anspruchsberechtigten Wöchnerinnen bis auf die wenigen Selbstversicherten, da die Krankenkassen nur in verschwindend geringem Maße die als Mehrleistung zulässige Familienwochenhilfe gewährten.

Endlich, am 26. September 1919, erschien *das Gesetz über Wochenhilfe und Wochenfürsorge*. Es gliederte die Wochenhilfe in die RVO. ein und nahm im allgemeinen die Leistungen der Reichswochenhilfe wieder auf, freilich waren die Geldbeträge durch die schon begonnene Inflation wesentlich weniger kaufkräftig, wenn auch zahlenmäßig höher. Die Wöchnerinnen wurden in 3 Gruppen eingeteilt: *Die Wochenhilfe* stand versicherten Frauen zu wie bisher. *Die Familienwochenhilfe* wurde *Regel*leistung der Kassen, die Hälfte der Kosten übernahm das Reich. Diejenigen Wöchnerinnen, welche weder selbst noch durch ein versichertes Familienmitglied zum Kreise der Krankenversicherten gehörten, wurden von der *Wochenfürsorge* versorgt, soweit sie „minderbemittelt" im Sinne dieses Gesetzes waren. Diese Kosten wurden vom Reiche getragen. Diese Wochenfürsorge wurde durch die Fürsorgepflichtverordnung vom 13. Februar 1924 aufgehoben, und die bisher von ihr erfaßten Wöchnerinnen wurden der Wohlfahrtspflege zugewiesen. Darauf soll später noch zurückgekommen werden.

---

[1]) Plan einer allgemeinen Wochenhilfe von CLARA SCHLOSSMANN in Schmollers Jahrb., Jg. 42, H. 1. — „Die Sicherung des Volksbestandes Deutschlands" von Dr. BEHR-PINNOW. Zeitschr. f. Säuglingsschutz Bd. VII, H. 4, April 1915. — „Reichswochenhilfe nach dem Kriege" von Prof. Dr. MAYET. Zeitschr. Ortskrankenkasse, 1. Juli 1915. — Dr. med. ALFONS FISCHER: Staatliche Mutterfürsorge und der Krieg. Berlin: Julius Springer 1915.

Die immer stärker einsetzende Inflation entwertete schnell die festgesetzten Beträge. Während Wochengeld und Stillgeld der Selbstversicherten, das sich ja nach der Höhe des Krankengeldes richtete, wenigstens einigermaßen der sinkenden Kaufkraft des Geldes angepaßt wurden durch von Zeit zu Zeit erneute Festsetzungen, wurden die vom Krankengeld unabhängigen Leistungen der Familienwochenhilfe so wenig aufgewertet, daß z. B. im Herbst 1922 die gesamten zufließenden Beträge einschließlich Stillgeld kaum zur Deckung der Hebammenkosten langten. Von den vielen die Wochenhilfe betreffenden Änderungen in diesen Jahren (29. Juli 1921, 9. Juni 1922, 17. März 1923, 13. Februar 1924) sei erwähnt, daß die Verordnung vom 18. August 1923 freie ärztliche Behandlung, soweit sie bei der Entbindung und bei Schwangerschaftsbeschwerden erforderlich wird, als Regelleistung der Wochenhilfe und der Familienwochenhilfe einführt.

Die Verordnung vom 31. Juli 1924 stellte die Leistungen auf feste Währung, und zwar den Entbindungsbeitrag auf 25 M., das Wochengeld der Familienwochenhilfe auf 0,50 M., das Stillgeld der Familienwochenhilfe auf 0,25 M. täglich; wir sehen also mit Bedauern eine wesentliche Verringerung gegenüber der Reichswochenhilfe, zumal die Kaufkraft des Geldes beträchtlich gesunken war.

Im April 1925 legte die Regierung dem Reichstage einen Gesetzentwurf vor, der im Dezember durch einen neuen ergänzt wurde. Der wesentliche Inhalt war eine Umwandlung der Barleistungen der Wochenhilfe in einen einmaligen Pauschalbetrag von 80 M.; nur den selbstversicherten Wöchnerinnen sollte daneben ein Wochengeld zustehen. Der Zweck war eine Vereinfachung der Wochenhilfe und Verringerung von Verwaltungskosten. Die Beteiligung des Reiches an den Kosten der Familienwochenhilfe sollte wegfallen. Gegen diesen Entwurf erhob sich aus den Kreisen der Beteiligten scharfer Widerstand. Der Hauptverband Deutscher Krankenkassen, der Verband der Hauspflege, alle auf einer in Berlin einberufenen Tagung vertretenen sozialhygienischen Vereine erblickten in der Einbeziehung des Stillgeldes in den Pauschbetrag einen Rückschritt und erhoben schwere Bedenken im Interesse der Volksgesundheit und der Bevölkerungspolitik. Bei der Beratung im Ausschuß des Reichstages wurde eine Umarbeitung des Gesetzentwurfes in der Richtung verlangt, wie die Erste Internationale Arbeits-Konferenz in Washington am 28. November 1919 den Schutz der Schwangeren und Wöchnerinnen beschlossen hatte. Dieses Abkommen war schon von mehreren Staaten ratifiziert (Bulgarien, Griechenland, Spanien, Rumänien) und sei wegen seiner Bedeutung hier vollständig angeführt:

Entwurf einer Übereinkunft über die Beschäftigung von Frauen vor und nach ihrer Niederkunft.

Die Hauptversammlung der Internationalen Arbeitsorganisation des Völkerbundes, auf Einladung der Regierung der Vereinigten Staaten von Nordamerika, am 29. Okt. 1919 in Washington versammelt, hat zunächst verschiedene Vorschläge über die Beschäftigung der Frauen vor und nach der Entbindung, einschließlich der Frage der Fürsorge für die Mutter, einer Frage, die als 3. Punkt auf die Tagesordnung dieser Konferenz gesetzt war, angenommen, dann beschlossen, diese Vorschläge in Form eines Entwurfes für eine internationale Übereinkunft zusammenzufassen und weiter dann dem folgenden Entwurf für einen Vertrag zugestimmt, der von den Mitgliedern der Internationalen Arbeitsorganisation, entsprechend den Bestimmungen des Abschnittes über die Arbeit im Vertrag von Versailles vom 28. Juni 1919 und des Vertrages von St. Germain vom 10. Sept. 1919, zu ratifizieren ist.

Artikel 1. Bei Anwendung der vorliegenden Übereinkunft werden als „gewerbliche Betriebe" angesehen insbesondere:

a) die Bergwerke, Steinbrüche und die auf Gewinnung von Rohstoffen gerichteten Industrien aller Art,

b) die Industrien, in denen das Material bearbeitet, geändert, gereinigt, hergerichtet, verziert, verfeinert, für den Verkauf vorbereitet wird, in denen das Material irgendeine Veränderung durchmacht; eingeschlossen ist der Schiffsbau, die Zerstörung von Material, ebenso auch wie die Erzeugung, Umwandlung, Weiterleitung motorischer Kraft überhaupt und insbesondere der Elektrizität,

c) Errichtung, Wiederaufbau, Erhaltung, Ausbesserung, Umänderung oder Abbruch von Baulichkeiten und Gebäuden, von Eisenbahnen, Straßenbahnen, Häfen, Docks, Dämmen, Kanälen, Einrichtungen für die Binnenschiffahrt, Straßen, Tunnels, Brücken, Viadukten, Abflußkanälen aller Art, von Brunnen, von Telegraph und Telephon, elektrischen Einrichtungen, Gaswerken, Wasserleitungen und von anderen Konstruktionsarbeiten, ebenso wie Arbeiten zur Vorbereitung und Grundierung der genannten Bauarbeiten,

d) der Transport von Personen oder Waren auf Straßen, auf Eisenbahnen, auf dem Meere oder auf Binnenwässern, einschließlich der Manipulation mit Waren in Docks, Kais, Werften, Lagern, abgesehen von dem Transport von Hand.

Für Anwendung des vorliegenden Vertrages wird als „Handelsbetrieb" jeder Ort angesehen, der zum Verkauf von Waren oder jedes anderen Handels bestimmt ist.

In jedem Lande werden die zuständigen Behörden die Grenzlinien ziehen zwischen Gewerbe und Handel einerseits, Ackerbau andererseits.

Artikel 2. Für Anwendung des vorliegenden Vertrages wird der Ausdruck „Frau" bezeichnen jede Person weiblichen Geschlechtes, welches immer ihr Alter oder ihre Nationalität sei, mag sie verheiratet sein oder nicht; und der Ausdruck „Kind" bezeichnet jedes Kind, ein eheliches und ein uneheliches.

Artikel 3. In allen gewerblichen und Handelsbetrieben, öffentlichen oder privaten, und ihren Zweigniederlassungen, mit Ausnahme jener Betriebe, in denen nur Familienmitglieder beschäftigt sind, soll eine Frau

a) während eines Zeitraumes von 6 Wochen nach ihrer Niederkunft nicht arbeiten dürfen,

b) das Recht haben, ihre Arbeit zu verlassen auf Grund eines ärztlichen Zeugnisses, nach dem ihre Niederkunft vermutlich innerhalb von 6 Wochen stattfinden wird,

c) während der Zeit, während der sie auf Grund der Abschnitte a) und b) der Arbeit fernbleibt, für ihren und ihres Kindes Unterhalt in guten hygienischen Verhältnissen genügende Unterstützung erhalten. Diese Unterstützung, deren Höhe in jedem Lande von der zuständigen Stelle bestimmt wird, soll aus öffentlichen Fonds oder auf Grund einer Versicherung bezahlt werden. Außerdem hat die Frau Anspruch auf ärztliche oder Hebammenhilfe. Ein Irrtum von seiten des Arztes oder einer Hebamme über den Zeitpunkt der zu erwartenden Niederkunft soll keine Frau davon ausschließen, die Unterstützung, auf die sie Anspruch hat, vom Datum des ärztlichen Zeugnisses bis zur Niederkunft zu erhalten,

d) solange sie ihr Kind nährt, das Recht haben auf zwei Pausen zu einer halben Stunde, um ihr Kind zu stillen.

Artikel 4. Wenn eine Frau, mit Rücksicht auf die Absätze a) und b) des Art. 3 oder durch noch längere Zeit infolge einer Krankheit, die sie arbeitsunfähig macht und die nach einem ärztlichen Zeugnis als Folge der Schwangerschaft oder Entbindung anzusehen ist, von der Arbeit wegbleibt, dann ist es dem Arbeitgeber, solange ihre Abwesenheit einen Zeitraum, der von den Behörden jedes Landes zu bestimmen ist, nicht überschreitet, gesetzlich nicht gestattet, ihre Entlassung auszusprechen, noch ihr für einen Zeitpunkt zu kündigen, der innerhalb der erwähnten Abwesenheit liegt.

Artikel 5—12 behandeln die Art der Ratifikation dieses Vertrages und seiner Kündigung. Die beiden heute noch bedeutungsvollen Artikel lauten:

Artikel 8, 2. Teil: „In bezug auf alle anderen Mitglieder (außer den beiden ersten, die die Ratifikation mitteilen) tritt der Vertrag in Kraft an dem Tage, an dem ihr Beitritt im Sekretariat des Völkerbundes eingetragen wird."

Artikel 13. „Jedes Mitglied, das den gegenwärtigen Vertrag unterzeichnet hat, kann seinen Rücktritt anmelden zu einem Zeitpunkt, der 10 Jahre, nachdem der Vertrag das erstemal in Kraft getreten ist, liegt, und zwar durch eine Mitteilung an den Generalsekretär des Völkerbundes, die von ihm in das Register eingetragen wird. Der Rücktritt wird erst 1 Jahr nach dieser Eintragung wirksam.

In Deutschland war vom vorläufigen Reichswirtschaftsrat am 26. Februar 1921 der Reichsregierung die Ratifizierung des Abkommens empfohlen worden, der Reichsrat aber hatte in Übereinstimmung mit dem Antrag der Reichsregierung am 5. Oktober 1922 beschlossen, einen solchen Gesetzentwurf dem Reichstage *nicht* vorzulegen. Das Washingtoner Abkommen bedingt zu seinem Vollzuge nicht nur eine Änderung der RVO., sondern besonders auch eine wesentliche Änderung der Gewerbeordnung (nämlich besonders Ausdehnung der Schutzgesetze auf Handelsbetriebe und Verbot der Kündigung während der Arbeitsruhe). Die Regierung wollte den Richtlinien des Abkommens zunächt noch nicht folgen, sondern später beide Maßnahmen miteinander verknüpfen. Der Reichstag aber wollte den versicherungsrechtlichen Teil sofort zur Ausführung bringen.

So entstand dann nach eingehender Beratung das Gesetz vom 9. Juli 1926, das am 1. Oktober 1926 in Kraft getreten ist.

II. Gegenwärtiger Stand.

Wir bringen das neue Gesetz zur Abänderung der RVO. vom 9. Juli 1926 wegen seiner Bedeutung voll zum Abdruck.

1. Wochenhilfe.

§ 195a. (1) Weibliche Versicherte, die in den letzten 2 Jahren vor der Niederkunft mindestens 10 Monate hindurch, im letzten Jahre vor der Niederkunft aber mindestens 6 Monate hindurch auf Grund der Reichsversicherung oder bei dem Reichsknappschaftsvereine gegen Krankheit versichert gewesen sind, erhalten als Wochenhilfe

1. bei der Entbindung oder bei Schwangerschaftsbeschwerden *Hebammenhilfe, Arznei* und *kleinere Heilmittel* sowie, falls es erforderlich wird, *ärztliche Behandlung,*

2. einen einmaligen Beitrag zu den sonstigen Kosten der Entbindung und bei Schwangerschaftsbeschwerden in Höhe von *10 Reichsmark*; findet eine Entbindung nicht statt, so sind als Beitrag zu den Kosten bei Schwangerschaftsbeschwerden 6 Reichsmark zu zahlen,

3. ein *Wochengeld in Höhe des Krankengeldes,* jedoch mindestens 50 Reichspfennig täglich, für 4 Wochen vor und 6 zusammenhängende Wochen unmittelbar nach der Niederkunft,

4. solange sie ihre Neugeborenen stillen, *ein Stillgeld in Höhe des halben Krankengeldes,* jedoch mindestens 25 Reichspfennig täglich, bis zum Ablauf der 12. Woche nach der Niederkunft. Der Vorstand kann einen Höchstbetrag für das tägliche Stillgeld festsetzen. Die Satzung oder die oberste Landesbehörde kann bestimmen, daß die Kassen bei Zahlung des Stillgeldes auf den Wert der regelmäßigen *Inanspruchnahme von Mutterberatungsstellen,* Säuglingsfürsorgestellen oder gleichartigen Einrichtungen hinweisen.

(2) Die Dauer des Wochengeldbezuges vor der Entbindung wird auf *2 weitere Wochen* erstreckt, wenn die Schwangere während dieser Zeit keine Beschäftigung gegen Entgelt ausübt und vom Arzt festgestellt wird, daß die Entbindung voraussichtlich innerhalb 6 Wochen stattfinden wird. Irrt sich der Arzt bei der Berechnung des Zeitpunktes der Entbindung, so hat die Schwangere gleichwohl Anspruch auf das Wochengeld von dem in dem ärztlichen Zeugnis angenommenen Zeitpunkt bis zur Entbindung.

(3) Das Wochengeld für die Zeit vor der Entbindung wird jeweils sofort, nicht erst mit dem Tage der Entbindung fällig.

(4) Neben dem Wochengeld für die Zeit nach der Entbindung wird kein Krankengeld gewährt. Für die Zeit nach der Entbindung, in der die Wöchnerin gegen Entgelt arbeitet, wird nur das halbe Wochengeld bezahlt.

(5) Wechselt die Wöchnerin während der Leistung der Wochenhilfe die Kassenzugehörigkeit, so bleibt die erstverpflichtete Kasse für die weitere Durchführung der Leistung zuständig. § 212 gilt hierbei nicht.

(6) Stirbt eine Wöchnerin bei der Entbindung oder während der Zeit der Unterstützungsberechtigung, so werden die noch verbleibenden Beträge an Wochen- und Stillgeld bis zum satzungsmäßigen Ende der Bezugszeit an denjenigen gezahlt, der für den Unterhalt des Kindes sorgt.

(7) Der Anspruch bleibt beim Vorliegen der übrigen Voraussetzungen auch dann bestehen, wenn die Versicherte wegen ihrer Schwangerschaft innerhalb 6 Wochen vor der Entbindung aus der Versicherung ausgeschieden ist.

§ 195b. (1) Die Satzung kann den einmaligen Entbindungskostenbeitrag (§ 195a Abs. 1 Nr. 2) von 10 Reichsmark bis auf 25 Reichsmark erhöhen, die Dauer des Wochengeldbezuges bis auf 13 Wochen und des Stillgeldbezuges bis auf 26 Wochen erweitern.

(2) Die Satzung kann mit Zustimmung des Oberversicherungsamtes das Wochengeld höher als das Krankengeld, und zwar bis zur Höchstgrenze von 3 Vierteln des Grundlohnes, bemessen.

§§ 195c und 195d fallen weg.

§ 196. (1) Mit Zustimmung der Wöchnerin kann die Kasse

1. an Stelle des Wochengeldes Kur und Verpflegung in einem *Wöchnerinnenheim* gewähren,

2. Hilfe und Wartung durch *Hauspflegerinnen* gewähren und dafür bis zur Hälfte des Wochengeldes abziehen.

(2) Im Falle der Nr. 1 gilt § 186 entsprechend.

(3) Findet die Entbindung ohne Zustimmung der Kasse in einem Wöchnerinnenheime statt und wird die von der Kasse gebotene Hebammenhilfe nicht in Anspruch genommen, so erhält die Wöchnerin an Stelle der Hebammenhilfe den nach § 376a Abs. 1 festgesetzten Betrag.

§ 197 und 198 sind weggefallen.

§ 199. Die Satzung kann Schwangeren, die der Kasse mindestens 6 Monate angehören, wenn sie infolge der Schwangerschaft arbeitsunfähig werden, ein Schwangerengeld in Höhe des Krankengeldes bis zur Gesamtdauer von 6 Wochen zubilligen.

2. Familienwochenhilfe.

§ 205a. (1) Wochenhilfe erhalten auch die Ehefrauen sowie solche Töchter, Stief- und Pflegetöchter der Versicherten, welche mit diesen in häuslicher Gemeinschaft leben, wenn

1. sie ihren gewöhnlichen Aufenthalt im Inland haben,
2. ihnen ein Anspruch auf Wochenhilfe nach § 195a nicht zusteht und
3. die Versicherten in den letzten 2 Jahren vor der Niederkunft mindestens 10 Monate hindurch, im letzten Jahre vor der Niederkunft aber mindestens 6 Monate hindurch auf Grund der Reichsversicherung oder bei dem Reichsknappschaftsvereine gegen Krankheit versichert gewesen sind.

(2) Die Satzung kann mit Zustimmung des Oberversicherungsamtes bestimmen, wieweit von der Voraussetzung des Abs. 1 Nr. 1 abzusehen ist.

(3) Als Wochenhilfe werden die *im § 195a Abs. 1 Nr. 1, 2, 3, und 4 bezeichneten Leistungen gewährt*; dabei beträgt das *Wochengeld 50 Reichspfennig* und das *Stillgeld 25 Reichspfennig* täglich. § 195a Abs. 3 gilt entsprechend. Die Satzung oder die oberste Landesbehörde kann bestimmen, daß die Kassen bei Zahlung des Stillgeldes auf den Wert der regelmäßigen Inanspruchnahme von Mutterberatungsstellen, Säuglingsfürsorgestellen oder gleichartigen Einrichtungen hinweisen.

(4) Die Satzung kann den Betrag des Wochengeldes und des Stillgeldes je bis auf die Hälfte des Krankengeldes der Versicherten erhöhen.

(5) Die Familienwochenhilfe ist auch zu gewähren, wenn die Niederkunft innerhalb 9 Monaten nach dem Tode des Versicherten erfolgt. Bei Töchtern, Stief- und Pflegetöchtern ist Voraussetzung, daß sie mit dem Versicherten bis zu seinem Tode in häuslicher Gemeinschaft gelebt haben. Berechtigt ist die Schwangere oder Wöchnerin; im Falle ihres Todes gilt § 195a Abs. 6 entsprechend.

(6) Wechseln die Versicherten während der Leistung der Wochenhilfe die Kassenzugehörigkeit, so bleibt die erstverpflichtete Kasse für die weitere Durchführung der Leistung zuständig. § 212 gilt hierbei nicht.

(7) Die Satzung kann die Dauer des Wochengeldbezuges bis auf 13 Wochen, des Stillgeldbezuges bis auf 26 Wochen erweitern. Die §§ 196 und 199 gelten entsprechend.

(8) Sind mehrere Krankenkassen oder ist eine Kasse mehrfach beteiligt, so ist die Wochenhilfe nur einmal zu gewähren. Unter mehreren Kassen steht der Wöchnerin die Wahl frei. Der Krankenkasse im Sinne dieser Vorschrift steht der Reichsknappschaftsverein gleich, ebenso eine Ersatzkasse hinsichtlich solcher Mitglieder, die gemäß § 507a den versicherungspflichtigen Mitgliedern gleichgestellt sind.

§ 205d. (1) Zu den Aufwendungen nach § 205a Abs. 3 erhalten die Krankenkassen einen *Reichszuschuß von 50 Reichsmark* für jeden Entbindungsfall.

(2) Die Kasse hat die Zahl der entschädigten Entbindungsfälle dem Versicherungsamte nachzuweisen; dieses legt die Anmeldungen der Kassen durch das Oberversicherungsamt dem Reichsversicherungsamte vor.

(3) Das Reichsversicherungsamt bestimmt das Nähere über die Nachweisung und Zahlung.

(4) Die Kasse kann beantragen, daß ihr vom Reiche ein Vorschuß gewährt wird. Er darf den Betrag nicht übersteigen, der der Zahl der voraussichtlich zu entschädigenden Entbindungen entspricht. Der Vorschuß ist bei der nächsten Abrechnung auszugleichen.

§ 376a. (1) Die oberste Verwaltungsbehörde oder die von ihr bestimmte Stelle setzt unter Mitwirkung der beteiligten Krankenkassen und Hebammen oder ihrer Vereinigungen die Gebühren für alle Verrichtungen und Aufwendungen der Hebammen für beide Teile verbindlich fest.

(2) Die Krankenkassen haben diesen Betrag unmittelbar an die Hebammen zu zahlen. Die Hebamme ist nicht berechtigt, weitergehende Ansprüche an die Wöchnerin zu stellen.

Diese Bestimmungen der Reichsversicherungsordnung haben auch für die nach dem Reichsknappschaftsgesetz vom 1. Juli 1926 Versicherten bzw. Familienangehörigen der Versicherten Geltung.

Ehe auf die einzelnen Bestimmungen des Gesetzes eingegangen wird, seien zur Würdigung der Bedeutung, die insbesondere den Bestimmungen über die Unterstützung der versicherungspflichtigen, selbst erwerbstätigen Frau, der „Wochenhilfe" zukommt, einige Daten über den Umfang der Frauenarbeit in Deutschland gebracht.

Nach der Berufszählung des Jahres 1907 gab es in Deutschland, von den „mithelfenden Familienmitgliedern" (3,18 Millionen) abgesehen: 6,315 Millionen erwerbstätiger Frauen, davon 1,758 Millionen in der Landwirtschaft (darunter 1,4 Millionen landwirtschaftliche Arbeiterinnen); von den übrigen gehörten rund 2 Millionen zur Industrie, 1,249 Millionen waren Dientsboten; insgesamt gab es in Industrie, Bergbau, Handel und Verkehr 1,830 Millionen Arbeiterinnen, in diesen Gruppen und den öffentlichen Diensten 176355 Angestellte. Von den Arbeiterinnen waren 1,302 Millionen in Betrieben mit 10 und mehr Arbeitern oder denen gleichgestellten Betrieben beschäftigt — die Zahl dieser letzteren war bis 1922 auf 2,016 Millionen gestiegen.

Aus der Berufszählung vom 16. Juni 1925 liegen erst wenige Daten vor, aber auch aus diesen können wir die starke Zunahme der Frauenarbeit entnehmen. Da sich in der landwirtschaftlichen Bevölkerung gewisse formalstatistische Schwierigkeiten (z. B.: ist die Bauernfrau und die erwachsenen Bauerntöchter als im Hauptberuf tätig oder nur als „mithelfende Familienmitglieder" anzusehen?) geltend machen, die nicht an allen Orten und nicht bei allen Zählungen in gleicher Weise gelöst werden, wollen wir nur einige Daten aus Städten und aus der Industrie anführen.

In Hamburg waren 1907 von der gesamten weiblichen Bevölkerung 24,8% hauptberuflich tätig, 1925 29,9%; in Lübeck 23,5% (1907), 27,2% (1925). Dabei hat sich in Hamburg die Zahl der Arbeiterinnen fast doppelt so rasch vermehrt wie die der Arbeiter, hat seit 1907 um 69,8% zugenommen; überall hat sich die Zahl der weiblichen Angestellten besonders stark vermehrt, auch sehr viel stärker als die der männlichen — in Hamburg stieg die Zahl der männlichen Angestellten um 58,1%, die der weiblichen um 278,7% von 15470 auf 58583. In Süddeutschland (Bayern, Württemberg, Baden) stieg die Zahl der in Industrie und Bergbau tätigen weiblichen Personen von 409467 im Jahre 1907 auf 613096 im Jahre 1925, was einer Zunahme von 49,7% entspricht; in Sachsen betrug die Zunahme der beschäftigten weiblichen Personen in diesen Berufsgruppen 38,6%; geringer war in all diesen Staaten die Zunahme des weiblichen Geschlechtes in Handel und Verkehr und blieb zum Teil unter der Zunahme des männlichen Geschlechtes zurück. Während in Sachsen die weibliche Bevölkerung seit 1907 nur um 10,8% zugenommen hat, nahm die der weiblichen Erwerbstätigen (ohne mithelfende Familienmitglieder) um 37,8% zu; in Baden bei einer Zunahme der weiblichen Bevölkerung von 15,5% um 27,4%; in Thüringen betrug die Bevölkerungszunahme 11,3%, die der erwerbstätigen Frauen 23,7%.

Es sind vor allem gewisse Berufe, in denen zahlreiche Frauen tätig sind, in denen auch die Frauen einen sehr großen Teil der Berufszugehörigen ausmachen. So waren in Sachsen 1925

	Weibliche Personen	Prozent der in diesem Gewerbe erwerbstätigen Personen
Überhaupt gewerblich tätig	742831	34,6
Davon in Industrie, einschließlich Bergbau	553778	34,6
Textilindustrie	263637	62,2
Bekleidungsgewerbe	94952	59,1
Nahrungs- und Genußmittelgewerbe	58470	44,3
Papierindustrie und Vervielfältigung	41804	37,0
Handelsgewerbe	118854	38,7
Gast- und Schankwirtschaftsgewerbe	41753	65,3

Wir werden mit der Annahme kaum fehlgehen, daß sich die Zahl der erwerbstätigen Frauen überhaupt auf ungefähr 8 Millionen vermehrt hat, die der industriellen Arbeiterinnen auf rund 2,5 Millionen, die der Angestellten auf 500 000.

Von den in der Industrie erwerbstätigen Frauen waren 1907 21,3% verheiratet, 11,6% verwitwet oder geschieden, von den in Handel und Verkehr tätigen 28,2 und 15,9%.

Ein Schwerpunkt der jetzigen Mutterschaftsfürsorge liegt in den nun ausgebauten Sachleistungen, die auch als Familienwochenhilfe festgesetzt sind und dadurch dem überwiegenden Teil der deutschen Wöchnerinnen zustehen.

Hebammenhilfe.

Während ärztliche Behandlung, soweit erforderlich, schon zustand, ist die Gewährung von Arznei, kleinen Heilmitteln und vor allem die Hebammenhilfe neu. Dies ist ein großer Fortschritt. Seiner Einführung hatten sich nicht nur finanzielle, sondern besonders auch anderweitige Schwierigkeiten entgegengestellt, und bei Beratung des Gesetzes wurde die Frage eingehend erörtert, auch in einer Sitzung mit Vertretern der Krankenkassen und der Hebammen besprochen. Es wurde allgemein aus triftigen Gründen für untunlich gehalten, den Kassen die Gewährung freier Hebammenhilfe aufzuerlegen, ohne eine feste behördliche Regelung über die Art der Gewährung und der Besoldung zu treffen. Deshalb bestimmt nun der neu eingeführte § 376a, daß die oberste Verwaltungsbehörde die Gebühr verbindlich festsetzt. Sie ist in Preußen von dem Ministerium für Volkswohlfahrt auf 36 M. festgesetzt worden. Von der Berichterstatterin des 9. Ausschusses wurde im Reichstag betont, daß im Ausschuß Übereinstimmung darüber bestanden habe, daß der Wöchnerin die freie Hebammenwahl gewährleistet werden müßte, natürlich innerhalb gewisser Grenzen und Möglichkeiten.

Unter „Hebammenhilfe“ sind sämtliche Leistungen einer Hebamme bei Schwangerschaftsbeschwerden und bei einer Entbindung zu verstehen. Es fallen also darunter nicht nur die Tätigkeit bei dem eigentlichen Entbindungsvorgang, sondern auch die erforderlichen Kontrollbesuche während des Wochenbettes. Nach Jäger (Kommentar) sind jedoch nicht eingeschlossen Untersuchungen, welche die Schwangere vornehmen läßt, um die Lage des Kindes festzustellen und den etwaigen Zeitpunkt des Eintritts der Niederkunft zu bestimmen. Die zur Zeit sehr in Wandlung begriffene Stellung der deutschen Hebamme wird an anderer Stelle besprochen.

Wochengeld.

Das neue Gesetz bringt eine wesentliche Erweiterung der Schwangerenunterstützung (§ 195a Abs. 2). Wie notwendig solcher Schwangerenschutz für die Frauen selbst und für eine gesunde Bevölkerungspolitik ist, wurde mehr und mehr erkannt. Der schädigende Einfluß anstrengender Erwerbstätigkeit von Hochschwangeren bis zur Entbindung liegt auf der Hand, zumal neben der Erwerbstätigkeit meist noch die Hausarbeit verrichtet werden muß. Eine ausführliche Besprechung dieser Frage ist nicht meine Aufgabe. Ich verweise auf den Teil dieses Handbuches von Lönne, „Soziologie der Frauenkrankheiten“, besonders Kapitel 2 und 7.

Nun stand ja nach dem früheren Gesetze schon ein Wochengeld für 4 Wochen vor der Entbindung zu. Doch in der Praxis wurde es wegen technischer Schwierigkeiten meist erst nach der Entbindung ausgezahlt bei Vorlegung des Geburtsscheines, diente also nicht mehr der Schwangerenfürsorge. Eine Verfügung des Regierungspräsidenten von Düsseldorf vom 30. Juni 1925 hat zuerst auf diesen Übelstand hingewiesen und wöchentliche Auszahlung auf Grund einer Bescheinigung der Mütterberatungsstelle bzw. eines Arztes oder einer Hebamme, daß die Schwangere in die Schutzfrist eingetreten ist, verlangt. Freilich konnte es vorkommen, daß nun Frauen ihre Erwerbstätigkeit aufgaben, 4 Wochen Wochengeld bezogen und dann bei Verzögerung der Niederkunft in der allerletzten Zeit ohne Wochengeld waren. Dieser Übelstand ist durch das neue Gesetz beseitigt, und außerdem wird auf die hochschwangeren Frauen ein Druck ausgeübt sich zu schonen und ihre Erwerbstätigkeit niederzulegen: übt sie keine Beschäftigung gegen Entgelt aus, so erhält sie das Wochengeld für 2 weitere Wochen, also 6 Wochen vor der Entbindung, und wenn der Arzt sich bei der Berechnung des Zeitpunktes irrt, erhält sie es bis zur Entbindung. Diese Art der Schwangerenhilfe ist sehr zu begrüßen, sie entspricht dem Washingtoner Abkommen.

Darüber hinaus können die Kassen als Mehrleistung noch weitere 6 Wochen Schwangerengeld gewähren (§ 199). Für die Familienwochenhilfe, bei der es sich ja um *Nicht*erwerbstätige handelt, ist im neuen Gesetz bezüglich des Wochengeldes nichts geändert: sie erhalten als Regelleistung ein Wochengeld von täglich 0,50 M. für 4 Wochen vor und 6 Wochen nach der Entbindung.

So erfreulich eine Erweiterung der Schwangerenhilfe ist, ein berechtigter Wunsch bleibt noch unerfüllt, das Wochengeld der versicherten Frau ist „in Höhe des Krankengeldes" zu zahlen. Das Krankengeld beträgt bekanntlich als Regelleistung 50% des Grundlohnes, als Mehrleistung kann es bis 75% erhöht werden. Nun liegt ja der Grund dafür, daß das Krankengeld niedriger als der entgangene Verdienst sein soll, im wesentlichen darin, daß der Wille zum Gesundsein, zum Arbeiten, nicht durch einen vollen Ersatz des Verdienstes gelähmt werden soll. Dieser Grund entfällt beim Wochengeld, ja das Gegenteil ist beabsichtigt. Der Gesetzgeber will durch die Gewährung von 2 weiteren Wochen Wochengeld vor der Entbindung die Frauen zur Arbeitsruhe bewegen. Nun kann ja als Mehrleistung das Wochengeld höher als das Krankengeld festgesetzt werden, bis drei Viertel des Grundlohnes (§ 195 b), doch wäre wünschenswert gewesen, dies als Regelleistung festzusetzen, besonders für die Zeit *vor* der Niederkunft; für die Zeit nachher wird, da das Stillgeld die geldliche Unterstützung auf drei Viertel des Grundlohnes erhöht, bei satzungsgemäß höherem Krankengeld — viele Kassen haben das Krankengeld auf 60% des Grundlohnes oder mehr festgesetzt — manchmal der volle Grundlohn erreicht. Immerhin wäre auch für diese Zeit die Erhöhung des Wochengeldes als Regelleistung sehr zu befürworten. Leistungsfähigen Kassen ist diese Gewährung als Mehrleistung zu empfehlen. Bisher ist von dieser Möglichkeit nicht viel Gebrauch gemacht worden. Nach dem Jahrbuch der Krankenversicherung des Hauptverbandes deutscher Krankenkassen für 1925, das eine Statistik über 986 Ortskrankenkassen mit 8 692 934 Mitgliedern bringt, also den überwiegenden Teil der in Ortskrankenkassen Versicherten umfaßt, hatten 29 Kassen mit 169 831 Mitgliedern solche Mehrleistungen, davon nur 3 Kassen mit 17 121 Mitgliedern mehr als 67% des Grundlohnes.

Stillgeld.

Die Leistung des Stillgeldes wurde im neuen Gesetze unverändert übernommen. Seine Bedeutung für die Säuglingsfürsorge und die Gesundheit der kommenden Generation wurde schon besprochen (S. 538 ff.). Neu eingefügt ist der Satz: „Die Satzung oder die oberste Landesbehörde kann bestimmen, daß die Kassen bei Zahlung des Stillgeldes auf den Wert der regelmäßigen Inanspruchnahme von Mutterberatungsstellen, Säuglingsfürsorgestellen oder gleichartigen Einrichtungen hinweisen." Der Regierungsentwurf war hierin weitergegangen und enthielt eine Bestimmung, daß die Zahlung des Stillgeldes von der Inanspruchnahme dieser Stellen „abhängig gemacht" werden könne. Nun gibt es ja noch nicht überall solche Stellen, aber dennoch wäre u. E. die Fassung des Entwurfes vorzuziehen gewesen, denn die jetzige ist bis zu einer bloßen Formel abgeschwächt. Der Einfluß der Mutterberatungsstelle auf die Gesundheit der Kinder wird hoch bewertet, und deshalb ist erwünscht, daß die Kassen von dieser Bestimmung Gebrauch machen. (Näheres über Mutterberatungsstellen siehe dieses Handbuch IV.) Schon bisher gab es vielfach eine gedeihliche Zusammenarbeit: Die Kassen zahlen ja das Stillgeld auf Grund einer Bescheinigung aus, daß die Mutter gestillt hat, und sie empfehlen den Frauen, sich diese Bescheinigung in der Mutterberatungsstelle ausstellen zu lassen. Manche Kassen, so die Ortskrankenkasse Düsseldorf, gehen noch weiter und lassen das Stillgeld gleich in der Mutterberatungsstelle von einer Kassenangestellten auszahlen; dies ist eine nachahmenswerte Einrichtung.

Das Stillgeld ist, wie bisher, für 12 Wochen zu zahlen und kann bis zu 26 Wochen gewährt werden. Da das Stillen des Kindes für einen längeren Zeitraum als 12 Wochen unbedingt erwünscht ist, so ist für einen künftigen Ausbau der Wochenhilfe als Regelleistung ein Stillgeld für 26 Wochen zu erstreben. Vorläufig ist dies als Mehrleistung sehr zu empfehlen. Für die Kasse bedeutet das keine erhebliche Belastung, aber manche Mutter wird dadurch länger stillen und dem Kinde eine bessere Gewähr für Kraft und Gesundheit geben. Die Säuglingssterblichkeit — der Gradmesser für die auf die Kinder einwirkenden Schädigungen — ist zwar nicht mehr so erschreckend hoch wie früher, aber sie ist doch mit 10,5% noch immer doppelt so hoch wie in den Niederlanden, Norwegen und Schweden, und wir haben Ursache, hier weiterzuarbeiten. Das einfachste und vielleicht auch billigste Mittel dieser Säuglingsfürsorge aber ist die Verlängerung des Stillgeldes. Nach dem Jahrbuch der Krankenversicherung gewährten nur 10 Kassen mit 178 407 Mitgliedern das Stillgeld länger als 12 Wochen.

Seit dem 1. August 1924 hat der Vorstand das Recht, den Höchstbetrag für das tägliche Stillgeld festzusetzen (§ 195, Absatz 1). Diese Begrenzung ist zugelassen, damit vermieden werden kann, daß in den höheren Lohnklassen der Betrag des Stillgeldes höher ist, als es nach Ansicht des Kassenvorstandes für eine solche Prämie richtig sei. Von dieser Bestimmung ist wohl nur wenig oder gar nicht Gebrauch gemacht worden. Das Jahrbuch gibt leider keine Auskunft darüber.

Wöchnerinnenheim und Hauspflege.

Von der sog. „Kann"leistung, an Stelle des Wochengeldes Kur und Verpflegung in einem Wöchnerinnenheim zu gewähren (§ 196), wird vielfach und gern Gebrauch gemacht. Genauere Unterlagen liegen leider nicht vor. Gerade bei den jetzt oft so furchtbaren Wohnverhältnissen ist eine Entbindung zu Hause vielfach mit größter Gefahr für die Wöchnerin verbunden und die Verpflegung in einem Wöchnerinnenheim, worunter natürlich auch andere Gebäranstalten zu verstehen sind, geboten. (Näheres siehe dieses Handbuch Bd. IV, Martin, 527.) Sehr viele aber ziehen die Entbindung zu Hause vor, und zwar besonders solche, die schon Kinder haben und diese nicht verlassen können. Das wird mehr noch als bei den Selbstversicherten bei den Nur-Hausfrauen, den Familienwöchnerinnen, der Fall sein. Solche Mütter von schon vorhandenen Kindern aber haben eine Hilfe besonders nötig, damit sie sich schonen können und nicht durch zu frühe anstrengende Arbeit ihre Gesundheit oft für ihr ganzes Leben schädigen.

Während in wirtschaftlich einfachen Verhältnissen, auf dem Lande und in kleinen Städten, eine Verwandte oder Freundin freundnachbarlich hilft, befindet sich die Familie in der Großstadt und in Industrieorten oft losgelöst von ihren Angehörigen und in völliger Vereinzelung. Hier können die Krankenkassen eine wichtige volksgesundheitliche Aufgabe erfüllen durch Gewährung von Hauspflege (§ 196). An vielen Orten, leider längst nicht überall, bestehen Hauspflegevereine bzw. Vereine mit umfassenderen Zwecken oder konfessionelle Organisationen, die Hauspflege betreiben. Diese sind wohl überall bereit, für die Krankenkassen Hauspflege auszuführen, die sich übrigens nicht auf Wochenpflege beschränkt, sondern gemäß § 165 RVO. auch bei Erkrankungen gewährt werden kann. Den noch etwas verschwommenen Begriff „Hauspflege“ umreißt der Deutsche Verband für Hauspflege, in dem diese Hauspflegeträger zum großen Teil zusammengeschlossen sind, so: „Unter Hauspflege ist zu verstehen Sorge für Haushalt und Kinder einer niederkommenden oder erkrankten Frau sowie deren Pflege durch meist in Krankenpflege ungeübte, in einfacher Haushaltführung erfahrene Hauspflegerinnen, also hauptsächlich Ersatz der Arbeit der erkrankten Hausfrau und Mutter, nicht aber häusliche Krankenpflege oder sog. Gemeindepflege, die ausschlienlich oder fast ausschließlich die Pflege der Kranken ausübt, ohne Haushalt und Kinder voll zu versorgen.“ Der Begriff, den die RVO. § 196 unter „Hauspflegerinnen“ versteht, wird von Jäger (Kommentar 1927) ähnlich definiert: „Hauspflegerinnen sind Personen, welche die hauswirtschaftliche Tätigkeit für die niedergekommene Ehefrau besorgen. Da sie Hilfe und ‚Wartung‘ zu leisten haben, müssen sie auch in den notwendigen Verrichtungen am Wochenbett selbst Bescheid wissen.“ Näheres über Hauspflege siehe Maier, Bd. III, S. 64, Goldmann, Bd. VI, sowie das Ergebnis einer Umfrage über den Stand der Hauspflege in Deutschland[1]).

Die Gewährung von Hauspflege seitens der Krankenkassen war bisher wenig verbreitet. Zuerst, schon im Jahre 1914, führte die Ortskrankenkasse Düsseldorf diese Leistung ein, anfänglich nur für Selbstversicherte, später auch für die Familienwöchnerinnen. Sie bewährte sich sehr; die anderen Krankenkassen Düsseldorfs folgten. Auch anderenorts ist vielfach diese Leistung in ähnlicher Art eingeführt worden, so in Köln, Aachen und Krefeld. Einige Kassen haben auch selbst Hauspflegerinnen angestellt, deren Wirken aber wohl meist mehr in der Art der Gemeindepflege ist. Eine richtige Übersicht, in welchem Umfange die Hauspflege von den Kassen schon gewährt wird, liegt leider nicht vor. Das Jahrbuch der Krankenversicherung gibt nur Auskunft über die Bestimmung in den Satzungen. Diese aber besagen gar nichts darüber, ob Hauspflege auch tatsächlich gewährt wird, und bejahendenfalls, in welcher Art und in welchem Umfange. Viele Anfragen bei dem Deutschen Verbande der Hauspflege sowie Anregungen seitens des Hauptverbandes deutscher Krankenkassen lassen darauf schließen, daß die Hauspflege in steigendem Maße die ihr zukommende Beachtung findet.

Von dem den Kassen im Gesetze gegebenen Rechte, bei Gewährung von Hauspflege bis zur Hälfte des Wochengeldes abzuziehen, wird wohl tatsächlich kaum Gebrauch gemacht. Auch wäre das wohl im allgemeinen wenig zweckmäßig, denn bei Hauspflege ist ja der Bedarf der Wöchnerin nicht kleiner. Das Wochengeld wird wohl für ihren Unterhalt verwendet werden müssen, anders als bei Verpflegung in einem Wöchnerinnenheim, wobei diese Kosten wegfallen. Was jedoch u. E. bei Gewährung von Hauspflege den nicht ganz Unbemittelten auferlegt werden kann, ist die Mitbeköstigung der Hauspflegerin. Auch kann Hauspflege von der Kasse, wie jede Mehrleistung, teilweise gewährt werden, indem nur ein Zuschuß zu den Kosten zugebilligt wird. Näheres über die gesetzlichen Bestimmungen wurde ausgeführt in der Zeitschrift Die Arbeiterversorgung[2]).

Gegenüberstellung der Regelleistungen der Wochenhilfe und der Familienwochenhilfe.

An einem praktischen Beispiel wollen wir die den Wöchnerinnen zustehenden Leistungen zeigen, und zwar Regelleistungen. Hierbei nehmen wir den Grundlohn einer Selbstversicherten mit 6 M. an, was etwa gutgestellte kaufmännische Angestellte verdienen. Der Durchschnitt

[1]) Schlossmann, Clara: Die Hauspflege in Deutschland. Dtsch. Zeitschr. f. Wohlfahrtspflege, August 1926.

[2]) C. S.: Die Bedeutung der Hauspflege für die Krankenversicherung. Die Arbeiterversorgung H. 33 v. 21. Nov. 1920.

der erwerbstätigen Frauen verdient weit weniger, z. B. ist in Düsseldorf die häufigste Grundlohnstufe die 4. Stufe mit einem Grundlohn von 2,01—3 M., die nächst häufigere die 3. Stufe mit 1,21—2 M. Grundlohn. Wir wählen die höhere Stufe, um zu zeigen, wie groß häufig der Unterschied zwischen den Beträgen der Wochenhilfe und der Familienwochenhilfe ist; dabei nehmen wir jedoch an, daß das Krankengeld nur als Regelleistung gezahlt wird, während es tatsächlich sehr oft 50—60% beträgt und dadurch das Wochengeld ja mit steigt. Wir nehmen an, daß die Schwangere 6 Wochen vor der Entbindung die Beschäftigung aufgibt und bei beiden Wöchnerinnen setzen wir eine Stilldauer von 12 Wochen voraus.

Wochenhilfe		Familienwochenhilfe	
Sachbezüge Ärztliche Behandlung, Hebammenhilfe, Arzenei, kleine Heilmittel			
Barbezüge			
Entbindungsbeitrag	10,— M.	Entbindungsbeitrag	10,— M.
Wochengeld 85 Tage × 3 M. .	255,— „	Wochengeld 71 Tage × 0,50 M.	35,50 „
Stillgeld 85 Tage × 1,50 M. . .	127,50 „	Stillgeld 85 Tage × 0,25 M. . .	21,25 „
	382,50 M.		66,75 M.

Wir ersehen hieraus, daß die Sachbezüge erfreulich befriedigende sind, die Barbezüge für die Familienwochenhilfe aber äußerst gering. Sie sind nur halb so hoch wie diejenigen der Reichswochenhilfe vom 3. Dez. 1914. Allerdings hat die Wochenhilfe den Verdienstausfall zu ersetzen, während die Familienwochenhilfe nur einen Beitrag zu den erhöhten Lebensunterhaltskosten darstellt.

Gewährte Mehrleistungen der Krankenkassen.

Die folgende Zusammenstellung gibt einige Zahlen des Jahrbuches der Krankenversicherung über Mehrleistungen der berichtenden 968 Ortskrankenkassen mit 8692934 Mitgliedern im Jahre 1925.

Dauer des Wochengeldbezuges (§ 195b, 1 RVO.):

11—12 Wochen	bei	6 Kassen	mit	25386	Mitgl.
13 „	„	3 „	„	44250	„

Dauer des Stillgeldbezuges:

13—15 Wochen	bei	5 Kassen	mit	115761	Mitgl.
16—26 „	„	5 „	„	62646	„

Das Wochengeld beträgt v. H. des Grundlohnes (§ 195b, 2 R.V.O.):

56—60	bei	22 Kassen	mit	128085	Mitgl.
61—66²/₃	„	4 „	„	24525	„
67—75	„	3 „	„	17221	„

Schwangerengeld wird gewährt (§ 199 RVO.):

bis 2 Wochen	bei	14 Kassen	mit	189429	Mitgl.
„ 3 „	„	6 „	„	51748	„
„ 4 „	„	62 „	„	496532	„
„ 5 „	„	1 „	„	124024	„
„ 6 „	„	124 „	„	1639578	„

Die durch Satzung eingeführten Mehrleistungen sind also sehr gering; die Aufstellung umfaßt freilich nicht die gesamten „Kann“leistungen, Wöchnerinnenheim und Hauspflege. Zusammenfassend möchte ich noch erwähnen, welche Arten von Mehrleistungen wir den Krankenkassen besonders empfehlen möchten; bei der Wahl werden natürlich örtliche Verhältnisse mitsprechen, so z. B. ob es sich mehr um industrielle oder landwirtschaftliche Versicherte handelt.

1. Zur Erhaltung der Gesundheit der Frau ist außerordentlich wichtig die Verpflegung in einem Wöchnerinnenheim und Hauspflege, und zwar nicht nur für die Versicherte, sondern auch für die Familienwöchnerin.

2. Im Interesse einer kräftigen kommenden Generation erscheint besonders wünschenswert, daß die Mutter sich möglichst lange dem Kinde widme, es durch möglichst lange Zeit vollständig stillen kann. Beides aber ist unmöglich, sobald die Frau in die Arbeit geht. Deshalb wäre unter der Bedingung, daß die Frau sich von der Geburt an der Erwerbsarbeit enthält, eine Verlängerung des Wochengeldbezuges bis zur vollen Höhe der gestatteten Zeitdauer (13 Wochen) angebracht.

3. Weiter wäre von Wichtigkeit die Verlängerung des Stillgeldes. Hierbei mag, wenn zu hohe finanzielle Belastung befürchtet wird, der Höchstbetrag des Stillgeldes von der 12. Woche ab auf einen nicht gar zu niedrigen Satz begrenzt werden. Auch diese Leistung sollte den Familienwöchnerinnen mit gewährt werden, zumal die Kosten nur gering sind. Ihnen steht ja nur wöchentlich 7 × 0,25 M. = 1,75 M. zu, und doch dient es gewiß mancher Frau als Anreiz, weiterzustillen.

4. Ferner ist sehr wünschenswert, das Wochengeld höher als das Krankengeld, auf drei Viertel des Grundlohnes, zu bemessen, und zwar besonders für die Zeit vor der Niederkunft unter der Voraussetzung, daß die Frau sich der Erwerbsarbeit enthält.

5. Auch die übrigen Mehrleistungen sind natürlich wünschenswert, so Gewährung von Schwangerschaftsgeld für 6 Wochen, Erhöhung des Entbindungskostenbeitrages auf 25 M.

Wegen etwaiger gerade bei den Mehrleistungen manchmal entstehender Zweifel über die Auslegung des Gesetzes sowie überhaupt für die praktische Anwendung der Wochenhilfe verweisen wir auf die Kommentare von Jäger und Krause.

Anrechnung der Bezüge auf die Erwerbslosenunterstützung.

Eine bis vor kürzem bestehende Unzuträglichkeit ist jetzt wohl behoben. Gemäß einem Schreiben des Reichsarbeitsministers vom 2. Mai 1923 wurden das Wochengeld und der Entbindungskostenbeitrag als Rentenbezüge zur Hälfte auf die Erwerbslosenunterstützung angerechnet. Bei der Beratung der Wochenhilfe im Reichstage wurde eine Entschließung angenommen, in der dafür eingetreten wird, daß diese Bezüge anrechnungsfrei sein sollen. Dementsprechend erging am 18. September 1926 folgendes Rundschreiben des Reichsarbeitsministers:

In meinem Schreiben vom 2. Mai 1923 habe ich die Frage bejaht, ob das Wochengeld und das Familienwochengeld als Rentenbezüge im Sinne des § 7 Abs. 3 der Verordnung über Erwerbslosenfürsorge vom 16. Februar 1924 anzusehen sind. Diese Rechtsauffassung ist nicht unbestritten. Wichtige soziale Gesichtspunkte sprechen für die Anrechnungsfreiheit. Unter diesen Umständen will ich nicht darauf bestehen, daß das Wochen- und das Familienwochengeld in Zukunft gemäß § 7 Abs. 3 zur Hälfte auf die Erwerbslosenunterstützung angerechnet werden.

Ich weise ferner ergebenst darauf hin, daß der Beitrag zu den Entbindungskosten als einmalige Zuwendung und nicht als Rentenbezug im Sinne des § 7 Abs. 3 der Verordnung über Erwerbslosenfürsorge vom 16. Februar 1924 anzusehen ist.

Durch die bisher angeführten Bestimmungen über Wochenhilfe ist für die Unterstützung der Versicherten, also der als Arbeiterin oder Angestellte erwerbstätigen Frauen, gesorgt durch die „Familienwochenhilfe“ für die Ehefrauen und Töchter der Versicherten, soweit die Frauen bzw. die versicherten Ehegatten oder Väter eine gewisse Wartezeit durchgemacht haben [§ 195 a (1), 1 ebenda und § 205 a [1] 3), und zwar müssen die Versicherten „in den letzten 2 Jahren vor der Niederkunft mindestens 10 Monate hindurch, im letzten Jahre vor der Niederkunft aber mindestens 6 Monate hindurch auf Grund der RVO. oder bei dem Reichsknappschaftsverein versichert gewesen sein". Diese letztere Bestimmung mag in manchen Fällen eine Härte mit sich bringen, doch sind einerseits durch die Erwerbslosenfürsorge und die mit ihr verbundene Krankenversicherung diese Fälle viel seltener geworden, andererseits ist eine Wartefrist nicht zu umgehen, da nur durch sie einer Scheinversicherung zum Zwecke der Erhaltung der Wochenhilfe vorgebeugt werden kann. Auch kann der Anspruch auf Wochengeld nur dann geltend gemacht werden, wenn die Versicherte noch Mitglied der Krankenkasse ist, also nicht durch vor Eintritt des Versicherungsfalles (Wochenbett oder Krankheit) erfolgten Austritt aus der versicherungspflichtigen Arbeit auch aus der Kasse ausgeschieden ist. Doch hat die aus der Arbeit Austretende das Recht, durch Zahlung der vollen Beiträge ihre Ansprüche als „freiwilliges Mitglied" aufrechtzuerhalten, und sehr zahlreiche Arbeiterinnen, die vor Eintritt der gesetzlichen Schutzfrist die Arbeit aufgeben, machen von diesem Recht der Weiterversicherung Gebrauch.

Neben denen, die nach dem eben Ausgeführten keinen Anspruch an die Krankenversicherung haben oder deren Ansprüche erloschen sind, gibt es selbstverständlich noch andere Frauen, nicht selbst versicherungspflichtige und nicht zum Haushalt eines Versicherungspflichtigen gehörende, die hilfsbedürftig sind, d. h. den notwendigen Lebensbedarf für sich und ihre unterhaltsberechtigten Angehörigen nicht oder nicht ausreichend aus eigenen Kräften und Mitteln beschaffen können und ihn auch nicht von anderer Seite, insbesondere von Angehörigen, erhalten (Reichsgrundsätze über Voraussetzung, Art und Maß der öffentlichen Fürsorge vom 4. Dezember 1924, in Fassung der Verordnung vom 8. Juni 1926). Für diese ist, nach der Verordnung über die Fürsorgepflicht vom 13. Februar 1924, auch im Falle der Schwangerschaft und Entbindung zu sorgen.

... § 1. Die nachstehend öffentlich-rechtlichen Aufgaben sind, soweit Reichsgesetze nichts anderes bestimmen, von den Landesfürsorgeverbänden zu erfüllen: ... f) die Wochenfürsorge.

In den bereits genannten Reichsgrundsätzen heißt es: § 6. Zum notwendigen Lebensbedarf gehören ... c) Hilfe für Schwangere und Wöchnerinnen.

Darüber bestimmt § 12: „Schwangeren und Wöchnerinnen (§ 6c) sind je nach Art und Grad der Hilfsbedürftigkeit ärztliche Behandlung, Entbindungskostenbeitrag und Wochengeld, Wöchnerinnen, die ihr Kind stillen, außerdem Stillgeld zu gewähren. Die Hilfe soll ihnen das sicherstellen, was die Reichsversicherungsordnung den Familienangehörigen eines Versicherten gewährt (Familienwochenhilfe). An die Stelle barer Beihilfen können auch Sachleistungen treten."

Fürsorge kann auch Wöchnerinnen, die zwar von der Krankenversicherung unterstützt werden, deren so erzieltes Einkommen aber nicht ausreichend ist — beträgt doch das niedrigste Wochengeld 50 Pf., das Stillgeld 25 Pf. — zuteil werden; und in der oben angeführten Verordnung des Regierungspräsidenten von Düsseldorf, die dann von den beteiligten Ministerien allen anderen Regierungspräsidenten zur Kenntnis gebracht und zur Nachahmung empfohlen wurde, heißt es: „Da aber Wochengeld und Stillgeld ... in den untersten Lohnklassen kaum zur Bestreitung der dringendsten Lebensbedürfnisse ausreichen und dadurch Frauen zur vorzeitigen Aufnahme der Erwerbsarbeit veranlaßt werden, so erscheint es angezeigt, daß von den Wohlfahrtsämtern den bedürftigen Wöchnerinnen wenigstens der unteren Lohnklassen, insbesondere in der 4.—6. Woche nach der Entbindung, Zuschüsse zu dem von den Krankenkassen gegebenen Wochen- und Stillgeld gewährt werden, und zwar zweckmäßigerweise in der ungefähren Höhe der halben, von der Krankenkasse ausgezahlten Unterstützung."

Ist so sachliche und geldliche Hilfe und Fürsorge nach den gesetzlichen Bestimmungen wenigstens für alle deren Bedürftige sichergestellt, so ist leider ein gleiches bezüglich des Schwangeren- und Wöchnerinnen*schutzes* noch nicht der Fall. Die eingangs angeführte Schutzbestimmung der Gewerbeordnung erfaßt nur die Arbeiterinnen in Betrieben, „in denen in der Regel mindestens

10 Arbeiter beschäftigt werden" und denen gleichgestellte Betriebe (Motorenbetriebe, Werkstätten der Tabakindustrie u. a.). Sie gelten also nicht für Kleinbetriebe, und sie gelten auch in den Betrieben mit 10 und mehr Arbeitern nur für Arbeiterinnen, nicht für Angestellte. Ebenso bestehen keine Schutzbestimmungen für Hausgehilfinnen und landwirtschaftliche Arbeiterinnen.

III. Ausblick in die Zukunft.

Der Entwurf des „Arbeitsschutzgesetzes", der sich jetzt in Beratung befindet, enthält folgende Bestimmungen, durch die die deutsche Gesetzgebung den Bestimmungen des Washingtoner Entwurfes angepaßt wird, die Höhe des von diesem angestrebten gesetzlichen Schutzes erreicht wird.

Mutterschutz.

§ 22. 1. Weibliche Arbeitnehmer, die der Krankenversicherungspflicht unterliegen, sind berechtigt, die ihnen aus dem Arbeitsvertrag obliegende Arbeitsleistung zu verweigern, wenn sie durch ärztliches Zeugnis nachweisen, daß sie voraussichtlich binnen 6 Wochen niederkommen werden. Sie dürfen binnen 6 Wochen nach ihrer Niederkunft nicht beschäftigt werden. Während weiterer 6 Wochen sind sie berechtigt, die ihnen aus dem Arbeitsvertrag obliegende Arbeitsleistung zu verweigern, wenn sie durch ärztliches Zeugnis nachweisen, daß sie wegen einer Krankheit, die eine Folge ihrer Schwangerschaft oder Niederkunft ist, an der Arbeit verhindert sind. Der Arbeitgeber ist zur Gewährung des Entgeltes für die Zeit, in der Arbeit nicht geleistet wird, nur verpflichtet, soweit dies ausdrücklich vereinbart ist.

2. Weibliche Arbeitnehmer, die schwanger sind oder stillen, sind nicht verpflichtet, über die im Betriebe oder in der Betriebsabteilung regelmäßige bestehende Arbeitszeit hinaus zu arbeiten. Weiblichen Arbeitnehmern, die stillen, ist auf ihr Verlangen während 6 Monate nach ihrer Niederkunft die zum Stillen erforderliche Zeit bis zu zweimal einer halben oder einmal 1 Stunde täglich von der Arbeit freizugeben; eine Verpflichtung des Arbeitgebers zur Zahlung eines Entgeltes wird hierdurch nicht berührt.

3. In einem Zeitraum von 6 Wochen vor bis 6 Wochen nach der Niederkunft ist eine Kündigung des Arbeiters unwirksam. Sind weibliche Arbeitnehmer bei Ablauf dieser Frist wegen einer Krankheit, die nach ärztlichem Zeugnis eine Folge ihrer Schwangerschaft oder Niederkunft ist, an der Arbeit verhindert, so verlängert sich die Frist um die Dauer der Verhinderung, längstens jedoch um weitere 6 Wochen. Ist auf einen Zeitpunkt gekündigt, der in die Satz 1 und 2 bezeichnete Frist fällt, so ruht der Lauf der Kündigungsfrist bis zum Ablauf dieser Frist. Unberührt bleibt die Wirksamkeit von Kündigungen, die aus einem wichtigen, nicht mit der Schwangerschaft oder Niederkunft zusammenhängenden Grund erfolgen. Die Vorschriften der Sätze 1—3 finden keine Anwendung, falls der Arbeitsvertrag ausdrücklich zu einem bestimmten Zweck abgeschlossen und dieser Zweck an dem Zeitpunkt, zu dem die Kündigung erfolgt, erfüllt ist.

4. Die Vorschriften der Abs. 1—3 gelten auch für die Beschäftigung in Betrieben der See- und Binnenschiffahrt, der Flößerei und der Luftfahrt, einschließlich der Nebenbetriebe, die ihrer Art nach unter das Arbeitsschutzgesetz fallen. Sie gelten ferner für Familienbetriebe sowie für Arbeitnehmer, die nur in ihrer eigenen Wohnung oder Werkstätte tätig sind.

Nach Annahme dieses Entwurfes werden alle gewerblich tätigen Frauen im Sinne des Washingtoner Entwurfes geschützt und unterstützt sein. Damit wird ein großer Schritt nach vorwärts geschehen sein. Aber auch dann werden noch zahlreiche Frauen des Schutzes entbehren: die Hausangestellten und die Landarbeiterinnen. Zwar wird auch diesen, die ja versicherungspflichtig sind, durch die geldliche Unterstützung in manchen Fällen Schwangeren- und Wöchnerinnenruhe ermöglicht sein, aber gerade unter diesen, zum Teil sehr schlecht gelohnten Gruppen, werden alle jene, die nicht noch von Angehörigen entsprechende Unterstützung erhalten, gezwungen sein, allzulange und wieder allzufrüh der Arbeit nachzugehen, und dies um so mehr, da ja gerade in ländlichen Kreisen das Verständnis für die Notwendigkeit von Schwangeren- und Wöchnerinnenruhe noch keineswegs allgemein verbreitet ist. Zu der Frage des Schwangeren- und Wöchnerinnenschutzes in der Landwirtschaft hat die 3. allgemeine Konferenz der Internationalen Arbeitsorganisation, die vom 25. Oktober bis

19. November 1921 in Genf tagte, folgende Entschließung (siehe LÜDERS, Reichsarbeitsblatt 1922, S. 167) gefaßt:

„Die Allgemeine Konferenz der Internationalen Arbeitsorganisation schlägt vor: daß jedes Mitglied der Internationalen Arbeitsorganisation Maßnahmen treffe, um den Lohnarbeiterinnen in landwirtschaftlichen Betrieben einen ähnlichen Schutz vor und nach der Niederkunft zu gewähren, wie er den in Handel und Industrie beschäftigten Frauen durch den von der allgemeinen Konferenz in Washington angenommenen Entwurf zu einem Übereinkommen zugestanden ist, und daß diese Maßnahmen des Recht, während einer bestimmten Zeit vor und nach der Niederkunft von der Arbeit fern zu bleiben, und den Anspruch auf eine Entschädigung während dieser Zeit entweder aus öffentlichen Mitteln oder durch eine Versicherung einschließen sollen."

Schließlich sei auch noch darauf hingewiesen, daß die sechswöchige Wöchnerinnenruhe zwar dem Kind über die ersten Lebenswochen hinweghilft, daß aber, sowie die Frau der außerhäuslichen Erwerbsarbeit wieder nachgeht, das Stillen selbst nur in sehr beschränktem Umfange möglich ist, also zur Zwiemilchernährung übergegangen werden muß. Eine Verlängerung der Wochenruhe erscheint zur Besserung der Aufzuchtsverhältnisse notwendig. Auch ohne Schutzgesetz und Wochengeld über die 6. Woche hinaus bleiben schon heute, wenn die Vermögensverhältnisse es irgend ermöglichen, viele Frauen noch durch längere Zeit der außerhäuslichen Erwerbsarbeit fern, um sich der Pflege des Kindes widmen zu können; dies sollte durch Verlängerung der Unterstützungsdauer auch denen ermöglicht werden, die durch eigene wirtschaftliche Kraft hierzu nicht imstande sind.

Anhang.

Mutterschutz im Ausland.

Der erste Schritt zum Schutze der Arbeiterin überhaupt wurde in *England*, als dem am stärksten industrialisierten Lande, im Jahre 1842 unternommen. Diese und die folgenden Bestimmungen befassen sich aber vorwiegend mit der Arbeitszeit, und erst das Gesetz von 1891 brachte das Verbot der Wöchnerinnenarbeit, eine Schonzeit von 4 Wochen nach der Entbindung wurde festgelegt. Heute finden wir Bestimmungen über den Wöchnerinnenschutz überhaupt in der Gesetzgebung der meisten Länder. Eine internationale Regelung soll, wie schon oben erwähnt, das Washingtoner Abkommen schaffen.

In *Österreich* verbietet die Gewerbeordnung eine regelmäßige gewerbliche Beschäftigung der Wöchnerinnen vor Ablauf von 6 Wochen nach ihrer Niederkunft. Die Krankenversicherung gewährt an Schwangere und Wöchnerinnen ärztlichen, geburtsärztlichen und Hebammenbeistand, die notwendigen Heilmittel und therapeutischen Behelfe, ferner an die, die sich der Lohnarbeit enthalten, durch 6 Wochen vor und 6 Wochen nach ihrer Niederkunft eine Geldunterstützung in der Höhe des Krankengeldes, an Wöchnerinnen, die ihre Kinder selbst stillen, eine Stillprämie in der Höhe des halben Krankengeldes bis zum Ablauf der 12. Woche nach der Niederkunft (GO. 1925, § 94, Krankenvers.-Ges. Novelle 22).

In der *Schweiz* dürfen Wöchnerinnen von ihrer Niederkunft an 6 Wochen lang nicht beschäftigt werden, auf ihren Wunsch kann diese Zeit auf 8 Wochen verlängert werden. Während der Schutzzeit darf der Wöchnerin nicht gekündigt werden. (Arbeiterschutzgesetz vom 6. Mai 1923.)

Für *England* besteht (laut Gesetz vom 18. April 1922) die Bestimmung der Arbeitsruhe für 6 Wochen vor und 6 Wochen nach der Entbindung.

Auch *Frankreich* schreibt seit April 1925 eine Arbeitsruhe von insgesamt 12 Wochen vor; ausreichende Stillpausen müssen gewährt werden.

In *Italien* erhält, nach dem Gesetz vom 24. September 1923, jede Arbeiterin im Falle einer Geburt oder Fehlgeburt (außer bei Abtreibung) eine Unterstützung aus der Mutterschaftskasse; sie muß der Mutter mindestens zur Hälfte in der ersten Woche ihres Wochenbettes gezahlt werden. Der Jahresbeitrag in diese Kasse geht zu $^{3}/_{7}$ zu Lasten der Arbeiterin, zu $^{4}/_{7}$ zu Lasten des Unternehmers oder Gewerbetreibenden.

Portugal verbietet die Wiederaufnahme der Arbeit vor Ablauf von 4 Wochen nach der Niederkunft und stellt Einstellen der Arbeit 6 Wochen vor der Entbindung gegen Vorweisung eines ärztlichen Zeugnisses frei. Während dieser Arbeitsunterbrechung ist der gewöhnliche Lohn oder Gehalt zu zahlen. Während der Stillperiode sind der Arbeiterin außer der ordentlichen Ruhepause täglich 2 halbstündige Stillpausen zu gewähren (Erlaß und Verordnung: Arbeitszeit, vom 8. Juli 1922).

Das Versicherungsgesetz der *Tschechoslowakei* (vom 9. Okt. 1924) gewährt den weiblichen Versicherten neben unentgeltlicher Geburtshilfe eine Geldleistung in der Höhe des Krankengeldes durch 6 Wochen vor und 6 Wochen nach der Niederkunft, sofern sie keine Lohnarbeit verrichten, und eine Stillprämie in der Höhe des halben Krankengeldes bis zum Ablauf von 12 Wochen nach der Niederkunft.

Polen (Gesetz betreffend die Arbeit der Jugendlichen und der Frauen vom 2. Juli 1924) verbietet eine Beschäftigung während 6 Wochen nach der Niederkunft. Eine schwangere Frau ist berechtigt, bis zu 6 arbeitsfreien Tagen im Laufe jedes Monats zu beanspruchen; auch kann sie, unter Vorlegung eines ärztlichen Zeugnisses, die Arbeit 6 Wochen vor der Entbindung verlassen. Während dieser Arbeitsunterbrechungen darf der Arbeitgeber das Dienstverhältnis weder lösen noch kündigen. Während der Arbeitszeit können 2 halbstündige Stillpausen beansprucht werden, die in die Arbeitszeit eingerechnet werden.

In *Bulgarien* gewährt die Mutterschaftsversicherung (Ges. über Sozialversicherung vom 6. März 1924) Schwangeren und Wöchnerinnen Anspruch auf Hebammen- und Arzthilfe und Geldunterstützung, wenn sie vor der Niederkunftszeit mindestens 16 Wochen hindurch ununterbrochen ihre Mitgliedsbeiträge zum Sozialversicherungsfonds geleistet haben. Als Niederkunftszeit gilt ein Zeitraum von 6 Wochen vor und 6 Wochen nach der Geburt. Während dieser Zeit darf die Frau nicht wegen ihrer Schwangerschaft entlassen werden. Ebenso sind ihr während der Stillperiode in einer Zeit bis zu 6 Monaten täglich 2 halbstündige Pausen ohne Lohnabzug zu gewähren.

Im Königreich der *Serben*, *Kroaten* und *Slovenen* bestimmt das Arbeiterschutzgesetz vom 28. Febr. 1922 das Ruhen jeder gewerblichen Arbeit während 2 Monaten vor und 2 Monaten nach der Niederkunft. Während einer mit der Niederkunft in Zusammenhang stehenden Erkrankung hat die Frau innerhalb dieser 4 Monate Anspruch auf alle Unterstützungen aus dem Krankenversicherungsgesetz. Dauert die Krankheit einer Wöchnerin länger als die 2 Monate nach der Niederkunft, so hat der Arbeitgeber kein Kündigungsrecht vor Ablauf eines ganzen Jahres nach der Niederkunft. Stillpausen sind ebenfalls zu gewähren in Dauer von einer halben Stunde auf je 4—5 Arbeitsstunden.

Das *russische* Gesetzbuch der Arbeit vom 9. Nov. 1922 befreit schwangere Frauen während eines Zeitraumes von 8 Wochen vor der Niederkunft und Wöchnerinnen während eines Zeitraumes von 8 Wochen nach der Niederkunft von der Heranziehung zum Arbeitsdienst bei körperlicher Arbeit, während für in Büros Tätige und geistig Arbeitende die Schutzfrist nur je 6 Wochen beträgt. Frauen und stillenden Müttern sind Nachtarbeit und Überzeitarbeit unbedingt verboten; Frauen, die mit körperlichen Arbeiten beschäftigt sind, sind 8 Wochen vor und 8 Wochen nach der Niederkunft von der Arbeit befreit; mindestens alle $3^1/_2$ Stunden ist eine halbstündige Stillpause zu gewähren.

Für *Estland* besteht laut Gesetz betreffend die Arbeit der Kinder, Jugendlichen und Frauen vom 20. Mai 1924 lediglich (?) die Bestimmung, daß schwangere Frauen nicht zum Heben schwerer Gegenstände verwendet werden dürfen.

Lettland verbietet während 4 Wochen vor und 8 Wochen nach der Entbindung lediglich die Beschäftigung von Frauen mit ihrer körperlichen Anlage nicht entsprechenden und gesundheitsschädlichen Arbeiten. Während dieser 12 Wochen ist die Entlassung der Frauen verboten (Ges. betr. die Arbeitszeit vom 24. März 1924).

Argentinien schließlich untersagt Frauen die Arbeit während 6 Wochen nach der Niederkunft; nach Vorweisen eines ärztlichen Zeugnisses können sie auch 6 Wochen vor der Niederkunft die Arbeit verlassen. Während dieser Zeit ist keine Kündigung erlaubt, auch nicht bei längerem Fernbleiben von der Arbeit infolge Erkrankung durch Schwangerschaft oder Niederkunft. Die Stillpause beträgt 15 Minuten nach je 3 Stunden.

Diese oben gekennzeichneten Bestimmungen erstrecken sich jedoch nur auf die in Industrie und Handel tätigen Frauen. Es besteht eine Lücke, betreffend eines Schwangeren- und Wöchnerinnenschutzes in der *Landwirtschaft*. Diese sozialpolitische Gesetzgebung für die Landwirtschaft bedeutet für manche Länder völliges Neuland. Besteht doch bloß in *Italien* ein gesetzliches Arbeitsverbot für 1 Monat vor und 1 Monat nach der Entbindung; doch fehlt ein Gesetz über geldliche Unterstützung in dieser Zeit. In anderen Ländern hingegen besteht nur eine Unterstützung, soweit diese in der Sozialversicherung vorgesehen und auch landwirtschaftliche Arbeiter in sie einbezogen sind.

Beratungsstellen.

Von

L. Ascher

Frankfurt a. M.

Wenn auch das Verdienst Blaschkos (1) nicht geleugnet werden soll, als erster in Deutschland auf die Bedeutung von Ambulatorien an Kliniken für Geschlechtskrankheiten zur Fürsorge Entlassener hingewiesen zu haben, so gebührt doch der Ruhm, Einrichtungen im Sinne der Tuberkulosenfürsorge getroffen zu haben, einem Verwaltungsbeamten.

Auch Neiser, Gottstein u. a. haben schon ähnliche Einrichtungen gefordert, letzterer auch ihre Mitwirkung bei einer gesetzlichen Regelung der Bekämpfung der Geschlechtskrankheiten (2).

Während im Kampfe gegen die Tuberkulose die Landesversicherungsanstalten Behandlung und Fürsorge in ausgedehntem Maße unterstützten — um spätere Renten durch eine frühzeitige Kur zu ersparen —, hatten sie sich gegenüber ähnlichen Einrichtungen gegen Geschlechtskrankheiten bisher ablehnend verhalten. Erst auf der Versammlung der Vorstände im Jahre 1913 hat der Vorsitzende der L.V.A. Hansa, *Bielefeld*, auf die Folgen ungeheilter oder schlecht geheilter Syphilis für die Versicherungsanstalten hingewiesen — Tabes-Paralyse-Herzkrankheiten — und hatte die Anregung gegeben, ähnliche Fürsorgeeinrichtungen wie bei der Tuberkulose auch gegen diese Krankheit mit Unterstützung oder auf Kosten der Versicherungsanstalten in Angriff zu nehmen. Es gelang ihm sehr bald, seine eigene Versicherungsanstalt hierfür zu gewinnen; und so konnte Anfang Januar 1914 in Hamburg eine Fürsorgestelle für Syphilitiker unter Leitung von Hahn (3) eröffnet werden.

Sie sollte die Aufgabe haben, die Kranken zu veranlassen, möglichst lange sich der Behandlung bei dieser eminent chronischen Krankheit zu unterziehen; war doch gerade in Hamburg (durch Philipp) nachgewiesen worden, daß nur 11% der Kassenmitglieder sich einer genügend langen Kur unterziehen, also Patienten, die eine *kostenlose* Behandlung erfuhren. Sie sollte ferner Kranke und solche, die sich erst von der Natur ihres Leidens überzeugen wollten, dem behandelnden Arzte zuführen und zwar auf dem Wege einer *persönlichen* Belehrung, nach vorgenommener *Untersuchung*. Hiermit war gegenüber der Blaschkoschen Forderung ein Fortschritt erzielt worden, da auch solche Leute zum Arzt geführt werden sollten, die bisher den Weg zu ihm nicht gefunden hatten.

Diese Fürsorgestelle war in einem großen Kontorhause untergebracht, um es den Kranken zu ermöglichen, einen Ort aufzusuchen, dessen Betreten ihnen nicht gleich den Stempel des mit einem Makel Behafteten aufdrückte.

In etwas anderer Weise wurde in *Charlottenburg* eine entsprechende Einrichtung getroffen: hier war es die Hautabteilung des städtischen Krankenhauses, an die der Leiter Bruhns eine Fürsorgestelle anschloß (4), (ähnlich schon vorher in *München* an der Universitätsklinik).

War zunächst die Bekämpfung der *Syphilis* ins Auge gefaßt worden, so wurde doch schon im nächsten Jahre in *Hamburg* auch die Gonorrhöe in den Kreis der Fürsorge gezogen.

In ähnlicher Weise wurden alsbald in verschiedenen großen Städten, aber auch schon in kleineren, *ärztlich* geleitete Beratungsstellen, meist von den Landesversicherungsanstalten eingerichtet; war es doch die Kriegszeit, die ein rascheres Vorgehen zu verlangen schien.

Dies aber war nicht das, wofür sich die große Mehrheit der Ärzteschaft erwärmen konnte; nicht ohne Grund mußte sie eine Schmälerung ihres Einkommens von dem Arzte der Beratungsstelle befürchten, der eine gewisse Überlegenheit über die anderen Ärzte, insbesondere die Fachärzte, ohne besonderen wissenschaftlichen Grund, erlangen konnte. In der Tat hat erst die Herauslassung der ärztlichen Beratung aus dem Programm dieser mehr sozial gerichteten Einrichtung den Stellen diejenige Ausdehnung verschafft, die für die Bekämpfung der Geschlechtskrankheiten, und nicht nur der Syphilis, unerläßlich ist. Bei dem chronischen Charakter der Syphilis und der meisten Fälle von Gonorrhöe und bei dem noch nicht überwundenen Makel der diesen Kranken anhaftet, kann die Beratung erst dann einen für die Bekämpfung bedeutungsvollen Charakter annehmen, wenn die Gegnerschaft der Ärzte überwunden ist, und wenn die Beratungsstellen so weit, auch in kleineren Gemeinwesen, verbreitet sind, daß bei dem Wechsel des Aufenthaltes so vieler der Kranken, überall eine Beaufsichtigung gewährt werden kann. Hierzu ist aber die ärztliche Leitung nicht nur nicht notwendig, sondern sogar vielfach unerwünscht. Ganz besonders muß in kleineren, und nicht einmal sehr kleinen Orten damit gerechnet werden, daß ein Facharzt für Geschlechtskranke nicht aufgesucht wird, sondern daß der Allgemeinarzt vorgezogen wird, damit die Natur des Leidens nicht schon durch das Betreten des Hauses bekannt wird. Aus diesem Grunde, und bei der Verbilligung des Betriebes bei der Fortlassung des Arztes aus der Beratungsstelle, haben solche Stellen mehr Aussicht auf Verbreitung, bei denen die ärztliche Untersuchung unterbleibt; sie wird besser in die Sprechstunde des behandelnden Arztes verlegt, der auch eine viel intimere Belehrung vornehmen kann. Dieser Grundsatz ist es, der den *rheinischen* Beratungsstellen ihr besonderes Gepräge verleiht, insbesondere der *Mannheimer BS* (5).

Hier wird die Beratung und Belehrung in die Sprechstunde eines jeden zugelassenen Arztes verlegt, die Beratungsstelle selbst wird lediglich zentrale *Meldestelle* für aus *der Behandlung fortbleibende Kranke*.

Dieser Grundsatz hat in der *Frankfurter* Stelle eine besondere Fortbildung gewonnen. Diese Stelle, die aus dem obengenannten Grunde: — der möglichsten Schonung des Geheimnisses —, als *Geschäftsstelle für öffentliche Gesundheitsfürsorge* bezeichnet wurde, hat ihren Sitz in einem Zimmer des Verwaltungsgebäudes der Allgemeinen Ortskrankenkasse, das zu gewissen Stunden auch anderen Zwecken dient. Die Meldung wird von einem mit der strengsten Verschwiegenheit arbeitenden Beamten in Empfang genommen, der den Kranken darüber belehrt, daß er in der Wahl des Arztes frei ist, und der ihm zu diesem Zwecke eine Liste von Ärzten vorlegt, die von einem bestimmten Ausschuß als geeignet für die Behandlung der Geschlechtskranken zugelassen sind.

Aber noch andere Formen der Fürsorge für Geschlechtskranke haben sich herausgebildet. So hat der Allgemeine Knappschaftsverein in *Bochum* für seine Versicherten eine *Meldestelle* an der Verwaltungszentrale eingerichtet, von der aus die Geschlechtskranken *kontrolliert* werden, ob sie auch die von den Ärzten vorgeschriebenen Kuren bis zum Ende durchführen bzw. die Kuren genügend oft wiederholen.

Ähnlich gehen manche Landesversicherungsanstalten vor, die, wie die *Thüringische* Landesversicherungsanstalt, eine Meldezentrale eingerichtet haben, von der aus sie, ebenso wie der Bochumer Knappschaftsverein, die Kuren kontrollieren. Daneben besteht aber im Bezirk dieser Versicherungsanstalt eine Anzahl verschiedenartiger Fürsorgestellen, teils im Anschluß an Krankenhäuser, teils in Verwaltungsgebäuden.

Gerade die bunte Mischung der verschiedenen Systeme ermöglichte die Einführung von Beratungs- oder Fürsorgestellen an den Orten verschiedener Einwohnerzahl.

In Frankfurt a. M. besteht sogar neben der erwähnten „Geschäftsstelle f. ö. G." eine sehr gut wirkende „*Beratungsstelle für kranke Frauen*", die nicht nur Geschlechtskranke, sondern auch andere fürsorgebedürftige Frauen und Kinder berät und unterstützt — immer im Zusammenhang mit der „Geschäftsstelle". Hierdurch ist es möglich, noch andere Kreise zu erfassen, und auch aus Familien, die ursprünglich nicht wegen eines Geschlechtsleidens zur Beratung gekommen waren, Geschlechtskranke herauszufinden und sie zur Behandlung ihres Leidens zu veranlassen. Träger dieser Organisation, die ursprünglich eine von Frauenvereinen eingerichtete war, wurde später das städtische Wohlfahrtsamt, zuletzt das städtische Gesundheitsamt.

Organisationsträger. Ursprünglich wurden, wie bei der Hanseatischen Landesversicherungsanstalt, die Kosten von den Landesversicherungsanstalten allein aufgebracht. Insbesondere war es während des Krieges eine Versammlung bei dem Generalgouverneur v. Bissing, in der die Vorstände der Versicherungsanstalten, die zur Bekämpfung der Geschlechtskrankheiten notwendigen Einrichtungen zu schaffen sich bereit fanden, darunter in erster Linie Beratungsstellen; dazu trat die Bereitwilligkeit, in weitem Umfange die Kosten der *Behandlung* — nicht bloß der *Beratung* — zu übernehmen, und zwar nicht nur bei den Versicherten, sondern über deren Kreis hinaus auch bei sozial ähnlich Stehenden (2). Es zeigte sich aber sehr bald die Notwendigkeit, auch andere Körperschaften zu den Kosten heranzuziehen, in erster Linie die *Krankenkassen.* In *Frankfurt a. M.* ging man einen Schritt weiter. Man bildete hier eine *Arbeitsgemeinschaft* zwischen Landesversicherungsanstalt, der Vereinigung der Krankenkassen, der Stadtverwaltung und der Ärzteschaft mit besonderer Berücksichtigung der beamteten Ärzte, die, wie noch gezeigt werden soll, eine gewisse Rolle zu spielen hatten.

In der Inflationszeit und kurz nachdem, insbesondere im Jahre 1923 und in der ersten Hälfte des Jahres 1924, hatte sich die materielle Last der Versicherungsanstalten derart verschlechtert, daß sie ihre Zuschüsse zu den Kosten der Beratungsstellen fast ganz einstellen mußten. Mit ihrer Besserung in der zweiten Hälfte 1924 begannen sie aber ihre Zuschüsse wieder zu gewähren, so daß für die kommende Zeit auf eine Wiederherstellung des früheren Zustandes gerechnet werden kann.

Eine andere Einrichtung, die den Fürsorgestellen ein breitere Basis ihres Wirkens zu schaffen geeignet ist, ist die Zuwahl von *Beiräten* aus den interessierten Kreisen: Vorständen von Krankenkassen, Gemeindeverwaltungen, Ärzteschaft usw. Die Berichte des Reichsversicherungsamtes, so der aus dem Jahre 1920 und der letzterschienene von 1922 (cf. Runderlaß in den Amtlichen Nachrichten des R.V.A. 1922, S. 406) wissen viel Gutes von diesem Zusammenarbeiten zu berichten.

Meldewesen und Verfahren. Ursprünglich war der Kreis der von der Fürsorge zu erfassenden Personen als der in den Krankenkassen und der bei den

Landesversicherungsanstalten Versicherten gedacht worden, da hier für die Kosten der Behandlung von vornherein gesorgt, und nur die Durchführung der Kuren zu beaufsichtigen war. Es stellte sich aber sehr bald heraus, daß die Nichtversicherten, aber sozial diesen Kreisen nahestehenden Personen für die Allgemeinheit noch gefährlicher werden konnten, weil sie aus Mangel an Mitteln nicht imstande waren, die Kurkosten zu tragen. Die Landesversicherungsanstalten erklärten sich deshalb schon gleich bereit, auch für diese Personen die Kosten nicht nur der Beratung, sondern auch der Behandlung zu übernehmen. Zu diesen Kosten waren auch Reisekosten für das Aufsuchen des Arztes zu rechnen, sowie unter Umständen auch der Verlust an Arbeitsverdienst. Man sieht, es wurde in der großzügigsten Weise den Verhältnissen der Minderbemittelten Berücksichtigung zuteil. Es sollte nur das eine Ziel erreicht werden: durch möglichst gründliche Kuren die Ausbreitung der Krankheit zu verhüten.

Diesem Ziele konnte aber nur nahegekommen werden, wenn die Aufsuchung der Beratungsstelle möglichst erleichtert wurde, und wenn ihr Bestehen durch geeignete Aufklärung der Bevölkerung bekanntgegeben wurde. Aber auch dann noch blieb ein nicht kleiner Rest zu berücksichtigen, diejenigen, die aus Lässigkeit oder Scheu sich der weiteren Beratung entziehen wollten. Gegen diese mußte etwas energischer vorgegangen werden. Schon oben wurde gezeigt, wie nach dem Beispiel des Allgemeinen Knappschaftsvereins in Bochum sich Landesversicherungsanstalten eigene *Meldezentralen* einrichteten, um die Fortsetzung und Wiederholung der Kuren zu sichern. Ein weiterer Schritt wurde gegangen, indem auch die *Krankenkassen* sich verpflichteten, Geschlechtskranke diesen Meldestellen zu melden.

Nach der Entscheidung des Reichs-Versicherungsamtes vom 3. XII. 1920 haben die Krankenkassen sogar das Recht, eine *Krankenordnung* zu erlassen, durch welche bei Geschlechtskrankheiten eine *Meldepflicht* des Kranken, die *Pflicht* zum *Erscheinen* bei Vorladungen, ja sogar die *Meldepflicht* für *nichtversicherte Angehörige* vorgeschrieben wird.

Da aber der außerhalb der Kassen stehende Teil der Bevölkerung, besonders der weibliche, auch auf diesem Wege nicht erfaßt werden konnte, mußten die *Ärzte* und die *Polizeiverwaltungen* veranlaßt werden, besonders aber auch die *Krankenhäuser*, alle Geschlechtskranken, die ihre Kur nicht zu Ende führten, oder die eine Wiederholung benötigten, zu *melden*. Auch dieses wurde in einzelnen Städten, so namentlich in Frankfurt, durchgeführt, während in dem Bezirk anderer Landesversicherungsanstalten beispielsweise die *Prostituierten* ferngehalten werden sollten. In Frankfurt a. M. aber wurde gerade dieser Teil zur Meldung gebracht, namentlich die sog. *heimliche* Prostitution, für die Ausbreitung der Geschlechtskrankheiten also der gefährlichste Teil.

War die Meldung erfolgt, so wurde in einer Kartothek ein Verzeichnis angelegt, und durch Notierung der Termine für erneute Kuren dafür gesorgt, daß eine rechtzeitige Aufforderung an die Patienten erging. Folgten sie dieser Aufforderung nicht, so wurde ihnen eine erneute gesandt mit dem Hinweis auf die ihnen aus der Vernachlässigung zu erwartenden Gefahren für Leben und Gesundheit, aber auch mit dem Hinweis auf den Verlust von Rente auf Grund des § 1272 der Reichsversicherungsordnung bei schuldhaftem Unterlassen einer Kur.

Bei vielen Beratungsstellen blieb man hierbei stehen und verfolgte die Kranken nicht weiter; in *Hamburg* aber suchte man nach einem Abkommen mit der Gesundheitsverwaltung — die in demselben Kontorhaus wie die Beratungsstelle ihre Bureaus hat —, durch die Polizei die durch ihre Lässigkeit besonders gefährlichen Elemente zur Fortsetzung der Kur anzuhalten. Man stützte sich hierbei auf den § 22 des sog. Verhältnisgesetzes, das der Polizei die Verwahrung von Personen bei bestehender Gefahr für sich selbst oder für ihre Umgebung zur Pflicht machte.

Als im Jahre 1918 die Notverordnung vom 11. XII. erschien, in der im § 2 eine *Zwangsbehandlung* vorgesehen war, wenn dies zur *wirksamen Verhütung der Ausbreitung der Krankheit* erforderlich erscheint, konnte energischer vorgegangen werden. Es wurden in Frankfurt a. M. nunmehr alle Personen, welche der *wiederholten* Ermahnung nicht folgten, der Polizei zur Zwangsbehandlung überwiesen. Vorher war jedoch eine zweimalige Mahnung, erst schriftlich von der Geschäftsstelle, alsdann mündlich durch einen Krankenkassenbeamten dem Kranken zuteil geworden. In der ersten Zeit wurde auch dann noch nicht die Polizei angerufen, sondern der Medizinalbeamte. Dieser schickte eine dienstliche, unverfängliche Aufforderung zu einem Besuch seiner Sprechstunde; erst wenn diese erfolglos blieb, wurde der Kranke von der Polizei zur Vorlage eines Zeugnisses aufgefordert, aus dem eine ärztliche Behandlung zu ersehen sein müßte. Dieses Zeugnis wurde dem Medizinalbeamten zur Prüfung vorgelegt, daraufhin, ob sich der Kranke nicht etwa in der Hand eines Kurpfuschers befände. Nunmehr übernahm die Polizei die fernere Beaufsichtigung der Kur, oder wenn Gefahr für die Umgebung vorzuliegen schien, die Überführung in ein Krankenhaus. Hier kam es in der ersten Zeit nach der Einführung des Verfahrens ab und zu zu Widersetzlichkeiten von seiten der Kranken, allerdings meist psychisch belasteten: eigentlichen Psychopathen oder Landstreichern, Prostituierten usw. — Nebenbei bemerkt, machen die Länder mit Zwangsbehandlung, wie Norwegen, ähnliche Erfahrungen. — In solchen Fällen wurden die meist über die ersten Symptome schon hinausgelangten Kranken in das Polizeigewahrsam gebracht und hier in ärztliche Behandlung genommen; indes zogen sie es meist vor, schon nach ganz wenigen Tagen um Aufnahme in das Krankenhaus zu bitten.

Im Jahre 1920, im zweiten des Bestehens der Geschäftsstellen, waren gemeldet worden 937, bei etwa einem Drittel, nämlich 339, war eine erste Vorladung erforderlich, bei einem Teil, nämlich 193, eine zweite, bei 76 mußte der Krankenkontrolleur einen persönlichen Besuch machen, und nur 4 wurden dem Medizinalbeamten und später der Polizei übergeben.

Mit dem Bekanntwerden des Verfahrens und der Zwangsmöglichkeiten wurde die Arbeit der Geschäftsstellen leichter und die Kosten dadurch verhältnismäßig geringer, eine Erfahrung, die allgemeiner nutzbar gemacht werden müßte.

Es braucht wohl nicht hinzugefügt zu werden, daß hierbei von einem verschiedenen Verfahren für beide Geschlechter nicht die Rede war.

Um die Bevölkerung an die Benutzung der Beratungsstellen zu gewöhnen, ist es erforderlich, sie leicht *zugänglich* zu machen, und wie schon erwähnt, ihre Aufsuchung möglichst unauffällig zu gestalten. Örtlichkeiten wie die Verwaltungsgebäude der Versicherungsanstalten sind hierzu sicher sehr geeignet (*Hamburg*, *Düsseldorf*, *Berlin*), aber auch das einer großen *Krankenkasse*, wie in Frankfurt a. M. Zu den Maßnahmen der Werbung gehört auch das in der Berliner Beratungsstelle geübte Verfahren auf sie in den öffentlichen Bedürfnisanstalten durch Anschläge aufmerksam zu machen und darauf hinzuweisen, daß auf Nennung des Namens verzichtet wird, ein Verzicht, der allerdings den Wert der ständigen Überwachung stark herabsetzt.

Auch die Zeit der Sprechstunde kann von Wichtigkeit werden; so wurden die ersten Beratungen in Hamburg am *Abend* abgehalten, ebenso die der *Münchener* Beratungsstelle in der Universitätspoliklinik. In Frankfurt a. M. war die Sprechstelle fast den ganzen Tag geöffnet, und da sie im Mittelpunkt der Stadt lag, auch, wie man ersehen kann, sehr viel aufgesucht. Während beispielsweise die Beratungsstelle von *Berlin*, deren Personenkreis — nach Abzug des der anderen Beratungsstellen auf etwa $2^1/_2$ Millionen geschätzt werden darf i. J.1921 — nach dem Bericht der L.V.A. auf Seite 15, 17 570 betrug, waren es in Frankfurt a. M. in dem gleichen Jahre 5164, obgleich Frankfurt damals etwa 440 000 Einwohner hatte. Dabei liegt auch die Berliner Beratungsstelle im Mittelpunkt der Stadt. Diese Zahlen sollen nur deshalb zum Vergleich gewählt werden, weil in Frankfurt a. M. nur ein Beamter, nicht ein Arzt die Arbeit auf der Beratungsstelle versieht, während die Untersuchung Sache des Arztes in seiner eigenen Sprechstunde ist (s. oben). Allerdings darf man sich keinen Täuschungen über den Erfolg hingeben: der weitaus größte Teil der Meldungen, sei es von seiten der Ärzte oder von seiten der Kranken selbst, erfolgt zur Erlangung von Mitteln für die Kur. Die Belehrung steht weit im Hintergrunde.

Die reglementierten Prostituierten nahmen die Hilfe der Beratungsstellen übrigens nur in Anspruch, wenn sie die Kosten für die ihnen auferlegte Blutuntersuchung nicht selbst aufbringen konnten. Die von der Polizei aufgegriffenen, heimlichen Prostituierten wurden ebenfalls von hier aus kontrolliert, d. h. nur insoweit, als es sich um ihre Behandlung handelt. Man hat damit keine schlechten Erfahrungen gemacht, im Gegensatz zu den aus Berlin von Hodann berichteten (6). Es mag wohl das Zwangsverfahren beim Ausbleiben aus der Kur seine Wirkung geübt haben.

Einige Schwierigkeiten bereitete überall die schon erwähnte Furcht der Ärzte vor den Folgen eines Bruchs der *Schweigepflicht*. Obgleich eine Entscheidung des Badischen Verwaltungsgerichts es nicht als unbefugte, also allein strafbare Handlung im Sinne des § 300 des Strafgesetzbuches ansieht, wenn eine Meldung an eine Behörde, z. B. eine Krankenkasse, weitergegeben wird, und wenn auch der Präsident des Reichsversicherungsamts Kaufmann (7) sich in dem gleichen Sinne geäußert hat, so lehnte doch ein Oberstaatsanwalt die Meldung geschlechtskranker Gefangener mit dem Hinweis auf die Schweigepflicht des Gefängnisarztes wie auch der Gefängnisverwaltung ab; es hatte ja auch während des Krieges die Militärbehörde sich auf den gleichen Standpunkt gestellt und die Meldung an die Beratungsstellen oder die L.V.A. von der Genehmigung der Kranken abhängig gemacht, womit naturgemäß der Zweck der Kontrolle in den weitaus meisten Fällen verhindert wurde.

Trotz dieser Schwierigkeiten haben sich die Ärzte in ihrer überwiegenden Mehrzahl von Meldungen an die Beratungsstelle aus diesem Grunde nicht abhalten lassen; und die große Zahl von Meldungen, über die das Reichsversicherungsamt berichten konnte, sprechen eine beredte Sprache, zumal nicht in einem einzigen Falle einem Arzt oder einer Behörde aus dieser Meldung eine Klage oder Beschwerde entstanden ist.

Erfolge. Wenn die Zahl der Meldungen ein Bild der Erfolge gibt, so haben die Beratungsstellen im Reiche eine rege Tätigkeit entfaltet. Nach dem letzten Bericht des Reichsversicherungsamts (s. oben) wurden im Jahre 1921: 126 522 Personen beraten gegen 109 285 im vorangegangenen. Diese Beratung führte zur Feststellung von Krankheitserscheinungen, die eine Kur erforderten: bei Syphilis in 48 786 Fällen, bei Tripper in 20 026, und zur Empfehlung einer vorbeugenden Kur bei Syphilis in 13 848 Fällen.

Auch die *Herkunft der Meldungen* gibt ein Bild von dem Wirken der Beratungsstellen in der Öffentlichkeit: es hatten sich 37 546 Personen selbst gemeldet. Interessant ist folgende Übersicht auf S. 561 über die entsprechenden Verhältnisse in Frankfurt in den drei Jahren 1920, 1921 und 1922. Man erblickt hier eine bedeutende Steigerung der Selbstmelder im Jahre 1921. Es

Geschäftsstelle für öffentliche Gesundheitsfürsorge.

	1920	1921	1922
Es traten neu in Behandlung	*1950*	*2847*	*2840*
Hiervon waren Selbstmeldungen	710	1010	866
Von Ärzten wurden gemeldet	584	798	955
Von Krankenhäusern wurden gemeldet	627	983	809
Von der Militärverwaltung wurden gemeldet	7	3	—
Von anderen Stellen wurden gemeldet	10	36	132
Von Krankenkassen wurden gemeldet	12	17	78
Zusammen wie oben	1950	2847	2840
Hiervon schieden aus weil nicht geschlechtskrank oder nicht auffindbar	214	56	210
So daß ermittelte Geschlechtskranke verbleiben	1736	2791	2630
1. Hiervon waren Männer	*861*	*1397*	*1315*
An Lues erkrankt waren	518	825	640
An *Go.* erkrankt waren	168	446	446
An *Go. und Lues* erkrankt waren	10	67	53
An anderen Geschlechtskrankheiten	170	49	107
Verheiratet waren	274	458	320
Ledig waren	587	939	995
2. Hiervon waren Frauen	*852*	*1326*	*1253*
An *Lues* erkrankt waren	595	998	885
An *Go.* erkrankt waren	79	227	231
An *Go. und Lues* erkrankt waren	59	81	77
An anderen Geschlechtskrankheiten	119	20	60
Verheiratet waren	263	367	285
Ledig waren	589	959	968
3. Kinder unter 14 Jahren	*23*	*68*	*62*
An *Lues* erkrankt waren	19	29	27
An *Go.* erkrankt waren	3	37	34
An *Go. und Lues* erkrankt waren	—	1	—
An anderen Geschlechtskrankheiten	1	1	1
Versicherungspflichtig waren	*749*	*1 587*	*1 623*
Nichtversicherte Angehörige	*452*	*361*	*394*
Sonstige Nichtversicherte	*535*	*843*	*613*
Geschlechtskranke aus dem Berichtsjahre	1736	2791	2630
Geschlechtskranke aus früheren Jahren	712	2373	4788
In Beratung standen somit	2448	5164	7418
Hiervon schieden aus:			
Wegen Verzug und Überweisung	72	97	168
Weil sich der Beobachtung entzogen	—	269	183
Durch Tod	3	10	3
Weil nicht mehr überwachungsbedürftig	—	—	200
Insgesamt	75	376	354
Hiernach standen am Schlusse des Berichtsjahres noch in Beobachtung	*2373*	*4788*	*6864*
Zahl der Beratungen	*2141*	*3311*	*3052*

war dies eine Folge einer Ausstellung zur Bekanntgabe der Geschlechtskrankheiten, bei der sehr viele Vorträge und Führungen stattgefunden hatten. Wie eine nicht ganz kleine Zahl von Selbstmeldern erklärte, war diese Aufklärung der Grund für ihre Meldung gewesen.

Was die verschiedenen *Geschlechter* unter den Meldungen betrifft, so waren etwas mehr Männer als Frauen und Kinder zusammengenommen im Reiche zu verzeichnen— in Berlin waren die Männer weit in der Mehrzahl, während in Frankfurt a. M. das Verhältnis des Reichsdurchschnittes vorlag. In Frankfurt überwogen weitaus die Meldungen an Syphilis, in Berlin war es ähnlich; nur war hier der Syphilisanteil bei den Frauen etwas größer. Bei den Kindern in Frankfurt a. M. hielten sich beide Krankheiten ungefähr das Gleichgewicht, im Reiche überwog unter den Kindermeldungen die Syphilis.

Über *Erfolge* bezüglich der *Krankheiten* ein Bild zu gewinnen, fällt nicht ganz leicht. Der interessante Versuch von Loeb ist deshalb um so mehr zu begrüßen (8), als ihm ein eigenartiges Material zur Verfügung stand, nämlich eine große Zahl eigener Kranker, von denen ein Teil den zur Beratungsstelle gehörigen Kassen angehörte, während der kleinere Rest in Kassen versichert war, die nicht zum Kreise der von der dortigen Stelle beratenen gehörte. Loeb fand, daß von den Überwachten 60% ihre Behandlung bis zur Heilung zu Ende führten, während von den anderen es nur 18 waren; zur ersteren Gruppe gehörten 488, zur letzteren 105 Kranke. Immerhin ist es auffallend, daß von den Männern, die an *Lues* erkrankt waren, nur 40% bis zur Beendigung der Kur beobachtet wurden — bei den Nichtberatenen waren es sogar nur 6,4%! Vielleicht hängt diese niedrige Zahl auf beiden Seiten damit zusammen, daß es sich dabei auch um Personen handelte, die noch bis zur Mitte des vorigen Jahres in Beobachtung bzw. Behandlung traten, bei denen demnach noch mit einer Fortsetzung der Kur gerechnet werden kann. Immerhin scheint mir die geringe Zahl auf der Seite der Überwachten damit zusammenzuhängen, daß in Mannheim nicht von der Möglichkeit eines polizeilichen Einschreitens Gebrauch gemacht wurde. Im übrigen aber ist das Mannheimer System durch seine Billigkeit in der Verwaltung ausgezeichnet, kann deshalb, wenn es durch die Warnung mit dem polizeilichen Eingreifen ergänzt wird, bei Aufhören der Zuschüsse von den Landesversicherungsanstalten für die Fortführung der Beratungsstellen wohl in Frage kommen, wenigstens für die nicht in Kassen Versicherten, während für diese eine Kontrolle durch die Kassen, ähnlich wie beim Bochumer Knappschaftsverein, zu erwägen wäre. Das setzt voraus, daß die Ärzte verpflichtet werden, die Scheu vor richtiger Diagnose bei Geschlechtskrankheiten zu überwinden, und daß die Kassen eine Stelle zur Sammlung dieser Meldungen und zur Führung eines Terminkalenders einrichten, von der dann die Kranken angehalten werden, sich regelmäßig und ausreichend zur Kur einzufinden.

Dort, wo noch keine eigentlichen Beratungsstellen vorhanden sind, sollte man nicht zögern, die *Jugend-* und die *Wohlfahrtsämter* diesem Zwecke anzupassen; hierdurch und durch die Zusammenarbeit mit dem *Amtsarzt* könnte fast kostenlos ein lükenloses Netz über ganz Deutschland gespannt werden, durch dessen Maschen hindurchzuschlüpfen in der Regel nicht möglich sein soll.

Kosten: Wenn auch bei der verschieden starken Wertung des Geldes in den letzten Jahren — im allgemeinen muß man von *Ent*wertung sprechen —, ein Kostenüberschlag der verschiedenen Berichtsjahre kein Bild gibt, wenn man nicht die jeweiligen Geldverhältnisse in Berücksichtigung zieht, so gibt das annähernd zutreffendste Bild immer noch eine Zusammenstellung aus einem Orte. Wir wählen Frankfurt a. M., weil hier Kosten für Ärzte nur in Betracht kommen, soweit es sich um *Behandlung* handelt, während die an anderen Orten vielfach noch erforderten Kosten für den beratenden Arzt hier wegfallen (siehe folgende Tabelle auf S. 563).

Die Kosten auf den Kopf des Befürsorgten waren in diesen drei Jahren von 50 auf 327 M. gestiegen, weniger ein Zeichen schlechterer Wirtschaftsführung, als der Geldentwertung. Die Kosten sind an sich auch nicht niedrig, weil ziemlich liberal Kurkosten für Personen übernommen wurden, die nicht in Krankenkassen versichert waren, oder die aus größerer Entfernung nach Frankfurt kamen, wodurch nicht unerhebliche Reisekosten im Einzelfalle erwuchsen.

Frankfurt a. M.

In Beratung standen	1920: 2448	1921: 5164	1922: 7418
Es entstanden an Kosten:	M.	M.	M.
Arztkosten	41 763,—	136 895,—	967 332,—
Arzneimittel	29 717,—	79 059,—	930 078,—
Krankenhauskosten	21 706,—	15 151,—	13 805,—
Bureauhilfe	20 850,—	45 449,—	411 570,—
Porto, Schreibwaren usw.	2 044,—	4 187,—	26 774,—
Reisekosten für Patienten	1 802,—	2 620,—	6 589,—
Arbeitszeitversäumnis	206,—	25,—	95,—
Für Unterhaltungszwecke	3 015,—	10 301,—	69 349,—
Zusammen	121 103,—	293 687,—	2 425 592,—

Mit der Stabilisierung der Währung haben sich auch die Kosten verändert, so daß in den beiden letzten Jahren 1924 und 1925 in Frankfurt a. M. die Arztkosten bei je 1500 Geschlechtskranken 9600 bzw. 9800 Mark betrugen, die für Arzneimittel 5400 bzw. 5000 Mark. Die Bureauhilfe ist inzwischen von der Allgemeinen Ortskrankenkasse übernommen worden, so daß mit einem Etat von 16 000 Mark gerechnet werden muß.

Bezüglich des ganzen Reichs wird auf die amtlichen Nachrichten des Reichsversicherungsamtes verwiesen, deren 3. Nummer des 42. Jahrgangs (vom 15. März 1926) auf S. 152 die Mitteilung enthält, daß die Zahl der Beratungsstellen den früheren Stand, d. h. den aus dem Jahre 1922 nahezu wieder erreicht hat.

Eine Übersicht über die Tätigkeit der Beratungsstellen findet sich in den gleichen Nachrichten aus dem Jahre 1925 auf S. 374 und folgenden. Leider ist diese Übersicht so unvollkommen, daß sie zu einer Besprechung wenig Anlaß gibt.

Zum Vergleich sei eine Berechnung der benachbarten rheinischen Landesversicherungsanstalt gebracht [Vossen (9)]. Im Durchschnitt der drei Jahre 1918—1920 waren in den 12 Beratungsstellen der Rheinprovinz 38 527 Personen in Beratung und 24 498 in Behandlung genommen worden. Die Kosten für eine Beratung betrugen 13,12 M., die für eine Kur 122,96 M. Man sieht, die Kosten sind verschieden.

Als dritte Kostenberechnung sei die des Reichsversicherungsamtes für das Jahr 1921 beigefügt. Es standen nach ihr im ganzen Reich in den 174 Beratungsstellen 126 522 Personen in Beobachtung, für welche im laufenden Betrieb 4 777 679 M. verausgabt wurden, was auf den Kopf etwa 37 M. macht. Da die einzelnen Beratungsstellen recht verschieden eingerichtet sind, und auch recht verschieden die Kosten für Kuren übernehmen, lassen sich Vergleiche nicht anstellen. Immerhin sei erwähnt, daß die Kosten gegen das vorausgegangene Jahr sich fast verdoppelt hatten.

Zu den hohen Kosten der Frankfurter Stelle sei bemerkt, daß nach einer hierfür angestellten Berechnung von den 2425592 M. betragenden Ausgaben des Jahres 1922: 2400985 M. auf Kuren entfallen, welche für Personen übernommen wurden, welche nicht einer Krankenkasse angehörten (794 Personen), oder die sich bei ihrer Krankenkasse auch Scheu nicht melden wollten (72 Personen); für diese letzteren ersetzten nach einem Abkommen die betr. Kassen die Kosten. Zieht man die gedeckten Kosten (2,201,265 M.) ab und auf der anderen Seite di e866 Personen, so kommen auf jede der 6624 beratenen Personen rd. 30 M., eine angesichts der Geldentwertung winzige Summe (i. J. 1922).

Im Laufe der nächsten Jahre, d. h. von 1923—1925, hatte sich das Bild insofern etwas verschoben, als durch eine plötzlich aufgetauchte Angst vor dem Bruch der ärztlichen Schweigepflicht die Zahl der Meldungen aus den Krankenhäusern außerordentlich zurückging, weniger die der Ärzte, während die Selbstmeldungen sich auf ziemlich gleicher Höhe hielten.

Mit den *Beratungsstellen* ist die Grundlage für jede gesetzliche Bekämpfung der Geschlechtskrankheiten gegeben, der die polizeiliche Gewalt unmittelbar gar nicht verliehen zu werden braucht. Nur muß sie die *Möglichkeit* haben, ihre fürsorgerischen Maßnahmen durch polizeilichen Zwang ergänzen zu können. Die Erfahrungen in Frankfurt weisen den Weg. In der Hauptsache soll die Beratungsstelle, oder wie sie in Frankfurt a. M. genannt wird, die „Geschäftsstelle für öffentliche Gesundheitspflege" fürsorgerisch, in erster Linie *belehrend* tätig sein. Sollte einmal eine Meldepflicht für Geschlechtskrankheiten in irgendeiner Form eingeführt werden, so wären die *Beratungsstellen* die gegebenen Stellen für die Entgegennahme der Meldungen.

In dem 1923 durch Einspruch des Reichsrats gescheiterten *Gesetzentwurf* war auch ihre allseitige Gründung vorgesehen; in dem jetzt vor der Verabschiedung stehenden Gesetzentwurf wird ihrer nur noch gedacht, ohne ihnen weitergehende Befugnisse einzuräumen (s. Bd. III, S. 724, § 10).

Ausland. In *Österreich* haben sich fast zur gleichen Zeit wie in Deutschland *Städte* zur Einrichtung von Beratungsstellen entschlossen, so Brünn, Teplitz-Schönau u. a.

In *England* sind Beratung und Behandlung miteinander verbunden; es sind derartige Stellen mit Hilfe staatlicher Unterstützung eingerichtet worden. Im Jahre 1921 sind nach einer Mitteilung von FLESCH (10) in 191 Beratungsstellen 75 000 Meldungen eingelaufen[1]).

BREGER (11), der England besucht hat, beschreibt eine Musteranlage für eine der dort üblichen Dispensory's — Einzelzellensystem — um Beratung und Behandlung (die letztere scheint die Hauptrolle zu spielen) möglichst diskret vorzunehmen. Trotzdem läßt sich nicht leugnen, daß die durch die deutsche Sozialversicherung gewährleistete Behandlung (und Beratung) in der Sprechstube des Arztes noch viel diskreter ist. Das System der nachgehenden Fürsorge scheint in England noch nicht sehr verbreitet zu sein, da nur einige Hospitäler mit solchen Einrichtungen erwähnt werden (wohl gemerkt, nur für Geschlechtskranke, denn sonst hat England eine sehr ausgedehnte nachgehende Fürsorge).

Wichtig ist, daß dort der Staat den örtlichen Behörden 75% der aufgewendeten Kosten erstattet.

Ähnliche Einrichtungen wie in *England* bestehen auch in *Finnland*, besonders in *Helsingfors* (12).

In *Frankreich* sind nach einem Bericht von BRADLEY (13) durch den Ministerialerlaß Nr. 57 vom 5. Juni 1917 Services hospitaliers annexes vorgesehen. Sie sollen möglichst an Krankenhäuser angegliedert werden und auch ambulant behandeln. Staatsunterstützung ist vorgesehen.

In *Amerika* scheint nach LEWINSKY-CORVIN die Beaufsichtigung der aus dem Krankenhaus Entlassenen noch wenig geübt zu werden (14).

Die *Belehrung* spielt, wie bei den meisten insbesondere den ansteckenden Krankheiten eine große Rolle, sowohl die Einzelbelehrung des betreffenden Kranken und seiner nächsten Umgebung, wie auch die in Versammlungen, Ausstellungen usw. Die Belehrung bei einer Geschlechtskrankheit wird am besten von dem behandelnden *Arzt* gegeben, weil sie dann am meisten den besonderen Umständen angepaßt sein kann. Indes liegt diese Art der Belehrung, insbesondere gerade dem wissenschaftlich interessierten Arzt häufig nicht, wobei aus

[1]) Sie beruhen auf dem Veneral diseases Act von 1917 (cf. Veröff. des Reichs-Gesundheitsamtes 1922 S. 375). Von den 58 000 i. J. 1920 aus der Beobachtung ausgeschiedenen Kranken hatten nur 14 000 (24%) die erforderliche Nachbehandlung durchgeführt.

dem mangelnden Interesse für die Belehrung nicht etwa auf großes wissenschaftliches Interesse zu schließen wäre. Es muß mit diesem Mangel des Arztes gerechnet werden, bei den Geschlechtskrankheiten wie auch bei der Tuberkulose usw.; aus diesem Grunde ist es wichtig, *Hilfskräfte* zu haben, die auch im Einzelfalle eine sachgemäße Belehrung geben können. In der Beratungsstelle kann der Beamte, der nichtmedizinische, wenn er genügendes Verständnis und Takt besitzt, sehr wohl diese Belehrung ausüben, wie dies in Frankfurt sich erwiesen hat. Es sind hier noch nie Klagen laut geworden; im Gegenteil ist von Kranken und Ärzten gleichmäßig das Verfahren gelobt worden. Das schließt die vom Arzt in der Sprechstunde ausgeübte, eingehende, dem Einzelfall angepaßte Belehrung, die auch hier wie dort auf die *Quellen* des Übels und die der Ansteckung ausgedehnt werden soll, nicht aus.

Eine von dieser sehr verschiedenen Art der Belehrung ist die schon in Versammlungen usw. berührte. Es ist ja nicht zu leugnen, daß bei geeigneter Ankündigung die Vorträge über irgendeinen Teil des Sexualproblems sich eines sehr regen Zuspruchs zu erfreuen haben; indes wird man bei längerer Bekanntschaft mit dieser Art von Publikum sich nicht des Gedankens erwehren können, daß es nicht ganz aus reinen Motiven zusammenkommt. Hier wie in den Ausstellungen spielt die Lüsternheit und die Neugier eine nicht zu unterschätzende Rolle, und deshalb muß die Art des Vortrages, ja schon die der Ankündigung sehr vorsichtig gefaßt sein, selbst auf die Gefahr hin, damit nur einen Teil des Publikums zu bekommen. Die Vorträge sollen deshalb durch Belehrungen in der Schule ergänzt werden, und hier soll das Sexualproblem ganz zurücktreten gegenüber dem Problem der „ansteckenden Krankheit", also einem rein naturwissenschaftlichen. Dann kann es auch schon früher, als man es sonst getan hätte, berührt werden: in den Volksschulen vielleicht in der obersten Klasse, d. h. vor 13—14jährigen, die namentlich in der Großstadt schon genügend unterrichtet sind, um dem Vortrag folgen zu können. In den höheren Schulen wird man wohl die beiden obersten Klassen, also von 15 Jahren aufwärts, zur Belehrung heranziehen. Das Sexualproblem selbst — d. h. die Entstehung des Menschen und das Verhältnis der beiden Geschlechter zueinander — soll der Arzt besser den Erziehern überlassen; wie diese, Eltern, Lehrer, Institutsvorsteher usw. sich damit abfinden, ist eine mehr psychologische Aufgabe. Man wird dabei allerdings sehr merkwürdige Erfahrungen machen, da die meisten Erzieher sich gar nicht mit der Tatsache abfinden können, daß schon in ganz frühen Altersklassen die gegenseitige Belehrung über das Verhältnis der beiden Geschlechter vorkommen kann, und dann nicht immer in rein pädagogischer Weise geschieht. Da aber die Kenntnis des Geschlechts*verkehrs* eine Vorbedingung für das Verständnis der Geschlechts*krankheiten* ist, so muß der über diesen Gegenstand Vortragende sich vergewissern, wie weit das Verständnis seiner Zuhörer geht.

Wichtig ist deshalb die Belehrung in den Fortbildungsschulen, falls nicht das Ende des Volksschulunterrichts (s. oben) geeigneter ist; es bedarf dazu nicht mehr als etwa einer halben Stunde; weitergehende Aufklärungen brauchen nicht gegeben zu werden, als die, daß es Geschlechtskrankheiten gibt, daß der außereheliche Geschlechtsverkehr die wichtigste Verbreitungsquelle darstellt, und daß die Enthaltsamkeit keinen Schaden bringt, daß ferner der Alkohol die Hemmungen, die eines der Ziele der Erziehung sein sollen, löst, und daß er somit eine der Hauptursachen der Geschlechtskrankheiten darstellt. Viel mehr braucht der Laie nicht zu wissen; auf der anderen Seite dürfen auch keine Neurastheniker erzogen werden; und da nun einmal der Geschlechtstrieb vorhanden ist, muß er abgelenkt werden. Wie dies im Einzelfall geschieht, ist Sache des Erziehers;

am zweckmäßigsten dürfte wohl die Ablenkung durch körperliche Betätigung, namentlich durch Sport und Spiel sein.

In den letzten Jahren, besonders seit dem Beginn des Jahrhunderts, hat erfreulicherweise die Aufklärung mit einer Menge muffiger Prüderie aufgeräumt; indes dürfte auf dem Wege der künstlerischen Aufklärung, *Film, Theater* („die Schiffbrüchigen" von Brieux) noch mancherlei zu geschehen haben. Allerdings ist hier die Grenze zwischen reiner Aufklärung und Erregung von Lüsternheit nicht immer leicht zu ziehen.

Auch die Ausstellungen über Geschlechtskrankheiten haben nicht immer diese Grenze zu ziehen verstanden; und wer das Publikum bei den Besichtigungen und Führungen beobachten konnte, nahm nicht immer einen erfreulichen Eindruck nach Hause.

Für die Belehrung von jungen Menschen in Fortbildungsschulen, Gymnasien usw. fand ich am zweckmäßigsten die Einfügung der Geschlechtskrankheiten in die Schilderung von ansteckenden Krankheiten oder von Volksseuchen, als welche auch der Alkoholismus zu betrachten ist. So konnte ganz gut ein Cyclus über die Bekämpfung der drei Volksseuchen: Alkoholismus, Geschlechtskrankheiten und Tuberkulose vorgetragen werden, der mindestens für 1 Stunde die Aufmerksamkeit jugendlicher Hörer fesselte. Im allgemeinen ist zur Zeit das Interesse für hygienische Vorträge unter Laien, aber auch unter Medizinern recht gering. Eher schon wirken medizinische Themata oder solche, die sich auf Vererbung beziehen. Indes darf man sich durch die Ungunst der Zeit — richtiger gesagt durch die Erfolge der Hygiene, die in dem Zurücktreten ansteckender Krankheiten sich zeigen — nicht an seiner Aufgabe irre machen lassen, muß vielmehr das Interesse immer von neuem, und wenn auch nur für kurze Zeit, wachrufen. Zeitungsaufsätze müssen das ihrige dazu beitragen. Von der Verbreitung von Merkblättern ist nur dann etwas zu erhoffen, wenn sie nach plastischen Darstellungen z. B. bei Gelegenheit einer Ausstellung oder nach einem sehr wirksamen Vortrag verteilt werden.

Nicht zu vernachlässigen ist die Aufklärung über Geschlechtskrankheiten auf dem Lande; bilden doch gerade die vom Lande stammenden Dienstmädchen ein Hauptkontingent unter den Prostituierten der Großstadt. Um aber hier die Aufklärung wirksam zu verbreiten, ist die Aufklärung der Lehrer und Geistlichen erforderlich, die am besten auf den Seminaren bzw. während der Studienzeit erfolgen müßte.

Auf diesem Gebiete, wie überhaupt auf dem der Aufklärung der Öffentlichkeit hat sich die Deutsche *Gesellschaft zur Bekämpfung der Geschlechtskrankheiten* außerordentliche Verdienste erworben.

Diese Gesellschaft, ein Zweig der Internationalen Gesellschaft, wurde i. J. 1901 während des Kongresses der Deutschen Dermatologischen Gesellschaft gegründet. Der Gründer und erste Vorsitzende, Albert Neisser (13) verwies in seiner bedeutungsvollen Ansprache auf die ähnlichen Bestrebungen auf dem Gebiete der Tuberkulosebekämpfung, und entwickelte damals bereits ein Programm, das bis auf die erst später auftauchenden Beratungsstellen ungefähr alles enthielt, was in jahrelangen Kämpfen der Öffentlichkeit abgerungen werden mußte. Ganz besonders hob er die Bedeutung der Aufklärung und der Belehrung hervor. Er verlangte ferner *Achtung* vor *dem anderen* Geschlecht und die *Erziehung* hierzu (*Sexualpädagogik*).

Auch die *internationale* Gesellschaft stellte sich auf einen ähnlichen Standpunkt. Sie verlangte vor allen Dingen möglichst weitgehend unentgeltliche Behandlung, was in Deutschland mit seinem staatlichen Versicherungswesen keine Schwierigkeiten hatte (s. Beratungsstellen). Bezüglich der Aufklärung und Belehrung hatte sie die gleichen Forderungen wie die deutsche Gesellschaft (14).

Ausgezeichnete Arbeit hat die *österreichische* Schwestergesellschaft der deutschen geleistet; namentlich ihre *Enquete*, die im 6. Band der Zeitschrift zur Bekämpfung der Geschlechtskrankheiten enthalten ist, ist ein mustergültiges Werk.

Literatur.

Z.G. = Zeitschr. z. Bekämpfg. d. Geschlechtskrankh.
M.G. = Mitt. d. Ges. z. Bek. d. Geschlechtskrankh.

1. Blaschko: Hygiene der Prostitution und venerischen Krankheiten Jena 1901. — 2. Gottstein: Bevölkerungspolitischer Kongreß M.G. 1921, S. 33. — 3. Hahn: Ebenda 1916. — 4. Bruhn: Zur Eröffnung der städt. Beratungsstelle, Z.G. 1915. — 5. Loeb: Ärztl. Vereinsblatt 1918, S. 1154. — 6. Hodann: Die sozialhyg. Bedeutung der Beratungsstellen. Archiv f. soz. Hyg. 1920. — 7. Kaufmann: Krieg, Geschlechtskrankheiten und Arbeiterversicherung. Berlin 1916, S. 21. — 8. Loeb: Was erreicht die Mannheimer Beratungsstelle M. m. W. 1923, S. 781. — 9. Vossen: Fürsorge für Geschlechtskranke bei der LVA Rheinprovinz. ZG, 1922, Bd. 20. — 10. Flesch: Westd. Ärzte-Ztg. 1923. — 11. Breger: Die Bekämpf. d. Geschl. in England M. Bd. 23. — Haustein: Die Bekämpfg. d. Geschl. in Finnland ebenda. — 13. Bradley: Social hygiene in *France*, Social Hygiene Vol VI. — 14. Lewinsky-Corvin ebenda.

Krüppelfürsorge.

Von

W. V. Simon

Frankfurt a. M.

Als ich die vorliegende Arbeit für das Handbuch für soziale Hygiene übernahm, hatte mir vorgeschwebt, in derselben in bedeutend größerem Umfange, als dies geschehen ist, auf die Berührungspunkte der Krüppelleiden zur sozialen Lage der Bevölkerung und im Zusammenhang damit auf die Häufigkeit der einzelnen Krüppelleiden in den verschiedenen geographischen Bezirken, in größeren und kleineren Städten, in Städten mit mehr oder weniger Industrie, einzugehen. Ich habe diesen Plan aufgeben müssen, da solche Betrachtungen nur an Hand einer sehr genauen, umfangreichen, nach einheitlichen Gesichtspunkten und nach den strengsten wissenschaftlichen Grundsätzen aufgestellten Statistik angestellt werden können, deren Zusammenstellung behördliche staatliche Hilfe und überaus lange Arbeit erfordert, wie ein kurzer Blick in die bekannte Biesalskische Statistik zeigt.

Weiterhin konnten in dieser Arbeit weder die krüppelgesetzlichen Vorschriften der verschiedenen *außerpreußischen Staaten*, noch die Krüppelfürsorge in *außerdeutschen Ländern* besprochen werden. Für Deutschland ist an Hand der neueren, für das ganze Reich geschaffenen Reichsfürsorgegesetze zu erwarten, daß die Fürsorge für die Krüppel bald keine großen prinzipiellen Unterschiede mehr zeigen wird. Die Einzelaufzählung der in den verschiedenen Staaten geltenden Bestimmungen hätte einerseits ermüdend gewirkt, und hätte anderseits einen so großen Platz beansprucht, daß ich den zur Verfügung stehenden Raum um ein Gewaltiges hätte überschreiten müssen. Die in der Literatur vereinzelt niedergelegten Angaben über die Krüppelfürsorge im Auslande sind meist nicht ganz neuen Datums, so daß hier völlig neue Arbeit hätte geleistet werden müssen. Vielleicht gibt aber die vorliegende Arbeit die Anregung, daß die außerdeutschen Staaten sich ebenfalls einmal wieder zu der Frage der Krüppelfürsorge äußern. Denn in dieser friedlichen sozialen Arbeit soll ein Staat vom andern lernen. Krankheit und Leiden der Menschen machen ja vor Grenzpfählen nicht halt; sie sind international, wie es auch die ärztliche und soziale Wohlfahrtspflege sein sollte.

1. Geschichte der Krüppelfürsorge.

Die Krüppelfürsorge hat im Laufe der Zeiten manche Wandlungen durchgemacht, bis das Zusammenwirken von sozialem und ethischem Denken so weit fortgeschritten war, daß sich, gestützt auf diese beiden Grundfesten, eine wirkliche Fürsorge für unsere Körperbehinderten entwickeln konnte, die in gleicher Weise dem körperlichen und seelischen Interesse des Krüppels wie dem Besten der Volksgemeinschaft dient, der der Krüppel angehört und der zu dienen er nach seinen Kräften wie seine gesunden Mitmenschen nicht nur die Pflicht, sondern auch das Recht hat.

Es soll nicht behauptet werden, daß soziale und ethische Gedankengänge den Menschen vergangener Zeitepochen fremd gewesen sind; aber die primitive und einseitige Auffassung der Probleme, der Wandel der Volks- und Staatsgemeinschaften vom Nomadenvolk bis zu den modernen Staatsgebilden unserer Zeit, der Wandel in der Bewertung auch des Einzelindividuums im Laufe der Jahrhunderte mußten zu den verschiedensten Auffassungen und zu den verschiedensten Versuchen zur Lösung der Frage der Krüppelfürsorge führen, und da auch in denselben Zeitläufen Staatengebilde von ganz verschiedenartiger Konstruktion nebeneinander existierten — ich nenne z. B. Sparta und Athen — mußte auch die Behandlung der Körperbeschädigten in verschiedenen Staaten zu gleichen Zeiten oft eine ganz verschiedene sein. In einer sehr interessanten Schrift hat Otto Perl versucht, die geistigen Grundlagen der Entwicklung der Krüppelfürsorge im Wandel der Zeiten näher zu beleuchten. Und seinen Namen hier als ersten in der Reihe derer zu nennen, die sich mit der Krüppelfürsorge schriftstellerisch beschäftigt haben, ist um so berechtigter, als er *den* Typ des Schwerstkörperbeschädigten vorstellt, den wir mit unseren modernen Fürsorgemaßnahmen heranbilden wollen, des Krüppels, der nicht sein Leben in stumpfer Resignation verbringt, sondern seines Wertes und seiner Pflicht bewußt energisch mitarbeitet zum Wohle seiner Mitmenschen und zu seiner eigenen Befriedigung.

Die Nomadenvölker der Urzeit und des klassischen Altertums, die im harten Kampfe mit der feindlichen Umwelt, mit Menschen und Tieren, noch ohne feste und gesicherte Wohnsitze um ihre und ihres Stammes Existenz kämpfen mußten, konnten sich nicht mit körperbehinderten Individuen belasten, die die Freizügigkeit des Stammes und seine Wehrfähigkeit irgendwie beeinträchtigten und nach dem nur die rohe Kraft anerkennenden Standpunkt der damaligen Zeit einen Nutzen für ihr Gemeinwesen nicht bedeuten konnten. In der Urzeit des Menschengeschlechts konnte nur das Individuum Existenzberechtigung haben, das körperlich dem Kampfe ums Dasein völlig gewachsen war. Und wenn den Krüppel daher der eigene Volksstamm nicht eliminierte, so tat es eben früher oder später das Leben selbst. So nimmt es nicht wunder, wenn wir bei solchen Volksstämmen — und sollte es vielleicht nicht bei manchen wilden Völkern auch jetzt noch so sein? — die Krüppelfrage in sehr einfacher Weise dadurch gelöst sehen, daß der Krüppel, vor allem das krüppelhafte Neugeborene, getötet oder ausgesetzt wurde. Diesen Standpunkt sehen wir ja auch noch im klassischen Altertum in Sparta, dem Lande, das als Kriegerstaat lediglich Verständnis für die rohe Kraft des einzelnen hatte, während im alten Athen der Mensch bereits nach anderen Gesichtspunkten gewürdigt wurde und daher auch diese einfache und rigorose Behandlung der Krüppelfürsorgefrage keine Anwendung finden konnte. Bei den nach der Geburt erworbenen Krankheiten und Verletzungen, die zu hochgradigen Verkrüppelungen führen, sorgte schon der damalige Stand der Heilkunde dafür, daß wohl nur ein sehr geringer Teil der Betroffenen überhaupt die eigentliche Krankheit überstand.

Es fehlt übrigens — darauf weist Perl ebenfalls hin — nicht an Andeutungen, daß sich schon in grauer Urzeit, besonders dort, wo man bereits etwas Verständnis für die Gaben der Kultur und des Geistes hatte, auch manche Krüppel eine hervorragende und geachtete Stellung bei ihren Mitbürgern und Zeitgenossen erringen konnten. Der Name des kunstfertigen *Hephästos*, der als lahmes und häßliches Kind geboren, vom Olymp herabgeschleudert wurde, ist uns als der eines der ersten Künstler überliefert. Der blinde *Homer*, *Äsop*, der Fabeldichter, *Pittacus*, einer der sieben Weisen Griechenlands, sie alle, wenn es ja auch von der Sage umwobene Gestalten sind, deuten doch (obgleich dies auch wohl nur Ausnahmen gewesen sein werden) darauf hin, daß auch schon in alten Zeiten die Schönheit des Geistes über die des Körpers triumphieren konnte.

Daß die Erlaubnis zur Tötung des neugeborenen Krüppels zuweilen in den historischen Rechtsordnungen schriftlich niedergelegt war, beweist uns das ebenfalls bei PERL zitierte, aus dem Jahre 450 v. Chr. stammende römische Grundgesetz, in dem es heißt: „Pater ob insignem deformitatem puerum cito necato" (Der Hausvater hat das mit auffallender Verkrüppelung geborene Kind sofort zu töten). Allerdings ist dieser Rechtssatz, wie PERL hervorhebt, dadurch beschränkt, daß zu der Ausführung der Tötung noch die Zustimmung mehrerer Verwandten nötig war und das Gesetz wohl auch in der Praxis die Möglichkeit individueller Auslegung und Anpassung an die veränderten Verhältnisse und Rechtsanschauungen zuließ. In Island war noch im Jahre 1100 bei der gesetzlichen Einführung des Christentums die Tötung der gebrechlich Geborenen weiterhin gestattet (siehe PERL).

Das *Mittelalter* stellt im Gegensatz zu dieser einfachen, wenn auch äußerst radikalen Art der Behandlung der Krüppelfürsorge eine recht eigentümliche Entwicklung derselben dar. Auf der einen Seite nimmt sich die Kirche und das durch sie veranlaßte erwachende religiöse Empfinden des einzelnen der körperlich Kranken und Schwachen, mithin auch der Krüppel, an und versucht, ihnen durch Gaben und Unterstützungen ihr Los zu erleichtern. Auf der anderen Seite mußte diese Art der Krüppelfürsorge — und das soll uns eine Warnung für alle Zeiten bleiben — zu einem vollen Fehlschlag darum führen, weil der Krüppel dadurch systematisch zum Betteln erzogen wurde und sich daran gewöhnen mußte, aus der Zurschaustellung seiner Gebrechen Kapital zu schlagen. Die rohe und sensationslüsterne Gesinnung des Volkes, einerlei ob Hoch oder Niedrig, unterstützte dies noch. Denn stets war ja besonders in diesen Zeiten der Krüppel ein willkommenes Objekt der Schaubelustigung, jedenfalls soweit es sich um monströse Verkrüppelungen handelte. Schon im römischen Kaiserreich wurden nicht nur Zwerge und andere Monstrositäten in vornehmen Häusern gehalten, sondern es gab direkt einen Markt für Mißgeburten, wo man die seltensten Stücke kaufen konnte (s. FRIEDLÄNDER Bd. I, S. 46). Diesen Zug sehen wir weiter im ganzen Mittelalter, wo Krüppel als Spaßmacher und Hofnarren auf Jahrmärkten und in Fürstenhöfen zur Belustigung des niederen Volkes und der hohen Aristokratie dienen. Einzelne dieser Hofnarren konnten sich zwar einen gewissen Einfluß bei ihren Herren sichern, denen sie oft durch ihre Klugheit und Freimütigkeit wertvolle Ratgeber waren. Im allgemeinen war aber ihr Los und das Los der Krüppel überhaupt dank dem Hohn und der Verachtung ihrer Mitmenschen, der sie ausgesetzt waren, ein furchtbares. Es ist eine traurige, aber wahre Feststellung, daß das Menschengeschlecht auch jetzt noch nicht ganz frei von dieser Einstellung gegenüber den Krüppeln ist. Oder ist es etwas anderes, wenn im Zirkus oder in Jahrmarktsschaubuden monströse Krüppel aller Art als besondere Anziehungspunkte des Programms gezeigt werden, an denen sich unsere zivilisierten Mitmenschen nicht anders wie auf den mittelalterlichen Jahrmärkten belustigen können?

Der große Fehler der Krüppelfürsorge des Mittelalters, so schön und edel sie gedacht war, lag eben darin, daß sie aus dem Krüppel nicht ein arbeitsames Mitglied des sozialen Volkskörpers zu machen suchte, sondern ihn zum Bettler entwürdigte, also in die Reihen der *Asozialen* verwies. Das ging so weit, daß, was übrigens auch schon im alten Rom gar nicht selten war, Kinder zuweilen absichtlich verstümmelt wurden, um ihren Angehörigen als bequeme Erwerbsquellen zu dienen. Solche Fälle finden wir selbst bis in die neuere Zeit hinein.

Zur Katastrophe wuchsen sich diese Zustände aus — und auch hier gehe ich mit PERL wieder vollkommen einig — als die reichlichen Geldmittel des Landes zu versiegen und die Vermögen von Kirche, Staat und Einzelperson sich zu verringern begannen. Je mehr auf der einen Seite versucht wird, aus der Verkrüppelung Kapital zu schlagen, um so mehr wird auf der anderen Seite eine Unterstützung des Bettlertums und damit auch der Krüppel immer schwieriger, um so mehr wächst auch naturgemäß der Widerstand gegen diese asozialen Elemente, und so geschieht es, daß schließlich der Krüppel mit dem Bettler, Tagedieb und Vagabunden auf eine Stufe gestellt und auf die entehrendste Weise behandelt wird. Besonders die Städte und Dörfer versuchten sich von derartigen unliebsamen Gästen zu befreien. Es ist dies die Zeit, wo die Städte zuweilen an einem bestimmten Tag ihre Bettler und Krüppel kurzerhand auf eine 2—3jährige Dauer auswiesen unter strengster Strafandrohung vorheriger Rückkehr, und wo die Krüppelfürsorge mancherorts derart gehandhabt wurde, daß solch ein Unglücklicher von den Bewohnern einer Ortschaft bis zu der nächsten gefahren wurde, bis er schließlich tot war.

Dies war das Los des Krüppels in jener Zeitepoche, die sich weit in die neuere Zeit hineinerstreckt. Das Verhältnis zur Umwelt formt die Seele des Menschen. Wie muß sich die Seele des Krüppels entwickeln, der von seiner Mitwelt derart entwürdigend behandelt wird! Bei der Besprechung der Krüppelpsyche werden wir diesen Punkt noch einmal berühren.

Mit dem 19. Jahrhundert ist durch die gleichzeitige Erfassung des ethischen und sozialen Problems der Krüppelfürsorge die Morgenröte einer besseren Zeit für unsere körperlich Behinderten angebrochen. Die neue Zeit hat sich zu dem Standpunkt durchgerungen, die Fürsorge für Körperbehinderte auf der *gleichzeitigen* Berücksichtigung der folgenden Punkte aufzubauen, die zeitweise oft fälschlich nur einzeln für sich zur Anwendung kamen:

1. *Pflege der Siechen und Krüppel.*
2. *Heilung der Krüppel.*
3. *Vorbeugende Maßnahmen gegen die Verkrüppelung.*
4. *Erwerbsbefähigung der Krüppel, also Erziehung und Berufsausbildung.*
5. *Arbeitsbeschaffung.*

Die öffentliche und private Fürsorge hat in Verbindung mit kirchlichen und ärztlichen Kreisen in getreuem Zusammenschaffen eine Arbeit geleistet, als deren vorläufiger Schlußstein das Krüppelfürsorgegesetz und die übrigen sozialen Gesetze der Neuzeit, so das Jugendwohlfahrtsgesetz, gesetzt ist.

Die erste Krüppelanstalt scheint, wie ich einem Vortrag von KIRMSSE (Zeitschr. f. Krüppelfürs. Bd. 7, S. 216) entnehme, zwischen den Jahren 330 und 337 zur Zeit Kaiser Konstantins des Großen in Konstantinopel von ZOTICUS, der auch der Leiter des ersten Waisenhauses war, gegründet worden zu sein. Als weitere historische Merkwürdigkeit erwähnt der obige Verf. ein Institut, das sich, nach einem Bericht von FERNANDO CORTEZ an Kaiser Karl V., der vorletzte Aztekenkaiser von Mexiko, MONTEZUMA (1480—1520) eingerichtet hatte, der sich in einem besonderen Hause viele mißgestaltete Männer und Frauen hielt. Jede Krüppelspezialität bewohnte einen besonderen Saal für sich und wurde aufs beste verpflegt und erzogen.

Das erste Krüppel*behandlungs*institut ins Leben gerufen zu haben, scheint aber nach dem Bericht KIRMSSES das unvergängliche Verdienst des Schweizers JOHANN ANDREAS VENEL gewesen zu sein (1780 in *Orbe*).

Das Jahr 1833 stellt das Geburtsjahr der modernen Krüppelfürsorge dar. In diesem Jahre, am 8. Januar, gründete der Konservator JOHANN NEPOMUK v. KURZ in München die „*Technische Industrieanstalt für krüppelhafte Kinder*", die kurze Zeit darauf in die „Handwerkerschule für krüppelhafte Kinder" umgewandelt und später 1844 durch einen königlichen Erlaß verstaatlicht wurde. Es ist bezeichnend für den sozialen Scharfblick dieses verdienstvollen Mannes, daß er ganz zielbewußt bei der Gründung und Führung dieser Anstalt auf die bloße Pflege und Unterbringung der Krüppel, wie sie oft noch in späterer Zeit als rein caritatives Werk fälschlicherweise gepflegt wurde, verzichtete und dafür an *erste Stelle die geistige und körperliche Ertüchtigung der Krüppelkinder im Verein mit der ärztlichen Behandlung* setzte. Ein zweiter begeisterter Pionier dieser Sache erstand den Krüppeln in der Person des ehemaligen Tamulenmissionars HANS KNUDSEN in Kopenhagen, der unter der tatkräftigen Mithilfe seines Freundes, des Arztes Dr. med. RAVN, im Jahre 1872 eine Krüppelanstalt schuf, in der den Krüppeln neben der ärztlichen Behandlung Schulunterricht und Berufsausbildung zuteil wurde. Als Mitarbeiterin stand ihm JOHANNA PETERSEN, die Lehrerin in Handarbeiten, zur Seite, die später die Vorsteherin einer Schule für Einhändige wurde (s. ULBRICH, Zeitschr. f. Krüppelfürs. Bd. 15, H. 3/4). Die Ideen und Methoden KNUDSENS, die auf dem Kopenhagener Ärztekongreß 1884 allgemeine und wohlverdiente Anerkennung fanden, wurden durch den Pfarrer D.Dr. HOPPE nach Norddeutschland verpflanzt, der 1886 in Nowawes bei Potsdam dem Oberlinhause ein Krüppelheim angliederte, innerhalb und außerhalb dessen er sich als begeisterter und erfolgreicher Vorkämpfer der Krüppelfürsorge bewährt hat, als deren Senior er sich noch jetzt allgemeiner Anerkennung und Verehrung erfreut.

Damit waren die ersten Anfänge praktischer und brauchbarer Krüppelfürsorge in Deutschland geschaffen, die sich nun dank der Bemühungen von Philanthropen und Geistlichen aller Konfessionen weiterentwickeln konnte — ich nenne nur Namen wie den des Pfarrers BRAUN, der in Ostpreußen wirkte, des Pfarrers ULBRICH, der das Heim in Magdeburg-Cracau leitet, des Rektors SOMMER, der die Krüppelfürsorge der katholischen Kirche organisierte.

Auch die Ärzte standen nicht zurück. Es hieße die Geschichte der erst jungen orthopädischen Wissenschaft schreiben, wenn man alle die Ärzte aufzählen wollte, die sich um die Fürsorge für die Krüppel verdient gemacht haben, und von denen ich nur Namen wie HOFFA, HOEFTMANN und JOACHIMSTHAL nenne. Vor allem war es aber BIESALSKI, dessen gleichzeitige Befähigung als Arzt wie als Organisator die Krüppelfürsorge erst zu dem machte, was sie in den letzten Jahren geworden ist. Er ist es gewesen, der durch sein entschlossenes zielbewußtes Eintreten und durch die Wucht seiner Beweisgründe, vor allem durch die von ihm 1909 veröffentlichte *Krüppelstatistik*, das Gewissen des Volkes wie auch das der Regierungen wachgerüttelt hat, bis es endlich 1920 wenigstens in Preußen zur gesetzlichen Einführung der Krüppelfürsorge kam, um die man sich schon seit der I. Konferenz der Krüppelpfleganstalten im Jahre 1901 bemüht hatte.

In dieser Krüppelstatistik konnte BIESALSKI mit aller Deutlichkeit auf die Mißstände aufmerksam machen, die hinsichtlich der Fürsorge für die Krüppel in Preußen und Deutschland bestanden. Es wurden damals gezählt:

in ganz Deutschland	98 263	Krüppel unter 15 Jahren
in Preußen	50 416	„ (1,35% der Bevölkerung)
davon heimbedürftig	29 225	„
direkt gewünscht haben die Aufnahme	6 712	„
vorhandene Betten	2 401	„

Von der Veröffentlichung dieser Krüppelstatistik an datiert eine neue Ära der Krüppelfürsorgebestrebungen in Deutschland. An verschiedenen Orten bildeten sich Vereine für Krüppelfürsorge bzw. wurden die vorhandenen weiter ausgebaut und aus allen Bevölkerungsschichten Mitglieder geworben. Besonders wichtig ist die *1909 erfolgte Gründung der Deutschen Vereinigung für Krüppelfürsorge,* die, auf interkonfessioneller Grundlage stehend, alle deutschen Krüppelheime, Fürsorgestellen und Krüppelfürsorgevereine umfaßt und der 1918 auch alle deutsch-österreichischen Heime beitraten. Ebenso gehören auch zahlreiche Einzelpersonen dieser Vereinigung an, deren Organ die von BIESALSKI und WÜRTZ redigierte *Zeitschrift für Krüppelfürsorge* ist. Die Vereinigung hat z. B. durch Filme, Diapositive, Modelle usw. eine außerordentlich rege Tätigkeit auf dem Gebiete der Aufklärung geleistet. So hat sie auf der Dresdener Hygiene-Ausstellung 1911 einen eigenen Ausstellungspavillon errichtet und hat sich auch an der Herausgabe des *Leitfadens der Krüppelfürsorge* von BIESALSKI mit beteiligt. Zusammen mit dem deutschen Verein gegen Alkoholismus, mit der deutschen Vereinigung für Säuglingsschutz, der Deutschen Gesellschaft zur Bekämpfung der Geschlechtskrankheiten und dem Zentralkomitee zur Bekämpfung der Tuberkulose bildet sie die *Arbeitsgemeinschaft sozialhygienischer Reichsfachverbände,* die wiederum Mitglied der *Reichsgemeinschaft von Hauptverbänden der freien Wohlfahrtspflege* in Frankfurt a. M. ist. Ferner ist die Vereinigung vertreten im sozialhygienischen Ausschuß des Deutschen Roten Kreuzes.

Außerdem besteht in Preußen noch der *Preußische Landesverband für Krüppelfürsorge,* der eine freie Vereinigung aller an der Durchführung des preußischen Gesetzes beteiligten Behörden, Vereine und Einzelpersonen darstellt. Der Landesverband soll der Staatsregierung als Gutachter zur Verfügung stehen; in gleicher Weise sollen sich die Provinzialausschüsse des Verbandes dem betreffenden Landesdirektor zur Verfügung stellen.

In *Bayern* hat sich 1921 in München der *Bayrische Landesverband für Krüppelfürsorge e. V.* gebildet.

So hatte durch die rührige Arbeit der Deutschen Vereinigung für Krüppelfürsorge und der Vereine für Krüppelfürsorge die praktische Krüppelfürsorgetätigkeit seit 1906 bedeutende Fortschritte gemacht und zahlreiche neue Anstalten waren, wie aus der unten beigefügten Tabelle ersichtlich ist, ins Leben gerufen worden. Dann kam der Krieg, der auf der einen Seite eine starke Zunahme der Krüppelleiden der Jugendlichen brachte, besonders infolge von Tuberkulose und Rachitis, eigentümlicherweise anscheinend auch eine Zunahme mancher angeborener Krüppelleiden, wie des angeborenen Klumpfußes, andererseits durch die trostlose finanzielle Lage besonders am Ende des Krieges und in den Nachkriegsjahren die ja völlig in den Händen der freien Wohlfahrtspflege liegende Krüppelfürsorge beinahe vernichtet hätte. Es erscheint fast unbegreiflich, daß die deutschen Krüppelheime, die zum größten Teil private Stiftungen darstellten und ihr Vermögen in der Nachkriegszeit zum großen Teil vollständig verloren, diese Zeit überdauern konnten, und daß sich nicht — in Anlehnung an ein Wort von LANGSTEIN — an den Stellen, wo früher Häuser der Nächstenliebe gestanden hatten, jetzt nur kahles Mauerwerk findet. Auf diese Leistung kann die deutsche Krüppelfürsorge stolz sein, denn sie beweist, wie ernst sie in schwerer Zeit ihre Pflicht genommen hat. In der Erkenntnis von der Notwendigkeit des Zusammenarbeitens hatten sich 1919 die rein humanitären gemeinnützigen Kranken- und Pflegeanstalten, zu denen ja auch die Krüppelheime gehören, zusammengeschlossen in der *Vereinigung der freien privaten gemeinnützigen Kranken- und Pflegeanstalten Deutschlands,* die mit den entsprechenden Fachorganisationen der Spitzenverbände: Karitasverband (katholisch), Innere Mission (protestantisch), Zentralwohlfahrtsstelle der deutschen Juden und Rotes Kreuz den sog. *Reichsverband der privaten gemeinnützigen Kranken- und Pflegeanstalten Deutschlands e. V.* bildet. Diese Vereinigung ist etwa 1923/24 ausgebaut worden zur *Vereinigung der freien privaten gemeinnützigen Kranken- und Wohlfahrtseinrichtungen Deutschlands*, dem sog. 5. Verband (Geschäftsstelle: Charlottenburg, Kaiserin-Auguste-Victoria-Haus, Frankstr.), die alle Arten der freien Fürsorge umfaßt und sich als Spitzenverband den großen konfessionellen Verbänden und dem Roten Kreuz an die Seite stellt. Zur Erzielung einer möglichst rationellen und sparsamen Betriebsführung besteht außerdem der *Wirtschaftsbund gemeinnütziger Wohlfahrtseinrichtungen Deutschlands, e. G. m. b. H.*, Berlin, Dorotheenstraße 19, der auf genossenschaftlicher Basis aufgebaut ist.

Die werbende und aufklärende Arbeit, die die Krüppelfürsorgevereine und die Deutsche Vereinigung für Krüppelfürsorge unter der Leitung BIESALSKIS, HOPPES und anderer geleistet hatten, hatte inzwischen Früchte getragen. SCHLOSSMANN, Professor der Kinderheilkunde in Düsseldorf, hatte als Mitglied der verfassunggebenden Landesversammlung am 15. X. 1919 im Ausschuß für Bevölkerungspolitik den Antrag eingebracht,

„*die Staatsregierung zu ersuchen, so rasch wie möglich der verfassungsgebenden preußischen Landesversammlung einen Gesetzentwurf vorzulegen, nach dem unbemittelten Krüppeln unter 16 Jahren öffentliche Fürsorge gewährt wird*“.

Dabei sollte unter „öffentlicher Fürsorge“ verstanden sein:

a) die rechtzeitige Auffindung der Krüppel,
b) die Behandlung heilbarer und besserungsfähiger Krüppel,
c) die Berufsausbildung der Krüppel entsprechend ihrer Arbeitsfähigkeit,
d) die Anstaltsunterbringung für solche Krüppel, die ihrer bedürfen.

Dieser Antrag gab den Anstoß und die Grundlage für das „*Preußische Gesetz betreffend die öffentliche Krüppelfürsorge vom 6. V. 1920*“, an dessen Zustandekommen in einer Zeit schwersten wirtschaftlichen und innen- wie außenpolitischen Verfalls Deutschlands Abgeordnete aller politischen Richtungen in gleicher Weise tatkräftig mitgearbeitet haben. Mit diesem Gesetz, das stets ein erfreuliches Dokument aus dieser sonst so wenig erfreulichen Zeit bleiben wird, war eine soziale Tat ersten Ranges geschaffen worden, die die Gefahren einer zunehmenden Verkrüppelung zu unterdrücken bezweckt und „*aus Krüppeln arbeitsfähige und arbeitsfrohe Volksgenossen*“ machen will.

Bevor wir auf den Wortlaut des Gesetzes näher eingehen und die praktische Durchführung des Gesetzes besprechen, mögen wir noch einmal einen Blick auf die Entwicklung der Deutschen Krüppelheime und -kliniken werfen, nachdem, wie oben dargelegt, 1832 das erste Heim in München eröffnet worden war.

Einzelne Etappen der Entwicklung zeigen uns folgende Angaben:

1902	bestanden	23	Heime	mit	1 622	Betten
1912	„	53	„	„	5 293	„
1916	„	64	„	„	7 234	„
1926	„	78	„	„	10 877	„ ,

von denen 9297 der freien Wohlfahrtspflege, 1580 der öffentlichen Wohlfahrtspflege gehören, ein Zeichen dafür, in wie hohem Maße sich die private Wohlfahrtspflege auch auf diesem Gebiete betätigt, und daß ohne ihre Mitarbeit die Durchführung des Gesetzes überhaupt nicht möglich ist, wie das übrigens seitens der Regierungen auch stets anerkannt worden ist.

Von diesen 78 Krüppelheimen, in denen einschließlich von noch 34 Versorgungsstellen rund 40 000 Menschen als Pfleglinge oder Helfer leben, sind

32 evangelische Heime,
23 katholische Heime,
23 weltliche, also interkonfessionelle Heime.

Auf 3 Pfleglinge kommt dabei im Durchschnitt *eine* Hilfsperson. An Pflegegeld III. Klasse wurde *1925* verlangt (s. MICHEL, Zeitschr. f. Krüppelfürs. Bd. 19, S. 147)

im höchsten Falle . . . . 1898 M.
„ niedrigsten Falle . . . . 456 „
„ Durchschnitt . . . . 949 „

Das folgende Verzeichnis der in Deutschland bestehenden Krüppelheime verdanke ich der Deutschen Vereinigung für Krüppelfürsorge:

Heime nach Gründungsjahr geordnet.

Nr.	Anstalt	Ort	Gründungsjahr	Bettenanzahl
1	Landesanstalt für krüppelhafte Kinder . .	München	1832	170
2	A. H. Wernersche Kinderheilanstalt, Wilh., Stift Ludwigsburg, Maria-Martha-Stift, Ludwigsburg, Charlottenstift	Ludwigsburg	1840	200
3	Gustav Werner-Stiftung, zum Bruderhaus .	Reutlingen	1840	28
4	Kreis-Kranken- u. Pflegeanstalt der Pfalz	Frankenthal	1860	70
5	Orthopädische Armenheilanstalt, Paulinenhilfe	Stuttgart	1860	88
6	Siechenhaus Bethesda, Abt. Kinderheim .	Kötzschenbroda	1863	60
7	St. Josefsanstalt	Herten	1879	70
8	Wohltätigkeitsanstalten Bethesda	Angerburg	1880	430
9	Krüppelheim des Oberlinhauses	Nowawes	1886	300
10	Kinderheilstätte, Seehospiz Kaiserin-Friedrich	Norderney	1886	350
11	Samariterstift Reichenberg	Oberamt Backnang	1886	65
12	Samariterstift Obersontheim	Oberamt Gaildorf	1886	100
13	Pfeiffersche Anstalten	Magdeburg-Cracau	1889	600
14	Orthopäd. Heilanstalt „Hüfferstiftung" . .	Münster	1889	220
15	Krüppelheim der Anstalten „Hephata" . .	Treysa	1893	19
16	Diaspora-Anstalten	Bischofswerder	1895	75
17	Sächsisches Krüppelheim (vormals Königin-Carola-Stiftung)	Dresden-Trachenberg	1896	65
18	Krüppelheil- und Pflegeanstalt Annastift u. Krüppellehrlingsheim Wilh.-Auguste-Victoria-Stift	Hannover-Kleefeld	1897	340
19	Krüppelheim „Alten Eichen"	Stellingen	1898	225
20	Krüppelheim für Knaben	Alt-Kolziglow	1899	30
21	Westdeutsche Heil-, Bildungs- und Werkstätte für Verkrüppelte, Bethesda . . .	Bad Kreuznach	1899	190
22	Pommersche Krüppelanstalt „Bethesda" .	Züllchow-Stettin	1900	320
23	Provinzial-Siechen- und Krüppelheim . . .	Neustettin	1900	40
24	Krüppelheim „Bethesda"	Marklissa-Schadewalde	1900	130
25	Kinderheim Luisenhof für verkrüppelte und erholungsbedürftige Kinder	Gresgen	1900	35
26	Elisabethheim (Landeskrüppelanstalt) . .	Rostock	1900	72
27	Anna-Luisenstift	Bad Blankenburg	1901	42
28	Heilstätte St. Andreasberg	Wormditt	1902	30
29	Schlesisches Krüppelheim	Rothenburg	1903	175
30	Krüppelheilanstalten „Johanna-Helenen-Heim"	Volmarstein	1904	375
31	Josefsheim für gewerbliche Erziehung . .	Bigge	1904	230
32	Krüppelheim Zwickau-Marienthal	Zwickau-Marienthal	1904	154
33	St. Vinzenzkrüppelheim	Aachen	1905	140
34	„Marienstift", Heil-, Pflege- u. Erziehungsanstalt für bildungsf. Krüppel	Arnstadt	1905	156
35	Oscar Helene-Heim	Berlin-Dahlem	1906	320
36	Krüppelheim des Paul Gerhardt-Stifts . .	Berlin	1908	36
37	Krüppelheim zum heiligen Geist	Beuthen	1908	600
38	Chirurgisch-orthopädische Heilanstalt Elisabeth-Klinik	Bigge	1908	80

Nr.	Anstalt	Ort	Gründungsjahr	Bettenanzahl
39	Orthopädische Kinderklinik des Vaterländischen Frauenvereins	Gelsenkirchen	1908	76
40	Peter-Friedrichs-Ludwigs-Hospital, Krüppelstation	Oldenburg	1908	20
41	Herzogin Elisabethheim, Landeskrüppelheil- und Pflegeanstalt	Braunschweig	1908	60
42	„Humanitas", Leipziger Heim für gebrechliche Kinder	Leipzig	1909	100
43	Orthopädische Heilanstalt für den Reg.-Bez. Merseburg	Halle a. S.	1910	75
44	Heim des Vereins für Krüppelhilfe E. V.	Hamburg	1910	100
45	Heilanstalt des e. V. Krüppelhilfe	Dresden-A.	1910	55
46	Hessisches Krüppelheim	Niederramstadt	1910	35
47	Katholisches Krüppelheim	Danzig-Stadtgebiet	1911	50
48	St. Antoniushaus	Hochheim a. M.	1911	86
49	Mittelfränkisches Krüppelheim	Nürnberg	1911	25
50	Hindenburghaus, Krüppelheil- und Lehranstalt für Ostpreußen	Königsberg i. Pr.	1912	214
51	Krüppelstation des Westpr. Krüppelfürsorgevereins E. V.	Danzig	1912	30
52	Herz Jesu-Heim	Fulda	1912	120
53	Bathildisheim	b. Arolsen (Waldeck)	1912	75
54	Krüppelheim der Barmherzigen Brüder	Namslau	1913	250
55	Stadtkölnische Heil- und Lehranstalt für Krüppel, Stiftung Dr. Dormagen, mit Werkstättenhaus und Lehrling-Heim Stiftung Anton Guffanti	Köln-Merheim	1913	180
1a	Orthopädische Klinik (gehört zur Landesanstalt)	München	1913	200
56	Landeskrüppelheim	Heidelberg	1914	120
57	Krüppelheil- und Erziehungsanstalt der Ortsgruppe Freiburg des Badischen Fürsorgevereins für bildungsfähige Krüppel	Freiburg	1914	30
58	Verein Friedrichsheim E. V. (Verein für Krüppelfürsorge)	Frankfurt a. M.	1914	150
59	Nassauische Krüppelfürsorge E. V. „Alfred-Erich-Heim"	Wiesbaden	1915	80
60	Kinderheilanstalt Bethanien	Marburg	1917	25
61	Heilstätte Lindenberg, Krüppelheil- und Lehranstalt	Cassel-Bettenhausen	1917	64
62	Krüppelkinderheim „Philipp-Neri"	Aschau b. Prien	1917	80
63	Erziehungsanstalt mit Lehrwerkstätten für Krüppelhafte	Würzburg	1917	70
	Orthopädische Klinik Kreisanstalt König-Ludwig-Haus	Würzburg	1917	160
64	Vinzenzheim, Chirurgisch-orthopädische Heilanstalt	Köln-Ehrenfeld	1918	120
65	Kinderkrüppelheilanstalt Dorotheenhaus	Allenstein	1919	70
66	Abteilung Krüppelheim „Heilgarten"	Bethel b. Bielefeld	1919	62
67	St. Josefsstift	Sendenhorst	1921	120
68	Vestische Krüppelheilanstalt des Landkreises Recklinghausen	Herten	1921	90
69	Orthopädische Provinzial-Kinderheilanstalt Süchteln	Süchteln-Kempen	1921	240
70	Josefshaus Lipperode	b. Lippstadt	1921	55
71	Krüppelheim zur hl. Hedwig	Trebnitz	1922	80
72	Herz Jesu-Krankenhaus	Trier	1922	90
73	Benedictushof für gewerbliche Erziehung von Knaben, und Bernardshof für Mädchen unter 14 Jahren	Maria-Veen	1924	180
74	Schlesischer Krüppelfürsorgeverein zu Breslau, E. V.	Breslau	1925	90

Nr.	Anstalt	Ort	Gründungsjahr	Bettenanzahl
75	Haus „Emmaus“	Pfaffendorf	1925	50
76	Eduard-Custodis-Stiftung	Köln-Deutz	1925	170
77	Wichernhaus	Altdorf b. Nürnberg	1925	200
78	Orthopädische Heil- und Pflegeanstalt . .	Breslau-Lilienthal	1926	100

78 Krüppelheime und
34 Fürsorgestellen.

2. Die Krüppelkrankheiten.

An erster Stelle müssen wir uns darüber klar werden, wen man als *Krüppel* bezeichnen muß. Das Wort stellt ja keinen konkreten feststehenden, sondern einen sehr dehnbaren Begriff vor. Das Krüppelfürsorgegesetz versucht ihn in seinem § 9 möglichst genau in folgender Fassung zu formulieren:

„*Eine Verkrüppelung im Sinne des Gesetzes liegt vor, wenn eine Person* (*Krüppel*) *infolge eines angeborenen oder erworbenen Knochen-, Gelenk-, Muskel- oder Nervenleidens oder Fehlen eines wichtigen Gliedes oder von Teilen eines solchen in dem Gebrauche ihres Rumpfes oder ihrer Gliedmaßen nicht nur vorübergehend derart behindert ist, daß ihre Erwerbsfähigkeit auf dem allgemeinen Arbeitsmarkte voraussichtlich wesentlich beeinträchtigt wird.*“

Diese Fassung ist so prägnant wie möglich gehalten und vor allem wird man auch wohl kaum eine bessere Definition für den Begriff „Krüppel“ finden können. Trotzdem ist es klar, daß sehr verschiedene Auffassungen möglich sind. Schon die Entscheidung, ob ein Leiden „voraussichtlich“ und nicht „nur vorübergehend“ zu einer „wesentlichen“ Erwerbsbehinderung führen wird, kann sehr schwierig sein und unter Umständen ganz verschieden beantwortet werden. Wichtig ist in der Fassung des Gesetzes, daß es auf die Erwerbsbeschränkung auf dem *allgemeinen* Arbeitsmarkt ankommt. So kann z. B. ein Klumpfüßiger auf einem speziellen Arbeitsgebiet vollkommen arbeitsfähig sein können, z. B. als Musiker, als Geistesarbeiter, als Feinmechaniker, und gilt doch als Krüppel, da er auf dem allgemeinen Arbeitsmarkt erheblich behindert sein würde.

Unter Umständen wird selbst körperliche *Verunstaltung* zum Krüppeltum führen können, ohne daß direkt eine Schädigung eines der Organe des Körpers vorliegt, die unmittelbar zur Arbeit dienen, wenn nämlich diese Verunstaltung so groß ist, daß es dem Betreffenden unmöglich oder doch erheblich schwer gemacht wird, eine Beschäftigung in irgendeinem Berufe zu finden. Ein solcher Fall könnte z. B. eintreten bei hochgradiger unbehandelter Hasenscharte und Gaumenspalte, bei Folgezuständen nach Verbrennungen des Gesichtes oder nach hochgradigen Zerstörungen desselben durch Unfall, Kriegsverletzung oder Lupus.

Wenn es also auf der einen Seite vielleicht ein Nachteil ist, daß das Gesetz mit einem etwas relativen Begriff arbeitet, so ist es doch auf der anderen Seite wieder ganz gut, daß denjenigen, die mit dem Gesetz beruflich zu tun haben, die Grenzen ihrer Tätigkeit nicht zu eng formuliert gesteckt werden und sie auch auf eigene Überlegungen angewiesen sind.

Wenn schon die Definition dessen, was man als Krüppel bezeichnen soll, schwerfällt, so erfreut sich auch das Wort selbst keiner Beliebtheit. Das Volksempfinden hat sich im Laufe der Jahrhunderte zu sehr daran gewöhnt, mit der Bezeichnung „Krüppel“ vor allem den Begriff einer Mißgestalt zu verbinden, die zudem einen gewissen Schauer und Mitleid einflößt. Es spukt eben in vielen Köpfen noch immer die Erinnerung an jene Zeiten, in denen man die Krüppel nicht als voll- und gleichwertige Menschen ansah. Der Krüppel will aber weder Abscheu noch Mitleid. Das erste verdient er nicht, das zweite hat er nicht nötig. Es ist daher kein Wunder, daß den Körperbehinderten selbst diese Benennung nicht immer angenehm ist. Vor allem aber ist bei den Eltern derartiger Kinder diese Bezeichnung sehr unbeliebt. Schmerzt sie schon diese Bezeichnung, wenn es sich bei den Kindern um einen wirklich schweren und ausgesprochenen Krüppelfall handelt, so können sie sehr energisch Widerspruch erheben, wenn es sich um einen leichten Fall handelt, den eben das Volksempfinden nicht als Krüppel zu bezeichnen pflegt. Die Krüppelfürsorgestellen und die Fürsorgeschwestern kommen sehr oft in die Lage, die aufgeregten Eltern, die behaupten, kein Krüppelkind zu haben, beruhigen zu müssen und ihnen auseinanderzusetzen, was das Gesetz unter dieser Bezeichnung versteht, und daß es vor allem die *Vorsorge* gegen eine drohende Verkrüppelung ist, die die Veranlassung der Erfassung des Kindes durch die Krüppelfürsorge ist.

Wünschenswert wäre es auf jeden Fall, wenn es gelingen könnte, dieses Wort gegen ein anderes umzutauschen. An Versuchen hierzu hat es nicht gefehlt, sie haben sich aber alle bisher als nicht zweckmäßig erwiesen.

Die schwedische Sprache ist in dieser Hinsicht etwas besser daran, als die deutsche. Sie hat, wie HAGLUND in seinen „Prinzipien der Orthopädie“ mitteilt, für den Begriff „verunstaltet“ das Wort „lyte“, während „bewegungsgestört“ mit „vanförhet“ bezeichnet und auch der Krüppel mit letzterem Worte benannt wird. BIESALSKI betont mit Recht, welcher Gewinn es für die ganze Sache der Orthopädie und der Krüppelfürsorge sei, wenn ein ganzes Volk imstande wäre, mit Selbstverständlichkeit diese beiden Begriffe auseinanderzudenken und beim Krüppel nicht die etwaige Verunstaltung des Körpers, sondern die *Störung der Funktion* als das Maßgebende anzusehen, der eben zu Hilfe gekommen werden muß (19. Orthop. Kongr.).

v. BAEYER und BIESALSKI haben sich bemüht, auch in der deutschen Sprache eine entsprechende Bezeichnung zu finden, und BIESALSKI hat zu diesem Zwecke sogar den deutschen Sprachverein mobil gemacht. Bisher sind diese Versuche ohne Erfolg gewesen, und auch die von v. BAEYER geprägte Bezeichnung „fehlgängig“ dürfte sich kaum einbürgern, da sie einerseits dem Sprachempfinden nicht entspricht, andererseits auch das Wesen der Verkrüppelung nicht immer treffen wird. Das beste Ersatzwort dürfte bisher noch die Bezeichnung „*körperbehindert*“ sein, den die Krüppel selbst anwenden, wenn sie den von HANS FÖRSTER und OTTO PERL gegründeten Bund als „Selbsthilfebund der Körperbehinderten“ bezeichnen, ohne aber trotzdem in ihren sonstigen Auslassungen auf das Wort Krüppel ganz zu verzichten, das auch dem „Körperbehinderten“ gegenüber vor allem den Vorzug der Kürze hat.

Wir sehen also, daß es kaum möglich sein wird, einen Ersatz für dieses Wort in der deutschen Sprache zu finden. Die Hauptsache ist eben, daß es unserer aufklärenden Arbeit gelingt, dem Volksbewußtsein die Anschauung fest einzuimpfen, daß der Krüppel nichts anderes ist als ein körperbehinderter Mitbürger, für dessen Lebensglück wir durch geeignete Fürsorgemaßnahmen verantwortlich sind.

Krüppelleiden sind alle diejenigen angeborenen und während oder nach der Geburt erworbenen Leiden, die unmittelbar oder mittelbar zu Verkrüppelungen führen können oder schon an und für sich Verkrüppelungen darstellen.

Unter den *angeborenen Leiden* dieser Art imponieren am meisten als Verkrüppelung die *angeborenen größeren Amputationen und Defekte*, soweit ihre Träger überhaupt lebensfähig geboren werden und die trotz der starken Verkrüppelung oft sehr dankbare Objekte der Krüppelfürsorge werden. Auch die *Gesichts- und Gaumenspalten*, Fälle von *Blasenspalten* und *Spina bifida*, die übrigens oft mit anderen Mißbildungen kombiniert vorhanden sind, können wohl als hierhin gehörend bezeichnet werden, wenn sie vielleicht auch streng nach dem Wortlaut des Gesetzes keine eigentlichen Krüppelleiden darstellen. Weiter als Verkrüppelungen sofort in die Augen fallend sind die *Klumpfüße*, die durch die Entstellung, die sie bedingen, veranlassen, daß diese Kinder meist schon sehr zeitig dem Arzte zugeführt werden. Beim Klumpfuß soll die Behandlung bereits in den ersten Lebenstagen beginnen, sei es in Form des Redressements, sei es in Form von redressierenden Verbänden. So wenig hier die Inangriffnahme der Behandlung bei den Eltern, die die Beseitigung der häßlichen Deformität dringend wünschen, auf Schwierigkeiten stoßen wird, so häufig bleiben die Eltern, wenn erst eine gewisse Korrektur erreicht ist, aus der Behandlung fort, um später das Kind mit einem Rezidiv wieder vorzustellen, dessen Behandlung ganz bedeutend schwieriger als die des unbehandelten Fußes ist. Die Behandlung und Beobachtung des Klumpfußes muß jahrelang dauern, denn die Rezidivneigung ist eine außerordentlich große — ein wichtiger Punkt, der gegen die Auffassung des Leidens als Belastungsdeformität spricht — und die Eltern müssen *vor* Beginn der Behandlung hierüber genau unterrichtet werden. Bei älteren Klumpfüßen kommen neben Redressements Operationen an Sehnen und Knochen in Betracht. Jedenfalls kann man sagen, daß der frühzeitig und lange genug behandelte Klumpfuß im allgemeinen zufriedenstellende Resultate ergibt. Auch die seltenen Fälle von angeborenem *Plattfuß* pflegen sofort schon vom Laien bemerkt zu werden. Fernerhin imponiert bald nach der Geburt als Verkrüppelung die sog. *Geburtslähmung* der Arme, die man früher als Folgezustand einer Epiphysenlösung am oberen Humerusende ansah, während die Untersuchungen der letzten Jahre (z. B. VALENTIN) die Ansicht des Vorliegens einer primären Nervenschädigung bestätigt hat.

Nicht immer wird der *Schiefhals* sofort nach der Geburt erkannt, da der oft fettreiche Hals der Neugeborenen die Mißbildung zuerst häufig verdeckt. Die Resultate der Schiefhalsoperationen sind sehr günstig, vorausgesetzt, daß eine peinlich sorgfältige Nachbehandlung eintritt und daß die Operation nicht erst ausgeführt wird, wenn die Deformität des knöchernen Schädels bereits zu starke Formen angenommen hat.

Ein Krüppelleiden, das sich fast ausnahmslos erst bemerklich zu machen beginnt, wenn das Kind die ersten Gehversuche macht, ist die *angeborene Hüftgelenksverrenkung*. Es fällt meist zuerst den Müttern, die dafür einen sehr scharfen Blick zu haben pflegen, der humpelnde Gang des Kindes auf. Und in der Regel führen sie es auch dem Arzt frühzeitig zu. Leider kommt es noch relativ häufig vor, daß die Ärzte den humpelnden Gang des Kindes nicht genügend ernst nehmen und die Mütter damit vertrösten, daß eine rachitische Gangstörung vorliegt, die sich auswachsen wird. In der Tat zeigen oft rachitische Kinder, besonders solche mit einer Coxa vara rachitica, ein Gangbild, das dem der angeborenen Hüftgelenksverrenkung außerordentlich ähnelt, ja ihm fast völlig gleich sein kann. Um so mehr muß in solchen Fällen stets an das Vorhandensein einer Hüftgelenksluxation gedacht, und das Kind genau daraufhin untersucht werden. Da die Feststellung der Luxation in manchen Fällen, besonders bei sehr kleinen Kindern, gar nicht sehr leicht sein kann, muß unbedingt gefordert werden, daß solche Kinder zur speziellen Untersuchung dem orthopädischen Facharzt überwiesen werden. Es ist besser, 20 mal auf eine Hüftluxation untersuchen zu lassen, ohne daß eine solche vorliegt, als nur einmal eine solche zu übersehen, bis es zur erfolgversprechenden Therapie zu spät ist und das Kind dauerndem Krüppeltum preisgegeben ist. Denn die rechtzeitig in Angriff genommene Behandlung der *angeborenen Hüftgelenkverrenkungen* gehört nicht zu den unangenehmsten Aufgaben der krüppelärztlichen Tätigkeit. Ich stehe auf dem Standpunkt, daß die Behandlung *sofort* nach Feststellung des Leidens beginnen soll, aus der Überlegung heraus, daß das in normale Bahnen geleitete Wachstum die Resultate nur verbessern kann. Andere Autoren warten bis zum 2. bis 3. Jahre des Kindes. Alle sind sich aber darüber einig, daß die Heilerfolge, die bei doppelseitigen Luxationen bedeutend ungünstiger sind als bei einseitigen, sich nach dem 3. bis 4. Lebensjahre zu vermindern beginnen, um nach dem 5. bis 6. Jahre schlecht und bald aussichtslos zu werden. Bei den im Durchschnittsalter zur Einrenkung kommenden Kindern beträgt der Prozentsatz der Heilungen bei einseitigen Verrenkungen etwa 65—70%, bei beiderseitigen Verrenkungen gibt Lorenz, wenigstens für beiderseitige Heilung, bedeutend geringere Zahlen, nämlich für das 2. Lebensjahr 48%, für das 3. Jahr 34% und für das 4. Jahr 24% an. Bei älteren Fällen, die nicht mehr für die Reposition in Frage kommen, werden durch die subtrochantere Osteotomie noch häufig funktionell befriedigende Resultate erzielt.

Von den *angeborenen Geschwülsten* sind es vor allem die *multiplen Enchondrome und Exostosen*, die zuweilen durch die Mißbildung an sich, dann aber auch durch direkte Behinderung der Bewegungsfunktionen, schließlich auch durch eine allgemeine Störung des Knochenwachstums zu Verkrüppelungen führen können. Die Bewegungsstörungen und die Störung im Knochenwachstum können um so eher zustande kommen, als diese Geschwülste in der Gegend der Epiphysenfugen ihren Sitz haben. In Erscheinung treten diese angeborenen Geschwülste erst in der Regel in späteren Lebensjahren. Daß sie oft familiär und erblich vorkommen, ist eine bekannte Tatsache.

Von selteneren Leiden, mit denen sich die Krüppelheilkunde gelegentlich zu beschäftigen hat, ist die *Osteopsathyrose*, die abnorme Knochenbrüchigkeit der Kinder, zu nennen, die in vielen Fällen mit einer auffallend dunklen Färbung der Scleren, den sog. *blauen Scleren*, verbunden ist, und die wohl mit der Osteogenesis imperfecta im Zusammenhang steht. Durch die zahlreichen Knochenbrüche, denen diese Kranken in ihrem Leben ausgesetzt sind, können die höchstgradigen Verkrüppelungen eintreten. Daß bei dieser Erkrankung 13 jährige Kinder bereits 30 Knochenbrüche durchgemacht haben, ist nichts übermäßig Seltenes. Blanchard (zitiert nach Frangenheim) berichtet von einem Manne, der mit 9 Jahren bereits 41, mit 27 Jahren, wo er gehen lernte, bereits 100 Frakturen davongetragen hatte. Während manche dieser Kinder im normalen Alter zu gehen beginnen und dann erst allmählich die Neigung zu Knochenbrüchen sich zu zeigen anfängt, kommen andere Patienten, wie aus dem oben angeführten Beispiel ersichtlich ist, erst sehr verspätet, wenn überhaupt auf die Beine.

Auch die *Chondrodystrophie* ist ein angeborenes Leiden, das häufig mit anderen Mißbildungen wie Gesichtsspalten, Hüftverrenkungen, Klumpfüßen und Defekten kombiniert, auch an und für sich, sowohl durch den Zwergwuchs wie durch die eintretenden Knochenverbiegungen zur Verkrüppelung führt. Bei der Chondrodystrophie wie bei der Osteogenesis imperfecta wird ein großer Teil der Kinder tot oder nicht lebensfähig geboren.

Die auf angeborenem Mangel von *Drüsen mit innerer Sekretion* (z. B. Thyreoidea) beruhenden Störungen wie Kretinismus, Mongoloidismus, Zwergwuchs, Riesenwuchs usw., die ja auch mit körperlichen Störungen einhergehen, will ich an dieser Stelle nur andeutungsweise erwähnen.

Haben wir es bisher mit Erkrankungen zu tun gehabt, die ihre Entstehungsursache in Störungen der Keimanlage, manche vielleicht auch in mechanischen Hindernissen ante partum haben, so sehen wir in der angeborenen bzw. hereditären *Lues* eine *Infektionskrankheit*, die zuweilen die von ihr befallenen Kinder zu Krüppeln schlägt. Abgesehen von Ertaubung und Idiotie und Keratitiden kann die ererbte Lues vor allem zu Knochenbrüchigkeit und ihren Folgen und zu Verbiegungen führen, von denen die Säbelscheidenverbiegung der Tibien neben der

Sattelnase die bekanntesten sind. Als Früherscheinung kennen wir die PARROTsche Lähmung und die Periostitis luetica, die oft als erste Symptome auftreten und die richtige Diagnose stellen lassen. Dank dem Fortschritt in der Diagnosenstellung und in der Therapie der Syphilis hat die hereditäre Lues, die übrigens zu ganz verschiedenen Lebensaltern die ersten Symptome machen kann, ihre Hauptschrecken verloren. Die frühzeitige Behandlung sowohl der Eltern wie der Säuglinge selbst läßt die Krankheit kaum mehr in die Stadien kommen, in denen sie zur Verkrüppelung führen kann.

Einen sehr großen Anteil an den Krüppelleiden, und zwar gerade an denen, die zur stärksten Körperbehinderung führen, nehmen die *Lähmungen* ein, sowohl die angeborenen wie die erworbenen. Wenn man von der bereits obenerwähnten Geburtslähmung absieht, so handelt es sich bei den angeborenen Lähmungen, zu denen wir auch die intra partum entstandenen rechnen wollen, weil oft eine sichere Entscheidung, ob ante oder intra partum entstanden, nicht mehr zu treffen ist, fast stets um *spastische Lähmungen*, unter denen die ausgesprochene LITTLEsche Krankheit mit ihrer zuweilen vorhandenen allgemeinen Gliederstarre die schwerste Form darstellt, die sich nicht nur auf die Extremitäten, sondern auch auf den übrigen Körper erstreckt. Selbst die dabei vorhandenen Sprachstörungen und der Speichelfluß sind direkte Lähmungsfolgen, woran man bei der Beurteilung des Intellekts der Patienten, der oft bis zur Idiotie gestört ist, zuweilen aber auch gar nicht tangiert zu sein braucht, denken muß. Im übrigen sind es gerade die Fälle, bei denen sich schwerste LITTLEsche Krankheit mit hochgradiger Gliederstarre und athetotischen Bewegungen mit vollkommener geistiger Unversehrtheit kombiniert finden, die dem Arzt und Krüppelpädagogen, wie auch BIESALSKI mit Recht ausspricht, das Krüppeltum in seiner furchtbarsten Gestalt zeigen.

Neben der LITTLEschen Krankheit in ihren verschiedenen Graden, der Diplegie und der Tetraplegie, die übrigens die untere Extremität fast immer stärker als die obere befallen, jedenfalls in den leichteren Formen, ist bei der *spastischen Hemiplegie* die obere Extremität in der Regel stärker betroffen. *Schlaffe* angeborene Lähmungen kommen zuweilen bei gleichzeitiger Spina bifida vor, nicht selten kombiniert mit anderen Mißbildungen. Auch derartige Fälle können zu den bedauernswertesten Krüppelbildern führen. Erst kürzlich sah ich einen solchen Knaben mit Spina bifida, die am vierten Tage seines Lebens operiert war, mit Hydrocephalus, Inkontinenz von Blase und Mastdarm, doppelseitiger Hüftgelenkverrenkung und Lähmung und Sensibilitätsstörung beider Füße und Parese der Beine, so daß jedes Stehen unmöglich ist. Der geistige Zustand des Kindes ist dabei völlig normal, wodurch das Bild noch trostloser wird. Leider ist es ja in den ersten Lebenstagen nicht möglich, das Krüppelbild in seiner ganzen Ausdehnung richtig zu erkennen, so z. B. die Inkontinenz der Blase und des Mastdarmes; sonst würde man nicht versuchen dürfen, durch eine Operation ein solches Kind am Leben zu erhalten, das zeitlebens nicht nur ein Krüppel, sondern ein *siecher* Krüppel bleibt, bis ihn ein meist früher Tod von seinem Leiden erlöst.

Die Ursachen der angeborenen oder intra partum entstandenen Lähmungen können verschiedene sein. Neben Störungen in der Entwicklung des Gehirns spielen in utero durchgemachte Encephalitiden eine Rolle, wie sie z. B. auch bei einer während der Schwangerschaft durchgemachten Infektionskrankheit der Mutter bei dem Kinde entstehen können. Auch auf dem Boden der *Lues* können sich unter Umständen derartige Gehirnschädigungen entwickeln. Einen seltenen Fall von hereditärem Vorkommen einer Diplegie erwähnt BIESALSKI (Mutter und Tochter). Fernerhin können Verletzungen eine Rolle spielen, von denen die, welche durch Stoß gegen den schwangeren Uterus entstanden sein sollen, meist mit starker Kritik aufzufassen sind, während die Geburtsverletzungen eine größere Bedeutung haben und oft noch am knöchernen Schädel ihre Spuren in Form von Impressionen erkennen lassen. Auch als *erworbene Krankheit* treffen wir die spastischen Lähmungen, und zwar meist in Form der hemiplegischen Formen an. Wie die angeborenen und intra partum erworbenen spastischen Lähmungen entstehen sie durch entzündliche Prozesse, wie Meningitis oder Encephalitis, seltener durch traumatische Einwirkungen. Weitaus häufiger begegnet uns als erworbene Lähmungskrankheit die *schlaffe Lähmung* in Form der *Poliomyelitis* acuta. Als die heimtückischste aller kindlichen Infektionskrankheiten, die zuweilen auch einmal einen Erwachsenen befällt, kann sie vorher blühende und gesundheitstrotzende Kinder von einem Tag zum andern zum Krüppel schlagen. Neben Fällen, die so leicht sind, daß zuweilen ihre Folgeerscheinungen nur zufällig bei einer genauen Untersuchung als Nebensymptom gefunden werden, z. B. als irgendeine leichte Fußdeformität, treffen wir solche, die die höchstgradigen Lähmungen der Gliedmaßen und des Rumpfes zeigen. Neben der Bewegungsbehinderung wird in diesen Fällen, wie übrigens auch bei vielen Fällen von spastischer Lähmung, das Krüppeltum noch durch das Hinzutreten von Contracturen in den Antagonisten der betroffenen Muskeln vervollständigt. Daß die HEINE-MEDINsche Krankheit, die Kinderlähmung, eine Infektionskrankheit ist, ist jetzt als sicher erkannt und ihr Erreger gezüchtet (FLEXNER und NOGUCHI) und mit Erfolg weiter auf Tiere verimpft worden. Auch der Infektionsweg ist bei Epidemien stets nachzuweisen. Eigentümlich ist es, daß von der Krankheit immer nur relativ wenige Kinder befallen werden. Ich kann mich nur selten erinnern, in einer Familie zwei Kinder erkrankt gesehen zu haben; in der Regel findet man selbst in kinderreichen Familien nicht mehr als ein Kind von der Krankheit ergriffen.

Die Verteilung der Poliomyelitis auf die verschiedenen *Lebensalter* zeigt uns die folgende, auf der Düsseldorfer Gesolei ausgestellte Tabelle. Danach waren bei der rheinisch-westfälischen Epidemie 1919 betroffen:

Im Alter von	1—6 Monaten	ca. 11	Fälle
	7—11 „	„ 35	„
	1 Jahr	„ 48	„
	2 Jahren	„ 165	„
	3 „	„ 101	„
	4—7 Jahren	„ 97	„
	8—10 „	„ 30	„
	11—20 „	„ 19	„
	21—30 „	„ 3	„
	31—40 „	„ 2	„

Von 100 Poliomyelitiskranken wurden

etwa 40 gesund
40 Krüppel
20 starben.

Daß auch alle anderen Erkrankungen des Zentralnervensystems, die seltener auftreten, zu Verkrüppelungen im Sinne des Gesetzes führen können, ist selbstverständlich und braucht hier nur erwähnt zu werden. Auch die *progressive Muskeldystrophie* wird öfter einmal in der Sprechstunde des Krüppelarztes erscheinen.

Über die *Heilerfolge* bei *Lähmungen*, paralytischen wie spastischen, irgendwelche zahlenmäßigen Angaben zu machen, wäre bei dem so außerordentlich wechselnden Bilde der Lähmungserkrankungen zwecklos. Eine völlig normale Funktion wird sich hier im allgemeinen nie erreichen lassen, wohl aber sind Verbesserungen der Funktion durch Sehnenplastiken, Tenotomien, Nervenoperationen und Arthrodesen u. ä. oft in sehr hohem Grade möglich. Aber selbst bescheidene Erfolge können für den Kranken von unschätzbarem Werte sein. Wenn man ein Littlekind oder einen Handgänger überhaupt auf die Beine bringen kann, so ist dies eben ein ungeheurer Fortschritt für den Betroffenen, der sich auch meist in der geistigen Entwicklung des Kindes auszudrücken pflegt. Und wenn es gelingt, den Gelähmten vom Apparat freizumachen, ihm durch operative Eingriffe die Standfestigkeit und Funktionsfähigkeit seines Beines zu verschaffen oder ihm den, wenn auch oft beschränkten Gebrauch des vorher völlig nutzlosen Armes zu verschaffen, so sind dies Erfolge, die den Krüppel und seinen Arzt für die aufgewandte Mühe und Geduld reichlich belohnen.

Unter den anderen erworbenen Krüppelleiden spielen die *Folgezustände der Unfälle* eine erhebliche Rolle. Sie sind naturgemäß in der Großstadt mit ihrem lebhaften Verkehr häufiger als auf dem Lande und betreffen vor allem das werktätige Alter, ohne aber die Kinder zu verschonen, bei denen besonders die Kriegsjahre durch die mangelnde Beaufsichtigung, aber auch der zunehmende Verkehr in den Städten eine vermehrte Zahl schwerer Unfallverstümmelungen (Amputationen) gezeitigt hat. Neben Amputationen sieht man bei Kindern zuweilen die Folgezustände schlecht geheilter Frakturen und Epiphysenlösungen. Sehr häufig sind diese Vorkommnisse jedoch nicht, da einerseits die Knochenbrüche der Kinder an und für sich harmloser verlaufen und dann selbst noch durch die große Anpassungsfähigkeit der Jugend zu ganz guten funktionellen Resultaten führen, wenn die anatomische Heilung nicht ganz ideal erfolgt ist. Auch Nervenschädigungen nach Trauma, wie Radialislähmung nach Oberarmbruch, Ulnarislähmung nach Unterarmbruch kommen einmal vor, bleiben aber doch vereinzelt, ebenso wie die Unfallfolgen nach schneidenden Gewalten und nach Verbrennungen. Noch nicht ganz aus dem Bilde der jugendlichen Krüppelkrankheiten geschwunden sind die *ischämischen Contracturen*, die — meist, aber sicher nicht immer, als Folge zu enger Verbände — zu hochgradigen Verkrüppelungen führen, denen therapeutisch kaum beizukommen ist.

Jedenfalls treten im Kindesalter — und das interessiert uns ja hier am meisten — die traumatischen Krüppelfälle vollkommen zurück gegen das große Heer der Verkrüppelungen, die neben den bereits erwähnten Lähmungen die *Rachitis* und die *Tuberkulose* bedingen.

Mannigfach ist das Bild, in dem uns die *Rachitis* entgegentritt, die man zweifellos nicht als Krankheit sui generis, hervorgerufen durch eine bestimmte Schädigung, auffassen darf, sondern wohl eher als Symptomenbild, mit dem der kindliche Körper auf die *verschiedensten* Schädigungen antworten kann. Während leichte Formen der Rachitis, ohne irgendwelche Folgen zu hinterlassen, ausheilen können, führen andere zu schwersten Verkrüppelungen. Besonders schwer liegen die Fälle, in denen die Krankheit eigentlich nie zur Heilung kommt bzw. immer wieder in längeren und kürzeren Zwischenräumen rezidiviert. Diese Fälle, die nicht mit der sog. Rachitis tarda verwechselt werden dürfen (s. u.), bleiben Zeit ihres Lebens Knochenschwächlinge. Neben den Deformierungen, die die Folgen der früheren Rachitis sind, haben diese Patienten außerordentlich stark an ihren Knochenschmerzen zu leiden, ohne daß die Deformitäten in der Regel in höherem Alter, etwa wie bei der Osteomalacie der Erwachsenen, weiter zunehmen. Manche Fälle von Rachitis verlaufen hinsichtlich der Körperverkrüppelung von Anfang an ausgesprochen malign, so daß man schon fast von rachitischer Knochenerweichung sprechen kann. Das ganze Skelett zeigt die hochgradigsten und phantastischsten Verbiegungen und Verkrümmungen. Arme, Wirbelsäule, Becken, Beine sind bei ihnen in gleicher Weise ergriffen. Die stärksten Verbiegungen der Wirbelsäule kombinieren sich mit schweren Kurvaturen der Arme, mit Coxa vara rachitica, mit der Verbiegung der Oberschenkel nach vorne und außen, mit X- und O-Beinen und korkzieherartig verkrümmten Unterschenkeln und Plattknickfüßen bei gleichzeitigem Zwergwuchs zu einem traurigen Gesamtbild, das durch den behinderten Gang und durch die meist gleichzeitig vorhandene Dürftigkeit des ganzen Körpers noch mehr verstärkt wird. Neben der Verkrüppelung als solcher besteht bei derartigen Patienten auch eine starke Verminderung der allgemeinen Lebenskraft, sowohl an und für sich als auch, wie dies überhaupt bei schweren Skoliosen der Fall ist, durch die Verdrängung und Stauung der inneren Organe, besonders der Lunge und des Herzens. Von diesen schweren Fällen bis zu den ganz leichten kommen alle Übergänge vor. Die Verbiegungen der Wirbelsäule sind häufig das einzige grob wahrnehmbare rachitische Symptom, während die Extremitäten frei sind; andererseits zeigen die Extremitäten, von denen die obere Extremität relativ selten betroffen ist, Verbiegungen und Deformierungen der verschiedensten Art, ganz besonders O-Beine und X-Beine, ohne daß die Wirbelsäule betroffen zu sein braucht. Außerordentlich häufig ist, auch in der Privatpraxis, die Kombination zwischen O-Biegung der Unterschenkel und gleichzeitiger oder sich später entwickelnder vikariierender X-Stellung der Knie, zu denen sich dann noch der Knickfuß hinzugesellt. Meist kommt es dabei nur zu einem Schönheitsfehler, der allerdings in späteren Jahren zu Beschwerden im Sinne einer Arthritis deformans der Kniegelenke führen kann. Wieso unter sonst ganz gleichen äußeren Bedingungen die Rachitis einmal auffallend schwer, ein andermal leichter verläuft, wieso einmal die Wirbelsäule, ein andermal andere Teile des Skeletts befallen werden, wissen wir nicht. Wahrscheinlich spielen dabei auch konstitutionelle Eigentümlichkeiten des betreffenden Individuums eine Rolle. Hinsichtlich des Zustandekommens der Deformierungen scheinen mir übrigens die Arbeiten von MAASS erhöhtes Interesse zu verdienen.

Die *rachitischen Verbiegungen* der Extremitäten bilden zum größten Teile günstige Objekte der therapeutischen Bemühungen, die je nach Lage der Fälle in Osteoklasen, subcutanen und offenen Osteotomien zu bestehen haben. Für den Erfolg maßgebend ist hier einmal der Zeitpunkt des korrigierenden Eingriffes, der das Stadium der rachitischen Erkrankung berücksichtigen muß, um keine Rezidive entstehen zu lassen, und die Nachbehandlung, die ihr Augenmerk auf die Kräftigung des Knochensystems und des Allgemeinkörpers zu richten hat.

Auch in der *Adoleszenz* treten, wie schon erwähnt, noch Verbiegungen und Deformitäten gleicher Art auf, wie wir sie bei der Rachitis der Kinder sehen. Nur zum Teil handelt es sich dabei um frühere kindliche Rachitis, die noch nicht zur Ruhe gekommen oder wieder aufgeflammt ist. In anderen Fällen ist eine frühere Rachitis nicht nachzuweisen; vielmehr treten hier die rachitisähnlichen Erscheinungen zum ersten Male auf. Es sind dies die Fälle, die wir besonders am Ende des Krieges bei uns gehäuft gesehen haben und die wir als *Rachitis tarda* bezeichnen. Dabei mag daran erinnert werden, daß bei den sog. Hungerosteopathien ein gewisser Unterschied zwischen dem männlichen und dem weiblichen Geschlecht zu konstatieren war, indem bei dem ersteren das Krankheitsbild früher auftrat und unter dem Bilde der Rachitis tarda zu verlaufen pflegte, während bei dem weiblichen Geschlecht die Erkrankung meist etwas später begann und mehr die Symptome einer osteomalacischen Erkrankung zeigte (s. SIMON). In das Gebiet der Rachitis tarda fällt ein großer Teil der sog. statischen Deformitäten des Adoleszenzalters, wie die X-Beine der Bäcker und der Kellnerlehrlinge, die Coxa vara der jungen Landarbeiter usw. Sie sind das Resultat einer zu großen statischen Beanspruchung eines Knochensystems, das dieser Belastung noch nicht gewachsen ist. Da aber nur ein verhältnismäßig kleiner Teil der Lehrlinge von diesen Deformitäten befallen wird, so muß man eben eine pathologische Insuffizienz des Skeletts annehmen, deren Ursache zum Teil in der Rachitis tarda zu suchen ist. Interessant ist es übrigens, daß bei den sog. Hungerosteopathien der männlichen Adoleszenten solche jungen Leute, die als Mechaniker, Schlosser usw., also in der Metallbearbeitung tätig waren, in stärkerer Zahl befallen schienen, trotzdem andere Berufe mindestens gleich schwere Arbeit zu leisten hatten. Bei diesen Erkrankungen des Adoleszentenalters kann es auch außer den Deformitäten, die sich im Bereich der Epiphysen etablieren, zu Verbiegungen an solchen Stellen kommen, an denen sich sog. Spontanfrakturen gebildet haben. Diese Spontanfrakturen haben, wie mehrfach dargelegt wurde (Looser, Simon, Fromme u. a.), mit eigentlichen Frakturen nichts zu tun. Vielmehr handelt es sich dabei um mit Resorptionsvorgängen einhergehenden Umbauzonen im Knochen, die sekundär zu Verbiegungen führen können.

Nicht alle im Bereich der Epiphysenfugen sich etablierenden Deformitäten der Adoleszenz wie des jugendlichen Alters beruhen auf einer rachitischen Erkrankung der Fuge. Gerade die Forschungen der letzten Jahre haben uns in dieser Hinsicht manchen Einblick gegeben, und wenn auch das Problem von seiner Lösung noch weit entfernt ist, so hat sich doch die Kenntnis dieser Erkrankungen, zu denen z. B. die Perthessche Krankheit gehört, wesentlich vertieft. Auch die Epiphysenlösungen oder Verschiebungen in der Epiphysenfuge, wie wir sie besonders an der Hüfte im Adoleszentenalter sehen und die wir bereits oben erwähnt haben, sind sicherlich nicht alle rachitischer Natur. Die Forschung stößt natürlich hier auf Schwierigkeiten, da es nur selten gelingt, Material für die histologische Untersuchung zu erhalten, insbesondere da die Indikation für operative Eingriffe fast nie gegeben sein dürfte.

In letzter Zeit ist auch die zuweilen in der Adoleszenz auftretende Rückgratsverbiegung mit einer Erkrankung der Epiphysen der Wirbel in Verbindung gesetzt worden (Mau, Kochs u. a.), wobei es ebenfalls noch nicht entschieden ist, ob es sich dabei um Störungen im Sinne der Rachitis tarda oder der aseptischen Epiphysennekrose oder ähnliches handelt.

Von *erworbenen Infektionskrankheiten des Knochensystems* kommen in der Krüppelheilkunde hauptsächlich die *Osteomyelitis* und die *Tuberkulose* in Betracht. Die *Osteomyelitis* kann durch Übergreifen auf die Gelenke deren Versteifung in mehr oder weniger günstiger Contracturstellung bzw. Ankylose bewirken, in gleicher Weise, wie es ja auch jede andere pyogene Infektion oder andere akute Infektionen, wie der *Gelenkrheumatismus* und vor allem auch die *gonorrhoische Arthritis* zustande bringt. Weiterhin finden wir bei der Osteomyelitis Verkrüppelungen durch Unregelmäßigkeiten im Wachstum der befallenen Knochen und fernerhin durch Störungen infolge größerer Sequestrierungen des Knochens, die zu außerordentlich schweren Schädigungen, sei es durch Frakturen, die in schlechter Stellung heilen, oder durch Pseudarthrosen oder durch große Kontinuitätsunterbrechungen, führen können. Selbst bei großen Defektbildungen ist es möglich, durch plastische Operationen (Knochentransplantationen) ausgezeichnete Erfolge zu erzielen.

In höherem Maße ist die *Tuberkulose* an den Verkrüppelungen beteiligt. Die Diaphysen sind bekanntlich von der Tuberkulose relativ selten befallen. Ihre Hauptdomäne sind die Gelenke, die sie direkt oder indirekt von dem benachbarten spongiösen Knochen oder von der Gelenkkapsel aus befällt.

Mit die häufigste Verkrüppelung, die die Tuberkulose besonders des jugendlichen Alters zeitigt, ist die *Spondylitis tuberculosa* mit ihren Deformierungen der Wirbelsäule und des Brustkorbes, zu denen sich auch noch Lähmungen gesellen können, deren Prognose allerdings, wenn das Leben erhalten bleibt, nicht immer absolut schlecht zu sein braucht. Den Wirbelsäulendeformitäten im Gefolge der Tuberkulose gegenüber treten diejenigen, die sich im Gefolge anderer Spondylitiden entwickeln, wie der Spondylitis typhosa, der osteomyelitischen Wirbelentzündung und der Zerstörung der Wirbel durch luetische Prozesse als seltene Ausnahmen völlig in den Hintergrund.

Einige Zahlenangaben mögen das Vorkommen der Knochen- und Gelenktuberkulose näher illustrieren: Die erste Tabelle von PREISICH aus dem Budapester Stephanie-Spital, die sich auf ein Material von 15 000 ambulanten Fällen stützt, entnehme ich der in diesem Handbuch erschienenen Arbeit von TELEKY (Bd. III, S. 137):

Prozentsatz	0—1 Jahr	1—3 Jahre	3—7 Jahre	7—11 Jahre
Prozentsatz der Tbc. zu allen anderen Krankheiten	1,1	5,2	8,5	8,67
Prozentsatz der Tbc. der Knochen zu allen anderen Krankheiten	0,3	2,6	5,2	3,8
Unter den Tuberkulösen befinden sich:				
Knochentuberkulose	28,8	52,5	61,0	47,1
Drüsentuberkulose	31,8	21,3	17,2	26,2

Die folgenden Tabellen entstammen sämtlich dem Oskar-Helene-Heim. Sie haben ihre Grundlage in der bekannten BIESALSKIschen Statistik:

Danach verdanken etwa 15% aller Krüppel ihr Krüppelleiden einer Knochen- oder Gelenktuberkulose. Diese Zahl, die BIESALSKI als Durchschnittszahl aus dem Gesamtergebnis seiner Zählung in Deutschland herausrechnet, schwankt in den einzelnen Bezirken außerordentlich, wie man schon aus den einzelnen Tabellen der Statistik ersehen kann und wie ich auch an Stichproben von mir freundlichst zur Verfügung gestellten Statistiken, so aus Königsberg, Landbezirk Kassel und dem Frankfurter Material der Jahre 1923/24 feststellen konnte. In den obengenannten Bezirken waren die Prozentzahlen durchgängig niedriger; auch fiel es mir verschiedentlich auf, daß die Prozentzahlen in den ländlichen Bezirken sich von denen der städtischen nicht wesentlich unterschieden, wohlverstanden immer auf die Gesamtzahl der Krüppel, nicht auf die Gesamtbevölkerung berechnet.

Zu wesentlich anderen Zahlen bezüglich des Verhältnisses der Knochen- und Gelenktuberkulosen zu denen anderer Organe als die oben angeführte Tabelle von PREISICH gelangt das Oskar-Helene-Heim. Das hat zweifellos seinen Grund darin, daß die erstere Tabelle nur ein Alter bis 11 Jahren berücksichtigt bei einem lediglich ambulanten Material. Wir finden hier folgende Angaben:

Von 1000 Tuberkulosen entfielen auf

Lungentuberkulose	866
Knochen-Gelenktuberkulose	102
Andere Organe	20
Miliartuberkulose	12

Mit der Knochen- und Gelenktuberkulose sind durchschnittlich in 62% der Fälle tuberkulöse Erkrankungen anderer Organe verbunden.

Für das Befallensein der einzelnen Knochen gibt die Statistik des Oskar-Helene-Heims folgende Prozentzahlen:

Schädel und Gesicht	5,5
Schulterblatt	1,0
Brustbein	5,2
Oberarm	0,8

Rippen	7,6
Wirbelsäule	23,2
Elle und Speiche	1,0
Becken	3,5
Handknochen	16,0
Oberschenkel	3,5
Kniescheibe	0,1
Unterschenkel	2,6
Fußknochen	20,0

Die Prozentzahlen der einzelnen Gelenke betragen:

Sternoclavicular-Gelenk	0,6
Schultergelenk	3,7
Ellenbogengelenk	15,3
Hüftgelenk	32,5
Handgelenk	2,9
Mittelhandgelenke	0,5
Kniegelenk	37,9
Fußgelenk	0,5
Mittelfußgelenke	0,5

Schließlich noch ein Wort zu den *Behandlungsmöglichkeiten* der *tuberkulösen Knochenerkrankungen* des jugendlichen Alters. Auch hier lassen sich Zahlen nicht geben. Die Erfolge wechseln zu sehr je nach der medizinischen und sozialen Lage des Einzelfalles. Im allgemeinen sind die Heilungsaussichten der kindlichen Tuberkulose der Knochen und Gelenke nicht schlechte, und die letzten Jahrzehnte haben uns hier durch den Ausbau der konservativen Behandlungsmethoden, besonders: durch die Betonung der Notwendigkeit der Sonnen-Freiluft-Behandlung, erheblich weitergebracht. Vor allem sieht man jetzt die großen Verstümmelungen, die die im kindlichen Alter ausgeführten Resektionen zu verursachen pflegten, nur noch sehr selten. Andererseits wäre es völlig falsch, wenn man sich in der Behandlung der Tuberkulose auf einen einseitigen Standpunkt festlegen wollte. Welche Arten der konservativen Behandlung in Betracht kommen, ob operative Eingriffe nötig sind, die allerdings im jugendlichen Alter jetzt sehr zurücktreten, entscheidet allein die spezielle Lage des Falles. Während die Ausheilungsbedingungen der kindlichen Tuberkulose an und für sich günstig sind, muß man allerdings damit rechnen, daß, von wenigen Ausnahmen abgesehen, die Ausheilung mit einer *Versteifung* des befallenen Gelenkes einhergeht. An einzelnen bevorzugten Stellen wie in *Leysin* erreichte bessere funktionelle Resultate können an dieser Feststellung nichts ändern. Doch pflegen diese Versteifungen, sofern von vornherein bei der Behandlung das Augenmerk auf eine günstige Stellung gerichtet wurde, und sofern nicht *mehrere* Gelenke, z. B. beide Hüftgelenke, betroffen sind, funktionell nicht allzu hinderlich zu sein. Sind aber funktionell ungünstige Contracturen eingetreten (z. B. Adductions- und Beugecontractur der Hüfte, Beugecontractur des Knies u. ä.), so gelingt es auch diese noch mit gutem Erfolg durch die Operation, zuweilen auch noch durch konservative Maßnahmen (Quengelverband) zu beseitigen.

Selbstverständlich gibt es außer den aufgeführten Leiden auch noch andere, angeborene wie erworbene, die zu Verkrüppelungen führen können. Doch brauchen wir auf diese als auf Ausnahmen hier nicht näher einzugehen.

3. Die gesetzlichen Maßnahmen der Krüppelfürsorge.

Gesetz, betreffend die öffentliche Krüppelfürsorge, vom 6. Mai 1920.

§ 1. Der § 31 Abs. 1 des Gesetzes, betreffend die Ausführung des Bundesgesetzes über den Unterstützungswohnsitz, vom 8. März 1871 -- GS. S. 130 — in der Fassung des Artikels I des Gesetzes vom 11. Juli 1891 — GS. S. 300 — erhält folgende Fassung: Die Landarmenverbände — in der Provinz Ostpreußen der Landarmenverband der Provinz — sind verpflichtet, für Bewahrung, Kur und Pflege der hilfsbedürftigen Geisteskranken, Idioten, Epileptischen, Taubstummen, Blinden und Krüppel, soweit sie der Anstaltspflege bedürfen, in geeigneten Anstalten Fürsorge zu treffen. Bei Krüppeln unter 18 Jahren umfaßt diese Fürsorge auch die Erwerbsbefähigung der Krüppel.

§ 2. Die Fürsorge der Krüppel unter 18 Jahren, die nicht der Anstaltspflege bedürfen, und die Maßnahmen zur Verhütung der Verkrüppelung gehören zu den Aufgaben der Land- und Stadtkreise. Die Aufsichtsbehörde ist befugt, diese Kreise nötigenfalls zur Erfüllung der Verpflichtung anzuhalten.

§ 3. Ein Arzt, der in Ausübung seines Berufes bei einer Person unter 18 Jahren eine Verkrüppelung wahrnimmt, ist verpflichtet, hiervon binnen einem Monat unter Bezeichnung des Krüppels und der Verkrüppelung Anzeige zu erstatten.

Wer als Arzt oder Hebamme Geburtshilfe leistet, ist verpflichtet, das mit seiner Hilfe geborene Kind auf die Anzeichen von Verkrüppelung zu untersuchen und, falls solche sich vorfinden, die gleiche Anzeige zu erstatten.

Eine Anzeigepflicht besteht nicht, wenn eine nach diesem Gesetze ausreichende Anzeige bereits früher erstattet worden ist.

Verletzungen der Anzeigepflicht werden mit Geldstrafe bis zu einhundertfünfzig Mark oder mit Haft bis zu vier Wochen bestraft.

§ 4. Lehrer, Lehrerinnen, welche gelegentlich des zur Erfüllung der gesetzlichen Schulpflicht erteilten Unterrichtes oder des Ersatzunterrichtes hierfür bei ihren Schülern Verkrüppelungen wahrnehmen, sind verpflichtet, diese Schüler namhaft zu machen.

Die näheren Vorschriften zur Durchführung dieser Bestimmung erläßt der Minister für Volkswohlfahrt im Verordnungswege. Die Verordnungen sind durch die Regierungsamtsblätter derjenigen Bezirke bekanntzumachen, in welchen sie Geltung erlangen sollen, und treten mit dem achten Tage nach Ablauf desjenigen Tages, an welchem das betreffende Stück des Amtsblatts ausgegeben ist, in Kraft. Für die Nichtbefolgung der in der Verordnung gegebenen Vorschriften können Geldstrafen bis zu einhundertfünfzig Mark oder Haft bis zu vier Wochen angedroht werden.

§ 5. Ärzte sowie solche Krankenpflegepersonen und sonstige Fürsorgeorgane, welche gelegentlich ihrer Berufsausübung bei jugendlichen Personen unter achtzehn Jahren die Anzeichen drohender Verkrüppelung beobachten, sind verpflichtet, diese der in § 6 dieses Gesetzes bezeichneten Stelle namhaft zu machen.

§ 6. Die in §§ 3, 4, 5 vorgesehenen Anzeigen sind an das zuständige Jugendamt zu richten. Für den Zeitraum, bis alle Stadt- und Landkreise auf Grund gesetzlicher Bestimmungen Jugendämter haben, bestimmt der Minister für Volkswohlfahrt im Verordnungswege die Stelle, an welche die Anzeige zu richten ist.

Auf diese Verordnung finden die Bestimmungen des § 4 Abs. 2 Anwendung.

§ 7. Auf Grund von Anzeigen, die nach § 5 eingehen, kann die unter Umständen auch zu wiederholende Beibringung eines ärztlichen Zeugnisses angeordnet werden, ob die nötigen Maßnahmen zur Verhütung dauernder Verkrüppelung getroffen sind.

§ 8. Jeder Stadt- und Landkreis hat mindestens eine Fürsorgestelle für Krüppel zu schaffen oder sich einer solchen anzugliedern. In dieser Fürsorgestelle wird Beratung für Krüppel oder für solche Personen unter 18 Jahren erteilt, die der Gefahr der Verkrüppelung ausgesetzt sind. Die Beratungsstelle beantragt die Einleitung der notwendig erscheinenden Maßnahmen.

§ 9. Eine Verkrüppelung im Sinne des Gesetzes liegt vor, wenn eine Person (Krüppel) infolge eines angeborenen oder erworbenen Knochen-, Gelenk-, Muskel- oder Nervenleidens oder Fehlens eines wichtigen Gliedes oder von Teilen eines solchen in dem Gebrauche ihres Rumpfes oder ihrer Gliedmaßen nicht nur vorübergehend derart behindert ist, daß ihre Erwerbsfähigkeit auf dem allgemeinen Arbeitsmarkte voraussichtlich wesentlich beeinträchtigt wird.

§ 10. Mit der Ausführung dieses Gesetzes wird der Minister für Volkswohlfahrt beauftragt.

§ 11. Dieses Gesetz tritt mit dem 1. Oktober 1920 in Kraft.

Soweit den im § 1 bezeichneten Verbänden geeignete Anstalten in ausreichender Anzahl nicht zur Verfügung stehen, kann der Minister bis zum 31. März 1926 Befreiung von der Verpflichtung zur Anstaltsunterbringung gewähren.

Inzwischen ist nach dem § 33 Abs. 2 der Preußischen Ausführungsverordnung zur Verordnung über die Fürsorgepflicht vom 13. II. 1924 der § 1 des Krüppelfürsorgegesetzes wieder aufgehoben. Sein Inhalt wird von § 6 Abs. 1 der obigen Ausführungsverordnung übernommen, der folgendermaßen lautet:

„Die Landesfürsorgeverbände sind verpflichtet, für Bewahrung, Kur und Pflege der hilfsbedürftigen Geisteskranken, Idioten, Epileptischen, Taubstummen,

Blinden und Krüppel, soweit sie der Anstaltspflege bedürfen, in geeigneten Anstalten Fürsorge zu treffen. Bei Minderjährigen umfaßt diese Fürsorge auch die Erziehung und Erwerbsbefähigung."

Die Ausführungsverordnungen der verschiedenen deutschen Länder differieren in Einzelheiten etwas untereinander; wer sich hierüber orientieren will, findet dies übersichtlich bei DÜNNER, Reichsfürsorgerecht (C. H. Becksche Verlagsbuchhandlung, München 1925). Das Grundprinzip der Fürsorgepflicht der Landesfürsorge- und Bezirksfürsorgeverbände ist für das ganze Deutsche Reich im § 1 der erwähnten „Reichsverordnung über die Fürsorgepflicht vom 13. II. 1924" (RGBl 1924 I, S. 100) festgelegt, wenn er bestimmt:

„Die nachstehenden öffentlich-rechtlichen Fürsorgeaufgaben sind, soweit Reichsgesetze nicht anders bestimmen, von den Landesfürsorgeverbänden und Bezirksfürsorgeverbänden zu erfüllen", und unter diesen Aufgaben aufführt:

„die Fürsorge für Schwerbeschädigte und Schwererwerbsbeschränkte durch Arbeitsbeschaffung,

die Fürsorge für hilfsbedürftige Minderjährige usw."

Was unter öffentlicher Fürsorge verstanden wird, setzen die „Reichsgrundsätze über Voraussetzung, Art und Maß der öffentlichen Fürsorge vom 4. XII. 1924" (RGBl. 1924, I, S. 765) fest. Für die Krüppelfürsorge sind dabei folgende Bestimmungen besonders wichtig:

§ 2: Die Fürsorge muß *rechtzeitig* einsetzen.

§ 3: Um drohende Hilfsbedürftigkeit zu verhüten, kann die Fürsorge auch *vorbeugend* eingreifen, besonders um Gesundheit und Arbeitsfähigkeit zu erhalten. Bei Minderjährigen kann sie, soweit dazu nicht die Jugendhilfe berufen ist, auch eingreifen, um Störungen der körperlichen, geistigen oder sittlichen Entwicklung zu verhindern.

§ 6: Zum notwendigen Lebensbedarf (den nach § 1 der Grundsätze die Fürsorge dem Hilfebedürftigen zu gewähren die Aufgabe hat) gehören: . . . e) „bei Blinden, Taubstummen und Krüppeln Erwerbsbefähigung".

Für unsere Kinder und Jugendlichen, für die die Krüppelfürsorge an erster Stelle in Betracht kommt, ist die ganze Frage auch schon im „Reichsgesetz für Jugendwohlfahrt vom 9. VII. 1922" festgelegt. Im ersten Satz dieses Gesetzes ist eigentlich bereits der ganze Inhalt in erschöpfender und dabei ethisch schöner Form gegeben:

„*Jedes deutsche Kind hat ein Recht auf Erziehung zur leiblichen, seelischen und gesellschaftlichen Tüchtigkeit*", und der § 49 stellt dann noch einmal für die Minderjährigen fest, ähnlich wie es das oben angezogene Reichsfürsorgegesetz 1924 für alle Staatsbürger tut: „Minderjährigen ist im Falle der Hilfsbedürftigkeit der notwendige Lebensbedarf einschließlich der Erziehung und der Erwerbsbefähigung und die erforderliche Pflege in Krankheitsfällen zu gewähren; . . . Bei Beurteilung der Notwendigkeit der Leistungen ist das Bedürfnis nach rechtzeitiger, dauernder und gründlicher Abhilfe gegen die Störungen der körperlichen, geistigen und sittlichen Entwicklung der Minderjährigen zu berücksichtigen usw. usw."

4. Die praktische Durchführung der Krüppelfürsorge.

Das Gesetz unterscheidet eine *offene Krüppelfürsorge*, die alle die Maßnahmen umfaßt, die außerhalb einer Anstalt durchgeführt werden können, wie ambulante Behandlung und ambulante Schulausbildung, Stellung notwendiger Apparate und Fahrstühle u. ä., und eine *geschlossene Krüppelfürsorge*; letztere umfaßt die gesamte fürsorgerische Tätigkeit, die innerhalb einer Anstalt durchgeführt wird, also die Unterbringung in einer Klinik oder in einem Heim zwecks

Heilbehandlung oder zwecks erzieherischer und beruflicher Ausbildung sowie schließlich die dauernde Unterbringung in Heimen bei solchen Krüppeln, die ständig fremder Pflege und Wartung bedürfen, also der siechen Krüppel, die körperlich so behindert sind, daß sie ihr Leben nur im engen Rahmen einer Anstalt leben können. Auch mehr oder wenige vorhandene geistige Behinderung spielt dabei eine Rolle, wenn auch die letzteren Fälle bereits zu der Kategorie der Imbezillen und geistig Kranken herüberleiten und oft nicht mehr in den Aufgabenbereich der eigentlichen Krüppelfürsorge gehören.

Es ist beachtenswert, daß die offene Krüppelfürsorge nicht den Ortsbehörden überlassen ist, sondern zu den Befugnissen der Land- und Stadtkreise, also der Bezirksfürsorgeverbände, gehört, die einerseits pekuniär leistungsfähiger sind als die örtlichen Wohlfahrtsämter bzw. als die einzelnen Gemeinden, und bei denen auch im allgemeinen wohl mehr Verständnis für die Aufgaben der Krüppelfürsorge zu erwarten ist. Gerade in kleinen ländlichen Ortschaften, auch sogar in manchen ländlichen Kreisen, war besonders im Anfang dies Verständnis nicht immer vorhanden.

Eine noch nicht ganz geklärte Frage ist es, ob es sehr zweckmäßig war, die offene und die geschlossene Krüppelfürsorge administrativ und pekuniär zu trennen. Ich möchte mit SCHASSE diese Lösung als nicht sehr glücklich ansehen. Gerade bei der Behandlung der Krüppelleiden geht häufig ambulante und Anstaltsbehandlung in stetem Wechsel Hand in Hand, und es wäre zweifellos viel praktischer, wenn von Anfang an die ganze Fürsorge für den Krüppel in der Hand *einer* Zentralbehörde liegen würde, nämlich in der des Landesfürsorgeverbandes, also des Landeshauptmanns. Bezüglich der Kostentragung könnte sich dieser mit den Bezirksfürsorgeverbänden auseinandersetzen. Die Tätigkeit der betreffenden Jugendämter als vermittelnde und besonders als recherchierende Behörde bezüglich der Hilfsbedürftigkeit brauchte darum in keiner Weise angetastet zu werden. In der Praxis hat sich dies Verfahren für solche Fälle, bei denen abwechselnd ambulante und stationäre Behandlung in Betracht kommt, auch zum Teil bereits herausgebildet.

Das *Jugendamt* des Kreises bildet mit der von ihm eingerichteten *Krüppelfürsorgestelle* die für die Durchführung des Krüppelfürsorgegesetzes wichtigste Stelle. Hier laufen alle Meldungen zusammen, hier findet die Sichtung, die statistische Erfassung und die Untersuchung der Krüppel statt, von hier werden alle erforderlichen Maßnahmen in die Wege geleitet, sowohl wenn es sich um ambulant zu versorgende Fälle handelt, deren Versorgung in die eigene Domäne des Jugendamtes gehört, als auch wenn die geschlossene Fürsorge in Frage kommt, durch Weitergabe an den Landeshauptmann nach Erledigung der nötigen Vorarbeiten, wie Erkundung über die Vermögens- und soziale Lage des Krüppels.

Das Gesetz legt den größten Wert auf die *restlose Erfassung der Krüppel*, von der richtigen Voraussetzung ausgehend, daß sie die Grundlage für eine geordnete Krüppelfürsorge abgeben muß. Daher wird auf die *Meldepflicht* vom Gesetz der allergrößte Nachdruck gelegt. Alle diejenigen Personen, die kraft ihres Berufes unter Umständen mit krüppelhaften Kindern in Berührung kommen, werden bei Androhung von ziemlich erheblicher Strafe verpflichtet, derartige Kinder der Behörde, also dem Jugendamt bzw. der Krüppelfürsorgestelle oder dem Kreisarzt, zu melden. Derartige Personen sind vor allem die Ärzte und die Hebammen, ferner Lehrer, Lehrerinnen, Krankenpflegepersonen, Fürsorger und Fürsorgerinnen.

Es ist eine überall beobachtete, auf den ersten Blick merkwürdig erscheinende Tatsache, daß die wenigsten Meldungen von den Ärzten eingehen. Diese Erscheinung ist natürlich keine zufällige, sondern hat ihre ganz bestimmten Gründe.

Nicht etwa, als ob die Ärzte das Gesetz sabotieren wollten; davon kann gar keine Rede sein. Einmal beruht der geringe Prozentsatz der ärztlichen Meldungen — sie sollen nur etwa 6% der Gesamtmeldungen ausmachen — darauf, daß ein sehr großer Teil der Fälle, die zum Arzt kommen, bereits von irgendeiner Stelle gemeldet ist. In diesen Fällen besteht die Pflicht zu einer nochmaligen Anzeige nicht. Dann aber gibt es tatsächlich für den Arzt mancherlei Hemmungen; vor allem stellt diese Vorschrift des Gesetzes im ärztlichen Leben aus dem Grunde ein Unikum dar, als sie ihn eigentlich — wenn auch nicht juristisch — zur Verletzung des Berufsgeheimnisses zwingt. Zwar besteht auch für andere Krankheiten eine Anzeigepflicht; bei diesen handelt es sich aber um gewisse Infektionskrankheiten, die nicht nur den Kranken selber, sondern auch seine nähere und weitere Umgebung gefährden. Bei diesen sieht jedermann ein, daß die Meldung und die daraus entstehenden behördlichen Maßnahmen wie Desinfektion usw. im Interesse der Allgemeinheit absolut notwendig sind. Nicht aber beim Krüppelleiden, durch das der Nebenmensch in keiner Weise gefährdet wird. Die Eltern dieser Patienten fragen sich von ihrem Standpunkt aus nicht ganz mit Unrecht, was dritte Personen und was die Behörde die Krankheit ihres Kindes angeht, wenn es sich in ausreichender ärztlicher Behandlung befindet und wenn öffentliche Mittel für dasselbe in keiner Weise in Anspruch genommen werden, wie es also in der Privatpraxis und bei vielen Kassenpatienten der Fall ist. Es ginge noch, wenn es sich in derartigen Fällen um eine einfache Meldung handeln würde zum Zwecke der statistischen Erfassung der Krüppelleiden und zur Feststellung, daß das betreffende Kind sich in ausreichender ärztlicher Behandlung befindet, als die die Behandlung bei einem Facharzt für orthopädische Chirurgie, unter Umständen auch für Chirurgie ohne weiteres zu gelten hat. Aber die regelmäßige Vorladung dieser Krüppel auf die Krüppelfürsorgestelle zur Untersuchung in bestimmten Zeitabschnitten bedeutet für manche Betroffene einen unerträglichen Zustand, für den sie natürlich den Arzt verantwortlich machen, der sie durch seine Meldung in diese unangenehme Lage gebracht hat. Es kommt dabei noch hinzu, daß es für die meisten Eltern sehr schmerzhaft ist, ihr Kind als „Krüppel" bezeichnet zu sehen, wie überhaupt die „*Krüppelfürsorgestellen*" besser „Fürsorgestellen für *körperbeschädigte oder körperbehinderte Kinder*" heißen würden.

Für den Arzt selbst ist es ebenfalls alles andere als angenehm, wenn seine Patienten, ohne daß ein zwingender Grund, wie die Übernahme irgendwelcher Kosten durch die Behörde, vorliegt, von anderer ärztlicher Stelle, sei es durch den Krüppelfürsorge- oder den Landeskrüppelarzt, nachuntersucht und gewissermaßen überkontrolliert werden. Ich werde auf diesen Punkt, der für die ganze Krüppelfürsorge außerordentlich wichtig ist und der im Interesse der beteiligten Fachärzte einer nochmaligen Revision und einheitlichen Regelung bedarf, bei Besprechung der Aufgaben des Krüppelfürsorgearztes und des Landeskrüppelarztes noch einmal zurückkommen.

Hinsichtlich der relativ geringen Zahlen der ärztlichen Meldungen ist fernerhin in Erwägung zu ziehen, daß von nichtärztlichen Kreisen eine ganze Reihe Fälle als Krüppel gemeldet werden, die es in Wirklichkeit nicht sind. Der Arzt, besonders aber der Facharzt, kann natürlich viel sicherer entscheiden, ob in einem Falle eine Verkrüppelung oder eine drohende Verkrüppelung anzunehmen ist, als dies einem Laien möglich ist. Damit soll nichts gegen die zahlreichen Meldungen aus Laienkreisen gesagt werden; im Gegenteil ist ein Zuviel von Meldungen besser als ein Zuwenig, besonders da es sich hier gerade oft um Kinder handelt, die bisher nicht in ärztlicher Behandlung oder Beobachtung gestanden haben.

Im Gesetz werden übrigens einige Berufszweige nicht unter den zur Krüppelmeldung Verpflichteten genannt, bei denen eine solche Verpflichtung gerade sehr wichtig wäre. Es sind dies vor allem die Bandagisten und evtl. auch die Masseure und Heilgehilfen. Bei aller Anerkennung der beruflichen und menschlichen Qualitäten der Mehrzahl dieser Berufsangehörigen befinden sich doch manche unter ihnen, die Krüppelkinder in Behandlung nehmen, ohne daß ihnen ein ärztlicher Auftrag dazu zuteil geworden ist und ohne daß eine ärztliche Kontrolle besteht. Alle, die auf dem Gebiet des Krüppelwesens ärztlich oder fürsorgerisch tätig sind, wissen zahlreiche derartige Fälle aufzuzählen, bei denen oft den betreffenden Eltern das Geld für nutzlose und teure Apparate aus der Tasche gezogen wird. Denn eigentümlicherweise haben dafür Leute, die sich sonst jeden Pfennig von der Kasse oder der Wohlfahrtsstelle ersetzen lassen, immer Geld übrig. Diese Behandlungsmethoden spielen bereits in das Gebiet des Kurpfuschertums hinüber, das ja in Deutschland an und für sich nicht verboten ist; aber gerade auch diese Personen, die, ohne die staatliche Approbation als Arzt zu besitzen, sich mit Heilbehandlung irgendwelcher Art abgeben, also das große Heer der Magnetopathen, Naturheilkünstler, sog. Homöopathen usw., müßten unbedingt zur Meldung jedes Krüppelfalles von Gesetzes wegen verpflichtet werden; denn es dürfte mehr im Sinne des Gesetzes liegen, daß sich die Behörde für die Krüppel interessiert, deren Klumpfuß beispielsweise, wie es geschehen ist, eine Magnetopathin durch Heraussaugen von Blut aus den Zehen zu heilen sucht, als für solche, die sich in geordneter orthopädischer oder sonstiger fachärztlicher Behandlung befinden. In diesem Sinne müßte also das Gesetz noch ergänzt werden.

Schließlich noch ein praktischer Vorschlag: Man sollte den in Betracht kommenden Berufszweigen, besonders den Ärzten, Meldezettel in Form von Kartenbriefen frankiert und am besten auch blockiert in gehöriger Menge in die Hand geben, auf denen, durch geeigneten Vordruck erleichtert, die Meldung der Fälle erfolgen müßte. Derartige Vordrucke bestehen übrigens bereits mancherorts. Man muß behördlicherseits derartige Arbeiten denen, die sie zu leisten haben, auch etwas erleichtern, besonders wenn sie an und für sich durch ihre ärztliche Berufsarbeit überlastet sind.

a) Die Krüppelfürsorgestelle.

Die Krüppelfürsorgestelle bildet im Verein mit dem Jugendamt, dem sie angegliedert ist und das den rein verwaltungsmäßigen Teil der Krüppelfürsorge zu übernehmen hat, das *Zentrum der ganzen Krüppelfürsorge*, von dem aus die Fäden der ganzen fürsorgerischen Tätigkeit, die ambulante und stationäre Behandlung, die Frage der Beschulung, der Berufsausbildung und der Berufsbeschaffung auszugehen haben.

Die Grundbedingung für das geordnete Funktionieren des Betriebes ist die Einrichtung einer einwandfreien Kartothek, die, alphabetisch geordnet, die Personalien der gemeldeten Krüppel enthält. Eine solche Kartothek ist schon aus dem Grunde nötig, da derselbe Fall oft von verschiedenen Seiten und zu verschiedenen Zeiten gemeldet wird. Ob man die ebenfalls notwendigen Notizen über die soziale Lage der Krüppeleltern, die vom fürsorgerischen Standpunkt außerordentlich wichtig ist, und die ärztlichen Untersuchungsbefunde und Anordnungen ebenfalls auf der Kartothekkarte oder auf besonderen Aktenblättern vermerken will, wird Sache der speziellen Organisation sein und dem persönlichen Geschmack überlassen bleiben. Daneben wird in einem Hauptbuche noch einmal fortlaufend je nach Eingang der Meldungen ein kurzes übersichtliches Register über den Krüppel, die Diagnose seines Leidens, die angeordneten Maßnahmen, das kurze Ergebnis der Nachuntersuchungen und das Datum der nächsten Nachuntersuchung, weiter auch über erfolglose Vorladungen, Hausbesuche usw. geführt, Angaben, die natürlich ebenfalls auf der Kartothekkarte verzeichnet werden sollen.

Die ärztliche Leitung der Krüppelfürsorgestelle liegt in den Händen des *Krüppelfürsorgearztes*, der, wenn nur irgend möglich, ein erfahrener orthopädischer Chirurg sein soll. In größeren Städten wird sich dies auch ohne Mühe erreichen lassen. In kleineren Städten und in ländlichen Bezirken wird dies nicht immer der Fall sein können. Hier muß dann die Stelle des Krüppelfürsorgearztes, so gut es eben geht, von dem zuständigen beamteten Stadt- oder Kreismedizinalrat wahrgenommen werden, der die betreffenden Kranken seinerseits dem Vertrauensarzt des Landeswohlfahrtsamtes, dem *Landeskrüppelarzt*, vorzustellen hat, der in bestimmten Zwischenräumen Untersuchungstermine ansetzt. Daß der Krüppelfürsorgearzt das volle Vertrauen seiner ärztlichen Kollegen ebenso wie das der ihm anvertrauten Kranken genießen muß, wie überhaupt seine Stellung ein großes Maß Taktgefühl erfordert, braucht kaum besonders hervorgehoben zu werden.

Der Krüppelfürsorgearzt bestimmt nach dem Ergebnis seiner Untersuchung die erforderlichen Maßnahmen und leitet die nötigen Schritte ein. Handelt es sich um notwendige ambulante Behandlung, so ist es seine Aufgabe, die in Betracht kommenden Stellen, also die Eltern und, falls vorhanden, den Hausarzt von dieser Notwendigkeit in Kenntnis zu setzen und, falls Zahlungsunfähigkeit besteht oder die Kosten nicht von anderen Organisationen wie von einer Kasse übernommen werden, durch entsprechende Anträge an das Jugendamt als Trägerin der Bezirksfürsorge das Erforderliche zu veranlassen. Handelt es sich um notwendige Anstaltsbehandlung, entwirft er auf einem besonderen Formular (s. Anlage 1) — falls dies nicht schon von dem meldenden Arzt ausgefüllt ist — den Antrag an den Landeshauptmann, als der leitenden Stelle des Landesfürsorgeamtes. Auch dieser Antrag passiert zuerst das Jugendamt, das die nötigen ver-

Anlage 1.

Krüppelfürsorgestelle
Frankfurt a. M. (Die Beantwortung geschieht durch Ausfüllen bzw. Unterstreichen.)

Name: ....

Ist der Krüppel zur Zeit in Behandlung? Ja — Nein.
Wenn ja, bei wem? (Name und Wohnung) ....
Legt der behandelnde Arzt Wert darauf, die Behandlung weiter fortzuführen? Ja — Nein.
Wie ist die Intelligenz und der Geisteszustand des Krüppels?
gut — mittel — schlecht — bildungsfähig — idiotisch — bösartig.
Das Krüppelleiden ist angeboren — bei der Geburt — im ..... Lebensjahre erworben.
Das Leiden ist einseitig — doppelseitig.

Art des Leidens:

Spinale Kinderlähmung (Poliomyelitis), Krampflähmung Little (spastische Hemiplegie), Englische Krankheit (floride Rachitis), schwere Verkrümmungen (Skoliose leicht, schwer, mobil fixiert), Knochen- und Gelenktuberkulose (Sitz derselben).
Hüftgelenkverrenkung — Klumpfuß — Fehlen von Gliedmaßen oder Teilen (welcher Art?)
....

Andere Krüppelleiden (welcher Art?) ....
....

Bemerkungen: ....
....

Frankfurt a. M., den ....

....
....

Akten-Zeichen I .... Nr. .... (Unterschrift und Wohnung des Arztes)

Anlage 2.

Antrag

des .... zu ....

auf Aufnahme eines Krüppels in Anstaltspflege

nach dem Gesetz betreffend die öffentliche Krüppelfürsorge vom 6. Mai 1920 (GS. 280).

Frage	Antwort
1. Vor- und Zuname sowie Stand und Wohnort des Krüppels?	
2. Geburtsdatum und -ort?	
3. Ehelich oder unehelich?	
4. Religion?	
5. Staatsangehörigkeit?	
6. Ist der Krüppel ledig, verheiratet, verwitwet, geschieden? (Name, Stand, Aufenthaltsort, sowie Geburtstag und -Ort der Ehegatten sind anzugeben.)	
7. Name, Stand, Geburtszeit und Aufenthaltsort (bzw. Todestag) der Eltern?	Vater: .... Mutter: ....
8. Gesetzlicher Vertreter des Krüppels? (Vater, Mutter, gerichtlich bestellter Vormund und Pfleger.)	
9. Art der Verkrüppelung?	
10. Befand sich der Krüppel schon in einer Anstalt? In welcher? Wie lange?	
11. a) Hat der Krüppel Schulunterricht genossen? b) Falls ja, seit wann und wo? c) Weshalb ist er dem Schulunterricht ferngeblieben?	
12. In wessen Pflege befindet sich der Krüppel z. Z.? Falls in einem Krankenhause wo, seit wann und auf wessen Kosten?	
13. Ist der Krüppel arbeitsunfähig? a) Seit wann? b) Ist oder war er in Stellung, im Dienst, Arbeits- oder Lehrverhältnis? c) An welchem Ort und bis wann? d) Wann und aus welchem Grunde ist der Krüppel aus dem letzten Dienst oder Arbeits- oder Lehrverhältnis ausgeschieden? e) Womit beschäftigt er sich jetzt?	
14. Aus welchem Grunde hat der Krüppel bisher einen Beruf nicht erlernt? oder weshalb ist er einem Erwerb nicht nachgegangen?	

Frage	Antwort
15. a) Gehört der Krüppel einer Krankenkasse an und welcher? b) In welcher Lohnklasse hat er Beitrag entrichtet? c) Von wann ab und in welcher Höhe leistet die Kasse Unterstützung? d) Gehört das Familienhaupt einer Krankenkasse an und welcher? Gewährt diese Kasse statutenmäßig den Familienangehörigen ihrer Mitglieder freie ärztliche Behandlung und in welchem Umfange?	
16. Gehört der Krüppel a) der Invalidenversicherung an? b) der Angestelltenversicherung an? (Die Versicherungskarte ist beizufügen.)	
17. Erhält der Krüppel a) Unfallrente? b) eine Rente aus der Invaliden- oder Angestellten-Versicherung? bzw. die Bezüge nach dem Sozialrentnergesetz? c) desgl. nach dem Reichsversorgungsgesetz? d) Militärrente? e) Armenunterstützung? f) Sonstige Zuwendungen? (Monatlicher Betrag der Bezüge sowie die Bewilligungsbehörde und deren Geschäftszeichen ist möglichst anzugeben.)	
18. Besitzt der Krüppel eigenes Grund- und Kapitalvermögen? (Höhe ist anzugeben.)	
19. Hat er eigenes Einkommen? Eventuell wieviel?	
20. Erwerbs-Einkommens- und Vermögensverhältnisse der Eltern des Krüppels? Falls Beamter: Wird für den Krüppel Kinderbeihilfe gezahlt, ev. in welcher Höhe? (Lohnbescheinigung oder Nachweis des Finanzamtes über die Besteuerungsmerkmale ist möglichst beizufügen. Bei unehelichen Kindern ist anzugeben, ob der natürliche Vater bekannt und zur Zahlung von Unterhaltungsbeiträgen imstande und dazu verurteilt oder bereit ist.)	
21. Bezieht die Familie des Krüppels Armenunterstützung? Falls ja, a) von welchem Armenverbande? b) in welchem Betrage? c) seit wann?	
22. Name, Stand, Wohnort sowie Einkommens- und Vermögensverhältnisse der unterhaltspflichtigen und -fähigen Verwandten mit Ausnahme der Eltern (zu vgl. Frage 20)?	

Frage	Antwort
23. Welcher Pflegekostenbeitrag und von wem wird er gezahlt? (Verpflichtungserklärung ist beizufügen) oder mit welchem Betrage können die Eltern oder sonstige unterhaltungspflichtige Verwandte zu den Pflegekosten herangezogen werden bzw. in welcher Höhe sind diese zur Beitragsleistung bereit?	
24. Zweck der Unterbringung des Krüppels? (Ärztliches Gutachten bzw. Krüppelanzeige oder Gutachten des Landeskrüppelarztes ist beizufügen.)	
25. Ist der Krüppel seelisch bzw. moralisch gefährdet?	
26. Ist der Krüppel bzw. sein gesetzlicher Vertreter mit der Unterbringung einverstanden? (Umseitige Erklärung ist auszufüllen.)	
27. Unterstützungswohnsitz des Krüppels bzw. dessen Eltern? (Gegebenenfalls ist die Landarmeneigenschaft näher zu begründen.)	
28. Erkennt der verpflichtete Armenverband die armenrechtliche Hilfsbedürftigkeit an? (Erklärung ist beizufügen.) Oder aus welchem Grunde nicht? — Als hilfsbedürftig gilt im allgemeinen derjenige, für welchen die an sich notwendige Anstaltspflege nicht oder nicht voll aus seinem Vermögen oder durch die zu seiner Unterstützung verpflichteten Angehörigen bezahlt werden kann. —	
29. Bezeichnung des Antragstellers.	
30. Herrschen am Aufenthaltsort des Krüppels ansteckende Krankheiten, welche?	
31. Leidet der Krüppel an einer ansteckenden Krankheit?	
32. Bestehen polizeiliche Bedenken gegen die Unterbringung des Krüppels in einer Anstalt, eventl. welche?	

Der Ortsarmenverband .... verpflichtet sich dem Landarmenverband gegenüber zur Zahlung der reglementsmäßigen Spezialpflegekosten.

Geburts-, Tauf-, Impf- bzw. Wiederimpfschein liegt bei.

................................, den .... 192....

Notiz! Impf- bzw. Wiederimpfschein sind nur bei Kindern unter 13 Jahren beizufügen.

Der Magistrat — Jugendamt
Fürsorgeamt — Ortsarmenverband.

Einwilligungserklärung.

Hiermit erkläre ich mich mit der Unterbringung meines Kindes — Mündels ....in einer von dem Herrn Landeshauptmann zu bestimmenden geeigneten Anstalt sowie mit der Vornahme notwendiger operativer Eingriffe einverstanden.

................................, den .... 192....

v. g. u.

....

begl.

....

Kreiswohlfahrtsamt
Jugendamt — Fürsorgeamt
Krüppelfürsorgestelle
des Land- Stadt-Kreises

....

................................, den .... 192....

Tag.-Nr. ....

Urschriftlich mit .... Anlagen

dem Herrn *Landeshauptmann* — *Landarmenverband*

zu *Wiesbaden*

mit dem ergebensten Ersuchen um Übernahme der Fürsorge gemäß § 1 des Gesetzes betreffend die öffentliche Krüppelfürsorge vom 6. Mai 1920 (GS. 280). Die Erstattung der anteiligen reglementsmäßigen Spezialpflegekosten wird zugesichert.

waltungstechnischen Unterlagen beschafft, sich besonders über die Frage der Hilfsbedürftigkeit und der häuslichen Verhältnisse zu orientieren hat, die Genehmigung der Eltern einholt und den Antrag nach dieser Vorbearbeitung mit dem Antragsformular (Anlage 2) an den Landeshauptmann weitergibt. Bevor dieser die Einweisung in eine Klinik oder in ein Krüppelheim verfügt, pflegt er die Akten seinem ärztlichen Berater, dem Landeskrüppelarzt, zuzustellen, der nach Einsichtnahme in die Akten oder nach persönlicher Untersuchung des Krüppels sein Urteil abgibt.

Abgesehen von den Fällen, bei denen die Krüppelfürsorgestelle bereits den Antrag auf stationäre Behandlung gestellt hat, haben die Krüppelfürsorgestellen überhaupt terminmäßig nach einem bestimmten Muster dem Landeshauptmann eine Zusammenstellung der gemeldeten und untersuchten Krüppel mit Angabe der Art der Verkrüppelung zuzustellen. Auf Grund dieser Listen entsendet der Landeshauptmann dann gemäß den Ausführungsbestimmungen zum Krüppelfürsorgegesetz (VI, 4) seinen Landeskrüppelarzt von Zeit zu Zeit an jede Krüppelfürsorgestelle, besonders in die ländlichen Bezirke und in die kleineren Städte, um sich dort diejenigen Krüppel, „*bei welchen nach seinem Ermessen sein Eingreifen als zweckmäßig und geboten erscheinen kann*, vorführen zu lassen und sich auf diesem Wege die Grundlage für die von ihm zu treffende Entschließung zu beschaffen, ob und mit welchen Heilmaßnahmen er eingreifen will“.

Außerdem steht natürlich der Landeskrüppelarzt, der ja stets ein erfahrener Orthopäde ist, mit seinem Rat jederzeit allen Organen, die in der Krüppelfürsorge tätig sind, vor allem den Krüppelfürsorgeärzten, in schwierigen Fällen zur Verfügung.

Es bedarf keiner großen Überlegung, daß der Gang der Krüppelfürsorge, wie wir ihn bisher geschildert haben, besonders die Tätigkeit der Fürsorgestellen des Krüppelfürsorgearztes und des Landeskrüppelarztes, der Ärzteschaft, besonders den Kreisen der auf dem Krüppelgebiet arbeitenden orthopädischen Spezialärzte, nicht ganz gleichgültig sein kann. Es wird keinen Orthopäden geben, der nicht das Erscheinen des Krüppelfürsorgegesetzes freudig begrüßt hätte und der nicht bestrebt ist, mit allen Kräften an den Aufgaben der Krüppelfürsorge mitzuarbeiten. Desto mehr müssen alle beteiligten Stellen sowohl Behörden wie Fürsorgeärzte aufs strengste darauf achten, daß das Prinzip der freien Arztwahl gewahrt und die Tätigkeit der orthopädischen Fachärzte nicht unnötig beschnitten wird. Einmal darf die Krüppelfürsorgestelle auf keinen Fall den Charakter einer Poliklinik annehmen. Die Ausführungsbestimmungen zum Gesetz drücken sich in dieser Hinsicht nicht klar aus, ja widersprechen sich direkt, wenn an der einen Stelle (VI, B 2) betont wird, daß der Fürsorgestelle „nicht Kur und Pflege und überhaupt ärztliche Behandlung obliegt", und an anderer Stelle (VI, C) steht: „Eine ambulante Krüppelfürsorgestelle soll umfassen: eine orthopädische Poliklinik usw." Nach dem ganzen Zusammenhang und dem Sinne der Ausführungsbestimmungen ist eine *Behandlung* in einer Krüppelfürsorgestelle nur unter ganz besonderen Verhältnissen statthaft, nämlich an solchen Orten, an denen kein Facharzt in erreichbarer Nähe ist, also besonders in ländlichen Bezirken. Feste Bestimmungen über das Verhältnis der Fürsorgeärzte zu ihren ärztlichen Kollegen lassen sich natürlich nicht geben. Der Takt des Arztes muß hier das Richtige treffen. Vor allem darf natürlich nie ein Kind der Behandlung seines bisherigen Arztes ohne zwingende Gründe entzogen werden, ein Punkt, auf den besonders nachdrücklich darum hingewiesen werden muß, weil nicht die Ärzte, wohl aber die Verwaltungsbehörden in dieser Hinsicht nicht immer ganz korrekt verfahren. Wenn eine Behörde, z. B. das Landeswohlfahrtsamt, im Verfolg eines Aufnahmeantrages die Aufnahme in einem bestimmten Krüppelheim verlangt, trotzdem das Kind sich bereits in Behandlung eines Arztes befindet, und durch die Weigerung, in einer Privatklinik neben dem ortsüblichen Verpflegungssatze die Gebühren für die ärztliche Behandlung nach den Mindestsätzen der Preugo zu bezahlen, den betreffenden Arzt zwingt, entweder von der Behandlung des betreffenden Patienten zurückzutreten oder ärztliche Arbeit umsonst zu leisten, so würde dies einen erheblichen Verstoß gegen die freie Arztwahl bedeuten, ganz abgesehen davon, daß die Behandlung auch bei Gewährung der Arztkosten nicht teurer kommen würde. Denn einerseits verbleiben die Kinder erfahrungsgemäß in Privatkliniken resp. Krankenhäusern mit freier Arztwahl infolge des größeren Bettenmangels meist bedeutend kürzere Zeit; andererseits werden ja auch die Ärzte der städtischen Krankenhäuser und der Heime von irgendeiner Seite bezahlt, nur daß ihr Gehalt an irgendeiner anderen Stelle des Budgets erscheint. Und wenn in vielen Krüppelheimen durch Eintreten der privaten Fürsorge dem Staat ein Teil der Kosten abgenommen wird, so darf dies kein Grund sein, die anderen Fachärzte in ihrer Existenz und Arbeitsmöglichkeit zu hindern, vor allem, da es sich ja immer nur um vereinzelte Fälle handelt.

Es soll daher der Landeshauptmann durch verständnisvolles Eingehen auf die berechtigten Wünsche der Ärzteschaft Mißstimmungen in dieser Hinsicht nicht aufkommen lassen.

Übrigens wird auch in der Fußnote 13 zum § 1 des Gesetzes im SCHLOSSMANNschen Kommentar ausdrücklich auf die *Unentbehrlichkeit der privaten Anstalten* hingewiesen, und auch BIESALSKI betont in seinem Leitfaden der Krüppelfürsorge, daß privaten Kliniken ihre Kranken nicht entzogen werden dürften. Bei Fällen, in denen neben der Behandlung noch Schule oder Berufsausbildung notwendig ist, kommt ja ohnehin nur die Aufnahme in einem Krüppelheim in Frage.

In den Krüppelfürsorgestellen wie bei den Untersuchungsterminen der Landeskrüppelärzte soll ferner in keiner Weise eine Beeinflussung der Patienten bezüglich der Wahl des Arztes erfolgen. Überhaupt soll der Krüppelfürsorgearzt in ständigem Konnex mit seinen ärztlichen Kollegen bleiben und vor allen Dingen auch den *Hausarzt nicht ausschalten*, woran man besonders bei den Fällen denken muß, die nicht vom Arzt, sondern von einer anderen Stelle, z. B. dem Schullehrer, gemeldet werden. Der Krüppelfürsorgearzt soll dem Hausarzt kurz seine Ansicht über die Diagnose des Falles und die ihm notwendig erscheinenden Maßnahmen mitteilen, jedoch ihm die nötige Zuweisung des Kindes an einen Facharzt überlassen. Der wichtigste Punkt aber, den ich weiter oben schon bei der Frage der Krüppelmeldungen gestreift habe und aus dem heraus sich zum größten Teil die Zurückhaltung der orthopädischen Ärzte bei den Krüppelmeldungen erklärt, betrifft die *unnötigen Nachuntersuchungen derjenigen Krüppel durch den Krüppelfürsorgearzt bzw. den Landeskrüppelarzt, die sich bereits in orthopädischer, d. h. ausreichend fachärztlicher Behandlung befinden.* Die Ausführungsbestimmungen besagen in dieser Hinsicht, daß sich der Landeskrüppelarzt diejenigen Krüppel auf seinen Inspektionsreisen vorstellen lassen soll, bei welchen nach seinem Ermessen *sein Eingreifen als zweckmäßig und geboten* erscheinen kann. Er braucht also danach *nicht* etwa *alle* Fälle selbst nachzuuntersuchen. Und fernerhin heißt es einige Zeilen später: „Es wird ferner Aufgabe des Landesarmenarztes sein, dafür zu sorgen, daß die übrigen im Bezirk des Landarmenverbandes (d. h. Landesfürsorgeverbandes) tätigen Ärzte und Sachverständigen in der Krüppelfürsorge zu seiner Entlastung und zur Verbilligung des Verfahrens ausgiebig herangezogen werden.“ Aus diesen Gründen und unter Berufung auf § 7 des Gesetzes, der die Beibringung ärztlicher Zeugnisse vorsieht zum Nachweis, ob die nötigen Maßnahmen zur Verhütung dauernder Verkrüppelung getroffen sind, *ist es absolut unnötig und unzweckmäßig, daß Fälle, die von Fachorthopäden oder von Ärzten gemeldet sind, von denen man unbedingt annehmen kann, daß sich die Patienten bei ihnen in richtiger Behandlung befinden, nochmals vom Krüppelfürsorgearzt oder vom Landeskrüppelarzt nachuntersucht werden*, ausgenommen vielleicht solche Fälle, bei denen Bezirksfürsorgeverband oder Landesfürsorgeverband irgendwelche Kosten übernehmen soll. In letzteren Fällen würde nämlich der Krüppelfürsorge- resp. der Landeskrüppelarzt in demselben Sinne als Vertrauensarzt zu fungieren haben, wie es ja auch bei den Krankenkassen üblich ist. Selbst hier wird sich zuweilen noch eine Nachuntersuchung vermeiden lassen. Es ist übrigens interessant, daß das Gesetz in seinem § 7 nicht den Nachweis verlangt, *daß*, sondern *ob* die geeigneten Maßnahmen zur Verkrüppelung getroffen sind, woraus also hervorgeht, daß ein *Zwang* zur Behandlung im allgemeinen nicht von Gesetzes wegen erfolgen kann.

Um diese unnötigen Nachuntersuchungen zu vermeiden, würde es sich empfehlen, Patienten, die von Ärzten, besonders von orthopädischen Fachärzten, gemeldet sind, erst zur Nachuntersuchung zu bestellen, wenn eine Anfrage bei dem betreffenden Arzt ergeben hat, daß sich der betreffende Patient auch nach erfolgter Aufforderung seit längerer Zeit nicht mehr bei ihm vorgestellt hat.

Wohl die wichtigste und vielleicht die schönste Aufgabe, die die Krüppelfürsorgestelle zu erfüllen hat, besteht in dem Verkehr mit dem Patienten bzw.

seinen Angehörigen, eine Aufgabe, die aber nicht immer ganz einfach ist. Denn es sind hier gar nicht selten Widerstände der Eltern zu überwinden, die sich teilweise schon allein davon ableiten, daß das Publikum allem, was staatlicherseits einen gewissen Zwang bedeutet, etwas Opposition entgegensetzt, ohne daran zu denken, daß dieser staatliche Zwang einzig und allein dem Wunsche entsprungen ist, gerade dem hilfsbedürftigen Kranken zu helfen. Es kommt hinzu, daß, wie bereits erwähnt, die Bezeichnung „Krüppelfürsorgestelle" bei vielen Eltern eine unerwünschte Gefühlsreaktion auslöst, daß außerdem bei den arbeitenden Klassen die Vorführung der Kinder auf der Fürsorgestelle mit einem Verlust an Verdienst und oft mit baren Ausgaben verknüpft ist. Es müßte daher billigerweise auch ein Fond vorhanden sein, aus dem kleine geldliche Beihilfen im Falle der Bedürftigkeit gegeben werden können, dessen Verwaltung dem ärztlichen Leiter der Krüppelfürsorge überlassen sein müßte, ohne daß wegen einiger Pfennige gleich ein großer Verwaltungsapparat in Bewegung gesetzt zu werden brauchte. Vor allem muß aber der Krüppelfürsorgearzt und nicht minder das übrige Personal der Krüppelfürsorgestelle, besonders die Fürsorgeschwester, deren Einfluß sich ganz besonders gut auswirken kann, durch die sorgfältige Art der Untersuchung, durch verständnisvolles Eingehen auf die soziale Lage und auf die persönliche individuelle Lage des Falles unter möglichster Freimachung von allen bureau- und aktenmäßigen Beigaben bei dem Kranken das Bewußtsein zu erwecken verstehen, daß er nicht Objekt, sondern Subjekt der Krüppelfürsorge ist.

Wenn man es versteht, neben der rein gesetzmäßigen Fürsorgetätigkeit auch die menschliche Seite etwas anklingen zu lassen, so wird man manche Widerstände viel leichter überwinden können — und das gilt wohl für jede fürsorgerische Tätigkeit.

Es war bei uns in Frankfurt sehr interessant, zu beobachten, wie schnell vorher sehr renitente Eltern ihren Standpunkt zur Krüppelfürsorge änderten, als sie sahen, daß die Krüppelfürsorgestelle ihren Kindern zu den verschiedenen Märchenaufführungen, die in den Frankfurter Theatern um die Weihnachtszeit gegeben zu werden pflegen, dank dem gütigen Entgegenkommen der Bühnen Freiplätze verschaffen konnte, und als sie erlebten, daß in schwerer wirtschaftlicher Not plötzlich die ungemein rührige Fürsorgeschwester mit einem Paket Kleider oder Wäsche erschien, die sie sich von Gönnern zu verschaffen verstanden hatte.

An der Persönlichkeit der *Fürsorgeschwester* hängt überhaupt außerordentlich viel. Sie muß immer wieder Hausbesuche machen und durch ihre Überredungskunst den Widerstand der Eltern gegen das Erscheinen zur Untersuchung wie auch gegen eine vorgeschlagene Behandlung zu brechen verstehen.

Ein wichtiger Punkt ist es auch, daß die verschiedenen Zweige der Fürsorge etwas Hand in Hand arbeiten, damit nicht eine *Überbefürsorgung* herauskommt und das Kind nicht jede Woche auf eine andere Fürsorgestelle bestellt wird, oder jeden Tag eine andere Fürsorgeschwester in das Haus kommt. In dieser Hinsicht wird zuweilen nicht zum Nutzen der Sache zu viel getan.

Am häufigsten macht sich natürlich ein *Widerstand in der Frage der Behandlung* geltend. Einmal ist der Grund dieses Widerstandes pekuniärer Natur. Denn die Bezirks- bzw. Landesfürsorgeverbände übernehmen die Kosten der Behandlung nur in dem Maße, als die Eltern der Krüppelkinder zur Aufbringung der Kosten selbst nicht in der Lage sind. Je nach der finanziellen Lage der Eltern werden also gemäß dem Sinne der „Reichsgrundsätze über Voraussetzung, Art und Maß der öffentlichen Fürsorge" die entstehenden Behandlungs- usw. Kosten in manchen Fällen nur teilweise oder unter der Bedingung allmählicher ratenweiser Rückzahlung übernommen. Im ganzen ist es ein sehr gesunder Standpunkt, daß die Eltern wenigstens einen kleinen Teil zu den Kosten zusteuern sollen, also bei Anstaltsaufenthalt etwa so viel, als die Verpflegung des Kindes zu Hause ausmachen würde; denn die Eltern sollen wissen, daß sie die Pflicht haben, an der Gesundung ihres Kindes ebenfalls mitzuarbeiten. Die Höhe dieses Beitrages darf natürlich nicht schematisch festgesetzt werden, sondern ist sehr sorgfältig von Fall zu Fall nach Maßgabe der sozialen Lage zu erwägen. Auch hier ist alles Bürokratische nach Möglichkeit auszuschalten und auf die recherchierende Mitarbeit der Fürsorgerinnen, evtl. auch der Geistlichen, Lehrer und Ärzte, zurückzugreifen, um nicht Härten entstehen zu lassen, deren Vermeidung ebenfalls ausdrücklich in den Reichsgrundsätzen gefordert wird. Es wäre beispielsweise Unsinn, eine arme kinderreiche Familie zu den Kosten mit heranziehen zu wollen. Hier soll, wenn sich eines der Kinder in einem Krüppelheim befindet, die dadurch bedingte kleine Ersparnis, falls eine solche überhaupt merkbar ist, zur besseren Verpflegung der anderen benutzt werden. Derartige Fälle gibt es viele.

Aber auch abgesehen von den finanziellen Kosten stehen die Eltern der Krüppelkinder sehr oft der vorgeschlagenen Behandlung ablehnend gegenüber, teils aus Indolenz, teils weil sie in übertriebener Affenliebe ihr Kind „nicht quälen lassen wollen“.

b) Behandlungszwang.

Wir kommen damit zu der wichtigen Frage des „*Behandlungszwanges*“. Die Ausführungen zum Krüppelfürsorgegesetz (VI, B 5) besagen zwar: „Sofern die Krüppelfürsorgestelle bei ihren Maßregeln auf einen unvernünftigen Widerstand der Eltern oder Vormünder stößt, wird sie sich nötigenfalls auch an das Vormundschaftsgericht um Hilfe wenden müssen (§§ 1666, 1838 BGB.)“, d. h. also, daß man evtl. den Eltern bei unvernünftiger Weigerung die Erziehungsgewalt über ihre Kinder nehmen könne. In Wirklichkeit glaube ich nicht, daß es angängig ist, bei einem Kinde gegen den Willen der Eltern eine Behandlung auszuführen, die irgendwie mit einer Gefahr für das Leben verbunden ist. Und eine solche Gefahr liegt schon bei jedem auch noch so kleinen Eingriff vor, bei dem eine Narkose nötig ist. Außerdem kann bei jedem Eingriff, und gerade zuweilen bei orthopädischen Eingriffen, ein unerwünschtes Ereignis in Form einer Schädigung auftreten, man denke z. B. an das Vorkommen einer Infektion oder einer Embolie, vor der kein Arzt sicher ist, oder an das Hinzutreten einer postoperativen Lungenentzündung. Daher ist es unbedingt nötig, daß auch die Eltern einen Teil der Verantwortung mittragen. Ich glaube nicht, daß ein Arzt sich bereit erklären würde, diese Riesenverantwortung allein zu übernehmen, auch wenn er durch den Spruch des Vormundschaftsgerichts gedeckt wäre. Jedenfalls würde ich in einem solchen Falle stets die Vornahme eines Eingriffes ablehnen und glaube, daß auch die Mehrzahl der Krüppelärzte diesen Standpunkt teilt. Auch ein Gericht würde sich wohl niemals dazu verstehen, wegen Verweigerung eines vorgeschlagenen Eingriffs die elterliche Erziehungsgewalt abzuerkennen. Einmal würde dies einen Eingriff in die persönlichen Rechte eines jeden bedeuten, dessen Tragweite überhaupt nicht ausdenkbar wäre. Dann aber würde der Richter sicher dem Arzte die Frage vorlegen: „Können Sie für die Gefahrlosigkeit des Eingriffs und für die Heilung garantieren?“ wozu dieser natürlich nie imstande ist.

Über den Prozentsatz derer, die entweder zur Untersuchung nicht erscheinen oder eine Behandlung ablehnen, geben die folgenden Angaben Anhaltspunkte.

In *Duisburg* wurden in den Jahren 1922—1925 gemeldet: 1968 Krüppel.

Davon lehnten die Behandlung ab	226,	d. i. 11,5%
Zur Untersuchung erschienen nicht	371,	d. i. 18,9%
Behandlung hatten nicht nötig	230,	d. i. 11,7%
Es blieben für weitere Fürsorge übrig . .	1141,	d. i. 57,9%

In *Berlin* (schriftliche Mitteilung) scheint in den einzelnen Bezirken die Zahl derer, die zur Untersuchung nicht erscheinen, erheblich zu differieren. Dagegen wurde die vorgeschlagene Behandlung relativ selten abgelehnt, nämlich im Bezirk

Zehlendorf	in	5,1%	
Tempelhof	„	4,6%	der untersuchten
Kreuzberg	„	0,8%	Fälle.
Neukölln	„	1,3%	

Ein weiterer Bericht über den Besuch der Krüppeluntersuchungstage liegt aus dem Regierungsbezirk *Kassel* (außer der Stadt Kassel) vor. Danach *erfolgten auf 100 Vorladungen Untersuchungen*:

1921: 76,2%; 1922: 64,5%; 1923: 62,6%; 1924: 64,5%; 1925: 73,9%.

Von 100 Untersuchten waren anstaltsbedürftig:

1921: 29,5%; 1922: 59,1%; 1923: 54,9%; 1924: 48,5%; 1925: 44,1%.

Von 100 Anstaltsbedürftigen lehnten die Behandlung ab:

1921: 52,5%; 1922: 34,7%; 1923: 35,4%; 1924: 24,9%; 1925: 16,3%.

Von 100 Untersuchten lehnten die Behandlung ab:

1921: 13,6%; 1922: 21,4%; 1923: 19,4%; 1924: 12,0%; 1925: 7,2%.

Wie mir das Jugendamt der Stadt *Breslau* freundlicherweise mitteilte, kommen etwa 20% der Aufforderung zur Untersuchung nicht nach; die vorgeschlagene Behandlung würde nur selten, etwa in 1—2% der untersuchten Fälle abgelehnt und meist nur dort, wo den unterhaltungspflichtigen Angehörigen selbst Kosten entstehen.

Im Bezirk der Provinz *Pommern* (schriftliche Mitteilung) lehnten die Behandlung ab (berechnet auf die Zahl der Anstaltsbedürftigen):

1920: 20,5%; 1921: 31,3%; 1922: 13,7%;
1923: 17,7%; 1924: 15,3%; 1925: 18,7%.

Für den Arzt gibt es natürlich nichts Deprimierenderes, als tatenlos zusehen zu müssen, daß ein Kind durch die Torheit seiner Eltern zum Krüppel wird. In vielen Fällen wird aber eben auch hier das gute Zureden des Krüppelfürsorgearztes und der Fürsorgeschwester noch manchen Erfolg zu verbuchen haben, vor allem, wenn dem Zaudernden ein ähnlicher Fall gezeigt werden kann, der durch die vorgeschlagene Behandlung geheilt oder weitgehend gebessert worden ist.

Ganz anders liegen natürlich die Verhältnisse, wenn es sich um Maßnahmen handelt, deren Ausführung keinerlei Gefahr für das Kind mit sich bringen kann. Dazu gehört vor allem das Erscheinen zur Untersuchung, soweit kein Attest beigebracht ist, das vom Erscheinen entbindet, weiter die Anfertigung nötiger Apparate und schließlich und vor allem die nötige Schul- und Berufsausbildung. Hier ist die Anwendung von Zwangsmaßregeln, falls auf gütlichem Wege nichts zu erreichen ist, sicherlich und unbedenklich am Platze. Aus psychologischen Gründen soll aber jede Fürsorge versuchen, möglichst ohne Zwang auszukommen; desto populärer wird sie sein. Fürsorgerische Tätigkeit und Zwang sind zwei Dinge, die nicht zueinander passen.

So erwachsen dem ärztlichen Leiter der Krüppelfürsorgestelle und seiner Helferin neben dem ärztlichen Handeln noch andere soziale Aufgaben und Pflichten, die an Schönheit und Befriedigung hinter den rein medizinischen Problemen der Krüppelfürsorge nicht zurückstehen.

Einige statistische Angaben, die ich auf der *Gesolei* in Düsseldorf verzeichnet fand, mögen die *Tätigkeit und die Kosten der Krüppelfürsorge* näher illustrieren. Es bestanden an Krüppelfürsorgestellen:

im Jahre 1902: 2
„ „ 1908: 5
„ „ 1910: 18
„ „ 1926: 34

In 169 Städten mit zusammen 22 429 313 Einwohnern wurden nach dem Stande vom 1. I. 1925 beraten: 57 500 Krüppel.

Es wurden bei diesen Entkrüppelungsverfahren eingeleitet

in Anstalten in 6 900 Fällen
ambulant in 22 000 Fällen.

Groß-Berlin hat *1924* nach mir freundlichst gemachter Angabe (s. a. Statist. Taschenbuch der Stadt Berlin 1926, S. 182—183) insgesamt *11 735* Krüppel beraten. Davon waren 1924 neu hinzugekommen: 5239. Die näheren Einzelheiten gibt folgende Aufstellung:

Art der Behandlung	Alter in Jahren						Überhaupt		
	0—6		über 6—14		über 14				
	männlich	weiblich	männlich	weiblich	männlich	weiblich	männlich	weiblich	zusammen
Befürsorgte Krüppel am 31. Dezember 1924.									
In ambulanter Behandlung	614	551	1377	1858	362	487	2353	2896	5249
In Anstaltsbehandlung . .	38	40	130	132	104	72	272	244	516
davon in Siechenanstalten	1	2	10	5	19	8	30	15	45
In Erholungs- u. Genesungsheimen	17	16	31	26	9	10	57	52	109
Lediglich der fürsorg. Behandlung unterstellt . .	370	395	1100	1411	435	437	1905	2243	4148
In sonstiger Fürsorge . .	249	246	376	431	165	246	790	923	1713
Insgesamt	1288	1248	3014	3858	1075	1252	5377	6358	11 735

Infolge der Auswirkung des Krüppelfürsorgegesetzes hat auch die Zahl der in Anstaltspflege befindlichen Krüppel erheblich zugenommen. In Preußen befanden sich in Anstaltspflege

am 31. III. 1925: 5815
am 31. III. 1921: 849

Für die Rheinprovinz allein betragen diese Zahlen 2488 : 188.

Was schließlich die Kostenfrage betrifft, so gab Preußen im Jahre 1925 *nur für die Anstaltsfürsorge* rund 7 000 000 Mark aus, wovon auf die Rheinprovinz allein die Summe von 2 500 000 Mark entfiel.

Groß-Berlin gab *1924* für seine Krüppelfürsorge aus: 514 335 Mark, und zwar für

Anstaltsbehandlung	405 138 M.
Orthopädische Apparate usw.	73 846 „
Unterbringung der Kinder in Buch im Ambulatorium . .	19 174 „
Ambulante Behandlung	14 838 „
Fahrgelder	1 337 „

Aus der Einzelaufstellung geht übrigens hervor, daß die Teile Berlins, die hauptsächlich vom Proletariat bewohnt sind (Wedding, Friedrichshain, Kreuzberg) der Krüppelfürsorge die größten Ausgaben verursachen, was allerdings auch zum Teil mit der größeren Bevölkerungsdichte zusammenhängen kann. Diese Mehrausgaben betreffen vor allem die Kosten für *Anstalts*behandlung.

Nur anhangsweise sei hier die Krüppelfürsorge erwähnt, die dem Staat durch den Krieg erwachsen ist, die orthopädische Versorgung der *Kriegsverletzten*, die von den *Orthopädischen Versorgungsstellen* in die Hand genommen wird. Um eine kurze Einsicht über die große Arbeit zu geben, die diese orthopädischen Versorgungsstellen zu leisten haben, und über die Fülle der Kriegsverletzten, die sie zu betreuen haben, lasse ich eine Aufstellung der Orthopädischen Versorgungsstelle *Nürnberg* folgen, die den Stand am 1. V. 1926 wiedergibt. Die Gesamtzahl der zu versorgenden Kranken betrug damals 12 005:

Blinde: 90.
Benutzer von Fahrstühlen: 40.
Benutzer von Selbstfahrern: 100.

Einarmige: *757*.		Einbeinige: *1248*.	
Oberarmamputation	497	Exartikulierte	7
Unterarmamputation	199	Oberschenkelamputation	765
Handamputation	61	Unterschenkelamputation	426
		Fußamputation	50
Armlose: 10.		Beinlose: 45.	

Träger orthopädischer Schuhe: 4733.
Sonstige orthopädisch zu versorgende Kriegsverletzte: 5008.
(Apparate usw.)

Bedenkt man, daß es in Deutschland 37 orthopädische Versorgungsstellen gibt, so erhält man einen Begriff davon, was für Wunden in dieser Beziehung der Krieg geschlagen hat und welche Arbeit und Kosten notwendig sind, um hier die nötige Hilfe angedeihen zu lassen.

5. Die Behandlung der Krüppelleiden.

Im allgemeinen ist das Hauptziel der Therapie der Krüppelleiden die *Erreichung der größtmöglichen Funktionstüchtigkeit und Erwerbsfähigkeit* für den Körperbehinderten. Auch die Korrektur von Deformitäten wird schon zuweilen, ohne daß es zu einer Verbesserung der Funktion an sich kommt, eine Verbesserung der Erwerbsbefähigung im Gefolge haben. Daher muß stets an erster Stelle des Behandlungsplanes unbeschadet der erzieherischen Aufgaben die *ärztliche Behandlung* und möglichste Heilung des körperlichen Schadens stehen, auch hinsichtlich der Rückwirkung auf die Psyche des Körperbehinderten.

Auf Einzelheiten der ärztlichen Behandlung im Rahmen dieses sozialhygienischen Handbuches näher einzugehen, halte ich nicht für angebracht. Das ganze Rüstzeug der modernen orthopädischen Chirurgie muß dem Arzt, der Krüppelleiden behandeln will, ebenso zur Verfügung stehen, wie er vielfach auch auf die beratende Mitarbeit der auf den Grenzgebieten arbeitenden Kollegen nicht verzichten wird. Alle diese Einzelheiten findet man in jedem Lehrbuch der Orthopädie eingehend niedergelegt. Es können hier nur stellenweise medizinische Fragen kurz gestreift werden, soweit sie besonders in das Gebiet der allgemeinen sozialen Hygiene hinüberspielen.

Bei der Behandlung der Krüppelleiden wird es sich nur sehr selten darum handeln, gefährdetes Leben zu erhalten. Am häufigsten wird dies noch bei der chirurgischen Tuberkulose der Fall sein, bei der die Sorge für den Allgemeinzustand des Körpers im Hinblick auf die Ausheilung der lokalen Erkrankung wie auf die Erhaltung des Lebens an allererster Stelle zu stehen und den Behandlungsplan zu bestimmen hat. Umgekehrt können hier Fehler in der rein orthopädischen Behandlung, wie brüskes Redressieren von Contracturen u. ä., zu ernsten lebensbedrohlichen Folgen führen. Ähnliche Überlegungen sind auch bei der Behandlung von Deformierungen, die als Folge osteomyelitischer Infektionen zurückgeblieben sind, am Platze, bei denen korrigierende Osteotomien, die in noch nicht völlig ausgeheiltem Gebiet vorgenommen werden, zu einem höchst gefährlichen Aufflackern des alten Prozesses Veranlassung geben können. Im allgemeinen wird aber die eigentliche Behandlung des Krüppelleidens erst dann einsetzen — ich denke hierbei auch an die Lähmungen, besonders an die Poliomyelitis — wenn das akute, das Leben bedrohende Stadium der Erkrankung überwunden ist. Indessen soll bereits im akuten Stadium der Krankheit der „orthopädischen" Behandlungsindikation Rechnung getragen werden und, soweit sich dies mit der vitalen Indikation nur irgendwie vereinbaren läßt, durch zweckmäßige Lagerung u. ä. späterer Verkrüppelung weitgehendst vorgebeugt werden. Gerade diese Forderung ist z. B. bei der Behandlung der akuten Osteomyelitis und der frischen Verletzungen (Kriegsverwundungen usw.) äußerst wichtig und meist, wenn auch nicht immer, durchführbar.

Es liegt im Charakter der Krüppelkrankheiten, vor allem der des Kindesalters, daß, abgesehen von der an erster Stelle stehenden Prophylaxe der Krankheit an sich und der prophylaktischen Bekämpfung der Entstehung der Deformität die *frühzeitige* Behandlung die wichtigste Forderung ist. Das liegt bei den Erkrankungen des Kindesalters vor allem in dem großen Einfluß begründet, der dem *Wachstum* und der statischen Belastung bei der Entstehung der Deformitäten und bei deren Heilung zukommt. Die *angeborenen* Deformitäten bilden dafür Schulbeispiele. Wie sich auf der einen Seite z. B. beim unbehandelten Klumpfuß die pathologische Form unter dem Einfluß des Wachstums und der Belastung immer mehr ausbildet, wird sich auf der anderen Seite das Wachstum des korrigierten Gliedes in annähernd normalen Richtungen auswirken können und wird auf diesem Wege durch die jetzt in normaler Richtung wirkende Schwerkraft in die richtige Bahn gelenkt.

Die Erfolgsmöglichkeiten hängen daher bei den angeborenen Deformitäten, also vor allem dem Klumpfuß, dem Schiefhals und der angeborenen Hüftgelenkverrenkung ganz besonders eng zusammen mit dem Zeitpunkt des Behandlungsbeginns. Ich bin weiter oben bei der Besprechung der einzelnen Krüppelleiden bereits darauf näher eingegangen. Aber auch bei den erworbenen Krüppelleiden wie der Tuberkulose, der Rachitis, den Lähmungen usw. ist der Erfolg eng geknüpft an die frühzeitig einsetzende Behandlung, die die Entstehung von Deformitäten verhütet und vorhandene so rechtzeitig korrigiert, daß das weitere Wachstum in möglichst normalen Bahnen erfolgt.

Die rechtzeitige sachgemäße Behandlung der Erkrankung ist die beste Prophylaxe gegen dauerndes Krüppeltum und Erwerbsbehinderung und stellt zugleich die *billigste Behandlungsart* dar. Irgendwelche Einschränkungen in dieser Hinsicht wie sie auch geartet seien, sei es als *Dispenszeit,* wie sie unbegreiflicherweise das Gesetz als eine eventuelle Entbindung von der Verpflichtung der Aufnahme von Kindern bis zum 5. und nach dem 14. Jahre vorgesehen hatte oder als irgendwelche Abbaubestrebungen sind nichts als grundfalsche Sparsamkeit und vom sozialethischen wie vom sozial-wirtschaftlichen Gesichtspunkt aus völlig zu verwerfen. Ein Regierungsvertreter hat auf dem Krüppelfürsorgekongreß in Nürnberg ganz richtig gesagt, daß die *Sinnfälligkeit des Erfolges bei der Krüppelfürsorge so in die Augen fallend wäre, daß sie auch den nüchternsten Finanzreferenten überzeugen müßte.*

Die beste Therapie aber — das ist ein alter ärztlicher Grundsatz — ist die *Prophylaxe.*

Inwieweit sich eine solche bei den angeborenen Krüppelleiden erfolgversprechend wird anwenden lassen, darüber lassen sich bisher kaum mehr als Vermutungen aufstellen. Alle diese Probleme spielen weit in die Soziologie und die Ätiologie der angeborenen Krüppelkrankheiten hinein. Bei den Krankheiten, deren Zusammenhang mit durchgemachten *Geschlechtsleiden* der Eltern klar ersichtlich ist, fällt naturgemäß die Prophylaxe mit der Bekämpfung der Geschlechtskrankheiten zusammen, ebenso wie der Kampf gegen den *Alkoholmißbrauch* wohl nicht nur in der Verringerung der angeborenen Geisteskrankheiten, sondern auch der Krüppelkrankheiten seine Auswirkungen zeigen wird. Allerdings muß im Interesse strenger wissenschaftlicher Forschung hervorgehoben werden, daß ein Zusammenhang zwischen Alkoholismus und angeborenen Krüppelkrankheiten wie Klumpfuß, angeborener Hüftgelenkverrenkung usw. entgegen manchen Angaben aus Laienkreisen bisher noch nicht sicher erwiesen zu sein scheint. Damit soll aber nicht bestritten werden, daß Schädigungen der Keimanlage durch Alkoholismus der Eltern und dadurch das Entstehen angeborener Deformitäten sehr wohl möglich erscheinen (s. auch REINHEIMER).

Zunächst ein kurzes Wort über die *Vererblichkeit der angeborenen Krüppelleiden*, die sich gar nicht selten feststellen läßt. Besonders manche Deformitäten, wie *Poly- und Syndaktylie* an Füßen und Händen, *Hammerzehen*, wobei meist die 2. Zehe betroffen ist, *Plattknickfüße* u. a. bilden wahre Fundgruben für den Vererbungsforscher. Aber auch die uns Krüppelärzte mehr interessierenden Deformitäten, der *Klumpfuß*, der *Schiefhals* und die *angeborene Hüftgelenkverrenkung* lassen so häufig ein familiär-hereditäres Auftreten erkennen — ich verweise z. B. auf die jüngst erschienene, den Klumpfuß behandelnde Züricher Dissertation von W. M. MÜLLER — daß sich hier auch im Hinblick auf die Ätiologie dieser Erkrankungen noch erfolgversprechende Forschungsgebiete eröffnen.

Nach BAUR-FISCHER-LENZ ist die Erbanlage bei:

Fehlen von Fingern	domin.
Vielfingrigkeit	„
Syndaktylie	„
Plattfuß	rec.
Klumpfuß	„
Spalthand und -fuß	dom. + rec.
Hasenscharte und Wolfsrachen	dom. + rec.
Trichterbrust	dom.
Hüftverrenkung	rec.

Nur zwei Tabellen mögen als Beispiele für die Vererblichkeit von Deformitäten angeführt sein. Die Vererblichkeit bei *Polydaktylie* zeigt eine Tabelle von LUKAS:

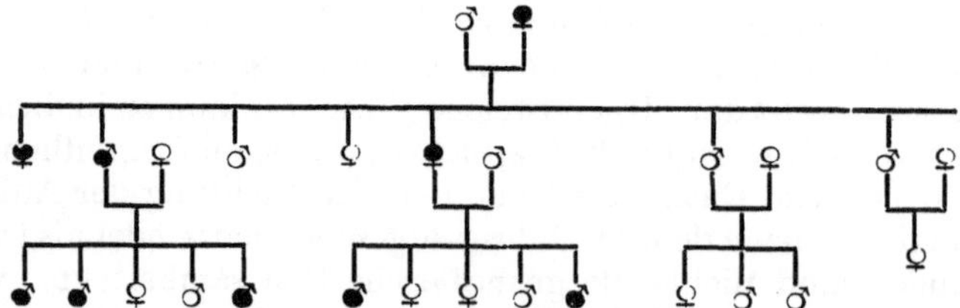

Die nächste Tabelle zeigt den bekannten FLETSCHERschen *Klumpfuß*stammbaum:

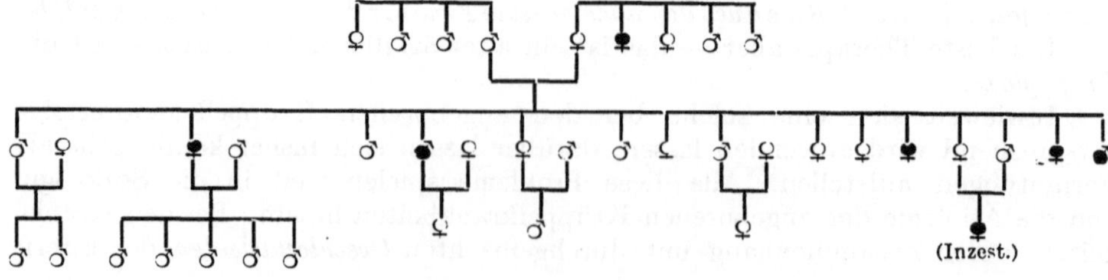

Wenn sich also Krüppelleiden vererben *können*, so ist das Vorkommen eines solchen Leidens in einer Familie noch kein Grund zum Eheverbot. Wohl aber sind Kinder aus *Verwandtenehen* in solchen Familien stark gefährdet (s. z. B. das einem Inzest entsprossene Kind des Klumpfußstammbaums).

Äußerst interessant und für die soziale Frage von ganz außerordentlicher und weittragender Bedeutung wäre die Klarstellung, ob durch die vergebliche Anwendung von chemisch oder mechanisch wirkenden Schutzmitteln vor oder nach dem Coitus (Ausspülungen, Einlegen spermatötender Tabletten usw.) oder durch vergebliche Abtreibungsversuche, sei es durch ähnliche Mittel, sei es durch Einnahme von Medikamenten zu einer Schädigung der Keimanlage kommen kann, als deren Folge eine krüppelhafte Ausbildung der Frucht resultiert. Wenn man das Vorliegen einer solchen Möglichkeit in starkem Maße in Betracht zieht, muß man sich allerdings von der Vorstellung frei machen, daß die angeborenen Deformitäten der Hauptsache nach ihre Entstehung grobmechanischen Einflüssen zu verdanken haben. Und da muß ich immer wieder betonen, daß ich diese grobmechanische Einstellung für die allergrößte Mehrzahl der Fälle für einen Irrtum halte, auch wenn ich mich damit in Widerspruch mit vielen meiner Fachkollegen setzen sollte. Das bereits erwähnte häufige familiäre Vorkommen von Krüppelleiden, wie des Klumpfußes und der angeborenen Hüftverrenkung, wobei die Krankheit nicht nur von der Mutter, sondern auch vom Vater vererbt wird, das multiple Vorkommen von Verkrüppelungen ganz verschiedener Art bei einem Individuum, das häufige Zusammentreffen mit Wirbelspalten, mit nervösen Störungen wie langdauerndem Bettnässen, die hartnäckige Rezidivneigung, z. B. der Klumpfüße, sind meines Erachtens einige der schwerwiegenden Gründe, die man gegen die mechanistische Anschauung ins Feld führen kann und die auch von anderer Seite geteilt werden.

Jedenfalls sollte man in Zukunft etwas auf die Möglichkeit des Zusammenhanges zwischen antikonzeptionellen Mitteln und angeborenen Krüppelleiden achten. Vielleicht liegt hierin der Schlüssel dafür, daß manche angeborenen Deformitäten, wie der Klumpfuß, während des Krieges eine Zunahme erlitten zu haben scheinen.

Wenn dem so wäre, läge der Rückschluß auf die soziale Seite der Frage nahe. Denn daß die Zunahme der Anwendung der antikonzeptionellen Mittel nicht einfach mit der zunehmenden Sittenverderbtheit abgefertigt werden kann, darüber sind sich alle, die irgendwie im sozialen Leben stehen, wohl einig. Es rollt sich dabei vor unserem Auge wieder das ganze Bild der Wohnungsnot, der Arbeitslosigkeit, der Verarmung des Volkes, der immer mehr zunehmenden werktätigen Arbeit der Frau im heutigen Leben auf, alles Momente, die ja in weit stärkerem Maße noch in der Frage der *Rachitis und der Tuberkulose* mitsprechen.

So wenig man also bei den angeborenen Deformitäten über die Möglichkeit einer prophylaktischen Einwirkung unterrichtet ist, so sehr kommt eine solche bei den beiden zuletzt genannten Erkrankungen in Betracht, ja man kann fast sagen, daß hier die Prophylaxe ebenso wichtig wie die Therapie ist, und daß die bestmöglichste Prophylaxe zugleich die sparsamste aller Behandlungsmethoden darstellt.

Hier steht das *Wohnungselend*, das enge Zusammenleben vieler Menschen in engen lichtarmen Wohnungen zusammen mit ungenügender Ernährung an erster Stelle der in Betracht kommenden ätiologischen Faktoren. Besonders die Tuberkulose ist eine Wohnungskrankheit κατ᾽ ἐξοχήν, ganz besonders für das Kindesalter. In solchen Wohnungen, die ja in den Proletariervierteln unserer Großstädte leider keine Seltenheiten sind, in denen noch dazu mehrere Familienmitglieder in einem Bett schlafen, in engen Räumen, in denen sich das ganze Leben am Tage und nachts abspielt, in denen gearbeitet, gekocht, gewaschen wird, in solchen Wohnungen lauern neben allen anderen Gefahren für die körperliche und seelische Schädigung auch die Erreger *der* Krankheiten, als deren Folgen Krüppelleiden entstehen können. Wir wissen ja — und die verschiedenen Ausstellungen haben verständigerweise durch sehr instruktive Bilder auch den Laien diese Erkenntnis eingehämmert — daß mit der Sicherheit eines Experiments das junge Kind an Tuberkulose erkrankt, wenn sich in einem derartigen Haushalt ein Kranker mit offener Tuberkulose befindet. Hier muß die Jugendfürsorge einsetzen, um die gefährdeten Kinder zu retten, hier ist der Ausgangspunkt, an dem sich die Krüppel- und Tuberkulosefürsorge treffen müssen, um prophylaktisch wirken zu können. Einen tuberkulösen Erwachsenen auf ein paar Wochen in eine Heilanstalt oder in ein Krankenhaus zu schicken und ihn dann als Bacillenträger oder vielmehr als Bacillenauswerfer wieder in seine häuslichen elenden Verhältnisse zurückzusenden, ist nichts weiter als eine schöne Geste, der jeder reale und auch jeder moralische Untergrund fehlt. Es ist ein nutzloses Verschleudern von Geld.

Auch in der Prophylaxe der *Rachitis* spielt die Wohnungsfrage eine große Rolle. Die Rachitis ist ja sicherlich nicht eine einheitliche Erkrankung, sondern vielmehr ein Symptomenbild, das durch verschiedene Noxen bedingt sein kann. Als hauptsächliche Ursachen, die — vielleicht auf dem Umwege über das System der endokrinen Drüsen — das Entstehen der Rachitis verursachen können, ist einmal unzureichende Nahrung, vor allem qualitativ unzureichende Nahrung, zu nennen. Weiterhin scheint es aber sicher zu sein, daß auch das Wohnen in schlechten, luft- und lichtlosen Wohnungen, Mangel an freier Luft und Sonne, ungenügende Haut- und Körperpflege einen nicht unwichtigen Einfluß auf die Entstehung der Rachitis haben können, abgesehen davon, daß sich mit diesen Verhältnissen noch meist *ungenügende Ernährung* kombinieren wird. Wir erinnern uns im Zusammenhang damit an die Tatsache, daß die Wintermonate erfahrungsgemäß die Entstehung der Rachitis begünstigen, daß andererseits in der Therapie der Rachitis die Anwendung von Licht und Luft, die Verwendung von Hautreizen (Massage, Salzbäder, Schmierseifenkuren usw.) eine große Rolle spielen. Es ist nicht ausgeschlossen, daß die Haut ein dem chromaffinen System nahestehendes innersekretorisches Gebilde ist (HEUDORFER, Versuche von WINTERNITZ und MEIROWSKY und von BRAHN), und daß sich aus diesem Zusammenhang heraus die oft zu konstatierende Abhängigkeit der Rachitis von den obenerwähnten Schädigungen erklären läßt.

In wie hohem Maße die Intensität der Rachitis im Winter gegenüber den Sommermonaten ansteigt, zeigt folgende aus der Düsseldorfer Ausstellung stammende Tabelle:

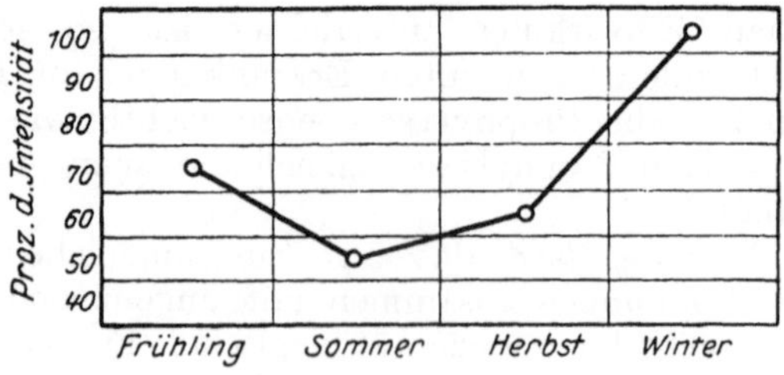

Den Einfluß des Krieges auf die Entstehung der Rachitis lehrt eine Tabelle vom Stadtmedizinalrat SCHRÖDER, die die Zunahme der rachitischen Brustkorbveränderungen in Obernhausen während des Krieges zeigt (siehe nebenstehende Tabelle). Diese Tabelle kann nicht einseitig dadurch gedeutet werden, daß die quantitativ unzureichende Ernährung allein schuld an dem Zustandekommen der Rachitis ist. Sonst wäre wohl kaum der große Unterschied zwischen den Jahren 1918 und 1919 zu erklären. Hier spielen sicher auch noch andere Eigentümlichkeiten der Nachkriegszeit, vor allem wohl ebenfalls die einsetzende Wohnungsnot eine Rolle mit. Überhaupt ist es ja immer schwer, aus der Statistik ohne Berücksichtigung *aller* in Betracht kommenden Momente bestimmte Schlüsse zu ziehen.

Geburtsjahr	Männlich	Weiblich
1912	3,9%	3,5%
1915	3,6%	4,1%
1918	7,7%	7,6%
1919	12,6%	12.3%

Sicherer in ihrer Deutung sind die beiden folgenden Tabellen. Die eine — soviel ich mich erinnere, von KASSOWITZ stammende — stellt fest, daß die *Gehfähigkeit* der Kinder von $1-1^1/_2$ Jahren ganz bedeutend im Verhältnis des zur Verfügung stehenden Wohnraumes abnimmt; sie betrug nämlich

bei einer Zimmerbewohnzahl von 1 Person 100%
„ „ „ „ 3 Personen 83%
„ „ „ „ 6 „ 72%
„ „ „ „ 9 „ 25%

und zu ganz ähnlichen Resultaten kommt eine Statistik des Auguste-Victoria-Krankenhauses (Gesolei): Hier entfielen von 594 rachitischen Kindern auf Wohnungen mit

1 Zimmer	2 Zimmern	3 Zimmern	4 Zimmern	5 Zimmern	6 Zimmern
70%	44,18%	30,56%	46,01%	25%	33,33%

Wenngleich auch hier der geringe Unterschied zwischen den Zahlen bei 2- und 4-Zimmerwohnungen und bei 3- und 6-Zimmerwohnungen ohne nähere Umweltangaben nicht ganz verständlich ist (es fehlt hier z. B. auch die Angabe, von wieviel Personen diese Zimmer bewohnt wurden), so spricht doch der Unterschied im Prozentsatz der Rachitis in den 1-zimmrigen Wohnungen gegen den bei 5- und 6-zimmrigen Wohnungen eine beredte Sprache von dem Einfluß der sozialen Umwelt — denn natürlich ist bei den 1- und 2-zimmrigen Wohnungen auch die allgemeine Lebenshaltung eine geringere — auf das Entstehen der Rachitis, unbeschadet der Tatsache, daß die Rachitis oder besser gesagt die Krankheitssymptome, die wir als Rachitis bezeichnen, auch in gutsituierten Kreisen, besonders sogar bei unzweckmäßiger Überernährung, nicht fehlt.

In prophylaktischer Hinsicht ist daher neben dem leider meist undurchführbaren Bestreben, die wirtschaftliche und soziale Not überhaupt zu heben, als wichtigste Forderung anzusehen: Sorge für bessere *Ernährung*, *Wohnungshygiene* und die Pflege des kindlichen Körpers dadurch, daß ihnen *Luft, Licht und Sonne* in reichlichem Maße gegeben wird. Hand in Hand mit letzterem geht die *Pflege der Leibesübungen*, denn es ist selbstverständlich, daß der durch Sport gestählte jugendliche Körper gegen gesundheitliche Schädigungen aller Art, auch gegen solche, in deren Gefolge Krüppelkrankheiten auftreten, in viel besserem Maße zur Produktion von Abwehrkräften befähigt ist. Übrigens fehlt es nicht an Theorien, die auch in dem Mangel an körperlicher Bewegung eine Ursache für das Zustandekommen der Rachitis sehen wollen, da Muskeltätigkeit die Menge des aus den Nebennieren in die Blutbahn übertretenden Adrenalins steigere (STOELTZNER, SCHUR und WIESEL). STOELTZNER weist in dieser Hinsicht auch auf Versuche von FINDLAY hin, der bei gleicher Nahrung und gleicher Luft und Sonne junge Hunde rachitisch werden sah, wenn ihnen durch Einsperren in enge Käfige die Bewegungsmöglichkeit genommen wurde (s. SIMON: Spätrachitis und Hungerosteopathie).

Besonders die großen Städte haben die Verpflichtung, diese obengenannte Dreiforderung möglichst ausgiebigst in die Tat umzusetzen. Denn welche Not in dieser Hinsicht im großstädtischen Proletariat und noch weit hinauf in dem früheren Mittelstand herrscht, ist meist nur denen bekannt, die beruflich mit diesen Kreisen zu tun haben.

Die erste Forderung, die Nahrung der Kinder möglichst zu verbessern, wird durch die Einrichtung der *Schulspeisungen*, eine Fortsetzung der Quäkerspeisung der Nachkriegsjahre, zu erfüllen versucht. Für ein sehr geringes Geld wird hier den Kindern die Gelegenheit gegeben, während der Schulzeit durch Verabreichung einer kräftigen warmen Suppe oder Kakao einen sehr wünschenswerten Zuschuß zu ihrer Nahrung zu erhalten. Nach einer amtlichen Mitteilung wurden 1925 in Preußen 66 739 307 Portionen in der Schulkinderspeisung verausgabt.

Noch sehr im argen liegt die *Wohnungshygiene*, d. h. die Bereitstellung ausreichender Wohnungen. Selbstverständlich ist dies etwas, was das Vorhandensein sehr großer Geldmittel erfordert, und dies ist auch der Grund dafür, daß auf diesem Gebiete noch sehr viel zu tun ist. Immerhin sollten sich die großen Kommunen dieses Problems etwas energischer als bisher annehmen.

Am meisten haben die Städte dafür getan, den Kindern die Wohltat von Luft, Licht und Sonne zu geben; sie konnten dies um so eher, als diese Art der sozialhygienischen Prophylaxe die wenigsten Kosten verursacht. In dieses Gebiet fällt die Einrichtung von *Kinder- und Sonnengärten*, die besonders für die Kleinkinder bestimmt sind. Letztere können, wie dies z. B. in Frankfurt a. M. unter der tatkräftigen Leitung von Frau ANNA EDINGER geschehen ist, unter Umständen mit einem ganz geringen finanziellen Aufwand eingerichtet werden. Die Verpflegung während des Tages kann ebenfalls in Verbindung mit den Schulspeisungen erfolgen. In dieselbe Kategorie fallen die Luftbäder für die Schuljugend und die Erholungs- und Freiluftstätten für diejenigen Kinder, die die Schulferien in der Großstadt verbringen müssen. Die Stadt sorgt dafür, daß die Kinder an diese Stellen in Sammeltransporten mit bereitgestellten Wagen der elektrischen Bahn befördert werden.

Schon mehr für gesundheitsgefährdete oder bereits kränkliche Kinder gedacht sind die Einrichtungen der *Erholungsfürsorge*, die die Kinder in Heime oder auf das Land zu vertrauenswürdigen Leuten in Einzelpflege schickt. Gerade die Erholungsfürsorge arbeitet mit der Krüppelfürsorge in sehr vielen Fällen gemeinsam.

Nach einer amtlichen Zusammenstellung wurden von insgesamt 2 459 898 Schulkindern, die sich am 1. Januar 1925 in Volks-, Mittel- und höheren Schulen befanden, verschickt:

in Landaufenthalt	67 150
in Erholungsheime	132 333
in ärztlich geleitete Heilanstalten . . .	30 999

Schließlich ist hier noch die vorzügliche Einrichtung der *Schulerholungsheime* zu erwähnen, in die in regelmäßigem Turnus eine ganze Klasse mit ihren Lehrern auf 4 Wochen in frische Luft herauskommt. Kräftige Kost, einfache, aber hygienische Unterkunft in Baracken, und verständnisvolle Lehrer, die einmal auf einige Wochen bezüglich der Schularbeit ein Auge zugunsten der körperlichen Erholung der Kinder und auch zugunsten der persönlichen Fühlungnahme mit ihnen zudrücken, bescheren den Schulkindern einen Monat größter Freude und bester Erholung. Es liegt ein in jeder Beziehung — nicht nur in rein hygienischer Hinsicht — außerordentlich gesunder Gedanke in dieser Einrichtung, die von der Stadt Frankfurt a. M. auf der *Wegscheide* unter Leitung des Rektor JASPER ins Leben gerufen worden ist. Daneben gehen immer mehr Schulen noch daran, sich selbst einfache *Schulerholungsheime* einzurichten.

Daß daneben jede Bewegung der Jugend, die eine *vernünftige Betätigung im Sport und im Wandern* bezweckt, auch im Sinne der Krüppelfürsorge wärmste Unterstützung finden sollte, versteht sich von selbst.

Daß ebenfalls besonders im Kampf gegen die Rachitis die *Wöchnerinnenfürsorge* und die Ausgabe von *Stillprämien* prophylaktische Bedeutung hat, sei gleichfalls noch kurz erwähnt.

Für die spezielle Frage der *Rückgratsverkrümmungen* spielt prophylaktisch neben der Aufgabe der richtigen Auswahl der Schulbänke auch die Einrichtung des sog. *orthopädischen Schulturnens* eine Rolle, das besonders für die sog. Rückenschwächlinge in Betracht kommt. Grundbedingung bleibt dabei das ständige enge Zusammenarbeiten des sachkundigen Arztes mit dem für diesen Zweig des Turnens besonders ausgebildeten Turnlehrer. Sache des Arztes, und zwar des fachärztlich ausgebildeten Arztes ist es auch, diejenigen Kinder zu bestimmen, die für das orthopädische Schulturnen oder Hilfsturnen in Betracht kommen, und ferner auch eine laufende Kontrolle der an diesem Turnen teilnehmenden Kinder auszuüben. Auf keinen Fall soll das orthopädische Schulturnen die gymnastische Turnbehandlung der Skoliotiker ersetzen oder gar als billiger der ärztlichen Skoliosenbehandlung vorgezogen werden, wozu zuweilen Dienststellen und auch Ärzte, die keine fachärztliche Ausbildung haben, neigen. Davon kann gar keine Rede sein. Überdies kann in diesen Kursen meist nicht genügend individualisierend auf den Einzelfall eingegangen werden; es fehlt auch die sehr wichtige Massage. Andererseits kann es Skoliosenfälle geben, die man unter bestimmten Voraussetzungen, z. B. wenn keine Neigung zu Verschlimmerung vorhanden ist, wenn aus irgendwelchen Gründen ärztliches orthopädisches Turnen nicht möglich ist, ebenfalls an diesem Turnen teilnehmen lassen darf. Auf jeden Fall sind über jeden Teilnehmer dieser Kurse sehr genaue ärztliche Aufzeichnungen zu führen, als deren Beispiel ich das von Stadtarzt Dr. REINHEIMER verfaßte Schema, s. S. 612/613, beifüge, der in Frankfurt das orthopädische Schulturnen in Zusammenarbeit mit dem Direktor des Amtes für Leibesübungen ECHTERNACH organisiert hat. An dieser Stelle möge übrigens betont werden, daß die Schule nicht in dem Maße für die Entstehung der Skoliose verantwortlich zu machen ist, wie dies häufig noch zuweilen geschieht. Ein großer Teil der Rückgratverbiegungen kommt schon im vorschulpflichtigen Alter zur Beobachtung, meist durch Rachitis oder durch zu frühes Belasten der Wirbelsäule bedingt, zum Teil auch schon angeboren. Sicher ist es aber, daß die Schule häufig die Ursache der Verschlimmerung der bestehenden Anlage abgibt. In der Vorkriegszeit waren nach DEUTSCHLÄNDER 25—30% der Schuljugend skoliotisch; jetzt soll sich diese Zahl vergrößert haben. Das weibliche Geschlecht soll etwa doppelt so stark beteiligt sein wie das männliche (DEUTSCHLÄNDER).

Überhaupt wäre eine stärkere Betonung der orthopädischen Note beim Schulturnen wünschenswert und alle orthopädischen Hilfsturnkurse würden vielleicht überflüssig werden, wenn täglich eine halbe Stunde in dieser Weise beeinflußtes Freiübungsturnen in den Schulen durchgeführt würde, wozu übrigens auch mancherorts Ansätze vorhanden sind. Der Kongreß der Deutschen Orthopädischen Gesellschaft in Köln 1926 hat sich mit diesen Fragen sehr eingehend beschäftigt.

Orthopädisches Schulturnen, Frankfurt a. M.

.... geb. .... 19..... ....-Schule .... Klasse
(Name) (Vorname)

.... Nr. ....
(Wohnung) (Name und Beruf der Eltern)

Vorgeschichte: a) Familie.

♂ ○——○ ♀ ♂ ○——○ ♀
♂ ○——○ ♀
○

Erläuterung:
K = Kyphose
S = Skoliose
T = Tuberkulose
R = Rachitis
N = Nervenleiden

b) Persönliche Vorgeschichte.

1. Wann Verkrümmung oder schlechte Haltung bemerkt? ....
2. Wann laufen gelernt? ....
3. Operation oder Erkrankung des Knochensystems? ....
4. Rippenfellentzündung? Operation? ....
5. Lähmungen durch Kinderlähmung? ....
6. Sonstiges und derzeitige Beschwerden? ....
7. Frühere Behandlung? ....
8. Teilnahme am Schulturnen? ....

Befund.

1. Allgemeine Körperverfassung: .... Hautfarbe .... Schleimhäute .... Aderzeichnung .... Fettpolster ....
2. Muskulatur: .... entwickelt .... straff/schlaff. Besonderheiten ....
3. Knochenbau: .... Rosenkranz .... Epiphysenverdickung .... Zahnveränderungen .... Armverkrümmungen .... Beinverkrümmungen .... Beine .... Plattfüße ....
4. Gelenke: (Überstreckbarkeit) ....
5. Nervensystem: Reflexe .... Zeichen von Neurasthenie, Hy. .... Besonderheiten (Lähmungen) .... Sinnesorgane ....
6. Herz: Töne .... Tätigkeit .... Puls ....; nach 10 Kniebeugen ....
7. Lunge: .... Halsorgane .... Größe der Schilddrüse ....
8. Lymphknoten: Hals .... Unterkiefer .... Ellbogen ....
9. Bauchorgane: .... Bruch ....
10. Kopf: Haltung .... Form .... Kopfnicker ....
11. Brustkorb: Form .... Deformitäten .... Ausdehnbarkeit .... größte Durchmesser: breit .... und tief ....
12. Becken: Form .... Schiefstand .... Kreuz- und Steißbein .... Beinlänge R .... L ....
13. Wirbelsäule: Unsichere Haltung als Gesamteindruck ....; Gesamtbild ....
    I. Symmetrische Verkrümmungen: Dorsalkyphose .... verstärkt/abgeflacht
    Einbezogen: unterer Halsteil .... oberer Lendenteil .... Scheitelpunkt-Höhe des .... W. D.
    Ausgleichbarkeit im Stehen .... im Liegen ....
    Lordose .... verstärkt/abgeflacht/verkürzt; Ausgleichbarkeit ....
    II. Asymmetrische Verkrümmungen:
    Abbiegung der Dornfortsätze im bequemen Stand. — Scheitelpunkt in Höhe des
    Halsteil nach ...... konvex ...... bogig | ...... W. D.; Abstand von d. Mittellinie ...... cm
    Brustteil nach ...... konvex ...... bogig | ...... W. D.; Abstand von d. Mittellinie ...... cm
    Lendenteil nach ...... konvex ...... bogig | ...... W. D.; Abstand von d. Mittellinie ...... cm
    in Bauchlage..........; im Sitzen ....
    Beweglichkeit ....; versteifte Stellen .... Rippenbuckel ....
    Ausgleichbarkeit a) beim Vorwärtsbeugen .... b) beim Rückwärtsbeugen ....
    c) beim Seitwärtsbeugen .... bei Sohlenerhöhung R/L um mm ...... mm ......
    Torsionserscheinungen: Lendenwulst: R/L .... Schulterachse zur Beckenachse
    Oberkörper erscheint nach .... verschoben; Lendendreieck L .... R
    Schulterblätter: Hochstand .... Vorsinken ....; Abstehen ....
    Vermutete Ursache der Verkrümmung ....
14. Übungsvorschläge: Besonders zu empfehlende Übungen ....
    Unzweckmäßig: .... asymmetrische Übungen ....
    Voll/allmählich steigernd beanspruchen; Vorsicht geboten wegen ....
15. Behandlungsvorschläge.

Längen- und Gewichtskurve.
(Nacktgewicht) gewogen im Hemd, das mit 100 g in Abzug gebracht wird.
Bem.: Größe rot. Gewicht schwarz.

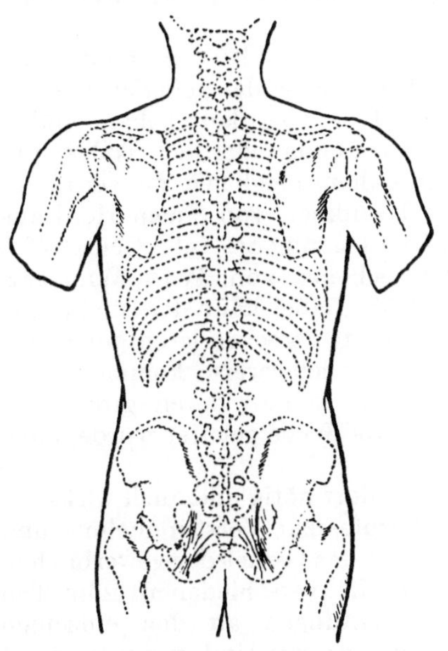

Größe cm	Gewicht kg	Monat 1.	3.	5.	7.	9.	11.	Monat 1.	3.	5.	7	9.	11.
170	55,0												
165	52,5												
160	50,0												
155	47,5												
150	45,0												
145	42,5												
140	40,0												
135	37,5												
130	35,0												
125	32,5												
120	30,0												
115	27,5												
110	25,0												
105	22,5												
100	20,0												
95	17,5												
90	15,0												
85	12,5												
80	10,0												

Anwesenheitsliste[1]).

	1	2	3	4	5	6	7	8	9	10	11	12	13	14	15	16	17	18	19	20	21	22	23	24	25	26	27	28	29	30	31
April . . .																															
Mai																															
Juni . . .																															
Juli																															
August . .																															
September .																															
Oktober . .																															
November .																															
Dezember .																															
Januar . .																															
Februar . .																															
März . . .																															
April . . .																															
Mai																															
Juni . . .																															
Juli																															
August . .																															
September .																															
Oktober . .																															
November .																															
Dezember .																															
Januar . .																															
Februar . .																															
März . . .																															

[1]) **|** = anwesend; e = entschuldigt; k = krank; o = unentschuldigt.

Aufnahme in den .... Kurs am .... Beurlaubt wegen .... vom ...... 192.... bis ...... 192..

„ in den .... Kurs am .... Ausgetreten wegen .... am ....

Bei Kleinkindern und Säuglingen dürfte die Säuglingsgymnastik, wie sie von NEUMANN-NEURODE inauguriert und ausgebildet worden ist, prophylaktisch gerade im Hinblick auf die Rückgratverbiegungen recht empfehlenswert sein. Im übrigen soll man überhaupt die Kinder möglichst spät laufen und dafür lange kriechen lassen; desto gerader werden sie.

Bei den zu Verkrüppelungen führenden *Nervenerkrankungen* kommt die Prophylaxe in sozialhygienischer Hinsicht eigentlich nur bei der *spinalen Kinderlähmung* in Betracht. Hier verlangt die Prophylaxe von dem behandelnden Arzt die amtliche Meldung jedes Falles der Erkrankung oder des Todes, um eine weitere Verschleppung dieser Infektionskrankheit möglichst zu verhüten. Wie leicht und ausgedehnt die Verbreitung der Krankheit von einem Herd aus entweder durch direkte Ansteckung oder durch Übertragung des Infektionsstoffes durch gesunde Zwischenträger ist, zeigt das Schema von IVAR WICKMAN (Lehrb. der Orthopädie von LANGE, 2. Aufl., S. 375). Dabei kann der Infektionsweg einmal von Haus zu Haus, ein andermal über weite Strecken längs der Landstraßen und Eisenbahnen hin verfolgt werden. Möglicherweise kommen auch die Mücken als Krankheitsüberträger in Betracht, so daß deren großzügige Vernichtung, wie sie vor dem Kriege vielerorten in die Wege geleitet wurde, auch aus diesem Grunde zu begrüßen wäre.

Ganz besonders ist aber die Prophylaxe überall dort nötig und auch wirksam, wo *Verletzungen* des täglichen Lebens und des Berufes zur Verstümmelung und zur Verkrüppelung führen können. Das ist vor allem das Gebiet der gewerblichen Hygiene, des Arbeiterschutzes. Hierhin gehören die verschiedenen, zum Teil außerordentlich sinnreich erdachten Schutzvorrichtungen an den einzelnen Arbeitsmaschinen, deren Wirksamkeit zwar Grenzen gesetzt sind, wenn sie nicht dem Arbeitenden hinderlich werden sollen. Vor allem müssen die Arbeiter und bei den Gefahrenquellen des täglichen Lebens, besonders des Verkehrslebens, das Publikum immer wieder auf die Gefahren hingewiesen werden, die ihnen drohen. Hier nutzen keine trockenen Anschläge: „Es ist verboten usw." Hier muß etwas Psychologie getrieben werden. Die Reklamekunst, besonders die amerikanische, weiß schon lange, wie die Plakate und Ankündigungen gehalten sein müssen, um das Publikum aufmerksam zu machen. Die soziale Hygiene beginnt erst ganz langsam davon Gebrauch zu machen. Packende kurze Worte, zündende charakteristische Bildplakate, die die Gefahr des falschen Abspringens von der Elektrischen, des Berührens einer Hochspannungsleitung (wodurch drei Viertel aller doppelseitigen Amputationen bedingt ist), der ungenügenden Vorsicht bei der Arbeit u. a. veranschaulichen, müssen hier die trockenen Warnungstafeln alten Stiles ersetzen. Die besten Künstler sollten sich nicht zu schlecht dünken, hierbei mitzuhelfen und in der Tat gibt es schon eine ganze Reihe trefflicher Plakate dieser Art, sowohl deutsche als auch ausländische. Es scheint mir nur so, als ob man diese Plakate bisher mehr in den hygienischen Ausstellungen als in den Werkstätten zu sehen bekommt.

In die Prophylaxe der Krüppelkrankheiten hinein gehört schließlich auch die *Aufklärung* des Volkes, besonders der Schichten desselben, die mit Kindern zu tun haben. Daher sollen die Ärzte, die mit Krüppelleiden zu tun haben, vor allem die Landeskrüppelärzte, sich diesen Zweig der praktischen Krüppelfürsorge besonders angelegen sein lassen und durch volkstümliche Vorträge auf die Krüppelleiden und die Art ihrer Bekämpfung hinweisen.

6. Ambulante oder Anstaltsbehandlung.

Eine Antwort auf die Frage: *Welche Krüppelleiden können ambulant behandelt werden, welche bedürfen der Aufnahme in eine Krüppelklinik oder in ein Heim?*

läßt sich in dieser Form nicht geben. Neben der Art des Leidens spielen hier die verschiedensten Momente eine wichtige Rolle. Auch hier sprechen *soziale Überlegungen* in weitem Maße mit. Unzureichende Aufsicht und Pflege zu Hause, ungenügend große Wohnräume, die Unmöglichkeit, das Kind in die frische Luft zu bringen, bedingen in manchen Fällen die klinische oder Heimaufnahme, die sich bei in dieser Hinsicht günstig liegenden Fällen nicht als notwendig erweist. Umgekehrt wird es auch zuweilen vorkommen, daß die klinische Behandlung zum mindesten sehr abgekürzt werden muß, weil die Eltern nicht in der Lage sind, die damit verbundenen pekuniären Kosten zu tragen. Das kommt in den Kreisen des Mittelstandes, die nicht eigentlich unterstützungsberechtigt im Sinne des Gesetzes sind, gar nicht so selten vor, wie überhaupt für diese Kreise fürsorgerisch *relativ* viel weniger getan wird als für die ganz mittellosen Volksschichten. Zwar geben in solchen Fällen die Jugend- und Wohlfahrtsämter zuweilen Vorschüsse, mit denen aber diesen Kreisen meist nicht sehr gedient ist. Eine einmalige Unterstützung wäre hier oft besser am Platze.

In der Frage, ob ambulante oder geschlossene Behandlung, kann auch *der geistige Zustand* des Krüppels — und seiner Eltern — von Bedeutung sein. Ersteres kommt vor allem bei den Lähmungen in Betracht, besonders bei den spastischen Lähmungen, bei denen man schon hinsichtlich des Heilerfolges auf die Mitarbeit des Patienten angewiesen ist. Noch mehr spielt diese Überlegung dort mit, wo es sich um die Erziehung und Beschulung geistig abnormer oder zurückgebliebener Krüppelkinder handelt. Andererseits kann man zuverlässigen und intelligenten Eltern oft unbedenklich Kinder zu Hause belassen sowohl während der Behandlungsperiode wie auch zur erzieherischen Behandlung, deren Aufnahme in einem Heim oder Klinik in anderen Fällen unbedingt notwendig ist. Dies kommt sogar nicht so selten auch bei körperlich oder geistig Siechen in Betracht. Ich kenne Eltern und vor allem Mütter, die in dieser Hinsicht mit zuweilen unerhörter Aufopferung ganz hervorragendes leisten, und die sich unter keinen Umständen von ihrem Kinde trennen würden. Ausschlaggebend ist ferner sehr häufig die *Lage des Wohnortes* des Krüppelkindes. Die Stadt mit ihren guten Beförderungsgelegenheiten, die ein häufiges und regelmäßiges Hinbringen des Kindes zum Facharzt, in die Klinik oder in das Heim ermöglichen, gestattet natürlich viel häufiger eine ambulante Behandlung und ambulante Beschulung resp. Berufsausbildung, als dies auf dem Lande oder in kleinen Landstädten möglich ist. Auf der anderen Seite wird es zuweilen schwierig und nicht immer durchzusetzen möglich sein, die Eltern zu bewegen, ihr Kind für längere Zeit in eine entfernte Stadt in ein Heim zu tun.

So liegen also, wie in der orthopädischen Behandlungsmethodik auch in der Frage der ambulanten oder geschlossenen Behandlung in jedem Falle die Verhältnisse anders und verdienen jedesmal reifliche Überlegung, ohne daß sich auch nur einigermaßen feste Richtlinien aufstellen ließen. In sehr vielen, vielleicht den meisten Fällen, wird sich ja die Behandlung abwechselnd klinisch und ambulant durchführen lassen.

Auf jeden Fall sollte das Bestreben dahin gehen, nicht möglichst viel, sondern möglichst wenig Krüppelkinder der geschlossenen Fürsorge zuzuführen resp. die Zeitdauer des Aufenthaltes in der Anstalt möglichst zu beschränken, natürlich nicht etwa auf Kosten der nötigen und besten therapeutischen und erzieherischen Maßnahmen. Denn ich stehe auf dem Standpunkt — wir werden später noch darauf zurückkommen —, daß der *Krüppel keine Sonderstellung in der bürgerlichen Gesellschaft* einnehmen und daher dem Einfluß des Elternhauses und dem Verkehr mit gleichaltrigen Gesunden tunlichst wenig entzogen werden soll.

Für die Anstaltsbehandlung der Krüppelkinder kommen in Betracht: Eigentliche *Krüppelheime*, in denen neben der rein ärztlichen Behandlung auch Beschulung und Berufsausbildung gegeben werden kann, *Krüppelkliniken* resp. für manche Fälle auch chirurgische Kliniken und schließlich *Privatkliniken orthopädischer Fachärzte.*

Jede dieser Kategorien von Anstalten hat ihre Berechtigung und ihren bestimmten Wirkungskreis, jede natürlich auch ihre Grenzen. So wird es in der Regel unmöglich sein, Fälle, die eines jahrelangen Aufenthaltes in einer Anstalt aus ärztlichen oder aus erzieherischen Gründen bedürfen, anders als in einem eigentlichen Krüppelheim aufzunehmen. Dies wird aber auch nur immer in einem kleinen Teil der Fälle nötig sein. Vor allem sollen die ausführenden Organe der Krüppelfürsorge bei der Einweisung der Krüppel zur stationären Behandlung nicht einseitig verfahren und auch den *privaten Kliniken ihr Recht lassen, auf deren Unentbehrlichkeit mit vollem Recht von Regierungsseite bei der Beratung des Gesetzes hingewiesen wurde* (Anmerkung 13 zu § 1 des Gesetzes im Schlossmannschen Kommentar). Die Nichtbeachtung dieses Grundsatzes, die zuweilen in der Praxis der Krüppelfürsorge immer wieder vorkommt, trägt nicht dazu bei, das Krüppelfürsorgegesetz bei den Ärzten beliebt zu machen und bedeutet einen schweren Verstoß gegen die Grundsätze der freien Arztwahl und eine nicht erträgliche Beschneidung der Tätigkeit der frei praktizierenden orthopädischen Fachärzte.

Welcher Art auch der Charakter der Anstalt sein mag, also auch im Krüppelheim, in dem Klinik, Schule, Berufsausbildung und Berufsberatung gleichzeitig zusammen- und ineinandergreifend arbeiten, muß der *Arzt die ausschlaggebende Person* sein; denn der Krüppel ist als Kranker anzusehen. Dieser Grundsatz, der ja früher in der Durchführung der Krüppelfürsorge nicht immer Geltung hatte, ist in den Ausführungsbestimmungen zum Gesetz besonders anerkannt. Dadurch wird die hohe Bedeutung der Schule und der Berufsausbildung in diesen Heimen in keiner Weise geschmälert. Überhaupt kann ein gedeihliches Arbeiten nur möglich sein, wenn in einer solchen Anstalt zwischen allen beteiligten Faktoren, Ärzten, Erziehern, Handwerksmeistern völlige Harmonie besteht, und jeder von dem andern Nutzen zieht und lernt.

Daß alle Anstalten, in denen Krüppelleiden behandelt werden, mit den modernsten medizinischen Einrichtungen, vor allem chirurgisch-orthopädischer Art, ausgestattet sein müssen, bedarf keiner besonderen Erwähnung.

Wir kommen nun zu der wichtigen Frage, welche Krüppelkinder die Aufnahme in einem Krüppelheim aus Gründen der Erziehung und der Berufsausbildung benötigen, oder weitergehend ausgedrückt, ob und welche Krüppel überhaupt einer besonderen Beschulung und Berufsausbildung außerhalb des normalen Entwicklungsganges anderer Kinder und Jugendlicher bedürfen. Denn es gehören hierher ebenfalls diejenigen Kinder, deren erzieherische Ausbildung auch ambulant in besonderen Krüppelschulen und -werkstätten erfolgen soll. Die Antwort muß auf diese Frage lauten: *Eine besondere Beschulung und Berufsausbildung ist für solche Krüppel notwendig — und ich möchte sagen: n u r für solche Krüppel, bei denen die Art ihres Leidens und ihre psychische Konstruktion oder andere Faktoren, wie solche häuslicher oder sozialer Art, den normalen Weg der Beschulung und Berufsausbildung unmöglich machen oder zum mindesten stark erschweren.*

In ganz ähnlicher Weise haben schon Biesalski auf dem Kongreß der Deutschen Orthopädischen Gesellschaft 1908 und Hohmann auf dem Krüppelfürsorgekongreß 1912 den Begriff des heimbedürftigen Krüppels definiert: „Ein heimbedürftiger Krüppel ist ein (infolge eines angeborenen oder erworbenen

Nerven- oder Knochen- und Gelenkleidens) in dem Gebrauch seines Rumpfes oder seiner Gliedmaßen behinderter Kranker, bei welchem die Wechselwirkung zwischen dem Grad seines Gebrechens (einschließlich sonstiger Krankheiten und Fehler) und der Lebenshaltung seiner Umgebung eine so ungünstige ist, daß die ihm verbliebenen geistigen und körperlichen Kräfte zur höchstmöglichen wirtschaftlichen Selbständigkeit nur in einer Anstalt entwickelt werden können, welche über die eigens für diesen Zweck notwendige Vielheit ärztlicher und pädagogischer Einwirkungen gleichzeitig verfügt."

Große Kreise der in der Krüppelfürsorge tätigen Ärzte und Erzieher und sogar die Ausführungsbestimmungen zum Krüppelfürsorgegesetz nehmen in dieser Frage einen viel radikaleren Standpunkt ein. Der Standpunkt des Gesetzgebers in dieser Frage bzw. des für die Ausführungsbestimmungen verantwortlichen preußischen Ministers für Volkswohlfahrt ist um so weniger verständlich, als sich die Kosten der Krüppelfürsorge bei einem solchen Standpunkt außerordentlich erhöhen müßten und schon ohnehin die Mittel nicht unbegrenzt zur Verfügung stehen. Überhaupt geht das Gesetz über die finanzielle Frage der Krüppelfürsorge etwas zu großzügig hinweg. *Vor allem aber halten wir es nicht nur für unnötig, sondern für nicht im Interesse der Krüppel liegend,* wenn die Ausführungsbestimmungen sagen: „*Jedes schulfähige Krüppelkind gehört an sich in eine besondere Krüppelschule,* in der unter Berücksichtigung der verschiedenen Gebrechen nach bestimmten Methoden auf Grund der besonderen Krüppelseelenkunde unterrichtet wird. Das aus dem Krüppelheim geheilt entlassene Krüppelkind (soll wohl heißen, das Kind, das, obwohl nicht mehr Gegenstand der Heilbehandlung, doch noch Krüppel im Sinne des Gesetzes ist. Verf.) sende man möglichst nicht in die Volksschule zurück, sondern führe es tunlichst in eine einem Heim angeschlossene ambulante Krüppelschule, die nach denselben pädagogischen und gleichen Methoden geleitet wird wie die Krüppelschulen in den Heimen."

An und für sich ist es schon unmöglich, in dieser Hinsicht für alle Krüppelkinder ein einheitliches Regime aufzustellen, wo doch gerade die Krüppelleiden so außerordentlich verschieden in ihrer Hochgradigkeit und in ihrem ganzen Charakter sind und — wie wir schon wiederholt betont haben — bei ihnen wie bei keinem anderen Leiden außerhalb der eigentlichen Krankheit liegende häusliche, soziale und örtliche Verhältnisse eine so große Rolle bei ihrer Auswirkung auf den Kranken und seine Familie und auf die Umwelt mitspielen.

Der Krüppel soll dazu erzogen werden, seinen Platz im Leben neben seinen gesunden Mitmenschen auszufüllen. Daher muß angestrebt werden, ihn möglichst frühzeitig durch Verkehr und gemeinsame Erziehung mit seinen gesunden Altersgenossen zusammenzubringen und auf keinen Fall die Anschauung bei ihm zu erwecken, als ob er seiner psychischen Konstruktion nach ein anderes Menschenkind als jene sei. Selbstverständlich wäre es ebenso falsch, auch hier einen einseitigen Standpunkt einzunehmen und alle die Motive zu verkennen, die einsichtige und erfahrene Krüppelerzieher zu ihrer Stellungnahme gebracht haben und die ganz sicherlich für eine große Anzahl der unserer Fürsorge empfohlenen voll anerkannt werden müssen und viel Segen gestiftet haben. Auch hier ist eben sorgsames Individualisieren in jeder Richtung erforderlich.

„*Krüppelpsyche*" und „*krüppelseelenkundige Erziehung*", das sind die Schlagworte, auf denen sich die oben skizzierten Erziehungsmethoden aufbauen, und die Männer, die sich mit diesen Problemen in uneigennütziger Arbeit ernst und eingehend beschäftigt haben, wie WÜRTZ, JASCHKE u. a., haben, auch wenn wir nicht in allem mit ihnen übereinstimmen, unsere vollkommenste Anerkennung und den warmen Dank vieler Krüppel, die durch ihre Erziehung zu glücklichen Menschen geworden sind. Ganz besonders möchte ich auch auf die streng wissenschaftlich-psychologischen Arbeitsmethoden des Heims für gebrechliche Kinder in Leipzig-Eutritzsch (KÖHLER, WINKLER) hinweisen, die uns noch wertvolle Aufschlüsse über psychologische Einzelfragen bei Krüppeln versprechen.

Gibt es eine besondere Krüppelpsyche? Diese Frage läßt sich mit „Ja“ und mit „Nein“ beantworten.

Die Psyche eines jeden Menschen wird durch das Verhältnis, das er durch die Erziehung, durch die besonderen Lebensumstände u. a. zu seiner Umwelt einnimmt, in stärkstem Maße beeinflußt und geformt. Daneben hat jeder Mensch seine besonders angeborenen seelischen und charakterlichen Eigentümlichkeiten. Findet man doch unter Geschwistern, die unter den gleichen Verhältnissen erzogen und aufgewachsen sind, die verschiedensten Unterschiede der Charaktere und des psychischen Reaktionsablaufes, wobei wohl auch zuweilen frühe Eindrücke und Erinnerungen, die im Unterbewußtsein weiterleben, eine gewisse Rolle spielen können. Beim Krüppel — ich spreche hier immer nur von dem geistig normalen Krüppel — wird das psychische Erleben beeinflußt vor allem durch zwei Faktoren: durch das Verhalten ihrer Mitmenschen zu ihnen und durch die körperliche Behinderung als solche, die vor allem die Kinder am leichtesten als Störung des jedem Kinde innewohnenden Bewegungstriebes empfinden. Das Bewußtsein, im Spiel und in körperlicher Tüchtigkeit und Leistungsfähigkeit den Altersgenossen nicht ebenbürtig zu sein, weiterhin auch die Erinnerung an durchgemachte schwere Leiden wird manchen schweren Schatten auf die kindliche Seele werfen. Der letzte Punkt fällt übrigens bei Kindern im allgemeinen weniger schwer ins Gewicht, als man es erwarten sollte; denn die Kinder haben die wunderbare Fähigkeit, derartige Eindrücke sehr schnell zu vergessen oder sie wenigstens nicht allzu tragisch zu nehmen. Wir beobachteten dies ja immer wieder nach Operationen. Immerhin werden durch solche Erfahrungen die Kinder häufig ernster, frühreifer und nachdenklicher und haben oft die Neigung, sich von ihren gleichaltrigen Gefährten zurückzuhalten. Auch darf man nicht übersehen, daß das schwer kranke Kind, besonders das chronisch kranke Kind, während der Krankheit und von unverständigen Eltern auch noch danach erzieherisch zuweilen nicht ganz zweckmäßig behandelt wird und ihm oft Unarten durchgelassen werden, gegen die man bei gesunden Kindern einschreitet. Hierin liegt eine große Gefahr, derer sich die Eltern bewußt sein müssen und die auf den sich formenden Charakter des Kindes einen sehr ungünstigen Einfluß ausüben kann.

Wie auf der einen Seite eine zu große Nachgiebigkeit gegenüber dem kranken Kinde unerwünschte Eigenschaften auf seine Psyche ausüben wird, wird dies noch in weit höherem Maße der Fall sein durch Zurücksetzung und Verhöhnung oder gar Zeichen von Widerwillen, denen der Krüppel seitens seiner Mitmenschen ausgesetzt ist. Daß dies noch häufig der Fall ist, darüber wollen wir uns keinen Illusionen hingeben. Bei manchen treibt auch der Aberglaube hier noch eigentümliche Blüten, der ja besonders die Person der werdenden Mutter von der Berührung oder dem Anblick von Krüppeln zu schützen sucht. Beim heranwachsenden und erwachsenen Krüppel bedeutet das Unerwidertwerden sexueller Neigungen und Triebe ein überaus schweres und schmerzliches psychisches Trauma.

ASCHAFFENBURG (Zeitschr. f. Krüppelfürs. Bd. 9, S. 450. 1916) hat mit Recht darauf hingewiesen, wie die wirtschaftliche Lage des Krüppelkindes nicht ohne Einfluß auf die Entwicklung seiner Psyche bleiben muß. Das Kind reicher Eltern, dem seine Lage in jeder Weise erleichtert werden kann, wird psychisch eher von seinem Leiden abgelenkt als das Proletarierkind, das seine Tage in enger Stube ohne äußere und geistige Anregungen verbringen muß, dessen

Eltern und Geschwister häufig durch die tägliche Arbeit verhindert werden, sich seiner Unterhaltung und Pflege in ausgiebiger Weise hinzugeben, und die seine Anwesenheit zuweilen als Last empfinden müssen.

So kann es also durch die körperliche Behinderung an sich, durch das Gefühl der physischen Insuffizienz, durch verletzende Hintenansetzung seitens der Mitmenschen ebenso wie durch unpädagogische Affenliebe der Eltern zu psychischen Eigenarten und Abnormitäten im psychischen Reaktionsablauf kommen, die sich psychoanalytisch wohl verstehen lassen. FÜRSTENHEIM hat auf dem II. Krüppelfürsorgekongreß folgende schematische Einteilung der Krüppelpsyche gegeben:

Krüppelseele und Krüppelleiden.

Seelisch-organische Beziehungen:

1. Das Selbsterlebnis des Krüppels:
   Beeinträchtigungsgefühl
   Eitelkeit
   Scheelsucht usw.
2. Gesellschaftliche Sonderstellung:
   a) Vereinsamung
      Vertiefung
      Verfeinerung
      Vervollständigung
      Gewissenhaftigkeit.

   b) Verwöhnung
      Eigensinn
      Eigensucht
      Rechthaberei
      Befehlshaberei.

Organisch-seelische Beziehungen:

1. Herabsetzung und Schädigung der Geisteskräfte:
   Schwachsinn
   Infantilismus.
2. Steigerung von Form und Leistung des Gehirns:
   Steigerung: die Ursache } des Krüppelleidens
   Steigerung: die Folge } des Krüppelleidens
   Abwehrwachstum
   Wasserkopf
   Ernährungsverdichtung.

Es handelt sich also, wenn wir die linke Seite der Tabelle betrachten, die uns hier augenblicklich nur interessiert, nicht um besondere, nur dem Krüppel angehörende Charaktereigenschaften, sondern um solche, die wir auch an gesunden und nicht krüppelhaften Menschen teils mit, teils ohne erklärliche Ursache finden. Daß aber beim Krüppel aus den oben angeführten Gründen die Ausbildung dieser Eigenschaften sich leichter bewerkstelligt, und daß bei der Erziehung und beim Verkehr mit Krüppeln darauf besonders geachtet werden muß, soll in keiner Weise bestritten werden. *Ebenso sind aber andere chronisch Kranke (z. B. Tuberkulöse) oder ähnlich geartete Stiefkinder des menschlichen Lebens auch immer denselben psychischen Einstellungen unterworfen.* Vor allem soll und darf in keiner Weise die Vorstellung Platz greifen, als müsse sich die Psyche des Krüppels *immer* in diesen Bahnen entwickeln, als sei der Krüppel wirklich ein Wesen, das sich seelisch von seinen Mitmenschen unterscheide.

Wenn WÜRTZ an einer Stelle (Zeitschr. f. Krüppelfürs. Bd. 7, S. 28—29) ausspricht: „Der Krüppel beurteilt in seinem Mißtrauen oder Argwohn seine Umgebung scharf, aber auch vielfach schief, und vermutet überall Ungerechtigkeit. Dadurch verzerrt sich auch sein Gewissen" oder: „Der Krüppel ist wie jeder Schwache selten großmütig." „Auch von der Dankbarkeit des Krüppels darf man nicht allzuviel erwarten", so trifft dies sicher für die Allgemeinheit nicht zu. Ich möchte überhaupt mit ERHARD das Seelenleben der Krüppelkinder für nicht so viel komplizierter halten als das der gesunden gleichaltrigen.

Der Krüppel allerdings, der nicht das Glück liebevollen Verstehens kennengelernt hat, der als Zielscheibe der Hänseleien und des Spottes seiner Mitmenschen dient und dessen Lebensweg mit Steinen und Hindernissen aller Art beworfen wurde, muß verbittern, mißtrauisch werden und in sich einen Haß gegen die menschliche Gesellschaft aufkeimen fühlen. Wie stark mag dies berechtigte

Gefühl in den früheren Zeiten der Mißachtung der Krüppel, besonders im Mittelalter gewesen sein. Und wir verstehen das aus unsagbarem Schmerz und bitterster Enttäuschung geborene unmenschliche Wesen *Richards III.*, dessen krüppelseelenkundige Analyse uns das Genie eines SHAKESPEARE in den wenigen kurzen Zeilen am Anfang des ersten Auftritts erschütternd malt.

Ähnliche seelische Vorgänge sind vielleicht auch die tiefere Ursache dafür, daß bei politischen Krisen und Revolutionen Krüppel als Führer und Agitatoren auffallend häufig mitgewirkt haben (COUTHON, ROSA LUXEMBURG u. a. [s. WÜRTZ: Seelenleben des Krüppels]). Weiß doch außerdem gerade der Krüppel aus eigener Erfahrung mit denen mitzufühlen, die, wie er, Stiefkinder des Glückes, wenn auch nicht in körperlicher, so doch in sozialer Hinsicht, sind.

Interessant wäre in diesem Zusammenhange eine Untersuchung darüber, in welchem Maße Krüppel an *kriminellen Handlungen* beteiligt sind. Die Statistik, die gerade hier unter Berücksichtigung aller in Betracht kommenden Punkte, so des häuslichen Milieus, der Arbeitsmöglichkeit usw., aufgestellt werden müßte, läßt uns aber hier noch im Stich. Anfänge in dieser Hinsicht sind von WULFFEN gemacht worden, dem wir ja eingehende psychologische Studien über das Verbrechertum verdanken (Kriminalpsychol. S. 144). Nach seiner Ansicht ist der Krüppel aus allen den oben angeführten Gründen kriminell stark gefährdet und auch stark an der Kriminalität beteiligt. Er neige zu impulsiven Straftaten, Beleidigungen, Widersetzlichkeiten, Körperverletzungen, Sachbeschädigungen, Unfug und politischen Delikten. Auch das häufige Vorkommen von Sexualdelikten wird von ihm hervorgehoben, was wir um so mehr verstehen können, als eben dem Krüppel die natürlichen Wege der Sexualbefriedigung nur zu oft verschlossen bleiben. Auf WULFFENS Veranlassung wurden 1921 in 93 preußischen Strafanstalten die Krüppel gezählt. Unter 64 000 Gesamtgefangenen befanden sich 352 Krüppel; darunter waren 193 Kriegsbeschädigte, 66 Unfallverletzte im Alter von über 15 Jahren, 22 Unfallverletzte unter 14 Jahren, 65 Krüppel infolge von Krankheit über 15 Jahre und 6 Krüppel, deren Leiden angeboren war (Kriminalpsychologie 1926, S. 458). Eine Zählung der in sächsischen Strafanstalten befindlichen Krüppel will WULFFEN, wie er mir freundlicherweise mitteilte, im Herbst 1926 vornehmen lassen.

Man kann bisher aus den oben angeführten Zahlen noch nichts Beweisendes herauslesen. Einmal bleibt der Prozentsatz (0,1%) der angeborenen und durch Krankheit erworbenen Krüppelleiden weit hinter dem Prozentsatz der Krüppelleiden, die BIESALSKI für Preußen im Hinblick auf die Gesamtbevölkerung herausgerechnet hat (1,35%), zurück, wobei aber wieder in Betracht gezogen werden muß, daß viele Krüppel rein körperlich zur Ausführung von bestimmten Straftaten nicht fähig sind. Kriegsbeschädigte und Unfallverletzte nehmen psychologisch an und für sich — übrigens auch hinsichtlich des Willens zur Arbeit — eine besondere Stellung ein und können kaum generell mit den seit Kindheit Krüppelhaften zusammen betrachtet werden. Es scheint mir nicht so, als ob die Beteiligung der Krüppel an kriminellen Handlungen eine übermäßig hohe ist. Jedenfalls wäre eine Statistik unter Berücksichtigung aller obengenannten Punkte sehr erwünscht und interessant.

Daß unter den *Landstreichern* besonders viel Krüppel sein sollen, hält MOSBERG (Zeitschr. f. Krüppelfürs. Bd. 25, S. 69) für nicht richtig. Daß man auf Jahrmärkten soviel verkrüppelte Bettler sähe, komme daher, weil viele aus ihrer Verkrüppelung ein Gewerbe treiben und damit relativ viel Geld verdienen. Unter den wirklichen Vagabunden treffe man nur 1—2% Krüppel.

An und für sich ist der Krüppel als Bettler etwas, was in unserer Zeit nicht mehr in dem Bilde der Straßen und Jahrmärkte erscheinen dürfte, und dies wird der Fall sein, je mehr die Krüppelfürsorge die Krüppel zu erwerbsfähigen Menschen machen wird. Das muß auch das Hauptziel der Kriegskrüppelfürsorge sein. Daran, daß dieses Ziel noch nicht erreicht worden ist, hat die schlechte Geschäftslage und die Arbeitslosigkeit, die natürlich zuerst die körperlich Behinderten trifft, eine große Schuld. Überhaupt bietet die Arbeitsmöglichkeit und die Erziehung zur Erwerbsfähigkeit, wie überall, so besonders bei den Krüppeln das Hauptgegengewicht gegen die Kriminalität.

Wie sehr es das Verhalten der Umwelt zum Krüppel ist, das diesen seelisch beeinflußt, beweist die Tatsache, daß der *Blinde seelisch viel ausgeglichener* ist als sein sehender Leidensgefährte, trotzdem sein Leiden doch oft bedeutend schwerer ist. Der Blinde sieht nicht die Reaktion seines Leidens auf seinen Mitmenschen, sieht nicht die mitleidigen und leider auch oft entsetzten Gesichter, mit denen der Gesunde den Krüppel häufig betrachtet; man macht sich — im Gegensatz zum Tauben und Schwerhörigen, der dadurch auch besonders mißtrauisch ist — nicht über ihn lustig, sondern begegnet ihm immer mit besonderer Freundlichkeit. Er kommt auch mit den Härten des Lebens nicht so stark in Berührung. Daher ist er im allgemeinen ein innerlich zufriedener Mensch.

Daß die *Schönheit und Größe des Geistes und der Seele nicht von der Gestalt des Körpers abhängig* ist, das zeigen uns die vielen stolzen Namen, deren Träger Krüppel gewesen sind. Aus grauer Vorzeit schon leuchten uns die von der Sage umwobenen Namen des PITTAKUS, einer der sieben Weisen Griechenlands, und des buckligen Fabeldichters ÄSOP. Aus den letzten drei Jahrhunderten nenne ich nur Namen wie LICHTENBERG, den berühmten Mathematiker, den buckligen Philosophen MOSES MENDELSSOHN, den großen Theologen SCHLEIERMACHER (Wuchskrüppel und Hüftverrenkung), den klumpfüßigen Staatsmann v. TALLEYRAND-PÉRIGORD, die Dichter BYRON (Klumpfuß), SCOTT (lahm) und VICTOR HUGO (Hüftverrenkung). Als Professor der Geschichte wirkte lange Jahre der armlos geborene LOHMEYER, der u. a. ein mehrbändiges Werk über den Deutschritterorden verfaßt hat. Das sind nur einige der berühmtesten Namen. Unzählbar ist aber die Zahl derer, die sich trotz ihrer schweren Körperbehinderung einen Platz an der Sonne erkämpft haben, „*siegreiche Lebenskämpfer*", um das schöne, von WÜRTZ geprägte Wort zu gebrauchen, in des Wortes wahrster Bedeutung. Wir alle, die wir mit Krüppeln zu tun haben, kennen diese Menschen, die sich, oft mit eiserner Energie, ihren Weg gebahnt haben. Zu welchen Fähigkeiten es die körperlich am schwersten Behinderten zuweilen dabei bringen können, zeigen uns Beispiele wie des Malers DUCORNET (armlos geboren und mit verstümmelten Füßen) und erst vor kurzem ging durch die Zeitungen der Bericht von einer Pariser Kunstausstellung, auf der die Bilder einer japanischen Malerin YONEKO YAMAGUHI auffielen, die früher Geisha war, durch ein Wahnsinnsattentat ihres Vaters auf sie ihre beiden Arme verlor und jetzt eine anerkannte Malerin ist, wobei sie den Pinsel zwischen den Zähnen hält (Frankfurter Zeitung vom 30. V. 1926, 1. Morgenblatt). Auch der armlose UNTHAN hat es zu außerordentlichen Leistungen gebracht und sich dabei auch noch stets einen köstlichen Humor bewahrt. An ihm sieht man übrigens in aller Deutlichkeit den Wert der verständnisvollen Erziehung, die ihm von den ersten Lebensmonaten an, wohlgemerkt, von seinen Eltern, nicht in einem Krüppelheim, zuteil wurde. Im Gegensatz dazu als Produkt einer falschen Krüppelerziehung den ebenfalls armlosen GRIMOD DE LA REYNIÈRE (geb. 1758), einen psychisch völlig unausgeglichenen Sonderling (s. ULBRICH: Zeitschr. f. Krüppelfürs. Bd. 18, S. 76). Selbstverständlich hat vielen der oben mit Namen genannten Krüppel ihr Krüppelleiden auch psychisch seinen Stempel aufgedrückt — ich erinnere in dieser Hinsicht nur an BYRON — oft auch im Sinne der psychischen Veredelung und des Ausbaues ihrer geistigen und körperlichen Kräfte und Fähigkeiten, die sich auf dem Gebiete aller Berufe zeigte, andererseits finden sich doch unter ihnen diejenigen in der größten Zahl vertreten, die sich psychisch wirklich von den Gesunden in keiner Weise unterscheiden. Und unter den Nichtverkrüppelten finden sich ebenso andererseits wieder unzählige, die diejenigen Charaktereigenschaften aufweisen, die wir bei Verkrüppelten zuweilen, wenn auch allerdings wohl in etwas höherem Prozentsatz, antreffen.

Im Leipziger Heim für gebrechliche Kinder, das unter der ärztlichen Leitung SCHEDES steht, beschäftigen sich WINKLER als Psychologe und KÖHLER als Pädagoge mit krüppelpsychologischen Studien auf streng wissenschaftlicher Grundlage und unter dem nötigen Vergleich mit gesunden Kindern, deren Ergebnissen man mit Interesse entgegensehen kann.

Zwei *Intelligenzprüfungs*tafeln, die ich der Liebenswürdigkeit der beiden genannten Autoren verdanke, lasse ich an dieser Stelle folgen:

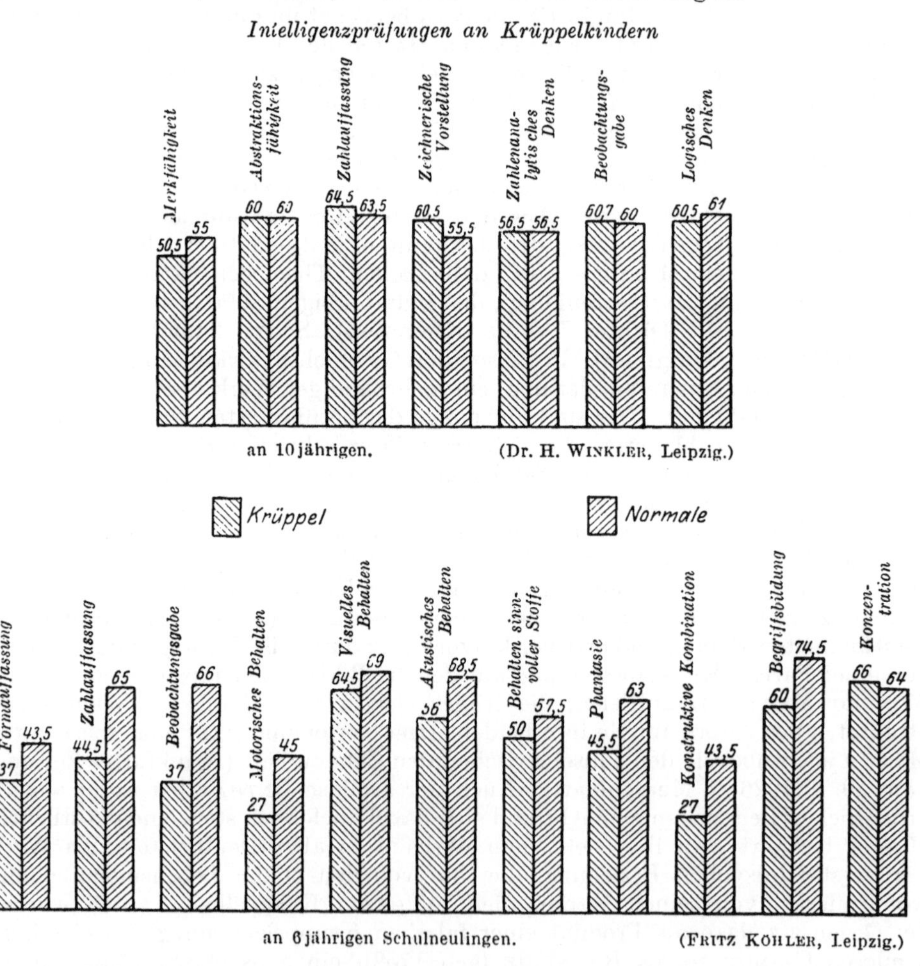

Es wäre sehr erwünscht, wenn derartige Untersuchungen nach dem Vorschlag obiger Autoren auch an anderen Stellen mit reichlichem Beobachtungsmaterial nach einer einheitlichen Methode ausgeführt würden (s. Zeitschr. f. Krüppelfürs. Bd. 18 u. 19). Bei den Intelligenzprüfungsprotokollen dürften, was auch KÖHLER fordert, Angaben über die Art des Krüppelleidens, über die Dauer der Erkrankung, der Bettlägerigkeit, des Aufenthalts in der Anstalt ebensowenig fehlen, wie Bemerkungen über den früheren Aufenthaltsort des Kindes (Elternhaus, soziales Milieu, frühere Schulverhältnisse usw.), Fragen, die auch bei der rein seelenkundigen Krüppelforschung, mit der die Intelligenzprüfung nicht ohne weiteres zu identifizieren ist, mehr als bisher vergleichsweise zu berücksichtigen sind, wenn man zu einigermaßen sicher fundierten Resultaten kommen will.

Wenn von mancher Seite, z. B. von JASCHKE (Zeitschr. f. Krüppelfürs. Bd. 15, S. 78), der Heimerziehung der Vorzug vor der Erziehung in der Familie darum gegeben wird, weil die Erziehung aufgebaut werden soll auf den krüppelseelenkundigen Forschungsergebnissen, so kann ich diesem Argument nicht zustimmen, soweit überhaupt in der häuslichen Umgebung Verständnis für die Fragen der kindlichen Seele und ihrer Erziehung vorhanden ist. Denn das ist schließlich für gesunde Kinder ebenso wichtig wie für Krüppelkinder, und die große Zahl der Krüppelkinder — und es ist dies die Mehrzahl — die zu Hause aufgewachsen und zu völlig normalen Menschen geworden sind, beweist doch, daß verständige Eltern wohl imstande sind, eine solche Erziehung durchzuführen. Kennt denn nicht überhaupt in der Regel — sicher nicht immer — eine Mutter am besten die Seele ihres Kindes? Neben den Verhältnissen im Elternhause und der Eigenart des Krüppelleidens in jedem einzelnen Falle sind die *Schulverhältnisse* für die Frage der Heimerziehung eines Krüppels von ausschlaggebender Bedeutung. Hierauf legt z. B. KÖHLER großes Gewicht, der aus diesem Grund sehr für die Heimerziehung eintritt. Er weist darauf hin, daß das Krüppelkind für die Schule immer ein Hemmschuh sei, z. B. bei Spielen, Ausflügen usw., und oft nicht mitmachen könne, was im Krüppelheim nicht der Fall sei (Autofahrten, Theaterbesuch usw.). Es sei in der Schule schlechter Behandlung seitens seiner Mitschüler ausgesetzt, die es mit Namen wie Krummbein, Hinkebein, Humpelliese usw. belegten, was auf die Psyche der Krüppelkinder einen tiefen Eindruck mache, und er zitiert dabei das Wort GOETHES: „Niemand glaube, die ersten Eindrücke der Jugend verwinden zu können!" Auch sei gerade — und darin hat er unbedingt recht — die Erziehung im Elternhaus oft (aber doch eben nicht stets. Verf.) gerade bei den niedrigeren sozialen Schichten nicht immer richtig, da häufig das erzieherische Verständnis fehle. Andererseits erkennt er aber auch den Nachteil der Heimbehandlung an, der darin läge, daß die Heimkinder vom Strom des Lebens, der von großem Einfluß auf die geistige Entwicklung sei, relativ abgeschnitten wären. Dafür werde aber Frohsinn und Lebensfreude geweckt (Zeitschr. f. Krüppelfürs. Bd. 19, S. 13).

Ich habe eigentlich fast immer die Erfahrung gemacht, daß die Schulkinder ihren verkrüppelten Kameraden sehr freundlich entgegenkommen, vor allem, wenn sich die kindliche Neugier und Sensation der ersten Tage gelegt hat. Meine kleinen Patienten, und zwar gerade die schwerst Behinderten, die ich stets danach frage, bestätigen mir dies immer wieder und erzählen, wie die anderen Kinder um sie besorgt seien, sie von und in die Schule begleiten, sie in den Pausen auf den Schulhof bringen und zum Spielen zu ihnen kommen. Natürlich darf man auch in dieser Hinsicht nicht verallgemeinern; auch hier wird es rohe Kinder geben, die das Krüppelkind durch Wort und Tat beleidigen. Hier ist es Sache des Lehrers, erzieherisch zu wirken. Wenn natürlich, was ich auch erlebt habe, ein Lehrer ein solches körperbehindertes Kind bei den Turnspielen beiseite treten läßt, „da es die anderen beim Spiele störe", so ist dies eigentlich fast *mehr ein Grund, den Lehrer aus der Schule zu entfernen als das körperbehinderte Kind.*

In den Jahren der Schul- und Berufsausbildung spielt die Möglichkeit, den Weg in die Schule resp. die Lehrwerkstätte zurücklegen zu können, eine wichtige

Rolle bei der Entscheidung der Notwendigkeit der Heimbehandlung. Dies wird auf dem Lande öfter in Frage kommen.

Interessant ist es, daß die Körperbehinderten selbst stets mit Entschiedenheit gegen eine psychische Sonderstellung und eine Sondererziehung Stellung nehmen, falls nicht ganz zwingende Gründe vorhanden sind, und den Krüppel in Erziehung und Ausbildung möglichst nicht vom Gesunden getrennt wissen wollen (Marie Gruhl, Malikowski u. a.). Malikowski hebt dabei hervor, daß die meisten Krüppel, die zu einer harmonischen Lebensgestaltung gekommen seien, ihren Weg *nicht* durch das Krüppelheim genommen hätten, und ist für die möglichste Beibehaltung der Familienerziehung. Es müsse eben in jedem Falle individualisiert werden (Zeitschr. f. Krüppelfürs. Bd. 15, S. 3).

Viel häufiger wird Aufnahme in einem Heim und Sonderbeschulung für solche körperbehinderten Kinder nötig sein, die geistig zurück oder anormal sind. Diese können, wenn die häuslichen Verhältnisse nicht ganz besonders günstig liegen, der Sondererziehung nicht entraten; sie unterscheiden sich darin nicht von anderen geistig anormalen Kindern.

Wie also auf der einen Seite die Krüppelheime notwendig und segenstiftend sind, so soll auf der anderen Seite eine individuelle Auslese bei der Daueraufnahme in sie getroffen werden.

Was nun die *innere Organisation der Krüppelheime* betrifft, so wird sich der prinzipielle Unterschied zwischen Krüppelklinik, in der die Patienten nicht dauernd bleiben, und Krüppelheim nicht immer durchführen lassen.

Wenn in allen Kliniken schon auf ein möglichst *erstklassiges Personal* Gewicht gelegt werden muß, so ist dies in den Krüppelkliniken und -heimen allererste Forderung, möge es sich um Pflegepersonal oder um die Lehrer der geistigen Wissenschaften oder des Handwerks handeln. Bei ihnen allen, wie natürlich auch beim Krüppelarzt, ist feinstes psychologisches Verständnis, unendliche Geduld und pädagogisches Talent die Voraussetzung für ihren schweren, aber schönen Beruf. Unendlich wirksam kann hier die *Heranziehung von Körperbeschädigten selbst vor allem als Erzieher und Handwerksmeister sein.*

Als ein vorzügliches Muster für den *Ausbildungsgang von Krüppelschwestern* lasse ich den Plan folgen, nach dem das Leipziger Heim für gebrechliche Kinder seine Schwesternausbildung vornimmt und den ich der großen Freundlichkeit dieses Heims verdanke. Möge es mir gestattet sein, auch an dieser Stelle mein „ceterum censeo" einfügen zu dürfen: Der *Staat sollte endlich daran gehen, für die Schwestern, nicht nur die Krüppelschwestern, die ihr ganzes Leben Anderen opfern und von denen das Höchste an Arbeit und Entsagung verlangt wird, eine würdige Altersversorgung zu schaffen.*

Ausbildungsgang in der Krüppelpflege- und Erziehungsschwesternschule „Humanitas", Leipzig-Eutritzsch, Gräfestr. 23.

Heim für gebrechliche Kinder.

Ärztliche Ausbildung.

1. Entwicklung, Bau und Tätigkeit des menschlichen Körpers.
2. Die Krankheiten, die zu Krüppeltum führen können: angeborene und erworbene Mißbildungen, Rachitis, Tuberkulose, Nervenkrankheiten usw.
3. Die ansteckenden Krankheiten des Kindesalters, Schutz der Kinder vor ansteckenden Krankheiten.
4. Tätigkeit der Schwester bei der Behandlung:
   a) Massage: Wirkung und Ausführung der Massage;
   b) Gymnastik: Arten der Heilgymnastik, manuelle und Apparatbehandlung, Anwendungsweise der Gymnastik, Wärme-, Heißluft- und Lichtbehandlung;
   c) Verbandlehre: Verbandstoffe, Verbandarten, Wundverband, Streckverband, Notverband;

d) Gipsverfahren: Hilfe bei Gipsverbänden, das Gipsbett, das Gipskorsett, Ausschneiden der Verbände, Herstellung von Abgüssen, abnehmbare Hülsen;
e) Lagerung und Versorgung verletzter und operierter Glieder.

5. Arbeit im Operationssaal:
a) Lehre von den Wundkrankheiten, Antiseptik, Aseptik;
b) Operationsraum, Entkeimen der Wäsche, Verbandstoffe und Instrumente, Händereinigung, Vorbereitung des Kranken, Hilfeleistung bei der Operation, unblutige Operation;
c) Betäubung.

6. Pflege und Ernährung des Kindes in gesunden und kranken Tagen.

7. Einrichtung der Krüppelheime, den Anforderungen der Gesundheitslehre entsprechende Herrichtung und Ausstattung der Aufenthalts-, Spiel- und Krankenräume, Wasserversorgung, Heizung, Beleuchtung, Lüftung, Beseitigung der Abgänge.

Erziehliche Ausbildung.

1. Geschichte und gegenwärtiger Stand der Krüppelfürsorge.
2. Erziehungslehre mit besonderer Berücksichtigung der Krüppelseelenkunde.
3. Seelenkunde der frühen Kindheit.
4. Grundsätze für die Arbeit im Kindergarten unter besonderer Berücksichtigung der an das Bett gefesselten gebrechlichen Kinder.
5. Unterricht im Zeichnen, Formen, Falten, Kleben und verwandten Fertigkeiten.

Vorbildung: 10klassige höhere Schulbildung.
Ausbildungsdauer: 2 Jahre.
Aufnahmealter: 19.—30. Jahr.
Abschließend mit Staatsexamen.
Die Schülerinnen erhalten in der Ausbildungszeit ein kleines Taschengeld, freie Wohnung, Verpflegung und Dienstkleidung.

Arbeitsfelder in Krüppelheimen, orthopädischen Kliniken, orthopädischen Turn- und Operationssälen, Erziehungs- und Waisenhäusern und in den Wirtschaftsabteilungen der Kinderhäuser.

Für die noch nicht schulpflichtigen Kinder und auch noch für die jüngeren Schulkinder sollten in Kliniken und größeren Heimen *Kindergärtnerinnen* ausgiebig herangezogen werden. Hier verdienen die Ausführungen des Erziehungsdirektors Herold-Leipzig vollste Zustimmung, wenn er sagt, daß die Kinderabteilungen nicht „Musterstationen“ sein dürften, sondern „Spielzimmer“. „*Eine Musterstation, still, sauber, peinlich ordentlich, zeugt von pädagogischem Unverstand*“ (Zeitschr. f. Krüppelfürs. Bd. 17, S. 89). Spielend, so sagt er weiter, soll das Kind die Umwelt erfassen, wozu das ganze Anschauungsmaterial des Heims: Werkstätten, Garten, Wald, Stall usw. dienen soll. Ganz die gleichen Prinzipien vertreten ja auch schon stets Biesalski und seine pädagogischen Mitarbeiter.

Weiterhin muß gefordert werden, daß in allen größeren Krüppelkliniken, auch wenn sie eine eigene Schule nicht besitzen, für den Unterricht derjenigen Kinder, die längere Zeit in dem Heim bleiben müssen, gesorgt ist. Und zwar darf diese Lehrtätigkeit nicht etwa als Privatangelegenheit der Anstalt aufgefaßt werden und womöglich ehrenamtlich wirkenden Damen anvertraut sein, sondern die Stellung der Lehrkräfte ist Sache der Behörde, die auch sonst für den Schulunterricht zu sorgen hat, gemäß dem § 1 des Jugendwohlfahrtsgesetzes: „Jedes deutsche Kind hat ein Recht auf Erziehung usw.“ Und ferner dürfen mit diesem Unterricht nicht die jüngsten unerfahrensten Lehrkräfte oder solche Lehrer betraut werden, die man etwas „abschieben“ will, sondern nur die besten Lehrer, die besonderes Interesse und die nötige psychologische Vorbildung haben, sollen zum Unterricht in Krüppelanstalten herangezogen werden. Entsprechend dem Umstand, daß sich unter den Krüppelkindern einer großen Anstalt meist eine Anzahl geistig zurückgebliebener oder geistig schwacher befindet, muß auf diese im Sinne einer Förderunterrichtsklasse Rücksicht genommen werden. Daß sonst im Unterricht auf die psychische Eigenart des Krüppelkindes bedeutend mehr Rücksicht genommen werden müßte, als dies auch beim gesunden Kind der Fall sein sollte, glaube ich nicht. Dagegen ist natürlich der körperliche Defekt in vielen Fällen stark zu berücksichtigen. Ich denke dabei besonders an armbehinderte Kinder aller Art. Vor allem muß das Selbstvertrauen des Krüppelkindes in jeder Weise gefördert werden, wie es auch PAPKE, der tüchtige doppelarmamputierte Lehrer des Oskar-Helene-Heims betont, der sich auch mit vollem Recht für die *Pflege der sportlichen Leibesübungen und Spiele* einsetzt, die ebenfalls vor allem neben dem Körper auch den Willen und das Selbstvertrauen stärken. Das Oskar-Helene-Heim hat sogar seinen eigenen Sportverein, der Mitglied des Verbandes Brandenburgischer Athletikvereine ist (PAPKE), und MEUSLING-Dahlem berichtet über Wanderungen mit Krüppeln durch die deutschen Mittelgebirge (Zeitschr. f. Krüppelfürs. Bd. 18, S. 99).

Für solche Kinder, deren Aufenthalt in einem Krüppelheim nicht nötig ist, die aber andererseits an dem Schulunterricht in der Normalschule nicht teilnehmen können, kommt unter Umständen die *ambulante Krüppelschule* in Betracht, wie sie z. B. unter der Leitung von JASCHKE als private Sonderschule des Schlesischen Krüppelfürsorgevereins e. V. in Breslau besteht. Ausdrücklich möchte ich aber auch hier noch einmal meinen Standpunkt betonen, daß nicht jedes Krüppelkind an sich in eine besondere Krüppelschule gehört, und daß die Fassung JASCHKES: „Die ambulante Krüppelschule ist eine Schule, die nicht heimbedürftige orthopädisch kranke Kinder und Heimbedürftige, denen die Anstaltsbehandlung verschlossen bleibt, zusammenfaßt und nach krüppelpädagogischen Grundsätzen unterrichtet", zu weit gefaßt ist. Sicher hat aber die ambulante Krüppelschule für manche Fälle auch ihre Berechtigung und ist dabei natürlich bedeutend billiger als der Aufenthalt in einem Krüppelheim. Auch kommt sie z. B. für solche Kinder in Betracht, die sonst infolge ihres Leidens 1—2 Jahre und noch länger der Schule fernbleiben müßten. Ein Omnibus holt die Kinder zur Schule ab und bringt sie wieder nach Hause zurück. Neben dem eigentlichen Schulunterricht werden die Kinder auch im Basteln, Handarbeit und Handfertigkeit als Vorbereitung für den späteren Beruf geübt.

Die Statistik der Breslauer ambulanten Krüppelschule zeigt folgende Zahlen:

Am Ende des Jahres

1916	10 Schüler	1921	45 Schüler
1917	19 „	1922	54 „
1918	19 „	1923	49 „
1919	18 „	1924	43 „
1920	35 „	1925	45 „

Fassen wir also nochmals kurz zusammen, so soll die Erziehung im Krüppelheim durchgeführt werden im Kindergarten, in Hilfsklassen und in möglichst dem normalen Schulbetrieb gleichkommenden Schulklassen. Neben dem eigentlichen Schulunterricht sollen vor allem auch gepflegt werden: Handfertigkeiten, Turnen, landwirtschaftliche oder gärtnerische Tätigkeit. Das Programm der im Jahre 1922 im Oskar-Helene-Heim in Berlin-Dahlem unter WÜRTZ' Leitung abgehaltenen krüppelpädagogischen Woche ist ganz in diesem Sinne orientiert.

Die *Berufsschule*, deren theoretischer Lehrplan etwa dem der Fortbildungsschulen entsprechen dürfte, in denen z. B. Buchführung, Materialienkunde und die Theorie der einzelnen Handwerke, also z. B. technisches Zeichnen usw., gelehrt wird und die natürlich nur in ganz besonderen großen Krüppelheimen mit großem Berufsausbildungsbetrieb durchgeführt werden könnte, leitet zur *Berufsausbildung* des *Krüppels* über.

Auch hier gilt dasselbe, was über die Schulausbildung des Krüppel gesagt ist: *Wenn es irgendmöglich ist, soll die Ausbildung des Krüppels in einem normalen*

Betrieb mit gleichaltrigen gesunden Kameraden zusammen erfolgen, wo der Körperbehinderte den Kontakt mit dem normalen Leben um sich herum fühlt. Für eine große Zahl von Körperbehinderten wird sich dies ohne Schwierigkeiten erreichen lassen, nämlich bei solchen, bei denen die Verkrüppelung nicht die Erlernung einer besonderen Arbeitstechnik voraussetzt. Meist wird aber den Krüppeln die Erlernung eines Handwerkes schwerer fallen als gesunden jungen Leuten, und daher auch längere Zeit als bei diesen beanspruchen. Es wäre daher sehr erwünscht, wenn das Jugendamt eine Anzahl tüchtiger Handwerksmeister an der Hand hätte, die in ihren Betrieben solche jungen körperbehinderten Leute als Lehrlinge aufnehmen würden, wofür sie natürlich finanzielle und sonstige Vergünstigungen (z. B. Bevorzugung bei Verteilung von Arbeitsaufträgen durch die Stadt) erhalten müßten. Bei der Auswahl dieser Meister selbst wie der hierfür in Betracht kommenden Krüppel müßte ganz besonders sorgfältig verfahren werden. Als Lehrlinge kämen nur solche jungen Leute in Betracht, bei denen die spätere Erreichung der vollen Erwerbsfähigkeit angenommen werden kann. Derartige Meister und Betriebe zu finden, die sich der Mühe unterziehen, stärker Körperbehinderte im Handwerk auszubilden, fällt jedoch erfahrungsgemäß sehr schwer, und so bleibt für einen Teil derselben die handwerksmäßige Ausbildung in einer Heimwerkstatt unerläßlich, wobei die Lehrlinge nicht immer in der betreffenden Anstalt zu wohnen brauchen. Auch die *Werkstätten für Erwerbsbeschränkte,* die jetzt in den meisten größeren Städten existieren, könnten diesem Zwecke dienstbar gemacht werden. Aus Ostpreußen berichtet Bessel (Zeitschr. f. Krüppelfürs. Bd. 17, S. 152), daß sich für Mädchen 4 bis 5-monatliche Kurse in Weißnäherei bewährt hätten, in denen sie als Heimarbeiterinnen ausgebildet würden, eine Zeit, die mir übrigens reichlich kurz vorkommt. Provinz und Kreis geben dann diesen Mädchen am Schluß der Ausbildungszeit eine Nähmaschine zu eigen, so daß sie zu Hause arbeiten können.

Für einen Teil der Krüppel, besonders eben der armbeschädigten und geistig zurückgebliebenen, bleibt aber wie gesagt die Ausbildung im Heim unerläßlich[1]). Von den leichter Verkrüppelten sind es nach meiner Erfahrung vor allem die spastischen Hemiplegiker, deren Ausbildung außerhalb eines Heims sich häufig kaum durchführen läßt. Andererseits findet man in den Heimwerkstätten stets eine ganze Zahl Skoliosen und ähnlicher Krüppel, die streng genommen ebensogut im freien Handwerk beschäftigt werden könnten.

Wie für das ganze Personal der Krüppelheime, so gilt es ebenso für die dort angestellten Handwerksmeister, daß nur in jeder Hinsicht erstklassige Kräfte dafür in Frage kommen, die auch einer gewissen pädagogischen Begabung nicht ermangeln dürfen.

Selbstverständlich sollen in diesen Werkstätten nicht unnütze Dinge angefertigt werden; sie sollen wirklich handwerksmäßig und kaufmännisch rationell aufgezogen und geleitet sein, wie z. B. auch Schlüter und Vietor (Zeitschr. f. Krüppelfürs. Bd. 17, S. 159) fordern. Allerdings darf man auch in dieser Hinsicht den Bogen nicht zu sehr überspannen in dem Maße, daß erst die kaufmännische Rentabilität und nur in zweiter Linie die individuelle Ausbildung des Krüppels in Betracht kommt. Es liegt sonst die Gefahr vor — ich habe dies z. B. bei Kriegsbeschädigtenwerkstätten gesehen — daß einige wenige Leichtbeschädigte die eigentliche Arbeit verrichten und die Schwererverkrüppelten, deretwegen

[1]) Das Jugendamt der Stadt Breslau, das jährlich etwa 4000—4500 Krüppel untersucht, mußte im Jahre 1925 zum Zwecke der Berufsausbildung 13 Fälle in ein Heim einweisen, Neukölln-Berlin 11 Fälle von einer Gesamtsumme von 1089 Krüppeln, davon 574 über 14 Jahre alten Krüppeln. (Schriftl. Mitteilung.)

ja eigentlich die Werkstätten vorhanden sind, nur mit nebensächlichen Handlangerdiensten beschäftigt werden.

Eine Krüppelwerkstätte kann und soll nie soviel verdienen wie eine normale Werkstätte. Sie soll wohl kaufmännisch geleitet sein — schon damit auch dies der Krüppel lernt und das Gefühl bekommt, daß er produktive Arbeit leistet — aber die *Hauptsache bleibt immer die Ausbildung des Krüppels und erst in zweiter Stelle der Verdienst.* Wenn eine Heimwerkstätte sich selbst unterhält, so ist damit schon recht viel erreicht. In Anstalten, in denen sich keine eigentlichen Werkstätten befinden, sollten wenigstens kleine Handwerksbetriebe eingerichtet sein, die den körperlich behinderten Kindern ganz allgemein eine gewisse Handfertigkeit und Geschicklichkeit verschaffen und sie so für den späteren Eintritt in ein Handwerk etwas vorbereiten. Das könnte mit ganz einfachen Mitteln bewerkstelligt werden. Derartige Unterrichtskurse bestehen ja jetzt übrigens auch an vielen normalen Schulen (Handarbeitsunterricht für Mädchen, Buchbinderei, Schreinereiarbeiten u. ä.). Dazu käme Gartenarbeit, Küchenarbeit u. a. Diese Einrichtungen würden sich auch gut dazu eignen, um schwerere Unfall- und Berufsverletzte, also ältere Patienten, z. B. Amputierte, wieder langsam einzuarbeiten und an den veränderten Gebrauch ihrer Glieder resp. den Verlust eines Gliedes zu gewöhnen. Solche Arbeiten können auch rein therapeutisch angewandt, oft das langweilige Üben am Pendelapparat ersetzen oder sehr wohltuend ergänzen.

Der Berufsausbildung muß die sorgfältige *Berufsberatung* vorangehen. Grundsätzlich soll die Berufsberatung von dem Gedanken geleitet sein, *nicht den leichtesten Beruf, sondern den möglichst hochwertigen Beruf* auszusuchen, hochwertig in der Qualität, wie auch in wirtschaftlich finanzieller Beziehung und in Hinsicht auf die Möglichkeit späterer Arbeitsbeschaffung. Es hat keinen Zweck, ein Heer von Krüppeln als Bürstenbinder und Korbflechter auszubilden, die hochwertigere Arbeiten verrichten können. Die meisten größeren Städte verfügen jetzt über *Berufsberatungsämter*, die gerade auch der Frage der Krüppelberufsberatung ihre Aufmerksamkeit zuwenden sollen. Hierbei ist das Hinzuziehen von in der Krüppelbehandlung tätigen Ärzten, von Pädagogen, von Handwerksmeistern und vor allem von werktätigen Krüppeln selbst unerläßlich. Auch in dieser Beziehung soll man sich des *Perlbundes* ausreichend bedienen, der sich dieser Aufgabe sehr gerne unterzieht, und der in den Reihen seiner Mitglieder zahlreiche Sachverständige besitzt. Überhaupt scheint es zweckmäßig, die Berufsberatung der Körperbehinderten als eigenes Unterressort den Berufsberatungsämtern anzugliedern, da bei ihr doch noch wesentlich andere Gesichtspunkte als bei der Berufsberatung gesunder junger Leute maßgebend sind. So hat die Provinz *Schleswig-Holstein* im Landesberufsamt eine Berufsberatungsstelle für Krüppel eingerichtet, als dessen Leiter ein bewährter Pädagoge gewonnen ist.

Bei der Berufswahl sollte man, wie es auch KLÜTZ und MARIE GRUHL für wünschenswert halten, möglichst versuchen, begabten Krüppeln, die doch gar nicht selten sind, eine „höhere" Schulausbildung zu ermöglichen, um sie später geistigen Berufen oder auch Beamtenberufen zuführen zu können.

Das *Oskar-Helene-Heim* hat die Berufe zusammengestellt, die sich für die körperlich Gebrechlichen eignen:

Männlich	*Weiblich*
1. Schuhmacher u. orthop. Schuhmacher.	1. Weißnäherei.
2. Schneider.	2. Damenschneiderei.
3. Schreiner.	3. Handweberei.
4. Bildschnitzer.	4. Hutmacherei.

Männlich

5. Schlosser.
6. Orthopädiemechaniker.
7. Bandagist.
8. Sattler.
9. Bäcker.
10. Buchbinder.
11. Buchdrucker.
12. Feinmechanik, Uhrmacher.
13. Bürstenbinderei.
14. Stuhlflechterei.
15. Korbmacherei.
16. Drechsler.
17. Gärtnerei, Landwirtschaft.
18. Intarsienarbeit.
19. Malerei.
20. Bureaufach.
21. Kopfarbeiter.

Weiblich

5. Blumenmacherei.
6. Stickerei, Kunstgewerbe.
7. Maschinenstrickerei.
8. Maschinenstickerei.
9. Stuhlflechterei.
10. Korbflechterei.
11. Gärtnerei.
12. Malerei.
13. Bürstenbinderei.
14. Bureaufach.
15. Leichte Hausarbeit, Küche.
16. Kindergärtnerei.
17. Massage, orthopädisches Turnen.
18. Kopfarbeiter.

Diese angeführten Berufe können natürlich noch durch einen oder den anderen Beruf ergänzt werden (z. B. Musiker, Kammerjäger, Maniküren, Hühneraugenoperateur, Telegraphie und Telephonie usw.). Nach Michel (Zeitschr. f. Krüppelfürs. Bd. 19, S. 147. 1926), der bereits die Zahlen der im Druck begriffenen dritten Auflage des „Grundrisses der Krüppelfürsorge" von Biesalski verwertet, wurden nach Zusammenstellung von 1925 in 48 Anstalten 71 Berufe gelehrt, und zwar 47 für Knaben und 24 für Mädchen. 29 Heime betreiben Verkaufsstellen in der Anstalt, 4 außerhalb der Anstalt. 53 Heime haben eigene Land- oder Gartenbauwirtschaft. In der obigen Tabelle sind besonders geeignet:

	Männlich	Weiblich
für Beinbeschädigte mit gesunden Armen . .	1—12	1—7
für Arm- und Handbehinderte	13—21	8—16
für Einarmige	13, 14, 16, 19, 20	8, 9, 12, 14
für Ohnhänder	20	14
für Rückgratbeschädigte	1, 2, 7, 20	1—17
für besonders geistig Begabte	21	18

Am meisten Schwierigkeiten macht unter den aufgeführten Körperbehinderten die Ausbildung der Ohnhänder. Ihre Betätigung als Bureauarbeiter kann immer nur beschränkt bleiben, insofern sie beim Heraussuchen der Akten und der Bücher usw. eine Hilfskraft nicht entbehren können. Immerhin wird auch bei ihnen sehr Schönes hinsichtlich ihrer Berufsbefähigung geleistet, die aber nur am besten in besonders hierin erfahrenen Ohnhänderschulen, wie sie z. B. im Oskar-Helene-Heim vorhanden ist, durchgeführt werden kann, wenn nicht, wie bei Unthan, ganz besonders günstige häusliche Verhältnisse und enorme Willenskraft des Ohnhänders vorliegen.

Auf die Berufsausbildung der *Blinden* gehe ich im Rahmen dieser Arbeit nicht näher ein, da die Blindenfürsorge und -erziehung sich zu einem ganz besonderen Zweig der Krüppelfürsorge entwickelt hat und in der Hand besonderer Fachleute liegt. Nur dies sei hier hervorgehoben, daß sich Blinde, wie es übrigens in Japan häufiger der Fall ist, sehr gut zur Erlernung der *Massage* eignen.

Das Personal für die Berufsausbildung in den deutschen Krüppelanstalten betrug 1925 (zit. nach Michel: loc. cit.): 7 kaufmännische Direktoren, 14 Abteilungsleiter, 197 Meister und Meisterinnen, 142 Gehilfen und 33 Bureaupersonen. In 27 Heimen findet Berufsberatung statt.

Schwerer noch als die Berufsausbildung der körperlich Behinderten ist oft die *Unterbringung im Beruf.* Schwieriger als ihren gesunden Mitmenschen und

Arbeitskollegen fällt schon im allgemeinen das Finden einer Anstellung dem Körperbehinderten, der in dem von ihm gewählten Berufe *voll arbeitsfähig* geworden ist. Größer und oft trostlos sind die Schwierigkeiten, die sich dem Krüppel entgegenstellen, der *nicht den vollen Grad der Leistungsfähigkeit* erreichen konnte. Denn wenn auch bei der Berufsberatung immer maßgebend sein soll, den Beruf auszuwählen, der eine möglichst vollkommene Erwerbsbefähigung des Körperbehinderten verspricht, so läßt sich doch dieses Ziel sehr häufig nicht erreichen; es wird eben eine mehr oder mindere Behinderung häufig nicht zu überwinden sein.

Die „*Reichsverordnung über die Fürsorgepflicht* vom 13. II. 1924" (RGBl. 1924 I S. 100) und die „*Reichsgrundsätze über Voraussetzung, Art und Maß der öffentlichen Fürsorge* vom 4. XII. 1924" (RGBl. 1924 I S. 765) betonen zwar — mit Recht — die *Pflicht* auch des nicht voll arbeitsfähigen Hilfsbedürftigen, seine Arbeitskraft zur Beschaffung des notwendigen Lebensunterhaltes für sich und seine unterhaltungsberechtigten Angehörigen einzusetzen (§ 7 der Grundsätze) und die Möglichkeit, die Unterstützung Arbeitsfähiger in geeigneten Fällen durch Anweisung angemessener Arbeit gemeinnütziger Art zu gewähren oder von der Leistung solcher Arbeit abhängig zu machen (§ 19 der Reichsverordnung), und es wird auch darauf hingewiesen (§ 7 der Grundsätze), daß Schwerbeschädigte geeignetenfalles mit Hilfe des Reichsgesetzes über die Beschäftigung Schwerbeschädigter unterzubringen seien.

Dies letztere Gesetz in der Fassung vom 12. I. 1923 (RGBl. I S. 57) versteht aber in der Fassung seines § 3 unter Schwerbeschädigten solche „Deutsche, die infolge einer *Dienstbeschädigung*[1]) oder durch *Unfall*[1]) oder durch beide Ereignisse um wenigstens 50 vom Hundert in ihrer Erwerbsfähigkeit beschränkt sind und auf Grund des Reichsversorgungsgesetzes, der vorangehenden Militärversorgungsgesetze oder von Gesetzen, die das Reichsversorgungsgesetz für anwendbar erklären, oder auf Grund der reichsgesetzlichen Unfallversicherung, des Unfallfürsorgegesetzes vom 18. VI. 1901 (RGBl. S. 211) oder entsprechender landesrechtlicher Vorschriften Anspruch auf eine Pension oder auf eine der Minderung ihrer Erwerbsfähigkeit entsprechende Rente haben", und der § 3 der Ausführungsverordnung zu diesem Gesetz vom 13. II. 1924 (RGBl. I S. 73) fügt noch hinzu, daß als Schwerbeschädigte auch solche Personen gelten, die von der Hauptfürsorgestelle vor dem 1. Januar 1923 den Schwerbeschädigten gleichgestellt worden sind, solange nicht die Hauptfürsorgestelle gemäß § 8 des Gesetzes die Gleichstellung widerruft. Es ist also im allgemeinen nur von Kriegs- und Arbeitskrüppeln die Rede, nicht aber von den Körperbehinderten, deren Leiden angeboren oder in der Jugend erworben wurde. WÖLZ und NEUMANN sind zwar der Ansicht, daß sich das Gesetz auch auf die „Zufallskrüppel" anwenden ließen (Zeitschr. f. Krüppelfürs. Bd. 15, S. 87 u. Bd. 17, S. 129), doch erscheint mir dies, jedenfalls nach dem jetzigen Wortlaut des Gesetzes, zum mindesten fraglich. In allen einschlägigen Gesetzen ist immer nur von der Verpflichtung, die Krüppel erwerbsfähig zu machen, die Rede, *nicht aber von der Verpflichtung der Arbeitsbeschaffung.* Denn der § 8 des Gesetzes über die Beschäftigung Schwerbeschädigter, auf dessen Hilfe WÖLZ anscheinend anspielt, ist ein „*Kann"paragraph, der eigentlich nichts weiter ist als eine schöne Geste.* Am besten kommen hier noch die Friedensblinden fort, denen der Schutz des Gesetzes von der Hauptfürsorgestelle anerkannt werden muß, wenn sie sich ohne Hilfe dieses Gesetzes einen geeigneten Arbeitsplatz nicht zu verschaffen oder zu erhalten vermögen und — jetzt kommt auch hier schon die Einschränkung — *wenn dadurch die Unterbringung der Schwer-*

---

[1]) Vom Verf. ausgezeichnet.

beschädigten im Sinne des § 3 des Gesetzes nicht gefährdet wird. „Anderen Personen, die um wenigstens 50 vom Hundert in ihrer Erwerbsfähigkeit beschränkt und nicht bereits nach § 3 geschützt sind (Schwererwerbsbeschränkte) sowie Kriegs- und Unfallsbeschädigten, bei denen die Minderung der Erwerbsfähigkeit weniger als 50, aber wenigstens 30 vom Hundert beträgt (Minderbeschädigte), *kann*[1]) sie unter den gleichen Voraussetzungen diesen Schutz zuerkennen." Der gemeinsamen Eingabe der Deutschen Vereinigung für Krüppelfürsorge und des Perlbundes an den Reichstag (1922 oder 1923), dem Gesetz folgenden Zusatz zu geben: „Derselbe Schutz muß anderen Personen zuerkannt werden, die, ohne einen Anspruch auf Renten zu haben, durch angeborenes bzw. durch Unfall oder Krankheit erworbenes Krüppeltum am Kopf, Rumpf oder Gliedern in ihren Bewegungen so gehemmt sind, daß ihre Erwerbsfähigkeit auf dem allgemeinen Arbeitsmarkt um wenigstens 50 vom Hundert beschränkt ist (Friedenskrüppel)", ist also in keiner Weise Rechnung getragen worden. Im übrigen sind ja überhaupt diese zur Verfügung der Schwerbeschädigten stehenden Stellen zahlenmäßig so beschränkt (durchschnittlich 2% der Belegschaft), daß man sich auf diese Hilfe nicht sehr verlassen kann.

Im Hinblick auf die Anstellung von Körperbehinderten in normalen kaufmännischen Betrieben macht Marie Gruhl, das so erfreulich klar und realpolitisch denkende Mitglied des Perlbundes, auf zwei sehr wichtige Punkte aufmerksam (Zeitschr. f. Krüppelfürs. Bd. 15, S. 85). Der eine Punkt ist die *Lohnfrage*: Hierbei soll dem Arbeitgeber nicht zugemutet werden, dem Körperbeschädigten mehr Lohn zu zahlen, als seiner tatsächlich geleisteten Arbeit angemessen ist nach dem Grundsatz: Zwar keine Lohndrückerei gegenüber dem Krüppel, sondern gleiche Arbeit, gleicher Lohn gegenüber dem Gesunden. Dieser Vorschlag ist darum so wichtig, weil der Arbeitgeber dann nicht das Gehalt des Körperbeschädigten als unberechtigt hoch auf „Wohltätigkeitskonto" zu buchen braucht und demgemäß die Zahl der so Beschäftigten naturgemäß einschränken muß, was die Anstellungsmöglichkeiten der Körperbeschädigten verringern würde. „Wenn volle Bezahlung bei halber Arbeit gewährt wird, kann man sich freuen, aber verlangen kann man sie nicht." Der zweite Punkt ist der, daß Körperbeschädigte, die nicht zur ordnungsmäßigen Gesellenprüfung gebracht werden können, einer *Teilarbeit* zugeführt werden sollen, in der sie entsprechend ihren Fähigkeiten möglichst volle Arbeit leisten können. Der gleichfalls an dieser Stelle von ihr geäußerte Wunsch, daß diejenigen, die auch hierin nur Teilarbeit zu leisten imstande sind, gesetzlich eine Ausgleichrente zur Erlangung des Existenzminimums erhalten, das bei Krüppeln höher ist als bei entsprechenden Gesunden, ist natürlich sehr wünschenswert und würde immer noch eine Verbilligung der Wohlfahrtspflege bedeuten.

Ein Teil der Körperbehinderten ist nur aus dem Grunde nicht in der Lage, seinem Erwerb in einem normalen Betriebe nachzugehen, weil ihnen das Erreichen der Arbeitsstätte infolge schwerer Gangbehinderung nicht möglich ist. Vor allem sind dies die Schwergelähmten. Für diese muß *Heimarbeit* beschafft werden, was bei richtiger Organisation gar nicht so schwierig sein dürfte. Näharbeiten und Handarbeiten, Anfertigung von Spielwaren, Portefeuillerarbeiten u. a. kommen hierfür in Betracht. Der rührige Perlbund nimmt sich auch dieser Heimarbeit tatkräftig an durch Arbeitsnachweis, durch einen Botendienst, der mancherorts organisiert ist und für die Arbeiter und Arbeiterinnen Aufträge und Material herbeischafft, und zu dem überdies wieder nicht gangbehinderte Körperbeschädigte verwendet werden können. Auch darauf wäre zu achten, daß nicht, wie überhaupt häufig bei der Heimarbeit, die Preise zu sehr gedrückt würden.

Für solche Körperbehinderten, die nicht imstande sind, volle Arbeit zu leisten, kommen auch die in manchen größeren Städten, wie in *Frankfurt*, *Hamburg* und *Nürnberg* bestehenden *Werkstätten für Erwerbsbeschränkte* (Arbeitszentrale für Erwerbsbeschränkte) in Betracht. Allerdings muß die Organisation solcher Erwerbsbeschränktenwerkstätten sehr sorgsam überlegt werden. So kann man den Grundsätzen von MARX in Nürnberg, dem Dezernenten der dortigen Werkstätten, nur zustimmen, daß Gesunde mit den Erwerbsbeschränkten nicht gleichzeitig beschäftigt werden sollen, weil dann schließlich der gesunde Arbeiter relativ weniger leisten wird als der Körperbehinderte. Auch darin hat er recht, daß man Körperbehinderte, die hochgradig, 80—90%, arbeitsunfähig sind, nicht in die Werkstätten aufnehmen soll. Dies würde den Charakter der Werkstätte verwischen und den Betrieb aufhalten. Denn schließlich darf der Betrieb auch nicht zu wenig rentabel sein. Möglichst soll angestrebt werden, daß sich die Werkstätte, abgesehen vielleicht von der Miete, selbst erhält. Die Leitung derselben muß natürlich, wie auch bei den Heimwerkstätten, nach kaufmännischen Grundsätzen erfolgen. Nach Möglichkeit soll versucht werden, die Arbeiter früher oder später der Privatindustrie zuzuführen. Diese Werkstätten kommen übrigens ebenfalls zur Wiederarbeitsbefähigung von Arbeitsinvaliden in Betracht.

Nicht zweckmäßig dürfte es sein, Psychopathen, die einen gewissen Prozentsatz der Arbeitswerkstätten für Erwerbsbeschränkte ausmachen, in zu großer Menge mit geistig gesunden Körperbehinderten zusammenarbeiten zu lassen. Der Krüppel braucht geistig gesunde Menschen in seiner Umgebung.

Einige Schwerbeschädigte wird es auch geben, die in Anbetracht ihrer schweren Behinderung nur in der Werkstätte eines Krüppelheims beschäftigt werden können. Doch sind dies nur relativ wenig Krüppel, die bereits zu den siechen Krüppeln herüberleiten.

Jedenfalls ist die Arbeitsbeschaffung für unsere Körperbehinderten nicht leicht, vor allem nicht in den jetzigen Zeiten, in der alle kaufmännischen Betriebe möglichst abbauen und auf rationellste Ausnutzung aller Arbeitskräfte dringen müssen. Eine dringende Mahnung gleichzeitig für die Körperbehinderten, ihr Möglichstes zu leisten, um im Existenzkampfe zu bestehen. *Jedenfalls sollte die Sorge, den Körperbehinderten neben der im Gesetz vorgesehenen Heilung, Erziehung und Arbeitsbefähigung auch eine geeignete Arbeitstätigkeit nachzuweisen, als sehr ernstes Problem mit in die Krüppelfürsorge aufgenommen werden*, am zweckmäßigsten unter enger Zusammenarbeit mit dem Perlbund. Der Krüppel weiß am besten, was dem Krüppel not tut und sein Rat und seine Mithilfe sollte wie in der Pädagogik und Berufsausbildung auch bei der Arbeitsbeschaffung weitgehendst gehört werden.

Wenn der Staat das seinige tut, dem Krüppel den Weg zur Arbeit zu ebnen, wird dieser auch durch eben diese seine Arbeit dem Staat seinen Dank für die Fürsorge darbringen, die ihm zuteil geworden ist. *Denn das ist es, was der Staat von seinen Bürgern fordert: Arbeit!* Fehlt dieser Wille, den man eigentümlicherweise bei Geburts- und Kindheitskrüppeln nur selten, bei Kriegs- und Arbeitskrüppeln bedeutend häufiger vermißt, dann hat der Staat auch das moralische Recht hinter sich, wenn er im § 13 der Reichsgrundsätze vom 4. XII. 1924 (RGBl. 1914 I S. 765) sagt: „Bei Arbeitsscheu oder offenbar unwirtschaftlichem Verhalten sind die Voraussetzungen der Hilfsbedürftigkeit aufs strengste zu prüfen sowie Art und Maß der Fürsorge auf das zur Fristung des Lebens Unerläßliche zu beschränken.“ Ist aber dem vom besten Willen beseelten Krüppel auch die Möglichkeit zur Arbeit gegeben über den Weg der Heilung, Erziehung, der Berufsausbildung und endlich des Arbeitsnachweises, dann wird der Körperbehinderte schließlich aus einem Objekt der Fürsorge zu einem am Gesamtwohl des Staates tatkräftig mitarbeitenden Staatsbürger werden, der selbständig auf eigenen Füßen steht. *Und wenn der Staat als guter Kaufmann seine Bilanz zieht, so wird er den Etat „Krüppelfürsorge" nicht auf Verlustkonto zu buchen brauchen, sondern auf das Konto „Betriebskapital", das sich später amortisieren wird.*

Diejenigen *Krüppel, die neben ihrer Körperbehinderung auch eine Herabsetzung ihrer intellektuellen Fähigkeiten* aufweisen, machen natürlich dem Arzt, dem Erzieher, dem Handwerksmeister und schließlich dem Berufsberater die größten Sorgen. Trotzdem wird es für einen großen Teil unter ihnen ebenfalls noch möglich sein, irgendeine leichte Beschäftigung, sei es als Heimarbeiter, sei es in einer Erwerbsbeschränktenwerkstätte oder schließlich in einer Heimwerkstätte zu finden. Hierbei muß sehr darauf geachtet werden, daß diese Menschen nicht als Zielscheibe des Spottes bei den anderen Mitarbeitern dienen. Erreicht die Herabsetzung der geistigen Fähigkeiten so hohe Grade, daß sie an ausgesprochene Verblödung heranreicht, so besteht kein besonderer Unterschied mehr zwischen ihnen und Idioten mit sonst gesunden Gliedern, und ihre Unterbringung hat sich deshalb nach den bei diesen geltenden Grundsätzen zu richten. Für den Krüppelarzt ist der geistige Zustand aus dem Grunde zu berücksichtigen wichtig, weil man solche Kinder nicht unnütz mit therapeutischen Maßnahmen quälen soll, schon darum, weil bei der Nachbehandlung nach orthopädischen Eingriffen ein gewisses intellektuelles Mitarbeiten des Kindes nötig ist, dann auch deswegen, weil die Erwerbsfähigkeit derartiger Individuen auch nicht besser wird, wenn sie sich etwas besser fortbewegen können. Es muß aber hier hervorgehoben werden, daß sich andererseits der geistige Zustand zuweilen nach orthopädischen Eingriffen sehr erstaunlich und erfreulich hebt, wenn das Kind in die Lage versetzt worden ist, sich besser seiner Glieder bedienen zu können. Das erlebt man besonders häufig bei spastischen Lähmungen, wo die Kinder sich oft plötzlich geistig sehr erfreulich zu entwickeln beginnen, wenn man sie auf die Beine gebracht hat. Außerdem täuscht gerade bei dieser Erkrankung die oft vorhandene Sprachstörung zuweilen einen geistigen Defekt vor, der in Wirklichkeit nicht oder jedenfalls nicht in so hohem Grade besteht. Auch die oft vorhandene Verzerrung des Gesichtes, das Speicheln, das Hervortreten der Zunge, lassen oft hier eine Verblödung annehmen, die in Wirklichkeit nicht vorhanden ist. Man wird also auch hier in jedem einzelnen Fall individualisieren müssen.

Die geistig verblödeten Krüppel sind zwar im gewissen Sinne auch *sieche Krüppel*, sind aber, wie gerade wieder PERL betont hat, scharf von den geistig gesunden siechen Krüppeln zu trennen. Denn diesen nur körperlich siechen Krüppeln, die geistig oft außerordentlich regsam sind, muß die Möglichkeit der Arbeit, als größte Wohltat, die man ihnen angedeihen lassen kann, gegeben werden. Was in dieser Hinsicht gesündigt worden ist und wahrscheinlich stellenweise noch gesündigt wird, ist kaum glaublich. Man findet solche bedauernswerte, oft noch junge Menschen zuweilen in Armen- und Alterssiechenhäusern, ohne daß irgend etwas für ihre geistige Ausbildung getan wird. So fand MARIE GRUHL in einer solchen Anstalt zwischen alten und siechen Greisen zwei Mädchen von 25 und 20 Jahren, die beide geistig völlig normal und rege waren. In einer anderen Anstalt befand sich ebenfalls unter siechen Greisen ein 30 jähriger Mann. Ein Universitätsprofessor wollte ihn unterrichten, aber die Anstaltsleitung gab nicht die Einwilligung hierzu! Auch PERL selbst war mit 16 Jahren in einer solchen Anstalt, bis er endlich eine seiner würdige Unterkunft in dem Altdorfer Heim gefunden hat. Die Unterbringung solcher siecher Krüppel in derartigen Alterssiechenhäusern erinnert in seiner Roheit an die Art, wie man früher die Idioten unterbrachte. Für sie müßten, wie es auch VIETOR wieder auf dem Krüppelfürsorgekongreß in Nürnberg gefordert hat, besondere Siechenabteilungen in den Krüppelheimen eingerichtet werden; bei kleinerer Anzahl dürften sie auch ohne Schaffung besonderer Abteilungen in unseren Krüppelheimen gut untergebracht und betreut werden können. Man müßte gerade bei ihnen, wie es im Kriegerinvalidenheim in Vollmarstein der Fall ist, tunlichst alles Anstaltsmäßige vermeiden, um ihnen den Aufenthalt möglichst anheimelnd zu machen, der ihnen ja für die Lebenszeit die eigene Häuslichkeit ersetzen soll. In Vollmarstein, wo zur Zeit etwa 30 hilflose Schwerkriegsbeschädigte untergebracht sind, wohnen diese in Zimmern zu 1—2 Personen zusammen. Auf jeden Fall soll für die Beschäftigung dieser siechen Krüppel gesorgt werden, damit auch sie das Gefühl haben können, nicht ganz umsonst auf der Welt zu sein, selbst wenn ihre Arbeit in Wirklichkeit keinen Wert haben sollte.

Sehr groß ist übrigens die Zahl der heimbedürftigen siechen Krüppel nicht.

Auf die sehr wenigen *„asozialen" Krüppel* näher einzugehen, liegt kaum Veranlassung vor. Die Fürsorge für sie dürfte sich von den behördlichen Maßnahmen, die anderen asozialen Elementen zuteil werden, kaum wesentlich unterscheiden.

7. Der Selbsthilfebund der Körperbehinderten (Otto Perl-Bund) E. V.

Am Schlusse der vorliegenden Abhandlung möchte ich einer der erfreulichsten Erscheinungen auf dem Gebiete der Krüppelfürsorge gedenken, die ich schon in den früheren Zeilen verschiedentlich erwähnt habe, nämlich der Fürsorge, die der Körperbehinderte sich selbst und seinen Schicksalsgenossen zuteil werden läßt, der *Selbsthilfe*. Am 10. März 1919 hatten sich in Berlin einige wenige Schwerkörperbehinderte, HANS FÖRSTER, OTTO PERL und MARIE GRUHL, die in dem väterlichen Freund PERLS, dem Geh. Studienrat Direktor RASSOW, dem ersten Vorsitzenden des Bundes, einen treuen Berater fanden, zusammengetan, in der klaren Erkenntnis, daß der Krüppel vor allem *selbst* an der Gestaltung seines Lebens und seines Schicksals mitarbeiten müßte. Das ist ja auch eigentlich das innerste und höchste Ziel aller Krüppelfürsorge, das alle unsere ärztlichen und erzieherischen Maßnahmen und gesetzlichen Bestimmungen wie ein roter Faden durchzieht, *die Erreichung der wirtschaftlichen wie vor allem der persönlichen Selbständigkeit des Krüppels.*

Wir wollen es offen bekennen: Als damals 1919 bekannt wurde, daß sich die Körperbehinderten zu einem Bund zur Selbsthilfe zusammengetan hatten, war man gerade auch in den Kreisen, die sich mit der Krüppelfürsorge in irgendeiner Form befaßten, zuerst etwas argwöhnisch. Es war die Zeit, in der die Selbsthilfeorganisationen aus dem Boden schossen. Während aber die meisten Selbsthilfeorganisationen der damaligen Zeit in der Hauptsache wirtschaftliche und pekuniäre Interessen verfolgten, die an und für sich nicht unberechtigt waren, die aber eben dadurch einseitig blieben und allmählich zur geistigen Verflachung führen mußten, *bedeutete dem Perlbund das Wort „Selbsthilfe" von Anfang ein moralisch-ethisches Programm.* Selbstverständlich, wenn es nötig ist, tritt der Perlbund auch auf den Plan, wenn es gilt, berechtigte pekuniäre Forderungen von Körperbehinderten zu vertreten. Die eigentliche Tätigkeit des Perlbundes liegt aber auf ganz anderem Gebiete, und der Geist, der diesen Bund durchzieht, offenbart sich am deutlichsten in den Äußerungen, die man aus dem Munde ihrer berufenen Mitglieder hört: „Bei uns fühlen sich die Leute mit Rentenpsychose nicht wohl.“ Der Perlbund will die Körperbehinderten soweit bringen, daß sie *sich selbst im Leben helfen* können, daß sie fremder Fürsorge weitgehendst, wenn nicht ganz, entbehren können, denn die beste Fürsorge ist die, die eine Fürsorge unnötig zu machen sucht. Das ist „Selbsthilfe“ im edelsten und umfassendsten Sinne des Wortes. „Unser Beruf ist Krüppel sein, und daher haben wir die Berufung, unser Leiden möglichst zu überwinden“, hat kürzlich in einem Vortrag in Frankfurt a. M. MARIE GRUHL, die zweite Vorsitzende des Bundes, gesagt. Die Wege, die der Perlbund einschlägt, um sein Ziel zu erreichen, sind verschiedene. Vor allem, und das halte ich für außerordentlich wertvoll, lehnt der Perlbund und seine Mitglieder jedes sentimentale Gebahren energisch und bewußt ab. Sie wollen nicht die mitleidigen Blicke, das Tuscheln, das Fragen der Mitmenschen. Nötige unaufdringliche Hilfeleistungen auf Reisen und im sonstigen Verkehr nehmen sie gerne an und erbitten sie auch mit der freundlichen und ruhigen Selbstverständlichkeit, mit der diese Hilfe ihnen zukommt. Aber auch hier bleibt das Prinzip, sich möglichst von fremder Hilfe frei machen. Sie wollen nichts anderes sein als ihre gesunden Mitmenschen, vor allem nicht in geistiger Hinsicht (PERL, GRUHL, MALIKOWSKI, CNYRIEM, MINNA ALT usw.). Darum treten sie auch alle, und ich kann ihnen in dieser Hinsicht nur zustimmen, für die gemeinsame Erziehung und Ausbildung mit den gleichaltrigen Gesunden ein, wenn sich dies nur irgendwie ermöglichen läßt. Sie befürchten mit Recht, daß die Absonderung in den Körperbehinderten den Gedanken aufkommen lassen kann, daß sie etwas anderes seien als ihre Mitmenschen, unter denen sie doch als gleichberechtigte Bürger leben und wirken sollen. Daher stehen sie auch den Plänen der Sonderbeschulung nicht sympathisch gegenüber. Und da der Krüppel ja schließlich am besten weiß, wo ihn der Schuh in psychischer wie in körperlicher Hinsicht drückt, so verlangen sie mit Recht, daß ihre Stimme weitgehend in den Fragen der Krüppelfürsorge gehört wird, wie es ja auch das Gesetz an verschiedenen Stellen vorsieht. *Eine zweckmäßige Krüppelfürsorge ohne die Mithilfe des Perlbundes erscheint heute kaum mehr möglich.* So ist seine Mithilfe überaus wertvoll in Fragen der Berufsberatung und der Berufsbeschaffung, oft auch in der Beschaffung nötiger Mittel für Apparate oder auch für Arbeitsutensilien. Arzt und Behörden kommen oftmals in die Lage, sich des wertvollen Rates und der Mitarbeit des Perlbundes in dieser Hinsicht zu erfreuen. Außer den Beratungsabteilungen hat der Perlbund auch einige eigene Betriebe eingerichtet, wie einen Druckereibetrieb, eine Abteilung für kunstgewerbliche Nadelarbeiten und Spielsachen, eine Schneiderei u. dgl. So ist der Perlbund unermüdlich tätig, um vor allem den Körperbehinderten immer wieder zu sagen, daß sie das Recht, aber auch die Pflicht zur Arbeit haben, zu der Arbeit, die sie in ihren eigenen Augen und in denen ihrer Mitmenschen erst eigentlich zu gleichwertigen Gliedern der sozialen Volksgemeinschaft macht. Dadurch, daß der Perlbund in solcher Weise das Leben seiner Mitglieder mit arbeitstätiger Zufriedenheit, mit seelischem Ausgeglichensein erfüllt, bekämpft er am besten und wirksamsten die Ausbildung einer sog. „Krüppelpsyche“. Auch geistige und gesellige Veranstaltungen, an denen ja sonst der Körperbehinderte nicht immer teilnehmen kann, werden unternommen. Ein ganz besonders guter Gedanke der Ortsgruppe *Offenbach a. M.* war es, sich unter Leitung ihrer Vorsitzenden MINNA ALT vor allem die *Jugendfürsorge* zur Aufgabe zu machen.

So arbeitet der Perlbund, der inzwischen auch in anderen größeren Städten Ortsgruppen unter aufopfernder Leitung von meist selbst schwer Körperbehinderten errichtet hat — 1. Vorsitzender ist jetzt Dr. HEERDE — in mustergültiger Weise an den Aufgaben der Krüppelfürsorge mit, voll bewußt seiner moralisch verantwortungsvollen Aufgabe. Diese Bewegung, die zu seiner Gründung führte, entsprang einem tiefen Bedürfnis der Krüppel selbst — „die Gründungsstunde des Bundes war für mich eine Schicksalsstunde", sagte kürzlich einer der Gründer — und da sie einem tiefen seelischen Bedürfnis entsprang, wird diese Bewegung auch niemals verflachen, sondern in derselben Weise wie bisher sich weiter vertiefen. Daher verdient der Perlbund die tätige Unterstützung aller interessierten Kreise, einmal der Krüppel selbst, besonders der aus den sog. besseren Ständen, dann auch der Behörden, Ärzte, Fürsorger.

Die Abteilung Krüppelfürsorge des Jugendamtes Berlin hat in klarer Erkenntnis des Wertes des Perlbundes diesem ein Beglaubigungsschreiben zukommen lassen (18. I. 1924), von dessen anerkennenden Worten dieser mit berechtigtem Stolz Kenntnis nehmen kann und in dem es u. a. heißt:

„Einer der wichtigsten Verbände, die den Behörden ihre Unterstützung in weitgehender Weise leihen, ist der ‚Selbsthilfebund der Körperbehinderten', der fast nur aus Krüppeln besteht und von solchen in musterhafter Weise verwaltet wird. Bei der Berufsberatung und Berufsausbildung der Krüppel leistet er unschätzbare Mitarbeit. Gemäß seinem Grundsatze der Selbsthilfe sucht er die körperlich Behinderten erwerbsfähig und wirtschaftlich selbständig und zu lebensbejahenden, innerlich frohen Menschen zu machen. Mit eiserner Energie und aufopfernder Hingabe verfolgt er unter wirtschaftlich äußerst schwierigen Verhältnissen sein Ziel."

Tätige Mitarbeit der Krüppel selbst in den Fragen der Erziehung und Berufsausbildung und Berufsbeschaffung, treuer Berater seiner Schicksalsgenossen zu sein, mit dem Ziele, sie für den Lebenskampf zu stählen: Das ist die „Selbsthilfe" des Perlbundes! Und so helfen Krüppelfürsorge und Perlbund den Körperbehinderten, die schwere Kette ihres Leidens zu zerreißen:

„Selbsthilfe macht frei!"

Literatur.

ALT, MINNA: Jugendfürsorge des Selbsthilfebundes der Körperbehinderten. Vortrag im Frankfurter Rundfunk, 20. V. 1925. — BAATH, P. A.: Verordnung über die Fürsorgepflicht. 3. Aufl. Berlin 1925. — BADE, P.: Was muß die Fürsorgerin von der Krüppelfürsorge wissen? Hannover: Architekt. Verlag. — BAUR-FISCHER-LENZ: Menschliche Erblichkeitslehre. 2. Aufl. München 1923. — BIESALSKI, K.: Umfang und Art des jugendlichen Krüppeltums und der Krüppelfürsorge in Deutschland. Hamburg u. Leipzig 1909. — BIESALSKI, K.: Leitfaden der Krüppelfürsorge. 2. Aufl. Leipzig 1922. (3. Aufl. im Erscheinen begriffen.) — DÜNNER, J.: Reichsfürsorgerecht. München 1925. — FISCHER-DEFOY: Leitfaden durch die soziale Gesundheitsfürsorge. München 1925. — FRANGENHEIM, P.: Die Krankheiten des Knochensystems im Kindesalter. Neue Dtsch. Chir. Bd. 10. Stuttgart 1903. — FRIEDLÄNDER, L.: Darstellungen aus der Sittengeschichte Roms. Leipzig 1888. — FROMME, A.: Die Spätrachitis etc. Ergebn. d. Chir. u. Orthopäd. Bd. 15, S. 1. 1922. — GOEZE, W.: Das Reichsgesetz für Jugendwohlfahrt. 2. Aufl. Berlin 1925. — *Jahrbuch* der Krüppelfürsorge. (Agentur des rauhen Hauses). Hamburg. — KLUMKER, CH. J.: Kinder- und Jugendfürsorge. Friedr. Manns Pädagog. Magazin, Heft 802. Langensalza 1923. — KOCHS, J.: Über adoleszente Rückgratsverkrümmungen. Arch. f. orthopäd. u. Unfallchir. Bd. 24, S. 95. 1926. — LOOSER: Über Spätrachitis und Osteomalacie. Dtsch. Zeitschr. f. Chir. Bd. 152, S. 210. — MAASS, H.: Die anatomischen Auswirkungen mechanischer Wachstumswiderstände. Arch. f. orthopäd. u. Unfallchir. Bd. 24, S. 161. 1926. (Dort auch Verzeichnis seiner übrigen Arbeiten.) — MATTHIAS, E.: Schule und Haltungsfehler. München 1925. — MAU: Die Kyphosis dorsalis adolescentium im Rahmen der Epiphysen- und Epiphysenlinienerkrankungen des Wachstumsalters. Zeitschr. f. orthopäd. Chir. Bd. 46, S. 145. 1924. — MÜLLER, W. M.: Zur Ätiologie des angeborenen Klumpfußes unter besonderer Berücksichtigung seiner Vererbung. Inaug.-Diss. Zürich 1926. — NEUMANN-NEURODE, D.: Säuglingsgymnastik. Berlin 1923. — PERL, O.: Krüppeltum und Gesellschaft im Wandel der Zeit. Gotha 1926. — RANKE, K. E., u. SILBERHORN, CH. C.: Tägliche Schulfreiübungen. München 1925. — REINHEIMER: Der alkoholisierte Mensch. Frankfurt. Wohlfahrtsblätter 1926, Nr. 5, S. 65. — SCHLOSSMANN, A.: Die öffentliche Krüppelfürsorge. Das Preußische

Gesetz vom 6. V. 1920 nebst den Ausführungsbestimmungen. Berlin 1920. — SIMON, W. V.: Aus der Praxis der Krüppelfürsorge. Schriften des Frankfurter Wohlfahrtsamtes, Heft 11. Frankfurt a. M. 1922. — SIMON, W. V.: Die Durchführung der Krüppelfürsorge. Klin. Wochenschr. 1924, S. 411. — SIMON, W. V.: Spätrachitis und Hungerosteopathie. Veröff. a. d. Geb. d. Medizinalverwalt. Bd. 14, Heft 6 (der ganzen Sammlung 144. Heft). Berlin 1921. — UNTHAN, C. H.: Das Pediskript. Aufzeichnungen aus dem Leben eines Armlosen. 2. Aufl. Stuttgart. — WULFFEN, E.: Kriminalpsychologie. Berlin 1926. — WULFFEN, E.: Zeitschr. f. Krüppelfürs. Bd. 15, Heft 7/8, S. 68. — WÜRTZ, H.: Sieghafte Lebenskämpfer. München 1919. — WÜRTZ, H.: Das Seelenleben des Krüppels. Leipzig 1921. — *Zeitschrift für Krüppelfürsorge*. Herausgeg. von BIESALSKI u. WÜRTZ. Leipzig. — ZICHY, Graf GÉZA: Das Buch des Einarmigen. Stuttgart.

Weitere sehr ausführliche Literaturangaben finden sich in den erwähnten Arbeiten von BIESALSKI (237 Nummern allein in seiner Krüppelstatistik).

Fürsorge für Blinde.

Von

W. Feilchenfeld
Charlottenburg.

1. Soziale Bedeutung.

Die erblindeten Personen eines Landes bilden nach Art ihrer Ausbildungs-, Arbeits- und Erwerbsfähigkeit, ihrer Unterstützungsbedürftigkeit eine sozial einigermaßen abgegrenzte Gruppe. Das Hauptgemeinsame dieser Gruppe, eben die Blindheit, bietet eine hygienisch erfaßbare Angriffsfläche, da das Leiden als ein durch geeignete, hygienische Maßnahmen zu einem beträchtlichen Teil vermeidbares angesehen werden muß. Es ist somit Aufgabe der Sozialhygiene, sich mit dem Blindenwesen und der Blindenfürsorge, mit den Ursachen der Erblindung und ihrer Verhütung eingehend zu beschäftigen.

Sozial von Bedeutung ist die durch Blindheit herbeigeführte Herabsetzung oder völlige Aufhebung der Arbeitsfähigkeit und damit der Ausfall der Individualarbeitsquote sowie die notwendige direkte Unterstützung des Blinden, die um so mehr ins Gewicht fällt, als die Blindheit die ärmeren Bevölkerungsschichten weit mehr heimsucht als die wohlhabenderen. Besondere Beachtung gilt der frühzeitigen Erblindung, die ja sozialökonomisch eine erhöhte Bedeutung für die Gesellschaft hat, weil hier die Fürsorge eine erweiterte und verlängerte sein muß, während Späterblindete häufig, ganz abgesehen von der kürzeren Dauer der Unterstützungsbedürftigkeit, noch auf Grund ihrer bisherigen Tätigkeit ganz oder teilweise versorgt sind. Darum ist auch die Bekämpfung der Kinderblindheit vom sozialökonomischen Standpunkte die wichtigste Aufgabe der Blindenfürsorge.

2. Geschichtliches.

Eine systematische Blindenfürsorge, wie wir sie heute in allen Kulturstaaten kennen, ist eine Errungenschaft erst des letzten Jahrhunderts, wenn auch frühzeitig sich manche Spuren einer gewissen Fürsorge für Blinde nachweisen lassen. Wenn man aber auch heute noch die Geschichtsperioden des Blindenwesens kennzeichnet als „verehrt-ernährt-belehrt-bewehrt", so ist das in den zwei ersten Charakteristiken, die für das Altertum und das Mittelalter gelten sollen, nur sehr bedingt zutreffend. Wohl fand man im alten China und Griechenland einzelne Blinde, die sicher das Ansehen eines Sehers genossen, aber die Regel war das nicht. Blindgeborene, die als blind bald nach der Geburt erkannt wurden, wurden wie andere Kinder mit Mißbildungen meist ausgesetzt. Wer solche ausgesetzten Kinder bei sich aufnahm, konnte sie zu Sklaven heranziehen, die später als Bettler ausgeschickt wurden oder als Ruderknechte verkauft werden konnten;

Mädchen wurden der Prostitution preisgegeben. Späterblindete wurden wie Alte, Kranke, Gebrechliche, die zum Kriegsdienst untauglich waren, oft von Naturvölkern in verschiedener Form beseitigt, wie sich solches noch bis in die neueste Zeit auf Sumatra, bei den Buschmännern und den Bewohnern Polynesiens erhalten hat.

Die ersten Anfänge einer Blindenfürsorge finden wir bereits vor Jahrtausenden in China, wo Blinde ausgebildet wurden, ebenso in Indien, wo Blinde schon in früher Zeit als Träger der religiösen und historischen Überlieferung herangezogen wurden. Ägypten sorgt für die dort sehr zahlreichen Blinden, die zum Teil sogar schon eine nutzbringende Tätigkeit ausüben. Israel schützt die Blinden durch das Gesetz; dort werden des guten Gedächtnisses wegen Blinde als lebende Bücher benutzt, die Gesetze, Lehren, Rechtssprüche, Legenden durch Jahrhunderte erhalten; daneben betätigen sich Blinde als Dreher an Handmühlen. Auch Griechenland kannte blinde Rhapsoden, die z. B. die Homerischen Gesänge durch lange Zeiträume allein forttrugen. Doch war der griechische Blinde im allgemeinen durchaus nicht etwa ein Gegenstand der Verehrung. Die hohe Kultur Athens unter Perikles allerdings trug, wie überhaupt der Armen, auch der Blinden Sorge. Es war für sie eine tägliche Unterstützung von 2, später 3 Obolen ausgesetzt, falls das eigene Vermögen weniger als 3 Minen betrug; es war so den Blinden ungefähr der Betrag des „ortsüblichen Lohnes“ zugesichert. In Rom wurde der Blinde als elender Bettler verachtet. Das Mittelalter kannte nur eine Karitas der Kirche, die, wie für andere Hilfsbedürftige, auch für Blinde sorgt, und zwar oft in Hospitälern, die von Frommen für Blinde gestiftet wurden, so das St. Nikolaus-Spital in Vicenza, das Hospital in Memmingen, das Elsing-Spital in London. Daneben gab es fromme Blindenbruderschaften, die zum Teil eine Art Selbsthilfe organisierten. Die bedeutendste Bruderschaft war die „Congréation et Maison des trois cent“ in Paris, für die 1254 Ludwig der Heilige das Hospital des Quinze-Vingts erbaut hatte; nach der Sage als Stiftung für die von den Sarazenen im Kreuzzuge geblendeten Kreuzritter. Freie Blindenbruderschaften gab es auf genossenschaftlicher Grundlage in Spanien, Italien und Deutschland, wobei sich zuweilen Blinde und Lahme zusammentaten. Als zum Ausgange des Mittelalters die Städte sich zu eigener Kraft erhoben und selbständige Wohlfahrtspflege trieben, die sie dann aber engherzig auf die Ortsangehörigen und Zunftgenossen beschränkten, erstand die berüchtigte Bettlerplage, gegen die drakonische Gesetze erlassen wurden, die auch die Blinden betrafen. Trotzdem galt das Blindsein als eine so ergiebige Betteleinnahme, daß es häufig simuliert wurde und so die allgemeine Verachtung der Blinden nur noch vermehrte. Die Bettelmethoden der Blinden waren damals auch besonders widerlich; so wurden närrische Blindenturniere aufgeführt, in denen Blinde in alten rostigen Harnischen gegen große Schweine kämpften; Konzerte wurden veranstaltet, in denen auf unmöglichen Instrumenten in Narrenkostümen zur Belustigung des Publikums beigetragen wurde. Ein solches Blindenkonzert in Paris wirkte auf Valentin Haeuy derart abschreckend, daß er sich die Hebung der Blinden und ihre Erziehung zur Lebensaufgabe machte. Die glänzenden Ausbildungserfolge der blinden Pianistin Maria Theresia von Paradies aus Wien und des Mathematikers Weißenberg in Mannheim ermutigten ihn, ein Blindenausbildungsinstitut in Paris 1784 zu schaffen, für das er bald öffentliche und königliche Unterstützung fand. Er propagierte seine Bestrebungen mit großem Erfolg in Berlin und Petersburg, wo sehr bald dann auch Blindenerziehungsanstalten gegründet wurden. Damals, Anfang des 19. Jahrhunderts, begann die Periode der Ausbildung und Erwerbsbefähigung der Blinden, die seitdem in den meisten Kulturländern stete Fortschritte machte.

3. Begriffliches.

Seit Erziehung, Ausbildung und Erwerbsbefähigung der Blinden eine ernste Fürsorgeaufgabe wurde, war eine scharfe Begriffsbestimmung der Blindheit erforderlich. Der wissenschaftliche Begriff „blind" ist leicht zu erfassen: Dauerndes, völliges Fehlen jeder Lichtempfindung auf beiden Augen, wobei subjektive Lichtempfindungen, wie sie gelegentlich von Blinden bei Reizung der Nervi optici durch Reiben der Augen angegeben werden, oder die Lichtempfindung bei elektrischer Reizung des Occipitallappens (Kriegserfahrungen bei Kopfverletzungen) natürlich nicht berücksichtigt werden. Ganz anders aber, wenn der Begriff praktische Blindheit, wie er besonders bei Fürsorgemaßnahmen aller Art wichtig ist, zur Frage steht: Der praktisch Blinde, auch erwerbsblind oder sozialblind genannt, kann zwar noch Sehreste besitzen, muß aber als blind bezeichnet werden, wenn er dauernd und unheilbar so wenig sieht, daß ihm dadurch jeder Beruf unmöglich ist, der den Gebrauch der Augen verlangt (FUCHS). AXENFELD nennt blind den, der optisch nicht erwerbsfähig ist, der sein Sehen bis zu dem Grade verloren hat, daß er auch mit Zuhilfenahme optischer Hilfsmittel nach Angewöhnung und bei möglichster Annäherung nicht zu lesen vermag. Wenn man die Sehfähigkeit der noch zu den Blinden zu rechnenden Personen zahlenmäßig ausdrücken will, so kann man sie mit $^1/_{60}$ der Norm annehmen, d. h. Erkennen von Fingern, die auf dunkler Unterlage bei auffallendem Lichte in ca. 1 m Entfernung gehalten werden. Einzelne Autoren gehen über diese Zahl hinaus, indem sie noch bei Fingererkennen in 2—3 m Blindheit annehmen. Auch diese Umgrenzung des Begriffes ist aber nicht scharf, denn es kann bei zentraler Sehschärfe, die weit über das eben angegebene Maß hinausgeht, noch Blindheit anzunehmen sein, falls das Gesichtsfeld sehr stark eingeschränkt ist, wie z. B. bei Retinitis pigmentosa, bei Opticusatrophie usw., so daß das Orientierungsvermögen sehr erheblich beeinträchtigt ist. Auch große zentrale Skotome können bei erhaltenem peripheren Sehen tatsächliches Blindsein bedingen. Der Reichsminister des Inneren hat 1926 folgende Richtlinien für die Beurteilung der *praktischen Blindheit* bei der Aufnahme in einen Blindenverein festgesetzt: 2. Als Erblindete gelten nach den oben genannten Ausführungsbestimmungen außer völlig Blinden auch solche Personen, deren zentrale Sehschärfe $^1/_{50}$ bis $^1/_{25}$ des Normalen beträgt, obwohl derartige Kranke meist imstande sein dürften, sich ohne fremde Hilfe auf der Straße zurechtzufinden. 3. Diese Grenze der zentralen Sehschärfe kann u. a. auch noch überschritten werden, wenn neben ihr eine erhebliche Einschränkung des Gesichtsfeldes vorliegt. Hierfür kommen vor allen Dingen Fälle von Sehnervenatrophie, Glaukom, Pigmentdegeneration, Netzhautablösung und von Hemianopsie in Betracht. Die Notwendigkeit der Aufnahme ist in solchen Fällen durch den Augenarzt besonders zu begründen. Auch hohes Alter, Fehlen von näheren Angehörigen, die versorgungsverpflichtet sind, kann hierbei berücksichtigt werden. Im übrigen muß das Urteil stets individuell gefällt werden, da es sehr wohl möglich ist, daß im Einzelfalle jemand für seinen Beruf völlig unfähig erscheint, während er sonst noch nicht als ganz sozialblind zu bezeichnen wäre. Alle diese Definitionen sehen mit gutem Grunde davon ab, daß wirklich Blinde durch geeigneten Blindenunterricht oder durch eigene Geschicklichkeit dahin kommen können, einen Beruf auszuüben, der unter gewöhnlichen Umständen den Gebrauch der Augen verlangt. Das Reichsarbeitsministerium hat zur Feststellung der Kriegsrente für Vollblinde folgende Definition aufgestellt: Blinde erhalten Pflegezulage und einen Führerhund, wenn infolge der Blindheit ein Zustand der Hilfslosigkeit vorliegt, in dem der Blinde noch bei gewöhnlichen Witterungs- und Verkehrsverhältnissen und bei mittlerer Tageshelle außerstande ist, sich ohne Führer allein auf der Straße oder an einem ihm unbekannten Platze zurechtzufinden. Für die Reichsgebrechlichenzählung 1925/26 in Deutschland ist der Begriff blind wie folgt gefaßt: Als blind gelten völlig Blinde und solche Personen, deren Sehrest so gering ist, daß sie auch mit Hilfe von passenden Augengläsern sich an fremden Orten nicht zurechtfinden oder in einer Entfernung über einem Meter die ausgespreizten Finger der Hand auf dunklem Hintergrund nicht zählen können. Personen, die nur auf einem Auge blind sind, gelten nicht als blind. Durch besondere Anweisung an die untersuchenden Augenärzte, die sich in ganz Deutschland selbstlos für die Zählung zur Verfügung gestellt haben, ist dafür gesorgt, daß vorübergehende Sehunfähigkeit nicht mitgezählt wird: Operierbare Katarakte, Blepharospasmus, Trichiasis wurden gelegentlich in Blindenanstalten gefunden!

Daß Blindheit auf einem Auge nicht bei der Behandlung der Blindenfrage berücksichtigt werden darf, muß scharf betont werden, besonders, da durch den sonst um das Blindenwesen so sehr verdienten Hermann Cohn eine Verwirrung dadurch verursacht wurde, daß er bei seiner lokalen Blindenaufnahme in Breslau nicht Blinde, sondern blinde Augen zählte. Der volle Verlust eines Auges führt, auch wenn er erst im erwachsenen Zustande eintritt, in den meisten Fällen bei verschiedenartigster Beschäftigung durchaus nicht zu einer Beeinträchtigung der Arbeitsfähigkeit bei vorhandenem guten Willen und genügendem Eifer zu der erforderlichen Übung. Bei Verlust des einen Auges durch einen Unfall, der rentenberechtigt ist, ist eine Rente von 50% im Beginne, die dann bald auf 30—25% herabgesetzt werden kann, anzusetzen. Allerdings darf dann bei einem erneuten Unfall, der das sehende Auge später betrifft, nicht von dem Zustande des einäugigen Sehens ausgegangen werden, sondern nunmehr der Verlust beider Augen als durch Unfall anerkannt werden, was bisweilen in der Judikatur nicht ohne weiteres geschah. Daß im übrigen bei der Festsetzung der Rente auch für Einäugige individualisiert werden muß, ist vom Reichsversicherungsamt jederzeit anerkannt worden, so heißt es in einer Entscheidung: „Endlich darf nicht außer acht gelassen werden, daß ein Einäugiger verständigerweise auf alle mit besonderer Gefahr für das verbliebene Auge verbundene Arbeiten verzichten muß.“ So erhielt ferner z. B. ein Taucher der Kaiserlichen Werft für Verlust eines Auges 50%, da er die Taucherarbeit ganz aufgeben mußte und nur als Schiffszimmermann in seinem Berufe sich betätigen konnte. Eine weitere Entscheidung des Reichsversicherungsamtes setzte bei Schrumpfung der Augenhöhle nach Verbrennung, die das Einsetzen eines künstlichen Auges unmöglich machte, wegen Entstellung und dadurch Verminderung der Erwerbsfähigkeit die Rente auf 40% fest.

4. Statistik.

Die Grundlage jeder Beschäftigung mit der Blindenfrage muß natürlich eine zuverlässige Statistik der Blinden bilden; diese aber ist aus verschiedenen Gründen außerordentlich schwierig zu beschaffen. Zu verwerten ist nur eine Zählung, die auf Grund einer augenärztlichen Untersuchung vorgenommen ist; wenn selbst in Blindenanstalten sich Personen finden, die nicht als blind zu bezeichnen sind, um wie viel mehr wird einer Laienzählung an Irrtümern unterlaufen müssen. Aus sozialen Gründen, aus Eitelkeit, aus familiären Rücksichten wird so mancher Blinde nicht gezählt, so mancher dagegen vielleicht aus materiellen Erwägungen irgendeiner Art als blind bezeichnet, der bei objektiver Untersuchung gar nicht dazu gehört; vorübergehende Augenleiden werden bei solchen Zählungen als dauernde Blindheit angegeben. Eine Blindenzählung, wie sie vom wissenschaftlichen Standpunkte allein auf Grund augenärztlicher Untersuchung verlangt werden muß, ist zum ersten Male in der Schweiz, allerdings auch dort, nicht vollkommen, durchgeführt im Jahre 1895/96, bearbeitet von Dr. Paly 1900; dann ebenfalls nicht durchweg, aber doch zum großen Teil mit Hilfe von Augenärzten in Bayern im Jahre 1901 und 1903, bearbeitet von Schaidler 1905. Die erste Blindenzählung im Deutschen Reiche wurde 1900 vorgenommen, aber eben ohne augenärztliche Hilfe, daher nur teilweise verwertbar; auch die Fragestellung war damals nicht exakt, so daß richtige Ergebnisse nicht zu erwarten waren, so lautete z. B. eine Frage: Beruf und Stellung in demselben; die Antworten konnten nicht gleichmäßig gegeben werden, denn die Befragten gaben mit gleichem Rechte den Beruf vor der Erblindung an, wie den während der Blindheit. Eine sorgfältig vorbereitete Zählung der Blinden im Deutschen Reiche wird zur Zeit (1926) bearbeitet nach einer Vorzählung der Gebrechlichen. Der Fragebogen, von augenärztlicher Seite ausgearbeitet, wird nach einer Vorbearbeitung durch die Wohlfahrtsbeamten der Gemeinden von Augenärzten auf Grund hierzu angestellter Untersuchung ausgefüllt. Der Fragebogen vermeidet ein gar zu spezielles Eingehen auf Einzelheiten, da sie einmal bei einer allgemeinen Zählung schwer zu erfassen sind und dann bei der statistischen Bearbeitung technische Schwierigkeiten bieten, die das Endergebnis wenig zuverlässig machen. Der allgemein-soziale Teil des Fragebogens ist derart gefaßt, daß er von einem Wohlfahrtsbeamten, wie sie jetzt allen Gemeinden zur Verfügung stehen, ausgefüllt werden kann; der rein augenärztliche Teil zeigt sowohl in bezug auf den Krankheitsbefund als auf die Blindheitsursachen zusammenfassende Gruppen, die ein genügend klares Bild über den Stand der Blinden ergeben und doch auch statistisch gut zu verarbeiten sind. Da die Art des Fragebogens für die Erfassung der Blinden ausschlaggebend ist, soll der Fragebogen im Anhang im Wortlaut wiedergegeben werden. Die endgültigen zahlenmäßigen Ergebnisse dieser Blindenzählung stehen leider bei Abschluß dieser Arbeit noch nicht zur Verfügung.

Die Verwertung statistischer Zahlen ist sehr vorsichtig vorzunehmen, da hier durch Außerachtlassung der Grundlage des Zahlenmateriales sehr leicht Fehlschlüsse erstehen. So kann z. B. nicht, wie es jüngst geschah, das Material einer Blindenanstalt aus den letzten 75 Jahren zusammengezählt und bearbeitet werden. Die Nomenklatur in dieser Zeitperiode wechselte; die Einführung des Augenspiegels, die in diese Zeit fiel, hat die Erkennung der Augenkrankheiten und damit der Erblindungsursachen wesentlich gefördert, so daß man Diagnosen aus früherer Zeit wissenschaftlich nur in bescheidenem Umfange verwerten darf. Bei einer Zusammenstellung der Blinden muß man sowohl zur Beurteilung der Blindenzahl als besonders der Blindheitsursachen die gleichen Lebensalter zusammenstellen und in Vergleich zu den gleichen Altersgruppen der Bevölkerung bringen. So, um nur ein Beispiel zu geben, sind in Dänemark 1920 unter 2210 in der Jugend Erblindeten 17,8% als durch Blennorrhoea neonatorum Erblindete gezählt, während unter 600 über 18 Jahre alten Erwachsenen damals 11,7%, unter 700 Anstaltszöglingen unter 19 Jahren 18,1% gefunden wurden. Man erhält also ein ganz verschiedenes Ergebnis betreffs der Anzahl der durch Blennorrhoea neonatorum blind gewordenen Personen, je nachdem man verschiedene Altersgruppen der Zählung zugrunde legt. Auch über das Verhältnis der Früherblindeten zu den Späterblindeten gewinnt man sehr verschiedene Zahlen je nach der Altersgruppe der Gezählten, denn die Früherblindeten sterben oft frühzeitig infolge anderer Gebrechen, die sie aufweisen, und dann kommen bei den höheren Lebensaltern die für sie charakteristischen Erblindungsursachen hinzu. Man kann ferner auch nur die Bevölkerung von Ländern mit einigermaßen gleichmäßigem Kulturzustand miteinander vergleichen, denn auch das ist für die Blindenziffer ausschlaggebend. Auch innerhalb eines Landes wechselt die Blindenzahl je nach den sozialen Verhältnissen. Wie leicht Fehler so erstehen können, mag der Unterschied der Blindenziffer aufweisen, der 1905 in Algier gefunden wurde mit 235 Blinden auf 10 000 Einwohner im Zivilterritorium und 1000 im Militärterritorium!

Wenn man alle diese verschiedenen Fehlermöglichkeiten richtig einschätzt, wird man EMMERT recht geben müssen, daß die offizielle Blindenstatistik mehr eine Blindenschätzung als eine wirkliche Zählung ist. Es ist zu hoffen, daß die gut vorbereitete Reichsblindenzählung gut verwertbares Material liefern wird. Immerhin sind die bisherigen Blindenzählungen, zumal ihnen meist die gleichen Fehlerquellen anhaften, doch, besonders im Vergleich zu einander, sehr wichtige Unterlagen. Regelmäßige Gebrechlichenzählungen wurden im Zusammenhang mit der Volkszählung verbunden in Belgien seit 1835 bis 1858, in Schweden seit 1840, Island 1845, Großbritannien und Frankreich 1851, Dänemark und Norwegen 1855, Niederlanden 1859, Spanien 1860, Italien 1861, Ungarn und Vereinigte Staaten von Nordamerika 1870. Die Gesamtzahl der Blinden in Europa ohne Rußland wurde 1870 auf 188 813 angenommen, das wären 9,19 auf 10 000 Einwohner. In den Vereinigten Staaten von Nordamerika wurden damals 20 320 Blinde berechnet, d. i. 5,27 auf 10 000. In Nordamerika stieg die Blindenzahl 1880 auf 48 928, d. i. 9,19 (starke Einwanderung), sie fiel 1890 auf 50 411, d. i. 8,05.

In Preußen kamen auf 10 000 Einwohner 1871 : 9,5, 1880 : 8,2, 1890 : 6,3. Holland 1854 : 6,0, 1889 : 4,7. England 1851 : 10,2, 1861 : 9,6, 1871 : 9,5, 1881 : 8,8. Italien 1871 : 10,13, 1881 : 7,5. Österreich 1869 : 5,55, 1890 : 8,1. Ungarn 1870 : 12,01, 1890 : 10,5. Belgien 1835 : 7,68, 1858 : 8,11. Dänemark 1855 : 6,93, 1890 : 5,3, 1900 : 4,4. Norwegen 1865 : 13,63, 1893 : 12,9, 1900 : 8,7. Finnland 1873 : 22,5, 1890 : 15,6, 1900 : 11,9. Schweden 1890 : 8,3, 1900 : 6,7, wobei hier die starke Abnahme auf die 1886 eingeführte Argentumeinträufelung bei Neugeborenen nach CREDÉ zurückgeführt wird. In Deutschland kamen 1900 auf 10 000 Einwohner 6,1 Blinde; es wurden nach der Zählung damals 34 334 Blinde in Deutschland gegenüber 48,750 Taubstummen gefunden. 25,6% der Blinden waren in früher Jugend erblindet, 74,4% als Erwachsene. 64,4% waren evangelische Christen, 34,1% Katholiken, 1,4% Juden, das sind auf 10 000 einer Konfession 6,2 Evangelische, 5,8 Katholiken, 8,3 Juden. Man nahm an, daß die letztere hohe Blindenzahl zum Teil auf die bei Juden häufig erfolgende Verwandtenehe zurückzuführen ist, da hierbei krankhafte Gene sich kombinieren und nicht schnell eliminiert werden; dann wird bei Juden Glaukom häufiger gefunden als es bei der sonstigen Bevölkerung der Fall ist. WAGNER in Odessa hat unter 20 000 Augenkranken, die zur Hälfte Christen und Juden waren, 155 Christen gegen 255 Juden an Glaukom behandelt; ARLT in Wien fand 23% seiner Glaukomkranken von jüdischer Konfession bei nur 11,5% Juden unter seinen Augenkranken. Die Schweizer Statistik allerdings bestätigt diese Erfahrung nicht. Zu beachten ist, daß der Prozentsatz der Früherblindeten unter den Juden in Deutschland erheblich unter dem Durchschnitt steht; bei evangelischen Blinden sind 25,7% von Geburt oder von frühester Jugend an blind, von katholischen 22,9%, von jüdlichen nur 15,5%; also hier nur wenig kongenitale Blinde, was wiederum gegen die Bedeutung der Verwandtenehe sprechen müßte, und nur wenig infolge von Blennorrhoea neonatorum Erblindete. Nach allem dem ist ebenso wie der Unterschied der Prozentzahl bei Evangelischen und Katholiken auch bei den Juden nur das Milieu: die Umwelt mit ihren wirtschaftlichen und gesellschaftlichen Erscheinungen, nicht etwa eine Rasseneigenschaft, das Entscheidende für die relativ hohe Blindenziffer.

Dem Geschlechte nach waren 51,9% männlich, 48,1% weiblich; diese Zahlen schwankten bis zum 50. Lebensjahre bis zu 57% m., bei den weiblichen Personen bis zu 41% herabgehend; dagegen war das Verhältnis bei den Jahrgängen über 70 Jahre umgekehrt: 52% weibliche gegen 48% männliche. Für die Steigerung der Blindheit bei den älteren Frauen ist die im höheren Alter bei Frauen weit häufiger als bei Männern auftretende Glaukomerkrankung wohl ausschlaggebend. Das Verhältnis von Glaukom ist bei Frauen 3 zu 2 bei Männern.

Dem Alter nach waren in Deutschland 1900 von je 100 Blinden alt:

Bis 5 Jahr	Bis 10 Jahre	Bis 20 Jahre	Bis 30 Jahre	Bis 40 Jahre	Bis 50 Jahre	Bis 60 Jahre	Bis 70 Jahre	Bis 80 Jahre	Bis 90 Jahre	Über 90 Jahre
1,9	2,9	7,9	8,2	9,1	11,1	14,5	17,3	17,9	8,5	0,7

Es erblindeten in Bayern 1900 von 3384 Blinden im Lebensalter von

Blindgeboren Proz.	1—5 Jahren Proz.	Bis 10 Jahre Proz.	Bis 20 Jahre Proz.	Bis 30 Jahre Proz.	Bis 40 Jahre Proz.	Bis 50 Jahre Proz.	Bis 60 Jahre Proz.	Bis 70 Jahre Proz.	Bis 80 Jahre Proz.	Bis 90 Jahre Proz.	Bis 95 Jahre Proz.
7,65	15,54	3,9	5,32	5,59	7,41	9,07	11,14	16,55	14,48	3,14	0,21

Von den in 28 deutschen Blindenanstalten in den Jahren 1919—1924 aufgenommenen 2763 Personen waren angeboren blind 25,83%, es erblindeten im Alter von

1—5 Jahren Proz.	6—10 Jahren Proz.	11—15 Jahren Proz.	16—20 Jahren Proz.	21—25 Jahren Proz.	26—30 Jahren Proz.	31—35 Jahren Proz.	36—40 Jahren Proz.
22,56	11,03	7,72	5,51	2,61	1,42	1,85	1,63

41—45 Jahren Proz.	46—50 Jahren Proz.	51—55 Jahren Proz.	56—60 Jahren Proz.	61—65 Jahren Proz.	66—70 Jahren Proz.	Kriegsblind Proz.	Unbekannt Proz.
1,31	0,88	0,51	0,29	0,18	0,07	6,95	9,65

Eine russische Statistik von Golowin gibt das Erblindungsalter von jugendlichen Blinden in russischen Anstalten an mit

Blindgeboren oder im 1. Halbjahr ihres Lebens erblindet Proz.	Im 2. Halbjahr Proz.	Im 2. Lebensjahr Proz.	Im 3. Lebensjahr Proz.	Im 4. Lebensjahr Proz.	Im 5. Lebensjahr Proz.	Im 6. Lebensjahr Proz.	Im 7. Lebensjahr Proz.	Im 8. Lebensjahr Proz.	Im 9. Lebensjahr Proz.	Im 10. Lebensjahr Proz.	11—20 Jahre alt Proz.
19,7	6,3	4,8	7,6	12,2	7,2	7,6	4,6	6,5	3,6	2,5	1,0

Auf 10000 Einwohner gleichen Lebensalters kamen Blinde in

	Deutschland	England	Finnland
Bis 5 Jahre alt	1,45	1,61	1,70
,, 10 ,, ,,	2,63	2,30	2,39
,, 20 ,, ,,	7,15	6,99	7,51
,, 30 ,, ,,	4,40	5,12	7,00
,, 40 ,, ,,	6,41	7,81	12,52
,, 50 ,, ,,	9,90	10,95	26,31
über 50 ,, ,,	33,18	37,39	104,49

Wie sehr wesentlich die Altersgruppierung bei der Zählung berücksichtigt werden muß, ist oben bereits gestreift worden; es mag aber auch hier noch betont werden, daß unter den jugendlichen Blinden 35,1%, unter den erwachsenen 18,3% Blindgeborene gefunden werden. Auch die abnehmende Säuglingssterblichkeit läßt die Blindenziffer steigen, da mehr schwächliche Kinder — und das sind die Blindgeborenen und Früherblindeten häufig — am Leben erhalten werden. Daher ist ein Vergleich der verschiedenen Länder und Zeiten nur unter Berücksichtigung der Geburtsstatistik und Säuglingssterblichkeit möglich.

Aus den angeführten Zahlen ergibt sich, daß MAGNUS mit Recht sagen konnte, mit höherem Alter wächst die Gefahr blind zu sein, nicht zu werden; denn die steigende Ziffer der Blinden mit zunehmendem Alter geht nicht mit einer Zunahme der Erblindungsziffer einher. Die Schweizer Statistik kommt betreffs der Erblindungsgefahr in den verschiedenen Lebensaltern zu folgendem Ergebnis: 1. Im ersten Lebensjahre ist große Erblindungsgefahr vorhanden. 2. Die geringste Erblindungsgefahr besteht während der Schulzeit. 3. Vom 16. bis 50. Jahr nimmt die Erblindungsgefahr langsam aber stetig zu. 4. Vom 51. Jahr steigt sie rasch. 5. Die höchste Erblindungsgefahr besteht zwischen 76. und 80. Altersjahr (wohl infolge der Starbildung, die dort — da vorübergehend und heilbar zu Unrecht — mitgezählt wurde).

Eine große Bedeutung für die Blindenfrage hat der Nachweis, aus welchen Gesellschaftsklassen die Blinden stammen. Es liegen Zahlen darüber nur aus Bayern (1905) vor, aber hier wird die notwendige Trennung zwischen Ererbtblinden, Früherblindeten und Späterblindeten nicht gemacht, so daß nicht allzu viel für die soziale Hygiene daraus zu entnehmen ist. Es wird ohne Rücksicht auf das Alter der Blinden der Stand der Eltern der Blinden angegeben. Der Landwirtschaft treibende Stand war an der Blindenzahl mit 42,61% beteiligt, der gewerbetreibende mit 33,75%, der Militärstand mit 0,44, der gebildete Stand mit 3,69%, die übrigen Berufsklassen mit 5,0%, nicht angegeben 14,51%. So wenig zuverlässig diese Zahlen, wie gesagt, auch sein mögen, dennoch lassen sie unzweifelhaft die Tatsache als erwiesen erscheinen, daß bedrängte Verhältnisse einen größeren Prozentsatz an Blinden ergeben, als es für wohlhabendere Kreise zutrifft. Besser läßt sich das noch aus einem Vergleich der Verteilung der Blinden über die verschiedenen Provinzen, sowie über Stadt und Land erkennen. Die Blindenziffer betrug in Deutschland 6,1 auf 10000 Einwohner, aber 10,6 in Schwarzburg-Sonderhausen gegenüber 3,4 in Hamburg. Noch deutlicher wird der Unterschied, wenn wir nicht, wie hier, die ortsanwesenden Blinden, sondern die ortsgebürtigen zählen, wobei neben der besseren Erwerbsmöglichkeit der größeren Städte hinzukommt, daß unter ihrer Bevölkerung sich viele von außerhalb hinzugezogene Personen finden, die gesund, jung und erwerbsfähig sind. Bei einer Blindenziffer der ortsgebürtigen Blinden in Deutschland von 6,0 auf 10000 Einwohner waren in Gemeinden unter 2000 Einwohnern 8,2, in Gemeinden von 2000—100000 4,6 und in Gemeinden mit mehr als 100000 nur 2,9 Blinde.

Um auch eine Zahl aus dem Auslande heranzuziehen, sei darauf hingewiesen, daß noch 1920 in Nordamerika auf 100000 Weiße 4,8, auf 100000 Neger aber 6,0 Blinde kommen.

Die besseren hygienischen Verhältnisse der großen Städte, die bessere Versorgung mit gut vorgebildeten Augenärzten, die mit größerem Wohlstand meist einhergehende bessere Individualhygiene sind es, die diesen merklichen Unterschied bedingen.

5. Ursachen der Blindheit.

Bei der Feststellung der Blindheit ist einmal die zur Zeit bestehende Veränderung am Auge, die das Auge sehunfähig macht, dann aber die Grundursache, die zu diesen Veränderungen an den Augen geführt hat, von Bedeutung. Nur das letztere ist dem Sozialhygieniker wichtig, denn nur hierbei kann er vorsorgend eingreifen; während der pathologisch-anatomische Befund, ob durch Hornhauttrübung, Atrophie des N. o. oder durch Schrumpfung des Augapfels Blindheit eintrat, für ihn von minderem Interesse sein kann. Nach großen Gruppen geordnet kann man als Erblindungsursache annehmen nach den verschiedenen Autoren:

	MAGNUS (1883) Proz.	PALY (Schweizer Statistik 1900) Proz.	HIRSCH (1902) Proz.	SCHOLZ (Ungarn 1907) Proz.	HÜBNER (1924) Proz.
Angeboren	5,3	6,87	30,0	6,24	25,83
Erworben					
a) Idiopathische Erkrankung des Auges	63,7	66,97	26,70	38,92	35,14
b) Verletzung	9,0	12,67	9,00	8,72	16,58
c) Augenerkrankung infolge von allgemeiner Körperkrankheit	22,9	13,49	32,70	46,12	22,45

Als angeborene Blindheit kommt in Betracht: Anophthalmos und Mikrophthalmos 1,07%, Buphthalmos und Hydrophthalmos 0,43%, Cataracta 0,11%, Chorioiditis 0,16%, Atrophia nervi optici 0,75%, Retinitis pigmentosa 0,75%, Atrophia retinae 0,08%, Corneallciden 0,19%, Tumoren 0,04%, Unbekannt 0,24%.

Nicht jede angeborene Blindheit ist auch unbedingt als hereditär anzusehen, Hemmungsbildungen, intrauterine Erkrankungen können zur angeborenen, aber nicht ererbten Blindheit führen. Auch muß eine Blindheit in der Aszendenz nicht etwa immer zu der gleichen Form der Erblindung in der Deszendenz Anlaß geben. Mikrophthalmos, Anophthalmos, Hydrophthalmos, Turmschädel, Atrophia nervi optici, Retinitis pigmentosa sind als Folgen eines recessiven Erbganges, die amaurotische Idiotie bei den russischen Juden als einfach-recessiver Erbgang anzusehen.

Unter 21 Blindenehen, bei denen die Blindheit vor der Ehe bestand, und zwar 3mal beide Eltern (mit 6 sehenden Kindern), 14mal der Vater, 4mal die Mutter blind, fand MAGNUS 49 Kinder, von denen 8 infolge von Cataracta congenita und Mikrophthalmos blind waren. Von 7 Ehen, in denen die Erblindung des einen Elter erst im späteren Lebensalter (18—24 Jahre) eingetreten war, stammten 15 sehende, kein blindes Kind. Trotz dieser Beobachtung scheint es doch, als sei Blindheit der Eltern auch in erworbener Form nicht ganz ohne hereditäre Bedeutung. SAMELSOHN erhielt bei Kaninchen nach experimenteller Iristuberkulose und darauffolgender Enucleation von 3 Jungen aus einem Wurf 2 mit kongenitalem Mikrophthalmos. Auch DEUTSCHMANN fand bei künstlicher Iristuberkulose von Kaninchen von 6 Jungen 2 mit kongenitalen Mißbildungen. BROWN-SÉQUARD sah bei enucleierten Meerschweinchen mehrere Junge mit Anophthalmos. Dazu kommt eine Beobachtung, die in jüngster Zeit bekannt wurde (Zeitschr. f. Augenheilk., 54, H. 6, S. 355), bei der ein Mann im 5., die Ehefrau im 8. Lebensjahre erblindet 3 Kinder zeugten mit Nystagmus, Cataracta zonularis, Aniridie, blasser Papille.

Von zwar angeborener, aber nicht ererbter Blindheit ist neben Hemmungsbildungen Atrophie des Sehnerven zu nennen, ferner intrauterine Entzündungen der Hornhaut (bei Lues) sowie der inneren Augenhäute.

Die nicht immer scharfe Trennung von ererbter und angeborener Blindheit führt wohl sicher zu den so sehr erheblichen Zahlenunterschieden in den oben angezogenen Statistiken, nicht aber ist, wie Hübner meint, eine Zunahme der angeborenen Blindheit um 26,23% bzw. 22,06% anzunehmen (Blindenfreund 1926, Nr. 4, S. 82).

Von idiopathischen Augenleiden, die zur Blindeit führen, seien genannt Keratitiden, durch die von 100 Blinden 8,1 erblindeten, und zwar besonders häufig infolge von Ulcus serpens zumal auf dem Lande, wo eitrige Tränensackerkrankungen oft lange unbehandelt bleiben; Iritis und Chorioiditis führen zu 8,9% der Erblindungen, Sympathische Entzündungen in 4,5%; Netzhautablösung in 4,8%; Glaukom 8,9%; Blennorrhoea neonatorum in 10,9%; Trachom in 9,5%. Verletzungen sind in 4—6% der Erblindungen der Anlaß der Erblindung, je nach dem Industriezustande des Zählgebietes.

Als eine besondere Gruppe von Verletzungen sind die Kriegserblindungen herauszuheben. In früheren Kriegen sind die meisten Kriegsblinden nicht durch Kriegsverletzungen erblindet, sondern durch Augenerkrankungen, meist infolge von Trachom, das wahrscheinlich durch die Napoleonische Armee aus Ägypten nach Europa verschleppt wurde, wo allerdings Trachom bereits bekannt war, aber nicht als ausgebreitete Seuche. Die englischen und italienischen Heere wurden infiziert. Die Preußen haben sich die Krankheit wohl erst als französische Hilfstruppen in Rußland geholt; die Preußiche Armee soll 1813—21 gegen 25 000 Trachomkranke gehabt haben, von denen 1100 erblindeten. Der Prozentsatz der durch Verwundung Erblindeten unter den Kriegsverletzten betrug im Amerikanischen Freiheitskriege 0,3; 1870/71 1,0; im Chinesisch-Japanischen Kriege 1,2; im Russisch-Japanischen Kriege 2,2, und im letzten Weltkriege stieg die Ziffer gewaltig an. Eine zuverlässige Zahl anzugeben, ist leider auch nach der Reichszählung vom 5. X. 1924 nicht möglich, da in der Veröffentlichung (Vierteljahrsheft zur Statistik des Deutschen Reiches 34. Jahrgang. 1925, H. IV) die am 5. X. 1924 lebenden Kriegsbeschädigten nur in der Weise ausgezählt wurden, daß Blindheit, Lungentuberkulose, Geisteskrankheit, Verlust eines Beines, eines Armes, beider Arme und beider Beine aufgeführt werden. Es wurden damals 2734 Kriegsblinde gezählt. Nach einer Aufnahme der Kriegsblindenstiftung wurden von 3122 registrierten Kriegsblinden 2677 infolge von Verwundung, 475 von Krankheit erblindet befunden, 1848 waren infolge von Explosion und durch Artilleriegeschosse, 667 durch Gewehrschuß, 162 durch andere Gewalteinwirkung erblindet. Die moderne Kriegsführung mit Schützengraben, Schießscharte, Zielfernrohr, Minen, Fliegerbomben, explodierenden Granaten hat zu diesem betrübenden Ergebnis geführt.

Nur aus historischem Interesse soll eine Erblindungsursache hier noch angegeben werden, die zur Zeit keine Bedeutung mehr hat. Bis zum XVI. Jahrhundert gab es in Deutschland noch bei Jagd- und Fischfrevel Blendung als Strafe. Spanien blendete noch 1255 begnadigte Hochverräter; England bestrafte im XI. Jahrhundert Diebstahl über 5 Schilling mit Blendung. Weiter zurück gab es kaum ein Volk, das nicht Blendung als übliche Strafe kannte.

Von Allgemeinerkrankungen, die zur Blindheit führen, steht Lues, und zwar weit häufiger hereditäre als aquirierte an erster Stelle mit 15%, dann Masern mit 6,1%, Pocken mit 3,1%, Tuberkulose und Skrofulose mit 3%, Scharlach 2,3%, Typhus 1,4%. Intoxikationen sind nicht ganz selten die Ursache von Erblindungen, insbesondere der an Stelle von besserem Trinkbranntwein vielfach verwendete Methylalkohol, dann auch Nicotin, Blei, Arsen.

6. Verhütung der Blindheit.

Aus den hier angeführten Zahlen ergibt sich bereits mit klarer Deutlichkeit, daß Blindheit durchaus nicht in dem bestehenden Umfange als ein unabwendbares Schicksal angesehen werden darf. Herrmann Cohn berechnet, daß 22,5% der Erblindungen unabwendbar sind, 44,9% vielleicht, 32,6% absolut zu vermeiden. Magnus erklärt 40% für vermeidbar; auch neuere Berechnungen von Scholz, 1907 für Ungarn, entsprechen ungefähr diesen Zahlen, wenn er 34,18% für abwendbar, 19,6% als bedingt abwendbar, 46,22% als nicht abwendbar erklärt. Auch in Mexiko wird die dortige Blindenzahl als in 30% vermeidbar angesehen. Daß derartige Angaben berechtigt sind, ergibt sich bereits aus oben angeführten Zahlen, nach denen die Blindenziffer in den verschiedensten Staaten im Laufe der Jahre, und zwar unzweifelhaft mit zunehmender Kultur und der damit in unmittelbarem Zusammenhange stehenden Besserung der hygienischen Verhältnisse ganz erheblich gesunken ist, so in Deutschland von 8,5 auf 10 000 Einwohner im Jahre 1886 auf 6,1 im Jahre 1900, in den Vereinigten Staaten von Nordamerika in der gleichen Zeit von 9,7 auf 4,9. In Norwegen fiel die Zahl von 1845 bis 1900 von 20 auf 8,4. Man kann so mit Fick sagen, „Die Blindenzahl eines Volkes ist in erster Linie abhängig von Wohlstand, Gesittung und Bildung, ferner von den staatlichen Einrichtungen für Gesundheitspflege und endlich von der Tüchtigkeit und Zahl der Augenärzte und der allgemeinen Ärzte“.

Die Vorsorge gegen die Vererbungskrankheiten ist nur durch Heiratsberatung — allerdings nur in sicher sehr beschränktem Umfange — zu beeinflussen, und durch allgemeine Aufklärung in dieser Richtung. Eugenische Bestrebungen, wie sie in einigen Staaten Nordamerikas — wenn auch in der Durchführung anscheinend nicht sehr zuverlässig — gesetzlich eingeführt sind und auch bei uns in Deutschland ernstlich vorgeschlagen wurden: Sterilisation bei vererbbaren Krankheiten, bei Verbrechern, dürfte von uns um so weniger empfohlen werden, als, wie sich aus dem oben angegebenen Tatsachen ersehen läßt, so absolut sicher die Vererbung nicht in allen Fällen vorauszusagen ist.

Wie sehr die Kulturstufe eines Landes die Erblindungsziffer beeinflußt, läßt sich sehr klar aus folgender Tabelle aus dem Jahre 1893 ersehen, in der die benachbarten Länder Bosnien, das einen sehr niedrigen Kulturzustand und damit sehr geringe Gesundheitspflege aufweist, und das hochentwickelte Niederösterreich gegenübergestellt sind.

	Bosnien	Nieder-österreich
Retinitis pigmentosa . . .	1,5	1,5
Blennorrhoea neonatorum .	30,0	6,0!!
Pocken.	30,0	0,5!!
Masern	1,0	1,0
Scharlach	1,0	1,0
Skrofulose	6,0	0,5!!
Diphtherie	0,5	0,5

Also die Krankheiten, die durch rechtzeitige Behandlung oder durch Impfung, durch bessere Ernährungsverhältnisse zu beeinflussen sind, ergeben sich hier aus diesen Zahlen sehr deutlich.

Auch in Spanien ist der Unterschied zwischen der Provinz Murcia, in der es die meisten Analphabeten gibt, mit 20,17 Blinden auf 10 000 Einwohner gegen 7,05 in der weit höher stehenden Provinz Alava gewaltig.

Die Blennorrhoea neonatorum ist mit ihren so sehr verhängnisvollen Folgen durch die zuverlässige Durchführung der Argentumträufelung bei den Neugeborenen völlig zum Verschwinden zu bringen; doch muß auch die Hebamme sorgfältig mit frischer 1 proz. Lösung träufeln und muß gehalten sein, wenn sie bei Neugeborenen eitrige Absonderung aus den Augen beobachtet, sofort Meldung zu erstatten und für unverzögerte, sachverständige Behandlung zu sorgen. Der Erfolg der in Preußen seit 1911 eingeführten Credéschen Träufelung ist bereits sehr deutlich nachweisbar, da jetzt die Zahl der Blennorrhöe-Erblindeten in den Blindenanstalten sehr gering ist, während sie 1895 noch 20% betrug. Unter den 1919—24 anstaltspflichtig Gewordenen fand HÜBNER nur 4,72%. In der Budapester Blindenanstalt waren 1876 42% Blennorrhöe-Blinde, 1907 27,19%, dagegen in einer Provinzialanstalt noch 1907 mehr als 54% In Conchinchina wurde noch 1926 Gonorrhöe in 57% als Erblindungsursache gefunden. Die Blennorrhoea adultorum ist durch hygienische Erziehung und Belehrung sicher zu mindern, insbesondere ist gegen den unappetitlichen Aberglauben zu kämpfen, daß Urinwaschungen für das Auge in irgendeiner Weise heilbringend seien. In manchen Ländern ist dieser Glaube wohl auf gelegentliche Beobachtungen zurückzuführen, in denen Trachom durch Gonorrhöeinfektion günstig beeinflußt worden ist, was ja auch vor Jahrzehnten methodisch in der Therapie des Trachoms ausgenutzt wurde, dann aber wegen der Gefährlichkeit einer solchen Behandlungsweise wieder ganz aufgegeben worden ist.

Trachom ist bei genügender Sauberkeit, bei uns in Deutschland wenigstens, nicht so sehr zu fürchten, zumal anscheinend auch eine besondere Disposition zur intensiven Ausbreitung der Krankheit und Bösartigkeit der Einzelerkrankung gehört. WESSELY fand einen seit 7 Jahren trachomkranken Mann in der Pfalz, dessen 10 und 12 Jahre alte Söhne, die seit 8 Jahren bei einer trachomfreien Großmutter fern vom Vater lebten, auch an Trachom erkrankt waren, während die 7 und 8 Jahre alten Kinder aus zweiter Ehe, die bei dem Vater lebten, ebenso wie ihre Mutter trachomfrei geblieben waren. Mutter und Kinder zeigten die „nordischen Rasseneigentümlichkeiten“, der Vater und die beiden älteren Söhne dagegen zeigten die Attribute der „ostischen Rasse mit mongoloidem Einschlag“.

Wenn auch irgendeine Rassendisposition die Infektion begünstigt — sicher aber nicht allein ermöglicht —, so erfolgt doch jedenfalls die Infektion um so leichter, wenn das adenoide Gewebe, in dem die Krankheit lokalisiert ist, wenig widerstandsfähig ist, was bei Reizzuständen der Bindehaut, bei allgemeiner Schwäche zutrifft. Unsauberkeit, Insektenplage begünstigen die Erkrankung, so daß somit der Weg zur Besserung gewiesen ist.

Auch die Glaukomerblindungen schwanken je nach dem Kulturzustande des Landes und der damit zusammenhängenden augenärztlichen Versorgung zwischen 8 und 35,17%. In Deutschland wurden 8,9%, in Dänemark 14,5%, in Frankreich 16,0%, in Europäisch-Rußland 20%, in Sibirien und Turkestan 27,9% Glaukomblinde gezählt.

Die Verletzungen in der Industrie werden niemals ganz vermieden werden können, zumal bei der jetzt so häufigen Verwendung von Dynamit und anderen Sprengmitteln, aber sicher sind sie durch Durchführung energischer Sicherheitsvorschriften zu mindern. In Ungarn sind $^1/_3$ durch Verätzung, $^1/_3$ durch Explosion verursacht. Dazu kommt, daß der ständige Umgang mit gefahrbringenden Gegenständen abstumpfend wirkt und die erforderliche Vorsicht außer acht bringen läßt. Auch die vorgeschriebenen Schutzbrillen werden nur selten benutzt; allerdings sind sie zumeist so wenig zweckmäßig konstruiert, daß sie bei der Arbeit störend wirken. Als Verletzung wird in der Schweizer Statistik auch solche durch verunglückte Operation mit 1,13% aufgezählt; da es sich hierbei um einen unglücklichen Ausgang der Operationen auf beiden Augen handeln muß, ist die Zahl wohl mit Vorsicht aufzunehmen. Eine sicher vermeidbare Blindheit ist die gar nicht so ganz selten durch Spielzeug erstandene, wie bei dem Klippspiel (Aufwippen von beiderseits zugespitzten Holzstücken), beim Schießen mit Flitzbogen, Kindergewehren, Armbrust, Pustrohr und endlich bei dem Unfug mit Feuerwerk, Knallerbsen, sog. Fröschen usw., wie er bei den Bundesfesten in Nordamerika ganz besonders als Nationalvergnügen betrieben wird und bei allen Bundesfesten in jedem Jahre eine nicht unbeträchtliche Zahl von Augenbeschädigungen verursacht.

Von den Allgemeinerkrankungen steht Lues an erster Stelle, und gelten hier alle sonst gültigen Forderungen zur Einschränkung dieser Volksseuche. Zu betonen ist ganz besonders, wie wichtig eine frühzeitige und ausreichende Behandlung der hereditären Form ist, die auch, wenn keine äußeren Erscheinungen zur Beobachtung kommen, eingeleitet werden muß, zumal bei positivem serologischen Befunde. Es scheint, daß — wohl durch die modernen Behandlungsmethoden — die Zahl der Neuerkrankungen an Syphilis in den letzten Jahren wesentlich herabgegangen ist, was sich bald auch in der Blindenziffer erkennbar machen muß. Die Erblindungsgefahr infolge von Infektionskrankheiten wird naturgemäß durch alle Vorschriften gegen Seuchengefahr herabgesetzt werden, wobei nur zu beachten ist, daß Infektionen sehr jugendlichen Kranken häufiger Erblindung bringen als erwachseneren, daher auch zahlreicher bei Armen beobachtet werden als in wohlhabenden Kreisen, die ihre Kinder besser bis zum schulpflichtigen Alter vor Infektionen schützen können, so daß ihre Kinder meist erst im mehr widerstandsfähigen Alter erkranken. Nach dieser Hinsicht wird auch hoffentlich die prophylaktische Immunisierung bei Maserngefahr bei jungen Kindern günstig wirken. Daß die Pockenimpfung ein wesentliches Moment in der Bekämpfung der Blindheit ist, ist aus den oben angeführten Zahlen unzweifelhaft zu ersehen. Es mag zur Ergänzung nur noch gesagt werden, daß 1901 in deutschen Blindenanstalten nur 0,7% an Pocken Erblindete waren, während in Rußland ohne allgemeinen Impfzwang 28% sich befanden, in Portugal 1906 21,5%.

Die Intoxikationsblindheit durch Methylalkohol ist leider durch die Prohibitionsgesetze in Nordamerika, durch das Alkoholverbot während des Weltkrieges in Rußland und durch die damalige Alkoholknappheit in Deutschland nicht nur nicht verschwunden, sondern im Gegenteil in starker Zunahme aufgetreten. Vielleicht ist es doch besser, einen mäßigen Genuß von geringprozentigen Bieren und Weinen zuzulassen, dabei aber durch das Gemeindebestimmungsrecht die Zahl der Trinkstätten und der Animierkneipen herabzudrücken; daneben ist das strenge Verbot der Abgabe von Alkohol an Minderjährige erforderlich und Bekämpfung der Trinksitten sowie endlich die gesetzliche Festlegung, daß Trunkenheit nicht strafmildernd, sondern im Gegenteil strafverschärfend wirkt.

Die Sowjetregierung, die auf sozial-hygienischem Gebiete bereits unzweifelhafte Leistungen aufzuweisen hat, ist auch von dem absoluten Alkoholverbot, das 1914 und nach der Revolution 1917 erlassen wurde, abgekommen; denn 1920 sollen trotz des strengen Verbotes 1 Million geheime Schnapsbrennereien in Rußland nachgewiesen seien, wobei „Samogonka" gebraut wurde, der Fuselöle und Methylalkohol enthielt und sehr viele Erblindungen und Todesfälle verursachte. Am 1. Oktober 1925 wurde von den Sowjets das Regierungsmonopol des Branntweinverkaufs wieder eingeführt, also: Wodka gegen Samogonka.

Tabakamblyopie wurde in zunehmendem Grade in der letzten Zeit beobachtet. In der Leipziger Poliklinik der Universitäts-Augenklinik fand man sie 1912 in 0,08% aller Augenkranken, 1919 in 0,2%, 1922 in 0,5%. Es wird das darauf zurückgeführt, daß jetzt viel kurze Pfeifen benutzt werden und oft selbstgebauter Tabak, der nur einfach getrocknet, aber nicht einem Gährungsprozeß unterworfen war, auch oft gekaut wurde; daneben, was für Tabakamblyopie sehr oft ausschlaggebend ist, wurde viel Alkohol — zumeist aus Brennspiritus selbst trinkbar gemachter — getrunken.

Wenn wir die Forderungen zusammenstellen wollen, die sich aus all dem ergeben, so müssen wir verlangen 1. Aufklärung der Bevölkerung, 2. ausreichende Versorgung des Landes mit gut vorgebildeten Augenärzten. Wenn in kleineren Orten, die abseits von größeren Städten liegen, sich Spezialärzte nicht halten können, so sollte es als durchaus standesgemäß erklärt werden, daß Spezialärzte auch außerhalb ihres Wohnortes in benachbarten Gemeinden regelmäßige Sprechstunde abhalten. In dünnbewohnten Gegenden sollten, wie es in Rußland und Ägypten mit sehr gutem Erfolge durchgeführt ist, fliegende okulistische Kolonnen eingesetzt werden. 1914 gab es in Rußland 30 solche Kolonnen, die vom Marienverein zur Blindenfürsorge in St. Petersburg ausgesandt waren. 3. Meldepflicht bei Blennorrhoea neonatorum seitens der Hebammen; zwangsweise Durchführung der prophylaktischen Argentumeinträufelung bei Neugeborenen. 4. Impfzwang gegen Pocken beizubehalten trotz der Gegenbestrebungen, die ungerechtfertigt sind. 5. Trachomschutz an der Grenze. 6. Schulhygiene (hochgradige Myopie). 7. Unfallschutz durch regelmäßige Kontrolle der bereits vorhandenen und noch zu erweiternden Schutzvorrichtungen.

7. Psychologie.

Für die Sozialhygiene kommt es nicht allein darauf an, Ursache und Verhütung der Erblindung zu erforschen, sondern auch die Wege zu finden, um die bereits Erblindeten zu erziehen, zu unterrichten und erwerbsfähig zu machen und sie so zu nützlichen Mitgliedern der Gesellschaft heranzubilden. Um aber in dieser Weise wirken zu können, muß man für die Sonderart des Blinden auch Verständnis mitbringen.

Das Auge ist das Hauptmittel, sich die Umwelt zugänglich zu machen und zum Bewußtsein zu bringen. Der Blinde kann sich für das sehende Auge nur aus den ihm verbliebenden Sinnen Ersatz schaffen, also aus Gehör, Geschmack, Geruch und Tastgefühl; letzteres zerfällt in Druck-Temperatur-Schmerzempfindung als innere und Lage-, Kraft- und Bewegungsempfindung als äußere Tastempfindung. Allerdings gibt es Assoziationsfasern im Gehirn, die die verschiedenen höheren Wahrnehmungszentren miteinander verbinden und die Wahrnehmungen zum Begriff erheben, so daß z. B. das Lesen eines bestimmten Wortes zu dessen Verständnis führt und gleichzeitig auch die Idee vom Gegenstand erweckt, den es bezeichnet, so daß ferner die akustische Wahrnehmung des Glockenschalles uns nicht nur die Gegenstandsvorstellung der Glocke hervorruft, sondern auch das Wortbild Glocke vor uns auftauchen läßt. Die drei wichtigsten Zentren, die hierbei im Gehirn in Betracht kommen, sind das optische Rindenfeld in der oberen Schläfenwindung, das akustische in der Konvexität des Occipitallappens nebst Gyrus angularis, das sensible zur Rezeption der allgemeinen Oberflächen- und Tiefensensibilität im Gyrus centralis anterior und posterior.

Die assoziative Verbindung der Zentren darf aber nicht etwa zu der Annahme eines Sinnenvikariats führen, denn eine Stellvertretung der Sinne gibt es nicht als Übernahme der physiologischen Funktionen des Gesichtsinnes durch die anderen Sinne, sondern nur eine Erschließung des Verständnisses der fehlenden Empfindungen durch die auf anderem Wege erlangten durch Anpassung und Übung. Wenn von einzelnen Autoren Farbenempfindung der Blinden durch Tastgefühl behauptet wurde, so beruht das unzweifelhaft auf Selbsttäuschung durch Übertragung der Begriffe. Der Blinde muß eben gegenüber dem Sehenden als anders gearteter Mensch angesehen und danach behandelt werden, wobei man wegen der aus der normalsinnigen Zeit übernommenen Eindrücke zwischen Früherblindeten — wohl bis zum fünften Lebensjahre — und Späterblindeten scharf unterscheiden muß; so verlieren Früherblindete sehr bald jedes Farbengedächtnis, was bei Späterblindeten auch oft vorkommen soll, aber sicher nicht die Regel ist. Auch haben nur Späterblindete optische Träume, die ihnen einen großen Genuß gewähren, während Früherblindete nur akustisch oder taktil träumen. Übrigens unterscheiden wir auch bei Normalsinnigen akustische und optische Anlage, wobei bei den Blinden noch die taktile hinzukommt. Nun aber gibt es ebensowenig, wie ein Sinnenvikariat, eine Höherwertigkeit der übrigen Sinne bei den Blinden; weder das Gehör noch das Tastgefühl ist bei den Blinden besser entwickelt als bei dem Sehenden; wohl aber kann Übung, Aufmerksamkeit, Anpassung eine höhere Auswertung der vorhandenen Sinne ermöglichen. Auch die sorgfältigsten Untersuchungen haben ein verfeinertes Gehör oder Tastgefühl nicht ergeben, doch war sehr wohl nachzuweisen, daß Blinde bei Abschätzung der Schallrichtung z. B. sich im Durchschnitt nur um 6 Winkelgrade, Sehende um 18 irrten (Dufour 1894).

Eine besondere Stellungnahme verlangt der Begriff des Fernsinnes, auch sechster Sinn, X-Sinn, Ferngefühl genannt. Es ist das die Fähigkeit des Blinden, sich frei zu bewegen, ohne durch hemmende Gegenstände gestört zu werden. Viele Blinde wissen, wann sie sich einer Wand nähern oder einem anderen Gegenstand, der ihnen im Wege ist. Ein Blinder fühlte eine dem Gesichte genäherte Glasplatte in 39 cm, einen Pappendeckel in 34 cm, ein Lineal in 20 cm; bei seitlicher Annäherung wurde erst in weit geringerer Enfernung die Annäherung des Körpers gemerkt, von hinten her gar nicht. Sehende ergaben bei Vergleichsversuchen viel geringere Zahlen. Als Aufnahmestelle gelten an erster Stelle die Stirn, dann die Wangen, die Schläfengegend. Langsame Annäherung, Aufmerksamkeit, Masse des Gegenstandes, Wärme, Trockenheit, Dunkelheit, Überempfindlichkeit der Haut nach Krankheiten steigern den Fernsinn; dagegen mindert ihn alles, was die Aufmerksamkeit ablenkt: Kälte, Feuchtigkeit der Luft, Verdecken des Gesichts, besonders der Stirn. Nach allem dem ist der Fernsinn nicht als irgend etwas dem Blinden allein Eigentümliches anzusehen, sondern er ist sehr wohl aus einer besseren Verwertung der mit den anderen Sinnen vermittelten Wahrnehmungen zu erklären: Wärmeempfindung, Beobachtung von Luftbewegung, Abschätzung von Widerhall eines Geräusches, wie es beim Schreiten neben einer Wand entsteht; so verlor ein Blinder sein sehr fein ausgebildetes Fernempfinden beim Gehen in weichem Schnee, der die Schritte lautlos machte.

Es ergibt sich aus all dem, daß bei Ausschaltung des Gesichtssinns nur der Tastsinn als wesentlicher Ersatz eintritt. Der Hauptunterschied in der Verwertung dieser beiden Sinne besteht darin, daß der Gesichtssinn analysierend wirkt: er gibt zuerst das Gesamtbild und zieht dann die Einzelheiten zur schärferen Kontrolle heran. Der Tastsinn arbeitet synthetisch, gewinnt Einzelheiten, die auf psychischem Wege zum Gesamtbild zusammengesetzt werden müssen. Der Gesichtssinn bringt unzählige Empfindungen ungewollt, der Tastsinn folgt meist nur dem Willen. Der Gesichtssinn wirkt in die Ferne, der Tastsinn nur durch unmittelbare Berührung.

Alles das setzt außer fleißiger Übung auch ein gutes Gedächtnis voraus, wie wir es bereits bei der kurzen historischen Skizze kennen gelernt haben, da wir berichteten, daß in alten Zeiten Blinde oft als Rhapsoden Dichtwerke und andere umfangreiche Werke durch mündliche Tradition Generationen hindurch erhielten. Dabei kommt ihnen zugute, daß sie weniger leicht als Sehende abgelenkt werden und infolgedessen sich besser konzentrieren. Die Wortvorstellung überwiegt weitaus die Sachvorstellung, da infolge der erschwerten, sinnlichen Wahrnehmung der Blinde leicht zur Abstraktion neigt. Es liegt darin auch eine Gefahr, denn, da er mehr als der Sehende mit Erinnerungsbildern der von ihm gemachten Wahrnehmungen arbeitet, so besteht die Neigung, bei neuen Wahrnehmungen sich auf ein etwa vorhandenes, unvollständiges, aber durch die Phantasie ergänztes Bild zu verlassen.

Die fehlende Selbstkontrolle läßt Haltung und Äußeres vernachlässigen, das fehlende Vorbild an anderen Kindern schaltet ein wesentliches Moment der Selbsterziehung aus. Häßliche Gewohnheiten, Gesichtsverzerren, Augenbohren (wohl wegen der angenehm empfundenen Lichtempfindung durch Reiz des Nervus opticus), Schlenkern der Arme und Hände, schlechte Kopf- und Körperhaltung, Eigentümlichkeiten des Ganges, steife Bewegungen, häßliche Manieren im Umgange mit Menschen und bei Tisch, Fingernägelkauen, Vielesserei, Vorliebe für eine dauernd sitzende Lebensweise mit dadurch hervorgerufenem großen Wärmebedürfnis und beträchtlicher Muskel- und Körperschwäche entstehen so bei Früherblindeten, die in der Familie entweder in falscher Weise verzärtelt oder vernachlässigt werden. Auch Hohn und Kränkung seitens der Umgebung trägt oft zu einer unerwünschten Entwicklung bei. Darum sind Früherblindete rechtzeitig, und zwar am besten schon vom 4. bis 5. Lebensjahre an in geeigneter Umgebung, am besten in einer Blindenanstalt unterzubringen.

Ebenso wichtig, wie die Erkenntnis der Psychologie des Blinden, ist die der Psychologie der Umgebung des Blinden, der von ihr zumeist als ein Kranker, nicht als ein anders gearteter Mensch angesehen und behandelt wird. Daraus ergibt sich oft eine schädliche Verzärtelung, zuweilen auch je nach der Geartung der Umgebung eine grobe Vernachlässigung des Blinden; seine Fähigkeiten werden, ebenso wie seine Ausbildungsmöglichkeiten, teils unterschätzt und grundlos normale Leistungen als etwas ganz Besonderes gepriesen, oder im Gegenteil überschätzt und so der Blinde zu Dingen veranlaßt, die über die dem Blinden gezogenen Grenzen hinausgehen und daher notwendig zu Enttäuschungen führen. Der Blinde wie seine Umgebung müssen sich streng innerhalb des durch den fehlenden Sehsinn gezogenen Rahmen der Betätigung halten.

8. Fürsorge.

Der *Staat* ist noch nicht so sehr lange sich seiner Pflicht bewußt, daß er für den Blinden von Jugend an durch besondere Fürsorgemaßnahmen sorgen muß. Erst in der Preußischen Gesetzessammlung vom 6. V. 1920 wird das von der verfassunggebenden Preußischen Landesversammlung beschlossene Gesetz veröffentlicht, nach dem die Landarmenverbände verpflichtet sind, für Bewahrung, Kur und Pflege der hilfsbedürftigen Geisteskranken, Idioten, Epileptischen, Taubstummen, Blinden und Krüppel, soweit sie der Anstaltspflege bedürfen, in geeigneten Anstalten Fürsorge zu treffen. Das Reich hat dann auf Grund des Ermächtigungsgesetzes vom 8. XII. 1923 am 13. II. 1924 eine Verordnung über die Fürsorgepflicht erlassen, durch die einheitliche Fürsorgeverbände geschaffen werden, die auch das Blindenwesen umfassen, und verpflichtet sind, mit den vorhandenen freien Fürsorgevereinen und Anstalten zusammenzuarbeiten. Einheitliche Grundsätze werden für die Fragen der Erwerbsbeschränkten- und Blindenfürsorge verlangt, aber die Ausführung wird den lokalen Fürsorgestellen überlassen, denen provinziale, Landes- und Reichsfürsorgestellen übergeordnet sind. Die Reichsgrundsätze über Voraussetzung, Art und Maß der Fürsorge vom 1. I. 1925 bestimmen, daß Blinde, Taubstumme und Krüppel, soweit möglich, erwerbsfähig gemacht werden sollen, damit sie sich in das Wirtschaftsleben einfügen können. Damit ist die Ausbildungspflicht auch für Erwachsen-Erblindete ausgesprochen.

Das Reichsgesetz vom 6. IV. 1920 über die Beschäftigung Schwerbeschädigter bestimmt, daß in Betrieben mit 50 Beschäftigten je 2 Schwerbeschädigte einzustellen sind, wobei auch Zivilblinde mitgerechnet werden. Dabei ist insbesondere für die Kriegsblinden hervorzuheben, daß nach dem § 29 des Reichsversorgungsgesetzes in Anbetracht der durch eine Erblindung bedingten Schwere der Beschädigung allen Blinden ohne Rücksicht auf ihre Erwerbstätigkeit die Vollrente gewährt wird. Die der Reichsversicherung unterliegenden Personen erhalten bei Erblindung durch einen Betriebsunfall Vollrente, die nach § 560 der RVO., „solange der Verletzte infolge des Unfalls so hilflos ist, daß er nicht ohne fremde Wartung und Pflege bestehen kann, entsprechend, jedoch höchstens bis zum vollen Jahresarbeitsverdienste, zu erhöhen ist" (Hilfslosenrente). Nach einer Entscheidung des Reichsversicherungsamtes vom 2. I. 1913 ist nach Gewöhnung an die Erblindung nach einigen Jahren die Herabsetzung der Rente auf 80% des Jahresarbeitsverdienstes im allgemeinen gerechtfertigt. Zur Invalidenversicherung sind Blinde zuzulassen, soweit sie ein Drittel des normalen Arbeitsverdienstes erreichen. Nach § 11 der Arbeitslosenversicherung haben sie Anspruch, falls sie wenigstens $^1/_3$ dessen verdienten, was geistig und körperlich gesunde Personen derselben Art mit ähnlicher Ausbildung in derselben Gegend durch Arbeit zu verdienen pflegen.

Das Einkommensteuergesetz vom 29. III. 1920, § 26, gibt den Blinden Anspruch auf Steuerermäßigung bei 10000 M. in voller Höhe, bei 20000 M. zur Hälfte, bei 30000 M. zu einem Drittel, und § 108 der Reichsabgabenordnung vom 13. XII. 1919 ermöglicht noch weitergehende Steuerermäßigung im Einzelfalle. Die Ausführungsbestimmungen zum Umsatzsteuergesetz vom 11. VI. 1923 befreien Lieferungen und sonstige Leistungen von Blinden, falls sie außer der Familie nicht mehr als 2 Arbeitnehmer beschäftigen, und eine amtliche Fürsorgestelle die Blindheit bescheinigt, von der Steuer. Als staatliche Fürsorge ist auch die Portoermäßigung für Blindenschrift und Drucksachen zu bezeichnen.

Die *Städte* haben vielfach auch selbständig weitere Fürsorge für Blinde getroffen; so haben zumeist Blinde auf den städtischen Straßenbahnen wie in Berlin ganz freie Fahrt oder wie anderswo erhebliche Preisermäßigung. Den städtischen Wohlfahrtskommissionen sind an vielen Stätten besondere Blindenkommissionen angegliedert, die sich auch mit Arbeitsnachweis für die Blinden zu befassen haben. Zuweilen sind von den Kommunen Werkstätten für Schwerbeschädigte eingerichtet, die auch den Blinden zugute kommen; Berlin hat dazu Mittel auf Grund des § 6 des Schwerbeschädigtengesetzes gewonnen, nach dem Arbeitgeber von der Verpflichtung, Schwerbeschädigte einzustellen, unter besonderen Bedingungen befreit werden können, so hier durch Hergabe von Mitteln zur Einrichtung von Lehr- und Beschäftigungswerkstätten für Schwerbeschädigte. Berlin hat aus solchen Mitteln 1921 eine Schuhmacherei und 1922 eine Schrotterei, Zigarren-Tabak-Kistenfabrik, eine Tischlerei und Nähstube eingerichtet oder übernommen und zuletzt mit 160 Personen, darunter auch Blinde, besetzt.

Die Gemeinden gewähren ferner zumeist Steuerfreiheit für Führerhunde und liefern aus den städtischen Schlachthäusern kostenloses oder billiges Hundefutter. Das auch vielfach von den Gemeinden verteilte Blindenabzeichen verschafft den Trägern mannigfache Erleichterung und Hilfeleistung.

Neben dieser öffentlich-rechtlichen Fürsorge wird von mancher Seite eine „staatliche Ausgleichsrente für Blinde" verlangt. Dr. BRUNO SCHULZ (Blindenfreund 1925, Nr. 7) verlangt für jeden Blinden über 6 Jahre eine Rente, die „selbstverständlich jedem Blinden ohne Rücksicht auf sein Einkommen, von gewissen Ausnahmen abgesehen, zuzuerkennen ist. Es kann keine Rede davon sein, daß etwa eine Anrechnung dieser Ausgleichsrente auf die von der Fürsorge gewährte Hilfe in Frage kommt. Die Ausgleichsrente erhält der Blinde, weil er blind ist". „Der Blinde kann zwar das gleiche Einkommen beziehen wie ein Sehender, aber er ist im Verfolg seines Erwerbes gezwungen, besondere Aufwendungen auf Grund seines Leidens zu machen." Auch andere Blinde, wie SIEGEL 1913 und in den letzten Jahren Dr. GÄBLER-KNIBBE haben ähnliche Forderungen gestellt; sie sind aber wohl grundsätzlich abzulehnen, da dann jeder sonstige Minderleistungsfähige die gleichen Ansprüche stellen dürfte. Es ist kein ersichtlicher Unterschied zu machen zwischen jemandem, der infolge der Blindheit weniger als normal erwerbsfähig ist, oder etwa einem schwerfälligen Arbeiter, der ungeschickt in einer Akkordkolonne mit den Arbeitskollegen nicht Schritt halten kann und daher von ihnen zurückgewiesen wird. Ist da ein Vater, der mit dem üblichen Verdienst trotz der Kinderzulage eine Familie von vielleicht 7 oder mehr Personen nicht ernähren kann, nicht weit mehr auf eine „Ausgleichsrente" angewiesen und dazu berechtigt? Jetzt zumal, da die frühere Deklassierung und Entrechtung durch Armenfürsorge beseitigt ist, dürfte man im Bedürfnisfalle der zuständigen Wohlfahrtsstelle die Hilfe überlassen können. Dabei soll allerdings nicht verschwiegen werden, daß in England 1920 ein Blindengesetz geschaffen ist, nach dem wöchentlich jedem unbeschäftigten oder nicht erwerbsfähigen Blinden über 16 Jahre 1 Pfund 5 Schilling gezahlt werden. Im Freistaat Danzig erhalten Blinde auf Grund des Gesetzes vom 12. X. 1923 die gleiche Rente wie Kleinrentner, 1926: monatlich 35 Gulden, Ehepaare 45 Gulden.

Als staatliche Fürsorge wird von den Blindenorganisationen die Einführung eines geschützten Warenzeichens für Blindenfabrikate verlangt, im wesentlichen für Korb- und Flechtarbeiten sowie für Bürsten als Schutz gegen unlauteren Wettbewerb, da unter der Bezeichnung Blindenarbeit vielfach Fabrikate anderer Herkunft vertrieben werden zwecks Ausnützung des sozialen Empfindens der Bevölkerung, die Blinde durch Abnahme ihrer Erzeugnisse in ihrer Existenz fördern will.

Da, wo die eigenen Mittel zur Existenz des Blinden nicht ausreichen und auch die staatlichen Hilfsquellen nicht genügen, haben gerade für Blinde stets private Fürsorgestellen in nicht unerheblichem Grade gesorgt. Von jeher hat die menschliche Gesellschaft mit besonderer Liebe sich bemüht, für Blinde einzutreten. Überall findet man Hilfsvereine, die sich ausschließlich mit Blindenfürsorge beschäftigen, daneben aber ist, zumal in der neueren Zeit, eine ganze Reihe von selbst- und zielbewußten Organisationen von Blinden aufgetreten, die sich ihrer Sache mit aller Energie annehmen und zum Teil auf Selbsthilfe sich ebenso verlassen wie auf das, was sie durch gemeinsame Forderung von Staat und Gesellschaft verlangen. Seit 1912 besteht der *Reichsdeutsche Blindenverband*, der in 85 Orts- und Landesteilen fast alle erwachsenen Blinden umfaßt; er will die wirtschaftliche Selbständigkeit fördern und die Arbeitsfähigkeit erhöhen; dazu hat er ein Ausbildungsheim für Erwachsene, ein Blindenkurhaus, 3 Erholungsheime mit 125 Betten. Neben ihm vertreten die Interessen der Blinden der Bund erblindeter Krieger, der Verein der Deutsch redenden Blinden, der Verein der blinden Frauen und Mädchen, der Verein blinder Akademiker Deutschlands, der seit 1917 die Studienanstalt für Blinde in Marburg mit einer Hochschulbücherei unterhält. Diese haben mit dem seit 1920 bestehenden Deutschen Blindenlehrerverein und dem 1924 gegründeten Reichsverband der Fürsorgevereine (alle für Blinde wirkenden Organisationen von Sehenden) die Blindenwohlfahrtskammer geschaffen zur Förderung der Blindenwohlfahrt durch Mitwirkung bei der Vorbereitung sozial- und wirtschaftspolitischer Gesetze, insbesondere des Versicherungswesens, sowie auch einer Berufsstatistik und Volkszählung der Blinden, weiter durch Förderung der Blindenberufsfürsorge und endlich durch Ausstellung von Gutachten für Behörden, zumal bei der Genehmigung von Sammlungen für Blinde, die zumeist von Unberufenen ebenso wie die Blindenkonzerte veranstaltet werden.

Als besondere Fürsorgeeinrichtung für Blinde sollen noch die Büchereien erwähnt werden, die unentgeltlich zur Verfügung stehen: außer der eben genannten Hochschulbücherei in Marburg ist der Berliner Blindenanstalt eine Bücherei für Akademiker angegliedert aus den Mitteln der Franka-Minden-Stiftung, ferner ist in Hamburg die Zentralbibliothek für Blinde, die vorzüglich Musik und schöne wie belehrende Literatur pflegt, während die Schlesische Blindenbücherei in Breslau mehr Erbauungsschriften führt, die Deutsche Zentralbücherei für Blinde in Leipzig keine Spezialinteressen verfolgt.

Endlich soll noch auf die Bedeutung des „Rundfunk" hingewiesen werden, der mittels privater Sammlungen einer großen Zahl von Blinden durch unentgeltliche Hergabe von Apparaten zugänglich gemacht wird. Den Blinden wird dadurch vielseitige Anregung und Belehrung wie auch mannigfacher Genuß bereitet, die alle ihnen sonst nicht erreichbar wären.

9. Anstalten.

Sozial muß als die Hauptaufgabe angesehen werden, die Fähigkeiten des Blinden in einer für ihn passenden Weise derart auszubilden, daß er zu einem nützlichen und soweit möglich selbständigen Mitglied der menschlichen Gesellschaft herangezogen wird. Systematisch ist das erst geschehen, seit nach den Erfahrungen an den hochintelligenten Blinden Maria Theresia von Paradies aus Wien und Weißenburg aus Mannheim HAÜY in Paris 1784, KLEIN 1804 in Wien und ZEUNE 1806 in Berlin Blindenanstalten als Erziehungs- und Ausbildungsanstalten schufen. Aber dann auch waren nicht überall gleich die Schulen den wirklichen Bedürfnissen angepaßt; waren doch noch bis Ende des 19. Jahrhunderts zumeist Blinden- und Taubstummenanstalten zusammengelegt; selbst die Blinden- und Taubstummenlehrer hatten von 1855—1881 ein gemeinschaftliches „Organ" und gemeinsame Tagungen, wogegen erst 1879 der Blindenlehrerkongreß Stellung nahm und auf die „großen Schwierigkeiten hinwies, die aus der Vereinigung Blinder und Taubstummer in Gemeinschaftsanstalten entstehen, auf die bedeutsamen Differenzen in den seelischen und physischen Zuständen der Blinden und Taubstummen und der Bedingungen und Medien für ihren gesellschaftlichen Verkehr; es werden die Bildungshemmnisse und Lebensverkümmerungen beleuchtet, welche aus der unnatürlichen Verbindung für jede der beiden Kategorien resultieren und es wird die dringliche Bitte ausgesprochen, mit allen Kräften dahin wirken zu wollen, daß den blinden wie den taubstummen Kindern in gänzlich gesonderten Erziehungs- und Bildungsanstalten ihr volles Menschenrecht werde. Trotzdem sind noch jetzt — allerdings in getrennten Abteilungen — gemeinsame Anstalten in Weimar, Heiligenbrunn, Gemünd, Zürich, Warschau und Stockholm.

Eine Verbindung der Blindenanstalten mit Augenkliniken bestand in verschiedenen Ländern, ausgehend von dem Gedanken der Prophylaxe zumal für später Erblindete, die im Vorstadium der Erblindung bereits unterrichtet werden sollten; ein erfahrener Blindenlehrer (KUNZ) sagte: Augenklinik und Blindenanstalt zusammenzulegen, käme ihm vor, wie die Errichtung von Hospitälern auf dem Gottesacker. In Paris ist die Nationale Augenklinik in Verbindung mit dem Hospice National des Quinze-Vingt; in Prag, Lausanne und auch in Nürnberg besteht ein ähnlicher Zustand. Deutschland hatte 1914 34 Blindenanstalten, von denen durch den Zwang von Versailles 7 verlorengingen, so daß zur Zeit noch 27 zur Verfügung stehen. Für blinde Kinder besteht fast in allen deutschen Ländern Anstaltszwang, und zwar in Sachsen seit 1873, in Sachsen-Weimar seit 1874, in Anhalt seit 1884, in Sachsen-Meiningen seit 1887, in Braunschweig seit 1894, in Baden seit 1902, in Preußen seit 1911, in Thüringen seit 1918, ebendaher in Hessen und Hamburg, in Schaumburg-Lippe seit 1926. Eine einheitliche

Regelung für das ganze Reich ist durch das noch in der Vorbereitung befindliche Reichsschulgesetz vorgesehen. Die Lehrkräfte werden nach abgeschlossener Lehrerausbildung für die besonderen Bedürfnisse der Blindenanstalten in besonderen Kursen für das Examen als Blindenlehrer, das in den staatlichen Blindenanstalten in Steglitz und in Chemnitz stattfindet, vorbereitet. Die Ausbildungsart ist durch die oben berührte physiologische und psychologische Eigenart des Blinden gegeben; sie muß wesentlich mehr, als es bei Normalsichtigen erforderlich, auf Anschauungsunterricht Wert legen. Tast-Muskel-Spannungs-Lösungs-Klangempfindungen müssen abwechselnd in Anspruch genommen und geübt werden, damit möglichst Ersatz für das fehlende Auge gewonnen wird und andererseits nicht zu schnell Ermüdung und Langeweile eintritt. Zahlreiche Modelle von allen Gegenständen des täglichen Gebrauches sowie auch von den Dingen, die zum Verständnis der Umwelt gehören, müssen zur Verfügung stehen, und zwar in zerlegbarer Form, damit z. B. die Kinder nicht nur von dem Bau der Kirche als ganzes eine Vorstellung gewinnen, sondern auch von dem Inneren und allen ihren Teilen. Alle Handlungen, die bei Sehenden ohne besondere Übung von den Kleinsten bereits durch Absehen und ohne jede Anleitung erlernt werden, müssen systematisch geübt werden, so unter anderem am „Kullschen Rahmen" Knüpfen, Schnüren, Schnallen. Gleichgewichtsübungen sind mit Gehen mit klingenden Glöckchen, mit Gläsern mit Flüssigkeit anzustellen. Sehr wichtig ist die Ausbildung in Blindenschrift, die nach mannigfachen Versuchen mit aus Holz oder Draht geformten Buchstaben, später mit Druck in Relief, dann mit Stachel- und Perldruck, jetzt wohl in allen Landen nur in der Braille-Barbierschen Punktschrift zur Anwendung kommt. Es handelt sich dabei um 2 senkrecht nebeneinanderstehende Reihen von je 3 Punkten, die 7 mm hoch, 3 mm voneinander entfernt stehen, $1^1/_2$ mm Durchmesser haben. Die Fingerbeere gleitet über die Punkte hin und erfaßt die Stellung der Punkte zueinander und damit ihre Bedeutung; daher müssen die Distanzen so gewählt sein, daß an der Fingerbeere des Zeigefingers die Raumschwelle überschritten wird; die Punkte dürfen nicht zu klein sein, da sie sonst nicht deutlich empfunden werden, aber auch nicht zu groß, damit sie alle zugleich erfaßt werden können. Dabei hat sich gezeigt, daß eine Abnahme der Tastempfindlichkeit beim Tastlesen auch nach stundenlangem Lesen nicht eintritt und auch die allgemeine Ermüdung gering ist. Mit Übung kann man es dahin bringen, die Punktschrift so schnell zu lesen, daß sie nur 3 bis 4mal langsamer gelesen wird als Schwarzschrift vom Sehenden. Über den inneren Vorgang beim Lesen der Punktschrift ist oben bereits einiges gesagt worden, sichere Angaben sind nicht möglich. Man kann durch eine Art Kurzschrift die Anwendung der Punktschrift auch für weitgehende Bedürfnisse nutzbar machen, wobei die verschiedenen Schreibmaschinen für Punktschrift auch benutzbar sind. Zum Verkehr mit Sehenden erlernen die Blinden, mittels der Hebold-Tafel die großen lateinischen Buchstaben zu schreiben, wobei sie das von ihnen Geschriebene aber nicht selbst lesen können. Für Rechnen und Mathematik sind besondere Tafeln und Filzplatten mit der Möglichkeit, geometrische Figuren zu bilden, hergestellt. In dieser Weise erreicht der Anstaltsunterricht mit kleinen Abweichungen das normale Schulziel einer öffentlichen Schule. Daß auch unter den blinden Kindern schwer erziehbare und psychopathische, auch bildungsunfähige gefunden werden, ist nicht erstaunlich; für sie muß besondere Pflege und Aufsicht verlangt werden, wie doch auch bei solchen, die sehend sind; aber die Zahl wird gering sein, wenn nur rechtzeitig die Kinder eingeschult werden, was leider durchaus nicht der Fall ist. In Bayern wurden unter 75 blinden Kindern von 7 bis 12 Jahren, die nicht in einer Blindenanstalt untergebracht waren, nur 12 bildungsunfähige gefunden. Rechtzeitig traten in den 4 bayerischen Anstalten in den Jahren 1909 bis 1924 nur 15,6% ein, 17,2% mit einem Jahr Verspätung, 67,2% mit längerer Verspätung. In Chemnitz traten 54,5% verspätet, 45,5% rechtzeitig in die Anstalt; es kamen von den Verspäteten aus Dörfern 27,36%, aus Mittel- und Kleinstädten 10,64%, aus Großstädten 21,28%. Viel ungünstiger ist das Verhältnis, wenn man den Prozentsatz der Blinden aus den verschiedenen Gegenden allein berechnet: von den Dorfblinden traten 82%, von den Mittel- und Kleinstadtblinden 37%, von den Großstadtblinden 51% zu spät in die Blindenanstalt. Von allen deutschen Anstalten in den Jahren 1919—1924 wird eine zu späte Einschulung bei 47,52% gemeldet. Diese Feststellung ist um so betrüblicher, wenn man folgende Zahlen daneben hält: In Bayern sind von Blinden im Alter zwischen 20 und 45 Jahren als in einer Anstalt ausgebildet gefunden im Jahre 1900: 129 Männer, von denen 27,13% ihren Lebensunterhalt ganz, 30,24% teilweise verdienten, von 94 Frauen 3,19% ganz, 40,43% teilweise, 8,51% waren infolge von Krankheit arbeitsunfähig, dagegen waren 241 Männer und 187 Frauen nicht Anstaltszöglinge gewesen, von ihnen haben nur 19,92% männliche und 1,61% weibliche ganz, 26,56% männliche, 34,22% weibliche teilweise ihren Unterhalt erarbeitet. Dieses günstige Erziehungsresultat konnte erreicht werden, da die Anstalten neben der methodischen Übung der Sinne auf besondere Pflege und Schulung des Körpers, auf erziehliche Einwirkung auf das Gemütsleben und das Willensvermögen, auf Übung des Denkprozesses, auf gute Umgangsformen auch mit Sehenden und endlich auf gewerbliche Vorbildung sowie Versorgung der Entlassenen Wert legen.

Während wir infolge der Mißerfolge der häuslichen Erziehung der blinden Kinder die Unterbringung der Kleinen schon im Vorschulalter in den Anstaltskindergärten für zweckmäßig halten müssen und ihre Versorgung im Alumat bis zum Ende der Schulzeit wünschen, wird neuerdings in Amerika wieder der Versuch gemacht, die blinden Kinder in allgemeinen Schulen mit Sehenden zusammen zu unterrichten, um sie so an den dauernden Umgang mit Sehenden mit allen den daraus erstehenden Schwierigkeiten zu gewöhnen; daneben werden nur in Nebenstunden die speziell für Blinde geltenden Gegenstände behandelt, wie besonders Blindenschrift. Andere Amerikanische Blindenanstalten üben aus dem gleichen Motive heraus „Social training", „Savoir vivre", indem sie großen Wert auf Schachspielen, Kartenspiel, Tanz, Turnen, Fußball, Schwimmen legen. Während so für die Ausbildung der Früherblindeten gut gesorgt ist, läßt die Ausbildungsmöglichkeit der Späterblindeten viel zu wünschen übrig. Eine Schule für Späterblindete besteht in Königwusterhausen bei Berlin, und in Wernigerode im Harz, aber sonst ist es schwierig, ihnen zu ihrem Rechte zu verhelfen. Sie passen nicht in den Rahmen der Anstalten und werden zwar von diesen gelegentlich als Extrane angenommen, aber immer ungerne. In England sucht man diesen Mißstand zu überwinden, indem man „Home-teachers (zur Zeit 65 sehende und 144 blinde Lehrer) anstellt, theoretisch, technisch, gewerblich und sozial im Blindenwesen vorgebildete Personen, die Erblindete bereits im Krankenhause aufsuchen oder in ihrer Behausung und sie in den notwendigen Handfertigkeiten ausbilden. In Deutschland muß sich die Verfügung über die Ausbildungspflicht der Späterblindeten (vgl. S. 653) erst auswirken.

Im Zusammenhang mit den Blindenanstalten stehen zumeist Blindenwerkstätten, in denen auch außerhalb der Anstalt wohnende Blinde Arbeitsgelegenheit finden. Außerdem stehen mit den Anstalten Blindenheime im Zusammenhang, in denen alleinstehenden und hilflosen Blinden eine Heimstätte geboten wird. Das aber darf nicht so weit ausgedehnt werden, daß eine Asylierung aller Blinden etwa gefordert werden darf, wenn auch sehr viele selbst ausgebildete Blinde nicht voll konkurrenzfähig sind. Man will sie dadurch vor Verwahrlosung, Not, Bettel, und aus eugenischen Gründen vor Verheiratung schützen.

Bei der Reichsblindenzählung von 1900 wurden 21,6% als im Berufe stehend gefunden, und zwar 34,7% männlich, 7,7% weiblich; von den Früherblindeten, die also zum guten Teil die Ausbildung einer Blindenanstalt genossen hatten, waren 33,5% erwerbstätig. Die Zahl der Erwerbstätigen wird stets beeinflußt sein durch die nicht unerhebliche Menge der körperlich und geistig minderwertigen Personen, die sich eben unter den Blinden aus den oben angeführten Gründen weit häufiger finden, ganz abgesehen von der Unfähigkeit, zu sehen, als bei Normalsichtigen. Nach einer neueren Statistik, die vom Reichsdeutschen Blindenverband 1922 aufgenommen wurde, zeigten sich unter 5029 Blinden 21,89% als nicht arbeitsfähig, davon 15,01% männliche und 35,19% weibliche; selbständig erhalten haben sich 28,67%, davon 36,84% männliche und 12,52% weibliche. In Berlin wurden am 30. VI. 1924 von 1034 Blinden 800, das sind 77,37%, beschäftigt gefunden, 174 (16,82%) arbeitslos, 17 (1,64%) arbeitsunfähig, 8 (0,77%) Heimarbeiter, 4 (0,39%) Bettler, 14 (1,35%) waren in der Ausbildung begriffen, bei 17 (1,64%) war die Prüfung noch nicht abgeschlossen. Also eine Steigerung der Erwerbstätigen gegen 1900: 21,6% zu 77,37%! Dieser Fortschritt ist unzweifelhaft auf die neueren Bestrebungen, mehr Beschäftigungsarten als früher den Blinden zugänglich zu machen, zurückzuführen.

10. Blindenberufe.

Eine zuverlässige Berufsstatistik der Blinden haben wir nur betreffs der Kriegsblinden, die aber aus verschiedenen Gründen eine besondere Stellung einnehmen, so daß wir sie nicht als für die gesamten Blinden geltend ansehen dürfen; die zur Zeit in Bearbeitung befindliche Reichszählung wird auch hierüber authentisches Material liefern. Das aber wissen wir, daß bis vor wenigen Jahren mit ganz verschwindenden Ausnahmen nur die typischen Blindenberufe in Frage kamen. Zu ihnen gehören Stuhlflechterei, Mattenflechterei, Korbarbeit, Bürstenbinderei, Seilerei, gröbere und feinere Handarbeiten, Stricken, Klavierstimmen. Zu allen diesen Arbeiten gehört eine sehr lange Ausbildungszeit, die z. B. bei der Korbmacherei mindestens 4 Jahre beträgt und dann auch in keiner Weise eine sichere Existenz gewährt. Nur im Anschluß an Blindenanstalten oder an Wohlfahrtseinrichtungen verschiedener Art können die blinden Korbmacher leben, wenn ihnen billige Einkaufsmöglichkeit für das Rohmaterial geboten, ihnen Arbeit verschafft und für sie der Verkauf der angefertigten Ware vermittelt wird. Einzelne Ausnahmen, in denen ein hervorragend industriell veranlagter Blinder sich eine selbständige Existenz geschaffen hat, bestätigen nur die Regel. Man wird das verstehen, wenn ein Blinder selbst sagt: Der Durchschnittsarbeiter braucht zur Anfertigung eines bestimmten Korbes $5^1/_2$ Stunden zu 59 Pfennige die Stunde nach Tarif = 3,25 M.; Unkosten einschließlich Steuer 40% = 1,30; 10 Pfund Material zu 45 Pf. = 4,50 M.; Gewinnzuschlag für Arbeitgeber und Laden 55% = 4,95 M. Der Verkaufspreis dieses Korbes stellt sich auf 14 M. Ein schnell arbeitender blinder Korbmacher braucht zu demselben Korb 8 Stunden Arbeitszeit; unter Ansetzung des Tariflohnes ergibt sich als Arbeitslohn 4,72 M.; dazu Unkosten und Steuer 40% = 1,88 M., 10 Pfund Material zu 45 Pf. = 4,50 M.; Gewinnzuschlag für Arbeitgeber und Laden 55% = 9,10 M.; Verkaufspreis 17,20 M. Also um 3,20 M. mehr als normal. Das aber ist das, was bisher den blinden Arbeiter zu einem Spendenempfänger herabgewürdigt hat, der nur aus Mitleid Abnehmer seiner Waren fand. Auch ANSPACH, der beauftragte Vertreter des Reichsdeutschen Blindenverbandes, erklärt: „Auch der geschickteste und gut ausgebildete Handarbeiter konnte im Frieden nur in wenigen Fällen als Reingewinn eine Summe zurückbehalten, die in normalem Verhältnis zur Arbeitsleistung stand; und die üblichen weiblichen Blindenarbeiten sind von jeher derart unlohnend gewesen, daß man bei diesen Betätigungen von einem Gewerbe überhaupt nicht mehr sprechen kann.“ Andere von den genannten Blindenberufen, die bis vor kurzer Zeit noch den Mann ernähren konnten, sind durch Veränderungen und Neuerungen der Betriebsart unergiebig geworden, weil z. B. die Seilerei und Bürstenbinderei durch modernen Maschinenbetrieb den Blinden die Arbeit aus der Hand genommen haben. Es darf das aber nun nicht etwa so verstanden werden, daß man diese Betätigungsarten den Blinden abraten dürfte. Wie bereits gesagt, kann im Anschluß an Institute und Fürsorgeorganisationen sehr wohl, wenigstens teilweise, der Blinde sich hiermit seinen Unterhalt verdienen. Gemeinsame Arbeitswerkstätten mit zweckmäßigen Einrichtungen auch maschineller Art, billige Rohmaterialbeschaffung, Vermittelung von Aufträgen machen oft auch diese Tätigkeit ertragbar; ferner kann man vielfach durch derartige Blindenarbeit im Nebenberuf seine sonstigen Einnahmen vorteilhaft ergänzen, so als Landwirt in den Wintermonaten. Man muß bei der Berufsbetätigung der Blinden immer davon ausgehen, daß es im Wirtschaftsleben nicht angängig ist, irgendeinen Beschäftigten anders als mit dem wirklich verdienten Lohn zu besolden; man kann wohl vorübergehend wie in der Kriegszeit auf so stark gehobenes Sozialempfinden rechnen, daß man auch Minderleistungsfähige zu vollem Arbeitslohn unterbringt, aber wie es sich tatsächlich überall zeigte, wird das weder vom Unternehmer noch von den Arbeitsgenossen für längere Zeit ertragen. Man muß also damit rechnen, daß Berufsarten zu wählen sind, die der Arbeitsfähigkeit entsprechen und wenn möglich eine auskömmliche Existenz sichern, wo das nach der körperlichen oder geistigen Artung nicht zu erzielen ist, wird von der zuständigen Stelle eine ausreichende Beihilfe gewährt werden müssen, die aber nicht als Ausgleichsrente gelten darf, da sie sonst die Arbeitsleistung herabsetzen dürfte.

Zu den typischen Blindenberufen gehört seit alters her die Ausübung der Musik, doch auch das war in den überwiegenden Fällen nur eine Bettelkunst, da Blindheit durchaus nicht mit musikalischer Begabung einhergeht. Es muß dringend davor gewarnt werden, Blinde, die nicht wirklich ganz besondere Begabung mitbringen, zur Musik zu führen. Wenn es auch Noten für Blinde gibt, so ist doch die Übung nur für sehr musikalisch Veranlagte möglich. Das Gehör muß ebenso wie das Gedächtnis für musikalische Dinge mehr leisten, als es bei einem Sehenden erforderlich ist. Der Beruf als Organist wird in nicht seltenen Fällen mit gutem Erfolge ausgeübt; aber auch hier bestehen Schwierigkeiten, da der Kontakt mit dem Chorführer erschwert ist und bei Änderung des Programms der Organist nicht imstande ist, vom Blatte zu spielen, was er nicht vorher sorgfältig geübt hat. Als Klavierstimmer finden Blinde ein reicheres Betätigungsfeld; in 10 deutschen Anstalten wird ihnen besonderer Stimmunterricht erteilt, von denen 6 Anstalten Stimmlehrer im Hauptamt beschäftigen. Der Unterricht dauert 1—4 Jahre, doch ist die Ausbildung nur in der Hallenser Blindenanstalt auch, wie es gefordert werden muß, auf Reparaturen ausgedehnt, da nur so dem Blinden eine selbständige Existenz gesichert werden kann, während sie als einfache Stimmer hauptsächlich in größeren Fabriken Beschäftigung finden. Im ganzen ist dieser Beruf zu empfehlen, da hier ein Verdrängen durch Maschinenbetrieb nicht zu befürchten ist.

Als typischer Blindenberuf gilt auch, zumal da er als Monopol in China und Japan fast völlig den Blinden vorbehalten ist, die Massage. Doch auch hier macht sich bemerkbar, was oben über das schnell vorübergehende Mitgefühl gesagt wurde. Während des Krieges wurden viele auf die Massage verwiesen, und es gelang auch, in der Massage ausgebildete Kriegsblinde in Krankenhäusern unterzubringen. In Hamburg wurden 1925 6 blinde Masseure in 3 öffentlichen Krankenhäusern beschäftigt. Auf eine Anfrage erfolgten die Antworten: 1. Die beiden blinden Masseure sind als Vollarbeiter nicht anzusehen. Sie können nur bedingt beim Massieren verwendet werden und sind außerstande, andere Arbeiten wie Elektrisieren, Verabfolgung von Bädern, Bedienung von Pendelapparaten, Schwitzkästen usw., auszuführen. Für den Betrieb bilden sie somit nur eine Belastung. Eine weitere Einstellung von blinden Masseuren ist im dienstlichen Interesse nicht möglich. 2. Die Leistungen blinder Masseure bleiben in unserem Betriebe — selbst bei guter Technik und gutem Fleiß der Betreffenden — stets hinter denen gesunder Massierer zurück, weil die für Blinde geeigneten Fälle für sie ausgesucht werden müssen und weil die Blinden keinerlei andere Handreichung bei der Bedienung der Bäder und der elektrischen Apparate leisten können. Es ist deshalb durchaus unmöglich, noch mehr blinde Massierer hier anzustellen. 3. Hier wird ein blinder Massierer beschäftigt, der wegen seiner Blindheit nur beschränkt verwendungsfähig ist. Es besteht keine Neigung, weitere derartige Angestellte einzustellen.

Späterblindete Handwerker können zumeist in ihrem alten Beruf, aber nur mit Teilarbeit, beschäftigt werden, die dann auch entsprechend abgelohnt wird. So können Buchbinder nur recht schlecht bezahlte Teilarbeit ausführen. Neuerdings versucht man, Blinde als Aktenhefter bei Behörden unterzubringen; sie können heften mit Nadel und Zwirn sowie mit der Heftmaschine; sie kleben die einzelnen Akten in die Aktendeckel; aber sie können nur vorgeordnete Akten bearbeiten, wodurch ihre Verwendbarkeit beschränkt ist. Die Ausbildungszeit beträgt 2—3 Monate. Vielfach wurde versucht, Blinde als Telephonisten anzustellen; die modernen Anlagen mit Lichtsignalen ermöglichen aber ihre Zuziehung nur in kleinen Zentralen, wo sie am Klappenschrank 30—60 Anschlußklappen bedienen können. Verschieden gestaltete Klappen gestatten durch Klangunterschied die Bedienung mittels des Gehöres; Leitungsschienen für die Klappen und Merkmale an den Leitungsschnüren, fühlbare Besetztzeichen sind erforderlich; der Blinde muß imstande sein, in Punkt-Kurzschrift die notwendigen Notizen zu machen.

Als Schreibmaschinenschreiber glaubte man, Blinde gut verwenden zu können, doch trifft das nur in bescheidenem Umfange zu, da der Schreiber auf Hilfsmittel (Diktaphon, Parlograph) sowie auf eine sehende Hilfskraft zur Durchsicht des Geschriebenen angewiesen ist. Nur wenn der Schreiber Hochwertiges leisten kann, so als selbständiger Korrespondent, wird er seinen Posten ausfüllen; denn dann ist das Korrekturlesen eben eine niedere Tätigkeit, die von einer geringeren Kraft erledigt werden kann.

Späterblindete, die vor der Erblindung sich in der Landwirtschaft betätigt hatten, können in großer Zahl im alten Berufe weiterbeschäftigt werden; von kriegsblinden Landwirten in Schlesien blieben $^1/_3$ auch weiter als Landwirte tätig, und zwar 12% in selbständiger, 21% in abhängiger Stellung; die meisten haben daneben noch sich durch die von der Kriegsfürsorge veranlaßte Ausbildung in Korb- oder Bürstenmacherei einen Nebenverdienst geschaffen. Wünschenswert ist, das dem Blinden, der selbständig eine kleine Landwirtschaft betreiben will, eine in der erforderlichen Arbeit nicht unerfahrene und arbeitswillige Frau zur Seite steht. In Straß bei Wien, in Temesvar in Ungarn werden frühere Landwirte, die erblindeten, für ihren Beruf geeignet gemacht im praktischen und theoretischen Unterricht; in England steht das von OTTO KAHN gestiftete Gut St. Dunstan bei London hierzu zur Verfügung, in Frankreich wurde ein blinder Landwirt, der bereits seit vielen Jahren seinen Beruf mit Erfolg ausübte, zu erblindeten Landwirten als Wanderlehrer ausgesandt, um seine Schicksalsgenossen für die Fortführung ihres Berufes geeignet zu machen. Es kommen in Betracht: Gemüsebau, Gartenbau, Hühnerzucht, Kleinviehzucht, Kühe und Ziegen füttern und melken, Bienenzucht, Bäume und Sträuche pflanzen, Holzhacken, Holzsägen, Graben, Säen, Gießen, Kartoffellegen und anderes mehr. Mit einer arbeitsamen Frau kann der Blinde so bei gutem Boden in der Nähe einer Stadt mit 2—3 Morgen Land bereits sich und eine Familie ernähren. Diese Versorgung hat sich derart gut bewährt, daß in England sich die blinden Gärtner zu einer eigenen Genossenschaft zusammengetan haben.

Akademische Betätigung kommt sowohl für sehr intelligente Früherblindete als auch für gut vorgebildete Späterblindete in Betracht. Die Ausbildung ist in Marburg a. d. L. in der dortigen Studienanstalt möglich, wie auch in den Lyzeen Bergedorf und Braunschweig. Es gehört dazu ein ausgezeichnetes Gedächtnis und schnelle Auffassungsgabe sowie eiserener Fleiß. Sehr behindert sind hierbei Blinde aber doch, da sie einmal trotz einer ziemlich umfangreichen Literatur in Punktschrift doch vielfach auf eine vorlesende Hilfsperson angewiesen sind; ferner ist es erschwerend, daß sie jede Literatur wortgetreu durcharbeiten müssen, während sonst wissenschaftlich arbeitende Personen gewohnt sind, bei der umfangreichen Literatur so manches nur durchzublättern und das, was wichtig erscheint, zur genauen Bearbeitung schnell herauszusuchen. Sie sind auch überall auf das beschränkt, was sie vorher verarbeitet haben, und können nicht in einer Sitzung z. B. Akten durchsehen, um irgendeinen neu besprochenen Gegenstand aufzufinden. Wenn man diese Einschränkungen beachtet, wird man die akademische Laufbahn als durchaus geeignet zugestehen müssen, was übrigens auch seit langer Zeit durch einzelne hervorragend befähigte Blinde, die in wissenschaftlichen Kreisen allgemeine Anerkennung gefunden, erwiesen ist. Als Universitätsprofessoren, als Schullehrer, als Theologen, als Juristen, als Schriftsteller, Dichter, auch als Verwaltungsbeamte haben sich zumal Kriegsblinde ausgezeichnet.

Wie weit die Betätigungsmöglichkeit geht, mag daraus ersehen werden, daß zwei im Kriege erblindete Bildhauer sich mit gutem Erfolge auch heute noch in ihrer alten Kunst bewähren: Jakob Schmitt in Frankfurt a. M., der für den Mainzer Dom einen Kinderkopf und ein Bronzerelief „Feind" lieferte, und Bernard Fandot in England. Hubert Moundri, ein blinder Modelleur in Litan in Mähren, hat lebenswahre Büsten und Jagdstücke und andere Skulpturen ausgestellt.

11. Arbeitsnachweis, Berufsberatung, Psychotechnik.

Da trotz aller dieser vielen Berufsmöglichkeiten doch nur ein unverhältnismäßig kleiner Teil der arbeitsfähigen Blinden, wie oben bereits ausgeführt, im Berufe stand, und es besonders während des Weltkrieges darauf ankam, schnell die zahlreichen sonst körperlich gesunden Kriegsblinden durch geeignete Arbeit seelisch zu heben und zugleich ihnen auch erhöhte Einnahmen zu sichern, wurden neue Erwerbsmöglichkeiten gesucht. Im vollem Verständnis für die Frage haben 1916 die preußischen Minister für Handel und Industrie und der Minister des Inneren einen „Ausschuß zur Untersuchung der Arbeitsmöglichkeiten für Blinde, insbesondere Kriegsblinde, in gewerblichen Betrieben" eingesetzt, der im Zusammenarbeiten mit dem um diese Frage sehr verdienten Direktor der Siemens-Schuckert Werke, Dipl. Ing. Paul Perls, nachweisen konnte, daß bei einigem guten Willen und Verständnis in jedem auch dem kleinsten Betriebe der Industrie für Blinde geeignete Arbeit bereitgestellt werden kann. Es müssen nur ausreichende Schutzvorrichtungen angebracht werden, die jeden Unfall ausschließen, was für zahlreiche Arbeiten im Betriebe ohne weiteres möglich ist, indem sie alle gefährlichen und beweglichen Teile der Maschine vollständig abdecken und verhindern, daß die Blinden ihnen zu nahe kommen. Der Blinde muß die unbedingte Gewähr einer Gefahrlosigkeit bei der Maschinenarbeit haben, da er sonst in steter Furcht vor Verletzungen seine volle Leistungsfähigkeit nicht entfalten könnte. Ferner müssen eine Anzahl Sondervorrichtungen erdacht werden, um überhaupt gewisse schwierige Arbeiten der Blinden in Berücksichtigung des Tastsinnes der Blinden zu ermöglichen. Lichtsignale werden durch akustische Zeichen ersetzt. Bei Stanz- und Prägemaschinen müssen beide Hände die außerhalb der Gefahrenzone angebrachten Handhebel herunterdrücken, ehe der Stempel überhaupt in Bewegung gesetzt werden kann. An Nietmaschinen schützt eine Vorrichtung vor Verletzungen, indem sie, in Tätigkeit gesetzt, die sich der Maschine nähernde Hand zwangsläufig fortschiebt. Elektrischer Antrieb macht die gefährlichen Transmissionen überflüssig, der Motor ist gekapselt, der kurze Treibriemen ist leicht abnehmbar, durch durchsichtiges Drahtgitter ebenso wie alle sich drehenden Teile gesichert. Beim Prüfen von Gewindeteilen und ähnlichen Dingen, die scharfkantig sind und unter Umständen schwer in die Leere passen, müssen die Teile vorher durch eine Vorrichtung zum Schutze der Hand gehen. Schwierige Arbeiten können durch Hilfsmittel auch dem Nichtsehenden ermöglicht werden, so beim Bohren und Stanzen durch feste Schablonen, die den Gegenstand in der erforderlichen Lage festhalten. Diese Arbeit in der Industrie hat den Vorteil, daß sie wie Frauenarbeit also: Stanzen, Packen, Revision in fast allen Betrieben sich findet und schnell erlernt werden kann, so daß der Blinde nicht aus seiner gewohnten Umgebung genommen werden muß, und an seinem Heimatsorte, oder doch nicht in großer Entfernung Arbeitsgelegenheit finden kann. Frühere Schmiede, Schlosser und Maschinenarbeiter lernen bald größere Maschinen bedienen. Sie alle verdienen, ohne irgend das Mitleid in Anspruch zu nehmen, fast stets den vollen Lohn, den sehende Arbeiter bei gleicher Tätigkeit erringen. Im Siemens-Konzern waren am 1. Januar 1926 105 Blinde beschäftigt, und zwar alle in Akkord; die Männer verdienten die Stunde 44—71 Pfg., die Frauen 44—64 Pfg., in der Woche 14,52 M. bis 23,49 M. und 14,25 M. bis 21,05 M. bei infolge schlechter Geschäftslage verkürzter Arbeitszeit. Es waren 44 Pfg. Stundenlohn garantiert, doch blieben nur 14 Blinde und 2 blinde Mädchen unter diesem Satz bei der Akkordarbeit.

Henry Ford sagt in „Mein Leben und Werk“: So wurde z. B. ein Blinder am Lager untergebracht, um die Schrauben und Muttern für den Versand an die Zweigniederlassungen zu zählen. Zwei andere gesunde Leute waren an der gleichen Arbeit beschäftigt. Nach 2 Tagen schickte der Werkführer zu der Versetzungsabteilung hinüber und bat, den beiden Gesunden andere Arbeit zuzuweisen, da der Blinde imstande sei, neben seiner Arbeit noch die der beiden anderen zu verrichten.

Die Mannigfaltigkeit der Beschäftigungsmöglichkeiten ergibt sich aus der Veröffentlichung des genannten Ausschusses, der 200 verschiedene Arbeitsmöglichkeiten in gewerblichen Betrieben für Blinde zusammengestellt hat. Allerdings gehört ein gewisser guter Wille seitens der Fabrikleitung und der betreffenden Werkmeister dazu. In großen Betrieben ist es erwünscht, daß ein

Führer den Blinden zur Arbeitsstätte bringt, am besten ist es, um dem Gedränge beim Arbeitsbeginn aus dem Wege zu gehen, daß die Blinden $^1/_4$ Stunde vor allgemeinem Arbeitsbeginn sich an der Arbeitsstätte einfinden, dafür $^1/_4$ Stunde früher sich entfernen. Das Arbeitsmaterial soll ihnen zu ihrem Platze gebracht werden. In großen Sälen, in denen lauter Lärm ist, fühlen sie sich bedrückt. Blindengruppen sollen zusammengestellt werden bei der Arbeit; Arbeitskolonnen mit Sehenden, auch mit Schwachsichtigen, sind besser zu meiden. Oft ist eine achtstündige Arbeitszeit für den Blinden zu anstrengend, auch ist ein ausreichender Urlaub im Jahre wünschenswert. Als Industriearbeiter kommen nur gesunde, kräftige und willensstarke Blinde in Betracht, die auf ihre Eignung geprüft werden, bei Nichteignung aber der Fabrikarbeit schnell entzogen werden müssen. Bei der Arbeit ist möglichst ein häufiger Wechsel wünschenswert, wenn auch bei dem Verbleiben bei bestimmter Handleistung, wie es bei Sehenden üblich ist, eine größere Gewandtheit und damit ein schnelleres und lohnenderes Arbeiten erreicht werden kann. Der Sehende hat so mancherlei Abwechslung und Anregung, die ihm die gleichmäßige Hantierung erträglich erscheinen läßt, die aber beim Blinden durch ihre Eintönigkeit ermüdend und nervös belastend wirkt.

Welche Bedeutung die Industriearbeit für Blinde hat, ergibt sich aus den Zahlen der Berliner städtischen Blindenzentrale vom 30. Juni 1924. Damals waren von 800 berufstätigen Blinden in Berlin tätig in der Metallindustrie 37,5%, in der chemischen 2%, in der Papier- und Kartonnagenindustrie 3,37%, in der Holzindustrie 0,63%, in der Nahrungs-Genußmittelindustrie 8,0%, in der Textil- und Bekleidungsindustrie 4%, in der graphischen Industrie 1%, bei Behörden und Bureaubetrieben 16,2%, in freien Berufen 4,12%, in sonstiger Tätigkeit 1,62% und nur 21,5% in den typischen Blindenberufen. Von den letzteren waren die meisten schon seit langer Zeit in den Werkstätten der städtischen oder staatlichen Blindenanstalten beschäftigt.

Aber man verstehe das nun nicht etwa dahin, daß die bisherigen Blindenberufe aufgegeben werden sollen. Sie sind als Ausbildung eine gute Schulung, sie können vielen einen ersprießlichen Nebenerwerb bieten, sie sind auch für so manchen eine bessere Betätigung als die Fabrikarbeit, die schließlich nicht jedem liegt.

Neuerdings hat auch das Internationale Arbeitsamt in Genf, das 1920 im Anschluß an den Völkerbund geschaffen wurde, eine besondere Abteilung für Berufsfragen und Arbeitsverhältnisse der Gebrechlichen eingesetzt, die sich auch mit diesen Fragen zu beschäftigen hat.

Um alle Arbeitsmöglichkeiten und Arbeitsstellen den Blinden zugänglich zu machen, ist ein geordneter Arbeitsnachweis, wie ihn Berlin geschaffen hat, notwendig. Dieser Nachweis kann dem allgemeinen angeschlossen werden, aber er muß von auf diesem Spezialgebiet Sachverständigen bearbeitet werden, wobei nicht wie sonst in großen Städten Fachausschüsse für die einzelnen Berufsarten in Frage kommen, sondern ein einheitlicher Blindenarbeitsnachweis für alle in Betracht kommenden Betriebe, da die Gruppen sonst zu winzig wären. Notwendigerweise wird hier auch die psychotechnische Prüfung eine Eignung des Blinden für die zu wählende Arbeit zunächst festzustellen haben.

Es wurde bereits oben bei der Betätigung in der Landwirtschaft betont, welche Rolle eine geeignete Ehefrau für den Blinden spielt; die Frage der Heredität ist auch bereits erörtert worden, hier soll nur das Interesse des Blinden selbst berücksichtigt werden. Ehen unter Blinden sind aus naheliegenden Gründen zu widerraten, auch blinde Frauen eignen sich im allgemeinen nicht zur Ehe, da sie keine vollwertige Hausfrau und Mutter sein können, daher auch gesunde

Kinder aus solchen Ehen meist unglücklich sind. Der blinde Mann dagegen kann, falls er eben nicht an einer hereditären Krankheit leidet, sehr wohl ehelichen, doch sollte er mehr noch als es sonst so sehr wünschenswert ist, sorgfältig prüfen, ob die Frau aufopfernd genug ist, um das immerhin nicht leichte Geschick auf sich zu nehmen; auf äußere Schönheit wird er verzichten, aber eine wohlklingende, sympathische Stimme ist für ihn von Bedeutung. Auch die Frau wird sich prüfen müssen, ob ihr nicht Mitleidsgefühl eine vorübergehende Sympathie einflößt, die aber möglicherweise den Hemmnissen, die in mancherlei Art an sie dereinst herantreten müssen, nicht wird standhalten können.

12. Hilfsmittel.

Ein Hilfsmittel, das Blinden mehr Bewegungsfreiheit geben soll, ist der Führerhund, der in besonderen Ausbildungsstätten für den Führerberuf vorbereitet wird. Auch der Blinde muß einen mindesten 4wöchigen Kurs zur Benutzung des Hundes durchmachen. Der Hund ist aber nicht, wie man oft annimmt, Wegführer, sondern Hindernisachter, wobei er aber wesentlich nur für unbewegliche Hindernisse im Gelände (Bordschwellen, Laternenpfähle) weniger bei beweglichen (Auto, Straßenbahn) leistungsfähig ist, so daß er mehr noch als in der Großstadt in der kleinen Stadt und auf dem Lande gute Dienste tut. Wichtig aber ist, zumal in der Großstadt, daß durch den gekennzeichneten Blindenhund Vorübergehende auf den Blinden aufmerksam gemacht werden und so die erforderlichen Hilfen gewähren. Ein Nachteil ist, daß durch den Hund so mancher Blinde in seiner Selbständigkeit sich vernachlässigt und ohne Hilfe weniger sicher sich bewegt, als es sonst der Fall sein würde. Als Führerhunde haben sich Schäferhunde, Dobermann und Terrier bewährt; am besten nimmt man kastrierte Männchen oder Weibchen, die aber, wenn läufig, unzuverlässig sind. Der Führerhund ist nach § 5 des Reichsversorgungsgesetzes als Prothese anerkannt.

Aus Selenzellen, die bei Belichtung verschieden abgestimmte Telephone lautbar machen, sollte dem Blinden ein Hilfsmittel geschaffen werden, das ihm die Außenwelt in erweiterter Form auch durch das Licht bemerkbar macht, doch sind bisher nur sehr komplizierte Apparate erbaut, die mehr als wissenschaftliche Experimente Bedeutung haben als praktische Verwendung finden können.

13. Taubblinde.

Eine Sonderstellung unter den Blinden nehmen die Taubblinden ein; die Dreisinnigen, denen neben Gesicht und Gehör auch das Sprechvermögen fehlt. Von diesen gab es 1900 in Deutschland 340; 187 männliche, 153 weibliche, von denen 193 evangelischer, 131 katholischer und 16 jüdischer Konfession waren; 134 waren von Geburt an taubblind; 50% sind infolge von hereditärer Syphilis ihrem Schicksal verfallen. Sie sind viel schwerer zu erziehen und auszubilden als Blinde; nur das Tastgefühl vermittelt ihnen die Umwelt, doch ist es gelungen, durch ein Tast- oder besser noch durch ein Fingeralphabet sie zu bilden. Die Sprachvermittelung geschieht nach der Artikulationsmethode des Taubstummenunterrichts mit dem Unterschied, daß jede Lippen-Zungenstellung, jede Bewegung der Sprechmuskeln nicht abgesehen, sondern abgefühlt werden muß. Die Ausbildung aber ist mühsam; sie muß früh beginnen; sie muß in besonderen Anstalten durchgeführt werden, da die Blindenanstalten sich dazu nicht eignen; auf je 4 Schüler muß mindestens eine volle Lehrkraft gerechnet werden, zumal eine nicht geringe Zahl dieser Unglücklichen auch zugleich schwachsinnig ist.

Sonderanstalten für Taubblinde sind in Nowawes bei Potsdam mit 60 Plätzen, Ketschendorf an der Spree, Wien, Illzach im Elsaß, Düren, Vennersberg in Schweden. Es ist trotz der großen Schwierigkeiten doch in so manchen Fällen gelungen, auch diese Dreisinnigen zu nützlichen Gliedern der Gesellschaft zu machen. MAGNUS OLSSON aus Darne in Schweden, geb. 20. Januar 1844, in der Stockholmer Taubstummen- und Blindenanstalt ausgebildet, machte 1869 vor der Handwerkerinnung in Stockholm seine Gesellenprüfung als Korbmacher; andere haben sich als Stuhlflechter und Bürstenbinder bewährt; bekannt sind vor allem Laura Bridgmann, die erste Taubblinde, die unterrichtet wurde und Helen Keller, die sich als hervorragende Schriftstellerin einen guten Namen gemacht hat.

14. Sehschwache.

Ebensowenig wie Taubblinde gehören Schwachsichtige in die Blindenanstalt, wo sie wie in der Normalschule nur störend wirken; hier werden sie häufig von den Lehrern falsch beurteilt und ungerecht bestraft wegen ihrer unverschuldeten Minderleistungen. Beim gemeinsamen Unterricht mit Blinden zeigt sich leicht bei ihnen ein schädliches Überlegenheitsgefühl, Verbitterung und Unlust zur Arbeit. Der Begriff des Schwachsichtigen oder wie er besser, um peinliche Verwechslungen zu vermeiden genannt wird, des Sehschwachen, umfaßt eine Sehfähigkeit zwischen $^1/_{60}$ und $^1/_5$ der Norm, was darunterliegt, gehört in die Blinden-, was darüber in die Normalschule. Man kann die Zahl der sehschwachen Schüler auf 0,04 bis 0,07% annehmen, zumeist infolge von Lues, Skrophulose und hochgradiger Myopie. In größeren Städten richtet man für sie besondere Schulen, die möglichst zentral gelegen sein sollen, ein; in kleineren Städten werden bei der geringen Zahl nur besondere Klassen geschaffen werden können. Die Schulen sind zweckmäßig als 2- oder 3klassige aufzubauen. Ausbildung des Tastgefühls ist auch hier eine Hauptaufgabe, ebenso Übung des Gehörs und des Orientierungsvermögens. Sehübungen müssen mit hellen Lichtkreisen im Dunkelraum angestellt werden; hell erleuchtete geometrische Figuren vermitteln das Verständnis im Unterricht, so daß der Sehrest in der Schule nicht ausgeschaltet oder vernachlässigt wird, sondern durch Übung gehoben oder mehr zur Ausnutzung gebracht wird. Die Schule muß unter dauernder Kontrolle eines Augenarztes stehen, der die Kinder regelmäßig beobachtet und berät. Die Klassenzimmer sind besonders hell zu beleuchten, künstliche Beleuchtung ist durch indirektes Oberlicht zu beschaffen; zweisitzige Bänke sind zu benutzen; um die Kinder nicht unnötig zu belasten, ist nur lateinische Schrift auch in den Lesebüchern zu verwenden. Solche Schulen bestehen in Mühlhausen i. E. seit 1907, Straßburg seit 1910, Dortmund und Berlin 1919, Hamburg 1923, wo die Schule mit 145 Schülern eingerichtet wurde, von denen 107 aus Volksschulen, 10 aus Hilfsschulen, 28 aus höheren übernommen wurden. Auch in der Schweiz und in England, in Dänemark sind derartigen Schulen vorhanden. Die Schüler werden herangebildet zur Haus- und Landwirtschaft, Gemüsebau, Ackergärtnerei, Milchwirtschaft, Kleintierzucht, Transportarbeiter, Verkäufer grober Waren.

15. Rechtslage.

Nur kurz soll noch die Rechtslage des Blinden gestreift werden. Altjüdisches talmudisches Recht spricht Taubstummen und Geisteskranken die Zurechnungsfähigkeit ab, läßt sie aber — allerdings unter einigen Einschränkungen — dem Blinden. Bei Ehescheidung wegen eingetretener Blindheit hat die Frau keinen Anspruch auf Witwengeld. Der blinde Gatte darf gegen seine Frau die Eifersuchtsklage nicht anbringen. Der Blinde kann nicht als Priester, als Richter fungieren, auch als Zeuge darf er nicht herangezogen werden. Auch das römische Recht hält den Tauben und Stummen mehr behindert als den Blinden, der als Vormund bestellt werden kann, was bei den anderen nicht zulässig ist. Blinde dürfen nur mündlich und in Gegenwart eines Notars und von 7 Zeugen ein Testament errichten; von öffentlichen Ämtern sind sie ausgeschlossen. Das alt-deutsche Recht (Sachsenspiegel 1230) spricht die Rechtsfähigkeit des Blinden aus. Die goldene Bulle (1356) erklärt Blinde für nicht „regierungsfähig", also Ausschluß von der Thronfolge. Mündliches Testament ist zugelassen. Das Allgemeine Landrecht (1794) erklärt Blinde für voll geschäftsfähig, aber sie müssen schriftliche Verträge gerichtlich aufnehmen lassen, sie dürfen nur öffentliches Testament errichten. Das Gericht ist ermächtigt, dem Blinden im Bedürfnisfalle einen Pfleger zu stellen. Nach dem Bürgerlichen Gesetzbuch § 1910 kann, doch nur mit Einwilligung des Blinden, ihm ein Pfleger gesetzt werden; ohne Einwilligung nur, wenn „eine Verständigung mit ihm nicht möglich ist", also bei Taubblinden, die ohne Tastsprachenkenntnis sind und ohne Interpret. Nach dem BGB. ist der Blinde zur Bekleidung öffentlicher Ämter berechtigt und tatsächlich sind auch zur Zeit Blinde in verantwortlichen Stellungen bei Behörden tätig, so ein Herr als Vorsitzender eines Mieteinigungsamtes. Die Unterschrift wird nur anerkannt, wenn der Blinde selbst schreiben kann, wobei Heboldschrift (Flachschrift in großen lateinischen Buchstaben mit Hilfe eines Rahmens mit rechteckigen Ausschnitten) nicht anerkannt wird, weil sie ebenso wie die Punktschrift keine genügende Individualität zeigt, so daß sie nicht als von einer bestimmten Person stammend identifiziert werden kann. Handzeichen sind notariell zu beglaubigen unter Zuziehung von Zeugen, da der Blinde das Vorgelesene nicht nachprüfen kann. Testament ist nur mündlich zugelassen, Privattestament nach § 2231, 2 BGB. ist nicht erlaubt, da in Blindenschrift errichtete — trotz einiger entgegenstehender Ansichten meines Erachtens mit Recht — nicht anerkannt werden können, eben weil der Schrift genügend kenntliche individuelle Merkmale fehlen. Für Taubblinde ist z. Z. die Errichtung eines Testamentes ausgeschlossen, weil eine mündliche Verständigung mit dem Richter oder Notar nicht ermöglicht werden kann. § 828 des BGB. befreit den Taubstummen aber nicht den Blinden von Schadenersatzhaftung, was in der allgemein gehaltenen Bestimmung unzweifelhaft nicht dem Rechtsempfinden entspricht. Bei der Aufnahme öffentlicher Urkunden entfällt nach einer Reichsgerichtsentscheidung (Band 36, S. 385ff) das Bedenken, das aus dem Umstand entnommen werden könnte, daß der Blinde die Stelle nicht sieht, auf die er seinen Namen setzt, weil hier die Zuziehung der Urkundsperson die Gewähr dafür bietet, daß dem Blinden nicht ein Schriftstück unterschoben wird, auf welches sich seine Genehmigung nicht bezieht. Bei der Beurkundung z. B. von Schenkungversprechen, Ehevertrag (§ 169 des Reichsgesetzes über die freiwillige Gerichtsbarkeit vom 17. Mai 1898) muß der Richter einen Gerichtsschreiber oder 2 Zeugen, der Notar einen zweiten Notar oder 2 Zeugen zuziehen, wenn ein Beteiligter nach der Überzeugung des Richters oder des Notars taub oder blind ist.

Wenn wir so übersehen, wie sich das Blindenwesen bis heute entwickelt hat, wie durch vielfache Arbeit, durch menschenfreundliche Fürsorge, durch zielbewußte Selbstzucht der Blinden es gelungen ist, den Blinden, soweit er sonst — abgesehen von seiner Blindheit — geistig und körperlich normal ist, zu einem vollwertigen Menschen zu machen, der seinen Platz in der menschlichen Gesellschaft gut ausfüllt, so werden wir mit Stolz auf die Zeit zurückblicken, da noch im Januar 1813 Beer in der Einladungsschrift zur Eröffnung der Klinik für die Augenkrankheiten in Wien sagen mußte: der Blinde ist bürgerlich tot.

Reichsgebrechlichenzählung 1925/26 *Anhang.*

A

Zählkarte für Blinde

Größerer Verwaltungsbezirk [1]: ....

Kleinerer Verwaltungsbezirk [2]: ....

Gemeinde: ....

Ständiger Wohnort am 10. Oktober 1925: ....

Verzeichnis-Nr. .... Lfd. Nr. ....

Als blind gelten außer den völlig Blinden auch solche Personen, deren Sehrest so gering ist, daß sie auch mit Hilfe von passenden Augengläsern sich an fremden Orten nicht zurechtfinden oder in einer Entfernung von über einem Meter die ausgespreizten Finger der Hand auf dunklem Hintergrund nicht zählen können. Personen die nur auf einem Auge blind sind, gelten nicht als blind.

1. Familien- und Vorname: .... 2. Geschlecht: ....
3. Geburtstag, -monat, -jahr: .... 4. Geburtsort: .... Kleinerer Verwaltungsbezirk [2]) bzw. Land: ....
5. Religion: .... 6. Familienstand: ledig, verheiratet, verwitwet, geschieden, getrennt lebend (Zutreffendes unterstreichen)
7. In welchem Lebensjahr erblindet? .... 8. Art der Unterbringung des (der) Blinden: ....
9. Ist die (letzte) Heirat vor oder nach Erblindung erfolgt? .... 10. Leidet auch der andere Eheteil an Gebrechen? .... wenn ja, an welchen? ....
11. Zahl der eigenen noch lebenden Kinder: .... 12. Zahl der eigenen schon gestorbenen oder totgeborenen Kinder: ....

13. Schulbildung (Art der besuchten Schulen): ....
14. Wird Blindenschrift beherrscht? (ja — nein) ....
15. Beruf vor Erblindung: ....
16. Berufsausbildung nach Erblindung als: ....
17. Beruf zur Zeit der Zählung: ....
18. Stellung im gegenwärtigen Beruf: selbständig, Beamter, Angestellter, Arbeiter, Heimarbeiter (Zutreffendes unterstreichen)
19. Art des Betriebes, in dem oder für den gearbeitet wird: ....
20. Durchschnittlicher Arbeitsverdienst monatlich: .... Rm.
21. Wird Pension, Invaliden-, Unfall-, Kriegsbeschädigten- oder andere Rente bezogen? (Zutreffendes unterstreichen)
22. Erhält der (die) Blinde sonstige Zuwendungen? ....
23. Betrag der Unterstützungen (21. und 22.) insgesamt monatlich etwa: .... Rm.
24. Steht der (die) Blinde unter dem Schutze des Schwerbeschädigtengesetzes? ....

Dieser Abschnitt ist von einem Augenarzt auszufüllen; falls kein Augenarzt dazu herangezogen werden kann, sind die Fragen nur dann zu beantworten, wenn unbedingt zuverlässige Angaben gemacht werden können.

25. Grad der Blindheit: Rechtes Auge: Totalblind — Sehrest, wieviel? .... Linkes Auge: Total blind — Sehrest, wieviel? .... (Zutreffendes unterstreichen)
26. Die Blindheit ist eingetreten im Alter von .... Jahren.
27. Bezeichnung der Krankheit (Hinter die Leidensart ist, je nachdem sie für das rechte oder linke Auge zutrifft, ein „r" oder „l", gegebenenfalls „r und l" zu setzen.)
    a) Örtliche Augenkrankheit: 1. Hornhauttrübung ...., 2. Iridocyclitis ...., 3. Grauer Star (Katarakt) ...., 4. Grüner Star (Glaukom) ...., 5. Netzhautablösung ...., 6. Retinitis pigmentosa ...., 7. Atrophia nervi optici ...., 8. Gewächs (Tumor oculi) ...., 9. Mißbildung ...., 10. Phthisis bulbi ...., 11. Welche anderen Leiden? ....
    b) Grundleiden (Erblindungsursache: 1. Ererbt ...., 2. Augenverletzung ...., 3. Sympathische Ophthalmie ...., 4. Myopie ...., 5. Blennorrhoe ...., 6. Trachom ...., 7. Syphilis ...., 8. Tuberkulose (Skrofulose) ...., 9. Pocken ...., 10. Alkoholvergiftung ...., 11. Gehirntumor ...., 12. Encephalitis ...., 13. Meningitis ...., 14. Tabes dorsalis ...., 15 Schädelverletzung ...., 16. Welche andere Ursache? ...., ob infolge Krigesbeschädigung ....?
28. Ist von einer Behandlung eine Besserung des Leidens zu erwarten? ....

....
Unterschrift des Arztes)

[1]) Regierungsbezirke, Kreishauptmannschaften und entsprechende Verwaltungsbezirke.
[2]) Kreise, Bezirksämter, Amtshauptmannschaften und entsprechende Verwaltungsbezirke.

Zählkarte für Blinde (Fortsetzung).

29. Liegen außer Blindheit noch andere Gebrechen vor? .... wenn ja, welche? ....

30. Leiden oder litten Blutsverwandte (einschl. Kinder und Enkel) an a) Blindheit, b) starker Kurzsichtigkeit — c) an welchen anderen Gebrechen? Es leiden (litten) an:

....

Bemerkungen: ....

.........., den .... 1926 Zählende Behörde: ....
(Gemeinde)

....
(Unterschrift des Zählers)

....
(Unterschrift des Leiters der Behörde oder des beamteten Arztes)

Erläuterungen siehe umseitig!

(Rückseite der Zählkarte.)

Erläuterungen.

Auf der Zählkarte ist rechts neben der Überschrift als Verzeichnis-Nr. die *Nummer* des „Verzeichnisses der Gebrechlichen", in dem der (die) Blinde eingetragen ist, und die laufende Nummer anzugeben, unter welcher der (die) Blinde in diesem Verzeichnis aufgeführt ist.

Zur Frage *8.* Als *Unterbringung* ist der *Aufenthaltsort* einzutragen, wo der (die) Blinde am 10. Oktober 1925 für dauernd oder mindestens längere Zeit untergebracht war. Dabei sind als Arten der Unterbringung zu unterscheiden:
1. eigener Haushalt, 2. Haushalt der Eltern, 3. bei Verwandten oder Bekannten, 4. Unterbringung zur Pflege in fremder Familie durch eine Wohlfahrtsstelle, 5. als Zimmerabmieter oder Schlafgänger, 6. Blindenheim oder -anstalt, 7. sonstige Anstalt.

Zur Frage *13.* Als Beantwortung der Frage nach der *Schulbildung* kommen in Betracht:
a) der Besuch einer
1. Hilfsschule, 2. Volksschule, 3. Mittelschule, 4. Fortbildungsschule, 5. Fachschule, 6. höheren Lehranstalt (Gymnasium, Realschule, Lyzeum, höheren Töchterschule usw.), 7. Universität, 8. technischen, landwirtschaftlichen und ähnlichen Hochschule, 9. Blindenanstalt;
b) Privatunterricht;
c) wenn kein oder nur ganz vorübergehend Unterricht erteilt worden ist, „keine Schulbildung".

Zu den Fragen *15* bis *17* und *19.* Die Fragen nach dem *Beruf* sind möglichst genau zu beantworten; es genügt nicht „Metallarbeiter in einem Walzwerk", sondern es ist z. B. anzugeben „Arbeiter an der Stanzmaschine in einer Schreibmaschinenfabrik", „Sortierer in einer Schraubenfabrik" oder „Mattenflechter in einer Blindenbeschäftigungsanstalt". Auch *Nebenberufe* sind mitanzugeben.

Zur Frage *24.* Unter den Schutz des Schwerbeschädigtengesetzes fallen auch die den Schwerbeschädigten (§ 3 des Gesetzes) auf Grund der §§ 8 und 20 des Gesetzes durch die Hauptfürsorgestelle Gleichgestellten.

Zu den Fragen *25* bis *28.* Nach Ausfüllung des Fragebogens im übrigen ist dieser zur Beantwortung der Fragen 25 bis 28 dem der Bezirks-Fürsorgestelle namhaft gemachten *Augenarzt* vorzulegen. Falls kein Augenarzt genannt ist, soll möglichst der beamtete Bezirksarzt um diesbezügliche Vermittlung gebeten werden.

Zur Frage *29.* Wenn außer Blindheit noch *andere Gebrechen* vorliegen, so ist für jedes dieser Leiden, soweit es sich um Taubstummheit, Taubheit, Krüppelleiden, Geisteskrankheit, Epilepsie oder Schwachsinn handelt, eine *entsprechende Zählkarte auszufüllen* und diese der Blindenkarte beizufügen.

Zur Frage *30.* Als *Blutsverwandte* gelten Vater, Mutter, Großvater, Großmutter (väterlicher- und mütterlicherseits), die Geschwister des Vaters und der Mutter, die Kinder und Enkel des (der) Blinden. Unbestimmte Verwandtschaftsbegriffe, wie Onkel oder Tante, sind zu vermeiden, sondern das Verwandtschaftsverhältnis ist genau zu kennzeichnen, wie z. B. durch „Schwester der Mutter".

Zu den Bemerkungen. Außer anderen Bemerkungen ist für Personen, die sich zur Zeit der Zählung auswärts aufhalten, z. B. für *beurlaubte Anstaltsinsassen*, hier der jeweilige *Aufenthaltsort* einzutragen.

Literatur.

ANSPACH, K.: Das Blindenhandwerk und seine Zukunft, ein Beitrag zur modernen Blindenfürsorge. 1922. — ANSPACH, K.: Denkschrift des Reichsdeutschen Blindenverbandes. E. V. über den derzeitigen Stand der Blindengewerbe und über Vorschläge zur Besserung des Loses unserer Handwerker. Heilbronn a. N. 1924. — AXENFELD: Blindsein und Blindenfürsorge. Freiburg 1905 und Klin. Monatsbl. f. Augenheilk. Bd. 58. 1917. — BAB: Die Zahl der Kriegsblinden in Deutschland nebst Bemerkungen über das Kriegsblindenwesen anderer Länder. Klin. Monatsbl. f. Augenheilk. Bd. 70. — BIELSCHOWSKY: Blindenwesen und Kriegsblindenfürsorge. Berlin; Julius Springer 1916. — BIELSCHOWSKY: Beiträge zum Blindenbildungswesen, Heft 1. Berlin: Julius Springer 1918. — BING: Kompendium der topischen Gehirn- und Rückenmarksdiagnostik. Berlin 1909. — BOEHRINGER und LEONTINE SIMON: Die Unterbringung der Kriegsblinden. Mannheim 1918. — BOSCHZÜNDER: Die Beschäftigung unserer Kriegsblinden. Heft 11. Stuttgart 1920. — BÜRKLEN: Das Tastlesen der Blindenpunktschrift. Zeitschr. f. angew. Psychol. Beiheft 16. Leipzig 1917. — BÜRKLEN: Blindenpsychologie. Leipzig 1924. — COHN, HERRMANN: Lehrbuch der Hygiene des Auges. Wien und Leipzig 1892. — COHN, L.: Beiträge zur Blindenpsychologie. Zeitschr. f. angew. Psychol. Beiheft. 16. Leipzig 1917. — COHN, L.: Der Blinde im Recht. Breslau 1923. — CRZELLITZER: Blindheit. Handwörterbuch der sozialen Hygiene. Grotjahn und Kaup. Bd. 1. Leipzig 1912. — ENGELMANN: Medizinal-statistische Mitteilungen aus dem Kaiserlichen Gesundheitsamte. Bd. 9, Heft 2. Berlin: Julius Springer 1905. Die Blinden im deutschen Reiche nach den Ergebnissen der Volkszählung von 1900. — FEILCHENFELD, W.: Erwerbsfähigkeit bei Augenschäden. Zeitschr. f. Augenheilk. Bd. 15, Heft 2. 1906. — FEILCHENFELD, W.: Reichsstatistik über Kriegsblinde. Klin. Monatsbl. f. Augenheilk. 1922. — FEILCHENFELD, W.: Blindenberufe und Berufsfürsorge. La Medicina Germano-Hispano-Amerikan. Nr. 7. 1925. — FICK, E: Die Blindheit. Handbuch der gesamten Augenheilkunde. Gräfe-Sämisch. 2. Aufl., Bd. 10, Kap. XX. — FORD, HENRY: Mein Leben und Werk. Leipzig 1923. — FUCHS: Die Ursachen und die Verhütung der Blindheit. Wiesbaden 1885. — GERHARD, VON: Abriß der Blindenkunde. Berlin: Heymanns Verlag 1918. — HAMBURGER, C.: Blindenwesen. Soziale Pathologie von Grotjahn. Berlin 1923. — HORBACH: Bewegungsempfindungen und ihr Einfluß auf Formenkenntnis und Orientierung bei Blindgeborenen und Früherblindeten. Halle a./S. 1917. — HORBACH, W.: Blindenbildung und Blindenfürsorge. Vortrag gehalten auf der Generalversammlung des Vereins zur Fürsorge für die Blinden der Rheinprovinz. Düsseldorf 1924. — HIRSCH, L.: Entstehung und Verhütung der Blindheit. Klin. Jahrbuch. Jena 1902. — HÜBNER, O.: Statistik aller Aufnahmen in den deutschen Blindenanstalten in den Jahren 1919—1924. Zeitschr. f. Augenheilk. Bd. 58, 1926 und Blindenfreund, Nr. 4. 1926. — JAVAL: Der Blinde und seine Welt. Hamburg und Leipzig: Voß 1904. — I. IGERSHEIMER, I: Syphilis und Auge. Berlin 1918. — KRETSCHMER, R.: Geschichte des Blindenwesens vom Altertum bis zum Beginn der allgemeinen Blindenbildung. Ratibor 1925. — KRIEGSBESCHÄDIGTENFÜRSORGE, Die: in Deutschland. Ausstellung in Dresden 1917/1918. — KRIEGSBLINDE, der: Organ des Bundes erblindeter Krieger. E. V. — KRÜCKMANN, E.: Über Kriegsblindenfürsorge. Deutsch. Med. Wochenschr. Nr. 25, 26, 27. 1915. — KRUMBACH, H.: Wandlungen unserer Anschauungen vom Wesen des Trachoms. Klin. Wochenschr. Nr. 4. 1926. — MAGNUS, H.: Die Blindheit, ihre Entstehung und ihre Verhütung. Breslau 1883. — MATTHIES: Die kgl. preußische Blindenanstalt Berlin-Steglitz. Halle a. S.: Marhold 1913. — MAYER, VON: Kriegsblindenfürsorge und Industrie in Württemberg. Zeitschr. „Die Kriegsbeschädigtenfürsorge" II. Jahrg. Heft 6. 1917. — MOTAIS: Erblindungen in Conchinchina. Referat Klin. Monatsbl. f. Augenheilk. Bd. 76, S. 604. 1926. — NIEPEL: Unsere Schwachsichtigen und die Einrichtung von besonderen Schulen für Schwachsichtige. Blindenfreund. Nr. 5. 1918. — NIEPEL: Arbeitsmöglichkeiten für Blinde, insbesondere Kriegsblinde, in gewerblichen Betrieben. Reichsausschuß der Kriegsbeschädigtenfürsorge, Sonderschrift. Heft 5. 1918. — NIEPEL: Die Beschäftigung in der Industrie. Berlin 1923. — PALY, LAURENZ: Die Blinden in der Schweiz. Zeitschr. f. Schweizerische Statistik. Bd. 2: Bern 1900. — PERLS, P.: Kriegsblindenbeschäftigung in der Werkstatt. Zweiter erweiterter Sonderabdruck. Hannover: Vincentz 1917. — PERLS, P.: Unfallverhütung bei der Beschäftigung Kriegsblinder in gewerblichen Betrieben. Zeitschrift: Die Kriegsbeschädigtenfürsorge. II. Jahrg. H. 7/8. 1918. — POKROWSKY: Zur geographischen Verbreitung des Glaukoms und Zahl der Glaukomblinden in Rußland. Russkij oftalmologičeskij žurnal Bd. 4, Nr. 8. 1925. Referat in der Zeitschr. f. d. ges. Ophthalmol. Bd. 16, Heft 14, S. 807. — REICHSDEUTSCHER Blindenverband. E. V. Aus Nacht zum Licht. Hamburg: Vogel 1916. — RIEMANN, G.: Taubstumm und blind zugleich. Berlin. 2. Aufl. 1916. — SAILER: Bericht über den Kongreß für Blindenwohlfahrt (16. Blindenlehrerkongreß) in Stuttgart vom 4.—7. August 1924. Stuttgart 1925. — SATTLER, C. H.: Über die Ursachen der Zunahme der Tabakamblyopie nach dem Kriege. Klin. Monatsbl. f. Augenheilk. Bd. 70. 1923. — SCHAIDLER, A.: Die Blindenfrage im Königreich Bayern. München: Oldenbourg 1905. — SCHOLZ: Ursachen und Verbreitung der Blindheit in Ungarn. Zeitschr. f. Augenheilk. Bd. 19. 1908. — SCHWARZ: Die Beschulung der Blinden im Reich. Kongreß für Blindenwohlfahrt in Stuttgart. 1925. — SEELIGSOHN: Über neuzeitliche Blindenfürsorge. Sonderabdruck aus dem Deutschen Knabenbuche. 1917. — SILEX und BETTY HIRSCH: Bericht über unsere dreijährige Tätigkeit an der Blindenlazarettschule des Vereinslazaretts St. Maria Victoria-Heilanstalt zu Berlin. 1918. — SPAHR, E.: Das Schweizerische Blindenwesen und seine Zukunft im Lichte der neuzeitlichen Entwicklung, insbesondere der Erfahrungen in Nordamerika. Bern 1923. — STEINBERG, W.: Der Blinde als Persönlichkeit. Zeitschr. f. angew. Psychol. 1917. Beiheft 16. Leipzig. — UTHOFF, K.: Über das Schicksal der Kriegsblinden und ihre Versorgung. Halle a. S. 1921. — ZADE, M.: Blindenwesen und Blindenfürsorge im Kindesalter. Zeitschr. f. Kinderforsch. Bd. 29, H. 3. 1924.

Fürsorge für Taubstumme.

Von

Eugen Matthias

Lübeck.

Taubstummheit nennen wir das Fehlen der Sprache, die Unfähigkeit zu sprechen infolge von Taubheit. Es sind dabei die zur Bildung der Sprache nötigen Organe in der Regel vollkommen normal, während die schallempfindenden Teile des Gehörorgans funktionsunfähig sind.

Das normale Kind lernt sprechen, indem es Lauteindrücke, Gehörsempfindungen nachahmt, nachspricht. Fehlt die Schallempfindung, so kommt es auch nicht zur Ausbildung der Sprache. Und selbst wenn in den ersten Kindheitsjahren die Sprache da war, so geht sie bei Verlust des Gehörs ebenfalls wieder verloren.

Wir unterscheiden für die Praxis am besten in herkömmlicher Weise zwischen *angeborener* und *erworbener* Taubstummheit. Die Schwierigkeiten einer wissenschaftlichen Einteilung nach pathologisch-anatomischen und klinischen Gesichtspunkten können wir hier außer Betracht lassen, doch sei wenigstens darauf hingewiesen (vgl. dazu 1 und 2).

Die *angeborene* Taubstummheit ist entweder zurückzuführen auf eine Bildungsstörung oder auf eine intrauterine, d. h. vor der Geburt entstandene Erkrankung des Gehörorgans.

Ursächliche Momente sind in erster Linie erbliche Belastung durch Tuberkulose, Geisteskrankheiten, Alkoholismus und Schwerhörigkeit der Eltern (3). Nach Hammerschlag (3) wird auch bei den Kindern aus Verwandtschaftsehen häufig angeborene Taubstummheit beobachtet. Ferner ist hervorzuheben, daß die angeborene Taubstummheit sich häufig beim Kretinismus findet (4).

Die *erworbene* Taubstummheit tritt zumeist im Alter von 2—4 Jahren auf. Sie ist häufig verursacht durch die epidemische Genickstarre oder durch eine Hirnhautentzündung (Meningitis); hierbei ist besonders auf die bei Scharlach und Masern auftretende Meningitis hinzuweisen. Auch eine schwere Mittelohreiterung, ebenfalls häufig bei Erkrankung an Scharlach und Masern, kann zur Taubstummheit führen. Seltener sind als ursächliche Krankheiten anzuführen: Typhus, angeborene Syphilis, Diphtherie, Pocken, Lungenentzündung, Keuchhusten, Windpocken, Mumps, Influenza, Knocheneiterungen und schwere Kopfverletzungen (3).

Nach Gottstein (6) soll die Taubstummheit in

20,7% der Fälle durch Hirnhautentzündung,
9% der Fälle durch epidemische Genickstarre,
13% der Fälle durch andere Gehirnkrankheiten

bedingt sein.

Nach SPAET (5) war in den Jahren 1902--1905 bei den Zöglingen der Taubstummenanstalten der Verlust des Gehörs und damit die Taubstummheit zurückzuführen: bei 15,7% auf Scharlach; bei 9% auf epidemische Genickstarre; bei 6,6% auf Kopfverletzung; bei 6,1% auf Masern; bei 3,9% auf Typhus; bei 2,6% auf Diphtherie; bei 1,6% auf Keuchhusten. Nur etwa 0,05% der Zöglinge waren durch Pockenerkrankung taubstumm geworden, wogegen man in den Jahren von 1818—1838 hierfür noch 22,2% errechnet hatte.

Über das Verhältnis von *angeborener* zu *erworbener* Taubstummheit ist zu sagen, daß mehr als die Hälfte der Fälle erst nach der Geburt erworben sind. So fand LEMCKE (4) in Mecklenburg-Schwerin, wo kein Kretinismus herrscht, zu einer Zeit als keine Meningitisepidemie vorhergegangen war, unter den dortigen Taubstummen 55,07% mit erworbener, 44,93% mit angeborener Taubstummheit. Es ist klar, daß diese Zahlen durch endemischen Kretinismus oder durch das Auftreten von Epidemien von Genickstarre usw. stark verändert werden können.

Bei der *angeborenen* Taubstummheit zeigt das weibliche Geschlecht den größeren Anteil, während das männliche Geschlecht bei der erworbenen Taubstummheit erheblich überwiegt, so daß als Folge insgesamt die Zahl der männlichen Taubstummen größer ist als die der weiblichen (3).

Von Wichtigkeit und Interesse ist noch das Zusammentreffen von Taubstummheit mit geistiger Minderwertigkeit.

Eine bayerische Erhebung von 1905 zählte unter den Taubstummen 12,5% Geistesschwache, Idioten usw. In Baden ergab eine Übersicht 1907 10% Bildungsunfähige. Eine amerikanische Statistik führt unter 33 888 Taubstummen 3379 Imbezille und Idioten auf, also etwa 10% [SCHUMANN (11)]. Der Prozentsatz der geistig Minderwertigen ist unter den Taubstummen somit höher als in der Gesamtheit. Die große Mehrzahl der Taubstummen ist aber durchaus geistig vollwertig und bildungsfähig.

Die vorstehenden Ausführungen über die Ursachen der Taubstummheit geben uns zugleich die Erklärung dafür, daß die Zahlen der Taubstummen in den einzelnen Ländern, ja in den verschiedenen Provinzen und Gegenden eines Landes sehr stark voneinander abweichen werden. Die allgemeinen Lebensverhältnisse der Bevölkerung, die hygienischen Zustände, das Herrschen von Seuchen, das Auftreten von Epidemien, der endemische Kretinismus in den Gebirgsländern beeinflussen die Taubstummenstatistik in erheblichem Maße.

Die höchsten Zahlen hat die Schweiz mit 24,5 Taubstummen auf je 10000 Einwohner. Österreich hatte vor dem Kriege im Durchschnitt 13,1 Taubstumme auf 10 000 Einwohner; in den einzelnen österreichischen Alpenländern zeigten die Zahlen sogar einen Anstieg von 20,0 in Steiermark, bis auf 44,1 in Kärnten. Ähnlich hohe Zahlen finden sich auch in den französischen und italienischen Alpen und in den Pyrenäen (4). Die wenigsten Taubstummen hat Belgien mit 4,3 und Holland mit 3,4 auf je 10 000 Einwohner (4).

In Deutschland ergab die Volkszählung von 1900 bei einer Einwohnerzahl von 56 367 178

48 750 Taubstumme, d. h. es kamen
8,6 Taubstumme auf 10 000 Einwohner (7).

Für Preußen betrugen die Zahlen der Taubstummen:

1880: 27 794 = 10,2 auf 10 000 Einwohner,
1910: 34 804 = *8,7 auf 10 000 Einwohner* (6).

Hervorzuheben sind die Unterschiede zwischen dem gebirgigen Süddeutschland und dem norddeutschen Flachland, die sich nach dem oben Gesagten leicht aus den allgemeinen Lebensverhältnissen, aus den hygienischen Zuständen, aus dem endemischen Kretinismus usw. erklären lassen. So zählte man z. B. in Baden 12,2 Taubstumme auf 10 000 Einwohner; in Bayern 9,0; dagegen in Mecklenburg-Schwerin 8,8; in Bremen 4,5 und in Hamburg 4,0 (4).

In Preußen finden wir im Osten Zahlen, die weit über dem Durchschnitt stehen (z. B. Ost- und Westpreußen 16,5), im Westen und Norden dagegen fast bis auf die Hälfte des Durchschnittes herabgehen (Berlin 5,4, Schleswig-Holstein 4,9) (6). Leider haben wir in Deutschland in den letzten Jahren keine allgemeinen Zählungen der Gebrechlichen mehr gehabt. Doch ist kaum anzunehmen, daß sich die Verhältnisse gegen früher wesentlich geändert haben.

Da eine Heilung der Taubstummheit, d. h. eine Wiederherstellung des funktionsunfähigen Gehörorgans, nicht möglich ist, muß unsere ganze Aufmerksamkeit darauf gerichtet sein, die ursächlichen Momente, die zur Taubheit führen, zu bekämpfen.

Für die *angeborene* Taubstummheit handelt es sich einmal darum zu verhüten, daß Ehen zwischen Blutsverwandten geschlossen werden, zumal wenn in der Familie schon eine Belastung mit angeborener Taubstummheit oder mit Schwerhörigkeit vorliegt. Weiter wäre eine Fortpflanzung bei Geisteskrankheit, Tuberkulose und Alkoholismus zu verhindern. Eine erfolgreiche Bekämpfung dieser Krankheiten müßte sich auch auf unserem Gebiete bemerkbar machen. Wertvolle Dienste im Sinne der Vorbeugung können hier die neuerdings eingerichteten Eheberatungsstellen leisten.

Bei der *erworbenen* Taubstummheit treffen sich unsere Bestrebungen mit den allgemeinen Maßnahmen zur Besserung der hygienischen Verhältnisse und zur Bekämpfung der übertragbaren Krankheiten. Vor allem die sog. Kinderkrankheiten, Scharlach und Masern, seien hier nochmals als besonders bedeutungsvoll hervorgehoben. Daß auch die ärztliche Behandlung der Ohrenleiden nötig ist und viel Unheil verhüten kann, versteht sich von selbst.

Die wichtigste Aufgabe der Fürsorge für die Taubstummen gipfelt infolgedessen darin, den Taubstummen zu einem nützlichen Glied der menschlichen Gesellschaft zu machen, der durch eigene Arbeit seinen Lebensunterhalt verdienen kann und nicht mehr auf Almosen und öffentliche Unterstützung angewiesen ist. Hierzu bedarf es natürlich einer besonderen Unterrichts- und Erziehungsmethode, da das taubstumme Kind nicht in der Normalschule mit vollsinnigen Kindern zusammen unterrichtet werden kann.

Die ersten *Unterrichtsversuche*, die uns überliefert worden sind, stammen aus dem Jahre 1570 von dem spanischen Mönch PEDRO DE PONCE. Die erste Druckschrift über Taubstummenunterricht erschien 1620 in Madrid von JUAN PABLO BONET. In dieser Zeit treten auch in England und in Holland schon einzelne Männer auf, die sich mit dem Unterricht Taubstummer beschäftigen. Von diesen ist hervorzuheben der in Amsterdam wirkende Schweizer Arzt JOHANN KONRAD AMMANN, dessen Schrift „Surdus loquens . . .“ von 1692 der Ausgangspunkt für die deutsche Unterrichtsmethode HEINICKEs wurde. Erst im 18. Jahrhundert hören wir von den ersten Unterrichtsversuchen an Taubstummen in Deutschland und in Frankreich, aber diese Versuche blieben immer nur vereinzelt und kamen nur einzelnen Taubstummen zugute. Dennoch waren sie von grundlegender Bedeutung, da sie überhaupt einmal die Möglichkeit eines erfolgreichen Taubstummenunterrichts zeigten und zur weiteren Nacheiferung anspornten (8).

Den wichtigsten Fortschritt und die Grundlagen des heutigen Taubstummenunterrichts schufen 1771 der französische Abbé DE L'EPÉE in Paris und in Deutschland der Lehrer SAMUEL HEINICKE, der 1778 die erste Taubstummenanstalt in Leipzig begründete. Die deutsche Unterrichtsmethode legt seit HEINICKE den

Hauptwert auf die Lautsprache, wogegen die französische Methode sich im wesentlichen auf die Gebärden- und Schriftsprache gründet.

Samuel Heinicke, der in Eppendorf (Hamburg) von 1769—1777 als Lehrer wirkte, hatte schon hier eine Art Privatanstalt für Taubstumme eingerichtet, bevor er 1778 die erste staatliche Taubstummenanstalt in Leipzig eröffnete (9).

Die erste Taubstummenanstalt in Preußen eröffnete Ende 1788 der Schwiegersohn Heinickes, Dr. Eschke, in Berlin; 1798 wurde diese Anstalt zur Staatsanstalt erhoben, an der seit 1812 auch Taubstummenlehrer ausgebildet werden (8). Im Laufe des 19. Jahrhunderts wurden dann in Deutschland zahlreiche Taubstummenanstalten von Ländern, Provinzen und Städten gegründet, so daß heute für jeden größeren Bezirk eine oder gar mehrere Anstalten zur Verfügung stehen. Die Taubstummenanstalten, ursprünglich nur Internate, sind jetzt Unterrichtsanstalten, die meist nur mit einem kleinen Internat verbunden sind.

Im *Internat* wohnen die Kinder, deren Wohnsitz nicht am Ort der Anstalt ist; ferner die Kinder, bei denen die häuslichen Verhältnisse eine Herausnahme aus der Familie nötig machen; und schließlich die Kinder, für die der Weg von und nach der Anstalt aus irgendwelchen Gründen (jugendliches Alter, geistige Schwäche, Entfernung vom Elternhaus, Straßenverkehr in der Großstadt) eine zu große Gefahr bildet.

Für die ersten drei Schuljahre empfahl schon die Zweite deutsche Taubstummenlehrer-Versammlung in Köln 1889 das Wohnen der Kinder in der Anstalt. Später empfiehlt es sich dagegen, die Kinder nur zum Unterricht in die Anstalt kommen zu lassen und sie im übrigen in ihrer eigenen Familie zu belassen oder in einer fremden Familie unterzubringen. Für die Sprache und für das ganze Verhalten der Taubstummen ist der Umgang mit Hörenden und Sprechenden von großem Vorteil. Die Internierten werden eben doch dem Leben zu sehr entfremdet; sie sind ängstlich und ungewandt, wenn sie dann einmal aus der Anstalt herauskommen.

Ein Teil der Kinder wird deshalb von der Anstalt aus bei geeigneten Familien untergebracht. Diese Einrichtung wird als *Externat* bezeichnet. *Schulgänger* heißen die Kinder, die am Ort der Anstalt bei ihren Eltern wohnen. Es sei hier eingeschaltet, daß von den Taubstummen, Erwachsenen und Kindern zusammen, nur 2,9% in Anstalten untergebracht sind (6).

Neben dem eigentlichen Schulunterricht wird in der Taubstummenanstalt auch ein Fortbildungsschulunterricht erteilt. Wenn möglich, empfiehlt sich auch die Einrichtung von Kindergärten und Kleinkinderschulen für die taubstummen Kinder vor dem Eintritt in die eigentliche Schule.

Der Unterricht wird, wie in der Normalschule, in verschiedenen Klassen je nach dem Alter erteilt. Mehr als dort ist aber hier auch eine Einteilung der Kinder nach der Begabung nötig. Eine wichtige Trennung wird weiter dadurch bedingt, daß etwa ein Drittel aller Taubstummen noch Hörreste aufweisen (3). Bei der Wichtigkeit, diese Hörreste für das Sprechenlernen auszunutzen, wurde schon von Bezold die Forderung aufgestellt, den Unterricht der *Totaltauben* und der *Partielltauben* zu trennen (4), eine Forderung, die heute wohl in allen größeren Anstalten durchgeführt ist.

Wie für jede Normalschule müssen wir natürlich auch für die Taubstummenanstalt einen *Schularzt* fordern, der die allgemeine gesundheitliche Überwachung der Zöglinge und der Schule auszuüben hat. Von besonderer Wichtigkeit ist für die Taubstummenanstalt der *Ohrenarzt*. Dieser hat einmal die funktionelle Prüfung der Zöglinge in bezug auf Hörreste durchzuführen, also Partiell- und Totaltaube zu trennen; weiter die Behandlung etwaiger Ohrenleiden zu übernehmen und schließlich die für den Taubstummen besonders wichtigen oberen

Luftwege (Nase, Rachen und Kehlkopf) einer eingehenden Untersuchung und, wenn nötig, Behandlung zu unterziehen.

In Preußen haben wir 48 Taubstummenanstalten mit etwa 5000 Schülern (6).

In Deutschland, einschließlich Danzig, haben wir zur Zeit etwa 80 Taubstummenanstalten mit etwa 7000 Schülern.

Von diesen Anstalten sind die meisten öffentliche, die vom Staat, einer Provinz, einem Kreis usw. oder einer Stadt unterhalten werden. Die Privatanstalten sind durchweg reine Internate, die nur einzelne Kinder aus ihrem Bezirk als Schulgänger mit zum Unterricht zulassen. Bei den öffentlichen Taubstummenanstalten ist die kleinere Hälfte der Kinder im Internat untergebracht; die meisten Kinder wohnen im Externat oder besuchen als Schulgänger die Anstalt.

Zur Berufsausbildung werden die Taubstummen, wenn irgend möglich, einem geeigneten Meister zugeführt, damit sie in dem erwählten Beruf auch mit allen Erfordernissen des praktischen Lebens vertraut werden. Die Handwerksmeister erhalten vielfach für die Ausbildung taubstummer Lehrlinge eine besondere Prämie. Bei geistiger Schwäche der taubstummen Lehrlinge wird sich eine Berufsausbildung in Lehrwerkstätten oder in Arbeitswerkstätten der Taubstummenanstalten empfehlen.

Neben den Taubstummenanstalten haben wir in Deutschland noch 26 *Schulen für Schwerhörige* und *Sprachleidende*.

Außerdem gibt es etwa 23 *Taubstummenheime*, die meistens von privater Seite, von Vereinen, eingerichtet sind, auch wohl mit einer Taubstummenanstalt zusammenhängen. Sie stellen in der Hauptsache eine Art Pflegeanstalt oder Altersheim für arbeitsunfähige Taubstumme dar. Hier wäre auch noch zu nennen das *Taubstummenblindenheim* in Nowawes bei Potsdam mit 60 Plätzen.

Erwähnt sei an dieser Stelle, daß es in Deutschland eine große Zahl von *Taubstummenvereinen* aller Art gibt. Daneben bestehen an vielen größeren Orten *Taubstummen-Fürsorgevereine*. Und als wichtigste Vereinigung ist der *Bund deutscher Taubstummenlehrer* zu nennen, dessen Mitglieder ja die schwierige, aber dankbare Arbeit der Erziehung und des Unterrichts an den Taubstummen zu leisten haben.

Welche Bedeutung der Unterricht in den Taubstummenanstalten besitzt, geht am besten daraus hervor, daß die Zahl der beruflich tätigen Taubstummen eine dauernde Zunahme zeigt. So waren in Preußen 1888 nur 43% der Taubstummen beruflich tätig, 1910 70%. Im Reichsgebiet waren 1900 66,8% im Beruf beschäftigt. Bei der Zunahme der weiblichen Berufstätigkeit wird diese Zahl heute auf 80% geschätzt [SCHUMANN (11)].

Aus diesen Zahlen geht hervor, wie wichtig der gesetzliche Schulzwang für taubstumme Kinder ist. Dabei ist natürlich zu berücksichtigen, daß auch die Aufbringung der Kosten, die hier besonders ins Gewicht fallen, durch Gesetz zu regeln ist.

Vor dem Kriege war zwar durch das *Reichsgesetz über den Unterstützungswohnsitz* die Unterstützungspflicht der öffentlichen Armenverbände gegenüber jedem hilfsbedürftigen Deutschen festgelegt worden, aber es fehlte in den meisten deutschen Ländern ein Schulzwang und ein Zwang zur Berufsausbildung bei Gebrechlichen, für die besondere Anstalten nötig waren (Taubstumme, Blinde, Krüppel).

In Preußen wurde durch das Gesetz über die Beschulung blinder und taubstummer Kinder vom 7. August 1911, das am 1. April 1912 in Kraft trat, der Schulzwang für Taubstumme mit dem vollendeten 7. Lebensjahre eingeführt. Zugleich wurde darin den Kommunalverbänden usw. die Pflicht auferlegt, das taubstumme Kind in einer Taubstummenanstalt unterzubringen und Taubstummenanstalten zu errichten und zu unterhalten.

Durch die Folgeerscheinungen des Krieges war eine Neuordnung der gesamten öffentlichen Wohlfahrtspflege nötig geworden. Deshalb behielt sich das Reich in der Reichsverfassung das Recht vor, für bestimmte Gebiete besondere Reichsgesetze zu erlassen; genannt sind u. a. die Wohlfahrtspflege und die Jugendfürsorge. Von den zahlreichen Gesetzen und Verordnungen, die auf Grund dieses Artikels in der Verfassung erlassen wurden, muß zuerst das *Reichsgesetz für Jugendwohlfahrt* vom 9. Juli 1922 mit der Einführungsverordnung vom 13. Februar 1924 genannt werden, die im § 49 bei Minderjährigen im Falle der Hilfsbedürftigkeit die Gewährung des notwendigen Lebensbedarfs einschließlich der Erziehung und der Erwerbsbefähigung vorschreibt.

Von besonderer Wichtigkeit ist ferner die *3. Steuernotverordnung* vom 14. Februar 1924, die mit dem Erschließen neuer Steuerquellen im § 42 den Ländern die Aufgaben der Wohlfahrtspflege, des Schul- und Bildungswesens und der Polizei überträgt. Die Wohlfahrtspflege wurde zugleich durch die *Fürsorgepflichtverordnung* vom 13. Februar 1924 zusammengefaßt. Aus dem § 1 dieser Verordnung kommt für den Taubstummen insbesondere in Betracht die „Fürsorge für Schwererwerbsbeschränkte durch Arbeitsbeschaffung" und die „Fürsorge für hilfsbedürftige Minderjährige". Durch eine spätere Verordnung vom 4. Dezember 1924 hat die Fürsorge dem Hilfsbedürftigen den notwendigen Lebensunterhalt zu gewähren, wozu nach § 6 unter anderem gehört: bei Minderjährigen Erziehung und Erwerbsbefähigung, bei Blinden, Taubstummen und Krüppeln Erwerbsbefähigung (10).

Durch diese Gesetze und Verordnungen besteht also jetzt für alle Länder in Deutschland die Verpflichtung, den Taubstummen Unterricht und Berufsausbildung zu gewähren. Durch Einbeziehung in die Gruppe der Schwererwerbsbeschränkten ist den Taubstummen auch der nötige Schutz für ihre Arbeit gesichert. Im Zusammenhang mit der Reichsverfassung, die im Artikel 145 die allgemeine Schulpflicht feststellt, dürfte damit alles geschehen sein, was für die Taubstummenausbildung und Taubstummenfürsorge gesetzlich nötig ist.

Die zur Zeit in Deutschland vorhandenen Taubstummenanstalten werden an Zahl ausreichen, doch sind sie zum Teil zu erweitern, um die Anforderungen an die oben geforderte Trennung der Klassen durchführen zu können. Vielleicht empfiehlt sich aus diesem Grunde in einzelnen Gegenden die Zusammenlegung mehrerer kleiner Anstalten zu einer größeren.

Zu unterstützen ist die Forderung, an einzelne Anstalten besondere Fachschulen mit Lehrwerkstätten für schwachbegabte taubstumme Lehrlinge einzurichten. Ebenso erscheint es zweckmäßig, für erwerbsunfähige und alte Taubstumme eine Art Pflegeanstalt oder Heim in Verbindung mit der eigentlichen Taubstummenanstalt zu schaffen.

Literatur.

1. Manasse: Handb. d. pathol. Anat. d. menschl. Ohres. Text. Wiesbaden: J. F. Bergmann 1917. — 2. Steurer: Beiträge zur pathologischen Anatomie und Pathogenese der Taubstummheit. Zeitschr. f. Hals-, Nasen- u. Ohrenheilk. Bd. 1. München: J. F. Bergmann u. Berlin: Julius Springer 1922. — 3. Denker u. Brünings: Lehrb. d. Krankh. d. Ohres, u. d. Luftwege. Jena: Gustav Fischer 1912. — 4. Körner: Lehrb. d. Ohren-, Nasen- u. Kehlkopfkrankh. Wiesbaden: J. F. Bergmann 1909. — 5. Spaet: Der Fürsorgearzt. München: J. F. Lehmann 1921. — 6. Gottstein u. Tugendreich: Sozialärztliches Praktikum. Berlin: Julius Springer 1920. — 7. Grotjahn: Soziale Pathologie. Berlin 1915. — 8. Karth: Das Taubstummenbildungswesen im 19. Jahrhundert in den wichtigsten Staaten Europas. Breslau: W. G. Korn 1902. — 9. Söder: Die Taubstummenanstalt für Hamburg und das Hamburger Gebiet. Halle a. S. 1915. — 10. Richter: Die deutsche Reichsfürsorge für taubstumme und andere anormale Kinder. Osterwieck a. Harz: E. Staude. — 11. *Die Stimme*, Zeitschr. für alle Gehörlosen Deutschlands. Taubstummenverlag H. Dude, Leipzig. 25. Jg., Nr. 15 u. 16 vom 1. u. 15. August 1926.

Die Hilfsorgane der Gesundheitsfürsorge, ihr Wirkungskreis und ihre Ausbildung.

Von

H. Rosenhaupt

Mainz.

I. Allgemeines.

Es dürfte kaum möglich sein, den Begriff ,,Gesundheitsfürsorge", wie er in der Praxis sich allmählich gestaltet hat, mit wenig Worten zu definieren und scharf abzugrenzen. Er begreift in sich alle Bestrebungen, die dahin zielen, durch zweckentsprechende Maßnahmen alles zu tun, was körperliche Minderwertigkeit und Krankheit zu verhindern geeignet ist, und den in ihrer Gesundheit Bedrohten alle in Frage kommenden Hilfsmittel zur Abwehr der Gefährdung zugänglich zu machen. Die Gesundheitsfürsorge unterscheidet sich also wesentlich von der Krankenpflege, die die Aufgabe hat, bei den Störungen des normalen Ablaufs der physiologischen Funktionen, Zuständen, die wir als Krankheit zu bezeichnen gewohnt sind, die ärztlichen Anordnungen durchzuführen und den Arzt bei der Beobachtung des Kranken zu unterstützen. Da jedoch die Übergänge zwischen Krankheit und Gesundheit fließend sind, ist hier schon eine Schwierigkeit bei dem Versuch der begrifflichen Abgrenzung vorhanden. Bei der Prüfung am praktischen Beispiel zeigt sich das noch deutlicher. Das konstitutionell minderwertige Kind, dem unter schlechten äußeren Verhältnissen die funktionellen Reize für seine Vollentwickelung fehlen, kann nicht als krank, aber auch nicht als gesund bezeichnet werden. Es ist nicht das Objekt einer Krankenpflege, wohl aber das einer Gesundheitsfürsorge, im Einzelfall bestimmter Erholungsfürsorgemaßnahmen, besonderer Ernährungsmaßnahmen. Der mit dem Tuberkelbacillus infizierte jugendliche Mensch ist nicht krank im gewöhnlichen Sinne des Wortes; verfügt aber sein Organismus nicht über genügende Abwehrkräfte, oder ist er nach Lage der Verhältnisse immer wieder neuen Infektionsmöglichkeiten ausgesetzt, so hat er Anspruch auf gesundheitsfürsorgerische Maßnahmen. Das mit einer Geschlechtskrankheit, insbesondere mit der Syphilis behaftete Individuum leidet nach einer verhältnismäßig kurzen ärztlichen Behandlung nicht mehr unter seiner Krankheit, es fühlt sich nicht mehr krank, aber seine Krankheit ist noch nicht geheilt, es ist selbst noch mit Komplikationen und Nachkrankheiten bedroht und bildet oft noch eine Gefahrenquelle für dritte Personen, es bedarf der Gesundheitsfürsorge. Geburt und Wochenbett sind normale physiologische Vorgänge, sie rufen aber einen Zustand hervor, der praktisch eine Störung der Gesundheit darstellt. Die Wöchnerinnen bedürfen der Pflege, aber in vielen Fällen über das Wochenbett hinaus, im eigenen Interesse und in dem des Kindes, der Gesundheitsfürsorge. Der gesunde Säugling befindet sich häufig infolge der sozialen Verhältnisse seiner Umwelt, häufig auch infolge der mangelnden oder falschen Kenntnisse seiner Umgebung über das für ihn Zweckmäßige in einem Dauerzustand gesundheitlicher Gefährdung, er bedarf der gesundheitlichen Fürsorge.

Die gesamte soziale Hygiene umfaßt die Summe der Maßnahmen, die bestimmten, durch ihre soziale und wirtschaftliche Lage in ihrer Gesundheit gefährdeten Volksteilen dienen sollen und die infolgedessen den Weg über Methoden gehen müssen, die nicht heilärztlich sind, sondern auf dem Gebiete der Ernährungsfürsorge, der Wohnungsfürsorge, der Wirtschaftsfürsorge und vor allem der gesundheitlichen Belehrung und der Erziehungsfrage liegen. Da die soziale Hygiene sich aufbauen muß auf der ärztlich-klinischen Erfahrung, wie sie die sozialen Schädlichkeiten in ihren letzten Auswirkungen auf die Gesundheit des einzelnen nur mit den Erkennungsmitteln der wissenschaftlichen Heilkunde erfassen und in ihrer Kausalität verstehen kann, so muß die Leitung aller sozialhygienischen Arbeit, aller Gesundheitsfürsorge in der Hand des Arztes bleiben, wenn anders sie nicht im Verwaltungsmäßigen erstarren und den Zusammenhang mit dem lebendigen Fortschritt der klinischen Erkenntnis verlieren soll.

Die Durchführung der Maßnahmen der Gesundheitsfürsorge im einzelnen aber wird Sache besonderer dazu bestellter *Hilfsorgane der Gesundheitsfürsorge* sein müssen, die die Aufgabe haben, in der praktischen Arbeit das von den Vertretern der sozialhygienischen Fürsorge als zweckmäßig Erkannte zum Wohle des Einzelmenschen in fürsorgerische Tat umzusetzen. Ihre Tätigkeit berücksichtigt den Gesundheitszustand des Menschen in seiner sozialen Bedingtheit, während die Krankenpflege dem Menschen bei einer bestimmt verlaufenden Störung weitere Schädigung abzuwehren und die bestmöglichen Umstände für die Heilung zu schaffen sucht. Die Gesundheitsfürsorgerin — die Ausbildung und der Wirkungskreis *männlicher* Wohlfahrtspfleger wird in einem besonderen Abschnitt behandelt — muß über die Tätigkeit der Krankenpflegerin hinaus die soziale Ätiologie des Einzelfalles zu erforschen suchen. Sie unterstützt den Arzt der Fürsorge schon bei der Diagnose, während die Krankenpflegerin an der Diagnosenstellung sich nur gelegentlich und nur dadurch beteiligt, daß sie dem Arzt wertvolles Material durch ihre Krankenbeobachtung zu liefern imstande ist. Auch die Gesundheitsfürsorgerin muß einen Blick besitzen, der geschärft ist für die krankhaften Abweichungen vom normalen Verlauf der physiologischen Vorgänge, für die körperliche Wertigkeit bzw. Unwertigkeit des Individuums, Eigenschaften, die auch bei der Krankenpflege nicht entbehrt werden können. Aber über diese Fähigkeit des Sehens und Beobachtens hinaus muß ihr Auge offen sein für die sozialen und wirtschaftlichen Verhältnisse ihrer Fürsorgebefohlenen, für die Wirkungen der Umwelt des einzelnen; mehr noch als die Krankenpflegerin muß die Gesundheitspflegerin die seelischen Werte und Unwerte zu erkennen und in ihren Zusammenhängen zu beurteilen imstande sein.

Schon bevor man von einer organisierten Gesundheitspflege sprechen konnte, mußten Krankenpflegepersonen, vor allen Dingen solche, die ihren Beruf als einen religiösen ausübten, sich mit den wirtschaftlichen und sozialen Nöten ihrer Mitmenschen befassen. Wir denken dabei vor allen Dingen an die Gemeindeschwestern, die nicht nur Helferinnen der behandelnden Ärzte, nicht nur Krankenpflegerinnen waren, sondern die vielfach nebenher noch armenfürsorgerisch, erziehungsfürsorgerisch tätig sein mußten. Aus der Not des Einzelfalles heraus, mehr geführt vom Mitleid des Herzens als von der Erkenntnis der Zusammenhänge zwischen Gesundheitlichem, Sozialem und Wirtschaftlichem, übten sie ihre Tätigkeit aus. Meist aus dem Augenblick geboren, konnten ihre Maßnahmen nicht auf weite Sicht eingestellt sein. Diese charitative Tätigkeit, im Einzelfall nicht minder wertvoll für den Empfangenden, als wenn sie im Auftrage einer Fürsorgebehörde, mit dem Rüstzeug einer wohlorganisierten öffentlichen Fürsorge, oder auf der Grundlage von sozialen Gesetzen ausgeübt wird, entsprach und entspricht mehr der weiblichen Einstellung, einer Einstellung, über die kein Werturteil gefällt werden soll, wenn wir sie als eine überwiegend subjektive bezeichnen. Es mag auch dahingestellt bleiben, ob diese Einstellung der weiblichen Wesensart entstammt oder ob sie das Produkt der seitherigen Stellung der Frau in der Gesellschaft und im Staat ist. Man kann vielleicht sagen, daß die Frau, gewohnt die Dinge aus allzugroßer Nähe zu betrachten, kaum imstande war, die Nöte des einzelnen innerhalb großer Zusammenhänge zu sehen, während andererseits der Mann dazu neigt, allzusehr aus den großen Zusammenhängen zu abstrahieren und dabei den Einzelfall in ein selbstgeschaffenes Schema einzugliedern. Die Heranziehung der Frau als Hilfsorgan der Gesundheitsfürsorge — nur selten, wie bei der Alkoholiker- und Geschlechtskrankenfürsorge, kommen auch männliche Hilfsorgane in Frage — führt daher zu einer gewissen Vermännlichung ihrer früher mehr sentimentalen Einstellung, bringt aber auf der anderen Seite dem Mann, der auf dem Gebiete der Gesundheitsfürsorge leitend und organisierend tätig ist, den Vorteil, daß er vor Schematisierung und Bureaukratisierung bewahrt bleibt und dauernd gezwungen wird, seine Maßnahmen in ihrer Auswirkung auf das Individuum zu kontrollieren.

Dieser Dualismus, der sich in der modernen Gesundheitsfürsogerin, wie in der Wohlfahrtspflegerin überhaupt verkörpert, mag es auch erklären, daß die Frage ihrer Aus- und Vorbildung seit einer Reihe von Jahren zum Gegenstand zum Teil heftiger Kontroverse und dauernd wechselnder gesetzgeberischer Akte geworden ist.

Die *eine* Richtung ist bestrebt, aus der Frau, die durch Mitleid wissend war und ist, eine neue Frau zu gestalten, die aus Wissen mitleidig wird, die andere Richtung will, auf der praktischen Betätigung aufbauend, die Frau als Gesundheitsfürsorgerin lediglich mit *dem* geistigen Rüstzeug ausstatten, das sie in ihrer Tagesarbeit nicht entbehren kann, sie bewahrend vor einer Gelehrsamkeit, die dazu führt, daß man „den eigenen Vater nicht mehr kennt". Mit Recht betont KRAUTWIG[1]), daß die Tagesarbeit der Fürsorgerinnen sich ohne jedesmaligen Aufwand großer Wissenschaftlichkeit abspielt und daß selbst der Arzt und der sozial gebildete Beamte die meiste Fürsorgearbeit erledigt, ohne daß er sein Denkerhaupt jedesmal mit der ganzen Wissenschaft der Hygiene und Volkswirtschaftslehre zu quälen braucht. Es ist ein unglückliches Zusammentreffen, daß das Problem der Gesundheitsfürsorgerin zu einer Zeit reift, wo man zwar dem Tüchtigen freie Bahn verspricht, aber trotzdem mehr noch als früher glaubt, diese Tüchtigkeit nach einer Tabulatur von Prüfungsordnungen beurteilen zu müssen.

Es muß, ehe im einzelnen über die Ausbildungswege der Gesundheitsfürsorgerin berichtet wird, betont werden, daß das gesundheitsfürsorgerische Wissen *allein* nicht den Erfolg gesundheitsfürsorgerischer Tätigkeit verbürgt; daß das gesundheitsfürsorgerische Können wie das pädagogische Können nicht nur und vielleicht nicht einmal in der Hauptsache vom Erlernbaren abhängt, sondern von einer besonders gearteten individuellen Begabung. Ein gewisses und wahrlich kein geringes Maß von Kenntnissen muß der Gesundheitsfürsorgerin zu Gebote stehen. Soll sie aber Vollwertiges leisten, so braucht sie neben körperlicher und geistiger Gesundheit die Fähigkeit zur Einfühlung in andere Menschen und

---

[1]) KRAUTWIG: Die soziale Hygiene im Dienste der Wohlfahrt. Öffentl. Gesundheitspflege 1917, H. 2.

in deren soziale Verhältnisse, braucht sie neben sozialpädagogischer Begabung einen unverwüstlichen Optimismus. Einen Optimismus, der sie befähigt, immer wieder freudig an ihre Kleinarbeit zu gehen, wissend, daß es dem in praktischer Sozialhygiene Tätigen nur selten vergönnt ist, die Früchte reifen zu sehen, zu denen er den Samen gelegt hat. Nur in bescheidenem Umfang erlaubt es uns die Statistik, eine zahlenmäßige hygienische Bilanz zu ziehen. Wer daher aus nüchternen intellektualistischen Erwägungen sich zu dem Beruf einer Gesundheitsfürsorgerin entschließt, droht Schiffbruch zu leiden; nur wer aus tieferen ethischen Quellen schöpft, wird bestehen können.

Es darf in diesem Zusammenhang nicht verschwiegen werden, daß in den Kreisen, die der Erziehungsfürsorge nahestehen, Auffassungen zutage treten, nach denen man mit der Möglichkeit rechnet, durch eine bestimmte systematische Ausbildung das seelische Fundament zu legen, auf dem die Fürsorgerin aufbauen muß. „Menschen, die die Gedanken eines PESTALOZZI, FICHTE, NATORP, KERSCHENSTEINER in sich aufgenommen haben, denen die Erziehung des einzelnen, auch des Ärmsten und Elendesten, des Gefährdeten ebenso wichtig erscheint wie die Beeinflussung der großen Menge, haben die rechte Gesinnung für die Volkserziehung“[1]), heißt es zur Empfehlung der Kindergärtnerin als spätere Fürsorgerin.

Wir möchten bezweifeln, daß in der künstlichen Umwelt des Kindergartens durch noch so gute unterrichtliche Anweisung die seelischen Kräfte geschaffen werden können, die eine gute Gesundheitsfürsorgerin braucht, wenn sie nicht schon in ihr leben.

CHRISTIAN[2]) betont, daß „die Gesundheits- und Erziehungsfürsorgerinnen getrennt voneinander ihre besondere Ausbildung in der sozialen Fürsorge haben müssen“. Es gilt auch jetzt noch die von ihm vertretene Anschauung, daß für die Wohlfahrtspflege am wichtigsten die Gesundheitsfürsorgerin ist, die auf den Gebieten der Säuglings-, Kleinkinder-, Schulkinder-, Jugendlichen-, Tuberkulose-, Krüppel- und Trinkerfürsorge, der Wohnungspflege, wir möchten hinzufügen der Geschlechtskrankenfürsorge arbeitet. Voraussetzung muß praktische Tätigkeit als Kranken- und Säuglingspflegerin sein. Die Ergänzungsausbildung, die dann die in der körperlichen Pflege Geschulte zu erfahren hat, ergibt sich aus den Arbeitsgebieten ganz von selbst, und es ist ebenso unzweckmäßig, die krankenpflegerische Ausbildung als eine ausreichende sozialhygienische Ausbildung aufzufassen, wie es falsch wäre anzunehmen, daß eine beispielsweise pädagogische Ausbildung durch einen in der Hauptsache theoretischen Ergänzungskurs zu einer gesundheitsfürsorgerischen ausgestaltet werden könne. Die Trennung der Tätigkeit einer gesundheitsfürsorgerischen Schul*schwester* von der einer erziehungsfürsorgerischen Schul*pflegerin* (CHRISTIAN l. c.) dürfte nur in der Theorie bestehen. Diese oder jene Amtsbezeichnung ist unseres Wissens kein Zeichen dafür, daß sich hinter ihr eine mehr gesundheitsfürsorgerische oder mehr erziehungsfürsorgerische Tätigkeit verbirgt.

Man hat mit Recht betont (CHRISTIAN l. c.), daß das Bestreben nach einer allzu umfassenden, und wir möchten hinzufügen einer mit „positivem Wissen“ allzu beladenen Ausbildung der Gesundheitsfürsorgerin schließlich dazu führt, daß man zwar Anwärterinnen auf gehobene leitende Posten hat, daß aber rebus sic stantibus die Kleinarbeit der Fürsorge vielfach von Pflegepersonal ohne *besondere* Schulung ausgeübt wird.

[1]) SCHWARZ, ELLA: Die Weiterbildung der Kindergärtnerin zur Fürsorgerin. Vortrag auf der 2. Kriegstagung des Deutschen Fröbelverbandes zu Hamburg am 30. Mai 1917.

[2]) CHRISTIAN: Die Ausbildung des Personals für die Wohlfahrtspflege. „Concordia“, Zeitschr. d. Zentralstelle f. Volkswohlfahrt Jg. 27, Nr. 7. 1. April 1920.

II. Tätigkeitsgebiete.

Ehe wir auf die verschiedenen Wege eingehen, die heute zu gesundheitsfürsorgerischer Tätigkeit führen, wollen wir ihre verschiedenen Zweige betrachten. Die Frage, inwieweit die einzelnen Tätigkeitsgebiete von einer einzigen Person ausgeübt werden können oder unter bestimmten Verhältnissen ausgeübt werden müssen, braucht uns hier nicht zu beschäftigen. Daß Fürsorge auf verschiedenem Gebiet mit verschiedenen Zielen oft gleiche Wege begehen muß, versteht sich wohl von selbst; so werden wir zum Beispiel die Notwendigkeit zu wohnungspflegerischer Tätigkeit ebenso bei der Säuglingsfürsorgerin, wie bei der Tuberkulosefürsorgerin und der Schulpflegerin feststellen müssen.

Die Tätigkeit der Gesundheitsfürsorgerin erstreckt sich auf folgende Gebiete:

I. *Fürsorge für bestimmte Altersgruppen:*
1. Säuglings- und Mutterfürsorge,
2. Kleinkinderfürsorge,
3. Schulkinderfürsorge,
4. Jugendlichenfürsorge;

II. *Fürsorge für durch bestimmte Krankheiten Gefährdete:*
1. Tuberkulosefürsorge,
2. Geschlechtskrankenfürsorge,
3. Psychopathenfürsorge,
4. Krüppelfürsorge.

Diese Aufzählung erschöpft nicht alle Möglichkeiten gesundheitsfürsorgerischer Tätigkeit, dürfte aber alle Gebiete enthalten, auf denen eine individuelle offene Fürsorge in der Praxis in Frage kommt. Die Arbeit der *Kreisfürsorgerin*, der *Familien-* und *Bezirksfürsorgerin* sowie der *Krankenhausfürsorgerin* und der *Fabrikpflegerin* stellt lediglich eine Zusammenfassung mehrerer Gebiete der Fürsorge unter besonderem organisatorischem Gesichtspunkt dar. Die Gesundheitsfürsorgerin muß mit allen diese Gebiete berührenden Problemen vertraut sein und über die Kenntnisse verfügen, die es ihr ermöglichen, das Ergebnis ihrer Beobachtung nach der gesundheitlichen wie nach der sozialen Seite scharf zu skizzieren. Sie muß im Einzelfall den Weg finden, der zur Hilfe für den Befürsorgten führt, und dem von ihr Betreuten ratend, helfend und belehrend zur Seite stehen können. Sie muß die Grenzen ihres Könnens und die der Fürsorgemöglichkeiten klar sehen. Da sich ihre praktische Vorbildung meist in der nach bestimmten Plänen gestalteten Umwelt eines Krankenhauses oder einer ähnlichen Anstalt vollzieht, so muß sie sich eine Anpassungsfähigkeit an das vielgestaltige Milieu der offenen Fürsorge erwerben. Das ist vielleicht ihre schwierigste Aufgabe, die jedoch mehr durch allgemeine Lebenserfahrung als durch irgendwelche Sonderausbildung zu lösen sein dürfte.

Wir wollen nun im folgenden die Tätigkeit der vorerwähnten Spezialfürsorgerinnen schildern. Bei den Fürsorgezweigen, deren Gebiet in dem Gesamtwerk an anderer Stelle eingehend dargestellt wird, wollen wir uns zur Vermeidung von Wiederholungen nur auf Andeutungen beschränken.

1. Tätigkeit in der Säuglings- und Mutterfürsorge.

Sie erstreckt sich auf den *Mutterschutz*. Kenntnisse über den Verlauf der Schwangerschaft, über ihre Störungen, über Arbeitsfähigkeit während derselben sind zu fordern. Hinzu kommen Arbeitsvermittelung für Schwangere und Rechtsschutz für Mutter und Kind (Sicherung der Wochenbetts- und Sechswochenkosten usw.). Beratung in Fragen der Krankenversicherung (Wochenhilfe, Stillgeld) und des Wöchnerinnenschutzes muß erteilt bzw. vermittelt werden.

Sie erstreckt sich auf den *Säuglingsschutz* nach der gesundheitlichen, rechtlichen und wirtschaftlichen Seite.

An erster Stelle steht der gesundheitliche Schutz. Voraussetzung sind gute Kenntnisse der Säuglingspflege, der Säuglingsernährung (Stillpropaganda) und die Fähigkeit, Abweichen der Entwicklung des Säuglings von der Norm zu erkennen (Ernährungsstörungen auch chronischer Art, Rachitis, Hemmung der geistigen Entwickelung, Mißbildungen).

Die soziale Bedingtheit des Säuglings verlangt, daß die Säuglingsfürsorgerin die Verhältnisse seiner Umwelt, soweit sie ihn beeinflussen können, klar zu erkennen imstande ist. Hierher gehört die Fähigkeit, den Haushalt der Eltern oder Pflegeeltern zu beurteilen, die Einkommens- und Wohnverhältnisse richtig einzuschätzen und von Personen der Umgebung ausgehende gesundheitliche Gefahren (Tuberkulose und andere Infektionskrankheiten) zu erkennen und abzuwehren oder einzuschränken. Hierbei muß es ganz besonders vermieden werden, hygienische Forderungen der geschlossenen Anstalt, in der der Säugling durch die Massenunterbringung und Schematisierung des Betriebs besonders gefährdet ist, zu Normalforderungen werden zu lassen, wenn anders die Fürsorgerin nicht das Vertrauen der Mütter verlieren soll.

Unter den besonderen Verhältnissen des flachen Landes muß die Säuglingsfürsorgerin auch als Wanderrednerin allgemeine Themata der Pflege vorzutragen imstande sein.

In der Fürsorgestelle hat sie den Arzt zu unterstützen und muß fähig sein, die nötigen Aufzeichnungen und Statistiken zu machen.

2. Tätigkeit in der Kleinkinderfürsorge.

Die Tätigkeit in der Kleinkinderfürsorge hat innerhalb der eigentlichen Gesundheitsfürsorge die gleichen Aufgaben wie die Säuglingsfürsorge. Nur treten hier schon die Fragen der seelischen Entwicklung mehr in den Vordergrund. Das Problem des „einzigen Kindes“ muß der Fürsorgerin geläufig sein, ebenso muß sie über die Einrichtungen, Wege und Ziele der halboffenen Kleinkinderfürsorge (Kindergarten, Kleinkinderschule) Bescheid wissen, um die Eltern richtig unterrichten zu können. Ihre Tätigkeit in der Fürsorgestelle ist die gleiche, wie die der Säuglingsfürsorgerin.

3. Tätigkeit in der Schulkinderfürsorge.

Die die Fürsorge für das Schulkind ausübenden Hilfsorgane hat man bald als *Schulpflegerin*, bald als *Schulschwester* bezeichnet, ohne daß man heute sagen könnte, daß dieser Verschiedenheit der Amtsbezeichnung auch eine Trennung nach der erziehungsfürsorgerischen und nach der gesundheitsfürsorgerischen Seite entspräche.

In dem Maße, wie das Verständnis der in Frage kommenden Stellen für die komplizierten Zusammenhänge der sozialen Hygiene wächst, wird sich die Tätigkeit der Schulschwester, die nur über den individuellen Gesundheits- und Reinlichkeitszustand des einzelnen Schulkindes wacht, zu einer allgemeinen sozialhygienischen Fürsorge entwickeln, die sich nicht von der Fürsorge um die geistige und moralische Entwicklung des Schulkindes trennen läßt.

Wo man nur die Aufgaben der individuellen Gesundheitsfürsorge zu sehen imstande ist, wird die Schulpflegerin in erster Linie als „Läuseschwester“ gelten, während bei einer richtig verstandenen Tätigkeit sie in vielen Fällen, auch wenn es ihre Dienstanweisung nicht expressis verbis ausspricht, zur *Familienfürsorgerin* wird.

Fischer-Defoy[1]) sagt richtig: „Mit dem Befund, den er bei den Untersuchungen der Schulkinder erhebt, kann der Schularzt nicht allzuviel anfangen.“ Er muß sich über die häuslichen Verhältnisse der Kinder unterrichten. Hier setzt das Wirken der Schulpflegerin ein.

Wir kennen aus eigener Erfahrung die schulärztliche Tätigkeit, *ohne* und *mit* Schulpflegerin und müssen nachdrücklich feststellen, daß sie erst durch die Hilfe der Schulpflegerin produktiv geworden ist. Dies dürfte in gleichem Maße für die Auswirkung der dezentralisierten wie der zentralisierten Schularzttätigkeit gelten.

Finden die regelmäßigen schulärztlichen Beratungen und Untersuchungen im Schulgebäude statt, so kommt der Schularzt zwar in unmittelbare Berührung mit der Lehrerschaft und kann versuchen, mit ihrer Hilfe seine Beobachtungsmöglichkeiten zu vermehren, kann versuchen, die Lehrkräfte zu seiner „Assistenz“ heranzuziehen, kann versuchen, durch sie auf Eltern und Pflegeeltern einzuwirken; aber dieser Versuch wird, wenn man von ländlichen Verhältnissen absieht, kaum zu einem wertvollen Ergebnis führen, er wird die Schulpflegerin nicht entbehren können. Bei der zentralisierten Schulkinderfürsorge, wo der Arzt nicht regelmäßig oder nur sehr selten das Schulhaus betritt und ihm die Kinder nur in die zentrale Sprechstunde (Stuttgart, Halle usw.) oder in die Jugendberatungsstelle (Frankfurt a. M.) zugeführt werden, da wird er ohne eine Schulpflegerin überhaupt nicht arbeiten können.

Neben der berichtenden Tätigkeit der Schulpflegerin spielt die beobachtende eine wesentliche Rolle. Sie sieht die Kinder häufiger und kommt zu ihnen in ein ganz anders geartetes Vertrauensverhältnis als der Arzt. Krankenpflegerische Vorbildung, die ihre Beobachtungsfähigkeit geweckt und gefördert hat, gibt ihr die Möglichkeit, bei den einzelnen Kindern Abweichungen von der Norm zu sehen, die Kinder dem Arzt vorzuführen und ihrerseits auch die Mitarbeit der Lehrpersonen durch Weckung und Wachhaltung des Interesses zu fördern. Gewiß kann der Arzt durch aufklärende Vorträge in derselben Richtung wirken; aber während er dabei meist nur Grundsätzliches und Allgemeines behandelt, wird sie in der Kleinarbeit durch Illustrierung am Einzelfall besser und nachhaltiger tätig sein können.

Dem Arzt liegt nun einmal meist nicht die Arbeit des Registrierens und Schreibens, und so wird ihm die Schulpflegerin diese Arbeit leisten müssen, die, so mühevoll sie im einzelnen auch sein mag, nur dann wertvoll und fruchtbar ist, wenn sie in der Hand von Personen liegt, für die hinter dem toten Buchstaben die lebendige Erfahrung und Beobachtung liegt. Sie wird durch ihre praktische Tätigkeit davor bewahrt, zur „Schreibmaschine“ zu werden. Eine ausreichende Allgemeinbildung ist bei diesem Teil ihrer Tätigkeit stillschweigende Voraussetzung, wenn anders nicht ein einseitiger Kräfteverbrauch die unerwünschte Folge ihrer Schreibtätigkeit sein soll.

Die Schulpflegerin ist unentbehrlich als ausführendes Organ des Schularztes. Sie muß die Durchführung seiner Anordnungen ins Werk setzen und kontrollieren. Und diese Anordnungen können mannigfach sein. An erster Stelle steht wohl die Zuweisung des der Behandlung bedürftigen Kindes an einen praktizierenden Arzt in all den Fällen, wo der Schularzt abnorme körperliche Verhältnisse feststellen oder vermuten konnte, Verhältnisse, die selbst zu bekämpfen ihm nicht zusteht, nicht nur weil er damit wirtschaftliche Interessen seiner Kollegen gefährden würde, sondern weil diese Tätigkeit sich gar nicht in den geordneten Ablauf seines Dienstes einfügen ließe und Stückwerk bleiben müßte.

---

[1]) Fischer-Defoy: Die Schulpflegerin. Zeitschr. f. Schulgesundheitspflege 1921, Nr. 7 u. 8.

Diese Überweisung an praktizierende Ärzte erfordert taktvolles Vorgehen des Schularztes, und es braucht wohl kaum ausgeführt zu werden, daß die Mittätigkeit der Schulpflegerin von denselben, dem Laien in ihren Auswirkungen nicht immer ganz verständlichen Rücksichten, getragen sein muß. Wenn wir hier betonen, daß Takt meist nur als angeboren bzw. anerzogen anzutreffen ist, so verlangen wir damit eine Eigenschaft der Schulpflegerin, die unseres Erachtens durch keine noch so wohl organisierte Ausbildung erworben werden kann, wenn die Grundlagen dafür nicht in der Persönlichkeit selbst gegeben sind.

Dieser persönliche Takt ist in viel höherem Maße noch erforderlich bei der hauptsächlichen Tätigkeit der Schulpflegerin, die wir oben als die einer *Familienfürsorgerin* bezeichnet haben. Übernimmt sie schon bei der Zuführung des Kindes in ärztliche Behandlung und bei der Überwachung der Durchführung ärztlicher Verordnungen Aufgaben, die eigentlich dem Elternhause obliegen, so ergeben sich solche noch mehr auf allgemeinfürsorgerischem Gebiete.

Der Schularzt sieht das Kind im künstlichen Schulmilieu, die Schulpflegerin sieht es im natürlichen Milieu des elterlichen Haushaltes.

Der Schularzt trifft seine Fürsorgemaßnahmen zunächst aus dem Zustandsbild des Schulkindes, wie es sich ihm in der Schuluntersuchung darbietet. Er kann höchstens per analogiam aus diesem Zustandsbild Schlüsse auf das Haushaltsmilieu, auf die Familie des Kindes ziehen. Die Schulpflegerin blickt in dieses Milieu selbst hinein und muß das aus ihrer Anschauung gewonnene Material teils dem Schularzt vermitteln, teils zu eigener fürsorgerischer Initiative verwerten.

Hösle[1]) bezeichnet die Schulpflegerin als einen pädagogischen — und wir möchten erweiternd sagen fürsorgerischen — „Schutzmann", und trifft mit dieser Bezeichnung nicht nur ihre „soziale" Tätigkeit selbst, sondern auch die Schwierigkeiten, die mit ihr verbunden sind. Der zum Schutze Bestellte hat, obwohl oder vielleicht weil er das Organ einer mit Exekutivgewalt bekleideten Behörde ist, mit Widerständen und Mißtrauen zu kämpfen. Ähnlich geht es auch der Schulpflegerin. Man sieht in ihr, und besonders da, wo ihr fürsorgerisches Eingreifen am nötigsten ist, nicht ein Hilfs-, nicht ein Schutz-, sondern ein Kontrollorgan. Es bedarf daher von vornherein eines gewissen soziologischen Verständnisses auf ihrer Seite, wenn sie das ihr entgegengebrachte Mißtrauen verstehen und überwinden will. Je exklusiver und wirklichkeitsferner die Kreise ihres Daseins vor ihrer Berufswahl waren, desto schwerer wird es für sie sein, die richtige Einstellung zu ihren Pflegebefohlenen zu finden. Nicht die krankenpflegerische Erfahrung wird ihr dabei helfen können, wohl aber eine sozialpädagogische Vorbildung, die ihr die Mittel verleiht, sich in anderes und ihr oft ganz wesensfremdes Fühlen und Denken hineinzufinden. Sie ist bei dieser Eigenerziehung, die durch Kenntnisse von den seelischen und sozialen Zusammenhängen sehr wohl gefördert werden kann, doppelten Gefahren ausgesetzt: einmal der Gefahr, die Verhältnisse des ihr neuen und fremden Milieus aus allzu großer Entfernung zu betrachten und dabei die Kleinigkeiten, die den Alltag des Fürsorgebedürftigen ausmachen, zu übersehen und zu unterschätzen, und auf der anderen Seite durch allzu nahes Herantreten die Bedeutung von Einzelerscheinungen zu überschätzen und damit nicht den wesentlichen Ursachen der Fürsorgebedürftigkeit nachzugehen. Diese letzte Gefahr ist die größere, denn sie führt letzten Endes zu unproduktiven Ausgaben, die nicht nur das Fürsorgebudget zwecklos belasten, sondern auch die Fürsorgetätigkeit diskreditieren.

Wenn auch durch die Fürsorgetätigkeit der Schulpflegerin das Leitmotiv der gesundheitlichen und sozialen Gesamtfürsorge hindurchgeht, so löst sich

[1]) Hösle, Alois: Die Schulpflegerin, ein neuer Frauenberuf. Leipzig: Quelle & Mayer 1917.

dieses Motiv doch in der praktischen Arbeit in eine Summe einzelfürsorgerischer Arbeit auf.

Die gesundheitliche Fürsorge in der Familie besteht nicht nur darin, daß die Schulpflegerin im Notfall — aber nur dann — selbst das Kind dem Arzt oder der gesundheitlichen Spezialfürsorgeeinrichtung, der Tuberkulosefürsorgestelle, der Krüppelfürsorgestelle usw. zuführt, sondern daß sie die Mutter über die Bedeutung und den Wert heilärztlicher Maßnahmen und sozialhygienischer Einrichtungen belehrt und so das schlummernde Verantwortungsgefühl weckt und belebt. Das Gerede von der Erziehung zur Verantwortungslosigkeit durch die organisierte Fürsorge hat nur dann ein Körnchen von Berechtigung, wenn es im Einzelfall die Fürsorgeorgane nicht verstehen, die zunächst Verantwortlichen für ihre Tätigkeit zu interessieren.

Durch diese Mitbeteiligung der Erziehungsberechtigten — es hieße hier besser Erziehungsverpflichteten — wird ein breiter Strom hygienischer Aufklärung eröffnet, der der gesamten Familie zugute kommt. Es ist deshalb auch unbedingt erforderlich, daß die Schulpflegerin über alle Einrichtungen der Fürsorge, nicht nur der für das Schulkind selbst in Frage kommenden, unterrichtet ist und die Wege zu ihnen zu weisen versteht. Ein Charlottenburger Arzt berichtet[1]), daß seit Einführung der Schulpflegerin die Zahl der nicht befolgten schulärztlichen Mahnungen von 30% auf 5% herunterging. Wir möchten annehmen, daß durch eine zweckmäßige Aufklärungstätigkeit der Schulpflegerin die frühzeitige Inanspruchnahme des Arztes und der verschiedenen Fürsorgeeinrichtungen sich in gleichem Verhältnis hebt.

Das gilt nicht am wenigsten bei Fällen, wo es sich um eine pflegerische Dauerbehandlung des Schulkindes handelt, wo das langsame Reifen des Behandlungserfolges, wie beispielsweise bei der Krüppelfürsorge mit ihrer lange Geduld erheischenden Nachbehandlung, die Mutter mutlos zu machen droht oder bei dem Kampf des tuberkuloseinfizierten Kindes, bei dem oft erst eine Menge von Einzelmaßnahmen nach Jahren den Sieg über den gefahrbringenden Tuberkelbacillus bringen können.

Die Schulpflegerin muß natürlich neben der Fürsorge für das kranke oder in seiner Gesundheit gefährdete Kind auch die *Fürsorge für* dessen *sachlichen Notbedarf* zu übernehmen imstande sein. Das darf nicht nur in der Form geschehen, daß sie die Kinder oder die Eltern den in Frage kommenden Ämtern oder privaten charitativen Organisationen überweist, sondern daß sie persönlich dafür eintritt, daß das Notwendigste, Zweckmäßigste und Dauerhafteste besorgt wird. Um das leisten zu können sind praktische hausfrauliche Kenntnisse erforderlich, und es ist unseres Erachtens daher zweckmäßig, wenn die für Schulpflegerinnen bzw. Familienfürsorgerinnen bestimmten Ausbildungsstätten hauswirtschaftskundliche Unterweisung in den Bereich ihrer Tätigkeit aufnehmen. Gerade hauswirtschaftliche Kenntnisse erleichtern es der Schulpflegerin, sich der Mutter auf einem ihr vertrauten und unentbehrlichen Tätigkeitsgebiet zu nähern und den Weg zu ihrem Vertrauen zu finden. Anleitungen über die Ernährung der Kinder, die Einführung zweckmäßiger, wohlfeiler aber bisher unbekannter Nahrungsmittel, also die Lösung wichtiger, gleichzeitig gesundheitsfürsorgerischer und volkswirtschaftlicher Aufgaben kann so in der intimen Kleinarbeit erfolgen.

Es darf in diesem Zusammenhang auf die bayerischen Bestimmungen (Bek. d. Staatsmin. d. Inneren, f. Unt. u. K. und f. Soziale Fürsorge vom 10. III. 1926 . . . über die Prüfung und Anerkennung von Wohlfahrtspflegerinnen) hingewiesen

[1]) Internat. Arch. f. Schulhyg. Bd. 7, S. 263.

werden, die den Nachweis ausreichender hauswirtschaftlicher Kenntnisse verlangen. Dieser kann nicht nur durch ein Zeugnis über den einjährigen Besuch einer Haushaltungs- oder einklassigen Frauenschule oder durch die staatliche Anerkennung als Krankenpflegerin erbracht werden, sondern auch durch das Bestehen einer auf Anordnung des Staatsministeriums für Unterricht und Kultus an einer Haushaltungsschule abzulegenden mehrtägigen Prüfung in den Gegenständen der Hauswirtschaft (Zimmerdienst, Kochen, Wäschebehandlung, Handarbeiten).

Nicht zu trennen von dieser *Fürsorge* für das materielle Wohl des Schulkindes ist die für sein *seelisches.* Voraussetzung für diese Aufgabe sind Kenntnisse von der geistigen Enwickelung des Kindes, ihren physiologisch bedingten Schwankungen und ihren krankhaften Abweichungen.

Vom Standpunkt des Sozialhygienikers aus bedeutet dies: Wissen von den seelischen Störungen, die durch Hemmungen von Organfunktionen oder durch krankhafte Veränderungen bestimmter Organe hervorgerufen sind, von Entwicklungshemmungen des nervösen Zentralorgans, von krankhaften Funktionsstörungen endokriner Drüsen (thyreoprive Idiotie) und ähnlichen Dingen, Wissen von der Eigenart der physiologischen und seelischen Vorgänge der Pubertätszeit. Die heute den meisten Lehrpersonen noch fehlende Kenntnis auf diesen Gebieten oder zum mindesten das mangelnde Einbeziehen dieser naturwissenschaftlichen Tatsachen in den Komplex pädagogischer Probleme lassen dieses Wissen bei der Schulpflegerin als doppelt wünschenswert erscheinen. Sie kann dann als Gehilfin des Arztes in ihrer Zusammenarbeit mit dem Pädagogen außerordentlich viel Gutes stiften und manchen Mißgriff verhindern. Dem Verständnis für das Kind als eines Produktes aus Milieu und Anlage, der unbedingt nötigen Voraussetzung für fruchtbare Zusammenarbeit von Schularzt und Lehrer kann so durch die Schulpflegerin der Boden bereitet werden. Sie wird bei dieser Einstellung auch oft die Verbindung zwischen Schule und Haus herstellen und der Lösung eines Problems dienen, das unter den Problemen neuzeitlicher Schulreform an erster Stelle steht.

Sie wird daher auch mitwirken müssen bei den durch gesetzliche Grundlage gegebenen Möglichkeiten, an die Stelle der elterlichen Gewalt die öffentliche Erziehungsfürsorge zu setzen. Sie muß vertraut sein mit den Voraussetzungen für die Entziehung der elterlichen Gewalt, mit den wichtigsten Bestimmungen des *Familienrechts* und der Durchführung der *Fürsorgeerziehung.* Es kommt dabei nicht darauf an, daß sie die einschlägigen Gesetze beherrscht, „Paragraphos wohl einstudiert“ hat, sondern daß sie im Einzelfall unter Heranziehung der zuständigen Instanzen den richtigen Weg zu gehen oder zu führen weiß.

Inwieweit sie selbst zur Vermeidung der Heranziehung geschlossener Anstaltsfürsorge dauernde *Schutzaufsicht* ausüben soll, das ist eine Frage der Praxis, die lokal und nach der Einstellung des einzelnen Leiters der Fürsorge verschieden zu beantworten sein dürfte. Jedenfalls sollte ihre Vor- und Weiterbildung ihr dieses Problem zeigen und ihr das zu seiner Lösung nötige Rüstzeug verschaffen.

In besonderen Fällen wird die Schulpflegerin auch die Funktion einer *Jugendgerichtshilfe* ausüben müssen, sowohl im Ermittlungsverfahren als auch bei der Durchführung der im Einzelfall verschiedenen Erziehungsmaßnahmen. Bei der Beantwortung der Frage nach der Einsicht des Kindes in die Strafbarkeit seiner Handlung wird die Schulpflegerin in besonderem Maß imstande sein, aus der Kenntnis der körperlichen und geistigen Veranlagung des Kindes, aus den in der Umwelt des Kindes gewonnenen Eindrücken wertvolles Material zu liefern. Nachdem die Altersgrenze für die Strafbarkeit erfreulicherweise vom 12. auf das 14. Lebensjahr hinaufgesetzt worden ist, wird freilich das Volksschulkind nur noch selten vor die Schranken des Jugendgerichtes zitiert werden, aber was hier über ihre Tätigkeit für das Jugendgericht gesagt worden ist, gilt auch für ihre Zusammenarbeit mit dem Jugendamt, dem bei strafbaren Handlungen von Kindern und noch nicht strafmündigen Jugendlichen die entsprechenden Erziehungsmaßnahmen übertragen sind.

Die Tätigkeit der Schulpflegerin spielt sich im wesentlichen wohl in der Volksschule ab. Bei der schulärztlichen Betreuung der sogenannten höheren Lehranstalten kommt ihre Tätigkeit meist nur als Sekretärin des Arztes in Betracht, ihre familienfürsorgerische dürfte nur auf einzelne Sonderfälle beschränkt sein, deren Behandlung gerade wegen ihrer Singularität besonderen Takt erfordert.

Bei der Überführung des Volksschulkindes in einen Beruf, bei der *Berufswahl* ist neben der Mitwirkung des Lehrers und des Arztes auch noch Platz für die Schulpflegerin gerade wegen ihrer engeren Beziehungen zu der Familie des Kindes. Es ist deshalb erwünscht, daß sie in ihrer Vorbildung und während ihrer Berufstätigkeit die Gelegenheit wahrnimmt, sich durch Anschauung ein Bild von den verschiedenen Berufstätigkeiten und ihrer Eigenart nach der gesundheitlichen und wirtschaftlichen Seite zu machen.

Dehnt sich die Tätigkeit der Schulpflegerin noch auf die *Fortbildungsschule* aus, so erwachsen ihr neue Aufgaben, die zu den für die Volksschule aufgezeichneten hinzutreten. Sie ergeben sich aus den neuen Beziehungen des Pfleglings.

Es sind das Beziehungen zu den Lehrherren und solche, die sich aus der *Jugendpflege* und *Jugendbewegung* entwickeln. Die Schulpflegerin wird deshalb auch mit den *gesetzlichen Grundlagen des Schutzes der jugendlichen Arbeiter* sich vertraut machen müssen und sich über die *Hygiene der Berufe* noch gründlicher unterrichten müssen, als es die Mittätigkeit bei der Berufsberatung erforderte. Sie wird bei der Fühlungnahme mit Lehrherren und Arbeitgebern ganz besonderen Takt zeigen und ganz besondere Zurückhaltung sich auferlegen müsssen, wenn sie nicht wichtige wirtschaftliche Interessen des Fortbildungsschülers gefährden will. Seine gesundheitlichen Interessen werden es gelegentlich erfordern, daß sie für ihn bei der Krankenkasse zu wirken sucht und damit im Einzelfall prophylaktische Maßnahmen derselben erwirkt, deren Bedeutung im Reifealter besonders hoch zu veranschlagen ist und die für die Kasse gut angelegtes Kapital auf dem Konto Vorbeugung bedeuten.

Die Beziehungen zur Jugendpflege und Jugendbewegung, zu den Vereinen und Verbänden, die den Jugendlichen betreuen oder in freier selbständiger Gemeinschaft der Jugendlichen zu wirken suchen, sind für die Schulpflegerin der Fortbildungsschule von größter Bedeutung. Durch sie findet sie neue Wege der gesundheitlichen und moralischen Fürsorge. Man denke nur an die Möglichkeit, durch Wandern und Leibesübungen aller Art dem im Beruf oft der körperlichen Anregung ermangelnden oder schädlichen Einflüssen ausgesetzten jugendlichen Körper wertvolle Wachstumsreize zuzuführen.

Auf dem Gebiet geistiger Erziehung wird die Schulpflegerin in lebendiger Zusammenarbeit mit den Jugendvereinen wiederum aus der Kenntnis von Anlage und Milieu des Jugendlichen heraus Wertvolles zu leisten imstande sein. Voraussetzung dafür ist nicht nur das Wissen um die Organisationsform der in Frage kommenden Gemeinschaften, sondern besonders bei der Jugendbewegung ein Verständnis für die neue Einstellung der Jugend, für den Freiheitsdrang und den Willen zur verantwortlichen Selbsterziehung, ein Verständnis, dessen Erwerb manchem Erwachsenen leider oft nicht ganz leicht wird. Gerade der Frau mit ihrer meist individualistischen Einstellung und ihrer stärkeren Beharrung erwachsen dem Gemeinschaftsgedanken gegenüber besondere Schwierigkeiten.

Diese Art der Arbeit schließt schon eine Art *Gefährdetenfürsorge* in sich, wenn auch eine mehr prophylaktische. Bei unmittelbarer Bedrohung des Jugendlichen mit sittlichem Verfall wird sich die Schulpflegerin mit den in Frage kommenden Amtsstellen, vor allem mit dem Jugendamt in Verbindung setzen müssen, und es ist dabei erforderlich, daß sie Berichte und Auskünfte liefert, deren Klarheit und Vollständigkeit eine eingehende Nachkontrolle etwa durch besondere Organe des Jugendamtes oder durch die Polizei überflüssig machen. Dazu gehört natürlich eine gute Kenntnis von den in Frage kommenden Möglichkeiten gesetzlichen Eingreifens und den Voraussetzungen zu diesen und die Fähigkeit, klar und scharf über den Gefährdeten und dessen Umgebung zu berichten. Nicht selten ergibt sich auch die Notwendigkeit zur Zusammenarbeit mit den Einrichtungen der offenen *Geschlechtskrankenfürsorge*, den sog. Beratungsstellen, deren wesentliche Aufgabe in der Ermittlung der Infektionsquellen und der Kontrolle über die Durchführung der ärztlichen Behandlung besteht. Es sind daher auch Kenntnisse über die medizinischen Voraussetzungen und die fürsorgerischen Probleme der Geschlechtskrankenfürsorge von der Schulpflegerin zu fordern.

Wir haben im vorstehenden die Tätigkeit der Schulpflegerin als Familienfürsorgerin in weitestem Ausmaß so darzustellen gesucht, daß sie sich eigentlich mit einer jede Spezialfürsorge überflüssig machenden Tätigkeit deckt. Es soll das aber nicht so verstanden sein, als sei hiermit für alle Verhältnisse die Spezialfürsorge ausgeschlossen, und es muß in diesem Zusammenhang betont werden, daß man naturgemäß ebensowenig von einer alle Fürsorgegebiete erfassenden Tätigkeit *die* Intensität und Technik erwarten kann, wie man sie bei einer Spezialfürsorge verlangen muß.

Beispiel einer Dienstanweisung für die Schulpflegerin.

(Düsseldorf.)

Die Schulpflegerin.

Zur Unterstützung der Schulärzte in ihren dienstlichen Obliegenheiten und zur Erhaltung einer ständigen Verbindung zwischen Schule und Haus ist jedem der Schulärzte eine Schulpflegerin beigegeben und diesem während des Dienstes unterstellt. Demgemäß liegt das Feld der Betätigung der Schulpflegerin einmal auf dem Gebiete des schulärztlichen Innendienstes, dann aber auch im Außendienst.

a) Innendienst.

1. Reihenuntersuchungen.

Eine tatkräftige Unterstützung des Schularztes auf diesem Gebiete durch die Schulpflegerin ist im Interesse der Schulgesundheitspflege unerläßlich. Hier hat die Pflegerin in erster Linie die erforderlichen Vorbereitungen zur ärztlichen Untersuchung zu treffen, wie da sind: Ordnen der zur Untersuchung erforderlichen Instrumente und Meßgeräte, Auflegen der Schulgesundheitsbogen und Listen. Bereitung der Desinfektionsflüssigkeit für Instrumente und Hände. Während der Reihenuntersuchungen selbst hat sie den Schularzt derart zu unterstützen, daß sie die Messung und Wägung bei den Kindern vornimmt, die Kinder zur körperlichen Untersuchung vor den Arzt führt, und erforderlichenfalls auch die Eintragung des ärztlichen Untersuchungsbefundes in den Schulgesundheitsbogen oder in die Listen vornimmt.

2. Schulsprechstunde.

Auch in der Schulsprechstunde hat die Schulpflegerin den Schularzt in seinen dienstlichen Obliegenheiten zu unterstützen, den Kindern beim Aus- und Anziehen behilflich zu sein, die von dem Schularzt erforderlich erachteten Hausbesuche entgegenzunehmen und gegebenenfalls auch die Eintragung des ärztlichen Befundes in den Schulgesundheitsbogen und die Listen, sowie auch die Benachrichtigungsschreiben an den Schulrektor, den behandelnden Arzt usw. vorzunehmen.

b) Außendienst.

An den nicht durch den Innendienst ausgefüllten Nachmittagen hat die Schulpflegerin die ihr vom Schularzt aufgegebenen Hausbesuche zu erledigen und daselbst die ihr vom

Schularzt aufgetragenen Maßnahmen, Überwachungen oder Ermittelungen vorzunehmen und auch gegebenenfalls Ratschläge rein fürsorgerischer Natur zu erteilen. Über den Erfolg bzw. über die gefundenen Mißstände hat sie dem Schularzt schriftlich zu berichten, der dann gegebenenfalls diesen Bericht, unter Umständen nach vorheriger persönlicher Feststellung, den betreffenden Fürsorgestellen, dem Wohlfahrtsamt, dem Wohnungsamt, der Armenverwaltung, dem Kreismedizinalrat u. a. m. durch die Hand des Stadtarztes bzw. dessen ständigen Stellvertreters weiterreicht.

c) Besondere Berichterstattung.

Allwöchentlich Samstags 12 Uhr mittags haben die Schulpflegerinnen sich beim Stadtarzt bzw. dessen ständigem Stellvertreter zu einer Besprechung einzufinden und ihm unter Vorlage des schriftlichen Wochenberichtes über ihre Tätigkeit in der vergangenen Woche Vortrag zu halten. Diese Wochenberichte werden von dem Stadtarzt bzw. dessen ständigem Stellvertreter zu den Akten genommen und finden bei der Anfertigung des Jahresberichtes über die schulärztliche Tätigkeit in Düsseldorf Verwendung.

4. Tätigkeit in der Jugendlichenfürsorge.

Die Tätigkeit in der Fürsorge für die Jugendlichen, also die 14—18jährigen, deckt sich vollkommen mit der bei der Schulkinderfürsorge für die Fortbildungsschule geschilderten und unterscheidet sich von ihr grundsätzlich nur dadurch, daß sie sich auch auf die nicht oder nicht mehr die Fortbildungsschule besuchenden Jugendlichen zu erstrecken hat.

5. Tätigkeit in der Tuberkulosefürsorge.

Die Tätigkeit der Tuberkulosefürsorgerin gliedert sich in die in der *Fürsorgestelle* selbst und in die *Außenfürsorge.*

In der *Fürsorgestelle* selbst kommt Sekretärtätigkeit und unmittelbare Unterstützung des Arztes bei seinen Untersuchungen in Betracht. Die Sekretärtätigkeit dürfte bei entsprechender Allgemeinbildung keine besondere Schwierigkeit haben. Erwünscht und wertvoll ist übrigens hier wie auch bei anderer ähnlicher Tätigkeit die Beherrschung von Stenographie und Schreibmaschine. Einzelne Verwaltungen machen diese technischen Fähigkeiten zur Bedingung bei der Annahme von Fürsorgerinnen. Die Unterstützung des Arztes ist im übrigen eine krankenpflegerische evtl. mit röntgentechnischen und Laboratoriumskenntnissen.

Die *Außenfürsorge* stellt eine Familienfürsorge für tuberkulös Erkrankte und Gefährdete dar. Was wir vorhin über die familienfürsorgerische Tätigkeit der Schulpflegerin sagten, gilt auch für die Tuberkulosefürsorgerin hinsichtlich des Kreises der von ihr Betreuten. Es nehmen aber zwei Gebiete einen besonderen Platz in ihrem Schaffen ein. Es ist das einmal die individuelle *hygienische Belehrung* und des anderen die *Wohnungspflege.*

Die individuelle *hygienische Belehrung* hat den besonderen Zweck, eine Lebensführung des Erkrankten und Gefährdeten herbeizuführen, die ihm selbst nützt und andere vor Schaden, d. h. vor Ansteckung bewahrt. Voraussetzung für diese Tätigkeit ist eine klare Vorstellung von dem Infektionsmodus der Tuberkulose nach dem Stande der wissenschaftlichen Erkenntnis. Die Überwertung der dispositionellen Anlagen hat in weiten Kreisen der Bevölkerung auf der einen Seite bei dem Auftreten tuberkulöser Krankheitserscheinungen bei einem Mitglied einer belasteten Familie zu einer untätigen Ergebung in unabwendbares Schicksal geführt und auf der anderen bei gleicher Erkrankung eines aus gesunder Familie entstammenden Individuums eine ebenso unberechtigte und überschätzende Auffassung über die vorhandene Widerstandskraft hervorgerufen. Mit allgemeinen theoretischen Einwänden ist da wenig zu erzielen. Eine Fürsorgerin aber, die den Infektionsmodus kennt, die den Verlauf der Erkrankung häufig zu beobachten Gelegenheit hatte, die die sozialen, wirtschaftlichen und beruflichen Faktoren bei der Entstehung und Verbreitung der Tuberkuloseinfektion richtig zu verwerten weiß, die etwas über die Berufshygiene unterrichtet ist, wird außerordentlich häufig imstande sein, die Gleichgültigen aus Resignation oder aus Eigenüberschätzung zu beeinflussen und auf den richtigen Weg zu führen.

Ihr praktisches Eingreifen wird bei der Erziehung des Tuberkulösen zum Verantwortlichkeitsgefühl sehr wichtig sein. Ebenso wie man aus theoretischem Wissen über die Wundinfektion nicht zu aseptischem Verhalten kommt und wie dazu eine praktische Unterweisung, ja eine Art Drill gehört, so muß die Tuberkulosefürsorgerin den Kranken drillen, damit er es lernt, seinen Auswurf in die Spuckflasche zu deponieren, seine Kinder nicht zu liebkosen und was sonst der praktischen Konsequenzen seiner Infektiosität noch mehr sind. Dazu gehört neben Wissen pädagogisches Geschick und sehr viel Takt.

Ein breites Feld innerhalb der hygienischen Belehrung nimmt die *Wohnungspflege* ein, deren Aufgabe es ist, unter den gegebenen Raumverhältnissen die besten gesundheitlichen Bedingungen zu schaffen. Praktische und theoretische Kenntnisse der Lüftung und Heizung, der Wohnungsreinigung, der Nahrungsbereitung, technisches Wissen um die Trinkwasserversorgung und die Entwässerung, praktische Erfahrung über die zweckmäßige Aufbewahrung und Lagerung von Vorräten, dies alles ist die Voraussetzung für eine erfolgreiche Wohnungspflege. So kann beispielsweise die Belehrung über die Tatsache, daß der Luftwechsel nicht von der Dauer des Lüftens allein, sondern von der Temperaturdifferenz zwischen Zimmer und Außenluft abhängt, den Befürsorgten den Vorteil ausreichender Lüftung ohne großen Wärmeverlust bringen. So kann die Empfehlung einer Kochkiste und die praktische Unterweisung bei ihrer Anfertigung und Benutzung die Wohnung vor Überhitzung oder vor unerwünschter Kochdunstentwicklung bewahren. So kann zweckmäßige Aufstellung der Betten diese dauernd der entseuchenden Kraft der Sonne aussetzen. So kann richtige Anordnung und Aufbewahrung von Hausrat und Kleidungsstücken es verhüten, daß verstellte Fensterbretter und als Aufhängehaken benutzte Fensterriegel die Lüftung unmöglich machen. Auch unter verhältnismäßig schlechten äußeren Bedingungen wird es dem weiblichen Schönheitssinn der Fürsorgerin möglich sein, die Wohnung zu einem Heim zu machen, durch Entfernung zweckloser Plunders und gefällige und zweckmäßige Anordnung eine Art Wohnungskultur zu treiben. Und wo die Kräfte und der Wille der Hausfrau unter den Schwierigkeiten der engen und überfüllten Wohnung zu erlahmen drohen und die Verzweiflung zum wohnungspflegerischen Zusammenbruch hintreibt, da erwächst der Fürsorgerin die Notwendigkeit zu einer Art Seelsorge, zu einem Zuspruch, der die Kräfte, denen die Erhaltung der Familie und des Haushaltes obliegen, zu neuem Leben zu erwecken imstande ist. Das Erlernte und die technische Überlegenheit der Fürsorgerin mag bei solchem Tun ihre Autorität stärken, ihre persönlichen Qualitäten werden jedoch für das Maß ihres Erfolges bestimmend sein.

Daß außer dieser unmittelbaren Einwirkung auf das Objekt der Fürsorge die Tuberkulosefürsorgerin besonders da, wo sie selbständig zu handeln gezwungen ist, die Wege zu den *Wohlfahrtsstellen*, zu den Körperschaften der Reichsversicherungsordnung zu weisen oder für ihre Pfleglinge selbst zu gehen hat, versteht sich fast von selbst. Eine genaue Kenntnis von den sich bietenden gesetzlichen Möglichkeiten und dauernde Fühlung mit den Vertretern dieser Einrichtungen und mit den in Frage kommenden charitativen Organisationen ist im Interesse des zu erzielenden Erfolges dringend geboten.

Die Not unserer Zeit gibt kaum noch Gelegenheit, dem Fürsorgebedürftigen aus der Kenntnis der Einrichtungen gemeinnützigen Wohnungsbaues, aus dem Wissen um siedelungspolitische Probleme praktische Hilfe zu bringen, da ja die zentrale Wohnungszwangswirtschaft Einzelbedürfnisse zu befriedigen nicht imstande ist und vielfach nicht einmal bescheidensten hygienischen Mindestforderungen entsprechen kann, es wird aber zweckmäßig sein, wenn in der Erwartung besserer Zeiten die Fürsorgerin ihr Interesse diesen Problemen zuwendet.

6. Tätigkeit in der Geschlechtskrankenfürsorge.

Die Geschlechtskrankenfürsorge gliedert sich in die innere Bureau- und *Beratungsstellen*tätigkeit und die *Außentätigkeit.*

Eine genaue und auch nach der technischen Seite einwandfreie *Aktenführung* ist hier ganz besondere Voraussetzung, weil Ungenauigkeiten zu Verwechslungen, damit zu ungewollten Indiskretionen und schließlich zu einer erheblichen Schmälerung des Ansehens der Fürsorgeeinrichtung führen müssen. Ein ausgedehnter Schriftwechsel mit den Schützlingen, deren Eltern und Vormündern, mit Ärzten und behördlichen Stellen muß in zielbewußter und doch vorsichtiger Art geführt werden. Stellenvermittelung durch das Arbeitsamt, Ermittelungen durch die Polizeibehörde, ein Herantreten an Jugend- und Wohlfahrtsämter, Anfragen bei der Verwaltung der Heimat- oder früheren Aufenthaltsgemeinde sind nötig.

Die Außentätigkeit dient in der Hauptsache der *Ermittelung der Infektionsquelle* und wird daher als Teilaufgabe der Geschlechtskrankenfürsorge nicht selten auch durch männliches Personal ausgeführt, bei dem die Abgrenzung dieser Tätigkeit eine allgemeine fürsorgerische oder auch nur gesundheitsfürsorgerische Vorbildung nicht als notwendig erscheinen läßt. Von einer Fürsorge kann man erst dann sprechen, wenn die Belehrung über die Notwendigkeit der Weiterbehandlung, wenn die Erziehung und Heranziehung zur Arbeit, wenn die Verbringung in ein Heim oder in eine Heilanstalt in Frage kommt, oder wenn es gilt, eine Heilbehandlung zu beginnen oder fortzusetzen.

Kenntnisse über die *Geschlechtskrankheiten* sind selbstverständliche Voraussetzung der Fürsorgetätigkeit, nicht minder aber ein Wissen um *abnorme Seelenzustände*, da ja besonders die weiblichen Jugendlichen, die man vor dem körperlichen und sittlichen Verfall schützen will, nicht selten Zeichen des Schwachsinnes oder psychopathischer Minderwertigkeit an sich tragen.

Die *sittliche Beeinflussung* darf sich nicht nur auf pädagogischer Technik oder auf zur Verzweiflung oder Resignation führender Abschreckung aufbauen, sondern muß positive Arbeit an dem Objekt der Fürsorge darstellen. Die positive Arbeit muß durch Eingehen in die seelischen Nöte und durch tatkräftige soziale und wirtschaftliche Hilfe geleistet werden. Der erste Teil dieser Arbeit erfordert eine aus ethischen Quellen schöpfende Persönlichkeit, der zweite eine gute sozialfürsorgerische Vorbildung und Erfahrung.

Absolute Diskretion ist auf diesem Fürsorgegebiet mehr noch als anderwärts erforderlich, gepaart mit diplomatischem Takt.

Wenn irgendwo die Persönlichkeit den Ausschlag gibt für den Fürsorgeerfolg, so ist es hier. Nur wer ohne Vorurteil, ohne Tugendstolz, ohne Überhebung an die schwierige Arbeit heranzugehen gewillt ist, sollte sich zu ihrer Übernahme bereit erklären.

7. Tätigkeit in der Psychopathenfürsorge.

Die Innentätigkeit in der Fürsorgestelle verlangt eine *Beherrschung bureautechnischer Dinge* und besondere Einstellungsfähigkeit auf das Fürsorgeobjekt und dessen Angehörige. Im Einzelfall kommt noch Unterstützung des Arztes bei *psychologischen* oder *psychotechnischen* Untersuchungen in Frage, deren Technik jedoch in Anpassung an die Einrichtung der betreffenden Stelle dort erworben werden muß.

Für die Außenfürsorge ist eine krankenpflegerisch-hygienische und sozialfürsorgerische Ausbildung Voraussetzung, außerdem aber theoretische *Kenntnisse* über geistige Anomalien und die Ursachenkomplexe der Geschlechtskrankheiten und des Alkoholismus und praktische *Erfahrung* in der *Pflege* und *Beobachtung seelisch Abnormer*, die dazu befähigt, den Arzt in seinem Bestreben nach der Abgrenzung von Milieu und Anlage zu unterstützen, *pädagogische Kenntnisse*, die es ermöglichen, die Erzieher anzuleiten, zu belehren, ja bis zu einem gewissen Grade zu ersetzen.

Die Durchführung von *Schutzaufsichten* erfordert auch ein Zusammenarbeiten mit der Schule und mit Fürsorgebehörden. Bei interkurrenten körperlichen Erkrankungen des Schützlings, zu einer Zeit, in der man unter Umständen mit gesteigerten Äußerungen der geistigen Anomalie zu rechnen hat, wird auch unmittelbares *krankenpflegerisches* Eintreten in Frage kommen, wie überhaupt ein Eingehen auf die körperlichen Verhältnisse des Pfleglings für den Erfolg der Tätigkeit nicht entbehrt werden kann.

8. Tätigkeit in der Krüppelfürsorge.

Die Tätigkeit einer Krüppelfürsorgerin in der Beratungs- oder Fürsorgestelle ist neben *Schreibtätigkeit* meist Tätigkeit auf *krankenpflegerischem* Gebiete, es wird sich um *manuelle Unterstützung des Arztes* und ähnliche *technische Verrichtungen* handeln.

In der Außenfürsorge muß prophylaktische und kontrollierende Tätigkeit ausgeübt werden. Prophylaktische in der Form der Rachitikerfürsorge, in der Form der Berufsberatung und allgemeiner gesundheitlicher Belehrung. Kontrolltätigkeit durch Prüfung der Durchführung ärztlicher Maßnahmen. Genaue Kenntnis der orthopädischen Apparatur, Kenntnisse der Krankengymnastik und Massage sind dabei erforderlich. Voraussetzung aber auch hier ein gut geschärfter Blick für das Normale und Abnormale. Handelt es sich um Ermittlung neuer der Krüppelfürsorge Bedürftiger, so wird die Krüppelfürsorgerin in die Lage kommen, die Veränderung oder Funktionshemmung, wenn auch nicht in ihren Einzelheiten zu klassifizieren, so doch als Krüppelhaftigkeit an sich erkennen zu müssen.

Bei der *Überwachung* der *Nachbehandlung* von operierten Krüppeln liegen der Fürsorgerin neben der technischen Durchführung noch besondere Aufgaben erzieherischer Beeinflussung auf den Krüppelhaften und dessen Angehörige ob.

III. Ausbildung.

1. Die Ausbildung der Krankenpflegerin für ihre Tätigkeit in der Gesundheitsfürsorge.

Die Krankenpflege gliedert sich in *Anstaltspflege*, *Privatkrankenpflege* und in *Gemeindepflege*[1]).

Die *Anstaltspflege* umfaßt neben persönlicher Pflegetätigkeit und Krankenbeobachtung und der Durchführung ärztlicher Anordnungen in vielen Fällen noch die technische Unterstützung des Arztes (Chirurgie, Röntgentechnik,

---

[1]) Die Frau in der Krankenpflege. Schriften des berufskundlichen Ausschusses bei der Reichsarbeitsverwaltung, Heft 2, von Dr. KÄTHE GAEBEL u. ELSE SANDER, 1923.

Laboratoriumstätigkeit). In den Kongregationen und Diakonissenhäusern ist die Krankenpflege häufig mit hauswirtschaftlicher Tätigkeit verbunden. In kleineren Krankenhäusern kommt oft noch Verwaltungstätigkeit hinzu.

Die *Privatkrankenpflege* erfordert neben der eigentlichen Pflege noch hauswirtschaftliche Tätigkeit und in Vertretung der Hausfrau eine vielfältige „familienfürsorgerische" Betätigung. Sie geschieht oft unter Verhältnissen, die, mit denen des Krankenhauses verglichen, eine außerordentliche Erschwerung der Pflege bedeuten und große Anpassungsfähigkeit und Takt erfordern.

Die *Gemeindepflege*, meist in der Form ambulatorischer Pflege ausgeübt, umfaßt, wie wir schon in anderem Zusammenhang erwähnt haben, neben der Krankenpflege Armenpflege und mannigfache fürsorgerische Tätigkeit (Fürsorge für verwahrloste Familien und Einzelpersonen, Leitung von Frauen- und Jungfrauenvereinen). Sie verlangt selbständiges Vorgehen und ist meist weniger durch ärztliche Aufsicht geregelt als die Anstalts- und wohl auch die Privatpflege.

Die Ausbildung erfolgt in Preußen nach folgenden Bestimmungen:

Vorschriften über die staatliche Prüfung von Krankenpflegepersonen mit Ausführungsanweisung vom 19. VII. 1921.

§ 5. Dem Zulassungsgesuch sind beizufügen:

1. Der Nachweis des vollendeten 20. Lebensjahres;
2. der Nachweis einer zum Abschluß gebrachten Volksschulbildung oder einer gleichwertigen Bildung;
3. der Nachweis *zweijähriger* erfolgreicher und einwandfreier Teilnahme an einem zusammenhängenden Lehrgange in einer staatlichen oder staatlich anerkannten Krankenpflegeschule.

§ 7. Der Prüfungsausschuß besteht aus drei Ärzten, unter denen sich ein beamteter Arzt und zwei praktische Ärzte, darunter mindestens ein Lehrer einer Krankenpflegeschule befinden müssen.

§ 11. Die Prüfung besteht aus einer mündlichen und einer praktischen Prüfung ...

§ 13. Die mündliche Prüfung erstreckt sich auf folgende Gegenstände:

a) Bau und Verrichtung des menschlichen Körpers.

b) Allgemeine Lehre von den Erkrankungen und ihren Erscheinungen, besonders Fieber und Puls, Ansteckung und Wundkrankheiten, Aseptik und Antiseptik.

c) Einrichtung der Krankenräume: Herrichtung und Ausstattung des Krankenzimmers, Lüftung, Beleuchtung, Heizung, Wasserversorgung, Beseitigung der Abgänge.

d) Krankenwartung, insbesondere Reinlichkeitspflege, Versorgung mit Wäsche, Lagerung und Umbetten des Kranken, Krankenbeförderung, Badepflege.

e) Krankenernährung: Zubereitung und Darreichung der gewöhnlichen Krankenspeisen und Getränke.

f) Krankenbeobachtung: Krankenbericht an den Arzt, Ausführung ärztlicher Verordnungen.

g) Hilfeleistung bei der Krankenuntersuchung und -behandlung, namentlich bei der Wundbehandlung. Lagerung und Versorgung verletzter Glieder, Notverband, Hilfeleistung bei Operationen sowie bei der Betäubung, Vorbereitung des Verbandmaterials und der Instrumente.

h) Hilfeleistung bei plötzlich auftretenden Leiden und Beschwerden, bei gefahrdrohenden Krankheitserscheinungen, bei Unglücksfällen (Blutstillung, künstliche Atmung) und Vergiftungen. Grenze der Hilfeleistungen. Pflege bei ansteckender Krankheit, Verhütung der Übertragung von Krankheitskeimen auf den Kranken, den Pfleger und andere Personen; Desinfektionslehre, Desinfektion am Krankenbett, Schlußdesinfektion.

k) Zeichen des eingetretenen Todes, Behandlung der Leiche.

l) Gesetzliche und sonstige Bestimmungen, soweit sie die Krankenpflegetätigkeit berühren.

m) Verpflichtungen des Krankenpflegers in bezug auf allgemeines Verhalten, namentlich Benehmen gegenüber den Kranken und deren Angehörigen, sowie gegenüber Ärzten, Geistlichen und Mitpflegern. Berücksichtigung des Seelenzustandes des Kranken, Verschwiegenheit.

n) Für weibliche Prüflinge außerdem die wichtigsten Grundsätze der Säuglings- und Kleinkinderpflege.

Plan für die Ausbildung in der Krankenpflege.

Die Ausbildung in der Krankenpflege soll vorwiegend praktisch sein und nach folgendem Plane erfolgen:

1. Der Schüler soll über Bau und Verrichtungen des menschlichen Körpers so weit unterrichtet werden, daß er Verständnis für die im gesunden und kranken Körper stattfindenden Vorgänge sowie für die allgemeine Krankheitslehre gewinnt. Es ist Wert darauf zu legen, daß der Schüler in der äußeren Beschreibung die nötige Gewandtheit erlangt, um den Sitz einer Wunde, eines Schmerzes usw. schnell und genau angeben zu können.

2. Die weitere Unterweisung erstreckt sich auf die Grundsätze der allgemeinen Gesundheitslehre (Lüftung, Heizung usw.), auf die Einrichtung und Ausstattung der Krankenzimmer, die täglichen Dienstleistungen des Krankenpflegers, die spezielle Krankenpflege bei einigen besonders wichtigen Krankheitszuständen und die Ausführung ärztlicher Verordnungen. Es sollen eingehende Vorführungen und praktische Übungen stattfinden, dabei ist regelmäßig von der Übung der notwendigen Handgriffe und der Beschreibung der einfachsten Formen der Geräte und Apparate auszugehen.

3. Der Schüler soll zu möglichst scharfer Krankenbeobachtung angeleitet und darüber belehrt werden, durch welche Handreichungen er nötigenfalls die von ihm beobachteten Leiden und Beschwerden vorläufig lindern kann. Er soll über die ihm bei solchen Hilfeleistungen gezogenen Grenzen sowie darüber eingehend unterrichtet werden, wann er die (unter Umständen gleich erforderliche) Hilfe des Arztes herbeizuführen hat.

4. Über die Verhütung von Krankheiten, insbesondere über die Verhinderung der Verschleppung und Übertragung der ansteckenden Krankheiten soll eine eingehende Belehrung stattfinden. Der Tuberkulose und den Geschlechtskrankheiten ist besondere Aufmerksamkeit zu schenken. Der Schüler soll lernen, daß neben der peinlichsten Reinlichkeit nur die sofortige sorgfältige Unschädlichmachung der Krankheitskeime die Verbreitung der ansteckenden Krankheiten verhindern und ihn selbst vor Ansteckung schützen kann. Auf die verschiedenen Arten der Verbreitung der ansteckenden Krankheiten ist einzugehen. Die Desinfektion ist gründlich zu behandeln und praktisch zu üben. Dabei ist der Schüler insbesondere über das Wesen und die Bedeutung der Desinfektion am Krankenbett und der Schlußdesinfektion ausreichend zu unterrichten.

5. Die Hilfeleistungen bei der Wundbehandlung sind eingehend zu lehren. Soweit dies nicht schon gemäß Nr. 4 geschieht, soll die Lehre von den Wundkrankheiten sowie die Asepsis und Antisepsis berücksichtigt werden. Außerdem sind die Notverbände einschließlich der Blutstillung und der Ruhigstellung verletzter Teile zum Gegenstand der Unterweisung und praktischen Übung zu machen. Auch die manuelle Krankengymnastik und Massage soll praktisch geübt werden.

6. In den Hilfeleistungen bei plötzlich auftretenden Leiden und Beschwerden, bei gefahrdrohenden Krankheitserscheinungen, bei Unglücksfällen und Vergiftungen sowie in der Krankenbeförderung ist Unterricht zu erteilen. Dabei sind den Schülern und Schülerinnen auch allgemeine Richtlinien über das Verhalten gegenüber Geisteskranken sowie über die Pflege bei plötzlich auftretenden Geistesstörungen zu geben.

7. Im übrigen sind die Schülerinnen noch über die wichtigsten Grundsätze der Säuglings- und Kleinkinderpflege, und zwar insbesondere über die Bedeutung der Reinlichkeit für das Gedeihen der Kinder und der natürlichen Ernährung (Brustnahrung) zu unterrichten.

Schließlich ist den Schülerinnen noch Gelegenheit zu geben, sich ein genügendes Maß hauswirtschaftlicher Kenntnisse anzueignen.

Erlaß vom 25. XI. 1923 betr. Krankenpflegeprüfung.

Die Ausführungsbestimmungen zu § 6 (Personen, die Krankenpflegeschulen nicht besucht haben). Eine Ausbildung außerhalb der staatlich anerkannten Krankenpflegeschulen kann, abgesehen von älteren Ausnahmefällen, in denen sie kürzer als der in den Krankenpflegeschulen vorgeschriebene Lehrgang sein darf, nur bei erheblich längerer Dauer als gleichwertig angesehen werden. Im allgemeinen ist höchstens die Hälfte der Dauer einer solchen Ausbildung oder Tätigkeit in der Krankenpflege, Säuglingspflege (auch der Besuch staatlich anerkannter Säuglingspflegeschulen) als Hebammenschülerin oder Hebamme auf die vorgeschriebene Zeit des Lehrganges anzurechnen, doch darf hierdurch die Kürzung des Lehrganges auf wenigstens ein Jahr nur ganz ausnahmsweise erfolgen, wenn eine systematische, praktische und theoretische Durchbildung durch anerkannt zuverlässige und tüchtige Lehrkräfte einwandfrei nachgewiesen wird.

Ist die anzurechnende Ausbildung oder Tätigkeit nicht rein pflegerischer, sondern teilweise oder ganz fürsorgerischer Art, so kann die Anrechnung nur im entsprechend geringeren Maße erfolgen.

Die Zulassung zur Prüfung vor Abschluß des Lehrganges mit der Verpflichtung, die fehlende Zeit nach der Prüfung nachzuholen, ist auch bei einer Abkürzung des Lehrganges unzulässig.

In *Bayern* ist ein einjähriger Kurs vorgeschrieben. Säuglings- und Kleinkinderpflegerinnen mit mindestens der Note „gut" werden nach sechsmonatigem Kurs zugelassen. Hervorzuheben ist aus den bayerischen Bestimmungen noch, daß der Lehrplan auch die *Grundzüge des Fürsorgewesens* und die Wochenpflege vorsieht, wenn möglich sollen auch *hygienisch mustergültige Anlagen*, wie Desinfektionsanstalten, naturhistorische Sammlungen, Schlachthäuser, Impfanstalten u. dgl. *besichtigt* werden. *Anhalt* hat sich für zweijährige Ausbildung entschieden, während die *übrigen Länder*, soweit sie eigene Prüfungsordnungen haben, sich zunächst noch mit einjähriger Ausbildung zufrieden geben. Die Bestimmungen im einzelnen ähneln den preußischen.

2. Die Ausbildung der Hebamme und ihre Tätigkeit in der Gesundheitsfürsorge.

Die Ausbildung der Hebamme hatte und hat in der Hauptsache den Zweck, ihr die Kenntnisse und Fähigkeiten zu verschaffen, die sie zur selbständigen Leitung einer normalen Geburt braucht. Ihr Dienst stellt gewissermaßen eine Dauerbereitschaft dar, für die sie kaum entlohnt wird, während ihre Bezahlung sich mehr oder minder nach der Zahl der von ihr ausgeführten geburtshelferischen Leistungen bemißt. Schon aus diesen Gegensätzen heraus haben sich Bestrebungen geltend gemacht, die eine materielle und im Zusammenhang damit allgemeinberufliche Hebung des Hebammenstandes zum Ziel hatten. Es haben sich diese Bestrebungen nach zwei Richtungen entwickelt, einmal suchte man durch Verlängerung der Ausbildungszeit die Kenntnisse und Fähigkeiten zu verbessern und zu vertiefen, und des anderen war man bestrebt, durch Ausdehnung der Hebammentätigkeit auf das verwandte Gebiet der Säuglingsfürsorge den Tätigkeitsbereich der Hebamme zu erweitern in der doppelten Absicht, der Hebamme neue materielle Quellen zu erschließen und sie in die umfassendere und wohl auch sozial höher gewertete Fürsorgetätigkeit hineinzustellen.

Die Frage der Verlängerung der Ausbildungszeit ist im Fluß, nachdem Preußen mit einer Festsetzung dieser Zeit auf 18 Monate vorangegangen ist. Es ist anzunehmen, daß diese Maßnahme den Zustrom zum Hebammenberuf einschränkt und so vielleicht auch auf die Auswahl der Persönlichkeiten günstig einwirkt. Zweifellos ist im letzten Jahrzehnt insofern eine Hebung des Hebammenstandes eingetreten, als Frauen aus gehobeneren Schichten diesen Beruf, nicht selten mit dem einer Kranken- oder Säuglingspflegerin verbunden, gewählt haben und als gebildetes Element in ihm wirkend, auch nach außen seinem Ansehen zugute gekommen sind.

Was nun die Ausdehnung der geburtshilflichen Tätigkeit der Hebamme über die Wochenpflege hinaus auf die säuglingsfürsorgerische anlangt, so dürfte es wenig Gebiete geben, wo gegenseitiges Nichtverstehen und Mißtrauen so viel unfruchtbare Diskussionen hervorgerufen hat wie gerade bei der Erörterung dieses Problems.

Schon am 5. März 1906 hat im Preuß. Abgeordnetenhaus Dr. Schmedding ausgeführt, daß im Interesse der Bekämpfung der Säuglingssterblichkeit eine bessere Ausbildung der Hebammen in der Säuglingspflege notwendig sei. Ein Erlaß des preußischen Kultusministers vom 6. Dezember 1906 gab dem Wunsche Ausdruck, es möchten Wöchnerinnen länger als seither üblich mit ihren Kindern in den Hebammenlehranstalten verpflegt werden, damit genügend Unterrichtsmaterial für die Hebammenschülerinnen zur Verfügung stehen.

Die „*Vereinigung zur Förderung des Hebammenwesens*" hat im Mai des Jahres 1907 auf ihrer Dresdner Versammlung sich mit unserem Problem befaßt. Köstlin[1]) hat danach in seinen Leitsätzen u. a. zum Ausdruck gebracht, daß die Hebammen für die Säuglingspflege späterer Monate nie wesentlich in Betracht

[1]) Köstlin: Zentralbl. f. Gynäkol. 31. Jg. 1907, Nr. 26.

kommen, es fehle ihnen an Zeit und Gelegenheit, und ihre wochenpflegerische Tätigkeit werde dadurch gefährdet.

Die Gründe, die seinerzeit dazu geführt hatten, eine bessere Ausbildung der Hebammen auf dem Gebiete der Säuglingskunde zu verlangen, lagen auf negativem Gebiete. Besonders von kinderärztlicher Seite [ESCHERICH, SELTER, HUTZLER u. a.[1])] war, zum erstenmal wohl von ESCHERICH im Jahre 1871[2]), darauf hingewiesen worden, daß die Hebammen als Folge ihrer ungenügenden Ausbildung in der Säuglingshygiene die Aufzucht der Säuglinge schädlich beeinflußten und besonders der Stillpropaganda oft Hindernisse bereiteten. An eine Einbeziehung der Hebammen in eine Tätigkeit aktiver Fürsorge dachte zunächst niemand, sondern man wollte in den an der Säuglingsfürsorge interessierten und in ihr tätigen, besonders in pädiatrischen Kreisen, sich gegen die geheimen Gegenströmungen schützen, die nicht nur mangelhaftem Wissen, sondern auch wirtschaftlichen und sozialen Gegensätzen den Säuglingspflegerinnen gegenüber entsprangen. Die Bestrebungen der Kinderärzte basierten auf der Wahrnehmung, daß in den meisten Hebammenlehranstalten das Neugeborene gewissermaßen das Nebenprodukt der geburtshelferischen Tätigkeit war und dementsprechend wenig Beachtung fand, so daß die Mitwirkung des Kinderarztes bei der Hebammenausbildung im Interesse der Säuglingsfürsorge doppelt nötig erschien. Diese Forderungen sind inzwischen in der Hauptsache erfüllt worden.

Wie schon früher angedeutet wurde, sind aber auch wirtschaftliche und soziale Interessen der Hebammen selbst wirksam geworden, um die Ausdehnung ihrer Ausbildung und ihrer Tätigkeit auf das Säuglingsfürsorgegebiet herbeizuführen.

BRENNECKE[3]) hat sich an die Spitze dieser Bewegung gestellt und zunächst die Tätigkeit der Hebammen innerhalb einer weite Frauenkreise umfassenden Fürsorgeorganisation zu propagieren versucht. Ihnen sollte eine im einzelnen vorgeschriebene Stillkontrolle übertragen und in den Landkreisen die Durchführung der Säuglingsfürsorge überantwortet werden.

Von einzelnen Fällen abgesehen ist eine systematische Verwendung der Hebammen als Fürsorgerinnen, insbesondere als Säuglingsfürsorgerinnen, nirgends durchgeführt worden. Man hat wohl hier und dort mit mehr oder minder Erfolg versucht, die Tätigkeit der Hebammen bei der Wöchnerin organisch mit der der Säuglingsfürsorgerin durch ein systematisches Indiehandarbeiten zu verbinden, man hat auch die Hebammen zur Unterstützung des Arztes in den Säuglingsfürsorgestellen verwendet, aber man hat wohl nirgends grundsätzlich die Ausbildung als Hebamme zur Vorbedingung für irgendwie geartete gesundheitsfürsorgerische Tätigkeit gemacht. Sie ist und bleibt in der Hauptsache auf die Geburtshilfe gerichtet, und trotz ihrer Erweiterung nach der säuglingskundlichen Seite heißt es mit Recht in der Verordnung des Freistaates *Sachsen* über das Hebammenwesen vom April 1924[4]):

[1]) ROTT: Die Heranziehung der Hebammen zur Säuglingsfürsorge. Ann. f. d. ges. Hebammenwesen Bd. 5, H. 1. 1914.

[2]) ESCHERICH: Ärztl. Intelligenzbl. 1871, S. 226.

[3]) BRENNECKE: Bemerkungen zur Reform des Hebammenwesens, zur Wöchnerinnen- und Säuglingsfürsorge. Dtsch. Vierteljahrsschr. f. öffentl. Gesundheitspflege 1909. — BRENNECKE: Die gebildete Frau und die Hebammenfrage. Hefte zur Frauenfrage, Heft 5. 1910. — BRENNECKE: Das Hebammenwesen und die Frauenfrage, ein sozialpolitisches Problem. Sonderabdruck aus der Magdeburgischen Zeitung. Magdeburg: Fabersche Buchdruckerei 1914. — BRENNECKE: Bemerkungen zu dem Entwurf eines Gesetzes betr. das Hebammenwesen (April 1918). Magdeburg: Fabersche Buchdruckerei 1918.

[4]) Sächsisches Gesetzblatt 1924, Nr. 22.

„*Die Hilfe bei der Geburt geht allen anderen Obliegenheiten der Hebamme vor*, also auch dem Besuch und der Versorgung einer Wöchnerin und eines Neugeborenen oder der Betätigung in der Säuglingsfürsorge.“

Es ist zuzugeben, daß auf dem flachen Lande, in Gemeinden, die nicht der Wohnsitz eines Arztes sind, nicht ganz selten Notstände sich ergeben, bei denen die Bevölkerung sich an die Hebamme wendet, wiewohl diese auf Grund ihrer Vorbildung außerstande ist, die gewünschte erste Hilfe zu leisten (Unglücksfälle, Vergiftungen usw.). Wieweit es möglich wäre, da durch eine Ergänzungsausbildung zu bessern oder diese Fragen bei Fortbildungslehrgängen zu behandeln, soll hier nur angedeutet und, als das Gebiet vorbeugender Gesundheitsfürsorge nicht berührend, nicht weiter erörtert werden.

Was nun die Hebammenausbildung in den verschiedenen deutschen Ländern anlangt, so unterscheidet sie sich weniger nach der Art des in ihr behandelten Stoffes als nach der Dauer der Ausbildungszeit. Sie beträgt in *Preußen* 18 Monate, in Bayern 9 Monate, in Sachsen 1 Jahr, in Württemberg 9 Monate, in Baden 9 Monate, in Thüringen 1 Jahr, davon $^1/_4$ Jahr Säuglingspflege, in Hessen 9 Monate, in Hamburg 1 Jahr, in Mecklenburg Schwerin 9 Monate, in Braunschweig 9 Monate. In den übrigen Ländern finden die preußischen Vorschriften Anwendung.

Preußische Bestimmungen über die Hebammenausbildung (Auszug).

Ausführungsbestimmungen zu dem Gesetz über das Hebammenwesen vom 20. VII. 1922 (Gesetzsamml. S. 179) und den zu seiner Abänderung ergangenen Gesetzen vom 31. XII. 1922 (Gesetzsamml. 1923 S. 2) und vom 15. III. 1923 (Gesetzsamml. S. 63).

Anlage E.

Vorschriften über die Ausbildung, staatliche Prüfung und Fortbildung der Hebammen.

. . . .

§ 2. Als Hebammenschülerinnen werden nur solche Frauen zugelassen, die

. . . .

2. bei Beginn der Ausbildung mindestens 20 Jahre alt, jedoch . . . . nicht älter als 30 Jahre sind.

§ 5. Die Dauer eines Hebammenlehrganges beträgt 18 Monate.

. . . .

§ 8. Dem Unterricht der Schülerinnen ist in erster Linie das im Auftrage des Ministers für Volkswohlfahrt herausgegebene Hebammenlehrbuch zugrunde zu legen. Doch kann für die Ausbildung in der Säuglingspflege nach dem Ermessen des den Unterricht erteilenden Kinderarztes im Einvernehmen mit dem Anstaltsdirektor neben dem Hebammenlehrbuche noch ein anderes geeignetes Lehrbuch über Säuglingspflege benutzt werden.

Die Regelung des Hebammenunterrichts sowie die zeitliche Bemessung und Verteilung der einzelnen Unterrichtsgebiete bleiben in der Hauptsache der Provinzialverwaltung bzw. dem sachverständigen Urteil des Direktors der Hebammenlehranstalt und seiner Mitarbeiter überlassen.

Doch sollen hierbei nach Möglichkeit folgende allgemeine Richtlinien beachtet werden:

1. a) Im ersten Halbjahr der Ausbildung soll zunächst über die für das Verständnis der Hebammenkunst wichtigen Grundlagen, Bau und Verrichtungen des menschlichen Körpers, allgemeine Krankheitslehre, *regelmäßige* Vorgänge der Schwangerschaft, der Geburt und des Wochenbettes, Bedeutung von Infektion und Desinfektion usw., unterrichtet werden. Nebenher muß von Anfang an die praktische Betätigung der Schülerin auf den Kranken- und Wöchnerinnenabteilungen erfolgen. Tunlichst ist auch die Schwangerenuntersuchung zu üben sowie Anleitung zu Hilfeleistungen in dem Entbindungssaal zu geben.

b) Im zweiten Halbjahr ist die Schülerin unter Vertiefung der bisher gewonnenen Kenntnisse vorwiegend über *alle regelwidrigen* Vorgänge der Schwangerschaft, der Geburt und des Wochenbettes sowie insbesondere über die Desinfektionslehre eingehend zu unterrichten. Dabei ist der Unterricht in ausgiebigem Maße mit der praktischen Ausbildung zu verbinden.

Weiterhin soll im zweiten Halbjahr der Unterricht in Säuglingspflege und Säuglingsfürsorge beginnen. Hierbei soll die Schülerin ausreichende Gelegenheit erhalten, auch den Betrieb einer Säuglingsfürsorgestelle kennenzulernen.

Schließlich soll vom zweiten Halbjahr ab die Schülerin auch über die wichtigsten gesetzlichen Bestimmungen und über die Dienstanweisung für die Hebammen unterrichtet werden.

c) Im dritten Halbjahr ist das gesamte Unterrichtsgebiet der ersten beiden Halbjahre zusammenfassend zu wiederholen, dabei aber auf die *praktische Ausbildung das Hauptgewicht* zu legen. Dies gilt auch für den in gleichem Umfange weiterzuführenden Unterricht in der Säuglingspflege und Fürsorge.

Im übrigen soll die Schülerin öfter Gelegenheit erhalten, sich auch in der Anfertigung schriftlicher Berichte, und zwar namentlich schriftlicher Geburtsberichte nach vorgezeichnetem Tagebuchmuster zu üben.

. . . .

§ 16. In der *mündlichen* Prüfung sollen die Kenntnisse der Schülerinnen über a) Bau und Verrichtungen des menschlichen Körpers, allgemeine Krankheitslehre, Infektion und Desinfektion, regelmäßigen und regelwidrigen Verlauf der Schwangerschaft, der Geburt und des Wochenbettes und das Verhalten der Hebamme bei diesen Vorgängen; b) Pflege und Ernährung, ferner Krankheiten des Neugeborenen und Säuglings und das von der Hebamme hierbei zu beobachtende Verhalten sowie Bedeutung und Durchführung der Säuglingsfürsorge; c) die für den Hebammenberuf wichtigsten gesetzlichen Bestimmungen (Hebammengesetz, Krüppelfürsorgegesetz usw.) und die Dienstanweisung für die preußischen Hebammen geprüft werden.

§ 17. In der *praktischen* Prüfung soll tunlichst jede Schülerin an einer Schwangeren oder Gebärenden eine Untersuchung behufs Feststellung der Kindeslage vornehmen, am Phantom regelwidrige Kindeslagen feststellen sowie eine Hilfeleistung bei einer Beckenendlage ausführen, insbesondere aber ihre genaue Kenntnis in der Ausführung der Desinfektion nachweisen. Außerdem sind den Schülerinnen noch sonstige praktische Aufgaben, wie z. B. Anlegen von Verbänden, Darreichung von Arzneien, Lagerung und Transport der Gebärenden und Wöchnerinnen, Dammschutz, Feststellung der kindlichen Herztöne, Handgriff zur Blutstillung und zur Entfernung der Nachgeburt, Wiederbelebung des scheintoten Kindes u. dgl. m. zu stellen.

Auch die Prüfung in der Säuglingspflege und -Fürsorge ist mit geeigneten praktischen Aufgaben zu verbinden.

Die Bestimmungen der anderen Länder ähneln, abgesehen von der verschiedenen Ausbildungsdauer und besonderen Bestimmungen über die Fortbildung, auf die hier überhaupt nicht eingegangen ist, den preußischen sehr. Die sächsischen verpflichten die Hebammen, auf neunmonatiges Stillen hinzuwirken.

3. Ausbildung der Gesundheitsfürsorgerin (Wohlfahrtspflegerin).

Die Anfänge der berufsmäßigen Ausbildung weiblicher Personen für die praktische Wohlfahrtspflege liegen über ein Vierteljahrhundert zurück[1]).

Im Jahre 1899 wurde in Berlin ein Jahreskurs für die Ausbildung von beruflichen Wohlfahrtspflegerinnen durch „*Mädchen- und Frauengruppen für soziale Hilfsarbeit*" gegründet, aus der im Jahre 1908 die *Berliner soziale Frauenschule* entstand. Im Jahre 1905 war inzwischen in Hannover die *Christlich-soziale Frauenschule des Deutsch-Evangelischen Frauenbundes* ins Leben gerufen worden. Inzwischen an verschiedenen Orten entstandene Anstalten gleicher Art schlossen sich mit den schon bestehenden im Jahre 1917 zu einer *Konferenz der sozialen Frauenschulen Deutschlands* zusammen. Preußen erließ im Jahre 1918 eine Prüfungsordnung für Fürsorgerinnen, aus der die Vorschriften über die Staatsprüfungen von Wohlfahrtspflegerinnen vom 22. Oktober 1920 hervorgingen.

Die wesentlichen Bestimmungen dieser Prüfungsordnung lauten:

§ 1. Staatliche Prüfungen von Wohlfahrtspflegerinnen finden an Unterrichtsanstalten statt, die als Wohlfahrtsschulen staatlich anerkannt sind.

§ 2. . . . Der Prüfungsausschuß . . . besteht aus einem Staatskommissar als Vorsitzendem, einem Vertreter des Provinzialschulkollegiums und in der Regel aus fünf von der Schulleitung vorzuschlagenden Lehrkräften der Schule. . . .

§ 3. Die Zulassungsgesuche sind dem Vorsitzenden des Prüfungsausschusses, vor dem die Ablegung der Prüfung beabsichtigt ist, . . . einzureichen. In dem Gesuch ist anzugeben, welches der drei nachfolgend aufgeführten Fächer die Bewerberin als Hauptfach wählt:

1. Gesundheitsfürsorge,
2. Jugendwohlfahrtspflege,
3. Wirtschafts- und Berufsfürsorge.

[1]) Siehe Oskar Karstedt: Handwörterbuch der Wohlfahrtspflege. Berlin 1924.

Im übrigen erstreckt sich die mündliche Prüfung auf die unter § 11 Ziffer 1 genannten allgemeinen Fächer.

§ 4. Dem Zulassungsgesuch sind beizufügen:

1. eine Geburtsurkunde;

2. ein eigenhändig geschriebener und unterschriebener Lebenslauf;

3. ein behördliches Leumundszeugnis;

3. der Nachweis des erfolgreich abgeschlossenen Besuches eines Lyzeums oder der entsprechenden Klasse einer anderen höheren Lehranstalt, einer anerkannten Mädchenmittelschule oder einer höheren Mädchenschule, deren Abgangszeugnis dem einer Mädchenmittelschule als gleichwertig anerkannt ist, einer Volksschule mit nachfolgender praktischer Berufsbildung; Absolventinnen der Volksschule und solche Bewerberinnen, die nicht den Nachweis des Abschlusses der in Frage kommenden Schulbildungen erbringen können, werden zur Prüfung zugelassen, wenn sie vor dem Eintritt in die Wohlfahrtsschule eine schulwissenschaftliche Vorprüfung nach staatlichen Vorschriften ablegen. Über die Zulassung zur Vorprüfung entscheidet der Vorsitzende des Prüfungsausschusses im Einvernehmen mit dem Provinzialschulkollegium, das für die Regelung und Abhaltung der Vorprüfung zuständig ist;

5. der Nachweis einer fachlichen Berufsschulung, die durch eine der nachfolgenden Ausbildungsarten erbracht werden kann:

a) für das Hauptfach Gesundheitsfürsorge durch die staatliche Prüfung als Kranken- oder Säuglingspflegerin;

b) für das Hauptfach Jugendwohlfahrtspflege I. durch die staatliche Prüfung als Kindergärtnerin, Hortnerin oder Jugendleiterin, II. durch die staatliche Prüfung als wissenschaftliche oder technische Lehrerin (Lehrerin für Hauswirtschaft oder Nadelarbeiten), III. durch das Abschlußzeugnis einer zweijährigen Frauenschule, IV. durch den Nachweis einer dreijährigen erfolgreichen Berufstätigkeit in der Wohlfahrtspflege, die sich für Inhaberinnen des Reifezeugnisses einer Studienanstalt oder des wissenschaftlichen Reifezeugnisses eines Oberlyzeums um 2 Jahre verkürzt, V. durch eine der nach 5 a) zulässigen Ausbildungsarten (d. h. durch kürzere Teilnahme an der Ausbildung in Säuglings- oder Krankenpflege, s. unten S. 702);

c) für das Hauptfach Allgemeine und wirtschaftliche Wohlfahrtspflege I. durch eine der unter 5 b II, III und IV genannten Ausbildungsarten, II. durch das Abschlußzeugnis einer wirtschaftlichen Frauenschule auf dem Lande oder eine Landpflegeschule oder einer vom Ministerium für Handel und Gewerbe auf Grund des Erlasses vom 25. September 1918 (HMBl. S. 258) anerkannten Gewerbe- und Haushaltungsschule unter Voraussetzung einer einjährigen Berufstätigkeit in der Wohlfahrtsflege, III. durch die Abschlußprüfung einer anerkannten Handelsschule und den Nachweis einer einjährigen erfolgreichen Berufstätigkeit oder durch vierjährige erfolgreiche Berufstätigkeit;

6. der Nachweis einer zweijährigen erfolgreichen Teilnahme an einem zusammenhängenden Lehrgang einer staatlich anerkannten Wohlfahrtsschule, in die die Bewerberin erst nach vollendetem 20. Lebensjahr eintreten darf;

7. ein amtsärztliches Gesundheitszeugnis über die Eignung für den Beruf als Wohlfahrtspflegerin.

Der Vorsitzende des Prüfungsausschusses entscheidet über die Zulassung zur Prüfung vorbehaltlich der Bestimmungen in § 5.

§ 5. Ob und unter welchen Voraussetzungen Bewerberinnen, die den Bedingungen des § 4 nicht entsprechen, auf Grund einer anderen als gleichwertig anzusehenden Vorbildung ausnahmsweise zur Prüfung zugelassen werden können, wird von mir (d. h. vom preußischen Wohlfahrtsminister) nach Anhörung des Provinzialschulkollegiums entschieden.

. . . .

§ 8. Die Prüfung zerfällt in einen schriftlichen und mündlichen Teil. Zwischen beiden Prüfungen müssen mindestens drei prüfungsfreie Tage liegen.

. . . .

§ 10. Für die schriftliche Prüfung wird der Bewerberin eine Aufgabe gestellt, die sie unter Aufsicht in vier Stunden auszuarbeiten hat. Diese Aufgabe ist dem Gebiet zu entnehmen, das die Bewerberin als Hauptfach gewählt hat.

. . . .

§ 11. Die mündliche Prüfung zerfällt in zwei Teile:

1. in die Prüfung in den allgemeinen Fächern der Wohlfahrtspflege, sofern sie nicht Gegenstand des Hauptfaches sind: a) Allgemeine Gesundheitslehre, b) Spezielle Gesundheitslehre, c) Seelenkunde, d) Erziehungslehre, e) Volksbildungsfragen, f) Volkswirtschaftslehre, g) Sozialpolitik und Sozialversicherung, h) Staats- und Rechtskunde, i) Wohlfahrtskunde;

2. in die Prüfung in den Hauptfächern, die ein umfassendes und vertieftes Wissen in den aufgezählten Gebieten feststellen soll:

a) Gesundheitsfürsorge; sie umfaßt die soziale Gesundheitslehre und soziale Gesundheitsfürsorge;

b) Jugendwohlfahrtspflege; sie umfaßt Jugendpflege, Jugendfürsorge, Kleinkinder- und Schulkinderfürsorge;

c) Allgemeine und wirtschaftliche Wohlfahrtspflege; sie umfaßt Sozialpolitik, Wirtschaftsfürsorge, Arbeits- und Berufsfragen.

Die Bewerberin kann die Prüfung in einem anderen Hauptfach zu dem nächstfolgenden Prüfungstermin ablegen, sofern sie die Voraussetzung dazu erfüllt hat (§ 4).

§ 12. Bei Beurteilung der praktischen Leistungen der Bewerberinnen ist das von dem Prüfungsausschuß zu unterbreitende Urteil der Wohlfahrtsschule über die praktische Arbeit der Schülerinnen in der Wohlfahrtspflege maßgebend. Wenn die Bewerberin sich in ihr nicht bewährt hat, wird sie zur Prüfung nicht zugelassen.

....

§ 17. Nach bestandener Prüfung hat die Bewerberin ein Probejahr in der praktischen sozialen Arbeit abzuleisten. Der Regierungspräsident — in Berlin der Polizeipräsident — ist verpflichtet, eine Bescheinigung der unteren Verwaltungsbehörde (Landrat, Magistrat, Bürgermeister) oder des Kreisarztes oder der Leitung einer der Wohlfahrtspflege dienenden Stelle, die vom Regierungspräsidenten als Ausbildungsstätte anerkannt ist, über die Bewährung und Führung der Bewerberin während dieser Zeit einzufordern. Auf Grund dieser Bescheinigung erfolgt die *staatliche Anerkennung als Wohlfahrtspflegerin*, falls die Bewerberin das 24. Lebensjahr vollendet hat.

Ich behalte mir vor, von der Ableistung dieses Probejahres auf Vorschlag des Regierungspräsidenten — in Berlin das Polizeipräsidenten — ganz oder teilweise zu befreien, wenn die Bewerberin nachweist, daß sie eine ausreichende praktische Tätigkeit bereits vor Eintritt in die Wohlfahrtsschule ausgeübt hat.

§ 18. Die staatliche Anerkennung als Wohlfahrtspflegerin wird auf Antrag des Prüfungsausschusses vom Regierungspräsidenten — in Berlin vom Polizeipräsidenten — erteilt. An ihn sind vom Vorsitzenden des Prüfungsausschusses die Prüfungsverhandlungen und Zeugnisse (§ 14), von der Bewerberin der Nachweis über das von ihr geleistete Probejahr bzw. die auf Grund des § 17 erhaltene Befreiung von dieser Ableistung einzureichen. Über die staatliche Anerkennung als Wohlfahrtspflegerin wird ein Zeugnis nach dem anliegenden Muster A ausgestellt, dessen Urschrift bei den Akten verbleibt.

§ 19. Wohlfahrtspflegerinnen, die vor dem Erlaß dieser Prüfungsbestimmungen eine gleichwertige Ausbildung und eine dreijährige erfolgreiche Tätigkeit in der Wohlfahrtspflege, die ohne längere Unterbrechungen ausgeübt wurde, durch Zeugnisse der unteren Verwaltungsbehörde (Landrat, Magistrat, Bürgermeister) oder des Kreisarztes oder der Leitung einer der Wohlfahrtspflege dienenden Stelle nachweisen, kann die staatliche Anerkennung als Wohlfahrtspflegerin ohne vorherige Prüfung erteilt werden.

....

Unter dem 13. VIII. 1921 hat der Preußische Minister für Wissenschaft, Kunst und Volksbildung unter Berufung auf § 4 Ziffer 4 der vorstehenden Vorschrift, das Nähere über die darin erwähnte *schulwissenschaftliche Vorbildung* angeordnet. Die Prüfung erstreckt sich auf Deutsch, Rechnen und Geschichte in Anwendung mit Erdkunde. Von einer Prüfung in einer fremden Sprache und in Naturkunde ist abzusehen. Schriftlich ist im Deutschen etwa 3 Stunden und im Rechnen etwa $1^1/_2$–2 Stunden zu prüfen. Auf den Aufsatz ist entscheidendes Gewicht zu legen. Er soll erweisen, ob die Bewerberin fähig ist, einen ihrem Berufskreis entlehnten und ihrem Wissensstand angemessenen Gedankengang einfach, sprachlich richtig und klar wiederzugeben. Im Rechnen ist Sicherheit in der Anwendung der bürgerlichen Rechnungsarten zu verlangen. In der mündlichen Prüfung, die ebenfalls aus Deutsch und Rechnen, außerdem aus Geschichte und Erdkunde zu bestehen hat, soll die Bewerberin zeigen, ob sie richtig zu denken und sich klar auszudrücken versteht. Vertrautheit mit dem deutschen Schrifttum in den obenbezeichneten Grenzen und Kenntnis der wichtigsten Tatsachen aus der deutschen Geschichte des 19. Jahrhunderts, der geographischen Verhältnisse Deutschlands müssen vorausgesetzt werden. Auf unwesentliche Einzelheiten ist zu verzichten.

Es scheint, daß allgemein vorwiegend Bedarf an Wohlfahrtspflegerinnen für das Fach Gesundheitsfürsorge aufgetreten ist, denn unter dem 15. III. 1922 hat der Preuß. Minister für Volkswohlfahrt besondere Bestimmungen erlassen, die den Übertritt von Wohlfahrtsschülerinnen der Fachgruppen Jugendwohlfahrtspflege oder allgemeine und wirtschaftliche Wohlfahrtspflege zu dem Fach Gesundheitsfürsorge zu erleichtern beabsichtigen. Es dürfte aus dieser Maßnahme hervorgehen, daß die Trennung der verschiedenen Wohlfahtsdisziplinen bei der Ausbildung der Wohlfahrtspflegerinnen praktischen Bedürfnissen jedoch nicht entsprochen hat. Es liegt unseres Erachtens darin eine Bestätigung der Bedenken, die gerade von ärztlicher Seite [LANGSTEIN[1])] gegenüber den Anschauungen der Frauenseite [ALICE SALOMON[2])] vorgebracht worden sind.

Nachdem nach Erlaß der Prüfungsvorschriften für Wohlfahrtspflegerinnen in Preußen sowohl für Säuglings- und Kleinkinderpflegerinnen als auch für Krankenpflegerinnen eine 2jährige Ausbildungszeit verlangt worden war, sah sich der Preußische Wohlfahrtsminister veranlaßt, unter dem 26. April 1923 bzw. unter dem 31. III. 1924 zu verfügen, daß als fachliche Berufsschulung für das Hauptfach Gesundheitsfürsorge der halbjährige Besuch einer staatlichen oder staatlich anerkannten Krankenpflegeschule *und* der sich daran anschließende halbjährige Besuch einer staatlich anerkannten Säuglingspflegeschule als ausreichend anerkannt wird, oder der einjährige Besuch einer staatlichen oder staatlich anerkannten Säuglingspflegeschule bzw. der einjährige Besuch einer gleichartigen Krankenpflegeschule oder eines Proseminars einer Wohlfahrtsschule.

Der Minister weist ausdrücklich darauf hin, daß durch diese Verfügung die Bestimmung vom 14. VI. 1922 nicht berührt wird, nach der ebenfalls als Konsequenz der 2jährigen Ausbildungsdauer von Krankenpflegepersonen als fachliche Berufsschulung für die Gesundheitsfürsorge der einjährige Besuch einer staatlichen oder staatlich anerkannten Krankenpflegeschule als ausreichend anerkannt wurde.

Wir geben im nachfolgenden *das Beispiel eines Lehrganges einer Wohlfahrtsschule:*

A.

Theoretische Fachklasse 9 Monate, vermittelt die grundlegenden theoretischen Kenntnisse und umfaßt folgenden Lehrplan:

Einführung in das Wesen des sozialen Berufs.

Gesundheitslehre.

Psychologie des Kindesalters, Erziehungslehre einschließlich Einführung in die Erziehungsarbeit des Kindergartens und Horts, Psychologie und Pädagogik des Entwicklungsalters.

Sozialethik.

Volkswirtschaftslehre und Volkswirtschaftspolitik.

Sozialversicherung.

Deutsche Geschichte.

Staats- und Verwaltungskunde.

Einführung in bürgerliches Recht, Straf- und Prozeßrecht.

Wesen und Entwicklung der Armenpflege und Jugendfürsorge.

Einführung in das Jugendwohlfahrtsgesetz.

Einführung in die Praxis der wirtschaftlichen Wohlfahrtspflege.

Praktische Arbeit in Kindergarten und Hort. Bureaukunde, Kurzschrift, Maschinenschreiben. Besichtigungen. Wanderungen. Volksspiele und Turnen.

B.

Praktikum 6 Monate. Unter Berücksichtigung ihrer Vorbildung und ihrer Berufsabsichten lernt jede Schülerin unter fachgemäßer Anleitung durch Teilnahme am vollen Betrieb 2—3 Arbeitsgebiete der städtischen oder ländlichen Wohlfahrtspflege, des Außen- und Innendienstes kennen.

C.

Fortbildungsklasse 5 Monate. Der Lehrplan ist folgender:

Organisation der öffentlichen und privaten Wohlfahrtspflege. Aufgaben der Wohlfahrtspflegerin mit Übungen.

Ländliche Wohlfahrtspflege.

Kirchliche Wohlfahrtspflege.

Soziale Grundfragen der Zeit.

[1]) LANGSTEIN: Zur Ausbildung der Fürsorgerinnen. Dtsch. med. Wochenschr. 1920, Nr. 40.

[2]) SALOMON, ALICE: Staatliche Prüfung für Wohlfahrtspflegerinnen. Dtsch. med. Wochenschr. 1920, Nr. 50.

Gesundheitspolizei.
Soziale Gesundheitslehre.
Soziale Gesundheitsfürsorge.
Psychologie und Fürsorge der geistig und seelisch Anormalen.
Jugendpflege und Jugendbewegung. Sozialpädagogische Besprechungen.
Volksbildungsfragen.
Einzelgebiete der Jugendfürsorge.
Einzelgebiete der wirtschaftlichen Wohlfahrtspflege.
Sozialpolitik.
Kleinwohnungswesen.
Arbeitsrecht und Arbeitsnachweis.
Fragen des Frauenerwerbs und der Frauenberufe, Berufsberatung.
Einführung in die Literatur der Wohlfahrtspflege.
Schriftliche und Vortragsübungen.
Besichtigungen, Wanderungen, Turnen.

Es bestehen zur Zeit im Deutschen Reich folgende staatlich anerkannte Wohlfahrtsschulen.

Preußen.

1. Staatlich anerkannte Wohlfahrtsschule Pestalozzi-Fröbelhaus III, Berlin W 30, Barbarossastraße 65.
2. Soziale Frauenschule des Vereins Jugendheim, Abt. IV des Sozialpädagogischen Seminars, Berlin-Charlottenburg, Goethestraße 22.
3. Frauenschule der Inneren Mission, stattlich anerkannte Wohlfahrtsschule, Berlin W., Kalckreuthstraße 8.
4. Wohlfahrtsschule des Evangelischen Frauenseminars, Berlin W., Potsdamer Straße 75 a.
5. Soziale Frauenschule des Katholischen Frauenbundes Deutschlands, staatlich anerkannte Wohlfahrtsschule, Berlin W. 57, Winterfeldstraße 5/6.
6. Soziale Frauenschule, Königsberg, Rhesastraße 18.
7. Soziale Frauenschule für ländliche Wohlfahrtspflege in Pommern, Stettin, Krekower Straße 20.
8. Soziale Frauenschule der Stadt Breslau, Breslau, Malteserstraße 16.
9. Soziale Frauenschule, staatlich anerkannte Wohlfahrtsschule, Thale am Harz.
10. Staatlich anerkannte Wohlfahrtsschule für Schleswig-Holstein des Landesvereins für Innere Mission, Kiel, Niemannsweg 10.
11. Christlich-soziales Frauenseminar des Deutsch-Evangelischen Frauenbundes, staatlich anerkannte Wohlfahrtsschule und staatliche Prüfungsstelle, Hannover, Wedekindstraße 26.
12. Wohlfahrtsschule Münster, staatlich anerkannte Ausbildungsanstalt für berufliche und ehrenamtliche soziale Frauenarbeit, Münster i. W.
13. Wohlfahrtsschule der Stadt Köln, staatlich anerkannte Ausbildungsanstalt für soziale Frauenberufe, Köln, Rheinufer 3.
14. Wohlfahrtsschule Aachen, Soziale Frauenschule des Katholischen Deutschen Frauenbundes, Aachen, Bergdrisch 44.
15. Staatlich anerkannte Wohlfahrtsschule Elberfeld, Straßburger Straße 45.
16. Niederrheinische Frauenakademie, staatlich anerkannte Wohlfahrtsschule, Düsseldorf, Kasernenstraße 32a.
17. Soziales Frauenseminar der Diakonissenanstalt, staatlich anerkannte Wohlfahrtsschule, Kaiserswerth.
18. Staatlich anerkannte Wohlfahrtsschule für Hessen-Nassau und Hessen, Frankfurt a. M., Seilerstraße 32.

Bayern.

19. Soziale Frauenschule der Stadt München, München, Bogenhauser Kirchplatz 3.
20. Soziale und Caritative Frauenschule des Katholischen Frauenbundes in Bayern, München, Theresienstraße 25.

Sachsen.

21. Sozialpädagogisches Frauenseminar der Stadt Leipzig, Wohlfahrtsschule, Leipzig, Königstraße 18—20.
22. Soziale Frauenschule des Landesverbands für christlichen Frauendienst in Sachsen, staatlich anerkannte Wohlfahrtsschule, Dresden, Kaulbachstraße 7.
23. Soziale Frauenkurse, Dresden N., Kaiser-Wilhelm-Platz 71.

Württemberg.

24. Soziale Frauenschule des Schwäbischen Frauenvereins, staatlich anerkannte Wohlfahrtsschule, Stuttgart, Silberburgstraße 23.

Baden.

25. Soziale Frauenschule, Heidelberg, Kornmarkt 5.
26. Soziale Frauenschule Mannheim, staatlich anerkannte Wohlfahrtsschule mit hauswirtschaftlich-sozialer Frauenschule, Mannheim, Diesterwegschule-Lindenhof.
27. Evangelisch-soziale Frauenschule, staatlich anerkannte Prüfungsstelle für Sozialbeamtinnen und Wohlfahrtspflegerinnen, Freiburg i. Br., Dreisamstraße 5.
28. Soziale Frauenschule (Caritasschule) des Deutschen Caritasverbandes E. V., Freiburg i. Br. Belfortstraße 18.

Hessen.

Siehe Nr. 18.

Thüringen.

29. Wohlfahrtsschule Weimar, Sophienhaus.
30. Thüringische Wohlfahrtsschule in Jena.

Hamburg.

31. Staatliches Sozialpädagogisches Institut Hamburg mit anerkannter Wohlfahrtsschule, Hamburg, Moorweidenstraße 24.

Bremen.

32. Soziale Frauenschule des Frauenerwerbs- und Ausbildungsvereins, Bremen, Pelzerstraße 7.

Die Prüfungsbestimmungen anderer Länder des Deutschen Reichs von Bayern, Sachsen, Baden, Württemberg, Thüringen, Mecklenburg-Schwerin und Hamburg unterscheiden sich kaum grundsätzlich von den preußischen. Nur in bezug auf die Zulassungsbedingungen sind Verschiedenheiten vorhanden, wohl auch hier und da in stärkerer Hervorhebung mehr praktischer oder mehr theoretischer Unterrichtsfächer. Zwischen einer Anzahl von Ländern, nämlich Preußen, Sachsen, Württemberg, Baden, Thüringen, Hessen, Hamburg, Mecklenburg-Schwerin, Braunschweig, Oldenburg, Anhalt, Lippe-Detmold, Lübeck, Mecklenburg-Strelitz, Waldeck und Lippe-Schaumburg sind Abkommen zur gegenseitigen Anerkennung der Wohlfahrtspflegerinnen getroffen worden.

Bayern hat (Bek. d. Staatsmin. d. Inn. vom 4. XII. 1926 über die staatliche Prüfung und Anerkennung von Gesundheitsfürsorgerinnen) *neben der Wohlfahrtspflegerin für Gesundheitsfürsorge* noch eine zweite Kategorie geschaffen, die der „*Gesundheitsfürsorgerin*". Es handelt sich dabei um Personen, welche nach Vollendung des 24. Lebensjahres den Ausweis über die staatliche Anerkennung als Säuglings- und Kleinkinderpflegerin *sowie* als Krankenpflegerin vorlegen können. Für sie veranstaltet die *Bayerische Arbeitsgemeinschaft zur Förderung der Volksgesundheit* Ausbildungslehrgänge von mindestens halbjähriger Dauer mit theoretischer und praktischer Unterweisung in der Gesundheitsfürsorge, an die sich eine mündliche und schriftliche Prüfung anschließt über Gesundheitsfürsorge, insbesondere Mutterschafts-, Säuglings-, Kleinkinder-, Tuberkulose- und Krüppelfürsorge, Bekämpfung der Geschlechtskrankheiten, über Organisation der öffentlichen Gesundheitsfürsorge und über die für die Gesundheitsfürsorge wichtigen gesetzlichen und sonstigen Bestimmungen. Bis zum 1. I. 1930 können mindestens 3 Jahre praktisch bewährte Personen ohne Prüfung als Gesundheitsfürsorgerin anerkannt werden.

Ob die jetzige Form der Ausbildung in Schulen, die meist ohne organisatorische Verknüpfung mit Stätten praktischer Arbeit (wenn auch oft unter Benutzung dieser) Schülerinnen mit verschiedenartigster Vorbildung in sich vereinen, auf die Dauer dem praktischen Bedürfnis genügen wird, bleibe dahingestellt. Noch sind viele kommunale Stellen (Gesundheitsämter, Wohlfahrtsämter usw.) gezwungen, mit den vorhandenen meist nur krankenpflegerisch vorgebildeten Kräften zu arbeiten und diesen dem lokalen Bedürfnis jeweils entsprechende Aus- und Fortbildung selbst zu vermitteln. Ob diese Schulung, bei der erst auf dem schmucklosen Grunde der Alltagspraxis die lockenden Blüten des theoretischen Wissens zur Frucht heranreifen müssen, nicht schließlich über die streng gegliederte, aber auf dem Kunstbeet der Wohlfahrtsschule zu üppigerer Entfaltung gelangende Ausbildung in der praktischen Bewährung den Sieg davontragen wird, oder ob er der Wohlfahrtsschule beschieden sein wird, müssen die nächsten Jahre lehren.

4. Männliche Wohlfahrtspfleger.

Es hat sich allgemein das Bedürfnis herausgestellt, den in der Wohlfahrtspflege tätigen männlichen Beamten eine Sondervorbildung zu bieten. Im allgemeinen ist wohl damit zu rechnen, daß die so vorgebildeten Personen im Innendienst der Wohlfahrts- und Jugendämter Verwendung finden, da entsprechend der Entstehung dieser Ämter aus dem kommunalen Verwaltungsorganismus die meisten der dort tätigen Beamten im wesentlichen verwaltungsmäßig-juristisch vorgebildet sind. Sie haben sich im einzelnen ihre Kenntnisse erst in der Praxis erwerben müssen. Der Erfolg dieser Selbstschulung ist natürlich in weitem Maße von den Neigungen und Fähigkeiten der einzelnen Persönlichkeit abhängig. Im großen und ganzen sind die Beamten der genannten Stellen „angelernte“ und nicht „gelernte“ Arbeiter auf ihrem Gebiet.

Das die ganze Wohlfahrtspflege überdachende Gebiet der Gesundheitsfürsorge ist dementsprechend für die Vorbildung dieser Beamten von allergrößter Bedeutung. Ob und in welchem Umfang die so vorgebildeten Sozialbeamten dereinst auch in der Hauptsache als Gesundheitsfürsorger, gegebenenfalls auch in der Außenfürsorge Verwendung finden werden, muß die Zukunft lehren. Wir stehen jedenfalls erst in den Anfängen einer noch nicht übersehbaren Entwicklung. Die Vorbildung männlicher Sozialbeamten erfolgt zur Zeit in einer *Wohlfahrtsschule*, die einen Bestandteil der *Deutschen Hochschule für Politik* in *Berlin* (Schinkelplatz 6) ausmacht.

Die Wohlfahrtsschule, die soeben die staatliche Anerkennung gefunden hat, bildet männliche Sozialbeamte aus. Der Lehrgang geht über vier Hochschulsemester, auf die der Lehrstoff ungefähr folgendermaßen verteilt ist:

Lehrplan der Wohlfahrtsschule.

1. Semester.

Soziale Volkskunde I.
Volkswirtschaftslehre I.
Sozialbiologie und Sozialhygiene I.
Einführung in die Sozialpolitik.
Staats- und Verwaltungsrecht.
Einführung in das Recht.
Praktische Fragen der Wohlfahrtspflege (Übungen).

2. Semester.

Soziale Volkskunde II.
Volkswirtschaftslehre II.
Arbeitsrecht.
Praktische Fragen der Wohlfahrtspflege (Übungen).
Sozialbiologie und Sozialhygiene II.
Verwaltungsrecht und Verwaltungskunde.
Familien- und Vormundschaftsrecht.

3. Semester.

Allgemeine Wohlfahrtspflege.
Soziologie der Jugendlichen.
Geschichte der Pädagogik.
Jugendverwahrlosung und ihre Bekämpfung.
Vormundschafts- und Erbrecht.
Psychologische Probleme der Jugendfürsorge I.
Das uneheliche Kind.
Reichsjugendwohlfahrtsgesetz.

4. Semester.
Geschichte, Aufgaben und Organisation der Jugendwohlfahrt.
Soziologische Pädagogik.
Die praktische Durchführung der Fürsorgeerziehung.
Psychologische Probleme der Jugendfürsorge II.
Sozialethik und Sozialpädagogik (Übungen).
Besondere pädagogische Fragen in der Fürsorgeerziehung.
Straf- und Prozeßrecht.
Sammelvorlesung über Jugendrecht.

Vortragsreihen.

1. Über die Zusammenarbeit von öffentlicher und freier Wohlfahrtspflege.
2. Über die Jugendbewegung.

Die ordentlichen Mitglieder der *Wohlfahrtsschule* sind verpflichtet, mindestens ein halbes Jahr lang eine Praktikantentätigkeit in einer von der Seminarleitung zu bestimmenden Stelle auszuüben. Darüber hinaus sollen die Mitglieder 2—3 Monate in einem Erziehungsheim mitarbeiten.

Die Aufnahme in der Wohlfahrtsschule erfolgt gemäß den *Richtlinien über die staatliche Anerkennung männlicher Sozialbeamten,* die das Preußische Ministerium für Volkswohlfahrt herausgeben wird. Danach ist für die Aufnahme Obersekundareife bzw. Mittelschulabiturium erforderlich. Bewerber, die nur über eine abgeschlossene Volksschulbildung verfügen, sind gehalten, sich vor der Aufnahme einer schulwissenschaftlichen Prüfung zu unterziehen. Außerdem müssen die Bewerber eine abgeschlossene Berufsbildung nachweisen und mindestens das 20. Lebensjahr vollendet haben. Schließlich wird Wert darauf gelegt, daß der Bewerber seine innere Eignung zur Wohlfahrtspflege durch den Nachweis über seine bisherige berufliche oder außerberufliche Betätigung wahrscheinlich machen kann.

Uns scheint, daß die rein medizinisch-hygienischen Probleme bis jetzt noch gegenüber den pädagogisch-fürsorgerischen im Lehrplan etwas allzusehr zurücktreten. Da die männlichen Anwärter auf Sozialbeamtenstellen nicht das Maß von Kenntnissen über Bau und Verrichtung des menschlichen Körpers mitbringen, wie es die krankenpflegerisch vorgebildeten weiblichen besitzen, dürfte sich wohl bei der Ausbildung die Notwendigkeit herausstellen, auch mehr elementare Gebiete der Medizin und Hygiene in die Lehrpläne der Wohlfahrtsschulen einzubeziehen.

IV. Ausländische Verhältnisse.

Deutsch-Österreich.

In Wien sind Organe der ausübenden Jugendfürsorge Fürsorgerinnen, denen ein örtlich abgegrenzter Bereich (Sprengel) zur fortlaufenden Betreuung aller dort wohnenden notleidenden Familien zugewiesen ist, und die ebenso den regelmäßigen Fürsorgedienst an öffentlichen Volks- und Bürgerschulen ihres Sprengels neben dem Schularzte versehen. Sie sind demnach gleichzeitig Familienfürsorgerinnen und Schulfürsorgerinnen. Seit dem 1. Mai 1919 werden nur noch Absolventinnen von Mittelschulen als Fürsorgerinnen des Jugendamtes angestellt. Die meisten von ihnen haben das Maturitätsexamen einer Lehrerinnenbildungsanstalt. Ihre fachliche Ausbildung geschieht durch einen 2jährigen Fürsorgerinnenkurs an der städt. Akademie für soziale Verwaltung. Im 1. Jahre erfolgt die theoretische Schulung in medizinischen Fächern (Gesundheitslehre, Sozialhygiene, Psychopathenkunde), in Psychologie und Erziehungskunde unter

Berücksichtigung des normalen und des anormalen Kindes, in juristisch sozialen Fächern (Bürgerkunde, Armenwesen, Sozialpolitik) und in Organisationsfragen der Jugendfürsorge und ihrer Spezialzweige.

Das 2. Studienjahr dient der praktischen Einführung in die Säuglingspflege, in die halboffene Fürsorge für das Kleinkind und in den Erziehungsdienst in Erziehungsanstalten.

An den Tuberkulosefürsorgestellen Wiens sind tätig:

1. Fürsorgeschwestern, die nur auf Grund des Nachweises einer Diplomprüfung angestellt werden,

2. Hilfsfürsorgeschwestern, die eine qualifizierte Vorbildung nicht haben und sich ihre Kenntnisse in den Fürsorgestellen selbst oder an Fortbildungskursen erwerben. Die Ausbildung der Tuberkulosefürsorgeschwester erfolgt entweder auf der bereits erwähnten Akademie, zum Teil auf einigen wenigen privaten Schulen, die teilweise das Recht zur Ausstellung von staatsgültigen Zeugnissen haben.

Für Hebammen ist ein 10monatiger Kurs in den österreichischen Hebammenlehranstalten vorgeschrieben, der durch eine Prüfung abgeschlossen wird. Auf Grund des Hebammendiploms kann die Praxis im gesamten Gebiet der Republik Österreich ausgeübt werden. Die bundesgesetzliche Regelung des Hebammenwesens ist 1925 erfolgt, die Ausbildungsdauer der Hebammen ist auf 18 Monate vorgesehen.

Die Ausbildung der Krankenpflegerinnen erfolgt auf Grund einer Verordnung des Ministeriums des Innern vom 25. August 1914. Die fachliche Ausbildung in der Krankenpflegeschule umfaßt 1 Lehrjahr und ein Probejahr. Es ist aus ihr hervorzuheben, daß unter den Ausbildungsgegenständen auch ausdrücklich „Grundzüge der Sozialfürsorge in der öffentlichen Gesundheitspflege" erwähnt sind.

Bei der Ausbildung und bei Diplomprüfungen ist für Mitglieder geistlicher Orden, die bei *bestimmten* Krankheiten berufsmäßige Krankenpflege *nicht* ausüben, der Unterricht und die Prüfung in *diesen* Gegenständen wahlfrei.

Zur Ausbildung stehen zur Verfügung:

1. Fachkurse für Volkspflege, Wien VIII, Albertgasse 37.
2. Staatliche Akademie für soziale Verwaltung, Wien I, Gonzagagasse.
3. Soziale Frauenschule der Katholischen Frauenorganisation, Wien VIII, Josefstädterstraße 29.

Schweiz.

Da die Ausbildung von Krankenpflegepersonal, Fürsorgerinnen, Schulpflegerinnen dem Selbststudium oder der Privattätigkeit überlassen ist, die Ausbildung und Überwachung des Hebammenwesens Sache der Kantone ist, so sind die Verhältnisse bei diesen Berufsarten überaus vielgestaltig je nach Sprache, Konfession, Naturbeschaffenheit, vorwiegender Beschäftigung der einzelnen Kantone oder Gebiete. Eine einheitliche Ausbildung, Tätigkeit und Organisation dieser Berufsarten besteht daher in der Schweiz nicht.

Was die Hebammen[1]) anbelangt, so geht ihre Zahl dem Geburtenrückgang entsprechend zurück. Das eidgenössische Gesundheitsamt hat die Bestrebungen der schweizerischen Hebammenlehrer unterstützt, einen Beitrag an die Herausgabe eines einheitlichen schweizerischen Hebammenlehrbuches gewährt und

[1]) GANGUILLET: Das Hebammenwesen in der Schweiz (in den Annalen für das gesamte Hebammenwesen des In- und Auslandes, Jahrg. 1911. Bd. II, Heft 4, S. 276ff. Berlin: Elwin Staude).

eine von ihnen aufgestellte Musterverordnung über die Obliegenheiten der Hebammen den kantonalen Sanitätsdirektionen zur Einführung empfohlen.

Was das Krankenpflegepersonal anbetrifft, so ist dessen Ausbildung, von der Armee abgesehen, in der Schweiz noch nicht gesetzlich geregelt und eine gesetzliche Regelung würde den Kantonen zustehen. Etwelchen Einfluß auf die Ausbildung hat sich der Bund zugesichert durch regelmäßige Beiträge an solche Krankenpflegerinnenschulen, deren Schülerinnen sich verpflichten, im Ernstfalle sich der Armee zur Verfügung zu stellen. Die Beiträge kommen durch Vermittlung des Schweizerischen Roten Kreuzes zur Verteilung, welches sich so einen gewissen Einfluß auf die Erzielung einheitlicher Anforderungen an die Schülerinnen der verschiedenen Anstalten erworben hat und bestrebt ist, Ordnung in die Ausbildung des Krankenpflegepersonals zu bringen. Dasselbe unterhält 2 vorzügliche Krankenpflegerinnenschulen, je eine in der deutschen und in der französischen Schweiz, auch hat es den schweizerischen Krankenpflegebund gegründet und unterstützt ihn regelmäßig. Dieser Bund nimmt als Mitglieder nur Personen auf, die das Diplom einer anerkannten Pflegerinnenschule besitzen oder eine Prüfung bestanden haben, deren Anforderungen sich denen dieser Pflegerinnenschulen nähern. Seitdem haben auch die Diakonissen- und Schwesternanstalten der Schweiz die Anforderungen an ihre Schülerinnen ähnlich geordnet.

Schon seit 50 Jahren besitzen manche Gemeinden der Schweiz ständige Gemeindepflegerinnen, sog. Gemeindeschwestern, die von der Gemeinde, einem gemeinnützigen Verein, einem Fabrikbetrieb oder Privaten angestellt werden, um die unbemittelte Bevölkerung in Tagen der Krankheit zu besuchen, zu pflegen und ihr Hilfe zu vermitteln. Die Einrichtung bewährt sich, dehnt sich mehr und mehr aus und wirkt namentlich auf dem Lande in dünnbevölkerten Gegenden, wo kein Arzt wohnt, wohltätig.

Tuberkulosefürsorgerinnen werden auf verschiedene Weise ausgebildet; entweder besuchen sie einen Kurs über soziale Hygiene und machen eine Lehrzeit in einer Fürsorgestelle durch, oder es werden Krankenpflegerinnen oder besonders geeignete Personen in einem besondern Kurs mit den besonderen Obliegenheiten der Tuberkulosefürsorgerinnen vertraut gemacht. Die Ausbildung befindet sich noch im Versuchsstadium.

Was endlich die Schulpflegerinnen anbelangt, so existieren solche in einigen Großstädten. Sie werden von den Schulbehörden angestellt. Eine einheitliche Ausbildung fehlt aber bis zur Stunde.

Es bestehen folgende Wohlfahrtsschulen:

1. Ecole de Formation aux Oeuvres sociales, Freiburg.
2. Ecole d'Etudes sociales pour femmes, Genf, Rue Charles Bonnet 6.
3. Schweizerische sozial-karitative Frauenschule, Luzern, Hitzlisbergstraße.
4. Soziale Frauenschule Zürich, Talstraße 78.

Frankreich[1]).

Die Gesundheitsfürsorgerin (infirmière visiteuse) stellt in Frankreich eine Einrichtung neueren Datums dar. Es war Ende 1914, als Dr. KUSS am Dispensaire Albert Calmette eine methodische Ausbildung der Gesundheitsfürsorgerin vor allem für die Tuberkulosefürsorge einrichtete. Seit dieser Zeit ist die Ausbildung von Gesundheitsfürsorgerinnen in besonderen Schulen von Jahr zu Jahr vollkommener geworden. Ihre Zahl ist entsprechend der Entwicklung der Fürsorgestellen gewachsen.

[1]) Revue d'Hygiène 1921, S. 1077. Bericht von Mme MILLIARD bei der 8. Versammlung der Réunion sanitaire am 4. Nov. 1921.

Zur Zeit gibt es 2 Schulen in Paris und 6 in der Provinz, in Lyon, Nantes, Bordeaux, Marseille, Straßburg und Nancy.

Der Studienplan umfaßt:

1. Theoretische Ausbildung
   a) Tuberkulose unter dem Gesichtspunkt ihrer Verhütung.
   b) Hygiene des Kindesalters (Säuglingspflege, Infektionskrankheiten des Kindes).
   c) Allgemeine Hygiene.
   d) Soziale Gesetzgebung und öffentliche und private Wohlfahrtspflege.
2. Praktische Ausbildung in Tuberkulose- und in Kinderkrankenhäusern, in Kinderfürsorgestellen und in Fürsorgestellen für soziale Hygiene.

Die Gesundheitsfürsorgerin ist lediglich ein Hilfsorgan des Arztes und kann nie an seine Stelle treten, aber sie ist ein unentbehrliches Hilfsorgan. Man schickt sie in die Familien, um hygienische Erziehungsarbeit beim Kranken und bei seinen Angehörigen zu leisten. Sie unterstützt den Arzt, wenn er den Infektionsquellen nachgeht.

Die Gesundheitsfürsorgerin hat die Aufgabe, in den Krankenhäusern die Tuberkulösen aufzusuchen und sie von der Notwendigkeit zu überzeugen, beim Verlassen des Hospitals die Fürsorgestelle aufzusuchen.

Sie soll sich auch mit den Schulärzten in Verbindung setzen und die Familien von Schülern aufsuchen, die ihr als mit Tuberkulose oder anderen Infektionskrankheiten behaftet gemeldet werden. Ihre Tätigkeit kommt an erster Stelle in Frage, wenn es sich um die Auswahl von Kindern für die Ferienkolonien handelt.

Rußland.

Die Sowjet-Republiken haben im kommunistischen System naturgemäß nicht die in anderen Ländern übliche Trennung von vorbeugender Fürsorge und Heilbehandlung. Nach den Mitteilungen von SEMASCHKO[1]), dem Volkskommissar für das Gesundheitswesen, ist an die „Tuberkulose-Dispensaires" eine außenfürsorgerische Tätigkeit von *Untersuchungsschwestern* angegliedert, die in den Familien eine prophylaktische Tätigkeit ausüben. Die *Säuglingsfürsorge* unterscheidet sich wesentlich von der westeuropäischen, da die Krippe nicht als eine Konzession an unerwünschte wirtschaftliche Verhältnisse gilt, sondern das Ziel hat, den „Müttern zu helfen, die Mutterschaft mit der öffentlich nützlichen Arbeit zu verbinden". Es sind daher auch die Einrichtungen der offenen, halboffenen und geschlossenen Mutter- und Säuglingsfürsorge organisatorisch enger miteinander verknüpft und werden mit vorgebildetem Personal versehen, das sich in einem wissenschaftlichen Institut „spezialisiert", in dem neben Ärzten auch *Hebammen* und *Schwesternerzieherinnen* ausgebildet werden. Dem Gesundheitsschutz für Kinder und Halbwüchsige dienen Einrichtungen der „medizinischen Pädologie", die die Fürsorge für physisch anormale, insbesondere tuberkulöse Kinder und für geistig und moralisch minderwertige Kinder zum Ziel haben. Man hat sich die Ausbildung von *Pädologen-Hygienikern* zur Aufagbe gemacht und 3—4jährige Kurse für Pädagogen, die als Hilfsorgane des Arztes gedacht sind, eingerichtet.

England[2, 3]).

Schon 1908 hat die Behörde (Local Governement Board) eine Anweisung erlassen, nach der die Gesundheitsfürsorgerinnen (Health visitors) eine oder mehrere der folgenden 5 Berechtigungen haben müssen:

---

[1]) Das Gesundheitswesen in Sowjet-Rußland. Deutsche Medizin. Wochenschr. 1924, Nr. 4 u. ff.

[2]) Nach v. ECKHARD, The Mother and the Infant, London Bell & Sons, 1921.

[3]) The prevention and relief of Distress, Charity Organisation Society London 1922.

a) ein medizinisches Examen;
b) volle Krankenschwestern-Ausbildung;
c) Hebammenzeugnis;
d) Einige Krankenpflegeerfahrung und das Zeugnis als Gesundheitsfürsorgerin, ausgestellt von einer durch die Behörde anerkannten Stelle;
e) Vorhergegangene Arbeit ähnlicher Art im Dienst einer offiziellen Stelle.

Es ist klar, daß diese Fächer sehr verschiedenartig in bezug auf ihren Wert sind, und die meisten offiziellen Stellen suchen sich ihre Gesundheitsfürsorgerinnen in den Reihen der geprüften Krankenpflegerinnen; oft wird von den Bewerberinnen auch ein Zeugnis über eine Hebammenausbildung verlangt und der Ausweis über die Befähigung zum Dienst einer Gesundheitsfürsorgerin. 1919 hat das Ministerium für Gesundheitswesen sich dahin geäußert, daß man von Anfang an beabsichtigt habe, wenn es die Umstände erlaubten, einen besonderen Kurs zur Ausbildung der Gesundheitsfürsorgerinnen zu verlangen. Da jetzt der Zeitpunkt zur Einrichtung solcher Kurse gekommen scheint, so tritt das Ministerium den Plänen des Amtes für Erziehungswesen bei und will sich an ihrer Ausführung beteiligen, um die Finanzierung dieser Kurse zur Ausbildung von Gesundheitsfürsorgerinnen sicherzustellen.

An manchen Orten fällt der Gesundheitsfürsorgerin die Oberaufsicht über die Organe der Kinderfürsorge des Distrikts zu; aber selbst dann, wenn diese Oberaufsicht und die Gesundheitsfürsorge nicht in einer Person vereinigt sind, so wird ihre Ausbildung die gleiche sein müssen. In ländlichen Bezirken fallen der Gesundheitsfürsorgerin oft auch noch andere Pflichten zu; Bezirks- oder Schulkrankenpflege, Hebammentätigkeit oder die Beaufsichtigung der Hebammen; für die Inhaberinnen solcher Posten sind noch besondere Qualifikationen nötig. Das Amt für öffentliches Erziehungswesen (Board of public Education) ist bereit, Zuschüsse zu solchen Ausbildungskursen für Gesundheitsfürsorgerinnen zu geben, die abgehalten werden müssen von Universitäten oder in enger Anlehnung an diese.

Vollständige Kurse.

1. a) Ein vollständiger Kursus dauert 2 Jahre.
   b) Es werden nur Bewerberinnen zugelassen, die
      1. beim Anfang des Kursus mehr als 18 Jahre alt sind;
      2. durch ihre Erziehung geeignet scheinen an dem Kursus mit Erfolg teilzunehmen.
2. a) Der Kursus soll theoretische Unterweisung und praktische Arbeit zu etwa gleichen Teilen umfassen.
   b) Der theoretische Unterricht soll umfassen
      1. Grundzüge der Physiologie und Körperbau;
      2. Koch- und Haushaltsunterweisung;
      3. Hygiene;
      4. Infektions- und übertragbare Krankheiten;
      5. Mutterschafts-, Säuglings- und Kinderfürsorge;
      6. Volkswirtschaftslehre und soziale Probleme.
   c) Der praktische Teil soll den theoretischen anschaulich ergänzen und den Teilnehmern eine persönliche Bekanntschaft mit den verschiedenen Teilen ihres späteren Berufs vermitteln.

Kurze Kurse.

1. a) Der kurze Kurs dauert 1 Jahr und ist berechnet für Schülerinnen, die schon über wesentliche Kenntnisse oder Erfahrungen verfügen, die für ihren Beruf von Wert sind.
   b) Es werden zum kurzen Kurs in der Regel nur Schülerinnen zugelassen:
      1. die Krankenschwestern sind, mit vollständig absolviertem 3 jährigen Pflegekursus in einer konzessionierten Ausbildungsschule,
      2. die mindestens 3 Jahre vollamtlich als Gesundheitsfürsorgerin gearbeitet haben,

3. die einen Universitätsgrad oder eine diesem gleich zu setzende Anerkennung erlangt haben.

c) Die Schülerin muß nachweisen können, daß die vorhandenen Kenntnisse sie zum nutzbringenden Besuch des Kursus befähigen.

Der kurze Kurs soll für theoretischen und praktischen Unterricht sorgen. Er darf Kürzungen entsprechend dem bei den Schülerinnen vorhandenen Wissen und Erfahrungsschatz vorsehen.

Es ist zu bedenken, daß Schülerinnen, die den Kurs mit 18 Jahren beginnen und mit 20 Jahren beenden, noch nicht erfahren und reif genug sind, um sofort verantwortungsvolle Posten zu übernehmen. Das Aufnahmealter wurde aber auf 18 Jahre festgesetzt, um Schülerinnen den Beginn ihrer Ausbildung in unmittelbarem Anschluß an die Schule zu ermöglichen. Die praktische Arbeit soll etwa die Hälfte der Zeit der Schülerin ausfüllen, und sie soll den regelmäßigen Besuch einer Kinder-Wohlfahrtszentrale oder eines ähnlichen Betriebs und Besichtigungen von sozialen Einrichtungen aller Art umfassen; mindestens 2 Monate sollen praktischer Arbeit an wirtschaftlichen und an sozialen Problemen gewidmet sein.

Diese Bestimmungen wurden 1919 erlassen, und die ersten Schülerinnen begannen ihren Ausbildungskurs im August 1919. Es ist fast unmöglich, den Schülerinnen im Laufe eines Jahres eine vollständige Ausbildung in den 6 vorgeschriebenen Fächern zu geben und ihnen im 2. Jahre eine ausreichende praktische Ausbildung und Erfahrung zu verschaffen. Die Anstalten, die solche Ausbildungskurse veranstalten, halten es für fast unmöglich, einen genauen Stundenplan auf dem Papier festzulegen.

Die praktische Ausbildung, die durch den 2jährigen Kurs vermittelt wird, ist ebenfalls unzureichend. Die Aufgaben der Gesundheitsfürsorgerin sind:

1. Unterweisung in der Ernährung, Pflege und Behandlung kleiner Kinder.
2. Förderung der Reinlichkeit, als der Grundlage der Gesundheit.
3. Die Übernahme aller in das gleiche Gebiet fallenden Pflichten, die ihnen zugewiesen werden.

Die Londoner School of Economics and Political Science[1]), die eine Unterabteilung der Universität London darstellt, empfiehlt zunächst praktische Tätigkeit bei einer Wohlfahrtseinrichtung. Sie selbst veranstaltet Vorträge und Kurse über Physiologie, Soziologie, Wohlfahrtspflege, Psychologie, Statistik, Soziales Recht und Sozialgeschichte, weist aber ausdrücklich auf die Notwendigkeit hin, die Ferien zu praktischer Tätigkeit in Settlements und in Ferienschulen zu verwenden. Sie macht sich die Veranstaltung von Besichtigungen zur Aufgabe, die die verschiedenen Typen von Tages- und Abendschulen zeigen, und die in Werkstätten, Fabriken und Hospitäler führen.

Man hat aus den Berichten den Eindruck, daß die Notwendigkeit systematischer Außenfürsorge in England gewürdigt wird und eine Weiterentwicklung ihrer Einrichtungen und ihrer Organe als gesichert angenommen werden kann.

Als Ausbildungsstätten kommen von Universitäten außer *London* in Betracht *Birmingham*, *Bristol*, *Edinburgh*, *Leeds*, *Liverpool* und *Oxford*, außerdem eine der Universität *Glasgow* unterstellte Anstalt, sowie eine Spezialschule in *Dundee*.

Schweden.

Die Gesundheitsfürsorge liegt in der Hand von sog. *Bezirkskrankenschwestern*. Es sind dies Krankenpflegerinnen, die nach 2jähriger Ausbildung noch

[1]) Training for Social Work (voluntary and professional) Session 1924—25 (Prospect).

eine Zusatzausbildung von 1jähriger Dauer erhalten. Ihre Tätigkeit erstreckt sich auf die Krankenpflege, die Kinderfürsorge, die Wohnungsfürsorge und auf allgemeine Gesundheitsfürsorge. Die Zusatzausbildung umfaßt: Beratungswesen und Wohnungshygiene, Infektionskrankheiten und Desinfektionswesen, Invaliden- und Krüppelfürsorge, Siechenpflege, sowie Hauswirtschaftslehre und soziale Gesetzgebung.

Die *Hebammen* erhalten eine Ausbildung von 20monatiger Dauer. Die Anforderungen an ihre Vorbildung sind vergleichsweise recht hoch. Neben guten Kenntnissen in den Elementarfächern werden auch Kenntnisse der Zoologie und Botanik, Beherrschung der chemischen und physikalischen Grundbegriffe, geographisches Wissen, etwas Nahrungsmittelkunde und schließlich Kenntnisse über den Bau und die Verrichtung des menschlichen Körpers vorausgesetzt.

Wohlfahrtsschulen nach deutschem Vorbild kennt Schweden noch nicht, doch ist Ausbildungsgelegenheit für einzelne Zweige der Gesundheitsfürsorge in *Stockholm* und *Upsala* vorhanden.

Norwegen.

In *Oslo*, der Landeshauptstadt, sind *Schulpflegerinnen* für alle Schulgattungen vorhanden, ebenso sind Fürsorgerinnen in der *Tuberkulose*fürsorge und bei der Bekämpfung von *Infektions*krankheiten beschäftigt. Ihre Vorbildung ist die einer Krankenpflegerin.

Die Ausbildung der *Krankenpflegerinnen* erfolgt in der Hauptsache durch das Norwegische Rote Kreuz. Nach einem halbjährigen Probekurs findet die Annahme für den insgesamt 3 Jahre beanspruchenden Ausbildungskurs statt.

Die Ausbildung der *Hebammen* dauert 1 Jahr.

Jugoslawien.

Die Ausbildung der Hebammen findet in staatlichen Schulen statt. Einrichtungen, wie Schulpflegerin, Fürsorgerin usw. befinden sich erst im Entstehen. Zur Ausbildung von Krankenschwestern besteht in Belgrad eine englische Schwesternschule.

Tschechoslowakei.

Seit 1922 ist die Ausbildung der Fürsorgerinnen gesetzlich geregelt. Die theoretische und praktische Ausbildung dauert 2 Jahre. Es besteht eine Wohlfahrtsschule in Prag.

Dänemark.

Die Ausbildung der Krankenschwestern dauert 3 Jahre und schließt mit einem Examen ab. Neben krankenpflegerischer Tätigkeit in Hospitälern spielt die Hauskrankenpflege eine große Rolle. Sie wird sowohl im Auftrag der Kommunen ausgeübt, die auf diese Weise ihre Krankenhäuser entlasten, als auch im Auftrag von Vereinen. Eine besondere Kategorie stellen kommunale Fürsorgerinnen dar, die sich ausschließlich hilfsbedürftigen alten Leuten widmen. Für die chronisch Kranken treten auch von den Kirchengemeinden angestellte Fürsorgerinnen ein; diese sog. Gemeindepflegerinnen haben nicht immer die volle Ausbildung von 3jähriger Dauer.

Die Schulschwestern, voll ausgebildete Krankenpflegerinnen, leiten die Schulpflegestationen. Dorthin werden Kinder gebracht, die besonderer Körperpflege (Haare, Nägel usw.) oder ambulatorischer Krankenpflege bedürfen, oder deren allgemeine Reinlichkeit zu wünschen übrig läßt. Die Schulschwestern wirken außerdem als Helferinnen der Schulärzte und besuchen auch die Familien der Schulkinder.

Die Hebammen, deren Tätigkeit in Dänemark schon 1714 gesetzliche Regelung gefunden hat, genießen eine Ausbildung von 1jähriger Dauer. Sie werden in der Hauptsache vom Staat und den Gemeinden besoldet.

Spanien.

Hier scheint die geprüfte und systematisch ausgebildete berufsmäßige Krankenpflegerin sich erst im letzten Jahrzehnt herausgebildet zu haben, während vorher diese Tätigkeit als Berufsarbeit wohl ausschließlich in Händen von Ordensschwestern lag. Das Spanische Rote Kreuz hat anscheinend erst 1917 diese neue Aufgabe übernommen, während bis dahin seine Tätigkeit ganz auf dem Gebiete der Kriegskrankenpflege, der Epidemiebekämpfung und der Hilfeleistung bei Massenunglücken lag.

Die Gesundheitsfürsorge ist in Spanien ein ganz neu erschlossenes Gebiet. Es scheint, daß sie sich ganz an englisches Vorbild anlehnt, und daß bis jetzt die Ausbildung von Gesundheitsfürsorgerinnen in der Hauptsache in England erfolgt und zwar im „Bedford College for Women".

Italien.

In Italien besteht keine Gesetzgebung über die Ausbildung des Krankenpflegepersonals. Infolgedessen sind die Lehrpläne in den Krankenpflegeschulen außerordentlich verschieden. Diese sind meist aus privater Initiative entstanden. Für die Hebammen bestehen staatliche Schulen, die an die geburtshilflichen Universitätskliniken angeschlossen sind. Die theoretische Ausbildung der Hebammen erstreckt sich auf die Dauer eines Universitätsschuljahres. Der praktische Kurs, der sich an den theoretischen anschließt, dauert 2 Jahre.

Was die Gesundheitsfürsorgerinnen anbelangt, so hat sich in Italien auch im Anschluß an den Krieg schon im Jahre 1919 die Notwendigkeit zu deren systematischer Ausbildung herausgestellt. Neben anderen privaten Einrichtungen hat sich auch das italienische Zentralkomitee des Roten Kreuzes mit der Frage der Ausbildung von Gesundheitsfürsorgerinnen befaßt.

Die Ausbildung ist als Ergänzungsausbildung für bereits diplomierte Krankenpflegerinnen gedacht. Die einzelnen in Frage kommenden Aufgabenkreise sind: Mutter- und Säuglingsfürsorge, Tuberkulosefürsorge, Malariabekämpfung (Belehrung der Bevölkerung in den Malariagegenden über Vorbeugemaßnahmen, Verteilung von Chinin und Überwachung der Durchführung von ärztlichen Maßnahmen), Trachombekämpfung (unter Aufsicht der in den Fürsorgestellen tätigen Augenfachärzte hat die Schwester die beginnenden Trachomfälle zu ermitteln und die Vorbeugungsmaßnahmen in den Familien Erkrankter zu treffen), Schulpflege, Gemeindepflege (ambulatorische Krankenpflege), Fabrikpflege.

Die Dauer der Ausbildung erstreckt sich auf ein Schuljahr, das mindestens 8 Monate dauert. Was die Ausbildung im einzelnen anbelangt, so setzt sie sich aus einem Wiederholungskurs zusammen, der sich auf Anatomie, Physiologie, Krankenpflege und chirurgische Assistenz erstreckt und auf einen Hauptkurs, in dem allgemeine Gesundheitspflege, Ernährungslehre, Kinderfürsorge, Schwangeren- und Mütterfürsorge, Tuberkulosefürsorge, Krüppelfürsorge, Geschlechtskrankenfürsorge behandelt wird und in dem auch noch eine Reihe von anderen Fächern, wie Hals-, Nasen-, Zahnheilkunde, Augenheilkunde, Kenntnisse über Nerven- und Geisteskrankheiten, Schwachsinnigenfürsorge und die Lehre von den natürlichen Heilfaktoren übermittelt wird. Einen sehr breiten Raum nimmt auch der Unterricht in der Sozialpädagik (psicologia popolare) ein. In besonderen Vorträgen werden noch die Genfer Konvention des Roten Kreuzes, die Versicherungsgesetze, Statistik, die Krankheitsvererbung (Alkohol, Syphilis usw.)

und die Einrichtungen der sozialen Fürsorge behandelt. Zur praktischen Vorbildung werden herangezogen die Säuglingsfürsorgestelle, Tuberkulosefürsorgestelle, Trachomfürsorgestelle und die Tätigkeit in der Gemeindekrankenpflege, in der Schulpflege, in der Fabrikpflege und bei der Malariabekämpfung.

Holland.

In Holland nimmt die Vorbildung für Siedelungsfürsorge (Settlement) und Wohnungsfürsorge einen besonders breiten Raum ein. Es bestehen 2 Wohlfahrtsschulen in Amsterdam.

Belgien.

Seit 1920 besteht eine Organisation zur Ausbildung von Sozialfürsorgerinnen, für die es 6 verschiedene Ausbildungszweige gibt (Kinderfürsorge, Wohlfahrtspflege, Heimfürsorge, Fabrikpflege, Leitung von Arbeitsämtern und Krankenkassen, Bibliothektätigkeit). Die dafür bestimmten Anstalten in *Brüssel*, *Antwerpen* und *Löwen* unterstehen dem Justizministerium. Die Ausbildung dauert 2 Jahre.

Desinfektoren und Seuchenschwestern.

Von

E. Seligmann

Berlin.

Als man vor fast 50 Jahren den Beruf des *Desinfektors* schuf, wollte man einen Arbeiter zur Verfügung haben, der die technische Beseitigung infektiöser Stoffe handwerksmäßig ausführen sollte. Die Form dieser Aufräumearbeit, die Ausbildung, die man dem Desinfektor gewährte, die geringe Vorbildung, die man geistig und fachlich von ihm verlangte, brachten es mit sich, daß der Beruf im allgemeinen sich keiner hohen Wertschätzung erfreute, daß er von allen möglichen Personen nebenbei mit übernommen wurde, daß von Stadtverwaltungen Arbeiter der Straßenreinigung, Feuerwehrmänner, Abdecker herangezogen wurden, und daß auch die Gilde der Kammerjäger hier ein ertragreiches Arbeitsfeld zu finden vermeinte. Geschäftskundige Privatunternehmer beteiligten sich und schröpften nicht selten unter irreführender und hochtönender Firmenbezeichnung das ahnungslose Publikum, das dem Begriff der Desinfektion vielfach verständnislos gegenüberstand, teils erfüllt von einem Wunderglauben an die unfehlbare Wirkung der rätselhaften Manipulationen, teils instinktiv ablehnend.

Aus diesen wenig erfreulichen Anfängen hat sich allmählich mit dem Fortschreiten der wissenschaftlichen Erkenntnis und mit der Besserung der hygienischen Einsicht der Bevölkerung ein Stand entwickelt, der unter staatlicher Förderung ein wichtiges und geachtetes Glied in der Organisation der praktischen Seuchenbekämpfung geworden ist. In manchen Gegenden ist er über seine eigentlichen Aufgaben noch hinausgewachsen, hat Nachbargebiete mit übernommen und eine Stellung erstrebt, die den Desinfektor zum „Gesundheitsaufseher" und damit zum Exekutivbeamten der Gesundheitsverwaltung im weitesten Sinne gewandelt hat.

Natürlich ist diese Entwicklung nicht überall gleichmäßig vor sich gegangen; noch heute findet sich neben dem vorzüglich geschulten, hauptamtlichen Angestellten der großen Städte der Glasermeister, der auch nebenbei Desinfektionen recht und schlecht mitmacht, findet sich neben dem wissenschaftlich überlegenden Fachmann der mechanisch und schematisch vorgehende Arbeiter oder Gemeindediener und der Geschäftemacher, der mehr auf seine Gebühren als auf sachverständige Arbeit sieht, selbst wenn er das Genfer Kreuz im Firmenschilde führt.

1. Ausbildung.

Die Ausbildung der Desinfektoren war zunächst wenig geregelt. Vielfach wurden sie „ungelernt" eingestellt und erwarben dann in praktischer Unterweisung durch ältere Kameraden oder den Leiter der Desinfektionsanstalt die erforderliche Technik. In *Preußen* wurden später die beamteten Ärzte mit dem Unterricht betraut; die Dienstanweisung für Kreisärzte aus dem Jahre 1901 zählt die Ausbildung und Prüfung der Desinfektoren ausdrücklich zu den dienstlichen Aufgaben des Kreisarztes. Diese Regelung hat sich jedoch nicht bewährt. Bereits 1902 begann man mit der Einrichtung von Desinfektorenschulen, die der Staat meist in Anlehnung an die hygienischen Universitätsinstitute und ähnliche städtische Einrichtungen schuf. 1903 waren bereits 14 solcher Schulen gegründet, unter ihnen 2 von Städten eingerichtete (Köln und Danzig). Der erste Bericht über ihre Tätigkeit, den die Medizinalverwaltung im Jahre 1904 erstattete[1]), betont, daß auf diese Weise die Ausbildung gleichmäßiger und gründlicher als

[1]) Preuß. Ministerialbl. f. Medizinalangelegenheiten 1904, S. 305.

durch die Kreisärzte erfolge, schildert die Ergebnisse der ersten beiden Jahre, in denen 585 von 601 Teilnehmern die Prüfung nach 6—9tägiger Ausbildung bestanden, und gibt Hinweise auf die Auswahl geeigneter Personen, sowie für die Heranziehung von Frauen (Gemeindeschwestern). Jede Desinfektorenschule ist für einen bestimmten Umkreis allein zuständig; es soll dadurch erreicht werden, daß zwischen dem Leiter der Schule und den in seinem Zuständigkeitsbereich gelegenen Gemeinden ein Vertrauensverhältnis sich entwickelt, das ein gedeihliches Arbeiten der Desinfektoren nach den erhaltenen Richtlinien gewährleistet.

Auf dieser Grundlage haben sich die *preußischen Desinfektorenschulen* schnell weiter entwickelt, so daß schon 1904 die Kreisärzte für die Ausbildung völlig ausgeschaltet werden konnten. Ein Teil der neu eingerichteten Medizinaluntersuchungsämter übernahm die Schulen, einige Städte (Frankfurt a. M., Berlin) kamen hinzu, so daß in den folgenden Jahren bis zu 20 staatliche oder städtische (staatlich anerkannte) Desinfektorenschulen in Preußen in Tätigkeit waren. Über ihre Leistungen und die dort gesammelten Erfahrungen berichtete die Medizinalverwaltung fast alljährlich, zunächst im Ministerialblatt für Medizinalangelegenheiten, später in der „Volkswohlfahrt“ und zuletzt in den Jahresberichten über das Gesundheitswesen in Preußen (Veröffentl. a. d. Gebiete der Medizinalverwaltung).

Mit der im Jahre 1921 eingeführten Neuordnung des Desinfektionswesens wuchs der Lehrstoff nicht unbeträchtlich an, so daß seitdem ein theoretischer Ausbildungskursus von 14 Wochentagen (je 2 Stunden täglich) vorgeschrieben ist, dem sich eine praktische Ausbildung in der Dampfdesinfektion und der Wohnungsdesinfektion anschließt. Für diese praktische Ausbildung verlangen wir in Berlin eine Zeit von 4 Wochen, die nur bei Schwestern, die mehr für die Aufgaben der laufenden Desinfektion in Betracht kommen, auf 8 Wochentage verkürzt wird. Für die Auswahl der Teilnehmer an den Kursen gelten bestimmte Vorschriften: die Teilnehmer müssen unbescholten sein, sie sollen im allgemeinen das 45. Lebensjahr nicht überschritten haben; sie müssen die deutsche Sprache beherrschen (Grenzbezirke), sie sollen imstande sein, kurze schriftliche Berichte abzugeben, sollen ausreichende Kenntnise im Rechnen haben, kurzum „in körperlicher und geistiger Beziehung auch die Gewähr dafür bieten, daß sie das zu übernehmende Amt verständig und sachgemäß auszuüben vermögen[1]).

Im Kursus selbst soll die Zahl der Teilnehmer eine Höchstgrenze im allgemeinen nicht überschreiten (10 für Desinfektoren, 24 für Schwestern); eine Bestimmung, die sich in großstädtischen Verhältnissen nicht immer durchführen läßt. Der Unterricht, wie er beispielsweise in Berlin erteilt wird, ist ein recht vielseitiger: Grundlagen der Bakteriologie, Eigenschaften, Vorkommen und Verbreitung der Krankheitserreger, die wichtigsten Infektionskrankheiten. Wesen der Desinfektion, physikalische und chemische Desinfektionsmittel; ihre praktische Anwendung bei der laufenden und Schlußdesinfektion, Methoden der Ungezieferbekämpfung, Entnahme von Untersuchungsmaterial für bakteriologische Zwecke, Gesetzeskunde, Rechen- und Berichterstattungsaufgaben. Als gedruckte Anweisung benutzen wir in Berlin den vom Verf. neu bearbeiteten Leitfaden von SOBERNHEIM[2]), neben dem wir besonders die Leitfäden von GREIMER[3]), KIRSTEIN[4]), SCHEURLEN[5]) u. a. der Beachtung empfehlen.

[1]) Preuß. Ministerialerlaß vom 21. VII. 1916. Siehe auch Preuß. Ministerialerlaß von 25. IX. 1922 (Volkswohlfahrt 1922).

[2]) SOBERNHEIM: Leitfaden für Desinfektoren. IV. Aufl. neu bearbeitet von E. SELIGMANN, bei CARL MARHOLD, Halle 1922.

[3]) GREIMER: Handbuch des praktischen Desinfektors. II. Aufl., bei TH. STEINKOPF, Dresden und Leipzig 1922.

[4]) KIRSTEIN: Leitfaden der Desinfektion für Desinfektoren und Krankenpflegepersonen in Frage und Antwort. 11. Aufl., Springer, Berlin 1925.

[5]) v. SCHEURLEN: Leitfaden der praktischen Desinfektion und Ungezieferbekämpfung, II. Aufl., bei KOHLBAUER, Stuttgart 1924.

An die Ausbildung schließt sich eine Prüfung an. Die staatliche Prüfungskommission besteht aus dem Regierungs- und Medizinalrat als Vorsitzenden, dem Leiter der Desinfektorenschule und einem Oberdesinfektor (Leiter der praktischen Ausbildung) als Beisitzern. Hat der Prüfling bestanden, so erhält er ein Zeugnis und die Anerkennung als staatlich geprüfter Desinfektor in folgender Ausfertigung:

Zeugnis.

über die Desinfektorenprüfung.

De...... geboren am ...... in ..... Kreis ...... Regierungsbezirk ...... wird hiermit bescheinigt, daß er vor der Desinfektoren-Prüfungskommission zu ...... die Desinfektorenprüfung mit der Zensur ...... bestanden hat.

Es wird ih ...... hierdurch die Befähigung als staatlich geprüfter Desinfektor erteilt.

........., den .... 19....

Der Regierungspräsident (Polizeipräsident).

Schwestern, die genau den gleichen Lehrgang durchgemacht haben und ebenfalls für die Gesamtaufgaben eines staatlichen Desinfektors bestimmt sind, können das gleiche Zeugnis erhalten. Liegen ihre Aufgaben, wie das sehr häufig der Fall ist, auf enger umgrenzten Sondergebieten (laufende Desinfektion am Krankenbett, Tuberkulosefürsorge, Diphtheriebekämpfung u. ä.), so erhalten sie wohl einen Ausweis über die staatliche Prüfung, nicht aber ein volles Zeugnis wie die Desinfektoren.

Nach bestandener Prüfung und erlangter Anstellung sind die Desinfektoren verpflichtet, sich beim zuständigen Kreisarzt persönlich zu melden und ihre staatliche Anerkennung vorzulegen.

In *Sachsen* ist der Ausbildungslehrgang ein ganz ähnlicher. In der Landesdesinfektorenschule zu *Dresden* findet der Unterricht in einem 14tägigem Lehrgang statt, der mit einer staatlichen Prüfung beendet wird. Die Teilnehmer, die die Prüfung bestanden haben, erhalten ein Zeugnis mit dem Recht, sich als staatlicher Desinfektor zu bezeichnen. In *Bayern* findet die Ausbildung je nach Bedarf an den hygienischen Instituten der 3 Landesuniversitäten statt. Dauer etwa eine Woche, Abschluß mit einer Prüfung durch den Kursleiter oder seinen Assistenten; über das Ergebnis wird dem Teilnehmer ein Zeugnis des hygienischen Instituts ausgestellt. In *Württemberg* gibt es ebenfalls, wie in Sachsen, eine Landesdesinfektorenschule, die ihren erfolgreichen Besuchern einen Ausweis als Desinfektor ausstellt. Weitere Ausbildungsstätten finden sich in *Braunschweig*, *Bremen*, *Dessau*, *Göttingen*, *Gießen*, *Hamburg*, *Jena*, *Marburg*, *Oldenburg*, *Rostock*, *Sondershausen*.

Für die Weiterbildung der Desinfektoren nach bestandener Prüfung sind in *Preußen* Wiederholungslehrgänge vorgesehen, die alle 6 Jahre abgehalten werden sollen. Dieser Zeitraum erscheint mir erheblich zu lang. Berücksichtigt man das manchmal recht schnelle Tempo in der Änderung wissenschaftlicher Anschauungen und Methoden, das ziemlich häufige Auftauchen neuer und das Verschwinden älterer Desinfektionsmittel und Verfahren, bedenkt man ferner, daß in sehr vielen Gemeinden, Städten und Kreisen der Desinfektor bei seiner Arbeit oft gar keine sachverständige Anweisung erfährt, so kommt man zu der Überzeugung, daß ein höchstens 3jähriger Turnus der Wiederholungslehrgänge gefordert werden muß.

Dafür könnten die ebenfalls vorgeschriebenen, alle drei Jahre vorzunehmenden Nachprüfungen durch die Kreisärzte getrost fortfallen. Der Kreisarzt, der sich um die Desinfektoren seines Bezirks wirklich kümmert, kennt ihre Fähigkeiten und Lücken; weist er sie rechtzeitig der Desinfektorenschule zur Nachschulung und Fortbildung zu, so handelt er zweckmäßiger als durch einen alle drei Jahre erstatteten Bericht über das Ergebnis von mehr oder weniger eingehenden Nachprüfungen.

In Preußen gab es 1922 2487 geprüfte und angestellte Desinfektoren, daneben 1965 desinfektorisch geprüfte Krankenpflegepersonen, in Sachsen um die gleiche Zeit 386 staatlich geprüfte Desinfektoren. Eine Richtzahl von allgemeiner Gültigkeit läßt sich für das Bedürfnis an Desinfektoren nicht geben. Bevölkerungsdichte, Verkehrsverhältnisse, Bauweise, Lebensführung, Kulturstand sind von entscheidender Bedeutung. Der Saalekreis mit 92 000 Einwohnern verfügte Anfang 1922 über drei Desinfektoren im Hauptamt, Berlin mit seinen 4 Millionen Einwohnern Ende 1923 über 169 (ohne die in Krankenhäusern angestellten). In der Stadt selbst bestanden aber auch noch erhebliche Differenzen, so arbeitete beispielsweise Wilmersdorf (174 000 Einwohner) mit 8, Schöneberg (233 000 Enwohner) nur mit 5 Desinfektoren. Der flächenmäßig besonders große Bezirk Cöpenick (63 000 Einwohner) glaubte mit 1 Kraft auskommen zu können, während Charlottenburg (356 000 Einwohner) 18 brauchte.

War der Beruf des Desinfektors ursprünglich und im wesentlichen auch heute noch eine Domäne des Mannes, so erwuchs doch schon früh die Notwendigkeit, die weiblichen Krankenpflegepersonen mit den wichtigsten Fragen der Desinfektionslehre bekannt zu machen. Sind sie es doch zumeist, die den Infektionskranken betreuen, die seine infektiösen Ausscheidungen unschädlich machen müssen und für die Verhütung von Ansteckungen Sorge zu tragen haben. Je mehr sich daher die Anschauung durchsetzte, daß die Desinfektion am Krankenbett die wichtigste Form jeder Desinfektionsausübung ist, um so dringender wurde das Bedürfnis nach sachverständiger Ausbildung der Krankenschwestern auf diesem Gebiete. Auch die Gemeindeschwestern, die bei ihrer vielseitigen Tätigkeit oft genug mit ansteckenden Kranken in Berührung kommen, sich selbst und andere vor Krankheitsübertragung schützen und mit Rat und Tat Hilfe leisten müssen, bedürfen der fachlichen Belehrung. In noch erhöhtem Maße gilt das für jene Schwesterngruppen, die sich ausschließlich mit bestimmten Infektionskranken chronischer oder akuter Art berufsmäßig beschäftigen müssen, die Tuberkulosefürsorgerinnen und die Diphtherieschwestern. Und als schließlich durch die Neuordnung des Desinfektionswesens in Preußen[1]) wichtige Aufgaben der laufenden und der Schlußdesinfektion dem Krankenpflegepersonal zugewiesen wurden, war die Voraussetzung hierfür eine sachgemäße, nachprüfbare Ausbildung dieser Krankenpflegepersonen.

Schon im ersten Bericht über die Tätigkeit der Desinfektorenschulen hat die Preußische Medizinalverwaltung auf die Ausbildung der Gemeindeschwestern hingewiesen; sie hat diese Hinweise später wiederholt, hat empfohlen, die Gemeindeschwestern stärker zur Überwachung der laufenden Desinfektionen heranzuziehen und hat schon 1905 etwa 200 Schwestern in abgekürzten Kursen unterrichten lassen. Die obenerwähnten Zahlen für Preußen zeigen, daß man auf diesem Wege rüstig weiter geschritten ist; außer den dort genannten etwa 2000 Krankenpflegepersonen haben noch zahlreiche andere Schwestern die Kurse absolviert. Im allgemeinen hat man ihnen eine kürzere Ausbildungszeit konzediert. Soweit das auch die theoretische Ausbildung betrifft, meines Erachtens zu Unrecht. Gerade hier ist ein geistiges Erfassen der Aufgaben der Desinfektion und der Mittel zur Übertragungsverhütung ganz besonders wichtig. Wenn auch die Auffassungsgabe vieler Schwestern für diese theoretischen Dinge der ihrer männlichen Kollegen überlegen scheint, so habe ich doch in der von mir geleiteten Desinfektorenschule (Berlin) von den Schwestern stets die volle Unterrichtszeit verlangt und nur die praktische Tätigkeit am Dampfapparat und bei der verschärften Desinfektion, zu der sie doch nur in Ausnahmefällen herangezogen

[1]) Preuß. Ministerialerlaß vom 8. II. 1921. — Volkswohlfahrt 1921, S. 191.

werden, abkürzen lassen. Für eigentliche Desinfektionsschwestern und Seuchenschwestern, die in der allgemeinen öffentlichen Desinfektionspraxis eingesetzt werden, ist eine mit der des männlichen Desinfektors gleichgehende Ausbildungszeit unter allen Umständen erforderlich.

Für Epidemie- und Kriegszeiten ist es notwendig, über einen Stamm von Hilfsdesinfektoren zu verfügen, die nach kurzer Nachschulung unter sachgemäßer Leitung Hilfsdienste leisten können. Hier genügt eine abgekürzte Ausbildung von 5—6 Tagen, die die Grundbegriffe und die Kenntnis der wichtigsten Desinfektionsverfahren lehrt und im Bedarfsfalle auffrischt. In vielen Städten stehen solche Hilfsdesinfektoren zur Verfügung; das rote Kreuz läßt einen Teil seiner Sanitätsmannschaften in dieser Weise ausbilden; auch beim Militär wird ein Teil der Sanitätssoldaten für Notfälle vorbereitet.

2. Anstellung.

Für den praktischen Dienst müssen die Desinfektoren sachgemäß in die Organisation der Seuchenbekämpfung eingegliedert sein. Es genügt nicht, wie es früher beispielsweise in Berlin war und in vielen Städten noch heute der Fall ist, daß die Desinfektionsanstalten einem Büro- oder Verwaltungsbeamten unterstellt sind, der dann auf polizeiliches Anfordern seine Desinfektoren schematisch einsetzt. Die Oberleitung über das Desinfektionswesen steht einem fachlich geschulten Arzte zu; die technischen Leiter der Anstalten müssen gründlich vorgebildet sein, am besten an den für Desinfektoren bestimmten Lehrgängen teilgenommen haben und imstande sein, die ihnen von der Oberleitung zugehenden Anweisungen sachgemäß auszuführen. Auf dem Lande, wo Desinfektionsanstalten im eigentlichen Sinne meist fehlen, wo die Desinfektoren viel mehr noch auf sich selbst gestellt sind, fällt die ärztliche Leitung und Anweisung in erster Linie dem beamteten Arzte des Kreises zu. Ihm sollte überall ein Kreisdesinfektor zur Seite stehen, der nicht nur sein Exekutivorgan ist, sondern gleichzeitig die technische Überwachung der anderen im Kreise tätigen Desinfektoren durchzuführen hat. In welcher Weise die dienstlichen Aufgaben eines solchen Kreisdesinfektors zu umgrenzen sind, wird von den örtlichen Verhältnissen abhängen. Eine Dienstanweisung, die der Regierungspräsident in Trier am 4. März 1907 erlassen hat (abgedruckt im Min.-Blatt f. Med. Angeleg. 1907), ist auch heute noch durchaus brauchbar und empfehlenswert. Beschränkt man die Aufgaben eines solchen Kreisdesinfektors nicht auf das reine Desinfektionswesen, beauftragt man ihn vielmehr auch mit anderen Aufgaben der Seuchenbekämpfung und der Gesundheitsfürsorge (Kontrolle der Isolierung, Krankenhausüberführung, Benachrichtigung der Schul- und Aufsichtsbehörden, Wohnungsfürsorge, Fabrik- und Gewerbeaufsicht, Belehrung über gesundheitliche und fürsorgerische Maßnahmen aller Art), so gewinnt man in ihm wie in dem in gleicher Weise vorgebildeten Oberdesinfektor der Städte einen „Gesundheitsaufseher", der zum wertvollen Mittler zwischen der Bevölkerung und der Gesundheitsbehörde wird. In *England* haben sich derartige Gesundheitsbeamte des praktischen Dienstes gut bewährt[1]).

Um diese auch für Deutschland erstrebenswerte Entwicklung anzubahnen, muß man den Desinfektor aber wirtschaftlich und finanziell sicherstellen. Erst dann wird er mit dem erforderlichen Eifer seine Pflichten erfüllen, an seiner Weiterbildung arbeiten und Aufstiegsmöglichkeiten zustreben. Wo der Desinfektorenberuf nur ein gelegentliches Nebenamt darstellt, da fehlt der Trieb zu

[1]) Auch im Saalekreis hat man Gesundheitsaufseher eingestellt, die als „Vortrupp für hygienische Volksbelehrung und -aufklärung" wirken sollen. (HILLENBERG: Zeitschr. f. Med.-Beamte 1922 B. 35. — Dort auch Dienstanweisung).

systematischer Weiterarbeit. Wenn alle paar Wochen einmal eine Schlußdesinfektion auszuführen ist bei oft völlig unzureichender Gebühr, die der Desinfektor meist selber noch eintreiben muß, dann wird eine solche Aufgabe zu einer ungern übernommenen Last; eine Last, die das gewöhnliche Berufsleben nur störend beeinflußt. Daher das so häufige Abspringen der nebenamtlichen Desinfektoren vond iesem Berufe. Deshalb sollte überall auf die Anstellung der Desinfektoren im Hauptamt hingewirkt werden. Wenn demgegenüber namentlich aus ländlichen Kreisen immer wieder betont wird, ein hauptamtlicher Desinfektor hätte zeitweilig nicht genügend zu tun, so trifft das heute schon nicht mehr zu. Die Aufgaben der laufenden Desinfektion, die mannigfachen sonstigen Anforderungen hygienischer Natur, die überall gegeben sind, gestatten bei gutem Willen und Sachverständnis der Behörden durchaus seine volle Inanspruchnahme auch in epidemiefreien Zeiten. Schließlich ist das Ganze nur eine Frage zweckmäßiger Organisation, die in dünn bevölkerten Gegenden wohl ihre Schwierigkeiten bietet, aber doch unter allen Umständen lösbar ist.

Die größeren Städte sind in Deutschland fast überall zur hauptamtlichen Anstellung übergegangen. Aber auch hier bestehen noch schwerwiegende Ungleichheiten. Einzelne Städte haben die Desinfektoren in den Besoldungsplan eingereiht, teils als Beamte, teils als Festangestellte, andere wieder haben die Desinfektoren im Angestellten- oder Arbeitertarif. Und hier wieder unterschiedlich als ungelernte, angelernte Arbeiter oder als Handwerker mit oder ohne Zulage für besondere Verantwortung, mit oder ohne Gefahren- oder Seuchenzulagen. Daß eine einheitliche Anstellungsart dringend erwünscht ist, zumal sie auch eine einheitliche Arbeitsleistung sicherstellt, steht außer Zweifel. Der organisierte *Arbeiter* kann in Zeiten wirtschaftlicher Kämpfe zum Streik gezwungen werden — wie es in einzelnen Ortsteilen Berlins vorgekommen ist —, er muß den Weisungen seiner Organisation folgen, die nicht immer das notwendige Verständnis für die Schutzbedürftigkeit der öffentlichen Gesundheit gezeigt hat. Wenn wir in Berlin auch in tarifvertraglichen Verhandlungen die Anerkennung der „Lebenswichtigkeit" der Desinfektionsbetriebe durchgesetzt haben, so ist es doch immer besser, auf solche Vereinbarungen nicht bauen zu müssen. Schon deshalb ist die Eingliederung der Desinfektoren in die Gruppe der Beamten oder Festangestellten wünschenswert. Auch das Ministerium für Volkswohlfahrt tritt für eine solche Regelung ein und erachtet für hauptamtliche Desinfektoren die Entlohnung nach der Beamtenbesoldungsgruppe 4 für angemessen; für Oberdesinfektoren empfichlt es die Besoldung nach Gruppe 5 und für Gesundheitsaufseher Gruppe 6[1]). Es gibt auch Richtlinien für die Bezahlung der nebenamtlichen Desinfektoren, denen eine Pauschalsumme zugebilligt werden sollte. Auf Versicherung der nebenamtlichen Desinfektoren gegen Unfall, Krankheit und Haftpflicht wird gedrungen. Ganz unzulässig erscheint jedenfalls das noch hier und dort geübte Verfahren, den Desinfektor auf Gebühren für die Desinfektion selbst anzuweisen, die ihn unter Umständen zu unnötiger Polypragmasie verleiten können.

3. Berufsorganisation.

Die Vielgestaltigkeit und vielfache Unzweckmäßigkeit der Anstellungsverhältnisse war eine der Triebfedern, die zum organisatorischen Zusammenschluß der meisten Desinfektoren führte. Seit 1911 besteht der deutsche Desinfektorenbund, der sich in zahlreiche Zweigvereine in den verschiedenen Ländern, Provinzen und Kreisen gliedert. Hier findet, soweit es die örtlichen Verhält-

[1]) Volkswohlfahrt 1922, S. 502.

nisse gestatten, fleißige Arbeit statt, die in erster Linie wirtschaftlichen Fragen gilt, daneben aber auch mit Geschick fachliche Fortbildung pflegt. Wissenschaftliche Vorträge werden veranstaltet, ja der Berliner Zweigverein hat sogar Kurse für die Ausbildung von Gesundheitsaufsehern zustande gebracht. Der Bund gibt eine eigene Zeitschrift heraus, deren wissenschaftlicher Teil von einem beamteten Arzt redigiert wird, und deren gewerkschaftlicher Teil über die Tagesfragen und Sorgen berichtet. Etwa alle 2 Jahre werden „Bundestage“ in den verschiedensten Gegenden Deutschlands abgehalten, so in Berlin 1921. Hier, wo mehrere hundert Desinfektoren anwesend waren, gingen die Wogen besonders hoch. Die neuen preußischen Desinfektionsanweisungen, die in mancher Beziehung revolutionierend wirkten, hatten auch die Desinfektoren aufgestört. Sie glaubten in ihnen eine Bevorzugung der Schwestern und des Laienelements zu erkennen und befürchteten wirtschaftliche Schädigungen durch die Einschränkung altgewohnter Maßnahmen und Methoden. Nach meiner Überzeugung zu unrecht. Ich habe verschiedentlich zum Ausdruck gebracht[1]), daß im Gegenteil die Neuordnung dem Desinfektor Aufstiegsmöglichkeiten bietet, daß seine verstandesmäßige Arbeit erweitert, die geistige Leistung auf Kosten der Handarbeit gesteigert wird. Das bedingt verbesserte Ausbildung, Erhöhung des Standesniveaus und Vermehrung der hauptamtlichen Stellen. Die Erfahrungen, die wir in Berlin gemacht haben, sprechen durchaus in diesem Sinne. Auch LENTZ[2]), der über die ersten Erfahrungen in Preußen berichtet, vermerkt zwar Übergangsschwierigkeiten, aber eigentlich nur dort, wo ein empfindlicher Mangel an dem nötigen Personal die Aufgaben erschwerte. „Desinfektoren werden durch die Neuordnung des Desinfektionswesens an keiner Stelle entbehrlich“[2]).

4. Neuordnung des Desinfektionswesens.

Wie die neuen Bestimmungen zum Nutzen der Allgemeinheit und nicht zum Schaden der Desinfektoren in die Praxis umgesetzt werden können, sei an dem Beispiel Berlins erläutert[3]).

Die vom Hauptgesundheitsamt herausgegebenen Richtlinien sind seit November 1921 in Kraft; ihre wichtigsten Bestimmungen lauten (dem Sinne nach):

1. Anstellung hauptamtlicher Desinfektoren.
2. Die Desinfektoren jedes Bezirks erhalten einen Obmann, der die notwendigen Verhandlungen mit dem Kreisarzt, dem Hauptgesundheitsamt und dem Bezirksamt zu führen hat.
3. Die Desinfektoren bzw. ihr Obmann gehen täglich zu bestimmter Stunde auf das zuständige Polizeiamt, notieren dort die eingelaufenen Seuchenmeldungen und machen am gleichen Tage die erforderlichen Besuche in den neu gemeldeten Familien. Sie empfangen auf der Polizei die gemeinverständlichen Belehrungen, die sie in der Wohnung abgeben.
4. Sie stellen in der Wohnung fest, ob ein Arzt vorhanden ist, und fragen diesen durch Formular an, ob er die Anordnung der laufenden und Schlußdesinfektion selbst übernehmen will. — Bis zur Entscheidung des Arztes haben sie sich in ihren Ratschlägen auch bezüglich der laufenden Desinfektion zurückzuhalten.
5. Übernimmt der Arzt das Weitere, so hat der Desinfektor gegen mutmaßliches Ende der Krankheit nochmals vorzusprechen und die Wünsche des Arztes bezüglich Art und Zeitpunkt der Schlußdesinfektion entgegenzunehmen.
6. Wird dem Desinfektor die Überwachung der laufenden Desinfektion usw. überlassen, so hat er für Bereitstellung der von der Gemeinde zu liefernden, erforderlichen Lösungen zu sorgen, den Wohnungsinhaber bezüglich der Ausführung zu belehren und die Ausführung selbst durch Besuche einen Tag um den anderen zu kontrollieren.

---

[1]) SELIGMANN: Die neue preuß. Desinfektionsordnung und die Zukunft des Desinfektorenstandes. Zeitschr. f. soz. Hyg. usw. 1921, H. 3.

[2]) LENTZ: Die preuß. Desinfektionsordnung vom 8. II. 1921. Gesundheitsing. 1924, Bd. 47, H. 31.

[3]) SELIGMANN: Neuordnung des Desinfektionswesens in Groß-Berlin. Die ersten Ergebnisse. Klin. Wochenschr. 1923, Bd. 2, Nr. 27.

7. Ist sachkundiges, in der Desinfektion ausgebildetes Personal (Pflegerin) vorhanden, so hat er durch taktvolle Rücksprache mit diesem sich über die zweckmäßige Ausführung zu unterhalten und im übrigen durch Besuche, ein- bis zweimal in der Woche, die Ausführung zu überwachen.

8. Insbesondere hat er schon beim ersten Besuch mit Arzt, Pflegepersonal und Haushaltungsvorstand zu verabreden, daß bei Überführung ins Krankenhaus oder unglücklichem Ausgang der Krankheit dem Desinfektor Nachricht gegeben wird, damit die Schlußdesinfektion alsbald ausgeführt werden kann.

9. Die Schlußdesinfektion soll im Benehmen mit dem behandelnden Arzt ausgeführt werden. Hat der Desinfektor Bedenken gegen die Anordnungen des Arztes, so ist die Entscheidung des Kreisarztes herbeizuführen.

10. Betrifft Einzelheiten über den Verkehr mit dem Kreisarzt und das Schreibwerk.

Über die ersten Ergebnisse dieser Organisation und das allmähliche Einspielen des Mechanismus habe ich bereits an Hand der Zahlen für das zweite Halbjahr 1922 berichtet [1]). Ich gebe im folgenden die Zahlen für das Jahr 1923 wieder:

Tabelle 1.

Bezirk: / Krankheitsbezeichnung	Zahl der Krankheits- bzw. Todesfallsmeldungen	Laufende Desinfektion			Schlußdesinfektion				Gesamtzahl der Besuche	Bemerkungen
		durch den amtlichen Desinfektor	durch Pflegepersonal	nicht erforderlich	vereinfacht		verschärft			
					durch Desinfektor	durch Pflegepersonal	mit Dampf	mit Formalin		
1	2	3	4	5	6	7	8	9	10	11
Diphtherie	919	459	63	397	659	8	129	13	4 295	
	(1037)	*(276)*	*(99)*	*(662)*	*(890)*	*(1)*	—	*(3)*	*(6549)*	
Scharlach	2 003	1 260	116	627	1 513	36	239	51	16 817	
Genickstarre . . .	61	5	—	56	39	—	13	1	167	
Kindbettfieber . .	120	8	1	111	38	1	21	2	217	
Ruhr	372	60	30	282	175	34	84	—	988	
Typhus	321	67	10	244	155	11	120	6	1 480	
Tuberkulose . . .	7 940	737	12	7 191	2 271	83	4 064	42	21 100	
Sonstiges	1 137	24	2	1 111	234	2	1 005	12	—	
Wunschdesinfektion	1 888	—	—	1 888	275	—	1 339	240	—	
Summe.	14 761	2 620	234	11 907	5 359	175	7 014	367	45 064	
	(1037)	*(276)*	*(99)*	*(662)*	*(890)*	*(1)*	—	*(3)*	*(6549)*	

(Die eingeklammerten Zahlen betreffen die Tätigkeit der Diphtherieschwestern Alt-Berlins.)

Im Jahre 1924 weisen die Zahlen einige Verschiebungen auf. Das Preußische Tuberkulosegesetz mit seiner Meldepflicht für Erkrankungen an ansteckungsfähiger Tuberkulose wird allmählich wirksam und beeinflußt die Tuberkuloseziffern. In vielen Bezirken Berlins haben neben den Tuberkulosefürsorgeschwestern auch die städtischen Desinfektoren die Einleitung und Überwachung der laufenden Desinfektion bei dieser Krankheit übernommen; in Alt-Berlin haben sie ferner das Erbe der leider „abgebauten" Diphtheriefürsorgeschwestern übernehmen müssen, so daß ihre Gesamttätigkeit an Umfang und Intensität beträchtlich angestiegen ist. Hinzu kommt noch, daß sie auch für andere Gebiete der Seuchenbekämpfung herangezogen wurden (Entwanzung, Entlausung, Rattenbekämpfung; Massenuntersuchungen in Schulen und Betrieben, Ermittlungen in besonderen Fällen u. ä.), so daß sie allmählich, auch ohne entsprechende Amtsbezeichnung, immer mehr in die Rolle der Gesundheitsaufseher hineinwachsen. Daß das nicht überall im gleichen Tempo geschieht, daß Entfernungen, Bevölkerungsdichte, Wohlhabenheit der Stadtgegenden, vorhandene Einrichtungen, die Entwicklung regulieren, ist verständlich [2]). Im ganzen aber sehen wir in der durch die Neuordnung des Desinfektionswesens bedingten Umstellung einen erheblichen Fortschritt, der der Bevölkerung und ihrem Gesundheitsschutz zugute kommt und die amtliche Stellung des Desinfektors nur fördern kann.

---

[1]) l. c. (Klin. Wochenschr.).

[2]) l. c. (Zeitschr. f. soz. Hyg.).

5. Diphtheriefürsorgeschwestern.

Daß diese Umstellung relativ glatt verlief, glauben wir den Erfahrungen verdanken zu dürfen, die wir gerade in Berlin auf einem Sondergebiet gesammelt haben, auf dem der *systematischen Diphtheriebekämpfung*. Im Herbst des Jahres 1915 begannen wir mit der Einstellung besonderer Diphtheriefürsorgeschwestern (ursprünglich 5), deren Zahl, entsprechend dem wachsenden Bedürfnis, mit der Zeit auf 15 erhöht wurde. Die Schwestern entstammen sämtlich den städtischen Krankenhäusern, sie erfuhren ihre Ausbildung im Hauptgesundheitsamt (dem damaligen Medizinalamt) und erhielten die Aufgabe, jedem gemeldeten Diphtheriefall in gleicher Weise nachzugehen, wie wir es später ganz allgemein auch für die Desinfektoren vorgeschrieben haben (s. oben die Richtlinien). Darüber hinaus hatten sie nach den Ansteckungsquellen zu forschen, sich um die Umgebung des Kranken zu kümmern, notwendige Schutzimpfungen zu veranlassen, die bakteriologischen Kontrollen im Einvernehmen mit den Ärzten durchzuführen, die Schulen zu benachrichtigen, etwa erforderliche soziale Hilfsmaßnahmen in die Wege zu leiten u. ä. m. Ein sorgfältig geführtes Tagebuch und eine gewissenhafte Statistik boten Handhaben für den weiteren Ausbau ihrer Arbeit; tägliche Zusammenkünfte unter Leitung eines erfahrenen Arztes gaben Gelegenheit, schwierige Einzelfälle zweckmäßiger Lösung zuzuführen und jede Reibung mit dem Publikum, dem behandelnden oder dem beamteten Arzte auszuschalten. Die Schwestern haben sich in den 8 Jahren ihrer Tätigkeit steigender Beliebtheit bei der Bevölkerung zu erfreuen gehabt; sie sind vielen Ärzten in dieser Zeit schwer entbehrliche Helferinnen geworden. Besonders in den Kriegsjahren mit der Erschwerung jeder ärztlichen Versorgung haben sie Unersetzliches geleistet. Es dürfte nicht allzu vermessen sein, wenn wir ihrer Wirksamkeit einen Einfluß auf den Rückgang der Diphtherieerkrankungen und der Schwere ihres Verlaufs zuschreiben.

Über die Tätigkeit der Diphtheriefürsorgeschwestern ist von mir und meinem Mitarbeiter fortlaufend berichtet worden bis zum Jahre 1921[1]). Die Jahre 1922 und 1923 zeigten einen so steilen Abfall der Diphtheriekurve und boten infolgedessen gegenüber den Vorjahren so wenig grundsätzlich Neues, daß wir von der Veröffentlichung besonderer Berichte abgesehen haben. Die reinen Zahlen seien hier nachgetragen. Sie geben ein ungefähres Bild von der Tätigkeit der Schwestern in diesen Jahren.

Tabelle 2.

	1922	1923
1. Gesamtzahl der Besuche	9522	6549
2. Davon Kontrollbesuche	6281	4942
3. Ermittlung neuer nichtgemeldeter Fälle	22	14
4. Zahl der neuen Diphtheriefälle	1375	1037
5. Mitwirkung bei Massenuntersuchungen	4	8
6. Zahl der Familien ohne ärztliche Behandlung	8	13
a) Arzt bei diesen besorgt	3	2
b) Ins Krankenhaus überführt	3	7
7. Schutzimpfung der Umgebung veranlaßt	26	28
8. Der Lungenfürsorge überwiesen	23	13
9. Wohlfahrtsmaßnahmen eingeleitet	37	45
10. Aus besonderem Anlaß dem beamteten Arzt gemeldet	2	2
11. Fälle, in denen ein weiteres Eingreifen nicht erforderlich war	87	52
12. Wie oft *kein* Serum trotz ärztlicher Behandlung?	90	41
13. Wie oft war die gesunde Umgebung schutzgeimpft?	236	170
14. Wie oft nicht?	526	385

[1]) SELIGMANN: Berl. klin. Wochenschr. 1917, H. 23; 1918, H. 25; 1919, H. 13; 1920, H. 15; 1921 H. 17. v. GUTFELD: Klin. Wochenschr. 1922, H. 12.

Tabelle 2 (Forts.).

	1922	1923
15. Wie oft sind Hausgenossen erkrankt?	43	35
I. Schutzgeimpfte	4	6
II. Nichtgeimpfte	39	29
16. Wie oft ist Ansteckung durch aus dem Krankenhaus Entlassene anzunehmen?	2	3
a) Durch „bacillenfrei" Entlassene	1	2
b) Durch andere	1	1
17. a) Vereinfachte Schlußdesinfektionen	939	890
b) Verschärfte Schlußdesinfektionen	257	27

Das vorhandene Material gab Gelegenheit, mit großen Zahlenreihen eine ganze Anzahl praktisch und wissenschaftlich bedeutungsvoller Fragen der Lösung näher zu bringen. Auf Einzelheiten müssen wir hier verzichten.

Mit der Diphtheriebekämpfung allein erschöpfte sich das Arbeitsgebiet der Schwestern nicht, auch bei anderen Krankheiten, namentlich in Schulen, wurden sie herangezogen. Als die Pocken 1917 in Berlin einbrachen, leisteten sie wertvolle Hilfsdienste, bei Scharlach, Typhus und Ruhr wurden sie gelegentlich eingesetzt und mit der Verschärfung des Kriegselendes unter der Berliner Jugend systematisch auch in die vorderste Kampflinie gegen Verlausung und ansteckende Hautkrankheiten gestellt. Die Notwendigkeit, in diesen Seuchenfeldzügen praktische Desinfektionsarbeit zu leisten, bedingte ihre völlige Ausbildung in der Desinfektion. Die Schwestern nahmen an Ausbildungslehrgängen teil, erwarben vor der Prüfungskommission die staatliche Anerkennung als Desinfektionsschwestern und führten bereits im Jahre 1920 all die Maßnahmen der laufenden und Schlußdesinfektion durch, die ein Jahr später durch den Preußischen Ministerialerlaß allgemeine Geltung gewinnen sollten.

Desinfektions- und Seuchenschwestern im Hauptberuf sind auch in anderen Städten und Kreisen Deutschlands in Tätigkeit getreten; zu nennen sind: Breslau, Stettin, Frankfurt a. M., Magdeburg, Frankfurt a. O. u. a. m. Ihre Aufgaben bestehen vorwiegend in der Überwachung und Durchführung der laufenden Desinfektion und in der Leitung vereinfachter Schlußdesinfektionen. Für verschärfte Schlußdesinfektionen, die an die körperliche Kraft der Ausführenden oft hohe Anforderungen stellen, kommen sie nicht in Frage; deshalb wird auch in ländlichen Kreisen auf ihre hauptamtliche Tätigkeit zumeist verzichtet [HILLENBERG[1])]. Der Mangel an autoritativem Auftreten, der ihnen von mancher Seite als Fehler angekreidet wird, dürfte indes durch ihre angenehmeren und oft verständnisvolleren Umgangsformen im Krankenzimmer reichlich wettgemacht werden.

Zur systematischen Diphtheriebekämpfung hat man die Schwestern besonders in Stettin herangezogen; GEHRKE[2]) hat hierüber eingehend berichtet. Auch in anderen Städten des In- und Auslandes hat man die Berliner Erfahrungen nutzbar gemacht und, besonders in Budapest, eine Organisation geschaffen, die, nach den mir zugegangenen Mitteilungen, sich eng an das Berliner Vorbild anschließt.

Um die Jahreswende 1923/1924 setzte der durch die Staatsnöte bedingte, allgemeine Beamtenabbau in voller Schärfe ein. Wenn er auch die Maßnahmen der Seuchenbekämpfung möglichst unberührt lassen sollte, so hat er doch nicht überall im richtigen Augenblick Halt gemacht. Der starke Rückgang der Diph-

[1]) HILLENBERG, l. c.

[2]) GEHRKE: Diphtheriebekämpfungsmaßnahmen in Stettin während des Jahres 1920. — Desinfektion 1924, S. 21.

therieerkrankungen im Jahre 1922 und namentlich 1923 hatte es in Berlin ermöglicht, einen Teil der Schwestern für andere Aufgaben der Seuchenbekämpfung (Tuberkulosefürsorge) freizumachen; die noch übriggebliebenen verfielen dem Abbau. Wir haben ihre Aufgaben, so weit wie irgend möglich, den städtischen Desinfektoren übertragen, und werden abwarten müssen, ob diese auch auf dem Gebiete der Diphtheriebekämpfung, das so eng mit krankenpflegerischen Forderungen verknüpft ist, Gleichwertiges leisten können. Die in letzter Zeit wieder etwas ansteigenden Diphtherieziffern werden bald die Entscheidung bringen; hoffentlich nicht zum Schaden der Bevölkerung!

Von den Aufgaben der Tuberkulosefürsorgeschwestern, die an anderer Stelle dieses Handbuchs behandelt werden, nur wenige Worte: auch ihre Arbeit erfordert Kenntnisse und Ausbildung im Desinfektionswesen; ihre Belehrung und Prüfung in den Desinfektorenschulen sollte daher erheblich mehr gefördert werden, als es bisher die Übung ist. Sie würden dann einen schärferen Blick für manche Unzulänglichkeiten auf diesem Gebiete im Haushalt bekommen, praktisch besser zur Hand gehen und falsche, oft übertriebene Anschauungen von der Wirkungsweise der Desinfizientien korrigieren können.

Die Sozialversicherung.

Von

Hermann Dersch

Berlin.

Mit 4 Abbildungen.

Die Sozialversicherung ist mit dem Berufsstand der Ärzte wie auch mit den in der Sozialhygiene tätigen Personen durch die mannigfaltigsten Fäden aufs innigste verknüpft. Ihre Kenntnis ist daher für diese Kreise von nicht zu unterschätzendem Wert. Dies gilt zunächst von den grundsätzlichen allgemeinen Vorschriften der Sozialversicherung. Dazu kommt aber auch weiter eine Reihe engerer Berührungspunkte, die gerade diese Berufskreise vorwiegend angehen. Der folgende Überblick wird daher diese beiden Gesichtskreise zum Angelpunkt nehmen. Im übrigen wird entsprechend den heutigen fünf großen Teilgebieten der Sozialversicherung vorgegangen werden und demgemäß in 5 Abschnitten Krankenversicherung, Unfallversicherung, Invalidenversicherung, Angestelltenversicherung und Knappschaftsversicherung aufgebaut.

Einiges Allgemeinbegriffliche sei vorausgeschickt.

Man versteht begrifflich unter Sozialversicherung die öffentlich-rechtliche Zwangsversicherung auf der Grundlage der Berufsarbeit. Sie bezweckt, eine öffentlich-rechtliche Entschädigung für den Fall von Gesundheitsbeschädigungen zu gewähren, nämlich beim Eintritt von Krankheit, von Erwerbsunfähigkeit oder von Beschränkung der Erwerbsfähigkeit, ferner beim Alter und für Hinterbliebene beim Tode des Versicherten. Die Sozialversicherung tritt also dadurch in Gegensatz zur Privatversicherung, daß letztere erst durch einen freien privatrechtlichen Versicherungsvertrag zustande kommt, während erstere kraft gesetzlicher Pflicht eintritt und nur in ganz begrenztem Umfang als Nebenerscheinung die freiwillige Versicherung kennt. Sie steht aber auch im Gegensatz zur öffentlichen Armenfürsorge und zur Militärversorgung, und zwar dadurch, daß sie die ganzen Leistungen, von geringen Ausnahmen abgesehen, durch Beiträge der beteiligten Kreise aufbringt, während die Armenfürsorge und die Militärversorgung ausschließlich aus öffentlichen Mitteln der Allgemeinheit gespeist werden. Daher gibt die Sozialversicherung auch einen Rechtsanspruch auf die Entschädigungsleistung, der in einem geordneten Verfahren verfolgbar ist.

Das *Ziel der Sozialversicherung* ist in erster Linie schädenheilender Art. Der körperlichen Beschädigung wird teils durch Krankenbehandlung begegnet, teils löst sie bare Entschädigungsleistungen in Gestalt von Geldrenten aus. Nur in zweiter Linie besteht auch ein vorbeugendes Wirken der Sozialversicherung. Es spielt sich auf dem Boden der vorbeugenden Einzelheilverfahren und der allgemeinen hygienischen Fürsorgemaßnahmen für die versicherte Bevölkerung ab. Im Laufe der Jahre ist aber die Bedeutung auch dieses zweiten Aufgabengebietes der Sozialversicherung mehr und mehr erkannt und vertieft worden und ringt mit dem ersten um die Palme.

Geschichtlich reicht die Sozialversicherung auf die achtziger Jahre des vorigen Jahrhunderts zurück. Sie ist auf die BISMARCKsche Initiative zurückzuführen. Nach einer großen programmatischen kaiserlichen Botschaft kamen in kurzer Folge zum erstenmal gesonderte Gesetze, die die Krankenversicherung, Unfallversicherung und Invalidenversicherung regelten. Dieser erste Abschnitt der Entwicklung war bis zum Jahre 1890 in der Hauptsache vollzogen. Da es sich hier um etwas ganz Neuartiges handelte, zeigte sich aber allmählich das Bedürfnis nach Verbesserung. Stückweise kamen daher einzelne Novellen zu dem Stammgesetz, bis schließlich im Jahre 1911 ein neue einheitliche Kodifizierung in der Reichsversicherungsordnung stattfand. Ungefähr um dieselbe Zeit wurde eine Sonderversicherung der Angestellten durch das Versicherungsgesetz für Angestellte geschaffen. Ihre Feuerprobe mußte die Sozialversicherung im Weltkriege durchmachen und litt in dessen Verlauf und in der Folgezeit besonders schwer durch die Inflation und die wirtschaftliche Änderung aller Verhältnisse. Dieser Leidensweg der Sozialversicherung ist durch eine Fülle von Notgesetzen und Verordnungen gezeichnet. Nach wechselvollen Schicksalen darf jetzt diese Zeit des Daseinskampfes für die Sozialversicherung wohl als überwunden gelten. Als äußeres Zeichen hierfür darf die Neufassung der beiden grundlegenden Gesetze angesehen werden, nämlich der Reichsversicherungsordnung in der Fassung vom 15. Dezember 1924 und 9. Januar 1926 und des Angestelltenversicherungsgesetzes in der Fassung vom 28. Mai 1924, ferner auch der Erlaß eines völlig neuen Reichsgesetzes für die Knappschaftsversicherung, des Reichsknappschaftsgesetzes vom 23. Juni 1923. Sie bilden die Marksteine für die jetzige Rechtslage, die in folgendem geschildert werden soll.

Hiernach besteht die *heutige* Sozialversicherung aus folgenden Zweigen: Krankenversicherung, Unfallversicherung, Invalidenversicherung, Angestelltenversicherung und Knappschaftsversicherung. Die ersteren drei werden gewöhnlich als Arbeiterversicherung bezeichnet und haben in der Reichsversicherungsordnung ihre Rechtsquelle. Die Angestelltenversicherung ist eine Sonderversicherung der Angestellten gegen Berufsunfähigkeit, Alter und Tod und ist in dem Angestelltenversicherungsgesetz geregelt. Die Knappschaftsversicherung ist ebenfalls eine Sonderversicherung, und zwar für die bergmännische Bevölkerung. Sie umfaßt die Kranken-, Invaliden- und Angestelltenversicherung dieser Berufskreise sowie als Besonderheit noch deren Pensionsversicherung. Ein weiterer Versicherungszweig, die Arbeitslosenversicherung, befindet sich eben in der Entwicklung. Sie beginnt sich aus der bisherigen Erwerbslosenfürsorge herauszubilden. Ein diesbezüglicher Gesetzentwurf steht zur Beratung.

Für sämtliche Versicherungszweige ist als *Leitgedanke* von vornherein festzuhalten, daß sie auf dem Versicherungszwang aufgebaut sind, und daß ihre Verwaltung als Selbstverwaltung der Beteiligten unter staatlicher Aufsicht eingerichtet ist. Die Selbstverwaltung ruht in den Händen der Versicherungsträger als Selbstverwaltungskörper. Die Rechtsprechung erfolgt durch besondere Versicherungsgerichte, die vom Staat errichtet sind.

In jedem einzelnen Versicherungszweig ergibt sich demnach für die Betrachtung ein organisches System nach folgenden Gesichtspunkten:

1. Organisation,
2. Kreis der versicherten Personen,
3. Leistungen,
4. Aufbringung der Mittel,
5. Verfahren.

Diese Gliederung wird daher in jedem der folgenden Abschnitte als Unterteilung zugrunde gelegt.

I. Die Krankenversicherung.

1. Organisation der Krankenversicherung.

Da die Selbstverwaltung nicht schrankenlos ist, sondern durch die staatliche Aufsicht, die in den Händen staatlicher Behörden liegt, begrenzt wird und außerdem die Rechtsprechung durch Behörden wahrgenommen wird, sind zwei Elemente in der Organisation getrennt zu betrachten, einmal die Selbstverwaltung und sodann der staatliche Behördenapparat.

a) Die Selbstverwaltung der Krankenversicherung.

Ihren Sitz hat sie in den Krankenkassen als Versicherungsträgern. Unter ihnen sind Hauptversicherungsträger, die grundsätzlich vorhanden sein müssen, und daneben gewisse Gattungen fakultativ zugelassener Nebenversicherungsträger zu unterscheiden.

Als *Hauptversicherungsträger* stellen sich die allgemeinen Ortskrankenkassen und Landkrankenkassen dar; denn sie müssen grundsätzlich stets beide vorhanden sein, von gewissen Ausnahmen abgesehen. Sie beruhen auf territorialer Grundlage und sind regelmäßig für den Bezirk eines Versicherungsamts zu errichten.

Der Versichertenkreis der allgemeinen Ortskrankenkasse und Landkrankenkasse ist in der Weise im Verhältnis zueinander abgegrenzt, daß in die Landkrankenkasse folgende Personengruppen fallen (§ 235 RVO.): die in der Landwirtschaft Beschäftigten, die Beschäftigten im Wandergewerbe und die Hausgehilfen. Die früher ebenfalls in die Landkrankenkasse gehörigen Hausgewerbtreibenden sind jetzt der allgemeinen Ortskrankenkasse zugewiesen. Für die allgemeine Ortskrankenkasse verbleibt nunmehr die Hauptmasse aller Versicherungspflichtigen, die nicht in die oben genannten Gruppen fallen; ausgenommen sind nur diejenigen Personen, die dem Reichsknappschaftsverein oder einer der nachstehend unter b) erwähnten fakultativ errichteten Kassen angehören.

Fakultativ zugelassene Krankenkassen als Nebenversicherungsträger neben den unter a) besprochenen Hauptversicherungsträgern sind die besonderen Ortskrankenkassen, die Betriebskrankenkassen, Innungskrankenkassen und die Ersatzkassen.

Die *besonderen Ortskrankenkassen* stammen aus alter Zeit. Sie waren, soweit sie bei Inkrafttreten der RVO. bereits bestanden, weiter zuzulassen, solange sie bestimmten, vom Gesetz aufgestellt Mindesterfordernissen in bezug auf die Leistungshöhe und Leistungsfähigkeit entsprachen. Neue besondere Ortskrankenkassen können nicht zugelassen werden. Andererseits aber werden die bestehenden besonderen Ortskrankenkassen geschlossen, wenn sie nachträglich nicht mehr denjenigen Voraussetzungen genügen, unter denen sie seinerzeit bei Inkrafttreten der RVO. zuzulassen waren (§ 269 in Verbindung mit § 239 RVO.). Der Mitgliederkreis der besonderen Krankenkassen ist durch die Satzung begrenzt. Er ist nicht territorial wie bei den allgemeinen Ortskrankenkassen und Landkrankenkassen, sondern nach persönlichen Gesichtspunkten bezeichnet, nämlich nach Gewerbezweigen, Betriebsarten oder auch ausschließlich für Versicherte eines Geschlechts.

Betriebskrankenkassen können für bestimmte Betriebe eingerichtet werden. Die Errichtung ist aber an eine Reihe von Voraussetzungen geknüpft. Zunächst ist die Zustimmung des Betriebsrates erforderlich. Ferner ist erforderlich, daß der Betrieb eine bestimmte Mindestzahl von versicherungspflichtigen Personen aufweist, nämlich in der Landwirtschaft und bei Binnenschiffahrtsbetrieben 50, sonst 150 (§ 245 RVO.). Schließlich ist auch die Genehmigung des Oberversicherungsamts erforderlich.

Die Errichtung neuer Betriebskrankenkassen für landwirtschaftliche Betriebe ist aber vorerst überhaupt untersagt.

Für größere oder vorübergehende Bauten kann zwangsweise die Errichtung einer Betriebskrankenkasse durch das Oberversicherungsamt angeordnet werden.

Außer den oben erwähnten mehr formellen Voraussetzungen sind noch eine Reihe mehr materieller Bedingungen zu erfüllen, damit die Betriebskrankenkasse genehmigt werden kann. Sie muß in ihren satzungsmäßigen Leistungen denjenigen der maßgebenden allgemeinen Ortskrankenkasse bzw. der Landkrankenkasse mindestens gleichwertig sein. Sie muß ferner bezüglich dieser Leistungsfähigkeit gesichert sein, und sie darf endlich nicht den Bestand oder die Leistungsfähigkeit der allgemeinen Ortskrankenkasse oder Landkrankenkasse derart gefährden, daß eine dieser Kassen nach Errichtung der Betriebskrankenkasse auf 1000 oder weniger Mitglieder herabsinken würde.

Der Mitgliederkreis der Betriebskrankenkasse umfaßt grundsätzlich alle im Betriebe beschäftigten Versicherungspflichtigen.

Für *Innungskrankenkassen* bestehen ähnliche Vorschriften hinsichtlich der Voraussetzungen der Errichtung wie bei den Betriebskrankenkassen. Zwangsweise kann die Errichtung von Innungskrankenkassen niemals erwirkt werden. Sie können nur durch Beschluß der Innung nach vorheriger Anhörung des Gesellenausschusses, der Gemeindebehörde, Handwerkskammer und der Aufsichtsbehörde der Innung errichtet werden. Weitere Voraussetzung ist, ähnlich wie bei den Betriebskrankenkassen, daß die satzungsmäßigen Leistungen denen der maßgebenden Ortskrankenkasse mindestens gleichwertig sind, ferner daß die Leistungsfähigkeit für die Dauer gesichert ist, und endlich, daß die allgemeine Ortskrankenkasse und Landkrankenkasse nicht derart gefährdet wird, daß sie nach Errichtung der Innungskrankenkasse unter 1000 Mitglieder herabsinken würde. Die Genehmigung des Oberversicherungsamts ist auch hier erforderlich.

Der Mitgliederbestand der Innungskrankenkasse umfaßt die sämtlichen Versicherungspflichtigen in den zur Innung gehörigen Betrieben der Innungsmitglieder. Ausgenommen sind aber diejenigen Beschäftigten, die zur Landkrankenkasse gehören, ferner die mehrfach Beschäftigten, deren überwiegende Beschäftigung in den Bereich einer anderen Krankenkasse fällt, weiter die Hausgewerbtreibenden.

Fallen nachträglich die Voraussetzungen für die Errichtung einer Innungskrankenkasse wieder weg, so ist die Kasse vom Oberversicherungsamt zu schließen (§ 279 RVO.).

Die *Ersatzkassen* der Krankenversicherung haben durch die neuere Gesetzgebung als Nebenversicherungsträger eine größere Bedeutung als früher erlangt. Sie sind Versicherungsvereine auf Gegenseitigkeit, denen unter der Herrschaft des alten Rechts als eingeschriebenen Hilfskassen eine Bescheinigung nach § 75a des früheren Krankenversicherungsgesetzes erteilt worden war. Auf ihren Antrag waren sie als Ersatzkasse auch nach neuem Recht zuzulassen unter bestimmten Voraussetzungen. Die Mitgliederzahl muß dauernd mehr als 1000 betragen. Für Versicherungspflichtige darf der Beitritt nicht aus irgendeinem Grunde, z. B. wegen vorgeschrittenen Lebensalters oder wegen schlechten Gesundheitszustandes, satzungsgemäß unterbunden sein. Die Leistungen müssen mindestens den Regelleistungen der Krankenkassen entsprechen.

Neue Zulassungen sind nicht möglich. Andererseits aber verlieren die Ersatzkassen nachträglich diese Eigenschaft, wenn sie den gesetzlichen Voraussetzungen nicht mehr genügen (§ 516 RV.).

Der Mitgliederkreis ist durch die Satzung näher angegeben.

Die Hauptbedeutung liegt darin, daß nach neuem Recht die versicherungspflichtigen Mitglieder einer Ersatzkasse von der Mitgliedschaft bei der regulären Krankenkasse befreit sind. Zur Ausübung dieses Rechts genügt es, daß sie ihrem Arbeitgeber eine Bescheinigung über ihre Ersatzkassenzugehörigkeit vorlegen. Früher war auch für die Ersatzkassenmitglieder ursprünglich der volle Arbeitgeberbeitragsteil an die zuständige reichsgesetzliche Krankenkasse zu leisten. Nur sog. privilegierte Ersatzkassen hatten Anspruch auf vier Fünftel und später auf den vollen Arbeitgeberbeitrag. Jetzt haben alle Ersatzkassen das Recht, für die nach dem Vorstehenden von der Mitgliedschaft bei der regulären Krankenkasse Befreiten den vollen Beitragsteil zu beanspruchen, den der Arbeitgeber an diejenige Krankenkasse abzuführen hätte, bei der das Ersatzkassenmitglied versichert wäre. Der Arbeitgeber führt diesen Beitragsteil unmittelbar an den Versicherten bei der Lohnzahlung ab, und dieser leitet ihn weiter an die Ersatzkasse.

Da die einzelnen Krankenkassen unter Umständen gemeinsame Aufgaben durch Zusammenschluß besser erfüllen können, gestattet das Gesetz in begrenztem Umfang die Bildung von *Kassenverbänden.* Durch behördliche Anordnung können Kassenverbände niemals erzwungen werden. Ein Gesetzentwurf, der zwangsweise Kassenverbände vorsah, ist nicht Gesetz geworden. Die Kassenverbände können vielmehr nur freiwillig durch übereinstimmende Beschlüsse der Ausschüsse der Krankenkassen gebildet werden. Der Wirkungskreis der Kassenverbände betrifft nur die im § 407 RVO. angegebenen Gegenstände, z. B. gemeinsame Anstellung von Beamten, gemeinsamen Abschluß von Arztverträgen u. dgl., gemeinsame Überwachungsgrundsätze für die Beitragsverpflichtung.

Für größere Krankenkassen andererseits ist eine Dezentralisation der Tätigkeit durch Sektionsbildung ermöglicht.

Durch Abschnitt C des Gesetzes vom 28. VII. 1925 über Gesundheitsfürsorge in der Reichsversicherung ist die Reichsregierung ermächtigt, nach Anhörung der Versicherungsträger und der Ärzte oder ihrer Spitzenverbände mit Zustimmung des Reichsrats und eines 28gliederigen Ausschusses des Reichstags Richtlinien, betr. das Heilverfahren in der Reichsversicherung und die allgemeinen Maßnahmen der Versicherungsträger zur Verhütung des Eintritts vorzeitiger Berufsunfähigkeit oder Invalidität oder zur Hebung der gesundheitlichen Verhältnisse der versicherten Bevölkerung zu erlassen. Diese Richtlinien sollen ferner das Zusammenwirken der Träger der Reichsversicherung untereinander und mit den Trägern der öffentlichen und freien Wohlfahrtspflege auf dem Gebiete des Heilverfahrens und der sozialen Hygiene regeln.

α) Die Verfassung der Krankenkassen.

Sämtliche Krankenkassen sind juristische Personen des öffentlichen Rechts. Zur Äußerung ihres Willens bedürfen sie daher bestimmter Organe. Zwei Arten von Organen ergeben sich dabei, nämlich ein Organ für die laufende Verwaltung und ein zweites Organ, das die Vertretung der Mitglieder für besonders wichtige Fälle darstellt. Das erstere ist der Vorstand, das letztere der Krankenkassenausschuß.

Die Mitglieder dieser Organe werden aus den Beteiligten gebildet. Die Arbeitgeber- und Arbeitnehmervertreter sind dabei nach dem Verhältnis der Beitragsleistung verteilt. Demgemäß ergibt sich eine Zusammensetzung von $^1/_3$ Arbeitgebervertretern und $^2/_3$ Arbeitnehmervertretern. In den Betriebskrankenkassen vereinigt der Betriebsinhaber aus dem gleichen Grunde $^1/_3$ Arbeitgeberstimmen in seiner Person.

Die Wahl der Vertreter erfolgt nach den Grundsätzen der Verhältniswahl.

Die innere Verwaltung der Krankenkassen ist teils durch das Gesetz, teils durch die Satzung bestimmt. Jede Krankenkasse muß eine *Satzung* haben. Sie wird aufgestellt für die allgemeinen Ortskrankenkassen und Landkrankenkassen durch den Gemeindeverband, für Betriebskrankenkassen durch den Arbeitgeber, für Innungskrankenkassen durch die Innungsversammlung. Alle Satzungen bedürfen der Genehmigung durch das Oberversicherungsamt.

Jede Krankenkasse muß ferner für die von der Krankenkasse besoldeten Angestellten, die nicht nach Landesrecht staatliche oder gemeindliche Beamte sind, eine *Dienstordnung* aufstellen. Auch die Dienstordnung bedarf der Genehmigung des Oberversicherungsamts.

Endlich hat jede Krankenkasse auch noch eine *Krankenordnung* aufzustellen. Sie wird vom Ausschuß beschlossen und regelt die Meldung und Überwachung der Kranken sowie deren Verhalten. Die auch hier erforderliche Genehmigung erfolgt nicht durch das Oberversicherungsamt, sondern durch das Versicherungsamt.

β) Krankenkassen und Ärzte.

Die Beziehungen der Krankenkassen zu den Ärzten und Zahnärzten sind besonders eng; denn die Feststellung, ob eine Krankheit vorliegt, die einen Anspruch auf die Leistungen der Krankenversicherung gibt, kann regelmäßig nur getroffen werden, wenn eine ärztliche Bescheinigung hierüber vorliegt. Ferner können sich die Maßnahmen der Krankenbehandlung im Einzelfall nur auf der Grundlage ärztlicher Verordnung aufbauen. Die Beziehungen der Krankenkassen zu den Ärzten sind deshalb nicht nur außerordentlich lebhaft, sondern werden vielfach für die Kassen selbst wie auch für die Ärzte zu einer Existenzfrage. In dieser Erkenntnis hat der Gesetzgeber umfangreiche Vorschriften erlassen, um dieses gegenseitige Verhältnis in ersprießliche Bahnen zu leiten. Bezweckt wird damit die Sicherstellung der ärztlichen Versorgung auf der einen Seite und die angemessene Honorierung der Ärzte auf der anderen Seite. Es handelt sich hier um Fragen, die nicht ohne entscheidende Mitwirkung der Vertreter des ärztlichen Berufsstandes geregelt werden können. Diesem Umstand ist deshalb besonders durch die neuere Gesetzgebung Rechnung getragen. Die vorliegenden, besonders für Ärzte bestimmten Zeilen müssen sich deshalb etwas ausführlicher mit diesem Fragenkomplex befassen.

Oberster Grundsatz ist, daß die Beziehungen zwischen Krankenkassen und Ärzten durch *schriftlichen Vertrag* geregelt werden, und daß die Bezahlung anderer Ärzte, von dringenden Fällen abgesehen, durch die Kasse abgelehnt werden kann.

Die Frage ist aber, wie diese schriftlichen Verträge *zustande kommen*; denn die Praxis zeigt, daß die dabei auftretenden Meinungsverschiedenheiten häufig sich nicht ohne weiteres durch Verhandlungen der Kasse und des betreffenden Arztes beilegen lassen. Hier eröffnet das Gesetz einen besonderen Weg der Regelung. Als zentrale Stelle für das ganze Reich ist zur Regelung der Beziehungen zwischen den Krankenkassen und den Ärzten ein *Reichsausschuß für Ärzte und Krankenkassen* gebildet. Er besteht aus 13 Mitgliedern. 10 hiervon werden je zur Hälfte auf die Dauer von 5 Jahren von den Spitzenverbänden der Ärzte und Krankenkassen gewählt. Welche Verbände dabei berechtigt sind, bestimmt der Reichsarbeitsminister. Die 3 weiteren Mitglieder ernennt der Reichsarbeitsminister nach Anhörung der genannten Spitzenverbände und betraut je einen mit der Führung des Vorsitzes und der Stellvertretung. Diese 3 Mitglieder werden als unparteiische Mitglieder bezeichnet. Im Bedarfsfall kann der Reichsarbeitsminister nach Anhörung der genannten Spitzenverbände auch Vertreter anderer Verbände der Krankenkassen und Ärzte in je gleicher Zahl mit beratender Stimme zuziehen.

Der Reichsausschuß übt eine wichtige Tätigkeit aus, die man als Satzung autonomer Rechtsnormen bezeichnen kann, die also eine autonome Verbandsgesetzgebung darstellt, ähnlich wie die Tarifverträge der Berufsverbände als autonome Rechtsquelle in der Wissenschaft anerkannnt sind. Er stellt bez. des abhängigen Arbeitsvertrags Richtlinien auf zur Sicherung gleichmäßiger und angemessener Vereinbarungen zwischen den Kassen und Ärzten. Sie können sich namentlich erstrecken auf die Zulassung der Ärzte, auf den Inhalt der Arztverträge und die Vergütung. Er kann auch seine Richtlinien selbst auslegen und ändern. Auch sollen die Richtlinien sich darauf erstrecken, wie durch den Nachweis freier Kassenarztstellen und Warnung vor Zuzug an überfüllte Plätze auf eine planmäßige Verteilung der Kassenärzte über das Reichsgebiet hingewirkt werden kann. Wenn die zum Reichsausschuß wahlberechtigten Verbände *zentrale Festsetzungen über die Vergütungen* an die Ärzte treffen wollen, können sie diese Festsetzungen dem Reichsausschuß übertragen.

Der Reichsausschuß hat auf Grund dieser Zuständigkeit *Richtlinien für den allgemeinen Inhalt der Arztverträge* erlassen. Sie enthalten u. a. Bestimmungen über *Zulassung und Arztsystem*, ferner über die *Vertragsform* (Einzelvertrag oder Kollektivvertrag), auch über die *Vergütung* (Pauschal- und Einzelvergütung). Die Überwachung der kassenärztlichen Tätigkeit erfolgt, unbeschadet der Tätigkeit der Vertragsärzte der Kasse, durch einen von der Ärztevertretung bestellten *Prüfungsausschuß*, an dessen Tätigkeit die Kasse entsprechend zu beteiligen ist. Auch die Pflichten der Kassenärzte sind genauer geregelt. Dafür ist eine *Dienstanweisung* vorgesehen, die einen Bestandteil des Vertrages bildet. Muster hierfür gibt der Reichsausschuß aus. Zur Erledigung allgemeiner Arzt- und Kassenangelegenheiten und zur Förderung der gedeihlichen Zusammenarbeit der Kasse und ihrer Ärzte ist bei jeder Kasse ein *Ausschuß für ärztliche Angelegenheiten* zu errichten, der in gleicher Anzahl aus Vertretern der für die Kasse tätigen Ärzte und aus Vertretern der Kasse zusammengesetzt ist. Den Vorsitz im Ausschuß führt abwechselnd ein Vertreter der Kassenärzte und der Kasse. Die Aufgabe des Ausschusses besteht darin, bei der Regelung aller die ärztliche Versorgung der Kassenmitglieder und Stellung der Ärzte betreffenden Fragen mitzuwirken und durch Anträge, Verhandlungen und gutachtliche Äußerungen die zweckmäßige und friedliche Lösung dieser Fragen zu fördern.

In Ausführung seiner Auslegungsbefugnis hat der Reichsausschuß in zahlreichen Fällen *grundsätzliche Beschlüsse über die Auslegung* seiner Richtlinien gefaßt, z. B. über den Begriff Krankheitsfall, ferner über Auslegung von Lücken usw.

Die Zuständigkeit des Reichsausschusses erstreckt sich ferner auf Grund besonderer Bestimmungen der RVO. noch auf verschiedene andere Angelegenheiten. Dahin gehören die *Bestimmungen über die Errichtung von Vertragsausschüssen*, auf die im folgenden noch näher einzugehen sein wird. Der Reichsausschuß hat Bestimmungen hierzu am 15. Januar 1925 erlassen. Dahin gehört weiter die Aufstellung von Richtlinien für die Tätigkeit von *Krankenschwestern*. Der Reichsausschuß hat solche Richtlinien am 10. April 1924 aufgestellt. Sie beschränken sich auf Krankenkassen mit ländlichen Bezirken. Krankenschwestern sind danach nur die staatlich anerkannten Krankenschwestern. Die Tätigkeit der von der Kasse als Pflegepersonal und Gehilfinnen der Ärzte hauptamtlich angestellten Krankenschwestern hat sich bei der Krankenbehandlung auf die

Krankenpflege und auf Hilfeleistung bei denjenigen Verrichtungen zu beschränken, die von Ärzten ausgeführt oder angeordnet werden. Wird eine Krankenschwester unmittelbar von einem Kranken oder dessen Angehörigen zugezogen, so hat sie den Kranken auf die Zuziehung eines Arztes hinzuweisen. Verboten ist den Krankenschwestern jede selbständige Beratung zum Zweck der Behandlung von Kranken und jede selbständige Hilfeleistung, abgesehen von Notfällen, aber auch dann nur bis zum Eingreifen des Arztes. Zur Zuständigkeit des Reichsausschusses gehört auch die Bestimmung derjenigen Fälle, in denen Kassenmitglieder von der anteilsweisen Tragung der Kosten für Arznei, Heil- und Stärkungsmittel befreit sind. Hierzu hat der Reichsausschuß am 10. April 1924 Bestimmungen erlassen. In dem Abschnitt III ist unter Krankenhilfe näher ausgeführt, welche Fälle dies sind. Es wird hierauf verwiesen.

Was die *innere Organisation des Reichsausschusses* anbelangt, so berät und beschließt er entweder als *engerer oder als weiterer Ausschuß*. Der *engere Ausschuß* besteht aus den von den Spitzenverbänden gewählten Mitgliedern. Den Vorsitz führt dabei abwechselnd ein Vertreter der Ärzte und der Krankenkassen. Die drei unparteiischen Mitglieder des Reichsausschusses gehören also nicht zum engeren Ausschuß. Jedoch ist der Vorsitzende des Reichsausschusses von allen Sitzungen des engeren Ausschusses rechtzeitig zu benachrichtigen, und es kann an den Sitzungen ein unparteiisches Mitglied des Reichsausschusses mit beratender Stimme teilnehmen. Der engere Ausschuß ist im allgemeinen zuständig für die Obliegenheiten, die oben als diejenigen „des Reichsausschusses" bezeichnet wurden. Nur die Angelegenheiten von grundsätzlicher Bedeutung sind dem weiteren Ausschuß vorzubehalten, ferner diejenigen Fälle, in denen der engere Ausschuß sich nicht einigen kann, letztenfalls sofern ein Arztvertreter oder der Kassenvertreter die Entscheidung durch den weiteren Ausschuß beantragt. Die Geschäftsordnung aber bestimmt, welche Angelegenheiten hierunter fallen, wie auch, welche Angelegenheiten von grundsätzlicher Bedeutung dem weiteren Ausschuß vorbehalten bleiben.

Die *Geschäftsordnung*, die sonach ein wesentlicher Bestandteil für das Wirken des Reichsausschusses ist, wird vom weiteren Ausschuß aufgestellt, und zwar stellt er sowohl eine Geschäftsordnung für den weiteren, als auch eine für den engeren Ausschuß auf. Zunächst bestand eine vorläufige Geschäftsordnung, die nunmehr als endgültige Geschäftsordnung vom 17. II. 1925 in den Amtl. Nachr. des Reichsversicherungsamts 1925, S. 192, veröffentlicht worden ist.

Das Gesetz kennt aber neben dem Reichsausschuß auch noch *Landesausschüsse* für Ärzte und Krankenkassen. Landesausschüsse für Ärzte und Krankenkassen können auf Vereinbarung derjenigen Arztverbände und Krankenkassen gebildet werden, die für den Bezirk eines Landes die Mehrheit der Ärzte und Krankenkassen umfassen. Auf gemeinsamen Antrag dieser Verbände kann die oberste Verwaltungsbehörde auch unparteiische Mitglieder für den Landesausschuß ernennen. In diesem Fall gilt auch hier die Trennung in einen weiteren und engeren Ausschuß, entsprechend wie beim Reichsausschuß.

Die *Zuständigkeit* des Landesausschusses umfaßt Aufstellung von Richtlinien für seinen Bezirk zur Ergänzung der Richtlinien des Reichsausschusses; Abweichungen von jenen sollen nur insoweit stattfinden, als dies nach den besonderen Verhältnissen des Landes nötig ist. Werden diese Richtlinien auf Beanstandung des Reichsausschusses hin nicht abgeändert, so kann der weitere Ausschuß des Reichsausschusses den Richtlinien die Zustimmung versagen. In diesem Fall dürfen sie nicht wie die unbeanstandeten Richtlinien den Entscheidungen des Schiedsamts zugrunde gelegt werden.

Die Zuständigkeit des Landesausschusses erstreckt sich ferner darauf, soweit keine zentralen *Festsetzungen für Arztvergütungen* für das Reich bestehen, solche für den Bezirk eines Landesausschusses zu treffen, wenn die betreffenden Verbände ihm die Festsetzung übertragen.

Die bisherigen Ausführungen über das Verhältnis der Ärzte und Krankenkassen bezogen sich auf den sachlichen Inhalt der Beziehungen. Nunmehr bleibt noch übrig, dasjenige formelle *Verfahren* zu betrachten, das *für das Zustandekommen von Arztverträgen* vom Gesetz vorgesehen ist. Auch hier spielt die Mitwirkung der beteiligten Arztverbände und Kassen eine ausschlaggebende Rolle. Es bestehen in dreifachem Aufbau übereinander Vertragsausschüsse, Schiedsämter und das Reichsschiedsamt.

Die *Vertragsausschüsse* stellen entweder selbst die Arztverträge auf, und zwar dann, wenn die einzelnen Kassen und ihre Ärzte ihnen die Aufstellung übertragen haben, oder wenn dies nicht der Fall, ist ihnen der vereinbarte Entwurf vorzulegen. Der Vertragsausschuß stellt dann Inhalt und Wortlaut des Vertrages fest. Ein solcher Vertragsausschuß besteht im Bezirk jedes Versicherungsamts und setzt sich grundsätzlich aus der gleichen Anzahl von Vertretern der Kasse und Ärzte des Bezirkes zusammen.

Kommt im Vertragsausschuß keine Einigung zustande oder einigen sich die Parteien nicht auf die vom Vertragsausschuß festgestellten Bedingungen, so beginnt ein besonderes *Schiedsverfahren.*

In erster Instanz entscheidet auf Anruf einer oder beider Vertragsparteien über die streitigen Punkte das *Schiedsamt.* Ein solches Schiedsamt besteht für den Bezirk eines jeden Oberversicherungsamts und setzt sich zusammen aus dem Vorsitzenden des Oberversicherungsamts oder dessen Stellvertreter als Vorsitzenden, zwei unparteiischen Mitgliedern und vier von den Parteien je zur Hälfte gewählten Mitgliedern. Die Zahl kann aber von der obersten Verwaltungsbehörde beschränkt werden auf einen unparteiischen Vorsitzenden und zwei Beisitzer aus der Zahl der Ärzte und Kassenvertreter. Die unparteiischen Mitglieder werden vom Vorsitzenden nach Anhörung der Kassen und Ärzte des Bezirks bestellt. Sie sollen beide in der Sozialversicherung erfahren sein und wenigstens einer von ihnen richterliche Vorbildung besitzen. Die Amtsdauer beträgt 5 Jahre. Die *Zuständigkeit des Schiedsamts* erstreckt sich auf die Entscheidung bei Streit über die Bedingungen eines Arztvertrages, ferner aber auch bei Streit aus bereits abgeschlossenen Arztverträgen, soweit die Parteien sich nicht über ein besonderes Schiedsgericht geeinigt haben. Das Schiedsamt hat seinen Entscheidungen die Richtlinien des Reichsausschusses und des zuständigen Landesausschusses zugrunde zu legen, soweit die Parteien nicht wichtige Gründe dagegen geltend machen. Dasselbe gilt für die zentralen Abmachungen für die Arztvergütungen, die vom Reichsausschuß oder Landesausschuß getroffen sind, wenn Streit über die Arztvergütungen entsteht. Die Richtlinien des Reichsausschusses und des Landesausschusses und die zentralen Abmachungen erlangen insbesondere dadurch eine weitgehende Bedeutung.

Das *Reichsschiedsamt* ist beim Reichsversicherungsamt gebildet. Es besteht aus unparteiischen Mitgliedern und ehrenamtlichen Vertretern der Ärzte und der Krankenkassen in der nötigen Zahl. Vorsitzender ist eines der unparteiischen Mitglieder, und zwar wird er wie auch sein Stellvertreter vom Präsidenten des Reichsversicherungsamts auf die Dauer von 5 Jahren bestellt. In der Regel wird der Vorsitzende aus den Direktoren oder Senatspräsidenten des Reichsversicherungsamts entnommen. Die weiteren unparteiischen Mitglieder werden durch Einigung der Spitzenverbände der Ärzte und Krankenkassen berufen, und zwar ebenfalls auf 5 Jahre. Mangels einer Einigung bestellt sie der Präsident des Reichsversicherungsamts. Die Vertreter der Ärzte und Krankenkassen schließlich werden auf die Dauer von 5 Jahren je zur Hälfte von den genannten Spitzenverbänden gewählt. Das Reichsschiedsamt entscheidet in der Besetzung von 9 Personen, nämlich einem Vorsitzenden, zwei weiteren unparteiischen Mitgliedern, von denen das eine die Befähigung zum Richteramt haben muß, und je drei Vertretern der Ärzte und der Krankenkassen. Der Präsident des Reichsversicherungsamts kann an Stelle des Vorsitzenden selbst den Vorsitz führen.

Die *Zuständigkeit des Reichsschiedsamts* besteht in der Entscheidung auf die Berufungen gegen die Entscheidungen der Schiedsämter. Die Berufung ist binnen einem Monat nach Zustellung einzulegen. Sie ist nur in einer bestimmten Art von Fällen zulässig. Die Grenzen sind aber vom Gesetz weit gezogen. Insbesondere ist die Berufung zulässig, wenn es sich um das Arztsystem oder um die Art der Arztzulassung oder um Einführung oder Änderung des Systems der Vergütungen handelt, ferner, wenn sich es um eine noch nicht festgestellte Auslegung gesetzlicher Vorschriften oder um eine sonstige Frage von grundsätzlicher Bedeutung handelt, neuerdings auch in Zulassungsfragen.

Geschäftsgang und Verfahren sowie die Tragung der Kosten bei den Schiedsämtern und beim Reichsschiedsamt sind vom Reichsversicherungsamt durch besondere Ausführungsbestimmungen geregelt.

Wo ein Landesversicherungsamt und Landesausschuß bestehen, kann die oberste Verwaltungsbehörde die Errichtung eines *Landesschiedsamtes beim Landesversicherungsamt* anordnen, das dann für seinen Bezirk an die Stelle des Reichsschiedsamtes tritt. Dies ist in Bayern geschehen.

Die *Wirkung der Entscheidungen* der Schiedsämter und des Reichsschiedsamts bzw. der Landesschiedsämter ist weitgehend. Sie sind für beide Teile bindend, und wenn eine Partei der Entscheidung nicht nachkommt, haftet sie der anderen für den ihr entstehenden Schaden. Auch ist eine Krankenkasse, die einer solchen Entscheidung nicht nachkommt, durch ihre Aufsichtsbehörde zur Befolgung anzuhalten. Kommt ein Arzt einer solchen für ihn bindenden Entscheidung nicht nach und liegt nicht etwa ein in seiner Person begründeter und von den Vertragsbedingungen unabhängiger wichtiger Grund hierfür vor, so kann ihn das Schiedsamt auf Antrag der anderen Partei bis zu 5 Jahren von der Zulassung bei allen Krankenkassen des Schiedsamtsbezirks oder bei einem Teil derselben ausschließen. Dieser Antrag kann auch von einer geschädigten Krankenkasse, die nicht Partei gewesen ist, sowie von der ärztlichen Vereinigung, die Partei gewesen ist und der der Arzt angehört hat, gestellt werden. Alle Ausführungsbestimmungen über die oben geschilderten Grundsätze des Gesetzes für das Verhältnis der Krankenkassen und Ärzte erläßt der Reichsarbeitsminister im Einvernehmen mit dem Reichsausschuß oder einem von ihm bestellten Unterausschuß. Solange dies noch nicht geschehen ist, gelten vorläufig noch die entsprechenden Vorschriften des Berliner Abkommens vom 22. Dezember 1913. Die sonstigen Bestimmungen des Berliner Abkommens gelten solange weiter, als sie nicht durch Richtlinien des Reichsausschusses ersetzt werden. Der Reichsausschuß stellt beim Erlaß von Richtlinien jeweils fest, welche Bestimmungen des Berliner Abkommens dadurch aufgehoben oder geändert werden. In denjenigen Ländern, für deren Gebiet an Stelle des Berliner Abkommens besondere Vereinbarungen zwischen den großen Verbänden von Ärzten und Krankenkassen getroffen sind, gelten die letzteren in der entsprechenden Weise weiter.

Nebenher geht noch ein *Einschreiten des Oberversicherungsamts,* wenn bei einer Krankenkasse die ärztliche Versorgung dadurch gefährdet wird, daß die Kasse keinen Vertrag zu angemessenen Bedingungen mit einer ausreichenden

Zahl von Ärzten schließen kann, oder dadurch, daß die Ärzte den Vertrag nicht halten. Die Beschlußkammer des Oberversicherungsamts ermächtigt in diesem Falle die Kasse auf ihren Antrag widerruflich, statt der Krankenpflege und sonstigen ärztlichen Behandlung Barleistungen zu gewähren und statt ärztlicher Behandlung im Rahmen der Wochenhilfe der Wöchnerin eine bare Beihilfe bis zu 30 Reichsmark zu leisten. Gleichzeitig kann das Oberversicherungsamt auch bestimmen, wie der Zustand des Erkrankten anders als durch ärztliche Bescheinigung nachgewiesen werden darf, und daß die Kasse statt der Gewährung ärztlicher Behandlung auch in ein Krankenhaus verweisen darf. Ferner kann das Oberversicherungsamt, wenn bei einer Krankenkasse die ärztliche Behandlung oder die Krankenhauspflege nicht den berechtigten Anforderungen der Erkrankten und Wöchnerinnen genügt, nach Anhören der Kasse anordnen, daß diese Leistungen noch durch andere Ärzte oder Krankenhäuser zu gewähren sind.

Eine Besonderheit gilt für *Kassen mit räumlich weitausgedehntem Bezirk.* Hier kann die Kasse zur Vermeidung von Fuhrkosten *Arztbezirke* bilden unter Berücksichtigung der Wege- und Flächenverhältnisse. Dabei soll in der Regel für jeden Bezirk ein Arzt bestellt werden. Will eine Kasse von dieser Befugnis Gebrauch machen, so hat sie es den bisher für sie tätigen Ärzten und dem für den Kassenbereich zuständigen örtlichen Ärzteverband zur Erklärung binnen angemessener Frist mitzuteilen. Geht kein Vorschlag der Ärzte oder des Verbandes ein oder findet keine Einigung statt, so entscheidet der bei der Kasse bestehende Überwachungsausschuß endgültig über Abgrenzung und Zuteilung der Bezirke. Bei dieser Entscheidung treten auf Antrag der Kasse an Stelle der sonstigen Vertreter der Krankenkasse im Überwachungsausschuß zwei vom Kassenvorstand bestellte besondere Vertreter, von denen der eine Arbeitgeber und der andere Arbeitnehmer sein muß. Die Bildung der Arztbezirke hat u. a. die Wirkung, daß die Kasse, abgesehen von dringenden Fällen, die Bezahlung der für den Arztbezirk nicht zuständigen Ärzte ablehnen kann. Jedoch bestimmt der Reichsausschuß die Voraussetzungen, unter denen einem Versicherten die Auswahl unter den bei der Kasse zugelassenen Ärzten freisteht, wenn er seinerseits die Mehrkosten übernimmt.

Auch für *Zahnärzte* gilt der Grundsatz, daß die Beziehungen zwischen den Krankenkassen und Zahnärzten durch schriftlichen Vertrag zu regeln sind und die Bezahlung anderer Zahnärzte, abgesehen von dringenden Fällen, abgelehnt werden kann. Genügt die zahnärztliche Behandlung bei einer Krankenkasse nicht, so kann das Oberversicherungsamt anordnen, daß die zahnärztliche Behandlung noch durch andere Zahnärzte zu gewähren ist.

b) Die Behörden der Krankenversicherung.

α) Die Aufsichtsbehörden.

Die Aufsicht ruht in den Händen des Versicherungsamts. Soweit es sich aber um die ordnungsmäßige ärztliche Versorgung und Krankenhauspflege handelt, ist statt des Versicherungsamts das Oberversicherungsamt Aufsichtsbehörde.

Die Aufsicht war ursprünglich darauf beschränkt, daß Gesetz und Satzung beobachtet wurde. Jetzt ist der maßgebliche § 30 RVO., der auch für die übrigen Zweige der Arbeiterversicherung gilt, neu gefaßt. Das Aufsichtsrecht erstreckt sich danach darauf, daß Gesetz und Satzung so beobachtet werden, wie es der Zweck der Versicherung erfordert. Neuerdings ist durch eine Gesetzesnovelle aber ausdrücklich hinzugesetzt, daß sich das nicht auf Zweckmäßigkeitsfragen der Selbstverwaltung bezieht. Die Aufsichtsbehörden sind, soweit sie Landesbehörden sind, an allgemeine Weisungen der obersten Verwaltungsbehörde ihres Landes, soweit sie Reichsbehörden sind, an allgemeine Anweisungen des zuständigen Reichsministers bei der Ausübung der Aufsicht gebunden. Wichtig ist auch die neue Vorschrift, daß der Reichsarbeitsminister für die Ausübung des Aufsichtsrechts Richtlinien erlassen kann. Die Aufsicht erstreckt sich auch auf die Beobachtung der Dienstordnung und der Krankenordnung.

β) Die rechtsprechenden Behörden.

Die zweite Gattung von Behörden, die in der Krankenversicherung eine erhebliche Rolle spielen, sind die mit der *Rechtsprechung befaßten besonderen Versicherungsbehörden*. Sie sind in einem dreifachen Aufbau übereinander errichtet, nämlich als Versicherungsämter, Oberversicherungsämter und Reichsversicherungsamt bzw. Landesversicherungsämter. Näheres über die Zusammensetzung siehe unter 5. im Abschnitt Verfahren.

Zunächst die *Versicherungsämter:* Sie sind die untersten Stellen der Rechtsprechung, und zwar entscheiden sie entweder im Spruch- oder im Beschlußverfahren. Im Spruchverfahren entscheiden sie in der Krankenversicherung u. a. bei Streit über die Leistungen der Krankenversicherung. Zusammengesetzt sind sie hierbei als Spruchausschuß aus einem Vorsitzenden und je einem ehrenamtlichen Beisitzer der Arbeitgeber und der Versicherten. Der Vorsitzende kann jedoch nach seinem Ermessen statt dessen eine Vorentscheidung erlassen. Gegen sie ist wahlweise binnen Monatsfrist der Antrag auf Entscheidung durch den mit Beisitzern besetzten Ausschuß des Versicherungsamts oder die Berufung an das Oberversicherungsamt zulässig. Auf der anderen Seite steht das Beschlußverfahren. Dies ist formloser und gibt dem Vorsitzenden insbesondere die Möglichkeit, jederzeit ohne Beisitzer zu entscheiden. Letzterenfalls hat seine Entscheidung nicht den Charakter einer Vorentscheidung, sondern es findet hiergegen nur das ordentliche Rechtsmittel der Beschwerde an das Oberversicherungsamt statt.

Gegen die Entscheidungen des Versicherungsamts in Leistungsstreitigkeiten der Krankenversicherung ist, wie erwähnt, Berufung an das *Oberversicherungsamt* möglich. Es entscheidet in einer Besetzung von jetzt 3, früher 5 Personen, nämlich Vorsitzender und je einem Beiseitzer der Arbeitgeber und Versicherten. Der Vorsitzende kann aber auch hier nach seinem Ermessen eine Vorentscheidung treffen, gegen die dann binnen Monatsfrist entweder der Antrag auf Kammerentscheidung des Oberversicherungsamts oder die Revision an das Reichsversicherungsamt bzw. Landesversicherungsamt, soweit diese überhaupt zulässig ist, offen steht.

Im Beschlußverfahren ist in zweiter Instanz die *Beschwerde* oder weitere Beschwerde gegen die Beschlüsse des Versicherungsamts möglich (§§ 1792, 1797 RVO.). Sie geht an das Oberversicherungsamt. Dieses entscheidet entweder als Beschlußkammer oder durch den Vorsitzenden allein. Der Vorsitzende kann nach seinem Ermessen ohne Beisitzer entscheiden, wenn nicht schon in der unteren Instanz Beisitzer zugezogen waren, oder wenn nicht eine Partei die Verhandlung mit Beisitzern beantragt. Wo das Oberversicherungsamt im Beschlußverfahren als Beschlußkammer entscheidet, ist die Kammer jetzt aus 4 Personen, früher 6 Personen, zusammengesetzt, nämlich aus dem Vorsitzenden, je einem Vertreter der Arbeitgeber und der Versicherten und aus einem zweiten Mitglied des Oberversicherungsamts.

In dritter Instanz geht im Spruchverfahren die Revision gegen die Krankenversicherungsurteile des Oberversicherungsamts an das *Reichsversicherungsamt*, und in denjenigen Ländern, in denen besondere *Landesversicherungsämter* eingerichtet sind (Bayern, Baden, Sachsen), an das Landesversicherungsamt. Gewisse Sachen sind aber der Revision überhaupt entzogen, um die Revisionsinstanz damit nicht zu belasten. Dahin gehören in der Krankenversicherung vor allem die Streitigkeiten um die Höhe des Kranken-, Haus- oder Sterbegeldes, ferner Unterstützungsfälle, in denen der Kranke überhaupt nicht oder weniger als 8 Wochen arbeitsunfähig war, auch die Streitigkeiten aus der Wochen- und Familienhilfe. Das Reichsversicherungsamt entscheidet im Spruchverfahren in Senaten, die aus dem Präsidenten, einem Direktor oder einem Senatspräsidenten als Vorsitzenden und aus je zwei Beisitzern bestehen. Unter ihnen ist je ein Vertreter der Arbeitgeber und der Versicherten, ein Mitglied des Reichsversicherungsamts und ein richterlicher Beisitzer. Im Beschlußverfahren ist das Reichsversicherungsamt bzw. Landesversicherungsamt zur Entscheidung über Beschwerden oder weitere Beschwerden zuständig.

2. Der Kreis der versicherten Personen in der Krankenversicherung.

Grundsatz ist die Versicherungspflicht. Nur nebenher geht in beschränktem Umfang die Möglichkeit der freiwilligen Versicherung.

a) Die Versicherungspflicht in der Krankenversicherung.

Die Versicherungspflicht tritt ohne weiteres mit der Tätigkeit in einer der vom Gesetz aufgestellten Berufsgruppen ein. Die Notwendigkeit der Beitragsleistung wird zwar durch die Tätigkeit begründet. Der Beitrag ist aber keine Vorbedingung für die Gewährung der Leistungen. Dadurch steht die Krankenversicherung im Gegensatz zur Invaliden- und Angestelltenversicherung. Nur in einigen Fällen tritt trotz Beschäftigung in einer Berufsgruppe der Krankenversicherung aus bestimmten Ausnahmegründen Versicherungsfreiheit ein (s. unten). Die Berufsgruppen umfassen sowohl die handarbeitende Bevölkerung, als auch im wesentlichen die Angestellten in gehobener Stellung mit Ausnahme der leitenden Angestellten. Demgemäß sind versicherungspflichtig zunächst alle Arbeiter, Gehilfen, Gesellen, Lehrlinge und Hausgehilfen — letztere früher als Dienstboten bezeichnet —. Ferner umfaßt die Versicherung die Betriebsbeamten, Werkmeister und alle Angestellten in ähnlich gehobener Stellung, diese aber nur, wenn sie die Beschäftigung im Hauptberuf ausüben. Auch Handlungsgehilfen und Gehilfen und Lehrlinge in Apotheken sind versicherungspflichtig, ferner Bühnenmitglieder und Musiker, ohne Rücksicht auf den Kunstwert ihrer Leistungen, Lehrer und Erzieher, weiter unter der Voraussetzung, daß diese Beschäftigung den Hauptberuf und die Hauptquelle der Einnahmen bildet, auch Angestellte in Berufen der Erziehung, des Unterrichts, der Fürsorge, der Kranken- und Wohlfahrtspflege, soweit sie nicht schon unter eine der vorgenannten Gruppen fallen. Schließlich ist versicherungspflichtig auch die Schiffsbesatzung deutscher Seefahrzeuge, soweit sie weder unter die Seemannsordnung noch unter das Handelsgesetzbuch fallen, und die Besetzung von Fahrzeugen der Binnenschiffahrt. Hausgewerbtreibende sind zwar an sich ein Mittelding zwischen den selbständigen Unternehmern und den Arbeitnehmern. Sie sind aber nach ausdrücklicher Vorschrift in die Krankenversicherungspflicht einbezogen.

Voraussetzung der Versicherungspflicht ist bei allen Berufsgruppen mit Ausnahme der handarbeitenden Bevölkerung und der Schiffer, daß ihr regelmäßiger Jahresverdienst die *Jahresarbeitsverdienstgrenze* nicht überschreitet. Sie wird vom Reichsarbeitsminister durch Verordnung festgesetzt und beträgt zur Zeit 2700 Reichsmark. Sogenannte soziale Zuschläge zum Lohn, die mit Rücksicht auf den Familienstand gezahlt werden (Frauen-, Kinderzulage), werden hierbei nicht mit eingerechnet. Bei den Hausgewerbtreibenden besteht eine entsprechende Grenze. Sie sind nur dann versicherungspflichtig, wenn ihnen kein jährliches Einkommen in der vom Reichsarbeitsminister festgesetzten Höhe sicher ist. Zur Zeit beträgt auch diese Grenze 2700 Reichsmark. Weiter ist bei allen Berufsgruppen mit Ausnahme der Lehrlinge erforderlich, daß sie überhaupt gegen *Entgelt* die Beschäftigung ausüben, mag das Entgelt an sich auch gering sein.

Die Tätigkeit bleibt unter besonderen Umständen *versicherungsfrei*, auch wenn an sich nach all den vorstehenden Vorschriften die Versicherungspflicht eintreten würde. Die Versicherungsfreiheit tritt entweder ohne weiteres kraft Gesetzes oder erst auf Antrag ein.

Kraft Gesetzes sind versicherungsfrei: Beamte, Ärzte, Zahnärzte in Betrieben oder im Dienst des Reiches, der Deutschen Reichsbahn-Gesellschaft, eines Landes, einer Gemeinde oder eines Versicherungsträgers, wenn ihnen im Krankheitsfall entweder Krankenhilfe mindestens in Höhe und Dauer der Regelleistungen der Krankenkassen oder gewisse ausreichende Ansprüche auf Gehalt, Ruhegeld oder ähnliche Bezüge im anderthalbfachen Betrage des Krankengeldes gewährleistet sind. Diese Versicherungsfreiheit ist auch auf nichtbeamtete Beschäftigte solcher Art ausgedehnt, die auf Lebenszeit oder nach Landesrecht unwiderruflich oder mit Anrecht auf Ruhegehalt angestellt sind, sofern die vorher angegebenen Voraussetzungen im übrigen für sie zutreffen. Eine nicht unerhebliche Rolle spielen auch diejenigen Fälle, in denen die Versicherungsfreiheit wegen vorübergehender Ausübung der betreffenden Tätigkeit eintritt. Das Nähere hierüber bestimmt eine Bekanntmachung vom 17. November 1923. Dort ist geregelt, was im Sinne des Gesetzes als versicherungsfreie vorübergehende Beschäftigung anzusehen ist. U. a. gehören hierher Dienstleistungen von Personen, die überhaupt keine berufsmäßige Lohnarbeit verrichten, wenn sie nur gelegentlich, insbesondere zur gelegentlichen Aushilfe, ausgeführt werden und auf weniger als eine Woche entweder nach der Natur der Sache beschränkt zu sein pflegen oder im voraus durch den Arbeitsvertrag auf diese Zeit beschränkt sind, ferner auch die Dienstleistungen von Personen, die sonst zwar berufsmäßige Lohnarbeit verrichten, die aber während vorübergehender Arbeitslosigkeit nur gelegentlich, insbesondere zur gelegentlichen Aushilfe, ausgeführt werden und auf höchstens 3 Arbeitstage entweder nach der Natur der Sache beschränkt zu sein pflegen oder im voraus durch den Arbeitsvertag beschränkt sind, ferner Dienstleistungen von Personen, die sonst überhaupt keine berufsmäßige Lohnarbeit verrichten und nun zwar in regelmäßiger Wiederkehr, aber nur nebenher und gegen ein geringfügiges Entgelt die betreffende Tätigkeit ausüben. Wichtig ist endlich auch der Fall, daß Berufsarbeiter während des Bestehens eines regelmäßigen versicherungspflichtigen oder wegen Pensionsgewährung versicherungsfreien Arbeitsverhältnisses zu einem bestimmten Arbeitgeber für andere Arbeitgeber tätig sind. Versicherungsfrei sind auch die Angehörigen der Schutzpolizei, ferner u. a. Personen, die zu ihrer wissenschaftlichen Ausbildung für den zukünftigen Beruf gegen Entgelt tätig sind, was meist für ärztliche Assistenten in Kliniken und Krankenhäusern zutrifft. Personen, die aus mehr charitativen Gründen tätig sind, sind unter bestimmten Voraussetzungen ebenfalls versicherungsfrei, nämlich Mitglieder geistlicher Genossenschaften, Diakonissen, Schwestern vom Roten Kreuz, Schulschwestern und ähnliche Personen, wenn sie sich aus überwiegend religiösen oder sittlichen Beweggründen mit Krankenpflege oder anderen gemeinnützigen Tätigkeiten beschäftigen und nicht mehr als freien Unterhalt oder ein geringes Entgelt beziehen, das nur zur Beschaffung der unmittelbaren Lebensbedürfnisse an Wohnung, Verpflegung, Kleidung u. dgl. ausreicht.

Auf der anderen Seite steht der *Eintritt der Versicherungsfreiheit auf Antrag.* Er greift Platz für Personen, die eine Invalidenrente beziehen oder dauernd Invalide im Sinne der Invalidenversicherung sind, solange der vorläufig unterstützungspflichtige Träger der Armenfürsorge einverstanden ist, ferner auch für Ausgesteuerte, d. h. für diejenigen Personen, die die Leistungen ihrer Kasse für die zulässige Höchstdauer bezogen haben und deshalb keinen Anspruch mehr auf die Leistungen der Krankenhilfe seitens einer Krankenkasse haben, solange die Arbeitsunfähigkeit oder die Notwendigkeit der Heilbehandlung während der Fortdauer derselben Krankheit besteht. Auf Antrag werden schließlich auch Lehrlinge aller Art befreit, solange sie im Betrieb ihrer Eltern beschäftigt sind, und Personen, die bei Arbeitslosigkeit in Arbeiterkolonien oder ähnlichen Wohltätigkeitsanstalten vorübergehend beschäftigt sind. In den beiden letzteren Fällen ist der Antrag aber von dem Arbeitgeber zu stellen. Ebenfalls auf Antrag des Arbeitgebers erfolgt die Befreiung bei Beamten anderer öffentlicher Körperschaften als der oben bereits genannten, wenn ihnen gegen ihren Arbeitgeber ein ausreichender Anspruch auf Krankenhilfe oder auf Gehalt oder ähnliche Bezüge in gewisser Höhe gewährleistet ist, oder wenn sie lediglich für ihren Beruf ausgebildet werden. Das gleiche gilt auch für nichtbeamtete Beschäftigte bei solchen Arbeitgebern, wenn sie auf Lebenszeit oder nach Landesrecht unwiderruflich oder mit Anrecht auf Ruhegehalt angestellt sind. Für Ärzte ist noch wissenswert, daß auf Antrag des Arbeitgebers die oberste Verwaltungsbehörde bestimmen kann, wieweit Ärzte und Zahnärzte versicherungsfrei sind, wenn ihnen gegen ihren Arbeitgeber einer der obengenannten Ansprüche gewährleistet ist.

Die Vorschriften über die Versicherungspflicht sind sonach derart mannigfaltig, daß nicht selten unter den Beteiligten Streit über die Versicherungspflicht entsteht. Solcher Streit wird im Beitragsstreitverfahren vor dem Versicherungsamt und auf Beschwerde gegen dessen Entscheidung vor dem Oberversicherungsamt ausgetragen. In grundsätzlichen Sachen kann unter Umständen das Reichsversicherungsamt oder das Landesversicherungsamt zur Entscheidung kommen.

b) Die freiwillige Versicherung in der Krankenversicherung.

Das Gesetz kennt die Versicherungsberechtigung zunächst für diejenigen Personen, die zwar nach der Art ihrer Tätigkeit in eine Berufsgruppe der Krankenversicherung fallen würden, aber aus besonderen Gründen versicherungsfrei sind, ferner auch schlechthin für alle Familienangehörigen des Arbeitgebers, die ohne eigentliches Arbeitsverhältnis und ohne Entgelt in seinem Betriebe tätig sind, und endlich für Kleinunternehmer, die in ihrem Betriebe regelmäßig überhaupt keine oder höchstens 2 Versicherungspflichtige beschäftigen. Sie sind berechtigt, in die Versicherung freiwillig einzutreten, wenn ihr Gesamtjahreseinkommen nicht die vom Reichsarbeitsminister bestimmte, zur Zeit 2700 Reichsmark betragende Grenze übersteigt. Allerdings kann die Kassensatzung auch noch weiter eine bestimmte Altersgrenze aufstellen und den Beitritt von der Vorlage eines ärztlichen Gesundheitszeugnisses abhängig machen.

Auf diese Art entsteht insbesondere eine umfangreiche Familienversicherung auf dem Gebiete der Krankenversicherung. Dies darf nicht verwechselt werden mit der sog. Familienhilfe, die noch unten näher zu besprechen ist. Sie tritt nur bei denjenigen Personen ein, die nicht schon selbst für ihre Person versichert sind.

Das Gesetz kennt ferner eine freiwillige Weiterversicherung. Ein Kassenmitglied, das aus der versicherungspflichtigen Versicherung ausscheidet und auf Grund der Reichsversicherung oder bei dem Reichsknappschaftsverein eine bestimmte Zeit, und zwar in den vorangegangenen 12 Monaten mindestens 26 Wochen oder unmittelbar vorher mindest 6 Wochen versichert war, hat nämlich die Befugnis, sich weiter bei der Kasse zu versichern, solange es sich im Inland aufhält und nicht eine andere Kassenmitgliedschaft erworben hat. Die Erklärung des Verbleibens muß aber binnen 3 Wochen der Kasse angezeigt werden.

Die Mitgliedschaft der Versicherungsberechtigten beginnt mit dem Tage des Beitritts.

3. Die Leistungen der Krankenversicherung.

Die Art und Höhe der Leistungen ist hier im Aufbau wesentlich beweglicher als bei den übrigen Versicherungszweigen; denn die Satzung hat großen Spielraum.

Man hat zu unterscheiden diejenigen Leistungen, die das Gesetz als Mindestleistungen vorschreibt, und diejenigen Leistungen, die durch die Satzung noch außerdem gewährt werden können. Erstere nennt das Gesetz Regelleistungen, letztere nennt es Mehrleistungen.

Die *Regelleistungen* der Krankenversicherung bestehen aus Krankenhilfe, Wochenhilfe, Sterbegeld und Familienhilfe.

a) Die Krankenhilfe.

Sie besteht aus Krankenpflege und Krankengeld. Unter gewissen Umständen können statt dessen auch Ersatzleistungen gegeben werden.

Die Krankenhilfe dauert grundsätzlich bis zum Ablauf der 26. Woche nach Beginn der Krankheit. Wenn jedoch Krankengeld erst von einem späteren Tage an bezogen wird, so werden die 26 Wochen von da an gerechnet. Eine Verlängerung ist als satzungsmäßige Mehrleistung bis zu einem Jahre zulässig.

α) Die Krankenpflege.

Voraussetzung der Krankenpflege ist eine Krankheit. Sie braucht nicht mit Arbeitsunfähigkeit verbunden zu sein. Krankheit ist dabei nach der Rechtsprechung ein anormaler Körperzustand, der in der Notwendigkeit ärztlicher Behandlung oder der Anwendung von Heilmitteln wahrnehmbar zutage tritt. Ein Zustand, der im medizinischen Sinne als Krankheit zu bezeichnen ist, braucht keine Krankheit im Sinne der RVO. zu sein, wenn er sich nicht durch die Notwendigkeit einer Kur oder durch Erwerbsunfähigkeit kundgibt.

Sie umfaßt ärztliche Behandlung und Versorgung mit Arznei, sowie Brillen, Bruchbändern und anderen kleineren Heilmitteln. In welcher Weise die ärztliche Behandlung gewährt wird, richtet sich nach den Erfordernissen des einzelnen Falles. Wichtig sind hier die neueren Vorschriften, die das Verhältnis der Ärzte zu den Krankenkassen regeln. Sie sind oben unter I. erörtert. Hier sei noch ergänzend bemerkt: Der Umfang der ärztlichen Behandlung ist in VII. der „Richtlinien des Reichsausschusses für Ärzte und Krankenkassen“ vom 12. Mai 1924 näher behandelt. Eine wichtige Ergänzung hierzu stellen u. a. die von dem Reichsausschuß für Ärzte und Krankenkassen am 15. Mai 1925 aufgestellten Richtlinien für wirtschaftliche Arzneiverordnung dar (abgedruckt Reichs-Arbeitsblatt 1925, S. 255). Dort ist u. a. ausgeführt, daß die Krankenkassen zwar nur die notwendige Krankenpflege zu gewähren haben, daß aber darunter nicht eine minderwertige Krankenhilfe zu verstehen ist, sondern wenn der Heilzweck durch eine billigere Kur erreicht werden kann, so darf der Versicherte nicht die teuere verlangen. Von zwei gleichartig wirkenden Mitteln ist stets das wohlfeilere anzuwenden. Diesen Grundsatz haben die Kassenärzte vor allem bei der Arzneiverordnung zu beachten. Sie haben aber auch weiter nach denselben Richtlinien dafür zu sorgen, daß auch hygienische und diätetische Maßnahmen nach Möglichkeit berücksichtigt werden. Bei der Arzneiverordnung ist danach grundsätzlich nur das wirklich Notwendige zu verordnen und die gleichzeitige Verordnung mehrerer, dem gleichen Zweck dienenden Arznei- oder Stärkungsmittel zu vermeiden. Für die Arzneiverordnungsweise sind nicht die subjektiven Beschwerden oder Wünsche der Versicherten, sondern ausschließlich der objektive Befund als ausschlaggebende Grundlage anzusehen. In den Richtlinien wird an einzelnen Beispielen gezeigt, in welcher Weise sie sich beim Verordnen auswirken.

Daß auch die Beziehungen zwischen Krankenkassen und Zahnärzten durch schriftlichen Vertrag zu regeln sind, ist ebenfalls oben unter I. schon dargelegt.

Genügt bei einer Krankenkasse die ärztliche oder zahnärztliche Behandlung nicht den berechtigten Anforderungen der Erkrankten, so kann das Oberversicherungsamt nach Anhören der Kasse jederzeit anordnen, daß diese Leistungen noch durch andere Ärzte oder Krankenhäuser zu gewähren sind (§§ 372, 374 RVO.). Kann aber eine Krankenkasse überhaupt einen Vertrag zu angemessenen Bedingungen nicht mit einer ausreichenden Zahl von Ärzten schließen, oder halten die Ärzte den Vertrag nicht ein und wird in solchem Fall die ärztliche Versorgung ernstlich gefährdet, so ermächtigt das Oberversicherungsamt die Kasse, auf ihren Antrag widerruflich statt der ärztlichen Behandlung Barleistungen bis zwei Drittel des durchschnittlichen gesetzlichen Krankengeldes zu gewähren (§ 370 RVO.).

Zur Sicherung der Arzneiversorgung der Kassen ist der Satzung insbesondere die Befugnis verliehen, den Vorstand zum Abschluß von Lieferungsverträgen unter Vorzugsbedingungen zu ermächtigen.

In allen Fällen haben jetzt die Versicherten 10% der Kosten für Arznei, Heil- und Stärkungsmittel selbst zu tragen, während sie früher daran nicht beteiligt waren. Der Kassenvorstand hat auch die Befugnis noch darüber hinaus die Kassenmitglieder bis zu 20% dieser Kosten heranzuziehen, wenn nach seiner pflichtmäßigen Überzeugung andernfalls die Leistungsfähigkeit der Kasse durch diese Ausgaben gefährdet würde. Ausnahmen von der Heranziehung sind möglich. Sie werden vom Reichsausschuß für Ärzte und Krankenkassen näher bestimmt. Dies ist geschehen in einer Bestimmung vom 10. April 1924. Danach sind die Kassenmitglieder von der Bezahlung des Kostenanteiles befreit bei Erkrankungen infolge eines Unfalls, bei Entbindungen, die ärztliche Hilfe erfordern; bei Nachtverordnungen und allen von den Ärzten als „dringend" (Cito) bezeichneten Verschreibungen, schließlich alle Erwerbslosen. Als dringend können Verschreibungen durch Ärzte erfolgen zur schleunigen Abwendung einer Gefahr für Leben oder Gesundheit oder Beseitigung von akuten Schmerzzuständen, oder endlich zur schleunigen Verhütung von Ansteckung oder Übertragung von Krankheiten.

Die Krankenkasse kann Mehrleistungen an Krankenpflege durch die Satzung einführen. Sie kann nämlich auch noch andere als kleinere Heilmittel zubilligen, z. B. Krankenkost oder Zuschuß für Krankenkost, ferner auch Hilfsmittel gegen Verunstaltung, Verkrüppelung, die nach beendigtem Heilverfahren nötig sind, um die Arbeitsfähigkeit herzustellen oder zu erhalten, wie z. B. Krücken,

Prothesen usw. (§§ 193, 187 Nr. 3). Sie kann auch die Dauer der Krankenpflege bis auf 1 Jahr erweitern (§ 187 Nr. 1 RVO.).

Eine Abart der Krankenpflege ist die Fürsorge für Genesende, namentlich durch Unterbringung in ein Genesungsheim, die bis zur Dauer eines Jahres nach Ablauf der Krankenhilfe durch die Satzung gestattet werden kann. Auch prophylaktische Maßnahmen zur Verhütung von Erkrankung der einzelnen Kassenmitglieder kann die Satzung mit Zustimmung des Oberversicherungsamts vorsehen. Nach altem Recht durfte sie nur „allgemeine" vorbeugende Maßnahmen veranlassen. Über Ausdehnung der Krankenpflege auf Familienmitglieder s. unten Abschnitt IV.

Andererseits ist die Kasse unter Umständen in der Lage, die gesetzlichen Regelleistungen in Ausnahmefällen mittelbar und unmittelbar zu beschränken. Hierher gehört zunächst der oben schon erwähnte Fall einer vermehrten Heranziehung zu den Kosten für Arznei-, Heil- und Stärkungsmittel. Ferner gehört hierher die Befugnis zur Erhebung einer Gebühr für den Krankenschein nach dem neuen § 187b, endlich die Möglichkeit, daß die Kassensatzung mit Zustimmung des Oberversicherungsamts für kleinere Heilmittel einen Höchstbetrag festsetzt (§ 193 Abs. 1). In der Praxis entsteht aus diesem Grunde häufig Streit darüber, ob im Einzelfalle ein kleineres oder größeres Heilmittel oder eine ärztliche Behandlung vorliegt, da in den beiden letzten Fällen eine Beschränkung durch einen solchen Höchstbetrag nicht zulässig ist. Auf diesem Boden ist z. B. die grundsätzliche Entscheidung des Reichsversicherungsamts über die Diathermie ergangen, worin die Diathermie nicht als kleines Heilmittel, sondern als ärztliche Behandlung angesehen wird. Sie kann infolgedessen durch die Kassensatzung nicht auf einen Höchstbetrag begrenzt werden. Für Ausgesteuerte, d. h. Personen, die bereits in 12 Monaten für 26 Wochen hintereinander oder insgesamt Krankengeld oder Ersatzleistungen dafür bezogen haben, kann in einem neuen Versicherungsfall, der im Laufe der nächsten 12 Monate eintritt, die Krankenhilfe auf die Regelleistungen und auf die Gesamtdauer von 13 Wochen beschränkt werden. Dies gilt aber nur, wenn die Krankenhilfe durch dieselbe nicht gehobene Krankheitsursache veranlaßt wird (§ 188 RVO.).

Eine besondere Form der Krankenpflege ermöglicht § 185 RVO. Er gibt der Kasse die Befugnis, mit Zustimmung des Versicherten *Hilfe und Wartung durch Krankenpfleger*, Krankenschwestern oder andere Pfleger namentlich auch dann zu gewähren, wenn die Aufnahme des Kranken in ein Krankenhaus geboten, aber nicht ausführbar ist, oder ein wichtiger Grund vorliegt, den Kranken in seinem Haushalt oder bei seiner Familie zu belassen. Man bezeichnet dies als Hauspflege. Einen Schritt weiter geht der neue § 185a. Danach können bei Krankenkassen mit räumlich weit ausgedehntem Bezirk die Kassen Krankenschwestern als Pflegepersonen und als Gehilfinnen der Ärzte anstellen. Für die Tätigkeit solcher Schwestern kann der Reichsausschuß für Ärzte und Krankenkassen Richtlinien aufstellen. Er hat dies, und zwar begrenzt für Krankenkassen mit ländlichem Bezirk, am 10. IV. 1924 getan. Darin wird zur Vorbedingung gemacht, daß die Schwester staatlich anerkannt ist. Ihre Tätigkeit, soweit sie hauptamtlich von Kassen als Pflegepersonal und als Gehilfinnen der Ärzte angestellt sind, hat sich bei der Krankenbehandlung auf die Krankenpflege und auf Hilfeleistungen bei durch Ärzte ausgeführten oder angeordneten Verrichtungen zu beschränken. Verboten ist Krankenschwestern jede selbständige Beratung zum Zweck der Behandlung von Kranken, ferner selbständige Hilfeleistungen, abgesehen von Notfällen, und auch dann nur erlaubt bis zum Eingreifen des Arztes, und endlich die Beeinflussung von Kranken zugunsten oder zu ungunsten bestimmter Ärzte. Hält ein Arzt die Hinzuziehung einer Schwester zur Pflege der Hilfeleistung für notwendig, so hat er für die Benachrichtigung der Kasse zu sorgen. Die Schwestern haben bei der Krankenbehandlung die Anweisungen des Arztes gewissenhaft auszuführen. Beschwerden von Ärzten gegen solche Schwestern und umgekehrt gehören vor den bei der Kasse bestehenden Ärzteausschuß.

Eine weitere Ersatzleistung ist die *Krankenhauspflege*. Durch sie wird nicht nur die Krankenpflege, sondern auch das Krankengeld abgelöst. Die Krankenhauspflege besteht in Kur und Verpflegung in einem Krankenhause und kann von der Kasse gemäß § 184 RVO. nach ihrem Ermessen an Stelle der Krankenpflege und des Krankengeldes bewilligt werden. Andererseits aber ist sie nicht berechtigt, von dieser Befugnis ohne Zustimmung des Kranken Gebrauch zu machen, wenn der Kranke einen eigenen Haushalt hat oder Mitglied des Haushaltes seiner Familie ist; dabei genügt bei Minderjährigen über 16 Jahre ihre eigene Zustimmung, ohne daß auch diejenige des gesetzlichen Vertreters einzuholen wäre. Die Zustimmung des Erkrankten ist nur in einzelnen Fällen nicht erforderlich, nämlich wenn die Art der Krankheit eine Behandlung oder Pflege verlangt, die in der Familie des Erkrankten unmöglich ist, oder wenn es sich um eine ansteckende Krankheit handelt, oder als Strafmaßnahme, wenn der Erkrankte wiederholt der Krankenordnung oder den Anordnungen des behandelnden Arztes zuwider gehandelt hat, endlich wenn der Zustand des Kranken fortgesetzte Beobachtung erfordert. Neben die Krankenhauspflege tritt bei denjenigen Versicherten, die bisher aus ihrem Arbeitsverdienst Angehörige ganz oder überwiegend unterhalten haben, eine Barleistung in Gestalt des Hausgeldes. Es darf nicht mit dem Krankengeld verwechselt werden. Die Höhe des Hausgeldes beträgt die Hälfte des rechnungsmäßigen Krankengeldes, das aber, wie erwähnt, hier nicht etwa außerdem gezahlt wird, sondern überhaupt bei der Krankenhauspflege wegfällt. Die Auszahlung des Hausgeldes erfolgt unmittelbar an die Angehörigen (§ 186 RVO.). Als satzungsmäßige Mehrleistung kann das Hausgeld bis zum Betrage des gesetzlichen Krankengeldes erhöht werden. Ferner kann als satzungsmäßige Mehrleistung bei Krankenhauspflege ein Krankengeld bis zur halben gesetzlichen Höhe einem Versicherten zugebilligt werden, für den kein Hausgeld zu zahlen ist. Besondere Schwierigkeiten entstehen, wenn die Krankheit durch Unfall entstanden ist. Näheres hierüber s. unten Abschnitt „Unfallversicherung".

β) Das Krankengeld.

Der zweite Bestandteil der Krankenhilfe ist das Krankengeld. Es besteht neben der Krankenpflege, stellt also die Barleistung als Ergänzung zu der Sachleistung dar. Die Höhe des Krankengeldes ist vom Gesetz in bestimmte Grenzen gewiesen. Es beträgt für jeden Kalendertag $^1/_2$ des sog. Grundlohnes. Was dabei als Grundlohn anzusehen ist, bestimmt § 180 RVO. Es gibt 2 Arten, in denen die Kasse den Grundlohn bemessen kann. Entweder setzt ihn der Kassenvorstand nach Lohnstufen fest, und zwar in Höhe des durchschnittlichen Arbeitsentgeltes jeder Lohnstufe für den Kalendertag, oder die Satzung bestimmt die Berechnung nach Mitgliederklassen, wobei die sämtlichen Versicherten der Kasse in einzelne Berufsklassen eingeteilt werden; in diesem Fall wird das durchschnittliche Tagesentgelt der betreffenden Klasse zugrunde gelegt. Als drittes System war früher die Berücksichtigung des wirklichen Arbeitsverdienstes möglich. Der Kassenvorstand konnte nämlich auch, wenn die Satzung die Berechnung nach Lohnstufen oder Mitgliederklassen vorsieht, den wirklichen Arbeitsverdienst der einzelnen Versicherten als Grundlohn bestimmen. Diese Befugnis war zeitlich begrenzt vom Gesetz aufgenommen und ist durch Zeitablauf beseitigt.

Grundsätzlich beträgt das Krankengeld von dem Betrag, der sich hiernach als Grundlohn für den betreffenden Versicherten ergibt, die Hälfte.

Voraussetzung für das Krankengeld ist, daß die Krankheit den Versicherten arbeitsunfähig macht. Der Grund hierfür ist der, daß das Krankengeld als Ersatzleistung für den entgangenen Arbeitsverdienst gedacht ist. Arbeitsunfähigkeit darf dabei nicht verwechselt werden mit den Begriffen Erwerbsunfähigkeit im Sinne der Unfallversicherung, Invalidität im Sinne der Invalidenversicherung und Berufsunfähigkeit nach der Angestelltenversicherung. Arbeitsunfähigkeit bedeutet vielmehr die Unfähigkeit zur Fortsetzung der bisher ausgeübten Arbeit, ohne daß im allgemeinen eine Verweisung auf den allgemeinen Arbeitsmarkt oder auf andere, sei es auch enger begrenzte Berufsgruppen, möglich wäre. Nur in ganz begrenztem Umfang hat die Rechtsprechung zugelassen, daß Arbeitsunfähigkeit dann verneint wird, wenn der Versicherte noch andere Arbeiten ähnlicher Art ausüben könnte.

Während die Krankenpflege unmittelbar mit dem Beginn der Krankheit einsetzt, besteht für das Krankengeld eine kurze *Wartezeit* (Karenzzeit). Es wird erst vom 4. Krankheitstag an gewährt. Tritt die Arbeitsunfähigkeit aber erst später ein, so beginnt erst von da an das Krankengeld.

Früher wurde das Krankengeld nur für jeden Wochentag der Arbeitsunfähigkeit gewährt, fiel also bei Sonn- und Feiertagen weg. Jetzt wird das Krankengeld schlechthin für jeden Kalendertag der Arbeitsunfähigkeit gewährt.

Das Krankengeld endet spätestens mit dem Ablauf der 26. Woche vom Tage des Bezuges an. Dabei wird aber nicht mitgerechnet eine Zeit, in der nur Krankenpflege bezogen wird.

Eine Erweiterung des Krankengeldbezugs *als satzungsmäßige Mehrleistung* ist in verschiedenen Richtungen möglich. Die Satzung kann einmal den Krankengeldbezug bis auf 1 Jahr verlängern. Sie kann ferner eine Erhöhung des Krankengeldes bis auf drei Viertel des Grundlohnes vornehmen. Sie kann auch von der Karenzzeit absehen und schon vom ersten Tag der Arbeitsunfähigkeit das Krankengeld zubilligen. Die Satzung kann ferner mit Zustimmung des Oberversicherungsamts den Vorstand ermächtigen, für eingetretene Versicherungsfälle die Barleistungen entsprechend den Veränderungen des Geldwertes zu erhöhen. Endlich kann sie mit Zustimmung des Oberversicherungsamts das Krankengeld für Verheiratete und Ledige sowie nach der Zahl der Kinder und sonstigen Angehörigen abstufen, auch Zuschläge zum Krankengeld für alle oder nur für die niedrigeren Lohnstufen bewilligen. Diese Vorschrift ist neu und entspricht dem auch in den Leistungen der Sozialversicherung mehr und mehr vertieften Prinzip einer Berücksichtigung der Verschiedenartigkeit der Familien- und Lohnverhältnisse.

Umgekehrt gibt das Gesetz aber auch die Möglichkeit zu einer Beschränkung oder Versagung des Krankengeldes, u. a. bei Krankheit durch eine strafbare Handlung, sofern dieses Delikt mit Verlust der bürgerlichen Ehrenrechte bedroht ist.

Über Krankengeld bei Unfallerkrankungen s. unten Abschnitt „Unfallversicherung".

b) Die Wochenhilfe.

Die alte RVO. kannte als Regelleistung der Wochenhilfe nur Wochengeld. Die Pflichtleistungen wurden dann wesentlich erweitert als Kriegswochenhilfe. Diese wurde an Ehefrauen von Kriegsteilnehmern und an unverehelichte Personen gewährt, die Kinder von Kriegsteilnehmern hatten. Aus ihr ist die heutige Wochenhilfe hervorgegangen. Sie hat zwei Formen, einerseits diejenige Wochenhilfe, die den versicherten weiblichen Kassenmitgliedern gewährt wird, und anderseits die Familienwochenhilfe, die gewissen nichtversicherten Wöchnerinnen wegen ihrer Familienbeziehungen zu versicherten Mitgliedern zuteil wird. Erstere soll hier, letztere unten unter d) Familienhilfe betrachtet werden. Die Kriegszeit hatte daneben noch die Wochenfürsorge unter organisatorischer Heranziehung der Krankenkassen geschaffen. Sie ist reine öffentliche Fürsorge, wird ohne Beitragsleistung der Beteiligten aus allgemeinen öffentlichen Mitteln gespeist und ist daher von der Sozialversicherung durchaus wesensverschieden. Die Kosten trug früher das Reich. Jetzt ist sie durch die VO. über Fürsorgepflicht vom 13. II. 1924 den Ländern übertragen.

Die Wochenhilfe für Versicherte wird an weibliche Versicherte gewährt, die in den letzten 2 Jahren vor der Niederkunft mindestens 10 Monate, im letzten Jahr vor der Niederkunft aber mindestens 6 Monate hindurch auf Grund der Reichsversicherung oder bei dem Reichsknappschaftsverein gegen Krankheit versichert gewesen sind.

Die Regelleistungen der Wochenhilfe bestehen in folgendem: Es werden bei der Entbindung oder bei Schwangerschaftsbeschwerden zunächst Hebammenhilfe, Arznei und kleinere Heilmittel, sowie ärztliche Behandlung gewährt, letztere wenn sie erforderlich wird. Dazu tritt ein einmaliger Geldbetrag zu den sonstigen Entbindungskosten und im Falle von Schwangerschaftsbeschwerden in Höhe von jetzt 10 RM. Findet eine Entbindung nicht statt, so sind als Beitrag zu den Kosten bei Schwangerschaftsbeschwerden 6 RM. zu zahlen. Als dritte Leistung wird ein tägliches Wochengeld für 4 Wochen vor und 6 zusammenhängende Wochen unmittelbar nach der Niederkunft gewährt. Das Wochengeld vor der Entbindung wird von 4 auf 6 Wochen verlängert, wenn die Schwangere während dieser Zeit keine Beschäftigung gegen Entgelt ausübt und vom Arzt festgestellt wird, daß die Entbindung voraussichtlich innerhalb 6 Wochen stattfinden wird. Schließlich wird noch ein Stillgeld gezahlt.

Diese Regelleistungen können durch die Satzung in mehrfacher Beziehung zu Mehrleistungen erweitert werden. Sie kann den Wochengeldbezug bis auf 13 Wochen und den Stillgeldbezug bis auf 26 Wochen verlängern, auch den einmaligen Entbindungskostenbeitrag von 10 RM. bis auf 25 RM. erhöhen. Ferner kann sie mit Zustimmung des Oberversicherungsamts das Wochengeld höher als das Krankengeld bemessen bis zu einem Höchstbetrag von drei Viertel des Grundlohnes. Die Satzung kann schließlich Schwangeren, die der Kasse mindestens 6 Monate angehören, ein Schwangerengeld zubilligen, wenn sie infolge der Schwangerschaft arbeitsunfähig werden. Es hat die Höhe des Krankengeldes und dauert bis längstens 6 Wochen.

Die Kasse kann mit Zustimmung der Wöchnerin an Stelle des Wochengeldes Kur und Verpflegung in einem Wöchnerinnenheim oder Hilfe und Wartung durch Hauspflegerinnen gewähren (§ 196). In diesem Fall kann sie bis zur Hälfte des Wochengeldes abziehen. Erfolgt die Unterbringung in einem Wöchnerinnenheim bei einer Versicherten, die bisher aus ihrem Arbeitsverdienst Angehörige ganz oder überwiegend unterhalten hat, so ist daneben ein Hausgeld für die Angehörigen unmittelbar in Höhe des halben Krankengeldes zu zahlen.

c) Sterbegeld.

Das Sterbegeld ist eine einmalige Barleistung der Krankenkasse, die beim Tode eines Versicherten fällig wird. Als Regelleistung wird sie beim Tod des Versicherten in Höhe des zwanzigfachen Grundlohnes gezahlt. Wenn ein als Mitglied der Kasse Erkrankter binnen einem Jahre nach Ablauf der Krankenhilfe an derselben Krankheit stirbt (sog. Ausgesteuerter), so ist weiter noch erforderlich, daß er bis zum Tode arbeitsunfähig gewesen ist.

Als Mehrleistung kann die Satzung den Betrag bis zum vierzigfachen Grundlohn erhöhen, auch den Mindestbetrag bis auf 50 Reichsmark erweitern.

Das Sterbegeld ist als Deckung für die Bestattungskosten gedacht. Deshalb bestimmt § 203 RVO. ausdrücklich, daß von dem Sterbegeld zunächst die Kosten der Bestattung bestritten und an denjenigen gezahlt werden, der die Bestattung besorgt hat. Der etwa verbleibende Überschuß geht an die vom Gesetz aufgezählten Hinterbliebenen.

d) Die Familienhilfe.

Das Gesetz führt die Familienhilfe unter einen besonderen Abschnitt auf. Streng genommen ist aber die Familienhilfe jeweils eine Erweiterung der unter a bis c aufgeführten Leistungen der Krankenhilfe, Wochenhilfe und des Sterbegeldes. Der Versicherungsfall für die Familienhilfe ist an sich derselbe wie dort, nämlich Krankheit, Niederkunft oder Tod. Die besondere Bedeutung der Familienhilfe liegt nur darin, daß sie ihre Leistungen anläßlich jener Versicherungsfälle auf gewisse Familienangehörige ausdehnt, die nicht selbst zu den Versicherten gehören. Demgemäß gibt es drei Arten der Familienhilfe.

Zunächst kommt in Betracht diejenige Familienhilfe, die auf dem Gebiete der Krankenhilfe liegt. Sie besteht darin, daß die Krankenpflege durch die Satzung an solche Familienangehörige der Versicherten zugebilligt werden kann, die nicht schon ohnedies anderweit nach der RVO. Anspruch auf Krankenpflege haben.

Eine zweite Art der Familienhilfe betrifft das Sterbegeld. Ihr Wesen liegt darin, daß das Sterbegeld durch die Satzung auch beim Tode des Ehegatten oder eines Kindes eines Versicherten, also nicht nur beim Tode des Versicherten selbst, gewährt werden kann.

Der wichtigste Zweig der Familienhilfe ist die *Familienwochenhilfe*. Sie besteht darin, daß Wochenhilfe über den Kreis der versicherten Wöchnerinnen hinaus auch an Ehefrauen sowie an diejenigen Töchter, Stief- und Pflegetöchter der Versicherten, die mit diesem in häuslicher Gemeinschaft leben, gewährt wird. Weitere Voraussetzung ist aber, daß sie ihren gewöhnlichen Aufenthalt im Inland haben, ferner, daß ihnen nicht schon ohnedies ein Anspruch auf Wochenhilfe nach dem Gesetz zusteht — was im Falle der eigenen Versicherung zutreffen würde —, und schließlich muß die versicherte Person, zu der sie in dem oben geschilderten Verwandtschaftsverhältnis stehen, in den letzten 2 Jahren vor der in Frage stehenden Niederkunft mindestens 10 Monate hindurch und im letzten Jahr vor der Niederkunft mindestens 6 Monate auf Grund der Reichsversicherung oder bei dem Reichsknappschaftsverein gegen Krankheit versichert gewesen sein.

Die Familienwochenhilfe lehnt sich in ihren *Leistungen* an die oben unter b erörterte Wochenhilfe eng an.

4. Die Aufbringung der Mittel der Krankenversicherung.

Die Mittel der Krankenversicherung werden durch Beiträge der Beteiligten aufgebracht, und zwar tragen die Arbeitgeber ein Drittel, die Versicherten zwei Drittel. Freiwillig Versicherte zahlen ihren Beitrag allein.

Bei den Pflichtversicherten geht die Beitragsleistung in der Weise vor sich, daß der Arbeitgeber den ganzen Beitrag an die Kasse an den bestimmten Zahltagen einzahlt und der Versicherte sich einen Lohnabzug in Höhe seines Beitragsteiles gefallen lassen muß. Ist ein Arbeitgeber mit der Zahlung der Beiträge länger als eine Woche in Verzug, so kann ein Aufschlag zu den Beträgen erhoben werden. Während des Bezugs von Wochen- und Schwangerengeld sind Beiträge von Versicherten so lange nicht zu entrichten, als sie nicht gegen Entgelt arbeiten.

Für Hausgewerbtreibende und Ersatzkassenmitglieder, ferner für unständig Beschäftigte bestehen Besonderheiten.

Ersatzkassenmitglieder konnten früher nur ein Ruhen ihrer Mitgliedschaft bei der sonst zuständigen Krankenkasse für die Dauer ihrer Zugehörigkeit bei der Ersatzkasse beantragen. Jetzt dagegen sind sie auf Vorlage einer Bescheinigung über ihre Ersatzkassenzugehörigkeit bei ihrem Arbeitgeber ohne weiteres von der Zugehörigkeit zu der sonst zuständigen Krankenkasse frei. In diesem Falle hat die Ersatzkasse hinsichtlich der Befreiten Anspruch auf den vollen Arbeitgeberbeitragsteil, den der Arbeitgeber sonst an die zuständige Krankenkasse abzuführen hätte.

Die Beitragsleistung kann praktisch nur Hand in Hand mit dem *Melde- und Auskunftswesen* betrachtet werden. Um nämlich die Beitragsleistung ordnungsmäßig überwachen zu können, stellt das Gesetz eine Meldepflicht des Arbeitgebers auf, bei deren Verletzung er sich strafbar macht. Auch ist der Kasse die Befugnis zuerkannt, Auskünfte von den Arbeitgebern zu verlangen. Um aber in gewissen größeren Betrieben die Betriebsverwaltung nicht zu sehr auf diese Weise zu belasten, ist dem Kassenvorstand das Recht zuerkannt, mit solchen Betriebsinhabern Vereinbarungen über Einreichung von Listen und Offenhaltung der Bücher zur Einsicht der Krankenkasse zu treffen; in diesem Fall besteht dann keine Meldepflicht. Davon abgesehen, kann auch der Reichsarbeitsminister Bestimmungen zur Vereinfachung des Meldewesens treffen.

Die eingehenden Mittel werden nach den Grundsätzen *verwaltet*, wie sie oben angegeben sind. Hier ist noch als Besonderheit anzufügen, daß die Mittel der Kasse außer zu den satzungsmäßigen Leistungen und zu einer Rücklage für Verwaltungskosten auch noch zu Zwecken der besonderen oder allgemeinen Krankheitsverhütung verwendet werden dürfen. Dabei ist die Verwendung zur besonderen Krankheitsverhütung neu eingeführt, da die Befugnis der Kasse zur Ergreifung von Maßnahmen vorbeugender Art auch gegenüber einzelnen Kassenmitgliedern erst neu in die Reichsversicherungsordnung aufgenommen ist. Die Satzung kann auch weiter den Vorstand ermächtigen, für Sozialrentner sowie für Erwerbslose, die nicht der Erwerbslosenfürsorge unterliegen oder aus ihr ausgeschieden sind, sowie für andere Fürsorgeempfänger die Krankenpflege zu übernehmen, sofern der Kasse Ersatz ihrer vollen Aufwendungen für den Einzelfall sowie eines angemessenen Teiles ihrer Verwaltungskosten gewährleistet wird.

Grundsätzlich trägt die Kasse die ganzen Ausgaben allein und verwaltet demgemäß auch allein ihre Mittel. Da sich aber bei gewissen Aufgaben die einzelne Kasse als nicht ausreichend leistungsfähig gezeigt hatte, war neu eine *Gemeinlast* vom Gesetz eingeführt worden. Sie bestand darin, daß die Krankenkassen im Bezirk jedes Oberversicherungsamts im Verhältnis zueinander einen Teil ihrer Aufwendungen gemeinschaftlich trugen. Dahin gehörten die Aufwendungen für die Wochenhilfe, soweit sie überhaupt die Krankenkassen zu tragen haben, und ein Teil der Aufwendungen für die Krankenpflege weiblicher Versicherter. Abrechnungsstelle für die Gemeinlast war das Oberversicherungsamt. Die sämtlichen Vorschriften über die Gemeinlast sind aber neuerdings wieder beseitigt worden.

5. Das Verfahren der Krankenversicherung.

Unter I Ziffer 1 wurde bereits die Aufgabe derjenigen Behörden dargestellt, die im Verfahren der Krankenversicherung tätig werden. Dort wurde auch weiter schon der grundsätzliche Unterschied zwischen Spruch- und Beschlußverfahren entwickelt. Es wird hierauf Bezug genommen. Hier sei noch rein verfahrungsrechtlich nachgetragen, daß die Leistungen der Krankenversicherung nicht wie in den übrigen Zweigen der Sozialversicherung gleich durch einen förmlichen Bescheid festgestellt werden, sondern sie werden zunächst formlos im Verwaltungsweg bewilligt, und nur bei Streit wird auf Anrufen das Versicherungsamt als Entscheidungsstelle in erster Instanz tätig. Der Lauf des Berufungsverfahrens an das Oberversicherungsamt und des Revisionsverfahrens an das Reichsversicherungsamt ist bereits geschildert.

II. Die Unfallversicherung.

Die Unfallversicherung knüpft an den Betriebsunfall als Versicherungsfall an. Sie gibt Leistungen, wenn durch Betriebsunfall eine Gesundheitsbeschädigung eingetreten ist, die die Erwerbsfähigkeit beeinträchtigt, oder wenn der Betriebsunfall den Tod des Verletzten verursacht hat. Als Besonderheit ist aber im Gegensatz zu allen übrigen Zweigen der Sozialversicherung für die Unfallversicherung noch das festzuhalten, daß sie nicht nur diese Auswirkung für den Versicherten selbst hat, sondern auch unmittelbar in die zivilrechtliche Haftung des Unternehmers befreiend eingreift. Der Unternehmer wird von seiner zivilrechtlichen Haftbarkeit gegenüber dem Verletzten und seinen Hinterbliebenen befreit, wenn er nicht etwa durch eine vorsätzliche im Strafverfahren festgestellte strafbare Handlung den Betriebsunfall herbeigeführt hat. Etwas weiter geht die Haftung des Unternehmers im Innenverhältnis gegenüber der Berufsgenossenschaft. Ihr gegenüber ist er haftpflichtig, wenn strafgerichtlich festgestellt wird, daß er den Unfall vorsätzlich oder fahrlässig mit Außerachtlassung derjenigen Aufmerksamkeit herbeigeführt hat, zu der er vermöge seines Berufes oder Gewerbes besonders verpflichtet war. Er haftet in diesem Fall für alles, was die Berufsgenossenschaft nach Gesetz oder Satzung aufwenden muß.

Das Gesetz spaltet die Unfallversicherung in 3 Untergruppen, die getrennt behandelt sind: gewerbliche, landwirtschaftliche und Seeunfallversicherung.

1. Organisation der Unfallversicherung.

Auch hier ist zu unterscheiden zwischen den Versicherungsträgern, die den Sitz der Selbstverwaltung darstellen, und zwischen den in der Unfallversicherung tätigen staatlichen Behörden.

a) Die Selbstverwaltung der Unfallversicherung.

Versicherungsträger sind hier die *Berufsgenossenschaften*. Sie sind aus den Unternehmern gebildet. Die Arbeitnehmer sind keine Mitglieder und haben demgemäß auch keine Beiträge zu entrichten. In gewisser Beziehung nehmen auch die Arbeitnehmer an der Verwaltung teil, nämlich bei der Aufstellung der Unfallverhütungsvorschriften und bei Erteilung der Leistungsbescheide.

Die Berufsgenossenschaften sind nach rein beruflichen Grundsätzen errichtet. Nur in der Landwirtschaft ist der Aufbau territorial in Anlehnung an die staatlichen Verwaltungsbezirke. Für Privatfahrzeug- und Reittierbesitzer ist eine besondere Versicherungsgenossenschaft eingerichtet, die aber ihrer rechtlichen Natur nach ebenso den Charakter als Versicherungsträger besitzt. Bei einigen Berufsgenossenschaften bestehen Zweigstellen, die nicht selbst Versicherungsträger, sondern nur Verwaltungsstellen der betreffenden Berufsgenossenschaften sind. Dies ist der Fall bei den Baugewerksberufsgenossenschaften, bei der Tiefbauberufsgenossenschaft und bei der Seeberufsgenossenschaft. Erstere umfassen Bauarbeiten, die nicht gewerbsmäßig ausgeführt werden, letztere die Kleinbetriebe der See- und Küstenschiffahrt.

Während die oben geschilderten Versicherungsträger als die regelmäßigen Versicherungsträger bezeichnet werden können, sind auch hier, ähnlich wie in der Krankenversicherung, gewisse *Ersatzversicherungsträger* zu nennen. Dies sind Reich, Länder, Gemeinden und andere öffentliche Körperschaften. Das Reich oder ein Land ist Träger der Versicherung, wenn ein Betrieb für seine Rechnung geht oder eine Tätigkeit für seine Rechnung ausgeführt wird. Statt dessen können sie aber der zuständigen Berufsgenossenschaft beitreten. Gemeinden und andere öffentliche Körperschaften sind Versicherungsträger für Bauarbeiten und nichtgewerbsmäßiges Halten von Reittieren und Fahrzeugen, die sie als Unternehmer in anderen als Eisenbahnbetrieben ausführen, wenn sie durch die oberste Verwaltungsbehörde für leistungsfähig erklärt sind. Auch sie können statt dessen in die zuständige Berufsgenossenschaft eintreten.

Die Berufsgenossenschaften sind *juristische Personen des öffentlichen Rechts.*

Die innere Verfassung der Berufsgenossenschaften weist, wie bei den Krankenkassen, *zwei Organe auf*, eines für die laufende Verwaltung, und eines, dem besondere Beschlüsse vorbehalten sind. Das erstere ist der Vorstand, das letztere die Genossenschaftsversammlung. Die Genossenschaftsversammlung wird aus den beteiligten Unternehmern gebildet. Bei manchen Berufsgenossenschaften besteht sie aus einer engeren Vertretung der Unternehmer. Aus der Genossenschaftsversammlung wird der Vorstand im Weg der Verhältniswahl gewählt.

Jede Berufsgenossenschaft muß eine *Satzung* haben. Sie unterliegt der Genehmigung des Reichsversicherungsamts bzw. des Landesversicherungsamts. Ferner hat jede Berufsgenossenschaft eine *Dienstordnung* aufzustellen, in der die Rechtsverhältnisse der Angestellten geregelt sind.

Zur besseren Handhabung der Verwaltung kann die Satzung eine gewisse Dezentralisation dadurch einführen, daß die Genossenschaft in *örtliche Sektionen* eingeteilt wird. Hiervon ist in weitgehendem Umfang Gebrauch gemacht.

b) Die Behörden der Unfallversicherung.

Als staatliche Behörden sind in der Unfallversicherung die Aufsichtsbehörden und die rechtsprechenden Behörden tätig.

Die *Aufsicht* wird durch das Reichsversicherungsamt ausgeübt. Ist für ein Land ein Landesversicherungsamt errichtet, so führt dieses an Stelle des Reichsversicherungsamts die Aufsicht über diejenigen Genossenschaften, die nicht über das Gebiet des Landes hinausreichen. Der Umfang der Aufsicht ist grundsätzlich ebenso, wie er im ersten Abschnitt für die Krankenversicherung dargestellt wurde. Eine Erweiterung besteht aber bezüglich der Unfallverhütung und der ersten Hilfe bei Unfällen. Insoweit erstreckt sich das Aufsichtsrecht auch auf Umfang und Zweckmäßigkeit der Maßnahmen der Genossenschaft.

Die bei der *Rechtsprechung beteiligten Behörden* sind: Versicherungsamt, Oberversicherungsamt, Reichsversicherungsamt bzw. Landesversicherungsamt. Im einzelnen darf bezüglich ihrer Zusammensetzung auf die Ausführungen im ersten Abschnitt unter I. verwiesen werden. Das *Verfahren* ist unten unter V. näher geschildert. Hier sei nur schon hervorgehoben, daß das Versicherungsamt — anders wie in der Krankenversicherung — in Leistungsstreitigkeiten zwischen den Versicherten und dem Versicherungsträger nicht entscheidend, sondern nur evtl. vorbereitend tätig wird.

2. Kreis der versicherten Personen in der Unfallversicherung.

Versicherungspflicht und Versicherungsberechtigung sind auch hier die beiden Arten der Versicherung. Während aber in den übrigen Versicherungszweigen die Beschäftigung des Versicherten als solche allein maßgebend ist, kommt hier noch hinzu, daß die Beschäftigung in einen bestimmten zur Unfallversicherung gehörenden Betrieb stattfinden muß.

a) Die Versicherungspflicht in der Unfallversicherung.

Wie bereits oben kurz angedeutet, umfaßt die Versicherungspflicht nur Beschäftigungen in den vom Gesetz näher angegebenen Betrieben. Diese Betriebe sind erschöpfend vom Gesetz aufgezählt und umfassen die großen Zweige des Gewerbes, der Land- und Forstwirtschaft und der Seeschiffahrt. Demgemäß gliedert sich auch die Unfallversicherung in die drei Zweige: Gewerbliche, landwirtschaftliche und Seeunfallversicherung.

Innerhalb der versicherten Betriebe umfaßt die Unfallversicherung *alle Arbeiter, Gesellen, Gehilfen und Betriebsbeamte einschließlich der Werkmeister und Techniker.* Doch beschränkt sich dies grundsätzlich auf diejenigen Personen, die im technischen Teil des Betriebes beschäftigt sind. Durch die Satzung kann aber eine gewisse Erstreckung stattfinden. Auf alle Fälle erstreckt sich aber die Versicherung schon kraft Gesetzes auf häusliche und andere Dienste, zu denen Versicherte, die hauptsächlich mit einer versicherten Tätigkeit beschäftigt sind, von dem Unternehmer oder dessen Beauftragten herangezogen werden.

Betriebsbeamte waren früher nur bis zu einer bestimmten Jahresarbeitsverdienstgrenze der Unfallversicherung unterstellt. Diese Grenze ist dann gestrichen worden. Neuerdings ist aber, und zwar nicht nur für Betriebsbeamte, sondern allgemein, wieder eine Begrenzung in der Form eingeführt worden, daß die Versicherung sich überhaupt nur auf den Jahresarbeitsverdienst bis zu einem Höchstbetrag von 8400 Reichsmark erstreckt. Die Satzung kann die Versicherung darüber hinaus erstrecken. Damit ist zwar die Versicherung auch für höher bezahlte Arbeitnehmer, insbesondere also für Betriebsbeamte, an und für sich beibehalten; aber bei der Rentenberechnung wird nur der Jahresarbeitsverdienst bis zu 8400 Mark oder zur satzungsmäßigen höheren Grenze angesetzt.

Aus besonderen Gründen tritt *Versicherungsfreiheit* ein. Es handelt sich dabei um Beamte in Betriebsverwaltungen von Ländern und Gemeinden und Reichsbahnbeamte, Angehörige der Schutzpolizei und Soldaten.

Die Satzung kann die Versicherungspflicht erstrecken auf die *Betriebsunternehmer und die Hausgewerbtreibenden,* die Unternehmer eines versicherungspflichtigen Betriebes sind. Früher war diese Möglichkeit bis zu einer bestimmten Jahreseinkommensgrenze beschränkt. Das ist jetzt beseitigt. Aber auch hier gilt nunmehr die neueste Änderung, wonach die Versicherung sich nur auf einen Jahresarbeitsverdienst bis zu 8400 Mark und einen etwa durch die Satzung bestimmten höheren Betrag erstreckt (vgl. oben).

Ohne weiteres wird von der satzungsmäßigen Erstreckung der Versicherungspflicht auf Betriebsunternehmer auch der *Ehegatte* betroffen, der im Betrieb des Unternehmers tätig ist.

b) Die freiwillige Versicherung in der Unfallversicherung.

Betriebsunternehmer sind, soweit sie nicht etwa nach der Satzung der Versicherungspflicht unterliegen, berechtigt, sich selbst zu versichern. Diese freiwillige Unfallversicherung erstreckt sich ohne weiteres auch auf den im Betriebe des Unternehmers tätigen Ehegatten.

3. Die Leistungen der Unfallversicherung.

Die Leistungen der Unfallversicherung sind durch eine Novelle zur Reichsversicherungsordnung vom 17. VII. 1925 grundlegend neugestaltet worden. Danach besteht jetzt folgende Rechtslage: Versicherungsfall für die Leistungen der Unfallversicherung ist der Eintritt eines Betriebsunfalles unter der weiteren Voraussetzung, daß hierdurch eine Körperverletzung oder der Tod entsteht.

Dreierlei ist somit in jedem Fall erforderlich, einmal ein Betriebsunfall, ferner der Eintritt einer Körperverletzung oder des Todes und drittens ein ursächlicher Zusammenhang zwischen dem Betriebsunfall und der Körperverletzung oder dem Tod. In jeder dieser drei Richtungen können bei der Betrachtung des Einzelfalles Zweifel entstehen, die insbesondere die Gutachtertätigkeit des Arztes in weitgehendem Umfang erforderlich machen. Da gerade für die Ärzte, für die diese Zeilen besonders bestimmt sind, hier ein besonders wichtiges Tätigkeitsfeld liegt, sei es gestattet, etwas ausführlicher bei diesen drei Punkten zu verweilen und diejenigen Grundsätze aus der Rechtsprechung mitzuteilen, deren Kenntnis auch für den Arzt bei Ausübung einer Gutachtertätigkeit wesentlich ist. Hat sich doch in außerordentlich zahlreichen Fällen erwiesen, daß diese Fragen häufig nicht nur nach allgemeinen logischen Grundsätzen der Kausalität zu lösen sind, sondern vielfach überwiegend auf medizinischem Gebiete liegen. Dadurch hat sich im Laufe der Jahre für die Ärzte gerade auf dem Gebiet der Unfallversicherung ein besonders weites Wirkungsfeld ergeben, auf dem sie den Versicherungsbehörden in willkommener Weise an die Hand gehen. Umgekehrt kann festgestellt werden, daß auch die ärztliche Wissenschaft zahlreiche Möglichkeiten erhalten hat zur Behandlung und Beurteilung von Krankheitserscheinungen, insbesondere komplizierten Knochenbrüchen und dergleichen, die sie sonst nicht in dem Maße gehabt hätten, und daß dies zur Förderung der ärztlichen Wissenschaft beigetragen hat. So finden sich insbesondere zahlreiche Obergutachten ärztlicher Autoritäten, die in den amtlichen Nachrichten des Reichsversicherungsamts veröffentlicht sind.

Was zunächst den Begriff des Unfalls selbst anbelangt, so hat rein begrifflich die Rechtsprechung eine klare Grenze dadurch gezogen, daß sie als Unfall nur ein plötzliches auf einen kurzen Zeitraum zusammengedrängtes Ereignis bezeichnet. Im Einzelfall kann es aber sehr zweifelhaft sein, ob dies der Fall ist, oder ob ein Leiden vorliegt, das sich langsam ausgebildet hat. Hier kommt es in vielen Fällen auf die gutachtliche Äußerung des Arztes wesentlich an. Krankheiten, die die längere Ausübung des Berufes mit sich bringt, die sog. Berufs- oder Gewerbekrankheiten, fallen nach dieser Begriffsbestimmung nicht unter die Betriebsunfälle. Das Gesetz ermöglicht aber eine Ausdehnung der Versicherung auch auf solche Krankheiten durch Verordnung der Reichsregierung. Hiervon ist in gewissem Umfang für gewerbliche Berufskrankheiten durch eine Verordnung vom 12. V. 1925 (RGBl. I, S. 69) Gebrauch gemacht.

Bei dem zweiten Punkt, der Feststellung einer Körperverletzung oder des Todes, spielt natürlich ebenfalls die ärztliche Begutachtung eine Rolle. Dies gilt besonders für die Gewinnung von Grundlagen zur Bemessung des Umfanges der Beschränkung, die die Erwerbsfähigkeit durch die Körperverletzung erleidet.

Der dritte Punkt endlich, die Frage des *ursächlichen Zusammenhanges*, ist von ganz besonderer Bedeutung. Rein rechtlich liegt die Entscheidung, ob der ursächliche Zusammenhang der Erkrankung oder sonstigen Gesundheitsbeschädigung mit dem Unfallereignis vorliegt, in letzter Linie in der Hand der Berufsgenossenschaft selbst und im Streitverfahren bei der rechtsprechenden Versicherungsbehörde. Aber es ist nicht zu verkennen, daß diese Entscheidung, wie oben schon angedeutet wurde, tatsächlich in einer überaus großen Zahl der Fälle bestimmend von der Stellungnahme des Arztes beeinflußt wird, da es sich vielfach um Fragen handelt, die sich der Beurteilung des Nichtarztes entziehen. Deshalb ist es auch für den Arzt von wesentlicher Bedeutung, nicht nur die rein ärztliche Seite der Kausalität, sondern auch die juristischen Grundsätze darüber, wann ein Ereignis als Ursache angesehen werden kann, zu beherrschen. Das Reichsversicherungsamt hat in steter Rechtsprechung folgenden Grundsatz vertreten: Ein Ereignis, das zusammen mit anderen mitwirkenden Umständen schließlich zu einer Gesundheitsbeschädigung geführt hat, kann nur dann als Ursache im Sinne des Gesetzes angesehen werden, wenn es zum Eintritt der Schädigung wesentlich beigetragen hat und bei regelmäßigem Lauf der Dinge die Schädigung nicht außer Verhältnis zu dem Ereignis steht. Es scheiden damit als Ursache diejenigen äußeren Veranlassungen aus, die nur auf Grund irgendeiner unberechenbaren, außerhalb jeder regelmäßigen Entwicklung liegenden Verkettung von Umständen eine Schädigung herbeigeführt haben. Es scheiden ferner diejenigen Mitveranlassungen als Ursache aus, die nur in einem ganz verschwindenden Maße im Vergleich zu anderen mitwirkenden Umständen in der Kausalkette mitwirken. Besonders wichtig ist dies für die Rechtsprechung auf dem Gebiete der Leistenbruchschäden. Die medizinische Wissenschaft hat festgestellt, daß der Austritt eines Leistenbruches regelmäßig erst den Abschluß einer langsamen Entwicklung darstellt, und daß also das Ereignis, das schließlich den Austritt des Bruches unmittelbar herbeiführt, ganz unbedeutend sein kann. In diesen Fällen verneint somit folgerichtig die Rechtsprechung das Vorliegen eines Betriebsunfalles. Sie bejaht vielmehr den Betriebsunfall nur dann, wenn außerhalb dieser langsamen Entwicklungsreihe der Bruch vorzeitig durch ein plötzliches gewaltsames Ereignis austritt. Diese Grundsätze sind in einer ausführlichen Entscheidung des Reichsversicherungsamts auf der Grundlage von ärztlichen Gutachten im Band 1912, Seite 930 der Amtlichen Nachrichten dargelegt. Dort ist auch durch die im nachstehenden abgedruckten Skizzen veranschaulicht, wie vom medizinischen Standpunkt aus diese juristische Beurteilung des Leistenbruches allein zutreffend ist.

Ähnliche Schwierigkeiten entstehen auch bei Herzerkrankungen.

Aus der Fülle solcher und anderer Zweifelsfälle seien folgende herausgegriffen, die sich mit den verschiedenartigsten Gesundheitsbeschädigungen befassen. Die Entscheidung führt u. a. hierzu aus:

„Das praktische Leben nimmt, wie aus zahlreichen, dem Reichsversicherungsamte vorliegenden Gutachten, insbesondere aus einem umfassenden Obergutachten des Direktors der Anatomischen Anstalt in Berlin, Geheimen Medizinalrates Professor Dr. Waldeyer, aus einem Gutachten des Landesmedizinalrates Professor Dr. Liniger in Düsseldorf und aus den im wesentlichen auf gleichem Standpunkt stehenden eingehenden Ausführungen des Professors Dr. Thöle in Hannover in Nr. 7 der Thiemschen Monatsschrift für Unfallkunde und Invalidenwesen Jg. 18, S. 193 ff. hervorgeht, zu dieser Frage auf Grund der Erfahrungen folgendermaßen Stellung: Man hat drei bei der Entstehung eines vollkommenen Leistenbruches wesentliche Umstände auseinanderzuhalten, nämlich Bruchkanal, Bruchsack und Bruchinhalt. Ersterer wird durch den Leistenkanal gebildet. Schiebt sich in ihn ein Teil des Bauchfelles hinein, so ist damit ein Bruchsack vorhanden. Füllt sich der Bruchsack mit Eingeweideteilen, so nennt man letztere den Bruchinhalt. Bei normal gebauten Menschen ist der Leistenkanal, der dem Ein- und Austritt von Nerven und Gefäßen durch die Bauchwand dient, eng und mit lockerem Bindegewebe ausgefüllt (Abb. 1 *x*). Das an der inneren Öffnung anliegende Bauchfell (Abb. 1 *B*) geht über die enge Öffnung glatt hinweg und senkt sich höchstens ein klein wenig in sie hinein (Abb. 1 *e*). Unter solchen normalen Umständen kann also eine an der inneren Öffnung vorbeistreichende Darmschlinge (Abb. 1 *D*), selbst wenn ein starker Druck wie durch Pressen der Bauchmuskeln beim Turnen, Husten oder Niesen auf sie ausgeübt wird, nie in die Öffnung gelangen, ohne daß eine gewaltsame Zerreißung der Muskelwand *(M)* des Bauches mit Blutungen oder anderen bedrohlichen Erscheinungen eintritt. Anders liegt der Fall, wenn eine anatomische Bruchanlage besteht. Eine solche liegt vor, wenn der Leistenkanal sowie dessen innere, der Bauchwand zugekehrte Öffnung, die sog. innere Bruchpforte oder Eingangspforte (Abb. 1 *e*) und die entgegengesetzte der äußeren Haut *(H)* zugewendete Öffnung, die sog. Austrittspforte (Abb. 1 *a*), die bei der ersten Entwicklung des Menschen geräumig und nachgiebig angelegt sind, aus irgendeiner Ursache weit bleiben (Abb. 2 *e x a*). In diesem Falle schiebt sich das Bauchfell wie ein Sack durch die weite Bruchpforte (Abb. 2 *e*) in den weiten Bruchkanal hinein bis an das Unterhautbindegewebe *(UH)*. Der Bruchsack ist damit fertig. Anliegende Darmteile (Abb. 2 *D*) können nun leicht in den im Bruchkanale liegenden Bruchsack gelangen. Bleiben sie dauernd im Bruchkanale, so liegt ein unvollkommener Bruch vor, der zeitlebens unbemerkt bleiben kann und keine Beschwerden zu verursachen braucht.

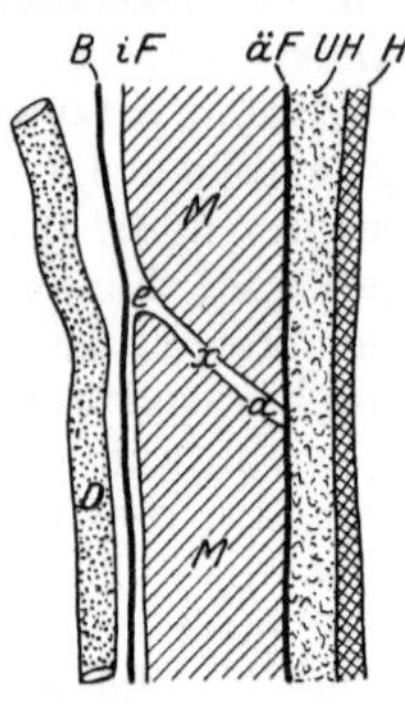

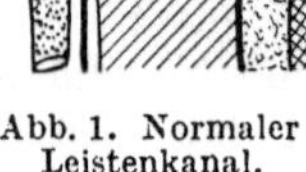
Abb. 1. Normaler Leistenkanal.

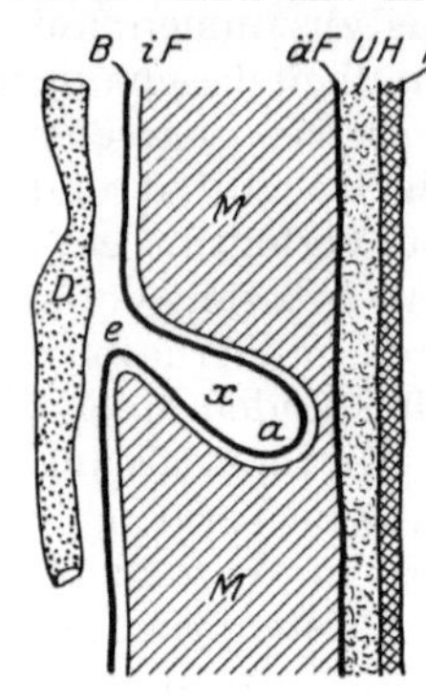

Abb. 2. Bruchpforte.

Solche unvollkommenen Brüche sind nicht Gegenstand der vorliegenden Frage, sondern nur vollkommene Leistenbrüche. Letztere entstehen erst dadurch, daß der Inhalt des Bruchsackes, die Darmschlinge (Abb. 3 *DDD*), immerweiter vorgeschoben wird, bis der gefüllte Bruchsack unter Durchbrechung etwa eines letzten Restes der Muskulatur und unter Verschiebung der beiden Muskelumhüllungshäute (Abb. 3 *iF*, d. h. innere Muskelfascie — Haut — und *aF*, d. h. äußere Muskelfascie), die dabei nicht durchbrochen werden, aus der Bauchwand heraustritt. Gleichzeitig wird die äußere Haut vorgedrängt, und es besteht nun die äußerlich sichtbare Bruchgeschwulst, bei der die ausgetretenen Eingeweideteile außerhalb der Bauchwand unter der äußeren Haut und den als Bruchhüllen vorgeschobenen beiden Muskelumhüllungshäuten und dem Bauchfell ruhen. Nun liegt ein vollkommener Bruch vor (Abb. 3). Das gleiche Endergebnis entwickelt sich vielfach auch auf eine zweite Art. Man findet häufig Bruchsäcke, die, ohne Eingeweide zu enthalten, nur mit etwas Flüssigkeit angefüllt, bereits aus der Bauchwand heraus in das untere Gewebe der äußeren Haut vorgeschoben sind (Abb. 4 *BS*). Sie sind wahrscheinlich auf Entwicklungsvorgänge im embryonalen Zustand des Menschen oder im Kindesalter zurückzuführen. Solche sog. leeren Bruchsäcke enthalten dieselben Wandungen wie vollkommene Brüche, nämlich das vorgeschobene Bauchfell (Abb. 4 *B*) und die beiden vorgedrängten Muskelumhüllungshäute (Abb. 4 *iF* und *äF*). Sie werden zum vollkommenen Bruch erst dadurch, daß Eingeweideteile in sie eintreten. Der Zustand bis dahin stellt nur eine Bruchanlage dar (Abb. 4). Entsprechend ist bei der zuerst geschilderten Entstehungsart von Leistenbrüchen Bruchanlage der Zustand, in dem ein leerer Bruchsack im erweiterten Leistenkanale liegt. Aus dieser Beschaffenheit der beiden Arten von Bruchanlagen für Leistenbrüche erhellt, was auch durch die Erfahrung bestätigt wird, daß der Übergang von der Bruchanlage zum vollkommenen Leistenbruche zwar mit Rücksicht auf die dabei auftretenden Spannungen und Ausweitungen Beschwerden verursachen kann, aber sich keineswegs unter besonders stürmischen Schmerzen oder sonstigen schweren Krankheitserscheinungen vollziehen muß. Dies gilt

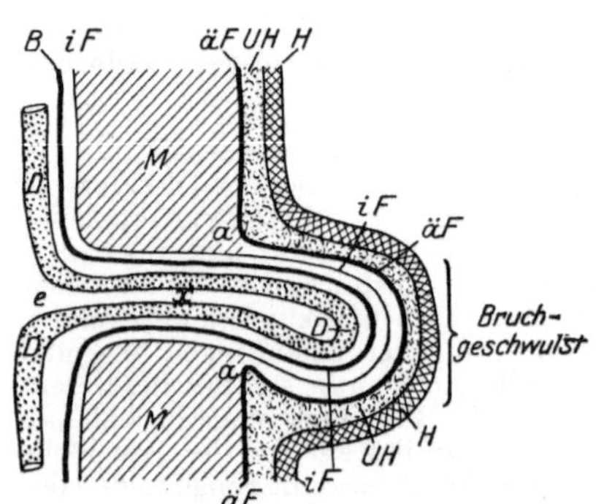

Abb. 3. Darmbruch.

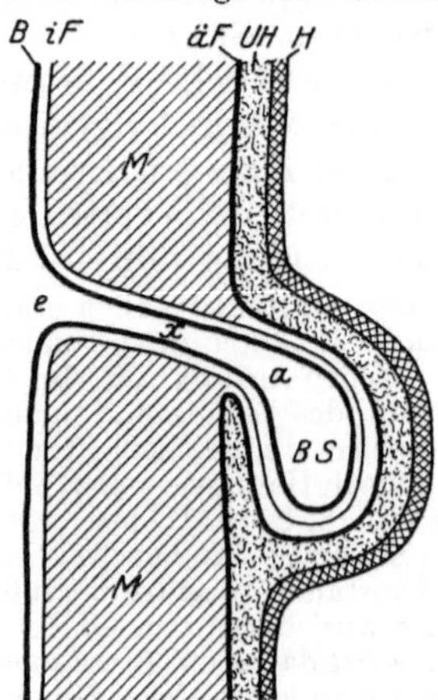

Abb. 4. Bruchsack.

nicht nur für Fälle der letztbezeichneten Art, in denen von Anfang an schon ein leerer Bruchsack außerhalb der Bauchwand unter der äußeren Haut liegt und nur noch das Eindringen von Eingeweiden in diesen Sack nötig ist, sondern auch für den ersterwähnten Fall, in dem die Bruchanlage nur in dem Vorhandensein eines leeren Bruchsackes in dem erweiterten Leistenkanal besteht. Im letzteren Falle schlüpft bei einer der gewöhnlichen Preßungen, z. B. beim Stuhlgang, eine Darmschlinge in den leeren Bruchsack und bleibt darin liegen. Von diesem Vorgang hat der Betroffene überhaupt keine oder nur eine ganz geringe Empfindung. Dieser Zustand braucht sich nicht notwendig zum vollkommenen Leistenbruche weiterzuentwickeln. Tut er es aber, so geschieht dies in der Regel durch langsames, allmähliches Vorschieben des gefüllten Bruchsackes, wenn öfter Pressungen mit einiger Anstrengung vorgenommen werden, z. B. bei häufigen Stuhlverstopfungen. Die Entwicklung vollzieht sich langsam immer weiter, bis schließlich bei einem oft ganz geringfügigen Anlaß der Austritt des gefüllten Bruchsackes durch die Bauchwand hindurch unter die Haut erfolgt und damit der vollkommene Leistenbruch ausgebildet ist. Die Entwicklung kann noch gefördert werden durch Schlaffwerden der Bauchdecken nach schweren Krankheiten, wiederholten Schwangerschaften, Abmagerung nach vorheriger Fettleibigkeit und anderes mehr. Grundsätzlich vollzieht sich aber auch unter solchen Umständen der Übergang von der Bruchanlage zum vollkommenen Bruch ohne schwere Krankheitserscheinungen. Die Erfahrung lehrt sogar, wie Professor Liniger aus seinen Beobachtungen mitteilt, daß selbst der Austritt des Bruches in vielen Fällen gänzlich unbemerkt bleibt, und die Betroffenen keine Ahnung von dem Vorhandensein eines vollkommenen Leistenbruches haben. Ist eine Bruchanlage vorhanden, sei es eine Bruchanlage der zuletzt besprochenen Art, sei es eine solche mit leerem ausgetretenen Bruchsack, so ist in allen Fällen, in denen bei der Arbeit ein Leistenbruch ohne schwere Krankheitserscheinungen bemerkt wird, entweder die Arbeit nur die Gelegenheit zur Entdeckung des längst vorhanden gewesenen vollkommenen Bruches, oder sie bildet den ganz unerheblichen äußeren Anlaß zum Übergange der bereits ausreichend ausgebildeten Bruchanlage in den vollkommenen Bruch. Auch im letzteren Falle kann somit die Arbeit nicht als Mitursache der Entstehung des vollkommenen Leistenbruches angesehen werden. Ihr Zusammenhang mit der Bruchentstehung ist so lose, daß die Auffassung des praktischen Lebens, wie sie insbesondere in der allgemeinen Anschauung der Ärzte zum Ausdruck kommt, die Arbeit als unwesentlichen Umstand, lediglich als Gelegenheit des Bruchaustrittes, nicht als Ursache des Bruches bezeichnet. Auch in der rechtlichen Beurteilung kann demzufolge auf dem Boden der Grundsätze der Ursächlichkeit in solchen Fällen die Arbeit nicht als Ursache oder Mitursache der Entstehung des Leistenbruches, d. h. als wesentlich mitwirkende Bedingung angesehen werden, vielmehr kann sie nur als eine im Rechtssinn nicht als Ursache oder Mitursache zu bezeichnende unwesentliche Bedingung des Erfolges gelten. Wesentlich hat zum Bruchaustritte nicht die Arbeit, sondern die Bruchanlage mitgewirkt. Sie ist deshalb die Ursache des Bruches, nicht die Arbeit.

Fehlt eine Bruchanlage, so kann ein Leistenbruch nur unter äußerster Gewalteinwirkung entstehen, die zu Zerreißungen der Bauchmuskulatur, Blutungen, stürmischen Schmerzen, Übelkeit oder anderen schweren Krankheitserscheinungen führt. Sofortige Unterbrechung der Arbeit und Inanspruchnahme des Arztes werden dann stets nötig. Das gleiche gilt, wenn eine noch in der Entwicklung begriffene Bruchanlage in dem oben erörterten Sinne vorhanden ist, aber der Bruchaustritt, d. h. der Übergang zum vollkommenen Bruche, sich unter stürmischen Krankheitserscheinungen der geschilderten Art entgegen der langsamen natürlichen Fortbildung plötzlich vorzeitig durch Gewalteinwirkung vollzieht. Nur wenn solche schwere Erscheinungen auftreten, liegt einer dieser beiden Ausnahmefälle vor. Nur dann ist die Gewalteinwirkung, die den Bruchaustritt schafft, die oder eine Ursache desselben. Denn nur in diesen Ausnahmefällen hat sie den Bruch wesentlich mitveranlaßt. Die Ärzte bekunden übereinstimmend, daß Fälle dieser Art nur äußerst selten vorkommen, vergleiche die oben angeführten Gutachten des Professors Dr. Waldeyer und Professors Dr. Liniger, ferner Professor Dr. Thöle: a. a. O. S. 221, auch Handbuch der Unfallversicherung a. a. O. S. 73, Anm. 28 b zu § 1 des Gewerbeunfallversicherungsgesetzes."

Die Arten der Leistungen in der Unfallversicherung.

Die Leistungen sind verschieden. Je nachdem der Betriebsunfall eine Körperverletzung oder den Tod des Versicherten zur Folge hat.

a) Bei *Verletzungen* wird gewährt:

Krankenbehandlung,
Berufsfürsorge und
eine Unfallrente oder Krankengeld (Tagegeld, Familiengeld) für die Dauer der Erwerbsunfähigkeit.

Früher bestand eine Wartezeit für die Leistungen der Unfallversicherung. Sie begannen grundsätzlich erst mit der 14. Woche nach dem Unfall. In der Zeit vorher wurde ein Zuschuß zum Krankengeld vom Beginn der 5. Woche an gewährt. Die Wartezeit ist jetzt für die Sachleistungen beseitigt. Diese erwähnten Leistungen der Unfallversicherung beginnen mit dem Unfall. Doch kann durch die Satzung für nicht krankenversicherte Unternehmer oder deren Ehegatten und andere Verwandte des Unternehmers, die vom Gesetz aufgeführt sind, unter Umständen eine Wartezeit von längstens 13 Wochen nach dem Unfall eingeführt werden.

Die *Krankenbehandlung* umfaßt ärztliche Behandlung, Versorgung mit Arznei und anderen Heilmitteln, auch mit Körperersatzstücken und anderen Hilfsmitteln dieser Art und endlich die Gewährung von Pflege. Die Pflege ist zu gewähren, solange der Verletzte infolge des Unfalles so hilflos ist, daß er nicht ohne fremde Hilfe und Wartung bestehen kann. Nach Ermessen der Genossenschaft besteht sie entweder in der Gestellung von Hilfe und Wartung durch Krankenpfleger, Krankenschwestern oder Hauspflege oder in Barleistung, einem sog. Pflegegeld von 20—75 Reichsmark monatlich.

Als Ersatzleistung kann die Krankenbehandlung auch in Gestalt freier Kur und Verpflegung in einer Heilanstalt (sog. *Heilanstaltpflege*) gewährt werden. An Stelle der Pflege ist Anstaltpflege zulässig. Die Zustimmung des Verletzten ist in gewissen Fällen notwendig. Während der Heilanstaltspflege oder der Anstaltspflege fallen die Unfallrente oder das Krankengeld aus der Unfallversicherung weg. Der Verletzte erhält in dieser Zeit ein Tagegeld, und die Angehörigen beziehen ein Familiengeld in Höhe der Rente, die ihnen beim Tod des Verletzten zustehen würde.

Zur Überwachung der Verletzten kann eine *Krankenordnung* vom Genossenschaftsvorstand aufgestellt werden.

Die *Berufsfürsorge* umfaßt die berufliche Ausbildung zur Wiedergewinnung oder Erhöhung der Erwerbsfähigkeit und die Hilfe zur Erlangung einer Arbeitsstelle. Die Berufsfürsorge ist eine ganz neue Pflichtleistung der Unfallversicherung. Von ihr kann viel segensreiche Wirkung erhofft werden.

Die *Unfallrente* schließlich richtet sich nach dem Grade der Erwerbsunfähigkeit. Man unterscheidet die Vollrente und die Teilrente. Erstere wird gewährt bei völliger Erwerbsunfähigkeit infolge des Unfalls und beträgt zwei Drittel des Jahresarbeitsverdienstes. Letztere wird bei teilweiser Erwerbsunfähigkeit gewährt und beläuft sich auf denjenigen Teil der Vollrente, der dem Maße der Einbuße an Erwerbsfähigkeit entspricht. In gewissen Fällen wird sog. Schwerverletzten die Rente durch eine Kinderzulage erhöht. Neu ist die Vorschrift, daß ganz kleine Renten von 10% und weniger der Vollrente nicht mehr zugebilligt werden. Ein Anklang an die alte Karenzzeit findet sich insofern noch, als die Unfallrente nicht gewährt wird, wenn die infolge des Unfalls zu entschädigende Erwerbsunfähigkeit nicht über die 13. Woche hinaus dauert. Dauert sie aber länger, so wird die Rente zurück vom Unfall an gewährt. Die Genossenschaft kann bis zum Ablauf der 26. Woche an Stelle der Unfallrente Krankengeld nach den Vorschriften der Krankenversicherung gewähren (sog. Krankengeld aus der Unfallversicherung). Ist der Verletzte auf Grund der Reichsversicherung gegen Krankheit versichert, so beginnt die Unfallrente erst mit dem Wegfall des Krankengeldes aus der Krankenversicherung, spätestens aber mit der 27. Woche.

Ist der Unfallverletzte gegen Krankheit versichert, so bestehen auch im übrigen noch Besonderheiten. Er hat zwar grundsätzlich gegen die Krankenkasse seine Ansprüche auf Krankenpflege und Krankengeld. Aber die Verpflichtung der Krankenkasse zur Krankenpflege fällt weg, wenn der Träger der Unfallversicherung ihr anzeigt, daß er an einem bestimmten Tage mit der Krankenbehandlung beginnen werde. Wenn der Träger der Unfallversicherung anzeigt, daß er von einem bestimmten Tage an Rente oder Krankengeld in bestimmtem Betrage gewähren werde, so ermäßigt sich das Krankengeld aus der Krankenversicherung entsprechend. Die Ansprüche aus der Krankenversicherung fallen schließlich überhaupt weg, solange die Berufsgenossenschaft Heilanstaltpflege oder Anstaltpflege gewährt.

b) Ist durch den Unfall der *Tod des Verletzten* eingetreten, so wird ein Sterbegeld an die Hinterbliebenen und außerdem Hinterbliebenenrente gewährt. Es gibt Witwen-, Witwer- und Kinderrente. Die Witwerrente wird nur bei Bedürftigkeit des Witwers gewährt. Witwen- und Witwerrente fallen mit der Wiederverheiratung weg. Kinderrente erhalten eheliche und vom Gesetz gleichbehandelte Kinder. Die unehelichen Kinder einer Frau stehen dabei den ehelichen ohne weiteres gleich, diejenigen eines unfallgetöteten Mannes jedoch nur, wenn dessen Vaterschaft festgestellt ist. Grundsätzlich dauert die Kinderrente nur bis zum vollendeten 15. Lebensjahr, aber darüber hinaus bis längstens zum vollendeten 21. Lebensjahr, wenn die Berufsausbildung noch nicht abgeschlossen ist oder bei Gebrechlichkeit des Kindes für deren Dauer.

Die Witwe eines Schwerverletzten, die keinen Anspruch auf Witwenrente hat, weil der Tod des Verletzten nicht Unfallfolge war, erhält eine einmalige Witwenbeihilfe.

4. Die Beitragsleistung zur Unfallversicherung.

Die Mittel der Unfallversicherung werden ausschließlich durch Beiträge der Unternehmer aufgebracht. Jede Genossenschaft bringt ihren Bedarf auf. Im allgemeinen werden sie am Schluß jedes Kalenderjahres von jeder Genossenschaft für das vergangene Jahr nach dem Bedarf des vergangenen Jahres umgelegt. Ausnahmen bestehen in einigen Fällen, u. a. für die Tiefbau-Berufsgenossenschaft, für die das Kapitaldeckungsvermögen eingeführt ist. Für die landwirtschaftlichen Berufsgenossenschaften bestehen überhaupt verschiedene Maßstäbe, z. B. nach der Grundsteuer.

Der Vorstand ist in der Lage, Vorschüsse nach näherer Maßgabe des Gesetzes von den Mitgliedern einzuziehen. Auch ist ihm die Beitreibung erleichert. Wenn nämlich das Reichsversicherungsamt oder Landesversicherungsamt auf seinen Antrag die Geschäftsführer der Berufsgenossenschaft ermächtigt hat, vollstreckbare Auszüge aus den Heberollen und bezüglich der Vorschußeinforderungen auszustellen, stehen diese dem im Zivilprozeß ergangenen Urteilen gleich.

Zur Beitragsleistung sind alle Unternehmer verpflichtet, die Mitglieder der Berufsgenossenschaft sind. Die Mitgliedschaft beginnt schon mit der Eröffnung des Betriebes, ist also nicht durch Anmeldung bedingt. Doch ist die Anmeldung binnen einer Woche Pflicht des Unternehmers, damit die Aufnahme in die von der Genossenschaft geführten Betriebsverzeichnisse erfolgen kann. Hierfür besteht ein besonderes Verfahren. Die Anmeldung hat an das Versicherungsamt zu erfolgen. Dieses überweist dann den Betrieb an die Genossenschaft, die es für zuständig hält. Gegen die Überweisung hat der Unternehmer die Beschwerde, über die das Oberversicherungsamt entscheidet. Die Unternehmer werden nach der Gefährlichkeit ihrer Betriebe zu Gefahrenklassen an Hand eines Gefahrentarifs veranlagt.

Aus den Beiträgen hat der Versicherungsträger nicht nur die Leistungen und die Verwaltungskosten zu bestreiten, sondern auch noch eine Rücklage anzusammeln.

Aus den Beiträgen sind weiter auch die Kosten der *Unfallverhütung* und der ersten Hilfe zu bestreiten. Die Berufsgenossenschaften müssen nämlich dafür sorgen, daß, soweit es nach dem Stande der Technik und der Heilkunde und nach der Leistungsfähigkeit der Wirtschaft möglich ist, Unfälle verhütet werden und bei Unfällen dem Verletzten eine wirksame erste Hilfe zuteil wird. Jede Berufsgenossenschaft ist verpflichtet, die erforderlichen Vorschriften zur Unfallverhütung förmlich zu erlassen. Hierbei wirken Vertreter der Versicherten mit. Die Unfallverhütungsvorschriften bedürfen der Genehmigung des Reichsversicherungsamts bzw. Landesversicherungsamts. Zur Durchführung der Unfallverhütungsvorschriften sind die Genossenschaften berechtigt und auf Verlangen des Reichsversicherungsamts bzw. des Landesversicherungsamts verpflichtet, technische Aufsichtsbeamte anzustellen. Sie sind in der Praxis von großer Bedeutung für eine wirksame Durchführung der Unfallverhütung.

Die *Verwaltung des Vermögens im einzelnen* erfolgt nach denselben Grundsätzen, wie sie oben im ersten Abschnitt für die Krankenversicherung geschildert wurden.

5. Das Verfahren der Unfallversicherung.

Die Leistungen der Unfallversicherung werden aus erster Hand durch einen förmlichen Bescheid der Berufsgenossenschaft festgestellt. Das Verfahren wird eingeleitet durch eine Unfallanzeige des Unternehmers bei der Polizeibehörde, die dann eine Unfalluntersuchung vorzunehmen und damit der Berufsgenossenschaft die ersten Unterlagen zur Stellungnahme zu liefern hat. Gegen den Bescheid der Berufsgenossenschaft hat der Rentenbewerber die Berufung an das Oberversicherungsamt. Früher mußte erst ein Vorbescheid von der Berufsgenossenschaft erteilt werden, gegen den ein Einspruchsrecht bestand. Diese Zwischenstufe ist jetzt weggefallen. Gegen das Urteil des Oberversicherungsamts ist der Rekurs an das Reichsversicherungsamt zulässig. In einer Reihe von Fällen ist aber der Rekurs ausdrücklich ausgeschlossen, z. B. in den sog. Gradsachen, in denen nur der Grad der Erwerbsunfähigkeit streitig ist. Das Leistungsverfahren geht in den Formen des Spruchverfahrens vor sich.

III. Die Invalidenversicherung.

Zweck der Invalidenversicherung ist die Versicherung gegen Invalidität und Alter und diejenige der Hinterbliebenen beim Tode des Versicherten.

1. Die Organisation der Invalidenversicherung.

a) Die Selbstverwaltung.

Träger der Selbstverwaltung in der Invalidenversicherung sind die *Landesversicherungsanstalten.* Sie sind die Hauptsversicherungsträger und beruhen auf territorialer Grundlage im Anschluß an das Gebiet der Länder, Gemeindenverbände oder anderer Gebietsteile.

Daneben besteht eine Reihe von *Sonderanstalten* als Ersatzversicherungsträger. Sie werden zugelassen durch den Reichsarbeitsminister, früher durch den Reichsrat. Es handelt sich dabei um Anstalten des Reiches, eines Landes oder Gemeindeverbandes. Die Sonderanstalten sind im allgemeinen denselben Vorschriften wie die Landesversicherungsanstalten unterstellt, mit einigen Ausnahmen. Alle Sonderanstalten sind selbständige juristische Personen des öffentlichen Rechts mit Ausnahme der Seekasse, die nur ein verwaltungsmäßiger unselbständiger Teil der Seeberufsgenossenschaft ist. Für die knappschaftliche

Invalidenversicherung hat der Reichsknappschaftsverein die Stellung einer Sonderanstalt.

Die *innere Verwaltung* der Landesversicherungsanstalten ist in der Weise geregelt, daß sie, ähnlich wie bei anderen Versicherungsträgern, je ein Organ für die laufende Verwaltung und ein solches für einzelne besonders wichtige Beschlüsse besitzen. Ersteres ist der Vorstand, letzteres der Ausschuß. Der Vorstand besteht hier anders wie bei der Kranken- und Unfallversicherung, aber ähnlich wie in der Angestelltenversicherung aus beamteten und ehrenamtlichen Mitgliedern. Die beamteten werden von dem betreffenden Land ernannt, die ehrenamtlichen wählt der Ausschuß der Versicherungsanstalt. Der Ausschuß besteht je zur Hälfte aus Vertretern der Arbeitgeber und der Versicherten. Die Versichertenvertreter im Ausschusse werden von denjenigen Personen gewählt, die für die Wahl der Versichertenvertreter zu den Versicherungsämtern wahlberechtigt sind. Die Arbeitgebermitglieder des Ausschusses aus dem Gewerbe werden von dem Vorstande der Vertrauensberufsgenossenschaft oder Vertrauensausführungsbehörde, die Arbeitgebermitglieder aus der Landwirtschaft von dem Vorstande der zuständigen landwirtschaftlichen Berufsgenossenschaft gewählt.

Maßgebend für die innere Verwaltung ist außer dem Gesetz eine *Satzung*, die jede Versicherungsanstalt haben muß. Sie wird vom Ausschuß aufgestellt und bedarf der Genehmigung durch das Reichsversicherungsamt oder Landesversicherungsamt. Aufgaben, die dem Ausschuß vorbehalten sind, sind z. B. die Festsetzung des Voranschlags, die Abnahme der Jahresrechnung.

Der Vorstand der Landesversicherungsanstalt hat die Eigenschaft einer Behörde.

b) Die Behörden der Invalidenversicherung.

Die *Aufsicht* über die Organe der Selbstverwaltung in der Invalidenversicherung wird ausgeübt durch das Reichsversicherungsamt oder Landesversicherungsamt. Nur insofern besteht eine Ausnahme, als die im Hauptamt beschäftigten Bureau-, Kanzlei- und Unterbeamten entweder nach Landesrecht staatliche oder gemeindliche Beamte sind oder von der Landesverwaltung die Rechte und Pflichten der staatlichen oder gemeindlichen Beamten übertragen bekommen und daher in persönlicher Hinsicht unter der Landesaufsicht stehen.

Die rechtsprechenden Behörden der Invalidenversicherung.

Versicherungsämter, Oberversicherungsämter und Reichsversicherungsamt bzw. Landesversicherungsamt sind bei der Rechtsprechung auch in der Invalidenversicherung tätig. Auf die Schilderung ihrer Zusammensetzung im ersten Abschnitt „Krankenversicherung“ wird Bezug genommen. Der Gang des Verfahrens ist aber hier anders als in der Krankenversicherung. Näheres siehe unten V.

2. Der Kreis der versicherten Personen.

Die Invalidenversicherung ist ebenso wie die übrigen Zweige der Sozialversicherung in der Hauptsache auf der Pflichtversicherung aufgebaut. Daneben besteht in geringerem Umfang die freiwillige Versicherung.

a) Die Pflichtversicherung in der Invalidenversicherung.

Der Kreis der in der Invalidenversicherung versicherungspflichtigen Personen umfaßt die handarbeitende Bevölkerung, während diejenigen Personen, die mit einer über die Handarbeit hinausgehenden Tätigkeit beschäftigt sind, in die Angestelltenversicherung fallen. Früher waren diese beiden Personenkreise nicht in dieser Weise in den beiden Versicherungszweigen geschieden, sondern einzelne Gruppen waren in der Invaliden- und in der Angestelltenversicherung doppelt pflichtversichert. Diese sog. Doppelversicherung oder genauer doppelte Pflichtversicherung ist durch eine Novelle vom 10. XI. 1922 beseitigt worden. Die Personenkreise der Invalidenversicherung sind seitdem beschränkt auf folgende Berufsgruppen: Arbeiter, Gesellen, Hausgehilfen (ehemals Dienstboten), ferner alle Hausgewerbtreibenden, ferner die Schiffsbesatzung deutscher Seefahrzeuge und die Besatzung von Fahrzeugen der Binnenschiffahrt mit Ausnahmen der in der Angestelltenversicherung befindlichen Schiffsführer, Offiziere des Deck- und Maschinendienstes, Verwalter und in ähnlich gehobener Stellung befindlichen Angestellten, endlich diejenigen Gehilfen und Lehrlinge, die nach dem Angestelltenversicherungsgesetz versicherungspflichtig oder versicherungsfrei sind.

Außer der Zugehörigkeit zu einer dieser Berufsgruppen ist noch erforderlich, daß die Beschäftigung *gegen Entgelt* stattfindet. Wird aber nur freier Unterhalt als Entgelt gewährt, so besteht Versicherungsfreiheit.

Ferner muß ein Dienstverhältnis vorliegen. Selbständige Personen scheiden also aus der Versicherungspflicht aus. Die Grenze ist vielfach flüssig.

Angehörige der Schutzpolizei und Soldaten sind versicherungspflichtig, wenn sie dies bei ihrer vorgesetzten Dienststelle beantragt haben.

In gewissen Fällen tritt trotz Zugehörigkeit zu einer der bezeichneten Berufsgruppen *Versicherungsfreiheit* ein. Sie besteht entweder kraft Gesetzes oder auf Antrag.

Kraft Gesetzes tritt Versicherungsfreiheit vor allem ein, wenn eine Gewährleistung von Anwartschaften auf Pension und Hinterbliebenenfürsorge bei Beschäftigten in Reichs-, Länder- und Gemeindebetrieben oder bei Beschäftigten von Versicherungsträgern der Reichsversicherung stattfindet. Ob eine solche Gewährleistung vorliegt, entscheiden unter Ausschluß der rechtsprechenden Behörden die Verwaltungsbehörden. Versicherungsfreiheit besteht auch weiter, wenn vorübergehende Beschäftigung im Sinne des Gesetzes vorliegt. Was als versicherungsfreie vorübergehende Beschäftigung anzusehen ist, wird durch Verordnung der Reichsregierung bestimmt. Die zur Zeit maßgebende Verordnung ist noch vom früheren Bundesrat erlassen und gilt weiter. Sie stammt vom 27. XII. 1899. Danach sind versicherungsfrei vorübergehende Dienstleistungen, wenn sie von solchen Personen, die berufsmäßig Lohnarbeit überhaupt nicht verrichten, nur gelegentlich, insbesondere zu gelegentlicher Aushilfe, oder zwar in regelmäßiger Wiederkehr, aber nur nebenher und gegen ein geringfügiges Entgelt, das für die Dauer der Beschäftigung zum Lebensunterhalt nicht ausreicht und zu den für diese Zeit zu zahlenden Versicherungsbeiträgen nicht in entsprechendem Verhältnis steht, ausgeübt wird. Ferner gehört hierher auch der Fall, daß ein Berufsarbeiter, der in einem regelmäßigen versicherungspflichtigen Beschäftigungsverhältnis zu einem bestimmten Arbeitgeber steht, bei einem anderen Arbeitgeber nebenher noch eine Tätigkeit ausübt. Versicherungsfreiheit besteht weiter bei einer Beschäftigung eines Ehegatten durch einen anderen oder, wie schon erwähnt, wenn als Entgelt nur freier Unterhalt gewährt wird. Versicherungsfrei sind auch Personen, die invalide sind oder eine Invaliden-, Witwen- oder Witwerrente nach der Reichsversicherungsordnung oder eine Witwerrente auf Grund des Angestelltenversicherungsgesetzes beziehen, endlich u. a. auch Personen, die während der Ausbildung für ihren zukünftigen Beruf gegen Entgelt tätig sind.

Auf ihren Antrag sind versicherungsfrei gewisse Saisonbeschäftigte, die nur geringere Zeit im Jahr eine an sich versicherungspflichtige Tätigkeit ausüben. Ihnen wird eine Versicherungsfreikarte ausgestellt. Ferner wird auf seinen Antrag von der Versicherungspflicht befreit, wer eine Pension oder dergleichen vom Reich, einem Lande oder anderen vom Gesetz angeführten Stellen bezieht und eine Anwartschaft auf Hinterbliebenenfürsorge gewährleistet bekommen hat, auch wer Ruhegeld aus der Angestelltenversicherung oder eine knappschaftliche Pension bezieht. Über die Befreiungsanträge entscheidet das Versicherungsamt. Auf Antrag bestimmter vom Gesetz aufgeführter Arbeitgebergruppen, insbesondere von öffentlichen Körperschaften, kann die Ausdehnung der Befreiungsvorschriften auch auf ihre Beschäftigten vom Reichsversicherungsamt beschlossen werden. Eine sehr wichtige Neuerung hat die neue Gesetzgebung für diejenigen Personen gebracht, die wegen Gewährleistung von Anwartschaften beim Reich, Ländern usw. versicherungsfrei waren und dann aus der versicherungsfreien Beschäftigung ausscheiden. Der Arbeitgeber wird in diesem Falle verpflichtet, für die versicherungsfreie Zeit Beiträge nachzuentrichten, wenn noch kein Pensionsanspruch beim Ausscheiden entstanden ist. Umgekehrt erhält der Versicherte einen Teil der Beiträge von der Versicherungsanstalt ausgezahlt, wenn er von seiner bisher versicherungspflichtigen Tätigkeit in eine wegen Gewährleistung von Anwartschaften versicherungsfreie Beschäftigung beim Reich, Land usw. übergeht.

b) Freiwillige Versicherung der Invalidenversicherung.

Es bestehen zwei Formen der freiwilligen Versicherung: die Selbstversicherung und die Weiterversicherung. Erstere ist bis zum vollendeten 40. Lebensjahr für Kleinunternehmer, die das Gesetz näher umschreibt, sowie für Personen, die wegen freier Unterhaltsgewährung oder wegen des vorübergehenden Charakters ihrer Beschäftigung versicherungsfrei sind, gestattet. Sie ist aber nur zulässig, solange noch keine dauernde oder länger als 26 Wochen währende vorübergehende Invalidität eingetreten ist. Anderseits ist die Weiterversicherung zulässig nach Ausscheiden aus einer bisher versicherungspflichtigen Beschäftigung. Eine bestimmte Dauer dieser Vorbeschäftigung, wie in der Angestelltenversicherung, wird nicht verlangt. Erforderlich ist aber auch hier, daß noch keine dauernde oder länger als 26 Wochen währende vorübergehende Invalidität eingetreten ist. Ein bestimmtes Lebensalter ist nicht als Grenze gesetzt. Unter denselben Voraussetzungen wie die Weiterversicherung ist auch die Erneuerung eines Versicherungsverhältnisses durch freiwillige Beitragsleistung nach näherer Maßgabe des § 1283 RVO. zulässig.

3. Die Leistungen der Invalidenversicherung.

Die Versicherungsfälle für die Leistungen der Invalidenversicherung sind die Invalidität oder das gesetzliche Alter oder anderseits der Tod des Versicherten. Dementsprechend gibt es zwei Gruppen von Leistungen: 1. die Invalidenrente, die in den beiden ersteren Fällen gewährt wird, und 2. die Hinterbliebenenrenten, die durch den Tod des Versicherten ausgelöst werden. Als dritte Leistung, die aber nur fakultativ ist, tritt das Heilverfahren hinzu. Auf die beiden ersteren besteht beim Vorliegen der gesetzlichen Voraussetzungen ein im instanziellen Verfahren verfolgbarer Rechtsanspruch des Versicherten oder der Hinterbliebenen. Die Bewilligung des Heilverfahrens liegt dagegen im pflichtmäßigen Ermessen des Versicherungsträgers. Es besteht weder ein Rechtsanspruch des Versicherten hierauf, noch ist ein abgelehntes Heilverfahren im Einzelfall durch die Aufsichtsbehörde erzwingbar.

a) Die Invalidenrente.

Für die Invalidenrente sind drei Voraussetzungen erforderlich: einmal der Eintritt des Versicherungsfalles (Invalidität oder Alter), ferner Erfüllung der Wartezeit und endlich Aufrechterhaltung der Anwartschaft aus den geleisteten Beiträgen.

α) Der Versicherungsfall (Invalidität oder Alter).

Früher unterschied die RVO. zwischen der Invalidenrente und der Altersrente. Beide waren nicht nur im Versicherungsfall, sondern auch in der Wartezeit und in der Rentenhöhe verschieden. Die Invalidenrente war die bessere Rente von beiden. Jetzt wird einheitlich die Invalidenrente sowohl beim Eintritt der Invalidität als auch bei Vollendung des 65. Lebensjahres gewährt. In beiden Fällen sind Wartezeit und Rentenhöhe gleich. Es ist also jetzt nicht mehr zulässig, von einer Altersrente zu reden. Doch hat sich mit Rücksicht auf die Verschiedenheit des Versicherungsfalles für diejenige Invalidenrente, die bei Vollendung des 65. Lebensjahres gewährt wird, die Bezeichnung „Alters-Invalidenrente" eingebürgert, ohne daß jedoch, abgesehen vom Versicherungsfall, damit eine andere Rechtsnatur dieser Invalidenrente ausgedrückt würde.

Der Begriff der Invalidität ist vom Gesetz selbst festgelegt. Nach § 1255 RVO. gilt als invalide, wer nicht mehr imstande ist, durch eine Tätigkeit, die seinen Kräften und Fähigkeiten entspricht und ihm unter billiger Berücksichtigung seiner Ausbildung und seines bisherigen Berufs zugemutet werden kann, ein Drittel dessen zu erwerben, was körperlich und geistig gesunde Personen derselben Art mit ähnlicher Ausbildung in derselben Gegend durch Arbeit zu verdienen pflegen.

Ähnlich wie in der Unfallversicherung bei der Feststellung der Erwerbsunfähigkeit und des ursächlichen Zusammenhanges zwischen ihr und einem Betriebsunfall, setzt auch hier bei Feststellung der Invalidität in hervorragendem Maße die Mitwirkung der Ärzte ein. Es sei daher, da diese Ausführungen hauptsächlich für Ärzte und in der Sozialhygiene tätige Personen bestimmt sind, etwas näher hierauf eingegangen. Wie in der Unfallversicherung besteht auch hier zunächst der Grundsatz, daß die Versicherungsbehörden nach ihrem eigenen pflichtmäßigen Ermessen auf Grund des vorhandenen Sachverhaltes darüber entscheiden, ob Invalidität vorliegt. Ein wichtiges Beweismittel, dessen sie meist hierbei bedürfen, ist aber das ärztliche Gutachten. Auf die ärztliche Äußerung kommt es dabei vor allem an, um Klarheit über die Art des Leidens zu erlangen und darüber, inwieweit nach medizinischer Erfahrung dadurch die Leistungsfähigkeit beeinträchtigt wird. Soweit erforderlich, haben zu diesem Zweck Beobachtungen in Krankenanstalten stattzufinden. Auch werden vielfach Fachärzte bei Fragen herangezogen, zu deren Beantwortung ihre besondere Erfahrung von Wert ist. Eine Reihe von Grundsätzen haben sich auf diesem Boden in der Rechtsprechung allmählich herausgebildet. Daraus sei als besonders wesentlich folgendes herausgegriffen: Geisteskrankheit begründet nicht ohne weiteres Invalidität, kann es aber besonders dann, wenn der Kranke für seine Mitarbeiter gefährlich ist. Taubheit begründet nach der Rechtsprechung nicht unter allen Umständen Invalidität. Der Verlust des Geruchsinnes ist nicht als Invaliditätsgrund anerkannt worden. Bei Epilepsie kommt es auf die Schwere und Häufigkeit der Anfälle an. Bei Trunksucht verlangt die Rechtsprechung zur Bejahung der Invalidität, daß sie sich in krankhaften Erscheinungen geistiger oder körperlicher Art auswirkt, die die Willenskraft oder die körperliche Arbeitsbefähigung zwingend beeinflussen. Wenn der Zustand des Versicherten wechselt, ist die Prüfung auf einem Durchschnitt abzustellen, z. B. wenn im Sommer und Winter die Beschwerden verschieden auftreten. Kann die Invalidität durch ein Heilverfahren behoben werden, so ist zunächst wesentlich, ob sie nach medizinisch wissenschaftlicher Erfahrung in absehbarer Zeit voraussichtlich zu beseitigen ist. Dazu kommt noch, daß die Durchführung des Heilverfahrens, unabhängig vom medizinischen Standpunkt, nach den persönlichen Verhältnissen des Versicherten, ihm auf eigene Kosten zugemutet werden kann, oder daß ein geeignetes Heilverfahren ihm von anderer Seite, z. B. von der Krankenkasse, Berufsgenossenschaft oder Versicherungsanstalt, angeboten oder eingeleitet wird. Kann die Invalidität durch einen körperlichen Eingriff beseitigt werden, so ist zu prüfen, ob der Erkrankte gesetzlich verpflichtet ist, diesen Eingriff zu dulden. Dies nimmt die Rechtsprechung an, wenn es sich um einen Eingriff handelt, der den Bestand und die Unversehrtheit des Körpers nicht angreift. Nicht als Operation gilt eine Magenausspülung. Dagegen wird eine Verpflichtung zur Duldung von Operationen, die mit Lebensgefahr verbunden sind, z. B. die in Narkose vor sich gehen, allgemein verneint. Darf der Verletzte den ihm angebotenen Eingriff nicht ablehnen, so ist die Invalidität nur als vorübergehend anzusehen. Besondere Schwierigkeiten verursacht der Fall, daß die Invalidität sich langsam entwickelt hat. Hier ist häufig aus Rechtsgründen für den Beginn der Rente oder überhaupt für die Rentengewährung maßgebend, von wann ab dauernde Berufsunfähigkeit eingetreten ist. Die Rechtsprechung verfolgt dabei den Grundsatz, daß hier nicht notwendig von vornherein dauernde Invalidität vorliegt. Es ist vielmehr zu prüfen, ob nicht zwei Krankheitsabschnite zu unterscheiden sind, nämlich zuerst ein Zustand, der vom Standpunkt der ärztlichen Wissenschaft aus nach seiner Natur heilbar ist und auch im Einzelfall nach vernünftigem Ermessen Aussicht auf Heilung bot, und anschließend ein Zustand, in dem die Heilung als ausgeschlossen zu gelten hat. Ausschlaggebend ist dabei nicht, wann die Unheilbarkeit der Krankheit vom Arzt erkannt worden ist, sondern ob das Krankheitsbild, wie es sich nachträglich darbietet, auf Grund der Gesamtheit der Umstände, und insbesondere auch auf Grund des nachträglichen ärztlichen Urteils, eine Unterscheidung jener zwei Krankheitsabschnitte zuläßt. Dies ist dann anzunehmen, wenn der ungünstige Verlauf der Krankheit erst durch das Hinzutreten besonderer schädigender Umstände beeinflußt ist. Z. B. ist eine solche Unterscheidung in zwei Krankheitsabschnitten angenommen worden bei einem Kranken, der einen Schlaganfall mit halbseitiger Lähmung erlitten hatte und dessen Zustand sich anfangs besserte, aber dann wieder bis zur dauernden Invalidität verschlechterte. Keine Scheidung von zwei Krankheitsabschnitten konnte dagegen angenommen werden in einem Fall, in dem von Anfang an ein Krebsleiden vorlag, das zur dauernden Invalidität geführt hat und das nur irrigerweise vom Arzt zunächst als chronischer Magen- und Darmkatarrh angesehen worden war.

Ist die Invalidität gleich dauernd, so wird die Invalidenrente sofort gewährt. Handelt es sich dagegen um vorübergehende Invalidität, so tritt die Invalidenrente erst vom Beginn der 27. Woche ab ein.

Wie bereits erwähnt, wird die Invalidenrente auch vom 65. Lebensjahre an gewährt. In diesem Fall bedarf es nicht noch außerdem des Vorliegens von Invalidität. Früher gab es in solchen Fällen eine besondere Altersrente, die erschwerten Voraussetzungen unterlag und auch niedriger als die Invalidenrente war.

β) Die Wartezeit bei der Invalidenrente.

Die zweite Voraussetzung, die bei der Invalidenversicherung zur Rentenberechnung, abgesehen vom Versicherungsfall der Invalidität oder des Alters, hinzutreten muß, ist die Erfüllung der Wartezeit. Darin besteht ein grundsätzlicher Unterschied zur Kranken- und Unfallversicherung; denn dort ist die Gewährung der Leistungen grundsätzlich unabhängig von der Beitragsleistung.

Wartezeit ist diejenige Mindestzahl an Beitragswochen, die nach dem Gesetz zurückgelegt sein muß, damit der Rentenanspruch entstehen kann. Sie beträgt für die Invalidenrente 200 Beitragswochen, wenn darunter mindestens 100 Pflichtbeiträge sich befinden. Andernfalls verlängert sie sich auf 500 Beitragswochen. Beitragswochen sind aber nicht nur diejenigen Wochen, die durch Beitragsmarken gedeckt sind, sondern es rechnen auch gewisse vom Gesetz aufgezählte Ersatztatsachen mit, d. h. Wochen, die ohne Beitragsleistung auf Grund von Ersatztatbeständen angerechnet werden. Das sind zunächst diejenigen vollen Wochen, in denen der bisher nicht nur vorübergehend Pflichtversicherte durch Krankheit arbeitsunfähig war, jedoch nur bis zum Höchstbetrag eines Jahres, ferner Zeiten, die der Reichsarbeitsminister durch Verordnung noch außerdem für anrechnungsfähige Ersatzzeiten erklären kann. Für Wanderversicherte, d. h. solche Versicherte, die sowohl in der Invalidenversicherung als auch in der Angestelltenversicherung Beitragszeiten zurückgelegt haben, einerlei ob gleichzeitig oder nacheinander, ist besonders wichtig, daß für die Wartezeit der Invalidenversicherung auch diejenigen Zeiten mitrechnen, die durch entrichtete Beiträge der Angestelltenversicherung gedeckt sind; sie rechnen aber nur als freiwillige Beitragszeiten.

γ) Die Anwartschaft bei der Invalidenrente.

Unter Anwartschaft hat man die Anrechnungsfähigkeit der Beitragswochen bei der Rentenberechnung zu verstehen. Sie erlischt, wenn nicht eine gewisse Mindestzahl von Beitragswochen in der sog. Anwartschaftsfrist aufzuweisen sind. Für jede Quittungskarte und die darin nachgewiesenen Beitragswochen wird dabei eine Anwartschaftsfrist von zwei Jahren nach dem Ausstellungstag der Quittungskarte gerechnet. Die Anwartschaft aus diesen Beitragswochen erlischt, wenn in der eben angegebenen Anwartschaftsfrist weniger als 20, bei Selbstversicherung weniger als 40 Wochenbeiträge entrichtet sind.

Auch hier werden aber gewisse Zeiten ohne Beitragsleistung als Ersatzzeiten angerechnet. Darunter fallen u. a. auch hier Krankheitszeiten, und bei Wanderversicherten diejenigen Zeiten, die durch entrichtete Beiträge zur Angestelltenversicherung gedeckt sind, ohne schon durch Beitragswochen der Invalidenversicherung gedeckt zu sein, ferner Zeiten freiwilliger Kriegskrankenpflege und Zeiten, während deren Ruhegeld aus der Angestelltenversicherung bezogen wird, ohne daß eine zur Invalidenversicherung versicherungspflichtige Beschäftigung besteht.

Eine erloschene Anwartschaft lebt aber unter gewissen Voraussetzungen wieder auf. Dies tritt, von erschwerten Ausnahmefällen abgesehen, dann ein, wenn der Versicherte wieder eine versicherungspflichtige Beschäftigung aufnimmt oder durch freiwillige Beitragsleistung das Versicherungsverhältnis erneuert und danach eine Wartezeit von 200 Beitragswochen zurücklegt. (Näheres § 1283 RVO.)

In einem Falle, der in der Praxis mit dem Stichwort „Dreivierteldeckung" bezeichnet wird, läßt das Gesetz die Anwartschaft als nicht erloschen gelten, auch wenn sie nach den vorstehenden Grundsätzen an und für sich erloschen wären, nämlich dann, wenn die zwischen dem erstmaligen Eintritt in die Versicherung und dem Versicherungsfall liegende Zeit zu mindestens drei Viertel durch ordnungsmäßig verwendete Beitragsmarken belegt ist. Dies ist aus Billigkeitsrücksichten neu eingeführt, um Härten zu mildern. Auch hierbei werden

den Wanderversicherten volle Kalenderwochen angerechnet, die durch entrichtete Beiträge zur Angestelltenversicherung gedeckt sind, ohne gleichzeitig nach den Vorschriften der Invalidenversicherung schon gedeckt zu sein.

δ) Antrag.

Sind die sämtlichen Voraussetzungen, wie sie unter α—γ angegeben sind, für die Rentenberechtigung erfüllt, so bedarf es noch weiter eines Antrags. Von Amts wegen ohne solchen wird das Rentenverfahren nicht eingeleitet. Über den Lauf des Rentenverfahrens s. Näheres unter V.

ε) Höhe der Invalidenrente.

Die Invalidenrente besteht aus einem festen Grundstock, dem sog. Grundbetrag, der für alle Invalidenrenten gleich hoch ist. Er beträgt jetzt jährlich 168 Reichsmark.

Dazu tritt ein ebenfalls fester Betrag, den das Reich zu jeder Invalidenrente gibt. Er heißt Reichszuschuß und beträgt jetzt jährlich 72 Reichsmark.

Ferner tritt ein Steigerungsbetrag hinzu, in dem sich die Länge und Höhe der betreffenden Beitragsleistung auswirkt. Er beläuft sich auf 20 v. H. der seit 1. I. 1924 entrichteten Beiträge, worunter Krankheitszeiten anders als früher jetzt nicht mehr rechnen. In gewissem Umfange werden jetzt auch ältere, vor dem 1. 10. 1921 liegende Beiträge bei der Steigerung angerechnet, so daß insoweit eine beschränkte Aufwertung stattfindet.

Eine Besonderheit besteht bei Wanderversicherten (Begriff s. unten S. 771). Ihnen wird zur Invalidenrente auch der Steigerungsbetrag der Angestelltenversicherung hinzugerechnet. Ist die Wartezeit schon in beiden Versicherungszweigen erfüllt und der Versicherungsfall in beiden eingetreten, so wird eine zusammengesetzte Rente von der Angestelltenversicherung gewährt, vorbehaltlich einer Ausgleichung zwischen der Reichsversicherungsanstalt und der Landesversicherungsanstalt. Sie besteht aus der Rente der Angestelltenversicherung zuzüglich des Steigerungsbeitrags aus der Invalidenversicherung.

Hat der Versicherte eheliche Kinder unter 15 Jahren, so tritt zur Invalidenrente ein Kinderzuschuß für jedes solche Kind. Er beträgt jährlich 90 Reichsmark. Den ehelichen Kindern sind in gewissen Grenzen uneheliche Kinder, Enkel und andere gleichgestellt. Über das 15. Lebensjahr hinaus wird der Kinderzuschuß gewährt bei Kindern in der Berufs- oder Schulausbildung bis höchstens zum 21. Lebensjahr und bei Gebrechlichkeit des Kindes für deren Dauer.

Treffen außerhalb des Falles der Wanderversicherung und des Falles einer mehrfachen Voraussetzung für Waisenrenten die Voraussetzungen für mehrfache Renten aus der Invalidenversicherung zusammen, oder tritt neben den Anspruch auf Rente aus der Invalidenversicherung der Anspruch auf Rente aus der Angestelltenversicherung, so erhält der Berechtigte nicht beide Renten voll, sondern nur die höchste Rente, und dazu von den anderen Renten ohne Kinderzuschuß die Hälfte als Zusatzrente.

b) Die Hinterbliebenenrenten der Invalidenversicherung.

Die Arten der Hinterbliebenenrente sind Witwen-, Witwer- und Waisenrente. Für sämtliche ist erforderlich, daß der verstorbene Versicherte zur Zeit des Todes die Wartezeit für die Invalidenversicherung erfüllt hatte und die Anwartschaft aus den Beiträgen nicht erloschen war.

Die *Witwenrente* wird nur an diejenige Witwe gewährt, die selbst invalide ist. Der Begriff der Invalidität ist dabei derselbe, wie er oben für die Invalidenrente angegeben wurde. Die Witwenrente wird bei dauernder Invalidität sofort, bei vorübergehender erst nach einer länger als 26 Wochen dauernden Invalidität gewährt. Sie fällt fort bei der Wiederverheiratung. In diesem Falle erhält die Witwe als einmalige Abfindung den Jahresbetrag der Witwenrente ausbezahlt Früher kannte das Gesetz auch ein besonderes Witwengeld. Dies ist nachher wieder beseitigt worden.

Witwerrente erhält der Ehemann einer verstorbenen Versicherten, wenn er selbst erwerbsunfähig und bedürftig ist und die verstorbene Versicherte den Lebensunterhalt der Familie ganz oder überwiegend aus ihrem Arbeitsverdienst bestritten hatte. Auch die Witwerrente fällt bei der Wiederverheiratung fort.

Waisenrente erhalten nach dem Tode des oder der Versicherten eheliche Kinder, die für ehelich erklärten und an Kindes Statt angenommenen Kinder, ferner uneheliche Kinder eines männlichen Versicherten, dessen Vaterpflicht festgestellt ist, uneheliche Kinder einer Versicherten, sowie diejenigen Stiefkinder und Enkel, die vor dem Eintritt des Versicherungsfalles von dem Versicherten überwiegend unterhalten worden sind. Sie erhalten die Waisenrente bis zum vollendeten 15. Lebensjahr, darüber hinaus bei Schul- oder Berufsausbildung bis längstens zum vollendeten 21. Lebensjahr, bei Gebrechlichkeit für deren Dauer. Aber Kinder einer versicherten Ehefrau, die eheliche Kinder des hinterbliebenen Ehemannes sind oder deren rechtliche Stellung haben, erhalten die Waisenrente nicht, wenn die verstorbene Ehefrau aus ihrem Arbeitsverdienst zum Unterhalt der Kinder nicht beigetragen hat; solange die Kinder bedürftig sind, wird die Rente gewährt, wenn der Ehemann erwerbsunfähig ist und die Ehefrau den Lebensunterhalt ihrer Familie ganz oder überwiegend aus ihrem Arbeitsverdienst bestritten hat, oder wenn der Ehemann sich ohne gesetzlichen Grund von der häuslichen Gemeinschaft ferngehalten und seiner väterlichen Unterhaltspflicht entzogen hat. Liegen die Voraussetzungen für mehrere Waisenrenten gleichzeitig vor, so wird trotzdem die Waisenrente nur einmal, und zwar zum höheren Betrag gewährt. Die sog. Waisenaussteuer, die das Gesetz früher außerdem noch kannte, ist wieder beseitigt worden.

Auch die Hinterbliebenenrente besteht aus einem *Grundbetrag, Reichszuschuß und Steigerungsbetrag.* Der Grundbetrag beläuft sich bei Witwen- und Witwerrenten auf $^6/_{10}$, bei Waisenrenten auf $^5/_{10}$ des Grundbetrages der Invalidenrente, der Reichszuschuß auf jährlich 72 RM. für Witwenrenten und Witwerrenten und auf 36 RM. für jede Waisenrente. Als Steigerungsbetrag werden Bruchteile der für die Zeit nach dem 1. I. 1924 entrichteten Beiträge dem Jahresbetrag zugesetzt und zwar bei Witwen- und Witwerrenten $^6/_{10}$ von 20%, bei Waisenrenten $^5/_{10}$ von 20%. Die vorherigen Beiträge sind in gewissem Umfang, soweit sie in die Zeit vor dem 1. X. 1921 fallen, aufgewertet. Ferner kommt bei Wanderversicherten noch der Steigerungsbetrag aus der Angestelltenversicherung hinzu.

Auch die Hinterbliebenenrenten werden nur auf *Antrag* gewährt.

Treffen außer dem Fall der Wanderversicherung und der oben erwähnten Voraussetzung für mehrere Waisenrenten aus der Invalidenversicherung die Voraussetzungen für mehrere Hinterbliebenenrenten der Invalidenversicherung zusammen, oder tritt neben den Anspruch auf Hinterbliebenenrente aus der Invalidenversicherung noch der Anspruch auf eine Rente aus der Angestelltenversicherung, so erhält der Berechtigte nicht die beiden Renten voll nebeneinander, sondern nur die höchste Rente, und dazu noch von der anderen Rente ohne Kinderzuschuß die Hälfte als Zusatzrente.

c) Das Heilverfahren der Invalidenversicherung.

Auf das Heilverfahren der Invalidenversicherung besteht kein Rechtsanspruch, sondern seine Bewilligung liegt im pflichtmäßigen Ermessen des Versicherungsträgers. Es kann daher auch nicht im Instanzweg verfolgt und auch nicht im Aufsichtsweg erzwungen werden. Während eines Anstaltsaufenthalts wird an Angehörige unter bestimmten Voraussetzungen ein sog. Hausgeld gezahlt. Hierauf besteht ein Rechtsanspruch.

Das Heilverfahren kann von dem Versicherungsträger eingeleitet werden entweder um eine drohende Invalidität abzuwenden, oder um bei einem Invalidenrentenempfänger eine bereits vorhandene Invalidität zu beseitigen. Über Richtlinien für das Heilverfahren gilt dasselbe, was oben im Abschnitt „Krankenversicherung" gesagt ist.

4. Aufbringung der Mittel in der Invalidenversicherung.

Die Mittel der Invalidenversicherung werden in erster Linie durch *Beiträge* der Beteiligten aufgebracht. Dazu tritt noch für jede Rente ein *Reichszuschuß*.

Die Beiträge werden durch *Einkleben* von Marken in Quittungskarten entrichtet (Markensystem, auch Klebesystem genannt). Die Quittungskarten werden von den Ausgabestellen für Quittungskarten auf Antrag ausgestellt. Welche Stellen als Ausgabestellen tätig werden, bestimmt jedes einzelne Land.

Die *Höhe der Beiträge* ist im Gesetz in Gestalt eines Beitragstarifs aufgebaut, der neuerdings 6 Lohnklassen umfaßt. Sie sind abgestuft nach der Höhe des wöchentlichen Arbeitsverdienstes. Klasse 1 reicht bis zu 6 RM., Klasse 2 von mehr als 6 bis 12 RM., Klasse 3 darüber hinaus bis 18 RM., Klasse 4 darüber hinaus bis 24 RM., Klasse 5 darüber hinaus bis 30 RM. und Klasse 6 von mehr als 30 RM. Die Wochenbeiträge betragen in der Lohnklasse 1 = 25 RPfg., 2 = 50 RPfg., 3 = 75 RPfg., 4 = 100 RPfg., 5 = 120 RPfg., 6 = 140 RPfg. Berechnet sind sie im Umlageverfahren nach dem mutmaßlichen Bedarf für mehrere Jahre.

Der Beitrag wird *je zur Hälfte* vom Arbeitgeber und vom Versicherten getragen. Nur für Versicherte der untersten Lohnklasse 1 trägt der Arbeitgeber die vollen Beiträge.

Der Arbeitgeber klebt die Pflichtbeiträge in die Quittungskarten ein, und der Versicherte ist dann, abgesehen von den beiden zuletzt erwähnten Fällen, verpflichtet, sich vom Lohn die Hälfte des Beitrages abziehen zu lassen. Freiwillig Versicherte kleben den Beitrag selbst.

Der Reichszuschuß beträgt für jede Invalidenrente jährlich 72 RM., für jede Witwen- und Witwerrente jährlich ebenfalls 72 RM. und für jede Waisenrente 36 RM. jährlich.

Die auf diese Weise eingehenden Gelder werden für die Leistungen der Versicherungsanstalten und für Verwaltungskosten *verwendet*. Sie sind, soweit sie nicht unmittelbar verwendet werden, nach bestimmten Grundsätzen anzulegen. Die Grundsätze sind dieselben wie diejenigen, die oben im ersten Abschnitt für die Krankenversicherung geschildert wurden. Besonders wichtig ist auch die Befugnis der Landesversicherungsanstalten, in gewissem Umfang für allgemeine sanitäre Zwecke der versicherten Bevölkerung Gelder aufzuwenden. Neuerdings hat die Reichsregierung die Befugnis erhalten, mit Zustimmung des Reichsrats und eines 28gliedrigen Ausschusses des Reichstages nach Anhörung der Versicherungsträger und der Ärzte oder ihrer Spitzenverbände Richtlinien für derartige allgemeine Maßnahmen zu erlassen. Näheres s. im Abschnitt „Krankenversicherung".

5. Das Verfahren.

Man hat auch hier das Spruch- und Beschlußverfahren zu unterscheiden. Im Spruchverfahren ergehen alle diejenigen Entscheidungen, die durch das

Gesetz ausdrücklich dem Spruchverfahren zugewiesen sind, insbesondere alle Entscheidungen in Leistungssachen. Im Beschlußverfahren werden vor allem die Beitragsstreitigkeiten erledigt.

a) Das Leistungsverfahren.

Der Rentenantrag kann wahlweise beim Versicherungsträger oder beim Versicherungsamt gestellt werden. Früher mußte er beim Versicherungsamt gestellt werden. Jetzt entscheidet zunächst immer der Versicherungsträger durch förmlichen Bescheid. Eine vorherige Beweiserhebung und Begutachtung durch das Versicherungsamt erfolgt nur, wenn der Rentenbewerber es beantragt oder der Versicherungsträger darum ersucht. Gegen den Rentenbescheid hat der Rentenbewerber binnen einem Monat nach der Zustellung die Möglichkeit der Berufung an das Oberversicherungsamt. Es entscheidet in der oben unter I. angegebenen Besetzung. Das Verfahren erfordert dort im allgemeinen die Abhaltung eines mündlichen Verhandlungstermins. Doch kann der Vorsitzende eine Vorentscheidung ohne solchen treffen. Hiergegen ist dann innerhalb Monatsfrist wahlweise der Antrag auf Entscheidung durch die vollbesetzte Kammer oder die Revision an das Revisionsgericht zulässig, soweit es sich überhaupt um eine revisionsfähige Sache handelt. Gegen die Entscheidung der Kammer des Oberversicherungsamts hat der Rentenbewerber binnen einem Monat das Rechtsmittel der Revision. In einer Reihe von Fällen ist sie aber ausdrücklich ausgeschlossen, z. B. wenn Beginn oder Ende der Höhe der Rente streitig ist. Über die Revision entscheidet das Reichsversicherungsamt, wo aber ein Landesversicherungsamt besteht, dieses. Die Besetzung ist oben unter I. angegeben. Die grundsätzlichen Entscheidungen werden vom Reichsversicherungsamt in den amtlichen Nachrichten des Reichsversicherungsamts veröffentlicht. Die darin ausgesprochenen Rechtsgrundsätze sind für die unteren Instanzen bindend. In nicht revisionsfähigen Sachen ist unter Umständen, wenn es sich um grundsätzliche Rechtsfragen handelt, die Abgabe seitens des Oberversicherungsamts an die Revisionsinstanz zur grundsätzlichen Entscheidung vorgeschrieben.

b) Das Beschlußverfahren.

Im Beschlußverfahren entscheidet das Versicherungsamt in unterster Instanz. Gegen seine Entscheidung ist binnen einem Monat die Beschwerde an das Oberversicherungsamt möglich. Gegen dessen Entscheidung gibt es binnen einem Monat die weitere Beschwerde, sofern sie nicht durch das Gesetz ausgeschlossen ist. In Beitragsstreitsachen entscheidet das Oberversicherungsamt aber im allgemeinen endgültig. Es hat jedoch die Beschwerde an das Oberversicherungsamt zur Entscheidung abzugeben, wenn es sich um eine grundsätzliche, noch nicht vom Reichsversicherungsamt entschiedene Rechtsfrage handelt und der Beschwerdeführer innerhalb der Beschwerdefrist die Abgabe beantragt.

IV. Die Angestelltenversicherung.

1. Organisation der Angestelltenversicherung.

a) Die Selbstverwaltung der Angestelltenversicherung.

Die Angestelltenversicherung hat einen einheitlichen Hauptversicherungsträger für das ganze Reich, die Reichsversicherungsanstalt für Angestellte in Berlin. Daneben bestehen nur wenige Ersatzversicherungsträger, die zugelassenen Ersatzkassen, ferner früher der Reichsknappschaftsverein, soweit die Angestelltenversicherung der bergmännischen Bevölkerung in Frage stand.

Die Organe der Reichsversicherungsanstalt sind das Direktorium und der Verwaltungsrat und die Vertrauensmänner. Ersteres übt im wesentlichen die laufende Verwaltung aus. Es besteht aus dem Präsidenten, weiteren beamteten und ehrenamtlichen Mitgliedern. Die beamteten Mitglieder haben die Rechte und Pflichten der Reichsbeamten. Die ehrenamtlichen Mitglieder bestehen zur Hälfte aus Vertretern der Arbeitgeber und der Versicherten. Der Verwaltungsrat besteht aus dem Präsidenten des Direktoriums als Vorsitzenden und je zur Hälfte aus ehrenamtlichen Vertretern der Arbeitgeber und Versicherten. Ihnen ist u. a. die Beschlußfassung über den Voranschlag vorbehalten.

Weitere Organe der Selbstverwaltung sind die Vertrauensmänner. Sie sind dezentralisiert im ganzen Reich und bestehen ebenfalls je zur Hälfte aus ehrenamtlichen Vertretern der Arbeitgeber und Versicherten.

b) Die Behörden der Angestelltenversicherung.

Abgesehen davon, daß die Reichsversicherungsanstalt selbst auch Behördencharakter hat, werden in der Angestelltenversicherung, entsprechend wie in der Arbeiterversicherung, staatliche Behörden mit zweierlei Aufgaben tätig, nämlich rechtsprechende Behörden und die Aufsichtsbehörde.

Die rechtsprechenden Behörden waren früher selbständig. Dies waren ein Rentenausschuß, ein Schiedsgericht und ein Oberschiedsgericht für Angestelltenversicherung. Sie sind mit Wirkung vom 1. I. 1923 aufgehoben und in die entsprechenden Instanzen der Arbeiterversicherung, also in die Versicherungsämter, Oberversicherungsämter und das Reichsversicherungsamt eingegliedert worden. Es sind besondere Ausschüsse für Angestelltenversicherung bei einzelnen Versicherungsämtern, besondere Kammern für Angestelltenversicherung bei einzelnen Oberversicherungsämtern und besondere Senate für Angestelltenversicherung beim Reichsversicherungsamt gebildet.

Aufsichtsbehörde über die Reichsversicherungsanstalt ist der Reichsarbeitsminister.

2. Der Kreis der versicherten Personen.

a) Die Versicherungspflicht in der Angestelltenversicherung.

Den Kern der Versicherten bilden auch hier die Pflichtversicherten. Der Versicherungspflicht sind alle über die körperliche Handarbeit hinausgehenden Angestellten unterworfen. Das Gesetz umschreibt dies durch Aufzählung der einzelnen größeren Gruppen. Versicherungspflichtig sind danach alle leitenden Angestellten, alle Werkmeister, Betriebsbeamten und sonstige Angestellte in ähnlich gehobener oder höherer Stellung, ferner Bureauangestellte, soweit sie nicht ausschließlich mit Botengängen, Aufräumung und ähnlichen Arbeiten befaßt sind, einschließlich der Werkstattschreiber und Bureaulehrlinge, weiter Handlungsgehilfen und Handlungslehrlinge sowie kaufmännische Angestellte in nichtkaufmännischen Betrieben, Bühnenmitglieder und Musiker, Angestellte in Berufen der Erziehung, des Unterrichts, der Fürsorge, der Kranken- und Wohlfahrtspflege, schließlich aus der Schiffsbesatzung deutscher Seefahrzeuge und aus der Besatzung von Binnenfahrzeugen die Schiffsführer, Schiffsoffiziere Verwalter und Verwaltungsassistenten sowie die in einer ähnlich gehobenen oder höheren Stellung befindlichen Angestellten.

Um die früher außerordentlich zahlreichen Streitigkeiten über die Zugehörigkeit zu den einzelnen Berufsgruppen zu verringern, ist dem Reichsarbeitsminister die Zuständigkeit gegeben, durch Ausführungsbestimmungen diejenigen Berufsgruppen näher zu bezeichnen, die in den Kreis der oben angegebenen, vom Gesetz aufgestellten großen Gruppen des § 1 fallen. Dies ist durch Ausführungsbestimmung vom 8. III. 1924 geschehen. Eine große Anzahl einzelner Berufe ist dort teils unmittelbar, teils durch nähere Begrenzung typischer Beschäftigungsarten aufgeführt. Eine weitere Vorschrift des Gesetzes gestattet den Beteiligten selbst eine gewisse Einwirkung auf die Einordnung zur Angestellten- oder Invalidenversicherung. Wenn nämlich zwischen den Versicherungsträgern außerhalb eines Leistungsverfahrens Streit darüber entsteht, ob ein Versicherter zur Angestellten- oder Invalidenversicherung gehört, so ist die schriftliche gemeinsame Erklärung des Arbeitgebers und des Arbeitnehmers für die Zugehörigkeit maßgeblich.

Kein Erfordernis der Versicherungspflicht ist die Ausübung im *Hauptberuf*. Die frühere gegenteilige Vorschrift, die bei einzelnen Berufen vom Gesetz aufgestellt war, ist wieder beseitigt.

Auch ist das frühere *Mindestalter* von 16 Jahren beseitigt. Ein Mindestalter ist jetzt überhaupt nicht mehr vorgesehen. Doch müssen zu der Beschäftigung innerhalb einer der angeführten Berufsgruppen noch eine Reihe *weiterer Voraussetzungen* hinzukommen, damit die Versicherungspflicht eintritt.

Der *Jahresarbeitsverdienst* aus der angestelltenversicherungspflichtigen Beschäftigung darf eine bestimmte Grenze nicht überschreiten, die vom Reichsarbeitsminister im Verordnungsweg jeweils festgesetzt wird. Sie beträgt zur Zeit 6000 RM.

Die Beschäftigung muß ferner *gegen Entgelt* stattfinden. Hierunter fallen sowohl Bar- wie Sachleistungen, unter anderem auch Provisionen. Besteht aber das Entgelt ausschließlich in freier Unterhaltsgewährung, so tritt Versicherungsfreiheit ein.

Ein *Dienstverhältnis* muß bestehen, d. h. nach der Rechtsprechung ein Verhältnis persönlicher und wirtschaftlicher Abhängigkeit. Den Gegensatz bildet der Begriff des selbständigen Unternehmers.

In gewissen, vom Gesetz näher umgrenzten Fällen tritt *Versicherungsfreiheit* ein, obwohl an und für sich eine Beschäftigung ausgeübt wird, die in eine Berufsgruppe der Angestelltenversicherung fällt. Sie tritt entweder kraft Gesetzes oder auf Antrag ein.

Ohne weiteres kraft Gesetzes ist versicherungsfrei der Ehegatte, der beim anderen Ehegatten beschäftigt ist, ferner wer als Entgelt nur freien Unterhalt bezieht, weiter wer bereits berufsunfähig ist oder Ruhegeld oder Witwerrente der Angestelltenversicherung oder Invaliden-, Witwer- oder Witwenrente aus der Invalidenversicherung bezieht. Versicherungsfrei ist auch, wer nur vorübergehend eine unter das AVG. fallende Tätigkeit ausübt. Was als vorübergehend im Sinne dieser Vorschrift zu verstehen ist, bestimmt der Reichsarbeitsminister im Verordnungswege. Schließlich sind auch diejenigen Beamten und sonstigen Angestellten beim Reich, bei Ländern und gewissen sonstigen öffentlichen Körperschaften versicherungsfrei, denen eine Anwartschaft auf ausreichendes Ruhegehalt und Hinterbliebenenfürsorge gewährleistet ist. Ob eine Gewährleistung vorliegt, bestimmt die Verwaltungsbehörde. Wer zu seiner wissenschaftlichen Ausbildung für den künftigen Beruf gegen Entgelt tätig ist, ist ebenfalls versicherungsfrei. Dies trifft z. B. meistens auf ärztliche Assistenten in Krankenhäusern zu.

Anderseits tritt die *Versicherungsfreiheit auf Antrag* ein, und zwar auf Antrag des Beschäftigten selbst, wenn er vom Reich, einem Land oder gewissen anderen öffentlichen Verbänden eine der Angestelltenversicherung gleichwertige Versorgung bezieht und daneben Anwartschaft auf eine ausreichende Hinterbliebenenfürsorge gewährleistet ist. Auf den Befreiungsantrag entscheidet das

Versicherungsamt und auf Beschwerde das Oberversicherungsamt. Auf Antrag des Arbeitgebers schließlich können die Befreiungsvorschriften wegen Gewährleistung von Anwartschaften auch ausgedehnt werden auf Beschäftigte bei sonstigen Körperschaften. Die Entschließung hierüber steht dem Reichsversicherungsamt zu.

Erhebliche Bedeutung hat durch die Beseitigung der Doppelversicherung die Gesamtheit derjenigen Vorschriften gewonnen, die sich mit der sog. *Wanderversicherung* befassen. Sie sind neu und als unmittelbarer Ausfluß der Beseitigung der Doppelversicherung ergangen. Dabei werden unter Wanderversicherten diejenigen Personen verstanden, die sowohl in der Angestellten- als auch in der Invalidenversicherung Beiträge geleistet haben, einerlei ob nacheinander oder gleichzeitig. Vor allem werden dadurch die Fälle getroffen, in denen im Lauf des Arbeitslebens ein Vorarbeiter zum Werkmeister aufsteigt. Während früher die beiden Versicherungen grundsätzlich in solchen Fällen nebeneinander herliefen und sich gegenseitig nicht ergänzten, besteht jetzt eine Wechselwirkung, die von dem Grundsatz ausgeht, daß möglichst die in der einen Versicherung zurückgelegte Beitragszeit auch in der anderen Versicherung nutzbar gemacht wird. Infolgedessen sind 3 Arten solcher Wechselvorschriften für Wanderversicherte zu verzeichnen. Nämlich erstens erhalten sie eine zusammengesetzte Rente aus den Beiträgen der beiden Versicherungszweige. Näheres s. unten 3. bei den Leistungen. Zweitens wirkt die bezahlte Beitragszeit aus der Invalidenversicherung anwartschaftserhaltend in der Angestelltenversicherung und umgekehrt. Drittens werden die mit Beiträgen gedeckten Zeiten aus der Angestelltenversicherung als freiwillige Beitragszeiten auf die Wartezeit der Invalidenversicherung angerechnet, aber nicht umgekehrt.

b) Die freiwillige Versicherung in der Angestelltenversicherung.

Das Gesetz kennt drei Arten der freiwilligen Versicherung: die Weiterversicherung, die Selbstversicherung und die freiwillige Fortsetzung der Selbstversicherung.

Die *Weiterversicherung* ist die Fortsetzung einer abgebrochenen Pflichtversicherung. Sie ist zulässig nur, wenn der Versicherte mindestens vier Pflichtbeitragsmonate zurückgelegt hat, worunter auch Ersatzzeiten sein können. Doch darf noch keine dauernde oder länger als 26 Wochen währende vorübergehende Berufsunfähigkeit eingetreten sein.

Die *Selbstversicherung* ist der von vornherein erfolgende freiwillige Eintritt in die Versicherung ohne Anschluß an eine vorherige Pflichtversicherung. Sie ist bis zum vollendeten 40. Lebensjahr zulässig für Personen, die oberhalb der Versicherungspflichtgrenze sind, ferner für gewisse Kleinunternehmer und für Personen, die nur deshalb versicherungsfrei sind, weil sie lediglich freien Unterhalt als Entgelt beziehen oder vorübergehend beschäftigt oder zu ihrer wissenschaftlichen Ausbildung für ihren zukünftigen Beruf tätig sind.

Freiwillige Fortsetzung der Selbstversicherung ist die Fortführung der Selbstversicherung nach Wegfall desjenigen Verhältnisses, das die Selbstversicherung begründet hatte. Auch die Selbstversicherung und die Fortsetzung der Selbstversicherung sind nicht mehr möglich, wenn dauernde Berufsunfähigkeit oder eine über 26 Wochen hinaus währende vorübergehende Berufsunfähigkeit vorliegt.

3. Die Leistungen der Angestelltenversicherung.

Auch in der Angestelltenversicherung hat man zwischen solchen Leistungen, auf die ein Rechtsanspruch besteht, und anderen Leistungen zu unterscheiden. In die erstere Gruppe fallen das Ruhegeld, die Hinterbliebenenrenten und Erstattungsansprüche. Die Versicherungsfälle sind für das Ruhegeld der Eintritt der Berufsunfähigkeit oder des gesetzlichen Alters und für die Hinterbliebenenrente der Tod des Versicherten. Auf der anderen Seite steht das Heilverfahren. Seine Bewilligung ist vom pflichtmäßigen Ermessen des Versicherungsträgers abhängig. Ein klagbarer Anspruch darauf besteht nicht. Auch durch die Aufsichtsbehörde ist es nicht erzwingbar.

a) Das Ruhegeld.

Gesetzliche Voraussetzungen des Ruhegeldes sind der Eintritt des Versicherungsfalles (Berufsunfähigkeit oder Alter), Erfüllung der Wartezeit und Aufrechterhaltung der Anwartschaft aus den geleisteten Beiträgen.

α) Der Versicherungsfall (Berufsunfähigkeit oder Alter).

Das Ruhegeld ist eine einheitliche Leistung, die sowohl beim Eintritt der Berufsunfähigkeit als auch beim gesetzlichen Alter, d. h. bei Vollendung des 65. Lebensjahres gewährt wird. Es ist in beiden Fällen gleich hoch. Auch die Wartezeit ist in beiden Fällen nicht verschieden.

Der *Begriff der Berufsunfähigkeit* ist vom Gesetz im § 30 bestimmt. Danach ist berufsunfähig derjenige, dessen Arbeitsfähigkeit auf weniger als die Hälfte der Arbeitsfähigkeit eines körperlich und geistig gesunden Versicherten von ähnlicher Ausbildung und gleichwertigen Kenntnissen und Fähigkeiten herabgesunken ist. Dabei wird unterschieden zwischen dauernder und vorübergehender Berufsunfähigkeit. Dauernd ist diejenige Berufsunfähigkeit, die von vornherein nach menschlichem Ermessen bleiben wird. Vorübergehend ist diejenige Berufsunfähigkeit, die nach menschlicher Voraussicht durch Besserung des Zustandes wegfallen wird. Ruhegeld erhält der dauernd Berufsunfähige vom Anfang seiner Berufsunfähigkeit an, dagegen der vorübergehend Berufsunfähige erst vom Beginn der 27. Woche der Berufsunfähigkeit an. Der Begriff der Berufsunfähigkeit ist bei alledem scharf zu unterscheiden von dem Begriff der Arbeitsunfähigkeit im Sinne der Krankenversicherung, der Erwerbsunfähigkeit im Sinne der Unfallversicherung und der Pensionsfähigkeit im Sinne der Knappschaftsversicherung. Näheres hierüber s. in den entsprechenden Abschnitten.

Auch hier ist für den Arzt ein weites Feld der Mitwirkung als Gutachter. Unter anderem sei hier auf eine Entscheidung des Reichsversicherungsamts hingewiesen über den Fall, wenn eine zunächst vorübergehende Berufsunfähigkeit erst allmählich in dauernde Berufsunfähigkeit übergegangen ist. Die grundsätzliche Behandlung dieses Falles gestaltet sich ebenso, wie sie oben im Abschnitt über Invalidenversicherung angegeben wurde. Weiter gilt auch, was dort gesagt ist, über die Bedeutung der ärztlichen Gutachten und über die Beurteilung bei wechselndem Körperzustand, ferner über den Einfluß der Möglichkeit eines Heilverfahrens auf die Beurteilung der Invalidität und endlich auch über Operationen, sinngemäß auch für die Berufsunfähigkeit im Sinne der Angestelltenversicherung.

β) Die Wartezeit beim Ruhegeld der Angestelltenversicherung.

Über den Begriff der Wartezeit s. die grundsätzlichen Erörterungen bei der Invalidenrente. Man hat darunter auch hier diejenige Mindestbeitragszeit zu verstehen, die zurückgelegt sein muß, damit ein Rentenanspruch entstehen kann. Sie wird aber hier nicht nach Beitragswochen, sondern nach Beitragsmonaten berechnet und ist auch länger als in der Invalidenversicherung. Sie beträgt beim Ruhegeld für männliche Versicherte 120 Beitragsmonate, für weibliche Versicherte 60 Beitragsmonate und erhöht sich, wenn weniger als 60 Beitragsmonate auf Grund der Versicherungspflicht nachgewiesen sind, bei weiblichen Versicherten auf 90 Beitragsmonate, bei männlichen Versicherten auf 150 Beitragsmonate. Für Selbstversicherer beträgt sie in allen Fällen 180 Beitragsmonate. In diese Wartezeit werden auch die vollen Kalendermonate eingerechnet, in denen der Versicherte während des letzten Krieges dem Deutschen Reich oder einem mit ihm verbündeten oder befreundeten Staat Kriegs-, Sanitäts- oder ähnliche Dienste geleistet hat; für Ersatzkassenversicherte kommt es auf die Kassensatzung an. Sonstige Ersatzzeiten für die Wartezeit gibt es in der Angestelltenversicherung nach dem Gesetz ohne weiteres nicht; insbesondere rechnen auch bei Wanderversicherten nicht etwa die Beitragszeiten aus der Invalidenversicherung auf die Wartezeit der Angestelltenversicherung. Jedoch hat der Reichsarbeitsminister die Möglichkeit, auch für die Wartezeit neue Ersatzzeiten zu schaffen. Hiervon ist bisher nur Gebrauch gemacht für Personen, die aus dem besetzten und den Einbruchsgebieten des Westens ausgewiesen oder verdrängt worden sind (VO. vom 7. II. 1925).

γ) Die Anwartschaft beim Ruhegeld der Angestelltenversicherung.

Der Begriff der Anwartschaft ist an sich derselbe wie in der Invalidenversicherung. Man hat also auch hier darunter die Anrechnungsfähigkeit der zurückgelegten Beitragszeit, und zwar hier nicht der Beitragswochen, sondern der Beitragsmonate bei der demnächstigen Rentenberechnung zu verstehen. Aber die Voraussetzungen, unter denen die Anwartschaft erlischt, sind hier erheblich verschieden von denjenigen der Invalidenversicherung sowohl nach der Berechnungsart, als auch nach der Zahl der verlangten Mindestbeiträge. Es werden hier nicht einzelne Anwartschaftszeiträume von der Ausstellung jeder Versicherungskarte ab gerechnet, sondern es besteht nur eine Anwartschaftskette, die von dem auf das erste Versicherungsjahr folgenden Kalenderjahr rechnet. Die Anwartschaft erlischt, wenn, von da an gerechnet, in den nächsten 10 Kalenderjahren in jedem Kalenderjahr nicht mindestens 8 Beitragsmonate und in den folgenden nicht mindestens 4 Beitragsmonate in jedem Kalenderjahr zurückgelegt sind. Auch Ersatzzeiten rechnen hier mit. Als Ersatzzeiten gelten dabei diejenigen Zeiten, in denen der Versicherte infolge Krankheit arbeitsunfähig war und keinen Entgelt bezog, ferner Zeiten des Besuches einer staatlich anerkannten Fortbildungslehranstalt, weiter Zeiten, in denen Kriegs-, Sanitäts- und ähnliche Dienste im letzten Krieg dem Reich oder einem mit ihm verbündeten oder befreundeten Staate geleistet worden sind, und endlich die durch Beiträge gedeckten Zeiten der Invalidenversicherung bei Wanderversicherten, sofern nicht dieselben Zeiten schon in der Angestelltenversicherung als Beitragsmonate ohnedies rechnen. Die Ersatzzeiten werden durch Ersatzzeitscheine nachgewiesen; das Nähere bestimmt eine Beitragsordnung.

Wenn nach den angegebenen Vorschriften die Anwartschaft erloschen ist, so kann sie aber unter gewissen Voraussetzungen wieder aufleben. Dies trifft unter anderem zu, wenn der Versicherte von neuem auf Grund einer versicherungspflichtigen Beschäftigung oder eines Selbstversicherungsverhältnisses Beiträge entrichtet hat, und zwar 24 Beitragsmonate, sofern vor dem Erlöschen der Anwartschaft die Wartezeit erfüllt war, andernfalls 48 Beitragsmonate. Die Anwartschaft gilt schließlich als nicht erloschen, wenn die Zeit, die zwischen dem erstmaligen Eintritt in die Versicherung und dem Versicherungsfall liegt, mindestens zu drei Vierteln mit Beiträgen oder auch mit Ersatzzeiten in Gestalt von Kriegs-, Sanitäts- oder ähnlichen Diensten aus dem Weltkrieg belegt ist (sog. Dreivierteldeckung).

δ) Antrag.

Liegen alle angegebenen Voraussetzungen für den Ruhegeldanspruch vor, so ist noch als formelles Erfordernis außerdem die Stellung eines Antrages nötig. Von Amts wegen wird das Ruhegeld nicht gewährt. Über den weiteren Verlauf des Ruhegeldverfahrens s. Näheres unter V.

ε) Höhe des Ruhegeldes.

Das Ruhegeld setzt sich aus einem festen jährlichen Grundbetrag und einem Steigerungsbetrag zusammen. Ein Reichszuschuß wird nicht gewährt. Der Grundbetrag beläuft sich jetzt auf jährlich 480 Mark beim Ruhegeld. Als Steigerungsbetrag werden jetzt 15% (früher 10%) der für die Zeit nach dem 1. I. 1924 gültig entrichteten Beiträge gewährt. Dazu tritt eine gewisse Aufwertung der Beträge aus der vorherigen Zeit, für die in gewissem Umfang Beträge auf Grund des Gesetzes vom 23. III. 1925 (RGBl. I, S. 28) angesetzt werden, soweit sie in die Zeit vom 1. I. 1913 bis 31. VII. 1921 fallen.

Dazu tritt bei denjenigen Ruhegeldempfängern, die Kinder unter 18 Jahren haben, für jedes von ihnen ein jährlicher *Kinderzuschuß* von 90 Mark. Berücksichtigt werden hierbei auch für ehelich erklärte und an Kindes Statt angenommene Kinder, unter gewissen Voraussetzungen auch Stiefkinder und Enkel, ferner uneheliche Kinder, wenn die Vaterschaft des Ruhegeldempfängers festgestellt ist.

Eine weitere Erhöhung erfährt das Ruhegeld bei *Wanderversicherten.* Hier tritt zu den Leistungen der Angestelltenversicherung als Ergänzung der Steigerungsbetrag der Invalidenversicherung für anrechnungsfähige Beitragswochen dieser Versicherung hinzu. Untereinander haben dann die beiderseitigen Versicherungsträger sich auszugleichen. Ist die Wartezeit in beiden Versicherungszweigen erfüllt und der Versicherungsfall in beiden eingetreten, so wird die zusammengesetzte Leistung stets aus der Angestelltenversicherung gewährt, vorbehaltlich der oben erwähnten Ausgleichung zwischen der Reichsversicherungsanstalt und den Versicherungsträgern der Invalidenversicherung.

Für das *Zusammentreffen mehrerer Renten* aus der Angestelltenversicherung oder von Renten aus der Angestelltenversicherung mit solchen der Invalidenversicherung außerhalb des Falles der Wanderversicherung und des Falles einer mehrfachen Voraussetzung der Waisenrente gilt das, was oben bei der Invalidenversicherung ausgeführt ist, entsprechend. Der Berechtigte erhält also statt der beiden vollen Renten nur die höchste Rente und als Zusatzrente hierzu die Hälfte der anderen Rente ohne Kinderzuschuß.

b) Die Hinterbliebenenrenten der Angestelltenversicherung.

Es gibt Witwen-, Witwer- und Waisenrente. Bei allen wird vom Gesetz verlangt, daß der verstorbene Versicherte zur Zeit seines Todes die Wartezeit für die Hinterbliebenenrente erfüllt hat und daß die Anwartschaft aus den Beiträgen nicht erloschen war. Die Wartezeit beläuft sich bei den Hinterbliebenenrenten auf 120 Beitragsmonate und ist auf 150 Beitragsmonate verlängert, wenn nicht mindestens 60 Beitragsmonate auf Grund der Versicherungspflicht darunter sind. Für Selbstversicherer beträgt sie in allen Fällen 180 Beitragsmonate.

a) *Witwenrente* erhält auch die Witwe, die nicht berufsunfähig ist. Die Witwenrente fällt bei der Wiederverheiratung weg. In diesen Fällen erhält die Witwe als einmalige Abfindung den dreifachen Jahresbetrag der Witwenrente ausbezahlt.

b) *Witwerrente* erhält der Ehemann, wenn die versicherte Ehefrau stirbt, sofern er selbst erwerbsunfähig und bedürftig ist und die Verstorbene den Lebensunterhalt der Familie ganz oder überwiegend aus ihrem Arbeitsverdienst bestritten hat. Auch die Witwerrente fällt bei der Wiederverheiratung weg.

c) *Waisenrente* wird nach dem Tode des oder der Versicherten den ehelichen Kindern, ferner den für ehelich erklärten und an Kindes Statt angenommenen Kindern, unter bestimmten Voraussetzungen auch den Stiefkindern und Enkeln, ferner den unehelichen Kindern des Versicherten, wenn die Vaterschaft des Verstorbenen festgestellt ist, schließlich auch den unehelichen Kindern einer Versicherten gewährt. Kinder einer versicherten Ehefrau, die eheliche Kinder des hinterbliebenen Ehemannes sind oder deren rechtliche Stellung haben, erhalten die Waisenrente aber nicht, wenn die verstorbene Ehefrau aus ihrem Arbeitsverdienst zum Unterhalte der Kinder nicht beigetragen hat. Die Waisenrente wird bis zum vollendeten 15. Lebensjahr, darüber hinaus bei Schul- oder Berufsausbildung bis längstens zum vollendeten 21. Lebensjahr, bei Gebrechlichkeit des Kindes für deren Dauer gewährt.

Die Hinterbliebenenrente setzt sich ebenfalls aus einem festen jährlichen *Grundbetrag* und einem *Steigerungsbetrag* zusammen. Reichszuschuß wird auch hier nicht gewährt. Dabei wird die Rente in der Weise berechnet, daß zunächst das Ruhegeld ohne Kinderzuschuß ausgerechnet wird, das der oder die Verstorbene bezogen hat oder bezogen hätte. Hiervon betragen die Witwen- und Witwerrente je sechs Zehntel, die Waisenrente für jede Waise fünf Zehntel.

Antrag.

Ein Antrag ist auch bei der Hinterbliebenenrente erforderlich.

Für das *Zusammentreffen mehrerer Renten* gilt das oben beim Ruhegeld schon Gesagte. Treffen die Voraussetzungen für mehrere Waisenrenten zusammen, so wird die Waisenrente nur einmal gegeben, und zwar zum höheren Betrag.

c) Rückerstattungsansprüche in der Angestelltenversicherung.

Beiträge, die ursprünglich zu Recht entrichtet sind, können im allgemeinen nicht wieder zurückgefordert werden, auch wenn späterhin die Wartezeit nicht erfüllt wird und deshalb ein Rentenanspruch nicht entsteht. Nur in einigen Ausnahmefällen gesteht das Gesetz aus Billigkeitsgründen einen Rückerstattungsanspruch in solchen Fällen zu. Einmal nämlich unter bestimmten Voraussetzungen beim Tod einer weiblichen Versicherten für die Hinterbliebenen, und zwar in Höhe der Hälfte der für die Zeit vom 1. I. 1924 bis zum Tode geleisteten Beiträge. Ferner bei der Heirat einer weiblichen Versicherten, wenn sie nach Ablauf der Wartezeit für das Ruhegeld heiratet und binnen 3 Jahren nach der Verheiratung aus der versicherungspflichtigen Beschäftigung ausscheidet. Er umfaßt ebenfalls die Hälfte der für die Zeit vom 1. I. 1924, und zwar hier bis zum Ausscheiden geleisteten Beiträge. Letzteres gilt entsprechend auch für Versicherte, die durch Eintritt in eine Schwesternschaft oder religiöse Gemeinschaft aus der Versicherungspflicht ausscheiden und sich nicht freiwillig weiter versichern. In einer gewissen Übergangszeit besteht ein Rückerstattungsanspruch auch im Fall des Todes des Versicherten, nämlich wenn der Versicherungsfall innerhalb der ersten 15 Jahre nach dem 1. I. 1913 eintritt, ohne daß ein Anspruch auf Leistungen nach dem Angestelltenversicherungsgesetz oder aus der Invalidenversicherung geltend gemacht werden kann. Den Hinterbliebenen steht in diesem Falle beim Tode des Versicherten ein Rückerstattungsanspruch auf vier Zehntel der für die Zeit seit dem 1. I. 1924 entrichteten Beiträge zu.

d) Das Heilverfahren der Angestelltenversicherung.

Ein Heilverfahren kann eingeleitet werden entweder, um eine drohende Berufsunfähigkeit bei einem Versicherten abzuwenden oder, um bei einem Ruhegeldempfänger die bereits vorhandene Berufsunfähigkeit wieder zu beseitigen.

Ein Rechtsanspruch besteht auf das Heilverfahren nicht. Seine Bewilligung liegt vielmehr im pflichtmäßigen Ermessen des Versicherungsträgers. Daher gibt es gegen seine Ablehnung auch keine Rechtsmittel, und es kann auch im Aufsichtsweg ein abgelehntes Heilverfahren nicht erzwungen werden.

Angehörige des Versicherten erhalten, wenn das Heilverfahren in einer Heilanstalt durchgeführt wird, unter bestimmten Voraussetzungen ein Hausgeld; hierauf besteht ein Rechtsanspruch.

4. Aufbringung der Mittel der Angestelltenversicherung.

Die Mittel der Angestelltenversicherung werden ausschließlich von den Arbeitgebern und Versicherten durch Beiträge aufgebracht. Zu diesem Zweck bestehen 8 Beitragsklassen. Die Klassen A bis F sind nach der Höhe des monatlichen Arbeitsverdienstes abgestuft, A bis zu 50 RM., B darüber bis 100 RM., C darüber bis zu 200 RM., D darüber bis zu 300 RM., E darüber bis zu 400 RM., F mehr als 400 RM. Die Beitragsklassen G und H sind für freiwillig Versicherte vorbehalten. Der Beitrag beträgt monatlich in Klasse A = 2, B = 4, C = 8, D = 12, E = 16, F = 20, G = 25, H = 30 RM. Die Beiträge sind nach dem Umlageverfahren auf der Grundlage des Bedarfs für eine Reihe von Jahren bemessen, einschließlich der Verwaltungskosten.

Diese Beiträge werden von dem Arbeitgeber und Versicherten je zur Hälfte getragen. Nur in der untersten Klasse A und bei Lehrlingen trägt der Arbeitgeber stets die vollen Beiträge.

Die Beitragsentrichtung erfolgt durch *Einkleben* von Marken in Versicherungskarten. Die Versicherungskarten werden von den Ausgabestellen ausgestellt. Wer Ausgabestelle ist, bestimmt die Beitragsordnung, die Marken werden von der Post verkauft. Das Einkleben hat der Arbeitgeber zu besorgen. Nur die freiwillig Versicherten kleben selbst.

Die auf diese Weise eingehenden Gelder oder sonstiges Vermögen der Reichsversicherungsanstalt sind *nach bestimmten Grundsätzen verzinslich anzulegen*, soweit sie nicht für den laufenden Bedarf sofort ausgegeben werden. Sie dürfen zu anderen Zwecken als den gesetzlich vorgeschriebenen oder zugelassenen nicht verwendet werden. Möglich ist mit Genehmigung des Reichsarbeitsministers auch die Aufwendung von Mitteln, um allgemeine Maßnahmen sanitärer Art hinsichtlich der versicherten Bevölkerung zu fördern oder durchzuführen. Hierfür kann die Reichsregierung auch allgemeine Richtlinien nach Anhörung des Versicherungsträgers und der Ärzte oder ihrer Spitzenverbände mit Zustimmung des Reichsrates und eines 28gliedrigen Ausschusses des Reichstages aufstellen. Näheres s. im Abschnitt „Krankenversicherung".

5. Das Verfahren der Angestelltenversicherung.

Auch die Angestelltenversicherung unterscheidet, wie die Arbeiterversicherung, zwischen dem Spruch- und Beschlußverfahren. Im ersteren werden die Leistungsansprüche, im letzteren die anderen Angelegenheiten verfahrensrechtlich erledigt.

a) Spruchverfahren.

Der Antrag auf die Renten ist wahlweise bei der Reichsversicherungsanstalt oder beim Versicherungsamt zu stellen. Eine Vorbereitung und Begutachtung durch das Versicherungsamt erfolgt jetzt nur noch, wenn die Reichsversicherungsanstalt darum ersucht oder der Rentenbewerber es beantragt. Über den Rentenantrag wird durch förmlichen Bescheid der Reichsversicherungsanstalt entschieden. Er ist dem Antragsteller zuzustellen. Binnen Monatsfrist steht ihm das Rechtsmittel der Berufung an das Oberversicherungsamt zu.

Das Oberversicherungsamt entscheidet nach mündlicher Verhandlung durch die Kammer für Angestelltenversicherung. Über deren Besetzung s. oben unter 1. Der Vorsitzende ist aber befugt, ohne mündliche Verhandlung als Einzelperson eine Vorentscheidung zu treffen. Hiergegen hat der Rentenbewerber binnen Monatsfrist wahlweise das Recht zur Anrufung der vollbesetzten Kammer des Oberversicherungsamts oder das Rechtsmittel der Revision an das Reichsversicherungsamt, sofern die Angelegenheit nicht ausdrücklich der Revision entzogen ist.

Über die Revision entscheidet das Reichsversicherungsamt, und zwar der Senat für Angestelltenversicherung. Über dessen Besetzung s. oben unter 1. Auch hier wird grundsätzlich nach mündlicher Verhandlung durch den vollbesetzten Senat entschieden. Der Vorsitzende kann aber, wenn die Revision offenbar ungerechtfertigt oder verspätet oder unzulässig ist, eine Vorentscheidung als Einzelperson treffen, sofern er mit dem Berichterstatter darüber einig ist. Bei Verwerfung als verspätet kann der Antragsteller binnen einer Woche die Entscheidung des Spruchsenats anrufen. Gewisse Sachen sind ausdrücklich der Revision entzogen, unter anderem diejenigen Streitfälle, in denen es sich nur um Höhe, Beginn und Ende von Ruhegeld oder um Hinterbliebenenrente oder um Erstattungsansprüche handelt.

b) Beschlußverfahren.

Im Beschlußverfahren entscheidet das Versicherungsamt in unterster Instanz, und zwar als Ausschuß für Angestelltenversicherung. Der Vorsitzende kann hierbei auch in allen Fällen als Einzelperson entscheiden, wenn nicht ausdrücklich die Entscheidung durch den Ausschuß beantragt ist. Über die Besetzung s. oben 1. Gegen die Entscheidung des Ausschusses ist binnen Monatsfrist die Beschwerde an das Oberversicherungsamt zulässig.

Über die Beschwerde entscheidet das Oberversicherungsamt, und zwar als Beschlußkammer für Angestelltenversicherung. Über ihre Besetzung s. oben 1. Auch hier kann der Vorsitzende jedoch in allen Fällen als Einzelperson entscheiden, sofern nicht etwa schon in der Vorinstanz mit Beisitzern entschieden wurde oder die Entscheidung durch den vollbesetzten Beschlußausschuß ausdrücklich beantragt wird.

Eine weitere Beschwerde gibt es nicht.

Im Beschlußverfahren der Angestelltenversicherung werden hauptsächlich die Beitragsstreitsachen erledigt. Hier besteht aber für das Verfahren in zweiter Instanz die Besonderheit, daß bei grundsätzlichen Rechtsfragen die Abgabe an das Reichsversicherungsamt durch das Oberversicherungsamt zu erfolgen hat, wenn der Antragsteller es innerhalb der Beschwerdefrist beantragt und das Reichsversicherungsamt noch nicht grundsätzlich Stellung genommen hat, oder wenn das Oberversicherungsamt von einer grundsätzlichen Entscheidung des Reichsversicherungsamts abweichen will.

V. Die Knappschaftsversicherung.

Die Knappschaftsversicherung ist von Reichs wegen durch das Reichsknappschaftsgesetz vom 23. Juni 1923 geregelt.

1. Organisation der Knappschaftsversicherung.

a) Die Selbstverwaltung der Knappschaftsversicherung.

Träger der Knappschaftsversicherung ist der Reichsknappschaftsverein in Berlin. Er ist eine juristische Person des öffentlichen Rechts und vereinigt in sich die Eigenschaft als Träger der Knappschaftsversicherung, soweit die Knappschaftspension in Frage steht, und als Sonderanstalt der Invalidenversicherung, soweit es sich um die Invalidenversicherung der Knappschaftsversicherten handelt. Endlich war er früher Träger der Angestelltenversicherung mit dem Charakter ähnlich wie eine Ersatzkasse für die bei ihm versicherten Angestellten; letzteres ist jetzt grundsätzlich beseitigt, da es für knappschaftliche Angestellte künftig nur noch die Pensionsversicherung statt der Angestelltenversicherung gibt, abgesehen von einem begrenzten Kreis von Ausnahmefällen (§ 66 RKnGes.). Die Krankenversicherung wird im Auftrag des Reichsknappschaftsvereins in Bezirksknappschaftsvereinen durchgeführt; dabei können besondere Krankenkassen gebildet werden.

Organe des Reichsknappschaftsvereins sind der Vorstand, die Hauptversammlung und die Bezirksknappschaftsvereine.

Der Vorstand besorgt die laufende Verwaltung. Der Vorstand besteht je zur Hälfte aus Vertretern der Arbeitgeber und der Versicherten. Sie werden in der Hauptversammlung gewählt. Mindestens zwei Drittel der Versichertenvertreter müssen Knappschaftsälteste oder Angestelltenälteste sein.

Der Hauptversammlung sind gewisse besondere Angelegenheiten vorbehalten, insbesondere Erlaß und Änderung der Satzungen, Prüfung und Abnahme der Jahresrechnung. Sie besteht je zur Hälfte aus Vertretern der Arbeitgeber und der Versicherten, die in den Bezirksversammlungen der Bezirksknappschaftsvereine gewählt werden, und zwar entsendet jeder Bezirksknappschaftsverein einen Vertreter von jeder Seite.

Dezentralisiert bestehen *Bezirksknappschaftsvereine*. Sie sind ebenfalls Organe des Reichsknappschaftsvereins und werden vom Bezirksvorstand und der Bezirksversammlung unter Mitwirkung von Knappschaftsältesten und Angestelltenältesten verwaltet. Bezirksvorstand und Bezirksversammlung bestehen je zur Hälfte aus Vertretern der Arbeitgeber und der Versicherten. Die Aufgaben des Bezirksvorstandes bestimmen die Satzungen und die sog. Sondervorschriften. Die Aufgaben der Bezirksversammlung sind die Wahl der Vertreter zur Hauptversammlung, der Erlaß und die Änderung der Sondervorschriften und die Wahl eines Ausschusses zur Prüfung und Abnahme der Krankenkassenjahresabrechnung.

b) Die Behörden der Knappschaftsversicherung.

Aufsichtsbehörde über den Reichsknappschaftsverein, die Bezirksknappschaftsvereine und die besonderen Krankenkassen knappschaftlicher Art ist der Reichsarbeitsminister. Für die Handhabung der Aufsicht gelten die §§ 30—34 RVO. Ihm steht auch die Bestätigung der Satzung und ihrer Änderungen zu.

Als Behörden der *Rechtsprechung* werden die Knappschaftsoberversicherungsämter und das Reichsversicherungsamt tätig. Die Knappschaftsoberversicherungsämter werden für den Bereich eines Bezirksknappschaftsvereins oder mehrerer Bezirksknappschaftsvereine nach den Vorschriften der Reichsversicherungsordnung über Oberversicherungsämter gebildet. Dabei werden die Arbeitgeberbeisitzer von den Arbeitgebervertretern und die Versichertenbeisitzer von den Versichertenvertretern in den Vorständen der Bezirksknappschaftsvereine nach den Grundsätzen der Verhältniswahl gewählt. Zahl, Sitz und Bezirke der

Knappschaftsoberversicherungsämter bestimmt der Reichsarbeitsminister. Die Kosten schießen die Länder vor und erhalten sie vom Reichsknappschaftsverein und den sonstigen beteiligten Versicherungsträgern erstattet.

Beim Reichsversicherungsamt ist ein besonderer Senat für die Knappschaftsversicherung unter der Bezeichnung Knappschaftssenat gebildet. Die Kosten schießt das Reich vor. Der Reichsknappschaftsverein erstattet sie.

Der Reichsknappschaftsverein hat eine *Satzung* mit bestimmten Inhalt. Sie bedarf der Bestätigung durch den Reichsarbeitsminister.

Bei der Durchführung der Versicherung bedient sich der Reichsknappschaftsverein der Bezirksknappschaftsvereine und der besonderen Krankenkassen als örtlicher Verwaltungsstellen.

2. Kreis der versicherten Personen und Mitglieder des Reichsknappschaftsvereins.

Der Reichsknappschaftsverein umfaßt sämtliche knappschaftliche Betriebe, und zwar in ihnen sowohl die Arbeiter als auch die Angestellten, die ausschließlich oder überwiegend für den technischen, wirtschaftlichen oder kaufmännischen Betrieb eines oder mehrerer knappschaftlichen Betriebe beschäftigt sind. Im einzelnen hat man dabei zu unterscheiden: die Krankenversicherung, Pensionsversicherung und Invalidenversicherung beim Reichsknappschaftsverein.

a) Krankenversicherte Personen beim Reichsknappschaftsverein.

Ob die Krankenversicherungspflicht oder -berechtigung beim Reichsknappschaftsverein vorliegt, bestimmt sich nach den allgemeinen Vorschriften der Reichsversicherungsordnung über Pflicht oder Berechtigung zur Krankenversicherung.

b) Pensionsversicherte Mitglieder des Reichsknappschaftsvereins.

Hier ist zwischen Arbeitern und Angestellten zu unterscheiden. Arbeiter, die mit knappschaftlicher Arbeit beschäftigt werden und der Krankenversicherung beim Reichsknappschaftsverein unterliegen, gehören der Arbeiterabteilung der Pensionskasse des Reichsknappschaftsvereins als Mitglieder an, wenn sie den satzungsmäßigen Erfordernissen über Gesundheit genügen. Angestellte in knappschaftlichen Betrieben, die der Versicherungspflicht nach dem Angestelltenversicherungsgesetz unterliegen, gehören der Angestelltenabteilung der Pensionskasse des Reichsknappschaftsvereins als Mitglieder an, wenn sie den satzungsmäßigen Erfordernissen über Gesundheit genügen. Wenn sie aber der Krankenversicherungspflicht unterliegen, werden sie Mitglieder der Pensionskasse nur dann, wenn sie beim Reichsknappschaftsverein auch gegen Krankheit versichert sind. In gewissen Fällen besteht Versicherungsfreiheit, ähnlich wie die Versicherungsfreiheit nach dem Angestelltenversicherungsgesetz, also insbesondere wegen Gewährleistung von Pension und Hinterbliebenenfürsorge bei Beschäftigung beim Reich, bei Länder- und Gemeindebetrieben.

c) Invalidenversicherte Personen beim Reichsknappschaftsverein.

Ob die Versicherungspflicht oder Versicherungsberechtigung beim Reichsknappschaftsverein auch unter dem Gesichtspunkte der Invalidenversicherung begründet ist, richtet sich nach den allgemeinen Vorschriften der Reichsversicherungsordnung. Unter gewissen Umständen besteht Versicherungsfreiheit.

3. Leistungen der Reichsknappschaftsversicherung.

a) Leistungen der knappschaftlichen Krankenversicherung.

Die Leistungen aus der Krankenversicherung, die der Reichsknappschaftsverein gewährt, sind die allgemeinen Leistungen der Krankenversicherung nach der Reichsversicherungsordnung. In einigen Beziehungen bestehen Besonderheiten. Insbesondere werden die Mehrleistungen durch die Sondervorschriften bestimmt, während die Satzung nur allgemeine Richtlinien dafür aufstellen kann. Das Verhältnis zu Ärzten, Zahnärzten, Zahntechnikern, Krankenkassen und Apotheken regelt der Reichsknappschaftsverein nach dem Verhältnis der Bezirksknappschaftsvereine. Für das Verhältnis zu Apotheken gelten dabei die §§ 375, 376 RVO.

b) Die Leistungen der knappschaftlichen Pensionsversicherung.

Die Leistungen der knappschaftlichen Pensionsversicherung bestehen in Pflicht- und freiwilligen Leistungen.

α) Pflichtleistungen.

Als Pflichtleistungen werden gegeben erstens Invalidenpension für Knappschaftsinvaliden, zweitens Witwenpension für die Witwen verstorbener Mitglieder und Knappschaftsinvaliden, drittens Waisengeld für Kinder verstorbener Mitglieder und Knappschaftsinvaliden bis zum vollendeten 18. Lebensjahr, viertens ein Beitrag zu den Begräbniskosten der Knappschaftsinvaliden, deren Ehefrauen, Witwen, Kinder und Waisen bis zum vollendeten 18. Lebensjahr, sofern ein Sterbegeld der Krankenversicherung gezahlt wird. Den ehelichen Kindern stehen hierbei die für ehelich erklärten und an Kindes Statt angenommenen, unter bestimmten Voraussetzungen auch Stiefkinder und Enkel und die unehelichen Kinder, wenn die Vaterschaft des Verstorbenen festgestellt ist, gleich.

Invalidenpension setzt voraus, daß entweder das Mitglied dauernd berufsunfähig oder zwar nicht dauernd, aber länger als 26 Wochen vorübergehend berufsunfähig oder nach Wegfall des Krankengeldes berufsunfähig ist. In den beiden letzteren Fällen wird Invalidenpension erst für die weitere Dauer der Berufsunfähigkeit gewährt. Schließlich wird Berufsunfähigkeit auch dann als vorhanden angenommen, wenn der Antragsteller das 50. Lebensjahr vollendet, 25 Dienstjahre zurückgelegt, während dieser Zeit mindestens 15 Jahre wesentliche bergmännische Arbeiten verrichtet hat und keine gleichwertige Lohnarbeit mehr verrichtet. Die Invalidenpension wird nach monatlichen Steigerungsbeträgen bemessen. Sie beläuft sich auf die Summe aller Steigerungsbeträge. Dabei werden für die Arbeiterabteilung 3 Mitgliederklassen und für die Angestelltenabteilung in Anlehnung an die Vorschriften des Angestelltenversicherungsgesetzes Gehaltsklassen gebildet. Gewisse Beitragsmonate werden ohne Beitragsleistung als Ersatzzeiten angerechnet. Zu der Invalidenpension tritt als zweiter Bestandteil eine veränderliche Teuerungszulage hinzu, die durch die Satzung nach dem Dienstalter abzustufen ist. Ferner wird für jedes Kind unter 15 Jahren dem Empfänger einer Invalidenpension ein Kindergeld gewährt. Dabei stehen ehelichen Kindern auch hier die für ehelich erklärten, an Kindes Statt angenommenen, unter gewissen Voraussetzungen auch Stiefkinder und Enkel und die unehelichen Kinder, wenn die Vaterschaft des Knappschaftsinvaliden festgestellt ist, gleich. Eine Verlängerung über das 15. Lebensjahr tritt ein bei Berufs- oder Schulausbildung bis längstens zum vollendeten 21. Lebensjahr und bei Gebrechlichkeit des Kindes für deren Dauer.

Die *Witwenpension* ist durch die Satzung in Hundertteilen der Invalidenpension zu bemessen. Sie fällt weg mit der Wiederverheiratung der Witwe. In diesem Falle erhält die Witwe als Abfindung den dreifachen Jahresbetrag der Pension.

Das *Waisengeld* und die *Begräbnisbeihilfe* sind durch die Satzung in Hundertteilen der Invalidenpension oder in festen Sätzen zu bemessen.

β) Freiwillige Leistungen.

Über freiwillige Leistungen kann die Satzung Bestimmungen treffen. Alles Nähere bestimmen im übrigen die Sondervorschriften.

Für sämtliche Leistungen der Pensionsversicherung ist im übrigen die Zurücklegung einer *Wartezeit* von 36 Monaten erforderlich. Wenn Mitglieder der Pensionskasse, ohne berufsunfähig zu sein, aus der knappschaftlichen Beschäftigung ausscheiden, sind sie berechtigt, das Recht auf Wiederaufnahme und auf Anrechnung der bis zum Ausscheiden erdienten Steigerungsbeträge durch Zahlung einer Anerkennungsgebühr zu erhalten. Ihre Höhe wird durch die Satzung festgesetzt.

Die Leistungen der Pensionsversicherung werden nicht von Amts wegen, sondern nur *auf Antrag* gewährt. Über das Verfahren s. weiter unten.

Als Leistung, auf die kein Anspruch besteht, sondern deren Gewährung im pflichtmäßigen Ermessen des Trägers der Knappschaftsversicherung liegt, besteht das *Heilverfahren*. Es kann eingeleitet werden, entweder um die infolge einer Erkrankung drohende Berufsunfähigkeit eines Mitgliedes abzuwenden, oder um die Berufsfähigkeit eines Knappschaftsinvaliden wieder herzustellen.

c) Die Leistungen der knappschaftlichen Invalidenversicherung.

Die Leistungen der knappschaftlichen Invalidenversicherung richten sich nach den allgemeinen Vorschriften der Reichsversicherungsordnung.

4. Die Aufbringung der Mittel der Knappschaftsversicherung.

Die Mittel für die knappschaftliche Versicherung werden von den Arbeitgebern und den Versicherten aufgebracht. Ein Reichszuschuß wird nur für die Leistungen der knappschaftlichen Invaliden- und Hinterbliebenenversicherung, und zwar nach den Grundsätzen der Reichsversicherungsordnung, gewährt. Die Beiträge werden vom Arbeitgeber in voller Höhe an die Bezirksknappschaftsvereine und die besonderen Krankenkassen abgeführt und von den Arbeitgebern in Höhe des Beitragsteils der Versicherten im Wege des Lohn- oder Gehaltsabzugs eingezogen.

Was die *Höhe der Beiträge* anbelangt, so müssen sie in der knappschaftlichen Krankenversicherung für Arbeitgeber und Versicherte gleich hoch sein. Dasselbe gilt für die Beiträge zur Pensionskasse. Für die Invalidenversicherung gelten die allgemeinen Vorschriften der Reichsversicherungsordnung und für die Angestelltenversicherung diejenigen des Angestelltenversicherungsgesetzes.

Die eingehenden Gelder, die nicht für die laufenden Ausgaben unmittelbar ausgegeben werden, sind nach den für die *Vermögensanlage* der Versicherungsträger in der Reichsversicherungsordnung gegebenen Vorschriften anzulegen.

5. Das Verfahren der Knappschaftsversicherung.

Auch hier wird zwischen Spruch- und Beschlußverfahren unterschieden.

Was besonders das *Leistungsverfahren* anbelangt, so werden die Krankenkassenleistungen zunächst im Verwaltungsweg nichtförmlich festgestellt. Nur im

Streitfall entscheidet auf Antrag in erster Instanz ein besonderer Ausschuß beim Bezirksknappschaftsverein.

Über die Leistungen der Pensionskasse entscheidet die Verwaltung des Bezirksknappschaftsvereins oder der besonderen Krankenkasse durch förmlichen Bescheid. Hiergegen kann die Entscheidung eines beim Bezirksknappschaftsverein bestehenden Ausschusses binnen einem Monat angerufen werden. Über Ansprüche auf Invalidenpension dagegen entscheidet ein beim Bezirksknappschaftsverein bestellter Ausschuß von vornherein, sofern nicht etwa die Verwaltung des Bezirksknappschaftsvereins mit dem Berechtigten einig ist.

Gegen den Bescheid des Ausschusses beim Bezirksknappschaftsverein ist binnen einem Monat die Berufung an das Knappschaftsoberversicherungsamt zulässig. Über dessen Organisation s. oben I, 2. Das Verfahren richtet sich nach den allgemeinen Vorschriften der Reichsversicherungsordnung.

Gegen das Urteil des Knappschaftsoberversicherungsamts ist binnen einem Monat Revision an das Reichsversicherungsamt zulässig. Es entscheidet der Knappschaftsenat. Gewisse Sachen sind der Revisionsfähigkeit entzogen. Es gelten hierfür die allgemeinen Vorschriften des 6. Buches der Reichsversicherungsordnung.

Das Verfahren über die Feststellung der Leistungen der knappschaftlichen Invaliden- und Hinterbliebenenversicherung richtet sich nach den Vorschriften der Reichsversicherungsordnung. Soweit eine Vorbereitung und Begutachtung durch das Versicherungsamt in Frage kommt, ist hier statt dessen ein vom Bezirksknappschaftsverein bestellter Ausschuß zuständig. Der Feststellungsbescheid erfolgt durch die Verwaltung des Bezirksknappschaftsvereins.

Für das Verfahren zur Feststellung der Leistungen der knappschaftlichen Angestelltenversicherung gelten die Vorschriften des Angestelltenversicherungsgesetzes. Auch hier tritt, wo dort für die Vorbereitung und Begutachtung das Versicherungsamt in Frage kommt, an seine Stelle ein beim Reichsknappschaftsverein bestellter Ausschuß. Den Feststellungsbescheid erteilt die Verwaltung des Bezirksknappschaftsvereins.

Im Spruchverfahren werden hier, anders als in den sonstigen Zweigen der Sozialversicherung, auch die Beitragsstreitigkeiten aus der knappschaftlichen Invalidenversicherung und der knappschaftlichen Angestelltenversicherung entschieden.

Der Arzt in der deutschen Sozialversicherung.

Von

Walter Pryll

Berlin.

I. Die deutsche Sozialversicherung.

1. Entwicklung.

Die Anfänge der deutschen Arbeiterversicherung — ursprünglich handelte es sich nur um Arbeiterschutzgesetze — fallen in die Zeit der Industrialisierung Deutschlands. Die Loslösung eines Teiles der Bevölkerung von der eigenen Scholle, die Verdrängung des Handwerks durch die schnell aufblühenden Großbetriebe, waren neben anderen die wesentlichen Ursachen der Entwurzelung der Handarbeiter. Die sozialen Schäden einer derartigen Entwicklung konnten um so weniger verborgen bleiben, als fast keine gesetzliche Schranke einem hemmungslosen Ausbeutungssystem gesetzt war. Unternehmer, die es mit ihren Pflichten der Allgemeinheit gegenüber ernst nahmen, gerieten ins Hintertreffen. Der Staat, der sich bis dahin in diese Verhältnisse so gut wie gar nicht gemischt hatte, mußte — gezwungen durch die Entwicklung — sich auch mit der Frage des Arbeiterschutzes beschäftigen. Das Ergebnis dieser Nachprüfung ist die *Kaiserliche Botschaft vom 17. November 1881*, die die Heilung der sozialen Schäden nicht ausschließlich im Wege der Regression sozialdemokratischer Ausschreitungen verwirklicht sehen wollte, sondern gleichmäßig die positive Förderung des Wohles der Arbeiter beabsichtigt durch Zusammenfassung der Kräfte des Volkslebens in korporative Genossenschaften unter staatlichem Schutz und staatlicher Fürsorge. War so der erste Anstoß zur Schaffung einer Arbeiterversicherung gegeben, so bestanden doch genügend Schwierigkeiten aller Art, die ihre Verwirklichung verzögerten. Zum großen Teil war es Neuland, das sich hier bot. Die ersten Schritte waren also doppelt vorsichtig. Als erstes Gesetz wurde so im Jahre *1883 das Krankenversicherungsgesetz* geschaffen. Auf diesem Gebiete waren schon einige Ansätze privater und gemeinschaftlicher Fürsorge vorhanden, die teilweise bis ins Mittelalter zurückreichen. Die Bruderschaften und Gesellenladen des Handwerks hatten schon frühzeitig gewisse Entschädigungen bei den Wechselfällen des Lebens gewährt. Auch einzelne Unternehmer hatten durch Gründung von Unterstützungskassen der Notlage der Arbeiter ihrer Betriebe bei Krankheits- und Todesfällen zu begegnen versucht. Die amtliche Sozialpolitik konnte hier also weiterbauen und die notwendigen Rechtsansprüche schaffen, die vor allem wichtig waren. Seinerzeit betrug die Zahl der in der Industrie beschäftigten Einwohner rund 43% der Gesamtbevölkerung. Dem Krankenversicherungsgesetz waren insgesamt 4 294 173. Personen unterworfen. Die Landwirtschaft fiel nicht unter den Versicherungszwang. Ein Jahr nach dem Krankenversicherungsgesetz wurde das *Unfallversicherungsgesetz* erlassen, das nur gewerbliche Betriebe erfaßte. Ihm folgte im Jahre *1889 das Invalidenversicherungsgesetz.* Das sind die drei Grundgesetze, die für die weitere Entwicklung bestimmend waren. Sie sind infolge der Änderung der wirtschaftlichen Verhältnisse in ihrer äußerlichen Struktur mehrfach durch Novellen und Ausdehnungsgesetze erweitert worden, so z. B. durch das Gesetz betreffend die Unfall- und Krankenversicherung der in land- und forstwirtschaftlichen Betrieben beschäftigten Personen vom 5. Mai 1886, das Seeunfallversicherungsgesetz vom 30. Juni 1900 usw.

Durch die verschiedentlichen Änderungen und sonstige entstandene Schwierigkeiten wuchsen die Reformwünsche, die hauptsächlich statt des Nebeneinanders der großen Zweige der Sozialversicherung eine Zusammenarbeit forderten, um die Mittel ökonomischer zu verwenden und vor allen Dingen den Versicherten die erwachsenen Leistungsansprüche besser erreichbar zu gestalten. Das Ergebnis der Reformarbeit ist die am 1. Januar 1914 in Kraft getretene Reichsversicherungsordnung, die den Wünschen zwar nicht allseitig gerecht wurde, doch aber in einem Gesetzeswerk alle Vorschriften über die Kranken-, Unfall- und Invalidenversicherung und ihre gegenseitigen Beziehungen, sowie die zu anderen Verpflichteten regelt. Im Laufe der Kriegs- und Nachkriegszeit wurde sie wiederholten Änderungen unterzogen, die aber an ihrem Aufbau nichts änderten. Die erst in späteren Jahren aufgetauchten Fragen nach der Zweckmäßigkeit der jetzigen Organisation sind auch heute noch im Stadium der Diskussion, so daß sich ein näheres Eingehen an dieser Stelle erübrigt.

Noch vor dem Inkrafttreten der Reichsversicherungsordnung wurde im Jahre 1911 das *Angestelltenversicherungsgesetz* verabschiedet. Es brachte eine Altersversicherung für die Angestellten, die bis dahin diesen Schutz entbehren mußten, wenn sie keine Gelegenheit hatten, sich freiwillig in der Invalidenversicherung zu versichern.

Von der *heutigen Bedeutung der deutschen Sozialversicherung* legt die Denkschrift des Reichsarbeitsministers vom 5. Dezember 1925 Zeugnis ab, die dem Reichstage eine Übersicht über unseren Sozialetat geben sollte. Der Aufwand der Sozialversicherung betrug danach im Jahre:

1913	1924	1925
1431	2016	2343 Mill. M.

Die Steigerung der angegebenen Summen ist neben der Senkung des Geldwertes in der Hauptsache auf das Wachsen der Zahl der Versicherten zurückzuführen. So unterstanden der Krankenversicherung im Jahre 1913 14,4 Millionen Personen, während es im Jahre 1924 19,0 Millionen waren. Die Unfallversicherung erfaßte rund 24,3 Millionen Versicherte. Die Zahl der Versicherten in der Invalidenversicherung wird auf 16—17 Millionen geschätzt und zur Angestelltenversicherung gehören rund 2 Millionen Angestellte. Der Aufwand der einzelnen Versicherungen betrug schätzungsweise im Jahre 1925 für die

Krankenversicherung	1133	Mill. M.
Unfallversicherung	191,6	„ „
Invalidenversicherung	680	„ „
Angestelltenversicherung	181,5	„ „
Knappschaftliche Pensionsversicherung	157	„ „
	2343,1	Mill. M.

Der Krankenversicherung kommt, wie auch aus diesen Zahlen hervorgeht, die größte Bedeutung zu. Es wird noch später zu zeigen sein, daß die tatsächlichen Verhältnisse dem entsprechen.

Es soll hier nicht übergangen werden, daß gegen diesen Aufwand der Sozialversicherung Stimmen laut geworden sind, die sich gegen die „übertriebene“ Sozialpolitik wenden. Der Reichsarbeitsminister ist diesen Äußerungen in seiner Denkschrift entgegengetreten mit folgenden Worten:

„Die Auffassung, der Versicherungsaufwand sei ‚eine Last‘ wird dem Ursprung, Grund nnd Zweck der Sozialversicherung nicht gerecht. Die Sozialversicherung vereinigt in sich wenigstens zum überwiegenden Teil — die frühere gesetzliche Fürsorge der Unternehmer, die eigene Vorsorge der Arbeiter und die Fürsorge der öffentlichen Verbände, die Sozialversicherung ist öffentlich-rechtlicher Sparzwang zur Erhaltung von Gesundheit und Arbeitskraft der versicherten Bevölkerung und zugleich Risikoausgleich im Falle der Krankheit und des Unfalls der Berufsunfähigkeit und Invalidität, der Mutterschaft und des Todes. Ohne Sozialversicherung ist die Lebensführung der Arbeiter und Angestellten im innersten Kerne gefährdet. Infolge der Sozialversicherung hebt sich die gesamte körperliche und sittliche Lebenshaltung des Teiles der Bevölkerung, der seine Arbeitskraft in abhängiger Stellung verwendet. Die Sozialversicherung setzt eine lebensfähige Wirtschaft voraus, sie ist aber zugleich Voraussetzung für wirtschaftlichen Fortschritt.“

Diese Definierung behandelt in sachlich objektiver Weise das Problem, und es ist wichtig, sie auch für die Zukunft festzuhalten. Die kleinen Anfänge der Arbeiterversicherung sind die Grundsteine für den großen Bau der Sozialversicherung gewesen, der heute äußerlich bald geschlossen dasteht, der aber in sich eine zeitgemäßere Gestaltung braucht.

2. Die einzelnen Versicherungsarten.

a) Krankenversicherung.

Das zweite Buch der Reichsversicherungsordnung, umfassend die §§ 165—536, behandelt die Verhältnisse der Krankenversicherung. Versicherungs*pflichtig* sind:

1. Arbeiter, Gehilfen, Gesellen, Lehrlinge, Hausgehilfen.

2. Betriebsbeamte, Werkmeister und andere Angestellte in ähnlich gehobener Stellung, sämtlich, wenn diese Beschäftigung ihren Hauptberuf bildet.

3. Handlungsgehilfen und -lehrlinge, Gehilfen und Lehrlinge in Apotheken.

4. Bühnenmitglieder und Musiker ohne Rücksicht auf den Kunstwert ihrer Leistungen.

5. Lehrer und Erzieher.

5a. Angestellte in Berufen der Erziehung, des Unterrichts, der Fürsorge, der Kranken- und Wohlfahrtspflege, die nicht unter Nr. 2 oder 5 fallen, wenn diese Beschäftigung ihren Hauptberuf und die Hauptquelle ihrer Einnahmen bildet.

6. Hausgewerbetreibende, soweit ihnen nicht ein jährliches Einkommen von M. 2700 sicher ist.

7. Die Schiffsbesatzung deutscher Seefahrzeuge, soweit sie weder unter die §§ 59 bis 62 der Seemannsordnung noch unter die §§ 553 bis 553b des Handelsgesetzbuches fällt, sowie die Besatzung von Fahrzeugen der Binnenschiffahrt. Die unter Nr. 2 bis 5a Bezeichneten, sowie Schiffer unterliegen der Versicherungspflicht nur, wenn ihr regelmäßiger Jahresarbeitsverdienst 2700 M. nicht übersteigt.

Versicherungs*frei* sind vorübergehende Dienstleistungen. Ferner Beamte, Ärzte und Zahnärzte in Betrieben oder im Dienst des Reiches, der Deutschen Reichsbahngesellschaft, eines Landes, eines Gemeindeverbandes, einer Gemeinde oder eines Versicherungsträgers, wenn ihnen gegen ihren Arbeitgeber ein Anspruch mindestens entweder auf Krankenhilfe in Höhe und Dauer der Regelleistungen der Krankenkassen oder für die gleiche Zeit auf Gehalt, Ruhegeld, Wartegeld oder ähnliche Bezüge in anderthalbfachem Betrage des Krankengeldes gewährleistet ist. Die Versicherungsfreiheit gilt auch für Soldaten, Schutzpolizeibeamte und für in der Ausbildung begriffene Beamte. Mitglieder geistlicher Genossenschaften, Diakonissen usw. sind gleichfalls versicherungsfrei.

Berechtigt der Versicherung freiwillig beizutreten sind versicherungsfreie Beschäftigte der oben unter 2 bis 5a bezeichneten Art, Familienangehörige des Arbeitgebers, Gewerbetreibende und andere Betriebsunternehmer, die in ihren Betrieben regelmäßig keine oder höchstens zwei Versicherungspflichtige beschäftigen.

Träger der Krankenversicherung sind die Krankenkassen und zwar die
Ortskrankenkassen,
Landkrankenkassen,
Betriebskrankenkassen und
Innungskrankenkassen.

Orts- und Landkrankenkassen werden für örtliche Bezirke errichtet. In der Regel sollen je eine Orts- und Landkrankenkasse im Bezirke eines Versicherungsamtes bestehen. Betriebskrankenkassen können für Betriebe mit mehr als 150 Versicherungspflichtigen errichtet werden, wenn der Betriebsrat zustimmt. Innungskrankenkassen können von jeder Innung errichtet werden. Neben den genannten Krankenkassen bestehen noch besondere Ortskrankenkassen für verschiedene Gewerbszweige oder Betriebsarten. Diese Kassenart ist jedoch auf den Aussterbeetat gesetzt, denn neue Kassen dürfen nicht mehr errichtet werden und noch bestehende werden geschlossen, wenn sie nicht mehr als 250 Mitglieder haben.

Es bestanden im Jahre 1924:

Ortskrankenkassen	2114	mit	11 662 000	Mitgliedern
Landkrankenkassen	425	„	2 015 000	„
Betriebskrankenkassen	3938	„	3 333 000	„
Innungskrankenkassen	733	„	369 000	„

Das Bestreben des Gesetzgebers, die Ortskrankenkassen als herrschende Form der Krankenversicherung zu schaffen, kommt in diesen Zahlen zum Ausdruck.

Die Krankenkassen werden durch die von Arbeitgebern und Versicherten gewählten Vorstände und Ausschüsse ehrenamtlich *verwaltet.* Die Gewählten haften für getreue Geschäftsverwaltung wie Vormünder ihrem Mündel. Die Krankenkasse kann auf Ansprüche aus der Haftung nur mit Genehmigung der Aufsichtsbehörde verzichten. Die Zusammensetzung der Kassenorgane richtet sich nach der Aufbringung der Mittel zur Krankenversicherung. Bei Orts- und Landkrankenkassen haben die Arbeitgeber ein Drittel und die Versicherten zwei Drittel der Sitze. Bei Betriebskrankenkassen hat der Arbeitgeber die Hälfte der Stimmen ($^1/_3$ der Gesamtstimmen), die den Versicherten nach der Satzung zustehen. Der Arbeitgeber führt auch ohne weiteres den Vorsitz, während bei den Orts- und Landkrankenkassen der Vorsitzende aus der geheimen Wahl des Vorstandes hervorgeht. In den Innungskrankenkassen stellt die Innung den Vorsitzenden. Die Arbeitgeber haben in den Organen der Innungskrankenkassen nur dann die Hälfte der Sitze, wenn sie auch die Hälfte der Beiträge übernehmen.

Der Vorstand verwaltet die Kasse. Er vertritt sie gerichtlich und außergerichtlich, hat also die Stellung eines gesetzlichen Vertreters. Dem Ausschuß bleiben außerdem verschiedene Aufgaben vorbehalten, die im Gesetz näher bezeichnet sind.

Die *Aufsicht* über die Krankenkassen führt das Versicherungsamt, mit Ausnahme einiger noch später zu erläuternden Angelegenheiten. Das Aufsichtsrecht erstreckt sich darauf, daß Gesetz und Satzung so beachtet werden, wie es der

Zweck der Versicherung erfordert. Das gilt nicht, soweit die Versicherungsträger nach ihrem Ermessen zu verfügen berechtigt sind. Unter Gesetz und Satzung sind alle die Krankenversicherung irgendwie berührenden gesetzlichen Vorschriften und instanziellen Entscheidungen zu verstehen.

Für jede Kasse muß eine *Satzung* errichtet werden, die sämtliche Verhältnisse der Kasse regelt und mit den gesetzlichen Vorschriften nicht in Widerspruch stehen darf. Rechte und Pflichten der Arbeitgeber und Versicherten sind in der Satzung niederzulegen.

Die Mittel der Krankenkassen werden durch Beiträge aufgebracht, deren Verwendung in der Reichsversicherungsordnung (RVO) genau umschrieben ist. In erster Linie werden sie natürlich für die *Leistungen* gebraucht, die sich wie folgt zusammensetzen:

1. *Krankenhilfe:*

a) ärztliche Behandlung,
b) Versorgung mit Arznei,
c) Heilmittel (Brillen, Bruchbänder usw.),
d) im Falle der Arbeitsunfähigkeit Krankengeld,
e) Krankenhausbehandlung,
f) Hausgeld

für die Dauer von 26 Wochen (Krankenhausbehandlung ist eine „Kann"leistung).

2. *Wochenhilfe:*

a) ärztliche Behandlung,
b) Hebammenhilfe,
c) Arznei,
d) Heilmittel,
e) Wochengeld für 10 Wochen,
f) Stillgeld für 12 Wochen,
g) Entbindungskostenbeitrag von 10 M.

Wochenhilfe wird auch den versicherungsfreien Angehörigen der Versicherten, sofern sie mit diesen in häuslicher Gemeinschaft leben, gewährt. Für die Leistung der Wochenhilfe ist in allen Fällen Voraussetzung die Zurücklegung einer zehnmonatigen Versicherungszeit innerhalb zweier Jahre vor dem Tage der Entbindung.

3. *Sterbegeld:*

Es muß mindestens das Zwanzigfache des Grundlohnes betragen.

Die Versicherten haben auf die Gewährung der satzungsmäßigen Leistungen einen Rechtsanspruch, den sie in einem Beschwerdeverfahren vor den Versicherungsbehörden (Versicherungsamt, Oberversicherungsamt, Reichsversicherungsamt) geltend machen können. Das Verfahren ist kostenlos, auch bei Abweisung der Beschwerde.

b) Unfallversicherung.

Die Unfallversicherung umfaßt das vierte Buch der Reichsversicherungsordnung (§§ 537—1225). Die Zahl der Versicherten betrug im Jahre 1924 24,3 Millionen. Im gleichen Jahre betrugen die Ausgaben für Renten 117 Millionen Mark. 600 000 Verletzte erhielten Renten, an Hinterbliebenenrenten wurden 120 000 M. gezahlt.

Versicherungs*pflichtig* zur Unfallversicherung sind gewerbliche und landwirtschaftliche Betriebe sowie auf deutschen Seefahrzeugen beschäftigte Personen. Entsprechend dieser Gliederung gibt es besondere Vorschriften über die gewerbliche, landwirtschaftliche und Seeunfallversicherung.

Die *Träger* der Unfallversicherung sind die Berufsgenossenschaften, die sich im Gegensatz zu den Krankenkassen über größere Bezirke, teilweise sogar über das ganze Reichsgebiet, erstrecken. Die Organe der Berufsgenossenschaften richten sich in ihrer Zusammensetzung ebenfalls nach der Aufbringung der Mittel. Beiträge zur Unfallversicherung werden nur von den Arbeitgebern aufgebracht, dementsprechend ist auch die Verwaltung der Berufsgenossenschaften in ihre Hände gelegt.

Die *Leistungen* der Unfallversicherung bestehen in Krankenbehandlung, Renten und Sterbegeld. Krankenbehandlung wird in allen Fällen gewährt, wenn die zuständige Krankenkasse keine Leistungen mehr gewährt oder eine Krankenkasse überhaupt nicht zuständig ist, wie z. B. bei selbständigen Unternehmern. Die Krankenbehandlung kann aber auch von der Berufsgenossenschaft vom ersten Tage an übernommen werden. Zwischen Krankenkassen und Berufsgenossenschaften ist am 12. März 1926 ein Abkommen über diese ganzen Verhältnisse abgeschlossen worden.

Die Rente ist zu gewähren nach Wegfall des Krankengeldes aus der Krankenversicherung, mit Ausnahme der Fälle, bei denen die Erwerbsunfähigkeit nicht länger als 13 Wochen dauert. Vom Beginn der 27. Woche nach dem Unfall ist, wenn die Erwerbsunfähigkeit noch besteht, unter allen Umständen die Rente zu gewähren. Die Rente selbst bemißt sich nach dem Jahresarbeitsverdienst und wird nach Prozenten der Erwerbsunfähigkeit gezahlt. Bei tödlichen Unfällen erhalten die Hinterbliebenen ein Sterbegeld, sowie Witwen- und Waisenrente.

c) Invalidenversicherung.

Für die Invalidenversicherung gelten die §§ 1226—1500 der Reichsversicherungsordnung. Die Versicherung umfaßt ungefähr 16—17 Millionen Personen. *Versicherungspflichtig* sind Arbeiter, Gesellen, Hausgehilfen, Hausgewerbetreibende, die Schiffsbesatzung deutscher Seefahrzeuge und die Besatzung von Fahrzeugen der Binnenschiffahrt, mit Ausnahme der Schiffsführer, Offiziere des Deck- und Maschinendienstes, sowie der in ähnlich gehobener Stellung befindlichen Angestellten, Gehilfen und Lehrlinge, soweit sie nicht nach dem Angestelltenversicherungsgesetz versicherungspflichtig oder versicherungsfrei sind. Versicherungsfrei sind die der Angestelltenversicherung unterliegenden Beschäftigten sowie Beamte des Reiches, der Länder, Gemeinden, Beschäftigte der Versicherungsträger, wenn ihnen Anwartschaft auf Ruhegehalt im Mindestbetrage der Invalidenrente gewährleistet ist, ferner Beamte der Schutzpolizei und Soldaten, endlich auch die Invalidenrentenempfänger.

Die *Mittel der Invalidenversicherung* werden durch Beiträge der Arbeitgeber und Versicherten aufgebracht. Von jedem Teil muß die Hälfte getragen werden. Die Beitragszahlung erfolgt durch Einkleben von Versicherungsmarken, die bei jeder Postanstalt erhältlich sind, in eine Quittungskarte, die nach einem bestimmten Zeitraum umgetauscht wird.

Die Invalidenversicherung ist *regional gegliedert.* Versicherungsträger sind die Landesversicherungsanstalten, die für alle Ansprüche der Versicherten zuständig sind. Der Vorstand der Landesversicherungsanstalt besteht aus beamteten und nichtbeamteten Mitgliedern. Die nicht beamteten werden je zur Hälfte von Arbeitgebern und Versicherten gestellt. Bei Beschlußfassungen ist ein Überwiegen der beamteten Mitglieder ausgeschlossen.

Die Invalidenversicherung ist im wesentlichen eine Rentenversicherung. Eine Rente erhält jeder Versicherte, der das 65. Lebensjahr vollendet hat oder infolge einer Krankheit oder anderer Gebrechen dauernd Invalide ist. Die Rente errechnet sich nach den gezahlten Beiträgen, dazu kommt in allen Fällen ein sog. Reichszuschuß. Witwen und Waisen der verstorbenen Versicherten erhalten ebenfalls Renten. Die Rentenlast betrug im Jahre 1925 rund 550 Millionen M. Sie verteilte sich auf 1 575 000 Invaliden-, Kranken- und Altersrentenempfänger, 211 900 Witwen und 1 151 000 Waisenrentenempfänger.

Die wichtigste Leistung der Invalidenversicherung nach sozialhygienischen Begriffen ist das Heilverfahren, das heute allerdings noch freiwillig gewährt wird. Trotzdem ist die Invalidenversicherung in großem Maße zu dieser vorbeugenden Maßnahme übergegangen. Die Landesversicherungsanstalten haben schon in der Vorkriegszeit zu diesem Zweck eigene Lungenheilstätten, Sanatorien, Krankenhäuser usw. errichtet. Ende 1922 besaßen die Versicherungsanstalten 107 Heilstätten und zwar 53 Lungenheilstätten mit 7008 Betten und 54 Sanatorien, Genesungsheime, Krankenhäuser mit 5426 Betten. Daneben werden Versicherte in Bäder zu Kuren entsandt. Die Gewährung von Beihilfen zur Beschaffung von Zahnersatz oder anderen Hilfsmitteln ist ebenfalls hierher zurechnen. Im Jahre 1925 wurden insgesamt 35 Millionen M. für diese Zwecke verausgabt.

Die Versicherungsanstalten haben weiter auch in vielen Orten des Reiches Beratungsstellen für Lungen- und Geschlechtskranke unter Beteiligung der Krankenkassen gegründet.

d) Angestelltenversicherung.

Die Angestelltenversicherung ist die am spätesten ins Leben getretene Gruppe der Sozialversicherung. Für sie wurde das besondere Angestelltenversicherungsgesetz außerhalb der Reichsversicherungsordnung geschaffen. Der Versicherung unterliegen alle Angestellten, deren Jahreseinkommen 6000 M. nicht übersteigt. Die Zahl der versicherten Angestellten bewegt sich um 2 Millionen. Die Mittel werden in gleicher Weise wie in der Invalidenversicherung aufgebracht. Versicherungsträger für die Angestelltenversicherung ist die Reichsversicherungsanstalt für Angestellte in Berlin. An ihrer Spitze steht ein Direktorium, das aus beamteten und nichtbeamteten Mitgliedern besteht. Die nichtbeamteten Mitglieder sind gesetzlich auf je 2 Vertreter der Arbeitgeber und Versicherten beschränkt. Bei Beschlußfassungen haben so viel nichtbeamtete Mitglieder auszuscheiden, daß die beamteten überwiegen.

Die Angestelltenversicherung dient dem gleichen Zwecke wie die Invalidenversicherung. Sie weist hinsichtlich der Rentengewährung einige Vorzüge auf, die im Hinblick auf das Ganze jedoch unwesentlich sind. Die verhältnismäßig kurze Lebensdauer der Angestelltenversicherung erklärt die geringen Rentensummen, die im Jahre 1925 43,8 Mill. M. betrugen.

Gleichwie die Landesversicherungsanstalten legt auch die Reichsversicherungsanstalt für Angestellte großes Gewicht auf die Gewährung von vorbeugenden Heilverfahren, die auch hier zu den freiwilligen Leistungen gehören. Die Heilverfahren werden in Bädern, Sanatorien und Heilstätten durchgeführt. Bis Ende 1925 hatte die Reichsversicherungsanstalt vier eigene Sanatorien errichtet. Zu diesen Heilverfahren kommen noch die Zahnheilverfahren hinzu. Im Jahre 1925 wurden für die gesamten Heilverfahren 12 Mill. M. aufgewendet.

II. Der Arzt in der Sozialversicherung.

1. Allgemeines.

Die Leistungen der Sozialversicherung sind in großem Maße mit der ärztlichen Tätigkeit verbunden. In der *Krankenversicherung* ist die ärztliche Behandlung sogar eine der wichtigsten Sachleistungen, aber auch die anderen

Sach- und Barleistungen sind irgendwie mit der ärztlichen Tätigkeit verknüpft. Arznei und Heilmittel werden den Versicherten nur nach ärztlichen Verordnungen auf Kosten der Krankenkassen geliefert. Die Gewährung des für die Versicherten so wichtigen Krankengeldes ist abhängig von der Arbeitsunfähigkeit, die vom Kassenarzte festgestellt und beim jedesmaligen Bezuge bescheinigt werden muß. Krankenhausbehandlung, Aufenthalt in Genesungs- und Erholungsheimen, Heilstättenpflege werden von den Krankenkassen nur dann gewährt, wenn der behandelnde Arzt sie für notwendig hält. Wöchnerinnen haben Anspruch auf ärztliche Hilfe, soweit sie bei der Entbindung oder durch sie erforderlich wird. Endlich darf auch nicht die Familienhilfe vergessen werden, die sich fast nur auf ärztliche Behandlung erstreckt. Die überwiegende Mehrzahl der gesetzlichen Krankenkassen hat heute für die Angehörigen der Versicherten derartige Leistungen eingeführt.

In den *anderen Zweigen der Sozialversicherung* kommt der ärztlichen Tätigkeit nicht diese hohe Bedeutung zu, wenn sie gewiß auch nicht ganz unerheblich ist. Die *Unfallversicherung* tritt in den allermeisten Fällen erst nach Ablauf eines größeren Zeitraums für die Versicherten ein, da zunächst die Krankenkassen die gesamte Versorgung der Verletzten übernehmen. Im allgemeinen sind die Verhältnisse so geregelt, daß der Verletzte bei leichteren Unfällen sich in die Behandlung eines Kassenarztes begibt, während bei schweren die Krankenkassen die sofortige Aufnahme in ein Krankenhaus anordnen. Größere Bedeutung gewinnt erst der Durchgangsarzt, an den die Krankenkassen die Verletzten überweisen müssen, sobald die Tatsache des Betriebsunfalles feststeht. Der Durchgangsarzt hat die Aufgabe, geeignete Heilmethoden zu ermitteln. Schließlich gibt es dann noch in den eigenen Kliniken der Berufsgenossenschaften, deren Zahl gering ist, Ärzte, die aber in den meisten Fällen in einem festen Dienstverhältnis stehen.

In der *Invalidenversicherung* sind die Verhältnisse nicht viel anders. Auch hier kommt der Arzt für die eigentliche Krankenbehandlung nur in den Heilstätten, Sanatorien und Krankenhäusern in Frage, wo er ebenfalls in einem festen Dienstverhältnis steht. Von Bedeutung ist seine Tätigkeit noch bei Rentenfeststellungen.

Die *Angestelltenversicherung* zeigt auch hierin keine besonderen Merkmale.

Die *gesetzliche Grundlage für die Tätigkeit des Arztes* in der Sozialversicherung ist der § 122 der Reichsversicherungsordnung, der folgendes besagt:

„Die ärztliche Behandlung im Sinne dieses Gesetzes wird durch approbierte Ärzte, bei Zahnkrankheiten auch durch approbierte Zahnärzte (§ 29 der Gewerbeordnung) geleistet. Sie umfaßt Hilfeleistungen anderer Personen, wie Bader, Hebammen, Heildiener, Heilgehilfen, Krankenwärter, Masseure und dergleichen, sowie Zahntechniker, nur dann, wenn der Arzt (Zahnarzt) sie anordnet oder wenn in dringenden Fällen kein approbierter Arzt (Zahnarzt) zugezogen werden kann."

Unter ärztlicher Behandlung ist dabei jede ärztliche Verrichtung zu verstehen, die auf die Beseitigung, Einschränkung oder Linderung des anormalen körperlichen oder geistigen Zustandes der Versicherten hinzielt, der als Krankheit im versicherungsrechtlichen Sinne zu bezeichnen ist. Diese Definition erfaßt die Krankenversicherung ganz, gilt aber auch für die anderen Zweige der Sozialversicherung, soweit Krankenbehandlung in Frage kommt.

Der im § 122 RVO. angezogene § 29 der Gewerbeordnung hat folgenden Wortlaut:

„Einer Approbation, welche auf Grund eines Nachweises der Befähigung erteilt wird, bedürfen Apotheker und diejenigen Personen, welche sich als Ärzte (Wundärzte, Augenärzte, Geburtshelfer, Zahnärzte und Tierärzte) oder mit gleichbedeutenden Titeln bezeichnen oder seitens des Staates oder einer Gemeinde als solche anerkannt oder mit amtlichen Funktionen betraut werden sollen. Es darf die Approbation jedoch von der vorherigen akademischen Doktorpromotion nicht abhängig gemacht werden.

Der Bundesrat bezeichnet mit Rücksicht auf das vorhandene Bedürfnis in verschiedenen Teilen des Reiches die Behörden, welche für das ganze Reich gültige Approbationen zu erteilen befugt sind, und erläßt die Vorschriften über den Nachweis der Befähigung. Die Namen der Approbierten werden von der Behörde, welche die Approbation erteilt, in den vom Bundesrate zu bestimmenden amtlichen Blättern veröffentlicht.

Personen, welche eine solche Approbation erlangt haben, sind innerhalb des Reiches in der Wahl des Ortes, wo sie ihr Gewerbe betreiben wollen, vorbehaltlich der Bestimmungen über die Errichtung und Verlegung von Apotheken (§ 6) nicht beschränkt.

Dem Bundesrate bleibt vorbehalten, zu bestimmen, unter welchen Voraussetzungen Personen wegen wissenschaftlich erprobter Leistungen von der vorgeschriebenen Prüfung ausnahmsweise zu entbinden sind. Personen, welche vor Verkündigung dieses Gesetzes in einem Bundesstaate die Berechtigung zum Gewerbebetriebe als Ärzte, Wundärzte, Zahnärzte, Geburtshelfer, Apotheker oder Tierärzte bereits erlangt haben, gelten als für das ganze Reich approbiert."

Einen großen Raum nimmt in der Sozialversicherung auch die *ärztliche Gutachtertätigkeit* ein, die sich auf die verschiedensten Rechtsgebiete erstreckt. Sie wird darum besser mit bei der Besprechung der ärztlichen Tätigkeit in den einzelnen Zweigen der Sozialversicherung behandelt.

2. Arzt und Krankenversicherung.

a) Überblick über die Entwicklung der Rechtsbeziehungen zwischen Ärzten und Krankenkassen bis zur gesetzlichen Regelung.

Die Arztfrage gehört in der Krankenversicherung mit zu den wichtigsten. Es kann daher nicht wundernehmen, daß die Erörterungen auf diesem Gebiete noch nicht zum Stillstand gekommen sind. Der Gesetzgeber hat den Krankenkassen die Pflicht auferlegt, den Versicherten ärztliche Behandlung in natura zu gewähren und nur für noch später zu erörternde Ausnahmen Barentschädigungen zugelassen. Des weiteren sind sie verpflichtet, Verträge mit den zur Behandlung der Kassenmitglieder bereiten Ärzte abzuschließen. Die *Hauptpunkte der Beziehungen* zwischen beiden Kontrahenten sind die Zulassung zur Kassenpraxis und die Honorarfrage. Namentlich letztere war schon sehr oft Ausgangspunkt heftiger Meinungsverschiedenheiten, deren höchste Steigerung die Behandlungsverweigerungen der Kassenärzte waren.

Der erste Versuch, eine angemessene Regelung der beiderseitigen Beziehungen zu treffen, fällt schon in die Zeit vor dem Ins-Leben-treten der Reichsversicherungsordnung. Ursache der Maßnahme war die Absicht, den durch die Reichsversicherungsordnung geschaffenen Zustand durch eine Vereinbarung zu klären und Normen zu schaffen, die allgemein Geltung haben sollten. Die zwischen Ärzte- und Krankenkassenorganisationen angebahnten Verhandlungen brachten so als Ergebnis das sog. „*Berliner Abkommen*" vom 23. Dezember 1913.

Im wesentlichen handelt es sich dabei um die Zulassung zur Kassenpraxis, die Vergütung für die ärztliche Tätigkeit, den Abschluß von Arztverträgen und die Schlichtung von Streitigkeiten. Das Abkommen selbst hatte Gültigkeit vom 1. Januar 1914 bis 31. Dezember 1923 und wurde von beiden Parteien zu diesem Termin gekündigt. Die zu dieser Zeit infolge der Geldentwertung entstandenen finanziellen Schwierigkeiten der Krankenkassen ließen bei einer nicht gütlichen und rechtzeitigen Lösung der durch diese Sachlage entstandenen Fragen für den Bestand der Krankenversicherung Befürchtungen entstehen. Der Gesetzgeber sah sich daher veranlaßt, selbst in diese Verhältnisse einzugreifen, um die Existenz der Krankenkassen zu erhalten. Er stützte sich dabei zum Teil auf das Berliner Abkommen bzw. übernahm daraus einige Punkte, um sie mit gesetzlicher Kraft zu versehen. Damit erreichte der erste Abschnitt der Entwicklung der Rechtsbeziehungen sein Ende, denn die dann folgende Regelung bewegt sich im Gegensatz zum Berliner Abkommen auf gesetzlicher Grundlage.

b) Gesetzliche Regelung der Beziehungen.

Am 30. Oktober 1923 erließ der Reichsarbeitsminister auf Grund des Ermächtigungsgesetzes die Verordnung über Ärzte und Krankenkassen, die inzwischen in die Reichsversicherungsordnung aufgenommen und nachdem auch schon öfter geändert wurde. Den jetzigen Inhalt geben die §§ 368a bis 368t wieder. Sie haben folgenden Wortlaut:

§ 368 a.

1. Zur Regelung der Beziehungen zwischen den Krankenkassen und den Ärzten wird ein Reichsausschuß für Ärzte und Krankenkassen gebildet.

2. Er besteht aus 13 Mitgliedern. Zehn von ihnen werden je zur Hälfte und auf die Dauer von je fünf Jahren von den für das Reichsgebiet bestehenden Spitzenverbänden der Ärzte und der Krankenkassen gewählt. Der Reichsarbeitsminister setzt fest, welche Verbände hiernach wahlberechtigt sind, und erläßt die erforderlichen Ausführungsbestimmungen. Für diese Mitglieder sind Stellvertreter in der nötigen Zahl zu wählen. Diese Mitglieder und ihre Stellvertreter versehen ihr Amt als Ehrenamt.

3. Drei weitere Mitglieder ernennt der Reichsarbeitsminister nach Anhörung der genannten Spitzenverbände als unparteiische Mitglieder und betraut je einen von ihnen mit der Führung des Vorsitzes und der Stellvertretung darin. Im Bedarfsfalle kann er für jedes dieser Mitglieder noch einen Stellvertreter bestellen.

4. Der Reichsarbeitsminister kann im Falle eines Bedarfs nach Anhörung der genannten Spitzenverbände Vertreter anderer Verbände der Krankenkassen und Ärzte in je gleicher Zahl mit beratender Stimme zuziehen.

§ 368 b.

1. Der Reichsausschuß berät und beschließt als engerer und weiterer Ausschuß.

2. Der engere Ausschuß besteht aus den von den Spitzenverbänden gewählten Mitgliedern. Die Verhandlungen leitet nach näherer Bestimmung der Geschäftsordnung (§ 368 d) abwechselnd ein Vertreter der Ärzte und der Krankenkassen.

3. Von allen Sitzungen des engeren Ausschusses ist dem Vorsitzenden des Reichsausschusses rechtzeitig Mitteilung zu machen. Ein unparteiisches Mitglied des Reichsausschusses kann an den Sitzungen mit beratender Stimme teilnehmen.

§ 368 c.

Der engere Ausschuß nimmt regelmäßig die Obliegenheiten des Reichsausschusses wahr. Die Geschäftsordnung (§ 368 d) bestimmt, welche Angelegenheiten von grundsätzlicher Bedeutung dem weiteren Ausschuß vorbehalten sind und in welchen Fällen er auf Antrag der Ärztevertreter oder der Kassenvertreter über Angelegenheiten zu beschließen hat, über die der engere Ausschuß sich nicht einigen kann.

§ 368 d.

1. Der weitere Ausschuß stellt für die Führung der eigenen Geschäfte und derjenigen des engeren Ausschusses eine Geschäftsordnung auf.

2. Diese Geschäftsordnung muß für grundsätzliche Beschlüsse über das Arztsystem und die Zulassung von Ärzten zur Kassenpraxis eine Mehrzahl von je drei Fünfteln der Vertreter der Ärzte und Kassen vorschreiben. Sie kann die gleiche Mehrheit auch für andere Angelegenheiten von grundsätzlicher Bedeutung vorschreiben.

§ 368 e.

1. Zur Sicherung gleichmäßiger und angemessener Vereinbarungen zwischen den Kassen und Ärzten stellt der Reichsausschuß Richtlinien auf.

2. Diese Richtlinien können sich namentlich erstrecken auf die Zulassung der Ärzte zur Tätigkeit bei den Krankenkassen, den allgemeinen Inhalt der Arztverträge,

die Art und Höhe der Vergütung für die ärztlichen Leistungen, die Einrichtungen, welche zur Sicherung der Kasse gegen eine unnötige und übermäßige Inanspruchnahme der Krankenhilfe erforderlich sind,

die Maßnahmen zur Sicherung gegen eine übermäßige Inanspruchnahme einzelner Ärzte.

3. Die Richtlinien sollen sich ferner darauf erstrecken, wie durch den Nachweis freier Kassenarztstellen und Warnung vor Zuzug an überfüllte Plätze auf eine planmäßige Verteilung der Kassenärzte über das Reichsgebiet hingewirkt werden kann.

4. Dem Reichsausschuß steht die Auslegung und Änderung dieser Richtlinien zu.

§ 368 f.

Falls die zum Reichsausschuß wahlberechtigten Verbände zentrale Festsetzungen über die den Ärzten von den Kassen zu gewährenden Vergütungen treffen wollen, so können sie diese Festsetzungen dem Reichsausschuß übertragen. Sie können sich statt dessen auch über die Wahl eines unparteiischen Schiedsgerichts und dessen Besetzung, sowie über die Wirkung seiner Schiedssprüche einigen.

§ 368 g.

Verbände von Ärzten und Krankenkassen, die für den Bezirk eines Landes die Mehrheit der Ärzte und Krankenkassen umfassen, können die Bildung von Landesausschüssen für Ärzte und Krankenkassen vereinbaren. Kassen und Ärzte müssen in diesen Ausschüssen in gleicher Zahl vertreten sein. Auf gemeinsamen Antrag dieser Verbände kann die oberste Verwaltungsbehörde unparteiische Mitglieder für den Landesausschuß ernennen; die §§ 368 b bis 368 g gelten entsprechend.

§ 368 h.

Der Landesausschuß kann für seinen Bezirk Richtlinien aufstellen, welche die des Reichsausschusses ergänzen. Eine Abweichung soll nur insoweit stattfinden, als nach den besonderen Verhältnissen des Landes nötig ist. Die Richtlinien sind dem Reichsausschuß vorzulegen. Er kann sie binnen 3 Monaten beanstanden. Wird der Beanstandung nicht stattgegeben, so kann sein weiterer Ausschuß den Richtlinien ganz oder teilweise die Zustimmung versagen. Soweit dies geschieht, haben sie nicht die Wirkung des § 368 m Abs. 2.

§ 368 i.

Soweit keine zentralen Festsetzungen nach § 368 f bestehen, können solche in gleicher Weise für den Bezirk eines Landesausschusses getroffen werden. Der Landesausschuß tritt in diesem Falle an die Stelle des Reichsausschusses nach § 368 f.

§ 368 k.

1. Zur Herbeiführung angemessener Verträge zwischen den Krankenkassen und Ärzten ist im Bezirke jedes Versicherungsamtes nach näherer Bestimmung des Reichsausschusses (Landesausschusses) ein Vertragsausschuß zu errichten. Er besteht aus einer gleichen Anzahl von Vertretern der Kassen und der im Bezirk für die Kassen tätigen oder zur Tätigkeit für sie bereiten Ärzte.

2. Soweit die einzelnen Kassen und ihre Ärzte nicht dem Vertragsausschuß selbst die Aufstellung des Vertrages überlassen, haben sie ihm den von ihnen vereinbarten Entwurf vorzulegen. Der Vertragsausschuß stellt Inhalt und Wortlaut des Vertrages fest, er hat dafür zu sorgen, daß in den Verträgen ein Schiedsgericht zur Entscheidung von Streitigkeiten aus abgeschlossenen Verträgen vorgesehen wird.

3. Kommt im Vertragsausschuß keine Einigung zustande, oder einigen sich die Parteien nicht auf die vom Vertragsausschuß festgestellten Bedingungen, so entscheidet auf Anruf einer oder beider Vertragsparteien über die streitigen Punkte das Schiedsamt (§ 368 l).

§ 368 l.

1. Für den Bezirk jedes Oberversicherungsamtes wird bei diesem ein Schiedsamt gebildet. Die oberste Verwaltungsbehörde kann nach Anhörung Beteiligter den Bezirk des Schiedsamtes anders festlegen.

2. Es besteht aus dem Vorsitzenden des Oberversicherungsamtes oder seinem Stellvertreter als Vorsitzenden, zwei unparteiischen Mitgliedern und vier von den Parteien je zur Hälfte gewählten Mitgliedern. Von den Kassenvertretern soll mindestens einer Arbeitgeber sein. Die obersten Verwaltungsbehörden können bestimmen, daß das Schiedsamt nur mit einem Unparteiischen als Vorsitzenden und je zwei Beisitzern aus der Zahl der Ärzte und Kassenvertreter besetzt wird.

3. Die unparteiischen Mitglieder werden vom Vorsitzenden nach Anhörung der Kassen und Ärzte des Bezirks bestellt. Sie sollen in der Sozialversicherung erfahren sein. Soweit möglich, soll wenigstens einer von ihnen richterliche Vorbildung besitzen.

4. Die Amtsdauer der bestellten und gewählten Mitglieder beträgt 5 Jahre.

§ 368 m.

Das Schiedsamt ist zur Entscheidung bei Streit über die Bedingungen eines Arztvertrages berufen, ebenso zur Entscheidung von Streitigkeiten aus abgeschlossenen Arztverträgen, soweit die Parteien sich nicht über ein besonderes Schiedsgericht geeinigt haben. Für vermögensrechtliche Ansprüche bleibt der ordentliche Rechtsweg vorbehalten.

Das Schiedsamt ist ferner zuständig zur Entscheidung über Berufungen gegen Beschlüsse der Zulassungsausschüsse in Zulassungsangelegenheiten. Das Rechtsmittel ist binnen einer Woche einzulegen.

Wird von der Kasse oder dem Kassenverband oder von den im Arztregister eingetragenen Ärzten ein wichtiger Grund zur Änderung des Arztsystems geltend gemacht, so entscheidet das Schiedsamt über diesen Streitpunkt vorab.

Das Schiedsamt hat seinen Entscheidungen die Richtlinien des Reichsausschusses und des für seinen Bezirk zuständigen Landesausschusses zugrunde zu legen, soweit die Parteien nicht wichtige Gründe dagegen geltend machen. Das gleiche gilt bei Streit über die Arztvergütungen hinsichtlich der gemäß §§ 368 f, 368 i getroffenen zentralen Festsetzungen. Die Entscheidungen des Schiedsamtes sind mit Gründen zu versehen.

§ 368 n.

1. Bei dem Reichsversicherungsamte wird ein Reichsschiedsamt gebildet. Es besteht aus unparteiischen Mitgliedern einschließlich des Vorsitzenden und deren Stellvertretern, sowie aus ehrenamtlichen Vertretern der Ärzte und der Krankenkassen und deren Stellvertretern in der nötigen Zahl.

2. Den Vorsitzenden und seinen Stellvertreter bestellt der Präsident des Reichsversicherungsamtes auf die Dauer von fünf Jahren; wiederholte Bestellung ist zulässig. Der Vorsitzende ist in der Regel den Direktoren oder Senatspräsidenten des Reichsversicherungsamtes zu entnehmen.

3. Über die weiteren unparteiischen Mitglieder und ihre Stellvertreter haben sich die im § 368 a Abs. 2 bezeichneten Spitzenverbände der Ärzte und der Krankenkassen zu einigen. Mangels einer Einigung bestellt sie der Präsident des Reichsversicherungsamtes. Die Amtsdauer beträgt fünf Jahre. Wiederholte Bestellung ist zulässig. Die unparteiischen Beisitzer und ihre Stellvertreter sollen in der Sozialversicherung erfahren sein; mindestens die Hälfte von ihnen soll die Befähigung zum Richteramte haben.

4. Die Vertreter der Ärzte und Krankenkassen und ihre Stellvertreter werden auf die Dauer von fünf Jahren je zur Hälfte von den genannten Spitzenverbänden gewählt.

5. Das Reichsschiedsamt entscheidet in der Besetzung mit dem Vorsitzenden, zwei weiteren unparteiischen Mitgliedern, von denen das eine die Befähigung zum Richteramte haben muß und je drei Vertretern der Ärzte und der Krankenkassen. Der Präsident des Reichsversicherungsamtes kann an Stelle des Vorsitzenden selbst den Vorsitz führen. Das Reichsschiedsamt ist beschlußfähig, auch wenn von den Vertretern der Ärzte und der Krankenkassen nur je zwei an der Verhandlung teilnehmen.

6. Der Reichsarbeitsminister kann im Bedarfsfalle die Errichtung mehrerer Senate des Reichsschiedsamtes anordnen, die in der gleichen Weise zusammengesetzt werden.

§ 368 o.

1. Das Reichsschiedsamt ist zuständig zur Entscheidung über Berufungen gegen Entscheidungen der Schiedsämter (§ 368 m).

2. Die Berufung ist binnen einem Monat nach Zusammenstellung der Entscheidung bei dem Reichsschiedsamt einzulegen. Die Vorschriften des § 129 Abs. 2, 3 gelten entsprechend. Die Berufung bewirkt Aufschub, bei Streit über die Höhe der Vergütungen jedoch nur hinsichtlich des streitigen Teiles; bis zur Entscheidung über die Berufung ist die Vergütung im übrigen in der Höhe fortzuzahlen, in der sie vor Erlaß der angefochtenen Entscheidungen gewährt wurde.

3. Die Berufung ist zulässig, wenn
   1. das Verfahren an einem wesentlichen Mangel leidet,
   2. die Entscheidung nicht mit Gründen versehen ist,
   3. es sich um das Arztsystem oder um die Art der Arztzulassung oder um Einführung oder Änderung des Systems der Vergütungen handelt,
   4. das Schiedsamt von den nach §§ 368 f, 368 i getroffenen zentralen Festsetzungen abgewichen ist oder seine Pauschalfestsetzungen zu den zentralen Tariffestsetzungen nicht im entsprechenden Verhältnis stehen, oder Streit darüber besteht, ob ein wichtiger Grund für eine Abweichung von den zentralen Festsetzungen vorliegt,
   5. es sich um eine Erhöhung oder Ermäßigung der Gesamtvergütung um mehr als 30% gegenüber dem bisher zu zahlenden vertraglichen Entgelt handelt,
   6. es sich um eine noch nicht festgestellte Auslegung gesetzlicher Vorschriften oder um eine sonstige Frage von grundsätzlicher Bedeutung handelt.

4. Die Vorschriften des § 368 m Abs. 4 gelten entsprechend.

5. Die Berufung kann ohne mündliche Verhandlung durch Beschluß der drei unparteiischen Mitglieder des Reichsschiedsamtes verworfen werden, wenn diese über die Unzulässigkeit einig sind. Entsprechendes gilt für eine nicht rechtzeitig eingelegte Berufung.

6. Das Reichsschiedsamt ist ferner zuständig zur Entscheidung über Revisionen gegen Entscheidungen der Schiedsämter in Zulassungsfragen (§ 368 m Abs. 2). Die Absätze 2, 4 und 5, sowie § 1697 RVO gelten entsprechend.

§ 368 p.

Der Geschäftsgang und das Verfahren sowie die Tragung der Kosten bei den Schiedsämtern und bei dem Reichsschiedsamt regelt das Reichsversicherungsamt.

§ 368 q.

Wo ein Landesversicherungsamt und Landesausschüsse bestehen, kann die oberste Verwaltungsbehörde die Errichtung eines Landesschiedsamtes beim Landesversicherungsamt anordnen, das für seinen Bezirk an die Stelle des Reichsschiedsamtes tritt. Für das Landesschiedsamt gelten die §§ 368 n bis 368 p entsprechend.

Im Falle eines Bedürfnisses kann der Reichsarbeitsminister zur Sicherung einer gleichmäßigen Rechtsprechung für das Verhältnis zwischen Reichsschiedsamt und Landesschiedsamt eine den §§ 1717, 1718 entsprechende Regelung treffen.

§ 368 r.

1. Die endgültigen Entscheidungen der Schiedsämter und des Reichsschiedsamtes (Landesschiedsamtes) sind für beide Teile bindend. Kommt eine Partei der Entscheidung nicht nach, so haftet sie der anderen für den ihr entstehenden Schaden.

2. Kommt eine Krankenkasse einer für sie nach Abs. 1 bindenden Entscheidung nicht nach, so ist sie durch ihre Aufsichtsbehörde zur Befolgung anzuhalten.

3. Kommt ein Arzt einer für ihn nach Abs. 1 bindenden Entscheidung ohne einen in seiner Person liegenden und von den Vertragsbedingungen unabhängigen wichtigen Grunde nicht nach, so kann ihn das Schiedsamt auf Antrag der anderen Partei für eine Dauer bis zu fünf Jahren von der Zulassung bei allen Krankenkassen des Schiedsamtsbezirkes oder einem Teile derselben ausschließen. Der Antrag kann auch von einer geschädigten Krankenkasse, die nicht Partei gewesen ist, sowie von der ärztlichen Vereinigung, die Partei gewesen ist, und welcher der Arzt angehört, gestellt werden.

§ 368 s.

1. Die erforderlichen Ausführungsbestimmungen zu den §§ 368 a bis 368 r erläßt der Reichsarbeitsminister im Einvernehmen mit dem Reichsausschuß oder einem von diesen bestellten Unterausschusse.

2. Bis zu deren Erlaß gelten die entsprechenden Vorschriften des Berliner Abkommens vom 23. Dezember 1913 weiter.

3. Die sonstigen Bestimmungen des Berliner Abkommens gelten solange weiter, als sie nicht durch die vom Reichsausschusse beschlossenen Richtlinien ersetzt werden. Der Reichsausschuß stellt bei Erlaß der Richtlinien fest, welche Bestimmungen des Berliner Abkommens dadurch aufgehoben oder geändert werden.

§ 368 t.

In den Ländern, für deren Gebiet an Stelle des Berliner Abkommens besondere Vereinbarungen zwischen den größeren Verbänden von Ärzten und Krankenkassen über die Bedingungen der Durchführung der ärztlichen Versorgung bei den Krankenkassen getroffen worden sind, gilt für diese Abmachungen das entsprechend, was § 368 s wegen des Berliner Abkommens vorschreibt.

Im einzelnen ergibt sich aus der gesetzlichen Regelung folgendes:

Der im § 368a konstituierte Reichsausschuß für Ärzte und Krankenkassen ist dazu berufen, die zwischen beiden Parteien bestehenden Beziehungen zu regeln. Die Regelung der Beziehungen im einzelnen erfolgt, wie im § 368 RVO. vorgesehen ist, durch schriftlichen Vertrag. Die Aufgabe des Reichsausschusses erstreckt sich nicht etwa auf den Vertragsabschluß, sondern, wie aus dem § 368c hervorgeht, darauf, Richtlinien aufzustellen zur Sicherung gleichmäßiger und angemessener Vereinbarungen zwischen Ärzten und Kassen. Die Vertragsfreiheit beider Parteien besteht grundsätzlich weiter. Obwohl im § 368f vorgesehen ist, daß dem Reichsausschuß der Abschluß zentraler Festsetzungen von den wahlberechtigten Verbänden übertragen werden kann, haben diese davon noch niemals Gebrauch gemacht. Wohl aber ist der Reichsausschuß seiner Pflicht, Richtlinien aufzustellen, nachgekommen. Die Richtlinien sind weiter unten bei den in Frage kommenden Stellen angeführt.

Der Reichsausschuß hat damit für die örtlichen oder bezirklichen Vertragsabschlüsse Grundlagen geschaffen, die sich im allgemeinen gut bewährt haben.

Da trotz der Richtlinien nach wie vor Vertragsfreiheit besteht, ist ihnen keine zwingende Kraft beizumessen. Das gilt jedoch nicht für die in den §§ 368m und 368n vorgesehenen Schiedsinstanzen, die verpflichtet sind, ihren Entscheidungen die Richtlinien des Reichsausschusses zugrunde zu legen, wenn die Parteien nicht wichtige Gründe dagegen geltend machen.

Neben dem Reichsausschuß können nach § 368g Landesausschüsse errichtet werden. Die Landesausschüsse können die Aufgaben nach §§ 368h und 368c übernehmen. Landesausschüsse bestehen zur Zeit in Bayern und Baden.

Nach § 368k sind im Bezirke eines jeden Versicherungsamts *Vertragsausschüsse* zu bilden. Dem Vertragsausschuß müssen alle in seinem Bezirke vereinbarten Arztverträge vorgelegt werden, wenn er sie nicht selbst aufgestellt hat. Für die Errichtung der Vertragsausschüsse hat der Reichsausschuß Bestimmungen über die Errichtung von Vertragsausschüssen aufgestellt, die folgenden Wortlaut haben:

Artikel I.

Für den Bezirk jedes Versicherungsamtes wird ein Vertragsausschuß gebildet.

„Die oberste Verwaltungsbehörde kann mit Zustimmung der Mehrheit beider Gruppen in den beteiligten Vertragsausschüssen bestimmen, daß für den Bezirk oder Bezirksteile mehrerer Versicherungsämter ein gemeinsamer Vertragsausschuß zu bilden ist, und die Behörde bestimmen, der dieser gemeinsame Vertragsausschuß anzugliedern ist. Soll sich der Bezirk des gemeinsamen Vertragsausschusses über das Gebiet mehrerer Länder erstrecken, so erfolgt die Regelung durch Vereinbarung zwischen den obersten Verwaltungsbehörden der beteiligten Länder."

Artikel II.

Der Vertragsausschuß ist zuständig für die Herbeiführung von Verträgen zwischen Ärzten und Krankenkassen oder Krankenkassenverbänden seines Bezirks.

Schließen Krankenkassen, Krankenkassenverbände oder Vereinigungen von Krankenkassen, deren Bereich sich auf mehrere Versicherungsamtsbezirke erstreckt, mit Vereinigungen von Ärzten Verträge, so ist der Vertragsausschuß des Sitzes der Kasse, des Kassenverbandes oder der Kassenvereinigung zuständig, soweit nicht die Parteien die Zuständigkeit eines anderen Vertragsausschusses vereinbaren.

Artikel III.

Der Vertragsausschuß besteht aus je drei Vertretern der Kassen und der Ärzte. Auf der Kassenseite sollen verschiedene Kassenarten vertreten sein. Unter den Vertretern der Kassenseite sollen sich Arbeitgeber und Arbeitnehmer befinden.

Auf Verlangen der an dem Vertragsausschuß beteiligten Kassen treten für die Verhandlung über ihren Vertrag an die Stelle der Kassenvertreter im Vertragsausschuß besondere, von ihrem Vorstand bezeichnete Vertreter, unter denen sich Arbeitgeber und Arbeitnehmer befinden sollen.

Artikel IV.

Die Kassen innerhalb des Vertragsausschußbezirks und die innerhalb dieses Bezirks zur Kassenpraxis zugelassenen oder zur Tätigkeit bei der Kasse bereiten Ärzte bilden je eine Wahlvereinigung.

Die Wahl der Kassen- und Ärztevertreter erfolgt getrennt nach den Grundsätzen der Verhältniswahl mit gebundenen Listen. Die Zahl der Stimmen der einzelnen Kassen richtet sich nach der Zahl ihrer Kassenmitglieder. Die Stimmenabgabe für die Kassen erfolgt durch Mitglieder der Kassenvorstände.

Beide Gruppen wählen neben den Vertretern auch Stellvertreter in der erforderlichen Zahl.

Die Wahl erfolgt auf vier Jahre. Die Gewählten bleiben nach Ablauf dieser Zeit im Amt, bis ihre Nachfolger eintreten. Wer ausscheidet, kann wiedergewählt werden.

Das Oberversicherungsamt erläßt eine Wahlordnung.

IV a.

Scheiden bei einer oder beiden Gruppen während der Wahlzeit soviel Vertreter und Stellvertreter aus, daß eine ordnungsmäßige Besetzung (Artikel III) des Vertragsausschusses nicht mehr möglich ist, so sind sofort Neuwahlen einzuleiten. In diesem Falle nimmt der Vorsitzende des Versicherungsamtes bis zur Neuwahl die Aufgabe des Vertragsausschusses wahr.

Artikel V.

Kommt die Bildung eines Vertragsausschusses nicht zustande, weil die eine oder die andere Gruppe sich an der Wahl nicht beteiligt, so nimmt der Vorsitzende des Versicherungsamtes die Aufgaben des Vertragsausschusses wahr.

Artikel VI.

Ist der Vertragsausschuß nicht beschlußfähig (Artikel III Abs. 1), so hat der Vorsitzende des Versicherungsamtes unverzüglich eine zweite Sitzung anzuberaumen, in der ohne Rücksicht auf die Zahl der Erschienenen verhandelt wird. Hierauf ist bei der Einladung zur Sitzung besonders hinzuweisen.

Artikel VII.

Diese Bestimmungen treten am 1. Februar 1925 in Kraft. Die Vertragsausschüsse sind auf Grund dieser Bestimmungen bis zum 1. Mai 1925 zu errichten. Bis zur Errichtung bleiben die bisherigen Vertragsausschüsse bestehen.

Als erste Instanz im Streitverfahren ist das *Schiedsamt* beim Oberversicherungsamt eingerichtet worden, das seine Existenz auf § 368l stützt. Die Zuständigkeit der Schiedsämter ergibt sich aus § 368m. Die zweite und letzte Instanz ist das Reichsschiedsamt beim Reichsversicherungsamt (§ 368n). Die Zuständigkeit des Reichsschiedsamtes ist im § 368o geregelt. Wichtig ist insbesondere die Begrenzung der Berufungsmöglichkeit.

Auf Grund der Vorschrift des § 368p hat das Reichsversicherungsamt am 17. Januar 1925 eine *Reichsschiedsamtsordnung* erlassen, die den Geschäftsgang und das Verfahren des Reichsschiedsamtes regelt und am 8. April 1925 für die Schiedsämter eine Schiedsamtsordnung. § 368q sieht die Möglichkeit der Bildung von Landesschiedsämtern vor. Es besteht zur Zeit ein solches nur in Bayern.

§ 368r erläutert die Wirkungen der Entscheidungen der Schiedsämter und des Reichsschiedsamtes. Die Krankenkassen können auf Grund des Aufsichtsrechts von den Versicherungsämtern zur Durchführung der endgültigen Entscheidungen gezwungen werden. Dem oder den Ärzten gegenüber wird der Ausschluß von der Kassenpraxis zur Anwendung gebracht.

Die im § 368s vorgesehenen Ausführungsbestimmungen hat der Reichsarbeitsminister am 14. November 1924 erlassen. Der ganze Paragraph ist hervorgegangen aus dem § 18 der Verordnung über Ärzte und Krankenkassen und enthält die seinerzeit wichtigste Bestimmung. Ärzte und Krankenkassen sind nach der Vorschrift des Abs. 2 bis zum Erlaß der Ausführungsbestimmungen an die entsprechenden Vorschriften des Berliner Abkommens gebunden gewesen. Durch diese Fassung kam zum Ausdruck, daß die Ärzte auch im Falle einer Kündigung gemäß § 626 BGB. verpflichtet sind, ihre Tätigkeit einstweilen zu den bisherigen Bedingungen fortzusetzen und die Kassen, die Tätigkeit anzunehmen. Damit sollte die drohende Behandlungsverweigerung verhindert werden. Das gelang jedoch nicht.

§ 368t bringt die notwendige Ergänzung für die Länder, in denen statt des Berliner Abkommens besondere Vereinbarungen geschlossen waren.

Die Verordnung über die Krankenhilfe bei den Krankenkassen vom 30. Oktober 1923 war die zweite Maßnahme des Reichsarbeitsministers. Sie bezweckte den Schutz der Kassen vor ungerechtfertigter Inanspruchnahme, brachte Vorschriften über das Verhalten der Kassen bei Gefährdung der ärztlichen Versorgung und regelte zugleich das Verfahren, das zur Behebung der Streitigkeiten zu verfolgen war. Die §§ 1—3, die inzwischen aufgehoben wurden, verpflichteten die Ärzte zu einer wirtschaftlichen Behandlungsweise und gaben dem Kassenvorstande das Recht, einen Arzt nach wiederholten Verletzungen der Vorschriften fristlos bis zur Dauer von 2 Jahren aus der Kassenpraxis auszuschließen. Dem Arzte stand ein Beschwerderecht an den dafür geschaffenen Überwachungsausschuß innerhalb eines Monats zu. Der Beschluß des Kassenvorstandes wurde vor der Entscheidung dieses Ausschusses nicht wirksam. Die Entscheidung des Überwachungsausschusses, der aus je zwei Vertretern der Ärzte und Krankenkassen im Bezirk des Versicherungsamtes und einem von ihm gewählten Obmann, der weder Arzt noch Kassenvertreter sein durfte, war endgültig. Der § 3 endlich schrieb vor, daß, wenn bei einer Kasse auf je 1350 Versicherte mehr als ein Arzt entfällt, der Kassenvorstand die Neuzulassung weiterer Ärzte versagen kann, solange die Zahl der für die Kasse tätigen Ärzte die Höchstzahl erreicht. Den nichtzugelassenen Ärzten stand eine Beschwerde an den Überwachungsausschuß zu. Eine weitere Beschwerde an eine andere Instanz war nicht gegeben. Nach Aufhebung dieser 3 Paragraphen gelten, soweit der Ausschluß von der Kassenpraxis in Frage kommt, insbesondere die Vorschriften des § 626 BGB. und hinsichtlich der Zulassung zur Kassenpraxis die noch zu besprechenden Zulassungsbestimmungen.

Von den noch *jetzt gültigen Vorschriften der Verordnung über Krankenhilfe* kommen für Ärzte und Krankenkassen die §§ 9—14 in Betracht, die insbesondere den Rechtsweg bei der Gefährdung der ärztlichen Versorgung regeln. Sie haben folgenden Wortlaut:

§ 9. Der Kassenvorstand hat die Entscheidung der Schiedsinstanz sofort zu beantragen, sobald feststeht, daß eine Einigung mit den Ärzten wegen der Bedingungen der künftigen Behandlung nicht erzielt werden kann. Das Schiedsverfahren findet auch statt, wenn mehr als die Hälfte der bisher für die Kasse tätig gewesenen Ärzte es beantragt.

§ 10. Zuständige Schiedstellen sind die Schiedsämter, die auf Grund der im § 1 bezeichneten Verordnung errichtet werden, bis zu ihrer Errichtung aber die Schiedsämter, die auf Grund des Einigungsabkommens zwischen Krankenkassen und Ärzten vom 23. Dezember 1913 (des sogenannten Berliner Abkommens) bestehen.

In Ländern, für deren Gebiet an Stelle des Berliner Abkommens besondere Vereinbarungen zwischen den größeren Verbänden von Ärzten und Krankenkassen über die Bedingungen der Durchführung der ärztlichen Versorgung bei den Krankenkassen getroffen und danach besondere Schiedsstellen errichtet worden sind, sind diese Schiedsstellen zuständig.

§ 11. Gegen die Entscheidung im Schiedsverfahren nach § 10 Abs. 1 findet binnen einem Monat die Berufung statt an das Reichsschiedsamt, das auf Grund der § 1 bezeichneten Verordnung errichtet wird, bis zu seiner Errichtung aber an das beim Reichsversicherungsamt bestehende vorläufige Reichsschiedsamt. Die Vorschriften der im § 1 bezeichneten Verordnung über die Zulässigkeit des Rechtsmittels gelten entsprechend.

§ 12. Die Schiedsinstanzen haben das Verfahren möglichst zu beschleunigen. Sie haben ihre Entscheidung mit Gründen zu versehen.

§ 13. Die im Schiedsverfahren festgesetzten Bedingungen gelten mangels einer Vereinbarung der Parteien über einen anderen Zeitpunkt von dem Tage ab, mit dem der bisherige Vertrag abgelaufen war. Besteht Streit darüber, ob der Vertrag abgelaufen oder seine vorzeitige Kündigung zulässig ist, so bestimmt der Schiedsspruch vorbehaltlich einer Entscheidung im ordentlichen Rechtswege vorläufig den Geltungsbeginn für die neuen Bedingungen.

§ 14. Sobald die Schiedsinstanz endgültig entschieden hat, tritt der Beschluß des Kassenvorstandes (§ 7) ohne weiteres außer Kraft.

Die Anrufung der Schiedsinstanz kann erst erfolgen, wenn die Verhandlung vor dem Vertragsausschuß eine Einigung nicht gebracht hat.

c) Zulassung zur Kassenpraxis.

Die Grundlage für das Verfahren bei der Zulassung zur Kassenpraxis geben die Bestimmungen über das Verfahren bei der Zulassung zur Kassenpraxis vom 15. Mai 1925, die durch einen Beschluß des Reichsausschusses vom 14. November 1925 geändert worden sind. Nachstehend folgt die jetzige Fassung:

§ 1. *Arztregister.*

Bei jedem Versicherungsamt ist ein Arztregister zu führen. Wo besondere Verhältnisse vorliegen, kann die oberste Verwaltungsbehörde oder die von ihr bestimmte Behörde die Anlegung eines gemeinsamen Arztregisters für die Bezirke oder Bezirksteile mehrerer Versicherungsämter anordnen und die Behörde bestimmen, die das gemeinsame Register zu führen hat. Soll sich das gemeinsame Arztregister über das Gebiet mehrerer Länder erstrecken, so erfolgt die Regelung durch Vereinbarung zwischen den obersten Verwaltungsbehörden der beteiligten Länder.

§ 2. *Eintragung ins Arztregister.*

Jeder Arzt, der Kassenpraxis betreiben will, muß sich in das Arztregister des Bezirkes eintragen lassen, in dem er zugelassen zu werden wünscht. Die Eintragung ist davon abhängig, daß der Arzt in Deutschland approbiert ist, sich im Besitz der bürgerlichen Ehrenrechte befindet und seine Niederlassung in dem betreffenden Bezirk amtlich gemeldet hat. Die Eintragung in das Arztregister eines benachbarten Bezirks ist zulässig. Erfolgt die Eintragung ins Arztregister gleichzeitig in mehreren, nicht benachbarten Bezirken, so gilt keine der Eintragungen.

Die Anträge auf Eintragung sollen die Personalien, die Wohnung, die Art und den Umfang der beabsichtigten Praxis enthalten; es ist ferner anzugeben, ob die Bewerbung für eine bestimmte Kasse oder einen bestimmten Bezirk oder nur für ein bestimmtes ärztliches Fach erfolgt. Spätere Änderungen sind schriftlich beim Versicherungsamt zum Arztregister anzumelden.

Das Versicherungsamt ist verpflichtet, auf Antrag des Arztes oder der kassenärztlichen Organisation oder einer Krankenkasse oder eines Kassenverbandes wesentliche Tatsachen, die für die Frage der Zulassung des Arztes von Bedeutung sind, zu den Akten des Arztregisters zu vermerken. Dem betreffenden Arzt ist von dem Vermerk Kenntnis zu geben.

Nur die im Arztregister eingetragenen Ärzte dürfen zur Kassenpraxis zugelassen werden.

§ 3. *Streichung aus dem Arztregister.*

Ein eingetragener Arzt wird aus dem Arztregister gestrichen, wenn

1. er aus dem Bezirk des Versicherungsamtes und dem Bereich seiner bisherigen Praxis verzieht,
2. er selbst den Antrag auf Streichung stellt oder stirbt,
3. die Voraussetzungen für die Eintragung gemäß § 2 nicht mehr gegeben sind,
4. er dreimal ohne einen wichtigen Grund eine ihm angebotene Arztstelle bei einer beteiligten Kasse ablehnt,
5. er die kassenärztliche Praxis niederlegt.

Die Streichung ist dem Arzt vom Versicherungsamt mitzuteilen.

Im Falle der Ziffer 4 kann die Wiedereintragung erst nach Ablauf von fünf Jahren erfolgen.

§ 4. *Verfahren bei Streit über Eintragung und Streichung.*

In Streitfällen über Eintragung in das Arztregister (§ 2), über Streichung aus dem Arztregister (§ 3) und über die Frage, ob ein wichtiger Grund vorliegt (§ 6 der Zulassungsgrundsätze) beschließt auf Antrag eines der Beteiligten der Zulassungsausschuß (§ 7) unter der Leitung des Vorsitzenden des Versicherungsamtes oder eines von ihm ernannten Stellvertreters mit einfacher Stimmenmehrheit. Der Beschluß des Ausschusses ist binnen acht Tagen nach Empfang der beanstandeten Entscheidung oder Mitteilung beim Versicherungsamt zu beantragen.

§ 5. *Einsicht in das Arztregister.*

Krankenkassen oder Krankenkassenverbände und Ärzte, die ein Interesse daran haben, können das Arztregister einsehen.

§ 6. *Zulassung zur Kassenpraxis.*

Die Zulassung zur Kassenpraxis erfolgt ohne Rücksicht auf das bei einer Kasse bestehende Arztsystem (siehe Bestimmungen des RA. f. Ae. u. Krk. über das Arztsystem) stets und ausschließlich durch den Zulassungsausschuß.

Der Antrag auf Zulassung kann von jedem in das Arztregister eingetragenen Arzt und von jeder Krankenkasse gestellt werden. Er ist an den Zulassungsausschuß zu richten.

Über die Zulassung ist mindestens einmal in jedem Kalendervierteljahr zu beschließen.

§ 7. *Zusammensetzung und Wahl des Zulassungsausschusses.*

Der Zulassungsausschuß besteht aus mindestens je drei Vertretern der Kassen und der Ärzte. Beschlußfähig ist er nur dann, wenn von jeder Seite mindestens zwei Vertreter anwesend sind.

Auf der Kassenseite sollen in der Regel verschiedene Kassenarten vertreten sein. Die nicht vertretene Kassenart benennt einen Ersatzmann, der in den Fällen des § 8 Abs. 5 in den Ausschuß eintritt. Einigen sich die Krankenkassen nicht über die zu wählenden Kassenvertreter, so ruft der Vorsitzende des Versicherungsamtes die Kassenvorstände oder deren Bevollmächtigte zu einer Besprechung zusammen und versucht, eine Verständigung herbeizuführen. Kommt eine Verständigung auch dann nicht zustande, so erfolgt die Wahl der Kassenvertreter nach den Grundsätzen der Verhältniswahl mit gebundenen Listen. Die Zahl der Stimmen der einzelnen Kassen richtet sich nach der Zahl ihrer Kassenmitglieder. Die Stimmen werden durch die Mitglieder der Kassenvorstände abgegeben. Vertreter der Kassen können nur Vorstandsmitglieder oder geschäftsleitende Angestellte der beteiligten Kassen sein.

Die Ärztevertreter werden ebenfalls nach den Grundsätzen der Verhältniswahl mit gebundenen Listen gewählt. Wahlberechtigt sind nur im Arztregister eingetragene Ärzte. Unter den Ärztevertretern müssen die zur Kassenpraxis zugelassenen Ärzte in der Mehrheit sein. Wählbar sind auch andere im Bezirk wohnende Ärzte.

Von beiden Parteien sind Stellvertreter in der erforderlichen Anzahl zu wählen.

Die Wahl erfolgt auf vier Jahre.

Das Oberversicherungsamt erläßt eine Wahlordnung.

§ 8. *Verfahren im Zulassungsausschuß.*

Alle Angelegenheiten des Zulassungsausschusses gehen unter der Adresse des Versicherungsamtes. Dieses beruft auch den Ausschuß zu den Sitzungen.

In den Sitzungen des Ausschusses führt abwechselnd ein Vertreter der Kassen und ein Vertreter der Ärzte den Vorsitz. Über den Vorsitz in der ersten Sitzung entscheidet das Los. An der Abstimmung darf sich immer nur die gleiche Anzahl von Vertretern der beiden Gruppen beteiligen. Es entscheidet einfache Stimmenmehrheit.

Wenn bei Abstimmung im Ausschuß über die Zulassung oder Auswahl sich Stimmengleichheit ergibt, so beschließt der Ausschuß spätestens binnen zwei Wochen in der Besetzung gemäß § 4 mit einfacher Stimmenmehrheit.

Ist eine Beschlußfassung infolge des Fehlens einer genügenden Anzahl von Vertretern nicht möglich, so hat der Vorsitzende unverzüglich eine zweite Sitzung anzuberaumen, in der ohne Rücksicht auf die Zahl der Erschienenen mit einfacher Stimmenmehrheit entschieden wird. Hierauf ist bei der Einladung zur Sitzung besonders hinzuweisen.

Ist die Zulassung für eine Kasse beantragt, die einer im Ausschuß nicht vertretenen Kassenart angehören, so tritt ein von ihr bestimmter Ersatzmann an Stelle des Vertreters derjenigen Kassenart, die über die wenigsten Stimmen verfügt. Sind mehrere Vertreter derselben Kassenart vorhanden, so scheidet das nach dem Lebensalter jüngste Mitglied aus.

Vor der Behandlung eines neuen Zulassungsantrages durch den Zulassungsausschuß sind die früher abgelehnten Zulassungsanträge, soweit sie nicht inzwischen erledigt sind, erneut zu prüfen.

Der Zulassungsausschuß trifft seine Entscheidung nach freiem Ermessen nach Maßgabe der nachfolgenden Grundsätze.

Die Entscheidung des Ausschusses ist dem Kassenvorstand und dem beteiligten Arzte, im Falle der Ablehnung mit Gründen, durch das Versicherungsamt mitzuteilen.

Über jede Sitzung des Zulassungsausschusses ist eine Niederschrift anzufertigen. Sie muß die Namen der Sitzungsteilnehmer sowie die gefaßten Beschlüsse nebst dem Stimmenverhältnis ersehen lassen und ist von dem Vorsitzenden und einem Vertreter der Partei zu vollziehen, die den Vorsitzenden nicht gestellt hat. Die Niederschriften sind beim Versicherungsamt aufzubewahren.

§ 9. *Berufung.*

Gegen den Beschluß des Ausschusses steht der beteiligten Kasse und dem beteiligten Arzte binnen einer Woche nach Empfang des Beschlusses das Recht der Berufung an das Schiedsamt zu. Das Schiedsamt entscheidet über die Berufung gleichfalls nach freiem Ermessen nach Maßgabe der nachfolgenden Grundsätze. Seine Entscheidung ist endgültig.

Die erste Voraussetzung der Zulassung ist die Eintragung in das *Arztregister* des Bezirks, in dem der Arzt zugelassen zu werden wünscht. Die Formalitäten der Eintragung ergeben sich einwandfrei aus dem Gesetzestext. Es ist auch zulässig die gleichzeitige Eintragung in die Arztregister mehrerer benachbarter Versicherungsämter. Unzulässig ist die Eintragung in die Arztregister mehrerer *nicht* benachbarter Versicherungsämter. Erfolgt sie dennoch, so sind sämtliche Eintragungen, also auch die am eigenen Wohnorte, ungültig. Die Voraussetzungen der Streichung sind im § 3 erschöpfend aufgezählt. Für die Antragsstellung ist keine besondere Vorschrift erlassen, sie kann demnach schriftlich oder persönlich erfolgen. *Nur die im Arztregister eingetragenen Ärzte dürfen zugelassen werden.* Diese Vorschrift ist von eminenter Bedeutung. Sie verhindert die Zulassung aller Ärzte, die nicht im Arztregister eingetragen sind, gibt aber weiter auch zu erkennen, daß Zulassungsanträge an Krankenkassen oder Ärztevereine bedeutungslos sind. Das alleinige Recht der Zulassung steht dem Zulassungsausschuß zu, der sich nach § 7 der Bestimmungen aus mindestens je drei Vertretern der Ärzte und Kassen zusammensetzt.

Der *Antrag auf Zulassung* kann von jedem in das Arztregister eingetragenen Arzt und von jeder Kasse zugleich mit der Eintragung in das Arztregister gestellt werden. Zu richten ist er an den Zulassungsausschuß. Da alle seine Angelegenheiten vom Versicherungsamt (§ 8) erledigt werden, so ist die Erreichung nicht schwer. Der Zulassungsausschuß muß mindestens einmal im Vierteljahre über die eingegangenen Anträge beschließen, damit ist die Gewähr gegeben, daß eine Verschleppung nicht eintreten kann.

Das *Verfahren im Zulassungsausschuß* regelt § 8, insbesondere auch die Reihenfolge der zu beschließenden Anträge. Ob die Zulassung erfolgen kann, ist nach den Zulassungsgrundsätzen zu entscheiden. Gegen die Ablehnung der beantragten Zulassung steht sowohl der Kasse als auch dem Arzte das Recht der Beschwerde an das Schiedsamt zu. Diese Entscheidung ist durch eine Revision beim Reichsschiedsamt anfechtbar, entsprechend der jetzigen Vorschrift des § 368o, Abs. 6 RVO., so daß diese Bestimmung des § 9 hinfällig ist. Durch die Änderung des § 368m RVO. ist im übrigen der ganze § 9 sachlich überholt.

Die Grundsätze für die Tätigkeit der Zulassungsausschüsse vom 15. Mai 1925 besagen folgendes:

§ 1. *Normalzahl der Ärzte.*

Im Bezirk eines Versicherungsamtes soll auf je 1350 Versicherte, bei Familienbehandlung auf je 1000 Versicherte ein Arzt entfallen. Zerfällt der Bezirk eines Versicherungsamtes in mehrere, räumlich voneinander getrennte ärztliche Versorgungsbezirke, so sind der Berechnung die einzelnen Versorgungsbezirke zugrunde zu legen. Die Festlegung solcher Versorgungsbezirke erfolgt durch den Zulassungsausschuß und bedarf der Genehmigung des Oberversicherungsamtes.

Besteht Streit über die Bildung und Festlegung von Versorgungsbezirken, so entscheidet auf Anruf der Vertreter der Kassen oder Ärzte im Zulassungsausschuß das Oberversicherungsamt endgültig. Das Oberversicherungsamt kann den Zulassungsausschuß veranlassen, Versorgungsbezirke festzulegen. Wird dies abgelehnt, so legt das Oberversicherungsamt die Versorgungsbezirke fest.

§ 2. *Wartezeit.*

Entfallen auf einen Kassenarzt im Durchschnitt weniger Versicherte, als der Verhältniszahl entsprechen würde, jedoch mehr als zwei Drittel dieser Zahl, so tritt bei der betreffenden Kasse oder dem Kassenverbande eine Wartezeit von einem Jahre ein; entfallen weniger als zwei Drittel der Verhältniszahl auf einen Arzt, so erhöht sich die Wartezeit auf zwei Jahre. Dem einzelnen Arzte ist auf die Wartezeit eine unmittelbar oder kurz vor der Eintragung in das Arztregister durchgemachte Assistentenzeit von mindestens zwei Jahren zur Hälfte anzurechnen. Dabei darf die Zahl derjenigen Ärzte, die nach den örtlichen Zulassungsbestimmungen am 1. April 1924 zugelassen oder zulassungsberechtigt waren, nicht überschritten werden.

§ 3. *Überschreitung der Normalzahl.*

Ausnahmsweise können ortsansässige Ärzte über die den Richtlinien jeweils entsprechende Zahl hinaus zugelassen werden, wenn sie unmittelbar vorher mindestens zwei Jahre am Orte oder auch an auswärtigen Krankenanstalten tätig gewesen sind und persönliche Gründe dafür sprechen. Als ortsansässig in diesem Sinne gelten solche Ärzte, deren Familien (Eltern oder Pflegeeltern) am Zulassungszeitpunkt seit mindestens fünf Jahren am Orte wohnen, oder die sich selbst seit der gleichen Zeit am Ort aufhalten.

§ 4. *Grundsätze für die Auswahl.*

Unter Wahrung des bei der Kasse geltenden Arztsystems entscheidet der Zulassungsausschuß nach freiem Ermessen. Ist unter mehreren Bewerbern die Auswahl zu treffen, so sind folgende Gesichtspunkte zu berücksichtigen: Zeit der Approbation, Zeit der Eintragung ins Arztregister, Lebensalter, Niederlassungszeit im Bezirk, Lage der Wohnung, Überlastung durch kassenärztliche oder ähnliche Tätigkeit, bei Fachärzten Nachweis der Ausbildung, längere Tätigkeit als Assistenzarzt in Krankenhäusern, sowie besondere wirtschaftliche und persönliche Verhältnisse. Dabei sind alle für die Zulassung in Frage kommenden Umstände gegeneinander abzuwägen.

Unter den die Zulassungsbedingungen erfüllenden Ärzten sind Ortsansässige, Vertriebene und Schwerkriegsbeschädigte zu bevorzugen.

§ 5. *Sondervorschriften.*

Weist eine Krankenkasse ein Bedürfnis nach einem Facharzt nach, so soll ein solcher zugelassen werden. Beim Ausscheiden eines Facharztes aus der Kassenpraxis soll in der Regel ein Vertreter des gleichen Sonderfaches zugelassen werden.

Beim Ausscheiden eines praktischen Arztes, der einen räumlich begrenzten Bezirk vorwiegend allein versorgte oder dessen sofortiger Ersatz im Interesse der Versicherten notwendig ist, muß für diesen Bezirk wieder ein praktischer Arzt zugelassen werden.

Eine durch Ausscheiden eines praktischen Arztes entstandene Lücke darf durch einen Facharzt nur in besonders begründeten Fällen ausgefüllt werden.

Wollen zwei Ärzte ihre Praxis tauschen, so kann im Einverständnis mit den beteilgten Krankenkassen der Zuziehende an Stelle des Ausscheidenden außer der Reihe zugelassen werden, wenn er an seinem bisherigen Wohnort zur Kassenpraxis zugelassen war.

§ 6. *Ablehnung einer Zulassung.*

Ein im Arztregister eingetragener Arzt darf die Zulassung zur Kassenpraxis nur aus einem wichtigen Grunde ablehnen. Ob ein wichtiger Grund vorliegt, entscheidet der Zulassungsausschuß und als Berufungsinstanz endgültig das Schiedsamt. Zulassungsausschuß und Schiedsamt entscheiden auch darüber, ob und wie weit der ablehnende Arzt unter Berücksichtigung der Wichtigkeit des angeführten Grundes im Arztregister zurückzustellen ist. Wer seine Zulassung zur Kassenpraxis dreimal ohne einen als wichtig anerkannten Grund ablehnt, ist aus dem Arztregister zu streichen.

Wer ablehnt, hat dies dem anderen Beteiligten und dem Versicherungsamte binnen einer Woche mitzuteilen. Lehnt ein Arzt ohne einen wichtigen Grund ab oder erklärt er sich nicht binnen der angebenen Frist, so macht das Versicherungsamt einen entsprechenden Vermerk an der Stelle seiner Eintragung im Arztregister.

§ 7. *Festbesoldete Ärzte.*

Festbesoldete Ärzte, pensionierte und auf Wartegeld gesetzte Ärzte sollen, wenn sie ein festes dienstliches Einkommen in Höhe des Anfangsgrundgehaltes der Besoldungsgruppe 11 der Reichsbeamten beziehen, in der Regel zur Kassenpraxis nicht neu zugelassen werden, soweit nicht berechtigte Interessen der Versicherten eine Ausnahme rechtfertigen.

Durch den § 1 wird der aufgehobene § 3 der Krankenhilfeverordnung ersetzt. Die Normalziffer ist nicht auf die einzelnen Kassen, sondern auf sämtliche Kassen innerhalb des Versicherungsamtsbezirks abzustellen, mit Ausnahme der Versicherten der Ersatzkassen. Wenn ärztliche Versorgungsbezirke gebildet sind, gilt das gleiche, andernfalls ist der ganze Bezirk des Versicherungsamtes als ein Versorgungsbezirk zu rechnen. Vertrauensärzte, die nur als solche tätig sind, rechnen nicht als Kassenärzte im Sinne der Zulassungsgrundsätze. Dagegen ist zwischen Fachärzten und anderen Ärzten kein Unterschied zu machen. Die vorgesehene Verhältniszahl soll im allgemeinen in der Weise erreicht werden, daß jede erste, fünfte, zehnte und jede weitere fünfte freiwerdende Arztstelle nicht wieder besetzt wird.

Der § 2 sieht für die Zulassung eine *Wartezeit* vor, die bei Überschreitung der Normalzahl eintritt. Ist die wirkliche Verhältniszahl höher als zwei Drittel der Normalzahl, muß jeder Arzt vor dem Zulassungstage ein Jahr in das Arztregister eingetragen gewesen sein, ist sie niedriger als zwei Drittel, erhöht sich die Wartezeit auf 2 Jahre. Die Wartezeit rechnet vom Tage der Niederlassung. Wo die nachzuweisende Assistentenzeit zurückgelegt wurde, ist bei der Anrechnung der Hälfte der Zeit nicht entscheidend. Natürlich kommt auch hier eine Zulassung nur dann in Frage, wenn eine Lücke vorhanden ist. Maßgebend für die Zulassungsmöglichkeit ist die Zahl der am 1. April 1924 zugelassenen oder zulassungsberechtigten Ärzte, die nicht überschritten werden darf. Als Überschreitung bei bisher freier Zulassung wird nicht das Wiederbesetzen einer durch Ausscheiden (Tod, Wegzug oder Niederlegung der Praxis) entstandene Lücke gerechnet. Diese Einschränkung gilt bei allen Arztsystemen, also auch bei dem der freien Arztwahl, so daß eine Zulassung ohne weiteres nicht mehr möglich ist.

Die *Ausnahmen* bei Überschreitung der Normalzahl sind im § 3 aufgezählt. Es darf davon auch nur in besonderen Fällen Gebrauch gemacht werden. Eine Überschreitung der Normalzahl muß ausgeglichen werden durch Nichtauffüllung von Lücken, wenn sich die Parteien nicht über eine andere Festsetzung der Normalzahl geeinigt haben.

§ 4 regelt die Beschlußfassung des Zulassungsausschusses und zählt die zu berücksichtigenden Gesichtspunkte auf. Die Worte „freies Ermessen" dürfen nur so verstanden werden, daß der Zulassungsausschuß innerhalb der Zulassungsgrundsätze und der Bedingungen des Arztvertrages frei entscheiden kann.

Die Sondervorschriften des § 5 haben die meiste praktische Bedeutung für Fachärzte. Der Reichsausschuß für Ärzte und Krankenkassen hat hinsichtlich der Fachärzte am 17. April 1926 folgendes beschlossen:

„Die Berechtigung, sich als Facharzt zu bezeichnen, ist an folgende Voraussetzungen geknüpft:

1. Der Facharzt muß eine genügende Ausbildung in seinem Sonderfach haben.

2. Als genügend ist eine Fachausbildung ohne weiteres anzunehmen, wenn sie nach erlangter Approbation und nach Beendigung des praktischen Jahres beträgt:

für die die Sonderfächer Chirurgie, Frauenkrankheiten und Geburtshilfe. Innere Medizin (einschl. Nervenkrankheiten) mindestens 4 Jahre,

für die übrigen mindestens 3 Jahre,

für die Sondergruppen Chirurgie und Orthopädie, Chirurgie und Frauenkrankheiten mindestens 6 Jahre.

Hierbei kann die Tätigkeit in einem für das endgültig gewählte Sonderfach wichtigen anderen Gebiete der Heilkunde oder in mehreren bis zu einem Jahre angerechnet werden.

3. Die Ausbildung soll in der Regel in Assistentenstellen an Kliniken einer Universität oder Akademie für praktische Medizin, an von anerkannten Fachärzten geleiteten, gesonderten Abteilungen größerer Krankenhäuser, an Heilstätten, an geeigneten Privatkliniken oder an Fachabteilungen von Lazaretten erworben sein.

Auch die Ausbildung in sogenannten Volontärstellen soll angerechnet werden, wenn der Nachweis geführt wird, daß der Volontär seine Tätigkeit in gleich verantwortlicher Stellung wie ein Assistent ausgeübt hat.

Desgleichen wird die Ausbildung als Assistent oder Volontärarzt an selbständigen medizinischen Universitätspolikliniken, wenn diese mit ‚Distriktspolikliniken' verbunden sind, voll andernfalls nur mit drei Jahren angerechnet. Für die übrigen Sonderfächer wird die Ausbildungszeit an Polikliniken und in Sprechstunden anerkannter Fachärzte nur zur Hälfte angerechnet.

Ausnahmen können nur in besonderen Fällen, unter Berücksichtigung der örtlichen und persönlichen Verhältnisse im Einvernehmen mit der örtlichen Facharztgruppe von der zuständigen ärztlichen Organisation gemacht werden (z. B. bei älteren praktischen Ärzten, die ein Sonderfach ergreifen wollen).

4. Der Nachweis der Ausbildung ist durch Bescheinigungen der ausbildenden Direktoren und leitenden Ärzte über die Art und Dauer der Tätigkeit zu erbringen."

Im § 6 sind die Folgen der Ablehnung der Zulassung zur Kassenpraxis erläutert. Die besondere Bestimmung des § 7 über die festbesoldeten Ärzte ergibt sich aus den Verhältnissen und stellt für die noch nicht zugelassenen Ärzte eine Schutzmaßregel dar. Als festes dienstliches Einkommen wird ein solches aus Gutachtertätigkeit nur dann angesehen, wenn es mit einem bestimmten Betrage vereinbarungsgemäß festgelegt ist.

d) Vertragliche Regelung der Beziehungen.

Die Grundlage für den Abschluß von Arztverträgen gibt der § 368 RVO. ab, der folgenden Wortlaut hat:

„Die Beziehungen zwischen Krankenkassen und Ärzten werden durch schriftlichen Vertrag geregelt; die Bezahlung anderer Ärzte kann die Kasse, von dringenden Fällen abgesehen, ablehnen."

Die Beziehungen zwischen den Kontrahenten können nur durch schriftlichen Vertrag geregelt werden. Eine Unterstellung der frei praktizierenden Ärzte unter die für die Kassenangestellten geltenden Dienstordnung kommt nicht in Frage. Der mit den Ärzten abzuschließende Vertrag ist ein Dienstvertrag im Sinne des § 611 BGB. Aus dem Wortlaut des § 368 geht zunächst hervor, daß eine Verpflichtung der Kasse zum Abschluß eines Arztvertrages besteht. Daß diese Verpflichtung zwingend ist, geht aus den nachfolgenden §§ 372 und 373 hervor:

„Genügt bei einer Krankenkasse die ärztliche Behandlung oder Krankenhauspflege nicht den berechtigten Anforderungen der Erkrankten und Wöchnerinnen, so kann, vorbehaltlich des § 370, das Oberversicherungsamt nach Anhören der Kasse jederzeit anordnen, daß diese Leistungen noch durch andere Ärzte oder Krankenhäuser zu gewähren sind.

Diese Anordnung soll nur auf solange getroffen werden, wie es ihr Zweck fordert, und bedarf, wenn sie über ein Jahr gelten soll, der Genehmigung der obersten Verwaltungsbehörden.

Wird die Anordnung nicht binnen der gesetzten Frist befolgt, so kann das Oberversicherungsamt selbst das Erforderliche auf Kosten der Kasse veranlassen. Verträge, welche die Kasse mit Ärzten oder Krankenhäusern bereits geschlossen hat, bleiben unberührt.

Die Kasse hat gegen diese Anordnungen und Maßnahmen binnen einer Woche die Beschwerde bei der obersten Verwaltungsbehörde einzureichen."

Danach kann das Oberversicherungsamt die Kassen zum Vertragsabschluß zwingen, wenn die ärztliche Behandlung den berechtigten Anforderungen der Versicherten nicht genügt.

Über den Vertragsabschluß selbst, insbesondere über Inhalt und Form, sind in der Reichsversicherungsordnung keine zwingenden Vorschriften enthalten. Der Reichsausschuß für Ärzte und Krankenkassen hat entsprechend der ihm durch § 368e übertragenen Aufgabe am 12. Mai 1924 Richtlinien darüber aufgestellt, die folgende Fassung haben:

I. Einleitung.

„Durch die nachfolgenden Richtlinien soll die Vertragsfreiheit der Kassen und der Kassenärzte nicht aufgehoben werden. Die Richtlinien enthalten vielmehr allgemeine Grundsätze für die Regelung der vertraglichen Beziehungen zwischen Kassen und Ärzten zur Sicherung gleichmäßiger und angemessener Vereinbarungen. Sie sollen insbesondere für den Fall von Meinungsverschiedenheiten zum Ausdruck bringen, was im beiderseitigen Interesse als angemessen zu gelten hat."

III. Vertragsform.

Der Arztvertrag kann als Einzelvertrag oder als Kollektivvertrag in der Form des Mantelvertrages geschlossen werden. Bei der organisierten freien Arztwahl erfolgt der Abschluß eines Kollektivvertrages mit der Organisation der Kassenärzte.

Ärztliche Organisation im Sinne dieser Richtlinien ist die örtliche kassenärztliche Organisation.

Bei einem Kollektiv- oder Mantelvertrag hat vor Aufnahme der kassenärztlichen Tätigkeit der Arzt für die Kasse einen Verpflichtungsschein etwa folgenden Inhaltes auszustellen:

„Ich erkenne den zwischen der kassenärztlichen Organisation und der Kasse abgeschlossenen Vertrag sowie alle von den Parteien gemeinsam zu seiner Durchführung getroffenen sonstigen Vereinbarungen als von mir in eigner Person geschlossen an und verpflichte mich, den Vertrag und die Vereinbarungen gewissenhaft zu befolgen. Ich erkenne auch die von den zuständigen, gesetzlichen und vertraglichen Schiedsstellen getroffenen Entscheidungen und Beschlüsse für mich als rechtsverbindlich an und unterwerfe mich ihnen."

IV. Vergütung.

Die Bezahlung der Kassenärzte erfolgt nach einem Pauschsystem oder nach Einzelleistungen auf Grund zu vereinbarender Sätze. Auf Verlangen der Kasse ist jede einzelne ärztliche Leistung von den Ärzten, mangels anderer Vereinbarung, an der hierfür vorgesehenen Stelle auf dem Kranken- oder Kurschein zu vermerken.

1. Das Pauschale kann entweder

nach Krankheitsfällen (Fallpauschale) oder nach der Zahl der Versicherten (Kopfpauschale) berechnet werden.

Bei dem Kopfpauschale soll von der bei der Krankenkasse bestehenden Morbiditätsziffer (Zahl der Behandlungsfälle auf den Versicherten im Jahre) und dem Durchschnitte der auf den einzelnen Krankheitsfall entfallenden Leistungen ausgegangen werden.

Durch das Pauschale sollen alle ärztlichen Leistungen mit Ausnahme der Krankenhausbehandlung, der Sachleistungen (siehe 3 Abs. 2) und Wegegebühren abgegolten werden.

Wie weit Leistungen nach Ziffer 20 und 21 der Preuß. Geb.-Ord. vom 25. II. 1924 unter das Pauschale fallen, ist örtlich zu vereinbaren.

Bei der Pauschalbezahlung für Familienbehandlung soll je nach dem durchschnittlichen Familienstande der Verheirateten (Haushaltungsvorstände), je Familie (Haushaltung), ein entsprechendes Mehrfache des für das unverheiratete Kassenmitglied geltenden Pauschales gezahlt werden.

Das Pauschale für Familienbehandlung kann auch abgegolten werden durch einen nach Hundertsätzen zu berechnenden Zuschlag zum Pauschale der Versicherten unter Berücksichtigung der Zahl und des durchschnittlichen Familienstandes der Verheirateten (Haushaltungsvorstände).

2. Begrenzung: Bei Bezahlung nach Einzelleistungen ist örtlich eine Begrenzung zu vereinbaren. Die nachstehenden Angaben sollen lediglich Beispiele darstellen, wie solche Begrenzungen erfolgen können.

a) Im Gesamtdurchschnitte aller Kassenärzte und behandelten Kranken hat sich das Sechseinhalbfache der Beratungsgebühr als Gesamthonorar für den einzelnen Krankheitsfall als ausreichend erwiesen. Es soll aber das Siebenfache der Beratungsgebühr unter Berücksichtigung der nachfolgenden Grundsätze nicht überschritten werden.

b) Die Begrenzung kann auch unter Berücksichtigung der Tätigkeit des einzelnen Kassenarztes und der von ihm behandelten Krankheitsfälle stattfinden, mit der Maßgabe, daß bei allen Krankheitsfällen des einzelnen Kassenarztes im Vierteljahr in der Regel im Durchschnitt eine örtlich zu berechnende Zahl von Beratungen und Besuchen auf den Fall nicht überschritten werden darf.

Wenn nötig, ist der Verschiedenartigkeit der ärztlichen Tätigkeit besonders Rechnung zu tragen. Die Begrenzung soll in der Regel nur bei solchen Ärzten Anwendung finden, die im Vierteljahr mehr als hundert, bei Kassen mit vorwiegend ländlichen Verhältnissen fünfzig Kranke behandeln. Von der vierteljährlichen Gesamtvergütung, abzüglich derjenigen für Sachleistungen und Wegegebühren (Entschädigung für Zeitaufwand und Fuhrkosten), soll in der Regel auf die Sonderleistungen nicht mehr als ein ebenfalls örtlich zu errechnender Hundersatz entfallen.

3. Von der Beschränkung des Honorars bleiben ausgenommen: Sachleistungen, Wegegebühren, Operationen, die im allgemeinen nur klinisch ausgeführt werden, wenn sie unaufschiebbar waren oder über ihre Vornahme vorher eine Vereinbarung mit der Kasse getroffen war, und Krankenhausbehandlung.

Als Sachleistungen gelten: Alle Röntgenuntersuchungen und -behandlungen einschließlich der ärztlichen Leistung, Licht-, Wärme- und Strahlenbehandlungen, orthopädische, medico-mechanische, elektro-physikalische, Bäder- und Inhalationsbehandlungen, Untersuchungen nach Wassermann und Massage gemäß Ziffer 21 c und d, 23, 24 und 133 der Preuß. Geb.-Ord. vom 25. II. 1924 (vgl. VII Abs. 5). Alle übrigen unter B. der preuß. Geb.-Ord. vom 25. II. 1924 aufgeführten Verrichtungen gelten als Sonderleistungen.

4. Die Untersuchungen nach Nr. 20 b—c, 21 a—c, 27 c, 62 b, 91 b—e, 113 b—e, 128 a der Preuß. Geb.-Ord. vom 25. II. 1294 bedürfen besonderer Begründung und sollen nur vorgenommen und berechnet werden, wenn sie unbedingt notwendig sind.

Diese aufgeführten Untersuchungen sowie die Untersuchungen nach Ziffer 19, 64, 91 a und 113 a der Preuß. Geb.-Ord. vom 25. II. 1924 sollen nicht mehr als zweimal in einem Behandlungsvierteljahr berechnet werden.

5. Krankheitsbescheinigungen sowie alle sonstigen ärztlichen Bescheinigungen, die bei einer Krankenkasse vorkommen, sind durch die allgemeinen Vergütungen abgegolten. Der Kassenarzt hat der Kasse Auskünfte entsprechend Ziffer 15 a der Preuß. Geb.-Ord. vom 25. II. 1924, gutachtliche Äußerungen, sowie überhaupt alle schriftlichen Äußerungen, wie sie der Geschäftsverkehr mit der Krankenkasse mit sich bringt, als Ausfluß des Vertragsverhältnisses ohne besondere Vergütung zu erteilen.

6. Wird ein Kassenmitglied von seiner Kasse an einen Facharzt außerhalb des Kassenbezirkes überwiesen, so sollen für die Honorarberechnung mangels anderer Vereinbarungen zwischen Arzt und der Kasse die Mindestsätze der Preuß. Geb.-Ord. maßgebend sein, soweit nicht besondere Schwierigkeiten der ärztlichen Leistung oder das Mehr des Zeitaufwandes einen höheren Satz rechtfertigen.

7. Für die Behandlung überwiesener Mitglieder auswärtiger Kassen (§ 219 RVO.) sind bei Berechnung der ärztlichen Vergütung nach Einzelleistungen die gleichen Sätze wie für die Mitglieder der aushelfenden Kassen, bei Bezahlung der ärztlichen Leistungen nach Pauschsätzen die Mindestsätze der Preuß. Geb.-Ord. für Ärzte zu berechnen.

8. Die im Bezirke eines Versicherungsamtes vereinbarten Vergütungen gelten auch für die Kassen anderer Bezirke, soweit ihre Mitglieder ihren ständigen Wohnsitz in dem Bezirke haben.

9. Wegegeld: Die Vereinbarung von Wegegebühren und Vergütungen für Zeitversäumnis hat unter Berücksichtigung der örtlichen Verhältnisse zu erfolgen. Es sollen bezirks- oder provinzweise die zuständigen Organisationen der Ärzte und Kassen für normale Wegeverhältnisse Richtpreise für die Wegegebühren vereinbaren.

Bei Besuchen innerhalb des Wohnortes des Arztes sollen Wegegelder nicht berechnet werden.

Bei Überlandbesuchen von weniger als 2 Kilometer Entfernung sollen Wegegelder nicht berechnet werden.

Die Pauschalierung der Wegegebühren ist zulässig.

Die Berechnung der Wegegelder soll nach Doppelkilometern erfolgen.

Bei Zusammenrechnung der Kilometer für Hin- und Rückreise entstehende Bruchteile unter 0,5 Kilometer werden nicht, von 0,5 Kilometer und darüber werden voll berechnet.

Wo keine Arztbezirke gebildet werden, erfolgt die Berechnung nach der Entfernung des nächstwohnenden Arztes, wobei ein Entfernungsunterschied bis zu 2 Kilometer nicht in Betracht kommt. Der Berechnung ist die Entfernung nach dem nächsten Fahrweg zugrunde zu legen. Wird ein entfernter wohnender Arzt gerufen, so hat der Kranke die Mehrkosten zu tragen.

Sind Arztbezirke gebildet worden und wird ein nichtzuständiger Arzt gerufen, so hat der Kranke der Kasse die Mehrkosten zu erstatten.

Bei gleichzeitigem Besuch mehrerer Kassenmitglieder oder versorgungsberechtigter Familienmitglieder auf der gleichen Wegestrecke werden die Wegegebühren für den am entferntesten wohnenden Kranken berechnet, für die übrigen auf der gleichen Strecke besuchten Kranken kommen bei Wegabzweigungen die Kilometerunterschiede in Anrechnung. Werden bei einer Fahrt mehrere Kranke besucht, so sollen die Wegegebühren auf die Zahlungspflichtigen entsprechend verteilt werden.

Wird dem Arzt das Fuhrwerk gestellt, so kann er nur den Zeitaufwand berechnen, die Entschädigung hierfür soll ein Drittel des Wegegeldes betragen.

Wo es erforderlich erscheint, kann für den Bezirk eines Versicherungsamtes ein Entfernungsverzeichnis nach Vereinbarung zwischen der Kasse und den Ärzten angelegt werden. Das Entfernungsverzeichnis soll die Entfernung eines jeden Ortes vom nächstwohnenden Arzte erkennen lassen.

Zur Herabminderung der Fuhrkosten kann z. B. in folgender Weise verfahren werden:

a) Es sollen Dorfsprechstunden eingerichtet werden.

b) Soweit Orte ohne Arzt von mehreren Ärzten besucht werden, ermäßigen sich die Wegegebühren um örtlich zu vereinbarende Hundertsätze.

c) In einem Arztbezirk wird für jeden für die Besuchspraxis in Frage kommenden Ort ein Zuschlag zu den Besuchsgebühren vereinbart, der niedriger sein muß als die sonst geltenden Wegegebühren. Dieser Zuschlag wird auch für Gelegenheits- und Eilbesuche gezahlt; ausgenommen sind Nachtbesuche.

d) Die Krankenkassen können bezirksweise Wegegelderkassen bilden, aus denen die Wegegebühren nach einem zu vereinbarenden Plane verteilt werden.

e) Es werden Wegegeldlisten von den Ärzten geführt, deren Einsichtnahme die Kassen verlangen können.

f) Überlandbesuche werden einer bestimmten Stelle bis 10 Uhr vormittags mitgeteilt, um Doppelfahrten zu vermeiden.

Bei Kassen mit räumlich weit ausgedehntem Bezirk, in denen die Wegegebühren auf Grund der Richtlinien des Reichsausschusses geregelt sind, empfiehlt es sich, auf die Einrichtung von Arztbezirken zu verzichten.

V. Überwachung der kassenärztlichen Tätigkeit.

Die Überwachung der kassenärztlichen Tätigkeit auch hinsichtlich der ärztlichen Rechnungen, der Verordnungsweise und dgl., der Bescheinigungen der Arbeitsunfähigkeit sowie der Krankenhauspflege erfolgt unbeschadet der Tätigkeit der von der Kasse angestellten Vertrauensärzte durch einen von der Ärztevertretung bestellten Prüfungsausschuß (Kontrollkommission, Nachuntersuchungskommission), an dessen Tätigkeit die Kasse entsprechend zu beteiligen ist.

Die Überwachung der Krankenhauspflege hat sich sowohl auf die Notwendigkeit der Aufnahme wie des Verbleibens in Krankenhäusern zu erstrecken, sofern der Kranke im Krankenhaus von einem Kassenarzt als solchem behandelt wird. Über die Durchführung im einzelnen sind weitere Richtlinien zu vereinbaren.

VI. Arztrechnungen.

Die Arztrechnungen sollen je nach Vereinbarung monatlich oder vierteljährlich aufgestellt und innerhalb der vereinbarten Frist bei der Kasse eingereicht werden. Die Kasse prüft die Rechnungen vor und übergibt sie zur sachlichen Prüfung und Feststellung dem Prüfungsausschuß.

Die Bezahlung der Rechnungen erfolgt innerhalb der örtlich zu vereinbarenden Zahlungsfristen.

VII. Pflichten der Kassenärzte.

Die Pflichten der Kassenärzte werden durch eine Dienstanweisung geregelt, die einen Bestandteil des Vertrages bildet. Der Reichsausschuß wird ein Muster dafür herausgeben. Bis zu dessen Erscheinen gelten die nachfolgenden Bestimmungen.

Die Kassenärzte sind verpflichtet, sowohl dem Umfange als der Dauer nach die gesamte ärztliche Versorgung auszuführen, die die Kassenmitglieder, die sie in Anspruch nehmen, für sich und ihre Angehörigen satzungsgemäß von der Kasse beanspruchen können. Dies gilt auch für diejenigen Kranken, denen von der Kasse auf Antrag anderer Versicherungsträger ärztliche Behandlung zu gewähren ist.

Eine ständige Vertretung durch Assistenten oder andere Personen ist den Kassenärzten bei Ausübung der Sprechstunden und Besuchspraxis für die Krankenkasse nur aus wichtigen Gründen gestattet. Ob solche vorliegen, entscheidet der Arztausschuß.

Die Kassenärzte sind verpflichtet, eine nicht erforderliche Behandlung abzulehnen, insbesondere sich hinsichtlich der Art und des Umfanges der ärztlichen Verrichtungen sowie bei der Verschreibung von Arznei-, Heil- und Stärkungsmitteln auf das notwendigste Maß zu beschränken und bei Erfüllung ihrer Verbindlichkeiten alles zu vermeiden, was eine unnötige und überflüssige Inanspruchnahme der Krankenhilfe herbeiführen kann. Hierüber trifft der Reichsausschuß nähere Bestimmungen.

Die Kassenärzte sind gehalten, bei der Verordnung von Arzneien, Heilmitteln usw. die dafür vom Reichsausschuß aufgestellten Grundsätze der Wirtschaftlichkeit und Sparsamkeit zu beachten. Bei Verordnung von Stärkungs- und Heilmitteln, sowie von Sachleistungen (vgl. IV, 3) ist — abgesehen von dringenden, besonders zu begründenden Fällen — die Genehmigung der Kassenverwaltung einzuholen. Bei wiederholten Verstößen gegen die anerkannten oder zu vereinbarenden Regeln der kassenärztlichen Verordnungsweise haben die Kassenärzte den Mehraufwand zu ersetzen. Bei Streitigkeiten hierüber entscheidet das im Arztvertrage vorgesehene Schiedsgericht.

Die Verordnung von Bädern, Massagen, Brillen, Bruchbändern und von anderen kleineren Hilfsmitteln sind der Kassenverwaltung vor der Ausführung durch das Mitglied vorzulegen.

Die Überweisung der Kassenmitglieder in ein Krankenhaus bedarf der vorherigen Genehmigung des Kassenvorstandes, abgesehen von dringenden Fällen.

Beobachtet der Kassenarzt, daß die in seiner Behandlung stehenden Personen Krankheit vortäuschen oder zu Unrecht Arbeitsunfähigkeit behaupten, oder daß sie die Vorschriften der Krankenordnung, insbesondere diejenigen über das Verhalten der Mitglieder bei Krankheitsfällen, nicht befolgen, so ist die Krankenkasse unverzüglich zu benachrichtigen.

Der Kassenarzt hat gewissenhaft und sorgfältig zu prüfen, ob und wie lange der Kranke arbeitsunfähig im Sinne der Krankenversicherung (§ 182 Ziffer 2 RVO.) ist. Hierbei ist der Befund bei der ärztlichen Untersuchung maßgebend.

Ein besonderes Augenmerk ist auf die Feststellung zu richten, ob die Krankheit die Folge eines Betriebsunfalles oder einer alteren Verletzung ist. Zutreffendenfalls muß dies in den Krankheitsbescheinigungen vermerkt werden.

Die Krankenkasse ist berechtigt, den Kranken jederzeit durch einen Vertrauensarzt oder durch den hierfür bestimmten Ausschuß untersuchen zu lassen. Das Ergebnis ist dem behandelnden Arzte mitzuteilen. Die Entscheidung des Vertrauensarztes oder des Untersuchungsausschusses ist maßgebend. Die Anrufung von Obergutachtern kann örtlich vereinbart werden. Der Kassenarzt kann die Nachuntersuchung durch den Vertrauensarzt oder durch den Untersuchungsausschuß beantragen, wenn er es für angebracht hält. In besonderen Fällen, namentlich wenn der Kranke bei seinen Angaben verharrt und die Feststellungen des Arztes dafür keinen Anhalt geben, ist der Kassenarzt verpflichtet, die Nachuntersuchung bei der Kassenverwaltung zu veranlassen.

VIII. Arztausschuß.

Zur Erledigung allgemeiner Arzt- und Kassenangelegenheiten und zur Förderung der gedeihlichen Zusammenarbeit der Kasse und ihrer Ärzte ist, unbeschadet der Errichtung besonderer Prüfungsausschüsse bei der Kasse ein Ausschuß für ärztliche Angelegenheiten zu errichten, der in gleicher Zahl aus Vertretern der für die Kasse tätigen Ärzte und aus Vertretern der Kasse zusammengesetzt ist. In dem Ausschuß führt abwechselnd ein Vertreter der Kassenärzte und der Kasse den Vorsitz. Aufgabe des Ausschusses ist es, bei der Regelung aller, die ärztliche Versorgung der Kassenmitglieder und die Stellung der Kassenärzte betreffenden Fragen mitzuwirken und durch Anträge, Verhandlungen und gutachtliche Äußerungen eine zweckmäßige und friedliche Lösung dieser Fragen zu fördern.

Der Arztausschuß soll auf die dauernd unbeschäftigten und minderbeschäftigten Ärzte einwirken, freiwillig auf die kassenärztliche Tätigkeit zu verzichten.

Der Ausschuß entscheidet als Schiedsstelle über Streitigkeiten, die zwischen der Kasse und den Kassenärzten über die Auslegung und Ausführung des bestehenden Vertrages entstehen.

Einigen sich die Mitglieder nicht, so wird ein unparteiischer Obmann gewählt, der über die Krankenversicherung unterrichtet sein muß. Kommt eine Wahl wegen Stimmengleichheit nicht zustande, so soll der Leiter des für die Kasse zuständigen Versicherungsamtes um Übernahme des Amtes oder um Bestellung eines Obmannes gebeten werden.

Die Entscheidungen der Schiedsstelle sind endgültig und für beide Teile bindend.

Etwaige Kosten trägt der unterliegende Teil. Bei vermögensrechtlichen Angelegenheiten bleibt den Beteiligten der ordentliche Rechtsweg offen.

IX. Vertragsdauer.

Der Arztvertrag soll auf mindestens ein Jahr geschlossen werden. Wird er nicht mindestens drei Monate vor Ablauf dieser Frist schriftlich gekündigt, so läuft er für ein Jahr weiter. In gleicher Weise verlängert sich auch in Zukunft die Vertragsdauer jedesmal um ein Jahr, wenn nicht schriftliche Kündigung mit dreimonatiger Frist erfolgt ist. Die Stempelgebühren fallen beiden Parteien gleichmäßig zur Last.

Die Richtlinien haben, wie schon früher gesagt wurde, keine bindende Kraft für Kassen und Ärzte. Im Streitverfahren müssen aber die Schiedsämter und das Reichsschiedsamt ihren Entscheidungen die Richtlinien des Reichsausschusses zugrunde legen, wenn von den Parteien keine zwingenden Gründe dagegen geltend gemacht werden. Ganz allgemein ist zu beobachten, daß die nach Bekanntgabe der Richtlinien abgeschlossenen Arztverträge sich ihrem Inhalte angleichen, was im Interesse der notwendigen Einheitlichkeit nur zu begrüßen ist. Die größte Bedeutung für beide Teile hat die Vergütung für die ärztliche Tätigkeit. Die dabei getroffenen Regelungen sind in ihren Bedingungen den örtlichen oder bezirklichen Verhältnissen angepaßt, so daß eine spezielle Schilderung nicht möglich ist. Nur ein allgemeiner Überblick läßt sich hier geben. Grundsätzlich unterscheidet man zwei *Honorierungssysteme*, das der Pauschalbezahlung und das der Bezahlung nach Einzelleistungen. In der Ziffer IV der Richtlinien wird darin ebenfalls unterschieden. Das Pauschale kann entweder ein solches nach Krankheitsfällen oder nach der Zahl der Versicherten sein. Unter Krankheitsfällen sind die bei dem einzelnen Arzt in einem gewissen Kalenderabschnitt zur Behandlung kommenden Fälle zu verstehen. Der Reichsausschuß hat am 4. November 1924 den Begriff Krankheitsfall wie folgt ausgelegt:

„Als Krankheitsfall ist jeder innerhalb eines Kalendervierteljahres von einem Arzt behandelte Kranke zu betrachten. Das gilt auch dann, wenn sich aus der zuerst behandelten Krankheit eine andere entwickelt oder wenn während der Behandlung eine weitere hinzutritt oder wenn der Erkrankte innerhalb eines gleichen Kalendervierteljahres eine Zeitlang keiner ärztlichen Behandlung bedürftig war und später wieder an derselben oder an einer anderen Krankheit von demselben Arzte behandelt wird. Jeder Krankheitsfall, der von einem Vierteljahr in ein anderes übergeht, wird im neuen Vierteljahr als neuer Fall bewertet."

Das Pauschale nach der Zahl der Versicherten ist die einfachere und früher übliche Regelung der Honorierung. Anhaltspunkte, welchen von beiden Systemen heute der Vorzug gegeben wird, gibt es leider nicht. Abgegolten werden sollen durch das Pauschale alle ärztlichen Leistungen mit Ausnahme der Krankenhausbehandlung, der Sachleistungen und der Wegegebühren. Sachleistungen sind die in Ziffer 3 Abs. 2 des Abschnittes IV bezeichneten Leistungen: Die Bezahlung nach Einzelleistungen erfolgt, wie schon der Name sagt, nach den einzelnen Verrichtungen. Grundsätzlich muß örtlich eine Begrenzung vereinbart werden. Die einzelnen Arten der Begrenzung sind in den Ziffern 2a und b des Abschnittes IV aufgezählt. Der Honorierung werden fast ausschließlich die Mindestsätze der Gebührenordnungen der Länder zugrunde gelegt. Auch bei der Bezahlung nach Einzelleistungen werden einzelne Verrichtungen von der Beschränkung des Honorars ausgenommen, wie aus Ziffer 3 hervorgeht.

Die Richtlinien enthalten weiter noch die sonstigen für den Vertragsabschluß wichtigen Bestimmungen, insbesondere auch den Entwurf einer *Dienstanweisung für Kassenärzte* unter Abschnitt VII.

Von Bedeutung sind die Bestimmungen über die *Überwachung der kassenärztlichen Tätigkeit*, die in jedem Arztvertrag enthalten sein werden (Abschnitt V). Den Kassen ist das ihnen zustehende Recht, Nachprüfungen der eingereichten Arztrechnungen vorzunehmen, noch einmal ausdrücklich bestätigt, während die Ärzte verpflichtet sind, eigene Prüfungsausschüsse einzurichten. Die Tätigkeit der von Kassen und Ärzten eingerichteten Prüfungsstellen hat viel zur Klarstellung der Honorierung beigetragen.

In Abschnitt VIII sind Anhaltspunkte für die Einrichtung eines Arztausschusses gegeben, der in den die Interessen der Kassen und Ärzte berührenden Fragen mitwirken und Ausgleich schaffen soll. Bei Streitigkeiten aus dem Arztvertrage soll er als vertragliches Schiedsgericht wirken. Abschnitt IX endlich bringt die Mindestfrist für die Dauer eines Arztvertrages und regelt die zulässigen Kündigungsfristen.

Die Vertragsform ist nicht zwingend vorgeschrieben. Der Arztvertrag kann entweder als Einzelvertrag oder Kollektivvertrag abgeschlossen werden. Die herrschende Form ist der Kollektivvertrag. Er wird von den Kassen mit der örtlichen kassenärztlichen Organisation abgeschlossen, und jeder Arzt hat vor Aufnahme der kassenärztlichen Tätigkeit einen Verpflichtungsschein zu unterschreiben, dessen ungefährer Inhalt in Abschnitt III wiedergegeben ist. Für die Ausübung der kassenärztlichen Behandlung ist die Zugehörigkeit zu einer örtlichen Vereinigung nicht entscheidend. Es besteht auch hier grundsätzlich Koalitionsfreiheit, wie es in der Reichsverfassung vorgeschrieben ist.

Der Vertragsabschluß steht grundsätzlich dem nach § 368k zu errichtenden Vertragsausschuß zu, was allerdings nicht ausschließt, daß die Parteien schon vorher sich über die Bedingungen des Vertrages einigen können. Das Recht des Vertragsausschusses, Inhalt und Wortlaut des Vertrages festzustellen, wird dadurch nicht beseitigt. Dabei ist es unter Umständen nicht ausgeschlossen, daß er den Entwurf ablehnt. Das Recht dazu kann ihm jedenfalls nicht bestritten werden. Vermag auch der Vertragsausschuß keine Einigung herbeizuführen, so entscheidet auf Anruf einer oder beider Parteien das Schiedsamt und als letzte Instanz das Reichsschiedsamt. Auch diese Instanzen können gegen den Willen beider Parteien den Vertragsinhalt ändern.

e) Schlichtung von Streitigkeiten.

Die Frage greift zum Teil in das Gebiet der vertraglichen Regelung der Beziehungen, da die hauptsächlichsten Streitigkeiten schon beim Abschluß eines Arztvertrages entstehen werden. Der dabei einzuschlagende Rechtsweg wurde bereits im vorigen Abschnitt geschildert.

Streitigkeiten aus abgeschlossenen Arztverträgen, die ebenfalls in genügender Zahl vorkommen werden, *soweit ein vertragliches Schiedsgericht* nicht besteht, werden vom *Schiedsamt* und gegebenenfalls vom *Reichsschiedsamt* entschieden. Bei vermögensrechtlichen Streitigkeiten ist der ordentliche Gerichtsweg vorbehalten.

Unter diesen Abschnitt fällt auch die *Schadensersatzpflicht des Arztes* bei Schädigung des Kassenvermögens, z. B. durch fahrlässige Behandlung der Mitglieder. Der Kasse steht dann auf Grund des § 1542 RVO. Ersatzanspruch zu, vorausgesetzt, daß das ebenfalls geschädigte Mitglied einen Schadensersatzanspruch nach anderen gesetzlichen Vorschriften (BGB.) hat.

Ein Streitverfahren kann nur vor den ordentlichen Gerichten zum Austrag kommen.

f) Krankenbehandlung.

Die Krankenkassen sind nach der Vorschrift des § 182 RVO. zur Gewährung von Krankenhilfe verpflichtet. Die Krankenhilfe selbst zerfällt in *Sach- und Barleistungen.* Zu den Sachleistungen gehört die ärztliche Behandlung. Unter *ärztlicher Behandlung* ist dabei die gesamte ärztliche Tätigkeit zu verstehen, die auf Milderung oder Beseitigung körperlicher und seelischer Leiden gerichtet ist. Zur ärztlichen Behandlung in diesem Sinne gehört auch die von Hilfspersonen ausgeführte Behandlung, sofern sie unter ärztlicher Leitung, Aufsicht und Anweisung ausgeführt wird. So ist von den rechtsprechenden Instanzen der RVO. Licht- (Höhensonne) und Diathermiebehandlung unter den eben geschilderten Voraussetzungen als ärztliche Behandlung angesehen worden. Das gleiche trifft zu bei Elektrisierungen und anderen physikalischen Behandlungsmethoden. Zur ärztlichen Behandlung dagegen gehören nicht Massagen, Bäder usw., wenn sie lediglich von Masseuren, Heildienern usw. ausgeführt werden. Dann handelt es sich um Heilmittel, für die in den Kassensatzungen Höchstbeträge festgesetzt sind. Zur ärztlichen Behandlung gehört auch die Tätigkeit eines Facharztes. Die Kasse muß, wenn der behandelnde Arzt z. B. wegen der Gefährlichkeit einer Krankheit die Behandlung durch einen Facharzt für erforderlich hält oder aus anderen Gründen die Behandlung selbst nicht vornehmen kann, die Kosten für die notwendige fachärztliche Tätigkeit übernehmen.

Grundsätzlich sind die Krankenkassen nur zur Gewährung der *notwendigen Behandlung* verpflichtet. Der inzwischen aufgehobene § 1 der Verordnung über die Krankenhilfe bei den Krankenkassen vom 30. Oktober 1923 machte den Kassenärzten eine *wirtschaftliche Behandlungsweise* zur Pflicht. Jetzt ist in den inzwischen abgeschlossenen Arztverträgen der Abschnitt VII der Richtlinien für den allgemeinen Inhalt der Arztverträge vom 12. Mai 1924 aufgenommen, der die gleiche Forderung enthält. Das Maß des Notwendigen ist in der Behandlung zu sehen, die den besten und schnellsten Heilerfolg verspricht, der vor allem auch von Dauer sein muß. Der Reichsausschuß für Ärzte und Krankenkassen hat zur Erreichung einer solchen wirtschaftlichen Behandlungsweise Richtlinien aufgestellt, die nachstehend im Wortlaut folgen:

I. Richtlinien für die Anwendung elektro-physikalischer Heilmethoden vom 15. Mai 1925.

Die Anwendung bestimmter elektro-physikalischer Heilmethoden kann durch Vertrag von der Genehmigung der Kassenverwaltung oder eines damit beauftragten Ausschusses abhängig gemacht werden. In allen Fällen, in denen die vorgeschlagene Behandlungsmethode bei der betreffenden Erkrankung wenige oder gar keine Erfolge aufzuweisen hat, ist von der Beantragung abzusehen. Bei den Anträgen muß in allen Fällen neben der genauen Diagnose angegeben werden, aus welchem Grunde die Behandlung vorgeschlagen wird. Es ist z. B. anzugeben, daß bei einer Hauterkrankung eine Salbenbehandlung vorhergegangen ist und erfolglos blieb, oder daß die Krankheit schon früher mit Erfolg durch Höhensonne oder Röntgenbestrahlung behandelt worden ist. Besonders eingehend muß die Begründung sein, wenn es sich um ein Leiden handelt, das sich zur Behandlung durch das beantragte Heilverfahren nach den nachfolgenden Richtlinien nicht eignet.

I. Röntgenstrahlen.

Röntgenleistungen soll nur vornehmen, wer eine genügende Ausbildung im Röntgenfach und eine geeignete Apparatur vor einem Sachverständigenausschuß nachweist. In den kassenärztlichen Verträgen soll eine Vorschrift darüber getroffen werden, wie dieser Nachweis zu führen ist. Die Berechnung der Röntgenleistung erfolgt, getrennt von Honorar und Unkosten, nach einem zu vereinbarenden Tarif.

A. Röntgendurchleuchtungen.

Eine einmalige Durchleuchtung erscheint im allgemeinen ausreichend zur Sicherung der Diagnose und des Heilplanes bei Knochen- und Gelenkverletzungen und ähnlichen Erkrankungen zum Nachweis von Fremdkörpern, bei Kropf-, bei Lungen- und Herzerkrankungen. Die Durchleuchtung kann im Verlauf der gleichen Krankheit in angemessenen Abständen wiederholt werden, wenn eine Kontrolle des Heilungsverlaufes auf andere Weise nicht erbracht werden kann. Mehrmalige Durchleuchtungen an einem Tage (bis zu dreimal) sind zulässig bei Magen- und Darmerkrankungen.

B. Röntgenaufnahmen.

Eine oder zwei Aufnahmen (in verschiedenen Ebenen) sind zulässig bei allen Verletzungen und Erkrankungen der Knochen und Gelenke (eine dritte Aufnahme bedarf besonderer Begründung), ferner bei Fremdkörpern, bei Fistelbildung (unter Anwendung von Kontrastmitteln), bei Steinbildungen (Blase einmal, Niere und Harnleiter einseitig bis dreimal, doppelseitig bis fünfmal), bei Magen- und Darmerkrankungen und bei Lungenerkrankungen neben der Durchleuchtung.

Es ist stets das kleinste mögliche Plattenformat anzuwenden.

C. Röntgenbehandlung.

Die Genehmigung zur Behandlung kann abhängig gemacht werden von einer genauen Angabe des röntgentherapeutischen Heilplanes. Der behandelnde Röntgenarzt muß angeben, mit wieviel Bestrahlungen er die Erkrankung mit seinem Instrumentarium günstig beeinflussen zu können glaubt, und welche Kosten er dafür ansetzt.

Die Röntgenbehandlung wird nicht nach Milliampereminuten, die unkontrollierbar sind, sondern nach „Sitzungen" berechnet. Die Zahl der Sitzungen ist für jede Erkrankung begrenzt.

a) Oberflächenbehandlung.

Eine Sitzung = 15 mA-Min. — Zulässig bei

1. chronischen Ekzemen,
2. Lupus,
3. Sykosis (Bartflechte),
4. Psoriasis (Schuppenflechte).

Mehr als 6 Sitzungen sollen im allgemeinen nicht genehmigt werden.

b) Tiefenbehandlung I (Filter bis 5 mm Al.).

Eine Sitzung = 40 mA-Min. — Zulässig bei

1. Hauterkrankungen (sieh unter a),
2. Lupus,
3. einseitigen Hals- und anderweitigen tuberkulösen Drüsenerkrankungen und Fisteln,
4. Kropf,
5. Basedowsche Krankheit,
6. Prostatahypertrophie,
7. Knochen-, Gelenk- und Bauchfelltuberkulose,
8. doppelseitiger Drüsentuberkulose,
9. Myoma uteri,
10. klimakterischen Blutungen,
11. Leukämie.

Mehr als 4 Sitzungen bei Erkrankungen nach Ziffer 1, mehr als 6 Sitzungen bei Erkrankungen nach Ziffer 2—6 und mehr als 9 bei Erkrankungen nach Ziffern 7—11 sollen im allgemeinen nicht genehmigt werden.

c) Tiefenbehandlung II (Schwerfilter, Zink, Kupfer).

Eine Sitzung = 75 mA-Min. — Zulässig

1. nach Exstirpation bösartiger Geschwülste (zwei Serien zu je 6 Sitzungen),
2. bei inoperablen bösartigen Geschwülsten.

II. Künstliche Höhensonne.

Die künstliche Höhensonne darf bei Versicherten und deren Angehörigen nur da angewendet werden, wo sie unbedingt angezeigt und insbesondere geeignet ist, Arbeitsfähigkeit schneller wieder herzustellen als ein anderes (billigeres) Mittel. Sie ist lediglich ein Ersatz für die natürliche Sonne und darf nur benutzt werden, wenn diese nicht zur Verfügung steht.

Die Höhensonne wirkt auf den ganzen Körper, indem sie die Haut zu vermehrter Bildung von Schutz- und Abwehrstoffen anregt. Bestrahlungen einzelner Körperteile sind minderwertig. Man soll bei jeder Sitzung möglichst die gesamte Haut bestrahlen, deshalb muß jeder Kranke besonders behandelt werden. Gleichzeitige Bestrahlungen mehrerer Kranker mit einer Lampe sind als unwirksam zu verwerfen.

Es werden höchstens 10 Bestrahlungen auf einmal genehmigt.

Zulässig, weil

a) von anerkannter Wirksamkeit, ist die Höhensonne bei
1. chirurgischen Tuberkulosen (Knochen, Haut, Gelenke, Bauchfell),
2. Lungentuberkulose im ersten Stadium,
3. Skrofulose, auch skrofulösen und tuberkulösen Ohren- und Augenerkrankungen,
4. Lupus vulgaris,
5. Rachitis.

b) Von bedingter Wirksamkeit ist die Höhensonne bei
1. lymphatischer Diathese (neben allgemeiner Freiluftbehandlung bei Kindern),
2. schlecht heilenden Wunden,
3. Ulcus cruris,
4. Alopecia zumal areata (nur wenn sie Anlaß zur Erwerbslosigkeit gibt),
5. Asthma bronchiale.

Ebenso wie die Höhensonne dürfen auch die anderen elektrophysikalischen Heilmittel bei Versicherten und deren Angehörigen nur angewendet werden, wenn sie unbedingt angezeigt und insbesondere geeignet sind, Arbeitsfähigkeit schneller wieder herzustellen als ein anderes (billigeres Mittel).

III. Diathermie.

Zulässig bei tiefgehenden Entzündungen, vornehmlich bei
1. Gelenkerkrankungen,
2. Sehnen- und Sehnenscheidenerkrankungen,
3. Muskelerkrankungen,
4. Nervenerkrankungen,
5. chronischen Entzündungen des Brustfells (trockenen und Ergüssen),
6. chronisch-entzündlichen Erkrankungen der Bauchhöhle und des Beckens.

Mehr als 6 Behandlungen auf einmal sollen im allgemeinen nicht genehmigt werden.

IV. Behandlung mit dem galvanischen und faradischen Strom.

Zulässig bei Neuralgien, Nerven- und Muskellähmungen.

V. Sinosoidaler Wechselstrom, Vierzellenbäder.

Zulässig
1. bei Erkrankungen des Herzmuskels und der Herznerven,
2. bei Nervenkrankheiten (nur mit besonderer Begründung).

VI. Hochfrequenzstrombehandlung.

(Starkströme von 500—600 mA).

Zulässig nur in Verbindung mit Kondensatoren bei Herz- und Gefäßkrankheiten mit krankhaft gesteigertem Blutdruck. Angabe des Blutdruckes ist bei der Beantragung notwendig.

VII. Lichtbehandlung.

A. Kohlenbogenlampen.

Zulässig

a) zur Erzielung von Lichtwirkung bei chronischen Ekzemen und Hautgeschwüren, die anderer Behandlung trotzen,

b) zur Erzielung von Wärmewirkung bei
1. besonderen Fällen von chronischen Gelenkerkrankungen,
2. Lumbago und ähnlichen Krankheiten,
3. schmerzhaften Nervenentzündungen.

B. Konzentriertes Licht (Kromayer-Lampen usw.).

Zulässig zur spezifischen Behandlung der Haut und ihrer Erkrankungen, besonders der Tuberkulose (Lupus vulgaris) und erythematosus).

C. Glühlichtbäder (kombinierte Licht- und Wärmewirkung).

Zulässig bei entzündlichen Erkrankungen und zur Schmerzstillung, und zwar

a) als Glühlichtvollbäder bei allgemeinen rheumatischen Erkrankungen und solchen mehrerer Gelenke oder Muskelgruppen,

b) als Glühlichtteilbäder zur lokalen Anwendung aus denselben Ursachen je nach den befallenen Organen:

1. Bei Ausschwitzungen oder deren Resten in der Brust- oder Bauchhöhle,
2. bei entzündlichen Erkrankungen der Unterleibsorgane,
3. als Kopflichtbäder be, Katarrhen und Entzündungen der Nase, der Nasennebenhöhlen und des Mittelohres in Verbindung mit oder nach anderweiter Behandlung,
4. bei Erkrankungen der Halsorgane.

VIII. Wärme- (Heißluft-) Behandlung.

A. Kastenapparate mit elektrischer (auch Gas- oder Spiritusheizung).

Zulässig bei Erkrankungen

1. der Gelenke,
2. der Muskeln,
3. der Sehnen und Sehnenscheiden,
4. der Haut und des Unterhautzellengewebes.

B. Wärmestrahlenlampen (Solluxlampe u. a.).

Zulässig bei denselben Erkrankungen wie die Kastenapparate und bei Krankheiten der Nase, der Nasennebenhöhlen, der Ohren und des Halses, aber nur in Verbindung mit oder nach anderweitiger Behandlung.

II. Richtlinien für wirtschaftliche Arzneiverordnung.
Vom 15. Mai 1925.

Inhalt.

A. 1. Wirtschaftliche Arzneiverordnung ist ein Teil der wirtschaftlichen Behandlungsweise, was bedeutet letztere?
2. Pflichten der Kassenärzte.
3. Leitsätze des Reichsgesundheitsamtes, betr. sparsame und doch sachgemäße Behandlungs weise der Kranken.

B. I. Allgemeines.

1. Unterschied der kassenärztlichen von der privatärztlichen Tätigkeit.
2. „Notwendige“ Krankenhilfe.
3. Arzneien, nur wo notwendig.
4. Vermeidung der Vielverschreiberei.
5. Ausschlaggebend nur objektiver Befund, nicht subjektive Wünsche des Versicherten.
6. Injektionsmittel vermeiden, subcutane bevorzugen.
7. Vertreter- und Assistentenbelehrung, Haftung des Kassenarztes.

II. Spezielles.

1. Jede Verordnung muß einfach sein.
2. Von gleichwirkenden und teuren Mitteln ist das ausgiebigere zu verordnen.
3. Genaue Mengenabgaben erforderlich.
4. Günstigste Arzneimenge.
5. Vorherige Berechnung der erforderlichen Menge.
6. Gefäßgrenze beachten. — „Ad“.
7. Belehrung des Patienten über Verbrauch — schriftliche Gebrauchsanweisung.
8. Adjuvantien und Corrigentien.
9. Hohe Apothekerzurichtungskosten vermeiden.
10. Wortschutz vermeiden — Ausnahmen.
11. Tabletten.
12. Verordnung von trockener Arznei.
13. Verordnung von Salben und Pasten.
14. Verordnung von Tees.
15. Verordnung von Nähr- und Stärkungsmitteln.
16. Verordnung von Nähr- und Stärkungsmitteln.
17. Verordnung von Cosmetica.
18. Verordnung von Bädern.
19. Verordnung von Brunnen.
20. Verordnung von Weinen und Alkoholica.
21. Wiederholungen.
22. Verordnungen für Sprechstundenbedarf.

III. Anhang. Merkblatt.

1. Die wirtschaftliche Arzneiverordnung ist ein Teil der wirtschaftlichen Behandlungsweise.

Unter wirtschaftlicher Behandlungsweise ist zu verstehen:

Von allen verfügbaren wissenschaftlich bewährten, Krankheiten vorbeugenden, lindernden und heilenden Methoden diejenigen anwenden, welche unter Berücksichtigung der physischen, physisch-sozialen und beruflichen Eigenart des Erkrankten die Krankheit und Arbeitsunfähigkeit am gründlichsten, schnellsten und wohlfeilsten beseitigt.

2. Die für eine Krankenkasse tätigen Ärzte sind verpflichtet, eine nicht erforderliche Behandlung abzulehnen, die erforderliche Behandlung insbesondere hinsichtlich Art und Umfang der ärztlichen Verrichtungen, sowie die Verschreibung von Arznei-, Heil- und Stärkungsmitteln auf das notwendige Maß zu beschränken und bei Erfüllung ihrer Verbindlichkeiten alles zu vermeiden, was eine unnötige und übermäßige Inanspruchnahme der Krankenhilfe herbeiführen kann.

3. Aus den Leitsätzen über eine sparsame und doch sachgemäße Behandlungsweise der Kranken durch die Ärzte, aufgestellt vom Reichsgesundheitsamt, ist folgendes zu beachten:

a) Der Arzt muß durch eine wirtschaftlich zweckmäßige, möglichst einfache Behandlungsweise mit allen Kräften dazu beitragen, die zurzeit verhältnismäßig hohe Belastung der Krankenkassen mit Geldausgaben zu vermindern. Dies gilt nicht nur für den Verbrauch von Arzneimitteln, diäthetischen Nährmitteln und Verbandstoffen, sondern ebenso für die sonstigen ärztlichen Behandlungsweisen, wie z. B. für physikalische, diäthetische, physische Verfahren. Jede zulässige Einsparung von Ausgaben für Maßnahmen zur Krankenbehandlung ist ein Gewinn.

b) Da die Arzneien durch Ermäßigung der Arzneimittelpreise und Arbeitspreise in der deutschen Arzneitaxe allein nicht ausreichend verbilligt werden können, muß der Arzt auch seinerseits auf die Verringerung der Arzneikosten für den Kranken hinwirken. So soll der Arzt die Regeln für sparsame Verordnungsweise genauestens befolgen, unter gleichwertigen Arzneimitteln stets das billigere verordnen, die Arzneimittel in einfacher Form und nicht in komplizierter Zusammensetzung verschreiben, die freiverkäuflichen Arzneimittel und die im Apothekenhandverkauf erhältlichen Arzneimittel möglichst für sich allein verschreiben, in geeigneten Fällen die Arznei im Hause herstellen lassen, die mit Namensschutz versehenen und deshalb meist höher im Preise stehenden Spezialpräparate durch gleichwertige Präparate, wo solche erwiesenermaßen zur Verfügung stehen, ersetzen und dabei das Wort „Ersatz" nicht gebrauchen. Hier und da gibt es auch eine inländische Droge, die er als gleichwertig mit einer ausländischen Droge und billiger als diese verordnen kann. Letzten Endes ist aber stets das wirksamste Heilmittel auch das billigste. Als gleichwertig können nur solche Heilmittel gelten, welche die Heilwirkung gleich rasch und sicher gewährleisten, deswegen darf auch dem Kassenarzt nicht versagt sein, Arzneimittel, die zwar zunächst kostspielig erscheinen, aber Aussicht bieten, die Behandlung abzukürzen und die Arbeitsfähigkeit früher herbeiführen, zu verordnen.

3. Der Kassenarzt soll neueste Arzneimittel nur dann verwenden, wenn ihr Wert durch systematische Untersuchungen, z. B. in Kliniken und größeren Krankenanstalten, wahrscheinlich gemacht worden ist.

4. Die Ärzte sollen durch strenge Selbstprüfung dazu beitragen, daß Vielverschreiberei und sonstige Polypragmasie, die freilich oft durch die Neigung des Publikums selbst gefördert, vielleicht sogar veranlaßt wird, unterbleibt, zum Nutzen der gesamten Bevölkerung, wie insbesondere auch der organisierten Krankenhilfe der Sozialversicherung. Auch soll die Verordnung von Arzneimitteln, die nur solaminis causa nach dem Grundsatz „ut aliwuid fecisse videatur" gegeben werden und nur einen suggestiven Einfluß ausüben, nach Möglichkeit vermieden werden.

B. I. Allgemeines.

1. Die kassenärztliche Tätigkeit unterscheidet sich von der privatärztlichen durch ihre von den Bestimmungen der RVO. abhängige Eigenart. Diese muß stets sorgsam beachtet werden.

2. Die Krankenkassen haben nur die notwendige Krankenpflege zu gewähren. Darunter ist nicht eine minderwertige Krankenhilfe zu verstehen, sondern kann der Heilzweck durch eine billigere Kur erreicht werden, so darf der Versicherte nicht die teuere verlangen, und von zwei gleichartig wirkenden Mitteln ist stets das wohlfeilere anzuwenden; dabei unterscheidet grundsätzlich mehr die Wirksamkeit als der Preis einer Kur oder eines Mittels.

Diesen Grundsatz haben die Kassenärzte vor allem bei der Arzneiverordnung stets genau zu beachten.

Durch strenge Selbstprüfung in jedem einzelnen Falle haben die Kassenärzte dafür zu sorgen:

3. Daß bei der Arzneiverordnung grundsätzlich jegliche Vielverschreiberei und Vielgeschäftigkeit unterbleibt und tatsächlich nur das wirkliche Notwendige verordnet wird. Die gleichzeitige Verordnung mehrerer, dem gleichen Zweck dienender Arznei- oder Stärkungsmittel ist zu vermeiden.

4. daß für die Arzneiverordnungsweise nicht die subjektiven Beschwerden oder Wünsche der Versicherten, sondern ausschließlich der objektive Befund ausschlaggebend bleibt;

5. daß die Einspritzung von Mitteln unter die Haut, in die Muskeln oder in die Blutadern nur dann angewendet wird, wenn die Darreichung ähnlich wirkender Mittel auf anderem Wege unzweckmäßig ist;

6. daß auch jeweilige Vertreter und Assistenten mit den Grundsätzen der wirtschaftlichen Arzneiverordnungsweise vor Beginn ihrer Tätigkeit eingehend vertraut gemacht werden; für ihre Verstöße haftet der Kassenarzt wie für die eigenen.

II. Spezielles.

1. Jede Verordnung muß möglichst einfach sein und das verordnete Mittel genau bezeichnen. Die einfachste und billigste Verordnung ist die von Handverkaufsmitteln.

Beispiel: Es ist zu verordnen:
Acid. hydrochlor. dil. 10,0
3 mal täglich 5 Tropfen in Wasser (Preis 0,30 M.),
und nicht: Acid. hydrochlor. dil. 1,0
Aqu. dest. ad. 100,0
3 mal täglich 1 Eßlöffel (Preis 0,50 M.).

2. Arzneiformen, die bei gleicher Wirkung und annähernd gleichem oder gar geringerem Preise längere Zeit als andere reichen, sind diesen vorzuziehen.

3. Die verordnete Menge muß ganz genau angegeben werden. Unbestimmte Angaben, wie, „ein Päckchen", eine „halbe Dosis" usw. sind zu vermeiden.

Beispiel: Watte 50,0 statt 1 Paket.

4. Es ist stets die günstigste Arzneimenge zu wählen und dabei zu beachten:

a) Vermutlicher Krankheitsverlauf, -dauer und Komplikationen.

b) Beschaffenheit und Haltbarkeit der Arznei (Fluidextrakte und Tinkturen sind haltbarer als Abkochungen).

c) Bisheriger Arzneiverbrauch des Patienten, insbesondere Mißbrauch (Narkotica! „Stärkungsmittel").

5. Der Arzt hat selbst genau von vornherein zu berechnen, welches Quantum von Arznei, Verbandstoffen usw. benötigt wird.

Bei schon abgeteilten Pillen, Tabletten, Kapseln ist es leicht.

Bei flüssigen Arzneien sind:

20 Tropfen = 1,0 g
1 Kaffeelöffel = 4,0 g
1 Kinderlöffel = 7,5 g
1 Dessertlöffel = 10,0 g
1 Eßlöffel = 15,0 g

Von Tees reichen 5 g für eine Tasse Teeaufguß, also 50 g Tee bei 3 mal täglich 1 Tasse für ungefähr eine halbe Woche.

Tinkturen und Extrakte sollen zu höchstens 20 g verordnet werden, bei stark wirkenden Mitteln reichen schon 10 g. Bei pulverförmigen oder granulierten Eisenpräparaten reicht 3 mal täglich eine kleine Messerspitze aus.

6. Die Gefäßgrenzen sind bei jeder Mengenbestimmung sorgfältig zu beachten. Der Zusatz „ad" = ad. dosim dient zur Abrundung auf die Gewichtsgrenze. Auch die nur ein Milligramm betragende Überschreitung des Grenzgewichts infolge Fortlassung des Zusatzes „ad" verursacht Berechnung des nächstgrößeren Gefäßes durch den Apotheker, selbst wenn das nächstgrößere Gefäß nicht verwendet wird.

Beispiele: a) es sind zu verordnen im ganzen 100, 200 . . . . g, bei Schachteln im ganzen 20, 50, 100 g.
b) Morph. mur. 0,01; Infus. Ipecac. ad 200,0 (1,— M.).

7. Der Patient muß vom Arzt belehrt werden über Zeit und Menge der Arzneianwendung, auch über die Gesamtheit, die eine Arzneimenge vorhalten soll.

Schriftliche Gebrauchsanweisung auf der Verordnung ist bei Handverkaufsmitteln nur in ganz besonderen Fällen zu geben; dagegen ist die schriftliche Gebrauchsanweisung bei allen rezepturmäßig verordneten Mitteln anzubringen, außer bei Wiederholungen.

8. Jedes entbehrliche Adjuvans und Corrigens ist zu vermeiden. Geschmackskorrigens für Mixturen ist nur Sir. simpl., Tinct. amara, Tinct. aromat. Aromatische Wässer dürfen nicht verwendet werden und sind durch ätherische Öle (1 Tropfen äther. Öl auf 100,0 Mixtur) zu ersetzen.

Beispiel: statt Zusatz von 10,0 Spir. menth. pip.
nur 1 Tropfen Ol. menth. pip.

9. Verordnungen, die mit hohen Apotheker-Arbeitspreisen verbunden sind, wie Infuse, Dekokte, abgeteilte Pulver, Suppositorien, Kapseln u. dgl. sind nur in ganz unumgänglichen Fällen zulässig.

Dem Patienten kann die Herstellung von Aufgüssen und Abkochungen bei harmloseren Mitteln selbst überlassen werden, wie z. B. bei Radix Althaeae, Flor. chamom., Cort. frangul., Fol. menth. pip., Fruct. Myrtill., Flor. uvae ursi, Fol. Sennae, Rhei u. a.

10. Wortgeschützte Arzneien sind in der Regel unter ihrem wissenschaftlichen Namen zu verordnen.

Beispiel: statt Aspirin 10,0 (Preis 1,45 M.)
= acid. acet. salic. 10,0 (Preis 0,20 M.).

Originalpackungen (Kassenpackungen) sind als solche zu bezeichnen.

11. Mixturen sind tunlichst durch Tabletten und Kompretten zu ersetzen. Sind solche nicht vorhanden, so ist bei wiederholter Verordnung statt der Mixtur die feste Substanz ad vitr. relat. zu verordnen.

Daher sind Lösungen leicht löslicher Salze (Jod- und Bromsalze) nur beim ersten Male notwendig. Bei Wiederholungen können in geeigneten Fällen die Salze in Substanz verschrieben werden, und der Patient ist anzuweisen, die Auflösung in der vorhandenen Flasche selbst vorzunehmen.

12. Für die Verordnung trockener Arzneien ist zu beachten:

a) Abgeteilte Pulver sind eine sehr teure Arzneiform und deshalb möglichst durch Tabletten (Tabletten, Kompretten, Gelonida usw.) zu ersetzen, soweit diese fertig im Handel erhältlich sind (Arzneitaxe oder Originalpackung).

Beispiel: statt Phenacet. 0,5 Dos. X (Preis 0,80 M.) ist zu verordnen: 10 Phenacetin-Tabletten OP. (Preis 0,35 M.).

b) Wenn Tabletten gewünscht werden, muß dies aus der Verordnung klar ersichtlich sein, da der Apotheker sonst Pulver verabfolgen kann. Vom Apotheker Tabletten herstellen zu lassen, ist unstatthaft.

Es muß verordnet werden:

Tabl. acid. acetylo-salicyl. 0,5 Nr. X (Preis 0,10 M.), nicht: 10 × 0,5 acid. acet. sal. (Preis 0,75 M.).

13. Als preiswerte Salbengrundlagen sind zu bevorzugen: Adeps lanae anhydricus, Lanolin., Vaselin. flav., Vaselin alb.

Quecksilbersalben für Schmierkuren sind in graduierten Glasröhren zu verordnen.

14. Für die Verordnung von Tees ist zu beachten:

Die einzelnen Bestandteile sind getrennt zu verordnen; die Mischung hat der Patient selbst vorzunehmen.

Beispiel: statt Fol. farfar., Herb. Equiset., Rad. Althaeae aa 10,0 (Preis 0,65 M.) ist zu verordnen: 10,0 farfar. HV., 10,0 Herb. Equis. HV., 10,0 Rad. Althaeae (Preis zus. 0,30 M.).

15. Nähr- und Stärkungsmittel sind freiwillige Mehrleistungen der Kassen, auf die der Versicherte keinen Rechtsanspruch erheben kann. Nur die von der Kasse zugelassenen Nährpräparate dürfen verordnet werden; in jedem Falle ist die Genehmigung der Kasse vorher einzuholen.

16. Als Heilmittel dienende Nähr- und Stärkungsmittel können in dringenden Fällen erstmalig ohne Genehmigung der Kasse verordnet werden.

17. Cosmetica dürfen nur zur Behandlung erwerbshindernder Krankheiten verordnet werden.

18. Bäder dürfen nur zu Heilzwecken verordnet werden. Zur Reinigung nach Schmierkuren reichen Brausebäder aus.

19. Brunnen und Quellsalze dürfen nur mit Genehmigung der Kasse verordnet werden.

20. Weine und andere Alkoholika dürfen nicht verordnet werden. Sollten sie in ganz seltenen Ausnahmefällen unumgänglich sein, so bedarf der genau begründete Antrag der Genehmigung der Kasse.

21. Für Wiederholungen von Verordnungen ist zu beachten:

1. Jede Wiederholung erfordert ein neues Rezeptformular.

2. Vor jeder Wiederholung hat der Arzt genau zu prüfen, ob die Verordnung noch nötig ist und ob die verbrauchte Menge mit der verstrichenen Anwendungszeit übereinstimmen kann.

3. Bei allen Wiederholungen ist „Gefäß zurück" auf dem Verordnungsformular zu vermerken und die Rückgabe des Gefäßes dem Patienten einzuschärfen.

22. Über Verordnungen von Arzneien, Verbandstoffen usw. für den Arzt in der Kassensprechstunde sind jeweils mit der Kasse Vereinbarungen zu treffen.

III. Anhang.

Merkblatt.

12 Regeln für den Kassenarzt.

1. Beachte die Gefäßgrenzen!

Flaschen 50, 100, 200, 300, 500 g usw.
Kruken, graue 100, 200, 300, 400, 500 g usw.
Schachteln 20, 50, 100, 200, 300, 400, 500 g usw.
Pulverkästchen für 6, 12 und mehr Stück.
Auch die geringste Überschreitung bedingt den höheren Preis.

2. Beachte die Taxgrenzen!

Verordne im Dezimalsystem. Das Zehnfache kostet meist ebensoviel wie das Achtfache, warum also das Zweifache verschenken?

Beachte die Taxgrenzen besonders bei jeder Zubereitung: Mischen, Lösen, Anreiben, Abkochen, bei Pflastern, Salben, Pastillen, Tabletten, Tees, Pulvern usw.

Wahre die Grenzen durch „ad, 1 — 10, 1 : 10, $^1/_{10}$, 1 + 9“.

3. Sorge für Rückgabe der Gefäße!

Verordne bei Wiederholungen „ad vitrum allatum“, „ad scatulum allatam“, „Gefäß zurück!“ oder ähnlich.

Rückgabe von Flaschen, Schachteln und Kruken erspart drei Viertel des Preises.

4. Teuere Arbeit!

Mische nicht unnötig. Solutionen, Salben, Pastillen sind teuer, am teuersten sind Infuse, Dekokte, Ampullen.

Pillen sind für längeren Gebrauch eine wohlfeile Verordnungsform.

Wähle die Lösungen, Mischungen, Pflaster und Salben usw., die in diesen Formen bereits in der Arzneitaxe enthalten sind.

Verordne Pulver als Schachtelpulver oder als Doppelpulver („$^1/_2$ Pulver zu nehmen“), außer bei Morphium und ähnlichem.

Fasse gleiche Medizin für mehrere Familienangehörige in eine Verordnung zusammen.

Für längeren Gebrauch ist „einmal reichlich“ vorteilhafter als „vielmal wenig“.

5. Vermeide teure Mittel!

Studiere die Arzneitaxen!

Neue Mittel sind meist sehr teuer. Sie sollen, solange noch unerprobt, in der Kassenpraxis ausgeschlossen sein.

Nütze den Handverkauf aus. Vergiß aber nicht, daß beim Mischen der Vorteil des Handverkaufs hinfällig wird.

Verordne auch keine teuren Gefäße! Verschreibe „ad vitr. ordinarium“, „ad ollam griseam“, „ad chartam!“.

Besonders teuer sind Capsulae amylaceae, Capsulae gelatinosae, Ampullen usw., billig: Oblaten extra!

Wähle immer nur die billigsten Konstituentien, Zucker für Pulver, Vasel. flav. für Salben, Pulvis. Rad. Liqu. für Pillen.

6. Verordne nicht zu reichlich!

Ein Rezept „ut aliquid fieri videatur“ ist zu „reichlich“.

Verschreibe nicht mehr als gebraucht wird! Berechne den Bedarf zuvor! Lehre die Kranken sparen!

Beachte, daß viele Medizinen (Dekokte, zuckerhaltige Flüssigkeiten usw.) schnell verderben; verordne also nur innerhalb der Haltbarkeit! Übrigbleibende Medizinen sind Verschwendung, gefährlich und häßlich.

7. Verordne nicht zu kompliziert!

Das Rezept sei einfach!

Mische nicht gleichwirkende Stoffe zusammen!

Zehn Mittel in ein Rezept zusammengepackt, sind ein alter Zopf, der abgeschnitten werden muß!

Schränke die Korrigentien ein, vermeide die teuren! Oft sind sie nicht nötig, oft unwirksam.

Nur Pulver unter $^1/_4$ Gramm bedürfen eines Konstituens.

Tees, die im Handverkauf erhältlich sind, dürfen nicht gemischt verschrieben werden.

8. Verordne nicht zuviel auf einmal!

Verordne nicht gleichzeitig mehrere im gleichen Sinne wirkende Mittel!

Verordne nicht für jedes Symptom ein besonderes Mittel.

9. Der Wortschutz ist eine verteuernde Äußerlichkeit!

Wortschutz, Markenschutz verteuern vielfach das Mittel erheblich, bis zum Siebenfachen!

Wähle stets das billigere Ersatzmittel!

10. Vorsicht bei Patentmedizinen, Spezialitäten!

Wortschutz, Luxus in der Aufmachung und die Reklame verteuern die Patentmedizinen.

Bekämpft die Überteuerung der Kranken durch Luxuspräparate in der Privatpraxis und schließe sie aus in der Kassenpraxis. Vollwertiger billigerer Ersatz ist in dem offizinellen Arzneimittelschatz reichlich vorhanden.

Viele Spezialitäten sind aber unbedenklich, und viele bieten Vorteile, so die Kompretten und Amphiolen.

Spezialitäten dürfen nicht im Anbruch verschrieben werden.

Gebrauchsanweisung mündlich geben, da sonst vom Apotheker besondere Gebühr berechnet wird.

Darum prüfe und handle gewissenhaft!

11. Geheimmittel dürfen nicht verordnet werden!

Unbekannt und unverbürgt in ihrer Zusammensetzung, meist wertlos und doch recht teuer!

Der Arzt verläßt den Boden der Wissenschaftlichkeit, sobald er sie verordnet.

In der Kassenpraxis sind sie untersagt.

12. Noch einiges!

Frage Dich, ehe Du verschreibst: „Ist überhaupt ein Rezept nötig?“ Wenn nicht, so spare es!

Nicht der Wunsch des Kranken ist bei der Verordnung maßgebend.

Spare mit der Nachttaxe! Spare mit cito!

Spare überhaupt!

Durch Aufnahme in die Arztverträge haben diese Richtlinien für die Kassenärzte bindende Kraft erhalten. Fortdauernde Verstöße dagegen können, wenn alle Hinweise erfolglos geblieben sind, unter Umständen einen wichtigen Grund zur fristlosen Kündigung nach § 626 BGB. abgeben.

Zur Unterstützung der Kassenärzte bei der Verordnung von Medikamenten ist von der Deutschen Gesellschaft für innere Medizin, dem Deutschen Ärztevereinsbund unter Mitwirkung der Krankenkassenspitzenverbände das Deutsche *Arzneiverordnungsbuch* herausgegeben worden, das alle von Krankenkassen zur Verordnung zugelassenen Arzneien enthält. Die besondere Kennzeichnung der Mittel erleichtert den Gebrauch des Buches.

Neben den Arzneien müssen die Kassen den Versicherten kleinere *Heilmittel* gewähren. Die Grenzen zwischen Arzneien und kleineren Heilmitteln sind flüssig, da es hierbei auf die Wirkung des Mittels auf den Kranken ankommen wird. Zu den Arzneien sind in überwiegendem Maße die aus den Apotheken zu beziehenden Mittel ohne weiteres zu rechnen. Bei schweren, die Körperkräfte stark erschöpfenden Krankheiten, wie Lungentuberkulose, Magengeschwür und ähnlichen wird auch Milch als Heilmittel zu rechnen sein, insbesondere, nachdem das sächsische Landesversicherungsamt am 29. Dezember 1923 entschieden hat, daß Milch bei Lungentuberkulose als Heilmittel anzusehen ist. Plattfußeinlagen, Leibbinden usw. gehören zweifelsfrei zu den Heilmitteln. Brillen und Bruchbänder sind ohne Rücksicht auf die Höhe ihres Preises von den Kassen zu gewähren. Selbstverständlich ist Voraussetzung, daß diese Mittel zur Beseitigung eines Krankheitszustandes erforderlich sind und daß sie das Notwendige darstellen.

g) Begriff der Krankheit.

Zwischen dem medizinischen und versicherungsrechtlichen Begriff der Krankheit besteht ein recht erheblicher Unterschied. Während im medizinischen Sinne jeder anormale Körper- oder Geisteszustand schlechthin Krankheit bedeutet, trifft das auf die Krankheit im versicherungsrechtlichen Sinne nicht zu. Hier ist Krankheit ein anormaler Körper- oder Geisteszustand, der in der Notwendigkeit ärztlicher Behandlung oder der Anwendung von Heilmitteln wahrnehmbar zutage tritt.

Natürliche Vorgänge, wie Schwangerschaft, Entbindung und Wochenbett sind daher nicht als Krankheiten anzusprechen. Sie werden es erst, wenn anormale Veränderungen eintreten, Komplikationen entstehen, die nur mit ärztlicher Hilfe beseitigt werden können. Eine Fehlgeburt, ganz gleich, was ihre Ursache ist, rechnet immer zu den Krankheiten im versicherungsrechtlichen Sinne.

Angeborene körperliche oder geistige Fehler und Mängel, die im medizinischen Sinne immer eine Krankheit bedeuten, werden es im versicherungsrechtlichen erst dann, wenn durch sie Erwerbsunfähigkeit eintritt oder Heilbehandlung erforderlich wird.

Von Bedeutung ist weiter die Auslegung des Begriffes „Krankheit“ bei chronischen Krankheiten, die im medizinischen Sinne überhaupt keine Unterbrechung erfahren. Versicherungsrechtlich wird aber erst dann eine Krankheit als bestehend angesehen, wenn sie sich durch die Notwendigkeit der Heilbehandlung oder Arbeitsunfähigkeit äußert. Es kann daher bei chronischen Erkrankungen im versicherungsrechtlichen Sinne ein krankheitsfreier Zeitraum vorkommen. Dieser Rechtsgrundsatz ist für die Beurteilung der Leistungsdauer von außerordentlicher Bedeutung, sodaß auf seine Beachtung Gewicht gelegt werden muß. Versicherte, die infolge eines chronischen Leidens die Hilfe der Kasse längere Zeit in Anspruch genommen haben und dann weder der Heilbehandlung bedurften, noch arbeitsunfähig waren, haben im Falle einer Verschlimmerung ihres Leidens, durch die Heilbehandlung notwendig wird oder Arbeitsunfähigkeit bedingt ist, den Anspruch auf die vollen Kassenleistungen, da im versicherungsrechtlichen Sinne ein neuer Krankheitsfall vorliegt. Die Feststellung, ob tatsächlich ein krankheitsfreier Zeitraum vorhanden ist, ist jedoch nicht davon abhängig, ob der Versicherte sich selbst nicht für heilbedürftig hielt. Es wird daher in diesen Fällen darauf ankommen, ein in jeder Weise stichhaltiges Urteil zu fällen.

h) Begriff der Arbeitsunfähigkeit.

Von dem Vorhandensein der Arbeitsunfähigkeit ist der Anspruch auf Gewährung des Krankengeldes abhängig. Die Feststellung der Arbeitsunfähigkeit obliegt dem behandelnden Arzte. Arbeitsunfähigkeit liegt vor, wenn der Kranke seine frühere Berufstätigkeit nicht mehr zu verrichten vermag. Es ist einflußlos, ob er zur Ausübung einer anderen, seinem Beruf fernliegenden Tätigkeit fähig ist, auch wenn ihm solche zugemutet werden kann. Die Arbeitsunfähigkeit besteht fort, bis die Fähigkeit zur Ausübung der Erwerbstätigkeit wieder erlangt ist, auf Grund deren die Versicherung bei Beginn der Krankenhilfe erfolgt war. Bei einem ungelernten Arbeiter liegt z. B. Arbeitsunfähigkeit vor, wenn er nicht oder doch nur mit Gefahr, seinen Zustand zu verschlimmern, seiner bisher ausgeübten Erwerbstätigkeit nachgehen kann, sofern er diese seit längerer Zeit ausgeübt hat und sie ihm infolge der darin erworbenen Erfahrung, Geschicklichkeit und Anpassung an ihre besonderen Verhältnisse gewissermaßen zum Berufe geworden ist. Hat ein bisher arbeitsunfähiger Versicherter eine andere Arbeit aufgesucht und geleistet, so kommt es für die Begründung von Ansprüchen darauf an, ob diese Arbeit wirtschaftliche Bedeutung hat und eine ernstliche Arbeitsbetätigung darstellt. Weiter kommt es bei der Beurteilung der Arbeitsunfähigkeit allein auf den objektiven Befund an; die Tatsache, daß der Kranke, trotz seines Leidens und um sich vor Not zu schützen, arbeitet, steht der Annahme der Arbeitsunfähigkeit nicht entgegen. Auch ein Invalidenrentner, der noch nicht völlig arbeitsunfähig ist, kann Anspruch auf Krankengeld erheben. Dagegen entsteht kein Anspruch auf Krankengeld, wenn bei einem Versicherten, der bereits die Kassenleistungen für die volle Dauer bezogen hat, zu der schon bestehenden Arbeitsunfähigkeit ein neues, ebenfalls Arbeitsunfähigkeit bedingendes Leiden hinzutritt.

Arbeitsunfähigkeit besteht nicht bei den Versicherten, die sich einem vorübergehenden Heilverfahren unterziehen, im übrigen aber ihre Berufstätigkeit ohne Gefahr hätten fortsetzen können. Dahingegen begründet eine aus der Fortsetzung der Berufstätigkeit drohende Gefahr der Verschlimmerung der Krankheit Arbeitsunfähigkeit, sofern die Verschlimmerung in absehbar naher Zeit zu gewärtigen und nicht ganz unerheblich ist.

Völlige Arbeitsunfähigkeit verhindert auch die Versicherungspflicht. Die Aufnahme einer Beschäftigung trotz der bestehenden Arbeitsunfähigkeit stellt einen mißglückten Arbeitsversuch dar, wenn die geleistete Arbeit weder von wirtschaftlicher Bedeutung war, noch eine ernstliche Arbeitsbetätigung darstellt. Der mißglückte Arbeitsversuch begründet keine Versicherungspflicht und schließt die Leistungsansprüche aus. Diese Bedeutung verliert der mißglückte Arbeitsversuch, wenn er auf Anraten des Arztes oder aus eigener Initiative des arbeitsunfähigen Versicherten unternommen wurde. In diesem Falle sind von der Kasse die bisherigen Leistungen weiterzuzahlen.

i) Krankenhausbehandlung.

Die Krankenhauspflege ist *keine Pflichtleistung* der Krankenkassen, abgesehen von den Hausgehilfen, die in die häusliche Gemeinschaft des Arbeitgebers aufgenommen sind, für die auf Antrag stets Krankenhausbehandlung gewährt werden muß. Die Gewährung der Krankenhauspflege hängt von der Zustimmung des Kassenvorstandes ab. Zustimmen muß ferner der Kranke, wenn er einen eigenen Haushalt hat oder Mitglied des Haushalts seiner Familie ist. Minderjährige über 16 Jahre können ohne Befragung ihrer gesetzlichen Vertreter entscheiden. Der Zustimmung bedarf es nicht, wenn

1. die Art der Krankheit eine Behandlung oder Pflege verlangt, die in der Familie des Erkrankten nicht möglich ist;
2. die Krankheit ansteckend ist;
3. der Erkrankte wiederholt der Krankenordnung oder den Anordnungen des behandelnden Arztes zuwidergehandelt hat;
4. sein Zustand oder Verhalten eine fortgesetzte Beobachtung erfordert.

In den Fällen zu Nr. 1, 2, 4 soll die Kasse möglichst Krankenhauspflege gewähren.

In den meisten Fällen erfolgt die Krankenhauseinweisung auf Veranlassung des behandelnden Arztes. Die Rechtsgültigkeit der Einweisung ist aber in jedem Falle abhängig von der Zustimmung der Kasse. Hat die Kasse zunächst Krankenhauspflege gewährt, so ist es ihr im allgemeinen unbenommen, hiervon jederzeit wieder abzugehen und sich auf die Gewährung des Krankengeldes und die Krankenpflege zu beschränken. Der Versicherte hat aber so lange einen Anspruch auf die Fortsetzung der Krankenhauspflege, als diese notwendig ist. Das bedeutet, die Krankenkasse kann nicht ohne weiteres von ihrer Zustimmung zurücktreten.

Wenn eine Kasse Krankenhauspflege gewährt, so ist sie nur zur Leistung der notwendigen Hilfe verpflichtet, d. h. zur Übernahme der jeweils niedrigsten Verpflegungskosten. Der Versicherte hat grundsätzlich keinen Anspruch auf die Verpflegung in einer höheren, z. B. der zweiten, Verpflegungsklasse. Ausgenommen hiervon sind nur dringende Fälle, wo nachweisbar nur die Aufnahme in eine teuere Verpflegungskasse möglich war.

k) Vertrauensärztliche Tätigkeit.

Nach Ziffer 6 der Bestimmungen über das Arztsystem vom 14. November 1925 sind die Krankenkassen berechtigt, Vertrauensärzte anzustellen. Die Auswahl hat im Benehmen mit der für die Kasse zuständigen Ärztevertretung zu erfolgen. Darunter ist nur die Anhörung zu verstehen. Das Einverständnis ist nicht erforderlich. Bei der Anstellung eines Vertrauensarztes hat der Zulassungsausschuß kein Mitwirkungsrecht. Der Vertrauensarzt steht, sofern er hauptamtlich angestellt ist, in einem festen Dienstverhältnis zur Kasse und erhält ein seiner Tätigkeit entsprechendes Gehalt.

Die Aufgaben des Vertrauensarztes sind äußerst vielgestaltig und beschränken sich keineswegs nur auf die Nachuntersuchung der von den frei praktizierenden Kassenärzten arbeitsunfähig geschriebenen Versicherten. Von vornherein muß festgehalten werden, daß der Vertrauensarzt keine behandelnde Tätigkeit ausüben darf, sondern sich lediglich auf seine Gutachtertätigkeit zu beschränken hat.

Trotzdem ist sein Aufgabengebiet tatsächlich so groß, daß seine Zeit ausgefüllt wird. Er soll Berater des Kassenvorstandes in sozialhygienischen Fragen sein, die erkrankten Mitglieder, sofern es notwendig ist, einer erfolgreicheren Behandlungsart zuführen, Gutachten über die Notwendigkeit einer Krankenhaus- oder Heilstättenbehandlung abgeben und in allen den Gesundheitszustand der Versicherten betreffenden Angelegenheiten sachkundiger Berater sein. Es wird auch weiter seine Aufgabe sein, ein reibungsloses Arbeiten zwischen Kasse und Kassenärzten zu ermöglichen, was sich durch verständnisvolle Zusammenarbeit erreichen lassen wird. Der Vertrauensarzt ist nicht lediglich zur Wahrung der Kasseninteressen da, sondern hat in allererster Linie die berechtigten Ansprüche der Versicherten bei seiner Tätigkeit zu berücksichtigen.

3. Der Arzt in den anderen Zweigen der Sozialversicherung.

a) Unfallversicherung.

Die Beschränkung dieses Versicherungszweiges auf ganz bestimmte Schädigungen des menschlichen Organismus, die Art der Leistungen und die Form ihrer Gewährung spiegeln sich selbstverständlich auch in seinem Verhältnis zum Arzt wider. Die den Trägern der Unfallversicherung, den Berufsgenossenschaften, obliegende gesetzliche Entschädigungspflicht der Betriebsunfälle steht zwar auch mit ärztlicher Tätigkeit in Verbindung, doch kommen hier gänzlich andere Verhältnisse in Frage. Die Pflicht zur Rentenzahlung beginnt mit dem Wegfall des Krankengeldes aus der Krankenversicherung, spätestens jedoch mit dem Beginn der 27. Woche nach dem Unfall. Daraus geht schon hervor, daß die Krankenkassen an der Durchführung der Unfallversicherung beteiligt sind. Sie sind sogar durch den § 1501 RVO. dazu verpflichtet.

Die vielfältigen Beziehungen zwischen Krankenkassen und Berufsgenossenschaften, die durch diese gesetzliche Regelung entstehen, sind durch ein Abkommen, das zwischen den Spitzenverbänden der Berufsgenossenschaften und Krankenkassen am 12. März 1926 abgeschlossen wurde, in ein Verhältnis gebracht worden, das in erster Linie die schnellste und beste Versorgung der verletzten Versicherten ermöglichen will. Die Berufsgenossenschaften können sich danach verpflichten, bei schweren Verletzungen, die in großen Umrissen im Abkommen aufgezählt sind, sofort selbst die Heilfürsorge für den Verletzten zu übernehmen, was meistens durch Einweisung in ein Krankenhaus geschieht. Weiter sind die Krankenkassen auf Verlangen der Berufsgenossenschaften verpflichtet, die Verletzten anzuhalten, einen von ihnen bezeichneten Konsultationsfacharzt (Durchgangsarzt) aufzusuchen, der die weitere Behandlung dann von sich aus zu bestimmen hat. Dadurch soll erreicht werden, daß sämtliche Verletzten im Interesse einer schnellen und gründlichen Heilung der für sie notwendigen Behandlung zugeführt werden. Diese Maßnahme wird besonders in ländlichen Gegenden notwendig sein, da dort die modernen ärztlichen Hilfsmittel nicht im notwendigen Maße vorhanden sein werden.

Das Verhältnis zwischen Arzt und Berufsgenossenschaft ist in den allermeisten Fällen ein durchaus loses. Nur dort, wo der Arzt direkt im Auftrage einer Berufsgenossenschaft, sei es als behandelnder Arzt oder Gutachter, tätig ist, ändert sich das. Eine gesetzliche Regelung, wie in der Krankenversicherung, ist nicht vorgenommen worden, sie ist auch nicht notwendig. Es gibt einerseits Ärzte, die in einem festen Anstellungsverhältnis zu Berufsgenossenschaften stehen und andere, die, wie z. B. Durchgangsärzte und Gutachter, besondere Vereinbarungen über die Honorierung ihrer Tätigkeit getroffen haben, im übrigen aber frei praktizieren. Die Verhältnisse sind hier äußerst verschiedenartig, da die besondere Position einer jeden Berufsgenossenschaft dafür maßgebend ist.

Begriff des Betriebsunfalls.

Die größte Bedeutung innerhalb der Unfallversicherung kommt dem Betriebsunfall zu, der bisher der Ausgangspunkt der Ansprüche der Versicherten war. Die Einbeziehung von gewerblichen Berufskrankheiten in die Unfallversicherung hat an dieser Sachlage bis jetzt noch nicht viel geändert.

Unfall ist ein körperlich schädigendes zeitlich begrenztes Ereignis. Der Begriff des Betriebsunfalls ist damit nur äußerlich gekennzeichnet, soweit der Unfall also solcher in Frage kommt. Den Ausgangspunkt für die Begriffsbestimmung gibt der § 544 RVO. an, der folgenden Wortlaut hat:

„Gegen Unfälle bei Betrieben oder Tätigkeiten, die nach den §§ 537 bis 542 der Versicherung unterliegen (Betriebsunfällen) sind versichert

1. Arbeiter, Gehilfen, Gesellen, Lehrlinge,
2. Betriebsbeamte,

wenn sie in diesen Betrieben oder Tätigkeiten beschäftigt sind.

Verbotswidriges Handeln schließt die Annahme eines Betriebsunfalles nicht aus."

Es war selbstverständlich, daß über die Auslegung des Begriffes Streitigkeiten in großer Zahl entstehen mußten, da die Versicherten in wohlverstandenem eigenem Interesse die Frage klären mußten.

Der Betriebsunfall muß in innerem Zusammenhang mit der Beschäftigung im Betriebe stehen; der Verletzte muß der Gefahr, der er erlegen ist, durch die Betriebsbeschäftigung ausgesetzt sein. Folge eines Betriebsvorganges braucht die Schädigung nicht zu sein. Die Einwirkung einer nur dem Betriebe eigentümlichen oder überhaupt einer besonderen Gefahr des Betriebes oder eine Erhöhung der allgemeinen Gefahr durch die Betriebsverhältnisse ist nicht erforderlich, es genügt auch eine Gefahr des täglichen, gemeinen, gewöhnlichen Lebens. Darum ist auch grundsätzlich die Verletzung oder Tötung durch Blitz als Betriebsunfall anzusehen, ohne daß der Nachweis einer erhöhten Blitzgefährdung des Versicherten besonders geführt werden braucht. Der Zusammenhang zwischen dem Unfall und dem Betriebe kann bestehen, wenn er sich ereignet auf der Betriebsstätte zur Betriebszeit, auf dem Betriebsweg oder -reise, auf dem Heimweg, ausnahmsweise auch in der Wohnung. Zur Betriebszeit gehört nicht nur die Arbeitszeit, sondern auch eine angemessene Zeit vor Beginn und nach Beendigung der eigentlichen Betriebsarbeit, soweit es sich dabei um Verrichtungen handelt, die durch eigentliche Betriebsarbeit veranlaßt sind, wie Umkleiden, Herrichten und Verwahren der Arbeitsgeräte, Vorbereitung der Arbeit des nächsten Tages, körperliche Reinigung innerhalb angemessener Zeit usw. Der Begriff des Betriebsunfalles ist also schon ziemlich weit ausgedehnt worden, um alle die Schädigungen einzubeziehen, die den Versicherten durch die Arbeitsausübung bedrohen.

Der Betriebsunfall muß weiter aber auch in einem Zusammenhang mit der Körperschädigung stehen, es genügt nicht, daß er nur der äußere Anlaß, die Gelegenheitsursache für das Hervortreten einer bereits vorhandenen Erkrankung ist. Wird aber eine vorhandene krankhafte Veranlagung zu einer plötzlichen, sonst in absehbarer Zeit nicht zu erwartenden Entwicklung gebracht oder wesentlich verschlimmert, so liegt ein Betriebsunfall vor. Je nach den Verhältnissen eines Falles kann der plötzliche Tod eines herzkranken Arbeiters Betriebsunfall sein oder nicht. Die Entscheidung dieser Frage hängt von dem Urteil des Arztes wie überhaupt die Feststellung eines jeden Unfalls ab.

Über *gewerbliche Berufskrankheiten* siehe KNEPPER Bd. IV und TELEKY Bd. II, S. 34ff.

b) Invaliden- und Angestelltenversicherung.

Beide Versicherungen sind in der Hauptsache Rentenversicherungen. Sie haben aber ihre Tätigkeit auch in nicht geringem Maße auf die vorbeugende Fürsorge erstreckt, die sie in der Form des Heilverfahrens gewähren.

Die Beziehungen zwischen den Ärzten und ihnen sind nicht gesetzlich geregelt, abgesehen davon, daß die Behandlung des Versicherten nur von approbierten Ärzten geleistet werden darf. Die ärztliche Tätigkeit erstreckt sich in beiden Versicherungen auf die Erteilung von Gutachten bei der Rentengewährung und bei der Einleitung und Durchführung der Heilverfahren. Soweit die Durchführung von Heilverfahren in Betracht kommt, sind teilweise Ärzte von den Landesversicherungsanstalten und der Reichsversicherungsanstalt für Angestellte in den eigenen Heilstätten usw. beschäftigt, die sich in einem festen Anstellungsverhältnisse befinden.

Literatur.

Abschnitt I.

Kommentare zur RVO. von HAHN, HANOW, HOCH, HOFFMANN, STIER-SOMLO. — Kommentare zum Angestelltenversicherungsgesetz von ALLENDORF, DERSCH. — ECKERT-HARTMANN: Handbuch der Reichsversicherung 1925. — KASKEL-SITZLER: Grundriß des sozialen Versicherungsrechts 1912. — KASKEL: Die Wandlung des sozialen Versicherungsrechts seit seiner Kodifikation. — LEHMANN-BLANK: Handbuch des Krankenversicherungsrechts 1924. — ROEWER: 2. Gesetz über Änderungen in der Unfallversicherung vom 14. Juli 1925 (2. Auflage). — SCHULZ: Die Deutsche Sozialversicherung. — SCHULZ-ECKERT: Grundzüge der deutschen Sozialversicherung 1922. — STIER-SOMLO: Studie zum sozialen Rechte 1912. — Jahrbücher der Krankenversicherung, herausgegeben vom Hauptverband deutscher Krankenkassen, e. V. — Statistische Jahrbücher des Deutschen Reiches.

Abschnitt II.

(Zeitschriften.) Ärztliche Mitteilungen. — Ärztliches Vereinsblatt für Deutschland. — Deutsche Medizinische Wochenschrift. — Der Kassenarzt. — Der Landarzt. — Groß-Berliner Ärzteblatt — Klinische Wochenschrift. — Münchner Medizinische Wochenschrift. — Vierteljahresschrift deutscher Ärztinnen. — Die Betriebskrankenkasse. — Deutsche Krankenkasse. — Die deutsche Landkrankenkasse. — Die Krankenversicherung. — Amtliche Nachrichten des Reichsversicherungsamts. — Bibliographie der Sozialwissenschaften. — Die Arbeiter-Versorgung. — Monatsschrift für Arbeiter- und Angestelltenversicherung. — Reichsarbeitsblatt. — Reichsgesundheitsblatt. — Soziale Praxis. — Volkstümliche Zeitschrift für die gesamte Sozialversicherung.

(Bücher.) Ärztliches Handbuch 1924/25. — BACHEM: Arzneitherapie des praktischen Arztes. — BESCHOREN: Die Verstaatlichung des Heilwesens. — CURSCHMANN-KROHN: Die Ausdehnung der Unfallversicherung auf Berufskrankheiten. — EBERMAYER: Arzt und Patient in der Rechtsprechung. — EICHELSBACHER-GRASER: Ärzte und Krankenkassen in Bayern. — FRANKE-BACHFELD: Die Meldepflicht der Berufskrankheiten. — HADRICH: Wirtschaftstaschenbuch für wissenschaftliche Assistenten. — HEGENER: Das Vertragsrecht des Arztes. — LANDMANN: Die Lösung der Kassenarztfrage. — LEHMANN: Ärzte und Krankenkassen (2. Auflage). — LEHMANN: Die Arztfrage. — KRUG VON NIDDA: Ärzte und Krankenkassen. — MAYER: Die geistigen Grundlagen der Sozialversicherung und des Ärztestandes. — NOTTEBAUM: Vademecum für die Kassenpraxis. — Wirtschaftliche Arzneiverordnung. — OPITZ: Rechte und Pflichten der Ärzte und Zahnärzte. — REICHSGESUNDHEITSAMT: Sparsame, sachgemäße Krankenbehandlung. — RICHTER-SONNENBERG: Die kassenärztlichen Rechtsverhältnisse. — ROEDER: Die Sozialisierung der ärztlichen Heiltätigkeit im Verbande der Gesundheitsversicherung. Die sozialhygienische und sozialpolitische Bedeutung der Behandlungsanstalten. — SIEVERS: Handbuch für Kassenärzte.

Der Arzt in der Invaliden- und Unfallversicherung.

Von

H. Knepper

Köln a. Rh.

Die sozialen Versicherungsgesetze der Jahre 1884—1889 mit ihren verschiedenen Abänderungen während der nachfolgenden 15 Jahre und ihrer endgültigen Umarbeitung und Zusammenfassung in der RVO. (Reichsversicherungsordnung) vom Jahre 1911 haben eine ganz erhebliche Rückwirkung auf die Gesamtheit des Ärztestandes und nicht weniger auf die ärztliche Wissenschaft als solche ausgeübt. Über die mancherlei Vorteile und die fast noch schwerer wiegenden Nachteile, die die soziale Versicherung für Stellung, Ansehen und Einkommen des Ärztestandes brachte, wird von anderer Seite (bei dem Kapitel Krankenversicherung) zu berichten sein. Meine Aufgabe ist es, hier in kurzen Zügen zu schildern, wie die ärztliche Wissenschaft durch die Unfall- und Invalidenversicherung eine ganz ungeahnte Förderung und Bereicherung erfahren hat, und anschließend die Mitwirkung des Arztes bei der Durchführung der Invaliden- und Unfallversicherung klarzulegen.

In der Unfallversicherung war es zunächst die Frage des Zusammenhanges zwischen Betriebsunfall und Krankheit, die nicht selten durch die verschiedenen Instanzen durchgekämpft wurde und dabei die hervorragendsten Autoritäten beschäftigte, zumal, wenn es sich um bis dahin in ihren Uranfängen noch wenig bekannte Leiden handelte. Kritik und Schärfe des ärztlichen Urteils mußten dabei die noch fehlenden Lücken in der Forschung auszugleichen suchen, und tatsächlich wurden auf diese Weise in manchen Fällen klare Ergebnisse erzielt, in anderen aber der weiteren Forschung neue Wege gewiesen.

Weiterhin spielten nach Einführung der Sozialversicherung die Beobachtungen am Krankenbette und namentlich die ersten Wahrnehmungen und Feststellungen bei Unglücksfällen wegen einer immerhin möglichen späteren Einwirkung auf das Schicksal des Geschädigten und seiner Familie eine ganz besonders hervorragende Rolle. Sie mußten daher nicht nur aufs eingehendste und gründlichste gewürdigt, sondern auch im Gedächtnisse und gegebenenfalls im Krankenbuche niedergelegt und weiter verarbeitet werden. Praktische Erfahrung und Übung des Blickes für ähnlich liegende Fälle in der nichtversicherten Bevölkerung erfuhren dabei eine wesentliche Erweiterung.

Mehr, als das vor der Sozialversicherung der Fall war, mußte der einzelne Arzt in den Gesichtskreis und die Denkungsart des gewöhnlichen Mannes einzudringen und seine Arbeits-, Lebens- und Wohnungsverhältnisse eingehender zu würdigen suchen, nachdem die Arbeiterschaft auf Grund der neuen Gesetze in der Lage war, bestimmte Rechte geltend zu machen und diese Möglichkeit bald in nicht gerade zurückhaltender Weise ausnutzte. Die sozialpsychologischen Kenntnisse des Arztes wurden dadurch erheblich gefördert.

Erforschung und Bekämpfung gerade der gefährlichsten Volks- und Kinderkrankheiten, insbesondere der Tuberkulose, der Säuglingssterblichkeit, der Rachitis, der Syphilis, konnten ungeahnte Fortschritte machen, seitdem die Träger der Invalidenversicherung, die Landesversicherungsanstalten, sich in freigebigster und tätigster Weise an diesem Kampfe beteiligten.

Noch für etwas anderes sind Unfall- und Invalidenversicherung von ausschlaggebender Bedeutung geworden: für die ärztliche Gutachtertätigkeit und den Verkehr der Ärzte mit den verschiedenen Behörden. Ausführliche und wissenschaftlich wertvolle Gutachten zu erstatten, war früher fast ausschließlich Sache der Autoritäten an Kliniken, an großen Krankenhäusern und an Irrenanstalten. Für amtlich erforderliche Atteste kamen die Kreisärzte und Gerichtsärzte in Frage. Die übrigen Ärzte dagegen waren, abgesehen von der Lebensversicherung mit ihrer genauen formularmäßigen Fragestellung, nur selten in der Lage, einen kürzeren oder längeren „Befundbericht" erstatten oder als Sachverständige vor Gericht aussagen zu müssen, und zwar dann, wenn es sich um strafrechtliche Fälle oder um Haftpflichtsachen oder um Unterbringung eines Geisteskranken in einer Irrenanstalt oder um etwas Ähnliches handelte. Diese immerhin nur einseitige Gutachtertätigkeit war in der Regel für den Arzt der Praxis oder des kleinen Krankenhauses auf dem Lande eine Last, die er sich möglichst leicht zu gestalten, oder der er sich, wenn eben angängig, ganz zu entziehen suchte, zumal da seine Praxis durchaus nicht selten eine direkte Schädigung erlitt, wenn seine Patienten durch seine Bekundungen geschädigt wurden. Das wurde anders, als nach Inkrafttreten der sozialen Versicherung die Behörden und Instanzen der Invaliden- und Unfallversicherung zu ihren Entscheidungen betreffs der Rentenansprüche der Versicherten in der weitaus größten Mehrzahl der Fälle des genauen und motivierten ärztlichen Gutachtens bedurften. Sie waren hierfür in der Regel auf die behandelnden Ärzte der Antragsteller und meistens auch noch auf besondere Vertrauensärzte angewiesen. Bald erkannten denn auch die in der Praxis tätigen Ärzte die Notwendigkeit, sich mehr wie bisher mit den einschlägigen Verhältnissen in der Invaliden- und Unfallversicherung zu beschäftigen. „Soziale Medizin" und besonders ihr Zweig, die ärztliche Gutachtertätigkeit, erhielten für sie erhöhte Bedeutung, und sie suchten durch Teilnahme an Fortbildungskursen, an öffentlichen Sitzungen der Versicherungs- und Oberversicherungsämter, endlich an der Hand von Lehrbüchern und der Erfahrung der eigenen Praxis sich die nötigen Kenntnisse und Fähigkeiten anzueignen, so gut es ging. Nicht lange dauerte es dann, bis sich aus den Reihen der Ärzteschaft der Ruf nach Lehrstühlen für die soziale Medizin an den Universitäten erhob, um dem ärztlichen Nachwuchse bereits vor seinem Eintritt in die Praxis die nötigen Vorkenntnisse auf diesem Gebiete zu vermitteln. Tatsächlich wird denn auch heute an den meisten Universitäten die eine oder andere Vorlesung über Gutachtertätigkeit in der Unfall- und Invalidenversicherung gehalten.

Nach diesen kurzen Betrachtungen über die befruchtende Wirkung der sozialen Versicherung auf die Hebung der ärztlichen Wissenschaft und über die Notwendigkeit für die Ärzte, sich mit der Gutachtertätigkeit auf diesem Gebiete vertraut zu machen, wollen wir nunmehr auf diese Gutachtertätigkeit selbst in der Invaliden- und Unfallversicherung etwas näher eingehen. Vorbedingung für ein ersprießliches Wirken in dieser Hinsicht ist die Kenntnis der Hauptbestimmungen der Invaliden- und Unfallversicherung. Der Arzt muß wissen, was Invaliden- und Unfallversicherung überhaupt bezwecken, welche Rechte und Pflichten sie für die versicherte Bevölkerung enthalten und welche Fragen an ihn als Gutachter seitens der ausführenden Behörden und Instanzen gerichtet werden.

1. Die Invalidenversicherung

und die jetzt mit ihr verbundene Hinterbliebenenversicherung bezweckt an erster Stelle, die Versicherten und seit Inkrafttreten der RVO. auch ihre Hinterbliebenen, vor der größten Not zu bewahren, wenn sie alt und invalide geworden sind und zwar durch Auszahlung von Renten (Pflichtleistungen). Daneben können die mit der Ausführung betrauten Behörden, die Landesversicherungsanstalten, noch manche andere Vorteile gewähren, soweit ihre Vermögensverhältnisse das gestatten (freiwillige Leistungen). Bei den

a) Pflichtleistungen

bedienen sich die Landesversicherungsanstalten besonderer Vertrauensärzte, die vielfach an den Sitzungen der Versicherungsämter teilzunehmen haben. Daneben fordern sie in der Regel das Gutachten des behandelnden Arztes des Antragstellers ein, falls ein solcher existiert. In besonders schwierigen Fällen nehmen sie noch die Hilfe von Beobachtungsstationen an Kliniken oder größeren Krankenhäusern in Anspruch, an deren Spitze hervorragende Fachärzte stehen. Endlich haben einzelne Landesversicherungsanstalten noch besondere „ärztliche Berater“ am Sitze der Behörden. So hat z. B. die Landesversicherungsanstalt Rheinprovinz zur Zeit 3 ärztliche Berater. Sie haben neben der Obergutachtertätigkeit auch noch das reichhaltige Material der Versicherungsanstalt wissenschaftlich zu sichten, zu bearbeiten und der Ärzteschaft zugänglich zu machen, ferner entfalten sie eine ausgedehnte Lehrtätigkeit auf dem Gebiete der sozialen Medizin, weiterhin haben sie noch an vielen Kontroll- und Nachuntersuchungsterminen teilzunehmen, auch ist ihnen die ärztliche Überwachung der eigenen Heilstätten und Kuranstalten der Landesversicherungsanstalt und ihrer Unterkunftshäuser in einzelnen Badeorten übertragen; schließlich wirken sie beim Heilverfahren und bei den sonstigen freiwilligen Leistungen der Landesversicherungsanstalt, besonders bei dem sozialhygienischen Teile dieser Leistungen in hervorragender und vielfach ausschlaggebender Weise mit.

Betreffs der ärztlichen Gutachtertätigkeit an sich, die in der Regel formularmäßig zu erstatten ist, handelt es sich um folgendes: Eine Rente steht nach § 1251, Abs. 2 der RVO. nur dem Versicherten zu, der Beiträge geleistet, die Invalidität oder das gesetzliche Alter nachgewiesen, die Wartezeit erfüllt und die Anwartschaft aufrecht erhalten hat. Nach § 1258, Abs. 1 der RVO. steht die Witwenrente derjenigen Witwe eines Versicherten zu, die *selbst invalide* ist. Ein weiteres Erfordernis für den Bezug der Witwenrente ist, daß der verstorbene Ehemann beim Tode Rentenempfänger war, oder wenigstens alle Bedingungen zum Bezuge einer Rente erfüllt hatte. Auf diesen gesetzlichen Bestimmungen fußend, müssen nun die ärztlichen Gutachter sich zu folgenden Fragen äußern:

Ist Antragsteller invalide im Sinne der RVO.?

Hierbei ist jedoch vorwegzunehmen, daß die Feststellung der Invalidität an sich nicht Sache des Arztes *allein* ist, sondern endgültig vom Vorstande der Landesversicherungsanstalt entschieden wird. Aber sich gutachtlich zu äußern, unter kurzer präziser Motivierung des ärztlichen Standpunktes, ist Sache des jeweilig befragten Gutachters bzw. Nachgutachters. Was unter Invalidität im Sinne der RVO. verstanden wird, besagt der § 1255, Abs. 2 RVO. bzw. bei den Witwen der § 1258, Abs. 2 RVO. Nach diesen Paragraphen ist derjenige als invalide zu betrachten, der nicht mehr imstande ist, durch eine Tätigkeit, die seinen Kräften und seinen Fähigkeiten entspricht und ihm unter billiger Berücksichtigung seiner Ausbildung und seines *bisherigen Berufes* zugemutet werden kann, ein Drittel dessen zu erwerben, was körperlich und geistig gesunde Personen derselben Art mit ähnlicher Ausbildung in derselben Gegend zu verdienen pflegen. Beim Antrage auf Witwenrente gilt die Invalidität als nachgewiesen, wenn die Witwe nicht mehr imstande ist, „durch eine Tätigkeit, die ihren Kräften und Fähigkeiten entspricht und ihr unter billiger Berücksichtigung ihrer Ausbildung und *bisherigen Lebensstellung* zugemutet werden kann, ein Drittel dessen zu erwerben, was gesunde Frauen derselben Art mit ähnlicher Ausbildung in derselben Gegend durch Arbeit zu verdienen pflegen".

Der Gutachter hat auf Grund seiner ärztlichen Untersuchung und gegebenenfalls auch der Beobachtung am Krankenbette festzustellen, welchen Einfluß die vorhandenen Krankheiten, Alterserscheinungen und sonstigen Gebrechen auf die Erwerbsfähigkeit des Antragstellers in seinem engeren oder in einem gleichwertigen Berufe haben. Er darf also beispielsweise einen früheren Bauhandwerker (Maurer oder Stuckateur), der in seinem engeren Fache wegen Krankheit nicht mehr geeignet ist, das gesetzliche Drittel zu verdienen, nicht auf Arbeiten als Dienstmann oder Stiefelputzer verweisen, da dies der Ausbildung und der bisherigen Tätigkeit des Mannes nicht entspräche. Die Witwe eines Lehrers kann, selbst wenn sie vor ihrer Verheiratung Dienstmädchen gewesen sein sollte, nicht auf die Tätigkeit als Putzfrau verwiesen werden, da das ihrer durch die Heirat erlangten Lebensstellung nicht entsprechend wäre. Es ist wohl zu beachten, daß zum Nachweise der Invalidität nicht das Vorhandensein gänzlicher Erwerbsunfähigkeit notwendig ist, sondern nur das Unvermögen, das „gesetzliche Drittel" zu verdienen. Die Höhe dieses Drittels muß dem Arzte selbstverständlich seitens der das Gutachten anfordernden Behörde mitgeteilt werden, da sie in den einzelnen Gegenden verschieden sein kann. Glaubt also der ärztliche Gutachter, daß die Erwerbsfähigkeit ganz aufgehoben oder doch mindestens um zwei Drittel gesunken ist, so wird er den Antragsteller bzw. die Antragstellerin von seinem Standpunkte aus für invalide erklären müssen. Man wird mir ohne weiteres zugeben, daß zu einer solchen Abschätzung eine große, ärztliche Erfahrung und eine genaue Kenntnis des Erwerbslebens und des Arbeitsmarktes erforderlich ist und daß nur der mit den einschlägigen Verhältnissen vertraute Gutachter ein Urteil abgeben kann, das für den Vorstand der Landesversicherungsanstalt verwertbar ist. Einige Winke aus der Rechtsprechung des Reichsversicherungsamtes dürften für den ärztlichen Gutachter von Nutzen sein.

Zunächst ist im Gegensatze zur Angestelltenversicherung in der Invalidenversicherung tatsächlich nachgewiesene Berufsinvalidität nicht ohne weiteres ausschlaggebend für das Vorhandensein von Invalidität im Sinne der RVO. So ist z. B. ein Koch, der wegen Geschwürsbildung in der Nase nicht mehr riechen und scharf schmecken kann, zwar berufsinvalide, aber darum hat er noch lange keinen Anspruch auf Invalidenrente, auch wenn er die Wartezeit erfüllt und die Anwartschaft aufrecht erhalten hat. Er kann auf die Tätigkeit als Oberkellner, Buffetier, Mixer, Geschäftsführer oder eine ähnliche Beschäftigung verwiesen werden, die ihm ermöglicht, wenn nicht seinen vollen früheren Lohn, so doch jedenfalls mehr wie ein Drittel desselben zu verdienen.

Ferner begründet mangelnde Arbeitsgelegenheit an sich durchaus nicht schlechthin einen Anspruch auf Invalidenrente. Wenn daher ein an und für sich nicht voll erwerbsfähiger Mensch bei Stellung des Antrages erwiesenermaßen nicht mehr arbeitet, so darf das für das ärztliche Urteil, daß Invalidität bestehe, keineswegs zu hoch bewertet oder allein ausschlaggebend sein, denn es könnte auch Arbeitsmangel oder fehlender Arbeitswille vorliegen.

Weiterhin muß berücksichtigt werden, daß die regelmäßigen Alterserscheinungen, sowie die von Jugend auf bestehenden körperlichen und geistigen Gebrechen nur dann für den Nachweis der Invalidität zu verwerten sind, wenn in der letzten Zeit weitere krankhafte Erscheinungen oder deutlich abgrenzbare Verschlimmerungen der ursprünglich vorhandenen Übel eingetreten und nachzuweisen sind. Oft glauben nämlich derartige, in ihrer Erwerbsfähigkeit geschmälerte, aber durchaus noch nicht invalide Leute, bereits dann ohne weiteres Anspruch auf Invalidenrente zu haben, und zwar als Ersatz für den Ausfall im Verdienste vollwertigen Arbeitern gegenüber, wenn sie eben die Wartezeit knapp erfüllt haben. Das ist durchaus unrichtig; denn wenn sie ohne weiteres durch ihre Gebrechen invalide sind, so durften sie nach den gesetzlichen Bestimmungen überhaupt keine Beiträge leisten und konnten daher die Wartezeit nicht erfüllen. Der Gutachter muß also sein Augenmerk auf solche zweifelhaften Fälle richten.

Zu bemerken ist übrigens, daß vom 1. Januar 1923 ab das Alter von 65 Jahren bei erfüllter Wartezeit und Aufrechterhaltung der Anwartschaft ohne weitere Prüfung der Erwerbsfähigkeit zum Bezuge der Invalidenrente berechtigt. Aber das ändert an den obigen Tatsachen nichts, wenn beim Alter unter 65 Jahren regelmäßige Altersbeschwerden als Grund der Invalidität herhalten sollen.

Wie aus den bisherigen Ausführungen hervorgehen dürfte, wird es in manchen Fällen für den Gutachter nicht ganz einfach sein, eine bestimmte Erklärung abzugeben, ob Invalidität vom ärztlichen Standpunkte aus als nachgewiesen anzusehen ist. Verschiedene Gutachter werden oft in ein- und demselben Fall ein abweichendes Urteil abgeben oder ihn als „Grenzfall" bezeichnen, so daß dann vom Versicherungsamte oder auch von der Landesversicherungsanstalt noch weitere Erhebungen über die tatsächlichen Leistungen des Antragstellers und weiterhin evtl. noch Beobachtungen im Krankenhause stattzufinden haben.

Eine zweite Frage, die oft nicht geringe Schwierigkeiten bereitet, ist die, ob es sich um *dauernde oder vorübergehende Invalidität* handelt.

Die Unterscheidung, ob *dauernde* oder *vorübergehende* Invalidität im Sinne der RVO. vorliegt, ist von großer Wichtigkeit, weil bei nicht erfüllter Wartezeit die Ablehnung auch des künftigen Rentenanspruchs von dieser Frage abhängt. Nach eingetretener dauernder Invalidität können nämlich rechtsgültige Beiträge nicht mehr geleistet, und kann somit nachträglich die Wartezeit nicht mehr erfüllt werden. Auch der Beginn der Rente ist bei dauernder und bei vorübergehender Invalidität verschieden: Bei *vorübergehender* Invalidität beginnt nach § 1255, Abs. 3 RVO. die Rente (Krankenrente) in der Regel erst dann, wenn 26 Wochen beim Eintritt der Invalidität verflossen sind. Bei *dauernder* Invalidität wird dagegen sofort nach deren Beginn die „Invalidenrente" fällig. Eine Krankenrente kann also, mit anderen Worten, nicht, wie der Gutachter gar nicht so selten vorschlägt, sofort von Beginn der Krankheit ab gewährt werden. Krankenrente im Sinne der Invalidenversicherung ist eben etwas ganz anderes, wie Krankengeld im Sinne der Krankenversicherung. *Dauernde* Invalidität ist dann anzunehmen, wenn die Erwerbsfähigkeit nach menschlichem Ermessen in absehbarer Zeit sich nicht mehr so weit heben wird, daß das gesetzliche Lohndrittel erreicht werden kann, während *vorübergehende* Invalidität dann vorliegt, *wenn mit einer gewissen Wahrscheinlichkeit* nicht nur mit einer entfernten Möglichkeit angenommen werden darf, daß in einer nicht zu fern liegenden Zeit mindestens das Drittel voraussichtlich wieder erworben wird, und zwar *für einen längeren Zeitraum.*

An dritter Stelle hat der Gutachter in jedem Falle die Frage zu beantworten *von wann ab die Invalidität anzunehmen ist.* Diese Frage wird sehr oft in den ärztlichen Gutachten unberücksichtigt gelassen und doch ist ihre Beantwortung von der größten Wichtigkeit. Der Zeitpunkt des Eintritts der Invalidität ist in der Regel von den Gutachtern, die doch entweder den Antragsteller als behandelnder Arzt seit längerer Zeit kennen oder ihn als Vertrauensarzt nachzuuntersuchen, häufig sogar zu beobachten, Gelegenheit haben, nach dem ganzen Eindruck, den die Persönlichkeit des Kranken macht, mindestens ebensogut anzugeben, wie das von den ärztlichen Beratern am Sitze der Landesversicherungsanstalt geschehen kann, die abgesehen von wenigen Ausnahmefällen nur auf Grund der Aktenlage urteilen können. Beantwortet muß die Frage aber von einer Seite aus werden, da einmal der Beginn der Rente von dem Datum des Eintritts der Invalidität abhängt und da ferner unter Umständen die Frage der Gewährung oder Nichtgewährung einer Rente überhaupt mit der Beantwortung dieser Frage steht und fällt, weil beim Eintritt der dauernden Invalidität die Wartezeit erfüllt und die Anwartschaft gewahrt sein muß.

Weiterhin muß der Gutachter noch angeben, *ob durch ein Heilverfahren die Wiedererlangung der Erwerbsfähigkeit zu erwarten ist* und gegebenenfalls, welcher Art das Heilverfahren sein muß. Die Notwendigkeit der genauen Beantwortung dieser Frage dürfte ohne weiteres einleuchten.

Ferner ersucht die Landesversicherungsanstalt den Gutachter um Äußerung darüber, *ob Anlaß zur Annahme vorliegt, daß die Verminderung der Erwerbsfähigkeit vorsätzlich herbeigeführt oder bei Begehung eines Vergehens oder Verbrechens entstanden sei*; diese Frage hat Bezug auf den § 1254 RVO., nach welchem derjenige den Anspruch auf Rente verliert, der sich vorsätzlich invalide macht oder der sich die Invalidität beim Begehen einer Handlung zugezogen hat, die nach dem Strafgesetze geahndet werden muß.

Schließlich muß die Landesversicherungsanstalt noch wissen, *ob der Antragsteller geschäftsunfähig im Sinne des* § 104 *des BGB. ist*, da sie aus verschiedenen Gründen die Pflicht hat, bei festgestellter Geschäftsunfähigkeit die Bestallung eines Pflegers für den Versicherten beim zuständigen Gericht zu beantragen.

Ist ein Rentenempfänger *nicht mehr invalide*, so hat die Landesversicherungsanstalt nach § 1304 RVO. die Pflicht, *ihm die Rente zu entziehen.* Auch hierzu bedarf sie mit Ausnahme von ganz wenigen Fällen der Hilfe des ärztlichen Gutachters. Genannter § 1304 verlangt nämlich den Nachweis „einer wesentlichen Veränderung in den Verhältnissen“ des Rentenempfängers bzw. der Witwe, was wohl in der Regel dasselbe ist, wie der Nachweis einer günstigen Wendung in dem Gesundheitszustande des Rentenempfängers. *Diese Veränderung muß objektiv wahrgenommen werden können*, oder mit anderen Worten, sie muß durch die Kenntlichmachung bestimmter Symptome zu begründen sein. Sie darf also nicht nur auf einer anderweitigen Beurteilung des Körper- oder Geisteszustandes beruhen, wie früher. Selbst in dem Falle darf sie das nicht, wenn erwiesen ist, daß der Rentenempfänger tatsächlich wieder mittelschwere oder gar schwere Arbeiten verrichtet und mehr als das gesetzliche Drittel verdient, ja auch dann nicht, wenn es klar zutage liegt, daß ursprünglich eine falsche Diagnose bei Gewährung der Rente maßgebend war. Die Rechtsprechung des Reichsversicherungsamts hat sich ständig in dem Sinne geäußert, daß „eine tatsächliche, im körperlichen und geistigen Gesamtzustande begründete Besserung gegen früher“ eingetreten sein muß.

Eine „*Gewöhnung an den Zustand*“ kann übrigens auch im Sinne der „wesentlichen Veränderung in den Verhältnissen“ bei der Rentenentziehung geltend gemacht werden. Es kommt dies hauptsächlich bei dem Verluste von Gliedmaßen oder Teilen derselben, seltener bei anderen chirurgischen Leiden, evtl. sogar bei inneren Krankheiten und bei Nervenleiden in Frage. Doch darf der Gutachter nicht etwa nur behaupten, daß jetzt nach soundso langer Zeit Gewöhnung anzunehmen sei, weil der Mann tatsächlich mehr als ein Drittel verdiene — ein Fehler, der recht oft in den ärztlichen Gutachten vorkommt —, sondern es muß begründet werden, inwieweit der Rentenempfänger sich auf die Arbeit eingestellt hat und das Leiden in körperlicher und geistiger Hinsicht zurückgetreten ist. So werden unter anderem in der besseren Beschaffenheit des Amputationsstumpfes, namentlich in seiner freieren Beweglichkeit, im Verschwinden der Druckempfindlichkeit, in der derberen Beschaffenheit der Narben, in dem guten Sitze und der besseren Gebrauchsfähigkeit der getragenen Prothese, in der stärkeren Beschwielung der noch erhaltenen Hand oder der Fußsohle des noch verbliebenen Beines, in dem Verschwinden der nervösen Symptome, dem besseren Allgemeinzustand usw. objektiv wahrnehmbare Merkmale der Gewöhnung angegeben werden können.

Bei den

b) Freiwilligen Leistungen der Landesversicherungsanstalt

sind es die *Heilverfahren* für Erwachsene und Kinder, die die Ärzte in doppelter Hinsicht in Anspruch nehmen, nämlich als Gutachter und als behandelnde Ärzte in den Lungenheilstätten, Kinderheilstätten, Genesungs- und Erholungsheimen, Kurorten, Kliniken und Solbädern. Die Gutachtertätigkeit im Heilverfahren ist, wie im Rentenverfahren, in der Regel an der Hand von bestimmten, in jedem Einzelfall dem Arzt übersandten Formularen auszuführen. Zweckmäßig dürfte es sein, die Heilverfahren für Versicherte und für Kinder getrennt zu besprechen. Was das *Heilverfahren der Versicherten selbst* betrifft, so muß es erste Pflicht des Arztes sein, alle an ihn gerichteten Fragen zu beantworten, soweit er das eben vermag und keine einzige als nebensächlich für den Antrag zu betrachten und sie dann einfach auszulassen. Ich betone das ausdrücklich, da ich oft das Gegenteil beobachte und nicht selten überhaupt irrtümliche Auffassungen der Kollegen über Zweck, Ziel und Umfang des Heilverfahrens bei den vielen Tausenden von Gutachten finde, die mir alljährlich zur Prüfung vorliegen. Der Gutachter muß ferner berücksichtigen, daß nicht alle vom Standpunkt des Arztes aus im Interesse des Kranken wünschenswerte Anträge durchgeführt werden können, z. B. nur um das Leiden des Kranken zu lindern. Die Landesversicherungsanstalt muß sich nämlich an die *gesetzlichen* Vorbedingungen für die Einleitung von Heilverfahren halten. Diese gesetzlichen Vorbedingungen sind im § 1269 bzw. § 1305 RVO. enthalten und gestatten ein Heilverfahren nur, um entweder *drohende* Invalidität zu verhüten oder *bestehende* Invalidität zu beseitigen (sog. „vorbeugende“ oder „wiederherstellende“ Heilverfahren). *Zu schwer Kranke darf also der Arzt ebensowenig für ein Heilverfahren empfehlen wie Leute, denen es nur um eine Sommerfrische oder um eine Luftveränderung zu tun ist, die einmal „etwas ausspannen“ wollen, weil „das andere Leute auch tun“, ohne daß sie eigentlich krank sind, deren Zustand also vor allem nicht die Gefahr einer drohenden Invalidität naherückt.* Übrigens können noch lange nicht alle gesetzlich begründete Heilverfahrensanträge durchgeführt werden, da ihre Zahl, namentlich in der Sommerzeit, für die Einrichtungen und Geldmittel der Landesversicherungsanstalten zu groß ist. Ablehnungen *müssen* daher erfolgen. Folgende Richtlinien sind dabei mehr oder minder für die Vorstände der Landesversicherungsanstalten maßgebend, wenigstens gelten sie hier im Rheinlande:

1. *Zu oft beantragte Kurwiederholung* kann nicht gewährt werden, eben *weil eine Auslese getroffen werden muß* und daher bei gleichen Aussichten für mehrere Antragsteller derjenige mit seinem Antrage den Vorrang hat, der vorher noch gar kein oder erst ein einziges Heilverfahren durchgemacht hat.

2. Personen, die wegen *abschreckender Leiden* oder wegen Unbotmäßigkeit, Trunksucht, wegen schwerer entehrender Vorstrafen, wegen streitsüchtigen Wesens oder endlich wegen politischer Unduldsamkeit mit anderen Kranken nicht zusammengelegt werden können, sind in der Regel vom Heilverfahren auszuschließen.

3. Wenn *anderweitig Verpflichtete*, wie Krankenkassen, Berufsgenossenschaften, Militärbehörde, Gemeinde- oder Polizeibehörde vorhanden sind, so hat die Landesversicherungsanstalt keinen Anlaß, diesen die Kosten des etwa erforderlichen Heilverfahrens abzunehmen.

4. In *der Art* des beantragten Heilverfahrens kann die Abweisung gegebenenfalls auch die Abänderung begründet liegen. So kann z. B. in Lungenheilstätten, die, wenigstens hier im Rheinlande, nur zur Aufnahme von aktiv Tuberkulösen dienen, kein nichttuberkulöser Asthmatiker, kein Bronchitiker, auch kein Rekonvaleszent nach Lungenentzündung untergebracht werden. Solche Kranke werden vielmehr, wenn ihr Zustand sich überhaupt in Hinsicht auf die Zwecke und Ziele der Landesversicherungsanstalt zum Heilverfahren eignet, in ein sog. „Genesungsheim" oder in ein „Erholungsheim" überwiesen. Der Arzt hat demgemäß keinen Anlaß, sich gekränkt zu fühlen, wenn einmal der Antrag auf ein Heilverfahren, den er durch sein Gutachten unterstützt hat, abgewiesen oder wenn das Heilverfahren selbst anders durchgeführt wird, wie er vorgeschlagen hatte, da ein Zweifel an seinen ärztlichen Kenntnissen durch die Ablehnung oder die Abänderung nicht beabsichtigt ist.

Das *Kinderheilverfahren* ist zur Zeit nur durch eine weitherzige und großzügige Auslegung des § 1274 RVO. möglich, auf den ich am Schlusse dieses Abschnittes noch zurückkommen werde. Es wird einstweilen nur bei tuberkulösen und tuberkulosegefährdeten Kindern gewährt, soll aber in Zukunft, falls die finanziellen Verhältnisse dies gestatten, noch weiter ausgebaut werden. Nach folgenden Grundsätzen wird hier im Rheinlande verfahren: Zunächst müssen außer der Landesversicherungsanstalt auch noch andere Stellen mitbeteiligt sein, ferner können nur Kinder im Alter von 6—16 Jahren, die an Tuberkulose der Lungen, der Drüsen, der Knochen, der Gelenke oder des Bauchfells erkrankt sind, oder bei denen begründeter Verdacht einer solchen tuberkulösen Erkrankung besteht, *die aber andererseits gute Heilungsaussichten bieten*, Berücksichtigung finden. Die Kuren werden durchgeführt in *Kinderheilstätten, Solbädern, Seebädern, ländlichen Krankenhäusern* und *Erholungshäusern*.

Es kommen also der Hauptsache nach in Frage:

a) Leichte und mittelschwere Fälle von aktiver Lungenwurzel- und Lungentuberkulose, jedoch nur Fälle von mäßiger, örtlicher Ausdehnung mit überwiegender Neigung zur Vernarbung und mehr gutartigem, langsamem Verlauf (Fälle für Heilstätten).

b) Leichte und mittelschwere Knochen- und Gelenktuberkulosen, schwerere Fälle von Drüsentuberkulose, Hauttuberkulose mit Ausnahme von schwerem Lupus, Bauchfelltuberkulose, Asthma, wenn es auf Drüsentuberkulose beruht (*Fälle für Heilstätten*).

c) Solche Kinder aus tuberkulöser Familie oder aus tuberkulöser Umgebung, bei denen trotz fehlenden Horch- und Klopfbefundes durch häufig wiederkehrende

Luftröhrenkatarrhe, tuberkuloseverdächtige Körperbeschaffenheit und ähnliche tuberkuloseverdächtige Erscheinungen auf Grund längerer, sorgfältiger Beobachtung das Vorliegen einer in der Entwicklung begriffenen Tuberkulose (primäres oder sekundäres Stadium) sicher angenommen werden muß (Fälle für *Erholungsheime*, ländliche Krankenhäuser und evtl. auch für *Seebäder*).

d) Fälle von Skrofulotuberkulose, insbesondere solche mit leichteren tuberkulösen Drüsenerkrankungen (Fälle für *Solbäder*).

Der Arzt hat zunächst eine kurze Bescheinigung über die Erkrankung des Kindes zu erstatten mit Angaben über Art und Grad der Erkrankung und dem Hinweis, daß ein Heilverfahren Erfolg verspricht. Diese Bescheinigung wird mit den anderen erforderlichen Unterlagen, über die weiteres auszuführen hier nicht der Ort sein dürfte, seitens der das Heilverfahren beantragenden Stelle bei der Landesversicherungsanstalt eingereicht. — Zur weiteren Feststellung, ob der Fall sich für ein Heilverfahren eignet, und welcher Art das Heilverfahren sein muß, wird dann von dem Arzt ein Gutachten nach Vordruck eingefordert.

Daß auch im Kinderheilverfahren die genaueste Beantwortung der Einzelfragen seitens des Gutachters erforderlich ist, braucht wohl nicht noch besonders hervorgehoben zu werden, ist doch richtige Sichtung und Auswahl der Fälle hier mindestens von ebensolcher Wichtigkeit und Schwierigkeit, wie im Heilverfahren der Erwachsenen und hängt doch gerade von der Einweisung in die richtige Anstalt der Erfolg der Kur bei den Kindern im hohen Grade ab. Auf der anderen Seite darf es auch beim Kinderheilverfahren nicht vorkommen, daß der Kur nicht Bedürftige einen längeren Aufenthalt in einer Anstalt oder an der See genießen, während andere, tatsächlich kranke Kinder wegen zu starken Andranges zugunsten der Erstgenannten zu kurz kommen. Soviel über die ärztliche Gutachtertätigkeit im Renten- und Heilverfahren.

Abgesehen von den Einzelheilverfahren ist weiterhin den Landesversicherungsanstalten auf Grund des bereits obengenannten § 1274 RVO. die Möglichkeit gegeben, noch manches andere freiwillig zu tun und sie haben bisher an wirklich großes in dieser Hinsicht geleistet. Der § 1274 ermächtigt die Landesversicherungsanstalten, mit Genehmigung der Aufsichtsbehörde Mittel anzuwenden, um allgemeine Maßnahmen zur Verhütung des Eintrittes vorzeitiger Invalidität unter den Versicherten oder zur Hebung der gesundheitlichen Verhältnisse der versicherungspflichtigen Bevölkerung zu fördern oder durchzuführen. So haben denn die Landesversicherungsanstalten außerordentlich große Mittel hergegeben zur Bekämpfung der Volksseuchen in Stadt und Land, zur Förderung der Säuglingspflege, zur Versorgung armer Gemeinden mit Wasserleitungen, zu Wohnungsbauten und überhaupt zur Abstellung der Wohnungsnot in den Gegenden mit dichtgedrängter Bevölkerung, zur Hebung der Krankenpflege auf dem Lande, namentlich durch Beihilfen zur Erbauung vieler Krankenhäuser und Pflegestationen u. dgl. mehr. Das ganze Gebiet der sozialen Hygiene würde ohne die Mittel und die sonstige Hilfe der Landesversicherungsanstalten gar nicht den heutigen großen Aufschwung genommen haben. Sehr zu bedauern wäre es daher, wenn, wie es gerade zur Zeit der Niederschrift dieser Arbeit (Oktober 1923) den Anschein hat, durch die mißlichen geldlichen Verhältnisse, wie beim Staate und den Gemeinden so auch bei den Landesversicherungsanstalten, auf die Dauer nicht mehr in der gleichen großzügigen Weise weiter gearbeitet werden könnte und die Volkswohlfahrt — an erster Stelle aber die Volksgesundheit — dadurch einen Rückschlag erleben würde. Hoffentlich sind jedoch die augenblicklichen unsicheren politischen und geldlichen Verhältnisse nur vorübergehender Art.

Daß der Arzt in jeder Weise bei den Leistungen aus dem § 1274 RVO. mitzuwirken hat, bedarf wohl keiner weiteren Ausführung.

2. Die soziale Unfallversicherung

wird nach den Vorschriften des 3. Buches der RVO. durchgeführt und zwar neuerdings in der abgeänderten Form, die durch die „Verordnung über Ausdehnung der Unfallversicherung auf gewerbliche Berufskrankheiten vom 12. V. 1925" und das „Zweite Gesetz über Änderungen in der Unfallversicherung vom 14. VII. 1925" eine weitere Fürsorge für die Versicherten iund ihre Hinterbliebenen geschaffen hat.

Während früher nur die Unfälle bei Gelegenheit der Beschäftigung im Betriebe versichert waren, sind jetzt auch diejenigen Schädigungen, die sich auf dem Wege nach und von der Arbeitsstätte ereignen, entschädigungspflichtig und nicht minder diejenigen, die sich der Versicherte durch die mit der Beschäftigung in versicherten Betrieben zusammenhängende Verwahrung, Beförderung, Instandhaltung und Erneuerung des Arbeitsgerätes zuzieht. Wann liegt nun ein Betriebsunfall vor? Nach der Rechtsprechung des Reichsversicherungsamtes muß es sich um ein Ereignis handeln, welches mit dem Betriebe zwar zusammenhängt, aber über den Rahmen der gewöhnlichen Betriebsleistung hinausgeht, welches ferner zeitlich eng begrenzt und von dem Verletzten nicht gewollt ist und welches eine Körperschädigung oder den Tod hervorruft. Diesen Betriebsunfällen sind also jetzt gewisse gewerbliche Berufskrankheiten gleichzusetzen. Sie werden durch die obengenannte Verordnung vom 12. Mai 1925 genau bezeichnet. Es sind, was gleich hier vorweggenommen werden soll, nicht alle Berufskrankheiten, sondern nur solche, die durch längere Zeit fortgesetzte berufliche Tätigkeit in einem *versicherten* Betriebe eingetreten sind und zwar nur die in der Verordnung ausdrücklich angeführten, nämlich: Erkrankungen

1. durch Blei oder seine Verbindungen,
2. durch Phosphor,
3. durch Quecksilber oder seine Verbindungen,
4. durch Arsen oder seine Verbindungen,
5. durch Benzol oder seine Homologen, durch Nitro- und Amidoverbindungen der aromatischen Reihe,
6. durch Schwefelkohlenstoff, ferner:
7. Erkrankungen an Hautkrebs durch Ruß, Paraffin, Teer, Anthrazen, Pech und verwandte Stoffe,
8. Grauer Star bei Glasmachern,
9. Erkrankungen durch Röntgenstrahlen und andere strahlende Energie,
10. Wurmkrankheit der Bergleute,
11. Schneeberger Lungenkrankheit.

Die Feststellung, ob ein Betriebsunfall oder gegebenenfalls eine entschädigungspflichtige gewerbliche Berufskrankheit vorliegt, ist Sache der Träger der Unfallversicherung, der Berufsgenossenschaften, unter Umständen auch der übergeordneten Instanzen. Die Berufsgenossenschaften bedürfen in der Regel bei dieser Feststellung des ärztlichen Gutachtens. Das galt schon bisher namentlich dann, wenn eine Krankheit der inneren Organe oder des Nervensystems oder eine Geisteskrankheit in Frage kommt und das gilt heute um so mehr, wenn die Frage aufgeworfen wird, ob es sich bei nicht klarer Sachlage um eine gewerbliche Berufskrankheit handelt oder nicht. In dieser Beziehung geben die „Richtlinien über gewerbliche Berufskrankheiten vom 6. VIII. 1925" dem ärztlichen Gutachter folgende Fingerzeige: „Ist ein Vergiftungszustand oder die Folge eines solchen nach Vorgeschichte, Krankheitsverlauf und Krankheitsbild sicher festgestellt, so darf eine gewerbliche Berufskrankheit nicht deshalb abgelehnt werden, weil Anzeichen einer stattgehabten Giftaufnahme (wie Bleisaum, Nachweis der Giftausscheidung) oder Zeichen noch fortdauernder Giftwirkung (wie Blut- und Harnveränderungen bei Bleivergiftungen, Cyanose, Methämoglobinämie bei Anilismus) fehlen. Ebenso ist zu bedenken, daß auch bei Vorhandensein von einzelnen Zeichen einer Giftaufnahme doch noch nicht die betreffende Berufskrankheit vorliegen muß und daß z. B. eine Erwerbsunfähigkeit durch ein anderes von der beruflichen Schädigung unabhängiges Leiden veranlaßt sein kann".

Man kann schon nach diesen Ausführungen ohne weiteres sagen, daß hohe Anforderungen an das ärztliche Urteil in Zukunft gestellt werden. Das gleiche galt bisher schon in der Regel bei der Frage, ob gegebenenfalls ein wirklich stattgehabter oder ein behaupteter Unfall mit einer später aufgetretenen inneren oder Geisteskrankheit zusammenhänge. In dieser Hinsicht gibt allerdings die über 30 Jahre bestehende Rechtsprechung des Reichsversicherungsamtes dem Gutachter wertvolle Hinweise, die, um nur ein Moment hier anzuführen, schon die Pflicht der Anerkennung der Berufsgenossenschaft betont, wenn die Verschlimmerung eines bestehenden Leidens durch den Unfall mit hoher Wahrscheinlichkeit als nachgewiesen anzusehen ist, während eine solche Rechtsprechung bezüglich der gewerblichen Berufskrankheiten einstweilen noch nicht besteht.

Bei gewerblichen Berufskrankheiten ist für den behandelnden Arzt Anzeigepflicht an das Versicherungsamt angeordnet, bei Betriebsunfällen besteht diese Vorschrift zur Zeit noch nicht.

Die *Leistungen der Berufsgenossenschaften* nach eingetretenem Schadensfalle sind: freie ärztliche Behandlung, sowie seit Juli 1925 die Gewährung von Pflege, falls diese nach der Art des Schadens erforderlich ist und durch die Familienmitglieder nicht in genügendem Maße gewährleistet werden kann, ferner gewähren die Berufsgenossenschaften freie Arznei, freie Kräftigungs- und Hilfsmittel (Prothesen, orthopädische Schuhe, Bruchbänder, Leibbinden, Brillen, Zahngebisse u. dgl. mehr). Für die Instandhaltung der Hilfsmittel hat die Berufsgenossenschaft zu sorgen, so weit und so lange dies durch die Unfallfolgen erforderlich erscheint. Gegebenenfalls kommt noch freie Behandlung in einem Krankenhause, einer Klinik, einer Spezialanstalt oder einem Kurort in Frage. Neu hinzugekommen ist noch die *Berufsfürsorge*, die den Verletzten zur Wiederaufnahme seines früheren Berufes oder, wenn dies nicht möglich ist, zur Aufnahme eines neuen Berufs befähigen oder ihm zur Erlangung einer Arbeitsstelle verhelfen soll. Weiterhin hat die Berufsgenossenschaft den durch den Unfall bzw. durch die gewerbliche Berufskrankheit eingetretenen Ausfall an Lohn zu ersetzen. Dies geschieht in Form von Renten, welche je nach der Schwere des Schadens in Prozenten der verloren gegangenen Erwerbsfähigkeit bemessen werden. Eine einmal gewährte Rente kann, je nachdem die Erwerbsfähigkeit ab- oder zunimmt, herabgesetzt, aufgehoben oder heraufgesetzt werden, nur muß eine „wesentliche Veränderung" in dem Zustande, wie er bei der ursprünglichen Festsetzung der Rente maßgebend war, nachzuweisen sein. Die Abänderung der Rente kann in den ersten 2 Jahren jederzeit stattfinden (vorläufige Rente). Sind aber 2 Jahre nach dem Unfalle verflossen, so kann immer nur nach Ablauf eines weiteren Jahres eine Herabsetzung oder Aufhebung der Rente vorgenommen werden (Dauerrente).

Neu ist die Vorschrift, daß Schwerbeschädigte, d. h. Verletzte, die eine Rente von 50% und mehr beziehen, für jedes Kind bis zum Alter von 15 Jahren eine Zulage in der Höhe von 10% der Rente erhalten. Diese Rente wird, was für die ärztliche Tätigkeit bei der Durchführung der Unfallversicherung von hohem Interesse ist, auch bei solchen Kindern über 15 Jahren gewährt, die infolge geistiger oder körperlicher Gebrechen außerstande sind, sich selbst zu erhalten oder einen Beruf zu erlernen.

Schließlich sind noch die Hinterbliebenenrenten für Witwen und Waisen zu erwähnen, die dann eintreten, wenn ein Arbeiter nachweislich durch den Unfall oder seine Folgen oder durch eine gewerbliche Berufskrankheit gestorben ist. Die Witwenrente beträgt 20% vom Jahresarbeitsverdienste des Verstorbenen. Hat jedoch die Witwe durch Krankheit oder andere Gebrechen wenigstens die Hälfte ihrer Erwerbsfähigkeit eingebüßt, so erhält sie, solange dieser Zustand dauert, 40% des Jahresarbeitsverdienstes. Auch bei diesen Feststellungen ist, wie leicht ersichtlich, eine Erweiterung der ärztlichen Gutachtertätigkeit zu erwarten.

Die Berechnung der Rente geschieht bei den gewerblichen Berufsgenossenschaften nach der tatsächlichen Höhe des letzten Jahresarbeitsverdienstes, bei den landwirtschaftlichen Berufsgenossenschaften dagegen ist einerseits der Grad der vor dem Unfalle bestehenden Erwerbsfähigkeit maßgebend und andererseits sind für die landwirtschaftlichen Arbeiter vom zuständigen Oberversicherungsamte durchschnittliche Jahresarbeitsverdienste festgesetzt, welche eine je nach Geschlecht und Lebensalter verschiedene Abstufung haben. Bei der „Unfallfürsorge für Gefangene" und bei der „See-Berufsgenossenschaft" sind etwas andere Verhältnisse maßgebend, die hier nicht weiter interessieren dürften.

Über die Ablehnung und auch über die Gewährung der Ansprüche, ferner über Abänderung der einmal festgesetzten Rente, hat die Berufsgenossenschaft dem Verletzten jedesmal einen „berufungsfähigen" Bescheid zu erteilen. Hiergegen ist Berufung an das Oberversicherungsamt möglich. Gegen dessen Urteil kann sowohl der Verletzte oder seine Witwe, wie auch die Berufsgenossenschaft Rekurs beim Reichsversicherungsamt einlegen, dessen Entscheidung dann eine endgültige ist. Das Reichsversicherungsamt ist also die oberste Instanz in der Unfallversicherung und zugleich ist es Aufsichtsbehörde über die Berufsgenossenschaften.

In welcher Beziehung steht nun der Arzt zur Unfallversicherung?

Um die körperlichen und geistigen Schäden, die ein Unfall und neuerdings auch eine Gewerbekrankheit bewirkt hat, feststellen und in ihrer Höhe abmessen zu können, bedürfen die Berufsgenossenschaften des ärztlichen Gutachtens und um die Folgen der Schädigung zu beseitigen oder wenigstens zu lindern, ist es, wie das schon oben betont wurde, Sache der Berufsgenossenschaften, für ärztliche Behandlung zu sorgen. Das geschieht durch praktische Ärzte und durch Fachärzte, gegebenenfalls durch freie Behandlung des Geschädigten in Kliniken, Krankenhäusern und Sonderanstalten. Die Berufsgenossenschaften haben sich in genau vorgeschriebener Weise, die bereits durch „Richtlinien für die berufsgenossenschaftliche Heilfürsorge vom 8. XII. 1925, aufgestellt vom Verbande der Berufsgenossenschaften" genauer geregelt ist, mit den Krankenkassen ins Benehmen zu setzen, um in bester Weise möglichst bald nach dem Unfalle die erforderliche Behandlung einzuleiten.

Die ärztliche Behandlung hat von vornherein nicht nur auf die anatomische Heilung ihr Augenmerk zu richten, sondern vor allem auch darauf, daß die funktionelle Wiederherstellung des verletzten Organes oder Körperteiles und die Leistungsfähigkeit der ganzen Persönlichkeit des Geschädigten, eine möglichst vollkommene wird. Um zu verstehen, wie wichtig diese gesetzliche Neuregelung der ärztlichen Behandlung und evtl. der Pflege des Verletzten ist, muß man sich klar machen, daß die Interessen der Krankenkassen und der Berufsgenossenschaften bei der Krankenfürsorge nicht ganz die gleichen sind. Die Krankenkassen haben, da ihre Leistungsdauer ja nur eine zeitlich beschränkte ist, weit weniger Interesse an einer vollkommenen funktionellen Wiederherstellung des Verletzten, wie die Berufsgenossenschaften, denen der Geschädigte oft viele Jahre, nicht selten bis zu seinem Lebensende, zur Last liegt, wenn seine Erwerbsfähigkeit durch die Folgen des Unfalls oder der sonstigen beruflichen Schädigung eine geminderte bleibt. Von vorneherein muß also jeder Arzt, der einen durch Betriebsunfall Geschädigten schon während der Karenzzeit in Behandlung nimmt, sorgen, daß gebrochene Extremitäten gut eingerichtet werden und nicht zu lange im fixierenden Verbande liegen, sondern bald mit entsprechender Mobilisierungs- und Massagetherapie behandelt werden, daß ein verletztes Auge, eine geschädigte Lunge oder ein anderes inneres Organ, ferner bedenkliche Nervenerscheinungen, eine eingetretene entschädigungspflichtige Berufskrankheit, die geeignete Berücksichtigung erhalten, damit sie nicht dauernden Schaden verursachen. Sollten seine eigenen Kenntnisse, Erfahrungen und Einrichtungen zu einer in dieser Hinsicht Erfolg versprechenden Behandlung nicht ausreichen, so muß er die zuständige Berufsgenossenschaft davon benachrichtigen. Diese wird ihm dafür nur Dank wissen und in einer Weise, die sein Ansehen bei seinen Patienten durchaus nicht schädigt, das Erforderliche veranlassen.

Die behandelnden Ärzte müssen ferner namentlich in der heutigen traurigen Zeit dazu beitragen, daß den Berufsgenossenschaften unnötige Kosten erspart werden. Es dürfte nicht überflüssig sein, darauf hinzuweisen, daß die in den Kreisen der Versicherten weit verbreitete Ansicht von dem enormen Reichtum der Berufsgenossenschaften in das Reich der Fabel gehört und daß diese im Gegenteil recht dringend nötig haben, mit ihren relativ geringen Mitteln hauszuhalten. Der Arzt soll also möglichst sparsam verordnen, evtl. die Mittel bevorzugen, die im Handverkauf zu haben sind, auch soll er nur die wirklich notwendigen Hilfsmittel einfachster Art beantragen, wenn auch Apotheker und Bandagist dazu gerade kein allzu freundliches Gesicht machen. Die Besuche beim Verletzten hat er selbstverständlich auf das geringste Maß zu beschränken und darauf zu halten, daß der Verletzte, der selbst gehen kann, zu ihm in die Sprechstunde kommt. Die Ansichten der Verletzten über die freie ärztliche Behandlung auf Kosten der Unfallversicherung sind oft recht sonderbarer Art. Sind mir doch während meiner langjährigen Zusammenarbeit mit einer Reihe von Berufsgenossenschaften Fälle bekannt geworden, wo Leute, die wegen geringer Versteifungen infolge alter Hand- oder Armverletzungen seit Jahren Renten von 10 oder 15% bezogen, unter Umgehung des mit ihren Verhältnissen vertrauten Ortsarztes, einen anderen Arzt, der viele Kilometer weit wohnte, zu sich bestellten und dann von ihm auf Kosten der Berufsgenossenschaft wegen Erkrankung an Pneumonie, an Pleuritis, an Typhus usw. behandelt werden wollten, obgleich diese Krankheiten gar nichts mit dem Unfall zu tun hatten?

Der behandelnde Arzt darf niemals dem Verletzten die voraussichtlich längere Zeit verbleibenden Folgen des Unfalles oder der gewerblichen Berufskrankheit zu schwer darstellen, er muß ihm vielmehr raten, sich möglichst frühzeitig wieder nach geeigneter Arbeit umzusehen und die Bestrebungen der Berufsgenossenschaft betreffs der Berufsfürsorge zu unterstützen, da die zu erwartende Rente nicht zum Lebensunterhalt hinreichen werde. Auf diese Weise kann er viel dazu beitragen, etwaige unangebrachte Begehrungsvorstellungen schon in ihrem Beginn zu unterdrücken. Für nervös veranlagte Verletzte ist das ganz besonders wichtig.

Bei der ärztlichen Gutachtertätigkeit in der Unfallversicherung kommt zunächst der behandelnde Arzt in Frage, doch ist er nicht der einzige Sachverständige, an den sich die Berufsgenossenschaft wendet. Wenn der beim Unfalle zuerst zugezogene Arzt nicht gleichzeitig auch der später behandelnde Arzt ist, so wird auch der erstere wichtige Bekundungen zu machen haben und zwar über das, was er gleich nach dem Unfalle festgestellt und gehört hat.

Weiterhin ist, wie leicht einzusehen, die Kenntnis des Zustandes des Verletzten und der Grad der vorhandenen Erwerbsfähigkeit bei Beginn des Zeitpunktes, von dem ab eine Rente gewährt werden muß, für die Berufsgenossenschaft von höchster Wichtigkeit und da ist die Ansicht des behandelnden Arztes oft *nicht allein* maßgebend, denn er hat sich in der Regel neben der Schilderung des genauen objektiven Befundes auch noch über die Höhe der etwa vorhandenen Einbuße an Erwerbsfähigkeit zu äußern. Auch bei über 15 Jahre alten kranken Kindern Schwerverletzter, ferner bei kranken Waisen und kranken Witwen ist, wie oben ausgeführt, nach den Vorschriften des Erlasses vom 14. Juli 1925 ein ärztliches Urteil über die Krankheit und ihre Rückwirkung auf die Erwerbsfähigkeit erforderlich. Alle diese Abschätzungen erfordern eine große Übung und Erfahrung auf sozialem und versicherungsrechtlichem Gebiete, die manchem in der Praxis stehenden Arzte heute noch abgeht. Die Berufsgenossenschaften sehen sich daher vielfach genötigt, neben dem behandelnden Arzte noch erfahrene Vertrauensärzte sowie Fachärzte auf dem Gebiete der Chirurgie und der Versicherungsmedizin, neuerdings auch der Gewerbemedizin, in Anspruch zunehmen. Außerdem treten im Streitverfahren die zuständigen Ärzte des Oberversicherungsamtes in Tätigkeit. Endlich haben manche Berufsgenossenschaften besondere ärztliche Berater am Sitze der Zentralstelle. Ihre Tätigkeit erstreckt sich der Hauptsache nach auf folgende Punkte: Prüfung der Unfallanzeigen sofort nach Eingang, an erster Stelle daraufhin, ob für den Geschädigten im Sinne der funktionellen Heilung auch wirklich genügend gesorgt ist, oder ob und welche weitere Maßnahmen zu ergreifen sind. Ferner besteht die Tätigkeit des Beraters in der Durchsicht der eingeforderten Gutachten und, wenn nötig, in Abgabe von obergutachtlichen Voten, weiterhin, in Prüfung der Arzt- und Apothekerrechnungen, in gutachtlicher Äußerung betreffs beantragter Prothesen und anderer Hilfsmittel, in Nachuntersuchung besonders schwieriger Fälle, zumal wenn eine Erhöhung, Herabsetzung oder Aufhebung der Rente in Frage steht, endlich in Kontrollbesuchen der in Krankenhäusern oder Spezialanstalten untergebrachten Verletzten. Es ist klar, daß die verantwortungsvolle Tätigkeit des ärztlichen Beraters der Berufsgenossenschaft eine große praktische Erfahrung auf ärztlichem Gebiete und nicht minder eine eingehende Kenntnis der sozialen Gesetze und der Rechtsprechung erheischt.

In der Invaliden- und in der Unfallversicherung hat der Arzt, wie aus vorstehenden Ausführungen hervorgehen dürfte, recht bedeutende Aufgaben zu erfüllen und es liegt nur an ihm selbst, wenn ihn die Tätigkeit in dieser Hinsicht nicht voll und ganz befriedigen sollte. Mit den ausführenden Organen ist jedenfalls der Ärztestand als solcher immer ganz gut zurecht gekommen, weit besser jedenfalls, wie in der Krankenversicherung mit den Kassenvorständen. Wenn in den ersten Jahren hin und wieder Differenzen kleinerer Art entstanden, so handelte es sich hauptsächlich um Streitpunkte, die durch das Nichtvertrautsein der Ärzte mit den bestehenden gesetzlichen Vorschriften entstanden waren, ein Fehler, den gut zu machen die Ärzte sich rege befleißigt haben.

Literatur.

BECKER, L.: Lehrbuch der ärztlichen Sachverständigentätigkeit für die Unfall- und Invalidenversicherung. 4. Aufl. 1900. Berlin. Verlag von Richard Schötz. — DIETRICH und RAPMUND: Ärztliche Rechts- und Gesetzeskunde. 2. Aufl. 1913. Leipzig, Verlag von Georg Thieme. — DITTRICH, PAUL: Praktische Anleitung zur Begutachtung der häufigsten Unfallschäden der Arbeiter. 1901. Wien und Leipzig. Verlag von Wilh. Braumüller. — EWALD, WALTER: Soziale Medizin, ein Lehrbuch für Ärzte, Studierende usw. 1911. Berlin. Verlag von Julius Springer. — GUMPRECHT, F., PFARRIUS, G. und RIGLER: Lehrbuch der Versicherungsmedizin. 1913. Leipzig. Verlag von Joh. Ambrosius Barth. — GROBER: Einführung in die Versicherungsmedizin, Vorlesungen für Studierende und Ärzte. 1907. Jena. Verlag von Gustav Fischer. — KNEPPER: Über die Mitwirkung des Arztes bei der Gewährung der Invalidenrente und bei der Entziehung derselben. Ärztl. Sachv. Zeitung. 1909. Nr. 12. — KNEPPER: Welche Bestimmungen des Invaliden-Versicherungsgesetzes muß der Arzt kennen? Wegweiser für die ärztliche Gutachtertätigkeit. Verlag von L. Schwann, Düsseldorf. 1910. — KNEPPER: Die Bedeutung der Erwerbsfähigkeit vor dem Unfalle und die Schwierigkeit ihrer Abschätzung. Zeitschr. f. Versicherungsmedizin, 3. Jahrg. 1910. Nr. 9. — KNEPPER: Warum müssen so oft — auch ärztlich befürwortete — Anträge auf ein Heilverfahren seitens der Landesversicherungsanstalten abgelehnt werden? Ärztl. Sachverständigen-Zeitg. 1911. Nr. 17. — KNEPPER: Ein Beitrag zu dem Kapitel Gewöhnung an Unfallfolgen. Ärztl. Sachverständigen-Zeitg. 1913. — KNEPPER: Praktische Winke für die ärztliche Gutachtertätigkeit im Renten- und Heilverfahren der Landesversicherungsanstalt Rheinprovinz. 1923. Beilage zu Nr. 3 der Amtl. Mitteilungen der L. V. A. Rheinprovinz, Jahrgang 1923. Düsseldorf. — MILLER, MAXIM., Manuale für Untersuchung und Begutachtung Unfallverletzter und Invaliden. 1903. Leipzig. Verlag von F. C. W. Vogel. STERN: Über traumatische Entstehung innerer Krankheiten. 2. Aufl. 1907. Jena. Verlag von G. Fischer. — THIEM: Handbuch der Unfallerkrankungen. 2. Aufl. 1910. Stuttgart. Verlag von Ferd. Enke. — WINDSCHEID: Der Arzt als Begutachter auf dem Gebiete der Unfall- und Invalidenversicherung. 1905. Jena. Verlag von G. Fischer. — *Vorstand der Landesversicherungsanstalt Rheinprovinz:* Grundsätze für die Übernahme von Kinderheilverfahren durch die Landesversicherungsanstalt Rheinprovinz nebst Richtlinien für das Kinderheilverfahren in Heilanstalten. Düsseldorf 1922. — *Arbeit* und *Gesundheit.* Heft 1. Die Ausdehnung der Unfallversicherung auf gewerbliche Berufskrankheiten. Erläutert von KROHN und MARTINEK, Berlin. 1926. Verlag Reimar Hobbing. — *Reichsblatt,* Teil I, 1925, Nr. 30. Zweites Gesetz über Änderungen in der Unfallversicherung vom 14. Juli 1925.

Privatversicherung.

Von

G. Florschütz

Gotha.

Wenn wir die Frage nach den wesentlichsten die private und soziale Versicherung unterscheidenden Merkmalen voranstellen, so ist sie dahin zu beantworten, daß die soziale Versicherung eine durch Gesetzgebung angeordnete und geregelte obligatorische, die private dagegen eine fakultative Versicherung ist. Hier ist es der einzelne Mensch, der sich nach dem Grundsatz: „Hilf dir selbst" versichert, dort sind große Teile der Volksgesamtheit durch staatlichen Zwang zur Versicherung zusammengefaßt, und während die private Versicherung ausschließlich aus den Beiträgen ihrer Versicherten sich erhält, und nach diesen sich die Gegenleistungen ganz allein richten, also die zur Auszahlung kommende Versicherungssumme im Einklang mit den ersparten Beiträgen steht, ist bei der rein kollektivistisch eingestellten sozialen Versicherung weder von einem wirklichen Sparen des Versicherten, noch bei den zur Auszahlung kommenden Beträgen von einem seinen Einzahlungen entsprechenden Verhältnis die Rede. Der Staat setzt die zu zahlenden Beiträge und die zu gewährenden Gegenleistungen fest, zahlt, um eine bestimmte Höhe der letzteren zu erreichen, selbst einen erheblichen Teil zu und läßt auch den nicht versicherten Arbeitgeber wesentliche Zuschüsse leisten.

Und aus dieser Verschiedenheit ihres Aufbaus ergibt sich auch die Verschiedenheit des Verhältnisses, in dem beide zur sozialen Hygiene stehen. Die soziale Versicherung bedarf ihrer unmittelbar, um den gesundheitlichen Stand des ihr ohne Berücksichtigung gesundheitlicher Gesichtspunkte überwiesenen Versicherungsgemisches durch eine heilende oder vorbeugende Behandlung zur Hintenanhaltung von Schäden nach Möglichkeit zu verbessern, die private Versicherung dagegen, die von vornherein durch ein auf festen medizinischen Grundlagen gegründetes prophylaktisches Ausleseverfahren sich einen gesundheitlich vollwertigen Versicherungsbestand geschaffen hat, bedarf ihrer nur mittelbar, insofern jede Verbesserung der allgemeinen Volksgesundheit auch ihr zugute kommt. Für sie jedoch irgendwelche Mittel beizusteuern, vermag sie nicht. Denn der Versicherte bezahlt nicht mehr, als er muß, um sich einen Rechtsanspruch auf die vereinbarte Versicherungssumme zu sichern; wird aber durch eine günstigere als die erwartete Sterblichkeit oder durch Ersparnisse an den Verwaltungskosten von der Gesellschaft etwas erübrigt, so hat davon nicht diese, sondern der Versicherte den Nutzen, da lediglich an seinen Beiträgen nach den Versicherungsbedingungen die Überschüsse zu kürzen sind.

Um so größer ist aber die Einwirkung, die die private Versicherung an sich auf die Volkswohlfahrt ausübt. Denn abgesehen davon, daß sie durch ihre prophylaktischen Untersuchungen dem Einzelnen dadurch oft von großem Nutzen wird, daß sie ihn frühzeitig auf eine beginnende oder bestehende Erkrankung aufmerksam macht, und auch von vorsorglichen Eltern häufig benutzt wird, um vor Eingehen der Ehe den gesundheitlichen Zustand des zukünftigen Gatten festzustellen, ist sie der beste Schutz der Familie, die ohne sie oft zugrunde gehen oder doch ins Elend kommen würde. Denn das Wohl der Familie hängt meist von dem Leben dessen ab, der sie gegründet hat, des Vaters. Solange er schaffen kann, ist auch für alle und alles gesorgt; stirbt er, bevor er Zeit hatte, eine ausreichende Summe zurückzulegen, so folgt die Not und das Elend. Und hier eben greift die Lebensversicherung ein, indem sie das Sparen unabhängig von der Lebensdauer des Ernährers der Familie macht durch die Verpflichtung, gegen einen jährlichen Beitrag auf alle Fälle beim Tode eine bestimmmte Summe auszuzahlen. Der Versicherte hinterläßt damit beim Tode, mag dieser nun eintreten, wann er will, seiner Familie die Summe, die er als das Ziel seines Sparens zu ihrer Weitererhaltung sich selbst bestimmt hatte. Doch beschränkt sich die Lebensversicherung auf die Familienfürsorge ebensowenig, wie auf die Versicherung auf den Todesfall, sie will auch für Lebzeiten und für alle möglichen Fälle Fürsorge treffen, wo durch andere Ereignisse als den Tod, vor allem durch das Alter die Erwerbsfähigkeit herabgesetzt oder unmöglich gemacht wird und darum Mittel bereitgestellt sein müssen, den Unterhalt für den Einzelnen oder die Angehörigen zu gewährleisten. Und so gibt es noch zahlreiche andere Versicherungsformen, deren wichtigsten die folgenden sind: Die *Versicherung auf Er- und Ableben* (abgekürzte oder Alternativversicherung): Die Versicherungssumme kommt bei Lebzeiten zu dem im Versicherungsvertrag vereinbarten Zeitpunkt, bei früherem Tode aber mit diesem zur Auszahlung; die *Versicherung mit bestimmter Verfallzeit*: die Versicherungssumme wird unabhängig vom Tode — nur die Beitragszahlung hört mit ihm auf — an dem im Antrage festgelegten Zeitpunkt fällig; die *Versicherung auf den Lebensfall*: die Versicherungssumme kommt nur für den Fall zur Auszahlung, daß der Versicherte den vereinbarten Zeitpunkt erlebt. Die *Kurzversicherung*: sie wird nur für die Dauer eines oder einiger Jahre abgeschlossen, um gegen die während dieser Zeit zu befürchtenden Gefahren (z. B. einer Auslandsreise) gedeckt zu sein. Stirbt der Versicherte nicht innerhalb der versicherten Zeit, so geht ebenso, wie bei der Lebensfallversicherung der Anspruch auf die Versicherungssumme verloren.

Alle diese Versicherungsformen laufen auf eine *einmalige* Geldleistung bei Eintritt des Versicherungsfalls hinaus und werden unter der Bezeichnung *Kapital-* oder *Summenversicherung* zusammengefaßt; das Gegenstück zu ihnen ist die *Rentenversicherung*, bei der nicht die einmalige, sondern regelmäßige, in bestimmten Zeiträumen wiederkehrende Zahlungen für die Dauer des Lebens (Leibrente) oder einer vereinbarten Zeit (Zeitrente) der Zweck der Versicherung sind. Die *Volksversicherung*, die vor dem Kriege eine große Verbreitung gefunden hatte, deren Betrieb aber bei dem so arg gesunkenen Geldwert der Inflationszeit unmöglich geworden war, ist eine Er- und Ablebenversicherung mit sehr niedrigen, den unteren Volksschichten angepaßten Beiträgen und Versicherungssummen.

Mögen aber die Vorteile der Kapital- oder der Rentenversicherung in dieser oder jener Form dem Einzelnen oder seinen Hinterbliebenen zugute kommen, auf alle Fälle sind beide ein Schutz gegen wirtschaftliche Not und Verarmung und entlasten die öffentliche Fürsorge.

Und wie tiefe Wurzeln die Lebensversicherung in Deutschland gefaßt hat, seitdem E. W. ARNOLDI 1827 die erste Lebensversicherung in Deutschland ins Leben rief, zeigen die folgenden Zahlen:

Am Ende des Jahres 1914, des letzten, von dem Kriege und der Nachkriegszeit nicht oder noch nicht wesentlich berührten Geschäftsjahres übten bereits 41 deutsche Lebensversicherungsgesellschaften ihre Tätigkeit in Deutschland aus. Sie umfaßten 2 789 747 Versicherungen mit einer Versicherungssumme von 13 562 352 848 M. Ausgezahlt wurden allein im gleichen Jahre für 46 523 Gestorbene 218 563 272 M., für 22 073 bei Lebzeiten fällig gewordene Versicherungen 113 227 838 M.

Die größte Bedeutung für die soziale Hygiene gewinnt die Privatversicherung aber dadurch, daß sie ihr als Helferin zur Aufdeckung der Schäden, die die Volksgesundheit bedrohen, zur Seite steht, indem sie ihr die an dem Materiale ihrer eigenen Archive aufgemachten, für das Ausleseverfahren notwendigen statistischen Vorarbeiten zur Verfügung stellt und an diesem Tatsachenmaterial ihr zeigt, wo sie den Hebel zur Verbesserung oder Abstellung schädlicher sozialmedizinischer Zustände anzulegen hat.

Die Grundlage der Lebensversicherung bilden die Mortalitäts- oder Sterblichkeitstafeln. Es sind das aus der Beobachtung des Sterblichkeitsverlaufes einer großen Anzahl gleichaltriger Personen gewonnene Tabellen, welche die Sterbenswahrscheinlichkeit dieser Personen von Jahr zu Jahr angeben, und aus denen sich dann für jedes beliebige Alter die fernere, erwartungsmäßige, durchschnittliche Lebensdauer ableiten und damit der Voranschlag aufstellen läßt, mit welcher Sterblichkeit die Gesellschaft im Laufe des Jahres zu rechnen haben wird. Unter *einer* Voraussetzung aber nur, der, daß die gesundheitlichen Verhältnisse unter den Versicherten die gleichen, wie in der Gesamtheit derjenigen Personen, aus welchen die Sterblichkeitstafel selbst abgeleitet ist, bleiben. Nun ist die Lebensversicherung aber keine Zwangsversicherung; wäre sie es, und wären bestimmte Volksteile, wie bei der sozialen Versicherung, gezwungen, ihr in einem bestimmten Alter beizutreten, so wäre ohne weiteres die Annahme zulässig, daß die jetzt Versicherten auch diejenige durchschnittliche Sterblichkeit haben würden, welche auf Grund der früheren Erfahrungen mit eben diesen Volksteilen vorauszusetzen ist; so aber liegt die Gefahr nahe, daß sich die Kranken und Anbrüchigen zur Versicherung drängen, die Gesunden aber sich entweder gar nicht versichern oder die Versicherung doch möglichst weit hinausschieben. Und darum ist Vorsorge zu treffen, daß sich die durchschnittliche Lebensdauer aller Versicherten durch die Aufnahme kränklicher oder schwächlicher Personen nicht ungünstiger als bisher gestaltet, und deshalb hat die Lebensversicherung sich einen eigenen ärztlichen Dienst eingerichtet, dessen Aufgabe es ist, durch eine entsprechende Auslese unter den Versicherungssuchenden den Zugang von Kranken und Anbrüchigen zu wehren oder doch in Bahnen zu lenken, daß trotz ihrer Aufnahme jede Gefahr für den Gesamtversicherungsbestand ausgeschlossen ist.

Dieser ärztliche Dienst setzt sich zusammen aus dem am Sitze der Gesellschaft arbeitenden, den Versicherungsfall für die Maßnahmen der Gesellschaft beurteilenden Revisions- oder Chefarzte und den draußen die Antragsteller untersuchenden Ärzten, den Vertrauensärzten. Diese haben die Aufgabe, dem Chefarzte die ärztlichen Feststellungen zu liefern, deren er als Unterlage zur Auslese bedarf. Sie sollen ihm helfen, eine Prognose zu stellen, die auf viele Jahre hinaus Geltung haben soll, sich letzten Endes zwar auf die Erfahrungen, die statistischen Untersuchungen der Gesellschaften selbst gründet, aber doch nur Geltung hat, wenn sie auf der sicheren Grundlage einer einwandfreien ärztlichen Untersuchung fußt. Und zu diesem Zweck soll der Vertrauensarzt erfragen, beobachten, untersuchen und das Gefundene richtig und ausführlich in einem Berichte beschreiben.

Um ihm die Arbeit zu erleichtern, stellen ihm die Gesellschaften Formulare zur Verfügung, die sich zwar den besonderen Bedürfnissen der Lebensversicherung anpassen, aber im Grunde doch nichts anderes sind, als die gewöhnlichen Untersuchungsschemata der Klinik, deren Einteilung in Anamnese, Status praesens usw. sie auch folgen.

Bei der Aufnahme der Vor- und Familiengeschichte hat der Vertrauensarzt an der Hand des Formulares, das die bei dem Menschen möglichen,wesentlichen Erkrankungen aufzählt, nach diesen im einzelnen zu fragen und bejahendenfalls den Beziehungen nachzugehen, die zu oder mit einem bestimmten Krankheitsbilde bestehen. Denn die Niederschrift der Antworten soll nicht bloß die Wiedergabe, sondern eine kritische Beleuchtung des Gehörten sein. Auch die Lebensführung, der Beruf, die äußeren Verhältnisse sind in die Fragestellung miteinzubeziehen.

Für die nachfolgende Untersuchung gibt die Anamnese oft den Fingerzeig, auf welche Punkte diese ihr besonderes Augenmerk zu richten hat. Jedenfalls muß aus der Niederschrift immer erkenntlich sein, daß sich der Vertrauensarzt einer auf eine Erkrankung eines Organs hinweisenden anamnestischen Angabe bewußt war und ihr bei der Untersuchung voll Rechnung getragen hat.

Richtlinien für die Untersuchung der einzelnen Organe selbst aufzustellen, erübrigt sich, wenn der Vertrauensarzt sich nur immer gegenwärtig hält, daß er dem Chefarzte eine erschöpfende Schilderung des tatsächlich Gefundenen zu geben hat, aus der dieser nicht nur eine Erkrankung selbst erkennen, sondern auch über den Grad der bestehenden krankhaften Störung sich ein Urteil bilden und die entsprechenden Maßnahmen treffen kann. Nur auf eines soll hier ausdrücklich hingewiesen werden: Obenan bei der Aufnahme des Status praesens steht die Frage nach dem Habitus des Untersuchten. Sie steht voran, weil sie die wichtigste und doch in der Beantwortung die von den Vertrauensärzten vernachlässigste aller Fragen ist, trotzdem doch jeder von ihnen ganz genau weiß, daß der allgemeine Eindruck, der Allgemeinstatus, das für die prognostische Beurteilung eines Menschen in erster Linie mit entscheidende Moment ist. Aber der Chefarzt sieht den Antragsteller nicht; ihm muß daher der Allgemeineindruck, die Körperkonstitution übermittelt werden, und, um es möglichst objektiv zu gestalten, hat die Lebensversicherungsmedizin die Körpermessungen ganz besonders ausgebaut und verlangt nun auch, daß diese in jedem einzelnen Falle ganz exakt nach den Vorschriften des Formulares durchgeführt werden. Durch sie wird der Habitus, die Organisation auf eine rechnerische Grundlage gestellt, die dem Chefarzt unabhängig von dem subjektiven Urteile des Vertrauensarztes: schwächlich, mager, fett usw. einen selbständigen Eindruck gestattet; denn er erhält durch die Maßzahlen ohne weiteres den feststehenden äußeren Rahmen, in den er nun die vertrauensärztlichen Urteile der Unterfrage nach dem Knochenbau, der Muskulatur usw. leicht ein- und zu einem Gesamtbilde zusammenfügen kann.

Daß das am Formularende stehende „Gutachten" nichts anderes sein soll, als eine die Ansicht des Vertrauensarztes wiedergebende Zusammenfassung von dem, was er bei der Untersuchung gehört, beobachtet und gefunden hat, geht aus dem Wortlaut der Fragestellung selbst klar hervor; das über den Versicherungsfall entscheidende Gutachten gibt der Chefarzt ab, indem er aus dem ärztlichen Berichte das für die Beurteilung wichtige Gewesene, Vorhandene oder noch Kommende (zu Fürchtende) herausliest und mit den ihm von der Gesellschaft weiter unterbreiteten Unterlagen: hausärztliche Atteste, Agentenberichte, vertrauliche Mitteilungen über die Lebensweise, die Berufsart usw. zu dem Urteil verarbeitet, ob der Antragsteller ein vollwertiges oder minderwertiges

Risiko ist, und welche Maßnahmen zu treffen sind, um ihn auch im letzteren Falle womöglich noch dem Versichertenbestand einzureihen. Denn er hat bei Leibe nicht die Aufgabe, nur das Beste oder Gute aus dem Versicherungsangebot auszusuchen, sondern die, das höchstmögliche Maß von Risiko für seine Gesellschaft zu übernehmen. Die Lebensversicherung von heute kennt nicht mehr den Unterschied zwischen gesund und krank; heute wird der *Anbrüchige* wie der *Gesunde* versichert, nur die Bedingungen sind andere, unter denen sie versichert werden. Und unter welchen Bedingungen es geschehen kann, das eben soll der Chefarzt der Gesellschaft sagen; er kann es bei dem Fehlen zureichender klinischer prognostischer Methoden nur, wenn er sich die Lehren zu Nutzen macht, die die Vergangenheit in dem Vergehen einer großen Versicherungmasse gegeben hat, statistische Berechnungen an die Stelle der klinischen Einzelerfahrungen setzt. Denn damit erst kann er die Wahrscheinlichkeit berechnen, welchen Einfluß bestimmte Krankheiten, Krankheitsanlagen, die Erblichkeit, der Beruf, die Vermögensverhältnisse usw. auf die Lebensdauer ausüben.

Indem er aber diese grundlegenden Untersuchungen an dem in den Archiven seiner Gesellschaft liegenden reichen Material anstellte, lieferte er zugleich der sozialen Hygiene das Tatsachenmaterial, dessen sie vor allem zum Einblick in bestehende soziale Zustände bedarf.

Nun hat man freilich den statistischen Arbeiten der Lebensversicherungsmedizin gegenüber den Einwand erhoben, daß sie zu diesem Zwecke nicht recht brauchbar seien, weil der Lebensversicherung gerade die Volksschichten fehlten oder doch nur wenig vertreten seien, deren sozialen Bedingtheiten des Gesundheitszustandes die soziale Hygiene in erster Linie nachzugehen und durch ihre Maßnahmen abzustellen habe. Aber dieser Einwurf ist nur sehr bedingt richtig; denn die Lebensversicherung ist sehr wohl bis weit ins Volk hinein heimisch geworden, dann aber haben gerade ihre Statistiken den großen Vorzug vor allen anderen voraus, daß sie die Verhältnisse so zeigen, wie sie tatsächlich sind. Wenn z. B. alle Volksstatistiken immer nur die Sterblichkeit *in* einem Beruf, aber nie die durch den Beruf wiedergeben können, weil sie aus einem nach der Konstitution und dem ursprünglichen Gesundheitszustand völlig unbekannten Arbeitergemisch gewonnen worden sind, und man darum niemals wissen kann, ob es nicht gerade von vornherein schwächliche oder gar schon kranke Leute waren, die diesen Beruf hatten, sind bei der Lebensversicherung alle Angehörige eines Berufes stets vorher untersucht worden, und erst damit wird man berechtigt, wenn bestimmte Todesursachen dann gehäuft auftreten, den Schluß zu ziehen, daß bestimmte Schädlichkeiten wirksam sein müssen, die in dem Beruf selbst liegen oder doch mit ihm zusammenhängen. Aber die Lebensversicherungsmedizin hat noch weit mehr getan, sie ist diesen Hinweisen auf bestehende Schädlichkeiten an der Hand der Todesursachen selbst nachgegangen und hat gezeigt, welche Erkrankungen es waren, die zu den Sterbefällen in dem Beruf geführt hatten, und in welchem Grade jede derselben an der Mortalität beteiligt war, aber nicht bloß durch die Feststellung der Häufungsziffer unter den Todesursachen allein, sondern sie hat unter Heranziehung der nur ihr wieder bekannten Zahl und Zusammensetzung der Lebenden, unter denen die Todesfälle vorgekommen waren, auch die Bedeutung jeder einzelnen Todesursache für die Gesamtheit des Berufes festgestellt.

Als Belege, um gleich bei den Berufsuntersuchungen zu bleiben, nehmen wir die hierher gehörigen Arbeiten der Lebensversicherungsgesellschaft Germania in Stettin und der Gothaer Lebensversicherungsbank heraus.

Im Jahre 1882 und 1883 hat die erstere auf Grund einer 25jährigen Erfahrung Sterblichkeitsuntersuchungen über 11 Berufe angestellt, diese Untersuchungen aber 1907 auf die Versicherungsjahre 1857—98 ausgedehnt und auf 28 Berufe erweitert. Die folgende Tabelle gibt die letztere Untersuchung wieder. Sie ist in 2 Altersklassen zerlegt und gibt für jede an, wie groß die Zahl der auf jede Berufsklasse entfallenden Sterbefälle und Lebender unter Risiko war, und wie hoch sich das Prozentverhältnis der ersteren zu den letzteren stellt:

Sterblichkeit unter den auf den Todesfall Versicherten nach den Erfahrungen der Germania in der Beobachtungszeit 1857—98 für 28 Berufe.

Berufe	Lebende unter einjähriger Beobachtung	Wirkliche Sterblichkeit		Berufe	Lebende unter einjähriger Beobachtung	Wirkliche Sterblichkeit	
		Personen	Proz.			Personen	Proz.
			Altersklasse 31—40.				
Geistliche	8 551,5	32	0,37	Bergbeamte	6 026,5	52	0,86
Förster	6 455	30	0,46	Eisenbahnbeamte (Zugpersonal)	9 978	104	1,04
Lehrer	47 192,5	245	0,52	Handwerker im Baugewerbe	19 492	205	1,05
Landwirte	25 856,5	132	0,54	Sattler	6 113	66	1,08
Ingenieure und Geometer	6 863,5	37	0,54	Maler	9 487	102	1,08
Staatsbeamte	6 402	35	0,55	Glaser u. Vergolder	2 805	31	1,11
Gärtner	5 221,5	31	0,59	Bergarbeiter	9 721	112	1,15
Gerber	2 620,5	17	0,65	Schiffer und Lotsen	3 729	43	1,15
Ärzte	10 207,5	71	0,70	Bildhauer und Stukkateure	1 238	15	1,21
Bau- und Maurermeister	13 019	95	0,73	Eisenbahnarbeiter	6 423,5	80	1,25
Schuhmacher	25 440	203	0,80	Gastwirte	43 245,5	542	1,25
Tischler, Böttcher, Stellmacher	35 314,5	288	0,82	Steinsetzer, Glasschleifer usw. (Industrie der Stein- und Erdarbeiter)	3 348	74	1,36
Privatbeamte	11 296,5	95	0,84	Feuerwehrleute	2 456,5	38	1,55
Eisenbahnbeamte (Nicht-Zugpersonal)	21 360	179	0,84				
Schlächter u. Viehhändler	14 285,5	120	0,84				
			Altersklasse 41—50.				
Geistliche	7 105	60	0,84	Glaser und Vergolder	2 643,5	38	1,44
Lehrer	30 921,5	279	0,90	Schiffer und Lotsen	3 951	60	1,52
Gärtner	4 757	44	0,92	Eisenbahnbeamte (Zugpersonal)	10 640,5	164	1,57
Förster	6 336,5	60	0,95	Schlächter und Viehhändler	11 467,5	185	1,61
Ingenieure und Geometer	5 262,5	56	1,06	Maler	7 630	134	1,76
Landwirte	23 100	247	1,07	Handwerker im Baugewebe	18 859	354	1,88
Staatsbeamte	5 914	67	1,13	Bergarbeiter	9 359,5	183	1,95
Ärzte	6 990,5	79	1,13	Eisenbahnarbeiter	7 609,5	152	2,0
Sattler	6 020,5	72	1,20	Bildhauer und Stukkateure	1 072,5	22	2,05
Gerber	2 537,5	31	1,22	Steinsetzer, Glasschleifer usw. (Industrie der Stein- u. Erdenarbeiter)	3 697	81	2,19
Schuhmacher	25 578	312	1,22	Feuerwehrleute	2 289	52	2,27
Bergbeamte	5 711	74	1,30	Gastwirte	36 663	843	2,30
Privatbeamte	9 136	125	1,37				
Eisenbahnbeamte (Nicht-Zugpersonal)	25 431,5	348	1,37				
Tischler, Böttcher, Stellmacher	34 444,5	474	1,38				
Bau- und Maurermeister	11 930	167	1,40				

„Gotha“ hat seine Berufsuntersuchungen 1890 aufgenommen und dann die nächsten zwei Jahrzehnte fortgesetzt. Leider lassen sich die von den beiden Gesellschaften gefundenen Prozentsätze nicht unmittelbar vergleichen, da bei

Sterblichkeit der Gastwirte und

Zugang 1852—1902, beobachtet von 1852 bis zum Prämientermin 1903. Lebenslänglich und mit nach den Erfahrungen der Bank unter sämtlichen lebenslänglich oder mit Abkürzung versicherten

Todesursachen	Gast-					
	Altersklassen					
	15—50			51—90		
	Sterbefälle		Proz. der wirklichen von den rechnungsmäßigen	Sterbefälle		Proz. der wirklichen von den rechnungsmäßigen
	wirkliche	rechnungsmäßig		wirkliche	rechnungsmäßig	
I. Infektionskrankheiten . . . überhaupt	23	16,76	*137*	30	14,93	*201*
a) Gelenkrheumatismus	9	2,16	. .	4	0,84	. .
II. Zoonosen, Vergiftungen, Parasiten . .	1	0,79	. .	1	0,37	. .
III. Tuberkulose	83	46,68	*178*	52	29,38	*177*
IV. Bösartige Neubildungen . . überhaupt	17	12,38	*137*	44	36,35	*121*
a) Krebs	17	10,19	*167*	40	33,79	*118*
V. Stoffwechselkrankheiten . . überhaupt	9	4,04	. .	27	14,65	*184*
a) Zuckerkrankheit	7	2,54	. .	15	6,08	*247*
b) Gicht	1	0,08	. .	2	1,57	. .
c) Altersschwäche	—	—	. .	10	5,29	*189*
VI. Krankheiten des Zentralnervensystems überhaupt	29	23,67	*123*	72	51,19	*141*
a) Gehirnschlag	11	6,29	*175*	45	30,04	*150*
b) Geisteskrankheiten	4	0,69	. .	—	0,70	. .
c) Gehirnparalyse	9	12,01	. .	14	4,86	*288*
d) Rückenmarkskrankheiten	4	1,50	. .	6	4,31	. .
VII. Krankheiten der Atmungsorgane . . . überhaupt	17	10,66	*159*	41	41,43	*99*
a) Akute Krankheiten der Luftwege und Lungen	14	9,55	*147*	17	20,60	*83*
b) Chronische Krankheiten (mit Ausnahme der Tuberkulose)	3	1,08	. .	24	20,83	*115*
VIII. Krankheiten der Zirkulationsorgane. . überhaupt	40	22,35	*179*	84	64,32	*131*
a) Aneurysma	1	3,33	. .	2	17,34	. .
IX. Krankheiten der Ernährungsorgane . . überhaupt	32	13,09	*244*	45	19,70	*228*
a) Krankheiten des Magen und Darmkanals	8	5,21	. .	16	9,08	*176*
b) Krankheiten der Leber	23	5,76	*399*	25	8,02	*312*
X. Krankheiten der Harnorgane überhaupt	20	9,47	*211*	25	18,04	*139*
a) Krankheiten der Nieren	19	8,20	*232*	19	10,72	*177*
b) Krankheiten der Blase und Harnwege	1	1,30	. .	6	7,33	. .
XI. Unfall	6	6,33	. .	1	4,78	. .
XII. Selbstmord	16	9,31	*172*	9	4,92	. .
XIII. Sonstige Krankheiten	1	0,98	. .	1	2,35	. .
Sämtliche Todesursachen	294	176,51	*167*	432	302,41	*143*

„Germania" nicht, wie bei „Gotha", die Sterblichkeit *sämtlicher* Versicherter als Vergleichsmaßstab zugrunde gelegt ist, aber eine Übereinstimmung in der Abstufung der Sterblichkeit der einzelnen Berufe wird doch unverkennbar, wie folgende Gegenüberstellung der von „Gotha" gefundenen Ergebnisse zeigt (siehe folgende Tabelle auf S. 848).

Auf die Wiedergabe der einzelnen auf die verschiedenen Berufe entfallenden Todesursachen müssen wir hier verzichten; nur hinsichtlich der gefährdesten Berufe, der der Brauer und Gastwirte, fügen wir eine Zerlegung in die einzelnen Todesursachen bei Gotha selbst an, um zu beweisen, daß, wenn wir von den Unfällen bei den Brauern und zu einem Teile von der Lungenschwindsucht bei den

Brauer nach Todesursachen.

— freiwilliger und bedungener — Abkürzung Versicherte. Die rechnungsmäßigen Sterbefälle sind Männern der Zugangsjahre 1852 bis 1895 und der Beobachtungsjahre von 1852 bis 1896 ermittelt[1]).

wirte			Brauer								
Sämtliche Alter			Altersklassen						Sämtliche Alter		
			15—50			51—90					
Sterbefälle		Proz. der wirklichen von den rechnungsmäßigen	Sterbefälle		Proz. der wirklichen von den rechnungsmäßigen	Sterbefälle		Proz. der wirklichen von den rechnungsmäßigen	Sterbefälle		Proz. der wirklichen von den rechnungsmäßigen
wirkliche	rechnungsmäßig		wirkliche	rechnungsmäßig		wirkliche	rechnungsmäßig		wirkliche	rechnungsmäßig	
53	31,69	*167*	12	6,72	*179*	9	5,61	. .	21	12,33	*170*
13	3,00	*433*	5	0,84	. .	1	0,33	. .	6	1,17	. .
2	1,16	. .	—	0,28	. .	1	0,12	. .	1	0,40	. .
135	76,06	*177*	25	19,34	*129*	12	10,90	*110*	37	30,24	*122*
61	48,73	*125*	12	4,91	*244*	16	13,40	*119*	28	18,31	*153*
57	43,98	*130*	8	4,10	. .	12	12,43	*97*	20	16,53	*121*
36	18,69	*193*	4	1,63	. .	13	6,58	*198*	17	8,21	*207*
22	8,62	*255*	3	1,02	. .	10	2,27	*441*	13	3,29	*395*
3	1,65	. .	—	0,03	. .	1	0,60	. .	1	0,63	. .
10	5,29	*189*	—	—	. .	2	3,12	. .	2	3,12	. .
101	74,86	*135*	14	9,50	*147*	18	19,28	*93*	32	28,78	*111*
56	36,33	*154*	6	2,51	. .	16	11,38	*141*	22	13,89	*158*
4	1,39	. .	1	0,26	. .	—	0,26	. .	1	0,52	. .
23	16,87	*136*	5	4,80	. .	1	1,81	. .	6	6,61	. .
10	5,81	*172*	2	0,65	. .	1	1,62	. .	3	2,27	. .
58	52,09	*111*	4	4,25	. .	18	15,71	*115*	22	19,96	*110*
31	30,15	*103*	3	3,81	. .	11	7,75	*142*	14	11,56	*121*
27	21,91	*123*	1	0,44	. .	7	7,93	. .	8	8,37	. .
124	86,67	*143*	19	9,00	*211*	48	24,00	*200*	67	33,00	*203*
3	20,67	. .	2	1,31	. .	2	6,55	. .	4	7,86	. .
77	32,79	*235*	11	5,28	*208*	10	7,35	*136*	21	12,63	*166*
24	14,29	*168*	2	2,08	. .	4	3,42	. .	6	5,50	. .
48	13,78	*348*	9	2,27	. .	6	2,94	. .	15	5,21	*288*
45	27,51	*164*	8	3,82	. .	11	6,94	*159*	19	10,76	*177*
38	18,92	*201*	8	3,26	. .	9	4,01	. .	17	7,27	*234*
7	8,63	. .	—	0,51	. .	2	2,90	. .	2	3,41	. .
7	11,11	. .	10	2,58	*388*	1	1,77	. .	11	4,35	*253*
25	14,23	*176*	4	3,74	. .	6	1,86	. .	10	5,60	*179*
2	3,33	. .	—	0,37	. .	—	0,85	. .	—	1,22	. .
726	478,92	*152*	123	71,42	*172*	163	114,37	*143*	286	185,79	*154*

Gastwirten, als von mitwirkenden Ursachen beeinflußt, absehen, sich kein anderes ätiologisches Moment für die Übersterblichkeit dieser Berufe anschuldigen läßt, als der chronische Alkoholismus. Er ist die Berufskrankheit dieser Berufe, wie sich aus der bereits in den jungen und mittleren Altern auftretenden außerordentlich hohen Sterblichkeit an Herz-, Nieren- und Leberkrankheiten, aber auch an den Infektionskrankheiten und anderen Erkrankungen ohne weiteres folgern läßt (siehe vorstehende Tabelle auf S. 846 und 847).

[1]) Die Prozentsätze sind nur da ausgerechnet, wo die Besetzung der einzelnen Todesursache hier und bei den folgenden Tabellen mit Todesfällen eine so große war, daß Zufälligkeiten eine größere Bedeutung nicht haben konnten.

Die Prozentsätze sind nur da ausgerechnet, wo die Besetzung der einzelnen Todesursache hier und bei den folgenden Tabellen mit Todesfällen eine so große war, daß Zufälligkeiten eine größere Bedeutung nicht haben konnten.

Die Todesursachen bei verschiedenen Berufsklassen auf Grund der Gothaer Beobachtungen.

Wirkliche und rechnungsmäßige Sterbefälle und die ersteren in Prozenten der letzteren mit Unterscheidung zweier großer Altersklassen und Zusammenfassung sämtlicher Versicherungsjahre.

Berufsklassen	Alter								
	26—60			61—90			Sämtliche (26—90)		
	Rechnungsmäßige	Wirkliche	Auf je 100 rechnungsmäßige treffen wirkliche[1])	Rechnungsmäßige	Wirkliche	Auf je 100 rechnungsmäßige treffen wirkliche	Rechnungsmäßige	Wirkliche	Auf je 100 rechnungsmäßige treffen wirkliche
	Sterbefälle			Sterbefälle			Sterbefälle		
Universitätslehrer ohne Ärzte	84,73	48	*57*	131,50	106	*81*	216,23	154	*71*
Gymnasiallehrer	651,25	504	*77*	600,09	541	*90*	1251,34	1045	*84*
Elementarlehrer	1672,25	1379	*82*	1484,56	1394	*94*	3156,81	2773	*88*
a) Stadtlehrer	399,58	303	*76*	343,46	323	*94*	743,04	626	*84*
b) Landlehrer	1272,67	1076	*85*	1141,10	1071	*94*	2413,77	2147	*89*
Evangelische Geistliche	942,81	694	*74*	1421,76	1336	*94*	2364,57	2030	*86*
Katholische Geistliche	192,09	199	*104*	154,14	191	*124*	346,23	390	*113*
Ärzte	501,70	583	*116*	446,07	469	*105*	947,77	1052	*111*
Dozenten der Medizin	31,65	29	*92*	27,24	38	*139*	58,89	67	*114*
Gastwirte	315,25	538	*171*	161,91	188	*116*	477,16	726	*152*
Brauer	122,85	218	*177*	61,76	66	*107*	184,61	284	*154*
Landwirte	885,09	846	*96*	897,74	917	*102*	1782,83	1763	*99*
Förster	713,67	552	*77*	1001,56	956	*95*	1715,23	1508	*88*

Weder „Gotha" noch die „Germania" haben sich aber auf die Untersuchung nach Berufen allein beschränkt; beide erkannten richtig, daß bei der für viele Berufe bestehenbleibenden Schwierigkeit, die Berufsschädlichkeiten von denen der Umwelt zu trennen, es auch notwendig sei, den Einfluß aufzudecken, den die wirtschaftliche und soziale Lage der Versicherten auf die Sterblichkeit ausübt. Diesem Zwecke dienten die Untersuchungen, die „Gotha" an ihren Versicherten der Jahre 1829—78, „Germania" an den ihrigen der Jahre 1857—1894 anstellten. In ihrer Anordnung weichen beide Arbeiten insofern voneinander ab, daß „Gotha" das gesamte Beobachtungsmaterial in 3 Summenklassen zerlegte, von denen die niedrigste alle Versicherungen unter 3000 M., die mittlere die von 3—6000 M. Versicherungssumme und die höchste die Summen von über 6000 M. umfaßte, während die „Germania" nur zwei Klassen bildete, deren erste (I) die Versicherten mit einer Versicherungssumme von mindestens 2000 M., deren zweite (II) die Versicherten mit einer solchen von weniger als 2000 M. umschloß. Da „Gotha" satzungsgemäß unter 1000 M. Versicherungssumme nicht versicherte, die „Germania" dagegen als Mindestversicherungssumme 300 M. hatte, ist nicht daran zu zweifeln, daß die „Germania" noch erheblich niedrigere soziale Schichten als „Gotha" in den Kreis ihrer Untersuchung mit einbezogen hatte. Leider gehen nur auch bei der Durchführung dieser Unter-

[1]) Die Abweichungen von 100 geben also an, um wie viel Prozent mehr oder weniger bei den betreffenden Berufen die Sterblichkeit war.

suchung beide Gesellschaften wieder nicht denselben Weg, und vor allem vermißt man bei der „Germania“ wieder eine Zusammenfassung nach Todesursachen, wie sie „Gotha“ mit folgender Tabelle gibt:

Todesursachen unter sämtlichen 1829 bis 1878 zugegangenen männlichen Versicherten der Gothaer Bank nach Summenklassen.

Rechnungsmäßige Sterbefälle nach den Erfahrungen über sämtliche Summenklassen in demselben Zeitraume.

Todesursachen	Alter zu Anfang des Beobachtungsjahres						Sämtliche Alter		
	15—50			51—90					
	Rechnungsmäßige Sterbefälle	Wirkliche Sterbefälle	Auf je 100 rechnungsmäßige treffen wirkliche	Rechnungsmäßige Sterbefälle	Wirkliche Sterbefälle	Auf je 100 rechnungsmäßige treffen wirkliche	Rechnungsmäßige Sterbefälle	Wirkliche Sterbefälle	Auf je 100 rechnungsmäßige treffen wirkliche
1. Infektionskrankheiten									
bis 3000	157,33	163	*103*	271,26	299	*110*	428,59	462	*108*
3000 „ 6000	247,07	249	*101*	430,95	417	*97*	678,02	666	*98*
über 6000	101,37	96	*95*	195,68	175	*89*	297,05	271	*91*
2. Lungenschwindsucht									
bis 3000	321,63	423	*132*	390,23	497	*127*	711,86	920	*129*
3000 „ 6000	496,58	487	*98*	622,62	621	*100*	1119,20	1108	*99*
über 6000	201,51	143	*71*	283,28	189	*67*	484,79	332	*68*
3. Bösartige Neubildungen									
bis 3000	59,28	68	*115*	294,66	307	*104*	353,94	375	*106*
3000 „ 6000	94,77	95	*100*	467,41	439	*94*	562,18	534	*95*
über 6000	39,90	29	*73*	211,98	228	*108*	251,88	257	*102*
4. Krankheiten des Zentralnervensystems mit Ausschluß von Gehirnschlag bis 3000	84,42	55	*65*	262,51	226	*86*	346,93	281	*81*
3000 „ 6000	132,06	152	*115*	415,95	403	*97*	548,01	555	*101*
über 6000	54,42	69	*127*	188,46	240	*127*	242,88	309	*127*
5. Krankheiten der Atmungsorgane, akute und chronische									
bis 3000	76,35	98	*128*	816,68	949	*116*	893,03	1047	*117*
3000 „ 6000	120,90	113	*93*	1281,53	1231	*96*	1402,43	1344	*96*
über 6000	50,39	40	*79*	576,82	497	*86*	627,21	537	*86*
6. Krankheiten der Zirkulationsorgane, einschließlich Gehirnschlag bis 3000	135,32	113	*84*	1069,70	1017	*95*	1205,02	1058	*88*
3000 „ 6000	215,40	227	*105*	1687,93	1684	*100*	1803,33	1911	*106*
über 6000	90,44	109	*121*	762,68	899	*118*	853,12	1008	*118*
7. Nierenentzündung									
bis 3000	22,86	20	*87*	63,04	64	*102*	85,90	*84*	*98*
3000 „ 6000	36,31	29	*80*	100,11	89	*89*	136,42	118	*86*
über 6000	15,10	24	*159*	45,46	57	*125*	60,56	81	*134*
8. Krankheiten der Ernährungsorgane									
bis 3000	87,01	75	*86*	421,30	419	*99*	508,31	494	*97*
3000 „ 6000	137,73	143	*104*	665,12	657	*99*	802,85	800	*100*
über 6000	57,09	65	*114*	300,68	310	*103*	357,77	375	*105*
Sterblichkeit im allgemeinen bis 3000	1046,49	1121	*107*	4061,18	4158	*102*	5107,67	5279	*103*
3000 „ 6000	1642,28	1642	*100*	6405,90	6253	*98*	8048,18	7895	*98*
über 6000	676,57	656	*97*	2896,51	2975	*103*	3573,08	3631	*102*

Beispiele aus den Einzeldarstellungen der Germaniastatistik zu geben, erübrigt sich, da die Ergebnisse beider Gesellschaften vollständig darin übereinstimmen, daß die einzelnen Krankheitsgruppen in den verschiedenen Summenklassen ganz verschieden sich verhalten, und daß hierbei die Lebensalter bis 50 und über 50 Jahre eine sehr wesentliche Rolle spielen, wie sich allein schon aus der Vergleichung der für „Gotha" gegebenen Prozentsätze ergibt. Auf ein näheres Eingehen auf die einzelnen Krankheitsgruppen selbst müssen wir auch hier verzichten, nur hinsichtlich der Gruppe „Infektionskrankheiten" fügen wir bei der Bedeutung, die sie für die soziale Hygiene hat, noch eine Tabelle von „Gotha" an, die eine Weiterzerlegung in die hauptsächlichsten Krankheitstypen veranschaulicht:

Todesursache	Alter 15—50 Rechnungsmäßige	Alter 15—50 Wirkliche	Alter 15—50 Proz. der wirklichen Zahl von der rechnungsmäßigen	Alter 51—90 Rechnungsmäßige	Alter 51—90 Wirkliche	Alter 51—90 Proz. der wirklichen Zahl von der rechnungsmäßigen	Sämtliche Alter Rechnungsmäßige	Sämtliche Alter Wirkliche	Sämtliche Alter Proz. der wirklichen Zahl von der rechnungsmäßigen
	Zahl der Sterbefälle			Zahl der Sterbefälle			Zahl der Sterbefälle		
Typhus									
bis 3000	203,39	213	104,7	195,45	223	114,1	398,84	436	109,3
3000 „ 6000	324,13	335	103,4	304,70	309	101,4	628,83	644	102,4
über 6000	140,06	120	85,7	140,57	109	77,5	280,63	229	81,5
Cholera									
bis 3000	31,50	37	117,5	49,39	55	111,4	80,89	92	113,7
3000 „ 6000	50,25	49	97,5	76,81	76	98,9	127,06	125	98,4
über 6000	21,88	17	77,7	35,33	31	87,7	57,21	48	83,9
Pocken									
bis 3000	13,81	18	130,3	17,39	32	139,9	31,60	50	158,2
3000 „ 6000	22,19	17	76,5	27,72	17	61,3	49,91	34	68,1
über 6000	9,82	10	101,8	12,83	9	70,1	22,65	19	83,9
Gelenkrheumatismus									
bis 3000	36,25	29	80,0	18,80	16	85,1	55,05	45	81,7
3000 „ 6000	58,40	56	95,9	29,34	29	98,8	87,74	85	96,9
über 6000	25,56	35	136,9	13,55	17	125,5	39,11	52	133,0

Danach werden Typhus, Cholera und Pocken den niedrigsten Summen am gefährlichsten, umgekehrt der akute Gelenkrheumatismus den höchsten. Das gibt denen recht, die dem akuten Gelenkrheumatismus eine gesonderte Stellung unter den Infektionskrankheiten zuweisen und bei ihm eine besondere, durch die Ernährung und den Stoffwechsel gegebene Prädisposition voraussetzen. Daß übrigens bei ihm die Erkältung nicht die Rolle spielt, die ihr so häufig zugeschrieben wird, ergibt sich aus der oben bereits gegebenen Berufsstatistik der Gastwirte und Brauer. Denn wäre es der Fall, so müßte er bei den den Erkältungen so sehr ausgesetzten Brauern häufiger sein, als bei den Gastwirten; aber in Wirklichkeit ist es umgekehrt.

Und noch auf etwas anderes sei hier gleich hingewiesen, nämlich auf die Kontrolle, die die Untersuchungen der Lebensversicherung über die Wirkungen der sozialen Hygiene auf die Sterblichkeit ausüben. Gerade die Infektionskrankheiten geben hier einen vorzüglichen Prüfstein, weil sie der Auslese nicht unterworfen sind, die sonst diese Ergebnisse leicht stören kann. Während so die Gothaer fünfzigjährige Statistik der Jahre 1829—1878 noch 265 Todesfälle an Cholera, 103 an Pocken zählte, sind diese seitdem ganz aus den Todesfallregistern verschwunden, die Sterblichkeit an Typhus aber nahm folgenden absteigenden Verlauf:

1829—1851 = 329,7%
1852—1866 = 203,9%
1867—1880 = 109,7%
1881—1895 = 42,1%
1904—1909 = 24,0%
(die erwartungsmäßige Sterblichkeit = 100 gesetzt).

Auch die Tuberkulose zeigte einen gewaltigen Rückgang, doch spielt bei ihr die Auslese eine zu große Rolle, um diesen der sozialen Hygiene auch nur in seinem wesentlichsten Teil gutschreiben zu können. Immerhin mögen ihre Sterblichkeitsprozentsätze für den gleichen Zeitraum wenigstens angeführt werden. Sie waren:

1829—1851 = 156,6%
1852—1866 = 109,3%
1867—1880 = 107,0%
1881—1895 = 86,0%
1904—1909 = 28,0%.

Bei ihrer großen Verbreitung in der gesamten Bevölkerung und vor allem bei ihrem großen Einfluß auf die Prognose usque ad longam vitam der von ihr Befallenen hat die Syphilis für die Lebensversicherung eine ganz besonders ernste Bedeutung. Es ist eines der Verdienste der Lebensversicherung, daß sie es war, die am frühesten mit (1879) auf den unzweifelhaften Zusammenhang der Tabes und der progressiven Paralyse, den noch ein LEYDEN bestritt und VIRCHOW mit dem absprechendsten Urteile über die statistische Beweisführung überhaupt ablehnte, hinwies.

Von den neueren Arbeiten der Lebensversicherung entnehmen wir der dem IV. Internationalen Kongreß für Versicherungsmedizin 1906 in Berlin vorliegenden Untersuchung der Gothaer Bank über die Sterblichkeit ihrer an Syphilis vorerkrankten Versicherten nebenstehende und folgende Tabelle, deren erste einen Vergleich zwischen der Sterblichkeit der mit Syphilis infizierten und derjenigen sämtlicher in der gleichen Beobachtungszeit versicherten Männer gibt.

Wirkliche und rechnungsmäßige Sterblichkeit der an Syphilis vorerkrankten Versicherten.

(Männer, Zugang 1852—1904, beobachtet 1852 bis zum Prämientermin 1905.)

Alter zu Anfang des Beobachtungsjahres	Rechnungsmäßige Sterbefälle	Wirkliche Sterbefälle	Auf je 100 rechnungsmäßige treffen wirkliche
15—25	0,43	1	—
26—30	4,32	5	—
31—35	14,85	21	—
15—35	19,60	27	*138*
36—40	28,98	54	—
41—45	40,81	69	—
46—50	44,93	90	—
36—50	114,72	213	*186*
51—55	45,70	73	—
56—60	41,12	61	—
61—65	31,55	56	—
66—70	20,95	34	—
51—70	139,32	224	*161*
71—75	11,05	13	—
76—80	4,13	9	—
81—85	0,94	—	—
86—90	0,28	1	—
71—90	16,40	23	*140*
Sämtl. Alter	290,04	487	*168*

Die Tabelle lehrt, daß die Syphilitiker gegenüber der Allgemeinheit der versicherten Männer für sämtliche Alter eine durchschnittliche Übersterblichkeit von 68% hatten, daß aber die einzelnen Altersklassen ganz verschieden an dieser Übersterblichkeit teilnahmen: der in den Altern 15—35 festzustellende Sterblichkeitsprozentsatz von 38% steigt rapid in den Altern 36—50 auf 86% an, um dann ganz allmählich in den Altern 51—70 auf 61% und schließlich in den Altern 71—90 auf 40% zurückzugehen.

Auch hier konnte nur eine weitere Zerlegung des Materials nach den beobachteten Todesursachen einen Einblick in diesen eigentümlichen Verlauf der Sterblichkeit geben. Sie ist ausgeführt worden und in der folgenden Tabelle finden sich ihre Ergebnisse zusammengestellt:

Sterblichkeit nach Todesursachen unter den an Syphilis vorerkrankten Versicherten.

Todesursachen	Alter								
	15—50			51—90			15—90		
	Rechnungsmäßige	Wirkliche	Auf je 100 rechnungsmäßige treffen wirkliche	Rechnungsmäßige	Wirkliche	Auf je 100 rechnungsmäßige treffen wirkliche	Rechnungsmäßige	Wirkliche	Auf je 100 rechnungsmäßige treffen wirkliche
	Sterbefälle			Sterbefälle			Sterbefälle		
1. Infektionskrankheiten, Zoonosen, Parasiten . .	12,33	14	. .	7,67	8	. .	20,00	22	*110*
2. Tuberkulose	34,98	21	*60*	16,74	4	. .	51,72	25	*48*
3. Bösartige Neubildungen	9,52	17	. .	19,80	30	*152*	29,32	47	*160*
4. Stoffwechselkrankheiten	3,11	3	. .	5,50	5	. .	8,61	8	. .
5. Geistes- und Gehirnkrankheiten (ohne Paralyse), Alkoholismus . .	3,09	9	. .	5,89	13	. .	8,98	22	*245*
6. Progressive Gehirnparalyse	9,47	53	*560*	3,06	10	. .	12,53	63	*503*
7. Rückenmarkskrankheiten	1,12	11	. .	2,33	12	. .	3,45	23	*667*
8. Krankheiten der Atmungsorgane	7,88	9	. .	19,35	18	*93*	27,23	27	*99*
9. Krankheiten des Herzens und der Blutgefäße, Gehirnschlag, Aneurysma.	22,17	47	*212*	48,07	105	*218*	70,24	152	*216*
Gehirnschlag allein . .	4,66	14	. .	14,64	30	*205*	19,30	44	*228*
Aneurysma allein . . .	1,06	6	. .	0,85	7	. .	1,91	13	. .
10. Krankheiten der Niere	6,52	10	. .	6,25	11	. .	12,77	21	*164*
11. Krankheiten des Magens und Darms	5,62	15	. .	5,83	6	. .	11,45	21	*184*
12. Krankheiten der Leber	4,38	3	. .	4,30	6	. .	8,68	9	. .
13. Unfälle	4,71	9	. .	2,68	2	. .	7,39	11	. .
14. Selbstmord	7,15	16	. .	2,75	6	. .	9,90	22	*222*
15. Altersschwäche	0,00	—	. .	1,10	3	. .	1,10	3	. .
16. Übrige Krankheiten . .	2,27	3	. .	4,40	8	. .	6,67	11	. .
Sämtliche Todesursachen .	134,32	240	*179*	155,72	247	*159*	290,04	487	*168*

Es wird sofort ersichtlich, daß, ebensowenig wie beim Alkoholismus, die akute Vergiftung an sich, es auch hier nicht die unmittelbaren Folgen der Infektion, sondern ihre chronisch-deletären Wirkungen auf bestimmte Organe sind, die die hohe Sterblichkeit bedingen. Es wird noch deutlicher, wenn wir, wie es in der folgenden Tabelle geschieht, die 16 Todesursachen in drei Hauptgruppen zusammenziehen (siehe S. 853).

Es sind in erster Linie die Gehirn- und Rückenmarkkrankheiten, in zweiter Linie die Krankheiten des Herzens und der Blutgefäße, die die Ursachen der großen Übersterblichkeit sind, wobei die ersteren in den Altern bis 50, die letzteren in den höheren Lebensaltern das Übergewicht haben.

Sterblichkeit der an Syphilis vorerkrankten Versicherten in drei Hauptgruppen von Todesursachen.

Todesursachengruppen	Alter zu Anfang des Beobachtungsjahres						Sämtliche Alter		
	14—20			51—90			15—90		
	Rechnungsmäßige Sterbefälle	Wirkliche Sterbefälle	Auf je 100 rechnungsmäßige treffen wirkliche	Rechnungsmäßige Sterbefälle	Wirkliche Sterbefälle	Auf je 100 rechnungsmäßige treffen wirkliche	Rechnungsmäßige Sterbefälle	Wirkliche Sterbefälle	Auf je 100 rechnungsmäßige treffen wirkliche
1. Geisteskrankheiten, Gehirnparalyse, übrige Gehirnkrankheiten, Rückenmarkskrankheiten, Selbstmord	20,83	89	*427*	14,03	41	*292*	34,86	130	*373*
2. Krankheiten des Herzens und der Blutgefäße einschließlich Gehirnschlag, Krankheiten der Nieren	28,69	57	*199*	54,32	116	*214*	83,01	173	*208*
3. Hauptgruppen unter 1 und 2 zusammen	49,52	146	*295*	68,35	157	*230*	117,87	303	*257*
4. Übrige Todesursachen .	84,80	94	*111*	87,37	90	*103*	172,17	184	*107*
5. Sämtliche Todesursachen	134,32	240	*179*	155,72	247	*159*	290,04	487	*168*

Zu den gleichen Ergebnissen führte eine Untersuchung, die im Jahre 1904 die skandinavischen Lebensversicherungsanstalten an einem Material von 5814 mit Syphilis vorerkrankten Versicherten mit 850 Todesfällen anstellten. Die Übersterblichkeit betrug 65%. Zu einer Übersterblichkeit von 88% kam endlich eine Untersuchung von Lebensversicherungsgesellschaften der Vereinigten Staaten und Kanadas, die das Syphilismaterial der Jahre 1885—1908 bearbeiteten. Die Sterbefälle an progressiver Paralyse und Tabes überwogen allein die der durchschnittlichen Erfahrung der Gesellschaften um mehr als das fünffache, ein Ergebnis, das darum noch von besonderem Wert ist, weil es den Einwand widerlegt, daß die Lebensversicherungsuntersuchungen um deswillen heute weniger Beachtung verdienten, daß ihre Beobachtungen sich über Zeiträume erstreckten, in denen die Behandlung der Syphilis noch nicht die ausreichende der späteren Jahre gewesen sei. Diese Statistik entstammt nicht nur der neueren Zeit, sie gibt auch eine Zerlegung der Fälle in 2 Klassen, deren erste nur von Versicherten gebildet wird, bei denen der Zeitpunkt ihrer Ansteckung genau bekannt war, die daran anschließend durch 2 Jahre hindurch fortgesetzt behandelt wurden und bis zum Tage der Versicherung, die höchstens 1 Jahr nach Beendigung der Behandlung erfolgte, wie während der Behandlung frei von jedem Rezidiv geblieben waren. Das Ergebnis gibt die folgende Tabelle:

	Wirkliche Sterblichkeit	Erwartete Sterblichkeit	Verhältnis der wirklichen zur erwarteten Sterblichkeit Proz.
Die Ansteckung liegt zwischen 3—5 Jahren vor der Versicherung zurück	13	9,35	139
Die Ansteckung liegt zwischen 5—10 Jahren vor der Versicherung zurück	34	19,56	147
Die Ansteckung liegt länger als 10 Jahre vor der Versicherung zurück	53	24,42	217
	100	53,33	188

„Gotha“ hatte auch eine Zerlegung ihres Materials nach der seit der Infektion zurückgelegten Zeit vorgenommen und folgende Prozentsätze des Verhältnisses der wirklichen zur rechnungsmäßigen Sterblichkeit festgestellt:

für die ersten	5– 9 zurückgelegten	Jahre	150%
	10–19 ,,	,,	200%
	20–29 ,,	,,	159%
	30 und folgenden	,,	150%.

Die Gehirn- und Rückenmarkleiden allein aber verteilten sich so, daß ihre Sterblichkeitsprozentsätze für die zurückgekegten Jahre 5–9 = 380%, 10 bis 19 = 600%, 20–29 = 346%, 30 und folgende = 218% waren, also einen Fortschritt zum Besseren auch hierin die neuere Statistik nicht aufweist.

Freilich fällt auch diese amerikanische Statistik noch vor die Zeit der Salvarsanbehandlung, aber gerade das mit ihr bewiesene vollständige Versagen der FOURNIERschen Dauerbehandlung, die mit den gleichen Lobeserhebungen begrüßt wurde, als jetzt die Salvarsanbehandlung, läßt nicht mit allzugroßem Vertrauen in die Zukunft blicken. Jedenfalls hat die soziale Hygiene alle Ursache, nach wie vor die Syphilisbekämpfung mit allen ihr zu Gebote stehenden Mitteln zu betreiben.

Leider können wir hier bei seiner Reichhaltigkeit dem Konstitutions- und Hereditätsproblem in seiner Bedeutung für die Lebensprognose und damit auch für die soziale Hygiene nicht nachgehen, denn gerade auf diesem Gebiete haben die Lebensversicherungsuntersuchungen zu den überzeugendsten Ergebnissen geführt. Von der Fragestellung ausgehend: Welche Versicherten starben in den verschiedenen Altersklassen an der oder jener Krankheit, und warum starben sie daran und nicht auch die anderen Versicherten, die denselben äußeren Bedingungen unterworfen waren?, und zu diesen Arbeiten deshalb besonders befähigt, weil sie jeden Versicherten bei seiner Aufnahme sofort nach allen seinen körperlichen und gesundheitlichen Eigenschaften festgelegt und bei eingetretenem Tode dann imstande ist, den ursprünglichen Zusammenhang zwischen anscheinend gleichgültigen, an sich jedenfalls nicht notwendig krankhaften Merkmalen oder Erscheinungen aufzudecken, war früh die Lebensversicherungsmedizin zu dem Konstitutions- und Hereditätsbegriff in der Ätiologie einer Reihe von Erkrankungen gekommen, und alle weiteren Untersuchungen hatten sie in ihrer auf dieser Grundlage gewonnenen Anschauung über die Krankheitsursache so gefestigt, daß niemals und selbst in der Hochflut der orthodox-bakteriologischen Ära die Konstitution in Verbindung mit der Heredität als Hauptstütze der Auslese der Tuberkulose gegenüber, auch nur schwankend gemacht werden konnte. Auf dem IV. Internationalen Kongreß für Versicherungsmedizin 1906 ist darüber des Eingehenden referiert worden, und seitdem haben alle weiteren Untersuchungen nur weitere Bausteine für die Richtigkeit unserer Anschauung beischaffen können, daß das Konstitutions- und Erblichkeitsproblem die ganze Pathologie durchzieht und beherrscht, und sein Ausbau auch im hohen Grade der Volkswohlfahrt zugute kommen muß.

Während die Lebensversicherung die wirtschaftlichen Folgen des Todes auszugleichen sucht, will die *private Invaliditätsversicherung* Schutz gegen die wirtschaftlichen Folgen der durch Krankheit bedingten Erwerbsunfähigkeit gewähren. An Stelle der Auszahlung einer einmaligen Geldsumme tritt hier die Rente, aber während bei der Lebensversicherung das entschädigungspflichtige Ereignis, der Tod, sicher eintritt, die Versicherungssumme also unter allen Umständen bezahlt werden muß, braucht bei ihr der Versicherungsfall, die Erwerbsunfähigkeit, nicht einzutreten, und wenn sie eintritt, braucht sie keine vollständige zu sein, sondern kann sich ihrem Grade nach sehr verschieden gestalten, ja, sie kann auch nur eine kurz dauernde, also zeitlich begrenzte sein. Dadurch findet aber der Versicherungsfall durchaus nicht, wie bei der Lebensversicherung, durch Eintritt des Ereignisses seine Erledigung, im Gegenteil liegen gerade in der Feststellung des Ereignisses und seiner Folgen auf die Gesundheit des Versicherten die großen Schwierigkeiten, die der Ausbreitung der privaten Invaliditätsversicherung hindernd im Wege stehen. So sind es auch nur ein oder zwei Gesellschaften, die sie rein als solche in ihrem Geschäftsplan haben; alle anderen Versicherungsanstalten, die sie überhaupt betreiben, haben sie nur als Zusatzversicherung zur Lebensversicherung in der Form aufgenommen, daß der Versicherte durch Zuzahlung eines Beitrages für den Fall des Eintritts seiner Erwerbsunfähigkeit sich die Beitragsfreiheit seiner Lebensversicherung sichert, diese also nicht mangels der Beitragszahlung von der Gesellschaft gekündigt werden kann, wenn er durch Krankheit verhindert, die Beiträge nicht mehr aufzubringen vermag. Und darin liegt sicher ein sittliches und wirtschaftlich fürsorgendes Moment, das der Familie und damit dem Volksganzen nützt.

Mit noch größeren Schwierigkeiten als die private Invaliditätsversicherung hat die *private Unfallversicherung* zu kämpfen. Denn wie jener fehlen auch ihr die staatlichen Berufungsinstanzen zur Feststellung des Unfallereignisses als entschädigungspflichtigen Unfall, und dieses und seine Folgen sind um so schwerer festzustellen, als, — wieder im Gegensatz zur staatlichen Versicherung —, sich die private Unfallversicherung nicht auf die in einem *Berufe* vorkommenden Unfälle beschränken kann, sondern *alle* vorkommenden Unfälle in dem Umfange entschädigt, der beim Abschluß der Versicherung in den Bedingungen festgelegt wird. Aber gerade diese Festlegung zukünftiger Unfallmöglichkeiten in Bedingungen ist so außerordentlich schwierig, ihre Wortfassung so ausgedehnten Mehrdeutigkeiten unterworfen, daß sich trotz ihrer in den Werbeschriften so gern betonten individuellen Schadenregulierung auch die private Unfallversicherung bald zur Einführung der Gliedertaxe entschließen mußte, um wenigstens bei einzelnen bestimmten Körperschädigungen, unbekümmert um den Beruf und die Arbeit, zu einer raschen Erledigung des Schadenfalles zu kommen.

Die Inanspruchnahme der Ärzte zur Feststellung des Invaliditätsgrades, der Unfallschädigung und der Entschädigungspflicht bei beiden ist eine sehr umfangreiche, setzt aber keine anderen wissenschaftlichen Kenntnisse und Weiterbildung als die des klinischen Unterrichts voraus. Auch besondere Leistungen im Rahmen der sozialen Hygiene haben beide nicht aufzuweisen; beider Betrieb ist auch noch zu jung, um über für diese zu verwendende Erfahrungen zu verfügen.

So ist es die Lebensversicherung im wesentlichen allein, die als private Versicherung mit der sozialen Hygiene in enge Beziehungen tritt. Beide gebrauchen dieselben Grundlagen, und wenn auch die Ziele ihrer Arbeiten scheinbar auseinandergehen, sie befruchten sich doch gegenseitig, um dasselbe zu wollen — der Volkswohlfahrt zu dienen.

Literatur.

Abel: Systematische und alphabetische Berufsliste. Veröffentlichungen d. deutschen Vereins für Versicherungswissenschaft 1913. Heft 25. — Abel: Untersuchungen über die Sterblichkeit unter den Versicherten der Germania, Leb.-Vers.-Akt.-Gesellschaft zu Stettin. Vereinsblatt für deutsches Versicherungswesen. 1887. Nr. 5, 6 u. 7. — Abel: Über die Sterblichkeit unter den Rentnern nach den Erfahrungen der Germania-Stettin. 1907. — Abel: Aus der Praxis der Gothaer Lebensversicherungsbank. Jena 1902. Gustav Fischer. — Andrae: Die Sterblichkeit in den land- und forstwirtschaftlichen Berufen. V. Internat. Kongreß f. Versicherungswissenschaft 1906 in Berlin. — Florschütz: Allgemeine Lebensversicherungsmedizin 1914. Berlin. Mittler und Sohn. — FLORSCHÜTZ: Die periodischen Untersuchungen anscheinend Gesunder. Ärztliche Sachverständigen-Zeitung 1915. Nr. 13. — FLORSCHÜTZ: Die frühzeitige Feststellung des Vorhandenseins einer Veranlagung zur Tuberkulose, insbesondere zur Lungentuberkulose. IV. Internat. Kongress f. Versicherungsmedizin. 1906 in Berlin. — FLORSCHÜTZ: Die Versicherung von Personen, die mit der Herstellung und dem Vertrieb alkoholhaltiger Getränke berufsmäßig in Beziehung stehen. V. Internat. Kongreß f. Versicherungswissenschaft 1906 in Berlin. — FLORSCHÜTZ: Lebensversicherung und soziale Medizin. Ärztliche Sachverständigenzeitung 1917, Nr. 15. — GOLLMER: Die Sterblichkeit der an Syphilis vorerkrankten Versicherten. IV. Internat. Kongreß f. Versicherungsmedizin 1906 in Berlin. — GOTTSTEIN: Die Bedeutung der privaten Versicherung für Medizin und Hygiene. Bibliothek f. soziale Medizin. Nr. 5. — GOTTSTEIN: Die Beziehungen der Lebensversicherungsmedizin zur Gesamtmedizin und zur Gutachtertätigkeit. Blätter f. Vertrauensärzte. Nr. 6. 1914. — GOTTSTEIN u. TUGENDREICH: Spezialärztliches Praktikum. — OLDENDORFF: Der Einfluß der Beschäftigung auf die Lebensdauer des Menschen. Berlin 1877. — RECKZEH: Einführung in die soziale Medizin. Berlin 1915. — TISELIUS: Über die Syphilis bei Lebensversicherung. IV. Internat. Kongreß f. Versicherungsmedizin 1906 in Berlin.

Namenverzeichnis.

Sachverzeichnis.

Die halboffenen Anstalten für Kleinkinder. Kindergarten, Kindertagesheim, Tageserholungsstätte. Von Dr. **Th. Hoffa,** Städtischer Kinderarzt in Barmen, und **Ilse Latrille,** Jugendwohlfahrtspflegerin in Barmen. Mit 16 Abbildungen. IV, 90 Seiten. 1926. RM 4.50

Technischer Wegweiser für die Kinderpflege. Zum Gebrauch in Anstalten und in der Privatpflege von Dr. **B. de Rudder,** Oberarzt der Univ.-Kinderklinik Würzburg. VI, 68 Seiten. 1926. RM 1.50; ab 20 Expl. RM 1.20

Ⓦ **Die körperliche Erziehung des Kindes.** Von **Hans Spitzy,** a. o. Professor für Orthopädie an der Universität Wien. Zweite, vermehrte und umgearbeitete Auflage. Mit 177 Textabbildungen. 434 Seiten. 1926 Gebunden RM 16.50

Ⓦ **Kinderheilkunde und Pflege des gesunden Kindes** für Schwestern und Fürsorgerinnen. Von Privatdozent Dr. **E. Nobel,** o. Assistent der Universitäts Kinderklinik, Lehrer der Krankenpflegeschule im Allgemeinen Krankenhaus, Wien, und Dr. **C. Pirquet,** o. ö. Professor für Kinderheilkunde an der Universität Wien, Vorstand der Universitäts-Kinderklinik, Wien. Unter Mitarbeit von Oberschwester Hedwig Birkner und Lehrschwester Paula Panzer. Mit 28 Abbildungen im Text. IV, 153 Seiten. 1925. RM 4.20;
bei gleichzeitiger Abnahme von 10 Exemplaren je RM 3.78

Ⓦ **Kinderpflege.** Von Professor Dr. **E. Nobel,** I. Assistent der Universitäts-Kinderklinik in Wien, und Professor Dr. **C. Pirquet,** Vorstand der Universitäts-Kinderklinik in Wien. Unter Mitarbeit von Oberschwester Hedwig Birkner und Lehrschwester Paula Panzer. Mit 28 Textabbildungen und 2 farbigen Tafeln. 110 Seiten. 1927.
RM 3.— ; gebunden RM 4.— ;
bei gleichzeitiger Abnahme von 10 Exemplaren je RM 2.70 (brosch.)

Zeitschrift für Kinderforschung. Begründet von **J. Trüper.** Organ der Gesellschaft für Heilpädagogik e. V. und des Deutschen Vereins zur Fürsorge für jugendliche Psychopathen e. V. Unter Mitwirkung von G. Anton-Halle, A. Gregor-Flehingen i. B., Th. Heller-Wien-Grinzing, A. Martinak-Graz, H. Nohl-Göttingen, F. Weigl-Amberg. Herausgegeben von **F. Kramer,** Berlin, **Ruth v. der Leyen,** Berlin, **R. Hirschfeld,** Berlin, **M. Isserlin,** München, Gräfin **Kuenburg,** München, **R. Egenberger,** München.
Erscheint zwanglos, in einzeln berechneten Heften, die zu Bänden von 40 bis 50 Bogen Umfang vereinigt werden. Den Mitgliedern der Gesellschaft für Heilpädagogik und den Mitgliedern des Deutschen Vereins zur Fürsorge für jugendliche Psychopathen werden bei direktem Bezug vom Verlag Vorzugspreise eingeräumt.

Reichsversicherungsordnung mit Anmerkungen. Herausgegeben von Mitgliedern des Reichsversicherungsamtes. In vier Einzelbänden.
Band I: **Gemeinsame Vorschriften.** (Erstes Buch der RVO.) **Beziehungen der Versicherungsträger zu einander und zu anderen Verpflichteten.** (Fünftes Buch der RVO.); **Verfahren.** (Sechstes Buch der RVO.) Erscheint im Februar 1927
Band II: **Krankenversicherung.** (Zweites Buch der RVO.) VIII, 306 Seiten. 1926. Gebunden RM 9.60
Band III: **Unfallversicherung.** (Drittes Buch der RVO.) XII, 608 Seiten. 1926. Gebunden RM 18.60
Band IV: **Invalidenversicherung.** (Viertes Buch der RVO.) VIII, 240 Seiten. 1926. Gebunden RM 8.70
Zu folgenden Bänden erschienen **Deckblätter.** Nachtrag, enthaltend die Änderungen bis 15. XI. 1926.
Band III: 12 Seiten. 1926. RM 0.90
Band IV: 8 Seiten. 1926. RM 0.60

Die neue Angestelltenversicherung. Systematische Einführung nebst Berufskatalog und Sachregister von Dr. **Hermann Dersch,** Senatspräsident im Reichsversicherungsamt. IV, 124 Seiten. 1924. RM 2.10

Die mit Ⓦ bezeichneten Werke sind im Verlage von Julius Springer in Wien erschienen.